Inhaltsverzeichnis

D1720940

Kapitel	Seite

Arzneiverordnungen

Empfehlungen zur rationalen Pharmakotherapie

Herausgegeben von der Arzneimittelkommission der deutschen Ärzteschaft

22. Auflage

Mit 25 Abbildungen und 231 Tabellen

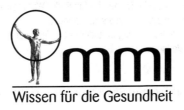

Wissen für die Gesundheit

Medizinische Medien Informations GmbH

Impressum

Bibliografische Information der deutschen Bibliothek
Die Deutsche Bibliothek verzeichnet diese Publikation in der Deutschen Nationalbibliografie; detaillierte bibliografische Daten sind im Internet über http://dnb.ddb.de abrufbar.

Wichtiger Hinweis:
Die Medizin und das Gesundheitswesen unterliegen einem fortwährenden Entwicklungsprozess, sodass alle Angaben immer nur dem Wissensstand zur Zeit der Drucklegung entsprechen können.
Die angegebenen Empfehlungen wurden von Verfassern und Verlag mit größtmöglicher Sorgfalt erarbeitet und geprüft.
Trotz sorgfältiger Manuskripterstellung und Korrektur des Satzes können Fehler nicht ausgeschlossen werden.
Der Benutzer ist aufgefordert, zur Auswahl sowie Dosierung von Medikamenten die Beipackzettel und Fachinformationen der Hersteller zur Kontrolle heranzuziehen und im Zweifelsfall einen Spezialisten zu konsultieren.
Der Benutzer selbst bleibt verantwortlich für jede diagnostische und therapeutische Applikation, Medikation und Dosierung.
Verfasser und Verlag übernehmen keine Verantwortung und keine daraus folgende Haftung für Personen-, Sach- oder Vermögensschäden, die auf irgendeine Art aus der Benutzung der in dem Werk enthaltenen Informationen oder Teilen davon entstehen.

Herausgeber:
Arzneimittelkommission der deutschen Ärzteschaft, Vorstand, Herbert-Lewin-Platz 1, 10623 Berlin, www.akdae.de

ISBN 978-3-87360-015-7

Umschlagkonzeption: Andreas Becker
Satz: creative vision, Andreas Becker, Cappenberger Str. 51, 44354 Lünen
Druck: Parzeller, Druck- und Mediendienstleistungsgesellschaft GmbH & Co. KG, Frankfurter Str. 8, 36043 Fulda

Herausgeber, Autoren und Mitarbeiter der 22. Auflage

Herausgeber

Vorstand der Arzneimittelkommission der deutschen Ärzteschaft:
Prof. Dr. med. Wolf-Dieter Ludwig, Berlin (Vorsitzender)
Prof. Dr. med. Ursula Gundert-Remy, Berlin (Stellv. Vorsitzende)
Prof. Dr. med. Daniel Grandt, Saarbrücken
Prof. Dr. med. Roland Gugler, Karlsruhe
Prof. Dr. med. Wilhelm Niebling, Titisee-Neustadt
Dr. med. Henning Friebel (BÄK), Berlin
Dr. med. Carl-Heinz Müller (KBV), Berlin

Stand: Oktober 2009

Redaktion

Müller-Oerlinghausen, Bruno, Prof. Dr. med., Berlin (o. M. der AkdÄ)
Reifferscheid-Schulz, Ellen, Neu-Isenburg (Projektkoordinatorin MMI-Verlag)
Schlicht, Anke, Berlin (Geschäftsstelle der AkdÄ)

Hausärztepanel

Ehrenthal, Klaus, Dr. med., Hanau (a. o. M. der AkdÄ)
Harjung, Hans, Dr. med., Griesheim (o. M. der AkdÄ)
Niebling, Wilhelm, Prof. Dr. med., Titisee-Neustadt (Vorstandsmitglied der AkdÄ)

Sektionskoordinatoren

Diener, Hans-Christoph, Prof. Dr. med., Essen (a. o. Mitglied der AkdÄ)
Ehrenthal, Klaus, Dr. med., Hanau (a. o. Mitglied der AkdÄ)
Gugler, Roland, Prof. Dr. med., Karlruhe (Vorstandsmitglied der AkdÄ)
Höffler, Dietrich, Prof. Dr. med., Weiterstadt (o. M. der AkdÄ)
Laux, Gerd, Prof. Dr. med. Dipl.-Psych., Wasserburg am Inn (a. o. Mitglied der AkdÄ)
Ludwig, Wolf-Dieter, Prof. Dr. med., Berlin (Vorstandsvorsitzender der AkdÄ)
Mühlbauer, Bernd, Prof. Dr. med., Bremen (o. M. der AkdÄ)
Müller-Oerlinghausen, Bruno, Prof. Dr. med., Berlin (o. M. der AkdÄ)
Nawroth, Peter, Prof. Dr. med., Heidelberg
Sybrecht, Gerhard W., Prof. Dr. med., Homburg/Saar (o. M. der AkdÄ)
Thimme, Walter, Prof. Dr. med., Berlin (o. M. der AkdÄ)
Zieschang, Michael, Dr. med., Darmstadt (o. M. der AkdÄ)

Bearbeitung der pharmakologischen Kenndaten

Mörike, Klaus, Prof. Dr. med., Tübingen (o. M. der AkdÄ)
Munter, Karl-Heinz, Dr. med., Neuss (a. o. M. der AkdÄ)

Autoren

Allwinn, Regina, Dr. med. Dipl.-Biol., Frankfurt/M.
Anlauf, Manfred, Prof. Dr. med., Bremerhaven (o. M. der AkdÄ)
Bandelow, Borwin, Prof. Dr. med. Dipl.-Psych., Göttingen (a. o. M. der AkdÄ)

Beck, Thomas, Prof. Dr. rer. nat. habil, Frankfurt/M. (a. o. M. der AkdÄ)

Beckermann, Maria, Dr. med., Köln

Boos, Joachim, Prof. Dr. med., Münster (a. o. M. der AkdÄ)

Bruns, Anne, Dr. med., Berlin

Burchard, Gerd D., Prof. Dr. med., Hamburg (a. o. M. der AkdÄ)

Diener, Hans-Christoph, Prof. Dr. med., Essen (a. o. M. der AkdÄ)

Doerr, Hans Wilhelm, Prof. Dr. med., Frankfurt (o. M. der AkdÄ)

Donner-Banzhoff, Norbert, Prof. Dr. med., Marburg

Ehrenthal, Klaus, Dr. med., Hanau (a. o. M. der AkdÄ)

Eichelbaum, Michel, Prof. Dr. med., Stuttgart (o. M. der AkdÄ)

Erckenbrecht, Joachim F., Prof. Dr. med., Düsseldorf

Geldmacher, Jan, Dr. med., Stuttgart (a. o. M. der AkdÄ)

Gertz, Hermann-Josef, Prof. Dr. med., Leipzig (a. o. M. der AkdÄ)

Grond, Stefan, Prof. Dr. med., Detmold (a. o. M. der AkdÄ)

Hagemann, Ulrich, Dr., Bonn (a. o. M. der AkdÄ)

Hahner, Stefanie, Dr. med., Würzburg

Heidrich, Heinz, Prof. Dr. med., Berlin (o. M. der AkdÄ)

Hiepe, Falk, Prof. Dr. med., Berlin (a. o. M. der AkdÄ)

Hildebrandt, Martin, Dr. med., Hannover

Höffler, Dietrich, Prof. Dr. med., Weiterstadt

Hoffmann, Boris, Dr. med., Hamburg

Höfner, Klaus, Prof. Dr. med., Oberhausen

Hoppe, Uta, Prof. Dr. med, Köln (a. o. M. der AkdÄ)

Hörmann, Rudolf, Prof. Dr. med., Lüdenscheid

Hornyak, Magdolna, Priv.-Doz. Dr. med., Freiburg

Jage, Jürgen, Prof. Dr. med., Mainz (a. o. M. der AkdÄ)

Janzen, Rudolf W. C., Prof. Dr. med., Bad Homburg (o. M. der AkdÄ)

Klotz, Ulrich, Prof. Dr. rer. nat., Stuttgart

Kochen, Michael M., Prof. Dr. med., Göttingen (o. M. der AkdÄ)

Koop, Herbert, Prof. Dr. med., Berlin (a. o. M. der AkdÄ)

Laux, Gerd, Prof. Dr. med. Dipl.-Psych., Wasserburg am Inn (a. o. M. der AkdÄ)

Leißner, Joachim, Priv.-Doz. Dr. med., Köln (a. o. M. der AkdÄ)

Luckhaupt, Horst, Dr. med., Dortmund (a. o. M. der AkdÄ)

Maschmeyer, Georg, Prof. Dr. med., Potsdam (a. o. M. der AkdÄ)

Mack, Ulrich, Dr. med., Norwegen

Madisch, Ahmed, Priv.-Doz. Dr. med., Hannover (a. o. M. der AkdÄ)

Mann, Klaus, Prof. Dr. med., Essen (a. o. M. der AkdÄ)

Mäurer, Mathias, Priv.-Doz. Dr. med., Bad Mergentheim

Meden, Harald, Prof. Dr. med., Rheinfelden/Schweiz (o. M. der AkdÄ)

Meinertz, Thomas, Prof. Dr. med., Hamburg (a. o. M. der AkdÄ)

Mengel, Klaus, Dr. med., Mannheim

Michalsen, Andreas, Prof. Dr. med., Berlin

Mühlbauer, Bernd, Prof. Dr. med., Bremen (o. M. der AkdÄ)

Munte, Axel, Dr. med., München (Vorsitzender KV Bayerns)

Raue, Friedhelm, Prof. Dr. med., Heidelberg

Reincke, Martin, Prof. Dr. med., München

Renner, Tobias, Dr. med., Würzburg

Riemann, Dieter, Prof. Dr. med., Freiburg

Romanos, Marcel, Dr. med., Würzburg

Rünzi, Michael, Prof. Dr. med., Essen

Schaefer, Christof, Dr. med., Berlin (a. o. M. der AkdÄ)

Schattenkirchner, Manfred, Prof. Dr. med., München

Schlaghecke, Reiner, Prof. Dr. Dr. med., Berlin

Schmauß, Max, Prof. Dr. med., Augsburg
Schmidt, Lutz G., Prof. Dr. med., Schweinfurt (o. M. der AkdÄ)
Schneble, Hansjörg, Dr. med., Offenburg
Schneeweiß, Burkhard, Prof. Dr. med., Berlin (a. o. M. der AkdÄ)
Schnuch, Axel, Prof. Dr. med., Göttingen (o. M. der AkdÄ)
Schölmerich, Jürgen, Prof. Dr. med., Regensburg
Schott, Gisela, Dr. med., Berlin (Geschäftsstelle der AkdÄ)
Schwab, Mathias, Prof. Dr. med., Stuttgart (a. o. M. der AkdÄ)
Seyfert, Ulrich T., Prof. Dr. med., Homburg/Saar (a. o. M. der AkdÄ)
Sönnichsen, Andreas, Prof. Dr. med., Salzburg
Sperling, Christian, Dr. med., Berlin (a. o. M. der AkdÄ)
Struck, Hans-Gert, Prof. Dr. med., Halle (a. o. M. der AkdÄ)
Stürmer, Martin, Dr. med., Frankfurt
Sybrecht, Gerd, Prof. Dr. med., Homburg/Saar (o. M. der AkdÄ)
Wagner, Siegfried, Prof. Dr. med., Deggendorf
Warnke, Andreas, Prof. Dr. med., Würzburg
Welte, Tobias, Prof. Dr. med., Hannover
Zaudig, Michael, Prof. Dr. med. Windach
Zieschang, Michael, Dr. med., Darmstadt (o. M. der AkdÄ)

Gegenleser

Adam, Dieter, Prof. Dr. med. Dr. rer. nat. Dr. h.c., München (o. M. der AkdÄ)
Bauersachs, Rupert M., Prof. Dr. med., Darmstadt
Becker-Brüser, Wolfgang, Arzt und Apotheker, Berlin
Brack, Alexander, Priv.-Doz., Würzburg (a. o. M. der AkdÄ)
Brodt, Reinhard, Dr. med., Frankfurt
Creutzig, Andreas, Prof. Dr. med., Hannover (a. o. M. der AkdÄ)
Dreikorn, Kurt, Prof. Dr. med., Bremen
Eschenhagen, Thomas, Prof. Dr. med., Hamburg (a. o. M. der AkdÄ)
Faude, Frank, Prof. Dr. med., Baden-Baden (a. o. M. der AkdÄ)
Gaebel, Wolfgang, Prof. Dr. med., Düsseldorf
Groß, Volker, Prof. Dr. med., Amberg
Gundert-Remy, Ursula, Prof. Dr. med., Berlin (Vorstandsmitglied der AkdÄ)
Haefeli, Walter E., Prof. Dr. med., Heidelberg (a. o. M. der AkdÄ)
Hiemke, Christoph, Prof. Dr. med., Mainz (a. o. M. der AkdÄ)
Holstege, Axel, Prof. Dr. med., Landshut
Hoppe, Uta, Prof. Dr. med., Köln (a. o. M. der AkdÄ)
Janzen, Rudolf W. C., Prof. Dr. med., Bad Homburg (o. M. der AkdÄ)
Köberle, Ursula, Ärztin, Berlin
Korinthenberg, Rudolf, Prof. Dr. med., Freiburg
Lasek, Rainer, Prof. Dr. med., Bergisch Gladbach (Geschäftsstelle der AkdÄ)
Layer, Peter, Prof. Dr. med., Hamburg
Leißner, Joachim, Priv.-Doz. Dr. med., Köln (a. o. M. der AkdÄ)
Linden, Michael, Prof. Dr. med., Teltow (a. o. M. der AkdÄ
Lixfeld, Theodora, Dr. med., Berlin
Löllgen, Herberg, Prof. Dr. med., Remscheid (a. o. M. der AkdÄ)
Madisch, Ahmed, Priv.-Doz. Dr. med., Hannover (a. o. M. der AkdÄ)
Pietrzik, Klaus, Prof. Dr. med., Bonn
Prange, Hilmar, Prof. Dr. med., Göttingen (a. o. M. der AkdÄ)
Rieger, Horst, Prof. Dr. med., Wiehl (a. o. M. der AkdÄ)
Schicha, Harald, Prof. Dr. med., Köln (a. o. M. der AkdÄ)
Schmitz, Bettina, Prof. Dr. med., Berlin

Semler, Jutta, Dr. med., Berlin
Shah, Pramod M., Prof. Dr. med., Frankfurt (a. o. M. der AkdÄ)
Specht, Stefan, Dr. med., Michelstadt
Thürmann, Petra, Prof. Dr. med., Wuppertal (o. M. der AkdÄ)
Vogel, Hans-Peter, Prof. Dr. med., Berlin (a. o. M. der AkdÄ

Weitere Mitarbeiter und Berater

Barthe, Gerhard, Dr. med., Naustadt (a. o. M. der AkdÄ)
Bethscheider, Jürgen, Dr. med., Schiffweiler (a. o. M. der AkdÄ)
Bögner, Friedrich, Dr. med., Berlin
Bschor, Tom, Priv.-Doz. Dr. med., Berlin (o. M. der AkdÄ)
Egidi, Günther, Dr. med., Bremen (a. o. M. der AkdÄ)
Erbe, Sebastian, Arzt, Berlin
Fricke, Uwe, Prof. Dr. med., Köln (a. o. M. der AkdÄ)
Gysling, Etzel, Dr. med., Wil/Schweiz
Kochen, Michael M., Prof. Dr. med., Berlin (o. M. der AkdÄ)
Laufs, Ulrich, Prof. Dr. med., Homburg/Saar (o. M. der AkdÄ)
Schlegel, Claudia, Berlin (Geschäftsstelle der AkdÄ)
Schwabe, Ulrich, Prof. Dr. med., Heidelberg (o. M. der AkdÄ)
Walter, Siegberth, Dr. med., Berlin (Geschäftsstelle der AkdÄ)

Geleitwort

Seit Jahrzehnten veröffentlicht die Arzneimittelkommission der deutschen Ärzteschaft (AkdÄ) ihr Kompendium der Pharmakotherapie in jeweils aktueller Version. Und auch diese Auflage, für deren mühevolle und kompetente Erarbeitung wir dem Vorstand der Kommission, den vielen ehrenamtlich tätigen Kommissionsmitgliedern, der Geschäftsstelle der AkdÄ und dem Verlag zu großem Dank verpflichtet sind, erscheint nicht unter dem Signum einzelner Autoren, sondern in der Verantwortung des Vorstands der AkdÄ. Darin spiegelt sich das Selbstverständnis, die „corporate identity" dieser einzigartigen Kommission wider, die seit 1952 als wissenschaftlicher Fachausschuss der Bundesärztekammer operiert und deren Logistik gemeinsam von BÄK und KBV finanziert und unterstützt wird. Die Herausgabe dieses Buches ist eine der wenigen im Statut der AkdÄ klar definierten Aufgaben der Kommission. In ihr reflektiert und verdichtet sich alle 2-3 Jahre die von der verfassten Ärzteschaft ihr übertragene, übergreifende Aufgabe, nämlich die objektive und industrieunabhängige Beratung der Ärzteschaft in allen Fragen einer rationalen Arzneitherapie.

Insofern integrieren die „ Arzneiverordnungen" viele Inhalte, die von der Kommission in ihren Leitlinien („Therapieempfehlungen"), ihrer Zeitschrift „Arzneiverordnung in der Praxis", in den Texten für die „Wirkstoff aktuell"-Flyer der KBV, der Rubrik „Neue Wirkstoffe", in den Risikobekanntgaben im Deutschen Ärzteblatt oder auf ihren Therapie-Symposien und dem Interdisziplinären Forum der Bundesärztekammer kontinuierlich bekannt gemacht werden.

Ein wichtiges Merkmal des Buches, das sich primär an die hausärztlich tätigen Kolleginnen und Kollegen richtet, ist es immer gewesen, im Dschungel der vielfältigen und von verschiedensten Interessen geleiteten Informationen zu Arzneimitteln eine klare Wegweisung für die hausärztliche Praxis zu finden, das heißt deutlich zu machen, welche pharmakotherapeutischen Strategien an erster Stelle eingesetzt werden sollten, welche Substanzen nur in zweiter und dritter Linie infrage kommen und auf welche ganz verzichtet werden kann oder sollte. Diese Grundintention des Buches, die wir in einer Zeit der notwendigerweise intensiver werdenden Diskussion zu sinnvoller Priorisierung von Therapie und Diagnostik in der praktischen Medizin nachdrücklich unterstützen, wird in der vorliegenden Auflage in vielen, auch neu aufgenommenen Details sichtbar.

Dieses Buch gehört in die Hand jedes Hausarztes und jeder Hausärztin, sollte aber auch ein praxisnaher Begleiter der Medizin-Studierenden in den höheren Semestern sein. Wir wünschen uns und dem Verlag eine positive Resonanz des Buches in seiner neuen Gestalt bei der gesamten Ärzteschaft.

Prof. Dr. med. Dr. h. c. Jörg-Dietrich Hoppe
Präsident der Bundesärztekammer und
des Deutschen Ärztetages

Dr. med. Andreas Köhler
Vorstandsvorsitzender der
Kassenärztlichen Bundesvereinigung

Vorwort

Das vorliegende Buch wird seit dem Jahre 1925 regelmäßig in aktualisierter Form von der Arzneimittelkommission der deutschen Ärzteschaft (AkdÄ) herausgegeben. Es reflektiert den historischen und bis heute gültigen Auftrag an die Kommission, die Ärztinnen und Ärzte, insbesondere die hausärztlich tätige Vertragsärzteschaft, in allen relevanten Fragen einer rationalen Arzneimitteltherapie und der Arzneimittelsicherheit kompetent, kritisch und unabhängig zu beraten. Die ersten, noch „kitteltaschenfähigen" Ausgaben haben unzählige Ärztinnen und Ärzte ihr ganzes Berufsleben begleitet. Viele haben die „Arzneiverordnungen" bereits als Studierende kennen gelernt und für ihre Examina genutzt.

Die vorliegende 22. Ausgabe ist ausgehend von der 21. Auflage (2006) von den Kommissionsmitgliedern und weiteren externen Autoren neu bearbeitet worden.

Soweit möglich, beruhen alle Aussagen des Buches auf den Prinzipien der evidenzbasierten Medizin. Die von den jeweiligen feder-führenden Autoren erstellten Manuskripte zu den Kapiteln sind einem vielfachen, mehrstufigen kollegialen Diskurs innerhalb der Kommission unterzogen und entsprechend modifiziert worden. Dabei wurde den Kommentaren und Empfehlungen von haus-ärztlich tätigen Kommissionsmitgliedern besonderes Gewicht zugemessen.

Grundsätzlich wurde versucht, eine Abstimmung mit dem Inhalt der von der AkdÄ herausgegebenen Leitlinien („Therapieempfeh-lungen") sowie anderen Publikationen der AkdÄ (Risikobekanntgaben, „Arzneiverordnung in der Praxis", Newsletter etc.) herzustel-len. Auch Verlautbarungen der KBV zu wirtschaftlichen Aspekten einer rationalen Arzneitherapie wurden an vielen Stellen integriert, wie überhaupt im Hinblick auf die Brauchbarkeit des Buches für die vertragsärztliche Praxis wirtschaftliche Aspekte speziell berück-sichtigt wurden. Wir danken den federführenden Autoren für ihre Kooperation und den letztlich erzielten breiten Konsens.

Wirtschaftliche Aspekte gehen teilweise auch ein in die oft schwierige Entscheidung, ob ein Wirkstoff ausdrücklich von der AkdÄ empfohlen oder der Gruppe der Mittel zweiter und dritter Wahl bzw. negativ bewerteter Substanzen zugerechnet werden soll.

Auf dem deutschen Markt befinden sich 59.303 verkehrsfähige Arzneimittel (Stand Juli 2009). Dahinter verbergen sich ca. 2.500 arzneilich wirksame Substanzen (Rote Liste 2009), von denen die AkdÄ ca. 500 in diesem Buch ausdrücklich empfiehlt und im Detail beschreibt. Weitere 450 Arzneisubstanzen werden kritisch kommentiert (von den letzteren werden 277 im Anhang in phar-makologischen Kurzcharakteristika besprochen).

Es ist allen Beteiligten klar, dass dieses Empfehlungsverfahren die Wertung und Integration unterschiedlicher, für eine rationale Therapie relevanter Aspekte impliziert. Es ist ein pragmatisches Konsensverfahren, das selbstverständlich den Kriterien der evidenz-basierten Medizin verpflichtet, aber nicht ausschließlich durch sie definiert ist. Wir haben an dieser seit mehreren Auflagen geübten Vorgehensweise festgehalten, weil wir der hausärztlich tätigen Kollegenschaft brauchbare, herstellerunabhängige Empfeh-lungen für eine rationale und möglichst wirtschaftliche Therapie anbieten möchten, wie sie in den von Spezialisten geschriebenen Leitlinien, z.B. der Fachgesellschaften, oft nicht zu finden sind.

Erstmals stellen wir in dieser Auflage einen Vorschlag der hausärztlich tätigen Kommissionsmitglieder und einiger klinischer Pharmakologen der Kommission für ein rational zu begründendes Praxis-Sortiment vor. Einer „Kerngruppe" von 76 für die haus-ärztliche Praxis primär wichtigen Wirkstoffen (A-Gruppe) haben wir ca. 77 weitere Wirkstoffe (B-Gruppe) angefügt, die als Reserve-oder Nischensubstanzen für bestimmte Patientengruppen oder seltenere hausärztliche Indikationen aus Sicht der AkdÄ in Frage kommen.

Wir haben uns bemüht, bezüglich der Aufnahme und Bewertung neu auf den Markt gekommener Wirkstoffe das Buch zum Zeit-punkt des Redaktionsschlusses so aktuell wie möglich zu halten. Dennoch wird der Leser unter Umständen den einen oder ande-ren neuen Wirkstoff und seine kritische Bewertung vermissen. Wir dürfen diesbezüglich auf das Kapitel „Fundstellen für aktuelle, unabhängige Arzneimittelinformation" verweisen, in welchem wir aktuelle und kritische Literatur zu neuen Arzneimitteln zusammen-gestellt haben.

Wir möchten auch mit dieser Ausgabe der „Arzneiverordnungen" von Seiten der verfassten Ärzteschaft dem interessengeleiteten (Des-)Informationsangebot der pharmazeutischen Industrie entgegenwirken, hoffen auf ausreichende Praxistauglichkeit der neuen Auflage und freuen uns über jede fachliche Anregung zur Vorbereitung der kommenden Ausgaben.

Wir haben vielfältigen Dank zu sagen: Den federführenden Autoren und ihren Mitarbeitern, den Gegenlesern aus den jeweiligen Fachgebieten, den Sektionskoordinatoren, dem Hausärztepanel, Dr. Hans Harjung, Dr. Klaus Ehrenthal und Prof. Wilhelm Niebling, dem für die Wirkstoffprofile zuständigen Klinischen Pharmakologen, Prof. Klaus Mörike, sowie Mitarbeiterinnen und Mitarbeitern der Geschäftsstelle der AkdÄ. Der mmi-Verlag hat dieses traditionsreiche Buch in eine modernen Ansprüchen genügende Form gebracht und damit den ersten Schritt auf dem Weg einer Neuausrichtung der „Arzneiverordnungen" getan, auch hierfür sei Dank gesagt.

Unser besonderer Dank gilt Frau Ellen Reifferscheid-Schulz (mmi) und Frau Anke Schlicht (AkdÄ), die die Neuauflage redaktionell betreut haben.

Berlin, im September 2009

Prof. Dr. med. Wolf-Dieter Ludwig
Vorstandsvorsitzender der AkdÄ

Prof. Dr. med. Bruno Müller-Oerlinghausen
o. M. der AkdÄ, Leiter der Redaktionskonferenz

Verlässliche Arzneimittelinformation – eine knappe Ware!

Pharmazeutische Industrie und ärztliches Verordnungsverhalten

Einführung

Eine solide Kenntnis der vielfältigen Wirkungen von Arzneimitteln bildet die unerlässliche Basis einer rationalen Pharmakotherapie. Wie in allen Bereichen der modernen Wissenschaften findet auch hier eine permanente Erweiterung des aktuellen Erkenntnisstandes statt. Ein Grund dafür ist die stetige Zunahme verfügbarer Arzneimittel. Jedes Jahr steigt die Anzahl der in Deutschland zugelassenen Wirkstoffe an. Im Jahr 2009 (Stichtag 9. Juli 2009) waren beim Bundesinstitut für Arzneimittel und Medizinprodukte (BfArM) 59.303 Arzneimittel registriert oder zugelassen, die Rote Liste verzeichnete 8.778 eingetragene Präparate.

Nicht nur die Anzahl zugelassener Wirkstoffe wächst – auch die Erkenntnisse zu schon auf dem Markt befindlichen Arzneimitteln nehmen kontinuierlich zu. Dies reicht von Zulassungserweiterungen bis zu veränderten oder neuen Erkenntnissen zu Nebenwirkungen und Risiken.

Die ständige Fortbildung auf dem Gebiet der Pharmakologie ist also für den therapeutisch tätigen Arzt eine absolute Notwendigkeit, um mit der schnellen Entwicklung in diesem Bereich Schritt halten zu können. Erhält ein Arzneimittel eine Zulassung für den deutschen oder den europäischen Markt, so bedeutet dies, dass das Arzneimittel auf Qualität, Wirksamkeit und Unbedenklichkeit geprüft wurde. **Über den klinischen Stellenwert eines Arzneimittels sagt eine Zulassung jedoch nichts aus.** Dieser ergibt sich oft erst durch Beobachtungen, die bei der jahrelangen Anwendung dieser Arzneimittel gemacht werden. Dabei wird die Information, die eine **Bewertung des klinischen Stellenwertes eines Arzneimittels** erlaubt, zum Schlüssel für den rationalen Einsatz, aber auch für den wirtschaftlichen Erfolg dieses Arzneimittels. Dementsprechend hart wird um diese Informationen bzw. deren Veröffentlichung und Interpretation von Seiten verschiedenster Interessenvertreter im Gesundheitswesen gekämpft.

Der pharmazeutische Hersteller besitzt sicherlich den höchsten Informationsstand zu seinen Präparaten, gleichzeitig besteht sein Hauptinteresse darin, diese Präparate zu verkaufen, was von Fall zu Fall die offene Kommunikation über Wirkungen und Risiken eines Arzneimittels erschweren kann. Arzneimittelhersteller sind keine karitativen Vereinigungen, sondern unterliegen als Unternehmen den Gesetzen des Marktes, der sich an Umsatz und Rendite misst. Die Verbreitung gezielter Arzneimittel„informationen", die oftmals von zweifelhafter Qualität sind, gehört dabei zum klassischen Repertoire des Produktmarketings.

In welchem Ausmaß Information und Meinungsbildung über ein Arzneimittel von „Big Pharma" beeinflusst werden, wird oft erst bei kritischer Betrachtung des Gesundheitswesens und seines gesamten Umfeldes in der entsprechenden Tiefe offenbar. Das Spektrum der Einflussmöglichkeiten ist groß, wie der folgende Überblick zeigt.

1. Industrieller Einfluss auf die Information zu Arzneimitteln

1.1. Klinische Studien

Klinische Studien dienen der Sammlung von Erkenntnissen zu Wirksamkeit und Risiken eines Arzneistoffes. Die Untersuchungen am Menschen an sich sind durch strenge Gesetze und Verordnungen geregelt. Diese Regelungen sollen ein wissenschaftlich hohes Niveau der Studien garantieren und dienen der Sicherheit von Probanden und Patienten. Bis zur Zulassung eines Medikamentes werden 3 verschiedene Phasen der klinischen Prüfung durchlaufen. In Phase I wird die Substanz erstmals am Menschen an gesunden Probanden untersucht. Phase II untersucht die Anwendung des Arzneimittels bei Patienten. In diesen beiden ersten Phasen werden vor allem Erkenntnisse zu Verträglichkeit, Metabolismus und Kinetik gewonnen. Die erste breite Testung eines Präparates erfolgt in der Phase III an einer größeren Patientengruppe. Diese Studien sind oft „kontrolliert", das heißt, sie testen das Arzneimittel in einer „Verum-Gruppe", die das Arzneimittel erhält, und in einer Kontroll-Gruppe, die entweder eine Placebo-Therapie oder eine bisher etablierte Arzneimittel-Therapie erhält. Die Daten der ersten 3 Studien-Phasen dienen als Grundlage für den Antrag auf Zulassung eines Arzneimittels. Die Zulassung eines Arzneimittels bezieht sich auf den Nachweis seiner Qualität, Wirksamkeit und Unbedenklichkeit. **Vergleichende Nutzenbewertungen hingegen sind nicht Grundlage für die Zulassung eines Arzneimittels.** In der Phase IV werden alle Erkenntnisse nach der Zulassung bei Anwendung in der breiten Bevölkerung erfasst. Vor der Zulassung ist ein Wirkstoff meist nur an einigen hundert oder tausend Patienten getestet worden. Aus rein statistischen Gründen können also sehr seltene unerwünschte Arzneimittelwirkungen (UAW) nicht in den ersten 3 Studienphasen erfasst werden, sondern erst nach der Zulassung (vgl. Kap. IV Meldung von UAW). Eine abschließende Bewertung der Langzeitwirkung ist ebenfalls in vielen Fällen erst 5–10 Jahren – eventuell auch erst noch später – nach der Zulassung möglich.

1.1.1. Selektive Veröffentlichung von Studienergebnissen

Klinische Studien sind aufwendig und teuer und werden daher in vielen Fällen von den Herstellern des entsprechenden Arzneimittels organisiert und finanziert. Fast 90 % aller klinischen Studien werden von der pharmazeutischen Industrie unterstützt; der Anteil der in angesehenen medizinischen Fachjournalen veröffentlichten Studien, die von pharmazeutischen Unternehmen durchgeführt und finanziert wurden, liegt bei 70 %. **Die Hersteller sind dabei nicht verpflichtet, alle Daten einer klinischen Studie zu veröffentlichen. Die Zulassungsbehörden unterliegen ihrerseits einer Schweigepflicht über die ihnen eingereichten Unterlagen.** Demzufolge werden überwiegend positive Studienergebnisse veröffentlicht. Die publizierten Ergebnisse stellen also häufig nur einen Teil der Informationen und Erkenntnisse dar, die in klinischen Studien gewonnen wurden und ggf. den Zulassungsbehörden vorlagen. Liefern Studien negative Ergebnisse oder zeigen sie, dass ein Arzneimittel gegenüber der Standardtherapie nicht besser wirksam ist, erfolgen Veröffentlichungen mehrheitlich überhaupt nicht oder aber in unbedeutenden und/oder nicht-englischsprachigen Journalen. Dies wird auch mit dem Begriff „Publication Bias" bezeichnet. Möchte man ein Arzneimittel auf Basis einer systematischen Übersichtsarbeit über publizierte Studien oder einer Metaanalyse bewerten, ergibt sich als Konsequenz das Problem, dass die positiven Studien bei der Literaturrecherche überwiegen, da die negativen nicht mit einbezogen werden. Die Gesamtbewertung des Arzneimittels fällt also positiver aus, als dies unter Sichtung aller vorhandenen Daten der Fall wäre.*

Besonderes Aufsehen haben in diesem Zusammenhang die Ereignisse um die Wirkstoffe **Cerivastatin** und **Rofecoxib** erregt. Nach der Zulassung dieser Arzneistoffe und der breiten Marktanwendung wurden zahlreiche Nebenwirkungen bekannt, die zur Marktrücknahme unter anderem auch in Deutschland führten. Die entsprechenden Nebenwirkungen waren jedoch schon aus frühen Studien bekannt, die allerdings bis dahin nicht publiziert worden waren.

Für die Veröffentlichung von Studiendaten bieten sich verschiedene Möglichkeiten. In renommierten Journalen unterliegen die eingereichten Manuskripte einem „Peer-Review"-Verfahren, in dem die Plausibilität und Qualität der eingereichten Daten und Auswertungen von Experten kritisch überprüft werden. Im Gegensatz hierzu unterliegen andere Arten der Veröffentlichung, wie z.B. „Supplements" bestimmter Zeitschriften oder aber Kongressbeiträge, praktisch keiner kritischen Expertendurchsicht. Der Wert derartiger Publikationen ist daher sehr eingeschränkt.

---

* Arzneimittelkommission der deutschen Ärzteschaft, Lieb K et al.: Der Einfluss der pharmazeutischen Industrie auf die wissenschaftlichen Ergebnisse und die Publikation von Arzneimittelstudien; 2009.

Da der Sponsor der Studie oft der Vertreiber des entsprechenden Arzneimittels ist, liegt es nahe anzunehmen, dass ein gewisses Interesse besteht, die Studien zur Umsatzförderung zu nutzen. Denn der Arzneimittelhersteller unterliegt als Unternehmer der Notwendigkeit, sein Arzneimittel mit Erfolg am Markt zu positionieren.

Untersuchungen zeigen, dass herstellerfinanzierte Studien im Vergleich zu unabhängigen klinischen Studien meist im Sinne des Herstellers bessere Ergebnisse liefern. Es ist nicht auszuschließen, dass dabei verschiedene Einflussmöglichkeiten genutzt werden, um das herstellereigene Arzneimittel in ein gutes Licht zu rücken. Daher empfiehlt sich für den Arzt, klinische Studien und die dazugehörige Literatur kritisch zu betrachten. Aus Zeitgründen wird häufig nur das Abstraktum einer Studie gelesen; gerade dies kann aber dazu führen, kritische Punkte einer Studie zu übersehen.

1.1.2. Gestaltung des Studiendesigns

Das Studiendesign selbst kann erheblichen Einfluss auf den Ausgang einer Testreihe haben. Die Art der Ein- und Ausschlusskriterien soll die Auswahl einer Patientengruppe gewährleisten, in der ein bestimmtes Risiko für das Auftreten des zu untersuchenden klinischen Ereignisses besteht. Werden die Ein- und Ausschlusskriterien so gewählt, dass ein recht geringes Risiko für das Auftreten eines Ereignisses besteht, muss in der Studie eine entsprechend große Fallzahl vorgesehen werden. Da die Kosten zur Durchführung einer Studie jedoch von der eingeschlossenen Fallzahl abhängen, wird meist versucht, eine Patientengruppe mit „optimalem Risiko" zu finden: Die Ein- und Ausschlusskriterien werden dazu entsprechend eng gefasst. Teilweise wird erst nach einer „Run-In"-Phase eine Randomisierung vorgenommen, oder eventuelle Non-Responder werden schon durch entsprechende Ausschlusskriterien nicht in die Studienpopulation mit eingeschlossen, so dass ungeeignete Patienten schon vor dem eigentlichen Studienbeginn ausgeschlossen werden können. **Das Patientengut einer klinischen Studie ist also meist hoch selektiert, so dass sich immer die Frage stellt, ob die Ergebnisse auf die Situation in der ärztlichen Praxis übertragbar sind.**

Randomisierte kontrollierte klinische Studien dienen dem Vergleich einer Intervention A mit einer Intervention B (z.B. Placebo) in einem möglichst vergleichbaren Patientenkollektiv. Eine Beobachtungsgleichheit in beiden Therapiegruppen gewährleistet statistisch gültige Aussagen bei der Auswertung von Studien. Durch eine zufällige (randomisierte) Aufteilung der Patienten auf die Kontrollarme einer Studie wird versucht, diese Beobachtungsgleichheit zu gewährleisten. Das Wissen der Patienten oder der Ärzte um die zugeteilte Therapie beeinflusst deren Beurteilung; eine Verblindung kann diesen Einfluss vermindern. Verschiedene Verblindungstechniken wie einfachblindes Studiendesign (nur der Patient weiß nicht, ob er Therapie A oder B erhält), doppelblindes Studiendesign (weder Patient noch Arzt kennen die zugeteilte Vergleichsgruppe) oder eine verblindete Endpunktauswertung (die auswertenden Statistiker wissen nicht, in welcher Therapiegruppe der Patient sich befindet) sollten in der Methodik einer Studie möglichst genau beschrieben werden.

Die Auswahl der Vergleichstherapie kann das Ergebnis einer Studie entscheidend beeinflussen. Werden 2 nicht äquivalente Therapien miteinander verglichen, kann die eine Therapie der anderen im Hinblick auf den klinischen Endpunkt (bei höherer Äquivalenzdosierung) oder im umgekehrten Fall in Bezug auf die Nebenwirkungsrate (bei höherer Dosierung des Vergleichspräparates) überlegen sein.

Auch wenn im Studiendesign nicht berücksichtigt wird, dass bei verschiedenen Therapieansätzen eventuell eine unterschiedliche Zeitdauer bis zum Erreichen des Therapieerfolgs verstreichen kann, können sich ähnliche Probleme ergeben, z.B. beim Vergleich pharmakologischer Interventionen mit physikalischer Therapie.

Das Ziel einer Studie ist der Vergleich im Hinblick auf die im Voraus festgelegten primären Endpunkte. Anhand dieser Endpunkte wird die nötige Fallzahl der Studie bestimmt, man spricht auch davon, dass die Studie auf den primären Endpunkt hin „gepowert" wird. Therapieabbrüche der Patienten können dazu führen, dass die Fallzahl nicht erreicht wird. Selbst wenn genügend Probanden die Studie abschließen, besteht die Möglichkeit, dass die der Fallzahlplanung zu Grunde gelegte Ereignisrate nicht erreicht wird. In solchen Fällen hat die Studie keine abschließende Beweiskraft, da das Ergebnis nur zufällig erzielt worden sein kann.

Die Auswahl der primären Endpunkte entscheidet auch über die Aussagekraft der klinischen Studie. Endpunkte können harte klinische Parameter sein (Morbidität, Mortalität) oder aber Surrogatparameter. Surrogatparameter stellen Messpunkte dar, die mit dem Risiko eines klinischen Ereignisses assoziiert sind (also zum Beispiel der Parameter Blutdruck als Ersatz für den Endpunkt kardiovaskuläre Mortalität bei Antihypertensiva). **Surrogatparameter können als Anhaltspunkte für einen therapeutischen**

Effekt dienen, ersetzen jedoch letztlich nicht klinisch relevante Endpunkte, da die Validität der entsprechenden Parameter nicht immer gegeben ist. Vor allem bei neuen Wirkstoffen kann nicht automatisch von einer Korrelation der veränderten Surrogatparameter mit therapierelevanten Endpunkten ausgegangen werden.

Die Versuchung, eine „Surrogatparameter"-Kosmetik zu betreiben, mag groß sein. Die Geschichte der evidenzbasierten Medizin hat jedoch genügend Beispiele hervorgebracht, die zur Zurückhaltung in diesem Punkt mahnen.

So werden zum Beispiel LDL-Cholesterin, Triglyceride und erniedrigte HDL-Cholesterinspiegel als kardiovaskuläre Risikofaktoren angesehen. In Studien konnte nachgewiesen werden, dass eine lipidsenkende Therapie mit Statinen bei Patienten mit stabiler Koronarer Herzkrankheit (KHK) sowohl die kardiovaskuläre Morbidität und Mortalität als auch die Gesamtmortalität senken kann. In vielen Leitlinien findet sich daher die Empfehlung, den LDL-Wert unter einen bestimmten Zielwert, wie z.B. unter 100 mg/dL zu senken. Jedoch wird bis heute noch kontrovers diskutiert, ob das Ausmaß der LDL-Senkung durch Statine wirklich entscheidend für ihren positiven Effekt ist (vgl. Kap. Fettstoffwechselstörungen). Auch wird dann für neue Arzneimittel, wie zum Beispiel den Arzneistoff Ezetimib, damit geworben, dass die durch Einnahme dieses Mittels hervorgerufene LDL-Senkung einen positiven Effekt für die Patienten habe. Für diesen Arzneistoff stellt diese Größe jedoch einen nicht validierten Surrogatparameter dar. Ein Beweis dafür, dass die durch Ezetimib hervorgerufene LDL-Senkung positiv mit Morbidität und Mortalität korreliert, ist noch durch klinische Studien zu erbringen. Auf Grund der pleiotropen Effekte der Statine kann nicht unbedingt davon ausgegangen werden, dass eine LDL-Senkung der Grund für die verringerte Mortalität bei Einnahme von Statinen ist – letzten Endes kann es sich hierbei auch nur um einen der vielen Effekte handeln, die sich günstig auf die Sterblichkeit auswirken.

Morbiditäts- und mortalitätsassoziierte Endpunkte werden oft als sogenannte „harte" Endpunkte bezeichnet. In der kardiovaskulären Therapie lassen sich solche harten Endpunkte, wie z.B. die Gesamtmortalität relativ leicht finden und messen, jedoch sieht man sich auch hier oft mit der Problematik konfrontiert, dass jene mit einer geringeren Ereignisrate eintreffen als bestimmte Surrogatparameter, und dies zu einer entsprechenden Vergrößerung der Fallzahl führt. Derartige Studien zeichnen sich somit durch enorm große Fallzahlen aus und sind dementsprechend teuer. Oft wird versucht, durch die Kombination bestimmter Endpunkte die Fallzahl geringer zu halten, womit sich allerdings wieder Schwierigkeiten bei der Übertragbarkeit und Bewertbarkeit der Studien für die ärztliche Praxis ergeben. Noch schwieriger fällt die Festlegung adäquater Endpunkte bei Erkrankungen ohne entsprechende Mortalitätsrate – wie z.B. gewissen psychischen oder neurologischen Erkrankungen.

1.1.3. Auswertung der Ergebnisse klinischer Studien

Die Auswertung der Ergebnisse klinischer Studien sollte sich idealerweise an dem vorher festgelegten Studienplan orientieren. Jedoch auch hier ergeben sich zahlreiche Möglichkeiten, das Ergebnis auf unterschiedliche Art und Weise zu beeinflussen.

So kann zum Beispiel der Umgang mit aus der Studie ausgeschiedenen Patienten zu verschiedenen Ergebnissen führen. Generell werden diesbezüglich **3 verschiedene Möglichkeiten** der Auswertung unterschieden:

1. ITT (Intention-To-Treat)-Analyse: Alle Patienten, die randomisiert wurden, werden in die Auswertung der Ergebnisse eingeschlossen. Dies ist die Auswertung, die am ehesten mit den Bedingungen in der Praxis vergleichbar ist, sie wird daher oft als Goldstandard angesehen. Probleme ergeben sich dann, wenn besonders viele Patienten aus der klinischen Studie ausscheiden und diese nicht als Responder, sondern als Non-Responder gewertet werden. Der Sponsor einer klinischen Studie mag sich dann leicht mit dem Problem konfrontiert sehen, dass die Studie keine statistisch signifikanten Ergebnisse mehr liefert. In Bezug auf die Rate an Nebenwirkungen kann eine ITT-Analyse je nach Abbruchquote und -gründen dazu führen, die Ergebnisse zu „verwässern". Hier kann eine Betrachtung der Patienten, die wirklich der Therapie ausgesetzt wurden, weitere zusätzliche Informationen liefern (s. unter Punkt 3, PP-Analyse).

2. LOCF-Methode (Last-Observation-Carried-Forward) oder modifizierte Intention-To-Treat-Analyse (mITT): Der letzte für einen ausgeschiedenen Patienten vorhandene „Messpunkt" wird als Ergebnis am Ende der Studie gewertet. Diese Auswertungsstrategie verhindert, dass Studienabbrecher in der Auswertung nicht adäquat berücksichtigt werden, kann aber eine Therapie sowohl über- als auch unterschätzen. Scheiden z.B. Patienten aus der Studie aus, die erst kurzfristig eine Therapie erhielten, die ihren Effekt auf bestimmte Endpunkte erst nach längerfristiger Gabe erreicht (also z.B. eine antidiabetische Therapie auf den HbA1c-Wert), so wird der Effekt der Behandlung durch das vorzeitige Ausscheiden unterschätzt, da sich der Messpunkt erst später zum Positiven hin ändert. Im umgekehrten Fall kann aber auch das vorübergehende Ansprechen eines Parameters als zu positiv gewertet werden oder bei chronisch progredienten Erkrankungen ein Parameter, der zu Beginn der Behandlung bestimmt wird, den Effekt einer Behandlung überschätzen.

3. Per-Protokoll-Analyse: In diese Analyse werden nur Patienten mit einbezogen, die die Therapie tatsächlich, wie im Studienprotokoll vorgesehen, erhalten haben. Bei Studien zur Behandlung psychischer Erkrankungen werden zum Beispiel sehr häufig hohe Abbruchquoten registriert.

Werden solche Studien dann nach der Per-Protokoll-Analyse analysiert, liefern sie teils positive Ergebnisse, obwohl sich bei Einschluss aller Patienten nach der ITT-Analyse keine signifikanten Therapieeffekte hätten feststellen lassen. Die Ergebnisse einer Per-Protokoll-Analyse stellen immer den Effekt dar, den eine Behandlung auf den idealisierten Patienten hat und kreieren somit oft das Problem der mangelnden Übertragbarkeit auf reale Verhältnisse.

Bei vielen Erkrankungen bestehen meist schon Standardtherapien, mit denen sich die in klinischen Studien getesteten Wirkstoffe vergleichen lassen müssen – allein aus ethischen Gesichtspunkten ist es kaum möglich, einem Patienten eine erwiesenermaßen wirksame Therapie vorzuenthalten. Dies führt dazu, dass ein entsprechendes Medikament mit der Standardtherapie verglichen wird – oft in sogenannten Nicht-Unterlegenheitsstudien. Dabei ist zu beachten, dass das Intervall für eine Nichtunterlegenheit je nach Studie sehr groß sein kann – es kann auch so bemessen sein, dass eine Therapie als nicht unterlegen betrachtet wird, wenn nur 50 Prozent Wirksamkeit der Vergleichstherapie erreicht werden. **Nicht-Unterlegenheit ist somit kein Anzeichen für Gleichwertigkeit oder gar für Überlegenheit einer bestimmten Therapie.**

Gerade bei neuen Therapieformen bezieht sich die Zulassung auf die vorgelegten Vergleichsstudien. Dies führt dazu, dass viele Medikamente zunächst nur als so genanntes „Add-On"-Verfahren zusätzlich zur bisher etablierten Therapie zugelassen werden – da die notwendigen Studien aus ethischen Gründen nur unter Standardbehandlung plus Placebo oder neuem Arzneimittel durchgeführt werden können. Dies erschwert es aber gleichzeitig auch, den wahren klinischen Wert einer Behandlung mit einem Arzneimittel für die Praxis einzuschätzen. Wirksamkeit und Nutzen der Behandlung als Monotherapie festzustellen, ist damit kaum möglich. Dies kann erst beim Vorliegen entsprechender Studien beurteilt werden.

Finden sich nach Abschluss einer Studie auf Basis des primär festgelegten Endpunktes keine überzeugenden Ergebnisse für ein bestimmtes Präparat, besteht leicht die Versuchung, nach therapeutischen Unterschieden bei weiteren vorher nicht definierten Parametern oder in bestimmten Untergruppen von Patienten **(Subgruppenanalysen)** zu suchen. So interessant die Ergebnisse auch sein können, so fehlt ihnen oft die statistische Aussagekraft, da die Studie nicht dafür ausgelegt war, diese Fragestellungen zu beantworten. Solche Ergebnisse können als „hypothesengenerierend" für weitere Studien herangezogen werden, können jedoch niemals dem tatsächlichen stichhaltigen Beweis eines Effektes dienen, da immer die Wahrscheinlichkeit besteht, dass es sich nur um zufällige Beobachtungen handelt. Gerade beim Lesen von Abstracts klinischer Studien ist dieses Problem zu beachten: Oft findet sich hier nur ein kurzer Hinweis auf den primären Endpunkt, der sich statistisch signifikant nicht von der Vergleichstherapie unterschied. Dessen ungeachtet präsentieren die Autoren unter Umständen ausführlich die angeblich signifikanten Ergebnisse der meistens post-hoc geplanten Subgruppenanalysen.

1.2. Einflussnahme über „eminenzbasierte" Information, Fortbildungsveranstaltungen, Leitlinienkommissionen, Werbung in Fachzeitschriften

Die Information zu einem Arzneimittel lässt sich in verschiedene Evidenzgrade unterteilen. Diese reichen von Grad 1 (Informationen basierend auf systematischen Übersichtsarbeiten) bis Grad 4 bzw. 5, der für die Meinung von Experten steht. Gerade diese Expertenmeinung als „schlechtester" Evidenzgrad der Medizin zeigt sich oft nicht unabhängig von den Einflüssen bestimmter Interessengruppen (in diesem Zusammenhang findet man den Begriff „eminenzbasiert"). **Nach der Neuzulassung eines Arzneimittels wird dieses häufig in Vorträgen von „Experten" beworben.** Diese erhalten nicht geringe Honorare für die positiven Bewertungen des Arzneimittels in Vorträgen. Oft führen sie selbst auch die Studien zu den Arzneimitteln durch, was den Hochschullehrern das für den universitären Forschungsbetrieb heutzutage unerlässliche Einwerben von Drittmitteln und den Erwerb von Impact Factors sichert.

Auf zahlreichen Kongressen ist das Abhalten pharmagesponserter Satelliten-Symposien zur Regel geworden – beim üppigen Buffet wird hier in der Mittagszeit abseits vom offiziellen Kongressprogramm für ein bestimmtes Arzneimittel geworben. Es ist mittlerweile nahezu selbstverständlich, dass die Reise- und Unterbringungskosten für den Besuch von Fachkongressen von den Pharmafirmen übernommen werden. Dass sich diese Aktivitäten aus den Einnahmen der Pharmaindustrie, also aus deren Einkünften durch den Umsatz ihrer Arzneimittel und dadurch letztendlich auch durch das Geld der Gesetzlichen Krankenversicherung (GKV) und den Krankenkassenbeiträgen der deutschen Bevölkerung finanzieren, scheint dabei kaum beachtet oder als störend empfunden zu werden.

Seit die Ärzte zur regelmäßigen Fortbildung verpflichtet sind, ist es für den niedergelassenen Arzt oft schwierig, die nötigen Fortbildungspunkte in pharmaunabhängigen Veranstaltungen zu erwerben. Fortbildungen unabhängiger Institutionen werden nicht so häufig angeboten wie Fortbildungen der Pharmaindustrie und sind im Gegensatz zu diesen meist kostenpflichtig. Wer die Wahl hat, die nötigen Punkte entweder bei einer kostenlosen Fortbildung inklusive Mittag- oder Abendessen oder bei kostenpflichtigen Fortbildungen zu erwerben, wird sich in vielen Fällen für die erste Option entscheiden. Die Vergabe von Fortbildungspunkten von Seiten der Ärztekammern soll die Qualität und Unabhängigkeit der Lehrveranstaltung garantieren. Wie aktuelle Untersuchungen zeigen, werden die Punkte allerdings oft für sehr einseitig ausgerichtete Fortbildungen vergeben, die fast schon an Produktwerbung grenzen. Als Beispiel sei auf Online-Fortbildungsangebote einiger Pharmaunternehmen verwiesen.

Auch in den Leitlinienkommissionen von Fachgesellschaften finden sich Experten, die von der Pharmaindustrie bezahlt oder enge Verbindungen zu dieser pflegen. Beim Studium einer Leitlinie sollte man die angewandten Methoden der Evidenzsuche und -bewertung überprüfen – denn teilweise fehlen diese, oder es finden sich Empfehlungen von fragwürdiger Validität und Evidenz. **Eine Untersuchung von 44 Leitlinien europäischer und nordamerikanischer Fachgesellschaften zeigte, dass bei 78 Prozent der Autoren Kontakte zur Pharmaindustrie und bei 59 Prozent Kontakte zu Firmen bestanden, deren Produkte empfohlen oder in den Leitlinien enthalten waren.** Nur in 2 der 44 Leitlinien fanden sich jedoch Angaben zu potentiellen Interessenkonflikten.

Weitere Einflussmöglichkeiten auf die Meinungsbildung ergeben sich durch intensive Lobby- und PR-Arbeit sowie die Abhängigkeit vieler Fachzeitschriften von Werbeanzeigen der Pharmaindustrie. Die Werbeeinnahmen bilden einen nicht unerheblichen Anteil der Einnahmen, aus denen sich ein Verlag bzw. der Herausgeber einer Fachzeitschrift finanziert. Somit liegt es nahe, dass die Androhung der Rücknahme von Werbeverträgen beim Veröffentlichen von Publikationen, die nicht den Interessen des Geldgebers entsprechen, nicht immer unbeachtet bleibt. So wurde zum Beispiel eine Artikelserie der Zeitschrift für Allgemeinmedizin, die eine kritische Bewertung der Protonenpumpeninhibitoren enthielt, wieder zurückgezogen. Dieser Vorgang wurde nur deshalb von der Öffentlichkeit bemerkt, da aus Versehen das Inhaltsverzeichnis mit der Ankündigung des entsprechenden Artikels veröffentlicht worden war.

Durch intensive Lobby- und PR-Arbeit versuchen die Pharmaunternehmen ihre Interessen zu vertreten und auch auf die Politik Einfluss zu nehmen. Ende des Jahres 2004 führte Pfizer zum Beispiel eine intensive Kampagne in Fach- und Publikumszeitschriften gegen den Einbezug von Atorvastatin in die Festbetragsregelung durch.

1.3. Pharmaberater, Verordnungssoftware

Der Markt der verschreibungspflichtigen Arzneimittel zeichnet sich durch die Besonderheit aus, dass die tatsächlichen Empfänger der Arzneimittel, die Patienten - aus Marketingsicht die eigentlichen Konsumenten – nicht in erster Linie für die Entscheidung verantwortlich sind, ob sie ein bestimmtes Arzneimittel erhalten oder nicht. Die Therapieentscheidung obliegt dem behandelnden Arzt, der damit zum Ziel der Werbeaktivitäten der pharmazeutischen Industrie wird. Dieser besondere Umstand hat zur Entstehung des Berufes des Pharmaberaters/-referenten beigetragen. Pharmaberater besuchen den niedergelassenen Arzt in seiner Praxis oder den angestellten Arzt im Krankenhaus. Der Pharmaberater hat nach der Berufsordnung die Aufgabe, „Angehörige von Heilberufen fachlich, kritisch und vollständig über Arzneimittel unter Beachtung der geltenden Rechtsvorschriften zu informieren". So neutral dies in der gesetzlichen Regelung klingen mag, ist der Pharmaberater natürlich in erster Linie seinem Arbeitgeber verpflichtet, dessen Produkte er betreut. Er ist aus Sicht seines Arbeitgebers nicht nur für die Information über die Produkte zuständig, sondern auch dafür, dass ein gewisser Umsatz mit den entsprechenden Präparaten erzielt wird.

Die Pharmaunternehmen in Deutschland investieren etwa 25 bis 30 Prozent ihres Gesamtumsatzes in Marketing und Vertrieb eines Arzneimittels. Etwa 15.500 Mitarbeitern im Bereich Forschung und Entwicklung stehen circa 20.000 Pharmaberater gegenüber bzw. zur Seite, die pro Jahr etwa zwanzig Millionen Arztkontakte erbringen. Der Besuch der Pharmaberater wird von den Arzneimittelherstellern oft als Service zur „Information und Fortbildung" des Arztes gepriesen. Von Marktforschungsunternehmen wie TNS wird der Außendienst jedoch als „das einflussreichste und gleichzeitig teuerste Werbemedium der Pharmafirmen" bezeichnet. Neben Informationen bieten die Pharmaberater Ärzten und Praxispersonal oft auch weitere Vergünstigungen: Diese reichen von Ärztemustern bis zu pharmafinanzierten Fortbildungen an attraktiven Orten für das Praxisteam. Untersuchungen zeigen, dass viele Ärzte der Meinung sind, sie würden durch entsprechende Maßnahmen der Industrie nicht beeinflusst, sie sehen jedoch ihre Kollegen als beeinflussbar an. Diese Diskrepanz zwischen Selbst- und Fremdeinschätzung zeigt offensichtlich, dass zumindest ein gewisses Potential für Beeinflussbarkeit vorhanden ist. Viele Untersuchungen beschäftigten sich mit dem Einfluss der Pharmareferenten auf die Verschreibungspraxis von Ärzten und zeigen moderate bis große Einflüsse auf das Verschreibungsverhalten. Eine Studie aus 2007 zeigte, dass nach dem Besuch durch Pharmareferenten 36 Prozent der Ärzte die Absicht hatten, das entsprechende Medikament häufiger zu verschreiben.

Arzneimittelmuster werden von vielen Ärzten gerne zur vorübergehenden Versorgung ihrer Patienten genutzt. Dabei sollte nicht unterschätzt werden, dass auch oder gerade das zeitweilige „Ausprobieren" dieser Arzneimittelmuster sowohl beim Arzt als auch beim Patienten ein gewisses „Markenbewusstsein" und somit eine Bevorzugung dieses Präparats schaffen kann.

Die pharmazeutische Industrie hat oft tieferen Einblick in das Verschreibungsverhalten eines Arztes, als dieser annimmt. Neben den Daten zur Verschreibungspraxis, die über Apothekenrechenzentren zugänglich sind, bestand bis zum Jahre 2008 die ungehinderte Möglichkeit, über Praxisverwaltungssoftware Einblick in das Verschreibungsverhalten der Ärzte zu erlangen. Seit 2008 besteht für niedergelassene Vertragsärzte die Verpflichtung, von der Kassenärztlichen Bundesvereinigung zertifizierte Software einzusetzen. Davor wurde dem Arzt oft entsprechende Software von einem Pharmaunternehmen besonders kostengünstig oder sogar kostenlos zur Verfügung gestellt. Diese Praxissoftware war häufig so konfiguriert, dass sie bei der Rezeptausstellung Präparate bestimmter Anbieter bevorzugte. Je nach Softwareanbieter gab der Arzt bis 2007 auch die Einwilligung zur Weiterverwendung und Weiterleitung seiner Verschreibungsdaten. Dieses Problem wird durch eine im April 2007 eingefügte Änderung im § 305a des SGB V behoben, die die arztbezogene Auswertung und Weitergabe von Verordnungsdaten an die Pharmaindustrie untersagt. Jedoch ist diese Weitergabe nicht strafbar.

1.4. Anwendungsbeobachtungen

Neben dem Außendienst dienen auch Anwendungsbeobachtungen (AWB) dazu, die Verschreibung bestimmter Präparate zu fördern. Ist die Beobachtung eines Arzneimittels nach Marktzugang im Rahmen von Phase-IV-Studien aus Gründen der Pharmakovigilanz sinnvoll und notwendig, so haben die nicht-interventionellen AWB in der Vergangenheit nicht immer diesem Zweck gedient. Nur ein geringer Teil der Ergebnisse aus Anwendungsbeobachtungen wird überhaupt veröffentlicht, **viele der AWB erfüllen nur sehr geringe wissenschaftliche Standards**. Gerade bei AWB für teure Me-too-Präparate liegt der Verdacht nahe, dass Ärzte durch entsprechende Aufwandsentschädigungen zur bevorzugten Verschreibung eines bestimmten Präparates angehalten werden sollen.

Der Verband der Forschenden Arzneimittelhersteller in Deutschland hat sich als Reaktion auf die zunehmende Kritik in Bezug auf Anwendungsbeobachtungen ab 1. Mai 2007 die Selbstverpflichtung auferlegt, alle durchgeführten Anwendungsbeobachtungen in einem Register anzumelden und Zusammenfassungen der Ergebnisse – leider nicht die kompletten Daten – zu veröffentlichen. Ob die entsprechenden Maßnahmen zu einer höheren wissenschaftlichen Qualität und größerer Transparenz von AWB beitragen werden, bleibt abzuwarten.

1.5. Rolle der Kliniken bei der Arzneimittelversorgung innerhalb der GKV

Krankenhäuser unterliegen beim Bezug ihrer Arzneimittel nicht der Arzneimittelpreisverordnung, wie dies bei den öffentlichen Apotheken der Fall ist. Die Auswahl der in der Klinik gelisteten Arzneimittel unterliegt der Arzneimittelkommission des jeweiligen Krankenhauses. Berücksichtigt werden bei der Auswahl sowohl pharmakotherapeutische als auch pharmaökonomische Aspekte. Die Ausnahme von der Arzneimittelpreisverordnung ermöglicht es den Herstellern teurer Originalpräparate, den Kliniken diese Arzneimittel weitaus billiger anzubieten, als dies in der ambulanten Versorgung möglich ist. Wurden früher Arzneimittel zum Nulltarif abgegeben, findet sich nun nach Verbot der kostenfreien Abgabe ein „Pseudo-Preis" von einem Cent pro Tablette. Da für die Krankenhäuser also die Beschaffung der in der ambulanten Versorgung teureren Originalpräparate meist weitaus preisgünstiger ist als die von Generika, erhalten die Patienten im Krankenhaus oft Originalpräparate. Die Arzneimittelhersteller rechnen natürlich damit, dass ein Teil der Patienten beim Übergang in die ambulante Versorgung nicht mehr auf ein anderes Präparat umgestellt wird. Stellt die Umstellung eines Patienten vom bisher nicht-generikafähigen Arzneistoff Esomeprazol auf den generisch erhältlichen Wirkstoff Pantoprazol für den niedergelassenen Arzt eher kein Problem dar, liegt die Hemmschwelle zur Umstellung bei anderen Wirkstoffgruppen wie z.B. Neuroleptika weitaus höher.

Dem niedergelassenen Arzt fällt oft auch die Bewertung spezieller Fälle, die mit der Verordnung teurer Spezialpräparate einhergehen, schwer. Fast ausnahmslos werden daher in diesen Fällen die von den „Spezialisten" im Krankenhaus angesetzten Therapieschemata einfach fortgesetzt. Da die Therapie im Krankenhaus nicht den gleichen ökonomischen Regularien unterliegt wie die Therapie im ambulanten Bereich, ergeben sich hieraus vermeidbare Kostenbelastungen für die Solidargemeinschaft. Obwohl Krankenhäuser durch den § 115c SGB V dazu verpflichtet sind, bei geplanter Fortsetzung der Arzneimitteltherapie im ambulanten Bereich schon während der Therapie im Krankenhaus Arzneimittel anzuwenden, die in der vertragsärztlichen Versorgung wirtschaftlich sind, erfolgt dies in den aktuellen Therapieempfehlungen der Krankenhäuser kaum, unter anderem auf Grund fehlender Sanktionen und Konsequenzen für die Krankenhäuser.

Auch die im Krankenhaus tätigen Ärzte sind nicht immer frei von Interessenkonflikten. Spezialisierung bringt oft eine Forschungstätigkeit im jeweiligen Spezialgebiet des Arztes mit sich. Klinische Forschung ist heutzutage kaum noch ohne finanzielles Sponsoring durch Drittmittelgeber möglich. 2002 erhielten Hochschulen und damit auch Universitätskliniken 38,6 Prozent ihrer Forschungsgelder von der pharmazeutischen Industrie. Nach Angaben von A.T. Kearney erhielt die Medizinische Hochschule Hannover 25 Prozent der von ihr eingeworbenen Drittmittel für die Durchführung klinischer Studien; 90 Prozent dieser Mittel wurden dabei von der Pharmaindustrie gestellt. Aufgrund der knappen Finanzsituation der Hochschulen sind diese immer mehr darauf angewiesen, dass die Klinik-Ärzte durch ihre wissenschaftliche Tätigkeit Drittmittel einwerben. Diese Situation lässt eine zunehmende Abhängigkeit hochrangiger Wissenschaftler von Geldern der Pharmaindustrie befürchten.

1.6. Arzneimittelumsatz durch „erfundene Krankheiten"

In der heutigen westlichen Welt wird Gesundheit zunehmend definiert mit Begriffen des allgemeinen Wohlbefindens und der Abwesenheit dieses Wohlbefinden störender Faktoren – sei es körperlich oder seelisch bedingt. Obwohl dieses in erster Linie den so genannten „Wellness"-Bereich betrifft, zeigen sich auch in der Arzneimittelentwicklung und –versorgung Anzeichen dafür, dass biologisch gegebene Prozesse immer häufiger als Krankheiten empfunden und dafür entsprechende Therapieverfahren angeboten werden.

Das Umdeuten eines biologischen Zustands zur Krankheit macht einen großen Teil der Gesamtbevölkerung zur Zielgruppe für pharmazeutische Werbung.

Im Englischen hat sich für dieses Phänomen auch der Begriff „Disease-Mongering" eingebürgert. Dieser Begriff umfasst die Marktausweitung für den Absatz von Arzneimitteln einerseits durch eine Verschärfung der Definition gesunder Zustände, so dass normale Zustände zu pathologischen werden, und die Erweiterung der Definition einer Krankheit andererseits in dem Sinne, dass frühere, mildere und präsymptomatische Formen schon als Krankheit angesehen werden, indem z.B. ein hoher Cholesterin-Wert als Krankheit selbst definiert wird. Mintzes führt folgende Beispiele für Disease Mongering auf:
- Förderung von Ängsten über zukünftige mögliche Krankheiten bei gesunden Personen
- inflationäre Prävalenzraten einer Krankheit
- Förderung einer aggressiven Arzneimitteltherapie für milde Symptome und Krankheitszustände
- Einführung fragwürdiger neuer Diagnosen, die schwer von gewöhnlichen Lebenszuständen zu unterscheiden sind
- Neudefinition von Surrogatparametern als Krankheitszeichen
- Bewerbung von Arzneimitteln als Therapie der Wahl für Probleme, die eigentlich nicht medizinischen sondern gesellschaftlichen Ursprungs sind.

Als Beispiele sind zu nennen die Hormonersatztherapie, das Restless Legs Syndrom, die Erweiterung der Definition von Osteoporose oder der Belastungsinkontinenz der Frau sowie die behandlungsbedürftige „Menopause" des Mannes.

Bei neu eingeführten oder neu entdeckten Krankheitsbildern ist Vorsicht angebracht. Die Grenze zwischen therapiebedürftigen Krankheiten und unserem gesellschaftlichen Bedürfnis nach Wohlbefinden und Gesundheit zu ziehen, wird den behandelnden Arzt zukünftig auch wegen der zunehmenden Bedeutung präventiver Maßnahmen zur Risikoreduktion im Gesundheitswesen vor eine große Herausforderung stellen.

1.7. Einflussnahme durch Patientenorganisationen

Die gesundheitsbezogene Selbsthilfe hat in Deutschland eine zunehmend große Bedeutung. Dieses drückt sich u.a. darin aus, dass Patientenorganisationen auch als Antrags- und Mitberatungsberechtigte im Gemeinsamen Bundesausschuss (G-BA) vertreten sind und Einfluss auf die Entscheidungen der Selbstverwaltung nehmen können. Es existiert eine sehr hohe Vielfalt verschiedenster Selbsthilfeorganisationen; einige finanzieren sich mit Geldern der pharmazeutischen Industrie. Die finanziellen Beziehungen zwischen Arzneimittelherstellern und Patientenvertretern sind jedoch nicht immer transparent. Das Interesse der Pharmafirmen an einem intensiven Kontakt zu Selbsthilfegruppen liegt auf der Hand: Die Pharmafirmen erreichen hier direkt den Konsumenten und können nicht nur Informationen zur entsprechenden Erkrankung und der jeweiligen Behandlung bereitstellen, sondern auch direkt den Bedarf für ihre Medikamente wecken. **Einige Patientenorganisationen vertreten massiv die gleichen Positionen wie die Pharmaindustrie** und fordern ihr Recht auf Behandlung mit angeblich innovativen Arzneimitteln, deren Überlegenheit gegenüber der Standardbehandlung jedoch nicht eindeutig gezeigt wurde. (Ein Beispiel waren die Reaktionen auf die Nutzenbewertung der Analoginsuline bei Diabetes mellitus durch das IQWiG.)

Die Einflussnahme der Pharmaindustrie auf Patientenorganisationen reicht vom Sponsoring von Fortbildungsveranstaltungen, Online-Fortbildungen für Patienten, der Platzierung von Werbeanzeigen und Finanzierung von Mitgliederzeitschriften bis zur direkten Produktwerbung. Auch finden sich – belegt durch eine Studie von Schubert und Glaeske – in den Beiräten einiger Patientenorganisationen Ärzte, die enge finanzielle Kontakte zur Pharmaindustrie haben. Die Beziehungen gehen teilweise so weit, dass firmennahe „Experten" sowohl in Patientenorganisationen als auch in Fachgesellschaften tätig sind und dort wechselseitig die Interessen der Pharmaindustrie vertreten.

Selbsthilfeorganisationen können wichtige Funktionen im Gesundheitssystem erfüllen. Allerdings muss dafür deren Unabhängigkeit und Neutralität gewährleistet sein, andernfalls besteht die Gefahr der Instrumentalisierung der Patientenvertreter. Hier ist sowohl von Arzneimittelherstellern als auch von Patientenorganisationen Transparenz über die gegenseitigen finanziellen Beziehungen zu fordern. Einige Pharmafirmen geben mittlerweile im Sinne der Transparenz die von ihnen geförderten Selbsthilfegruppen offen an, ebenso wie Selbsthilfegruppen dazu übergegangen sind, Informationen über finanzielle Zuwendungen durch Arzneimittelhersteller zu veröffentlichen.

Die Bestrebungen der pharmazeutischen Industrie auf europäischer Ebene, sich mit Informationen über verschreibungspflichtige Arzneimittel direkt an den Patienten wenden zu dürfen, sind auf erheblichen Widerstand in den nationalen Parlamenten der EU-Mitgliedstaaten gestoßen und haben auch außerparlamentarisch für Protest von verschiedenen Organisationen gesorgt. Es wäre begrüßenswert, wenn die EU-Direktive, die eine Lockerung des bestehenden Werbeverbotes für verschreibungspflichtige Arzneimittel vorsah, nicht umgesetzt würde.

Die Grenze zur Werbung ist auch bei zahlreichen Artikeln in Medizin-Beilagen von Tageszeitschriften oder sonstigen kostenlosen Gesundheitsmagazinen für Patienten nicht mehr klar sichtbar. Hier werden Artikel zu bestimmten Arzneimitteln platziert, die direkt beim Patienten das Bedürfnis für das (verschreibungspflichtige) Medikament wecken – selbst wenn es sich dabei um neue, oft noch nicht an vielen Patienten erprobte Wirkstoffe oder risikobehaftete Therapieoptionen handelt. Den Arzt kostet es im direkten Kontakt mit Patienten viel Zeit, über die tatsächlich notwendige Therapie und die offenen Fragen zum Nutzen-Risiko-Verhältnis aufzuklären.

2. Einfluss der Kostenträger auf die ärztliche Verschreibungspraxis

Der Förderung des Arzneimittelumsatzes durch gezielte Informationspolitik seitens der Pharmaindustrie stehen die Interessen der Kostenträger, der Gesetzlichen Krankenkassen, entgegen, die versuchen, die Ausgaben für Arzneimittel möglichst gering zu halten. Blickt man in die Geschichte der Kassenärztlichen Vereinigungen (KVen), so wurden diese gegründet, um der finanziellen Abhängigkeit der Ärzte von den Krankenkassen, die damals durch den Abschluss von Einzelverträgen zwischen Ärzten und Kassen entstanden war, entgegenzuwirken. Der Einfluss von Seiten der Kostenträger erfolgt dabei weniger durch ihre Informationspolitik als durch die Weigerung, die Kosten für bestimmte Arzneimittel zu tragen. Hinzu kommen die Auswirkungen der Arzneimittelausgaben auf das ärztliche Honorar. Die Ärzte tragen nach § 84 SGB V die Verantwortung für die von ihnen veranlassten Kosten im Arzneimittelbereich. Starke Ausgabensteigerungen in diesem Bereich haben somit auch Auswirkungen auf die Honorare der Vertragsärzte der Kassenärztlichen Vereinigungen.

Der Einfluss auf die Verschreibungspraxis der Ärzte wird einerseits durch Anträge zur Wirtschaftlichkeitsprüfung gesteuert, aber auch durch die Politik zur Kostenerstattung. Dabei stehen überwiegend der Preis des Arzneimittels und die Abwägung der Reaktion der Versicherten im Vordergrund. So wurde zum Beispiel vom IQWiG festgestellt, dass kein Nachweis für einen patientenrelevanten Zusatznutzen kurz wirksamer Insulinanaloga gegenüber Humaninsulin bei Typ 2 Diabetikern besteht. Es folgte ein entsprechender Beschluss des G-BA, nach dem kurzwirksame Insulinanaloga nicht verordnungsfähig sind, solange sie mit Mehrkosten im Vergleich zu kurzwirksamen Humaninsulin verbunden sind. Von der Logik her hätte dies grundsätzlich zum Ausschluss von kurz wirksamen Analoginsulinen bei der Behandlung der GKV-Versicherten mit Diabetes Mellitus Typ 2 geführt, da der im Vergleich zum Humaninsulin höhere Preis aufgrund des durch klinische Studien nicht belegten Zusatznutzens der Analoginsuline nicht gerechtfertigt ist. Durch den Abschluss von Rabattverträgen erreichten aber zahlreiche Krankenkassen, dass der effektive Preis genau so hoch liegt wie der des Humaninsulins. Eine Regulierung des Arzneimittelmarktes in der Hinsicht, dass eine Kostensenkung der Analoginsuline auf ein Maß vorgenommen worden wäre, das ihre Anwendung im Vergleich zum Nutzen noch rechtfertigt hätte, wurde dadurch verhindert. Das Interesse lag hier primär darin, der massiven Kritik der Patientenverbände und der Öffentlichkeit über eine „schlechte" Versorgung zu entgehen. Gleichzeitig wurde dabei der Pharmaindustrie und ihrem Interesse, im Preisreferenzland Deutschland weiterhin hohe Arzneimittelpreise festzulegen, in die Hände gespielt. Inzwischen kommt es auch immer häufiger zum Abschluss von Rabattverträgen über Originalpräparate kurz vor oder nach deren Patentablauf. Damit wird letztlich der bisherige Preiswettbewerb zwischen Original- und Generikaanbietern konterkariert. **Das Einlenken von Krankenkassen gegenüber der öffentlichen Meinung und der Abschluss von Rabattverträgen untergraben somit auch die preisbezogenen Steuerungsinstrumente der G-BA-Beschlüsse.**

Ein weiteres Steuerungsinstrument der Gesetzlichen Krankenkassen zeigt sich in dem Umgang mit Verordnungen, die im „Off-Label"-Bereich erfolgen. Für zahlreiche teure Therapien wird eine solche Anwendung von den Kassen nicht akzeptiert und die Kostenübernahme der Behandlung verweigert. In der Folge werden Prüfanträge gegen den Arzt in Folge der zulassungsüberschreitenden Verordnung solcher Arzneimittel gestellt. Ist der „Off-Label"-Gebrauch jedoch die kostengünstige Alternative zu einer zugelassenen teureren Behandlung, wird dieser akzeptiert oder — wie im Fall des Mittels Bevacizumab zur Behandlung der feuchten Makuladegeneration — durch den Abschluss entsprechender Verträge sogar forciert.

3. Quellen unabhängiger Arzneimittelinformation

Die Ausführungen unter 1. haben gezeigt, dass es für den Arzt in der Praxis schwierig ist, neutrale, nicht interessengeleitete, fachlich kompetente Informationen über Arzneimittel zu erhalten. Dennoch sind Arzneimittelinformationen der Pharmaindustrie nicht per se abzulehnen, es empfiehlt sich aber, bei der Informationsaufnahme und -nutzung sich die Einflussmöglichkeiten der Hersteller bewusst zu machen und die Informationen entsprechend kritisch zu hinterfragen. Schließlich stehen dem Verordner unabhängige Arzneimittelinformationen verschiedener Art zur Verfügung. Die wichtigsten Quellen sind nachfolgend aufgeführt (vgl. Kap. Fundstellen für aktuelle, unabhängige Arzneimittelinformation).

3.1. Fachinformationen

Inhalte der Fachinformationen (FI) sind in § 11a des AMG gesetzlich geregelt. Sie sind überwiegend eine Zusammenfassung des bei den Behörden zur Zulassung eingereichten Datenmaterials. Demnach sind Fachinformationen von den Zulassungsbehörden „abgesegnet" und entsprechend verlässlich und praxisrelevant. Es finden sich auch Informationen zur Studienlage und damit zur eigentlichen Wirksamkeit des Arzneimittels. So enthält die FI zum Arzneistoff Clopidogrel zum Beispiel Daten zu den Ereignisraten in einzelnen zeitlichen Intervallen der Cure-Studie, die in dieser Ausführlichkeit nicht in der entsprechenden Publikation im New England Journal of Medicine zu finden sind. Obwohl oft nicht wahrgenommen, bieten Fachinformationen gerade bei neuen Arzneimitteln einen guten und kurzen Überblick über die klinisch relevanten Eigenschaften eines Arzneimittels.

Die bislang nicht realisierte Harmonisierung der Inhalte von Fachinformationen zu verschiedenen Präparaten ein- und desselben Wirkstoffs stellt ein Problem dar, das erfreulicherweise inzwischen vom BMG erkannt wurde.

3.2. Informationen der Zulassungsbehörden

In Deutschland bestehen für die Beantragung einer Arzneimittelzulassung folgende Möglichkeiten:
- nationale Einzelzulassung bei den deutschen Zulassungsbehörden, dem Bundesinstitut für Arzneimittel und Medizinprodukte (BfArM) oder dem Paul-Ehrlich-Institut (PEI)
- Verfahren der gegenseitigen Anerkennung in Bezugnahme auf eine bereits bestehende Zulassung in einem europäischen Mitgliedstaat oder
- Verfahren der dezentralen Zulassung gleichzeitig in mehreren EU-Mitgliedstaaten oder
- im Verfahren der zentralen Zulassung gleichzeitig in allen EU-Migliedstaaten.

Eine zentrale EU-Zulassung bei der Europäischen Arzneimittelagentur (EMEA) ist für einige Arzneimittel bzw. für Mittel zur Behandlung bestimmter Krankheitsbilder für den Hersteller obligatorisch (so zum Beispiel für biotechnologisch hergestellte Arzneimittel, Arzneimittel zur Behandlung von Krebs, Diabetes mellitus, u.a.).

Empfiehlt die EMEA (www.emea.europa.eu) der Europäischen Kommission, ein Arzneimittel zentral in der Europäischen Union zuzulassen, werden Produkt- und Fachinformationen in allen Sprachen der Mitgliedstaaten sowie ein ausführlicherer Bericht zu den Eigenschaften des Arzneimittels in englischer Sprache (European Assessment Report = EPAR) öffentlich und auf den Internetseiten der EMEA zur Verfügung gestellt (www.emea.org). Dieser Bericht bietet auch eine Zusammenfassung zu den Daten der klinischen Studien, die für die Zulassung eingereicht wurden und enthält weiterhin die Einschätzung der EMEA zur klinischen Wirksamkeit des Arzneimittels. Die Berichte sind sehr objektiv gehalten und bieten auch die Möglichkeit, Kritikpunkte der aktuellen Diskussion um die wissenschaftliche Datenlage eines Arzneimittels einschließlich offener Fragen zu dessen Wirksamkeit und Sicherheit einzusehen.

Ebenso sind die Informationen der amerikanischen Food and Drug Administration (FDA) zu den entsprechenden Arzneimitteln öffentlich zugänglich. Diese enthalten oft zusätzliche Informationen, die sich in der deutschen Fachinformation nicht in der gleichen Ausführlichkeit finden (www.fda.gov).

3.3. Berichte des Institutes für Qualität und Wirtschaftlichkeit im Gesundheitswesen (IQWiG)

Das IQWiG veröffentlicht die von ihm erstellten Berichte und Voranalysen auf den Internetseiten des Institutes. Die Berichte sind sehr ausführlich und bieten gerade unter den Aspekten der evidenzbasierten Medizin eine unabhängige und kritische Einschätzung der aktuellen Bewertung des Nutzens eines Arzneimittels (www.iqwig.de).

Das englische Pendant zum IQWiG, das National Institute for Clinical Excellence (www.nice.org.uk), erstellt Kosten-Nutzen-Bewertungen zu Arzneimitteln und Leitlinien. Die entsprechenden englischsprachigen und unabhängigen Veröffentlichungen sind auf der Homepage des Institutes einsehbar.

3.4. Unabhängige Arzneimittel-Bulletins

Da sich die meisten medizinischen Zeitschriften oder deren zugehörige Verlage auch über Werbung von Arzneimittelherstellern finanzieren, sind kritische Beiträge zu Arzneimitteln nicht garantiert. Verschiedene Zeitschriften, in Deutschland insbesondere die Mitgliedszeitschriften der International Society of Drug Bulletins (ISDB), informieren jedoch unabhängig über Arzneimittel, weitere Ausführungen hierzu finden sich im Kap. Fundstellen für aktuelle, unabhängige Arzneimittelinformation.

Kritische Artikel zu arzneitherapeutischen Aspekten werden auch zunehmend im neu gestalteten Deutschen Ärzteblatt publiziert.

Zusammenfassende Informationen zur evidenzbasierten Medizin bietet das „Kompendium evidenzbasierte Medizin", das im Huber-Verlag erscheint. Hier sind systematisch Informationen zur aktuellen Evidenz bestimmter medizinischer Fragestellungen zusammengetragen. Über den Erwerb des Buches erhält man auch die Möglichkeit, kostenlos auf das Internetangebot „Clinical Evidence" des British Medical Journal (BMJ) zuzugreifen. Dort finden sich jeweils die aktuellsten Informationen, Zusammenfassungen und Updates zu medizinischen Fragestellungen.

3.5. Weitere Institutionen und Organisationen

Ausführliche Informationen zur Methodik der evidenzbasierten Medizin findet man auf den Websites des Deutschen Institutes für evidenzbasierte Medizin (www.di-em.de), des Deutschen Netzwerkes Evidenzbasierte Medizin (DNEbM, www.ebm-netzwerk.de) und des Deutschen Cochrane-Zentrums (DCZ, www.cochrane.de). Das DCZ repräsentiert die Cochrane Collaboration (www.cochrane.org), eine internationale Organisation, die sich mit der Erstellung systematischer Übersichtsarbeiten auf sehr hohem wissenschaftlichem Niveau beschäftigt, im deutschen Sprachraum.

Detaillierte Informationen zu den Produkten und Aufgaben der AkdÄ finden sich unter www.akdae.de.

Dr. med. Axel Munte
– Vorsitzender der KV Bayern –

Fundstellen für aktuelle, unabhängige Arzneimittelinformation

Angesichts der schnellen Veränderungen auf dem Arzneimittelmarkt ist die Vertragsärzteschaft auf aktuelle Informationen zu neuen, aber auch alten Arzneimitteln angewiesen (vgl. Kap. Verlässliche Arzneimittelinformationen – eine knappe Ware!). Solche Information sollte unabhängig, kritisch, wertend und vergleichend sein und sie sollte möglichst auch wirtschaftliche Aspekte berücksichtigen. Auch wenn die „Information für Fachkreise" die Basisinformation zu Arzneimitteln des deutschen Marktes darstellt und im Prinzip dem verordnenden Arzt stets in ihrer aktuellen Version zur Verfügung steht, so erfüllt sie doch die genannten Anforderungen nicht. Sie ist die von der Bundesoberbehörde genehmigte Darstellung des Wirkstoffs aus Sicht des Herstellers. Auch die pharmakologischen Lehrbücher entsprechen meist nicht den genannten Kriterien. Dem interessierten Leser sei deshalb nachfolgend eine Auswahl weiterer Quellen für verlässliche und kritische Arzneimittelinformation genannt.

Unter den **Arzneimittelkompendien**, die laufend aktualisiert werden, können noch 2 wichtige Werke empfohlen werden:
- **„Arzneimittelkursbuch"** – Unabhängiger Informationsdienst des arznei-telegramms (Hrsg.), (Aktualisierung im Abstand von zwei Jahren)
- **„Taschenbuch der Arzneibehandlung"** – Scholz H, Schwabe U. (Hrsg.), 13. Auflage, 2005, Springer Verlag (Neuauflage in 2010 vorgesehen).

Über die jeweils im abgelaufenen Jahr auf den Markt gekommenen Arzneimittel informiert in einem eigenen Kapitel (Fricke U, Schwabe U) der jährlich erscheinende **„Arzneiverordnungs-Report"** (Hrsg. Schwabe U, Paffrath D; Springer Verlag), der auch unverzichtbare Informationen und kritische Kommentierungen zum vertragsärztlichen Verordnungsverhalten des jeweils vergangenen Jahres enthält. Eine darauf basierende Liste der neuen Arzneimittel wird regelmäßig in der AkdÄ-Zeitschrift **„Arzneiverordnung in der Praxis"** abgedruckt. Nach dem Beispiel des von U. Fricke benutzten Bewertungssystems für Innovationen und Pseudoinnovationen ist die Kennzeichnung neuer Substanzen im vorliegenden Buch vorgenommen worden (vgl. Kap. Zur Orientierung innerhalb dieses Buches).

Die aktuelle Entwicklung der Arzneitherapie reflektiert sich einerseits in der englischsprachigen Publikation und intensiven Diskussion großer klinischer Studien, zum Beispiel im New England Journal of Medicine oder im LANCET, aber auch den deutschsprachigen, **unabhängigen Arzneimittel-Bulletins**, die zur International Society of Drug Bulletins (ISDB, www.isdbweb.org) gehören und damit strikt jeden Einfluss der Pharmaindustrie auf ihre Artikel fernhalten. Genannt seien:
- **arznei-telegramm** (www.arznei-telegramm.de; E-Mail: redaktion@arznei-telegramm.de)
- **ARZNEIMITTELBRIEF** (www.der-arzneimittelbrief.de; E-Mail: info@der-arzneimittelbrief.de)
- **Arzneiverordnung in der Praxis.** (http://www.akdae.de/25/index.html; E-Mail: avp@akdae.de)

Besonders empfohlen sei auch eine exzellente französische Zeitschrift, Revue Prescrire, von der auch eine englische Ausgabe als **Prescrire International** existiert.
Die in der Schweiz erscheinende **pharma-kritik** (www.infomed.ch/pharma-kritik/index.php) liefert ebenfalls regelmäßig kompetente, unabhängige Information (E-Mail: sekretariat@infomed.ch; Tel. 0041-71-910-0866). Die Redaktion steht für individuelle pharmakotherapeutische Fragen zur Verfügung.
Hingewiesen sei noch darauf, dass die 3 deutschsprachigen Arzneimittelbulletins zusammen mit dem ebenfalls zur ISDB gehörenden Pharma-Brief der BUKO Pharma Kampagne (www.bukopharma.de; E-Mail: pharma-brief@bukopharma.de) eine 2-monatlich erscheinende Arzneimittelzeitschrift für Laien **„Gute Pillen – Schlechte Pillen"** (www.gutepillen-schlechtepillen.de; E-Mail: redaktion@GP-SP.de) herausgeben. Der hausärztlich tätigen Kollegenschaft sei wärmstens empfohlen, 1 oder 2 Exemplare davon zur Auslage in ihren Wartezimmern zu abonnieren.

Auch im **Internet** finden sich aktuelle, kritische und unabhängige Arzneimittelinformationen. Verwiesen sei auf die **Website der AkdÄ** (www.akdae.de). Hier findet der Nutzer Zugänge sowohl zu den Leitlinien („Therapieempfehlungen") der AkdÄ wie auch zu den Informationen über neue Arzneimittel oder jüngst bekannt gewordene Risiken einzelner Wirkstoffe.

Verantwortet von der Techniker Krankenkasse existiert seit kurzem ein Internetportal www.arzneimittelnews.de, das ausgewählte aktuelle Informationen zu Arzneimitteln bietet mit Verweis auf die Originalquellen, z.B. ARZNEIMITTELBRIEF, Gute Pillen Schlechte - Pillen oder Arzneiverordnung in der Praxis.

Ein ebenfalls neues Informationsportal der Bundesärztekammer (BÄK) und Kassenärztlichen Bundesvereinigung (KBV) ist unter www.arztbibliothek.de zugänglich. Spezielle Hinweise der KBV zu neuen Arzneimitteln finden sich unter www.kbv.de/ais/ais.html.

Ein ausgezeichnetes und ständig aktualisiertes, preiswertes Suchprogramm zur Erfassung von **Arzneimittelinteraktionen** kann unter www.mediQ.ch abonniert werden.

Eine knappe Information zu den wichtigsten Interaktionen findet sich auch in dem kleinen englischsprachigen, jährlich aktualisierten Büchlein von P.D. Hansten und J.R. Horn: „The Top 100 Drug Interactions".

Für auf dem US-amerikanischen Markt verfügbare Arzneimittel existiert ein Gratis-Interaktionsmodul von „Epocrates" (http://online.epocrates.com), das insbesondere für smarte Handy-oder Blackberry-Benutzer interessant sein dürfte.

Das wichtige Thema „Arzneimittel und Niere" (vgl. Kap. Arzneimitteldosierung bei Niereninsuffizienz) wird erschöpfend abgehandelt in „The Renal Drug Handbook" (3. Auflage, Edition Radcliff Publishing, 2009; ISBN-10 1 84619 298 6).

Die Redaktion der pharma-kritik hat weitere wichtige Adressen für aktuelle Arzneimittelinformation auf folgender Website zusammengestellt: http://www.infomed.org/pharma-kritik/Arzneimittelinfo.php.

Am besten ist es, wenn das vorhandene Wissen über die Wirksamkeit und Risiken einzelner Arzneimittel schnell dort zur Verfügung steht, wo gegebenenfalls der Fehler entsteht, der potentiell zu einer Schädigung des Patienten führt: bei der Verordnung selbst. Diese Aufgabe lösen in unterschiedlicher Weise intelligente **Verordnungs-Software-Systeme** (engl. Computerized Physicians Order Entry = CPOE oder Clinical Decision Support Systems = CDSS). Genannt seien beispielsweise:

- AiDKlinik® – ArzneimittelinformationsDienste
- ifap praxisCENTER/i:fox
- Interaktionscheck von DocMorris
- DocCheck® Pillbox/Pro
- Duria/AMIS
- Meona
- RpDoc®
- TheraOpt®

Im Rahmen des von der Bundesregierung in Zusammenarbeit mit der AkdÄ und anderen Institutionen verabschiedeten „Aktionsplans zur Verbesserung der Arzneitherapiesicherheit in Deutschland" werden derzeit Kriterien zur Bewertung der Qualität von CPOE-/CDS-Systemen entwickelt. Worauf es dabei ankommt, kann wie folgt zusammengefasst werden:

- **Was können CPOE-/CDS-Systeme? Was sollen sie können?**
  - Allergiecheck
  - Arzneimittelinteraktionscheck
  - Geführte Arzneimittelauswahl
  - Angabe der Kontraindikationen
  - Allgemeine Warnhinweise
  - Individualisierte Dosierungsempfehlungen
  - Hinweise zu Therapiekosten.

- **Bewertungskriterien für existierende CPOE-/ CDS-Systeme**
  - Information unabhängig, kritisch, werbefrei?
  - Aktualität gesichert?
  - Schnittstelle zu Patientendaten?
  - Automatische Berechnung der Kreatinin-Clearance?
  - Links zu Literatur, Datenbanken, Fachinformation?
  - System unabhängig von vorhandener Praxissoftware vom Anwender frei wählbar?
  - Kontakt zu Autoren des Systems jederzeit möglich?

Nicht jedes System wird sich für den individuellen Anwender als nützlich erweisen. Prinzipiell aber wird es die Möglichkeit bieten, den Patienten optimiert zu behandeln, insbesondere auch im Zusammenhang mit der elektronischen Patientenakte sowie der kommenden elektronischen Gesundheitskarte.

Zur Orientierung innerhalb des Buches

Arzneimittelkommission der deutschen Ärzteschaft (AkdÄ) und Verlag haben sich bemüht, die 22. Auflage der „Arzneiverordnungen" noch praxisorientierter und benutzerfreundlicher zu gestalten, insbesondere auch für die Vertragsärzteschaft; denn sie ist die primäre Zielgruppe dieses Buches.

Unterschiedliche **Verzeichnisse** erleichtern die Zugangsmöglichkeiten innerhalb des Buches:

- Das Inhaltsverzeichnis mit der Gliederung nach Indikationsgebieten erlaubt über die Griffleiste den Zugang zum vertiefenden Lesen.
- Jedem Kapitel ist ein ausführliches Inhaltsverzeichnis vorangestellt.
- Am Ende des Buches befinden sich ein kompaktes **Schlagwortregister** mit den wichtigsten klinischen und pharmakologischen Suchbegriffen sowie ein **Wirkstoffverzeichnis**, aus dem ersichtlich ist, wo ein gesuchter Wirkstoff ausführlich dargestellt oder kommentiert ist.
- Ein **Abkürzungsverzeichnis** befindet sich auf der 3. Umschlagseite.

Die klinischen, indikationsbezogenen Kapitel wurden möglichst einheitlich strukturiert, um dem Leser das Zurechtfinden innerhalb des gesamten Buches so komfortabel wie möglich zu machen.

Fast immer findet sich am Beginn des Kapitels ein grün unterlegtes **Fazit für die Praxis**, das die für die hausärztlich tätige Kollegenschaft wichtigsten Aspekte zusammenfasst. Nur in begründeten Ausnahmefällen wurde das Fazit für die Praxis verschiedenen im Kapitel abgehandelten Einzel-Indikationen direkt zugeordnet.

Neu ist in dieser Auflage die **Wirkstoffübersicht**, die sich dem Fazit für die Praxis anschließt und sämtliche im Kapitel behandelten Wirkstoffe alphabetisch listet. Hier findet eine klare Unterscheidung zwischen von der AkdÄ für die jeweilige Indikation empfohlenen und weiteren im Kapitel kommentierten Wirkstoffen statt, erkennbar auch an den Ampelfarben grün/rot.

Die **von der AkdÄ empfohlenen Wirkstoffe** werden bei der jeweiligen Indikation, für welche die Empfehlung gilt, systematisch mit Indikationen, Kontraindikationen etc. behandelt oder es erfolgt ein Hinweis auf die Darstellung in einem anderen Kapitel. Viele weitere im Kapitel erwähnte oder kritisch kommentierte Wirkstoffe werden mit ihren wichtigsten Charakteristika am Ende des Buches zusammengefasst dargestellt (s.u.). Bis auf wenige Ausnahmen wurde auf die Nennung von Handelsnamen verzichtet.

Die allgemeinen **therapeutischen Prinzipien und Sofortmaßnahmen** sind innerhalb des Buches generell gelb unterlegt.

Die blau unterlegten **Vergleichenden Bewertungen** sind in der Regel Wirkstoffgruppen oder aber einzelnen Wirkstoffen vorangestellt. Sie kommentieren den tatsächlichen therapeutischen Stellenwert einzelner Wirkstoffe. Soweit sinnvoll und möglich enthalten sie auch kurze Hinweise zur wirtschaftlichen Verordnung.

Weitere **wirtschaftliche Aspekte** der Verordnung werden am Ende des Kapitels erläutert, gegebenenfalls auch mit Verweis auf wichtige Ausgaben von „Wirkstoff aktuell" der KBV oder „Therapiehinweise" des Gemeinsamen Bundesausschusses. Hier findet der Nutzer auch oft tabellarische **Tagestherapiekosten** einzelner Wirkstoffe. Die Tagestherapiekosten (DDD*-Kosten) sind nur für verordnungsrelevante Wirkstoffe des Jahres 2008 aufgelistet. Diese Informationen wurden dem GKV- Arzneimittelindex des Wissenschaftlichen Institut der AOK (WIDO) entnommen.

Neue Wirkstoffe, d.h. Wirkstoffe, die beim Erscheinen des Buches nicht länger als 5 Jahre auf dem Markt sind, erhalten eine spezielle Kennzeichnung. Zum einen wird das Jahr der Markteinführung genannt, zum anderen eine kritische Bewertung ihres Innovationsgrades, wie sie von unserem Fachmitglied, Prof. Dr. rer. nat. Uwe Fricke, Köln, für die neuen Wirkstoffe jährlich vorgenommen, im aktuellen „Arzneiverordnungs-Report" publiziert und auf unseren Therapie-Symposien vorgestellt wird.

---

* DDD = Defined Daily Doses

Beispiel:

Epleneron [2004; B]

Interpretation: Der Wirkstoff wurde im Jahr 2004 auf den Markt gebracht. Sein Innovationswert wurde zum Zeitpunkt der erstmaligen Veröffentlichung der Bewertung von Prof. Fricke mit B eingestuft.
Dabei bedeutet

A: Innovative Struktur bzw. neuartiges Wirkprinzip mit therapeutischer Relevanz.
B: Verbesserung pharmakodynamischer oder pharmakokinetischer Eigenschaften bereits bekannter Wirkprinzipien.
C: Analogpräparate mit keinem oder nur marginalen Unterschieden zu bereits eingeführten Präparaten.
D: Nicht ausreichend gesichertes Wirkprinzip oder unklarer therapeutischer Stellenwert.

Die Fricke-Klassifikationen sind zur schnelleren Information auch auf der hinteren Buchklappe zu finden.

Pharmakokinetische Kenngrößen
- **Bioverfügbarkeit (BV):** Sofern nicht anders vermerkt, handelt es sich um die perorale Applikationsweise. In den meisten Fällen ist die Bioverfügbarkeit variabel (individuell und – in geringem Maße – auch intraindividuell). Angegeben sind Durchschnittswerte.
- **Dosisanpassung bei Niereninsuffizienz:** s. Kapitel 59, wo der Leser die Formel nach Cockcroft & Gault (Cockcroft DW, Gault MH: Prediction of creatinine clearance from serum creatinine. Nephron 1976; 16: 31–41.) findet, um die korrekte Dosierung zu berechnen.
- **Metabolismus:** einzelne Metaboliten werden im Allgemeinen nicht einzeln namentlich benannt, sofern es nicht für das Verständnis erforderlich gehalten wird.

Dosierungen
Die Dosierungsvorschläge beziehen sich in der Regel auf eine orale Verabreichung bei Erwachsenen, wenn nicht zusätzliche Angaben (Dosierung bei Kindern, weitere Darreichungsformen) erfolgen. Sie sind lediglich Empfehlungen und müssen dem einzelnen Patienten und seinem Zustand angepasst werden. Die angegebenen Dosierungen wurden sorgfältig geprüft. Sie können aber die jeweils aktuellen Dosierungsempfehlungen des Herstellers (Packungsbeilage, Fachinformation), über die sich jeder Arzt vor der Verordnung eines Arzneimittels informieren muss, nicht ersetzen.

Unerwünschte Arzneimittelwirkungen und Wechselwirkungen
Selbstverständlich können nicht alle unerwünschten Arzneimittelwirkungen (UAW) und Wechselwirkungen in diesem Buch abgehandelt werden. Auch wenn wichtige UAW regelmäßig angegeben sind, ist der Arzt verpflichtet, sich vor der Verordnung eines Arzneimittels anhand der Herstellerangaben (Gebrauchsinformation, Fachinformation) über mögliche Risiken des Arzneimittels zu informieren.

Neu in diesem Buch sind die am Ende des Buches abgedruckten **Kurzcharakteristika von Wirkstoffen**, die von der AkdÄ nicht ausdrücklich empfohlen sind, in den klinischen Kapiteln jedoch erwähnt bzw. kritisch kommentiert werden. Dies betrifft z.B. auch Substanzen, die erst kürzlich auf den Markt kamen und deren therapeutischer Stellenwert noch nicht valide eingeschätzt werden kann. Um dem Nutzer auch hier wesentliche Informationen für die tägliche Arbeit an die Hand zu geben, haben Verlag und AkdÄ datenbankunterstützt kompakte Informationen zu diesen Wirkstoffen zusammengestellt (Indikationen, Kontraindikationen, Wechselwirkungen, Dosierung). Zur schnellen Orientierung wurden **Piktogramme** für verschiedene Informationen erstellt, alle Piktogramme werden auf der **hinteren Buchklappe** erklärt.

Die erstmals in dieser Form in das Buch aufgenommene **"Liste wichtiger Wirkstoffe für die hausärztliche Verordnung"** ist als Vorschlag der AkdÄ für ein rationales hausärztliches Arzneimittelsortiment gedacht. Hier werden 153 Wirkstoffe für die primäre Arzneitherapie in der hausärztlichen Praxis vorgeschlagen bzw. den Nutzern dieses Buches zur Diskussion gestellt.

Für den Leser, der **weitere Information** zu alten und vor allem neuen Arzneimitteln sucht, sind in den einleitenden Kapiteln nützliche Fundstellen angegeben.

Vorschläge und Ratschläge für die Verordnung

I Hinweise zum Verschreiben von Arzneimitteln

I Hinweise zum Verschreiben von Arzneimitteln

Die Verordnung von Arzneimitteln durch den Arzt wird durch das Arzneimittelgesetz (AMG; § 48) geregelt. Prinzipiell gibt es 4 verschiedene Kategorien von Arzneimitteln:

1. „Freiverkäufliche Arzneimittel", die der Patient in Apotheken, Drogerien und Kaufhäusern erwerben kann (§§ 50,51)
2. „Apothekenpflichtige Arzneimittel", die der Patient in Apotheken ohne Rezept erwerben kann (§ 43 Abs.1)
3. „Verschreibungspflichtige" Arzneimittel, die der Patient in Apotheken nur gegen ein Rezept erwerben kann
4. Der Betäubungsmittel-Verschreibungsverordnung (BtMVV) unterstellte Arzneimittel, die der Patient nur gegen ein Betäubungsmittelrezept in einer Apotheke erwerben kann
5. Eine Sonderregelung gilt für die Verschreibung der Piperdidin-2,6-dion-Derivate Thalidomid (ehemals „Contergan®") und Lenalidomid. Die Verschreibung darf nur auf einem zweiteiligen (Kopie und Original), nummerierten, amtlichen Vordruck des Bundesinstitutes für Arzneimittel und Medizinprodukte (BfArM) erfolgen. Bei der Anforderung dieser Rezeptvordrucke beim BfArM muss der anfordernde Arzt schriftlich bestätigen, dass ihm die jeweiligen Fachinformationen zu diesen Arzneistoffen vorliegen, er die geltenden Sicherheitsmaßnahmen einhalten wird und über ausreichende Kenntnisse bei der Verschreibung dieser Arzneistoffe verfügt (§ 3a Arzneimittelverschreibungsverordnung [AMVV]). Die Verschreibung muss ebenfalls die ärztliche Bestätigung enthalten, dass die Sicherheitsmaßnahmen gemäß Fachinformation eingehalten werden, insbesondere, dass erforderlichenfalls ein Schwangerschaftspräventionsprogramm durchgeführt wird und der Patient vor Behandlungsbeginn angemessen informiert wurde. Die Verschreibungshöchstmengen für diese beiden Arzneistoffe sind auf einen Bedarf von 4 Wochen (Frauen im gebärfähigen Alter) bzw. ansonsten 12 Wochen begrenzt worden.
Die Kopien der Verordnungen übermitteln die Apotheken quartalsweise dem BfArM.

Vom BfArM neu zugelassene Arzneimittel müssen aktiv der Verschreibungspflicht unterstellt werden. Die früher gültige automatische Verschreibungspflicht für Arzneimittel mit neuen Arzneistoffen (ehemals § 49 AMG) wurde mit der 14. Novelle des AMG aufgehoben.

Verordnet werden darf nur von einem entweder in Deutschland approbierten Arzt oder einem Inhaber einer Erlaubnis zur Ausübung des ärztlichen, Berufes aufgrund der einschlägigen deutschen Gesetze, ferner von Ärzten in einem Mitgliedsstaat der Europäischen Union, des Europäischen Wirtschaftsraumes (Island, Norwegen und Liechtenstein) und der Schweiz (Abkommen über die Freizügigkeit vom 1. Juni 2002). Die Anerkennung einer Verordnung wird allerdings nicht von den EU-Assoziierungsabkommen mit der Türkei und den AKP-Staaten (Lomé- Cotonou-Abkommen) erreicht. Die von dem Arzt vertretene Fachrichtung ist für die Verschreibung von Arzneimitteln nicht entscheidend. Die Verschreibungsbefugnis erstreckt sich allerdings grundsätzlich nur auf den Zweig der ärztlichen Wissenschaft, für den der Verschreibende ausgebildet wurde (BGH -3StR 479/54; in NJW: 1955, S. 679), so dass beispielsweise die Verordnung eines verschreibungspflichtigen Tierarzneimittels für das eigene Haustier durch einen Arzt oder Zahnarzt nicht zulässig ist. Der Verordnungsgeber ist im Übrigen ermächtigt, im Bedarfsfall eine Beschränkung auf bestimmte Fachrichtungen oder Einrichtungen zu erlassen (AMG § 48, Abs. 2, Nr. 6).

Mit der 23. BtMÄndV vom 19.3.2009 sind auch klare Regelungen für die Vertretung des Arztes mit suchttherapeutischer Qualifikation bei der Verordnung eines Betäubungsmittels für einen opiatabhängigen Patienten („Substitution") getroffen worden. Ein gleich qualifizierter Arzt kann grundsätzlich die Vertretung jederzeit im Urlaubs- oder Krankheitsfalle übernehmen. Wird kein qualifizierter Vertreter gefunden (er muß also wenigstens gesucht werden!), dann kann auch ein ein anderer Arzt ohne suchttherapeutische Qualifikation die Vertretung nach vorheriger Absprache mit dem behandelnden Arzt übernehmen. Die Vertretung ist auf 4 zusammenhängende Wochen und insgesamt auf 12 Wochen pro Kalenderjahr begrenzt. Unvorhergesehene Änderungen der Therapie darf dieser Vertreter nicht ohne Rücksprache mit dem behandelnden Arzt vornehmen, notfalls ist ein Konsiliarius mit suchttherapeutischer Qualifikation heranzuziehen. Der den Vertretungsfall betreffende Schriftwechsel gehört zur Dokumentation nach § 5 Abs. 10 BtMVV. Die Regelung gilt nicht in Notfällen (§ 8 Abs. 6 BtMVV). Notfall-Verschreibungen von Betäubungsmitteln sind grundsätzlich mit dem Zusatz „Notfall-Verschreibung" zu kennzeichnen. Später müssen reguläre Betäubungsmittel-Verordnungen unverzüglich nachgereicht werden.

I.1. Festbeträge

Im Gesundheitsreformgesetz (SGB V, § 35) wurde die Bildung von so genannten Festbeträgen für die Erstattungsfähigkeit von Arzneimitteln gesetzlich formuliert. Damit werden für Arzneimittel mit

1. identischen Wirkstoffen
2. pharmakologisch vergleichbaren bzw. nach der chemischen Struktur verwandten Wirkstoffen oder
3. therapeutisch vergleichbarer Wirkung, insbesondere Arzneimittelkombinationen,

so genannte Festbetragsgruppen gebildet.

Unterschiedliche Bioverfügbarkeiten wirkstoffgleicher Arzneimittel sind zu berücksichtigen, sofern sie für die Therapie bedeutsam sind. Die gebildeten Gruppen müssen gewährleisten, dass Therapiemöglichkeiten nicht eingeschränkt werden und medizinisch notwendige Verordnungsalternativen zur Verfügung stehen. Der Gemeinsame Bundesausschuss (G-BA) ermittelt auch die rechnerisch mittleren Tages- oder Einzeldosen und andere geeignete Vergleichsgrößen, auf deren Grundlage die Festbeträge vom Spitzenverband Bund der Krankenkassen festgesetzt werden. Diese Beträge werden so festgesetzt, dass sie eine ausreichende, zweckmäßige und wirtschaftliche sowie in der Qualität gesicherte Versorgung gewährleisten. Nach der Festbetragsregelung darf ein Arzneimittel in einer bestimmten Zubereitungsform (z.B. Tablette), Packungsgröße und Dosierung den höchsten Abgabepreis des unteren Drittels jenes Intervalls zwischen dem niedrigsten und dem höchsten Preis einer Standardpackung nicht übersteigen. Dabei müssen mindestens ein Fünftel aller Verordnungen und mindestens ein Fünftel aller Packungen zum Festbetrag verfügbar sein. Überschreitet ein Arzneimittel diesen Festbetrag, muss der Patient die Differenz zwischen diesem und dem Apothekenabgabepreis selbst tragen. Bundesverfassungsgericht und Europäischer Gerichtshof haben inzwischen die Festbetragsregelung für rechtmäßig erachtet.

I.2. Originalpräparat – Generikum

Originalpräparate, oft mit neuartigen Wirkungen, werden von einigen wenigen pharmazeutischen Firmen entwickelt. Diese Präparate sind zunächst patentgeschützt und werden zu einem vergleichsweise hohen Preis angeboten (patentgeschützte Spezialitäten). Originalpräparate sind von den so genannten Generika zu unterscheiden, weil Letztere von Zweitanbietern nach Ablauf des Patentschutzes hergestellt werden. Wegen der nicht anfallenden Forschungs- und Entwicklungskosten können diese Präparate preisgünstig abgegeben werden. Hinsichtlich Wirksamkeit und Sicherheit können sich die Generika auf die mit den Originalpräparaten gemachten Erfahrungen beziehen (so genannte bezugnehmende Zulassung). Im Interesse einer wirtschaftlichen Verordnung und der Einhaltung seines Budgets sollte der Arzt auch auf diese Präparate zurückgreifen. Durch die Verordnung von Generika haben die Ärzte den Krankenkassen Kosten in zweistelliger Milliardenhöhe eingespart. Der Arzt sollte die Präparate solcher Hersteller aussuchen, welche die Gewähr für eine hohe Qualität bei der Herstellung der Generika bieten. Diese Entscheidung kann der Arzt oft nur durch Beratung mit einem sachkundigen Apotheker treffen.

Nach § 129 SGB V i.d.F. vom 7.7.2007 sind **Apotheken verpflichtet zur Abgabe eines preisgünstigen Arzneimittels**, wenn der verordnende Arzt

- ein Arzneimittel nur unter seiner Wirkstoffbezeichnung verordnet oder
- die Ersetzung des Arzneimittels durch ein wirkstoffgleiches Arzneimittel nicht durch Ankreuzen des Feldes „Aut-idem" auf dem Verordnungsformular ausgeschlossen hat.

Es besteht ferner die Verpflichtung der Apotheken zur Abgabe von preisgünstigen importierten Arzneimitteln, deren für den Versicherten maßgeblicher Arzneimittelabgabepreis mindestens 15 % oder mindestens 15 Euro niedriger ist als der Preis des Bezugsarzneimittels.

In den Fällen der Ersetzung durch ein wirkstoffgleiches Arzneimittel haben die Apotheken ein Arzneimittel abzugeben, das mit dem verordneten in Wirkstärke und Packungsgröße identisch ist. Es muss ferner für den gleichen Indikationsbereich zugelassen sein und die gleiche oder eine austauschbare Darreichungsform aufweisen (s.a. zur austauschbaren Darreichungsform: www.g-ba.de).

Wesentliche Änderungen der Verordnungs- und Abgabepraxis bei Arzneimitteln hat § 130a SGB V zusammen mit dem Gesetz zur Verbesserung der Wirtschaftlichkeit in der Arzneiversorgung (AVWG) vom 26.4.2006 ausgelöst. Hierdurch können Krankenkassen mit pharmazeutischen Herstellern direkt oder über Makler als Dritte **Rabattverträge** aushandeln, deren Inhalt nicht öffentlich ist und bei denen die Lieferfähigkeit ein begrenzender Faktor sein kann. Bei Rabattarzneimitteln entfällt die Zuzahlung durch den Versicherten. Derzeit wird die Vergabepraxis durch die Krankenkassen bei den Rabattverträgen wettbewerbsrechtlich angefochten vom Bundeskartellamt und der Europäischen Kommission (EU-Vertragsverletzungsverfahren).

Für die Verordnung zu Lasten der gesetzlichen Krankenkassen sind folgende Optionen möglich:
1. Bei der Verordnung wird durch Ankreuzen des „Aut-idem"-Feldes der Ersatz durch ein wirkstoffgleiches Arzneimittel ausgeschlossen: Die Apotheke darf nur das verschriebene Arzneimittel abgeben.
2. Bei der Verordnung wird das „Aut-idem"-Feld nicht angekreuzt: Die Apotheke prüft, ob es einen Rabattvertrag zu diesem Wirkstoff bei der Krankenkasse des Versicherten gibt. Falls ja, schließt sich die Frage an, ob es lieferbare Rabatt-Arzneimittel gibt, die das verordnete Arzneimittel „Aut-idem" ersetzen könnten. Bei Bejahung muss ein Rabattarzneimittel abgegeben werden. Bei Verneinung muss das verschriebene oder eines der 3 preisgünstigsten „Aut-idem"-fähigen Arzneimittel abgegeben werden. Dies gälte auch, wenn kein Rabattvertrag zu diesem Wirkstoff bei dieser Krankenkasse vorliegt.

Insbesondere bei der Verordnung von Wirkstoffen mit geringer therapeutischer Breite und problematischer Bioverfügbarkeit, die oft individuell nach Wirkungen und Verträglichkeit titriert werden müssen (z.B. Antiepileptika, Immunsuppressiva, Hormone), aber z.B. auch bei der Verschreibung von topischen Darreichungsformen (z.B. Dermatika, inhalative Applikation von Antiasthmatika) muss eine Substitution auch gelegentlich unterbleiben. Werden Opioid-haltige transdermale Systeme („Schmerzpflaster") im Rahmen der „Aut-idem"-Regelung ausgetauscht, muss nach Angaben der Bundesopiumstelle nicht nur
1. die pro Zeiteinheit aus dem System freigesetzte Menge (in-vivo-Freisetzungsrate) und die Applikationsdauer, sondern auch
2. die Gesamtmenge an enthaltenem Wirkstoff (deklarierter Wirkstoffgehalt, Beladungsmenge) identisch sein.

Die im AVWG vorgesehene Bonus-Malus Regelung, bei der es darauf ankam, dass Ärzte möglichst viele preiswerte Generika verordnen, wird nach der derzeitigen Vereinbarung zwischen Kassenärztlicher Bundesvereinigung und den Krankenkassen ab 2008 nicht mehr angewendet, weil die offiziellen Arzneimittelpreise durch die Rabattverträge nicht mehr die tatsächlichen, weit niedrigeren Kosten widerspiegeln.

I.3. Form und Inhalt des Rezeptes

Hierbei ist zu unterscheiden zwischen den Erfordernissen der Verschreibungsverordnung und jenen des Sozialversicherungsrechts (s.u.). Nach AMVV ist eine Verschreibung nicht an eine bestimmte äußere Form gebunden. Sie muss jedoch folgende Angaben enthalten:
1. Name, Berufsbezeichnung und Anschrift des verschreibenden Arztes
2. Datum der Ausfertigung
3. Name und Geburtsdatum der Person, für die das Arzneimittel bestimmt ist
4. Bezeichnung des Fertigarzneimittels oder des Wirkstoffes einschließlich der Stärke bzw. bei einem Arzneimittel, das in der Apotheke hergestellt werden soll, die Zusammensetzung nach Art und Menge oder die Bezeichnung des Fertigarzneimittels, von dem Teilmengen abgegeben werden sollen
5. Darreichungsform, sofern dazu die Bezeichnung nach Nummer 4 nicht eindeutig ist
6. abzugebende Menge des verschriebenen Arzneimittels
7. Gebrauchsanweisung bei Arzneimitteln, die in der Apotheke hergestellt werden sollen
8. Gültigkeitsdauer der Verschreibung (ohne Angabe beträgt die Gültigkeit 3 Monate)
9. die eigenhändige Unterschrift der verschreibenden Person oder, bei Verschreibungen in elektronischer Form, deren qualifizierte elektronische Signatur nach dem Signaturgesetz.

Bei fehlendem Geburtsdatum des Patienten, bzw. bei fehlenden oder unvollständigen Angaben zu den Punkten 2, 5 und 7 kann der abgebende Apotheker Ergänzungen vornehmen, wenn ein dringender Fall vorliegt und eine Rücksprache mit dem Verschreibenden nicht möglich ist. Fehlt die Mengenangabe bei Fertigarzneimitteln, dann gilt die kleinste Menge als verschrieben. Eine wiederholte Abgabe des Arzneimittels über die verschriebene Menge hinaus ist nicht zulässig.

Für ärztlichen Eigenbedarf ist eine Verschreibung nicht notwendig.

Das Rezept ist eine Urkunde, als solche wird sie auch vor Gericht gewertet. Aus diesem Grund ist ein Rezept leserlich mit Tintenstift, Kugelschreiber oder Tinte zu schreiben oder mit einem Praxiscomputer auszudrucken. Die Abfassung des Rezeptes in lateinischer Sprache ist nicht mehr üblich, weil auch die Verordnung eines individuell abgefassten Rezeptes wegen der zahlreich auf dem Markt befindlichen Spezialitäten kaum noch erforderlich ist.

Für die kassenärztliche Praxis müssen die Verordnungsvordrucke maschinenlesbar sein und zusätzlich zu den obigen Angaben folgende Informationen enthalten:
- Kassen- und Versichertennummer
- Status des Patienten und
- Vertragsarztnummer.

Die Angabe der Einzel- und Tagesdosis unter der Signatur (Da, Signa; DS) ist nützlich, damit der Patient nach der Übertragung der Signatur auf die Packung durch den Apotheker über die Einnahme informiert ist. Eventuelle Änderungen müssen vom Arzt handschriftlich gegengezeichnet werden.

Die Eintragung der Anweisung für die Einnahme des/der Arzneimittel(s) auf dem Rezept oder auf einem gesonderten Handzettel ist eine wichtige, nicht zu unterschätzende ärztliche Handlung! Sie sollte nicht nur bei den selten verordneten individuellen (selbst zusammengestellten) Rezepturen vorgenommen werden. Unabhängig davon hat der Apotheker die Pflicht nachzuprüfen, ob die Bestandteile der Rezeptur bzgl. Einzel- und Tagesdosis regelrecht dosiert sind. Bestehen Zweifel bzw. ist eine Überdosierung zu vermuten, darf der Apotheker das Rezept nur beliefern, wenn er sich vergewissert hat, dass der Arzt die Dosen absichtlich überschritten hat. In diesem Fall sollte der Arzt seine Absicht schon auf der Verschreibung durch ein Ausrufungszeichen und die Wiederholung der Dosen in ausgeschriebenen Zahlworten kenntlich machen. In gleicher Weise erstreckt sich die Prüfpflicht des Apothekers auf das mögliche Vorliegen bedenklicher Bestandteile einer Rezeptur, um das verbotene Inverkehrbringen eines bedenklichen Arzneimittels nach § 5 AMG zu verhindern.

Fertigarzneimittel der pharmazeutischen Industrie (Originalpackungen: OP) enthalten eine Packungsbeilage (Gebrauchsinformationen) von unterschiedlicher Ausführlichkeit über Zusammensetzung, Dosierung, unerwünschte Arzneimittelwirkungen (UAW) und mögliche Wechselwirkungen mit gleichzeitig verabreichten Arzneimitteln. Der Patient sollte aufgefordert werden, diese Beilagen zu lesen und evtl. dabei aufkommende Fragen mit seinem Arzt bzw. seinen Ärzten zu besprechen. Die Packungsbeilage kann aber nicht die mündliche Beratung durch den Arzt ersetzen, insbesondere zum Beispiel bei bestehenden individuellen Risiken. Inzwischen werden fast alle Arzneimittel der pharmazeutischen Industrie als Normpackung abgegeben. Für viele gibt es 3 Größen:
- N1 für die kurzzeitige Anwendung über einen oder mehrere Tage oder zur Testung, ob das Arzneimittel vertragen wird
- N2 für die Behandlung einer akuten oder subchronischen Erkrankung über mehrere Tage
- N3 für die Behandlung über mehrere Wochen oder Monate (Dauerbehandlung chronischer Erkrankungen).

Die Höhe der Zuzahlung ist unabhängig von der Packungsgröße und richtet sich nach dem Verkaufspreis. Für bestimmte Gruppen der Bevölkerung (Kinder und Jugendliche, chronisch Kranke, sozial schlecht gestellte Patienten usw.) gelten Ausnahmeregelungen (Befreiung von der Zuzahlung, Höhe der Belastungsgrenze). Bei Rabattarzneimitteln entfällt die Zuzahlung.

Fertigarzneimittel werden mit dem Spezialitätennamen des Herstellers verschrieben. Ein Rezept zu Lasten der GKV wird bis zu 4 Wochen beliefert, ein Privatrezept bis zu 6 Monaten. Betäubungsmittelrezepte werden nur innerhalb von 7 Tagen nach der Ausstellung beliefert. Verordnungen von Thalidomid- oder Lenalidomid-haltigen Arzneimitteln gelten nur bis zu 6 Tagen nach dem Tag ihrer Ausstellung.

Zur „Aut-idem"-Substitution vgl. Abschnitt I.2.

I.4. Verschreibung von Arzneimitteln zur Herstellung in der Apotheke

Ein kleiner Prozentsatz von Arzneifertigwaren wird nicht industriell hergestellt. Dieser Anteil – zumeist handelt es sich um Dermatika – kann auf Rezept vom Apotheker als Einzelanfertigung hergestellt werden. Grundsätzlich wird der Arzt ein solches individuell herzustellendes Präparat dann verordnen, wenn es sich um wenig haltbare Zubereitungen, Arzneiformen mit besonderer Dosierung oder um ausgefallene Kombinationen handelt. Bei der Kombination mehrerer Arzneimittel, die weitgehend unterlassen werden sollte, sind allerdings besondere Kenntnisse erforderlich.

Sinnvoll sind vom Apotheker anzufertigende Verordnungen, wenn besondere Salbengrundlagen bei Patienten einzusetzen sind, die häufig mit Unverträglichkeit reagieren. Zur Unterstützung bei individuellen Verordnungen dient das Neue Rezeptur-Formularium (NRF; www.dac-nrf.de), welches in allen Apotheken mit aktualisierten Nachträgen vorliegt, so dass es stets den neuesten Erkenntnissen der pharmazeutischen Technologie entspricht.

In der Apotheke hergestellte Arzneimittel haben neben dem hin und wieder auftretenden Preisvorteil den günstigen Effekt der Transparenz der Zusammensetzung, die im Hinblick auf die Behandlung von Patienten mit Überempfindlichkeitsreaktionen besonders wertvoll ist. Die Verordnungen werden individuell „angepasst" und können jederzeit angefertigt werden (z.B. reizstofffreie Externa oder Augentropfen, Berücksichtigung von Konservierungs- und Duftstoffen). Das Einnahmeverhalten des Patienten („Compliance") wird zusätzlich günstig beeinflusst, weil der Patient in der individuellen Verordnung eine besondere Zuwendung des Arztes sieht.

I.5. Indikationsfremde Verschreibung von Arzneimitteln („Off-Label-Use")

Der Arzt ist auch zu seiner eigenen Sicherheit angehalten, Arzneimittel für diejenigen Indikationen in den empfohlenen Einzel- und Tagesdosen zu verordnen, wie sie beispielsweise in den zulassungsrelevanten Fachinformationen bzw. in der Roten oder Gelben Liste angeführt sind. In diesen Listen ist das überwiegende in Deutschland verfügbare Arzneimittelsortiment zusammengefasst. **Es ist dem Arzt allerdings grundsätzlich gestattet, die auf dem Markt befindlichen Arzneimittel auch bei anderen Indikationen einzusetzen, wenn dies begründet ist und ausreichende Kenntnisse vorhanden sind (Therapiefreiheit). Die rechtlichen Grenzen sind zu beachten, weil der indikationsfremde Einsatz „medizinisch geboten" sein muss.** Dieser Tatbestand liegt vor, wenn das Arzneimittel in der beabsichtigten Anwendung medizinisch-wissenschaftlich erprobt wurde, und seine UAW in ausreichendem Maße bekannt sind. Der Gemeinsame Bundesausschuss (GBA; www.g-ba.de) hat in seinem Beschluss vom 20.7.2006 klare Angaben hierzu gemacht. Danach ist ein „Off-label"-Einsatz dann zulässig, wenn folgende 3 Bedingungen erfüllt sind:
1. Zustimmung des pharmazeutischen Unternehmers
2. Zustimmung der Expertengruppe nach § 35b SGB V und
3. eine Übernahme der Empfehlung durch den GBA (BAnz 134: 5122 vom 20.7.2006).

Unter diesen Bedingungen ist die Erstattung gesichert und die Haftungsfrage geklärt. Bei Nichterfüllung der Bedingungen muss der Arzt im Schadensfalle die Einhaltung der objektiv erforderlichen Sorgfalt nachweisen und den Patienten über die fehlende Zulassung sowie eine fehlende Alternative aufklären. Die Gefährdungshaftung geht vom pharmazeutischen Unternehmer auf den Arzt über.

I.6. Hinweise zur Verordnung von Benzodiazepinen

Auf der 445. Konferenz der europäischen Gesundheitsminister im Jahre 1990 wurden standardisierte Empfehlungen für die Verschreibung von Benzodiazepinen vereinbart. Ihr Inhalt lässt sich in folgenden Punkten zusammenfassen und gilt auch für die Benzodiazepin-ähnlichen Substanzen Zaleplon, Zolpidem und Zopiclon:

1. Bei anhaltender Schlaflosigkeit ist der sorgfältigen Erhebung der Anamnese vor der unkritisch schnellen Verschreibung eines Benzodiazepins der Vorrang zu geben. Risiken und Vorteile der Behandlung mit Benzodiazepinen sollten mit dem Patienten besprochen werden.

2. Benzodiazepine sind streng indiziert zu verschreiben, wobei leichte Angstzustände keine Indikation für eine Behandlung mit Benzodiazepinen darstellen.

3. Die Therapie mit Benzodiazepinen für die Indikationen „Angstzustände" und „Schlafstörungen" sollte nicht unnötig lange aufrechterhalten werden. Die niedrigste effektive Dosis sollte nicht länger als 4 Wochen verabreicht werden. Gegebenenfalls sollte bereits eine Woche nach Therapiebeginn die Dosis reduziert bzw. das Dosierungsintervall verlängert werden.

4. Die längere Behandlung mit hohen Benzodiazepindosen birgt die Gefahr der physischen Abhängigkeit in sich. Wird dann die Behandlung plötzlich abgebrochen, können über Wochen und Monate lang andauernde Entzugserscheinungen auftreten, die sich u.a. in Erregungszuständen, Ängstlichkeit, Schlaflosigkeit (Symptome, die zur erneuten Verschreibung eines Benzodiazepins führen könnten), Wahrnehmungsstörungen, Konfusion, Delir und Krampfzuständen äußern. Des Weiteren können Somnolenz, verlängerte Reflexzeiten, paradoxe Reaktionen, Mundtrockenheit, metallischer Geschmack, Kopfschmerzen, Persönlichkeitsveränderungen, Depressionen, anterograde Amnesie, Verfolgungswahn und Aggressivität auftreten. Alkohol und andere das ZNS beeinflussende Arzneimittel können die UAW verstärken.

5. Bei der Behandlung von Depressionen mit durch diese ausgelösten Angstzuständen sollte eine Monotherapie mit Benzodiazepinen vermieden werden. Kontraindiziert sind sie bei Myasthenia gravis, Engwinkelglaukom, im ersten Trimenon der Schwangerschaft und in den letzten Schwangerschaftswochen.

6. Der Patient sollte auf die begrenzte Therapiedauer mit Benzodiazepinen, die Möglichkeit eines Rückfalls, das Abhängigkeitsrisiko, das Entstehen von Schläfrigkeit sowie auf die (unberechenbare) Wirksamkeitssteigerung durch den gleichzeitigen Alkoholgenuss oder die Einnahme anderer sedierend wirkender Arzneimittel hingewiesen werden.

7. Dem Patienten ist nachdrücklich anzuraten, die verordneten Benzodiazepinmengen selbst auf die Gefahr hin nicht zu überschreiten, dass sich sein Zustand verschlechtert. Ihm ist auch nachdrücklich mitzuteilen, diese Arzneimittel nicht an andere Personen weiterzugeben.

8. Besondere Warnhinweise (Kontraindikationen) für die Verordnung von Benzodiazepinen bei Suchtkranken sind zu beachten.

Darüber hinaus sind folgende Punkte zu bedenken:

a) Der Benzodiazepin-verordnende Arzt ist oft nicht der einzige Verordner von Benzodiazepinen: Patienten sprechen oft bei mehreren Ärzten vor, um eine Abhängigkeit von Benzodiazepin zu verbergen, die auch schon nach einwöchiger Therapie auftreten kann.

b) Der Phase I-Metabolismus von Benzodiazepinen ist im Alter verzögert mit der Folge einer kumulativen Wirkung und dadurch zunehmende Muskelrelaxation und Sturzgefahr. Die Eliminationshalbwertzeiten steigen deutlich an, z.B. bei Alprazolam (+40 %), Chlordiazepoxid (+ 80 bis + 370 %), Clobazam (+ 60 bis + 180 %), Diazepam (+125 bis + 200 %), Flurazepam (+ 35 bis 115 %), Nitrazepam (+ 40 %). Hieraus ergibt sich eine notwendige Dosisreduktion auf bis zu einem Viertel der üblichen Dosis. Benzodiazepine, die vornehmlich über Phase-2-Metabolisierung ausgeschieden werden, zeigen weitgehend unveränderte Eliminationshalbwertzeiten (z.B. Lorazepam, Oxazepam). Kurzwirksame Benzodiazepine wie Lorazepam oder Oxazepam sind deshalb besser steuerbar und daher im höheren Lebensalter zur kurzfristigen Therapie von Angstsyndromen und Schlafstörungen besser geeignet.

c) Die verschriebene Muttersubstanz bestimmt in vielen Fällen nicht alleine die Wirkdauer, sondern zusammen mit aktiven Metaboliten, die wesentlich längere Halbwertszeiten als die Muttersubstanz haben können (z.B. Diazepam 35 Std., Desmethyldiazepam 75 Std.). Benzodiazepine ohne aktive Metabolite, wie z.B. Bromazepam, Lorazepam oder Oxazepam, umgehen dieses Problem.

II Arzneimittel-Richtlinie

II Arzneimittel-Richtlinie

Die Arzneimittel-Richtlinien (AM-RL) des Gemeinsamen Bundesausschusses (G-BA) und seiner Vorläuferinstitutionen konkretisieren seit 1925 das Wirtschaftlichkeitsgebot in der Arzneimittelversorgung der Kassenpatienten. Sie wurden zum 1. April 2009 neu gefasst.

Der nachfolgende Text stellt einen Auszug der im Kontext dieses Buches wichtigsten Teile der aktuellen AM-RL (Richtlinie des Gemeinsamen Bundesausschusses über die Verordnung von Arzneimitteln in der vertragsärztlichen Versorgung (Arzneimittel-Richtlinie/AM-RL) in der Fassung vom 18. Dezember 2008/22. Januar 2009, veröffentlicht im Bundesanzeiger, Nr. 49a; zuletzt geändert am 23. April 2009, veröffentlicht im Bundesanzeiger Nr. 76: S. 1797; in Kraft getreten am 23. April 2009) dar. Aus dem Inhaltsverzeichnis ergibt sich, welche Abschnitte nachstehend nicht abgedruckt wurden (⚡ gekennzeichnet). Den gesamten Text der AM-RL finden Sie unter http://www.g-ba.de/downloads/62-492-339/AM-RL-Neufassung-2009-04-23.pdf.

Die Struktur des Dokumentes verdeutlicht die nachfolgende Grafik:

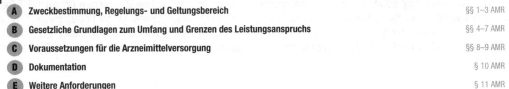

Abschnitte der AMR – Neufassung ▶ **Anlagen**

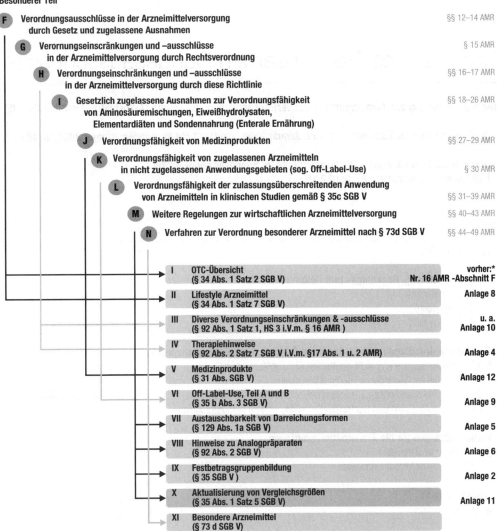

I. Allgemeiner Teil

A Zweckbestimmung, Regelungs- und Geltungsbereich — §§ 1–3 AMR

B Gesetzliche Grundlagen zum Umfang und Grenzen des Leistungsanspruchs — §§ 4–7 AMR

C Voraussetzungen für die Arzneimittelversorgung — §§ 8–9 AMR

D Dokumentation — § 10 AMR

E Weitere Anforderungen — § 11 AMR

II. Besonderer Teil

F Verordnungsausschlüsse in der Arzneimittelversorgung durch Gesetz und zugelassene Ausnahmen — §§ 12–14 AMR

G Verornungseinschränkungen und –ausschlüsse in der Arzneimittelversorgung durch Rechtsverordnung — § 15 AMR

H Verordnungseinschränkungen und –ausschlüsse in der Arzneimittelversorgung durch diese Richtlinie — §§ 16–17 AMR

I Gesetzlich zugelassene Ausnahmen zur Verordnungsfähigkeit von Aminosäuremischungen, Eiweißhydrolysaten, Elementardiäten und Sondennahrung (Enterale Ernährung) — §§ 18–26 AMR

J Verordnungsfähigkeit von Medizinprodukten — §§ 27–29 AMR

K Verordnungsfähigkeit von zugelassenen Arzneimitteln in nicht zugelassenen Anwendungsgebieten (sog. Off-Label-Use) — § 30 AMR

L Verordnungsfähigkeit der zulassungsüberschreitenden Anwendung von Arzneimitteln in klinischen Studien gemäß § 35c SGB V — §§ 31–39 AMR

M Weitere Regelungen zur wirtschaftlichen Arzneimittelversorgung — §§ 40–43 AMR

N Verfahren zur Verordnung besonderer Arzneimittel nach § 73d SGB V — §§ 44–49 AMR

I OTC-Übersicht (§ 34 Abs. 1 Satz 2 SGB V) — vorher:* Nr. 16 AMR -Abschnitt F

II Lifestyle Arzneimittel (§ 34 Abs. 1 Satz 7 SGB V) — Anlage 8

III Diverse Verordnungseinschränkungen & -ausschlüsse (§ 92 Abs. 1 Satz 1, HS 3 i.V.m. § 16 AMR) — u. a. Anlage 10

IV Therapiehinweise (§ 92 Abs. 2 Satz 7 SGB V i.V.m. §17 Abs. 1 u. 2 AMR) — Anlage 4

V Medizinprodukte (§ 31 Abs. SGB V) — Anlage 12

VI Off-Label-Use, Teil A und B (§ 35 b Abs. 3 SGB V) — Anlage 9

VII Austauschbarkeit von Darreichungsformen (§ 129 Abs. 1a SGB V) — Anlage 5

VIII Hinweise zu Analogpräparaten (§ 92 Abs. 2 SGB V) — Anlage 6

IX Festbetragsgruppenbildung (§ 35 SGB V) — Anlage 2

X Aktualisierung von Vergleichsgrößen (§ 35 Abs. 1 Satz 5 SGB V) — Anlage 11

XI Besondere Arzneimittel (§ 73 d SGB V)

III. Anpassung und Aktualisierung der Richtlinie

IV. Verzeichnis der Anlagen zur Richtlinie

*Die bisherige Anlage 3 wird aus der Arzneimittel-Richtlinie ausgegliedert und als selbstständige Übersicht geführt.

Wegen ihrer besonderen Bedeutung für den Praxisalltag ist die Anlage III – Übersicht über Verordnungseinschränkungen und – ausschlüsse in der Arzneimittelversorgung durch die Arzneimittel-Richtlinie und aufgrund anderer Vorschriften (§ 34 Abs. 1 Satz 6 und Abs. 3 SGB V) sowie Hinweise zur wirtschaftlichen Verordnungsweise von nicht verschreibungspflichtigen Arzneimitteln für Kinder bis zum vollendeten 12. Lebensjahr und für Jugendliche mit Entwicklungsstörungen bis zum vollendeten 18. Lebensjahr – anschließend an den Hauptteil abgedruckt. (Aus Platzgründen sind nur die in der Anlage III genannten Arzneimittel aufgeführt. Die im Originaltext jeweils dazugehörigen „Rechtlichen Grundlagen und Hinweise" können auf der Homepage des G-BA nachgelesen werden (http://www.g-ba.de/downloads/38-254-16/AM-RL-III-Verordnungseinschr%C3%A4nkung2-2009-04-01.pdf). Die Anlagen der AM-RL werden ständig aktualisiert, den jeweils neuesten Stand können Sie der Homepage des G-BA entnehmen (www.g-ba.de).

Richtlinie des Gemeinsamen Bundesausschusses

über die Verordnung von Arzneimitteln in der vertragsärztlichen Versorgung (Arzneimittel-Richtlinie/AM-RL)

in der Fassung vom 18. Dezember 2008/22. Januar 2009 veröffentlicht im Bundesanzeiger 2009, Nr. 49a

**zuletzt geändert am 23. April 2009 veröffentlicht im Bundesanzeiger Nr. 76:
S. 1 797 in Kraft getreten am 23. April 2009**

Inhalt

II. Besonderer Teil

F. Verordnungsausschlüsse in der Arzneimittelversorgung durch Gesetz und zugelassene Ausnahmen

G. Verordnungseinschränkungen und -ausschlüsse in der Arzneimittelversorgung durch Rechtsverordnung

H. Verordnungseinschränkungen und -ausschlüsse in der Arzneimittelversorgung durch diese Richtlinie

I. Gesetzlich zugelassene Ausnahmen zur Verordnungsfähigkeit von Aminosäuremischungen, Eiweißhydrolysaten, Elementardiäten und Sondennahrung (Enterale Ernährung)

J. Verordnungsfähigkeit von Medizinprodukten

K. Verordnungsfähigkeit von zugelassenen Arzneimitteln in nicht zugelassenen Anwendungsgebieten (sog. Off-Label-Use)

L. Verordnungsfähigkeit der zulassungsüberschreitenden Anwendung von Arzneimitteln in klinischen Studien gemäß § 35c SGB V

M. Weitere Regelungen zur wirtschaftlichen Arzneimittelversorgung

N. Verordnung besonderer Arzneimittel
(Verfahren zur Verordnung besonderer Arzneimittel nach § 73d SGB V)
§ 44 Besondere Arzneimittel
§ 45 Voraussetzungen zur Verordnung besonderer Arzneimittel
§ 46 Verfahren der Abstimmung zur Verordnung besonderer Arzneimittel
§ 47 Qualifikation der Ärztin oder des Arztes für besondere Arzneimitteltherapie
§ 48 Diagnostika
§ 49 Evaluierung

 III. Anpassung und Aktualisierung der Richtlinie

 IV. Verzeichnis der Anlagen zur Richtlinie

Abkürzungen

AMG	Gesetz über den Verkehr mit Arzneimitteln (Arzneimittelgesetz)
AM-RL	Arzneimittel-Richtlinie
BAnz.	Bundesanzeiger
BGBl.	Bundesgesetzblatt
BtMVV	Verordnung über das Verschreiben, die Abgabe und den Nachweis des Verbleibs von Betäubungsmitteln (Betäubungsmittel-Verschreibungsverordnung)
EMEA	Europäische Arzneimittelagentur (European Medicines Agency)
Eudra-CT-Nr.	European Union Drug Regulatory Authorities Clinical Trial Number
ggf.	gegebenenfalls
GCP-Verordnung	Verordnung über die Anwendung der guten klinischen Praxis bei der Durchführung von klinischen Prüfungen mit Arzneimitteln zur Anwendung am Menschen
GKV	Gesetzliche Krankenversicherung
MPG	Gesetz über Medizinprodukte (Medizinproduktegesetz)
OTC	Over-the-Counter (syn. nicht verschreibungspflichtige Arzneimittel)
PZN	Pharmazentralnummer
SGB V	Fünftes Buch Sozialgesetzbuch - Gesetzliche Krankenversicherung
sog.	sogenannt
UAW	unerwünschte Arzneimittelwirkungen
WHO	World Health Organisation

I. Allgemeiner Teil

A. Zweckbestimmung, Regelungs- und Geltungsbereich

§ 1 Zweckbestimmung

₁Diese Richtlinie regelt gemäß § 92 Abs. 1 Satz 2 Nr. 6 SGB V die Verordnung von Arzneimitteln durch die an der vertragsärztlichen Versorgung teilnehmenden Ärztinnen und Ärzte und in ärztlichen Einrichtungen nach § 95 SGB V mit dem Ziel einer bedarfs-gerechten und wirtschaftlichen Versorgung der Versicherten. ₂Für die Versorgung mit Arzneimitteln in Einrichtungen nach § 116b SGB V gilt diese Richtlinie entsprechend.

§ 2 Regelungsbereich

(1) ₁Die Richtlinie konkretisiert den Inhalt und Umfang der im SGB V festgelegten Leistungspflicht der gesetzlichen Krankenkassen auf der Grundlage des Wirtschaftlichkeitsgebots im Sinne einer notwendigen, ausreichenden, zweckmäßigen und wirtschaft-lichen Versorgung unter Berücksichtigung des allgemein anerkannten Standes der medizinischen Erkenntnisse und des Prinzips einer humanen Krankenbehandlung. 2Die gesetzlichen Grundlagen ergeben sich aus §§ 2, 2a, 12, 27, 28, 31, 34, 35, 35b, 70, 73, 92, 93 und 129 Abs. 1a SGB V.

(2) Die Richtlinie

1. beschreibt allgemeine Regeln einer notwendigen, ausreichenden, zweckmäßigen und wirtschaftlichen Verordnungsweise,

2. stellt Leistungseinschränkungen und -ausschlüsse, soweit sie sich unmittelbar aus Gesetz und Rechtsverordnungen ergeben, zusammenfassend dar,

3. konkretisiert die Leistungseinschränkungen und -ausschlüsse für Arzneimittel, für die nach dem allgemein anerkannten Stand der medizinischen Erkenntnisse der therapeutische Nutzen, die medizinische Notwendigkeit oder die Wirtschaftlichkeit nicht nachgewiesen sind,

4. schafft mit indikations- und wirkstoffbezogenen Therapiehinweisen Entscheidungsgrundlagen für geeignete Behandlungsstrate-gien und eine therapeutisch zweckmäßige und wirtschaftliche Arzneimittelversorgung und

5. ermöglicht eine therapie- und preisgerechte Arzneimittelauswahl, auch unter Berücksichtigung der Festbeträge nach § 35 SGB V.

§ 3 Geltungsbereich

Die Richtlinie einschließlich ihrer Anlagen ist für Ärztinnen und Ärzte sowie Einrichtungen nach § 1, Kassenärztliche Vereinigungen, Krankenkassen und deren Verbände sowie Versicherte verbindlich.

B. Gesetzliche Grundlagen zum Umfang und Grenzen des Leistungsanspruchs

§ 4 Apothekenpflichtige und nicht apothekenpflichtige Arzneimittel

(1) Der Anspruch der Versicherten erstreckt sich ausschließlich auf die Versorgung mit apothekenpflichtigen Arzneimitteln, soweit die Arzneimittel nicht durch Gesetz, Rechtsverordnung oder diese Richtlinie von der Versorgung ausgeschlossen sind.

(2) Durch Gesetz sind von der Versorgung ausgeschlossen: 1. nicht apothekenpflichtige Arzneimittel (§ 31 Abs. 1 Satz 1 SGB V),

2. apothekenpflichtige, nicht verschreibungspflichtige Arzneimittel (§ 34 Abs. 1 Satz 1 SGB V),

3. verschreibungspflichtige Arzneimittel zur Anwendung bei sog. geringfügigen Gesundheitsstörungen (§ 34 Abs. 1 Satz 6 SGB V) und

4. Arzneimittel, bei deren Anwendung eine Erhöhung der Lebensqualität im Vordergrund steht, sog. Lifestyle Arzneimittel (§ 34 Abs. 1 Satz 7 SGB V).

(3) Die in der Rechtsverordnung nach § 34 Abs. 3 SGB V genannten Arzneimittel sind als unwirtschaftlich von der vertragsärztlichen Versorgung ausgeschlossen (sog. Negativliste).

(4) $_1$Die Verordnung von apothekenpflichtigen, nicht verschreibungspflichtigen Arzneimitteln ist nach § 34 Abs. 1 Satz 2 SGB V ausnahmsweise zulässig, wenn die Arzneimittel bei der Behandlung schwerwiegender Erkrankungen als Therapiestandard gelten. $_2$Das Nähere regeln § 12 und die Anlage I.

§ 5 Arzneimittel der besonderen Therapierichtungen

(1) $_1$Arzneimittel der besonderen Therapierichtungen der Anthroposophie und Homöopathie sind von der Versorgung nicht ausgeschlossen. $_2$Bei der Beurteilung ist der besonderen Wirkungsweise dieser Arzneimittel Rechnung zu tragen.

(2) Bei der Verordnung von Arzneimitteln der besonderen Therapierichtungen sind die §§ 8 bis 10 zu beachten.

(3) Die Voraussetzungen, unter denen nicht verschreibungspflichtige Arzneimittel der besonderen Therapierichtungen der Anthroposophie und Homöopathie zu Lasten der Krankenkassen verordnet werden können, richten sich nach § 12 Abs. 6.

§ 6 Lebensmittel, Nahrungsergänzungsmittel, sog. Krankenkost, diätetische Lebensmittel und enterale Ernährung

$_1$Lebensmittel, Nahrungsergänzungsmittel, sog. Krankenkost und diätetische Lebensmittel, einschließlich Produkte für Säuglinge oder Kleinkinder, sind von der Versorgung nach § 27 SGB V ausgeschlossen. $_2$Versicherte haben Anspruch auf bilanzierte Diäten zur enteralen Ernährung, wenn eine diätetische Intervention mit bilanzierten Diäten medizinisch notwendig, zweckmäßig und wirtschaftlich ist. $_3$Das Nähere regeln die §§ 19 ff.

§ 7 Verbandmittel, Harn- und Blutteststreifen sowie weitere Medizinprodukte

Der Anspruch der Versicherten erstreckt sich auf die Versorgung mit

1. Verbandmitteln,

2. Harn- und Blutteststreifen,

3. Medizinprodukten im Sinne des § 31 Abs. 1 Satz 2 SGB V, soweit diese in die Versorgung mit Arzneimitteln nach den §§ 27 ff. einbezogen sind.

C. Voraussetzungen für die Arzneimittelverordnung

§ 8 Pflichten der Beteiligten

(1) Die behandelnden Ärztinnen und Ärzte und Krankenkassen haben darauf hinzuwirken, dass die Versicherten eigenverantwortlich durch gesundheitsbewusste Lebensführung, Beteiligung an Vorsorgemaßnahmen und durch aktive Mitwirkung an Behandlungsmaßnahmen dazu beitragen, Krankheiten zu verhindern und deren Verlauf und Folgen zu mildern.

(2) Eine Verordnung von Arzneimitteln ist – von Ausnahmefällen abgesehen – nur zulässig, wenn sich die behandelnde Ärztin oder der behandelnde Arzt von dem Zustand der oder des Versicherten überzeugt hat oder wenn ihnen der Zustand aus der laufenden Behandlung bekannt ist.

(3) Vor einer Verordnung von Arzneimitteln ist zu prüfen, ob 1. eine behandlungsbedürftige Krankheit vorliegt,

2. angesichts von Art und Schweregrad der Gesundheitsstörung Maßnahmen im Sinne einer gesundheitsbewussten Lebensführung ausreichend sind,

3. anstelle der Verordnung von Arzneimitteln nichtmedikamentöse Therapien in Betracht zu ziehen sind,

4. angesichts von Art und Schweregrad der Gesundheitsstörung eine Arzneimittelverordnung zu Lasten der gesetzlichen Krankenversicherung medizinisch notwendig ist und

5. angesichts von Art und Schweregrad der Gesundheitsstörung und der bei ihrer Behandlung zu erwartenden therapeutischen Effekte zweckmäßige und wirtschaftliche Arzneimittel zur Verfügung stehen.

(4) $_1$Vor einer Verordnung soll sich die behandelnde Ärztin oder der behandelnde Arzt über die Medikation der oder des Versicherten informieren. $_2$Dies gilt insbesondere im Hinblick auf Verordnungen durch andere Ärztinnen oder Ärzte sowie auf die Selbstmedikation der oder des Versicherten.

(5) Die Krankenkassen und die Vertragsärzte haben die Versicherten über deren Leistungsansprüche und über die sich aus dieser Richtlinie ergebenden Einschränkungen der Leistungspflicht bei der Versorgung mit Arzneimitteln aufzuklären.

(6) Die Kassenärztliche Bundesvereinigung und der Spitzenverband Bund der Krankenkassen (GKV-Spitzenverband) wirken auf eine einheitliche Anwendung dieser Richtlinie hin.

§ 9 Wirtschaftliche Verordnungsweise

(1) $_1$Die Leistungen müssen ausreichend, zweckmäßig und wirtschaftlich sein; sie dürfen das Maß des Notwendigen nicht überschreiten. $_2$Leistungen, die nicht notwendig oder unwirtschaftlich sind, können Versicherte nicht beanspruchen, dürfen die Leistungserbringer nicht bewirken und die Krankenkassen nicht bewilligen (§ 12 Abs. 1 SGB V). $_3$Die Verordnung von Arzneimitteln hat den Regeln der ärztlichen Kunst und den Grundsätzen einer rationalen Arzneimitteltherapie zu entsprechen. $_4$Arzneimittel mit nicht ausreichend gesichertem therapeutischen Nutzen dürfen nicht zu Lasten der gesetzlichen Krankenkassen verordnet werden. $_5$Der therapeutische Nutzen im Sinne dieser Richtlinie besteht in einem nach dem allgemeinen anerkannten Stand der medizinischen Erkenntnisse relevanten Ausmaß der Wirksamkeit bei einer definierten Indikation. $_6$Die arzneimittelrechtliche Zulassung ist dabei eine notwendige, aber keine hinreichende Bedingung für die Verordnungsfähigkeit in der vertragsärztlichen Versorgung. $_7$§ 5 Abs. 3 bleibt unberührt.

(2) Die behandelnde Ärztin oder der behandelnde Arzt soll dem Wirtschaftlichkeitsgebot durch kostenbewusste Verordnung insbesondere in folgender Weise entsprechen: 1. Stehen zum Erreichen eines Therapieziels mehrere gleichwertige Behandlungsstrategien zur Verfügung, soll die nach Tagestherapiekosten und Gesamtbehandlungsdauer wirtschaftlichste Alternative gewählt werden.

2. Stehen für einen Wirkstoff mehrere, für das Therapieziel gleichwertige Darreichungsformen zur Verfügung, soll die preisgünstigste Darreichungsform gewählt werden.

3. Bei der Verordnung von Arzneimitteln, die mit gleichem Wirkstoff, Wirkstärke und Darreichungsform von verschiedenen Firmen angeboten werden, soll ein möglichst preisgünstiges Präparat ausgewählt werden.

4. Bei der Verordnung von Arzneimitteln sollen auch preisgünstige importierte Arzneimittel berücksichtigt werden.

(3) Die behandelnde Ärztin oder der behandelnde Arzt soll die zu verordnende Menge (Packungsgröße) der Art und Dauer der Erkrankung anpassen:

1. Bei akuten Erkrankungen soll eine kleine, für das angestrebte Therapieziel ausreichende Menge verordnet werden.

2. Bei der Neueinstellung auf eine medikamentöse Dauertherapie soll, um Verträglichkeit und Wirkung zu prüfen, eine angemessen kleine Arzneimittelmenge verordnet werden.

3. Bei chronischen Krankheiten kann die Verordnung von großen Mengen wirtschaftlicher sein als die wiederholte Verordnung kleiner Mengen.

4. Vor jeder Wiederholung einer Verordnung von Arzneimitteln soll geprüft werden, ob diese erforderlich ist und ob die verordnete Menge mit der vorgesehenen Anwendungsdauer übereinstimmt; dabei ist insbesondere auf Arzneimittelmissbrauch, -gewöhnung oder -abhängigkeit zu achten.

D. Dokumentation

§ 10 Dokumentation

(1) ₁Arzneimittel oder Arzneimittelgruppen, deren Verordnung nach dieser Richtlinie eingeschränkt oder ausgeschlossen ist (§ 16 und § 17), sind in der Übersicht über die Verordnungseinschränkungen und -ausschlüsse nach § 16 Abs. 3 zusammengestellt (Anlage III der Richtlinie). ₂Soweit die Verordnung von Arzneimitteln oder bei Arzneimittelgruppen die Verordnung für einzelne Arzneimittel aufgrund der jeweils genannten Ausnahmetatbestände zulässig ist, ist die Therapieentscheidung nach den Vorgaben der Übersicht nach § 16 Abs. 3 zu dokumentieren.

(2) ₁Die Dokumentation erfolgt im Sinne von § 10 (Muster-)Berufsordnung für die deutschen Ärztinnen und Ärzte. ₂Im Regelfall genügt die Angabe der Indikation und gegebenenfalls die Benennung der Ausschlusskriterien für die Anwendung wirtschaftlicher Therapiealternativen, soweit sich aus den Bestimmungen der Richtlinie nichts anderes ergibt.

E. Weitere Anforderungen

§ 11 Weitere Anforderungen

(1) ₁Die Versorgung mit Arzneimitteln im Rahmen der vertragsärztlichen Versorgung setzt eine Verordnung der behandelnden Ärztin oder des behandelnden Arztes auf einem ordnungsgemäß ausgestellten Kassenrezept (Vordruck Muster 16 gem. § 87 Abs. 1 SGB V) voraus. ₂Änderungen und Ergänzungen zu einer ausgestellten Verordnung bedürfen der erneuten Unterschrift der behandelnden Ärztin oder des behandelnden Arztes mit Datumsangabe. ₃Das Weitere regeln die Bundesmantelverträge.

(2) Die behandelnde Ärztin oder der behandelnde Arzt kann Arzneimittel nach Handelsnamen (Warenzeichen) oder Wirkstoffnamen (generische Bezeichnung) oder als Rezeptur verordnen.

(3) Die behandelnde Ärztin oder der behandelnde Arzt kann bei der Verordnung ausschließen, dass in der Apotheke anstelle des verordneten Arzneimittels ein preisgünstigeres, wirkstoffgleiches Arzneimittel abgegeben wird („aut idem" gem. § 73 Abs. 5 SGB V).

(4) Verordnungen dürfen längstens einen Monat nach Ausstellungsdatum zu Lasten der Krankenkasse beliefert werden.

(5) ₁Die Versorgung mit Betäubungsmitteln im Rahmen der vertragsärztlichen Versorgung setzt eine Verordnung der behandelnden Ärztin oder des behandelnden Arztes auf einem ordnungsgemäß ausgestellten Betäubungsmittelrezept gemäß § 8 BtMVV voraus. ₂Die Belieferung von Betäubungsmittelverschreibungen ist nur innerhalb von 7 Tagen zulässig (§ 12 BtMVV).

II. Besonderer Teil

F. Verordnungsausschlüsse in der Arzneimittelversorgung durch Gesetz und zugelassene Ausnahmen

§ 12 Apothekenpflichtige, nicht verschreibungspflichtige Arzneimittel gemäß § 34 Abs. 1 Satz 2 SGB V

(1) Nicht verschreibungspflichtige Arzneimittel sind von der Versorgung nach § 31 SGB V ausgeschlossen.

(2) Die Verordnung dieser Arzneimittel ist nach § 34 Abs. 1 Satz 2 SGB V ausnahmsweise zulässig, wenn die Arzneimittel bei der Behandlung schwerwiegender Erkrankungen als Therapiestandard gelten.

(3) Eine Krankheit ist schwerwiegend, wenn sie lebensbedrohlich ist oder wenn sie aufgrund der Schwere der durch sie verursachten Gesundheitsstörung die Lebensqualität auf Dauer nachhaltig beeinträchtigt.

(4) Ein Arzneimittel gilt als Therapiestandard, wenn der therapeutische Nutzen zur Behandlung der schwerwiegenden Erkrankung dem allgemein anerkannten Stand der medizinischen Erkenntnisse entspricht.

(5) Schwerwiegende Erkrankungen und Standardtherapeutika zu deren Behandlung sind in Anlage I aufgeführt.

(6) ₁Für die in der Anlage I aufgeführten Indikationsgebiete kann die behandelnde Ärztin oder der behandelnde Arzt bei schwerwiegenden Erkrankungen auch Arzneimittel der Anthroposophie und Homöopathie verordnen, sofern die Anwendung dieser Arzneimittel für diese Indikationsgebiete nach dem Erkenntnisstand als Therapiestandard in der jeweiligen Therapierichtung angezeigt ist. ₂Die behandelnde Ärztin oder der behandelnde Arzt hat zur Begründung der Verordnung die zugrunde liegende Diagnose in der Patientendokumentation aufzuzeichnen.

(7) Nicht verschreibungspflichtige Arzneimittel, die begleitend zu einer medikamentösen Haupttherapie mit zugelassenen, im Rahmen der vertragsärztlichen Versorgung verordnungsfähigen Arzneimitteln eingesetzt werden (Begleitmedikation), sind verordnungsfähig, wenn das nicht verschreibungspflichtige Arzneimittel in der Fachinformation des Hauptarzneimittels als Begleitmedikation zwingend vorgeschrieben ist.

(8) Nicht verschreibungspflichtige Arzneimittel, die zur Behandlung der beim bestimmungsgemäßen Gebrauch eines zugelassenen, im Rahmen der vertragsärztlichen Versorgung verordnungsfähigen Arzneimittels auftretenden schädlichen unbeabsichtigten Reaktionen (unerwünschte Arzneimittelwirkungen; UAW) eingesetzt werden, sind verordnungsfähig, wenn die UAW schwerwiegend im Sinne des Absatzes 3 sind.

(9) Die Verordnung der Arzneimittel in den zugelassenen Fällen ist in der ärztlichen Dokumentation durch Angabe der entsprechenden Diagnose zu begründen.

(10) Die Vorschriften in den Absätzen 1 bis 9 regeln abschließend, unter welchen Voraussetzungen nicht verschreibungspflichtige Arzneimittel zu Lasten der gesetzlichen Krankenversicherung verordnungsfähig sind; § 16 Abs. 3 in Verbindung mit Anlage III bleibt unberührt.

(11) ₁Die Verpflichtung der behandelnden Ärztin oder des behandelnden Arztes zur wirtschaftlichen Verordnungsweise von nicht verschreibungspflichtigen Arzneimitteln bleibt von diesen Regelungen unberührt. ₂Die behandelnde Ärztin oder der behandelnde Arzt soll nicht verschreibungspflichtige Arzneimittel zu Lasten des Versicherten verordnen, wenn sie zur Behandlung einer Erkrankung medizinisch notwendig, zweckmäßig und ausreichend sind. ₃In diesen Fällen kann die Verordnung eines verschreibungspflichtigen Arzneimittels unwirtschaftlich sein.

(12) Die Regelungen in Absatz 1 gelten nicht für versicherte Kinder bis zum vollendeten 12. Lebensjahr und versicherte Jugendliche mit Entwicklungsstörungen bis zum vollendeten 18. Lebensjahr.

§ 13 Verschreibungspflichtige Arzneimittel gemäß § 34 Abs. 1 Satz 6 SGB V

(1) Folgende verschreibungspflichtige Arzneimittel sind nach § 34 Abs. 1 Satz 6 SGB V bei Versicherten, die das 18. Lebensjahr vollendet haben, von der Versorgung ausgeschlossen: 1. Arzneimittel zur Anwendung bei Erkältungskrankheiten und grippalen Infekten einschließlich der bei diesen Krankheiten anzuwendenden Schnupfenmittel, Schmerzmittel, hustendämpfenden und hustenlösenden Mittel, sofern es sich um geringfügige Gesundheitsstörungen handelt.

2. Mund- und Rachentherapeutika, ausgenommen bei Pilzinfektionen, geschwürigen Erkrankungen der Mundhöhle und nach chirurgischen Eingriffen im Hals-, Nasen-, Ohrenbereich.

3. Abführmittel außer zur Behandlung von Erkrankungen im Zusammenhang mit Tumorleiden, Megacolon, Divertikulose, Divertikulitis, Mukoviszidose, neurogener Darmlähmung, vor diagnostischen Eingriffen, bei phosphatbindender Medikation bei chronischer Niereninsuffizienz, bei der Opiat- sowie Opioidtherapie und in der Terminalphase.

4. Arzneimittel gegen Reisekrankheit (unberührt bleibt die Anwendung gegen Erbrechen bei Tumortherapie und anderen Erkrankungen z. B. Menièrescher Symptomkomplex).

§ 14 Arzneimittel zur Erhöhung der Lebensqualität gemäß § 34 Abs. 1 Satz 7 SGB V

(1) $_1$Arzneimittel, bei deren Anwendung eine Erhöhung der Lebensqualität im Vordergrund steht, sind von der Versorgung ausgeschlossen. $_2$Dies sind Arzneimittel, deren Einsatz im Wesentlichen durch die private Lebensführung bedingt ist oder die aufgrund ihrer Zweckbestimmung insbesondere 1. nicht oder nicht ausschließlich zur Behandlung von Krankheiten dienen,

2. zur individuellen Bedürfnisbefriedigung oder zur Aufwertung des Selbstwertgefühls dienen,

3. zur Behandlung von Befunden angewandt werden, die lediglich Folge natürlicher Alterungsprozesse sind und deren Behandlung medizinisch nicht notwendig ist oder

4. zur Anwendung bei kosmetischen Befunden angewandt werden, deren Behandlung in der Regel medizinisch nicht notwendig ist.

(2) Ausgeschlossen sind insbesondere Arzneimittel, die überwiegend zur Behandlung der erektilen Dysfunktion, der Anreizung sowie Steigerung der sexuellen Potenz, zur Raucherentwöhnung, zur Abmagerung oder zur Zügelung des Appetits, zur Regulierung des Körpergewichts oder zur Verbesserung des Haarwuchses dienen.

(3) Die nach Absatz 2 ausgeschlossenen Fertigarzneimittel sind in einer Übersicht als Anlage II der Arzneimittel-Richtlinie zusammengestellt.

H. Verordnungseinschränkungen und -ausschlüsse in der Arzneimittelversorgung durch diese Richtlinie

§ 16 Verordnungseinschränkungen und -ausschlüsse von Arzneimitteln nach § 92 Abs. 1 Satz 1 Halbsatz 3 SGB V

(1) Arzneimittel dürfen von Versicherten nicht beansprucht, von den behandelnden Ärztinnen und Ärzten nicht verordnet und von Krankenkassen nicht bewilligt werden, wenn nach dem allgemein anerkannten Stand der medizinischen Erkenntnisse

1. der diagnostische oder therapeutische Nutzen oder

2. die medizinische Notwendigkeit oder

3. die Wirtschaftlichkeit
nicht nachgewiesen ist.

(2) Diese Voraussetzungen treffen insbesondere zu, wenn 1. ein Arzneimittel unzweckmäßig ist,

2. eine andere, wirtschaftlichere Behandlungsmöglichkeit mit vergleichbarem diagnostischen oder therapeutischen Nutzen verfügbar ist,

3. ein Arzneimittel nicht der Behandlung von Krankheiten dient oder die Anwendung aus medizinischen Gründen nicht notwendig ist,

4. das angestrebte Behandlungsziel ebenso mit nichtmedikamentösen Maßnahmen medizinisch zweckmäßiger und/oder kostengünstiger zu erreichen ist oder

5. an Stelle von fixen Wirkstoffkombinationen das angestrebte Behandlungsziel mit therapeutisch gleichwertigen Monopräparaten medizinisch zweckmäßiger und/oder kostengünstiger zu erreichen ist.

(3) Die nach den Absätzen 1 und 2 in ihrer Verordnung eingeschränkten und von der Verordnung ausgeschlossenen Arzneimittel sind in einer Übersicht als Anlage III der Arzneimittel-Richtlinie zusammengestellt.

(4) Darüber hinaus liegt eine unwirtschaftliche Verordnungsweise vor, wenn Arzneimittel, bei denen der Behandlungserfolg wegen individuell unterschiedlichen Ansprechens nicht vorhersehbar ist, ohne besondere Erfolgskontrolle verordnet werden.

(5) Die behandelnde Ärztin oder der behandelnde Arzt kann die nach den Absätzen 1 und 2 in ihrer Verordnung eingeschränkten und von der Verordnung ausgeschlossenen Arzneimittel ausnahmsweise in medizinisch begründeten Einzelfällen mit Begründung verordnen.

§ 17 Informationen zur wirtschaftlichen Verordnungsweise von Arzneimitteln (Therapiehinweise zur Arzneimittelauswahl)

(1) $_1$Der Gemeinsame Bundesausschuss gibt in Therapiehinweisen nach § 92 Abs. 2 Satz 7 SGB V Empfehlungen zur wirtschaftlichen Verordnungsweise von Arzneimitteln; er kann dabei die Verordnungsfähigkeit von Arzneimitteln einschränken. $_2$§ 16 Abs. 5 gilt entsprechend. $_3$Die Therapiehinweise sind von der behandelnden Ärztin oder dem behandelnden Arzt zu beachten.

(2) In den Hinweisen werden Arzneimittel bewertet, insbesondere hinsichtlich 1. des Ausmaßes ihres therapeutischen Nutzens, auch im Vergleich zu anderen Arzneimitteln und Behandlungsmöglichkeiten,

2. des therapeutischen Nutzens im Verhältnis zum Apothekenabgabepreis und damit zur Wirtschaftlichkeit,

3. der medizinischen Notwendigkeit und Zweckmäßigkeit.

(3) Die Therapiehinweise nach Absatz 1 sind in Anlage IV dieser Richtlinie zusammengestellt.

K. Verordnungsfähigkeit von zugelassenen Arzneimitteln in nicht zugelassenen Anwendungsgebieten (sog. Off-Label-Use)[2]

§ 30 Verordnungsvoraussetzungen

(1) Die Verordnung von zugelassenen Arzneimitteln in nicht zugelassenen Anwendungsgebieten ist zulässig, wenn 1. die Expertengruppen nach § 35b Abs. 3 Satz 1 SGB V mit Zustimmung des pharmazeutischen Unternehmers eine positive Bewertung zum Stand der wissenschaftlichen Erkenntnis über die Anwendung dieser Arzneimittel in den nicht zugelassenen Indikationen oder Indikationsbereichen als Empfehlung abgegeben haben und

---

2 Für nicht in dieser Richtlinie geregelten Off-Label-Use bleibt die Rechtsprechung des Bundessozialgerichts zur Verordnungsfähigkeit im Einzelfall unberührt.

2. der Gemeinsame Bundesausschuss die Empfehlung in diese Richtlinie übernommen hat (Anlage VI Teil A).

(2) Die behandelnde Ärztin oder der behandelnde Arzt hat die Hinweise zur Anwendung der nach Absatz 1 positiv bewerteten Arzneimittel in den nicht zugelassenen Anwendungsgebieten zu beachten.

(3) Die behandelnde Ärztin oder der behandelnde Arzt ist nach ärztlichem Berufsrecht verpflichtet, die bei der Anwendung der nach Absatz 1 verordnungsfähigen Arzneimittel beobachteten unerwünschten Arzneimittelwirkungen (UAW) zu melden, insbesondere unter Angabe der Off-Label Indikation.

(4) Im Falle von zulässigem Off-Label-Use im Sinne dieser Richtlinie ist gegebenenfalls eine Verlaufsdokumentation nach Anlage VI Teil A erforderlich.

(5) Arzneimittel zur Anwendung in nicht zugelassenen Anwendungsgebieten 1. die nach Bewertung der Expertengruppen nicht dem Stand der wissenschaftlichen Erkenntnis entsprechen oder

2. die medizinisch nicht notwendig oder

3. die unwirtschaftlich sind,

werden in der Anlage VI Teil B indikationsbezogen aufgeführt.

Aus Platzgründen sind nur die in der Anlage III genannten Arzneimittel aufgeführt. Die im Original jeweils dazugehörigen rechtlichen Grundlagen und Hinweisekönnen auf der Homepage des GBA nachgelesen werden (http://www.g-ba.de/downloads/38-254-16/AM-RL-III-Verordnungseinschraenkung3-2009-04-01.pdf)

Stand 01.04.2009 (nach Beschluss vom 19.03.2009)

Anlage III – Übersicht über Verordnungseinschränkungen und -ausschlüsse in der Arzneimittelversorgung durch die Arzneimittel-Richtlinie und aufgrund anderer Vorschriften (§ 34 Abs. 1 Satz 6 und Abs. 3 SGB V)

sowie Hinweise zur wirtschaftlichen Verordnungsweise von nicht verschreibungspflichtigen Arzneimitteln für Kinder bis zum vollendeten 12. Lebensjahr und für Jugendliche mit Entwicklungsstörungen bis zum vollendeten 18. Lebensjahr

Die in dieser Anlage zusammengestellten Arzneimittel sind aufgrund der Regelungen zur Konkretisierung des Wirtschaftlichkeitsgebotes nach § 92 Abs. 1 Satz 1 Halbsatz 3 SGB V in Verbindung mit § 16 Abs. 1 und 2 AM-RL von der Versorgung der Versicherten nach § 31 Abs. 1 Satz 1 SGB V ausgeschlossen bzw. nur eingeschränkt verordnungsfähig.

Es wird darauf hingewiesen, dass nach § 34 Abs. 1 SGB V ein grundsätzlicher Ausschluss der Verordnungsfähigkeit nicht verschreibungspflichtiger Arzneimittel für Erwachsene besteht; Ausnahmen hiervon sind nur in den in Anlage I zu dieser Richtlinie aufgeführten Fällen (§ 34 Abs. 1 Satz 2 SGB V, § 12 AM-RL) möglich. Der Verordnungsausschluss nicht verschreibungspflichtiger Arzneimittel gilt nicht für Kinder bis zum vollendeten 12. Lebensjahr und für Jugendliche mit Entwicklungsstörungen bis zum vollendeten 18. Lebensjahr (§ 34 Abs. 1 Satz 5 SGB V). Sofern durch die Richtlinie davon abgewichen wird, ist dieses kenntlich gemacht. Die jeweils zum Tragen kommenden Rechtsgrundlagen sind angegeben. Die Rechtsgrundlagen sind im Einzelnen:

[1] Verordnungsausschluss nach § 34 Abs. 1 Satz 6 SGB V, § 13 AM-RL (verschreibungspflichtige Arzneimittel zur Behandlung sog. Bagatellerkrankungen)

[2] Verordnungsausschluss aufgrund der Rechtsverordnung nach § 34 Abs. 3 SGB V (sog. Negativliste)

[3] Verordnungsausschluss nach dieser Richtlinie (§ 92 Abs. 1 Satz 1 Halbsatz 3 SGB V in Verbindung mit § 16 Abs. 1 und 2 AM-RL).

[4] Verordnungseinschränkung nach dieser Richtlinie (§ 92 Abs. 1 Satz 1 Halbsatz 3 SGB V in Verbindung mit § 16 Abs. 1 und 2 AM-RL).

[5] Hinweis zur Verordnungsfähigkeit nicht verschreibungspflichtiger Arzneimittel für Kinder bis zum vollendeten 12. Lebensjahr und für Jugendliche mit Entwicklungsstörungen bis zum vollendeten 18. Lebensjahr (§ 92 Abs. 1 Satz 1 Halbsatz 3 SGB V, § 16 Abs. 1 Satz 2 AM-RL) bei besonderem Gefährdungspotential. [6] Hinweis auf eine unwirtschaftliche Verordnung nicht verschreibungspflichtiger Arzneimittel bei Kindern bis zum vollendeten 12. Lebensjahr und für Jugendliche mit Entwicklungs- störungen bis zum vollendeten 18. Lebensjahr (§ 92 Abs. 1 Satz 1 Halbsatz 3 SGB V, § 16 Abs. 1 Satz 2 AM-RL)

Die behandelnde Ärtzin oder der behandelnde Arzt kann die nach dieser Richtlinie in ihrer Verordnung eingeschränkten und von der Verordnung ausgeschlossenen Arzneimittel (Nr. 3–6) ausnahmsweise in medizinisch begründeten Einzelfällen mit Begründung ver- ordnen (§ 31 Abs. 1 Satz 4 SGB V, § 16 Abs. 5 AM-RL).

1. Acida

2. Alkoholentwöhnungsmittel,
   - ausgenommen zur Unterstützung der Aufrechterhaltung der Abstinenz bei alkoholkranken Patienten im Rahmen eines thera- peutischen Gesamtkonzepts mit begleitenden psychosozialen und soziotherapeutischen Maßnahmen

Der Einsatz von Alkoholentwöhnungsmitteln zur Unterstützung der Aufrechterhaltung der Abstinenz bei alkoholkranken Patienten im Rahmen eines therapeutischen Gesamtkonzepts ist besonders zu begründen.

3. Alkoholhaltige Arzneimittel ab 5 Vol % Ethylalkohol zur oralen Anwendung,
   - ausgenommen Tinkturen nach den Arzneibüchern und tropfenweise einzunehmende Arzneimittel
   - ausgenommen Glyceroltrinitrathaltige Lösungen zur Anwendung in der Mundhöhle

4. Amara

5. Anabolika

6. Analgetika in fixer Kombination mit nicht analgetischen Wirkstoffen,
   - ausgenommen Kombinationen mit Naloxon

7. Antacida in fixer Kombination mit anderen Wirkstoffen,
   - ausgenommen Kombinationen verschiedener Antacida

8. Antianaemika-Kombinationen

9. Antiarthrotika und Chondroprotektiva

10. Antidementiva, sofern der Versuch einer Therapie mit Monopräparaten über 12 Wochen Dauer (bei Cholinesterase- hemmern und Memantine über 24 Wochen Dauer) erfolglos geblieben ist. Nach erfolgreichem Therapieversuch ist eine Weiterverordnung zulässig.

Art, Dauer und Ergebnis des Einsatzes von Antidementiva sind zu dokumentieren.

11. Antidiabetika, orale
- ausgenommen nach erfolglosem Therapieversuch mit nicht-medikamentösen Maßnahmen.

Die Anwendung anderer therapeutischer Maßnahmen ist zu dokumentieren.

12. Antidiarrhoika,
- ausgenommen Elektrolytpräparate zur Rehydratation bei Säuglingen, Kleinkindern und Kindern bis zum vollendeten 12. Lebensjahr
- ausgenommen Saccharomyzes boulardii nur bei Kleinkindern und Kindern bis zum vollendeten 12. Lebensjahr zusätzlich zu Rehydratationsmaßnahmen
- ausgenommen Motilitätshemmer bei Kolektomie in der post-operativen Phase

13. Antidysmenorrhoika,
- ausgenommen Prostaglandinsynthetasehemmer bei Regelschmerzen
- ausgenommen systemische hormonelle Behandlung von Regelanomalien

14. Antiemetika in Kombination mit Antivertiginosa zur Behandlung von Übelkeit

15. Antihistaminika, zur Anwendung auf der Haut
- ausgenommen bei Kindern

16. Antihypotonika, orale

17. Antikataraktika

18. Antiphlogistika oder Antirheumatika in fixer Kombination mit anderen Wirkstoffen

19. Arzneimittel, „traditionell angewendete" gemäß § 109a AMG, welche nach Artikel 1 § 11 Abs. 3 des Gesetzes zur Neuordnung des Arzneimittelrechts nur mit einem oder mehreren der folgenden Hinweise: „Traditionell angewendet:
a) zur Stärkung oder Kräftigung
b) zur Besserung des Befindens
c) zur Unterstützung der Organfunktion
d) zur Vorbeugung
e) als mild wirkendes Arzneimittel"
in den Verkehr gebracht werden.

20. Carminativa,
- ausgenommen bei Säuglingen und Kleinkindern

21. Clopidogrel als Monotherapie zur Prävention atherothrombotischer Ereignisse bei Patienten mit Herzinfarkt, mit ischämischem Schlaganfall oder mit nachgewiesener peripherer arterieller Verschlusskrankheit.

Dies gilt nicht für Patienten mit
- pAVK-bedingter Amputation oder Gefäßintervention oder
- diagnostisch eindeutig gesicherter typischer Claudicatio intermittens mit Schmerzrückbildung in < 10 min bei Ruhe oder
- Acetylsalicylsäure-Unverträglichkeit, soweit wirtschaftliche Alternativen nicht eingesetzt werden können.

Satz 1 gilt nicht für folgende Anwendungsgebiete:
Prävention atherothrombotischer Ereignisse bei Patienten mit akutem Koronarsyndrom, bei dem Clopidogrel als Kombinationstherapie mit Acetylsalicylsäure angewendet wird:
- Akutes Koronarsyndrom ohne ST-Strecken-Hebung (instabile Angina pectoris oder Non-Q-Wave Myokardinfarkt) einschließlich Patienten, denen bei einer perkutanen Koronarintervention ein Stent implantiert wurde,

- Myokardinfarkt mit ST-Strecken-Hebung bei medizinisch behandelten Patienten, für die eine thrombolytische Therapie in Frage kommt.

22. Darmflora-Regulantien, einschließlich Stoffwechselprodukte, Zellen, Zellteile und Hydrolysate von bakteriellen Mikroorganismen enthaltende Präparate
- ausgenommen E. coli Stamm Nissle 1917 nur zur Behandlung der Colitis ulcerosa in der Remissionsphase bei Unverträglichkeit von Mesalazin.

23. Dermatika, die auch zur Reinigung und Pflege oder Färbung der Haut, des Haares, der Nägel, der Zähne, der Mundhöhle usw. dienen einschl. Medizinische Haut- und Haarwaschmittel sowie Medizinische Haarwässer und kosmetische Mittel.

24. Durchblutungsfördernde Mittel,
- ausgenommen Prostanoide zur parenteralen Anwendung zur Therapie der pAVK im Stadium III / IV nach Fontaine in begründeten Einzelfällen
- ausgenommen Naftidrofuryl bei pAVK im Stadium II nach Fontaine soweit ein Therapieversuch mit nicht-medikamentösen Maßnahmen erfolglos geblieben ist und bei einer schmerzfreien Gehstrecke unter 200 Meter.

Der Einsatz von durchblutungsfördernden Mitteln ist besonders zu begründen.

25. Enzympräparate in fixen Kombinationen,
- ausgenommen Pankreasenzyme nur zur Behandlung chronischer, exokriner Pankreasinsuffizienz oder Mukoviszidose.

26. Externa bei traumatisch bedingten Schwellungen, Ödemen und stumpfen Traumata

27. Gallenwegstherapeutika und Cholagoga,
- ausgenommen Gallensäuren-Derivate zur Auflösung von Cholesterin-Gallensteinen.

28. Geriatrika, Arteriosklerosemittel

29. Gichtmittel,
- ausgenommen zur Behandlung des akuten Gichtanfalls
- ausgenommen bei chronischer Niereninsuffizienz
- ausgenommen bei Hyperurikämie bei onkologischen Erkrankungen
- ausgenommen, soweit ein Therapieversuch mit nichtmedikamentösen Maßnahmen erfolglos geblieben ist.

30. Hämorrhoidenmittel in fixer Kombination mit anderen Wirkstoffen, zur lokalen Anwendung

31. Hustenmittel: fixe Kombinationen von Antitussiva oder Expektorantien oder Mukolytika untereinander oder mit anderen Wirkstoffen

32. Hypnotika/Hypnogene oder Sedativa (schlaferzwingende, schlafanstoßende, schlaffördernde oder beruhigende Mittel) zur Behandlung von Schlafstörungen,
- ausgenommen zur Kurzzeittherapie bis zu 4 Wochen
- ausgenommen für eine länger als 4 Wochen dauernde Behandlung in medizinisch begründeten Einzelfällen.

Eine längerfristige Anwendung von Hypnotika/Hypnogenen oder Sedativa ist besonders zu begründen.

33. Insulinanaloga, kurzwirksame zur Behandlung des Diabetes mellitus Typ 2. Hierzu zählen:
- Insulin Aspart
- Insulin Glulisin
- Insulin Lispro

Diese Wirkstoffe sind nicht verordnungsfähig, solange sie mit Mehrkosten im Vergleich zu kurzwirksamem Humaninsulin verbunden sind. Das angestrebte Behandlungsziel ist mit Humaninsulin ebenso zweckmäßig, aber kostengünstiger zu erreichen. Für die Bestimmung der Mehrkosten sind die der zuständigen Krankenkasse tatsächlich entstehenden Kosten maßgeblich.

Dies gilt nicht für Patienten
- mit Allergie gegen den Wirkstoff Humaninsulin
- bei denen trotz Intensivierung der Therapie eine stabile adäquate Stoffwechsellage mit Humaninsulin nicht erreichbar ist, dies aber mit kurzwirksamen Insulinanaloga nachweislich gelingt
- bei denen aufgrund unverhältnismäßig hoher Humaninsulindosen eine Therapie mit kurzwirksamen Insulinanaloga im Einzelfall wirtschaftlicher ist.

34. Klimakteriumstherapeutika,
- ausgenommen zur systemischen und topischen hormonellen Substitution; sowohl für den Beginn als auch für die Fortführung einer Behandlung postmenopausaler Symptome ist die niedrigste wirksame Dosis für die kürzest mögliche Therapiedauer anzuwenden.

Risikoaufklärung, Art, Dauer und Ergebnis des Einsatzes von Klimakteriumstherapeutika sind zu dokumentieren.

35. Lipidsenker,
- ausgenommen bei bestehender vaskulärer Erkrankung (KHK, cerebrovaskuläre Manifestation, pAVK)
- ausgenommen bei hohem kardiovaskulärem Risiko (über 20 % Ereignisrate/10 Jahre auf der Basis der zur Verfügung stehenden Risikokalkulatoren).

36. unbesetzt

37. Muskelrelaxantien in fixer Kombination mit anderen Wirkstoffen

38. Otologika,
- ausgenommen Antibiotika oder Kortikosteroide bei Entzündungen des äußeren Gehörganges.

39. Prostatamittel, sofern ein Therapieversuch über 24 Wochen Dauer erfolglos geblieben ist. Nach erfolgreichem Therapieversuch ist eine längerfristige Verordnung zulässig.

Art, Dauer und Ergebnis des Einsatzes von Prostatamitteln sind zu dokumentieren.

40. Rheumamittel (Analgetika/ Antiphlogistika/Antirheumatika) zur externen Anwendung

41. Rhinologika in fixer Kombination mit gefäßaktiven Stoffen

42. Roborantien, Tonika und appetitanregende Mittel

43. Saftzubereitungen für Erwachsene,
- ausgenommen von in der Person des Patienten begründeten Ausnahmen.

Der Einsatz von Saftzubereitungen für Erwachsene ist besonders zu begründen.

44. Stimulantien, z.B. Psychoanaleptika, Psychoenergetika, coffeinhaltige Mittel
- ausgenommen bei Narkolepsie
- ausgenommen Hyperkinetische Störung bzw. Aufmerksamkeitsdefizit/Hyperaktivitätsstörung (ADS/ADHS) bei Kindern ab 6 Jahren und Weiterführung der Therapie bei Jugendlichen im Rahmen einer therapeutischen Gesamtstrategie, wenn sich andere Maßnahmen allein als unzureichend erwiesen haben. Der Einsatz von Stimulantien ist im Verlauf besonders zu dokumentieren.

45. Tranquillantien,
- ausgenommen zur Kurzzeittherapie bis zu 4 Wochen
- ausgenommen für eine länger als 4 Wochen dauernde Behandlung in medizinisch begründeten Einzelfällen.

Eine längerfristige Anwendung von Tranquillantien ist besonders zu begründen.

46. Umstimmungsmittel und Immunstimulantien zur Stärkung der Abwehrkräfte

47. Venentherapeutika,
- ausgenommen Verödungsmittel

48. Zellulartherapeutika und Organpräparate

III Verordnung über Verschreibung, Abgabe und Nachweis des Verbleibs von Betäubungsmitteln

III Verordnung über Verschreibung, Abgabe und Nachweis des Verbleibs von Betäubungsmitteln

Betäubungsmittel-Verschreibungsverordnung (BtMVV) vom 16.12.1981 (BGBl. I S. 1427) in der neuen Fassung vom 20.1.1998 (BGBl. I S. 74), zuletzt geändert durch Artikel 34 des Gesetzes vom 26.3.2007 (BGBl. I S. 378)

Jeder approbierte Arzt darf starke Opioide, in Deutschland unter „Betäubungsmittel" eingestuft, als Analgetika auf speziellen Rezepten verordnen. Diese können in der Bundesopiumstelle angefordert werden. Eine Substitutionstherapie mit Opioiden ist hingegen nur nach Erwerb einer entsprechenden Qualifikation möglich.

Die Verschreibung eines starken Opioids zur Schmerztherapie muss begründet sein. Sie wird im Rahmen der geltenden BtMVV und der aktuellen Rechtsprechung als begründet angesehen, wenn die erforderliche Schmerzlinderung mit anderen Therapieoptionen nicht erreichbar ist, d.h. die Anwendung nach den anerkannten Regeln der ärztlichen Wissenschaft zulässig und geboten ist und erst das Opioid eine ausreichende Schmerzlinderung ermöglicht.

Eine Verschreibung gilt als nicht begründet, wenn bei Missbrauchsgefahr der bestimmungsgemäße Gebrauch des Opioids nicht sichergestellt ist. Gleiches gilt, wenn die verordnete Menge medizinisch nicht gerechtfertigt ist. Das bedeutet, dass es Fälle gibt, in denen der Arzt nicht an die handelsübliche Packungseinheit gebunden ist und weniger verordnen darf, als in dieser enthalten ist.

Bei der Festsetzung der Gebrauchsanweisung, insbesondere für eine Dauerbehandlung, ist darauf zu achten, dass sich beim Patienten nicht Missbrauchs-begünstigende Bestände des Opioids ansammeln können.

Die Anforderungen an die Ärzte für eine Substitutionstherapie werden von den Landesärztekammern festgelegt. Die Bundesärztekammer hat in Richtlinien den anerkannten Stand der Wissenschaft für die Substitutionsbehandlung (§ 5) einschließlich der Bewertung der bisherigen Erfolge bei der Substitution festzustellen und deren Dokumentation zu vereinheitlichen.

Betäubungsmittel (BtM) dürfen nur als Zubereitungen (auch als Salze) in den dafür festgesetzten **Höchstmengen** (vgl. Tab. III.1) vom Arzt verschrieben werden (§ 1). BtM für einen Patienten dürfen nur nach Vorlage eines ausgefertigten BtM-Rezeptes (Verschreibung) und für den Stationsbedarf nur nach Vorlage eines ausgefertigten BtM-Anforderungsscheins abgegeben werden. Der BtM-Bestand ist in der Praxis oder auf den Stationen lückenlos nachzuweisen.

Für einen Patienten darf der Arzt innerhalb von 30 Tagen ein oder zwei BtM unter Berücksichtigung der Höchstabgabemengen (§ 2; Tab. III.1) verordnen. Für den dauerbehandelten Patienten darf der Arzt unter Wahrung der Sicherheit des BtM-Verkehrs die Zahl der verordneten BtM und die angegebenen Höchstmengen überschreiten. Diese Verordnungen sind mit „A" zu kennzeichnen.

Wenn stationäre Patienten in die ambulante Nachbetreuung entlassen werden, darf ihnen zur Sicherstellung der medikamentösen Versorgung der Opioidbedarf bis zu drei Tagen mitgegeben werden. Dazu ist keine Verschreibung auf einem BtM-Rezept nötig, sondern es genügt die Austragung aus dem BtM-Buch der Station. Diese muss korrekt erfolgen, um den Verbleib des Opioids nachvollziehbar zu machen.

Diese Regelung dient vor allem dem Zweck, Patienten auch bei einer Entlassung am Ende der Woche zu versorgen.

Für seinen **Praxis-** oder **Stationsbedarf** darf der Arzt die in Tabelle III.1 angeführten Arzneimittel verordnen und zusätzlich
* Kokain zur Lokalanästhesie (Eingriffe am Kopf als maximal 20-prozentige Lösung oder zweiprozentige Salbe),
* die Narkoanalgetika Alfentanil, Remifentanil und Sufentanil

bis zu einem durchschnittlichen Zwei-Wochen-Bedarf verschreiben, mindestens jedoch die kleinste Packungseinheit. Der Vorrat an jedem BtM sollte einen Monatsvorrat für jedes BtM nicht überschreiten.

Tabelle III.1: Zusammenstellung der durch den Arzt verordnungsfähigen BtM mit Angabe der Höchstmenge

Betäubungsmittel	Höchstmenge (in mg) (für 30 Tage)
Amfetamin	600
Buprenorphin	800
Codein (als Substitutionsmittel)	40.000
Dihydrocodein (als Substitutionsmittel)	40.000
Dronabinol	500
Fenetyllin	2.500
Fentanyl	340
Hydrocodon	1.200
Hydromorphon	5.000
Levacetylmethadol	2.000
Levomethadon	1.500
Methadon	3.000
Methylphenidat	2.000
Modafinil	12.000
Morphin	20.000
Opium, eingestelltes	4.000
Opiumextrakt	2.000
Opiumtinktur	40.000
Oxycodon	15.000
Pentazocin	15.000
Pethidin	10.000
Phenmetrazin	600
Piritramid	6.000
Tilidin	18.000
oder: ein BtM aus Anlage III des Betäubungsmittelgesetzes außer Alfentanil, Cocain, Etorphin, Remifentanil und Sufentanil	

Für den Stationsbedarf darf nur der Arzt verschreiben, der ein Krankenhaus oder eine Teileinheit leitet oder diese vertretend beaufsichtigt (§ 2). Die Betäubungsmittel werden nur auf einem BtM-Anforderungsschein verschrieben. Diese Scheine sind für den ambulanten Bereich wertlos, wenn das Krankenhaus eine eigene Apotheke besitzt, andernfalls werden sie vereinbarungsgemäß in einer festgelegten Apotheke eingelöst. Der Krankenhausarzt darf die für den Praxisbedarf angegebenen BtM unter Beachtung der dafür festgelegten Beschränkungen verordnen. Belegärzte haben die gleichen Rechte wie die Krankenhausärzte, wenn die von ihnen zu versorgende Einheit von anderen Einheiten abgegrenzt ist.

III.1. Form des BtM-Rezeptes

BtM-Rezepte sind dreiteilige amtliche Formblätter (§ 8). Sie werden vom Bundesinstitut für Arzneimittel und Medizinprodukte (BfArM) abgegeben, sind nummeriert, werden an den Arzt personengebunden vergeben und sind nur im Vertretungsfall übertragbar. BtM-Rezepte sind durch den Arzt gegen Entwendung zu sichern. Teil III der ausgefertigten und alle Teile von fehlerhaft ausgefertigten BtM-Rezepten sind 3 Jahre lang aufzubewahren. Die Teile I und II sind zur Vorlage in einer Apotheke bestimmt. Da es sich um ein Original und 2 Durchschriften handelt, müssen alle 3 Teile übereinstimmen! Auf Verlangen der Landesbehörde ist der Arzt zur Vorlage des BtM-Blocks verpflichtet.

III.2. Ausfüllen des BtM-Rezeptes

Auf dem BtM-Rezept sind nachfolgende Angaben erforderlich (§ 9):
- Personalien des Patienten
- Ausstellungsdatum
- Arzneimittelbezeichnung,
  soweit dadurch eine der nachstehenden Angaben nicht eindeutig bestimmt ist, jeweils zusätzlich Bezeichnung und Gewichtsmenge des enthaltenen Betäubungsmittels je Packungseinheit, bei abgeteilten Zubereitungen je abgeteilter Form, Darreichungsform
- Gewichtsmenge in g oder ml und Stückzahl der abgeteilten Form
- Gebrauchsanweisung mit Einzel- und Tagesdosis oder Angabe „Gem(äß) schriftl(icher) Anw(eisung)", wenn dem Patienten eine schriftliche Anweisung übergeben wird
- Zusätzliche Angabe von „A" (Überschreitung der Höchstabgabemenge), „S" (Substitutionsbehandlung), „K" (Verordnung auf Kauffahrteischiffen) oder „N" (Notfall) je nach Ausnahme bzw. von „Praxisbedarf"
- Name, Berufsbezeichung und Anschrift des verordnenden Arztes inkl. Telefonnummer
- Unterschrift (bei Vertreter: „i.V.")

Diese Angaben müssen einheitlich auf allen drei Teilen des Formulars erkennbar sein.
BtM-Rezepte dürfen auch maschinell ausgefüllt werden. Angaben zum enthaltenen BtM und zur Darreichungsform sind nur noch dann erforderlich, wenn sie aus der Arzneimittelbezeichnung nicht eindeutig zu bestimmen sind. Die Angabe „Praxisbedarf" ersetzt die Personalien des Patienten; die Angabe „in Vertretung" muss ggf. auf dem Rezept vermerkt werden.
Überschreitet die Menge des auf einem Rezept verordneten BtM die Höchstmenge oder enthält ein Rezept die Verordnung von mehr als zwei BtM, muss dieses Rezept mit „A" gekennzeichnet werden, eine Meldung an die zuständige Landesbehörde ist nicht erforderlich.
Bei Verordnungen für Patienten in Alten- oder Pflegeheimen bzw. Hospizen kann festgelegt werden, dass die Verordnung nicht dem Patienten ausgehändigt, sondern dem behandelnden Arzt bzw. von ihm beauftragten, eingewiesenen und kontrollierten Personal seiner Praxis bzw. des Heims überlassen wird. Eine Zwischenlagerung und die erforderliche Nachweisführung erfolgen gem. §§ 13 und 14 BtMVV.

III.3. Betäubungsmittelanforderungsscheine (für Stationsbedarf)

Diese Scheine (§§ 10, 11) sind dreiteilige amtliche Formblätter und können beim BfArM angefordert werden (Vordrucke des BfArM verwenden). Teile I und II werden in der Apotheke vorgelegt, Teil III verbleibt auf der Station. Die Scheine sind personen- bzw. stationsgebunden zu verwenden, Teil III ist mit den Unterlagen 3 Jahre aufzubewahren. Der Schein soll die verschiedenen BtM ohne Signatur enthalten: Anstelle der Personalien eines Patienten ist die Station einzutragen. Fehlerhaft ausgefüllte Exemplare sind 3 Jahre komplett und entwertet aufzuheben. Auf dem Schein sind einzutragen: Angaben zur Einrichtung, Ausstellungsdatum, Bezeichnung und Menge des BtM, Name des Arztes inkl. Telefonnummer, Unterschrift.

III.4. Abgabe von BtM auf ein ausgefülltes BtM-Rezept

BtM werden in der Apotheke gegen Vorlage des BtM-Formulars abgegeben (§ 12). Die Abgabe von BtM auf Rezept unterbleibt, wenn das Rezept nicht den formalen Anforderungen entspricht, Vorschriften nicht beachtet wurden oder die Ausfertigung länger als 7 Tage zurückliegt bzw. die Kennzeichnung „N" enthält. Als Irrtümer auf BtM-Rezepten gelten z.B. falsche, unleserliche oder den Vorschriften nicht vollständig entsprechende (Dosis-)Angaben. In solchen Fällen kann der Apotheker nach Rücksprache mit dem Arzt Änderungen auf dem Rezept vornehmen. Fehlende Angaben zur Person können ergänzt werden, wenn diese sie glaubhaft versichern kann. Ist eine Änderung nicht möglich, kann eine Teilmenge des BtM abgegeben werden, wenn glaubhaft versichert wird, dass es sich um die Behandlung eines dringenden Falles handelt, bei dem die unverzügliche Anwendung des BtM erforderlich ist. Der Apothekenleiter muss den Arzt davon unverzüglich informieren. Rücksprachen mit dem Arzt sind vom Apotheker auf den Teilen I und II der BtM-Vordrucke zu vermerken. Teil I muss 3 Jahre aufbewahrt werden, Teil II dient der Abrechnung.

III.5. BtM für Einrichtungen des Rettungsdienstes und „Notverordnung"

BtM dürfen durch den Rettungsdienst verordnet und verabreicht werden (§ 6). Es gelten die Vorschriften über das Verschreiben für den Stationsbedarf. Der Träger des Rettungsdienstes beauftragt einen Arzt mit den Bestellungen der BtM. Obligat ist das Führen eines BtM-Buches. Der mit der Lieferung der BtM beauftragte Apotheker kontrolliert die BtM-Vorräte und das BtM-Buch halbjährlich und meldet diese Kontrollen der Landesbehörde.

BtM dürfen in Notfällen unter Beschränkung auf die zur Behebung des Notfalles erforderliche Menge ohne Verwendung eines dreiteiligen BtM-Formulars als zu kennzeichnende „Notfall-Verschreibung" verordnet werden. Der Arzt ist aber verpflichtet, die Verschreibung unter Verwendung von „N" unverzüglich auf einem BtM-Rezept nachzureichen. Die Notfall-Verordnung wird dauerhaft mit der ersten provisorischen Verordnung, die in der Apotheke verbleibt, verbunden.

Bei einem Großschadensfall sind die BtM von dem zuständigen leitenden Notarzt zu verschreiben und von ihm für diesen Schadensfall zusammengefasst nachzuweisen und der Landesbehörde unter Angabe der nichtverbrauchten BtM anzuzeigen. Die Behörde legt fest, wo die nichtverbrauchten BtM verbleiben.

III.6. Nachweisführung und Bestandsprüfung

In den Praxen und Stationen sind über den Verbleib und Bestand für jedes BtM unter Angabe der Bezeichnung, Darreichungsform und Gewichtsmenge getrennt und fortlaufend auf amtlichen Formblättern Aufzeichnungen zu führen (§§ 13, 14). Dazu können Karteikarten nach amtlichem Formblatt oder sogenannte BtM-Bücher verwendet werden. Die Aufzeichnungen können auch mit elektronischer Datenaufzeichung erfolgen. Die Veränderungen des Bestandes (Zu- und Abgang) sind mit Datumsangaben zu dokumentieren. Zu- und Abgänge sowie die Bestände werden am Ende eines jeden Monats vom Arzt für den Praxis- bzw. Stationsbedarf kontrolliert. Bei Nachweisführung mit EDV erfolgt die Prüfung mit zum Monatsende angefertigten Ausdrucken. Die Belege sind 3 Jahre aufzubewahren.

III.7. Ordnungswidrigkeiten, Straftaten

Je nach Schwere der begangenen „Fehlleistungen" (Fahrlässigkeit, Vorsatz) bei der Verordnung von BtM können Sanktionen verhängt werden (§§ 16, 17), die sich bis zu Gefängnisstrafen von 2 Jahren ausweiten können.

III.8. Formblätter

Die amtlichen Formblätter für die Verschreibung (BtM-Rezepte) können bei der Bundesopiumstelle des BfArM (Kurt-Georg-Kiesinger-Allee 3, 53175 Bonn) angefordert werden (§ 15), wobei der Arzt bei der ersten Bestellung seine Berufsberechtigung nachzuweisen hat (§ 8). Die Rezepte sind (Ausnahme: Praxisvertreter) nur persönlich zu verwenden. Der Verlust ist dem BfArM sofort anzuzeigen. Bei Praxisauflösung sind die verbliebenen Rezepte zurückzusenden.

III.9. Behandlung BtM-abhängiger Patienten

Der Arzt darf Substitutionsmittel (§ 5) verordnen
- für die Behandlung opiatabhängiger Patienten zur schrittweisen Wiederherstellung der Opiatabstinenz und Stabilisierung des Gesundheitszustandes
- für die Unterstützung der Behandlung einer neben der Opiatabhängikit bestehenden Erkrankung
- für die Risikominderung der Opiatabhängigkeit während der Schwangerschaft.

Der Patient muss umfassend behandelt werden, wozu auch erforderliche psychiatrische, psychotherapeutische oder psychosoziale Maßnahmen gehören. Der Patient muss die Substitutionsmittel bestimmungsgerecht verwenden und darf keine weiteren Stoffe gebrauchen, die den Zweck der Substitution gefährden. Es muss gesichert sein, dass er nicht von einem zweiten Arzt substituiert wird (Ausnahme: „Konsilariusregelung", § 5 Abs. 3). Der Patient muss sich mindestens einmal wöchentlich vorstellen.

Die Ärzte müssen die Mindestanforderungen an eine suchtmedizinische Qualifikation erfüllen. Dem BfArM werden im halbjährlichen Abstand alle Ärzte von den Landesärztekammern mitgeteilt, die über diese Qualifikation verfügen (Überprüfung der Berechtigung zur Substitution). Für Ärzte, die für nicht mehr als drei Patienten im gleichen Behandlungszeitraum Substitutionsmittel verordnen, gilt eine Ausnahmeregelung (§ 5 Abs. 3): Sie müssen diese Patienten aber zu Beginn der Behandlung und einmal pro Quartal einem Konsiliarius vorstellen, der über diese Qualifikation verfügt.

Für die Behandlung BtM-Abhängiger (§ 5 Abs. 4) darf der Arzt zur Substitution Levomethadon, Methadon, Levacetylmethadol, Buprenorphin oder ein zur Substitution zugelassenes Substitutionsmittel oder in begründeten Ausnahmefällen Codein bzw. Dihydrocodein (§ 5 Abs. 4) verordnen. Die Auswahl erfolgt nach den Regeln der ärztlichen Kunst und dem Stand der Wissenschaft erfolgt. Verordnungen zur Substitutionsbehandlung sind mit einem „S" zu kennzeichnen (s. Tab. III.1).

Das Rezept wird nicht dem Patienten ausgehändigt, sondern muss vom Arzt oder von beauftragtem Hilfspersonal in der Apotheke eingelöst werden. Das Substitutionsmittel wird dem Patienten in der Praxis oder einer anderen geeigneten kontrollierten Einrichtung zum unmittelbaren Verbrauch überlassen. Das BtM muss in Gegenwart des Arztes oder einer beauftragten Person in einer zur parenteralen Anwendung nichtgeeigneten Form appliziert werden. An Wochenenden sollte das BtM evtl. auf einer Sozialstation etc. eingenommen werden. **Codein und Dihydrocodein können dem Patienten ausnahmsweise in Form einer Tagesdosis (in abgeteilten Einzeldosen) zur Selbstmedikation überlassen werden.** Durch labordiagnostische Verfahren ist sicherzustellen, dass neben dem zur Substitution verordneten BtM nicht andere Suchtmittel eingenommen werden. Laborkontrollen sind bei diesen Patienten in Abständen erforderlich.

BtM-Rezepte mit einem BtM-Bedarf von 7 Tagen (sog. „Take-Home"-Verordnungen; § 5 Abs. 8) dürfen Patienten erst ausgehändigt werden, wenn der Verlauf der Behandlung dies zulässt und die Sicherheit des Betäubungsmittelverkehrs nicht beeinträchtigt wird. Die Patienten sollten sich bereits 6 Monate in ärztlicher Behandlung sowie in einer Psycho- und Sozialtherapie befinden. Die Gabe (tägliche Einzeldosis) erfolgt in einer zur parenteralen Anwendung nichtgeeigneten Form. Wechselt der Patient den Arzt, ist ihm eine auf einem Betäubungsmittelrezept eine „Substitutionsbescheinigung" nur zur Vorlage bei dem künftigen behandelnden Arzt auszustellen, in der neben seinen Personalien das Substitutionsmittel und die Tagesdosis anzuführen sind.

Sogenannte „Take-Home"-Verordnungen sind nicht zulässig, wenn der Patient

- zusätzlich Stoffe konsumiert, die ihn zusammen mit dem Substitutionsmittel gefährden
- noch nicht auf eine stabile Dosis eingestellt ist
- Stoffe missbräuchlich konsumiert.

Die Dokumentation über die Behandlung des Patienten ist gegebenenfalls der Landesbehörde zur Einsicht und Auswertung vorzulegen. Darüber hinaus sind Patienten, die ein Substitutionsmittel erhalten, in anonymisierter Form (Patientencode) zu melden, um eine bundesweite Substitutionsstatistik beim BfArM anfertigen zu können („Substitutionsregister": Ausschluss von Mehrfachsubstitutionen, Übersicht über die verordnenden Ärzte; § 5a).

III.10. Rezeptbeispiele

1. Verordnung eines parenteral verabreichbaren Morphinpräparates bis zur Höchstmenge von 20.000 mg für den Bedarf von 30 Tagen (hier: 3.600 mg)

Rp.
Morphin Merck 20 Ampullen, 20 mg, Nr. 180
DS: 4-stdl. 1 Ampulle s.c. injizieren
(durch die Gemeindeschwester/Sozialstation)

2. Verordnung eines oral verabreichbaren Morphinpräparates bis zur Höchstmenge von 20.000 mg für den Bedarf von 30 Tagen (hier: 9.000 mg)

Rp.
MST 100 mg Mundipharma Retardtabletten, 100 mg, Nr. 90
DS: 8-stdl. 1 Tbl.

3. Verordnung zweier oral verabreichbarer Morphinpräparate in zwei unterschiedlichen Zubereitungsformen (Retardpräparat und nichtretardiertes Präparat) für den Bedarf von 30 Tagen (hier: 10.600 mg)

Rp.
MST 100 mg Mundipharma Retardtabletten, 100 mg, Nr. 90
DS: gem. schriftl. Anw.

Sevredol 20 Filmtabletten, 20 mg, Nr. 80
DS: gem. schriftl. Anw.

Kommentar: Es genügt eine derartige Signatur auf dem BtM-Rezept, wenn dem Patienten nachweislich eine schriftliche Anweisung zu Dosierung und Zeitintervall der Einnahme ausgehändigt wurde (hier müsste z.B. a.a.O. formuliert werden: MST 8-stdl. 1 Retardtbl.; Sevredol: bei Bedarf zusätzlich zwei Tabl. Sevredol im maximalen Zeitabstand von vier Stunden).

4. Verordnung eines Fentanyl-Pflasters bis zu einer Höchstmenge von 340 mg für den Bedarf von 30 Tagen (hier: 200 mg)
   Hinweis: Die Rezeptur bezieht sich auf den gesamten Fentanylgehalt des jeweiligen Pflasters und nicht allein auf die stündliche Freigabemenge. Nach der regulär nach 72 Stunden erfolgenden Entfernung enthält das Pflaster noch erhebliche Fentanylmengen.
   So enthalten die Pflaster je nach Dosis nach 72 Stunden noch folgende Mengen Fentanyl:

25 µg/Std.	4,2 mg
50 µg/Std.	8,4 mg
75 µg/Std.	12,6 mg
100 µg/Std.	16,8 mg

Rp.
Durogesic 50 µg/Std. SMAT, 8,4 mg, Nr. 40
DS: alle 72 Stunden ein Pflaster wechseln

5. Verordnung eines Morphinpräparates mit Überschreitung der Höchstmenge von 20.000 mg für einen Zeitraum bis zu 30 Tagen (hier: 45.000 mg)

Rp. A
Capros 100 mg Retardkapseln, 100 mg, Nr. 450
DS: 8-stdl. 5 Kapseln

6. Verordnung eines Levomethadon-Rezeptes zur Substitution eines ehemalig Heroinabhängigen
   Grundsatz: ist eine tägliche Substitution. In Einzelfällen kann nach erreichter Therapiestabilität eine Gesamtdosis für den Bedarf bis zu 7 Tagen verschrieben werden (§ 5).
   Auf dem folgenden Rezept sind täglich 13 ml (= 85 mg) verordnet. Das verschriebene Gesamtvolumen von 100 ml reicht für 7 Tage.

Rp. S
L-Polamidon-Lösung zur Substitution 500 mg, 100 ml
DS: Morgens 13 ml einnehmen

Hinweis: Die Landesbehörde ist nur in den Fällen zu verständigen, in denen über 7 Tage hinaus verschrieben wird. Diese Verschreibungen dürfen in einem Jahr insgesamt die für 30 Tage benötigte Menge des Substitutionsmittels nicht überschreiten (§ 5).

IV Meldung unerwünschter Arzneimittelwirkungen

IV Meldung unerwünschter Arzneimittelwirkungen

IV.1. Warum ist es notwendig, unerwünschte Arzneimittelwirkungen (UAW) zu melden?

Vor ihrer Zulassung werden Arzneimittel in klinischen Studien getestet. Diese schließen allerdings nur eine begrenzte Anzahl von Patienten ein, meist wenige Hundert bis wenige Tausend für ein neues Arzneimittel. Außerdem gelten für sie z.B. enge Ein- und Ausschlusskriterien, die der täglichen Praxis nicht entsprechen. Seltene, verzögert oder nur bei Subpopulationen auftretende UAW können häufig erst nach der Markteinführung erkannt werden. Dies gilt oft auch für UAW, die durch Wechselwirkungen bedingt sind.

IV.2. Wie funktioniert das Spontanmeldesystem in Deutschland?

Die Spontanerfassung von UAW trägt wesentlich zur Überwachung im Handel befindlicher Arzneimittel bei. Das System ist grundlegend von der Bereitschaft der Ärzte abhängig, UAW zu melden. Sie sind nach § 6 der ärztlichen Musterberufsordnung in Deutschland dazu verpflichtet, ihnen bekannt werdende UAW der Arzneimittelkommission der deutschen Ärzteschaft (AkdÄ) mitzuteilen. Die AkdÄ ist ein wissenschaftlicher Fachausschuss der Bundesärztekammer (BÄK), die sie ebenso wie die Kassenärztliche Bundesvereinigung (KBV) in allen Fragen der Arzneimitteltherapie und Arzneimittelsicherheit berät. UAW können aber auch an die für das Arzneimittelwesen zuständigen Bundesoberbehörden (BOB), das Bundesinstitut für Arzneimittel und Medizinprodukte (BfArM) bzw. das Paul-Ehrlich-Institut (PEI) oder den pharmazeutischen Hersteller gemeldet werden. Zwischen den BOB und der AkdÄ besteht eine enge Zusammenarbeit, z.B. durch die Pflege einer gemeinsamen UAW-Datenbank und Kooperation in verschiedenen Ausschüssen.

IV.3. Was ist eine unerwünschte Arzneimittelwirkung?

Der Begriff „unerwünschte Arzneimittelwirkung" wurde 1969 von der WHO definiert als eine Reaktion, „die schädlich und unbeabsichtigt ist und bei Dosierungen auftritt, wie sie normalerweise beim Menschen zur Prophylaxe, Diagnose oder Therapie eingesetzt werden".

Von unerwünschten Arzneimittelwirkungen abzugrenzen sind **unerwünschte Ereignisse**. Damit werden alle Befindlichkeitsstörungen sowie alle subjektiven und objektiven Krankheitssymptome bezeichnet, die während einer medikamentösen Therapie unabhängig von einer möglichen Kausalität beobachtet werden, also z.B. auch ein unverschuldeter Unfall.

Wird mehr als ein Arzneimittel eingenommen, kann es zu Interaktionen kommen und die Wahrscheinlichkeit für das Auftreten einer UAW erhöht sich.

Unerwünschte Arzneimittelwirkungen werden nach verschiedenen Kriterien weiter eingeteilt.

Unterschieden wird z.B. zwischen dosisabhängigen und dosisunabhängigen (Typ A „augmented reaction" und Typ B „bizarre reaction"), unbekannten und bekannten (abhängig davon, ob sie in der Fach- oder Gebrauchsinformation aufgeführt sind) sowie unerwarteten und erwarteten (je nach Vorliegen von Hinweisen auf die Möglichkeit für eine solche Reaktion) unerwünschten Arzneimittelwirkungen. Vermeidbare UAW sind dadurch charakterisiert, dass sie durch Fehler der behandelnden Ärzte im Umgang mit Arzneimitteln entstehen, z.B. durch die Wahl falscher Dosierungen oder die Nichtbeachtung von Kontraindikationen, aber auch aufgrund falscher Anwendung durch den Patienten. Schwerwiegend ist eine UAW nach Definition der European Medicines Agency (EMEA) von 1995, wenn sie tödlich oder lebensbedrohend ist, zu Arbeitsunfähigkeit oder einer dauerhaften Behinderung führt, eine stationäre Behandlung oder ihre Verlängerung zur Folge hat, zu einer kongenitalen Anomalie führt oder beinahe zu einer der oben angeführten Situationen geführt hätte.

Die Entscheidung, ob ein klinisches Ereignis mit der Einnahme eines Arzneimittels kausal verknüpft ist oder nicht, ist bei der Beurteilung von UAW-Meldungen essenziell. Für die Meldung einer UAW braucht diese Entscheidung vom Meldenden allerdings nicht selbst getroffen zu werden, da auch und gerade Verdachtsfälle angezeigt werden können und sollen.

Für die Kausalitätsbeurteilung werden von der bearbeitenden Institution, z.B. der AkdÄ, verschiedene Kriterien herangezogen, die z.B. den zeitlichen Verlauf, das Ergebnis einer evtl. Reexposition, die Plausibilität eines Zusammenhangs und Veränderungen von Laborwerten betreffen. Außerdem wird recherchiert, ob ähnliche Meldungen bereits bekannt sind.

IV.4. Welche Fälle sollen gemeldet werden?

Von besonderem Interesse sind:
- alle **schweren** unerwünschten Arzneimittelwirkungen, also alle UAW, die tödlich oder lebensbedrohend waren, zu Arbeitsunfähigkeit oder einer erheblichen Beeinträchtigung führen, eine stationäre Behandlung oder deren Verlängerung zur Folge hatten oder zu einer kongenitalen Anomalie führen
- UAW von **neu eingeführten Substanzen** (d.h. bis 5 Jahre nach ihrer Zulassung)
- alle bisher **unbekannten** (d.h. nicht in der Fachinformation aufgeführten) UAW
- alle UAW, die bei Kindern auftreten
- verzögert auftretende UAW.

Das gilt auch und insbesondere für Verdachtsfälle!
Gemeldet werden sollte der Verdacht auf eine UAW auch dann, wenn das in der Kritik Arzneimittel im Rahmen eines Off-Label-Use, also bei in Deutschland nicht zugelassener Indikation, gegeben wurde.

IV.5. Wie kann gemeldet werden?

Ein Meldebogen ist einmal pro Monat auf der dritten Umschlagseite des Deutschen Ärzteblattes abgedruckt oder unter www.akdae.de abrufbar. Online-Meldungen sind möglich. Es kann aber zunächst auch formlos oder telefonisch gemeldet werden, z.B. an die AkdÄ (Telefon: 030 400456-500, Telefax: 030 400456-555, E-Mail: phv@akdae.de).

IV.6. Welche Informationen sind für eine Meldung notwendig?

- Daten zur eindeutigen Zuordnung des Fallberichtes: Geburtsdatum, Geschlecht und Initialen des Patienten
- verdächtigtes Arzneimittel: Name, Applikationsweg, Dosis, Dauer der Gabe (Beginn und Ende), evtl. Indikation
- Art der Reaktion: Diagnose, Beschreibung, Dauer (Beginn und Ende), Verlauf, ggf. Behandlung
- Daten zum Meldenden: Name, Berufsbezeichnung, Adresse (ausschließlich für Rückfragen!)

Besonders bei der Meldung schwerer UAW ist es nützlich, wenn ein Arztbrief beigelegt wird. Bei Meldung an die AkdÄ ist eine vertrauliche Behandlung der Daten sichergestellt.

IV.7. Was geschieht mit den UAW-Meldungen?

In der Geschäftsstelle der AkdÄ werden die eingehenden UAW-Berichte täglich durch Ärzte bewertet. So wird z.B. geprüft, ob die UAW bekannt ist und in adäquater Form in der Fachinformation beschrieben wird. In der gemeinsam mit dem BfArM geführten UAW-Datenbank wird nach ähnlichen Fällen recherchiert. Häufig wird mit Fachmitgliedern der AkdÄ Kontakt aufgenommen, die als Experten zur Bewertung der Kausalität ausführlich Stellung nehmen. Jeder berichtende Arzt erhält ein Antwortschreiben, dem in den meisten Fällen zusätzliche Informationen (z.B. UAW-Datenbankrecherchen, Literatur zum Thema) beigefügt werden. Dann werden die UAW-Berichte in die UAW-Datenbank aufgenommen und pseudonymisiert an die zuständige BOB weitergeleitet.

IV.8. Zu welchen Konsequenzen können UAW-Meldungen führen?

Aktuelle Arzneimittelrisiken werden im mehrmals jährlich stattfindenden Ausschuss „Unerwünschte Arzneimittelwirkungen" bei der AkdÄ (UAW-Ausschuss) sowie im „Ärzteausschuss Arzneimittelsicherheit" beim BfArM (ÄAAS) diskutiert. Ergebnisse werden z.B. durch Publikationen im Deutschen Ärzteblatt oder in dem von der AkdÄ herausgegebenen unabhängigen Informationsblatt „Arzneiverordnung in der Praxis" (AVP) an die Ärzteschaft weitergegeben. Weisen die gewonnenen Erkenntnisse auf die Möglichkeit von Arzneimittelrisiken hin, leitet die zuständige BOB die erforderlichen Maßnahmen auf der Grundlage des Arzneimittelgesetzes ein (s. V2. Stufenplan). Sie reichen von einer intensivierten Beobachtung, einer Änderung der Gebrauchs- oder Fachinformation bis zur Marktrücknahme des Arzneimittels.
Zusätzlich bietet die AkdÄ mit der Drug-Safety-Mail einen Service mit aktuellen Informationen zur Arzneimittelsicherheit an (http://www.akdae.de/49/20/index.html).

Im AVP-Sonderheft Pharmakovigilanz Bd. 32, Sonderheft, 2005 finden sich weitere Informationen zum Thema. Es ist auf der Homepage der AkdÄ unter www.akdae.de abrufbar.

V Zulassungsverfahren und Stufenplan

V Zulassungsverfahren und Stufenplan

Arzneimittel nehmen unter den Handelsgütern eine Sonderstellung ein, weil

- meistens nicht der Patient als Anwender, sondern der Arzt oder der Apotheker über die Auswahl einer geeigneten Substanz- entscheidet.
- oft weder für den Patienten noch für den Arzt eine kurzfristige Feedback-Beurteilung des erzielten therapeutischen Nutzens oder eine Zuordnung evtl. aufgetretener unerwünschter Arzneimittelwirkungen (UAW) zur Arzneimittelanwendung leicht mög- lich ist
- wegen der biologisch-individuellen Wirkung sowohl erwünschte als auch unerwünschte Wirkungen im Einzelfall schwer vorhersagbar sind und ihre Häufigkeit nur statistisch zu ermitteln ist.
- die Anwendung von Arzneimitteln in aller Regel wegen der notwendigen Therapiekontrolle oder potenziell schwerwiegender UAW nicht der Erfahrung der behandelten Patienten als Laien überlassen werden kann, sondern einer fachlichen Beratung bedarf.

Daher ist im Arzneimittelgesetz (AMG) der Vertrieb von Fertigarzneimitteln an eine staatliche Zulassung gebunden, die dem phar- mazeutischen Unternehmen auf Antrag erteilt werden kann. In Deutschland beurteilen zwei Bundesoberbehörden (BOB), das Bun- desinstitut für Arzneimittel und Medizinprodukte (BfArM) und – für Impfstoffe, monoklonale Antikörper, Sera und Blutprodukte – das Paul-Ehrlich-Institut (PEI), Anträge auf Zulassungen von Arzneimitteln (Vor-Markt-Kontrolle). Sie haben damit entscheidenden Einfluss auf die qualitative Ausgestaltung des Marktes. Nur Fertigarzneimittel mit einem medizinisch vertretbaren Verhältnis von potenziellem Nutzen und Risiko können bzw. dürfen auf den Markt kommen oder bleiben (Nach-Markt-Kontrolle, „Pharmakovigilanz"). Eine Anpassung der Zulassung von Arzneimitteln an neue Erkenntnisse zur Sicherheit bzw. zur Risikosenkung kann mit Änderungs- anzeigen durch den pharmazeutischen Unternehmen oder, bei umfangreichen oder tiefer greifenden Sicherheitsfragen, in einem so genannten „Stufenplanverfahren" vorgenommen werden.

Aufgrund der Regelungen zur Vereinheitlichung des Arzneimittelrechtes in der Europäischen Union ist die Bundesrepu- blik Deutschland in ihren Entscheidungen über Arzneimittel und in der Beurteilung auf die fachliche Diskussion und den Konsens mit anderen Arzneimittelbehörden angewiesen. Mehr und mehr Arzneimittelzulassungen werden im Zusammen- wirken zwischen den EU-Ländern auf dem Weg der „gegenseitigen Anerkennung" oder – soweit es sich um innovative oder gen- technisch hergestellte Arzneimittel handelt – im sogenannten „zentralisierten Verfahren" erteilt. Ihr Zulassungsstatus inkl. der Pro- duktinformationen ist dann einheitlich und kann nur in einem Gemeinschaftsverfahren wieder geändert werden. Bindende Entscheidungen bei Abschluss eines zentralisierten Zulassungsverfahrens und im Rahmen formeller Risikobewertungsverfahren trifft die EU-Kommission. Sie wird fachlich durch den Ausschuss für Humanarzneimittel (Committee for Human Medicinal Products, CHMP) mit seinen Arbeitsgruppen (Working-Parties) beraten. In ihnen sind kompetente Delegierte (Mediziner, Toxikologen, Epide- miologen, Pharmazeuten) aus den Arzneimittelbehörden der EU-Mitgliedstaaten vertreten. Bei Bedarf werden weitere Experten hin- zugezogen. Die Organisation der CHMP- und Working-Party-Sitzungen sowie die Steuerung der zentralen Verfahren zur Arzneimit- telzulassung und zur Pharmakovigilanz auf EU-Ebene sind Aufgaben der Europäischen Arzneimittelagentur in London (European Medicines Agency, EMEA).

V.1. Zulassungsverfahren

Die Arzneimittelzulassung in Deutschland erfolgt auf der Grundlage schriftlicher, in einem Dossier zusammengestellter Informatio- nen zu pharmazeutischen, pharmakologisch-toxikologischen, klinischen und formalen Aspekten. Mit dem „Zulassungsbescheid" werden als „Zulassungsstatus" eines Arzneimittels die Zusammensetzung des Arzneimittels, das Herstellungsverfahren, die Beschriftung der Behältnisse und der Packung sowie die Fachinformation (für Ärzte und Apotheker) und die als Packungsbeilage verwendete Gebrauchsinformation für Patienten festgelegt. Das individuell nationale Verfahren besteht seit 1978 und wurde bisher auf etwa 51.500 insgesamt verkehrsfähige Humanarzneimittel angewandt. Ein Teil der Arzneimittel war schon vor 1978 im Verkehr und hatte ein solches Verfahren noch nicht durchlaufen. Das für diese Arzneimittel vorgesehene „Nachzulassungsverfahren" wurde Ende 2005 abgeschlossen. Das EU-Verfahren der wechselseitigen Anerkennung haben derzeit etwa 5.000 Arzneimittel durch- laufen, das der zentralen Zulassung etwa 300 Wirkstoffe. Homöopathika, für die keine Anwendungs-gebiete beansprucht werden, werden nicht zugelassen, sondern „registriert" (z. Z. ca. 1.150 Arzneimittel) bzw. wurden „nachregistriert" (ca. 3.450 Arzneimittel). Die Zulassungsunterlagen werden von Mitarbeitern der BOB dahingehend geprüft, ob in ihnen die Wirksamkeit, Unbedenklichkeit und pharmazeutische Qualität der Arzneimittel ausreichend belegt sind.

Bei den beiden Arten von EU-Zulassungsverfahren erfolgt eine Arbeitsteilung in dem Sinne, dass jeweils Wissenschaftler aus zwei Mitgliedstaaten die primäre und umfassende Beurteilung vornehmen und den anderen Ländern einen Assessment-Report zur Kommentierung vorlegen. Delegierte aller Mitgliedstaaten entscheiden in gemeinsamen Sitzungen (u.a. im CHMP), ob sie die beantragte Zulassung befürworten, ändern oder ablehnen oder ggf. weitere Studien fordern.

Eine Zulassung bzw. Registrierung kann durch Anzeige und auf begründeten Antrag hin insofern geändert werden, dass der Text der Produktinformationen geändert wird. Die Aufnahme zusätzlicher Indikationen erfordert allerdings dann, wenn diese sich von den bestehenden wesentlich unterscheiden, eine Neuzulassung. Zulassungen bestehen zunächst immer nur für fünf Jahre; eine erste Verlängerung muss dann vom pharmazeutischen Unternehmen unter Beifügung einer aktuellen Dokumentation über die Erfahrungen bei der Anwendung weltweit, d.h. über den therapeutischen Stellenwert und bekannt gewordene Risiken, bei der zuständigen BOB beantragt werden.

V.2. Stufenplan

Nach der Zulassung können seltene oder bis dahin noch nicht erkannte UAW offenbar werden oder die Häufigkeit der bekannten UAW kann sich als höher erweisen als bisher angenommen. Eine sehr wichtige Erkenntnisbasis dafür sind Berichte, die Ärzte von sich aus an die zuständige BOB, an die Arzneimittelkommission der deutschen Ärzteschaft (AkdÄ) oder den pharmazeutischen Hersteller schicken („Spontanmeldungen"). Aber auch klinische Untersuchungen nach der Zulassung (Phase-IV-Studien [Post Authorisation Safety Studies, PASS] und sogenannte „Anwendungsbeobachtungen") und in der Literatur publizierte Befunde sind wichtige Informationsquellen. Diese können es notwendig machen, dass der Zulassungsstatus für ein Arzneimittel dem Stand der wissenschaftlichen Erkenntnis angepasst wird. Aufseiten der pharmazeutischen Unternehmen sind deren **„Stufenplanbeauftragte"** für die systematische Sammlung dieser Informationen, für ihre Übermittlung an die zuständige BOB und für die Umsetzung der sich daraus ergebenden Konsequenzen verantwortlich. Den BOB kommt Bewertungs- und Genehmigungsfunktion, den Behörden der Bundesländer dagegen eine Aufsichtsfunktion zu. Werden zu einem Arzneimittel Risiken bekannt, zu deren Minderung vom Hersteller selbst keine ausreichenden Maßnahmen eingeleitet werden, eröffnen die BOB ein Verfahren nach dem in § 63 AMG festgelegten und in einer allgemeinen Verwaltungsvorschrift näher geregelten Stufenplan. Ergeben sich aus den vorhandenen Risikoinformationen fachliche Fragen zur Beurteilung des Arzneimittelrisikos, wird in Stufe I des Verfahrens mit dem pharmazeutischen Unternehmen ein Informationsaustausch über das Thema begonnen. Können die pharmazeutischen Unternehmen entweder in ihrer Erwiderung dem Risikoverdacht überzeugende Argumente entgegensetzen oder durch eigenes Handeln der Risikominderung ausreichend Rechnung tragen, wird das Stufenplanverfahren hier beendet. Andernfalls eröffnen die BOB die Stufe II des Verfahrens, indem sie selbst konkrete Schritte zur Risikosenkung ankündigen und begründen. Eingriffskriterium ist nach dem AMG der sogenannte **„begründete Verdacht"** darauf, dass das betroffene Arzneimittel ohne diese Maßnahmen „bei bestimmungsgemäßem Gebrauch schädliche Wirkungen hat, die über ein nach den Erkenntnissen der medizinischen Wissenschaft vertretbares Maß hinausgehen". Der Katalog möglicher Maßnahmen besteht in der Anordnung
- geeigneter Änderungen der Produktinformation im Sinne der Information über neu bekannt gewordene Gefahren oder der Aufforderung zu Vorsichtsmaßnahmen mit dem Ziel ihrer Vermeidung
- bestimmter Herstellungsverfahren
- weiterer Untersuchungen zur Risikoabklärung
- eines vorübergehenden Ruhens der Zulassung
- des Widerrufes der Zulassung.

Zu jedem Zeitpunkt eines laufenden Stufenplanverfahrens kann die AkdÄ in Abstimmung mit den BOB die Ärzteschaft darüber informieren. Stufenplanbescheide werden von der AkdÄ meist über das Deutsche Ärzteblatt der Ärzteschaft bekannt gemacht. Die BOB ordnen die von ihnen für erforderlich gehaltenen Maßnahmen unter Einbeziehung aller Argumente aus der Diskussion in einem Bescheid an. Hiergegen können die pharmazeutischen Unternehmen Widerspruch einlegen und, bei Ablehnung des Widerspruchs, vor Gericht Klage erheben.

Bei Arzneimitteln, die im Zusammenwirken mehrerer EU-Staaten oder zentral zugelassen worden sind, werden neue Risiken ähnlich wie beim Zulassungsverfahren zunächst von ein oder zwei Mitgliedstaaten beurteilt. In der Pharmacovigilance Working Party und im CHMP wird über die Assessment-Reports diskutiert. Der CHMP gibt zu der Sachfrage ein Gutachten (eine sogenannte „Opinion") ab, das der EU-Kommission zur abschließenden bindenden Entscheidung übermittelt wird. Das Verfahren der Entscheidungsfindung in Risikobewertungsverfahren einschließlich des Dialoges mit dem bzw. den pharmazeutischen Unternehmen ist im Detail geregelt (Artikel 31 und 36 der Richtlinie 2001/83/EG, aktuelle Fassung, und Art. 20 der Verordnung 724/2004/EG).

Therapie von Infektionen

1. Bakterielle Infektionen

Fazit für die Praxis

Unter den medikamentösen Behandlungsmaßnahmen gibt es wohl kaum eine, die so eindrucksvoll, effektiv und in ihrer Wirksamkeit abgesichert ist wie die Behandlung bakterieller Infektionen mit Antibiotika. Voraussetzung in jedem Falle ist, dass eine bakterielle Infektion anhand des klinischen Bildes und weiterer Daten (Fieber, CRP, PCT Leukozyten und Linksverschiebung) gesichert oder zumindest wahrscheinlich ist, dass, wenn irgendmöglich, eine Lokalisation des Infektes getroffen wird (z.B. Lunge oder Blase) und dass daraus auf den wahrscheinlichen Erreger geschlossen werden kann. Ist der Ort der Infektion bekannt, kann eine „kalkulierte" Therapie (s. Tab. 1.1) durchgeführt werden, da die Empfindlichkeit der meisten pathogenen Keime gut bekannt ist (s. Tab. 1.5). In jedem Falle sollte versucht werden, den Erreger zu isolieren. Eine „blinde" Therapie muss stets als notwendiges Übel und als Imperativ zur weiteren Klärung empfunden werden.

Generell wird eine Antibiotikatherapie zu häufig durchgeführt, da die in der Praxis oft zu behandelnden viralen Infektionen keine Indikation für Antibiotika darstellen. Wird dies nicht beachtet, kommt es nachweislich zu Resistenzentwicklungen – von der unnötigen Belastung des Patienten und seiner Versicherung durch eine unnötige Therapie ganz zu schweigen. In nur sehr wenigen Fällen ist eine Antibiotikaprophylaxe indiziert, so z.B. bei rezidivierenden Harnwegsinfekten.

Während in der Klinik eine große Zahl von Antibiotika verwendet werden muss, kommt der Hausarzt mit wenigen aus: den Penicillinen und Cephalosporinen, dem altbewährten Cotrimoxazol, den Makrolid-Antibiotika, den Tetracyclinen und für Spezialfälle den Fluorchinolonen.

Jede antibakterielle Therapie bedarf der Kontrolle, ob sie „greift". Dies bedeutet zunächst eine klinische Beurteilung, die unterstützt wird durch die Parameter Fieber, CRP, PCT, Leukozytose, Linksverschiebung. Eine Antibiotikatherapie ohne Kontrolle auf ihre Wirksamkeit muss auf das Schärfste abgelehnt werden.

1.1. Wirkstoffübersicht

empfohlene Wirkstoffe	weitere Wirkstoffe
Amikacin	Ampicillin (oral)
Amoxicillin (mit oder ohne Clavulansäure)	Chloramphenicol (zur topischen Anwendung)
Ampicillin (mit Sulbactam)	Daptomycin
Azithromycin	Erythromycin
Aztreonam	Josamycin
Benzylpenicillin-Benzathin	Linezolid
Benzylpenicillin-Procain	Nitrofurantoin
Cefazolin	Norfloxacin
Cefixim	Propicillin
Ceftibuten	Quinupristin/Dalfopristin
Cefpodoxim	Spectinomycin
Cefotaxim	Spiramycin
Cefotiam	Sultamicillin
Cefoxitin	Telithromycin
Ceftazidim	Tigecyclin
Ceftriaxon	Vancomycin
Cefuroxim	
Cefuroximaxetil	
Cephaclor	
Cephadroxil	
Cephalexin	
Ciprofloxacin	
Clarithromycin	
Clindamycin	
Cotrimoxazol	
Dicloxacillin	
Doxycyclin	
Ertapenem	
Flucloxacillin	
Gentamicin	
Imipenem/Cilastatin	
Levofloxacin	
Loracarbef	
Meropenem	
Mezlocillin	
Minocyclin	
Moxifloxacin	
Neomycin	
Netilmicin	
Ofloxacin	
Oxacillin	
Phenoxymethylpenicillin (Penicillin V)	
Piperacillin	
Piperacillin mit Tazobactam	
Roxithromycin	
Streptomycin	
Teicoplanin	
Tobramycin	
Trimethoprim	

1.2. Klinische Grundlagen

1.2.1. Definition/Pathologie/Pathophysiologie

Der Mensch ist mit Millionen von Bakterien besiedelt, auch hochpathogenen wie Escherichia coli (E. coli) oder Staphylococcus aureus (S. aureus). Dennoch ist er nicht infiziert. Von einer **bakteriellen Infektion** spricht man erst, wenn die Keime an einer Stelle des Körpers eingedrungen sind, wo sie nicht physiologisch vorkommen, und zu einer Entzündung geführt haben. Diese kann lokalisiert sein (Beispiel: Aknepustel), wenn es nämlich dem Körper gelungen ist, den Angriff der Bakterien auf das Gewebe abzuriegeln. Die Infektion kann auch generalisiert sein, wenn Keime ins Blut gelangen (Sepsis), wobei Übergänge zwischen beiden Zuständen möglich sind, wie im vorliegenden Beispiel ein ausgedehntes Furunkel, welches nicht mehr vollständig lokalisiert ist und zeitweise Erreger in das Blut entlässt (Staphylokokkensepsis). Bei jeder Infektion wird man also prüfen müssen, wie weit dem Organismus der Prozess der Abriegelung gelungen ist. Hinweise für ein Übergreifen auf weitere Gewebeanteile sind die klassischen Entzündungsparameter (Fieber, Leukozytose, Linksverschiebung, CRP [C-reaktives Protein] und PCT-[Procalcitonin]-Erhöhung). Von einer Bakteriämie spricht man, wenn sich Mikroorganismen in der Blutbahn befinden. Diese kann in eine Sepsis übergehen.

1.2.2. Einteilung/Klassifikation

Bakterielle Infektionen wird man unter verschiedenen Gesichtspunkten einteilen müssen. Zunächst einmal sind solche Infektionen abzugrenzen, die, wenn sie nicht augenblicklich erkannt und energisch behandelt werden, sehr rasch zu Multiorganversagen und zum Tod führen können. Ein Beispiel hierfür ist die von einem Venenkatheter ausgehende, meist durch S. aureus bedingte Sepsis oder die durch den Blasenkatheter bedingte Urosepsis. Dem gegenüber stehen Infektionen, bei denen allein mit dem „klinischen Blick" entschieden werden kann, dass sie nicht lebensbedrohlich sind, z.B. das periunguale Panaritium („Umlauf"). Liegt eine Infektion dieser Art vor, kann sich der Arzt einen Fehlschlag leisten, er wird also nicht in jedem Falle gleich das wirksamste Antibiotikum (in diesem Falle, da mit S. aureus zu rechnen ist, Teicoplanin) einsetzen müssen, er kann es vielmehr mit örtlichen Maßnahmen und Cotrimoxazol oder Tetracyclin versuchen, da diese Mittel gut gegen S. aureus wirksam sind (s. Tab. 1.5). Steht zu Beginn der Behandlung fest, dass ein Fehlschlag der Behandlung den Patienten das Leben kosten könnte, sollte mit der Dosierung an die Grenze der Toxizität gegangen und evtl. gleich zu Beginn eine Kombination gegeben werden. Spricht die Therapie an, kann die Dosis reduziert werden („Deeskalationstherapie").

Weiter sind Infektionen in nosokomiale und nichtnosokomiale zu unterscheiden. Im ersten Fall ist mit multipelresistenten Keimen zu rechnen; daher ist die Antibiotikatherapie anders einzurichten als bei der nichtnosokomialen Infektion (s. auch Tab. 1.1 u. 1.2).

1.2.3. Diagnostik

Beim Verdacht auf eine bakterielle Infektion sollte – wenn irgend möglich – vor einer Therapie eine Kultur zur Erregerisolierung gewonnen werden. Dies ist auch dann sinnvoll, wenn damit zu rechnen ist, dass der bakteriologische Befund erst vorliegt, wenn die Therapie womöglich bereits beendet ist, da nur so ein Überblick behalten wird, welche Keime in diesem Bereich vorkommen und wie es mit der Resistenzlage aussieht. Damit Ausgangswerte zur Verlaufsbeurteilung (s.u.) vorliegen, sollten stets Fieber, CRP, PCT, Leukozyten und Stabkernige (Linksverschiebung) bestimmt werden.

1.3. Therapie: allgemeine Gesichtspunkte

1.3.1. Therapeutisches Vorgehen

Trotz der Vielzahl neuentwickelter Präparate ist die Behandlung ambulanterworbener bakterieller Infektionen im Allgemeinen mit nur einigen wenigen Antibiotika möglich. Zu diesen zählen die oralen Penizilline und Cephalosporine, die Fluorchinolone, Makrolidantibiotika, Tetracycline und das Cotrimoxazol. Die übrigen, hier aufgeführten Antibiotika sind weitgehend Präparate der Klinik. Während in den etwa 30 Jahren von 1950–1980 sehr rasch verschiedene Antibiotika entwickelt wurden, ist in den letzten 20–25 Jahren ein gewisser Stillstand in der Markteinführung[1] zu beobachten. Dies hat sicher einmal den Hintergrund, dass die Entwicklung neuer Antibiotika außerordentlich teuer ist und sich nicht gut rechnet, da Antibiotika, sachgemäß verwendet, nur für kurze Zeit gegeben werden. Andererseits kann man bei der heutigen großen Zahl hochwirksamer Antibiotika mit diesem Armentarium auskommen, wenn man sich nur in ihm auskennt.

In den letzten Jahren kamen einige bemerkenswerte Neuentwicklungen hinzu. Hierzu zählen Daptomycin, Telithromycin, Linezolid und Tigecyclin. Sie haben ihre besonderen („Nischen")-Indikationen. Bemerkenswert ist, dass die alten Antibiotika oft unübertroffen sind: Z.B. gibt es keinen Streptococcus pyogenes, der gegenüber Penizillin G (seit ca. 1944 verfügbar) oder Cephalosporinen resistent ist, und nur einige wenige und sehr seltene Staphylococcus-aureus-Stämme, die nicht Vancomycin-empfindlich sind (Vancomycin ist seit 1956 verfügbar). Es ist also bei den Antibiotika keineswegs so, dass alt veraltet bedeutet.

Antibiotika werden generell zu oft eingesetzt, oft nur, weil Fieber besteht. Dieses kann aber auch andere, vor allem virale Ursachen haben. Der ungerechtfertigte Gebrauch von Antibiotika ist unnötig teuer und nicht immer ungefährlich.

Vor jeder antibakteriellen Therapie muss gefragt werden:
- Liegt überhaupt eine bakterielle Infektion vor? Wenn ja:
- Wo sitzt die Infektion?
- Welche Keime sind zu erwarten? (Hiermit wird die Frage nach den auszuwählenden Antibiotika beantwortet.)
- Wie kann der Verlauf beurteilt, d.h. wie häufig muss Fieber gemessen werden, müssen CRP, PCT, Urin usw. kontrolliert und der Thorax geröntgt werden?

Es gibt nur wenige Indikationen für eine **Antibiotikaprophylaxe** (z.B. die Minimalprophylaxe des Harnwegsinfektes (sog. „Suppressionstherapie"), die Prophylaxe gegen rezidivierende Streptokokkeninfektionen, die Endokarditisprophylaxe, die perioperative Antibiotikaprophylaxe und die Meningitis-Umgebungsprophylaxe, z.B. bei Meningokokken-Meningitis). Eine „antibiotische Abdeckung" schwerkranker Patienten ist sehr problematisch.

Es scheint nützlich zu sein, sowohl in der Klinik als auch in der Praxis immer einmal das Therapieregime zu wechseln, also z.B. nicht alle Infektionen der oberen Luftwege mit Makroliden zu behandeln. Wird nämlich ein Antibiotikum exzessiv benutzt, so steigen die Resistenzquoten. Dass beispielsweise das Problem der penizillinresistenten Pneumokokken in Deutschland eine deutlich geringere Rolle spielt als etwa in Spanien, ist darauf zurückzuführen, dass der Antibiotikaverbrauch in Deutschland erheblich niedriger ist und dass hierzulande neben den oralen Penizillinen eben auch andere Antibiotika bei Infekten der oberen Luftwege verwendet werden.

Zu den Kosten:

Zur Behandlung zunächst nicht lebensbedrohlicher Erkrankungen wie der Harnwegsinfektion oder des akuten Schubs einer chronischen Bronchitis stehen so preiswerte Antibiotika zur Verfügung, dass eine Diskussion der Kosten, insbesondere bei kurzer Behandlungsdauer, kaum sinnvoll ist. Handelt es sich um eine lebensbedrohliche Infektion, wie z.B. eine Peritonitis, wird man sich nicht bei der Frage aufhalten, ob die Tagestherapiekosten (TTK) des einen Antibiotikums gegenüber dem anderen um 50 Euro abweichen, sondern sich vielmehr allein von den Erfolgschancen leiten lassen. Besonders unübersichtlich ist die Situation hier für den Arzt, da der Klinikapotheker meist zu wesentlich günstigeren Preisen einkauft, als sie sich z.B. in der Roten Liste finden.

Zu Therapieempfehlungen bei ambulanter und stationärer Behandlung (vor Kenntnis des Erregers und seiner Empfindlichkeit) s. Tab. 1.1 und 1.2. Die Tabellen können nur Anhaltspunkte liefern.

---

1 Anmerkung: Entwickelt werden zurzeit etwa 50.

1.3.2. Therapiekontrolle

Der Erfolg einer antibakteriellen Therapie ist in erster Linie am Allgemeinbefinden des Patienten erkennbar. Dies kann naturgemäß nur ein Arzt beurteilen, der den Patienten wiederholt in kurzen Abständen sieht und die prämorbide Persönlichkeit kennt. An messbaren Daten stehen Fieber, CRP- und ggf. PCT-Wert, die Leukozytenzahl und die rückläufige Linksverschiebung zur Verfügung. Die CRP- und PCT-Werte sind rasch zu ermitteln und stellen eine verlässliche Aussage dar. Das Fieber hingegen kann durch physikalische Maßnahmen und Antipyretika beeinflusst worden sein. Die Leukozytenzahl allein ist ein recht unzuverlässiger Parameter: Mit modernen hämatologischen Geräten lässt sich die Zahl der Frühformen der Leukozyten (Linksverschiebung) bestimmen. Diese Größe ist wesentlich verlässlicher als die reine Zahl der Leukozyten, die selbst bei schweren Infektionen nicht oder nur gering erhöht sein kann.

Tabelle 1.1: Therapieempfehlungen bei ambulanten Patienten nach der häufigsten Erregerart vor Kenntnis des Mikroorganismus und seiner Empfindlichkeit

	häufige Erreger	weniger häufige Erreger	seltene Erreger	Empfehlung	Alternative oder bei Versagen von 1. Empfehlung
Harnwegsinfektionen					
unkompliziert	E. coli > 90 %	S. saprophyticus, Proteus, Klebsiellen	S. faecalis (Enterokokken) < 5 %	Trimethoprim, Fluorchinolone I	Cephalosporine Amoxicillin
kompliziert	E. coli ca. 25 %	S. faecalis ca. 15 %	Pseudom. ca. 10 %	Fluorchinolone II	Cephalosporine III Penicilline + Betalaktamase-Inhibitoren
akuter Schub einer chronischen Bronchitis, Schweregrade I und II	H. influenzae	M. catarrhalis, Pneumokokken	S. aureus	orale Cephalosporine Aminopenicillin + Betalaktamase-Inhibitoren	Makrolide
akuter Schub einer chronischen Bronchitis, Schweregrad III und IV	wie bei Bronchitis-Schweregraden I und II	Pseudomonas, Proteus spp., weitere Enterobakterien		Cephalosporine III i.v. Fluorchinolone II und IV	Penizilline + Betalaktamase-Inhibitoren, Carbapeneme

Tabelle 1.2: Therapieempfehlungen bei stationärer Behandlung nach den häufigsten Erregerarten vor Kenntnis des Erregers und seiner Empfindlichkeit

		häufige Erreger	weniger häufige Erreger	seltene Erreger	Empfehlung	Alternative oder bei Versagen von 1. Empfehlung
Pneumonie	ambulant erworben (< 60 Jahre, keine Nebenerkrankungen)	S. pneumoniae 50–80 %	Atypische Erreger 20–30 %, z.B. Mykoplasmen	Chlamydien	Cephalosporine Gr. 2, Amoxicillin + Betalaktamasehemmer	Fluorchinolone Gr. 2, 3
	Nosokomial (milder Verlauf oder Beginn < 5 Tage)	gramnegative Erreger	Pneumokokken	H. influenzae	Cephalosporine Gr. 2 und 3, Amoxicillin + Betalaktamasehemmer	Fluorchinolone Gr. 2, 3 und 4
	Nosokomial (milder bis mäßig schwerer Verlauf, oder mit Risikofaktoren oder > 5 Tage nach Aufnahme)	Vgl. nosokomiale Pneumonie + Pseudomonas	S. aureus	Legionellen (bei Steroidtherapie)	Cephalosporine Gr. 2 und 3, Amoxicillin + Betalaktamasehemmer + Glykopeptide	Fluorchinolone Gr. 4. + Glykopeptide
	Nosokomial (schwerer Verlauf, Risikofaktoren, Beginn > 5 Tage nach Aufnahme)	Vgl. nosokomiale Pneumonie + Pseudomonas	Acinetobacter	MRSA, Stenotrophomonas	Ceftazidim, Carbapeneme, Piperacillin/Tazobactam	Moxifloxacin + Aminoglykoside Linezolid zusätzlich zu den Betalaktamen
Aspirations- und Beatmungspneumonie		Vgl. nosokomiale Pneumonie + Pseudomonas	Anaerobier		Piperacillin + Tazobactam Cephalosporine Gr. 3 + Clindamycin	Carbapeneme, Moxifloxacin + Aminoglykoside
Gallenwegsinfektionen und Cholangiosepsis		E. coli 35 %	Klebsiella 15 %	Strept. Faecalis 15 %, Streptokokken 8 %, Enterobacter	Amoxicillin + Betalaktamase-Inhibitoren, Mezlocillin/Piperacillin + Betalaktamase-Inhibitoren, Cephalosporine Gr. 3	Fluorchinolone, Carbapeneme + Linezolid
Divertikulitis, Peritonitis und Komplikationen im Zusammenhang mit Bauchoperationen		E. coli, Proteus	Enterokokken	Anaerobier	Amoxicillin + Betalaktamase-Inhibitoren, Mezlocillin/Piperacillin + Betalaktamase-Inhibitoren, Cephalosporine Gr. 3 evtl. + Metronidazol oder Clindamycin, Cephalosporine Gr. 3 + Metronidazol	Carbapeneme, Moxifloxacin
Osteomyelitis		S. aureus > 80 %	Streptokokken 10 %	S. pneumoniae, Salmonellen, E. coli	Cephalosporine Gr. 2 + Clindamycin, Linezolid	Glykopeptide, Oxacilline
Endokarditis	schleichender Beginn	S. viridans 40–65 %, am häufigsten S. viridans	S. aureus 15–20 %	S. faecalis 5–15 %	Penicillin G 3x Mega + Aminoglykoside	Cephalosporine Gr. 2, 3 + Aminoglykoside, Glykopeptide
	akuter Beginn	am häufigsten S. aureus			Glykopeptide	Cephalosporine Gr. 2 + Aminoglykoside Linezolid
	Endokarditis bei Klappenprothesen oder rogenabhängigkeit	am häufigsten S. faecalis			Glykopeptide	Cephalosporine Gr. 2 + Aminoglykoside Linezolid
Meningitis		N. meningitidis 50%	S. pneumoniae 15 %	Listerien 10 %, H. influenzae, gramnegative Keime	Cefotaxim/Ceftriaxon + Ampicillin	Glykopeptide, Ceftazidim, Chloramphenicol, Minoglykoside

Tabelle 1.3: Inkompatibilitäten wichtiger Antibiotika

Substanz	inkompatibel mit	Erläuterung
Aminoglykoside	Penicillinen	Aminoglykoside erleiden durch hohe Penicillin-Konzentrationen einen Wirkungsverlust. Bei Kombination dieser Antibiotika Injektionen „zeitlich und örtlich" versetzt geben.
	Schleifendiuretika (z.B. Furosemid)	erhöhte Ototoxizität, Grund nicht klar, möglicherweise durch Volumen-kontraktion
Cephalosporine Gr. 1	Aminoglykosiden	erhöhtes Risiko der Nephrotoxizität; bei Cephalosporinen Gr. 2 und 3 bisher nicht beobachtet!
Fluorchinolone (p.o.)	Antazida, Eisen	Verminderung der Resorption durch chemische Bindung
Tetracycline (p.o.)	Antazida	Verminderung der Resorption durch chemische Bindung
Wegen verschiedener Reaktionen der Antibiotika untereinander generell keine Mischung in Spritzen oder Infusionen!		

Tabelle 1.4: Antibiotika in der Schwangerschaft
(vgl. Kap. Arzneitherapie in Schwangerschaft und Stillzeit)

Penicilline Cephalosporine 1. und 2. Generation	**Antibiotika der 1. Wahl** Umfangreiche Erfahrungen beim Menschen ergeben keinen Nachweis entwicklungs- toxischer Wirkungen.
Azithromycin Erythromycin (kein -estolat) Cephalosporine 3. Generation Ciprofloxacin Clarithromycin Cotrimoxazol Imipenem/Cilastatin Metronidazol Nitrofurantoin Norfloxacin Roxithromycin Spiramycin Trimethoprim	**Reserveantibiotika** Für eine differenzierte Risikobewertung reichen die Daten nicht aus oder ein entwicklungstoxischer Effekt wurde diskutiert. Ein embryo-/fetotoxisches Risiko beim Menschen ist aber nach derzeitigem Kenntnisstand unwahrscheinlich.
Fluorchinolone (außer Ciprofloxacin und Norfloxacin) Vancomycin	**Anwendung nur, wenn Antibiotika der 1. Wahl und Reserveantibiotika** **nicht wirksam** Für eine differenzierte Risikobewertung reichen die Daten nicht aus. Ein erhebliches embryo-/fetotoxisches Risiko beim Menschen ist nicht erkennbar.
Aminoglykoside Chloramphenicol Tetracycline	Fetotoxisches Risiko bei systemischer Verabreichung gegeben; Tetracycline bis Woche 15 als Reserveantibiotika akzeptabel; **im Übrigen Anwendung nur bei vitaler Indikation, wenn Antibiotika der 1. Wahl** **und Reserveantibiotika nicht wirksam.**

Tabelle 1.5: Resistenzlage

☐ Resistenzindex < 10 %   ☐ Resistenzindex ≥ 10 % < 50 %   ☐ Resistenzindex ≥ 50 %

Resistenzlage Region Rhein-Neckar 2007	Getestete Stämme	Penicillin G	Oxa-/Flucloxacillin	Ampi-/Amoxicillin	Ampicillin + Sulbactam	Mezlocillin	Piperacillin	Piperacillin + Tazobactam	Cefazolin	Cefuroxim	Cefotaxim
Staphylococcus aureus	3.249	74	24	74	24	74	74	24	24	24	24
Staphylococcus capitis	475	62	41	62	41	62	62	41	41	41	41
Staphylococcus epidermidis	2.076	88	62	88	62	88	88	62	62	62	62
Staphylococcus lugdunensis	88	35	2	35	2	35	35	2	2	2	2
weitere koag. neg. Staphylococcus spp.	1.302	73	58	73	58	73	73	58	58	58	58
Enterococcus faecalis	3.475	70	100	1	1	3	4	4	100	100	100
Enterococcus faecium	344	96	100	84	83	86	87	85	100	100	100
weitere Enterococcus spp.	321	86	99	70	69	76	78	78	98	99	98
Streptococcus agalactiae	429	0	0	0	0	0	0	0	0	0	0
Streptococcus anginosus	269	0	1	0	0	0	0	0	0	0	0
Streptococcus oralis	155	3	7	2	2	1	1	1	2	1	1
Streptococcus pneumoniae	266	4	4	4	4	4	4	4	0	0	0
Streptococcus pyogenes	110	1	0	0	0	0	0	0	0	0	0
Moraxella (Branhamella) catarrhalis	105	87	95	87	1	87	87	0	41	1	2
Haemophilus influenzae	170	62	100	17	5	12	9	1	83	2	0
Escherichia coli	3.597	100	100	53	40	43	42	8	41	21	3
Enterobacter cloacae	468	100	100	100	98	29	24	16	99	96	23
weitere Enterobacter spp.	171	100	100	99	98	34	28	17	99	96	23
Citrobacter freundii	219	100	100	99	97	27	24	11	99	71	18
weitere Citrobacter spp.	197	100	100	98	23	61	56	7	42	35	6
Klebsiella pneumoniae	503	100	100	100	20	43	36	6	32	18	4
weitere Klebsiella spp.	463	100	100	100	32	49	36	12	47	20	5
Serratia marcescens	174	100	100	100	100	26	20	14	100	99	27
weitere Serratia spp.	39	100	100	99	92	38	33	23	97	96	20
Proteus mirabilis	1.059	100	100	20	6	13	11	0	12	3	0
weitere Proteus spp.	209	100	100	99	12	30	18	1	99	99	16
Morganella morganii	234	100	100	99	91	27	20	2	100	92	8
Acinetobacter baumannii	120	100	100	94	14	95	34	15	100	90	32
weitere Acinetobacter spp.	242	100	100	68	9	72	29	10	99	75	34
Pseudomonas aeruginosa	1.056	100	100	100	100	83	12	8	100	100	88
weitere Pseudomonas spp.	111	100	100	94	77	70	13	12	94	92	46
Stenotrophomonas maltophilia	172	100	100	99	98	98	97	98	100	100	99

☐ nicht durchgeführt   Resistenzlage (Resistenzindex nach Grimm)

Ceftazidim	Meropenem	Gentamicin	Amikacin	Levofloxacin	Ciprofloxacin	Moxifloxacin	Cotrimoxazol	Tetracycline	Erythromycin	Clindamycin	Vancomycin	Daptomycin	Linezolid	Nitrofurantoin
58	24	7	13	32	33	31	2	5	36	32	0	0	0	1
51	41	25	16	33	39	18	18	14	46	34	0	1	0	1
76	62	41	38	60	65	44	41	18	62	55	0	1	0	1
43	2	3	3	2	3	2	1	7	12	5	0	0	0	0
76	58	45	35	53	54	44	30	20	72	56	0	1	0	0
100	4	100	100	36	41	35	15	79	81	100	0	0	0	1
100	88	100	100	81	83	80	25	25	94	97	19	10	1	40
99	73	100	100	72	74	70	34	20	87	98	21	1	0	46
0	0	100	100	2	4	1	8	80	24	22	1	0	0	0
2	0	100	100	20	32	3	2	n.d.	7	6	0	n.d.	0	n.d.
6	0	100	100	59	75	5	12	n.d.	27	16	0	n.d.	0	n.d.
0	0	100	100	37	53	5	20	n.d.	18	9	0	n.d.	0	n.d.
0	0	100	100	53	54	29	68	n.d.	8	9	0	n.d.	0	n.d.
1	0	1	1	2	1	1	6	n.d.	25	62	98	n.d.	48	n.d.
1	2	42	38	1	1	2	23	n.d.	64	96	100	n.d.	63	n.d.
2	0	8	1	18	19	18	31	37	100	100	100	100	100	3
21	0	4	2	3	4	4	3	10	100	100	100	100	100	36
24	1	3	1	7	8	7	6	10	100	100	100	100	100	34
19	0	3	1	5	6	8	9	11	100	100	100	100	100	3
2	1	4	1	5	5	4	7	13	100	100	100	100	100	8
4	0	3	1	4	5	5	9	13	100	100	100	100	100	31
3	0	2	1	3	5	4	8	9	100	100	100	100	100	3
27	1	9	2	4	7	8	3	88	100	100	100	100	100	98
24	0	6	0	5	6	8	5	46	100	100	100	100	100	54
1	0	8	1	4	9	13	22	100	100	100	100	100	100	100
6	0	1	1	2	2	3	10	74	100	100	100	100	100	55
13	0	5	0	4	6	7	15	34	100	100	100	100	100	53
7	2	6	2	13	24	13	8	4	100	100	100	100	100	100
12	4	8	5	7	12	7	3	7	100	100	100	100	100	71
9	5	14	5	17	15	37	99	95	100	100	100	100	100	99
6	10	10	8	11	16	26	54	30	100	100	100	100	100	86
33	97	96	95	11	52	9	1	48	100	100	100	100	100	98

1.4. Pharmakotherapie

1.4.1. Aminoglykoside

1.4.1.1. Amikacin, Gentamicin, Neomycin, Netilmicin, Paromomycin

Vergleichende Bewertung

Aminoglykoside wirken vorwiegend gegen gramnegative Stäbchenbakterien (E. coli, Proteus spp., Klebsiella- und Pseudomonasarten) sowie gegen Staphylokokken, unzureichend gegen Enterokokken, Streptokokken, Pneumokokken, obligate Anaerobier sowie Neisseria spp. und Listeria monocytogenes. Verwendet werden die parenteralen Aminoglykoside zur Kombination mit Betalaktamantibiotika (z.B. bei bakterieller Endokarditis) und bei schwersten Infektionen durch gramnegative Bakterien (Enterobakterien, Pseudomonas aeruginosa, Acinetobacter spp. und andere Nonfermenter), bei vitalbedrohlichen Infektionen auf Bioprothesen und bei Patienten mit myeloischer Insuffizienz (Granulozytopenie). Eine Synergie zwischen Aminoglykosiden und Betalaktamen ist bakteriologisch, jedoch klinisch nicht sicher belegt.

Da die therapeutische Breite der Aminoglykosidantibiotika gering ist, sollte ihre parenterale Anwendung nur in der Klinik und nur bei Erregern erfolgen, die mit Betalaktamantibiotika allein nicht sicher erfasst werden können.

Allergien sind bei den Aminoglykosiden im Vergleich zu den Betalaktamen eher selten.

Amikacin hat von allen Aminoglykosiden die größte Stabilität gegen Aminoglykosid-inaktivierende Enzyme und damit oft eine noch therapeutisch nutzbare Aktivität bei zahlreichen Erregern mit Resistenz gegen die übrigen Aminoglykoside.

Gentamicin, Netilmicin und Tobramycin haben weitgehend identische antibakterielle und pharmakokinetische Eigenschaften.

Spectinomycin ist nur bei Gonorrhoe indiziert, insbesondere bei Infektion durch PPNG-Stämme („penicillinase-producing neisseria gonorrhoeae"). Außerdem ist es Ersatzantibiotikum bei Penicillinallergie. Keine Verschleierung einer gleichzeitig bestehenden Syphilis! Da es sehr selten eine allergische Sofortreaktion hervorruft, war es in der Behandlung durch Laien (z.B. auf Schiffen ohne Arzt) sehr beliebt. Es wurde aus dem Handel genommen, soll aber wieder produziert werden.

Streptomycin bei Polychemotherapie der Tuberkulose.

Neomycin und Paromomycin werden oral appliziert. Bei normalerweise nur geringer enteraler Resorption wird damit eine Reduzierung der Darmflora angestrebt (z.B. präoperativ, bei granulozytopenischen Patienten oder Coma hepaticum). Bei Ileus, ausgedehnten Entzündungen oder blutender Darmschleimhaut können jedoch Wirkstoffmengen resorbiert werden, die – speziell bei Niereninsuffizienz – zu toxischen Serumspiegeln kumulieren.

Wirkungsmechanismus

Bakterizid durch irreversible Bindung an Ribosomen und Hemmung der Proteinsynthese

Indikation(en)

Aminoglykoside sind heute nur noch als Kombinationspartner zu Betalaktamen zu verwenden.

Kontraindikationen

in der Gravidität, bei bekannten Cochlearis- und Vestibularisschäden sowie bei Myasthenia gravis; lokale Applikation in den Gehörgang strikt kontraindiziert!

Unerwünschte Arzneimittelwirkungen

- Aminoglykoside diffundieren dosisabhängig in die Peri- und Endolymphe des Innenohres, werden von dort erheblich langsamer eliminiert als aus dem Plasma und entfalten an dieser Stelle ihre zytotoxische Wirkung. Die Ototoxizität ist irreversibel, wenn die Medikation nicht sofort abgebrochen wird. Symptome sind Druckgefühl und Ohrensausen sowie ein bei hohen Frequenzen beginnender und zunächst nur audiometrisch nachweisbarer Verlust der Schallempfindlichkeit. Die Vestibularisschädigung äußert sich als Übelkeit, Schwindelgefühl und Gangunsicherheit.
- nephrotoxische Potenz kann durch Bestimmung des Serumkreatinins sowie eine Kontrolle der Aminoglykosidspiegel am Ende des Applikationsintervalls erkannt werden (Dosisreduzierung s. Kap. Arzneimitteldosierung bei Niereninsuffizienz); tägliche Einmalgabe hat sich als weniger nephrotoxisch bei gleicher Wirksamkeit herausgestellt

- Weitere UAW sind neuromuskuläre Blockaden durch Hemmung der Acetylcholinfreisetzung bei Patienten mit Myasthenie und unter Therapie mit kurareähnlichen Substanzen. Allergische Reaktionen kommen sowohl bei systemischer als auch – besonders häufig – bei topischer Anwendung vor.

Wechselwirkungen
- erhöhtes Nebenwirkungsrisiko bei gleichzeitiger oder aufeinander folgender Gabe potenziell neuro- und nephrotoxischer Substanzen (Schleifendiuretika, Ciclosporin, Vancomycin)
- Verstärkung der neuromuskulärblockierenden Eigenschaften der Aminoglykoside durch Muskelrelaxantien
- hohe Konzentrationen der Aminoglykoside können an Betalaktamantibiotika zu chemischen Veränderungen und zu Wirkungsverlust führen
- bei Kombinationstherapie beide Substanzen zeitlich und örtlich versetzt geben (separate Infusionsleitungen)

Besonderheiten
Wegen der geringen therapeutischen Breite wurden therapiebegleitende Spiegelbestimmungen propagiert. Dies setzt allerdings die exakte Einhaltung zeitlicher Abstände zwischen Antibiotikagabe und Plasmaspiegelbestimmung voraus. So muss z.B. um 8:00 Uhr das Aminoglykosid gespritzt und pünktlich um 9:00 Uhr der Plasmaspiegel bestimmt werden. Kann dies nicht gewährleistet werden, sollten keine Spiegel bestimmt werden, da sonst die erhaltenen Zahlenwerte eher verwirren als helfen.

 Cave: Besondere Sorgfalt bei hoher Dosierung, langer Behandlungsdauer (über 3 Tage), älteren Patienten und Einschränkung der Nierenfunktion!

Pharmakokinetik
BV: Aminoglykoside werden nach oraler Gabe praktisch nicht, nach intramuskulärer Gabe nahezu vollständig resorbiert
Elim.: ausschließlich renal
HWZ: ca. 2,5 Std., bei Neugeborenen und eingeschränkter Nierenfunktion deutlich verlängert; bei Niereninsuffizienz Dosisreduktion (vgl. Kap. Arzneimitteldosierung bei Niereninsuffizienz)

Wirkstoffe und Dosierung
- **Gentamicin, Tobramycin:**
  mindestens 120 mg i.v., i.m., maximal initial 6 mg/kg KG/Tag, dann 3 mg/kg KG/Tag
- **Amikacin:**
  15 mg/kg KG/Tag, i.d.R. also 1 g/Tag i.m., i.v.
- **Netilmicin:**
  1 x 400 mg/Tag
- **Neomycin:**
  4–12 g/Tag oral, aufgeteilt in mehrere Einzeldosen
- **Streptomycin:**
  Dosierung je nach Indikation (s. auch Kap. Tuberkulose); Erhaltungsdosierungen bei Niereninsuffizienz s. Kap. Arzneimitteldosierung bei Niereninsuffizienz

Hinweise zur wirtschaftlichen Verordnung*
Die Kosten für Gentamicin belaufen sich bei einer Tagesdosis von 240 mg auf ca. 12 bzw. 14–17 Euro, während die Tagestherapiekosten (TTK) für Amikacin bei einer Dosierung von 1.000 mg/Tag bei ca. 80 Euro liegen. Bei septischen Infektionen kann dieser höhere Preis wegen des breiteren Spektrums gerechtfertigt sein.

---

* Die Preisangaben beziehen sich auf die jeweils preisgünstigste Packungsgröße (Lauertaxe Mai 2009).

1.4.2. Betalaktamantibiotika

Vergleichende Bewertung

Der Begriff Betalaktamantibiotika umfasst die Gruppe der Penicilline, Cephalosporine, Monobaktame sowie der Carbapeneme. Mehr als 50 verschiedene Wirkstoffe oder Wirkstoffkombinationen stehen zur Verfügung. Im Unterschied zu anderen Chemotherapeutika wurden nicht alle der älteren Betalaktamantibiotika von Neuentwicklungen verdrängt. Die älteste Substanz, das Benzylpenicillin (Penicillin G), ist im traditionellen Indikationsgebiet nach wie vor das Mittel der Wahl. Gemeinsam ist dieser Gruppe eine extreme therapeutische Breite (**Cave: Allergie!**).

Wirkungsmechanismus

Die aktive Molekülstruktur aller Betalaktamantibiotika ist der Betalaktamring. Er kann an der bakteriellen Zellwand Enzyme blockieren, die das Stützgerüst (Peptidoglykan) aufbauen. Form und Stabilität der Bakterien werden dadurch beeinträchtigt. Es können mikroskopisch leichtnachweisbare „Blähformen" (sog. Filamentbildung) entstehen. Es kommt zum Wachstumsstopp (Bakteriostase) oder zum osmotischbedingten Zerfall (Bakterizidie) des Erregers.

Indikation(en)

alle bakteriellen Infektionen (hervorgerufen durch gramnegative, grampositive, aerobe, anaerobe Keime) mit Ausnahme von
- zellwandlosen Bakterien: Mykoplasmen, Ureaplasmen
- obligat intrazellulär wachsenden Bakterien: Chlamydien, Rickettsien
- vorwiegend intrazellulär parasitierenden Bakterien: z.B. Brucellen
- langsam wachsenden Bakterien: z.B. Mykobakterien

Kontraindikationen

Penicillinallergie (bei unklarer Anamnese Allergietest); in 5–8 % der Fälle besteht eine Parallelallergie gegen Cephalosporine; keine topische Anwendung an der Haut!

Unerwünschte Arzneimittelwirkungen

- **Allergisierungen**: Häufigkeit 1–10 %; Anaphylaxie (letaler Ausgang in 10 % der Fälle) wird bei 0,05 % der Patienten beobachtet. Allergisierung bei parenteraler Applikation nimmt schwereren Verlauf als nach oraler Einnahme. Durch Penicillinderivate entstehen häufiger Allergien als durch Cephalosporine, Aztreonam (Monobactam) oder Carbapeneme. Charakteristisch ist das urtikarielle Exanthem. Bindet sich das Medikament an lösliche, zirkulierende Serumproteine, verläuft die Allergie wie eine Vaskulitis. Weitere allergische oder pseudoallergische Symptome sind das Arzneimittelfieber, bei sehr hoher Dosierung Neutropenie, selten Thrombozytopenie.

- **Ampicillinexanthem**: Es tritt bei 5–8 % der Behandelten auf und ist meist auf den Stamm beschränkt. Es ist nicht allergischer Natur, denn es kann bei (versehentlicher) Weitergabe des Medikamentes verschwinden, braucht bei erneuter Gabe nicht aufzutreten, und die Patienten zeigen keine Reaktion im Intrakutantest. Dieses Exanthem tritt besonders häufig auf, wenn Patienten mit viralen Infektionen Ampicillin oder Amoxicillin gegeben wird. Patienten mit Pfeiffer-Drüsenfieber (Mononucleosis infectiosa) entwickeln regelhaft ein Ampicillinexanthem.

- **Ampicillinexanthem ist nicht identisch mit Penicillinallergie!**

- **Hämostasestörungen**: Betalaktamantibiotika disponieren in unterschiedlichem Ausmaß zu Hämostasestörungen mit Blutungsneigung. Penicilline führen vor allem zu Störungen der Plättchenaggregation. Von den Cephalosporinen bewirken insbesondere solche mit einem N-Methylthiotetrazol-Ring eine verminderte Synthese Vitamin-K-abhängiger Gerinnungsfaktoren. Diese Störungen werden zum Teil auch durch hohe biliäre Elimination (z.B. Ceftriaxon) und die dadurch bedingte Beeinträchtigung der Vitamin-K-produzierenden Darmflora (Bacteroides fragilis, E. coli) erklärt. Zur Vorsorge werden 2–3-tägige Kontrollen des Quick-Wertes und die prophylaktische Gabe von Vitamin K (10 mg/Woche) empfohlen.

- **Potenzielle Neurotoxizität**: Alle Betalaktamantibiotika haben ein neurotoxisches Potenzial und können bei extremer Dosierung (z.B. hohe Normdosierung bei Niereninsuffizienz) zu Reflexsteigerungen, Verwirrtheitszuständen und Krämpfen führen. Die stärker lipophilen Substanzen wie Oxacillin sind gefährlicher als die hydrophilen wie Ampicillin. Diese neurotoxischen Wirkungen sind – rechtzeitig erkannt und behandelt (Dosisreduktion, ggf. Diazepam) – prinzipiell ungefährlich. Werden sie als Durchgangssyndrom oder Delir verkannt, muss mit Todesfällen gerechnet werden.

Cave: Verwechslungsgefahr zerebraler Wirkungen der Betalaktamantibiotika z.B. mit (Alkohol-)Delir oder (unfallbedingtem) Durchgangssyndrom.

Wechselwirkungen
Mischungen von Aminoglykosid-Antibiotika mit Penicillinderivaten (besonders Carboxyl-Penicillinen) zur gemeinsamen Infusion inaktivieren das Aminoglykosid. Bei getrennter Infusion von Penicillin und Aminoglykosid-Antibiotika resultiert bei Patienten mit verminderter renaler Clearance eine partielle Wirkungsabschwächung des Aminoglykosids auch in vivo. Solche Interaktionen sind bei Kombinationen mit Cephalosporinen seltener. Beachte: Gefahr des akuten Nierenversagens bei Kombination von Aminoglykosiden und Cephalosporinen der Gruppe I! Herabgesetzte Wirksamkeit oraler Kontrazeptiva möglich.

Besonderheiten
Keine intravasale Gabe von Benzylpenicillin-Benzathin (Mikroembolien)!

Pharmakokinetik
Elim.: Fast alle Betalaktamantibiotika werden renal eliminiert, die Dosierung muss daher bei eingeschränkter Nierenfunktion angepasst werden (vgl. Kap. Arzneimitteldosierung bei Niereninsuffizienz).

1.4.2.1. Penicilline

Vergleichende Bewertung
Benzylpenicillin (Penicillin G) ist im „klassischen Spektrum" (Streptokokken, Treponema pallidum u.a.) nach wie vor unübertroffen (zur Übersicht s. Tab. 1.5.). Die Penicilline mit erweitertem Spektrum (Aminopenicilline, Acylaminopenicilline) sollten bei lebensbedrohlichen bakteriellen Infektionen nicht ohne Betalaktamaseschutz gegeben werden. Eine Behandlung mit Monopräparaten ist nur noch bei gutüberschaubaren Infektionen (z.B. Behandlung des akuten Schubs einer chronischen Bronchitis oder eines Harnwegsinfekts) bzw. nach Erregernachweis und Resistenzbestimmung zu empfehlen. Aminoglykoside können die Penicillinwirkung steigern!

1.4.2.1.1. Benzylpenicillin und Depotformen (Benzylpenicillin-Procain, Benzylpenicillin-Benzathin)

Wirkungsmechanismus
- grampositive Bakterien außer solchen mit natürlicher Resistenz (z.B. Enterokokken, Listerien und Nocardia spp.) und solchen mit erworbener Resistenz (z.B. Penicillinase-bildende Staphylococcus-aureus-Stämme, z.Z. 60–70 % der Stämme)
- pathogene Neisserien: Meningokokken und Gonokokken, außer Penicillinase-produzierende N. gonorrhoeae (z.Z. ca. 2–5 % der Stämme)
- Spirochaetaceae, z.B. Treponema pallidum, Borrelien, einige Anaerobier wie Clostridien, Fusobakterien, Peptokokken, Propionibakterien und wenige Prevotella spp.

Indikation(en)
- hochdosierte Behandlung mit Benzylpenicillin in Kurzinfusion, z.B. bei Sepsis, Osteomyelitis, akuter Endokarditis durch penicillinsensible Staphylokokken oder beta-hämolysierende Streptokokken
- Endocarditis lenta durch alpha-hämolysierende Streptococcus viridans (hier immer zusätzlich ein Aminoglykosid geben!), schwere Lobär-(Pneumokokken-)Pneumonie
- Meningokokken- und Pneumokokken-Meningitis („spontane" Meningitis beim Erwachsenen!)
- Syphilis, insbesondere Neurosyphilis, Gasbrand (unterstützend zur vorrangigen chirurgischen Intervention); Tetanus und Diphtherie (unterstützend zur vorrangigen Gabe antitoxischen Hyperimmunglobulins)
- Depot-Penicillin (nur i.m.!): nur zur Langzeitprophylaxe bei rheumatischem Fieber

Pharmakokinetik
Elim.: Ausscheidung überwiegend renal
HWZ: Benzylpenicillin 30–60 Min., Depotformen ca. 24 Std.

Wirkstoffe und Dosierung
Benzylpenicillin und Depotformen (Benzylpenicillin-Procain, Benzylpenicillin-Benzathin): Dosierung je nach Indikation

---

1.4.2.1.2. Oral-Penicilline

Wirkungsmechanismus
wie Benzylpenicillin und Depotformen (s.o.)

Indikation(en)
ambulante Penicillinbehandlung, z.B. bei Streptokokken-Angina, Scharlach; Phlegmone, Erysipel; Otitis, Sinusitis; Bronchitis, beginnende Lobär-(Pneumokokken-)Pneumonie; bei Atemwegsinfektionen mit Verdacht auf H. influenzae vorzugsweise Azidocillin

Pharmakokinetik
BV: ca. 50–70 %
Elim.: überwiegend renale Ausscheidung (Phenoxymethylpenicillin V und Propicillin ca. 50 % hepatischer Metabolismus)
HWZ: ca. 0,5–1 Std.

Wirkstoffe und Dosierung
- Phenoxymethylpenicillin (Penicillin V):
  mindestens 0,5 Mio. I.E. alle 8 Std.
- Propicillin:
  700 mg (= 1 Mio. I.E.) alle 8 Std.

Hinweise zur wirtschaftlichen Verordnung
Orale Penicilline sind sehr preiswert. Die TTK für Phenoxymethylpenicillin belaufen sich auf ca. 1,20–1,40 Euro. Propicillin ist mit TTK von 6,60 Euro wesentlich teurer, ohne dass Vorteile erkennbar wären.

1.4.2.1.3. Penicillinasestabile Penicilline („Staphylokokken-Penicilline")

Wirkungsmechanismus
speziell gegen penicillinresistente Staphylokokken-Stämme; gegen andere penicillinsensible Erreger können sie auch wirksam sein, sind aber weniger aktiv als Benzylpenicillin

Indikation(en)
Infektionen durch penicillinasebildende Staphylokokken, z.B. Furunkulose, Wundinfektionen, Mastitis, staphylogene Bronchopneumonie, Osteomyelitis, akute Staphylokokken-Endokarditis, Staphylokokken-Sepsis, außer bei den oxacillinresistenten Staphylococcus-aureus-Stämmen (MRSA)

 Cave: Methicillinresistente S. aureus (MRSA) sind stets gleichzeitig resistent gegen sämtliche Penicilline, derzeitig verfügbaren Cephalosporine und Carbapeneme.

Pharmakokinetik
BV: ca. 50–70 %
Elim.: überwiegend renale Ausscheidung
HWZ: ca. 1–1,5 Std.

Wirkstoffe und Dosierung
Oxacillin, Dicloxacillin, Flucloxacillin:
mindestens 0,5 g alle 6 Std. p.o. oder i.v.

1.4.2.1.4. Aminopenicilline

Wirkungsmechanismus
- wie Benzylpenicillin, etwas schwächer aktiv als Benzylpenicillin und auch penicillinaseinstabil
- zusätzlich gute Aktivität gegen Enterococcus faecalis (nicht E. faecium!), Listerien und die meisten Haemophilus-influenzae-Stämme (z.Z. bei uns ca. 7–15 % penicillinasebildende Stämme)
- Enterobacteriaceae: Empfindlichkeit stark rückläufig
- E. coli nur noch 50 % der Stämme sensibel
- Salmonellen können bei intrazellulärer Lagerung unter Umständen nicht erreicht werden, so erklären sich Therapieversager bei In-vitro-Empfindlichkeit

Indikation(en)
- eventuell noch indiziert bei unkomplizierten Harnwegsinfektionen (Ampicillin zur oralen Einnahme wird zugunsten besser resorbierbarer Präparate [z.B. Amoxicillin] nicht mehr empfohlen)
- Haemophilus-Meningitis (**Cave: mögliche Ampicillinresistenz!**)
- Enterokokken-Endokarditis (stets kombiniert mit Aminoglykosid!)
- Listeriose; Sepsis, Neugeborenenmeningitis und Organinfektionen durch ampicillinsensible Enterobacteriaceae (gegen Typhus abdominalis werden heute Fluorchinolone bevorzugt!)

Pharmakokinetik
BV: Ampicillin 30–60 %, Amoxicillin 75–95 % (dosisabhängig)
Elim.: überwiegend renale Ausscheidung
HWZ: ca. 1–1,5 Std.

Wirkstoffe und Dosierung
Ampicillin, Amoxicillin:
mindestens 1 g alle 8 Std. p.o., i.m. oder i.v.

Amoxicillin

Wirkungsmechanismus
halbsynthetisch gewonnenes Penicillinderivat; Hemmung der bakteriellen Zellwandsynthese

Kontraindikationen
- Penicillinallergie
- virale Erkrankungen, insbesondere mit Mononucleosis infectiosa, oder lymphatische Leukämie wegen des verstärkten Risikos für erythematöse Hauterkrankungen

Unerwünschte Arzneimittelwirkungen
- Hautausschläge, andere allergische Reaktionen inkl. Vaskulitis oder Nephritis, auch anaphylaktoide Reaktionen, Stevens-Johnson- oder Lyell-Syndrom
- gastrointestinale Reaktionen (Magendrücken, Übelkeit, Erbrechen, Diarrhoen, pseudomembranöse Kolitis), intestinale Candidiasis
- Hepatitis, cholestatische Hepatose
- Blutbildveränderungen
- Verlängerung der Blutungs- und Prothrombinzeit
- sehr selten ZNS-Störungen (z.B.: Angst, Schlaflosigkeit)

Relevante Wechselwirkungen
- Digoxin: erhöhte Resorption von Digoxin möglich
- Allopurinol: erhöhte Wahrscheinlichkeit von Hautreaktionen
- Kumarine: verstärkte Blutungsneigung
- hormonale Kontrazeptiva: ihre Sicherheit kann infrage gestellt sein (seltene Fälle), es empfiehlt sich deshalb, nichthormonale empfängnisverhütende Maßnahmen zusätzlich anzuwenden

Pharmakokinetik
BV: 72–94 % (dosisabhängig, niedriger bei Dosen > 1.000 mg)
Elim.: überwiegend (52 ± 15 %) unverändert renal, zu einem kleinen Teil biliär
HWZ: ca. 1 Std., verlängert bei Niereninsuffizienz (ca. 6 Std. bei Kreatinin-Clearance 10–30 ml/Min. bzw. 10–15 Std. bei Anurie)

Dosierung
- Erwachsene und Kinder ab 12 Jahre: 1,5–3 g/Tag in 2–3(–4) Einzeldosen; eine Steigerung auf 4–6 g/Tag ist möglich; Helico-bacter-pylori-Eradikation („französisches" Schema) 2 x 2 g/Tag
- Niereninsuffizienz: Reduktion auf zwei Drittel der Normdosis bei Kreatinin-Clearance 20–30 ml/Min. bzw. auf ein Drittel der Normdosis bei Kreatinin-Clearance < 20 ml/Min.
besondere Dosierungen:
- bei unkomplizierten Harnwegsinfektionen bei Frauen einmalige Einnahme von 3 g
- zur Endokarditis-Prophylaxe 3 g (Erwachsene) bzw. 50 mg/kg KG (Kinder) 1 Stunde vor dem Eingriff

Ampicillin

(s. Kurzprofil im Anhang)

Hinweise zur wirtschaftlichen Verordnung:
Wir empfehlen p.o. das besser bioverfügbare Amoxicillin. Die Tagestherapiekosten belaufen sich bei 3 x 1.000 mg auf ca. 1,95–2,15 Euro, während Ampicillin ca. 3,00 Euro kostet. Die Behandlung mit Amoxicillin (ohne Betalaktamaseschutz) ist also preiswert.

1.4.2.1.5. Acylaminopenicilline (Acylureidopenicilline)

Wirkungsmechanismus
sehr gute Wirksamkeit gegen Enterococcus faecalis (nicht E. faecium!) und Streptokokken, gramnegative Stäbchen sowie bestimmte Anaerobier; Piperacillin auch gut wirksam gegen P. aeruginosa sowie andere Nonfermenter

Indikation(en)
Behandlung nosokomialer Infektionen gemäß Antibiogramm der Erreger

Wechselwirkungen
Verlängerung und Vertiefung neuromuskulärer Blockade bei gleichzeitiger Gabe nichtdepolarisierender Muskelrelaxantien

Pharmakokinetik
BV: oral nicht bioverfügbar
Elim.: Ausscheidung überwiegend renal (60–70 %), biliär ca. 20–30 %
HWZ: 1–1,5 Std.

Mezlocillin

Wirkungsmechanismus
halbsynthetisches, nicht Betalaktamase-festes Acylaminopenicillin; Hemmung der bakteriellen Zellwandsynthese (in der Wachstumsphase), dadurch bakterizide Wirkung

Indikation(en)
- akute und chronische Infektionen durch empfindliche Erreger
- perioperative Kurzzeitprophylaxe bzw. Frühtherapie in Abhängigkeit von Risikofaktoren und Kontaminationsgefährdung

Kontraindikationen
- Penicillinüberempfindlichkeit

Unerwünschte Arzneimittelwirkungen

- allergische Reaktionen, Exanthem (erhöhtes Risiko bei viralen Erkrankungen, insbesondere bei infektiöser Mononukleose und lymphatischer Leukämie), Stevens-Johnson- bzw. Lyell-Syndrom, interstitielle Nephritis, Vaskulitis
- Leukozytopenie, Thrombozytopenie, Thrombozytenfunktionsstörungen
- Übelkeit, Erbrechen, Durchfall, pseudomembranöse Enterokolitis, Geschmacksirritationen
- Anstieg von Bilirubin bzw. der Serumaktivität von Transaminasen oder der alkalischen Phosphatase
- zentralnervöse Erregungszustände

Relevante Wechselwirkungen

- Muskelrelaxantien vom nichtdepolarisierenden Typ: Verstärkung bzw. Verlängerung der Muskelrelaxation
- Methotrexat: erhöhte Methotrexatkonzentrationen
- Heparin, orale Antikoagulantien, Thrombozytenaggregationshemmer: Gerinnungsparameter sollten häufiger und regelmäßig kontrolliert werden
- Indometacin, Phenylbutazon, Salicylate, Sulfinpyrazon: erhöhte Mezlocillin-Serumkonzentrationen

Pharmakokinetik

BV: (keine Resorption nach oraler Gabe, daher nur parenteral anwendbar)
Elim.: überwiegend renal (55–57 % der Dosis in antibakteriell-aktiver Form) und biliär (bis zu 2 % der Dosis in antibakteriell aktiver Form)
HWZ: 50–70 Min.

Dosierung

je nach Erregerempfindlichkeit, Art und Schwere der Infektion (Einzelheiten s. Fachinformation):
- 80–150 mg/kg KG, d.h. 3 x 2–3 g/Tag
- 200–300 mg/kg KG, d.h. 3 x 4–5 g/Tag bzw. 2 x 10 g/Tag
- im Einzelfall Erhöhung der Tagesdosis auf über 20 g möglich
- Dosisreduktion bzw. Dosisintervallverlängerung bei Niereninsuffizienz mit GFR < 10 ml/Min. bzw. Oligo-/Anurie maximal 2 x 5 g/Tag; ggf. weitere Dosisreduktion bei zusätzlicher stärkerer Leberfunktionsstörung

Weitere Wirkstoffe und Dosierung

Piperacillin: 3 x 2–4 g/Tag i.v.

Hinweise zur wirtschaftlichen Verordnung:
Mezlocillin und Piperacillin kosten zwischen 7,40 und 7,80 Euro pro 1 g.

1.4.2.2. Kombinationen von Penicillinen mit Betalaktamasehemmern

Wirkungsmechanismus

Betalaktamasehemmer sind selbst schwach antibakteriellwirksame Betalaktamantibiotika. Durch sie werden unterschiedliche bakterielle Betalaktamasen (mehr die plasmidinduzierten Penicillinasen, kaum die Cephalosporinasen) effektiv gehemmt und die durch sie bedingte Resistenz aufgehoben. Dadurch wird das Wirkungsspektrum im Vergleich zum zugehörigen Penicillin-Monopräparat deutlich erweitert. **Aber zu beachten ist:**

1. Die Aufhebung der Resistenz erfolgt nicht mit vorhersagbarer Regelmäßigkeit, Resistenzbestimmungen sind erforderlich.
2. Inhibitoren besitzen zu zahlreichen Betalaktamasen keine ausreichende Affinität. Sie schützen dann das Penicillin nicht, wenn viele Betalaktamasen produziert werden.
3. Die Inhibitoren (Clavulansäure stärker als Sulbactam) können eine erhöhte Betalaktamaseproduktion induzieren, besonders die von chromosomalen Betalaktamasen. Dadurch sind antagonistische Effekte, insbesondere bei Problemkeimen wie Pseudomonas aeruginosa, Enterobacter und Serratia möglich.
4. Penicillin-resistente Staphylococcus-aureus-Stämme können empfindlich sein, aber oxacillin-resistente (MRSA-) Stämme sind auch gegen diese Kombination resistent.

Indikation(en)

Mezlocillin und Piperacillin sind indiziert bei schwersten septischen Bildern, oft ist zusätzlich ein Aminoglykosid angezeigt. Piperacillin existiert in einer (sinnvollen) festen Kombination mit einem Betalaktamase-Inhibitor (Tazobatam).

Für diese Kombination Piperacillin + Tazobactam konnte in großen klinischen Studien gezeigt werden, dass in der o.g. Indikation gleiche Wirksamkeit wie bei Carbapenemen besteht.

Auch die freie Kombination der Penicilline mit Sulbactam ist möglich.

Pharmakokinetik

Elim.: überwiegend renale Ausscheidung von Ampicillin und Sulbactam sowie Piperacillin und Tazobactam; extensiver hepatischer Metabolismus der Clavulansäure in der Kombination Amoxicillin und Clavulansäure

HWZ: wie bei entsprechendem Penicillin (1–1,5 Std.)

Sultamicillin:

BV: Hydrolyse in die Bestandteile Ampicillin und Sulbactam, Bioverfügbarkeit aus Sultamicillin für beide 80 %

Elim.: überwiegend unverändert

Sulbactam

Wirkungsmechanismus

Betalaktamase-Inhibitor; erweitert dadurch das Spektrum des zusammen angesandten Betalaktamantibiotikums

Indikation(en)

bakterielle Infektionen, nur in Kombination mit bestimmten Betalaktamantibiotika

Kontraindikationen

Überempfindlichkeit gegenüber Betalaktamantibiotika oder Sulbactam

Unerwünschte Arzneimittelwirkungen

keine, die mit dem Betalaktamantibiotikum allein nicht beobachtet wurden

Relevante Wechselwirkungen

keine

Pharmakokinetik

BV: nach i.m.-Gabe praktisch 100 %

Elim.: 75–85 % unverändert renal

HWZ: 1–2 Std. verlängert bei Niereninsuffizienz (bei Anurie 6,9–9,7 Std.)

Dosierung

- 0,5–1,0 g alle 6, 8 oder 12 Stunden
- Dosisreduktion bei Niereninsuffizienz: Tageshöchstdosis 2,0 g bei Kreatinin-Clearance 15–30 ml/Min. bzw. 1,0 g bei Kreatinin-Clearance < 15 ml/Min.

Weitere Wirkstoffe und Dosierung

- Amoxicillin + Clavulansäure:
  3 x 1 Tbl./Tag (enthält 500 mg Amoxicillin, 125 mg Clavulansäure)
- Ampicillin + Sulbactam:
  maximal 4 x 1 Amp./Tag (enthält 2 g Ampicillin, 1 g Sulbactam)
- Piperacillin + Tazobactam:
  maximal 3 x 1 Amp./Tag (enthält 4 g Piperacillin, 500 mg Tazobactam)
- Sultamicillin:
  2 x 375–750 mg/Tag

1.4.2.3. Cephalosporine

Vergleichende Bewertung
Die folgende Gruppierung der Cephalosporine berücksichtigt in etwa den Zeitpunkt ihrer Entwicklung, den Grad ihrer Betalaktamasestabilität und die Breite des Wirkungsspektrums.
Differentialindikation der Cephalosporine:
  Gruppe 1 bei grampositiven Infektionen
  Gruppe 2 bei nichtnosokomialen Infektionen mit grampositiven und gramnegativen Keimen (Atem- und Harnwege); Schwerpunkt: grampositive Erreger
  Gruppe 3 bei nosokomialen Infektionen mit gramnegativen Keimen; Schwerpunkt: gramnegative Erreger
Cefotiam und Cefuroxim sind gegen grampositive Kokken etwa so aktiv wie Cephalosporine der Gruppe 1; im Bereich der Enterobacteriaceae erweisen sie sich zum Teil als betalaktamasestabiler, besonders Cefotiam; davon abweichend ist Cefoxitin gegen Kokken schwächer aktiv, dafür insbesondere gegen Klebsiellen aktiver und viele klinisch relevante Anaerobier wie Bacteroides fragilis wirksam.
Cefotaxim, das erste Cephalosporin der 3. Generation, besitzt im Vergleich zu den älteren Cephalosporinen ein gegen Enterobacteriaceae deutlich erweitertes Spektrum. Die Breite des Wirkungsspektrums von Cefotaxim gegen Enterobakterien wird etwa von den übrigen Cephalosporinen der Gruppe 3 eingehalten. Ceftazidim ist in seiner Wirksamkeit gegen P. aeruginosa und Acinetobacter spp. überlegen.

Wirkungsmechanismus
hochwirksame Stoffgruppe mit großer Aktivität gegen grampositive und gramnegative Keime; unwirksam gegen Enterokokken, methicillinresistente Staphylokokken (MRSA), Listerien, Bordetellen und atypische Erreger

1.4.2.3.1. Cephalosporine der Gruppe 1 (intravenös)

Indikation(en)
Behandlung penicillinallergischer Patienten (nur in ca. 5–8 % Parallelallergie) bei Infektionen durch sensible grampositive Bakterien; in vielen Kliniken Standard bei der perioperativen Prophylaxe, was zu befürworten ist

Wechselwirkungen
bei gleichzeitiger Gabe starkwirkender Saluretika und potenziell nephrotoxischer Substanzen Beeinträchtigung der Nierenfunktion möglich

Pharmakokinetik
Elim.: fast alle Cephalosporine werden vorwiegend unverändert renal eliminiert; daher an die Nierenfunktion angepasste Dosierung aller Cephalosporine (vgl. Kap. Arzneimitteldosierung bei Niereninsuffizienz)
HWZ: bei normaler Nierenfunktion mit ca. 1–3 Std. eher kurz

Wirkstoffe und Dosierung
  - Cefazolin: 1 g alle 12 Std. i.v.

1.4.2.3.2. Cephalosporine der Gruppe 2 (intravenös)

Indikation(en)
Initialbehandlung von Harn- und Atemwegserkrankungen (nichtnosokomial) bei unbekanntem Erreger; Cefoxitin bei Mischinfektionen mit Anwesenheit von Bacteroides fragilis; im pädiatrischen Bereich sind Cefuroxim sowie Cefotiam Mittel der Wahl

Wechselwirkungen, Pharmakokinetik

s. Cephalosporine der Gruppe 1

Wirkstoffe und Dosierung
- Cefuroxim: 0,75 g–1,5 g alle 8–12 Std.
- Cefotiam: 1–2 g alle 8 Std.
- Cefoxitin: 1–2 g alle 8 Std.

1.4.2.3.3. Cephalosporine der Gruppe 3 (intravenös)

Indikation(en)

Wegen ihres breiten Wirkungsspektrums und ihrer starken Aktivität im Bereich der Enterobacteriaceae werden Cefotaxim, Ceftriaxon und Ceftazidim bevorzugt bei akutlebensbedrohlichen, nosokomialen Infektionen eingesetzt. Zur Berücksichtigung von S. aureus kann die Kombination mit Oxacillin plus einem Aminoglykosid angezeigt sein. Auch die Initialbehandlung schwerer polymikrobieller Infektionen (z.B. der diffus-eitrigen Peritonitis) wird mit solchen Zweifach- oder Dreifachkombinationen eingeleitet. Trotz mäßiger Liquorgängigkeit haben die Cephalosporine der Gruppe 3 auch große Bedeutung für die Meningitistherapie, insbesondere gegen ampicillinresistente Haemophilus-Stämme sowie bei posttraumatischer Meningitis und Neugeborenenmeningitis durch Enterobakterien (kombiniert mit Aminoglykosid). Cefotaxim und Ceftriaxon sind Mittel der Wahl für zahlreiche schwere bis schwerste Infektionen im Kindesalter einschließlich der Meningitis. Ceftazidim ist indiziert bei Infektionen durch P. aeruginosa und Acinetobacter spp.

Pharmakokinetik

Elim.: s. Cephalosporine der Gruppe 1; Cefotaxim jedoch wird nur ca. zur Hälfte renal ausgeschieden, es entstehen auch wirksame Metaboliten; Ceftriaxon wird zu knapp 40 % renal ausgeschieden, ca. 60 % werden metabolisiert

HWZ: s. Cephalosporine der Gruppe 1; Ausnahme: Ceftriaxon ca. 8 Std.

Ceftriaxon

Wirkungsmechanismus

Hemmung der bakteriellen Zellwandsynthese (in der Wachstumsphase); bakterizide Wirkung

Indikation(en)
- Infektionen durch Ceftriaxon-empfindliche Erreger
- perioperative Prophylaxe bei erhöhter Infektionsgefährdung des Patienten
- Interventionstherpaie bei neutropenischen Patienten

Kontraindikationen

Überempfindlichkeit gegen Cephalosporine, frühere Soforttyp- und/oder schwerwiegende Überempfindlichkeitsreaktionen gegen ein Betalaktamarzneimittel

Unerwünschte Arzneimittelwirkungen
- Mykosen, Superinfektionen mit nichtempfindlichen Keimen
- allergische Reaktionen, Stevens-Johnson- bzw. Lyell-Syndrom
- Blutbildveränderungen
- lokale Reaktionen am Verabreichungsort
- Durchfälle, pseudomembranöse Kolitis
- Anstieg der Serumaktivität von Leberenzymen
- Pankreatitis
- Ceftriaxon-Calcium-Ausfällungen in der Niere (bei Kindern)

Relevante Wechselwirkungen
- orale Kontrazeptiva: Sicherheit der empfängnisverhütenden Wirkung ist infrage gestellt, daher andere empfängnisverhütende Maßnahmen zusätzlich anwenden
- bakteriostatische Antibiotika (z.B. Tetracycline, Chloramphenicol): gleichzeitige Anwendung mit Ceftriaxon wird nicht empfohlen

Pharmakokinetik
BV: (nur intravenöse Applikation)
Elim.: 50–60 % (in der ersten 24 Std.) unverändert renal
HWZ: 6–9 Std.

Dosierung
- 1–2 g/Tag (einmal täglich), unter bestimmten Voraussetzungen bis 4 g/Tag
- zu speziellen Dosierungs- und Anwendungsempfehlungen: s. Fachinformation
- bei eingeschränkter Nierenfunktion ist Dosisanpassung (bis 2 g/Tag) nicht erforderlich, wenn Leberfunktion normal ist

Weitere Wirkstoffe und Dosierung
- Cefotaxim: 1–2 g i.v. alle 12 Std.
- Ceftazidim: 1–2 g i.v. alle 8–12 Std.

1.4.2.3.4. Orale Cephalosporine

Vergleichende Bewertung
Bei den oralen Cephalosporinen handelt es sich um relativ teure Substanzen, die aber breit wirksam und relativ nebenwirkungsarm sind. Sie unterscheiden sich deutlich in ihrer Wirksamkeit gegenüber gramnegativen und grampositiven Keimen. Die Paul-Ehrlich-Gesellschaft (PEG) nimmt folgende Einteilung vor:
Gruppe 1:
- Cefaclor, Cefalexin, Cefadroxil
- Wirksamkeit bei grampositiven Erregern
- Indikation: Haut- und Weichteilinfektionen
Gruppe 2:
- Loracarbef, Cefuroximaxetil
- Wirksamkeit gegen grampositive und einige gramnegative Erreger wie H. influenzae und E. coli.
- Indikation: Harn- und Atemwegsinfektionen, auch Haut- und Weichteilinfektionen
Gruppe 3:
- Cefixim, Ceftibuten, Cefpodoximproxetil
- höhere und breitere Aktivität gegen gramnegative Erreger, geringere gegenüber grampositiven
- Indikation: komplizierte Infektionen der Atemwege, wenn nicht S. aureus zu vermuten ist; komplizierte Harnwegsinfektionen

1.4.2.3.4.1. Orale Cephalosporine der Gruppe 1

Pharmakokinetik
BV: alle Substanzen um 90 %
HWZ: mit ca. 1 Std. kurz

Wirkstoffe und Dosierung
- Cefaclor: 0,5 alle 8 Std.
- Cefalexin: 1 g alle 8 Std.
- Cefadroxil: 1 g alle 12 Std.

1.4.2.3.4.2. Orale Cephalosporine der Gruppe 2

Loracarbef

Pharmakokinetik
BV: 90 %
HWZ: ca. 1 Std.

Dosierung
0,2–0,4 g alle 12 Std.

Cefuroximaxetil

Pharmakokinetik
BV: 40–50 %
HWZ: 1,3 Std.

Dosierung
Cefuroxim: 0,25–0,5 g alle 12 Std.

1.4.2.3.4.3. Orale Cephalosporine der Gruppe 3

Pharmakokinetik
BV: ca. 50 %
Elim.: Cefpodoximproxetil ist ein Prodrug und wird nach Resorption durch Hydrolyse zu Cefpodoxim metabolisiert
HWZ: ca. 2–3 Std.

Wirkstoffe und Dosierung
- Cefixim: 0,4 g alle 12 Std.
- Ceftibuten: 0,2 g alle 12 Std.
- Cefpodoxim: 0,4 g alle 24 Std.

1.4.2.4. Monobactame

Vergleichende Bewertung
Monobactame besitzen im Unterschied zu den anderen Betalaktamantibiotika kein bizyklisches Grundgerüst. Das einzige therapeutisch eingesetzte Derivat ist Aztreonam.

Aztreonam

Wirkungsmechanismus
gegen Enterobacteriaceae wirksam wie Gruppe-3-Cephalosporine, zum Teil auch gegen P. aeruginosa aktiv; unwirksam gegen grampositive Bakterien und Anaerobier

Indikation(en)
alternativ zu Cephalosporinen der Gruppe 3 bei Infektionen durch sensible Enterobakterien, zum Teil auch P. aeruginosa, gemäß Antibiogramm; wird z.B. in Kombination mit Glykopeptid-Antibiotika bei schweren Infektionen mit (zunächst) unbekanntem Erreger eingesetzt und ist hier so wirksam wie eines der Carbapeneme

Wechselwirkungen
keine bekannt

Pharmakokinetik
BV: nach intramuskulärer Gabe vollständig verfügbar
Elim.: 60–70 % unverändert renal
HWZ: 1,5–2 Std.

Dosierung
0,5–2 g alle 8–12 Std.

Hinweise zur wirtschaftlichen Verordnung
Die Tagestherapiekosten belaufen sich für 1 g auf 48–72 Euro.

1.4.2.5. Carbapeneme

Vergleichende Bewertung

Die Carbapeneme unterscheiden sich von anderen Betalaktamantibiotika durch das Fehlen des Schwefelatoms im bizyklischen Ringsystem. Das erste therapeutisch eingesetzte Derivat ist Imipenem, das grundsätzlich mit dem Tubulusblocker Cilastatin kombiniert werden muss, weil es sonst zu rasch ausgeschieden wird. Weiter gehören zu dieser Gruppe Meropenem und Ertapenem. Die Carbapeneme haben ein etwa gleich breites Wirkungsspektrum wie die Kombination Penicilline/Betalaktamasehemmer und sind wie diese indiziert als „Reserveantibiotika", wenn andere Therapieregime versagt haben. Da durch die sehr breit wirksamen Carbapeneme die Bakterien der physiologischen Flora, insbesondere der Rachen- und Darmflora, stark dezimiert werden, ist die Gefahr sekundärer Infektionen durch hochresistente Bakterienstämme bzw. durch Candida albicans oder andere Pilze besonders zu beachten.

Zwischen Meropenem und Imipenem bestehen – bakteriologisch gesehen – nur wenige Unterschiede. Ertapenem erreicht nicht das breite Spektrum von Imipenem und Meropenem und ist unwirksam gegen P. aeruginosa. Sein Spektrum liegt etwa zwischen dem von Ceftriaxon und Imipenem/Meropenem.

Meropenem ist geringfügig weniger neurotoxisch und nephrotoxisch, was bei der Indikation (schwerstkranke Patienten) von Vorteil sein kann. Nur Imipenem muss mit dem Tubulusblocker Cilastatin kombiniert werden. Neuerdings ist Doripenem verfügbar, das aber weder bakteriologisch noch pharmakokinetisch gegenüber den anderen Carbapenemen einen Vorteil (oder Nachteil) bietet.

Imipenem

Wechselwirkungen
gleichzeitige Gabe von Imipenem und Ganciclovir bzw. Theophyllin kann zu Krampfanfällen führen

Pharmakokinetik
BV: s. Meropenem
Elim.: s. Meropenem; extensive renale Metabolisierung
HWZ: s. Meropenem

Dosierung
0,5–1 g alle 6–8 Std. i.v., in fester Kombination mit Cilastatin

Hinweise zur wirtschaftlichen Verordnung
Die Tagestherapiekosten liegen je nach Dosierung zwischen 70 und 188 Euro.

Meropenem

Pharmakokinetik
BV: oral nicht bioverfügbar
Elim.: nach i.v.-Gabe 70 % unverändert renal
HWZ: ca. 1 Std.

Dosierung
0,5–1 g alle 8 Std. i.v.

Hinweise zur wirtschaftlichen Verordnung
Die Tagestherapiekosten liegen je nach Dosierung zwischen 74 und 135 Euro.

Ertapenem

Pharmakokinetik
BV: oral nicht bioverfügbar
Elim.: renal etwa zu 50 % als Metabolit
HWZ: 4 Std., damit deutlich länger als bei Imipenem und Meropenem

Dosierung
1 g alle 24 Std. als Infusion über 30 Min.

1.4.3. Chloramphenicol

Vergleichende Bewertung
Chloramphenicol ist ein Antibiotikum mit breitem antibakteriellen Wirkungsspektrum. Indiziert ist es heute nur noch in Ausnahmefällen bei typhösen Salmonellosen, Meningitis (gute Liquorgängigkeit!), Hirnabszess oder gramnegativer Sepsis, wenn andere Therapieschemata versagt haben. Die gegen eine Vielzahl von Antibiotika resistenten Stämme, inklusive vancomycinresistenter Stämme von E. faecium und E. faecalis (VRE) reagieren fast immer empfindlich auf Chloramphenicol.
Chloramphenicol ist wegen seines hohen Risikopotenzials in Deutschland nur noch zur topischen Anwendung, z.B. als Augensalbe, zugelassen.

Unerwünschte Arzneimittelwirkungen
kann zu einer dosisabhängigen reversiblen, in seltenen Fällen zu einer letal verlaufenden dosisunabhängigen, irreversiblen Knochenmarkschädigung führen

Dosierung
1 g alle 8 Std.

1.4.4. Clindamycin

Vergleichende Bewertung
Clindamycin ist eines der wirksamsten Mittel gegen Anaerobier und klassische Eitererreger bei guter Gewebegängigkeit. Spezialantibiotikum! Indiziert bei Staphylokokkeninfektionen und bei Penicillinallergie. Chronische bzw. starkabgekapselte Staphylokokkenherde (z.B. Osteomyelitis, Hirnabszess, Spritzenabszess, odontogene Infektionen, Orbitalphlegmone). Komedikation bei Mischinfektionen, bei denen Anaerobier vermutet werden müssen (alle schleimhautnahen Weichteilinfektionen, Peritonitis).

Wirkungsmechanismus
halbsynthetisch hergestelltes Lincosamid-Antibiotikum; wirksam gegen grampositive aerobe und viele anaerobe Bakterien; hemmt die bakterielle Proteinsynthese

Indikation(en)
Infektionen durch clindamycinempfindliche Erreger

Kontraindikationen
Überempfindlichkeit gegen Lincosamide

Unerwünschte Arzneimittelwirkungen
wegen der guten Wirksamkeit gegenüber Anaerobiern ist eine schwere Beeinträchtigung der normalen Darmflora zu erwarten; antibiotikaassoziierte durch Anreicherung und Toxinbildung von Clostridium difficile im Darm sind möglich; bei beginnender Diarrhoe: Absetzen von Clindamycin, gegebenenfalls Metronidazol oder Vancomycin p.o. gegen C. difficile

Relevante Wechselwirkungen
- Substanzen, die eine neuromuskuläre Blockade hervorrufen: Verstärkung dieser Wirkung
- orale Kontrazeptiva: Clindamycin kann Zuverlässigkeit nachteilig beeinflussen (daher werden zusätzliche empfängnisverhütende Maßnahmen während der Behandlung mit Clindamycin empfohlen)
- Erythromycin: keine gemeinsame Gabe mit Clindamycin, da in vitro antagonistischer Effekt beobachtet wurde

Pharmakokinetik

BV: ca. 90 %

Elim.: hepatischer Metabolismus zu den teilweise aktiven Metaboliten Clindamycin-Sulfoxid, N-Demethyl-Clindamycin und N-Demethyl-Clindamycin-Sulfoxid; diese werden hauptsächlich mit den Faeces ausgeschieden; < 10 % unverändert renal

HWZ: 1,5–5 Std. (verlängert auf 4–15 Std. bei Patienten mit Hepatitis, cholestatischem Ikterus, Leberzirrhose, verlängert auch bei Niereninsuffizienz)

Dosierung

je nach Schwere der Infektion 150–450 mg alle 6 Stunden p.o.; 300–600 mg alle 6 Stunden i.v.; bei schwerer Leberinsuffizienz bzw. schwerer Niereninsuffizienz oder Anurie je nach Plasmakonzentration ggf. Reduktion der Einzeldosis oder Verlängerung des Dosisintervalls

Hinweise zur wirtschaftlichen Verordnung

Die Tagestherapiekosten liegen je nach Dosierung zwischen 2,00 und 3,55 Euro. Bei parenteraler Gabe und Dosierung von 600 mg/6 Std. können die TTK bis 32 Euro steigen.

1.4.5. Daptomycin

(s. Kurzprofil im Anhang)

Vergleichende Bewertung und Hinweise zur wirtschaftlichen Verordnung

Daptomycin, ein zyklisches Lipopetid, gehört einer neuen antibakteriellen Wirkstoffklasse an. Es wirkt ausschließlich auf grampositive Erreger und zeigt besonders gegen hochresistente Stämme von Staphylokokken (MRSA, MRSE) und Enterokokken (VRE) eine hohe Wirksamkeit – unabhängig von einer Resistenz gegenüber anderen Antibiotika. Es steht nur für die i.v.-Gabe zur Verfügung. Die Behandlung ist teuer und ist Spezialfällen vorbehalten („Reserveantibiotikum").

Wirkungsmechanismus

Daptomycin verändert die Zellwandeigenschaften der Bakterien, indem es neue Ionenkanäle bildet. Kalium strömt aus der Zelle aus, es kommt zu einer Depolarisation, und das Bakterium stirbt. Da die Zellmembran nicht vollständig zersetzt wird, werden Bakterientoxine nicht in demselben Maße wie bei einer Therapie mit anderen Antibiotika freigesetzt. Somit könnte ein Vorteil der Substanz für die Behandlung toxinbildender Bakterien vermutet werden (z.B. bei dem Toxic-Shock-Syndrome).

Unerwünschte Arzneimittelwirkungen

Es traten in 2,8 % der Fälle CK-Erhöhungen auf gegenüber 1,8 % in den Kontrollgruppen. Die gleichzeitige Gabe von Substanzen, die eine Myopathie auslösen können (z.B. Statine), sollte deshalb vermieden werden.

1.4.6. Glykopeptide

Vergleichende Bewertung

Vancomycin und Teicoplanin sind Glykopeptide und wirken gegen fast alle grampositiven Erreger, jedoch nicht gegen gramnegative Erreger. Sie unterscheiden sich unter pharmakokinetischen, nicht unter bakteriologischen Gesichtspunkten. Wegen ihrer bisher sehr zuverlässigen Wirkung gegen S. aureus (auch gegen multiresistente Stämme [MRSA], heute die Hauptindikation in Kliniken) sind sie hier besonders indiziert, so z.B. bei der fast immer durch Staphylokokken hervorgerufenen Shunt- oder Kathetersepsis bei Hämodialysepatienten. Eine typische Indikation ist auch die Infektion von Klappenprothesen oder anderem implantierten Material. Auch Clostridien werden erfasst, daher orale Therapie der pseudomembranösen und postantibiotischen Enterokolitis durch C. difficile bzw. durch Staphylokokken. Neuerdings werden in vielen Ländern „VISA" (Vancomycin-intermediär-sensibler S. aureus) gefunden mit einer minimalen inhibitorischen Konzentration (MIC) um 6 mg/l. Diese Konzentration lässt sich aber zumindest bei Dialysepatienten mühelos mit 1 g/Woche erreichen. Jede Glykopeptidtherapie führt zwangsläufig zur Heranzüchtung von „VRE" (Vancomycin-resistenter E. faecium) im Darm, ein multiresistenter, allerdings nicht sehr invasiver virulenter Erreger, der zumeist chloramphenicolsensibel ist.

Kontraindikationen

keine parenteralsystemische Anwendung bei bestehender Schwerhörigkeit und in der Gravidität

Unerwünschte Arzneimittelwirkungen

ototoxische Schäden (selten, meist bei überhöhten Spiegeln); allergische Reaktionen; Thrombophlebitis an der Injektionsstelle

Wechselwirkungen

gleichzeitige Gabe potenziell nephro- und/oder ototoxischer Substanzen (Aminoglykosidantibiotika, Ciclosporin, Amphotericin B, Furosemid) kann Oto- und/oder Nephrotoxizität verstärken; bei gleichzeitiger Anwendung von Muskelrelaxantien kann es bei Vancomycingabe zur Veränderung und Verstärkung der neuromuskulären Blockade kommen

Besonderheiten

Rasche i.v.-Injektionen von Vancomycin können zu Hitzegefühl und Hautrötungen führen („Red-Man-Syndrom"). Dies ist sicher zu vermeiden, wenn 1 g Vancomycin in genügend Flüssigkeit aufgelöst und mit einer Infusionspumpe über 0,5–1 Std. gegeben wird. Bei Hämodialysepatienten wird mit einer Infusion von 1 g ein hoher Spiegel über eine Woche erzielt (Talspiegel am Ende der Woche und vor erneuter Infusion ca. 8 mg/l, sofern kein „High-Flux-Filter" verwendet wird).

Vancomycin p.o. wirkt optimal bei der durch Clostridium difficile hervorgerufenen pseudomembranösen Kolitis, die bei Antibiotikatherapie auftreten kann. Dosis: 4-mal täglich 250 mg.

Teicoplanin kann wegen seiner sehr viel längeren Halbwertszeit (70–100 Std.!) niedriger dosiert und einmal täglich mit gewöhnlicher Geschwindigkeit intravenös gegeben werden. Es ist also leichter zu handhaben und nicht wesentlich teurer. Bakteriologisch ist es dem Vancomycin gleichwertig.

Vancomycin

Pharmakokinetik

BV: nach oraler Gabe keine Resorption
Elim.: Ausscheidung erfolgt in unveränderter Form überwiegend renal; bei Niereninsuffizienz daher Dosisanpassung erforderlich
HWZ: ca. 4–6 Std. (bei intakter Nierenfunktion), verlängert bei Niereninsuffizienz

Dosierung

1 g alle 12 Std. i.v. jeweils über Infusionspumpe in 1 Std.; Dosierung bei Niereninsuffizienz s. Kap. Arzneimitteldosierung bei Niereninsuffizienz

Hinweise zur wirtschaftlichen Verordnung
Die Tagestherapiekosten liegen bei ca. 59 Euro.

Teicoplanin

Wechselwirkungen

s. Vancomycin

Pharmakokinetik

BV, Elim.: s. Vancomycin
HWZ: ca. 70–100 Std. (!) (bei intakter Nierenfunktion), bei Dialysepatienten mit schwerer Niereninsuffizienz verlängert auf das 4-Fache

Dosierung

1. Tag 400 mg, dann 1 x 200–400 mg/Tag i.v. oder i.m.

Hinweise zur wirtschaftlichen Verordnung
Die Tagestherapiekosten liegen je nach Dosierung zwischen ca. 57 und 103 Euro. Im Hinblick darauf, dass Teicoplanin leichter zu handhaben ist als Vancomycin, sollte dieses bevorzugt werden (Ausnahme Hämodialysepatienten).

1.4.7. Fluorchinolone (Gyrasehemmer)

Vergleichende Bewertung und Hinweise zur wirtschaftlichen Verordnung
Die Paul-Ehrlich-Gesellschaft hat eine Gruppeneinteilung vorgelegt, die die Übersicht erleichtert:
Gruppe 1:
Orale Fluorchinolone mit im Wesentlichen auf Harnwegsinfektionen eingeschränkter Indikation. (Liegen unkomplizierte Fälle vor, ist eine Monotherapie mit Trimethoprim kostengünstiger und kaum weniger effektiv.) Wirkstoff: Norfloxacin
Gruppe 2:
Breiter anwendbare Fluorchinolone mit Indikation bei allen gramnegativen Infektionen einschließlich Urosepsis oder Peritonitis. Sie sind keine Mittel der Wahl bei ambulant erworbenen Atemwegsinfektionen. Wirkstoffe: Ciprofloxacin, Ofloxacin
Gruppe 3:
Fluorchinolone mit verbesserter Aktivität gegen grampositive und atypische Erreger, indiziert somit insbesondere bei Infektionen der oberen und unteren Atemwege. Diese Therapie ist deutlich teurer als die klassische Behandlung mit Makroliden, die zumindest in unkomplizierten Fällen (und bei Verdacht auf Legionellose) vorgezogen werden sollte. Wirkstoff: Levofloxacin
Gruppe 4:
Fluorchinolone mit verbesserter Aktivität gegen Pneumokokken (!) und „atypische" Erreger sowie zur Anwendung bei akuten oberen und unteren Atemwegsinfektionen einschließlich der ambulant erworbenen Pneumonie, weiter bei Infektionen mit atypischen Mikroorganismen (Mykoplasmen, Chlamydien, Legionellen), schweren Infektionen mit gramnegativen Keimen und bei Verdacht auf Anaerobierbeteiligung (z.B. Aspirationspneumonie). Wirkstoff: Moxifloxacin

 Cave: Die meisten MRSA sind resistent gegen Fluorchinolone.

Wirkungsmechanismus
Fluorchinolone wirken bakterizid auf Keime in der Vermehrungs- und Ruhephase durch Hemmung der bakteriellen DNS-Topoisomerase II (auch als Gyrase bezeichnet) und IV, die für die Relaxation, Überspiralisierung und Verknüpfung der DNS essenziell sind.

Kontraindikationen
- Schwangerschaft und Stillzeit
- Kinder und Jugendliche vor Abschluss der Wachstumsphase (engumschriebene Ausnahmen: s. unten)
- Überempfindlichkeit gegen Chinolone
- Vorsicht ist geboten bei Patienten mit Krampfneigung und Anfallsleiden wegen UAW auf das ZNS

Unerwünschte Arzneimittelwirkungen
- häufig gastrointestinale Beschwerden (Übelkeit, Erbrechen, Diarrhoe)
- selten Überempfindlichkeitsreaktionen mit Hauterscheinungen (Exanthem, Erythem, Gesichtsödem) und anaphylaktische Reaktionen (Zungenschwellungen, Glottisödem, Atemnot, Schock)
- sehr selten wurden schwere Hautreaktionen (Lyell-Syndrom, Stevens-Johnson-Syndrom) berichtet
- eine gewisse Hepatotoxizität ist offenbar allen Fluorchinolonen eigen; Trovafloxacin wurde deshalb aus dem Handel genommen
- auch Entzündungen und Rupturen der Achillessehne (überwiegend berichtet von älteren Patienten oder bei gleichzeitiger Kortikosteroid-Therapie) wurden beobachtet
- Störungen der Knorpelentwicklung im Wachstumsalter, daher bei Kindern (engumschriebene Ausnahmen: s. unten) und Schwangeren kontraindiziert

 Cave: Besondere Bedeutung haben die Störungen des zentralen und peripheren Nervensystems. Schon unter therapeutischen Dosen kann es zu neurologischen und/oder psychiatrischen Reaktionen kommen, die unter den UAW-Berichten auffallend häufig sind (Kopfschmerzen, Schwindel, Unruhe, Benommenheit, Verwirrtheit, Sehstörungen, Schlafstörungen, Halluzinationen, Krampfanfälle und schwere psychotische Erscheinungen). Besonders imponieren Suizidversuche/Suizide. Da die Substanzen schwerkranken Patienten gegeben werden, liegt eine Verwechslung eines solchen Verwirrtheitszustandes mit einem Delir oder Durchgangssyndrom nahe. Die Symptome verschwinden innerhalb von Stunden nach Absetzen. Haloperidol oder Diazepam können hilfreich sein. Die Fähigkeit, Auto zu fahren oder Maschinen zu bedienen, kann durch Fluorchinolone aufgrund von ZNS-Reaktionen oder Synkope beeinträchtigt werden. Bei jeder Behandlung mit Fluorchinolonen ist es wünschenswert, dass sich der Arzt am besten täglich durch ein einfaches Gespräch vom psychischen Status praesens überzeugt.

> Chinolone sind in unterschiedlichem Maße phototoxisch. Gelegentlich werden UAW auf Herz und Kreislauf, Blut und Blutzellen (Anämie, Leukozytopenie, Thrombozytopenie und Agranulozytose) und Nieren sowie erhöhte Leberenzymwerte berichtet.
> Die genannten UAW sind meist kontrollierbar, wenn sie rasch erkannt werden und das Fluorchinolon abgesetzt wird.

Norfloxacin

Wechselwirkungen
s. Ofloxacin; Hemmung des Metabolismus von Theophyllin in der Leber; bei kombinierter Therapie sollten daher der Theophyllinspiegel kontrolliert und die Theophyllindosierung angepasst werden

Pharmakokinetik
BV: 30–40 %
HWZ: 3–5 Std.

Dosierung
2 x 400 mg/Tag p.o.

Hinweise zur wirtschaftlichen Verordnung
Die Tagestherapiekosten belaufen sich auf ca. 1,15 Euro, somit kostet die Behandlung der unkomplizierten Harnwegsinfektion der Frau (über 3 Tage) ca. 3,45 Euro. Im Vergleich dazu liegen bei der Verordnung von Trimethoprim als Monosubstanz die TTK bei 1,10–1,25 Euro.

Ofloxacin

Wechselwirkungen
Mineralische (magnesium- oder aluminiumhaltige) Antazida oder Eisenpräparate reduzieren die Bioverfügbarkeit der Chinolone, deshalb Gyrasehemmer 2 Std. vor oder 4 Std. nach Gabe dieser Präparate einnehmen.

Pharmakokinetik
BV: > 90 %
HWZ: 6–8 Std.

Dosierung
2 x 100–200–400 mg/Tag p.o. oder i.v.

Hinweise zur wirtschaftlichen Verordnung
Die Tagestherapiekosten liegen je nach Dosierung zwischen ca. 1,90 und 4,20 Euro. Die parenterale Therapie ist wesentlich teurer und beläuft sich bei einer Tagesdosis von 2 x 200 mg auf ca. 68 Euro.

Ciprofloxacin

Indikation(en)
- Infektionen (unkomplizierte und komplizierte) mit empfindlichen Erregern; nicht zur Behandlung der Angina tonsillaris
- Infektionen oder drohende Infektionsgefahr (Prophylaxe) bei Patienten mit geschwächter körpereigener Abwehr (z.B. unter Behandlung mit Immunsuppressiva bzw. im neutropenischen Zustand), zur selektiven Darmkontamination bei immunsuppressiv behandelten Patienten
- Milzbrand (postexpositionell nach Erregerinhalation und Therapie), auch bei Kindern und Jugendlichen

- bei Kindern und Jugendlichen: akute Pseudomonas-Pneumonie bei cystischer Fibrose (bei Kindern und Jugendlichen im Alter von 5–17 Jahren); komplizierte Harnwegs- und Nierenbeckeninfektionen (bei Kindern und Jugendlichen im Alter von 1–17 Jahren) bei entsprechendem Erregernachweis; Behandlung von Kindern und Jugendlichen sollte – wegen möglicher Nebenwirkungen (an Gelenken und gelenknahen Geweben) – von einem in der Behandlung schwerer Infektionen bei Kindern und Jugendlichen erfahrenen Arzt nur nach sorgfältiger Nutzen-Risiko-Abwägung initiiert werden

Wechselwirkungen
- Tizanidin: Anstieg der Tizanidin-Konzentrationen und des Risikos relevanter Nebenwirkungen, daher gleichzeitige Behandlung mit Ciprofloxacin kontraindiziert
- Methotrexat: Hemmung der renalen Elimination durch Ciprofloxacin, möglicherweise daher erhöhtes Risiko einer Methotrexat-Toxizität
- eisen-, aluminium- oder magnesiumhaltige Präparate (z.B. Antazida, Sucralfat), Sevelamer, Didanosin, orale Nährlösungen, mit Mineralstoffen angereicherte Getränke oder größere Mengen an Milchprodukten: verminderte Resorption von Ciprofloxacin; deshalb zeitlichen Anstand der Einnahme einhalten: Ciprofloxacin entweder 1–2 Stunden vor oder 3–4 Stunden nach diesen Produkten einnehmen
- Warfarin: verstärkte Wirkung
- Theophyllin: Anstieg der Theophyllinkonzentration (evtl. über Hemmung von CYP1A2 durch Ciprofloxacin)
- Diazepam: verminderte Diazepam-Clearance

Pharmakokinetik
BV: 60–80 %
Elim.: renal (glomeruläre Filtration und tubuläre Sekretion) zu 30–57 %; Dosisanpassung erforderlich; außerdem hepatischer Metabolismus zu mindestens 4 Metaboliten, von denen 3 antimikrobielle Aktivität haben
HWZ: 3–6 Std., bis zu 12 Std. bei erheblich eingeschränkter Nierenfunktion

Dosierung
- 2 x 250–500–750 mg/Tag p.o. oder 2–3 x 100–200–400 mg/Tag i.v.
- niedrige Dosis gilt z.B. für die unkomplizierte Harnwegsinfektion der Frau, die höchste für eine akute Divertikulitis
bei eingeschränkter Nierenfunktion:
- Kreatinin-Clearance 31–60 ml/Min. (bzw. Serum-Kreatinin 1,4–1,9 mg/Tag): maximal 1.000 mg/Tag (oral) bzw. 800 mg/Tag (intravenös)
- Kreatinin-Clearance < 30 ml/Min. (bzw. Serum-Kreatinin > 2 mg/Tag): maximal 500 mg/Tag (oral) bzw. 400 mg/Tag (intravenös)

Hinweise zur wirtschaftlichen Verordnung
Die Tagestherapiekosten liegen je nach Dosierung zwischen ca. 1,75 und 2,75 Euro. Die parenterale Therapie ist wesentlich teurer und beläuft sich dosierungsabhängig auf ca. 29–53 Euro.

Levofloxacin

Wirkungsmechanismus
S-(-)-Enantiomer des Racemats Ofloxacin; Hemmung der DNA-Topoisomerasen, starke bakterizide Wirkung; Fluorchinolon mit breitem antibakteriellen Spektrum; Gruppe 3 nach Paul-Ehrlich-Gesellschaft

Indikation(en)
leichte und mittelschwere Infektionen durch levofloxacinempfindliche Erreger

Pharmakokinetik
BV: 100 %
Elim.: überwiegend unverändert renal (80–90 %), geringfügiger Metabolismus zu N-Desmethyl-Ofloxacin und Ofloxacin-N-oxid; Ofloxacin-glucuronid wird in der Galle gefunden
HWZ: 6–8 Std., verlängert bei Niereninsuffizienz

Dosierung
- 1–2 x 250–500 mg/Tag (bei normaler Nierenfunktion)
- reduzierte Erhaltungsdosis bei eingeschränkter Nierenfunktion: bei Kreatinin-Clearance 50–20 ml/Min., 125–250 mg/Tag bzw. bei Kreatinin-Clearance < 20 ml/Min., 125 mg alle 24–48 Std.
- zur Helicobacter-Eradikation: s.o.

Hinweise zur wirtschaftlichen Verordnung
Die Tagestherapiekosten liegen je nach Dosierung zwischen ca. 1,80 und 5,00 Euro. Die parenterale Therapie ist wesentlich teurer und beläuft sich dosierungsabhängig auf ca. 36–119 Euro.

Moxifloxacin

Indikation(en)
- zur Behandlung der folgenden Infektionen, soweit sie durch moxifloxacinempfindliche Erreger hervorgerufen werden:
  - akute, bakterielle Sinusitis (ABS)
  - akute Exazerbation der chronischen Bronchitis (AECB)
- nur wenn andere Antibiotika, die für die initiale Behandlung dieser Infektionen üblicherweise empfohlen werden, für ungeeignet erachtet werden oder wenn diese versagt haben:
  ambulant erworbene Pneumonie, ausgenommen schwere Formen
- nur wenn andere Antibiotika, die für die initiale Behandlung dieser Infektion üblicherweise empfohlen werden, für ungeeignet erachtet werden;
  leichte bis mäßig schwere entzündliche Erkrankungen des Beckens (d.h. Infektionen des oberen weiblichen Genitaltrakts, einschließlich Salpingitis und Endometritis), ohne einen assoziierten Tuboovarial- oder Beckenabszess; in Kombination mit einem weiteren geeigneten Antibiotikum (z.B. einem Cephalosporin), es sei denn moxifloxacinresistente Neisseria gonorrhoeae können ausgeschlossen werden

Wechselwirkungen
- QT-verlängernde Mittel (www.qtdrugs.org): ein additiver Effekt sowie ein gesteigertes Risiko ventrikulärer Arrhythmien, besonders Torsade-de-Pointes, können nicht ausgeschlossen werden; dazu gehören z.B. Antiarrhythmika der Klassen IA und III, Phenothiazine, Haloperidol, NSMRI-Antidepressiva, Erythrmoycin i.v., Pentamidin, Halofantrin, Terfenadin u.a.
- Arzneimittel, die 2- oder 3-wertige Kationen enthalten (z.B: Antazida, Sucralfat, Didanosintabletten, eisen- oder zinkhaltige Mittel): Chelatbildung; daher sollten zwischen deren Verabreichung und der Einnahme von Moxifloxacin etwa 6 Stunden verstreichen
- Antikoagulantien: gesteigerte Wirkung von Antikoagulantien in vielen Fällen berichtet (INR-Veränderungen können auch durch die Infektionskrankheit und ihre Behandlung mit bedingt sein)

Besonderheiten
an unerwünschten Nebenwirkungen und Risiken sind ferner zu erwähnen:
- Verschlimmerung der Symptome einer bestehenden Myasthenia gravis
- Rhabdomyolyse (sehr selten)

Pharmakokinetik
BV: ca. 91 %
Elim.: zu 14 % Glukuronid- und zu 38 % Sulfatkonjugation zu 15–21 % unverändert renal
HWZ: 10–12 Std.

Dosierung
1 x 400 mg/Tag p.o. bzw. i.v. (Infusion)

Hinweise zur wirtschaftlichen Verordnung
Die Tagestherapiekosten liegen bei 6 Euro für die orale und bei 60 Euro für die parenterale Applikationsform.

1.4.8. Makrolidantibiotika

Vergleichende Bewertung

Hochwirksame, gutverträgliche Substanzen, vorwiegend gegen grampositive Bakterien. Weiter werden gehemmt: Legionella pneumophila, Haemophilus influenzae (unterschiedlich), Bordetella pertussis, Moraxella catarrhalis, Helicobacter pylori, ferner zellwandlose (auch als atypische Erreger bezeichnete) Bakterien wie Mykoplasmen, Ureaplasmen und Chlamydien. Somit ergeben sich als Indikation: Atemwegsinfektionen, insbesondere die chronische Bronchitis, da H. influenzae und B. catarrhalis – wichtige Erreger dieser Erkrankung – meist sensibel sind. Sie gelten als Mittel der Wahl bei ambulanterworbener und atypischer Pneumonie durch Legionella pneumophila, Mycoplasma pneumoniae, Chlamydia psittaci und Chlamydiophila pneumoniae. Makrolide sind auch bei Haut- und Weichteilinfektionen indiziert, besonders bei chronischer Entzündung mit hohem Anteil phagozytierter Erreger, da sie (im Gegensatz zu Betalaktamantibiotika) in die Zelle gelangen. In sehr frühen katarrhalischen Stadien des Keuchhustens können sie die Schwere des Krankheitsverlaufes mildern. Sie dienen auch zur Prophylaxe der Pertussis-Kontaktpersonen.

Dem bewährten Erythromycin wurden in den letzten Jahren weitere, pharmakokinetisch günstigere Substanzen an die Seite gestellt, nämlich Azithromycin, Clarithromycin, Roxithromycin. Die Substanzen Josamycin und Spiramycin sollten wegen deutlich ungünstigerer Pharmakokinetik nicht verwendet werden.

Die 4 genannten wichtigen Makrolide unterscheiden sich nicht (oder nur unbedeutend) in ihrem antibakteriellen Spektrum (s. auch Tab. 1.5), ihrer mit um 50 % liegenden geringen Bioverfügbarkeit und ihrer sehr geringen Toxizität. Sie unterscheiden sich aber deutlich hinsichtlich ihrer Halbwertszeit und ihrer Verteilungsvolumina. Die neuen Substanzen werden sehr viel langsamer ausgeschieden und können damit niedriger dosiert werden als Erythromycin. Das steigert die Verträglichkeit und verbessert bei täglicher Einmalgabe die Therapietreue. Azithromycin hat die Besonderheit, sich in einem Verteilungsvolumen auszubreiten, das größer ist, als dies je bei einem Antibiotikum gesehen wurde. Dies bedeutet hohe Gewebespiegel und intrazelluläre Konzentrationen. Nach Absetzen wird die Substanz langsam freigesetzt und wirkt lange nach. Diese lange Verweildauer im Organismus kann von Vorteil sein, möglicherweise aber auch Risiken hinsichtlich UAW und Resistenzentwicklung in sich bergen.

Telithromycin gehört zu den Ketoliden, einer Unterklasse der Makrolide. Es hat seine Spezialindikation, wenn resistente Pneumo- und Staphylokokken vermutet werden müssen, z.B. bei lange hospitalisierten Patienten oder in Ländern mit hoher Pneumokokkenresistenz (Urlaubsrückkehrer, z.B. aus Spanien).

Indikation(en)

wichtigste Indikationen der Makrolide sind bronchopulmonale Infektionen, besonders atypische Pneumonie und nichtnosokomiale Pneumonie

Kontraindikationen

Überempfindlichkeit (selten), schwere Lebererkrankungen, akute Pankreatitis

Unerwünschte Arzneimittelwirkungen

gastrointestinale Störungen, bei längerer Gabe von Erythromycin intrahepatische Cholestase; von Telithromycin wurden Sehstörungen berichtet (Akkomodationsstörungen)

Wechselwirkungen

durch Hemmung Cytochrom-P450-abhängiger Monooxygenasen (CYP3A4, CYP1A2; Erythromycin > Clarithromycin > Roxithromycin > Azithromycin; s. Kap. Tabellen zum Metabolismus von Arzneimitteln durch Cytochrom-P450-Enzyme) klinisch signifikante Erhöhung der Konzentration von z.B. Carbamazepin, Terfenadin, Clozapin, Ciclosporin, Theophyllin (Letzteres gilt nicht für Azithromycin.); bei gleichzeitiger Gabe Erhöhung der Konzentration von Digoxin; Wirkung oraler Kontrazeptiva kann abgeschwächt sein

Besonderheiten

- bei allen pharmakokinetischen Untersuchungen zu Makroliden fanden sich Einzelpersonen, die die Substanzen nicht oder nur sehr schlecht resorbierten (Poor Absorber); aus diesem Grund Substanzgruppe nicht zur oralen Behandlung geeignet, wenn ein Therapieerfolg kurzfristig erzielt werden muss, z.B. bei septischen Krankheitsbildern
- Erythromycin als das bezüglich seiner Halbwertszeit ungünstigste Makrolid kann zur oralen Therapie heute nicht mehr empfohlen werden; intravenöse Gabe aber möglich, was seit einiger Zeit auch auf Clarithromycin und Azithromycin zutrifft. Da das Problem der Poor Absorber bei i.v.-Gabe nicht gegeben ist, entfällt hier oben genannte Vorbehalt, sich bei schwerster Infektionen auf Makrolide nicht zu verlassen

Erythromycin

(s. Kurzprofil im Anhang)

Dosierung
500 mg alle 6–8 Std. p.o. oder i.v.

Hinweise zur wirtschaftlichen Verordnung
Die Tagestherapiekosten liegen bei ca. 1,29–1,72 Euro für die orale Applikation und bei ca. 67–89 Euro für die parenterale Form.

Clarithromycin

Wirkungsmechanismus
Makrolidantibiotikum; Bindung an die 50-S-Untereinheit bakterieller Ribosomen, dadurch Hemmung der Proteinsynthese

Indikation(en)
- Infektionen, die durch clarithromycinempfindliche Erreger verursacht werden und einer oralen Therapie zugänglich sind
- Infektionen der Atemwege, wie z.B. akute und chronische Bronchitis, Bronchopneumonie, Pneumonie, Mykoplasmenpneumonie
- Infektionen im Hals-, Nasen- und Ohrenbereich, wie z.B. Tonsillitis, Pharyngitis, Sinusitis
- Infektionen der Haut, wie z.B. Impetigo, Erysipel, schwere Follikulitis, Furunkulose, Wundinfektionen
- Helicobacter-pylori-Infektionen (in Kombination mit anderen Mitteln, s.o.); nicht alle Clarithromycin-Präparate haben Zulassung für diese Indikation

Kontraindikationen
- Überempfindlichkeit, auch gegen andere Makrolidantibiotika (z.B. Erythromycin)
- gleichzeitige Anwendung von Pimozid bzw. Terfenadin (wg. Risiko der QT-Verlängerung bzw. Torsade-de-Pointes)
- gleichzeitige Anwendung von Dihydroergotamin bzw. Ergotamin
- starkeingeschränkte Leberfunktion

Unerwünschte Arzneimittelwirkungen
- Hefepilzinfektionen der Schleimhäute (selten)
- Durchfall, Erbrechen, Übelkeit, Magen-Darm-Krämpfe, pseudomembranöse Kolitis
- Leukopenien, Thrombozytopenien
- Hypoglykämien
- zentralnervöse Störungen wie Alpträume, Ängstlichkeit, Psychosen, Schlaflosigkeit, Halluzinationen, Kopfschmerzen, Schwindel, Krampfanfälle
- Beeinträchtigung des Geschmacks- und/oder des Geruchssinns, Hörverluste, Tinnitus
- hepatozelluläre und/oder cholestatische Hepatitis, Leberversagen, akute Pankreatitis (sehr selten)
- Haut- und Schleimhautreaktionen, Stevens-Johnson-Syndrom oder toxische epidermale Nekrolyse (sehr selten)
- interstitielle Nephritis
- selten QT-Verlängerung, Torsade-de-Pointes, ventrikuläre Tachykardien

Wechselwirkungen
- Dihydroergotamin oder nichthydrierte Mutterkornalkaloide: Risiko von Vasospasmen und Ischämien (s. Kontraindikationen)
- Rifampicin (Enzyminduktor): signifikante Verringerung der Clarithromycinblutkonzentration; auch andere starke Enzyminduktoren (z.B. Nevirapin, Efavirenz, Rifabutin) können Metabolismus von Clarithromycin beschleunigen
- Östrogene: wegen einzelner Fallberichte über Versagen der Schwangerschaftsverhütung im Zusammenhang mit Erythromycin und Spiramycin empfehlen Experten nach wie vor, die Anwenderinnen oraler Kontrazeptiva auf diese seltene, aber mögliche Wechselwirkung und den Gebrauch zusätzlicher Barriere-Verhütungsmittel hinzuweisen – während der Antibiotikatherapie und mindestens eine Woche nach der letzten Antibiotikagabe
- Triazolam, Midazolam und Alprazolam: Hemmung des Metabolismus und verstärkte Wirkung des Benzodiazepins; Kombination möglichst meiden, Überwachung hinsichtlich erhöhter Benzodiazepinwirkung, Dosisreduktion des Benzodiazepins bei Bedarf
- Theophyllin: Hemmung des Metabolismus von Theophyllin; ggf. Reduktion der Theophyllin-Dosis erforderlich

- Ritonavir: erhöhte systemische Verfügbarkeit von Clarithromycin; bei Patienten, die gleichzeitig mit Ritonavir behandelt werden, ist die Clarithromycin-Dosis in Abhängigkeit von der Kreatinin-Clearance zu reduzieren: um die Hälfte der Standarddosis (bei Kreatinin-Clearance 30–60 ml/Min.), bei schweren Infektionen wird Standarddosis verabreicht bzw. auf 25 % (bei schweren Infektionen auf 50 %) der Standarddosis gesenkt (bei Kreatinin-Clearance < 30 ml/Min.), keine Dosisreduktion bei normaler Nierenfunktion
- Phosphodiesterase-(PDE-)Inhibitoren (z.B. Sildenafil, Tadalafil, Vardenafil): eine erhöhte systemische Verfügbarkeit der PDE-Inhibitoren ist möglich und erfordert ggf. eine Dosisreduktion bei den PDE-Inhibitoren
- Pimozid bzw. Terfenadin: Erhöhung ihrer Plasmakonzentrationen; dadurch kann das Risiko von QT-Verlängerung bzw. Torsade-de-Pointes-Arrhythmien steigen; deswegen sind diese Kombinationen kontraindiziert (s. Kontraindikationen)
- Chinidin oder Disopyramid: bei gleichzeitiger Anwendung mit Clarithromycin wurde über Torsade-de-Pointes-Arrhythmien berichtet; auf QTc-Verlängerung achten; therapiebegleitende Überwachung der Serumkonzentrationen dieser Wirkstoffe empfohlen
- Carbamazepin: Hemmung des Metabolismus von Carbamazepin, Reduktion der Carbamazepin-Dosis kann erforderlich werden
- Colchicin: Colchicin-Vergiftung möglich
- Digoxin: über erhöhte Digoxin-Serumkonzentrationen wurde berichtet; Digoxin-Serumkonzentrationen sorgfältig kontrollieren
- HMG-CoA-Reduktase-Inhibitoren („Statine"): Hemmung der CYP3A-Metabolisierung einiger Statine durch Clarithromycin; selten Berichte über Rhabdomyolyse wurde unter der Kombination mit Clarithromycin; Pravastatin (nicht CYP3A-abhängiger Metabolismus) ist alternativ in Betracht zu ziehen
- orale Antikoagulantien (z.B. Warfarin, Acenocoumarol): verstärkte Antikoagulation möglich, deshalb sollte die INR sorgfältig kontrolliert werden
- Tolterodin: Reduktion der Tolterodin-Dosis kann notwendig sein
- Zidovudin: intestinale Aufnahme von Zidovudin kann beeinträchtigt sein; daher sollte eine um 4 Std. versetzte Einnahme eingehalten werden
- Omeprazol: die Omeprazol-Plasmakonzentrationen können erhöht werden

Pharmakokinetik
BV: 52–55 %
Elim.: hepatischer Metabolismus (Anteil nicht quantifiziert), sättigbar; Hauptmetabolit im Plasma ist 14-Hydroxy-(R)-Clarithromycin (gegen Haemophilus influenzae noch 1–2 MHK-Stufen aktiver als die Muttersubstanz); 20–30 % unverändert renale Ausscheidung
HWZ: 4,5–4,8 Std. für Muttersubstanz bzw. 6,9–8,7 Std. für 14-Hydroxy-(R)-Clarithromycin

Dosierung
- Erwachsene und Jugendliche ab 12 Jahren: 2 x 500 mg/Tag, bei Nierenfunktionsstörung mit einer Kreatinin-Clearance von < 30 ml/Min. Dosisreduzierung um die Hälfte der Standarddosis; bei gleichzeitiger Behandlung mit Ritonavir Reduktion der Clarithromycin-Dosis in Abhängigkeit von der Kreatinin-Clearance (Einzelheiten s. Fachinformation; vgl. auch Kap. Arzneimitteldosierung bei Niereninsuffizienz)
- Helicobacter-Eradikation: je nach Schema („französisches" bzw. „italienisches" Schema) s.o.
- Kinder bis 12 Jahre: 15 mg/kg KG/Tag, verteilt auf 2 Einzelgaben im Abstand von 12 Std., bei Frühgeborenen kann Erhöhung der Tagesdosis bis auf 30 mg/kg KG/Tag erforderlich sein

Hinweise zur wirtschaftlichen Verordnung
Die Tagestherapiekosten belaufen sich bei einer Dosierung von 2 x 500 mg auf ca. 2 Euro.

Roxithromycin

Pharmakokinetik
Elim.: hepatischer Metabolismus zu etwa 35 %, 3 inaktive Metabolite wurden identifiziert, biliäre Exkretion, zu etwa 54 % Ausscheidung über die Faeces (davon 30 % als inaktive Metabolite), ca. 10 % unverändert renal
HWZ: 8–12 Std. (Erwachsene), bis 20 Std. (Kinder), verlängert bei Leberinsuffizienz, daher bei schwerer Leberinsuffizienz Dosis halbieren, verlängert auf 16 Std. bei schwerer Niereninsuffizienz

Dosierung
2 x 150 mg/Tag oder 1 x 300 mg/Tag p.o.

Hinweise zur wirtschaftlichen Verordnung
Die Tagestherapiekosten belaufen sich je nach Dosierung auf ca. 1,32–1,62 Euro. Dies ist etwa gleich teuer wie Erythromycin, dem es wegen seiner längeren Halbwertszeit und besseren Bioverfügbarkeit vorgezogen werden sollte.

Azithromycin

Pharmakokinetik
BV: etwa 37 %
Elim.: überwiegend unverändert biliär, 10 Metabolite wurden nachgewiesen, die für die antimikrobielle Aktivität wahrscheinlich bedeutungslos sind
HWZ: terminal 2–4 Tage; bei Patienten mit terminaler Niereninsuffizienz unter ambulanter Peritonealdialyse 85 +/- 50 Std.

Dosierung
500 mg/Tag für 3–5 Tage p.o. oder i.v.

Hinweise zur wirtschaftlichen Verordnung
Die Tagestherapiekosten belaufen sich bei einer Therapiedauer von 3 Tagen auf ca. 12,80 Euro.

Telithromycin

Wirkungsmechanismus
halbsynthetisches Makrolid mit Ansatzpunkt an 2 verschiedenen Stellen der ribosomalen Eiweißsynthese; es soll wegen dieses 2-fachen Ansatzes weniger zur Resistenzbildung führen

Unerwünschte Arzneimittelwirkungen
Es wurde über Herzrhythmusstörungen infolge Verlängerung der QT-Zeit, Hepatitiden und Sehstörungen berichtet, daher zurückhaltende Anwendung und strikte Beschränkung auf die o.g. Spezialindikation.

Wechselwirkungen
- Telithromycin ist ein Inhibitor von CYP3A4 und CYP2D6; wegen Hemmwirkung auf CYP3A4 ist gleichzeitige Einnahme bestimmter CYP3A4-Substrate kontraindiziert; dazu gehören potenziell QT-verlängernde Substanzen (z.B. Pimozid, Terfenadin, Astemizol) wegen des Risikos von Torsade-de-Pointes-Arrhythmien, Mutterkornalkaloide (z.B. Ergotamin, Dihydroergotamin) wegen des Risikos von Vasokonstriktionen, bestimmte Statine (z.B. Atorvastatin, Lovastatin, Simvastatin), bestimmte Benzodiazepine (z.B. Midazolam, Triazolam, Alprazolam)

Aus der CYP3A4- bzw. P-Glycoprotein-Hemmung durch Telithromycin können weitere relevante Interaktionen resultieren:
- Ciclosporin, Tacrolimus, Sirolimus: Kontrolle der Konzentrationen und ggf. Dosisreduktion dieser Immunsuppressiva
- Metoprolol: evtl. bei Herzinsuffizienzpatienten relevante Verstärkung der Metoprololwirkung, daher diese Kombination überdenken
- Digoxin: Anstieg der Digoxinplasmakonzentration, Kontrolle der Digoxinplasmakonzentration
- orale Antikoagulantien: über eine verstärkte antikoagulatorische Wirkung wurde berichtet; eine häufigere Überwachung der INR sollte in Betracht gezogen werden
- CYP3A4-Induktoren (z.B. Rifampcin, Phenobarbital, Carbamazepin, Phenytoin, Johanniskrautextrakt) können zu relevanter Reduktion der Telithromycin-Konzentrationen und damit evtl. Wirkungsverlust führen; während und bis zu 2 Wochen nach der Behandlung mit CYP3A4-Induktoren Telithromycin nicht anwenden

Pharmakokinetik
BV: 57 %
Elim.: ca. ein Drittel unverändert renal, der Rest überwiegend durch hepatischen Metabolismus (hauptsächlich durch CYP3A4)
HWZ: 10 Std.

Dosierung
1 x 800 mg/Tag

Hinweise zur wirtschaftlichen Verordnung
Die Tagestherapiekosten belaufen sich auf ca. 7,40 Euro.

1.4.9. Oxazolidinone

Vergleichende Bewertung
Mit Linezolid wurde das erste Antibiotikum dieser Gruppe von der FDA zugelassen. Es kann peroral und intravenös gegeben werden. Es greift in die Zellwandsynthese grampositiver Bakterien ein und ist u.a. gegen MRSA (methicillinresistenter S. aureus) und VRE (vancomycinresistenter E. faecalis und faecium) wirksam. Auch Anaerobier werden erfasst, nicht jedoch gramnegative Bakterien. Es liegen Vergleichsstudien mit Clarithromycin und Cefpodoxim bei nichtnosokomialer Pneumonie und mit Vancomycin bei nosokomialer Pneumonie vor, die Gleichwertigkeit zeigten. Dieses Antibiotikum stellt einen Fortschritt dar und ist jedenfalls von der Applikation her wesentlich leichter zu handhaben als Quinupristin/Dalfopristin, für das ähnliche Indikationen gelten. Allerdings wurden bereits erste resistente Stämme von S. aureus und Enterokokken gemeldet. Es kann unter Linezolid zu einer reversiblen, zeit- und dosisabhängigen Myelosuppression kommen. Es empfiehlt sich daher, während der Behandlung sowohl das große als auch das kleine Blutbild sorgfältig zu kontrollieren.

Linezolid

(s. Kurzprofil im Anhang)

Indikation(en)
nachgewiesene oder vermutete Infektion mit MRSA oder VRE; Verwendung ausschließlich in der Klinik

Besonderheiten
Es gibt fast keine grampositiven Erreger, die linezolidresistent und keine gramnegativen Erreger, die linezolidempfindlich sind.

Dosierung
600 mg alle 12 Std. i.v. oder p.o.

Hinweise zur wirtschaftlichen Verordnung
Die Tagestherapiekosten von Linezolid belaufen sich je nach Applikationsform auf ca. 180–187 Euro. Allein dieser Preis sowie die UAW zwingen zu sehr enger Indikationsstellung.

1.4.10. Streptogramine

Vergleichende Bewertung
Aus dieser Gruppe steht heute Quinupristin/Tagalfopristin (Q/D) zur Verfügung. Die Kombination wirkt bei grampositiven Bakterien, Legionellen, Chlamydien, Mykoplasmen und Neisserienarten bei relativer Unwirksamkeit gegenüber E. faecalis, während E. faecium hochempfindlich ist. Die meisten gramnegativen Keime sind resistent. Q/D kann gegeben werden bei nosokomialen Pneumonien, schweren Haut- und Weichteilinfektionen sowie als Alternative zu Chloramphenicol bei Infektionen durch vancomycinresistente Enterococcus-faecium-Stämme. Das Mittel sollte nur verabreicht werden, wenn kein anderes Antibiotikum gegen den Erreger wirksam bzw. geeignet ist („Reserveantibiotikum"). Es muss langsam über einen zentralvenösen Katheter verabreicht werden, da es stark venenreizend ist. Dies beschränkt die Anwendung des Mittels auf die Intensivstation.
Das Kombinationspräparat Quinupristin/Dalfopristin ist zu kurz auf dem Markt, um seine therapeutische Wertigkeit beurteilen zu können. In jedem Falle sollte immer zunächst geprüft werden, ob nicht bei der jeweiligen Indikation (z.B. schwere Staphylokokkeninfektionen) Linezolid eingesetzt werden kann.

Indikation(en)

bei nosokomialen Pneumonien, schweren Haut- und Weichteilinfektionen einschließlich Infektionen durch MRSA sowie als Alternative zu Chloramphenicol bei Infektionen durch vancomycinresistenten Enterococcus faecium

Kontraindikationen

Überempfindlichkeit

Unerwünschte Arzneimittelwirkungen

venöse Reizungen, Arthralgien, Myalgien

Wechselwirkungen

Q/D hemmt das Cytochrom-P450-Isoenzym CYP3A4, kann daher zu erhöhten Spiegeln von z.B. Ciclosporin, Calciumantagonisten führen

Pharmakokinetik

Elim.: 75 % biliär, 15–20 % renal
HWZ: 1–2 Std.

Dosierung

5–7,5 mg/kg KG alle 8 Std. als langsame Infusion in große Venen

Hinweise zur wirtschaftlichen Verordnung

Die Tagestherapiekosten sind abhängig von Körpergewicht und Dosierung. Die Kosten für eine Ampulle mit 500 mg belaufen sich auf über 90 Euro.

1.4.11. Tetracycline und Tigecyclin

Vergleichende Bewertung

Tetracycline blockieren die bakterielle Proteinsynthese und haben daher eine reversible bakteriostatische Wirkung. Das bei allen Derivaten fast identische antibakterielle Spektrum erfasst prinzipiell sowohl grampositive Kokken als auch gramnegative Bakterien bei nur geringen Unterschieden in der Wirkungsintensität. Dabei besteht innerhalb der gesamten Tetracyclingruppe eine Parallelresistenz. Nach jahrzehntelanger Anwendung auch als „Leistungssteigerer" in Futtermitteln sind zahlreiche Bakterienspezies resistent, sodass die ursprüngliche Breitbandwirkung heute erhebliche Lücken aufweist. Indikationseinschränkung daher auf nachgewiesene Tetracyclinempfindlichkeit, nichtgonorrhoische Urethritis, Lyme-Borreliose sowie Chlamydiophila- und Mykoplasmainfektionen wie Rickettsiosen (Q-Fieber), Borreliosen und Brucellose. Doxycyclin kann auch (Off-Label) zur Malariaprophylaxe eingesetzt werden.

Aufgrund ihrer sicheren Wirkung gegen Propionibacterium acnes und Propionibacterium granulosum werden Doxycyclin und Minocyclin mit großem Erfolg zur langfristigen, niedrigdosierten Therapie der Acne vulgaris, ausgeprägten Formen der Acne papulopustulosa und Acne cystica verwendet (vgl. auch Kap. Dermatologische Ratschläge). Nicht mehr indiziert sind Tetracycline bei Hautinfektionen, Pneumonie, Harnwegsinfektionen.

Kontraindikationen

- Schwangerschaft (speziell 2. und 3. Trimenon)
- Säuglinge, Kinder < 9 Jahren wegen Einlagerung in Knochensubstanz und Zahnschmelz (Gelbfärbung der Zähne und Schmelzdefekte)
- Tetracyclinallergie
- Niereninsuffizienz (Ausnahme Doxycyclin und Minocyclin)
- Lebererkrankungen, daher auch nicht zur Behandlung der Leptospirose!
- ungeeignet zur Therapie der Meningitis wegen schlechter Liquorgängigkeit
- keine i.v.-Applikation magnesiumhaltiger Tetracyclinzubereitungen bei Myasthenia gravis

Unerwünschte Arzneimittelwirkungen
- gastrointestinale Störungen mit Übelkeit, Erbrechen und Durchfällen (Gefahr der pseudomembranösen Enterokolitis)
- Photodermatosen, daher keine Sonnenbestrahlung während einer Tetracyclintherapie
- selten intrakranieller Druckanstieg, sogenannter Pseudotumor cerebri
- lokale Unverträglichkeit bei i.v.-Verabreichung
- Leber- und Nierenschädigung bei höherer Dosierung

Doxycyclin

Doxycyclin ist zur Therapie der **Malaria** nicht geeignet, kann aber zur **Malaria**-Prophylaxe alternativ zum Mefloquin oder Atovaquon/Proguanil eingesetzt werden. Auf Nebenwirkungen (z.B. phototoxische Reaktionen belichteter Hautareale, Verdauungs- störungen, bei Frauen auch Vaginalmykosen) und Kontraindikationen (u.a. Kinder unter 8 Jahren, Schwangere, Stillende) ist zu achten. Doxycyclin wird in 2 verschiedenen galenischen Formen produziert, als Monohydrat (1 H_2O) und Hyclat (HCl). Bei gleicher Wirksamkeit scheint das Monohydrat weniger Nebenwirkungen, insbesondere in Bezug auf die Magen-Darm-Beschwer- den, aufzuweisen. Doxycyclin ist in Deutschland als Mittel zur Malariaprophylaxe nicht zugelassen, obwohl es von der WHO und von anderen Ländern (z.B. USA, Australien) zur Prophylaxe empfohlen wird. Da die gute Wirksamkeit und Verträglichkeit des Mittels durch zahlreiche Studien belegt wird, ist ein „Off-Label-Use" prinzipiell möglich, vor allem, wenn hierfür Gründe vorliegen (z.B. Unverträglichkeit oder Kontraindikationen anderer Mittel). In jedem Fall ist der Reisende auf die Tatsache der Nichtzulassung für diese Indikation hinzuweisen.

Wirkungsmechanismus
Interferenz mit der 3. Phase der bakteriellen Proteinsynthese; Doxycyclin bindet an die 3-0S-Untereinheit der bakteriellen Riboso- men und hemmt die Bindung der Aminoacyl-t-RNA, daher reversible bakteriostatische Wirkung

Indikation(en)
Infektionen durch doxycyclinempfindliche Erreger

Kontraindikationen
schwere Leberfunktionsstörungen

Unerwünschte Arzneimittelwirkungen
- gastrointestinale Störungen (Übelkeit, Sodbrennen, Erbrechen, Meteorismus, Diarrhoen)
- Mund- und Rachenschleimhautentzündungen, Heiserkeit, Schluckbeschwerden, schwarze Haarzunge, sehr selten pseudo- membranöse Enterokolitis
- intrakranielle Drucksteigerung (Pseudotumor cerebri)
- Überempfindlichkeits- und allergische Reaktionen, phototoxische Reaktionen (daher keine Sonnenbestrahlung während der Therapie)
- Blutbildveränderungen, Leberschäden, Pankreatitis, interstitielle Nephritis
- irreversible Zahnverfärbung und Zahnschmelzschädigung bei Verabreichung an Kinder < 8 Jahren und Schwangere ab 4. Monat

Relevante Wechselwirkungen
- beeinträchtigte Resorption von Doxycyclin durch 2- oder 3-wertige Kationen – wie Aluminium, Calcium (Milch, Fruchtsäfte) und Magnesium, Eisen – sowie Aktivkohle und Colestyramin, daher zeitlichen Abstand der Einnahme von 2–3 Stunden einhalten
- Wirkungsabschwächung durch Rifampicin, Barbiturate/Primidon, Carbamazepin, Phenytoin sowie chronischen Alkoholabusus
- Verstärkung der Wirkung von Sulfonylharnstoffderivaten (Blutzucker kontrollieren), Antikoagulantien vom Dicumarol-Typ (Gerin- nung kontrollieren), Ciclosporin
- Isotretinoin: da es wie Doxycyclin das Risiko eines Pseudotumor cerebri erhöht, soll kurz vor, während oder nach einer Iso- tretinoin-Behandlung keine Doxycyclin-Behandlung erfolgen
- Betalaktamantibiotika: gleichzeitige Einnahme mit Doxycyclin sollte vermieden werden, da die antibakterielle Wirkung vermin- dert werden kann
- hormonelle Kontrazeptiva: Sicherheit der empfängnisverhütenden Wirkung kann in seltenen Fällen infrage gestellt sein

Pharmakokinetik
BV: nahezu komplette Resorption
Elim.: hepatischer Metabolismus zu 50 %, renale Exkretion
HWZ: 15–24 Std.

Dosierung
- 200 mg am 1. Tag, dann 100 mg/Tag, bei schweren Erkrankungen 200 mg/Tag
- spezielle Dosierungsempfehlungen: s. Fachinformation

Dosierung zur Prophylaxe
s. Tab. 5.3 im Kap. Parasitosen

Hinweise zur wirtschaftlichen Verordnung
Doxycyclin zählt zu den preisgünstigsten Antibiotika. Die Tagestherapiekosten für 100 mg liegen bei ca. 0,37 Euro.

Minocyclin

Wechselwirkungen
s. Doxycyclin

Pharmakokinetik
BV: ca. 90 %
Elim.: vorwiegend extrarenal
HWZ: ca. 15–22 Std.

Dosierung
2 x 100 mg/Tag

Hinweise zur wirtschaftlichen Verordnung
Die Tagestherapiekosten liegen bei ca. 1,04 Euro. Da keine klaren Vorteile gegenüber Doxycyclin bestehen, sollte man das preisgünstigere Tetracyclin bevorzugen.

Tigecyclin

(s. Kurzprofil im Anhang)

Vergleichende Bewertung und Hinweise zur wirtschaftlichen Verordnung
Diese Substanz mit breiter antibakterieller Wirkung wird als Glycylcyclinantibiotikum eingeordnet. Es besteht eine Beziehung zur Tetracyclingruppe. In Studien, bei denen nach der Gleichwertigkeit bei schwersten Infektionen, z.B. Darmperforationen und Brandwunden, gefragt wurde, war Tigecyclin Imipenem/Cilastatin und Vancomycin/Aztreonam nicht unterlegen.
Ist ein sehr potentes Therapieregime, z.B. mit einem Carbapenem gescheitert, erscheint ein Versuch mit Tigecyclin sinnvoll. Da Tigecyclin nicht teurer ist als vergleichbare Regime, kann es als „blinde" Therapie zu Beginn schwerer septischer Krankheitsbilder, insbesondere bei länger hospitalisierten Patienten empfohlen werden.

Wirkungsmechanismus
Die Substanz ist gegen grampositive und gramnegative sowie anaerobe Bakterien wirksam, hat also ein vergleichsweise breites Spektrum. Wie alle Tetracycline hemmt es auch Mykoplasmen. Die klassischen „Problemkeime", nämlich der multiresistente Staphylococcus aureus (MRSA) und die Vancomycin-resistenten Enterococcus faecalis- und E. faecium-Stämme (VRE), sind empfindlich. Proteus spp. und P. aeruginosa sind nicht empfindlich.

1.4.12. Trimethoprim-Sulfonamid-Kombinationen

Vergleichende Bewertung

Trimethoprim, ein Pyrimidinderivat, greift neben dem Sulfonamid in denselben Syntheseprozess ein, der normalerweise über die Folsäure und Tetrahydrofolsäure zur Proteinbildung führt. Bakterien, die gegen beide Präparate empfindlich sind, können durch die sequenzielle Einwirkung der Kombination bakterizid geschädigt werden. Synergistische Wirkungssteigerungen resultieren jedoch nur bei bestimmtem Konzentrationsverhältnis beider Substanzen. Das Konzentrationsverhältnis Trimethoprim/Sulfamethoxazol 1/20 gilt als optimal. Die Kombination erfasst viele grampositive und gramnegative Erreger. Anaerobier dagegen sind resistent. Gute Wirkung gegen Pneumocystis carinii. Hemmende Einflüsse auf Malariaplasmodien und Toxoplasma gondii, therapeutisch jedoch unzureichend. Somit ergeben sich als Indikationen Atem- und Harnwegsinfektionen, akute Prostatitis, durch enteropathogene Escherichia-coli-Stämme hervorgerufene „Reisediarrhoe", jedoch wird diese Erkrankung wie auch alle Salmonellosen mit Fluorchinolonpräparaten rascher und effektiver geheilt. Dies gilt auch für die Sanierung von Dauerausscheidern. MRSA aus Urinproben, ein Problem urologischer Kliniken, sind meist sensibel.

Besondere klinische Bedeutung hat die Trimethoprim/Sulfamethoxazol-Prophylaxe gegen Pneumocystis-carinii-Infektionen, z.B. bei zytostatisch behandelten Leukämie- oder AIDS-Patienten. Zur Therapie einer manifesten Pneumocystis-Pneumonie sind sehr hohe Dosierungen mit einem Trimethoprimanteil von 10–20 mg/kg KG/Tag erforderlich (**Cave: Unverträglichkeitsreaktionen bei AIDS-Patienten!**). Ähnlich hohe Dosierungen sind auch bei Nokardiose angezeigt.

Trimethoprim in Monotherapie ist offenbar der Kombination bei der Behandlung von Harnwegsinfekten nicht unterlegen (s. auch Kap. Harnwegsinfektionen). Da die Mehrzahl der UAW vom Sulfonamidanteil der Kombination ausgeht, ist die Behandlung der Harnwegsinfektion allein mit Trimethoprim im Hinblick auf die Arzneimittelsicherheit vorzuziehen. Bei der „Minimalprophylaxe" sollte in jedem Falle nur Trimethoprim gegeben werden.

Kontraindikationen
- Sulfonamidallergie (**Cave: Lyell-Syndrom!**)
- schwere Niereninsuffizienz (keine Anwendung bei Kreatinin > 2,5 mg/Tag1)
- Leberinsuffizienz
- Schwangerschaft und Stillzeit
- bei Früh- und Neugeborenen in den ersten 6–8 Wochen
- bei Folsäuremangel oder Glukose-6-Phosphat-Dehydrogenase-Mangel

Unerwünschte Arzneimittelwirkungen
- allergische Reaktionen (3–10 %, fast immer auf den Sulfonamidanteil zu beziehen): Exantheme bis zum Lyell-Syndrom!
- Störungen des hämatopoetischen Systems (ca. 4 %)
- Trimethoprim kann zu Erhöhung des Kaliumspiegels führen

Wechselwirkungen
- Trimethoprim verstärkt Wirkung anderer Folsäureantagonisten (z.B. Methotrexat, Phenytoin)
- Wirkungsverstärkung oraler Antidiabetika und oraler Antikoagulantien
- gleichzeitige Anwendung von Procain kann antibakterielle Wirkung des Sulfonamids antagonisieren
- unsichere Wirkung oraler Kontrazeptiva

Pharmakokinetik

BV: ca. 100 %

Elim.: extensiver hepatischer Metabolismus von Sulfamethoxazol, 20 % renal unverändert ausgeschieden, Trimethoprim ca. 60–70 % unverändert renal ausgeschieden; Dosierungseinstellungen bei Niereninsuffizienz daher schwierig (vgl. Kap. Arzneimitteldosierung bei Niereninsuffizienz)

HWZ: Sulfamethoxazol: 8–11 Std., Trimethoprim: 5–17 Std. (Kinder 3–6 Std.)

Dosierung
- Cotrimoxazol:
  2 x 1 Tbl. zu 160 mg Trimethoprim und 800 mg Sulfamethoxazol
- Trimethoprim:
  als Monosubstanz bei Harnwegsinfektionen: 2 x 150–200 mg/Tag

---

1.4.13. Nitrofurantoin

(s. Kurzprofil im Anhang)

Wirkungsmechanismus
gramnegative Keime; MRSA fast stets sensibel

Indikation(en)
Rezidivprophylaxe des Harnwegsinfektes (s. Kap. Harnwegsinfektionen); zur Behandlung des Harnwegsinfektes, auch des unkomplizierten, stehen heute andere Mittel zur Verfügung

Dosierung
40 mg/Tag p.o. abends

Hinweise zur wirtschaftlichen Verordnung
Die Tagestherapiekosten liegen bei 0,59 Euro.

1.5. Hinweise zur wirtschaftlichen Verordnung

S. auch die wirtschaftlichen Hinweise jeweils am Ende der Besprechung einzelner Antibiotika.

Die Preisangaben beziehen sich auf die jeweils preisgünstigste Packungsgröße (Lauertaxe: Mai 2009).

Aus **„Wirkstoff aktuell" Tigecyclin, 2007** (Herausgeber Kassenärztliche Bundesvereinigung):
Bei komplizierten Haut- und Weichgewebsinfektionen sowie komplizierten intraabdominellen Infektionen sind parenterale Cephalosporine der 3. Generation in Kombination mit Metronidazol und die Kombination von Acylaminopenicillinen mit Beta-Lactamase-Inhibitoren gut wirksam und kostengünstig. Bei fehlender Wirksamkeit oder resistenten Erregern können parenterale Acylaminopenicilline in Kombination mit einem Betalaktamase-Inhibitor, Carbapeneme oder Monobactame, Fluorchinolone sowie Glykopeptide jeweils in Kombination mit Nitroimidazolen ebenso Mittel der Reserve sein wie das Glycylcyclin Tigecyclin.

Tabelle 1.6: DDD-Kosten für verordnungsrelevante Wirkstoffe des Jahres 2008

Wirkstoff	DDD-Kosten (Euro)
Aminoglykoside	
Gentamicin	12,35
Neomycin	5,14
Cephalosporine	
Cefaclor	2,75
Cefadroxil	2,91
Cefalexin	3,10
Cefixim	4,04
Cefpodoxim	4,74
Ceftibuten	4,61
Ceftriaxon	34,09
Cefuroxim	1,93
Loracarbef	4,01
Fluorchinolone	
Ciprofloxacin	4,00
Levofloxacin	3,73
Moxifloxacin	7,21
Norfloxacin	2,69
Ofloxacin	3,92
Makrolidantibiotika	
Azithromycin	3,13
Clarithromycin	1,74
Erythromycin	2,05
Roxithromycin	2,05
Telithromycin	7,98
Penicilline und Kombinationen	
Amoxicillin	0,97
Ampicillin	2,36
Benzylpenicillin-Benzathin	61,43
Flucloxacillin	12,84
Phenoxymethylpenicillin	1,57
Propicillin	2,88
Sultamicillin	9,83
Sonstige	
Clindamycin	3,01
Cotrimoxazol (Sulfamethoxazol und Trimethoprim)	1,69
Nitrofurantoin	0,81
Trimethoprim	2,69
Vancomycin	71,43
Tetracycline	
Doxycyclin	0,62
Minocyclin	1,20

Quelle: GKV-Arzneimittelindex im Wissenschaftlichen Institut der AOK (WIdO)

2. Pilzinfektionen

Fazit für die Praxis

Pilzinfektionen der Haut, der Schleimhäute und der Nägel sind in der Regel primär lokal antimykotisch behandelbar. Eine systemische Therapie oder Kombination kann bei schwerer oder weit fortgeschrittener Nagelmykose und bei lokal nicht erfolgreich behandelbarer oropharyngealer und ösophagealer Candidose sowie bei Versagen einer lokalen Behandlung bei mukokutanen und bei Onychomykosen erforderlich sein.

Circa drei Viertel aller innerhalb der GKV verordneten Antimykotika werden als Lokaltherapeutika eingesetzt. Für die Lokalbehandlung steht eine breite Palette von Antimykotika zur Verfügung, für die Behandlung von Kindern ist jedoch nur Griseofulvin zugelassen. **Zur Behandlung der Onychomykosen sind insbesondere Itraconazol und Fluconazol indiziert, die wirksamer als Griseofulvin sind.** Die Heilungsrate ist nach wie vor unbefriedigend mit Rezidivhäufigkeiten bis zu 50 %. Günstiger schneidet diesbezüglich systemisch appliziertes Terbinafin ab. Zur Auswahl des geeigneten Medikamentes ist die mikrobiologische Identifikation des Erregers hilfreich.

Invasive Mykosen sind, von der Candidämie und der Kryptokokkose abgesehen, diagnostisch oft zum Zeitpunkt der Therapieentscheidung nicht eindeutig gesichert, sodass die für den weiteren Krankheitsverlauf wichtige Entscheidung über die frühzeitige Einleitung einer systemischen antimykotischen Therapie häufig auf der Kombination von typischen Risikofaktoren, klinischen Symptomen und bildgebenden sowie gelegentlich auch serologischen Befunden beruht.

Zur Behandlung invasiver Candida-Infektionen bei nichtneutropenischen Patienten wird primär Fluconazol eingesetzt. Bei Patienten mit möglicher Infektion durch Fluconazol-resistente Candida-Arten steht zur Initialbehandlung ein Amphotericin B-Präparat oder Caspofungin zur Verfügung. Die Umsetzung auf ein orales Azol (z.B. Voriconazol) zur Weiterbehandlung sollte frühzeitig auf dem Boden der Spezies-Identifikation erfolgen.

Die Kryptokokkose wird über 14 Tage mit einer Kombination aus einem Amphotericin B-Präparat und 5-Flucytosin behandelt, anschließend wird die Behandlung mit oralem Fluconazol für mindestens 8 weitere Wochen fortgeführt.

Bei invasiver Aspergillose stehen mit Voriconazol und einem Amphotericin B-Präparat 2 Wirkstoffe mit vergleichbarer Wirksamkeit zur Verfügung. Bei ZNS-Beteiligung ist Voriconazol vorzuziehen. Eine orale Weiterbehandlung mit Voriconazol ist möglichst frühzeitig anzustreben.

Bei Risikopatienten, deren Symptome und Befunde auch an eine Zygomykose denken lassen, wird die Therapie mit einem Amphotericin B-Präparat empfohlen. Eine orale Weiterbehandlung kann mit Posaconazol erfolgen, allerdings besteht hierfür bislang keine Zulassung.

2.1 Wirkstoffübersicht

empfohlene Wirkstoffe	weitere Wirkstoffe
Amorolfin	5-Flucytosin
Amphotericin B Desoxycholat (D-AmB)	Anidulafungin [2007; C]
Amphotericin B Lipid Complex (ABLC)	Bifonazol
Ciclopirox	Caspofungin
Clotrimazol	Econazol
Fluconazol	Griseofulvin
Itraconazol	Ketoconazol
Liposomales Amphotericin B (L-AmB)	Miconazol
Naftifin Naftifin	Micafungin
Nystatin	Natamycin
Terbinafin	Posaconazol [2005; B]
Voriconazol	Sertaconazol
	Tioconazol
	Tolnaftat

2.2. Klinische Grundlagen

2.2.1. Definition, Pathophysiologie

Das Spektrum der Pilzinfektionen umfasst nichtinvasive, beispielsweise kutane oder mukosale, und invasive Erkrankungen, bei denen zahlreiche Organsysteme betroffen sein können. Dabei muss im Falle eines Pilznachweises aus normalerweise nicht sterilen Arealen (z.B. respiratorische Sekrete, Abstriche, Drainagen, Faeces, Urin) zwischen Kolonisation und Infektion unterschieden werden. Voraussetzung für eine relevante Infektion ist eine Störung der normalen Immunabwehr, typischerweise eine länger anhaltende Verminderung neutrophiler Granulozyten, eine zelluläre Immunsuppression und/oder eine Zerstörung der kutanen oder mukosalen Integrität, etwa durch transkutane Venenverweilkatheter oder eine ulzerierende gastrointestinale Mukositis. Die Zerstörung der physiologischen Mikroflora in Folge einer Behandlung mit Breitspektrum-Antibiotika begünstigt die Entwicklung einer lokalen wie auch einer invasiven Pilzinfektion. Kutane Mykosen werden durch feuchte Wärme, vorzugsweise im Bereich von Hautfalten und intertriginös, gefördert. Ausgehend von Interdigitalmykosen entstehen Onychomykosen, vor allem bei Schädigung der Hand- oder Fußnägel durch Schuhwerk, Sport- oder Arbeitstraumata und bei akralen Durchblutungsstörungen oder Psoriasis. Invasive Candida-Infektionen entstehen in der Regel einerseits endogen durch Translokation von Pilzen durch eine gestörte Schleimhautbarriere nach vorheriger Ansiedlung im Gastrointestinaltrakt oder direkt exogen über Venenkatheter. Eine vulvovaginale Candidose wird begünstigt durch lokale Schleimhautläsionen, eine Alkalisierung des Milieus durch Intimsprays oder Spülungen und Schädigung der protektiven Lactobazillen (Antibiotikatherapie, übertriebene oder unsachgemäße Hygiene) sowie schlecht luftdurchlässige Kunstfaser-Unterwäsche. Selten kann es durch aszendierende Infektion auch zu einer Candida-Harnwegsinfektion kommen. Invasive Aspergillosen und Zygomykosen entstehen typischerweise nach Inhalation von Pilzsporen, die an Staubpartikeln der Atemluft adhärieren. In den tiefen Atemwegen breiten sich Aspergillosen nach Aussprossung im Gewebe aus und verursachen Gefäßverschlüsse mit nachfolgendem ischämischem Infarkt und Einblutung in die Umgebung. Die Nasennebenhöhlen können ein Reservoir der Kolonisation bilden. Bei Patienten nach Lungentransplantation oder mit großflächigen Verbrennungen kann es auch direkt zur Infektion von nekrotisierendem Gewebe kommen.

2.2.2. Klassifikation, Epidemiologie, Risikofaktoren

Dermatomykosen, insbesondere Fußpilz, sind bei ca. einem Drittel der Bevölkerung anzutreffen. Sie werden vor allem durch Trichophyton spp., Microsporum spp. und Epidermophyton floccosum verursacht. In der Regel sind sie mit unangenehmen lokalen Beschwerden verbunden, die Anlass zur topischen Therapie geben. Gelegentlich können sie jedoch auch Eintrittspforten für invasive bakterielle Superinfektionen (Phlegmone, Erysipel) darstellen. Nagelmykosen (Onychomykosen) werden bei 3–9 % der Bevölkerung gefunden. Männer sind häufiger betroffen als Frauen. Unter den Erregern stehen Trichophyton spp. und Candida albicans im Vordergrund, allerdings können auch Fadenpilze wie Aspergillus spp. verantwortlich sein. Hauptursache invasiver Mykosen ist die Anwendung immunsuppressiver Therapien bei hämatologischen Neoplasien, in der allogenen hämatopoetischen Stammzelltransplantation sowie in der Organtransplantation. Ausgedehnte abdominalchirurgische Eingriffe mit längerem postoperativem Aufenthalt auf einer chirurgischen Intensivstation, mehrlumige Venenverweilkatheter, parenterale Ernährung und Dialyse sind typische Risikofaktoren für invasive Candida-Infektionen. Invasive Zygomykosen, meist durch Rhizopus- oder Mucorspezies verursacht, werden auch bei Patienten mit ketoazidotischer Glucosestoffwechselentgleisung beobachtet, während Kryptokokkeninfektionen, die früher vor allem bei weit fortgeschrittener HIV-Infektion auftraten, heute nur noch selten, meist bei Patienten mit medikamentös bedingter T-Zell-Suppression, auftreten. Bei der überwiegenden Zahl der betroffenen Patienten sind im Vorfeld der Pilzinfektion Breitspektrum-Antibiotika eingesetzt worden. Die Inzidenz invasiver Candida-Infektionen liegt bei 20–30 auf 100.000 hospitalisierte Patienten, die von invasiven Aspergillosen bei 2–4/100.000, wobei in den letzten 10 Jahren insgesamt keine signifikante Zunahme zu beobachten war. Verstorbene hämatologisch-onkologische Patienten, die obduziert werden, weisen zu 25 % eine invasive Fadenpilzinfektion und zu 9 % eine invasive Candidiasis auf, wobei diese Infektion bei 75 % der Verstorbenen ante mortem nicht diagnostiziert worden ist. Unter den Blutkulturisolaten von febrilen hämatologisch-onkologischen Patienten finden sich ca. 8 % Candida-Spezies. Die Grunderkrankungen bei Patienten mit invasiver Aspergillose sind zu 57 % eine hämatologische Neoplasie oder allogene Stammzelltransplantation, gefolgt von 19 % pulmonalen Erkrankungen, 11% Organtransplantation und 7 % Systemerkrankungen wie Lupus erythematodes. Bei invasiver Aspergillose liegt die Sterblichkeit heute bei ca. 60 %. Patienten nach allogener Stammzelltransplantation und solche mit disseminierter Aspergillose haben dabei eine Sterblichkeit von 80–90 %.

2.2.3. Diagnostik

Oberflächliche Mykosen werden durch den typischen Aspekt erkannt. Bei oropharyngealer oder ösophagealer Candida-Infektion, von denen letztere zur Sicherung einer Endoskopie bedürfen, ist eine Spezies-Identifikation zu empfehlen, da Fluconazol-resistente Candida-Arten wie Candida glabrata oder Candida krusei beteiligt sein können. Bei Onychomykosen oder Dermatomykosen sollte eine Sicherung der Diagnose und Identifikation der Pilzspezies durch die mikrobiologische Analyse von Nagelspänen, Haaren oder Hautschuppen erfolgen.

Sprosspilze im Urin sind in der Regel Ausdruck einer Kontamination durch das äußere Genitale.

Der Nachweis von Pilzen in Stuhlkulturen ist ein Normalbefund. Eine relevante Pilzerkrankung des Darmes ist eine sehr seltene Komplikation bei schwerer intestinaler Schleimhautschädigung etwa nach Chemotherapie oder postoperativ.

Invasive Pilzinfektionen werden nur zu einem geringen Anteil zweifelsfrei bewiesen, bevor eine Therapieentscheidung getroffen werden muss. Bei Candidämien gelingt dies häufig durch konventionelle Blutkulturdiagnostik, und auch Kryptokokkosen sind rasch durch adäquate serologische und Liquordiagnostik diagnostizierbar. Hingegen wird bei tiefen Organmykosen oftmals entweder kein diagnostisch beweisendes Probematerial gewonnen oder eine invasive Diagnostik ist wegen der Gefahr der Blutung bei schwerer Thrombozytopenie oder der klinischen Verschlechterung bei bereits kritischem Zustand des Patienten nicht realisierbar. Die möglichst frühzeitige Einleitung einer systemischen antimykotischen Therapie ist dabei aber gleichzeitig von entscheidender prognostischer Bedeutung, sodass die Diagnose einer invasiven Mykose oftmals auf der Kombination von typischen Risikofaktoren ($\geq$ 10 Tage anhaltende Granulozytopenie, längere Verordnung von Immunsuppressiva), klinischen (häufig pulmonalen) Symptomen und bildgebenden sowie gelegentlich serologischen bzw. molekularbiologischen Befunden basiert.

2.3. Therapie: allgemeine Gesichtspunkte

2.3.1. Therapieindikation

Während oberflächliche Pilzinfektionen vorzugsweise lokal und nur im Falle des Therapieversagens systemisch behandelt werden, besteht bei invasiven Mykosen immer die Indikation zu einer primär systemischen antimykotischen Therapie. Bei schwerer oropharyngealer und insbesondere bei ösophagealer Candidiasis kann ebenfalls primär eine systemische antimykotische Therapie erforderlich sein. Bei invasiven Mykosen ist zu beachten, dass eine frühzeitig begonnene Behandlung mit höheren Erfolgsraten assoziiert ist. Bei Candidämien wird dementsprechend mit der Behandlung begonnen, wenn in der Blutkultur „Hefen" nachgewiesen werden und somit bevor eine präzise Spezies-Identifikation mit oder ohne In-vitro-Resistenztestung vorliegt. Bei hepatolienaler Candidiasis und bei Fadenpilzinfektionen basiert die Indikation zur Einleitung einer systemischen antimykotischen Therapie in der Regel auf klinischen Zeichen und bildgebenden Befunden (s.o.).

2.3.2. Therapieziel

Das entscheidende Ziel der systemischen Therapie einer invasiven Pilzinfektion ist die Lebenserhaltung. Bei Patienten unter Therapie einer malignen Erkrankung ist die Ermöglichung einer Weiterführung der antineoplastischen Behandlung ebenfalls ein wichtiges Therapieziel. Die Minimierung einer langfristigen Organfunktionseinschränkung bei den überlebenden Patienten ist ebenfalls von großer Bedeutung. Die Gesamtsterblichkeit bei invasiver Candida-Infektion liegt innerhalb von 3 Monaten insgesamt bei ca. 40 %, wobei die direkt der Candidämie zuzuordnende Sterblichkeit 10 % beträgt. Somit kann durch Optimierung der antimykotischen Therapie eine Senkung der Sterblichkeit auf etwa 30 % erreicht werden. Der Erfolg der Therapie wird deutlich gemindert durch das Vorliegen einer Granulozytopenie (< 0,5 Gpt/l), wenn sich diese unter laufender antimykotischer Therapie nicht erholt. Bei invasiven Fadenpilzinfektionen liegt die Sterblichkeit zwischen 40 % und 60 %, wobei auch hier die Überwindung bzw. deutliche Reduzierung der systemischen Immunsuppression von entscheidender Bedeutung für die Erfolgsaussicht unter antimykotischer Therapie und damit für die Überlebenschance der Patienten ist. Bei mukokutanen Pilzinfektionen ist die Abheilung der Infektion das Therapieziel, welches bei oropharyngealer oder ösophagealer Candida-Infektion bei über 90 % der Patienten erreicht wird. Bei Fingernagelmykosen wird ein Erfolg bei ca. 90 % der Behandelten erzielt, während diese Rate bei Fußnagelmykosen nur bei ca. 50 % liegt.

2.3.3. Therapeutisches Vorgehen

Die Einleitung einer systemischen antimykotischen Therapie bei invasiven Mykosen sollte bei Risikopatienten so rasch wie möglich bei Vorliegen eines charakteristischen klinischen, bildgebenden oder auch serologischen Befundes erfolgen, da der Therapieerfolg vom frühen Eingreifen abhängt. Dies ist bei Vorliegen einer positiven Blutkultur als Nachweis einer Fungämie einfach, bei Anzeichen einer Aspergillose oder einer anderen Fadenpilzinfektion innerer Organe jedoch mit erheblicher Unsicherheit verbunden. Das klinisch, bildgebend und laborchemisch dokumentierte Ansprechen bestätigt in letzterem Fall oft die Richtigkeit des Verdachtes. Typischerweise wird bei invasiven, lebensbedrohlichen Mykosen mit einer parenteralen antimykotischen Therapie begonnen. Zur oralen Weiterbehandlung wird anschließend je nach Ansprechen oder auch dem mykologischen Befund bei klarem Nachweis des Erregers ein möglichst gut verträgliches und auf das gewünschte Wirkungsspektrum ausgerichtetes Antimykotikum gewählt. Nicht selten wird hierbei allerdings unnötigerweise ein aufwändiges Therapieverfahren weitergeführt, um den darunter initial eingetretenen Behandlungserfolg nicht durch den Wechsel auf ein orales Antimykotikum mit schmalerem Wirkungsspektrum zu gefährden. Bei Nachweis einer Candidämie beträgt die Dauer der Therapie mindestens 14 Tage nach Dokumentation der ersten negativen Blutkulturen und bis zum Abklingen aller Candidämie-bedingten klinischen Symptome und Befunde. Bei Kryptokokkenmeningitis oder -sepsis wird typischerweise nach einer klar definierten parenteralen Initialtherapie auf ein orales Schmalspektrum-Azol als Erhaltungstherapie umgestellt. Die systemische Gabe eines wirksamen Antimykotikums ist in vielen Fällen einer invasiven Fadenpilzinfektion nicht hinreichend. So ist bei pulmonaler Aspergillose oder Zygomykose, bei Befall der Nasennebenhöhlen, bei zerebraler Fadenpilzinfektion oder Befall des Gastrointestinaltraktes durch eine Zygomykose eine operative Resektion zu erwägen, um den Infektionsherd zu beseitigen und eine fatale Blutung zu verhindern. Die Reduzierung oder Umstellung einer immunsuppressiven Dauermedikation spielt ebenfalls eine wichtige Rolle.

Bei mukokutanen Infektionen ist in der Regel eine lokale antimykotische Behandlung ausreichend. Bei weit fortgeschrittener lokaler Infektion der Fuß- oder Fingernägel sowie bei ösophagealer Candidiasis ist aber auch oftmals eine systemische Therapie erforderlich, weil die lokale Antimykotikatherapie nicht ausreichend wirksam ist oder nicht zuverlässig eingenommen werden kann.

2.4. Pharmakotherapie

2.4.1. Polyene

Vergleichende Bewertung und Hinweise zur wirtschaftlichen Verordnung
Zu den Polyen-Antimykotika gehören sowohl nicht verschreibungspflichtige und somit generell nicht innerhalb der GKV erstattungsfähige Substanzen wie Nystatin als auch außerordentlich breit wirksame, aber besonders nebenwirkungsträchtige Substanzen wie Amphotericin B. Das fungistatisch wirkende Nystatin hat ein sehr schmales Wirkungsspektrum; es wirkt vor allem gegen Candida. Wegen seiner geringen Bioverfügbarkeit kann es nur lokal, z.B. bei Mund- und Darmsoor eingesetzt werden, wo es als Mittel der Wahl gilt. Der Erstattungsausschluss gilt nicht bei der Behandlung von Pilzinfektionen im Mund- und Rachenraum sowie bei der Behandlung von Mykosen bei immunsupprimierten Patienten. Natamycin ist eine verzichtbare Variante mit geringerem Erprobungsgrad als Nystatin. Konventionelles Amphotericin B ist trotz seiner schweren Nebenwirkungen weiterhin geeignet für die systemische Behandlung lebensbedrohlicher Pilzinfektionen. Verträglicher sind liposomale Zubereitungen, die trotz der ca. 10-fach höheren Tagestherapiekosten zumindest dann angewandt werden sollen, wenn Unverträglichkeitsreaktionen oder Nephrotoxizität unter der Standardzubereitung beobachtet wurden. Amphotericin B wird bei der Therapie der Kryptokokkose mit 5-Flucytosin kombiniert, da wegen der schnellen Resistenzentwicklung eine Monotherapie mit Flucytosin nur selten infrage kommt. Da Amphotericin B praktisch nicht resorbiert wird, ist es auch ggf. Reservemittel zur topischen antimykotischen Therapie im Gastrointestinaltrakt.

Amphotericin B

Wirkungsmechanismus
Bindung an Ergosterol der Pilzzellmembran; dadurch wird Membran porös und es kommt nachfolgend zur osmotischen Hydrolyse der Zelle

Indikation(en)
Primärtherapie invasiver Candidosen (außer Candida lusitaniae), Aspergillosen (außer Aspergillus terreus), Kryptokokkosen (in Kombination mit 5-Flucytosin) und Zygomykosen sowie der Histoplasmose, der Blastomykose, der Coccidioidomykose und der Paracoccidioidomykose; zudem zugelassen für die Behandlung der viszeralen Leishmaniose (Protozoeninfektion)

Kontraindikationen
drohendes Nierenversagen, schwere Leberschäden

Wechselwirkungen
gleichzeitige Gabe anderer nephrotoxischer Substanzen verstärkt die Nierenschädigung, bei Hypokaliämie stärkere (unerwünschte) Wirkung von Digitalisglykosiden und Muskelrelaxantien, bei Gabe von Schleifendiuretika stärkere Hypokaliämie möglich

Unerwünschte Arzneimittelwirkungen
bei konventionellem Amphotericin B Desoxycholat schwere infusionsassoziierte Unverträglichkeitsreaktionen (Schüttelfrost, Fieber, Luftnot, Hautreaktion, Übelkeit und Erbrechen), Nephrotoxizität bis zur Dialysepflichtigkeit, schwere Hypokaliämie und Hypomagnesiämie, selten Hepatotoxizität. Bei Gabe der liposomalen Zubereitungsform deutliche Reduzierung der Nebenwirkungen; Nierenfunktionseinschränkung bei 10–20 % der Patienten, 20–30 % infusionsassoziierte Nebenwirkungen. Bei Gabe von Amphotericin B Lipid Complex höhere Rate von Nierenfunktionseinschränkungen (vor allem bei nephrotoxischer Komedikation) und deutlich höhere Rate infusionsassoziierter Unverträglichkeitsreaktionen als bei liposomalem Amphotericin B

Besonderheiten

 Cave: zur Prävention und Antagonisierung der UAW von Amphotericin B Prämedikation mit Paracetamol und Clemastinhydrogenfumarat, bei Schüttelfrost i.v.-Gabe von Pethidin; Gabe von 1,0 l NaCl 0,9 % vor jeder Amphotericin-Gabe obligat, unbedingt Vermeidung anderer nephrotoxischer Arzneimittel und ggf. Substitution von Kalium und Magnesium

Pharmakokinetik
bei konventionellem Amphotericin B 0,6–1,0 mg/kg KG täglich zur Behandlung von Candida- und Kryptokokken-Infektionen, mindestens 1,0 mg/kg täglich zur Behandlung invasiver Aspergillosen und Zygomykosen;
liposomales Amphotericin B: 1,0–3,0 mg/kg KG täglich (bei Zygomykosen und bei Aspergillosen mit ZNS-Beteiligung höhere initiale Dosierungen (bis zu 5,0 mg/kg/Tag) von Expertenkommissionen empfohlen);
Amphotericin B Lipid Complex: 5,0 mg/kg KG/Tag

Nystatin

nicht-resorbierbares Polyen-Antimykotikum zur lokalen Anwendung

Wirkungsmechanismus
Bindung an die Zytoplasmamembran empfindlicher Pilze, dort vorwiegend an Ergosterol; dadurch Bildung von Poren, durch die vitale Substanzen aus der Zelle austreten

Indikation(en)
mukokutane Candida-Infektionen, orale Gabe im Rahmen der Prophylaxe einer gastrointestinalen Pilzbesiedlung bei Patienten unter immunsuppressiver bzw. myelosuppressiver Therapie

Kontraindikationen
bekannte Allergie gegen Nystatin oder einen verwandten Wirkstoff (Amphotericin B, Natamycin)

Unerwünschte Arzneimittelwirkungen
nach oraler Gabe gelegentlich Übelkeit, Erbrechen, Durchfall; sehr selten Überempfindlichkeitsreaktionen

Relevante Wechselwirkungen
keine

Pharmakokinetik
BV: minimale Resorption aus lokaler Anwendung bzw. aus dem Gastrointestinaltrakt; messbare Plasmakonzentrationen werden nur
   bei Patienten mit Niereninsuffizienz gelegentlich erreicht
Elim.: überwiegend unverändert mit den Faeces

Dosierung
intestinale Candidose: 2–3 x 0,5–1 Mio. I.E./Tag p.o.; orale Candidose: 4 x 0,4–0,6 Mio. I.E./Tag p.o., Suspension vor dem
Schlucken einige Minuten im Mund behalten

Natamycin

(s. Kurzprofil im Anhang)

Wirkungsmechanismus
s. Amphotericin B

Indikation(en)
Lokalbehandlung von Dermatomykosen und Schleimhautmykosen einschließlich vaginaler Mykosen

2.4.2. Azole

Vergleichende Bewertung und Hinweise zur wirtschaftlichen Verordnung
Azol-Derivate können aufgrund ihres breiten Wirkungsspektrums bei Infektionen durch Dermatophyten, Hefen und Schimmelpilze
eingesetzt werden. Dabei sind etwas unterschiedliche Anwendungsgebiete zu beachten. Während Clotrimazol nur für die topische
Anwendung infrage kommt, wie z.B. bei der vaginalen Candidosis, sind die meisten Azol-Antimykotika oral anzuwenden. Sie
haben das früher viel verwandte Griseofulvin weitgehend verdrängt, das auch wegen seiner ungünstigen Nutzen-Risiko-Relation
heute nicht mehr zur Primärtherapie empfohlen werden kann. Zu beachten ist bei allen Azol-Antimykotika, dass sie teilweise sehr
ausgeprägte Interaktionen mit gleichzeitig gegebenen anderen Medikamenten aufgrund ihrer Biotransformation und starken
Hemmung des CYP450-Enzymsystems entfalten können (vgl. Kap. Tabellen zum Metabolismus von Arzneimitteln durch
Cytochrom-P450-Enzyme). Fluconazol wird als Mittel der Wahl bei vielen oberflächlichen und einigen unvasiven Mykosen eingesetzt. Itraconazol wird in gültigen Leitlinien zur Behandlung von Onychomykosen bevorzugt empfohlen. Es darf bei Patienten mit
Herzinsuffizienz allerdings nur zur Behandlung lebensbedrohlicher Infektionen eingesetzt werden. Lebertoxizität wird auch unter
diesen Wirkstoffen beobachtet, jedoch seltener als unter Ketoconazol, das wegen der ungünstigen Nutzen-Risiko-Relation 2006
für die systemische Anwendung aus dem Handel gezogen wurde. Miconazol zur topischen Therapie von Hefepilzinfektionen der
Mundschleimhaut wird rezeptfrei angeboten. Weitere Analogpräparate ohne besondere Vorteile und mit häufig geringem Erprobungsgrad sind Bifonazol, Econazol, Sertaconazol, Tioconazol.
Das 2002 eingeführte Voriconazol besitzt gegenüber den bisher verfügbaren Azol-Antimykotika ein breiteres Wirkungsspektrum,
einschließlich Azol-resistenter Candida-Arten und Aspergillus. Somit ergeben sich Vorteile bei der Therapie von Fluconazol-resistenten Candida-Infektionen. Der Wirkstoff ist erheblich teurer als die Vergleichssubstanzen (vgl. Preistabelle am Ende des Kapitels). Posaconazol ist ein neueres Azol mit einem breiten Wirkungsspektrum zur Behandlung invasiver Mykosen, insbesondere
solcher, die gegen andere Azole resistent sind. Eine Überlegenheit soll anderen Azolen gegenüber bei der Therapie von
Zygomyzeten-Infektionen bestehen. Es besteht jedoch kein gesicherter Vorteil hinsichtlich reduzierter Mortalität. Auch Posaconazol
besitzt eine intensive Hemmwirkung auf das CYP450 3A4-Enzym, sodass die gleichzeitige Anwendung mit anderen Wirkstoffklassen, wie z.B. Statinen, problematisch bzw. kontraindiziert ist. Sein therapeutischer Stellenwert kann derzeit nicht abschließend beurteilt werden. Auch Posaconazol ist um ein Vielfaches teurer als Fluconazol oder Amphotericin B.

Clotrimazol

(s. Kap. Dermatologische Ratschläge)

Wirkungsmechanismus
s. Fluconazol und andere Azole

Indikation(en)
Lokalbehandlung von Dermatomykosen, verursacht durch Dermatophyten, Hefen, Schimmelpilze und andere Pilze; Pityriasis versicolor, Candida vulvovaginitis und Candida balanitis

Fluconazol

Wirkungsmechanismus
Hemmung der Ergosterolsynthese (durch Blockade der 14-alpha-Demethylase) und damit der Zellmembranbildung

Indikation(en)
Oropharyngeale und ösophageale Candidose, Einmaltherapie der vaginalen Candidose, systemische Candida-Infektionen (außer Candida krusei; Candida glabrata, Candida guilliermondii, Candida tropicalis, Candida lipolytica und Candida lusitaniae können resistent sein), Kryptokokkose (in der Regel im Anschluss an eine Behandlung mit Amphotericin B und 5-Flucytosin), antimykotische Prophylaxe bei Patienten unter bzw. nach allogener hämatopoetischer Stammzelltransplantation oder bei schwerer langdauernder zellulärer Immunsuppression, Coccidioido- oder Paracoccidioidomykose, Dermatomykosen und Onychomykosen

Kontraindikationen
- gleichzeitige Anwendung QT-verlängernder Mittel, die über CYP3A4 metabolisiert werden (s. Wechselwirkungen)
- Überempfindlichkeit gegen Azol-Derivate
- Schwangerschaft; eine Schwangerschaft sollte bis zu 7 Tage nach Ende der Fluconazol-Behandlung verhindert werden

Wechselwirkungen
Durch Inhibition fremdstoffmetabolisierender Enzyme (insbesondere CYP3A4) können die Plasmakonzentrationen von Substraten ansteigen, z.B.:
- QT-verlängernde Mittel, die über CYP3A4 metabolisiert werden (z.B. Terfenadin, Pimozid, Chinidin, s. auch www.azcert.org): erhöhtes Risiko von Torsade-de-pointes-Arrhythmien; die gleichzeitige Gabe von Azol-Antimykotika ist kontraindiziert
- Antikoagulantien vom Cumarin-Typ: verstärkte Gerinnungshemmung, daher Kontrollen und entsprechende Dosiseinstellung des Antikoagulans erforderlich
- Midazolam: erhöhte Serumkonzentrationen und Wirkungsverstärkung des Benzodiazepins, daher Reduktion der Midazolam-Dosis erwägen
- Sulfonylharnstoff-Antidiabetika (z.B. Glibenclamid, Glipizid): verstärkte Blutzuckersenkung möglich
- Tacrolimus: erhöhte Tacrolimus-Serumkonzentrationen, es wurden Fälle von Nephrotoxizität bei gleichzeitiger Behandlung beschrieben; auch bei Ciclosporin wurde ein langsamer Anstieg der Serumkonzentrationen beschrieben
- Phenytoin: erhöhte Phenytoin-Serumkonzentrationen, daher Phenytoin-Serumkonzentrationen bestimmen und Dosis anpassen; auch bei anderen Antiepileptika werden Kontrolluntersuchungen empfohlen
- Theophyllin: Erhöhung der Theophyllin-Serumkonzentrationen möglich, daher ggf. Dosis anpassen
- Zidovudin: Erhöhung der Zidovudin-Serumkonzentrationen, daher sollte auf Zidovudin-bedingte Nebenwirkungen geachtet werden
- Rifabutin: erhöhte Rifabutin-Serumkonzentrationen, evtl. erhöhtes Risiko einer Uveitis bei gleichzeitiger Behandlung mit Fluconazol und Rifabutin

Weitere Wechselwirkungen
Rifampicin: Senkung der Fluconazol-Plasmakonzentration, deshalb Erhöhung der Fluconazol-Dosis erwägen

Unerwünschte Arzneimittelwirkungen
- gastrointestinale Beschwerden (Übelkeit, Erbrechen, Dyspepsie, Durchfall, Blähungen)
- ZNS-Störungen (Kopfschmerzen, Schwindel, Krämpfe), Dysgeusie

- Leberfunktionsstörungen
- Überempfindlichkeitsreaktionen, Hautausschläge, Alopezie

Besonderheiten
- Vorsicht bei potenziell proarrhythmischen Zuständen wie QT-Verlängerungen (kongenitalen oder erworbenen), Kardiomyopathie (insbesondere bei Herzinsuffizienz), Sinusbradykardie, bestehenden symptomatischen Arrhythmien, Hypokaliämie
- Dosisreduktion bei Niereninsuffizienz (s. unten)

Pharmakokinetik
BV: über 90 %
Elim.: überwiegend (ca. 80 %) unverändert renal, deshalb Dosisreduktion bei Niereninsuffizienz (s. unten)
HWZ: ca. 30 Std.

Dosierung
jeweils einmal täglich
- Systemcandidosen oder Kryptokokken-Meningitis: 400 mg am 1. Behandlungstag, dann 200(–400) mg; bei invasiven Candidosen können, insbesondere bei Risikopatienten, 800 mg angezeigt sein
- Prophylaxe der Kryptokokken-Meningitis: mindestens 100 mg
- Candidurie oder Candidosen oberflächlicher Schleimhäute: 50(–100) mg
- Prophylaxe von Candidosen: 50–400 mg
- Mykosen der Haut (wenn äußerliche Behandlung nicht durchführbar ist): 50 mg
- Onychomykose 150 oder 300 mg einmal wöchentlich

Bei Niereninsuffizienz mit Kreatinin-Clearance < 50 ml/Min.: normale Tagesdosis halbieren oder Dosierungsintervall auf 48 Std. verlängern.

Itraconazol

Wirkungsmechanismus
s. Fluconazol und andere Azole

Indikation(en)
Dermato- und Onychomykosen, oropharyngeale oder ösophageale Candidose (Resistenzen bei Candida krusei, Candida glabrata u.a. Candida-Arten möglich), Histoplasmose, Blastomykose, Sporotrichose, Coccidioido- und Paracoccidioidomykose (außer bei meningealer Beteiligung), seltene Mykosen (z.B. durch Drechslera, Cladosporium, Phialophora oder Bipolaris)

Kontraindikationen
Schwangerschaft (potenziell teratogen), Komedikation mit Vinca-Alkaloiden oder Terfenadin, schwere Leberschädigung, Überempfindlichkeit gegen Azolderivate; gleichzeitige oder nachfolgende Behandlung mit Amphotericin B scheint antagonistische Effekte (vor allem bei Aspergillus spp.) zu verursachen. Ventrikuläre Dysfunktion, bekannte Herzinsuffizienz.

Wechselwirkungen
Antazida können die Resorption aus der Itraconazol-Kapsel beeinträchtigen; Antazida sollten frühestens 2 Std. nach Itraconazol-Kapseln eingenommen werden; bei Behandlung mit Protonenpumpeninhibitoren oder H_2-Antagonisten sollten Itraconazol-Kapseln mit einem Cola-Getränk eingenommen werden.
- CYP3A4-Induktoren (z.B. Rifampicin, Rifabutin, Phenytoin): Verminderung der Bioverfügbarkeit von Itraconazol. Die gemeinsame Anwendung mit Itraconazol mit diesen potenten Enzyminduktoren wird nicht empfohlen. Ähnliche Wechselwirkungen können mit anderen Enzyminduktoren wie Carbamazepin, Phenobarbital oder Isoniazid angenommen werden. Rifampicin ist außerdem ein Induktor des Transportproteins P-Glycoprotein (P-gp).
- CYP3A4-Inhibitoren (z.B. Ritonavir, Indinavir, Clarithromycin, Erythromycin): Steigerung der Bioverfügbarkeit von Itraconazol.
Itraconazol kann aufgrund seiner CYP3A4-Inhibition den Metabolismus von CYP3A4-Substraten hemmen und aufgrund seiner Inhibition des Transportproteins P-Glycoprotein (P-gp, siehe z.B. www.mhc.com/PGP/) die Bioverfügbarkeit von P-gp-Substraten erhöhen, damit zur Verstärkung und/oder Verlängerung von deren Wirkung führen und ggf. eine Dosisreduktion dieser Substrate erfordern. Dazu gehören z.B.

2

- Levacetylmethadon, Mizolastin, Terfenadin, Pimozid, Chinidin: Wegen eines erhöhten Risikos von QT-Verlängerung und Torsade-de-pointes-Arrhythmien sind diese Mittel bei Gabe von Itraconazol kontraindiziert.
- Über CYP3A4 metabolisierte HMG-CoA-Reduktase-Inhibitoren (‚Statine') wie Simvastatin und Lovastatin: Wegen eines evtl. erhöhten Rhabdomyolyse-Risikos sind diese Mittel bei Gabe von Itraconazol kontraindiziert.
- Triazolam und orale Darreichungsformen von Midazolam: Diese Mittel sind bei Gabe von Itraconazol kontraindiziert.
- Mutterkorn-Alkaloide (wie Dihydroergotamin, Ergometrin, Ergotamin, Methylergotamin): Diese Mittel sind bei Gabe von Itraconazol kontraindiziert.
- Kalziumkanalblocker, die über CYP3A4 metabolisiert werden (Dihydropyridine, Verapamil): Vorsicht bei der gleichzeitigen Anwendung mit Itraconazol wegen des erhöhten Risikos für dekompensierte Herzinsuffizienz
- Orale Antikoagulantien, HIV-Protease-Inhibitoren (wie Ritonavir, Indinavir, Saquinavir), bestimmte Zytostatika (wie Busulphan, Docetaxel, Trimetexat, Vinca-Alkaloide), bestimmte Immunsuppressiva (Ciclosporin, Rapamycin, Tacrolimus), bestimmte Glucokortikoide (wie Budesonid, Dexamethason, Fluticason, Methylprednisolon), Alfentanil, Fentanyl, Alprazolam, Brotizolam, Midazolam i.v., Reboxetin, Carbamazepin, Cilostazol, Ebastin, Eletriptan
- P-pg-Substrate (wie Digoxin, Morphin, Fexofenadin, Paroxetin): Die Plasmakonzentrationen können mäßig erhöht werden; ob dem jeweils klinische Relevanz zukommt, ist derzeit unklar.

Besonderheiten
i.v.-Gabe bei schwerer Niereninsuffizienz (Serumkreatinin > 2,5 mg/dl) nicht empfohlen; orale Gabe in Kapselform ist mit sehr variablen Resorptionsraten verbunden; Talspiegel sollten gemessen werden und 500 ng/ml nicht unterschreiten; keine effektive Penetration der Blut-Hirn-Schranke

Pharmakokinetik
(erhebliche Unterschiede zwischen i.v.-Gabe, Kapseln und Lösung!!)
BV: ca. 55 %, optimal bei Kapseln bei Einnahme mit Mahlzeiten bzw. nüchtern bei Nüchterneinnahme; bei einigen immunsupprimierten Patienten (z.B. mit Neutropenie, AIDS oder nach Organtransplantationen) kann die Itraconazol-Bioverfügbarkeit erniedrigt sein; eine Verdopplung der Dosis kann angezeigt sein
Elim.: überwiegend hepatischer Metabolismus, CYP3A4 ist wesentlich beteiligt; Hauptmetabolit ist Hydroxy-Itraconazol (aktiv wie Muttersubstanz); insgesamt wurden mehr als 30 Metabolite identifiziert
HWZ (terminal): 17 Std. nach einmaliger bzw. 34–42 Std. bei wiederholter Gabe

Dosierung
abhängig von der Form der Verabreichung (i.v.: 2 x 200 mg täglich)

Voriconazol

Wirkungsmechanismus
s. Fluconazol und andere Azole

Indikation(en)
Mittel der Wahl zur Primärtherapie invasiver Aspergillosen, insbesondere bei zerebraler Beteiligung, Scedosporidiose, Fusariose, invasive Candidosen durch Fluconazol-resistente und Voriconazol-sensible Erreger (nur bei nicht-neutropenischen Patienten geprüft); wegen ausgeprägter Interaktionen mit anderen Pharmaka bedarf die Anwendung besonderer Aufmerksamkeit (s. Wechselwirkungen)

Kontraindikationen
Therapie mit Rifampicin, hochdosiertem Ritonavir, Carbamazepin, Phenobarbital oder Johanniskrautextrakt wegen des Risikos eines Wirkungsverlusts von Voriconazol (s. Wechselwirkungen); Therapie mit Ergot-Alkaloiden bzw. Sirolimus wegen des Risikos einer Wirkungsverstärkung durch Voriconazol; kontraindiziert sind interagierende CYP3A4-Substrate, die ein eigenes Potenzial für QT-Verlängerung und Torsade de pointes haben, wie Terfenadin, Pimozid, Chinidin wegen des Risikos einer Wirkungsverstärkung durch Voriconazol (s. Wechselwirkungen)

Wechselwirkungen

Erniedrigung der Voriconazol-Plasmakonzentrationen durch Induktoren von metabolisierenden Enzymen und/oder P-Glykoprotein wie Rifampicin, Ritonavir, Carbamazepin, Phenobarbital, Johanniskrautextrakt (s. Kontraindikationen); auch Rifabutin deswegen möglichst vermeiden bzw., wenn erforderlich, Voriconazol-Dosis ggf. erhöhen und auf Blutbild und Uveitis achten.

- Aufgrund seiner Hemmung von CYP2C19, CYP2C9 und CYP3A4 führt Voriconazol zu Erhöhung der Konzentrationen von Substraten dieser Enzyme wie Ergot-Alkaloiden (s. Kontraindikationen), Ciclosporin und Tacrolimus (Konzentrationen und Nierenfunktion überwachen), Sirolimus (s. Kontraindikationen), Cumarinderivaten, z.B. Warfarin und Phenprocoumon, (Prothrombinzeit kontrollieren und ggf. Dosis des Antikoagulans anpassen), Sulfonylharnstoffen wie Glibenclamid und Glipizid (Blutzucker kontrollieren), Lovastatin und andere über CYP3A4 metabolisierte Statine (Reduktion der Statin-Dosis erwägen), Vinca-Alkaloiden wie Vincristin und Vinblastin (Erhöhung der Konzentrationen und des Neurotoxizitätsrisikos möglich), Benzodiazepinen wie Midazolam und Triazolam (Reduktion der Benzodiazepin-Dosis erwägen), Opioiden wie Alfentanil, Fentanyl, Oxycodon, Sufentanil (Reduktion der Opioid-Dosis erwägen), Methadon (auf Nebenwirkungen inkl. QT-Verlängerung achten, ggf. Methadon-Dosis reduzieren); kontraindiziert sind insbesondere auch CYP3A4-Substrate, die ein eigenes Potenzial für QT-Verlängerung und Torsade de pointes haben, wie Terfenadin, Pimozid, Chinidin.
- Phenytoin (da CYP2C9-Substrat und ausgeprägter CYP3A4-Induktor, wechselseitige Interaktion mit Voriconazol): Gleichzeitige Gabe möglichst vermeiden.
- Omeprazol: Wird Voriconazol bei Patienten, die bereits Omeprazol erhalten, angewendet, wird die Halbierung der Omeprazol-Dosis empfohlen.
- HIV-Protease-Hemmer können die Metabolisierung von Voriconazol hemmen und umgekehrt; daher sorgfältig auf toxische Wirkungen und auf Wirksamkeitsverlust überwachen.
- Efavirenz: Voriconazol und Efavirenz in Standarddosierungen dürfen nicht zusammen gegeben werden, da Voriconazol-Konzentrationen erniedrigt und Efavirenz-Konzentrationen erhöht werden. Wenn Voriconazol zusammen mit Efavirenz gegeben wird, muss die Voriconazol-Erhaltungsdosis auf 2 x 400 mg/Tag erhöht und die Efavirenz-Dosis um 50 % reduziert werden.
- Andere nichtnucleosidische Reverse-Transkriptase-Hemmer (NNRTI): Delarvidin kann den Voriconazol-Metabolismus hemmen (nach In-vitro-Daten). Nevirapin kann den Voriconazol-Metabolismus induzieren.

Unerwünschte Arzneimittelwirkungen
- QT-Verlängerung, Torsade de pointes
- Bauchschmerzen, Erhöhung der Transaminasen, alkalischer Phosphatase, Bilirubin, Pankreatitis
- Fieber, Blutbildveränderungen, Hautreaktionen bis hin zu Stevens-Johnson- bzw. Lyell-Syndrom
- Sehstörungen, Kopfschmerzen, Enzephalopathie, Krampfanfall, Tremor, Unruhe, Halluzinationen, Verwirrtheit
- Nephritis, akute Niereninsuffizienz (Serumkreatinin kontrollieren)

Besonderheiten
i.v.-Gabe bei schwerer Niereninsuffizienz (Serumkreatinin > 2,5 mg/dl) nicht empfohlen (Trägerlösung nicht dialysabel)

Pharmakokinetik
BV: ca.96 %
Elim.: überwiegend durch hepatischen Metabolismus; infolge seiner Sättigungskinetik des Metabolismus ist die Pharmakokinetik nicht linear; große interindividuelle Variabilität der Pharmakokinetik; CYP2C19 (polymorph), CYP2C9 und CYP3A4 sind am Metabolismus beteiligt; Hauptmetabolit ist das N-Oxid (weitgehend inaktiv). < 2 % der Dosis werden unverändert renal eliminiert
HWZ: dosisabhängig, bei 200 mg (oral) terminal ca. 6 Std.

Dosierung
bei i.v.-Gabe Initialtherapie mit 6 mg/kg (bei Patienten > 40 kg Körpergewicht) alle 12 Stunden Tag 1, anschließend 4 mg/kg alle 12 Stunden; orale Gabe nicht zur Initialtherapie empfohlen. Orale Erhaltungsdosis 2 x 200 mg/Tag (Patienten über 40 kg)

Ketoconazol (nur zur äußerlichen Anwendung)

(s. Kurzprofil im Anhang)

Wirkungsmechanismus
s. Fluconazol und andere Azole

Indikation(en)
Dematomykosen wie Tinea pedis oder Candidamykosen

Posaconazol [2005; B]

(s. Kurzprofil im Anhang)

Wirkungsmechanismus
s. Fluconazol und andere Azole; geringere Resistenzbildung durch multiple Bindungsstellen an der Zielstruktur

Dosierung
2 x tgl. 400 mg bei fetthaltiger Nahrung, sonst 200 mg 4 x tgl.; Prophylaxe 200 mg 3 x täglich

Miconazol (nur zur äußerlichen Anwendung)

(s. Kurzprofil im Anhang)

Wirkungsmechanismus
s. Fluconazol und andere Azole

Indikation(en)
Miconazol-Creme bei Mykosen der Haut und Hautfalten

Bifonazol

(s. Kurzprofil im Anhang)

Wirkungsmechanismus
s. Fluconazol und andere Azole

Indikation(en)
Mykosen der Haut, verursacht durch Dermatophyten, Hefen, Schimmelpilze und andere Pilze wie Malassezia furfur, sowie Erkrankungen durch Corynebacterium minutissimum. Tinea pedum, Tinea manum, Tinea corporis, Tinea inguinalis, Pityriasis versicolor, Erythrasma, oberflächliche Candidose

Tioconazol

Wirkungsmechanismus
s. Fluconazol und andere Azole

Indikation(en)
Lokalbehandlung bei Pilzinfektionen der Haut und Schleimhäute durch Dermatophyten, Hefen und Schimmelpilze, Pityriasis, Erythrasma

Sertaconazolnitrat

(s. Kurzprofil im Anhang)

Wirkungsmechanismus
s. Fluconazol und andere Azole

Indikation(en)
Lokalbehandlung bei Pilzinfektionen der Haut durch Hefen oder Dermatophyten

Econazol

(s. Kurzprofil im Anhang)

Wirkungsmechanismus
s. Fluconazol und andere Azole

Indikation(en)
Pityriasis versicolor und Dermatomykosen, die bei einer Antibiotika- oder Steroidtherapie auftreten können (z.B. Fußpilz, in Hautfalten oder als Kleienpilzflechte)

Isoconazolnitrat

Wirkungsmechanismus
s. Fluconazol und andere Azole

Indikation(en)
nur als Lokaltherapeutikum in Kombination mit einem Glukokortikoid im Handel. Lokale Anfangsbehandlung von Dermatomykosen, bei denen stark entzündliche oder ekzematöse Hautveränderungen bestehen

2.4.3. Echinocandine (Caspofungin, Anidulafungin, Micafungin)

Vergleichende Bewertung und Hinweise zur wirtschaftlichen Verordnung
Caspofungin gilt als Reservesubstanz zur primären systemischen Behandlung invasiver Candida-Infektionen, insbesondere bei noch unbekannter Candida-Spezies mit möglicher Resistenz gegen Fluconazol bzw. invasiver Aspergillosen bei Patienten, die auf Therapie mit Amphotericin B oder Azolen nicht angesprochen haben oder diese Wirkstoffe nicht vertragen. Das erst vor Kurzem auf den Markt gekommene Anidulafungin kann zur Behandlung von invasiver Candidiasis bei erwachsenen, nicht neutropenischen Patienten eingesetzt werden, wobei die klinischen Erfahrungen begrenzt sind. Micafungin sollte aufgrund des Risikos der Lebertumorbildung zur Behandlung einer invasiven Candidose nur angewendet werden, wenn andere Antimykotika nicht geeignet sind. Alle Echinocandine sind sehr teuer.

Wirkungsmechanismus
Hemmung der Synthese von beta-1,3-D-Glucan der Pilzzellwand

Indikation(en)
Primärtherapie invasiver Candida-Infektionen, insbesondere bei noch unbekannter Candida-Spezies mit möglicher Resistenz gegen Fluconazol; Caspofungin ist auch zur Sekundärtherapie invasiver Aspergillus-Infektionen nach Versagen anderer Antimykotika oder bei Unverträglichkeit derselben zugelassen. Zudem besteht für Caspofungin die Zulassung zur empirischen antimykotischen Therapie bei febrilen neutropenischen Patienten, die nicht auf Breitspektrum-Antibiotika ansprechen.

Kurzprofile der Wirkstoffe: s. Anhang

2.4.4. Andere (5-Flucytosin; Terbinafin u.a.)

Vergleichende Bewertung und Hinweise zur wirtschaftlichen Verordnung
Eine Reihe von weiteren, in der antimykotischen Therapie wichtigen Substanzen besitzt unterschiedliche chemische Strukturen. Während die Anwendung des altbekannten Griseofulvins heutzutage stark in den Hintergrund getreten ist, ist das 1992 eingeführte Terbinafin, ein Allylamin, nach wie vor wichtiges Mittel der Reserve zur systemischen Behandlung von Onychomykosen, wenn eine Lokaltherapie versagt hat oder nicht infrage kommt. Ciclopiroxolamin ist ein Lokalantimykotikum, das sich chemisch von den Azolen unterscheidet und klinisch etwa Clotrimazol entspricht. Bei Onychomykosen wird es als Nagellack mit einer Behandlungsdauer über ein Jahr eingesetzt. Die Erfolge sind moderat bis unbefriedigend. Ähnliches dürfte für Amorolfin-Nagellack gelten, das in einer kontrollierten Studie als Kombinationspartner zu systemischem Fluconazol keine zusätzliche Wirksamkeit bei der Onychomykose erbrachte. Naftifin, als Allylamin dem Terbinafin chemisch verwandt, ist wie auch die letztgenannten Substanzen wissenschaftlich wenig untersucht. Insgesamt ist bei geringeren Heilungsraten die lokale Therapie der Onychomykose deutlich preiswerter und risikoärmer als die systemische Therapie. Zur Behandlung von Dermatophyten-Infektionen bei Kindern ist Griseofulvin zugelassen.

5-Flucytosin

Wirkungsmechanismus
synthetisches Fluoropyrimidin, welches innerhalb der Pilzzelle durch die Cytosindesaminase zu 5-Fluorouracil umgewandelt wird; Einbau in die RNA an Stelle von Uracil führt zur Störung der Proteinsynthese, zudem Blockade der Thymidilatsynthase mit nachfolgender Hemmung der DNA-Synthese

Indikation(en)
Primärtherapie in Kombination mit Amphotericin B bei der Therapie der Kryptokokkose. Demgegenüber Nutzen in Kombination mit Amphotericin B bei invasiven Candida- oder Aspergillus-Infektionen nicht gesichert

Kontraindikationen
- 1. Schwangerschaftstrimenon
- nicht zusammen mit Brivudin, Sorivudin und Analoga, irreversiblen Hemmern der Dihydropyrimidindehydrogenase (DPD), anwenden (s. Wechselwirkungen)

Unerwünschte Arzneimittelwirkungen
Übelkeit, Anstieg der Transaminasen und alkalischen Phosphatase (unter hoher Dosierung), Colitis ulcerosa, allergische Reaktionen, Blutbildveränderungen (z.B. Neutropenie, Thrombozytopenie, Anämie), ZNS-Irritationen (z.B. Schwindel, Kopfschmerzen, Sedierung, Verwirrtheit, Krämpfe, Psychosen)

Relevante Wechselwirkungen
- Nucleosid-Analoga, wie Brivudin und Sorivudin, als potente DPD-Hemmer können zu einer starken Erhöhung der Plasmakonzentrationen von 5-Fluorouracil oder anderen Fluoropyrimidinen führen (s. Kontraindikationen); 4 Wochen Zeitabstand einhalten
- nephrotoxische Substanzen: sorgfältige Überwachung der Nierenfunktion erforderlich. Z.B. bei Amphotericin B können Knochenmarkdepression und Lebertoxizität auftreten
- Cytarabin: möglicherweise Beeinträchtigung der antimykotischen Wirkung von Flucytosin
- Phenytoin: erhöhte Phenytoin-Plasmakonzentrationen

Pharmakokinetik
Elim.: fast ausschließlich unverändert renal
HWZ: 3–6 Std., bei Niereninsuffizienz verlängert auf 30–250 Std.

Dosierung
4 x 37,5 mg/kg täglich für max. 14 Tage; bei längerer Gabe Myelosuppression beschrieben; bei Niereninsuffizienz (Kreatinin-Clearance < 40 ml/Min.) Dosisintervall verlängern

Terbinafin

Wirkungsmechanismus
synthetisches Allylamin, hemmt die Squalen-Epoxidase und damit die Ergosterolsynthese

Indikation(en)
systemische Therapie von Infektionen durch Dermatophyten (Dermato- und Onychomykosen); Lokalbehandlung von Dermatomykosen

Kontraindikationen
Lebererkrankungen

Unerwünschte Arzneimittelwirkungen
- Hautreaktionen bis hin zum Stevens-Johnson-Syndrom, Urtikaria, anaphylaktoide Reaktionen, kutaner oder systemischer Lupus erythematodes
- Blutdyskrasien
- Myalgien, Arthralgien
- Müdigkeit, Kopfschmerzen, Geschmacksstörungen, Schwindel, Parästhesien
- gastrointestinale Beschwerden (Völlegefühl, Appetitlosigkeit, Verdauungsstörungen, Übelkeit, Durchfall)
- Leberfunktionsstörungen (primär cholestatischer Natur)

Relevante Wechselwirkungen
- Rifampicin: Verdopplung der Clearance von Terbinafin
- CYP2D6-Substrate (z.B. trizyklische Antidepressiva): Hemmung ihres Metabolismus durch Terbinafin

Pharmakokinetik
BV: ca. 50 % nach oraler Gabe (First-Pass-Metabolismus), < 5 % aus topischer Applikation
Elim.: extensiver hepatischer Metabolismus, mindestens 7 CYPs sind beteiligt, hauptsächlich CYP2C9, CYP1A2, CYP3A4, CYP2C8 und CYP2C19, zu inaktiven Metaboliten; bei Niereninsuffizienz (Kreatinin-Clearance < 50 ml/Min.) bzw. bei vorbestehender Leberfunktionsstörung kann die Clearance um etwa 50 % reduziert sein
HWZ: effektive HWZ ca. 30 Std., (terminal 200–400 Std., wahrscheinlich aufgrund langsamer Elimination aus Geweben wie Haut und Fettgewebe)

Dosierung
oral 1 x 250 mg/Tag für 4–6 Wochen; lokal 1–2 x/Tag für 1–2 Wochen

Ciclopirox

Wirkungsmechanismus
Pyridonderivat, starker Chelatbildner, Wirkung über Eisenentzug und damit Störung des Ionen- und Aminosäurentransports in der Pilzzelle; nur lokal anwendbar, weil nach oraler Gabe sofort eine Inaktivierung einsetzt

Indikation(en)
Mukokutane und vaginale Mykosen

Kontraindikationen
Schwangerschaft (Vaginalcreme), Stillzeit; nicht am Auge anwenden bzw. auf offene Wundflächen bringen

Unerwünschte Arzneimittelwirkungen
Juckreiz, Brennen, evtl. als Zeichen einer Überempfindlichkeitsreaktion

Relevante Wechselwirkungen
keine

Pharmakokinetik
BV: 1,3 % Resorption aus dermaler Applikation
Elim.: der resorbierte Anteil wird überwiegend glukuronidiert
HWZ: 1,7 Std. (Lotio und Creme) bzw. 5,5 Std. (Gel)

Dosierung
Lokalbehandlung mit Lösung bzw. Creme 2 x tägl., Puder 1–2 x tägl., Vaginalcreme 1 x tägl.

Griseofulvin

(s. Kurzprofil im Anhang)

Wirkungsmechanismus
Mykotoxin aus Penicillium, Spindelgift, hemmt die Mitose von Pilzen

Indikation(en)
systemische Therapie von Infektionen durch Dermatophyten (außer Trichphyton rubrum) bei Kindern; bei Erwachsenen sind andere Therapieformen, etwa mit Terbinafin oder mit Azolen, deutlich wirksamer

Naftifin

Wirkungsmechanismus
selektive Hemmung der Squalen-Epoxidase, außerdem Hemmung der RNA-Polymerase und Chitin-Synthetase

Indikation(en)
Dermatomykosen durch Dermatophyten, Hefen und Schimmelpilze sowie Mischinfektionen mit Bakterien; Behandlungsversuch bei Onychomykosen

Kontraindikationen
Überempfindlichkeit gegen den Wirkstoff bzw. einen der Hilfsstoffe

Unerwünschte Arzneimittelwirkungen
Überempfindlichkeit, lokale Reizungen, Brennen oder Trockenheit der Haut

Relevante Wechselwirkungen
keine

Pharmakokinetik
BV: ca. 4 % der kutan verabreichten Dosis werden resorbiert
Elim.: nahezu vollständiger Metabolismus
HWZ: Die Metabolite werden mit einer HWZ von 2–4 Tagen je zur Hälfte mit dem Urin und mit den Faeces ausgeschieden.

Dosierung
bei Dermatomykosen 1 x tägl. bzw. bei Onychomykosen 2 x tägl.

Amorolfin

Wirkungsmechanismus
Morpholinderivat, hemmt die Ergosterolsynthese durch Hemmung der Delta-14-Reduktase

Indikation(en)
Lokalbehandlung von Nagelmykosen (als Lack), Fußpilz und Pilzinfektionen der Haut; auch gegen einige Schimmelpilze (zum Teil bei Onychomykosen beteiligt) wirksam

Kontraindikationen
Überempfindlichkeit. Schwangerschaft, Stillzeit (bei Anwendung im Brustbereich)

Unerwünschte Arzneimittelwirkungen
Hautreizungen, Erythem, Juckreiz, Kontaktdermatitis

Relevante Wechselwirkungen
keine

Pharmakokinetik
BV: < 10 % (erst bei Okkusivverband messbar)
Elim.: mit dem Urin und den Faeces

Dosierung
Creme 1 x tägl.; Nagellack 1–2 x pro Woche

Tolnaftat

(s. Kurzprofil im Anhang)

Wirkungsmechanismus
Thiocarbamat; Hemmung der Squalen-Epoxidase und damit der Ergosterolsynthese

Indikation(en)
Lokalbehandlung von Dermatomykosen

2.5. Sonderfälle

Bei invasiven Mykosen, die nicht auf eine systemische antimykotische Behandlung ansprechen, sollte vor dem Umsetzen der Therapie überprüft werden, ob ein echtes Therapieversagen vorliegt. Dies kann bei Inaktivierung der Antimykotika durch die Komedikation, inadäquate Dosierung, unzuverlässige Einnahme, Resistenz des Erregers oder Lokalisation der Infektion in einem Körperareal mit ungenügender Penetration durch das Antimykotikum gegeben sein. Ergebnisse aus randomisierten kontrollierten Studien, die den (Zusatz)Nutzen einer Kombinationstherapie von systemisch wirkenden Antimykotika (z.B. Amphotericin B plus Caspofungin, Caspofungin plus Voriconazol) belegen, liegen derzeit nicht vor. Die Anwendung derartiger Kombinationen kann deshalb derzeit nicht empfohlen werden. Bei hepatolienaler Candida-Infektion, bei der eine lang dauernde antimykotische Therapie empfohlen wird, scheinen auch lokale Entzündungsreaktionen ausgelöst zu werden, die über Monate das klinische Bild einer hartnäckigen Infektion erzeugen, aber nicht durch eine mangelnde Wirksamkeit der Antimykotika bedingt sind. Auch hier ist eine Änderung oder langfristige Weiterführung der antimykotischen Therapie nicht indiziert.

Bei Patienten mit eingeschränkter Nierenfunktion ist die Indikation zum Einsatz von Amphotericin B besonders kritisch zu stellen. Bei moderater Niereninsuffizienz kann die Gabe von liposomalem Amphotericin B unter sorgfältiger Beachtung der Nierenfunktion erfolgen. Die intravenöse Gabe von Azolen mit Cyclodextrin-Abkömmlingen als Trägerlösung ist ab einem Kreatininwert von 2,5 mg/dl kontraindiziert. Bei deutlicher Leberfunktionseinschränkung sollten Echinocandine oder liposomales Amphotericin B statt einem Azol verabreicht werden.

Bei Kindern sind systemische Antimykotika nur in wenigen kontrollierten Studien geprüft worden. Für liposomales Amphotericin B, Amphotericin B Lipid Complex, Fluconazol, Voriconazol, Caspofungin und Anidulafungin liegen Erfahrungsberichte und Studienergebnisse vor, wobei die Dosierungen aufgrund pharmakokinetischer Besonderheiten bei Kindern anders als bei Erwachsenen berechnet werden und häufig höher gewählt werden müssen.

Für den Einsatz systemischer Antimykotika **bei Schwangeren** liegen nur wenige Daten vor. In der frühen Schwangerschaft sollten Azole wegen ihrer möglichen Teratogenität vermieden werden, während im letzten Trimenon liposomales Amphotericin B und Fluconazol ohne Folgeschäden für das Neugeborene einsetzbar zu sein scheinen. Bei klinisch dringender Indikation zur systemischen antimykotischen Therapie sind hier Einzelfallentscheidungen erforderlich.

2.6. Hinweise zur wirtschaftlichen Verordnung

Eine deutliche Verteuerung der systemischen antimykotischen Therapie bei invasiven Pilzinfektionen durch die seit 2002 neu zugelassenen Medikamente erfordert eine kritische Indikationsstellung. Da die Folgekosten aufgrund der Nephrotoxizität und möglicherweise auch länger andauernde Nebenwirkungen von konventionellem Amphotericin B jedoch erheblich sind, ist eine Auswahl der geeigneten antimykotischen Therapie allein auf der Basis der Tagestherapiekosten nicht sinnvoll. Zur Primärtherapie invasiver Aspergillosen sollte Voriconazol oder liposomales Amphotericin B eingesetzt werden, bei guter Adherence ist unter Berücksichtigung der Komedikation eine möglichst rasche orale Weiterbehandlung mit Voriconazol anzustreben. Bei möglicher Zygomykose entfällt Voriconazol und ist liposomales Amphotericin B vorzuziehen. Zur oralen Weiterbehandlung scheint das sehr teure Posaconazol geeignet, allerdings besteht hierfür keine Zulassung.

Bei Candidämie sollte eine Identifizierung der Candida-Spezies erfolgen. Liegt keine Resistenz vor, ist Fluconazol das Mittel der Wahl. Auch hier empfiehlt sich angesichts der guten Bioverfügbarkeit eine möglichst rasche Umsetzung auf eine orale Therapie.

Bei oropharyngealer oder ösophagealer Candida-Infektion immunsupprimierter Patienten sollte ebenfalls eine Identifikation der Candida-Spezies erfolgen. Falls die lokale Behandlung mit nichtresorbierbarem Polyen nicht ausreichend effektiv ist, ist auch hier eine systemische Therapie mit Fluconazol, bei Fluconazol-resistenten Erregern mit einem anderen Azol erforderlich.

Tabelle 2.1. DDD-Kosten für verordnungsrelevante Wirkstoffe des Jahres 2008

Wirkstoff	DDD-Kosten (Euro)
Bifonazol	0,34
Ciclopirox	0,89
Clotrimazol	0,36
Miconazol	0,48
Nystatin	0,63

Quelle: GKV-Arzneimittelindex im Wissenschaftlichen Institut der AOK (WIdO)

3. Tuberkulose

Fazit für die Praxis

Jede Erkrankung an aktiver Tuberkulose ist nach dem Infektionsschutzgesetz meldepflichtig und eine absolute Indikation zur Chemotherapie. Die Meldepflicht besteht entweder bei kulturellem Nachweis des Mycobacterium-tuberculosis-Komplexes oder wenn aufgrund der Klinik (z.B. Nachweis von säurefesten Stäbchen im Direktpräparat, typische Veränderungen im Röntgenbild des Thorax, Symptomatik) eine vollständige antituberkulotische Mehrfachtherapie eingeleitet wurde. Bei jeder Tuberkulose ist vor Einleitung der Therapie die Anzüchtung des Erregers in der Kultur anzustreben, um Resistenzen gegen die eingesetzten Medikamente zu erfassen. Nicht meldepflichtig ist die latente tuberkulöse Infektion (s. unten) und ihre Therapie. Hier sind jedoch die Empfehlungen für die Umgebungsuntersuchungen bei Tuberkulose des Deutschen Zentralkomitees zur Bekämpfung der Tuberkulose zu beachten (Pneumologie 2007; 61: 440–455), und im Zweifel ist ein Spezialist hinzuzuziehen, da gerade die Situation eines positiven Tuberkulinhauttests oder Interferon-g-Assays zu großer Verunsicherung führen kann.

Die Standard-Chemotherapie ist das Sechsmonatsregime. Sie bringt bei korrekter Durchführung die besten Ergebnisse und besteht in der Initialphase bei der offenen Tuberkulose in der täglichen Gabe von 4 Antituberkulotika. Die Kombination von Isoniazid + Rifampicin + Pyrazinamid ist als Grundlage obligat und wird in der Regel durch Ethambutol oder Streptomycin ergänzt. Die Vierfachtherapie wird über mindestens 2 Monate durchgeführt, bei sehr ausgedehnten Prozessen oder mangelhafter Rückbildung kann sie auf 3 Monate verlängert werden. Nach der Initialphase wird die Therapie durch eine Kombinationsbehandlung mit Isoniazid + Rifampicin für weitere 4 Monate als Stabilisierungsphase fortgesetzt.

Alle Substanzen müssen in einer einmaligen vollen Tagesdosis gleichzeitig eingenommen werden. Die Einnahme nach einer Mahlzeit (Frühstück) verbessert die Verträglichkeit. Die Gabe von Kombinationspräparaten kann die Therapieadhärenz verbessern.

3.1. Wirkstoffübersicht

empfohlene Wirkstoffe	weitere Wirkstoffe
Amikacin	4-Aminosalicylsäure
Capreomycin	Amoxicillin/Clavulanat
Ciprofloxacin	Clarithromycin
Ethambutol EMB	Clofazimine
Gatifloxacin	Cycloserin
Isoniazid	Ethionamid
Kanamycin	Linezolid
Levofloxacin	Protionamid
Moxifloxacin	Terizidon
Ofloxacin	Thioacetazon
Pyrazinamid	
Rifampicin	
Streptomycin	
Viomycin	

3.2. Klinische Grundlagen

3.2.1. Definition/Pathologie/Pathophysiologie

Erkrankungen, die durch Bakterien des Mycobacterium-tuberculosis-Komplexes (M. tuberculosis, M. bovis einschließlich M. bovis BCG und M. africanum) verursacht werden, sind unter dem Krankheitsbegriff Tuberkulose zusammengefasst. Der weitaus häufigste Erreger ist M. tuberculosis. Nach der Infektion wird die Tuberkulin-Hautreaktion in der Regel positiv. Bei gleichzeitiger Infektion mit HIV oder anderer Immunsuppression kann sie fehlen oder erlöschen. Obgleich nur maximal 10 % der mit dem M. tuberculosis-Komplex infizierten Tuberkulin-positiven Reagenten jemals an Tuberkulose erkranken, wird der M. tuberculosis-Komplex als obligat pathogen definiert.

3.2.2. Einteilung/Klassifikation/Epidemiologie

Die Kenntnis der Epidemiologie der Tuberkulose ist bedeutsam für die Wahrscheinlichkeit einer Infektion. In Mitteleuropa ist dies vor allem von Bedeutung für Patienten, die aus Osteuropa stammen, wo wesentlich höhere Inzidenzen und ungünstigere Resistenzlagen als in Mitteleuropa bestehen.

Weiterhin wird die Tuberkulose nach den bestehenden Resistenzen eingeteilt. Eine Multidrug-resistant tuberculosis (MDR-TB) ist definiert als Resistenz gegen mindestens Rifampin (RMP, R) und Isoniazid (INH, H). Extensively drug-resistant tuberculosis (XDR-TB) besteht, wenn zusätzlich Resistenzen gegen ein Fluorochinolon und mindestens eines der 3 injizierbaren antituberkulösen Wirkstoffe (Capreomycin, Kanamycin und Amikacin) bestehen. Die Resistenztestung bei MDR- und XDR-Tuberkulose sollte unbedingt in einem darin erfahrenen Labor durchgeführt werden.

Dem letzten Bericht des Robert-Koch-Instituts zur Epidemiologie der Tuberkulose zurfolge wurden im Jahr 2005 insgesamt 6.045 Tuberkulosen (Vorjahr 6.542) registriert, dies entspricht einer Inzidenz von 7,3 Neuerkrankungen pro 100.000 Einwohner (2004: 7,9). Schätzungen gehen von weltweit ca. 8,9 Millionen Neuinfektionen im Jahr 2004 aus, dies entspricht einer Inzidenz von ca. 140/100.000 Einwohner.

3.2.3. Diagnostik

Anzustrebendes Ziel der Diagnostik ist der kulturelle Nachweis von M. tuberculosis, um eine Resistenztestung und eine prospektive Einschätzung der Wirksamkeit der Therapie bzw. deren gezielte Umstellung durchführen zu können. Bei produktivem Husten ist expektoriertes Morgensputum das am besten geeignete Material. Wenn hier im Direktpräparat keine säurefesten Stäbchen nachgewiesen werden oder kein produktiver Husten besteht, sollte Sekret z.B. durch eine Bronchoskopie gewonnen werden. Sputuminduktionen durch Inhalation von hypertoner Kochsalzlösung sind sehr gut zur Gewinnung von Sekret geeignet, sollten aber nur durchgeführt werden, wenn Personal und Umgebung durch entsprechende Einrichtungen (z.B. Filterbox) vor Kontamination mit infektiösem Sekret geschützt werden können. Dies gilt natürlich auch für den Umgang mit jedem Patienten mit produktivem Husten und Tuberkuloseverdacht. Die üblichen Schutzmasken aus dem OP-Bereich sind zum Schutz von Personal und Umgebung nicht ausreichend, es sind entsprechende, keimdichte Masken zu verwenden (FFP2).

Die typischen Veränderungen im Röntgenbild des Thorax und klinische Symptome, insbesondere Husten, Gewichtsverlust und Nachtschweiß, stellen wichtige Bausteine der Diagnostik dar, sind aber letztlich nicht beweisend für die Diagnose einer Lungentuberkulose. Gelingt der Nachweis von Mykobakterien nicht, so reichen jedoch auch die typischen radiologischen Veränderungen und Klinik aus, um eine vollständige Therapie zu initiieren (Falldefinition des Robert-Koch-Institutes).

Da Manifestation, Verlauf und Therapie der Tuberkulose durch Immundefekte wesentlich beeinflusst werden, sollten entsprechende Erkrankungen oder Infektionen, wie z.B. eine HIV-Infektion, ausgeschlossen werden.

3.3. Therapie: allgemeine Gesichtspunkte

3.3.1. Therapieindikation

Indikation der vollständigen Therapie ist die nachgewiesene oder hochwahrscheinliche aktive Infektion mit einem Erreger des M.-tuberculosis-Komplexes.

Auch bei Nachweis eines Kontaktes mit dem Tuberkuloseerreger im Tuberkulinhauttest nach Mendel-Mantoux oder im Interferon-γ-Assay ohne nachweisbare Organmanifestation der Tuberkulose (latente Tuberkuloseinfektion) kann eine Therapieindikation zur Chemoprävention bestehen, um die Wahrscheinlichkeit des Übergangs in eine aktive Tuberkuloseerkrankung zu minimieren.

3.3.2. Therapieziel

Ziel des Einsatzes von Antituberkulotika ist die Vernichtung der Tuberkulosebakterien in möglichst kurzer Zeit bei gleichzeitiger Verhinderung einer Resistenzentwicklung. Dazu steht eine Reihe von Substanzen zur Verfügung. Da die wichtigsten davon in korrekter Dosierung bakterizid wirken, wird heute anstelle der früher üblichen Bezeichnung „Tuberkulostatika" der Terminus „Antituberkulotika" gebraucht.

3.3.3. Therapeutisches Vorgehen

Die Therapie der Tuberkulose erfolgt wegen der potenziell immer zu befürchtenden Resistenzentwicklung stets mit einer Kombination aus mehreren Substanzen. Standardtherapie ist die Vierfachtherapie über mindestens 2 Monate, gefolgt von einer Stabilisierungsphase von 4 Monaten mit 2 Substanzen. Nur bei zu erwartender geringer Keimzahl oder völlig unproblematischer Resistenzlage (z.B. INH-Resistenzen < 5 %, was schon in Deutschland nicht der Fall ist, mit INH-Resistenzen von 9,3 % im Jahr 2004) kann mit einer Dreifachtherapie begonnen werden.

Zur Vermeidung der Resistenzentwicklung ist eine regelmäßige und zuverlässige Medikamenteneinnahme unerlässlich:

Die WHO empfiehlt deshalb die beaufsichtigte Tabletteneinnahme als Standardtherapie insbesondere in Entwicklungsländern seit 1994 (DOT = directly observed therapy; DOTS = directly observed therapy – short course).

3.4. Pharmakotherapie

Alle Substanzen, die zur Therapie der Tuberkulose eingesetzt werden, teilt man in Standard- und Reserve-Substanzen ein. Da die Therapie der gegen eine oder mehrere Standardsubstanzen resistenten Tuberkulosebakterien in die Hand des Spezialisten gehört, werden hier nur die Standardsubstanzen ausführlich besprochen.

(In Deutschland gebräuchliche Abkürzungen, internationale Abkürzungen in Klammern)

Standardsubstanzen:
Isoniazid INH (H)
Rifampicin RMP (R)
(Rifabutin) RBT (RFB)
Pyrazinamid PZA (Z)
Streptomycin SM (S)
Ethambutol EMB (E)

Reservesubstanzen:
injizierbare Antituberkulotika:
Capreomycin (Cm)
Kanamycin (Km)
Amikacin (Am)
Viomycin (Vi)
Fluorchinolone:
Ciprofloxacin (Cfx)
Ofloxacin (Ofx)
Levofloxacin (Lfx)
Moxifloxacin (Mfx)

Orale bakteriostatische Zweitlinien-Antituberkulotika:
Ethionamid (Eto)
Protionamid PTH (Pto)
Cycloserin (Cs)
Terizidon (Trd)
4-Aminosalicylsäure (PAS)
Thioacetazon (Th)

Antituberkulotika mit unklarer Effizienz
(von der WHO nicht für den Routineeinsatz bei MDR-Tuberkulose empfohlen):
Clofazimine (Cfz)
Amoxicillin/Clavulanat (Amx/Clv)
Clarithromycin (Clr)
Linezolid (Lzd)

(Quelle: WHO)

3.4.1. Antituberkulotika

Vergleichende Bewertung

Substanzen mit starker Wirksamkeit bei gleichzeitig guter Verträglichkeit werden unter dem Begriff „Standardmittel" zusammengefasst. Dies sind Isoniazid (Abkürzung national INH, international H), Rifampicin (Abkürzung national RMP, international R), Pyrazinamid (Abkürzung national PZA, international Z), Streptomycin (Abkürzung national SM, international S) und Ethambutol (Abkürzung national EMB, international E). Alle anderen Antituberkulotika gelten als Reservemittel. Sie unterscheiden sich von den Standardmitteln entweder durch schlechtere Verträglichkeit oder durch geringere Wirksamkeit oder beides. Ihre Anwendung gehört ausschließlich in die Hände des Spezialisten. Auch die neueren Makrolide (z.B. Clarithromycin) und Fluorchinolone (z.B. Levofloxacin oder Moxifloxacin) besitzen eine antituberkulotische Wirkung. Sie sind aber für diese Indikation zurzeit noch nicht zugelassen, ihr Einsatz muss daher dem Spezialisten vorbehalten bleiben.

Isoniazid (INH bzw. H)

Wirkungsmechanismus

Aufgrund seiner guten Verträglichkeit ist INH das führende Antituberkulotikum. Es wirkt bakterizid auf proliferierende Keime. Sein Wirkungsmechanismus besteht vorwiegend in der Synthesehemmung der mykobakteriellen DNS.

Indikation(en)

Alle Formen pulmonaler und extrapulmonaler Tuberkulose. INH ist das Basismedikament in der Tuberkulosetherapie. Bei Patienten aus Ländern mit hoher Tuberkuloseprävalenz muss immer an eine primäre oder erworbene INH-Resistenz gedacht werden. Falls eine Resistenzbestimmung nicht möglich ist, soll bei diesen Patienten daher nie eine Kombinationstherapie nur mit INH und RMP (s. Abschnitt Kombinationstherapie) durchgeführt werden, da man dann unter Umständen Gefahr läuft, de facto eine RMP-Monotherapie durchzuführen. Hier muss immer eine Mehrfachtherapie mit wenigstens 3 Mitteln erfolgen.
[Zugelassene Anwendungsgebiete:
- zur Chemotherapie aller Formen und Stadien der Tuberkulose mit Erregerempfindlichkeit gegen Isoniazid, immer in Kombination mit anderen antimykobakteriell wirksamen Chemotherapeutika
- zur Chemoprophylaxe der Tuberkulose bei nichtinfizierten, tuberkulin-negativen Exponierten
- zur Chemoprävention der Tuberkulose bei gefährdeten Personen mit festgestellter Tuberkulinkonversion oder bei Tuberkulin-Positivität ohne klinische oder sonstige tuberkulosespezifische Befunde]

Kontraindikation(en)

akute Lebererkrankungen, Polyneuropathie; Vorsicht bei Psychosen

Wechselwirkungen

- INH-Plasmaspiegel können erhöht werden durch Aminosalicylsäure, orale Kontrazeptiva, Propranolol, Procainamid, Chlorpromazin
- reduzierte Wirkung von INH durch Glukokortikoide und Chloroquin
- bei gleichzeitiger Gabe Wirkungsabschwächung folgender Substanzen: Insulin, Sulfonylharnstoffe, Vitamin B6, Ciclosporin, Itraconazol
- bei gleichzeitiger Gabe Wirkungsverstärkung folgender Substanzen: Kumarine, Dihydralazin, Metformin, Pethidin, Carbamazepin, Phenytoin, Haloperidol und Vitamin D
- bei gleichzeitiger Levodopa-Therapie hemmt INH die zentrale wie periphere Dopadecarboxylase, dadurch verstärkte Wirkung
- bei gleichzeitiger Gabe von Theophyllin, regelmäßige Blutspiegelkontrollen von Theophyllin, da die Konzentration stark schwanken kann

Unerwünschte Arzneimittelwirkungen

- häufig Akne bei Jugendlichen
- selten Aminotransferasenanstieg, Hepatitis, periphere Neuropathie (vorbeugend: Vitamin B-Komplex), Allergie
- sehr selten Schwindel, Krämpfe, psychische UAW, hämolytische Anämie, aplastische Anämie, Agranulozytose, lupoide Reaktionen, Arthralgien, Optikusneuritis, Gynäkomastie

Besonderheiten

- regelmäßige Kontrolle der Leberenzyme, in den ersten Behandlungswochen wöchentlich, danach monatlich, außerdem neurologische Kontrollen
- die Häufigkeit einer INH-bedingten Hepatitis wird mit 0,2–5 % angegeben; deutliche Abhängigkeit von Alter (> 35 Jahre) und ethnischer Herkunft (insbesondere dunkelhäutige Frauen)

Pharmakokinetik

BV: INH wird zu 90 % gastrointestinal resorbiert; maximale Plasmaspiegel werden nach oraler Gabe nach ungefähr einer halben bis einer Stunde erreicht; gleichzeitige Nahrungsaufnahme vermindert die Resorptionsrate; nach 3-6 Stunden sind im Liquor Konzentrationen von 90–100 % des Plasmaspiegels erreicht

Elim.: Metabolismus durch hepatische Acetylierung zu tuberkulostatisch unwirksamem Acetyl-INH; Acetyliererstatus ist genetisch determiniert; Langsamacetylierer haben höhere Plasmaspiegel; Schnellacetylierer scheinen bei einmal wöchentlicher Gabe ein geringeres tuberkulostatisches Ansprechen als langsame Acetylierer zu haben; 70 % der Substanz werden renal eliminiert

HWZ: 1–4 Std.

Dosierung

Kinder und Erwachsene: 5 mg/kg KG/Tag, maximal 300 mg/Tag

Rifampicin (RMP bzw. R)

Wirkungsmechanismus

RMP ist die zweite führende Substanz. Es wirkt bakterizid auch auf persistierende Tuberkulosebakterien, besonders wenn sie in ihrem Metabolismus kurzfristig aktiv werden. Seine antimykobakterielle Wirkung beruht auf einer Blockade der DNS-abhängigen RNS-Polymerase.

Indikation(en)

- alle Formen pulmonaler und extrapulmonaler Tuberkulose
- RMP soll möglichst während der gesamten Therapiedauer mit INH kombiniert werden

[Zugelassene Anwendungsgebiete:
- alle Formen der Tuberkulose mit Erregerempfindlichkeit gegen Rifampicin]

Kontraindikation(en)

akute Lebererkrankungen, Stillzeit

Wechselwirkungen

- bei gleichzeitiger Gabe mögliche Wirkungsverminderung von oralen Kontrazeptiva, Östrogenen, Gestagenen, Digitalisglykosiden, Benzodiazepinen, Haloperidol, Ciclosporin, Tacrolimus, Glukokortikoiden, Sulfonylharnstoffen, Kalziumanatagonisten, Betablockern, Enalapril, Kumarinen, Cimetidin, Azathioprin, Barbituraten, Protease-Inhibitoren, Zidovudin, nichtnukleosidale-reverse Transkriptase-inhibitoren (NNRTI), Doxycyclin, Imidazol-Antimykotika, Methadon, Morphin, Phenytoin, Chinidin, Theophyllin, Zolpidem, Vitamin D
- Plasmaspiegel von Rifampicin kann erniedrigt werden durch gleichzeitige Gabe von Aminosalicylsäure
- erhöhte Rifampicin-Spiegel bei gleichzeitiger Gabe von Cotrimoxazol

Unerwünschte Arzneimittelwirkungen

- in den ersten Therapiewochen meist vorübergehender Anstieg der Leberenzyme
- die Kombination von RMP mit INH kann hepatotoxischer sein als beide Komponenten für sich allein
- selten Hepatitis, Allergie, thrombozytopenische Purpura, grippeartige Symptomatik („flu syndrome") bei intermittierender oder unregelmäßiger Einnahme
- sehr selten (nur bei intermittierender oder unregelmäßiger Einnahme) akutes Nierenversagen, hämolytische Anämie, Schock

Besonderheiten

- regelmäßige Kontrolle der Leberenzyme, in den ersten Behandlungswochen wöchentlich, danach monatlich; Aufklärung der Patienten über die Rotfärbung von Körperflüssigkeiten (Kontaktlinsen) sowie der Patientin über die mögliche Unwirksamkeit von Kontrazeptiva unter RMP-Therapie

- als starker Enzyminduktor des CYP P450 interagiert Rifampicin mit 2 in der HIV-Therapie oft unverzichtbaren Substanzgruppen (PI und NNRTI), die vielfach zu kaum kalkulierbaren Erhöhungen oder Erniedrigungen der Medikamentenspiegel führen; vielfach wird deshalb bei notwendiger Kombination der TB- und HIV-Therapie Rifabutin (RBT) an Stelle von Rifampicin (RMP) eingesetzt, auch wenn die Wirksamkeit von RBT (300 mg/Tag) im Vergleich zu RMP (600 mg/Tag) in der Kombinationstherapie noch nicht hinreichend untersucht wurde; in jedem Fall sollte eine solche Therapie dem Spezialisten vorbehalten bleiben, die z.B. auch Bestimmung von Medikamentenspiegel (PI, NNRTI) erfordert

Pharmakokinetik

BV: 90–95 %; maximale Plasmaspiegel werden nach oraler Gabe nach ungefähr 1–4 Stunden erreicht; Nahrungsaufnahme beeinflusst kaum die Resorptionsrate; liquorgängig nur bei meningealer Entzündung, dann werden bis zu 20 % der Plasmaspiegel erreicht

Elim.: hepatische Verstoffwechselung zu antituberkulotisch wirksamem Desacetylrifampicin; 80 % biliäre Ausscheidung, der Rest wird renal ausgeschieden

HWZ: 3–5 Std., bei Leberinsuffizienz bis 8 Std.; starker Enzyminduktor

Dosierung

Erwachsene und Kinder ab 12 Jahren: 10 mg/kg KG/Tag
die durchschnittliche Tagesdosis beträgt bei Erwachsenen 600 mg und sollte 450 mg nicht unterschreiten und 600mg (–750 mg) nicht übersteigen
Kinder von 6–12 Jahren: 10–20 mg/kg KG/Tag
bei längerfristiger Therapie sollen 450 mg/Tag nicht überschritten werden

Pyrazinamid (PZA bzw. Z)

Wirkungsmechanismus

PZA wirkt rasch bakteriostatisch, langsam einsetzend bakterizid auf M. tuberculosis. Die meisten Stämme von M. bovis und M. africanum sind jedoch gegen PZA resistent, ebenso fast alle anderen Mykobakterien. PZA ist hochaktiv gegen extra- und intrazellulär (insbesondere in Makrophagen) gelegene Keime in saurem Milieu.

Indikation(en)

PZA ist der dritte klassische Kombinationspartner für INH und RMP in der Initialbehandlung. Die initiale Kombinationstherapie mit INH, RMP und PZA ist obligatorische Voraussetzung für die Durchführung einer Standardkurzzeittherapie (s. Kombinationstherapie). [Zugelassene Anwendungsgebiete:
- Chemotherapie (Behandlung) der Tuberkulose (Infektionen mit Mycobacterium tuberculosis, nicht jedoch mit M. bovis)
- zusätzlich zu einer antituberkulotisch und resistenzverhindernd wirkenden Kombination, um einem möglichen Rezidiv vorzubeugen
- außerdem Reservemittel zur Behandlung von Erregerstämmen, die gegen andere Mittel resistent sind]

Kontraindikation(en)

- Lebererkrankungen, Gicht
- bei Niereninsuffizienz nur intermittierende Therapie in konventioneller Dosierung
- bei Infektionen mit M. bovis oder anderen Mykobakterien außer M. tuberculosis soll PZA nicht gegeben werden, da es hier in den meisten Fällen unwirksam ist

Wechselwirkungen

bei gleichzeitiger Gabe Wirkungsverminderung von Allopurinol, Benzbromaron, Probenicid, Acetylsalicylsäure. Die Harnsäure kann in aller Regel nur durch Benzbromaron, nicht durch Allopurinol gesenkt werden

Unerwünschte Arzneimittelwirkungen

- fast immer asymptomatische Hyperurikämie; Anorexie, Flush, Brechreiz
- selten Aminotransferasenanstieg, Hepatitis (dosisabhängig, bei Dosen über 35 mg/kg KG häufiger!), Erbrechen, Arthralgie (im Regelfall nicht durch die Hyperurikämie bedingt), Allergie
- sehr selten sideroblastische Anämie, Photosensibilisierung
- selten zentralnervöse exzitatorische Symptome

Besonderheiten

keine

Pharmakokinetik

BV: PZA wird schnell aus dem Gastrointestinaltrakt resorbiert, maximale Plasmaspiegel werden nach oraler Gabe nach ungefähr 2 Stunden erreicht; penetriert in alle Gewebe. Liquorgängig 5–8 Stunden nach Applikation werden 90–100 % der Plasmaspiegel erreicht

Elim.: hepatische Verstoffwechslung zu etwa 50 % geringer antituberkulotisch wirkenden Metaboliten (Hauptmetabolit: Pyrazincarbonsäure); renale Ausscheidung

HWZ: 6–10 Std.

Dosierung

Erwachsene und Kinder über 10 Jahre: 25–35 mg/kg KG/Tag

Personen unter 50 kg maximal 1,5 g/Tag, bei 50–75 kg KG maximal 2,0 g/Tag, Personen über 75 kg KG maximal 2,5 g/Tag

Streptomycin (SM bzw. S)

Wirkungsmechanismus

auf proliferierende Keime wirkt SM in vitro bakterizid, in vivo ist es im alkalischen bis neutralen Milieu besonders gegen extrazellulär proliferierende Keime aktiv

Indikation(en)

SM wird besonders in der Initialbehandlung als 4. Kombinationspartner von INH, RMP und PZA eingesetzt und muss parenteral verabreicht werden.

[Zugelassene Anwendungsgebiete: durch Streptomycin-empfindliche Erreger verursachte
- pulmonale und extrapulmonale Tuberkulose in Kombination mit anderen geeigneten Tuberkulostatika
- Streptokokken- bzw. Enterokokken-Endokarditis in Kombination mit Penicillin G
- Brucellose und Tularämie in Kombination mit Tetracyclinen.

Die Kombinationstherapie ist aufgrund der häufigen und raschen Resistenzentwicklung stets durchzuführen.

Andere Infektionen durch grampositive und gramnegative sollten nur mit Streptomycin behandelt werden, wenn andere Chemotherapeutika nicht wirken. Wird hiervon abgewichen, so ist ebenfalls eine Kombinationstherapie angezeigt.]

Kontraindikation(en)

Schädigung des N. statoacusticus, Niereninsuffizienz, Schwangerschaft, Stillzeit

Wechselwirkungen

neuromuskuläre Blockade verstärkt bei gleichzeitiger Gabe von Muskelrelaxantien (z.B. Suxamethonium Tubocurarin), Inhalationsnarkotika (z.B. Halothan, Methoxyfluran), Chinidin, Procainamid; verstärkte Wirkung von Kumarinen möglich; erhöhtes nephrotoxisches Risiko bei gleichzeitiger Gabe von Ciclosporin, Polymyxine, Amphotericin B, Methoxyfluran, Cephalosporinen und Zytostatika; erhöhtes oto- und nephrotoxisches Risiko bei gleichzeitiger Einnahme von Schleifendiuretika oder anderen Aminoglykosiden

Unerwünschte Arzneimittelwirkungen

- häufig Hautallergien
- durch Schädigung des VIII. Hirnnervs (insbesondere des N. vestibularis, weniger des N. cochlearis) manchmal Schwindelgefühl, Tinnitus, Drehschwindel, Ataxie, Hörverlust
- sehr selten Nephropathie, aplastische Anämie, Agranulozytose

Besonderheiten

regelmäßige Kontrolle von Gehör und Gleichgewicht, erstmals bereits vor Beginn einer Therapie, während der Therapie in vierwöchigen Abständen; regelmäßige monatliche Kontrolle der Nierenfunktion

Pharmakokinetik
BV: bei oraler Gabe kaum Resorption; maximale Serumspiegel nach i.m.-Injektion nach einer Stunde; Liquorgängigkeit nur bei meningealer Entzündung
Elim.: renale Ausscheidung; bei Niereninsuffizienz Dosis- und Dosierungsintervallanpassung
HWZ: 2–3 Std.

Dosierung
- Erwachsene und Kinder ab 12 Jahre: 15 mg/kg KG/Tag i.m. oder i.v. (als langsame Dauerinfusion)
- Standarddosis 1000 mg/Tag
- bei Erwachsenen über 60 Jahren sollte eine Dosis von 750 mg/Tag nicht überschritten werden
- Kinder bis 12 Jahre: 20–30 mg/kg KG/Tag, maximal 1.000 mg/Tag
- in der Regel sollte eine Gesamtdosis von 30 g nicht überschritten werden
- bei ambulanter Behandlung ist eine intermittierende Therapie 3-mal/Woche jeweils 1 g möglich

Ethambutol (EMB bzw. E)

Wirkungsmechanismus
EMB blockiert die Synthese der mykobakteriellen RNS bzw. den Aufbau der mykobakteriellen Zellwand.

Indikation(en)
- Kombinationspartner zu INH und RMP, insbesondere bei Verdacht auf INH-Resistenz oder bei Unverträglichkeit von anderen Antituberkulotika
- vierter Kombinationspartner in der Initialphase der Standard-Kurzzeitchemotherapie, bevorzugter Kombinationspartner von INH in der Stabilisierungsphase, wenn RMP nicht gegeben werden kann
[Zugelassene Anwendungsgebiete:
- zur Behandlung aller Formen und Stadien der pulmonalen und extrapulmonalen Tuberkulose mit Erregerempfindlichkeit gegen Ethambutol, immer in Kombination mit weiteren antimykobakteriell wirksamen Chemotherapeutika
- zur empirischen Therapie in der Initialphase der Standardtherapie der Tuberkulose bei zunächst unklaren Resistenzsituationen bzw. in Wiederbehandlungsfällen
- zum Einsatz in modifizierten Therapie-Regimen der Tuberkulose bei nachgewiesener Resistenz gegen einen oder mehrere Standardkombinationspartner.]

Kontraindikation(en)
Störungen des N. opticus sowie hochgradige Niereninsuffizienz

Wechselwirkungen
- Wirkungsabschwächung von Ethambutol bei Gabe von Aluminiumantazida
- erhöhtes Risiko für Sehschäden bei gleichzeitiger Therapie mit Disulfiram

Unerwünschte Arzneimittelwirkungen
- durch Schädigung des N. opticus Einschränkungen von Sehvermögen, Gesichtsfeld und Farbsehen möglich; bei rechtzeitigem Absetzen sind diese Störungen meist – aber nicht immer – reversibel; bei kleinen Kindern und Patienten, die das Auftreten von Sehstörungen nicht mitteilen können, soll EMB deshalb nicht eingesetzt werden
- selten Retrobulbärneuritis (dosisabhängig), Arthralgien
- sehr selten Hautallergien, Aminotransferasenanstieg, periphere Neuropathie

Besonderheiten
regelmäßige ophthalmologische Kontrollen vor und während der Behandlung in monatlichen Abständen; Blutbild- und Harnsäurekontrolle; EMB sollte bei Kindern unter 10 Jahren nicht angewendet werden, da die notwendigen Visuskontrollen unzuverlässig sind

Pharmakokinetik
BV: nach oraler Gabe wird Ethambutol zu 80 % resorbiert, maximale Serumspiegel nach 2–4 Stunden; Liquorgängigkeit nur bei meningealer Entzündung

Elim.: 50 % der Initialdosis werden renal ausgeschieden; bei Niereninsuffizienz Dosis- und Dosierungsintervallanpassung; bei Kreatininwerten über 1,3 mg % ist eine Clearance-Untersuchung geboten; bei einer Clearance von 20 ml/Min. grundsätzlich Serumspiegelbestimmung

HWZ: 3 Std.

Dosierung
- Erwachsene: 25 mg/kg KG/Tag p.o., nach zweimonatiger Anwendung 20 mg/kg KG/Tag, maximal 2,0 g/Tag
- bei parenteraler Applikation: 20 mg/kg KG/Tag i.v. (als langsame Dauerinfusion)

3.4.2. Kombinationstherapie

Aus 2 Gründen ist immer eine Kombinationstherapie durchzuführen:
1. Die verschiedenen Substanzen haben unterschiedliche Wirkungsmechanismen. Nur durch eine danach ausgerichtete Therapie ist eine optimale Keimvernichtung zu erreichen.
2. Bei einer biologisch möglichen Selektion resistenter Keime gegen eine Substanz werden diese Keime dann von den anderen Kombinationspartnern erfasst. Nur die Kombinationstherapie ermöglicht daher eine optimale, rasche Vernichtung der Keime bei gleichzeitiger Verhinderung einer Resistenzentwicklung. Therapieversager sind immer die Folge einer nicht konsequenten oder nicht korrekt durchgeführten Kombinationstherapie. Um eine korrekte Einnahme der Medikamente zu erreichen, empfiehlt die WHO die überwachte Einnahme der Tabletten (DOT). Dies ist auch in Deutschland zu erwägen, wenn berechtigte Zweifel bestehen, ob der Patient die Therapie aus freien Stücken konsequent durchführt. Die größte Gefahr für die Allgemeinheit besteht in der Entwicklung und Weiterverbreitung resistenter Stämme von M. tuberculosis. Alle Substanzen müssen in einer einmaligen vollen Tagesdosis gleichzeitig eingenommen werden. Die Einnahme nach einer Mahlzeit (Frühstück) verbessert die Verträglichkeit.

Fixe Kombinationen
- Isoniazid + Rifampicin (INH + RMP)
- Isoniazid + Ethambutol (INH + EMB)
- Isoniazid + Rifampicin + Pyrazinamid (INH+ RMP + PZA)

3.4.3. Therapie-Regime

3.4.3.1. Standard-Kurzzeit-Chemotherapie

Die Standard-Chemotherapie ist das Sechsmonats-Regime. Es bringt bei korrekter Durchführung die besten Ergebnisse und besteht in der Initialphase bei der offenen Tuberkulose in der täglichen Gabe von 4 Antituberkulotika. Die Kombination von INH + RMP + PZA ist als Grundlage obligat.

Da zu Beginn der Behandlung die aktuelle Resistenzsituation des Patienten in den meisten Fällen nicht bekannt ist, soll die Initialbehandlung mit einer Vierfachkombination begonnen werden. Man hat damit eine gewisse Gewähr, trotz einer eventuell vorhandenen, aber nicht bekannten Resistenz gegen ein oder mehrere Medikamente eine effektive Therapie durchzuführen. Sie wird von der WHO in Ländern mit einer primären Isoniazidresistenz von über 5 % empfohlen. Da die Tuberkuloseinzidenz bei Patienten aus Hochprävalenzländern mit teilweise resistenten Keimen im Jahr 2000 in der Bundesrepublik 4,2-fach höher lag als bei der einheimischen Bevölkerung, muss man bei Neuerkrankungen eine Ansteckung durch solche Patienten – und damit evtl. auch mit teilweise resistenten Keimen – in Betracht ziehen. Als vierter Kombinationspartner wird Ethambutol oder ggf. Streptomycin gegeben. Für den Regelfall bietet sich bei ambulanter Behandlung die Kombination INH + RMP + PZA + EMB an. Die Kombination INH + RMP + PZA + SM in der Initialphase ist das effektivste Therapie-Regime, hat aber den Nachteil, dass SM i.m. oder i.v. gegeben werden muss. Die Gabe von SM kann intermittierend jeden 2. Tag oder zweimal wöchentlich erfolgen. Die Initialphase ist im Regelfall auf 2 Monate begrenzt, bei sehr ausgedehnten Prozessen oder mangelhafter Rückbildung kann sie auf 3 Monate verlängert werden. Innerhalb der Initialphase kommt es bei über 90 % der Patienten zum Verschwinden der Bakterien im Auswurf. Kombinationspräparate können die Zuverlässigkeit der Einnahme und damit die therapeutische Sicherheit der Antituberkulotika verbessern und die Entwicklung von Resistenzen zuverlässiger verhindern.

Nach der Initialphase wird die Therapie durch eine Kombinationsbehandlung mit INH + RMP für weitere 4 Monate als Stabilisierungsphase fortgesetzt. Eine Verabreichung von PZA über die Initialphase hinaus bringt keinen zusätzlichen Gewinn. Falls eine Behandlung mit INH + RMP nicht möglich ist, kann sie in der Stabilisierungsphase durch eine sechsmonatige Gabe von INH + EMB ersetzt werden. Sind z.B. wegen Toxizität Therapiepausen mit Standard-Antituberkulotika länger als 14 Tage erforderlich, so sollte die Behandlung von 6 auf 9 Monate verlängert werden. Nach insgesamt sechsmonatiger Dauer wird die Therapie beendet. Die bakteriologische Rückfallrate liegt bei 0–3 %. Die WHO empfiehlt als optimale Behandlung die Standard-Kurzzeit-Chemotherapie unter beaufsichtigter Tabletteneinnahme (DOTS). Falls ein Rezidiv auftritt – meist im ersten Jahr nach Behandlungsende – wird mit der gleichen Standard-Chemotherapie behandelt wie zuvor (s. Tab. 3.1).

Tabelle 3.1: Therapie-Regime

Standard-Kurzzeit-Regime (6-Monats-Regime)	
Initialphase 2(–3) Monate	**Stabilisierungsphase 4 Monate**
INH + RMP + PZA (+ SM oder EMB) tgl.	INH + RMP tgl.
INH + RMP + PZA (+ SM oder EMB) tgl.	INH + RMP 2–3-mal/Woche
9(–12)-Monats-Regime	
Initialphase 2(–3) Monate	**Stabilisierungsphase 7(–10) Monate**
INH + RMP + EMB tgl.	INH + RMP tgl.
INH + RMP + SM tgl.	INH + RMP tgl.
INH + RMP + EMB oder SM tgl.	INH + RMP 2–3-mal/Woche

3.4.3.2. Neun- bis Zwölfmonats-Regime

Es wird angewandt, wenn die Standard-Kurzzeit-Chemotherapie, d.h. die initiale Kombination von mindestens INH + RMP + PZA, nicht durchführbar ist. Die Effizienz liegt jedoch etwas unter der der Standard-Chemotherapie. In der Initialphase sollen nach Möglichkeit INH + RMP kombiniert werden, evtl. kann SM oder das Reservemittel Protionamid (PTH) eingesetzt werden. In der Stabilisierungsphase gibt man über 7–10 Monate INH + RMP oder EMB (Gesamtbehandlungsdauer 12 Monate) (s. auch Tab. 3.1).

3.4.3.3. Intermittierende Behandlung

Diese Therapieform kann mit SM, INH, RMP und EMB durchgeführt werden. Sie wird besonders in Entwicklungsländern aus logistischen Gründen eingesetzt und ist auch bei Patienten sinnvoll, die ihre Chemotherapie nicht korrekt durchführen und deshalb ambulant einer überwachten Therapie zugeführt werden sollen. Die Substanzen werden dabei 2–3-mal wöchentlich unter Aufsicht verabreicht (Gesamtbehandlungsdauer je nach Befundrückbildung 8–12 Monate) (s. auch Tab. 3.2).

Tabelle 3.2: Dosierungsschema für die intermittierende Therapie

(2–3-mal/Woche) soweit abweichend von Tabelle [1]			
Antituberkulotikum	**Kinder**	**Erwachsene**	**Tagesdosis**
	(mg/kg KG)	(mg/kg KG)	(max.)
Isoniazid	15	15	900 mg
Rifampicin	15	10	600 mg (900 mg)[1]
Ethambutol	[2]	50	2,5 g

1 bei einer Tagesdosis > 600 mg können bei intermittierender Anwendung ernste UAW (flu syndrome) auftreten
2 nicht indiziert

3.5. Sonderfälle

3.5.1. Therapie in der Schwangerschaft

Streptomycin ist während Schwangerschaft und Stillperiode wegen der nicht sicher auszuschließenden Möglichkeit einer irreversiblen Schädigung des N. statoacusticus beim Kind kontraindiziert. Eine erhöhte Neugeborenenfehlbildungsrate bei mit Antituberkulotika behandelten Frauen wurde bislang nicht beobachtet. Eine antituberkulöse Chemotherapie ist keine Indikation zum Schwangerschaftsabbruch. Das Risiko einer nicht ausreichenden oder fehlenden Behandlung bei an Tuberkulose erkrankten Schwangeren ist in jedem Fall wesentlich größer als das einer Keimschädigung durch Antituberkulotika (s. auch Kap. Arzneimittel während Schwangerschaft und Stillzeit: Tuberkulostatika). Der Einsatz von PZA wird von einigen internationalen Organisationen und Experten empfohlen, die American Thoracic Society (ATS) hingegen lehnt die routinemäßige Anwendung in der Schwangerschaft aufgrund mangelnder Daten ab. Wird auf PZA verzichtet, ist eine verlängerte Therapiedauer zu berücksichtigen.

3.5.2. Therapie bei Kindern

Bei Kindern unterscheiden sich die Richtlinien zur Therapieeinleitung von denen der Erwachsenen insofern, dass bei Kindern unter 5 Jahren und als Kann-Empfehlung auch bis 15 Jahre bei Kontakt gleichzeitig mit der Durchführung des Tuberkulinhauttests und einer Röntgenaufnahme des Thorax mit einer Chemoprophylaxe begonnen wird. Ist der Hauttest negativ (Kriterium: < 5 mm), wird die Chemoprophylaxe für 8–12 Wochen fortgeführt und danach der Hauttest wiederholt. Bleibt er negativ, ist die Therapie damit beendet, wird er positiv, wird nach Durchführung einer weiteren Röntgenaufnahme des Thorax entweder die Chemoprophylaxe als Chemoprävention fortgeführt oder eine volle antituberkulöse Therapie begonnen. Ein positiver Tuberkulinhauttest bedarf immer der Bestätigung durch ein Interferon-γ-Assay, bevor diagnostische oder therapeutische Konsequenzen daraus gezogen werden.

3.5.3. Therapie bei Resistenzen

In Deutschland fanden sich nach den Ergebnissen des Arbeitskreises Mykobakterien (2000) Resistenzen gegen INH in 7,5 %, gegen RMP in 2,8 %, gegen SM in 7,0 %, gegen EMB in 2,2 % und gegen PZA in 1,0 % der untersuchten Wildstämme. Eine gleichzeitig vorhandene Resistenz gegen die beiden wichtigsten Mittel INH und RMP wird als Multiresistenz bezeichnet. Sie wurde in Deutschland bei 2,3 % der kulturell positiven an Tuberkulose Erkrankten gefunden. Bei Patienten aus Hochprävalenzländern in Asien und Afrika südlich der Sahara und den Staaten der russischen Föderation liegen sie zum Teil erheblich über diesen Werten. Am häufigsten ist dies bei Immigranten aus den Nachfolgestaaten der Sowjetunion der Fall. Hier fanden sich Resistenzen gegen INH bei 27,8 %, RMP bei 9,0 %, SM 31,1 %, EMB 11,0 % und PZA 5,3 % der Erkrankten. Nach Möglichkeit muss die Therapie dem Ergebnis der Resistenz- bzw. Empfindlichkeitstestung entsprechend erfolgen. Sie soll nur von Tuberkulose-Spezialisten festgelegt und überwacht werden. Bei Resistenz gegen INH und/oder SM wird eine Kombination von 4–5 Standardmitteln empfohlen, die auch INH und/oder SM enthalten kann, da bei Kombinationstherapie auch eine gewisse Wirksamkeit von Substanzen möglich ist, gegen die bei isolierter In-vitro-Testung eine Resistenz vorliegt. Das größte therapeutische Problem stellen Patienten mit Multiresistenz dar. Hier sind immer zunächst exakte Resistenzbestimmungen auch gegen Antituberkulotikakombinationen erforderlich. Die Therapie, die sich an diesen Kombinationen orientieren muss, ist grundsätzlich die Vier- bis Fünffachkombination. Erfolg bei Multiresistenz versprechen Fluorchinolone (z.B. Levofloxacin) sowie Clarithromycin (diese Wirkstoffe sind jedoch noch nicht für die genannte Indikation zugelassen) in Kombination mit Reservemitteln wie Amikacin, Terizidon, 4-Aminosalicylsäure (PAS) oder Protionamid.

Tabelle 3.3: Therapie-Regime bei Unverträglichkeit oder bekannter Resistenz gegen eine Standardsubstanz

Unverträglichkeit/ Bekannte Resistenz	Initialphase (Kombination)	Dauer (Mon.)	Kontinuitäts- phase (Kombination)	Dauer (Mon.)	Gesamtdauer (Mon.)
Isoniazid	RMP, PZA, EMB, SM	2	RMP, EMB	7–10	9–12*
Rifampicin	INH, PZA, EMB, SM	2	INH, EMB	10–16	12–18*
Pyrazinamid	INH, RMP, EMB, (SM)	2	INH, RMP	7	9
Ethambutol	INH, RMP, PZA, (SM)	2	INH, RMP	4	6
Streptomycin	INH, RMP, PZA, (EMB)	2	INH, RMP	4	6

*ggf. längere Therapiedauer, falls Resistenz bei Therapiebeginn nicht bekannt war

Tabelle 3.4: Therapiemöglichkeiten bei Mehrfachresistenzen

Resistenzen gegen	Wirkstoffe	Therapiedauer
INH+SM	RMP, PZA, EMB, Amikacin	12 Monate
INH+RMP+/-SM	PZA, EMB, PTH, Fluorchinolon, Amikacin, Terizidon	18–24 Monate
INH+RMP+EMB+/-SM	PZA, PTH, Fluorchinolon, Amikacin, Terizidon, PAS	Konversion + 24 Monate
INH+RMP+PZA+/-SM	EMB, PTH, Fluorchinolon, Amikacin, Terizidon, PAS	Konversion + 24 Monate
INH+RMP+PZA+EMB/-SM	PTH, Fluorchinolon, Amikacin, Terizidon, PAS	Konversion + 24 Monate

3.5.4. Chemotherapie von Kontaktpersonen und bei latenter Tuberkulose

Unter Chemoprophylaxe versteht man die vorbeugende Verabreichung von Antituberkulotika an Kontaktpersonen, die selbst nicht mit Tuberkulose infiziert sind und daher keine Tuberkulinreaktion aufweisen. In Europa besteht für die Durchführung einer Chemoprophylaxe ohne vorherige Durchführung eines Tuberkulinhauttests (bei positivem Ausfall gefolgt von einem Interferon-γ-Assay) in der Regel keine Indikation außer bei Kindern unter 5 Jahren (ggf. bis 15 Jahren). Eine Ausnahme können HIV-positive Patienten bilden, bei denen die Gefahr einer Primärinfektion mit nachfolgender Generalisation besteht.

Als Chemoprävention bezeichnet man die Gabe von Antituberkulotika bei Personen, die eine positive Tuberkulinreaktion aufweisen, aber nicht an Tuberkulose erkrankt sind. Da es sich hierbei nicht um die Behandlung einer Erkrankung handelt, sondern um eine vorbeugende Maßnahme, ist der hierfür öfter gebrauchte Terminus „Präventive Chemotherapie" sachlich irreführend und sollte daher vermieden werden. Stattdessen wird dies als Behandlung einer latenten tuberkulösen Infektion bezeichnet. Das lebenslange Risiko eines Patienten mit einer (latenten) M. tuberculosis-Infektion, an einer behandlungsbedürftigen Tuberkulose zu erkranken, ist 5–10 % und ist im ersten Jahr nach Infektion am größten. Faktoren, die das Immunsystem beeinträchtigen, vergrößern dieses Risiko. Die Chemoprävention soll den Ausbruch einer behandlungsbedürftigen Tuberkulose verhindern. Das bevorzugte Regime in Deutschland ist die Gabe von Isoniazid über 9 Monate. Alternativ können unter gewissen Voraussetzungen auch andere Medikamente eingesetzt werden, deren Toxizität und Wirksamkeit noch nicht abschließend beurteilt sind.

Die Diagnostik der latenten Tuberkuloseinfektion beruht zurzeit auf dem Tuberkulinhauttest nach Mendel-Mantoux, der nach den neuesten Empfehlungen jedoch immer durch ein Interferon-γ-Assay betätigt werden sollte. Die Indikation zur Testung besteht nur bei Patienten mit erhöhtem Risiko, an einer latenten tuberkulösen Infektion erkrankt zu sein (z.B. Kontaktpersonen einer offenen Lungentuberkulose) oder zum Ausschluss einer latenten Tuberkulose vor oder unter Immunsuppression.

In der Regel ist von einem erhöhten Infektionsrisiko auszugehen, wenn ein mindestens achtstündiger Aufenthalt in einem Raum mit einem Patienten mit mikroskopisch offener Lungentuberkulose angenommen werden kann. Bei nur kulturell nachgewiesener Lungentuberkulose ist hier die Grenze bei 40 Stunden zu ziehen. Übertragungen bei kurzer, aber intensiver Exposition (z.B. diagnostische oder therapeutische Eingriffe, Pflege, Krankengymnastik, Tanzen, Kampfsport) sind jedoch nicht auszuschließen, sodass die Auswahl der Kontaktpersonen auch tätigkeitsbezogen zu erfolgen hat.

Die Indikation zur Therapie ist abhängig vom Risikoprofil des Patienten. Eine sorgfältige Abwägung des Nutzens sowie der Patienten-Compliance sollte erfolgen und setzt ein entsprechendes Therapiemonitoring voraus.

Ein besonders hohes Risiko im Vergleich zur Allgemeinbevölkerung besteht für HIV-Infizierte, HIV-negative i.v.-Drogenabhängige, Organtransplantierte, Silikose-Patienten, Patienten mit chronischem Nierenversagen, Diabetiker, gastrektomierte Patienten, unter Therapie mit Tumor-Nekrose-Faktor-(TNF-)α-Antikörpern bzw. mit Kortikoiden, Zytostatika u.ä. immunsupprimierenden Medikamenten.

Zur Beurteilung der Notwendigkeit einer Diagnostik und/oder Chemoprävention nach Tuberkulose-Kontakt oder bei latenter Tuberkulose sollten unbedingt die Empfehlungen für die Umgebungsuntersuchungen bei Tuberkulose des Deutschen Zentralkomitees zur Bekämpfung der Tuberkulose beachtet werden (Pneumologie 2007; 61: 440–455), die das Vorgehen auf der Grundlage der aktuellen Forschungsergebnisse detailliert angeben.

Bei Erwachsenen sollte der Tuberkulinhauttest ca. 8 Wochen nach Kontakt durchgeführt werden; eine Röntgenaufnahme des Thorax zum Ausschluss einer aktiven Infektion sollte jedoch umgehend erfolgen, wenn einer oder mehrere der folgenden Risikofaktoren vorliegen:

- Personen ab 50 Jahren, sofern keine Indikation zur Chemoprävention besteht und Erkrankung an Tuberkulose in der Vorgeschichte
- bekannt positive Tuberkulinreaktion nach Mendel-Mantoux bzw. bekannt positiver Interferon-γ-Test, tuberkuloseverdächtige Symptome, Faktoren, die zu falsch/negativen Tuberkulin-Testergebnissen führen können, sofern kein Interferon-γ-Test verfügbar ist
- Personen, bei denen aufgrund ihrer Lebensumstände mit dem Nichteinhalten des Ablesetermins des THT zu rechnen ist, sofern kein Interferon-γ-Test verfügbar ist.

Ein positiver Tuberkulinhauttest liegt ab einer Induration von > 5 mm vor. Ein positiver Tuberkulinhauttest bedarf immer der Bestätigung durch ein Interferon-γ-Assay, bevor weitere diagnostische oder therapeutische Konsequenzen daraus gezogen werden.

Ist bei einem positiven Tuberkulinhauttest eine aktive Infektion ausgeschlossen, besteht die Indikation zur Chemoprävention. Bei Personen, die 50 Jahre oder älter sind, wird die Chemoprävention jedoch nur bei Vorliegen eines erhöhten Erkrankungsrisikos (s.o.) empfohlen. Im Zweifel sollte gerade hierbei ein Spezialist hinzugezogen werden, da ein Kontakt oder ein positiver Tuberkulinhauttest oder ein Interferon-γ-Assay sonst zu großer Verunsicherung führen kann.

3.5.4.1. Chemotherapie der extrapulmonalen Tuberkulose

Die Chemotherapie der extrapulmonalen Tuberkulose erfolgt nach denselben Richtlinien wie die der Lungentuberkulose in Zusammenarbeit mit einem entsprechenden Organspezialisten. Ihre Dauer beträgt in der Regel 6 Monate (Ausnahme tuberkulöse Meningitis: 12 Monate).

3.5.4.2. Chemotherapie bei eingeschränkter Nierenfunktion

INH und RMP werden in der üblichen Dosierung täglich verabreicht. PZA, EMB und SM werden intermittierend in konventioneller Dosierung gegeben. Bei dialysepflichtigen Patienten sollten die Antituberkulotika 6 Stunden vor Beginn der Dialyse verabreicht werden.

3.5.4.3. Chemotherapie bei eingeschränkter Leberfunktion

Bei akuten Lebererkrankungen sind INH, RMP und PZA kontraindiziert. Bei chronischen Lebererkrankungen ist der Einsatz problematisch, am ehesten sollte versucht werden, RMP in die Therapie einzubeziehen. Darüber hinaus ist in dieser Situation die Verwendung des Reservemittels Terizidon zu erwägen.

3.6. Hinweise zur wirtschaftlichen Verordnung

Für die initiale Standard-Vierfachtherapie entstehen in Deutschland Tagestherapiekosten von ca. 6 Euro, für die ersten 2 Monate somit ca. 340 Euro. Die Tagestherapiekosten für die viermonatige Zweifachtherapie betragen etwa 3 Euro, insgesamt also weitere 350 Euro, so dass eine vollständige Standardtherapie ohne Beimedikation ca. 690 Euro kostet. Es bestehen keine großen Preisunterschiede zwischen den verschiedenen Herstellern, teilweise bestehen Festbeträge. Die Verordnung von Kombinationspräparaten ist etwas teurer als die Einzelsubstanzen, kann jedoch die Therapieadhärenz verbessern und damit wegen der höheren Erfolgsrate wirtschaftlicher sein.

Tabelle 3.5.: DDD-Kosten für verordnungsrelevante Wirkstoffe des Jahres 2008

Wirkstoff	DDD-Kosten (Euro)
Ethambutol	1,21
Rifampicin	3,03

Quelle: GKV-Arzneimittelindex im Wissenschaftlichen Institut der AOK (WIdO)

4. Virusinfektionen

Fazit für die Praxis

Ein Großteil der Infektionskrankheiten des Menschen wird durch Viren verursacht. Voraussetzung für eine sinnvolle Nutzung der virologischen Therapeutika ist eine zuverlässige virologische Differentialdiagnose und die Kenntnis der viralen Pathogenese. Die Differentialdiagnose zwischen einer bakteriellen Erkrankung und einer viralen Infektion ist oft schwierig, zugleich aber dringend erforderlich. Wenn beispielsweise ein Patient mit einer chronisch-obstruktiven Lungenerkrankung (COL) plötzlich fiebert und vermehrt hustet, ist zu entscheiden, ob dies auf eine Virusinfektion („Erkältung") oder eine bakterielle Infektion zurückzuführen ist, da im letzteren Fall Antibiotika verordnet werden müssen (zu diesem Problem s. auch Kap. Bakterielle Infektionen, hier: Therapeutisches Vorgehen). Es gibt einige wenige Faustregeln zu dieser oft nicht zu bewältigenden Differentialdiagnose:

1. Ein großer Schüttelfrost (= auch bei äußerster Anstrengung sind die Gliederbewegungen nicht zu unterdrücken) ist zumeist Ausdruck einer schweren bakteriellen Infektion.
2. Eine Linksverschiebung im Blutbild verweist auf eine bakterielle Infektion, eine Lymphozytose auf eine virale.
3. Ein Anstieg des C-reaktiven Proteins (CRP) auf Mehrfache des Normwertes oder des Ausgangswertes spricht für eine bakterielle Infektion, weil zumindest am Anfang einer viralen Infektion nicht so viele Zellen Schaden erleiden, dass es zu einem steilen CRP-Anstieg käme.
4. Ansteigende PCT-Werte (PCT= Procalcitonin) sprechen für eine bakterielle und gegen eine virale Infektion. Leider ist die Bestimmung des PCT teuer und in der Praxis kaum verfügbar.

Während Bakterien 0,5–5 µm groß sind, sind Viren 20–300 nm groß. Gerade weil sie im Vergleich zu Bakterien einfacher strukturiert sind, gestaltet sich die Therapie oft schwierig. Indem die Viren den Syntheseapparat der Wirtszelle nutzen, lässt sich eine antivirale Therapie ohne Beeinflussung der nicht infizierten Zellen kaum bewerkstelligen. Eine Hemmung der Virusvermehrung ist selten ohne Schädigung der gesunden Zelle vorzunehmen insbesondere, wenn diese teilungsaktiv ist. Es besteht somit die gleiche Problematik wie bei der Krebstherapie. Hinzu kommt, dass zahlreiche Viren (Herpesgruppe) im Wirt latent persistieren oder als Retroviren im Wirtsgenom integriert sind.

Zur Verfügung stehen mehr als 30 verschiedene Virostatika mit erwiesener Wirksamkeit, wobei in den letzten 20 Jahren entscheidende Fortschritte in der Entwicklung neuer antiviraler Medikamente gemacht wurden. Ansatzpunkte für die Chemotherapie sind die verschiedenen Stufen während der Virusvermehrung (Virusadsorption, Transkription, Virusfreisetzung).

4.1. Wirkstoffübersicht

empfohlene Wirkstoffe	weitere Wirkstoffe
Abacavir	Amantadin
Aciclovir	Brivudin
Adefovir	Cidofovir
Atazanavir [2004; C]	Foscarnet
Darunavir [2007; B]	Idoxuridin
Didanosin	Palizumab
Emitricitabin	Trifluridin
Efavirenz	Vidarabin
Entecavir [2006; B]	
Fos-Amprenavir [2004; C]	
Ganciclovir	
Indinavir	
Lamivudin	
Lopinavir	
Nelfinavir	
Nevirapin	
Oseltamivir	
Penciclovir	
Ribavirin	

empfohlene Wirkstoffe	weitere Wirkstoffe
Ritonavir	
Saquinavir	
Stavudin	
Telbivudin	
Tenofovir	
Tipranavir	
Valganciclovir	
Zanamivir	
Zidovudin	

4.2. Antivirale Therapeutika

Die Abheilung einer viralen Erkrankung bedeutet die Elimination produktiv infizierter Zellen. Die unspezifische Therapie desinfiziert und unterstützt die Selbstheilungskräfte und Immunabwehr des Organismus.
Zur virusspezifischen Therapie stehen Interferone und Chemotherapeutika (Virostatika) zur Verfügung (s. Tab. 4.5). Wie beim Einsatz von Zytostatika gegen Krebs gibt es auch bei Virostatika unerwünschte Nebenwirkungen (UAW) und eine verminderte Wirksamkeit durch Resistenzausbildung (aktuelles Beispiel: Neuraminidasehemmer) oder pharmakologische Interaktionen. Um nur die virusinfizierten Zellen anzugreifen, muss eine Substanz hochspezifisch für ein virales gen-codiertes Produkt sein, es kann aber bereits eine Punktmutation Resistenz bewirken.

4.2.1. Einteilung

Man unterscheidet biologisch aktive Interferone und Chemotherapeutika (Virostatika). Die antiviral wirksamen Interferone (IF) gehören zu den Klassen alpha und beta. Sie werden in erster Linie zur Behandlung der chronischen Virushepatitis (IF-alpha) und anderer schwerer Viruskrankheiten (IF-beta) eingesetzt. Interfereone induzieren über Membranrezeptoren Signalkaskaden zum Genom der Zelle, in welcher es daraufhin zur Synthese antiviraler (z.B. mRNA degradierender und Proteinsynthese-hemmender) Moleküle kommt. Darüber hinaus wird die Immunabwehr aktiviert (MHC 1 Expression, NK-Zellen-Stimulation durch alpha-IF). Virostatika sind Substanzen, die an verschiedenen Stellen in den Ablauf der Virusreplikation blockierend eingreifen als:

- Inhibitoren der viralen Nukleinsäuresynthese (Nukleosid- und Pyrophosphatanaloga, allosterische Polymeraseblocker bei Herpesviren, HIV u.a.)
- Inhibitoren der viralen Penetration in die Zelle, der intrazellulären Genomentkapselung und der Freisetzung des Virus aus der Zelle (Influenza-Blocker)
- Inhibitoren der viralen Proteinsynthese und –prozessierung (Protease-Blocker bei HIV u.a.)
- Inhibitoren der viralen Andockung (Adsorption) an die Membran der Zelle (Fusionshemmer, Korezeptor-Blocker bei HIV)

Zu den wichtigsten Substanzgruppen der antiviralen Therapie gehören die Nukleosidanaloga bei den Herpesviren, Hepatitis B und HIV (Human Immunodeficiency Virus). Sie werden als Prodrug (inaktive Vorstufe) eingesetzt; durch Phosphorylierung viraler oder zellulärer Kinasen werden diese zum Triphosphat umgebaut, und der Einbau dieser „falschen" Genombausteine führt kompetitiv zur Blockade der viralen Polymerase (z.B. Ganciclovir, Adefovir, Zidovudin). Problematisch ist allgemein die Resistenzentwicklung bei Langzeittherapie, die noch bedeutsamer bei der HIV-Therapie, hier als einer der wesentlichen Forschungsschwerpunkte, zutage tritt. Im Rahmen der HIV-Therapie werden Hemmer der viralen Transkriptase (NRTI und NNRTI) sowie der Protease (PI) eingesetzt; die PIs verhindern die Spaltung von Vorläuferproteinen und damit die Virusreifung. Als 4. Substanzklasse werden Fusionshemmer eingesetzt, die eine wichtige Fusionsdomäne von HIV blockieren. Neu hinzugekommen sind Ko-Rezeptor-Antagonisten (Blockade des CCR5-Rezeptors, das HI-Viren zur Fusion nutzen) und Integrasehemmer (Hemmung der Integration proviraler DNA in das Wirtsgenom). Die Neuraminidase-Inhibitoren verhindern die Virusfreisetzung und sind spezifisch wirksam bei Influenzaviren. Interferone verstärken die antivirale Immunantwort und sind Standardtherapeutika bei Hepatitis B (kombiniert mit Nukleosidanaloga, s.o.) und Hepatitis C (mit Ribavirin). Neuere Substanzen sind sogenannte Canyonblocker (noch nicht zugelassen). Diese behindern bei Picornaviren die Virusadsorption und das Uncoating. Antisense-Oligo-Nukleotide wie das Formivirsen hybridisieren die komplementär an die virale RNA.

4.2.2. Nukleosidanaloga

Vergleichende Bewertung

Die antiviralen Nukleosidanaloga sind chemische Derivate physiologischer Nukleinsäurebausteine, werden von Kinasen zu Nukleotiden phosphoryliert und von Polymerasen zur Nukleinsäurekette zusammengefügt. Ihre Selektivität für virusinfizierte Zellen beruht auf der Substratspezifität für virale Kinasen und Polymerasen.

Idoxuridin, Trifluridin, Vidarabin

(Virostatika der ersten Generation; s. Kurzprofile im Anhang)

Aciclovir, Penciclovir, Ganciclovir

Diese Virostatika der 2. Generation sind Nukleosidanaloga mit einem azyklischen Zuckerrest, die selektiv fast nur von viralen Kinasen zum Monophosphat und danach von zellulären Kinasen weiter bis zum Triphosphat phosphoryliert werden und die virale DNA-Polymerase kompetitiv hemmen. Wegen eingeschränkter oraler Resorption und (bei Aciclovir) kurzer intrazellulärer HWZ sind modifizierte, besser bioverfügbare Derivate als Virostatika der „dritten Generation" entwickelt worden (Aciclovir → Valaciclovir; Penciclovir → Famciclovir) (s. Tab. 4.1).

Aciclovir/Valaciclovir

(s.u.)

Tabelle 4.1: Nukleosidanaloga bei Herpesviren

Wirkstoff	Substanztyp	Phosph.	Anwendung
Klinisch einsetzbar gegen einzelne/mehrere humane Herpesviren (s. auch dort)			
Idoxuridin (IDU)	Pyrimidin-Nukleosidanalog	Z+V-K	nur topisch!
Trifluridin (TFT)	Pyrimidin-Nukleosidanalog	Z+V-K	nur topisch!
Brivudin (BVDU)	Pyrimidin-Nukleosidanalog	V-TK, V-ThyK	systemisch (p.o.)
Vidarabin (Ara-A)	Purin-Nukleosidanalog	Zelle	topisch
Aciclovir (ACV)	Azyklisches Purin-Nukleosidanalog	V-TK	topisch/systemisch (i.v./p.o.)
Valaciclovir (ValACV)	Valinester von ACV (Wirksubstanz ACV)	V-TK	systemisch (p.o.)
Famciclovir (FCV) Wirksubstanz Penciclovir (PCV)	Azyklisches Purin-Nukleosidanalog	V-TK	systemisch (p.o.)
Ganciclovir (GCV)	Azyklisches Purin-Nukleosidanalog	V-TK/K	systemisch (i.v./p.o.)
Valgancyclovir (ValGCV)	Valinester von GCV (Wirksubstanz GCV)	V-TK/K	systemisch (p.o.)
Cidofovir (HPMPC)	Azyklisches Pyrimidin-Nukleosid-Phosphatanalog	Zelle	systemisch (i.v.)

V-TK = Virus-Thymidinkinase; V-K = viruskodierte Kinase; Z+V-K = zelluläre und virale Kinasen

Unerwünschte Arzneimittelwirkungen

schwer/therapielimitierend: Nierenschäden bei vorbestehender schwerer Niereninsuffizienz (Dosisreduktion, Flüssigkeitszufuhr), vor allem bei Überdosierung; selten reversible neurologisch-psychiatrische Symptome

Aciclovir

Wirkungsmechanismus

Nach Penetration in virusinfizierte Zellen wird Aciclovir durch die virale Thymidinkinase Aciclovir zum Aciclovir-Monophosphat phosphoryliert. Zelluläre Enzyme überführen Aciclovir-Monophosphat in das eigentliche Virostatikum, das Aciclovir-Triphosphat. Durch starke Affinität von Aciclovir-Triphosphat zur Virus-DNA-Polymerase wird dieses Enzym gehemmt. Die Virus-DNA-Polymerase baut darüber hinaus Aciclovir in die Virus-DNA ein, wodurch ein Kettenabbruch bei der DNA-Synthese erfolgt.

Aciclovir ist sehr gut und selektiv wirksam gegen HSV und VZV. Gegen Cytomegalievirus(CMV)-Reaktivierungen bei Transplantationspatienten besteht eine prophylaktische, jedoch keine therapeutische Wirksamkeit. Obwohl die Bioverfügbarkeit nur 10–20 % beträgt, wird Aciclovir topisch, oral und parenteral bei HSV-Infektionen und Zoster eingesetzt.

Valaciclovir (s.u.), ein Valinester des Aciclovir, hat eine 3–5-fach bessere Bioverfügbarkeit. Es wird bei der ersten Leberpassage in Aciclovir umgewandelt und erreicht vergleichbare Serumspiegel wie bei der i.v.-Applikation. Per os ist Valaciclovir vorzuziehen.

Indikation(en)

- topische Anwendung: rezidivierender Herpes labialis und genitalis sowie Herpes simplex corneae
- orale Anwendung: ausgedehntere HSV-Infektionen von Haut und Schleimhaut (Ekzema herpeticum); Suppressionsbehandlung, Prophylaxe bei immunsupprimierten (Organtransplantation) Patienten, Zoster
- intravenöse Anwendung: HSV-Enzephalitis, Herpes neonatorum, primärer Herpes genitalis, Zoster, HSV- und VZV-Infektionen bei immundefizienten oder immunsupprimierten Patienten

Unerwünschte Arzneimittelwirkungen

- gastrointestinale Störungen wie Übelkeit, Erbrechen, Durchfall, abdominelle Schmerzen
- Überempfindlichkeitsreaktionen wie Hautausschlag, einschließlich Photosensibilitätsreaktionen, bis hin zu seltenen anaphylaktischen Reaktionen
- Anstieg von Bilirubin, Leberenzymaktivitäten, Hepatitis, Gelbsucht
- Anstieg von Serumharnstoff und Kreatinin, vereinzelt Nierenversagen
- Leukozytopenie, Thrombozytopenie, Anämie (sehr selten)
- selten reversible neuropsychiatrische Symptome wie Schwindel, Verwirrtheitszustände, Halluzinationen, Psychosen, Krampfanfälle (selten und überwiegend bei Patienten mit eingeschränkter Nierenfunktion, die höhere als empfohlene Dosen erhalten hatten, oder mit anderen Erkrankungen)

Wechselwirkungen

andere, über aktive tubuläre Sekretion ausgeschiedene Mittel (z.B. Probenecid, Cimetidin, Metabolit von Mycophenolatmofetil):
- Anstieg der Aciclovir-Plasmakonzentrationen

Mittel, die die Nierenfunktion beeinflussen (z.B. Ciclosporin, Tacrolimus): Vorsicht bei intravenöser Gabe von Aciclovir

Pharmakokinetik

BV: nach topischer Applikation keine messbaren Plasmakonzentrationen; BV 10–20 % aus oraler Gabe (nimmt mit zunehmender Dosis ab)

Elim.: überwiegend (62–91 %) unverändert renal durch aktive tubuläre Sekretion; inaktiver Metabolit 9-Carboxymethoxymethylguanin

HWZ: 2,9 Std., verlängert bei chronischer Niereninsuffizienz auf 19,5 Std. (Dosisreduktion, s.u.)

Dosierung

- topische Anwendung: 5 x täglich auf erkrankte Hautbezirke (bzw. ophthalmologisches Präparat auf die Hornhaut) für 5–10 Tage auftragen
- systemische Gabe bei HSV-Infektionen: 200 mg 5 x tagsüber im Abstand von 4 Stunden bis 4 x 400 mg/Tag (Kinder unter 2 Jahren halbe Dosis, bzw. 200 mg 2 x tagsüber im Abstand von 12 Stunden bei schwerer Niereninsuffizienz mit Kreatinin-Clearance < 10 ml/Min./1,73 m^2)
- systemische Gabe bei VZV-Infektionen: 800 mg Einzeldosis 5 x tagsüber im Abstand von 4 Stunden (800 mg 3 x tagsüber im Abstand von 8 Stunden bei Niereninsuffizienz mit Kreatinin-Clearance 10–25 ml/Min./1,73 m^2 bzw. 800 mg 2 x tagsüber im Abstand von 12 Stunden bei Kreatinin-Clearance < 10 ml/Min./1,73 m^2)
- zur Prophylaxe werden niedrigere Dosen als zur Behandlung gegeben; empfohlene Dosierung richtet sich nach dem Risiko, insbesondere der Stärke einer etwaigen Immunsuppression (Einzelheiten s. Fachinformation)

Valaciclovir

Wirkungsmechanismus
Prodrug von Aciclovir; Valaciclovir wird via First-Pass-Metabolismus zu Aciclovir (s. dort) und L-Valin hydrolysiert

Indikation(en)
Herpes genitalis; Herpes zoster (Gürtelrose)

Unerwünschte Arzneimittelwirkungen
s. Aciclovir

Relevante Wechselwirkungen
s. Aciclovir

Pharmakokinetik
BV: nach oraler Einnahme Resorption aus dem Gastrointestinaltrakt und anschließend schnelle und nahezu vollständige hepatische Hydrolyse zu Aciclovir; BV ca. 54 % (bezogen auf Aciclovir)
Elim.: s. Aciclovir
HWZ: s. Aciclovir

Dosierung
- Herpes genitalis: 500 mg 2 x täglich im Abstand von 12 Stunden, Dosisreduktion bei Niereninsuffizienz (500 mg 1 x täglich bei Kreatinin-Clearance < 15 ml/Min.)
- Herpes zoster: 1.000 mg 3 x täglich im Abstand von 8 Stunden (Erwachsene), Dosisreduktion bei Niereninsuffizienz (1.000 mg 2 x täglich alle 12 Stunden bei Kreatinin-Clearance 15–30 ml/Min. bzw. 1.000 mg einmal täglich bei Kreatinin-Clearance < 15 ml/Min.; bei älteren Patienten muss Möglichkeit einer eingeschränkten Nierenfunktion in Betracht gezogen werden)

Famciclovir/Penciclovir

Wirkungsmechanismus
ähnlich wie bei Aciclovir (s. dort); Wirksamkeit für praktische Belange vergleichbar mit Aciclovir oder Valaciclovir (VZV- und HSV-Virostatikum)

Indikation(en)
Zoster bei Erwachsenen, Herpes genitalis

Kontraindikationen
Patienten < 18 Jahre, disseminierter Zoster, zusätzlich Enzephalitis, weitere Erfahrungen liegen hierzu nicht vor

Unerwünschte Arzneimittelwirkungen
schwer/therapielimitierend: renale UAW bei schwerer Niereninsuffizienz (Dosisanpassung!)

Wechselwirkungen
bisher kein Hinweis auf klinisch relevante WW

Pharmakokinetik
BV: Famciclovir wird nach oraler Gabe in seinen aktiven Metaboliten Penciclovir umgewandelt; die BV des Penciclovir nach Famciclovirgabe liegt bei 77 %
Elim.: renal (> 70 %), Dosisanpassung bei Niereninsuffizienz
HWZ: für Penciclovir 2 Std.

Dosierung
bei Zoster des Erwachsenen Famciclovir 3 x tgl. 250 mg

Ganciclovir/Valganciclovir/Cidofovir

Wirkungsmechanismus
antiviraler Wirkungsort von Ganciclovir, Valganciclovir und Cidofovir ist die virale DNA-Polymerase; Valganciclovir ist der L-Valinester von Ganciclovir und hat eine deutlich verbesserte Verfügbarkeit (60 %); während Cidofovir von zellulären Kinasen aktiviert wird, erfordert die Aktivierung von Ganciclovir und Valganciclovir die Aktivität einer viralen Kinase (UL97)

Indikation(en)
lebens- bzw. augenlichtbedrohende CMV-Erkrankungen, insbesondere bei Patienten mit erworbener Immunschwäche (AIDS) bzw. medikamentöser Immunsuppression (positiver CMV-Nachweis muss vorliegen), Prophylaxe einer CMV-Erkrankung; bei Resistenzbildung gegenüber Ganciclovir/Valganciclovir kann Cidofovir eingesetzt werden (Ersatzmedikament)

Kontraindikationen
schwere Neutro- (< 500/µl) Thrombozytopenie (< 25.000/µl) und Anämie, Schwangerschaft und Stillzeit, Kinder und Jugendliche < 18 Jahren Valganciclovir: schwere Niereninsuffizienz, Dialyse

Wechselwirkungen
- Probenecid hemmt die renale Ausscheidung von Ganciclovir
- Ganciclovir und Valganciclovir erhöhen die Plasmakonzentration (AUC) von Didanosin um 111 %
- in Kombination mit Imipenem-Cilastatin wurde erhöhte Rate generalisierter Krampfanfälle beobachtet
- Risiko einer Knochenmarksuppression durch Ganciclovir wird durch Kombination mit Zidovudin verstärkt

Unerwünschte Arzneimittelwirkungen
schwer/therapielimitierend: im Vordergrund stehen hämatotoxische UAW, seltener neuropsychiatrische Symptome, Leberfunktions-störungen, Nierenfunktionsstörungen, Elektrolytverschiebungen, gastrointestinale Beschwerden

Pharmakokinetik

Ganciclovir
BV: systemische BV nach oraler Gabe 5 % (kann durch gleichzeitige Nahrungsaufnahme auf bis zu 9 % erhöht werden), Liquor-Plasma-Verhältnis variiert zwischen 0,2 und 0,7
Elim.: > 90 % unverändert renal, Dosiskorrektur bei Niereninsuffizienz, Hämodialyse reduziert Plasmaspiegel um 50 %
HWZ: 3 Std.

Dosierung
systemische Initialtherapie: 2 x tgl. 5 mg/kg KG alle 12 Std. als einstündige Tropfinfusion, für 14 Tage; Erhaltungstherapie: 5 mg/kg KG 1 x tgl. als einstündige Tropfinfusion 5–7 Tage/Woche; oral: Tagesdosis 3.000 mg (6 Kapseln) 3 x 2 Kapseln/Tag

Valganciclovir
BV: 60 %, Verbesserung der BV durch Einnahme mit der Mahlzeit
Elim.: vorwiegend renal, Dosisreduktion bei Niereninsuffizienz

Dosierung
initial 2 x 900 mg (4 Tabl.)/Tag für 21 Tage, Erhaltungstherapie 1 x 900 mg/Tag

Cidofovir

(s. Kurzprofil im Anhang)

Brivudin

(s. Kurzprofil im Anhang)

Zidovudin, Didanosin, Lamivudin, Stavudin, Abacavir, Tenofovir, Emtricitabin

Die gute HIV-Selektivität dieser Nukleosidanaloga beruht auf einer hohen Affinität der Substanzen zu der reversen Transkriptase (RT). Die Punktmutationen des RT-Genes, die zur Resistenz gegen die verschiedenen Substanzen führen, sind bekannt (Tab. 4.2, 4.3).

Entscheidend für das aktuelle Konzept der konvergenten **HIV-Kombinationstherapie** sind die unterschiedlichen Bindungsstellen der verschiedenen RT-Hemmer an der reversen Transkriptase. Die Substanzen unterscheiden sich hinsichtlich ihrer UAW-Profile. Weitere Möglichkeiten ergeben sich durch die Kombination mit nichtnukleosidalen RT-Inhibitoren (s. Abschnitt Pyrophosphatanaloga). Die Therapieempfehlungen richten sich nach dem klinischen Bild (symptomatisch/asymptomatisch), der CD4-Zellzahl und der Viruslast.

Tabelle 4.2: Nukleosidale (nukleosidische) Reserve-Transkriptase-Inhibitoren (NRTI) als Bestandteile der hochaktiven antiretroviralen Therapie (HAART)

Wirkstoff	Substanztyp	Phosphorylierung	Anwendung
Klinisch primär einsetzbar gegen humane Immundefizienzviren (HIV, s.a. dort)			
Abacavir (ABC)	Purin-Dideoxynukleosidanalogon	Zelle	systemisch (p.o.)
Didanosin (DDI)	Purin-Dideoxynukleosidanalogon	Zelle	systemisch (p.o.)
Emtricitabin (FTC)	Pyrimidin-Dideoxynukleosidanalogon	Zelle	systemisch (p.o.)
Lamivudin (3TC)	Pyrimidin-Dideoxynukleosidanalogon	Zelle	systemisch (p.o.)
Stavudin (D4T)	Pyrimidin-Dideoxynukleosidanalogon	Zelle	systemisch (p.o.)
Tenofovir (TDF)	Purin-Dideoxynukleotidanalogon	Zelle	systemisch (p.o.)
Zidovudin (AZT)	Pyrimidin-Dideoxynukleosidanalogon	Zelle	systemisch (i.v./p.o.)

Zidovudin (Azidothymidin)

Wirkungsmechanismus
Zidovudin ist ein synthetisches Thymidin-Analogon; Zidovudine wird intrazellulär in Zidovudin-Monophosphat und anschließend in eine Diphosphat- und eine Triphosphat-Form umgewandelt; dieses interferiert mit der retroviralen DNA-Polymerase (reverse Transkriptase) und hemmt die Virusreplikation; Zidovudin ist als RT-Inhibitor fester Bestandteil verschiedener Kombinationsstrategien geblieben

Indikation(en)
symptomatische HIV-Infektion, asymptomatische Patienten mit CD4-Zellzahlen < 200, oder CD4 200-Zellzahl bis 500 bei gleichzeitig hoher Viruslast; Minimierung der maternofetalen HIV-Transmission

Kontraindikationen
Überempfindlichkeit gegenüber Zidovudin, neutrophile Granulozyten < 750/µl, Hämoglobin < 7,5 g/100 ml, Schwangerschaft (relativ), keine i.v.-Gabe bei Kindern, Leber- und/oder Niereninsuffizienz

Tabelle 4.3: UAW und Resistenzen bei gegen HIV wirksamen Nukleosidanaloga

Substanz	Hauptsächliche UAW	Kreuzresistenzen
Abacavir	Hypersensitivitätssyndrom	Didanosin Emtricitabin Lamivudin Tenofovir
Didanosin	Pankreatitis > Neuropathie	Abacavir Emtricitabin Lamivudin Tenofovir
Emtricitabin	Neutropenie Anämie Kopfschmerzen Hyperglykämie Hypertriglyzeridämie	Abacavir Didanosin Lamivudin Tenofovir
Lamivudin	Kopfschmerzen Übelkeit	Abacavir Didanosin Emtricitabin Tenofovir
Stavudin	Neuropathie	Zidovudin
Tenofovir	gastrointestinale Beschwerden Hypophosphatämie Laktazidose	Abacavir Didanosin Emtricitabin Lamivudin
Zidovudin	Hämatotoxizität	Stavudin

Unerwünschte Arzneimittelwirkungen
schwer/therapielimitierend: Anämie, Neutropenie, Leukopenie, Kopfschmerzen, Hautausschlag, Fieber, Myalgie, Parästhesien, Erbrechen, Schlaflosigkeit

Wechselwirkungen
- erhöhtes Risiko hämatologischer UAW durch Dapson, Flucytosin, Ganciclovir, Interferon alpha, Vinblastin, Vincristin
- Erhöhung der Zidovudin-Plasmakonzentration (AUC) durch Probenecid (80 %), Valproinsäure (80, Fluconazol (74 %), Methadon (41 %), Didanosin (35 %), Atovaquon (35 %), Amprenavir (31 %), Interferon beta (reduziert Zidovudin-Clearance um bis zu 90 %)
- Senkung der Zidovudin-Plasmakonzentration (AUC) durch Rifampicin (48 %), Nelfinavir (35 %), Rifabutin (32 %), Ritonavir (25 %)
- Zidovudin vermindert Wirkung von Pyrazinamid
- Ribavirin und Stavudin antagonisieren die antivirale Wirkung von Zidovudin

Pharmakokinetik
BV: 60–70 %
Elim.: hepatischer Metabolismus (Glukuronidierung), plazentagängig (Verhältnis der Plasmakonzentartion: Neugeborenes – Mutter: 0,85), Übertritt in die Muttermilch, Liquor-Plasma Verhältnis 0,5–0,7
HWZ: 1 Std. (bei Neugeborenen 3 Std., bei Frühgeborenen 7 Std.)

Dosierung
Zidovudin: 2 x 250 mg/Tag (Kombinationstherapie) Hartkapseln, Lösung oder als Infusion: Erwachsene (70 kg) 1–2 mg/kg KG alle 4 Std.

Didanosin

Wirkungsmechanismus

Didanosin ist ein Purinnukleosidanalogon und das Deaminationsprodukt von Dideoxyadenosin (DDA), hemmt die HIV-Replikation in vitro sowohl in T-Zellen als auch in Monozyten. Didanosin wird innerhalb der Zelle in die Mono-, Di- und Triphosphate von DDA umgewandelt; diese DDA-Triphosphate wirken als Substrat und Inhibitor der reversen Transkriptase von HIV und blockieren dadurch die virale DNA-Synthese und supprimieren die HIV-Replikation; klinische Wirksamkeit vergleichbar Zidovudin

Indikation(en)

symptomatische HIV-Infektion bei Zidovudinunverträglichkeit oder Therapieversagen

Kontraindikationen

Phenylketonurie, akute und chronische Pankreatitis, Funktionseinschränkung von Niere und Leber

Unerwünschte Arzneimittelwirkungen

Pankreatitis, periphere Neuropathie, gelegentlich neurologische, gastrointestinale, hepatorenale, dermatologische und pulmonale UAW

Wechselwirkungen

Kombination mit Ganciclovir erhöht die Plasmakonzentration (AUC) von Didanosin um 111 %; das in der Tablette von Didanosin enthaltene Antazidum kann zu Resorptionsstörungen einer Reihe von Substanzen wie Tetrazyklinen, Gyrasehemmern und Protease-Inhibitoren führen, und macht einen zeitlichen Abstand der Einnahme je nach Substanz von 1–2,5 Std. nötig; neue magensaftresistente Darreichungsform (Hartkapsel) ohne Antazidum verspricht verringerte WW-Rate

Pharmakokinetik

BV: 35–45 %; gleichzeitige Nahrungsaufnahme kann die BV um 50 % senken, Einnahme daher mind. 0,5 Std. vor oder 2 Std. nach der Mahlzeit

Elim.: renale Ausscheidung (50 %), Dosiskorrektur bei Niereninsuffizienz, Hämodialyse verringert Didanosin-Plasmaspiegel um 20–35 %; Liquor-Plasma-Verhältnis 0,2 (bei Kindern 0,5)

HWZ: ca. 1,4 Std.

Dosierung

Erw. > 60 kg KG 2 x 200 mg/Tag, > 60 kg KG 2 x 125 mg/Tag; Kinder je nach Körperoberfläche (0,4–1,4 m²) 2 x 25 mg bis 2 x 100 mg (Tbl.) bzw. 2 x 31 mg bis 2 x 125 mg (Pulver)/Tag

Lamivudin

Wirkungsmechanismus

Nukleosidanalogon, damit nukleosidischer Reverse-Transkriptase-Inhibitor (NRTI) mit Aktivität gegen HIV und HBV; bewirkt – nach intrazellulärer Umwandlung in den aktiven Metaboliten (Lamivudintriphosphat) – Kettenabbruch bei der reversen Transkription des Virus

Indikation(en)

Infektionen mit dem humanen Immundefizienz-Virus (HIV) (bei Erwachsenen und Kindern); chronische Hepatitis B (bei Erwachsenen)

Kontraindikationen

entfällt

Unerwünschte Arzneimittelwirkungen

- hämatologische Störungen (z.B. Neutropenie, Anämie, Thrombozytopenie)
- Kopfschmerzen, Schlaflosigkeit
- Husten, nasale Symptome
- Übelkeit, Erbrechen, Bauchschmerzen, Durchfall, Pankreatitis

- Alopezie, Hautausschlag, Muskelerkrankungen, Arthralgie, Fieber
- opportunistische Infektionen
- Lipodystrophie, Fettstoffwechselstörungen, Hyperglykämie, Laktatazidosen
- Erhöhungen der Serumamylase, Pankreatitis

Relevante Wechselwirkungen

- Ribavirin: Kombination von Ribavirin mit Lamivudin kann zu erhöhtem Nebenwirkungsrisiko im Zusammenhang mit mitochondrialer Toxizität führen (Laktatazidose, Pankreatitis, Leberversagen), Anwendung nur mit besonderer Vorsicht und nur nach gründlicher Nutzen-Risiko-Abwägung
- Zalcitabin: Lamivudin und Zalcitabin können die intrazelluläre Phosphorylierung gegenseitig hemmen, da die Phosphorylierung notwendig ist, um die Stoffe in ihre aktiven Metaboliten zu überführen, sollte diese Kombination gemieden werden
- Trimethoprim: Kombination mit Trimethoprim führt zu Steigerung der Plasmakonzentrationen von Lamivudin (AUC) um 43 %

Pharmakokinetik

BV: 80–85 %
Elim.: zu 70 % unverändert renal, daher Dosiskorrektur bei Niereninsuffizienz erforderlich
HWZ: 5–7 Std. Lamivudintriphosphat (aktiver Metabolit) hat verlängerte Halbwertszeit in der Zelle (16–19 Std).

Dosierung

Tagesdosis bei HIV-Infektion: 1 x 300 mg/Tag oder 2 x 150 mg/Tag (Erwachsene und Jugendliche >12 Jahre); Tagesdosis bei HBV-Infektion: 100 mg/Tag; Dosisreduktion bei Niereninsuffizienz (bei Kreatinin-Clearance < 50 ml/Min.; Einzelheiten s. Fachinformation)

Stavudin

Wirkungsmechanismus

Stavudin (d4T) ist ein 2',3'-Dideoxynukleosid-Analogon; Stavudin wird intrazellulär zu Monophosphat, Diphosphat und Triphosphat phosphoryliert; Stavudintriphosphat hemmt potent und selektiv die reverse Transkriptase von HIV

Indikation(en)

Stavudin ist zugelassen für Erwachsene mit fortgeschrittener HIV-Infektion

Kontraindikationen

periphere Neuropathie und Pankreatitis

Unerwünschte Arzneimittelwirkungen

periphere Neuropathie; Myalgien, Fieber, gastrointestinale Beschwerden, neuropsychiatrische Symptome, Lipoatrophie

Wechselwirkungen

Kombination mit Zidovudin, Ribavirin oder Doxorubicin kann antivirale Wirkung von Stavudin hemmen

Pharmakokinetik

BV: 86 %
Elim.: zu 42 % unverändert renal; Dosisanpassung bei Niereninsuffizienz, Liquor-Plasma-Verhältnis 0,39
HWZ: 1,3 Std.

Dosierung

Stavudin: Patienten > 60 kg 2 x 40 mg/Tag, reduzierte Dosis 2 x 20 mg/Tag alle 12 Std; Patienten > 60 kg KG 2 x 30 mg/Tag; reduzierte Dosis 2 x 15 mg/Tag alle 12 Std.

Abacavir

Wirkungsmechanismus

Nukleosidischer Reverse-Transkriptase-Inhibitor; Abacavir wird intrazellulär zu Carbovir-Triphosphat phosphoryliert und hemmt die reverse Transkriptase von HIV; Einsatz erfolgt im Rahmen einer antiretroviralen Kombinationstherapie

Indikation(en)

HIV-Infektion

Kontraindikationen

bekannte Überempfindlichkeit gegenüber Abacavir, Leberfunktionsstörung, finale Nierenerkrankung, Patienten mit Hepatitis-C-Koinfektion unter Ribavirin oder Interferontherapie, Schwangerschaft und Stillzeit

Unerwünschte Arzneimittelwirkungen

- allergische Reaktionen (einige mit tödlichem Verlauf)
- Exantheme
- Übelkeit, Erbrechen, Diarrhö
- Abdominalschmerzen
- Kopfschmerzen
- erhöhte Leberfunktionswerte
- Myalgie
- Fieber
- Müdigkeit
- Lymphopenie
- allgemeines Krankheitsgefühl
- Überempfindlichkeitsreaktionen auf Abacavir sind stark mit dem Vorliegen des HLA-B*5701-Allels assoziiert

Wechselwirkungen

0,7 g/kg KG Äthanol (z.B. 0,5 l Wein) erhöhen die AUC von Abacavir um 41 % und verlängern die Halbwertszeit um 26 %; 600 mg Abacavir 2 x täglich zusammen mit Methadon reduziert die C_{max} von Abacavir um 35 % und verzögert die t_{max} um 1 Stunde, die AUC bleibt unverändert; Abacavir erhöht die mittlere systemische Clearance von Methadon um 22 %

Pharmakokinetik

BV: ca. 83 %
Elim.: ca. 83 % einer verabreichten Dosis werden in Form von Metaboliten bzw. unverändert (ca. 2 %) mit dem Urin ausgeschieden, der Rest mit den Faeces
HWZ: ca. 1,5 Std.

Dosierung

2 x 300 oder 600 mg/Tag (Filmtablette)

Emtricitabin

Wirkungsmechanismus

Nukleosidischer Reverse-Transkriptase-Inhibitor; Emtricitabin ist biochemisch dem Lamivudin ähnlich und zeigt ein entsprechendes Wirkungsspektrum; die Substanz kann einmal pro Tag verabreicht werden

Indikation(en)

HIV-Kombinationstherapie auch für Kinder

Kontraindikationen

Kleinkinder < 4 Monate und Patienten < 65 Jahre, niereninsuffiziente Patienten Dosis-Intervall-Anpassung, engmaschige Kontrolle bei Patienten mit Leberfunktionsstörungen; in Stillzeit und Schwangerschaft strenge Indikationsstellung

Unerwünschte Arzneimittelwirkungen
Kopfschmerzen, Übelkeit, Diarrhö, Hautausschlag, Transaminasenanstieg, Exazerbation bei HBV/HCV-Koinfektion

Pharmakokinetik
BV: > 96 %
Elim.: renal, ca. 86 % werden in Form von Metaboliten bzw. unverändert ausgeschieden, bei verminderter Kreatinin-Clearance Dosisanpassung notwendig
HWZ: ca. 10 Std.

Dosierung
1 x 240 mg (240 ml)/Tag/(Lösung) für Erwachsene, < 18 Jahre 6 mg/kg KG/Tag, Hartkapsel 1 x täglich (200 mg)

Tenofovir

Wirkungsmechanismus
Tenofovirdisoproxilfumarat ist das Fumaratsalz des Prodrug Tenofovirdisoproxil; Tenofovirdisoproxil wird resorbiert und in den wirksamen Bestandteil Tenofovir, ein Nukleosidmonophosphatanalogon, umgewandelt; Tenofovir wird intrazellulär 2-fach phosphoryliert zum aktiven Metaboliten Tenofovirdiphosphat; dieser inhibiert die HIV-Reverse-Transkriptase und die HBV-Polymerase

Indikation(en)
- chronische Hepatitis B (Erwachsene)
- HIV-1-Infektion (Erwachsene)

Kontraindikationen
entfällt

Unerwünschte Arzneimittelwirkungen
- Diarrhö, Übelkeit, Erbrechen, Flatulenz
- Hypophosphatämie
- Kopfschmerzen, Schwindel
- Laktatazidose
- Pankreatitis
- Nierenversagen: Kontrolle der Nierenfunktion vor und während der Therapie

Relevante Wechselwirkungen
- Arzneimittel, die die Nierenfunktion beeinträchtigen oder um die aktive tubuläre über die Transportprotein hOAT1, hOAT3 oder MRP4 (z.B. Cidofovir) konkurrieren: Erhöhung der Serumkonzentration von Tenofovir und/oder dem gleichzeitig angewandten Arzneimittel
- nephrotoxische Arzneimittel (z.B. Aminoglykoside, Amphotericin B, Foscarnet, Ganciclovir, Pentamidin, Vancomycin, Cidofovir, Interleukin-2 u.a.): Anwendung von Tenofovir sollte vermieden werden; Tacrolimus: Überwachung der Nierenfunktion
- Didanosin: Anstieg der systemischen Didanosin-Exposition um 40–60 %; gleichzeitige Anwendung wird daher nicht empfohlen
- Adefovir: Tenofovir darf nicht gleichzeitig mit Adefovir angewandt werden

Pharmakokinetik
BV: 25–40 %
Elim.: primär renal (sowohl durch Filtration als auch durch das aktive tubuläre Transportsystem)
HWZ: 12–18 Std. (terminal)

Dosierung
245 mg/Tag Tenofovirdisoproxil, bei Niereninsuffizienz (Kreatinin-Clearance < 50 ml/Min.) verlängertes Dosisintervall (Einzelheiten s. Fachinformation)

Lamivudin, Adefovir, Entecavir, Telbivudin

Die gute HBV-Selektivität dieser Nukleosidanaloga beruht auf einer hohen Affinität der Substanzen zur HBV-Polymerase. Anders als bei HIV werden die Substanzen nicht im Rahmen einer Kombinationstherapie eingesetzt, sondern als Monotherapie. Sie weisen eine langsamere Resistenzentwicklung im Vergleich zu HIV auf.

Lamivudin

s.o.

Adefovir

Wirkungsmechanismus
Adefovirdipivoxil ist ein oral anwendbares Diester-Prodrug von Adefovir; Adefovir ist ein azyklisches Nukleotidanalogon, damit nukleotidischer Reverse-Transkriptase-Inhibitor (NRTI), mit Aktivität gegen u.a. HIV, HBV, Herpes simplex, CMV, EBV; Adefovir wird intrazellulär durch Wirtsenzyme zur aktiven Form Adefovirdiphosphat umgewandelt

Indikation(en)
chronische Hepatitis B

Kontraindikationen
entfällt

Unerwünschte Arzneimittelwirkungen
- Asthenie, Kopfschmerzen
- Bauchschmerzen, Diarrhö, Übelkeit, Dyspepsie, Flatulenz
- Verschlechterung der Nierenfunktion, Hypophosphatämie
- Hautausschlag, Pruritus
- Pankreatitis

Relevante Wechselwirkungen
- Tacrolimus oder Ciclosporin und andere Mittel mit möglicher negativer Auswirkung auf die Nierenfunktion: engmaschige Überwachung der Nierenfunktion erforderlich

Pharmakokinetik
BV: 59 %; oral verabreichtes Adefovirdipivoxil (Prodrug) wird im Darmepithel enzymatisch rasch zu Adefovir umgewandelt
Elim.: renal (glomeruläre Filtration + aktive tubuläre Sekretion)
HWZ: 7,2 Std. (4,7–10,7 Std.)

Dosierung
10 mg/Tag Adefovirdipivoxil, bei Niereninsuffizienz (Kreatinin-Clearance < 50 ml/Min.) Verlängerung des Dosisintervalls, bei Kreatinin-Clearance < 30 ml/Min. oder Dialyse-Patienten wird Adefovir nicht empfohlen

Entecavir [2006; B]

Wirkungsmechanismus
Guanosin-Nukleosidanalogon mit Aktivität gegen die HBV-Polymerase, wird effizient zu seiner aktiven Form als Triphosphat phosphoryliert, deren intrazelluläre Halbwertszeit 15 Stunden beträgt

Indikation(en)
chronische Hepatitis B

Kontraindikationen
keine

Unerwünschte Arzneimittelwirkungen
- Kopfschmerzen, Schwindel, Somnolenz, Schlafstörungen
- Diarrhö, Erbrechen, Übelkeit, Dyspepsie
- Transaminasenanstieg
- Laktatazidose nicht auszuschließen
- Pankreatitis

 Cave: erhöhtes Risiko einer Leberdekompensation bei Therapiebeginn!

Relevante Wechselwirkungen
gleichzeitige Anwendung von Arzneimitteln, die die Nierenfunktion herabsetzen (z.B. Ciclosporin, Tacrolimus) oder um die aktive tubuläre Sekretion konkurrieren, kann die Serumkonzentrationen jedes der zusammen angewendeten Arzneimittel erhöhen.

Pharmakokinetik
BV: mindestens 70 % (geschätzt)
Elim.: überwiegend (75 %) unverändert renal (glomerulär filtriert + tubulär sezerniert)
HWZ: 128–149 Std. (terminal)

Dosierung
0,5 mg/Tag (Nukleosid-naive Patienten) bzw. 1 mg/Tag (Lamivudin-refraktäre Patienten); bei Niereninsuffizienz (Kreatinin-Clearance < 50 ml/Min.) Dosisreduktion oder Verlängerung des Dosisintervalls (Einzelheiten s. Fachinformation)

Telbivudin

Wirkungsmechanismus
synthetisches Thymidin-Nukleosid-Analogon; wird durch zelluläre Kinasen effizient in die aktive Form (Telbivudin-5'-Triphosphat) phosphoryliert; dieses hemmt die HBV-DNA-Polymerase (Reverse Transkriptase); durch Einbau von Telbivudin-5'-Triphosphat in die Virus-DNA kommt es zum Kettenabbruch

Indikation(en)
chronische Hepatitis B

Kontraindikationen
entfällt

Unerwünschte Arzneimittelwirkungen
- Anstieg der Kreatinkinase (CK), Myalgie, Arthralgie
- GPT-Anstieg
- Anstieg der Amylase bzw. Lipase
- Hautausschlag
- Übelkeit, Diarrhö
- Schwindel, Kopfschmerzen

Relevante Wechselwirkungen
- Peginterferon alfa-2a: erhöhte Häufigkeit einer peripheren Neuropathie möglich
- Substanzen, die die Nierenfunktion beeinflussen (z.B. Aminoglykoside, Schleifendiuretika, Platinverbindungen, Vancomycin, Amphotericin B): mögliche Beeinflussung der Plasmakonzentrationen von Telbivudin und/oder der gleichzeitig gegebenen Substanzen

Pharmakokinetik
BV: keine Angaben
Elim.: renal (überwiegend durch Filtration)
HWZ: 41,8 Std. (terminal); intrazelluläre Halbwertszeit des Triphosphats 14 Std.

Dosierung
600 mg/Tag; Dosisreduktion bei Niereninsuffizienz (Kreatinin-Clearance < 50 ml/Min.; Details s. Fachinformation)

Ribavirin

Wirkungsmechanismus
Nukleosidanalogon; der genaue Wirkungsmechanismus ist unbekannt; es kommt zu einer Veränderung des Nukleotid-Pools und der normalen mRNA-Bildung, die für seine Aktivität gegen sowohl DNA- als auch RNA-Viren verantwortlich sein könnten

Indikation(en)
chronische Hepatitis C als Teil einer Kombinationstherapie mit Peginterferon alfa-2a oder Interferon alfa-2a

Kontraindikationen
- Schwangerschaft (teratogenes Risiko) und Stillzeit
- anamnestisch bekannte vorbestehende schwere Herzkrankheit, einschließlich instabiler oder nicht beherrschter Herzerkrankung in den letzten 6 Monaten
- schwere, stark schwächende Erkrankungen, einschließlich Niereninsuffizienz (Kreatinin-Clearance < 50 ml/Min. und/oder Dialysepflichtigkeit)
- schwere Leberfunktionsstörung oder dekompensierte Leberzirrhose
- Hämoglobinopathien (z.B. Sichelzellenanämie, Thalassämie)
- bei Kindern und Jugendlichen bestehende oder in der Vorgeschichte bekannte schwere psychiatrische Störungen, insbesondere schwere Depression oder Suizidalität

Unerwünschte Arzneimittelwirkungen
- Anämie, aplastische Anämie, Hämolyse, Leukopenie/Neutropenie, Thrombozytopenie, Panzytopenie
- idiopathische thrombozytopenische Purpura (ITP)
- Laktatazidose, Lipodystrophie
- Hyperthyreose, Hypothyreose, Thyreoiditis
- Diabetes
- Alpträume, Angstzustände
- Affektlabilität, Libidostörungen, emotionale Verstimmung, Suizidalität
- Migräne
- Verschwommensehen, Retinopathie, Xerophthalmie
- Angina pectoris, Arrhythmien, dekompensierte Herzinsuffizienz, Hypertension
- Infektion der oberen bzw. unteren Atemwege
- Stomatitis, Dyspepsie
- Leberfunktionsstörungen
- peptisches Ulkus, Magen-Darm-Blutungen, Anstieg von Amylase/Lipase, Pankreatitis
- Hauterkrankungen, Lichtempfindlichkeitsreaktionen der Haut
- Arthritis, Myositis, systemischer Lupus erythematodes
- Herpes simplex, orale Candidamykose

Relevante Wechselwirkungen
- Zidovudin: gleichzeitige Anwendung von Zidovudin wird wegen des erhöhten Anämie-Risikos nicht empfohlen
- Didanosin: gleichzeitige Anwendung von Didanosin wird wegen des erhöhten Risikos von Laktatazidose und Pankreatitis nicht empfohlen

Pharmakokinetik
BV: 45–65 %, First-Pass-Metabolismus
Elim.: ca. 30–40% unverändert renal; Metabolismus durch (a) reversible Phosphorylierung, (b) Deribosylierung und Amidhydrolyse; erhöhte Konzentrationen bei Niereninsuffizienz; deshalb wird empfohlen, Ribavirin und Interferon alfa-2b abzusetzen, wenn Serum-Kreatinin über 2 mg/dl ansteigt
HWZ: ca. 12 Tage bei Dauertherapie

Dosierung
je nach Körpergewicht abgestuft zwischen 800 und 1.400 mg/Tag (Erwachsene), aufgeteilt in 2 Dosen pro Tag, bzw. in Abhängigkeit vom Virus-Genotyp

4.2.3. Pyrophosphatanaloga und andere nichtnukleosidale Polymeraseblocker

Vergleichende Bewertung
In vitro ist Foscarnet gegen humane Herpesviren, Hepatitis-B-Viren sowie verschiedene Retroviren (auch HIV-1) durch die Inhibition der viralen Polymerase wirksam. In vivo ist Foscarnet topisch sehr wirkungsvoll gegen HSV bzw. VZV und wird systemisch erfolgreich gegen CMV eingesetzt. Weitere, speziell gegen die HIV-RT gerichtete Polymeraseblocker sind die sogenannten nichtnukleosidalen RT-Inhibitoren (NNRTI) (z.B. Nevirapin, Efavirenz). NNRTI hemmen die RT hochspezifisch durch allosterische Hemmung und nicht durch Bindung an funktionelle Domänen. Ihr Hauptproblem ist die rasche Selektion resistenter HIV-Varianten (Tab. 4.3, Tab. 4.5).

Foscarnet

(s. Kurzprofil im Anhang)

Nevirapin

Wirkungsmechanismus
NNRTI: allosterische Hemmung der RT

Indikation(en)
nur in Kombinationstherapie bei HIV

Unerwünschte Arzneimittelwirkungen
Exanthem, Fieber, Konjunktivitis, Transaminasenerhöhung, Stevens-Johnson-Syndrom

Wechselwirkungen
- Nevirapin ist Induktor von Cytochrom-P450-Enzymen (CYP3A4)
- Kombination mit Nevirapin senkt die Plasmakonzentration (AUC) von Ketoconazol (63 %), Zidovudin (13–32 %), Indinavir (28 %), Saquinavir (24 %)
- Mehrere Fallberichte beschreiben Entzugssymptomatik unter der Kombination von Nevirapin mit Methadon
- Wirkung oraler Kontrazeptiva kann eingeschränkt sein
- Clarithromycin und Cimetidin erhöhen die Plasmakonzentration (AUC) von Nevirapin um 26 % bzw. 21 %
- Kombination mit Rifampicin führte zu Senkung der Plasmakonzentration (AUC) von Nevirapin um 58 %

Pharmakokinetik
BV: > 90 %; Liquor-Plasma-Verhältnis 0,45; plazentagängig, Übertritt in die Muttermilch
Elim.: ausgeprägter hepatischer Metabolismus
HWZ: reduziert sich durch Autoinduktion des eigenen Abbaus von 45 Std. (einmalige Gabe) auf 25–30 Std. (mehrmalige Gabe)

Dosierung
200–400 mg/Tag

Wirkungsmechanismus
NNRTI

Indikation(en)
nur in Kombinationstherapie bei HIV

Unerwünschte Arzneimittelwirkungen
Exanthem, Kopfschmerzen, Schwindel, ZNS-Symptomatik

Wechselwirkungen
- Efavirenz ist Induktor von CYP3A4 und Inhibitor verschiedener CYP-Isoenzyme
- Kombination mit Efavirenz senkt Plasmakonzentration (AUC) von Saquinavir (62 %), Methadon (46 %), Clarithromycin (39 %), Amprenavir (36 %) und Indinavir (31 %)
- Efavirenz kann Plasmakonzentration (AUC) von Nelfinavir (20 %) und Ritonavir (18 %) erhöhen
- Plasmakonzentration (AUC) von Efavirenz wird durch Rifampicin um 26 % verringert

Pharmakokinetik
BV: fettreiche Nahrung erhöht die BV um 50 %; schlecht liquorgängig
Elim.: überwiegend hepatisch metabolisiert (CYP3A4, CYP2B6), Autoinduktion des eigenen Abbaus, Dosisanpassung bei eingeschränkter Leberfunktion
HWZ: 40–55 Std.

Dosierung
1 x 600 mg/Tag, Dosisanpassung für Kinder < 40 kg KG

4.2.4. Inhibitoren der Penetration des Virus in die Zelle, der intrazellulären Virusgenom-Entkapselung und der Virusfreisetzung aus der Zelle

Vergleichende Bewertung
Das Amantadinderivat Tromantadin ist in vitro wirksam gegen HSV, allerdings mit geringer therapeutischer Breite. Amantadin (nur Influenza A) und eine relativ neue Substanzgruppe, die Neuraminidase-Inhibitoren (Zanamivir und Oseltamivir) können selektiv zur Behandlung der Influenza eingesetzt werden.

Amantadin

(s. Kap. Idiopathisches Parkinson-Syndrom)

Zanamivir/Oseltamivir (Neuraminidase-Inhibitoren)

beide Medikamente auch zur Prophylaxe/Postexpositionsprophylaxe

Wirkungsmechanismus
Zanamivir hemmt die Freisetzung von neuen Influenza A- **und** B-Viruspartikeln aus der Zelle; auch wirksam gegen neue, potenziell pandemisch auftretende Influenzastämme aus dem Tierreich (z.B. H5N1); sowie gegen das neue H1N1 Influenza A Virus (2009)

Indikation(en)
Influenza-Symptomatik, wenn Influenza A und B in der Region zirkulieren; Therapiebeginn innerhalb 48 Std.

Kontraindikationen
Kinder < 12 Jahren, größere Studien an Risikopatienten stehen noch aus; Schwangere und Stillende strenge Indikationsstellung-Anwendungsbeschränkung: Niereninsuffizienz

Unerwünschte Arzneimittelwirkungen
- typische Symptome einer Influenza wie Husten, Bronchitis, Kopfschmerzen und gastrointestinale Symptomatik
- gastrointestinale Beschwerden
- allergische Reaktionen
- Verschlechterung der bestehenden Atemwegskrankheiten
- Dermatitis, Halluzinationen, Krampfanfälle

Wechselwirkungen
bisher kein Hinweis auf klinisch relevante WW; Einnahme mit Nahrung

Pharmakokinetik
BV: systemische BV nach Inhalation 10–20 %, nach oraler Gabe 2 %
Elim.: unverändert renal
HWZ: 3–5 Std.

Dosierung (Behandlung innerhalb 48 h)
- Zanamivir: Erw. 2 x tgl. 2 Inhalationen (entspricht 2 x 5 mg) über 5 Tage (Kinder > 5 Jahre)
- Oseltamivir: 2 x 75 mg oral pro Tag für 5 Tage (ab 13 Jahre), bei Kinder ab 1 Jahr nach kg KG

4.2.5. Protease-Inhibitoren

Vergleichende Bewertung
Protease-Inhibitoren (PI) sind in der Lage, auch die Entstehung infektiöser Nachkommenviren bei Zellen zu verhindern, in deren Genom das HI-Provirus integriert ist.
Ritonavir wird dabei als einziger PI nicht als aktive Substanz verwendet, sondern zur Erhöhung der Plasmaspiegel anderer PIs eingesetzt (s. auch Ritonavir).

Ritonavir

Wirkungsmechanismus
sehr gute In-vitro-Wirksamkeit; die Plasma-HWZ beträgt 3–5 Std.; Abbau überwiegend in der Leber; durch die Kombination von Ritonavir mit anderen Protease-Inhibitoren (außer Nelfinavir) steigen deren Serumspiegel stark an (Boosterung)

Indikation(en)
Ritonavir wird i.d.R. nur noch in Kombination mit anderen eingesetzt, um die Pharmakokinetik und Dosierung anderer PIs günstig zu beeinflussen (Boosterung); hierbei macht man sich die starke Inhibition des Cytochrom P450 Systems zunutze, über das die Proteinase-Inhibitoren metabolisiert werden

Kontraindikationen
s. Saquinavir

Unerwünschte Arzneimittelwirkungen
Übelkeit, Erbrechen, Durchfall, Erhöhung der Triglyzeride, Leberenzyme und Harnsäure

Wechselwirkungen
s. Tab. 4.4; starker Hemmstoff von CYP3A4 und CYP2D6

Pharmakokinetik
BV: nicht bestimmt, Nahrung verbessert Resorption; schlecht liquorgängig
Elim.: überwiegend hepatisch metabolisiert (CYP3A4), kontraindiziert bei schwerer Leberinsuffizienz
HWZ: 3–5 Std.

Dosierung
100 mg Kapseln/Lösung. 80 mg/ml; Erwachsene: 2 x tgl. 600 mg zu den Mahlzeiten bzw. 2 x 7,5 ml als Booster (s. o.) 2 x 100 mg/Tag

Saquinavir

Wirkungsmechanismus
als Monotherapeutikum wirksam, in dieser Form jedoch – wie alle anderen antiretroviralen Medikamente – Resistenzen durch Selektion von HIV-Mutanten; Zulassung für die First-Line-Therapie

Indikation(en)
Saquinavir wird zur Kombinationstherapie der fortgeschrittenen HIV-Infektion eingesetzt und mit Ritonavir geboostert (s. Ritonavir)

Kontraindikation
Leberinsuffizienz

Unerwünschte Arzneimittelwirkungen
gastrointestinale Beschwerden

Wechselwirkungen
s. Tab. 4.4

Pharmakokinetik
BV: 13,2 %; Einnahme bis max. 2 Stunden nach Nahrungsaufnahme verbessert Resorption; schlecht liquorgängig
Elim.: überwiegend hepatischer Metabolismus (CYP3A4) sowie Transport über P-Glykoprotein
HWZ: 7 Std.

Dosierung
Erw. 2 x tgl. 1.000 mg/Tag Saquinavir in Kombination mit Ritonavir (2 x 100 mg)

Indinavir

Wirkungsmechanismus
Indinavir ist in vitro besser gegen HIV-1 als gegen HIV-2 wirksam; Abbau erfolgt ähnlich wie bei den beiden anderen Proteinase-Inhibitoren; Resistenzen scheinen rascher aufzutreten

Indikation(en) und Kontraindikationen
s. Ritonavir

Unerwünschte Arzneimittelwirkungen
Bilirubinanstieg, Bildung von Harnleitersteinen

Wechselwirkungen
s. Tab. 4.4; Indinavir ist Inhibitor von CYP3A4

Pharmakokinetik
BV: 65 %, Nahrung verringert Plasmakonzentration um 80 % (Einnahme 1 Std. vor oder 2 Std. nach Mahlzeit empfohlen)
Elim.: überwiegend hepatisch metabolisiert (CYP3A4), Transport über P-Glykoprotein
HWZ: 1,8 Std.

Dosierung
200 mg–400 mg (Kapseln); Erw.: 3 x 800 mg/Tag mit Wasser vor den Mahlzeiten (oder mit fett- und proteinarmer Mahlzeit); geboostert mit 2 x 100 mg Ritonavir = 2 x 800 mg/Tag Indinavir

Nelfinavir

Wirkungsmechanismus
vergleichbare Wirkung wie andere Proteinase-Inhibitoren, jedoch aktuell nicht mehr für den Einsatz in der Primärtherapie empfohlen

Indikation(en)
Kombinationstherapie mit Efavirenz und 2 RTIs

Kontraindikationen
wie andere Proteinase-Inhibitoren; Nelfinavir kann Toxizität von Beta-Rezeptorenblockern, Calciumantagonisten und Antiarrhythmika erhöhen

Wechselwirkungen
s. Tab. 4.4; Nelfinavir ist Inhibitor von CYP3A4

Unerwünschte Arzneimittelwirkungen
Diarrhö (20 %), Exanthem, Übelkeit

Pharmakokinetik
BV: nicht bestimmt.; 2–3-fach erhöhte Plasmakonzentration bei Einnahme mit Nahrung
Elim.: hepatischer Metabolismus (CYP3A4, 2C19, 2C9), antiviral wirksamer Metabolit; Transport über P-Glykoprotein
HWZ: 3,5–5 Std.

Dosierung
3 x 750 mg oder 2 x 1250 mg

Fos-Amprenavir [2004; C]

Wirkungsmechanismus
vergleichbare Wirkung wie andere Proteinase-Inhibitoren

Indikation(en)
Kombinationstherapie bei HIV

Unerwünschte Arzneimittelwirkungen
gastrointestinale Beschwerden einschließlich Diarrhö und Exanthem

Wechselwirkungen
s. Tab. 4.4; Fos-Amprenavir ist Inhibitor von CYP3A4

Pharmakokinetik
BV: nicht bestimmt; schlecht liquorgängig
Elim.: überwiegend hepatisch metabolisiert (CYP3A4), moderate bis schwere Leberfunktionsstörung führt zum 3–4-fachen Anstieg der Plasmakonzentration (Dosisanpassung)
HWZ: 15–23 Std. mit Ritonavir geboostert

Dosierung
Fos-Amprenavir: 2 x 700 mg/Tag + 2 x 100 mg Ritonavir

Wirkungsmechanismus
zugelassen für die First-Line-Therapie und als Salvage-Medikament; auch bei PI-vorbehandelten Patienten mit multiplen Resistenzen sehr gute Wirksamkeit

Indikation(en)
in Kombination mit anderen antiretroviralen Substanzen zur Behandlung einer HIV-1-Infektion

Kontraindikationen
- Lopinavir/Ritonavir ist bei Patienten mit bekannter Überempfindlichkeit gegen Lopinavir, Ritonavir oder einem der Hilfsstoffe kontraindiziert
- Lopinavir/Ritonavir sollte bei schwerer Hepatopathie nicht angewendet werden
- kontraindiziert sind auch alle Medikamente, die CYP3A- oder CYP2D6-vermittelt metabolisiert werden: Flecainid, Propafenon, Astemizol, Terfenadin, Ergotamin-Derivate, Cisaprid, Pimozid, Midazolam, Triazolam

Unerwünschte Arzneimittelwirkungen
vor allem Diarrhön, Übelkeit, Dyslipidämien; seltener Kopfschmerzen, Erhöhungen von Transaminasen

Wechselwirkungen
- s. Tab. 4.4
- Lopinavir/Ritonavir hemmt das Cytochrom-P450-Isoenzym CYP3A in vitro
- gleichzeitige Gabe von Lopinavir/Ritonavir und Substanzen, die hauptsächlich über CYP3A metabolisiert werden, kann zu einem Anstieg der Plasmakonzentration dieser Substanzen führen und dadurch ihre therapeutische Wirkung und Nebenwirkungen verstärken bzw. verlängern
- Lopinavir/Ritonavir ist in vitro ein schwacher Hemmer von CYP2D6, deswegen ruft Lopinavir/Ritonavir bei der empfohlenen Dosis keine klinisch signifikanten Wechselwirkungen mit Substanzen, die über CYP2D6 metabolisiert werden, hervor
- in klinisch relevanten Konzentrationen hemmt Lopinavir/Ritonavir CYP2C9, CYP2C19, CYP2E1, CYP2B6 oder CYP1A2 nicht

Pharmakokinetik
BV: nicht ermittelt
Elim.: Lopinavir wird in erster Linie oxidativ metabolisiert, und zwar in hohem Maße durch das hepatische Cytochrom-P450-System (hauptsächlich Isoenzym CYP3A); Ritonavir, ein starker Inhibitor der CYP3A, hemmt die Metabolisierung von Lopinavir und führt dadurch zu einem Anstieg des Lopinavir-Spiegels im Plasma; Ritonavir wird ebenfalls in hohem Maße oxidativ metabolisiert, hauptsächlich durch das Isoenzym CYP3A und zu einem kleineren Teil durch CYP2D6; Lopinavir wird zu ca. 10 % über Urin und zu ca. 83 % über Stuhl, Ritonavir zu weniger als 5 % unverändert im Urin und zum größten Teil metabolisiert im Stuhl ausgeschieden
HWZ: 5–6 Std.

Dosierung
Lopinavir 200 mg, Ritonavir 50 mg je Kapsel: 2 x 2 Kapseln/Tag

Atazanavir [2004; C]

Wirkungsmechanismus
Atazanavir ist ein azapeptidischer PI und kann einmal täglich gegeben werden; im Vergleich zu anderen PIs hat Atazanavir zudem ein sehr günstiges Lipidprofil, ist allerdings bisher nicht für die Initialtherapie zugelassen

Indikation(en)
HIV-Infektion bei vorbehandelten Patienten

Kontraindikation(en)
- Atazanavir ist kontraindiziert bei Patienten mit bekannter Hypersensitivität gegen Atazanavir bzw. den verwendeten Inhaltsstoffen

- Koadministration von Atazanavir ist kontraindiziert mit Medikamenten, die über CYP3A abgebaut werden: Cisaprid, Pimozid, Midazolam, Triazolam, Simvastatin, Lovastatin, Pimozid, Ergotamin, Calciumantagonisten und Protonenpumpen-Inhibitoren
- lebensbedrohliche Interaktionen sind ferner möglich bei gleichzeitiger Gabe von Amiodaron, Lidocain (systemische Gabe), NSMRI-Antidepressiva und Chinidin (Spiegelbestimmung!)
- Patienten mit moderater bis schwerer Leberinsuffizienz sollten geboostetes Atazanavir nicht erhalten

Unerwünschte Arzneimittelwirkungen
Hepatotoxizität, Bilirubinerhöhung (bis 50 %!), Transaminasenanstieg, nicht selten auch Ikterus; Diarrhön in ca. 30 % der Fälle; außerdem Übelkeit, Erbrechen, Kopfschmerzen, Schlaflosigkeit, Abdominalschmerzen, Exanthem, Kraftlosigkeit; im Gegensatz zu anderen PIs: keine Dyslipidämie; Effekt auf Lipodystrophie derzeit unklar

Wechselwirkungen
- s. Tab. 4.4
- Atazanavir hemmt das Cytochrom-P450-Isoenzym CYP3A in vitro
- gleichzeitige Gabe von Atazanavir und Substanzen, die hauptsächlich über CYP3A metabolisiert werden, kann zu einem Anstieg der Plasmakonzentration dieser Substanzen führen und dadurch ihre therapeutische Wirkung und Nebenwirkungen verstärken bzw. verlängern
- keine gleichzeitige Anwendung mit Rifampicin (reduziert die Plasmaspiegel von Atazanavir um 90 %), Johanniskraut und Antazida
- Zurückhaltung bei Sildenafil und Vardenafil
- bei Einsatz von Rifabutin: Dosisreduktion von Rifabutin um 75 % (statt 300 mg/Tag nur noch 150 mg jeden 2. Tag oder 3 x pro Woche)
- bei Kombination mit Efavirenz sollte dieses als Einmaldosis (600 mg Efavirenz) gegeben werden
- keine Kombination mit Indinavir und keine gleichzeitige Gabe von Diacetyldihydrolutidin (DDL); Kombination mit DDL ist allerdings dann möglich, wenn beide Medikamente im Abstand von 2 Stunden gegeben werden
- Clarithromycin: keine Kombination von geboostetem Atazanavir mit Clarithromycin

Pharmakokinetik
BV: 14 %
Elim.: nach einer einzelnen 400 mg-Gabe von Atazanavir wurden insgesamt 79 % bzw. 13 % im Stuhl bzw. Urin wiedergefunden; nichtmetabolisiertes Atazanavir war verantwortlich für ca. 20 % bzw. 7 % der gegebenen Dosis im Stuhl bzw. Urin
HWZ: ca. 7 Std.

Dosierung
Atazanavir: 1 x 400 mg/Tag, mit Ritonavir geboostert: 1 x 300 mg/Tag + 1 x 100 mg/Tag

Tipranavir

Wirkungsmechanismus
Tipranavir ist der erste nichtpeptidische PI, hat eine Zulassung für vorbehandelte Patienten und zeigt eine gute Wirksamkeit gegen PI-resistente Viren

Indikation(en)
HIV-Infektion bei vorbehandelten Patienten

Kontraindikationen
Tipranavir ist kontraindiziert bei Patienten mit bekannter Hypersensitivität gegen Tipranavir bzw. den verwendeten Inhaltsstoffen sowie bei Leberzirrhose (Child-Pugh B and C)

Unerwünschte Arzneimittelwirkungen
- Diarrhö, Übelkeit, Erbrechen, Kopfschmerzen, Bauchschmerzen
- seltener Schwindel und Abgeschlagenheit
- möglicherweise erhöhtes Risiko für intrakranielle Blutungen

- Transaminasenerhöhungen werden bei mindestens 6 % der Patienten beobachtet
- in seltenen Fällen klinische Hepatitis bis zum Leberversagen
- häufiger als bei anderen PIs-Dyslipidämien (20 %)
- selten Hautausschlag (urtikariell oder makulopapulös)

Wechselwirkungen
- s. Tab. 4.4
- Kombination von Tipranavir und Ritonavir inhibiert die Aktivität von CYP3A und induziert P-Glykoprotein; es muss daher mit erhöhten Serumspiegeln von Medikamenten gerechnet werden, die in erster Linie über CYP3A verstoffwechselt werden
- Tipranavir senkt die Serumspiegel von Lopinavir, Saquinavir und Amprenavir, sodass eine Kombination nicht infrage kommt
- Fluconazol und Clarithromycin erhöhen die Serumspiegel von Tipranavir; bei gleichzeitiger Gabe ist sorgfältiges Monitoring notwendig
- Antazida reduzieren die Tipranavir-Spiegel um 30 %, daher sollten beide zeitlich versetzt dosiert werden
- Rifampicin reduziert die Tipranavir-Spiegel um 80 % und sollte daher vermieden werden
- Tipranavir erhöht die Serumspiegel von Atorvastatin; daher Atorvastatin mit der kleinstmöglichen Dosis beginnen oder – besser – auf andere Substanzen umstellen; das Gleiche gilt für Rifabutin; Konsequenz: Rifabutin 150 mg alle 2 Tage oder 3 x pro Woche
- Tipranavir senkt die Plasmaspiegel von Abacavir, Etravirin und Retrovir um 40, 82 bzw. 35 %; theoretisch könnte es daher notwendig sein, die Dosierungen zu erhöhen, doch gibt es hierzu keine Empfehlungen
- DDL sollte nur in 2-stündigem Abstand zu Tipranavir eingenommen werden

Pharmakokinetik
BV: n.v.
Elim.: nach einer 500 mg-Gabe von radioaktiv markiertem Tipranavir + 200 mg Ritonavir 2 x täglich repräsentierte nicht metabolisiertes Tipranavir insgesamt 79,9 % bzw. 0,5 % der im Stuhl bzw. Urin wiedergefundenen Radioaktivität
HWZ: ca. 5–6 Std.

Dosierung
2 x 250 mg/Tag Tipranavir + 2 x 100 mg/Tag Ritonavir

Darunavir [2007; B]

Wirkungsmechanismus
neuer, gut verträglicher PI mit beachtlicher Aktivität gegen PI-resistente Viren; Darunavir wird mit Ritonavir geboostert und gut vertragen; obwohl chemisch verwandt mit Amprenavir, scheint die Vorbehandlung mit Fosamprenavir die Wirkung dieser wichtigen Salvage-Substanz nicht zu kompromittieren

Indikation(en)
HIV-Infektion bei vorbehandelten Patienten

Kontraindikationen
Darunavir ist chemisch ein Sulfonamid und daher kontraindiziert bei Patienten mit bekannter Hypersensitivität gegen Sulfonamide bzw. den verwendeten Inhaltsstoffen; der gleichzeitige Einsatz von Pravastatin ist kontraindiziert; bei einer Hypercholesterinämie soll die niedrigstmögliche Dosis von Atorvastatin (10 mg) eingesetzt werden

Unerwünschte Arzneimittelwirkungen
häufigste Nebenwirkungen sind Kopfschmerzen, Diarrhö, Übelkeit, Erbrechen und Bauchschmerzen; Hautausschlag (7 %), typischerweise 10 Tage nach Behandlungsbeginn; Dyslipiämie ist wohl nicht so ausgeprägt wie bei anderen PIs, Daten zur Lipodystrophie fehlen

Wechselwirkungen
s. Tab. 4.4; Interaktionen bestehen mit Lopinavir, Plasmaspiegel von Darunavir sinken, daher sollte die Kombination vermieden werden. Da Darunavir über das Cytochrom-P450-System abgebaut wird, sind einige Interaktionen zu beachten. Nicht kombiniert

werden dürfen: Johanniskraut, Astemizol, Terfenadin, Cisaprid, Pimozid, Midazolam, Triazolam, Ergotaminderivate, Rifampicin, Phenobarbital, Phenytoin, Carbamazepin. Dosisanpassungen sind teilweise erforderlich bei Efavirenz aufgrund von reduzierten Darunavir- und erhöhten Efavirenz-Spiegeln. Statt Pravastatin Atorvastatin in der niedrigsten Dosis (10 mg) verwenden (s. o.). Die Rifabutindosis muss auf 150 mg alle 2 Tage reduziert werden. Darunavir erhöht die Spiegel von Calciumantagonisten, senkt Methadonspiegel, inferiert mit empfängnisverhütenden Pillen; Maximaldosen von PDE5-Inhibitoren bei Darunavir-Gabe: 10 mg Cialis® in 72 Stunden; 2,5 mg Levitra® in 72 Stunden; 25 mg Viagra® in 48 Stunden

Pharmakokinetik
BV: 37 %
Elim.: nach einer 400 mg-Gabe von radioaktiv markiertem Darunavir + 100 mg Ritonavir wurden 79,5 % bzw. 13,9 % im Stuhl bzw. Urin nachgewiesen, davon repräsentierte nichtmetabolisertes Darunavir 41,2 % bzw. 7,7 %; Darunavir sollte zu den Mahlzeiten eingenommen werden
HWZ: ca. 15 Std.

Dosierung
2 x 600 mg/Tag Darunavir + 2 x 100 mg/Tag Ritonavir

Tabelle 4.4: Wechselwirkungen mit Protease-Inhibitoren (Auswirkung auf Plasmakon zentrationen, AUC)

	Saquinavir (SQV)	Ritonavir (RTV)	Indinavir (IDV)	Nelfinavir (NFV)	Amprenavir (AVV)
Protease-Inhibitoren	RTV⇒SQV ↑ 15–20-fach IDV⇒SQV ↑ 4–6-fach NFV⇒SQV ↑ 4-fach APV⇒SQV ↓ 19 %	IDV⇒RTV ↑ 5–167 %	RTV⇒IDV ↑ 2-fach NFV⇒IDV ↑ 38 %	RTV⇒NFV ↑ 1,5-fach IDV⇒NFV ↑ 83 % SQV⇒NFV ↑ 18 % APV⇒NFV ↑ 15 %	RTV⇒APV ↑ 1,3-fach NFV⇒APV ↑ 1,5-fach IDV⇒APV ↑ 33 % SQV⇒APV ↓ 32 %
Nevirapin	SQV ↓ 24 %	RTV ↓ 11 %	IDV ↓ 28 %	NFV ↑ 10%	nicht bekannt
Delavirdin	SQV ↑ 5-fach	RTV ↑ 70 %	IDV ↑ 44 %	NFV ↑ 2-fach Delavirdin ↓ 50 %	nicht bekannt
Efavirenz	SQV ↓ 62 % Efavirenz ↓ 12 %	RTV ↑ 18 % Efavirenz ↑ 21 %	IDV ↓ 31 %	NFV ↑ 20 %	APV ↓ 36 %
Rifampicin	SQV Ø 84 %	RTV Ø 35 %	IDV ↓ 92 %	NFV ↓ 82 %	APV ↓ 82 %
Rifabutin	SQV ↓ 3 %	Rifabutin ↑ 4-fach	IDV ↓ 34 % Rifabutin ↑ 2-fach	NFV ↓ 32 % Rifabutin ↑ 2-fach	Rifabutin ↑ 1,9-fach
Clarithromycin	SQV ↑ 1,8-fach Clarithromycin ↑ 45 %	Clarithromycin ↑ 77 %	Clarithromycin ↑ 53 %	nicht bekannt	APV ↑ 18 %
Ketoconazol	SQV ↑ 1,3-fach	RTV ↑ 18 % Ketoconazol ↑ 3-fach	IDV ↑ 68 %	NFV ↑ 35 %	APV ↑ 31% Ketoconazol ↑ 44%
Orale Kontrazeptiva	nicht bekannt	Ethinylestradio ↓ 40 % Alternative empfohlen!	Ethinylestradiol ↑ 24 %	Ethinylestradiol ↓ 47 % Alternative empfohlen!	nicht bekannt
Methadon	nicht bekannt	Methadon ↓ 36 %	–	Methadon ↓	nicht bekannt
Verschiedene	Grapefruit⇒SQV ↑ 54 % Ranitidin⇒SQV ↑ 67 % Terfenadin ↑ 4-fach	Zidovudin ↓ 25 % HMG-CoA-Reduktase-Hemmer ↑ 4,5–32-fach Sildenafi ↑ 11-fach	Johanniskraut ⇒IDV ↓ 57 % Sildenafil ↑ 3-fach	Zidovudin ↓ 35%	Zidovudin ↑ 31 %

4.2.6. Fusions-Inhibitoren

Vergleichende Bewertung und Hinweise zur wirtschaftlichen Verordnung

Fuzeon ist der Prototyp einer neuen Substanzklasse, den Fusions-Inhibitoren (FIs). Die FIs blockieren die Fusionsdomäne im HIV-1 gp41 und verhindern somit die Fusion von Virus und Zielzelle. Nicht unwesentlich sind die Therapiekosten von über 2.000 Euro pro Monat. Der Einsatz von Fuzeon verdoppelt den Preis einer HAART.

Fuzeon

Wirkungsmechanismus

Fuzeon ist zur Behandlung der HIV-1-Infektion bei antiretroviral vorbehandelten Erwachsenen und Kindern ab 6 Jahre zugelassen; die Substanz ist vor allem im Salvagebereich ausgesprochen wertvoll; zu beachten ist, dass die HAART bei Einsatz von Fuzeon immer zusätzlich optimiert werden sollte; Fuzeon muss subkutan injiziert werden

Indikation(en)

in Kombination mit anderen antiretroviralen Substanzen zur Behandlung einer HIV-1-Infektion bei Patienten, bei denen die Virusreplikation trotz HAART nicht unter Kontrolle ist

Kontraindikationen

Wechselwirkungen mit anderen Medikamenten sind nicht bekannt

Unerwünschte Arzneimittelwirkungen

allgemein gut verträglich; fast alle Patienten haben aber Hautreaktionen an der Injektionsstelle: Rötung, Entzündung, Verhärtung, Exanthem (Injektionsstellen wechseln!), Entzündungen können an mehr als einer Stelle vorhanden sein. In den Zulassungsstudien benötigten etwa 10 % der Patienten zeitweilig Analgesika oder waren kurzfristig in ihren normalen Aktivitäten eingeschränkt. Allerdings musste die Therapie bei nur 3 % der Patienten endgültig abgebrochen werden. Möglicherweise haben Patienten unter Fuzeon ein leicht erhöhtes Risiko für bakterielle Pneumonien. Bei Patienten mit zusätzlichen Risikofaktoren (geringe initiale CD4-Zahl, hohe Viruslast, Drogenabhängige, Raucher, Lungenerkrankungen in der Anamnese) ist daher erhöhte Wachsamkeit geboten. Hypersensitivitätsreaktionen (Hautausschlag, Fieber, Übelkeit, Schüttelfrost, Hypotension oder Transaminasenerhöhungen) sind selten (unter 1 %).

Wechselwirkungen

Fuzeon ist kein Inhibitor/Aktivator der CYP450-Enzyme; es gibt keine Hinweise auf klinisch signifikante, pharmakokinetische Interaktionen zwischen Fuzeon und gleichzeitig verabreichten Medikamenten, die von CYP450-Enzymen metabolisiert werden; bis heute wurden keine Interaktionen mit anderen antiretroviralen Wirkstoffen festgestellt, die eine Änderung der Fuzeon-Dosierung bzw. der Dosierung der anderen Kombinationspartner rechtfertigen würde

Pharmakokinetik

BV: 84,3 %

Elim.: da Fuzeon ein Peptid ist, kann man erwarten, dass es in seine Aminosäurebestandteile abgebaut wird, die dem körpereigenen Pool zur Verfügung gestellt werden; weitere Studien wurden nicht durchgeführt

HWZ: 3,8 Std.

Dosierung

Enfurvitide 108 mg als Pulver in Durchstechflasche, nach Zugabe von 1,1 ml Wasser ist die Endkonzentration von 90 mg/ml erreicht: 2 x 1 ml/Tag

4.2.7. Ko-Rezeptor-Inhibitoren

Vergleichende Bewertung

Maraviroc ist der Prototyp einer neuen Substanzklasse, den Ko-Rezeptor-Inhibitoren. Bekanntermaßen benutzt HIV neben dem CD4-Rezeptor noch weitere zelluläre Rezeptoren, um in die Zielzelle einzudringen, den CCR5- (R5) oder/und den CXCR4-Rezeptor (X4). Maraviroc blockiert selektiv den R5-Rezeptor und verhindert somit den weiteren Verlauf der Virusreplikation. Maraviroc ist nicht wirksam bei Viren, die den X4-Rezeptor bzw. beide Rezeptoren benutzten können.

Maraviroc

Wirkungsmechanismus

Maraviroc ist zur Behandlung der HIV-1-Infektion bei antiretroviral vorbehandelten Erwachsenen vorgesehen

Indikation(en)

in Kombination mit anderen antiretroviralen Substanzen zur Behandlung einer HIV-1-Infektion bei vorbehandelten Patienten, bei denen die Virusreplikation trotz HAART nicht unter Kontrolle ist und deren Virus ausschließlich den R5-Rezeptor nutzt

Kontraindikation

Hypersensitivität gegenüber Maraviroc sowie sonstiger Bestandteile, Erdnüssen und Soja

Unerwünschte Arzneimittelwirkungen

bislang gut verträglich, selten Kopfschmerzen, Schwindel, Müdigkeit, Appetitlosigkeit, Übelkeit, Muskelschmerzen. Daten zur Langzeitanwendung liegen nicht vor

Wechselwirkungen

Maraviroc ist ein Substrat des Cytochrom P450 CYP3A4. Die gleichzeitige Gabe mit Arzneimitteln, die CYP3A4 induzieren, kann die Plasmakonzentration von Maraviroc reduzieren und dessen therapeutische Wirkung verringern. Die gleichzeitige Gabe von mit Arzneimitteln, die CYP3A4 hemmen, kann die Plasmakonzentration von Maraviroc erhöhen.

Pharmakokinetik

BV: 33 % (300 mg)
Elim.: nach einer 300-mg-Gabe von radioaktiv markiertem Maraviroc wurden 76 % bzw. 20 % im Stuhl bzw. Urin nachgewiesen, davon repräsentierte nichtmetabolisertes Maraviroc 25 % bzw. 8 %; Maraviroc kann unabhängig von den Mahlzeiten eingenommen werden
HWZ: 13 Std.

Dosierung

- bei Kombination mit einigen PIs, wie Lopinavir, Saquinavir oder Atazanavir, muss die Maraviroc-Dosis reduziert, bei Kombination mit Efavirenz erhöht werden; mit Tipranavir besteht offenbar keine relevante Interaktion
- Dosis halbieren in Kombination mit Itraconazol und Ketoconazol, verdoppeln in Kombination mit Efavirenz, Rifampicin, Carbamazepin, Phenobarbital und Phenytoin
- 2 x 150–600 mg/Tag in Abhängigkeit der Begleitmedikation

4.2.8. Interferone zur antiviralen Therapie

Wirkungsmechanismus

Interferone werden auf bestimmte Reize hin (z.B. Virusinfektionen) von den Zellen gebildet. Verschiedene Interferon-induzierte Mechanismen tragen zur antiviralen Wirkung dieser Zytokine bei.

- Mx-Proteine hemmen die Transkription vor allem bei Influenzaviren
- Im Zytoplasma der Zelle wird eine Ribonuklease aktiviert, welche bereits gebildete mRNA degradiert
- Proteinsynthese wird gehemmt, indem ein erforderlicher Initiationsfaktor durch Phosphorylierung inaktiviert wird
- Protein-Glykosilierung wird gehemmt
- Virusreifung wird durch Membranveränderungen gehemmt
- Expression von MHC-Antigenen, die für Antigenpräsentation verantwortlich sind (zytotoxische T-Zellen), wird verstärkt
- Aktivierung von NK-Zellen

Indikation(en)

- Interferon alfa (IFN-alfa): Behandlung der chronischen Hepatitis-B- und C-Virus-Infektionen
- Peginterferon heute bereits Standardtherapie bei Hepatitis C in Kombination mit Ribavirin

Kontraindikationen

alle Zustände, die auch als UAW auftreten können; schwere Funktionseinschränkungen von Herz, Leber, Niere, ZNS

Unerwünschte Arzneimittelwirkungen

bei systemischer Anwendung: Gliederschmerzen; Wiederaufflammen eines Herpes labialis, Exantheme, Pruritus, Haarausfall; Parästhesien, Tremor, Depressionen, Somnolenz, zerebrale Anfälle, Sehstörungen, Stomatitis, Übelkeit, Magenulkusrezidiv; Serum-GOT-, GPT-Erhöhung; Arrhythmie, Tachykardie, Palpitationen, Herzinsuffizienz, Herz- und Atemstillstand, Herzinfarkt, Panzytopenie; nach Therapie kann es zur Bildung von Antikörpern gegen Interferone kommen; beeinträchtigt Fahrtauglichkeit und Führen von Maschinen

Wechselwirkungen

Vorsicht bei Kombination mit Betäubungsmitteln, Hypnotika und mit potenziell myelosuppressiven Arzneistoffen; mögliche Erhöhung der Plasmakonzentrationen von Theophyllin und Acenocoumarol

Pharmakokinetik

BV: nur parenteral applizierbar, BV nach s.c./i.m.-Applikation 100 %
Elim.: proteolytische Spaltung (Nierentubuli)
HWZ: 2–3 Std.

Dosierung

- chronische Hepatitis B-Virus-Infektionen: Interferon alfa: 3–5 Mio. I.E./m² KO s.c. 3 x wöchentlich für 6 Monate
- chronische Hepatitis C-Virus-Infektionen: Interferon alfa: 3–6 Mio. I.E./m² KO s.c. 3 x wöchentlich für 6 Monate (Titration der Dosis nach UAW und Therapieerfolg); Peginterferon gewichtsabhängig 80–150 mg 1 x wöchentlich (in Kombination mit Ribavirin)

4.2.9. Weitere Wirkstoffe

Vergleichende Bewertung

Pflanzenextrakte, teils Tanninsäure-, Heparin- und/oder Zinksalz-haltige Zubereitungen, haben sich vor allem in der topischen Behandlung von Herpes simplex bewährt. Podophyllotoxin (Mitosegift) wird gegen Warzen bzw. Condylomata acuminata mit unterschiedlichen Erfolgsraten (20–40 %) eingesetzt.

4.3. Viruserkrankungen

4.3.1. Influenza

Bei Erkrankungen des Respirationstraktes stehen virale Infektionen im Vordergrund – wie bei der Rhinitis als häufigste Form der Erkältungskrankheiten und der Pharyngitis. Sind die tiefer gelegenen Atemwege betroffen (Bronchitis, Pneumonie), ist auch an die Influenza, die echte Virusgrippe, zu denken. Sie ist eine akut fieberhafte Erkrankung mit der klassischen Symptomatik – abrupt einsetzendes Fieber mit Kopf- und Gliederschmerzen, Rhinitis, Konjunktivitis und Tracheobronchitis. Auslösendes Agens sind Influenzaviren (Fam. Orthomyxoviridae), die zumeist durch Aerosole (Tröpfcheninfektion), aber auch durch direkten Kontakt (Hände) übertragen werden. Erschwerend sind bakterielle Zweitinfektionen mit der Gefahr der Pneumonie. Insbesondere ältere Personen und immungeschwächte Patienten sind gefährdet. Man unterscheidet 3 Influenzatypen: A, B und C. Davon hat die Influenza A die größte Bedeutung und das stärkste Krankheitspotenzial. Die Influenza-A-Viren werden nach ihren Hämagglutininen (H) und ihren Neuraminidasen (N) bezeichnet. Nur die Viren mit der Bezeichnung H 1–3 sind nach heutiger Kenntnis vom Menschen auf den Menschen übertragbar. Die Pandemie 1918 wurde durch H1N1, die Pandemie 1957 durch H2N2 und die von 1968 durch H3N2 hervorgerufen. H5N1, zur Zeit das aktuellste, ist das Virus der Vogelgrippeviren. Es wird nur unter der Bedingung massiver Infektion, also bei sehr engem Kontakt mit infizierten Vögeln und deren Kot, auf den Menschen übertragen.

Das tierische Erregerreservoir von Influenza A (hauptsächlich Wildvögel) und das segmentierte RNA-Genom ermöglichen erst die große Erregervariabilität durch das Entstehen „neuer" Subtypen („shift"), die dann ggf. für Epidemien und Pandemien verantwortlich sind. Epidemiologischen Studien zufolge weisen 60–70 % der erwachsenen Bevölkerung Influenzavirus-spezifische Antikörper auf; aufgrund der ständigen Punktmutationen („drift") ist aber nur von einer Teilimmunität der Bevölkerung auszugehen. In Deutschland werden während der jährlichen Grippewellen schätzungsweise 10–20 % der Bevölkerung infiziert. Gewöhnliche Influenzawellen verursachen in Deutschland zwischen 2 und 5 Millionen zusätzliche Arztkonsultationen, etwa 10–20.000 zusätzliche Hospitalisierungen und durchschnittlich 10.000 zusätzliche Todesfälle. Diese Zahl wird bei außergewöhnlich starker Influenza-Aktivität, wie z.B. in der Saison 1995/96, deutlich überschritten. Im Frühjahr 2009 ist eine Variante des Influenza-A-Virus H1N1 verantwortlich für eine aktuelle Pandemie. Derzeitige Auswertungen sprechen für einen milden Verlauf bei allerdings sehr rascher Ausbreitungsfähigkeit des Erregers.

Aufgrund der Erregervariabilität wird der Influenzaimpfstoff entsprechend der kursierenden Stämme nach den Vorgaben der WHO jedes Jahr überprüft und zur „Grippesaison" neu hergestellt. Eine antivirale Therapie steht seit einigen Jahren mit den spezifisch wirkenden Neuraminidaseblockern zur Verfügung (vgl. auch 4.5. Hinweise zur wirtschaftlichen Verordnung).

4.3.2. Hepatitis

Die häufigste infektiöse Lebererkrankung ist die akute Hepatitis, ausgelöst durch die **Hepatitisviren A bis E**, die einen ausgeprägten Hepatotropismus zeigen. Aber auch zahlreiche andere Erreger, wie z.B. der Malariaerreger, Amöben, tropische Viren (Gelbfieber, Filoviren) Trematoden oder Echinokokken, können u.a. auch eine Leberentzündung hervorrufen. Ebenso spielen Herpesviren als Auslöser einer Begleithepatitis eine Rolle.

Klinisch imponiert die Virushepatitis mit einer grippeähnlichen Symptomatik, häufig von einem Ikterus begleitet. Laborchemisch sind die Serumtransaminasen stark erhöht. Die Inkubationszeit beträgt mehrere Wochen. Eine Chronifizierung ist nur bei der Hepatitis B und C möglich.

Die **Hepatitis A und E** wird häufig in tropischen Regionen durch Getränke (Eiswürfel) oder rohe Lebensmittel (fäkal-oral) erworben. Die Krankheit heilt nach mehreren Wochen aus. Es sind keine chronischen Fälle bekannt und fulminante Verläufe sehr selten. In Endemieländern ist die **Hepatitis E** in der Schwangerschaft allerdings mit einer hohen Letalität assoziiert. Für **Hepatitis A** existiert eine aktive Impfung.

Die **Hepatitis B** (Übertragung: Blut, Intimkontakte [Serumhepatitis]) kann klinisch der Hepatitis A ähneln, hat aber den Nachteil einer altersabhängigen Chronifizierungsrate. Sie beträgt durchschnittlich 5–10 %, bei Neugeborenen jedoch bis zu 95 % (vertikale Übertragung). Die chronische Hepatitis B ist durch eine HBS-Antigen-Trägerschaft von mehr als 6 Monaten gekennzeichnet. Therapeutika der Wahl bei einer chronischen HBV-Infektion sind (PEG-)Interferone und Nukleosidanaloga. **Hepatitis-D**-Virusinfektionen können nur bei bestehender HBV-Infektion eine Erkrankung hervorrufen (Ko- oder Superinfektion), da das Virus inkomplett ist, d.h. zur Virusreplikation auf das Hepatitis-B-Virus angewiesen ist. Zur Prophylaxe (auch der HDV-Infektion) sind aktive Impfstoffe empfohlen und eine Simultanprophylaxe (aktiv und passiv), z.B. im Verletzungsfall (Nadelstich) nicht immuner Personen und für Neugeborene Hep. B infizierter Mütter.

HCV-Infektionen bleiben häufig asymptomatisch; jedoch ist die HCV-Infektion heute die häufigste Ursache einer chronischen Virushepatitis. Eine Chronifizierungsrate von 60–80 % ist bekannt, mit dem Spätrisiko einer Leberzirrhose und dem hepatozellulären Karzinom. Das Hepatitis-C-Virus wird vorrangig durch Blut und Blutprodukte, i.v.-Drogenabusus oder seltener vertikal übertragen. Es steht (wie auch bei der chronischen Hep. B) kein Impfstoff zur Verfügung. Therapeutisch werden Ribavirin und Interferon eingesetzt.

4.3.3. Therapie der Viruserkrankungen

Tabelle 4.5: Therapie der Viruserkrankungen

Viruserkrankung	Therapie
Herpes simplex und non-simplex	
Lokalisiert	Aciclovir topisch
	Idoxuridin topisch
	Trifluridin topisch
bei häufigen Rezidiven	Suppressionstherapie: Aciclovir (p.o.)
generalisiert	Aciclovir (p.o./i.v.) Foscarnet (i.v.) Valaciclovir (p.o.) Brivudin (p.o.)
(HSV) – Enzephalitis	Aciclovir (i.v.) Interferon beta s.c.
Varizella zoster und Herpes zoster	
Segmental begrenzt	Aciclovir (p.o.) Famciclovir (p.o.) Brivudin (p.o.)
schwere disseminierte Form, Zoster ophtalmicus	Aciclovir (i.v.) Foscarnet (i.v.)
Zytomegalie	
Retinitis, Pneumonie, CMV-Mononukleose/Hepatosplenomegalie	Ganciclovir i.v., Foscarnet (i.v.)
Kolitis, Ösophagitis	Kombinationstherapie mit Foscarnet und Ganciclovir (i.v.)
Virushepatitis	
Hepatitis B/Tag (chron.-aktive)	Interferon alfa (s.c.), Peginterferon (s.c.)
Hepatitis B /Nukleosid-Analogon Nukleotid-Analogon Nukleosid-Analogon	Lamivudin (p.o.) Adefovir (p.o.) Entecavir (p.o.)
Hepatitis C (chron.-aktive)	Interferon alpha (s.c.)/in Kombination mit Ribavirin
Papilloma	Interferon beta (s.c.)
Virusgrippe	
Influenza A	Amantadin (p.o.) Rimantadin (p.o.)
Influenza A, B	Zanamivir (Aerosol) Oseltamivir (p.o.) (Neuraminidasehemmer)
RSV-Pneumonie	Ribavirin (Aerosol)

Viruserkrankung	Therapie
Hämorrhagisches Fieber	
Bunya-Viren (Krim-Kongo-, Rift-Valley-, Hanta-) und Arena-Viren (Junin, Machupo, Lassa)	Ribavirin systemisch (Aerosol)
HIV-Infektionen	
1. Reverse Transkriptasehemmer (nukleosidal)	AZT, Azidothymidin p.o./ i.v. ddl, Didanosin p.o. 3TC, Lamivudin p.o. d4T, Stavudin p.o. ABC, Abacavir, p.o. TDF, Tenofovir, p.o. FTC, Emtricitabin, p.o.
2. Reverse Transkriptasehemmer (nichtnukleosidal)	Nevirapin Efavirenz Delaviridin (in USA zugelassen)
3. Protease-Inhibitoren	Ritonavir (i.d.R. nur noch als „Booster") Indinavir Saquinavir Nelfinavir Fos-Amprenavir Lopinavir/Ritonavir Atazanavir Tipranavir Darunavir
4. Fusions-Inhibitoren	Fuzeon, s.c.
5. Ko-Rezeptor-Inhibitoren	Maraviroc
Kombinationstherapie (1–5) „konvergent" oder „divergent" empfohlen	

4.4. Antiretrovirale HIV-Therapie

Bei der Betrachtung des Replikationszyklus von HIV wäre es theoretisch möglich, mit einer Vielzahl von Stoffen die einzelnen Schritte von der Virus-Zelladsorption bis hin zur Virus-Zellausschleusung spezifisch zu unterbinden, ohne nichtinfizierte und teilungsaktive Zellen nachhaltig zu schädigen.

Die wesentlichen Zielpunkte dieser Virostatika sind die reverse Transkription des viralen Genoms zur zellgenomintegrierbaren DNA durch Nukleosidale und nichtnukleosidale Reverse-Transkriptase-Inhibitoren, die Prozessierung von Vorläuferproteinen durch Protease-Inhibitoren, die Virus-Zellinteraktion durch Fusions-Inhibitoren und Ko-Rezeptor-Antagonisten und die Integration der proviralen DNA in das Wirtsgenom durch Integrase-Inhibitoren.

Das primäre Ziel einer antiretroviralen HIV-Therapie ist die vollständige Senkung der Virusmenge im Blut unter die Nachweisgrenze des aktuell sensitivsten Tests. Damit werden Krankheitsprogression verhindert, HIV-bedingte Symptome zurückgebildet und das Immunsystem rekonstituiert. Zusätzlich vermeidet man die Selektion bzw. Entstehung resistenter Virusvarianten. Um das Primärziel zu erreichen, setzt man die sogenannte hochaktive antiretrovirale Therapie (HAART) ein, die sich in der Initialtherapie anhand der zurzeit existierenden Empfehlung der Fachgremien aus 2 nukleosidalen Reverse-Transkriptase-Inhibitoren und einem geboosteten Protease-Inhibitor bzw. einem nichtnukleosidalen Reverse-Transkriptase-Inhibitor zusammensetzt.

Nach einem virologischen Versagen (nachweisbare Virusmenge im Blut) der Initialtherapie ist es wichtig, die neue Therapie so auszuwählen, dass mindestens 2 noch voll aktive Substanzen enthalten sind, damit die Virusmenge im Blut wieder unter die Nachweisgrenze abfällt. Versagt die Therapie aufgrund einer mangelnden Compliance des Patienten, so sollten nach einem entsprechenden Gespräch aktive Substanzen gewählt werden, die für den Patienten besser verträglich sind. Insgesamt muss bei der Neugestaltung der Therapie neben virologischer Aktivität und Verträglichkeit auch auf mögliche Interaktionen der Substanzen untereinander geachtet werden.

4.5. Hinweise zur wirtschaftlichen Verordnung

Aus **„Wirkstoff aktuell" Oseltamivir/Zanamavir, 2007**, (Herausgeber Kassenärztliche Bundesvereinigung):

- In der Behandlung der saisonalen Influenza ist der Nutzen der Neuraminidasehemmer (NI) Oseltamivir und Zanamivir gering, die nasale Ausscheidung der Viren wird nicht verhindert. Die Verkürzung der Krankheitsdauer bei ansonsten gesunden Erwachsenen um 1 Tag und Kindern um 1,5 Tage rechtfertigt keine generelle Verordnung von NI bei der selbstlimitierenden Influenza. Bei ansonsten gesunden Erwachsenen und Kindern können sie zu einer Verminderung von Komplikationen wie Bronchitis und Pneumonie beitragen, ihr Einsatz führt aber nicht zu einem geringeren Verbrauch an Antibiotika und symptomatisch wirksamen Grippemitteln. Eine Reduzierung der Sterblichkeit von an Influenza erkrankten Patienten durch NI ist nicht erwiesen.
- Die Behandlung mit NI muss so schnell wie möglich, spätestens jedoch 48 Stunden nach Auftreten der Symptome einer Influenza oder nach Kontakt mit einer infizierten Person begonnen werden. NI wirken nur bei durch Influenzaviren hervorgerufenen Infektionen. Wegen der unspezifischen Symptomatik der Influenza ist es schwierig, sie von anderen respiratorischen Erkrankungen sicher zu unterscheiden, bei denen die Gabe von NI unwirksam und unnötig ist.
- Patientengruppen, die in der Akutsituation der Influenza eindeutig von NI profitieren, können nach der derzeitigen Datenlage nicht identifiziert werden. Die Wirksamkeit von Oseltamivir zur Therapie oder postexpositionellen Prophylaxe bei immunsupprimierten Patienten ist nicht gesichert. Bei Patienten mit Risikofaktoren für Komplikationen der Influenza (z.B. chronische kardiale und/oder respiratorische Erkrankungen, ältere Patienten) führt die antivirale Therapie mit NI nicht zur Verkürzung der Krankheitsdauer oder Verringerung von Komplikationen.
- Die zunehmend auftretenden Resistenzen von Influenzaviren gegen Oseltamivir in vivo und gegen Zanamivir in vitro verbieten eine Verordnung der NI zur Prävention.
- Mittel der Wahl zur Prophylaxe ist neben infektionshygienischen Maßnahmen die Grippeschutzimpfung.
- Bei Personen mit Kontraindikationen gegen die Grippeschutzimpfung oder bei fehlender Verfügbarkeit eines Impfstoffes kann eine Prophylaxe der saisonalen Influenza mit NI indiziert sein.

Aus Therapiehinweis zu Palivizumab (AMR, Anlage 4) (inkraft getreten mit Veröffentlichung im Bundesanzeiger vom 27.11.2008):
Die Saison für Infektionen mit dem Respiratory-Syncytial-Virus (RSV) beginnt typischerweise im November und hält bis April an. Eine wirksame kausale Behandlung der RSV-Infektion existiert nicht. Die RSV-Infektion ist häufig. Es wird geschätzt, dass 50 % bis 70 % aller Kinder im 1. Lebensjahr die Infektion durchmachen. In Europa sind 60 % bis 90 % der Krankenhausbehandlungen von Kindern wegen einer Bronchiolitis Folge einer RSV-Infektion. Die dokumentierte Letalität von RSV-Erkrankungen im Kindesalter in Deutschland ist, bezogen auf die Häufigkeit der RSV-Infektion, die bis zum 2. Lebensjahr praktisch jedes Kind betrifft, als relativ gering anzusehen. Sie liegt unter heutigen intensivmedizinischen Bedingungen bei etwa 1 % der Risikopatienten. Zu den Risikogruppen für schwere Verlaufsformen zählen Frühgeborene sowie Kinder mit vorgeschädigter Lunge und/oder Herzfehler sowie immunsupprimierte Patienten. Die deutsche Leitlinie nennt darüber hinaus weitere, in Kohortenstudien identifizierte Risikofaktoren, wie schwere neurologische Erkrankung, Geschwister im Kindergarten- oder Schulalter, Entlassung aus der Neonatalogie zwischen Oktober und Dezember sowie männliches Geschlecht.
Bislang ist kein Impfstoff zur aktiven Immunisierung verfügbar. Zur passiven Immunisierung – zur Prophylaxe der RSV-Infektion – und nicht zur Therapie – ist Palivizumab angezeigt. Es reduziert nach heutiger Kenntnis lediglich die Hospitalisierungsraten und nicht die Mortalität. Weder die Häufigkeit noch Dauer einer erforderlichen intensivmedizinischen Therapie oder künstlichen Beatmung werden durch Gabe von Palivizumab vermindert. In welchem Maße die überwiegend im Ausland gewonnenen Daten zur Krankenhausaufnahme auf deutsche Verhältnisse übertragbar sind, ist nicht untersucht.

Die Kosten-Nutzen-Bewertungen basieren zurzeit nicht auf validen Untersuchungen in Deutschland, sondern wurden bisher unter Zuhilfenahme der Zulassungsstudien kalkuliert. Bei vielen Kindern, die unter die zugelassenen Indikationen fallen, ist anzunehmen, dass das Risiko für schwerwiegende Erkrankungsverläufe mit Krankenhausaufnahme gering ist und damit vermutlich auch der potenzielle Nutzen der Gabe von Palivizumab.

Entsprechend sind die Empfehlungen in internationalen Leitlinien und ökonomischen Bewertungen heterogen.

Der Einsatz von Palivizumab erscheint, wie unter anderem in der Leitlinie der deutschen Fachgesellschaften beschrieben, nur unter Einschränkung des Einsatzes gegenüber der Zulassung auf Kinder mit höherem Risiko für schwere Infektionsverläufe wirtschaftlich bei:

Kindern mit hohem Risiko im Alter von ≤ 24 Lebensmonaten zum Beginn der RSV-Saison,

- die wegen bronchopulmonaler Dysplasie begleitende therapeutische Maßnahmen innerhalb der letzten bis wenigstens sechs Monate vor Beginn der RSV-Saison benötigten. Diese Maßnahmen beinhalteten zusätzlichen Sauerstoff, Steroide, Bronchodilatatoren oder Diuretika
- mit hämodynamisch relevanten Herzfehlern (zum Beispiel relevante Links-Rechts- und Rechts-Links-Shunt-Vitien und Patienten mit pulmonaler Hypertonie oder pulmonalvenöser Stauung).

Darüber hinaus erscheint die Gabe unter wirtschaftlichen Aspekten noch vertretbar bei:

Kindern im Alter von ≤ 6 Monaten bei Beginn der RSV-Saison,

- die als Frühgeborene bis zur vollendeten 28. Schwangerschaftswoche (28 [+6] Schwangerschaftswochen) geboren wurden
- die als Frühgeborene ab der 29. bis zur vollendeten 35. Schwangerschaftswoche (35 [+6] Schwangerschaftswochen) geboren wurden, nur nach individueller Abwägung weiterer Risikofaktoren, die für schwere Verläufe der RSV-Infektion disponieren. Zu fordern sind mindestens zwei Risikofaktoren, wie z.B. schwere neurologische Erkrankung, Geschwister im Kindergarten- oder Schulalter, Entlassung aus der Neonatologie zwischen Oktober und Dezember.

Zusätzliche nichtmedikamentöse Maßnahmen sind Rauchverbot in der Umgebung von Hochrisikokindern, Stillen, infektionshygienische Allgemeinmaßnahmen zur Vermeidung der RSV-Exposition, wie regelmäßiges Händewaschen und das Meiden von Personenansammlungen sowie Kinderkrippen.

Es fehlen valide Erkenntnisse bei Kindern unter Immunsuppression beziehungsweise bei Kindern mit Immundefekten.

Das Medikament ist für Erwachsene nicht zugelassen.

Gemäß Fachinformation ist der Nutzen für mehr als fünf Dosen ebenso wenig belegt wie für die Prophylaxe in einem zweiten Behandlungszyklus während einer darauffolgenden Saison.

Tabelle 4.6: DDD-Kosten für verordnungsrelevante Wirkstoffe des Jahres 2008   folgende Seite >>

Tabelle 4.6: DDD-Kosten für verordnungsrelevante Wirkstoffe des Jahres 2008

Wirkstoff	DDD-Kosten (Euro)
4.2.2. Nukleosidanaloga	
Abacavir	14,93
Aciclovir	4,59
Adefovir dipivoxil	22,33
Brivudin	14,02
Entecavir	15,53
Lamivudin	10,56
Ribavirin	28,55
Tenofovir	16,83
Zidovudin	13,66
4.2.3. Pyrophosphatanaloga	
Efavirenz	14,02
Nevirapin	14,63
4.2.4. Inhibitoren von Viruspenetration bzw. intrazell. Virusgenom-Freisetzung	
Amantadin	0,39
Oseltamivir	6,19
4.2.5. Protease-Inhibitoren	
Atazanavir	25,75
Darunavir	28,90
Fos-Amprenavir	20,43
Lopinavir	26,92
Ritonavir	22,28
Saquinavir	19,37

Quelle: GKV-Arzneimittelindex im Wissenschaftlichen Institut der AOK (WIdO)

5. Parasitosen

Fazit für die Praxis

- Bei Fieber nach Aufenthalt in Tropen und Subtropen immer an Malaria denken! Die unkomplizierte Malaria tropica wird stationär mit Mefloquin, Atovaquon/Proguanil oder Artemether/Lumefantrin behandelt, komplizierte Verlaufsformen müssen intensivmedizinisch betreut werden
- Bei Fieber, Hepatosplenomegalie und Panzytopenie nach Tropenaufenthalt – aber auch nach Reisen in Mittelmeerländer – an Kala-Azar denken! Die Patienten sollten in spezialisierten Einrichtungen mit Amphotericin B oder Miltefosine behandelt werden
- Bei Fieber, Oberbauchschmerzen und Entzündungsparametern an Amöbenleberabszess denken, bei blutig-schleimigen Durchfällen an Amöbenruhr! Behandlung mit Metronidazol, zusätzlich Paromomycin zur Vermeidung von Rezidiven
- Bei unklaren gastrointestinalen Symptomen immer auch parasitäre Erkrankungen ausschließen! Die meisten intestinalen Wurminfektionen lassen sich mit Mebendazol oder Albendazol behandeln
- Bei unklarer urologischer Symptomatik nach Aufenthalt in Afrika an Bilharziose denken! Therapie mit Praziquantel;
- Mittel der Wahl zur Behandlung der Skabies und der Pedikulosis ist Permethrin lokal

5.1. Wirkstoffübersicht

empfohlene Wirkstoffe	weitere Wirkstoffe
Amphotericin B	Albendazol
Artemether-Lumefantrin	Allethrin
Atovaquon-Proguanil	Benzylbenzoat
Chinin	Crotamidon
Chloroquin	Folinsäure
Clindamycin	Ivermectin
Cotrimoxazol	Malathion
Doxycyclin	Nitazoxanide
Mebendazol	Triclabendazol
Mefloquin	
Metronidazol	
Miltefosine	
Paromomycin	
Permethrin	
Praziquantel	
Primaquin	
Proguanil	
Pyrimethamin	
Spiramycin	
Sulfadiazin	

5.2. Malaria

5.2.1. Klinische Grundlagen

5.2.1.1. Definition/Pathologie/Pathophysiologie

Symptome aller Malariaformen sind plötzlich auftretendes Fieber, Schüttelfrost sowie Kopf- und Gliederschmerzen. Bei der Malaria tropica können rasch lebensbedrohliche zerebrale Verlaufsformen mit Bewusstseinsstörungen oder renale Verlaufsformen mit akutem Nierenversagen oder pulmonale Verlaufsformen mit ARDS auftreten – deshalb muss bei jedem Fieber nach Aufenthalt in tropischen oder subtropischen Regionen sofort eine Malaria tropica ausgeschlossen werden. Bei Reisen in hochendemische Malariagebiete ist eine Chemoprophylaxe empfehlenswert.

5.2.1.2. Einteilung/Klassifikation/Epidemiologie

Klinisch schwer und mit erheblichen Komplikationen verläuft die Malaria tropica (Erreger: Plasmodium falciparum). Bei der Malaria tertiana (Erreger: P. vivax und P. ovale) sowie bei der Malaria quartana (Erreger: P. malariae) sind Organkomplikationen selten. Bei der Malaria tertiana können noch nach Monaten bis Jahren Rückfälle auftreten durch persistierende Parasiten in der Leber (sog. Hypnozoiten). In Einzelfällen verursachen in Südostasien auch Affenplasmodien (P. knowlesi) schwere Krankheitsbilder.

5.2.1.3. Diagnostik

Die Diagnose erfolgt durch den Parasitennachweis im Blutausstrich. Bei einer Malaria tropica müssen der Anteil der befallenen Erythrozyten sowie das Ausmaß der Organbeteiligung festgestellt werden, da hiervon die Therapie abhängig ist.

5.2.2. Therapie: allgemeine Gesichtspunkte

Grundsätzlich richtet sich die Therapie nach der Art der Malaria, nach der Schwere der Erkrankung, nach der Wahrscheinlichkeit einer Medikamentenresistenz, nach eventuell vorhandenen Vorkrankheiten (Tab. 5.1). Bei der Malaria tropica muss festgelegt werden, ob ein komplizierter Verlauf vorliegt (Tab. 5.2).

Tabelle 5.1: Untersuchungen zur Festlegung einer Malariatherapie

Anamnestische Angaben	Reiseland Art und Compliance einer Chemoprophylaxe
Körperlicher Untersuchungsbefund	Körpertemperatur Herzfrequenz und Blutdruck, Atemfrequenz Bewusstseinszustand
Laborwerte	rotes und weißes Blutbild, Thrombozytenzahl; Blutzucker; Kreatinin (oder Cystatin C), Transaminasen, Bilirubin; Bestimmung der Blutgase mit Säure-Basen-Status; Quantifizierung der Parasiten (Parasitämie) als Parasitenzahl/µl oder als prozentualer Anteil der infizierten Erythrozyten an der Gesamterythrozytenzahl
Apparative Untersuchungen	EKG, Röntgen-Thorax

Tabelle 5.2: Kriterien für das Vorliegen einer komplizierten Malaria

Lebensbedrohlich (sofortige Verlegung auf Intensivstation) bei mindestens einem der folgenden Befunde:
- Bewusstseinseintrübung, zerebraler Krampfanfall
- respiratorische Insuffizienz, unregelmäßige Atmung, Hypoxie
- Hypoglykämie (BZ < 40 mg/dl)
- Schocksymptomatik
- Spontanblutungen
- Azidose (base deficit > 8 mmol/l), Hyperkaliämie (> 5,5 mmol/l)

Bedrohlich (engmaschige Überwachung) bei mindestens einem der folgenden Befunde:
- schwere Anämie (Hb < 8 g/dl)
- Niereninsuffizienz (Ausscheidung < 400 ml/24 Std. und/oder Kreatinin > 2,5 mg/dl bzw. im Verlauf rasch ansteigende Kreatinin- oder Cystatin C-Werte)
- Transaminasenerhöhung: über 3-fach erhöht
- Ikterus (Bilirubin > 3 mg/dl bzw. > 50 μmol/l)
- Hyperparasitämie (> 5 % der Erythrozyten von Plasmodien befallen oder > 100.000 Plasmodien/μl)

Malaria tertiana und **Malaria quartana** werden mit Chloroquin behandelt. Bei Import einer Malaria tertiana aus Indonesien oder Ozeanien muss mit einer Chloroquinresistenz gerechnet werden, und die Therapie sollte mit Mefloquin durchgeführt werden. Bei der Malaria tertiana sollte eine Nachbehandlung mit Primaquin angeschlossen werden, um möglicherweise vorhandene Hypnozoiten abzutöten, die andernfalls zu Rezidiven führen könnten.

Eine **unkomplizierte Malaria tropica** sollte stationär mit Mefloquin, Atovaquon-Proguanil oder Artemether-Lumefantrin behandelt werden. Bei Herkunft des Patienten aus Südost-Asien sind wegen der dortigen Mefloquin-Resistenzen Atovaquon-Proguanil oder Artemether-Lumefantrin zu bevorzugen.

Bei einer **komplizierten Malaria tropica** (Tab. 5.2) muss auf einer Intensivstation mit Chinin behandelt werden. Wegen der – wenn auch sehr geringen – Gefahr einer Chininresistenz wird zusätzlich Doxycyclin oder – bei Kontraindikationen – Clindamycin gegeben.

Außerhalb Deutschlands wird zur Therapie der komplizierten Malaria teilweise Artesunate bevorzugt, da Studien in Südostasien eine bessere Wirkung gezeigt haben. Derzeit ist Artesunate in Europa nicht zugelassen und muss aus China importiert werden, eine Herstellung nach GMP (Good Manufacturing Practice) kann daher nicht garantiert werden. In den USA kann Artesunate über die CDC Malaria Hotline geordert werden. Sollte nach GMP hergestelltes Artesunate in Europa verfügbar werden, sollte es gegenüber Chinidin bevorzugt werden.

Patienten mit komplizierter Malaria müssen engmaschig überwacht werden. Eine übermäßige Flüssigkeitszufuhr kann die Entwicklung eines Lungenödems fördern oder erst auslösen. Das intravaskuläre Volumen sollte daher hoch genug sein, um eine ausreichende systemische Perfusion zu gewährleisten, aber andererseits muss eine Überwässerung vermieden werden. Initial sind tägliche EKG-Kontrollen erforderlich, um Rhythmusstörungen oder iatrogen bedingte QTc-Zeit-Veränderungen zu erfassen. Zusätzlich können supportive Maßnahmen erforderlich werden. Es ist grundsätzlich immer mit dem Auftreten von Resistenzen zu rechnen. Die Parasitendichte muss deshalb fortlaufend – abhängig von der Schwere des Krankheitsbildes – kontrolliert werden. Temperatur, Puls, Blutdruck, Flüssigkeitsbilanz sowie Laborparameter werden ebenfalls regelmäßig kontrolliert.

5.2.3. Prophylaxe: allgemeine Gesichtspunkte

Bei Reisen in Malariagebiete sollte grundsätzlich eine Expositionsprophylaxe (Mückenschutz) erfolgen. In Gebieten mit einem hohen Malariarisiko sollte eine regelmäßige Chemoprophylaxe empfohlen werden, allerdings muss der Reisende darauf hingewiesen werden, dass es eine absolut sichere Prophylaxe nicht gibt. Wenn in einem Gebiet das Malariarisiko geringer ist als das Risiko, Nebenwirkungen durch die Chemoprophylaxe zu erleiden, sollte keine regelmäßige Chemoprophylaxe durchgeführt werden, sondern ein Medikament zur eventuellen Selbsttherapie bei Malariaverdacht mitgeführt werden. Dieses wird in therapeutischer Dosis bei malariaverdächtigen Symptomen (jedes Fieber) und nicht erreichbarer ärztlicher Hilfe eingenommen – der Reisende muss also umfangreich aufgeklärt werden, möglichst auch schriftlich.

Eine regelmäßige Prophylaxe ist indiziert bei Aufenthalten im tropischen Afrika; andere Gebiete sind Papua-Neuguinea und die indonesischen Inseln östlich von Bali sowie einige abgelegene Gebiete in Brasilien und Guyana. Dieses gilt grundsätzlich auch für längere, z.B. berufliche Aufenthalte. Für alle anderen Gebiete wird die Mitnahme des Notfallmedikaments empfohlen. Eine aktuelle Länderliste ist abrufbar bei www.dtg.org. In Einzelfällen (z.B. höheres Risiko bei Vorkrankheiten wie Splenektomie, geringeres Risiko bei sehr kurzen Aufenthalten) kann von diesem Schema abgewichen werden. Zur Malariaprophylaxe bei Kindern und Schwangeren wird ebenfalls auf www.dtg.org verwiesen. Eine unzureichende Prophylaxe wird häufig von Migranten durchgeführt, die in Deutschland leben und auf Heimaturlaub fahren („visiting relatives and friends" = VRF).

Zur regelmäßigen Chemoprophylaxe sind geeignet Mefloquin, Atovaquon/Proguanil (Malarone) und Doxycyclin. Diese Mittel sind als gleichwertig anzusehen, die Auswahl richtet sich nach individuellen Gesichtspunkten. Zur Notfall-Medikation stehen zur Verfügung: Mefloquin, Atovaquon/Proguanil und Artemether/Lumefantrin. Mefloquin sollte wegen häufiger Resistenzen nicht für Aufenthalte in Südostasien mitgegeben werden, ansonsten sind diese Mittel wiederum als gleichwertig anzusehen.

Tabelle 5.3: Dosierung von Antimalariamitteln zur Prophylaxe und Therapie (bzw. zur notfallmäßigen Selbstbehandlung)

Arzneimittel	Therapie	Prophylaxe
Artemether/Lumefantrin	80 mg/480 mg (= 4 Tbl.) initial, nach 8 Std. weitere 4 Tbl., dann 2 x tgl. je 4 Tbl. an Tag 2 und 3 (entspricht insgesamt 24 Tbl.)	nicht geeignet
Atovaquon/Proguanil[1]	1.000 mg/400 mg (= 4 Tbl.) als Einmaldosis an 3 Tagen	250 mg/100 mg (= 1 Tbl.) pro Tag 1–2 Tage vor bis 7 Tage nach Aufenthalt im Malariagebiet
Doxycyclin*	nicht geeignet	100 mg/Tag 1–2 Tage vor bis 4 Wochen nach Aufenthalt im Malariagebiet
Mefloquin	initial 750 mg (= 3 Tbl.), nach 6 Stunden 500 mg (2 Tbl.), bei KG > 60 kg nach 6 Stunden weitere 250 mg (1 Tbl.)	250 mg (1 Tbl.) (bei > 90 kg KG 1,5 Tbl., bei >120 kg KG 2 Tbl.) pro Woche 1 Woche vor bis 4 Wochen nach Aufenthalt im Malariagebiet

* in Deutschland für diese Indikation nicht zugelassen

Tabelle 5.4: Therapie der komplizierten Malaria tropica

die ersten 4 Std.	20mg Chinin-Dihydrochlorid (=16,7mg Chinin-Base)/kg KG per infusionem
anschließend über 7–10 Tage	3 x 10mg Chinin-Dihydrochlorid (=16,7mg Chinin-Base) per infusionem/kg KG/Tag plus Doxycyclin: 3 mg/kg KG/Tag

Bei Patienten, die nach 3 Tagen weiterhin Zeichen eines Multiorganversagens zeigen, sollte die Chinin-Dosis um 30–50 % reduziert werden um eine kontinuierliche Akkumulation zu verhindern; die Dosis ist um die Hälfte zu reduzieren, wenn die QTc-Zeit um mehr als 25 % oder auf > 500 msec ansteigt. Dies gilt insbesondere für Patienten mit Nierenversagen (nach Möglichkeit: Plasmaspiegel-Bestimmungen!).

 Cave: Kein Doxycyclin bei schweren Leberfunktionsstörungen!

Tabelle 5.5: Therapie der Malaria quartana und tertiana

Behandlung mit Chloroquin (eine Tablette Resochin enthält 155 mg Chloroquin-Base)	
Therapiebeginn	10 mg Chloroquin-Base/kg KG
6 Stunden nach Therapiebeginn	5 mg Chloroquin-Base/kg KG
24 Stunden nach Therapiebeginn	5 mg Chloroquin-Base/kg KG
48 Stunden nach Therapiebeginn	5 mg Chloroquin-Base/kg KG
Bei Malaria tertiana anschließend Primaquin	30 mg oral pro Tag für 14 Tage

5.2.4. Pharmakotherapie

5.2.4.1. Antimalaria-Wirkstoffe

Vergleichende Bewertung
s. die Ausführungen unter 5.2.2. und 5.2.3.

Mefloquin

Wirkungsmechanismus
Mefloquin ist ein 4-Aminochinolin-Methanol mit Wirksamkeit gegen die asexuellen Blutstadien aller Malariaerreger. Resistenzen von P. falciparum gegen Mefloquin kommen heute in ganz Südostasien relativ häufig vor.

Indikation(en)
Therapie der unkomplizierten Malaria tropica (außer Fälle aus Südostasien) und Therapie der Malaria tertiana bei Herkunft aus Südostasien und Ozeanien; Chemoprophylaxe und Notfall-Medikament zur Selbsttherapie

Kontraindikationen
neuropsychiatrische Erkrankungen und Epilepsie, relative Kontraindikationen sind kardiale Überleitungsstörungen oder Behandlung mit auf das Herz wirkenden Medikamenten; **Prophylaxe**: Reisende mit Aktivitäten, die eine ungestörte Aufmerksamkeit, räumliche Orientierung und Feinmotorik erfordern, sollten möglichst kein Mefloquin nehmen.

Wechselwirkungen
Die Therapie sollte unter Monitorüberwachung erfolgen, wenn gleichzeitig Betablocker, Kalziumkanalblocker, Digoxin oder Anti-arrhythmika gegeben werden. Interaktionen mit oralen Antikoagulantien und Antidiabetika sind möglich (auch in prophylaktischer Dosierung).

Unerwünschte Arzneimittelwirkungen
Gastrointestinale Nebenwirkungen treten häufig auf. Schwere neuropsychiatrische Nebenwirkungen kommen bei prophylaktischer Gabe in einer Häufigkeit von 1:6.000 bis zu 1:20.000 vor und beinhalten Schwindel, Koordinationsstörungen, Schlafstörungen bis hin zu epileptischen Anfällen und psychotischen Symptomen. Kardiovaskuläre Nebenwirkungen sind Bradykardie und Sinusarrhythmie. Sehr seltene Nebenwirkungen sind exfoliative Dermatitis, toxische epidermale Nekrolyse, kutane Vaskulitis.

Pharmakokinetik
Die orale Aufnahme ist rasch, **BV** > 85 %. Spitzenkonzentrationen werden nach 24 Stunden erreicht. Mehr als 98 % sind an Plasmaproteine gebunden. Die Metabolisierung findet vorwiegend in der Leber statt. **Renale Ausscheidung** 1,5–8,7 %. Die Ausscheidung ist langsam, die Plasmaspiegel fallen mit einer **Halbwertszeit** von 15 bis 33 Tagen ab.

Dosierung
s. Tab. 5.3

Atovaquon-Proguanil

Wirkungsmechanismus

Atovaquon/Proguanil (Malarone) wirkt auf die Leberschizonten und Blutformen der Plasmodien. Über Resistenzen wurde in Einzelfällen berichtet.

Indikation(en)

Therapie der unkomplizierten Malaria tropica; Chemoprophylaxe und Notfall-Medikament zur Selbsttherapie

Kontraindikationen

kontraindiziert bei einer Kreatininclearance < 30 ml/Min. **Prophylaxe**: Die europäische Zulassung ist derzeit auf einen Aufenthalt von 28 Tagen begrenzt, in anderen Ländern (z.B. USA, Australien, Kanada) besteht diese Anwendungsbefristung nicht.

Unerwünschte Arzneimittelwirkungen

selten Bauchschmerzen oder Übelkeit, eventuell Diarrhoe, Husten, selten reversible Transaminasenanstiege

Wechselwirkungen

Die gleichzeitige Gabe von MCP ist nicht indiziert. Die gleichzeitige Anwendung von Malarone und Rifampicin ist zu vermeiden. Atovaquon führt zu einer Verminderung der Indinavir-Plasmaspiegel.

Pharmakokinetik

Die Pharmakokinetik von Atovaquon ist durch eine hohe Lipophilie charakterisiert. Die **Bioverfügbarkeit** ist mit rund 20 % gering und zudem sehr variabel, lässt sich jedoch durch die Einnahme mit Milch oder einer Mahlzeit erheblich verbessern. Atovaquon bindet zu 99 % an Plasmaproteine. Atovaquon wird kaum metabolisiert und überwiegend unverändert mit den Fäzes ausgeschieden. Die **Eliminationshalbwertszeit** beträgt 2–3 Tage. Proguanil wird rasch und vollständig enteral resorbiert. Es bindet zu 75 % an Plasmaproteine und wird in das aktive Cycloguanil (via CYP2C19) und 4-Chlorophenylbiguanid verstoffwechselt. Die Metaboliten werden ebenso wie die Muttersubstanz renal mit einer **Halbwertszeit** von 12–15 Stunden eliminiert.

Dosierung

s. Tab. 5.3

Artemether-Lumefantrin

Wirkungsmechanismus

Artemether/Lumefantrin (Riamet, Co-Arthem) wirkt auf die Blutformen der Plasmodien. Artemether ist ebenso wie das in Deutschland nicht zugelassene Artesunate oder Arteether ein Derivat des Artemisinins aus der chinesischen Heilpflanze Artemesia. Lumefantrin besitzt strukturelle Ähnlichkeit mit Chinin und Mefloquin. Resistenzen kommen zunehmend häufiger in SO-Asien vor.

Indikation(en)

Therapie der unkomplizierten Malaria tropica; Notfall-Medikament zur Selbsttherapie, zur regelmäßigen Chemoprophylaxe nicht geeignet

Kontraindikationen

Kontraindikationen sind Herzkrankheit oder Verlängerung der QTc-Zeit, plötzlicher Herztod in der Familienanamnese oder die gleichzeitige Einnahme von Mitteln, die zu einer Verlängerung der QTc-Zeit führen können.

Unerwünschte Arzneimittelwirkungen

Nebenwirkungen sind Kopfschmerzen, Schwindel, Schlafstörungen, Palpitationen und abdominale Schmerzen

Wechselwirkungen

Beide Wirkstoffe werden durch CYP3A4 metabolisiert, scheinen das Enzym aber in therapeutischen Konzentrationen nicht zu hemmen. Wegen des Fehlens klinischer Daten gilt die gleichzeitige Gabe anderer Wirkstoffe, die Einfluss auf hepatische Monooxygenasen haben, als kontraindiziert. Während der Behandlung sollte kein Grapefruitsaft getrunken werden.

Pharmakokinetik

Die Resorption der Substanzen aus dem Magen-Darm-Trakt ist im nüchternen Zustand nicht optimal, deshalb Einnahme zusammen mit fetthaltiger Nahrung. Beide Substanzen binden zu mehr als 95 % an Serumproteine. Sie werden in der Leber über Cytochrom P450-abhängige Enzyme (z.B. CYP3A) metabolisiert. Der aktive Metabolit Dihydroartemisinin (DHA) von Artemether ist offenbar überwiegend für dessen Antimalaria-Wirkung verantwortlich. Die **Eliminationshalbwertszeit** von Artemether liegt bei etwa 2 Stunden (1–7 Std.); Lumefantrin besitzt bei Malariapatienten eine terminale Halbwertszeit von 3 (bis zu 6) Tagen.

Dosierung
s. Tab. 5.3

Chinin

Wirkungsmechanismus
Chinin ist ein Alkaloid aus der Rinde des Chinarindenbaums mit Wirksamkeit gegen die Blutformen aller Plasmodien-Arten.

Indikation(en)
Therapie der komplizierten Malaria tropica; Chinin zur intravenösen Anwendung wird in Deutschland zurzeit nicht mehr vertrieben. Bei Bezug aus dem Ausland ist mit Lieferzeiten von mehreren Tagen zu rechnen. Somit empfiehlt sich die eigene Bevorratung des Medikamentes oder enger Kontakt zu einem Zentrum, das i.v.-Chinin innerhalb weniger Stunden bereitstellen kann.

Kontraindikationen
bekannte Überempfindlichkeit

Unerwünschte Arzneimittelwirkungen
Milde Zeichen eines Cinchonismus wie Tinnitus, Kopfschmerzen, Sehstörungen, Vertigo und Diarrhoe sollten nicht zum Therapieabbruch führen. Wichtig ist es, auf eine hyperinsulinämische Hypoglykämie zu achten. Selten führt Chinin zu Herzrhythmusstörungen (supraventrikuläre und ventrikuläre Extrasystolen, Sinusbradykardie, ventrikuläre Tachykardie), Coombstest-positiver Hämolyse, schwerer Thrombozytopenie, Überempfindlichkeitsreaktionen, Vaskulitis, Entwicklung eines Lungenödems oder zu einer granulomatösen Hepatitis.

Wechselwirkungen
Chinin reduziert die Ciclosporin-Konzentrationen (Ciclosporin-Konzentrationen kontrollieren und ggf. Dosis anpassen). Chinin reduziert die Clearance von Digoxin (ggf. Digoxin-Dosis reduzieren). Die gemeinsame Gabe von Chinin mit Methadon bzw. Ranolazin wird wegen eines möglichen additiven QT-verlängernden Effekts nicht empfohlen, Vorsicht auch bei Droperidol. Die gemeinsame Gabe von Mefloquin erhöht das Risiko kardialer Reizleitungsstörungen und möglicherweise von Krampfanfällen; daher sollte Mefloquin mindestens 12 Stunden nach der letzten Chinin-Dosis gegeben werden. Rifampicin kann zu einem Wirkungsverlust von Chinin führen. Ritonavir bzw. Saquinavir können die Chinin-Konzentrationen erhöhen. Die gemeinsame Gabe von Antazida kann die Resorption von Chinin vermindern.

Pharmakokinetik
Chinin wird nach oraler Einnahme schnell resorbiert, die **Bioverfügbarkeit** beträgt bei Malariapatienten mehr als 85 %. Es wird in der Leber metabolisiert und anschließend mit dem Urin ausgeschieden, vorwiegend als hydroxylierte Metaboliten.

Dosierung
s. Tab. 5.4

Chloroquin

Wirkungsmechanismus
Chloroquin (Resochin) ist ein 4-Aminochinolin mit Wirksamkeit gegen die asexuellen Blutstadien der Plasmodien.

Indikation(en)
Therapie einer Malaria tertiana oder quartana; zur **Prophylaxe** einer Malaria tropica wegen weltweit häufiger Resistenzen nicht geeignet, nur in Einzelfällen als Notfall-Medikament zur Selbsttherapie in Mittelamerika

Kontraindikationen

Kontraindikationen sind vorbestehende Retinopathie und Gesichtsfeldeinschränkungen, Erkrankungen des blutbildenden Systems und eine Myasthenia gravis. Anwendungsbeschränkungen stellen Psoriasis, Porphyrie, sowie schwere Leber- und Nierenerkrankungen dar.

Unerwünschte Arzneimittelwirkungen

Nebenwirkungen sind manchmal Übelkeit und Erbrechen, manchmal orthostatische Hypotension, bei Afrikanern oft Juckreiz, sehr selten neuropsychiatrische Symptome oder zerebelläre Dysfunktion, QT-Verlängerung und Torsades de pointes (s. www.azcert.org); Retinopathie.

Wechselwirkungen

erniedrigte Plasmakonzentration bei gleichzeitiger Gabe mit magnesiumhaltigen Antazida und Colestyramin; nicht gleichzeitig mit hepatotoxischen Arzneistoffen oder MAO-Hemmstoffen verabreichen; zusammen mit Kortikosteroiden Verstärkung von Myopathien und Kardiomyopathien möglich. Die gleichzeitige Gabe anderer Substanzen mit Potenzial einer QT-Verlängerung wird nicht empfohlen.

Pharmakokinetik

rasche und nahezu vollständige Resorption (**BV** 89 %) nach oraler Einnahme, maximale Blutspiegel nach 2 Stunden; im Laufe der Behandlung hohe Organanreicherung; die Hälfte wird unverändert über die Niere ausgeschieden, der Rest wird in der Leber metabolisiert zu Desethylchloroquin (Hauptmetabolit), Bisdesethylchloroquin und 4-Amino-7-Chloroquin; **Eliminationshalbwertszeit** (Muttersubstanz und Hauptmetabolit) 1–2 Monate

Doxycyclin

(s. Kap. Bakterielle Infektionen)

Primaquin

Wirkungsmechanismus

Primaquin ist ein 8-Aminochinolin mit Wirksamkeit auch gegen Hypnozoiten von P. vivax und P. ovale in der Leber.

Indikation(en)

Rezidivprophylaxe bei Malaria tertiana; Primaquin ist in Deutschland nicht zugelassen und muss aus dem Ausland bezogen werden

Kontraindikationen

Primaquin kann bei Glukose-6-Phosphat-Dehydrogenase-Mangel potenziell letale akute hämolytische Anämien auslösen. Primaquin darf bei Krankheiten, die zur Granulozytopenie prädisponieren, wie Lupus erythematodes und rheumatoide Arthritis, nicht gegeben werden.

Unerwünschte Arzneimittelwirkungen

gastrointestinale Unverträglichkeiten, Granulozytopenie (in hohen Dosen), Hämolyse bei Glukose-6-Phosphat-Dehydrogenase-Mangel

Relevante Wechselwirkungen

- Aurothioglucose: erhöhtes Risiko von Blutdyskrasien

Pharmakokinetik

BV: 96 %
Elim.: Metabolismus zu 8-(3-Carboxyl-1-Methylpropylamino)-6-Methoxychinolin (Hauptmetabolit, aktiv, aber geringer als Muttersubstanz) sowie 5-Hydroxyprimaquin und 5-Hydroxy-6-Desmethylprimaquin (Aktivität unbekannt)
HWZ: 7 Std.

Dosierung

s. Tab. 5.5

5.3. Leishmaniasis

5.3.1. Klinische Grundlagen

5.3.1.1. Definition/Pathologie/Pathophysiologie

Erkrankungen durch verschiedene Protozoen-Spezies der Gattung Leishmania

5.3.1.2. Einteilung/Klassifikation/Epidemiologie

Die viszerale Leishmaniasis (Kala-Azar) geht typischerweise einher mit Fieber, Hepatosplenomegalie und Panzytopenie. Die kutane Leishmaniasis führt zu ulzerösen Hautveränderungen („Orientbeule"), die mukokutane Leishmaniasis zusätzlich zu Schleimhautveränderungen.

5.3.1.3 Diagnostik

Erregernachweis mittels Mikroskopie oder PCR aus Knochenmark und/oder Blut bei der viszeralen Leishmaniasis und aus Haut oder Schleimhaut bei der kutanen bzw. mukokutanen Leishmaniasis, Speziesdifferenzierung mittels PCR

5.3.2. Therapie: allgemeine Gesichtspunkte

Die Therapie der Leishmaniasen sollte in spezialisierten Einrichtungen erfolgen. Dabei muss die Kala-Azar immer medikamentös behandelt werden. Die kutane Leishmaniasis heilt oft unbehandelt nach etwa einem Jahr ab und muss nicht in jedem Fall behandelt werden. Die Leishmaniasis ist eine opportunistische Infektion bei HIV-Patienten, bei diesen Patienten muss eine sekundäre Prophylaxe durchgeführt werden. Für die Kala-Azar stehen liposomales Amphotericin B (vgl. Kapitel Pilzinfektionen) und das oral zu verabreichende Miltefosine zur Verfügung. Fünfwertige Antimonverbindungen – die billiger sind und in den Tropen noch häufig verwendet werden – sollten wegen der manchmal gravierenden Nebenwirkungen und der möglichen Resistenzen nur in Einzelfällen nach Rücksprache mit einer tropenmedizinischen Einrichtung gegeben werden. Für die kutanen Verlaufsformen ist eine Wirksamkeit nachgewiesen für liposomales Amphotericin B, Miltefosine und Antimonverbindungen, kleinere Läsionen können auch lokal behandelt werden (Paromomycin-Salbe, Infiltration von Antimonen oder Amphotericin B, Kryotherapie). Eine kutane Leishmaniasis aus der Neuen Welt mit L. braziliensis und L. panamensis muss systemisch behandelt werden, um einen späteren Schleimhautbefall zu verhindern.

5.3.3. Pharmakotherapie

Miltefosin

Wirkungsmechanismus
unbekannt

Indikation(en)
- Viszerale Leishmaniasis verursacht durch Leishmania donovani
- Kutane Leishmaniasis verursacht durch Leishmania braziliensis-Komplex oder Leishmania mexicana-Komplex
- zur Lokaltherapie bösartiger Hautveränderungen bei Brustkrebs

Kontraindikationen
- vorbestehende schwere Schädigung der Leber- oder Nierenfunktion
- Sjögren-Larsson-Syndrom
- Schwangerschaft, Stillzeit

Unerwünschte Arzneimittelwirkungen
- Erbrechen, Durchfall, Übelkeit, Unterleibsschmerzen
- Erhöhung der Leberenzyme
- Stevens-Johnson-Syndrom
- Thrombozytopenie

Pharmakokinetik
Zur Pharmakokinetik beim Menschen sind keine Daten verfügbar.

Dosierung
Leishmaniasis: Erwachsene und Kinder ab 3 Jahren 1,5–2,5 mg/kg KG/Tag über 28 Tage, auf 1–3 Einzeldosen verteilt, maximale Tagesdosis 150 mg

5.4. Amöbiasis

5.4.1. Klinische Grundlagen

5.4.1.1. Definition/Pathologie/Pathophysiologie

Die Amöbiasis ist eine symptomatische oder asymptomatische Infektion mit Ruhramöben der Spezies Entamoeba histolytica.

5.4.1.2. Einteilung/Klassifikation/Epidemiologie

Symptomatische Infektionen können als Amöbenruhr oder Amöbenleberabszess auftreten. Typische Symptome einer Amöbenruhr sind Bauchschmerzen und meist blutige Diarrhoen. Ein Amöbenleberabszess äußert sich durch meist akut auftretenden, zunächst dumpfen, dann heftigen Schmerz im rechten Oberbauch und durch Fieber. Es handelt sich um ein akutes, lebensbedrohliches Krankheitsbild mit Abgeschlagenheit und schwerem Krankheitsgefühl, seltener entwickelt sich die Symptomatik schleichend.

5.4.1.3. Diagnostik

Die Diagnose der Amöbenruhr beruht auf dem Erregernachweis im Stuhl. E. histolytica kann morphologisch nicht von den apathogenen Spezies Entamoeba dispar und E. moshkovskii abgegrenzt werden. Nur wenn man Amöben findet, die Erythrozyten phagozytiert haben, kann man davon ausgehen, dass es sich um E. histolytica handelt. Ansonsten muss bei mikroskopischem Nachweis von E. histolytica/E. dispar eine PCR zur Speziesdifferenzierung durchgeführt werden.
Die Diagnose des Amöbenleberabszesses beruht auf dem Nachweis des Abszesses mit bildgebenden Verfahren und der Bestätigung mittels Antikörper-Diagnostik im Serum.

5.4.2. Therapie: allgemeine Gesichtspunkte

Jede invasive Amöbiasis, also Amöbenruhr oder Amöbenleberabszess, muss behandelt werden. Ein asymptomatischer Patient, bei dem E. histolytica-Zysten im Stuhl entdeckt werden, sollte behandelt werden, um eine eventuelle spätere Invasion der Amöben in die Darmmukosa zu verhindern.
Eine invasive Amöbiasis wird mit Metronidazol (s. Kapitel Bakterielle Infektionen) behandelt. Andere Nitroimidazole bieten keine wesentlichen Vorteile. Mit Resistenzen ist bisher nicht zu rechnen. Beim Leberabszess ist eine Abszesspunktion nur dann indiziert, wenn entsprechend der Bildgebung eine Abszessruptur zu befürchten ist, insbesondere bei Abszessen im linken Leberlappen (Gefahr der Herzbeuteltamponade). Metronidazol ist nicht ausreichend wirksam gegen die Amöben im Darmlumen. Daher muss immer eine Nachbehandlung mit auf das Darmlumen wirksamem Paromomycin erfolgen. Auch asymptomatische Patienten, bei denen E. histolytica im Stuhl entdeckt werden, sollten mit Paromomycin behandelt werden (Tab.5.6).

Tabelle 5.6: Therapie der Amöbenruhr und des Amöbenleberabszesses

Metronidazol	3 x 10 mg/kg KG/Tag für 10 Tage
anschließend:	
Paromomycin	3 x 10 mg/kg KG/Tag für 9–10 Tage

5.4.3. Pharmakotherapie

Paromomycin

Wirkungsmechanismus
Aminoglykosid-Antibiotikum zur enteralen (nicht intravenösen) Therapie; Hemmung der Proteinsynthese empfindlicher Keime durch Bindung an die 30S-Untereinheit von Risosomen

Indikation(en)
- Therapie des nicht invasiven Amöbenbefalls des Darmlumens
- Therapie und Prophylaxe der portosystemischen Enzephalopathie (s. Kapitel „Leber Galle")
- präoperative Reduktion der Darmflora

Kontraindikationen
- Überempfindlichkeit gegen Aminoglykoside
- Myasthenia gravis, Obstipation, Ileus
- Vorschädigung des Vestibular- und Cochleaorgans

Unerwünschte Arzneimittelwirkungen
- gastrointestinale Störungen wie breiige Stuhlentleerungen, Durchfälle (auch pseudomembranöse Kolitis), Appetitlosigkeit, Übelkeit, Erbrechen, Magenkrämpfe, Bauchschmerzen, selten Malabsorptionssyndrom
- Hypersensitivitätssreaktionen, z.B. Urtikaria

Relevante Wechselwirkungen
keine

Pharmakokinetik
BV: bei nicht geschädigter Schleimhaut kaum Resorption aus dem Gastrointestinaltrakt
Elim.: überwiegend unverändert mit den Faeces, geringfügig auch renal; kein Metabolismus
HWZ: 2,6 Std., verlängert bei Niereninsuffizienz sowie bei Früh- und Neugeborenen

Dosierung
- Therapie des nicht invasiven Amöbenbefalls des Darmlumens: 3 x 10mg/kg KG/Tag über 9–10 Tage
- Prophylaxe der portosystemischen Enzephalopathie: 1–2 g/Std.
- Präcoma und Coma hepaticum: 30 (bis 75) mg/kg KG/Tag, in Ausnahmefällen bei intakter Nierenfunktion maximal 3 g/Tag
- präoperative Reduktion der Darmflora: während der letzten 2 präoperativen Tage 4 g/Tag; bei orthograder Darmspülung können 8–10 g etwa 1 Stunde nach Beendigung der Spülung vor dem geplanten Eingriff verabreicht werden

5.5. Intestinale Protozoen (außer E. histolytica)

5.5.1. Klinische Grundlagen

Infektionen mit Giardia lamblia sind häufig, das Spektrum der Symptome reicht von asymptomatischen Verläufen bis zu Diarrhoen mit Malabsorption. Häufig sind wechselnde Stuhlunregelmäßigkeiten und Meteorismus. Weitere Erreger meist selbstlimitierender Diarrhoen sind Kryposporidien, Isospora belli und Cyclospora cayetanensis. Bei Immundefekt können schwere Verläufe auftreten. Microsporidien sind intrazelluläre Protozoen, die Symptome fast ausschließlich bei Patienten mit schwerem Immundefekt hervorrufen.

5.5.2. Therapie: allgemeine Gesichtspunkte

Jede Giardiasis sollte behandelt werden, um – evtl. monosymptomatische – Malabsorptionssyndrome zu verhindern und Umgebungserkrankungen zu vermeiden. Mittel der Wahl sind die Nitroimidazol-Präparate, bei Therapieversagern können Albendazol (s. 5.7.3.) oder Paromomycin versucht werden. Cyclospora und Isospora müssen nur bei Immundefekt behandelt werden, Mittel der Wahl ist Cotrimoxazol. Cryptosporidien lassen sich demgegenüber nicht kausal behandeln. Ein Medikament mit breiter Wirksamkeit gegen intestinale Protozoen (und Würmer) ist Nitazoxanide. Dieses ist bisher in den USA für Kinder zugelassen, es ist teuer und kommt deshalb nur in Ausnahmefällen infrage.
Übersicht: s. Tab. 5.7

Tabelle 5.7: Therapie intestinaler Protozoen-Infektionen

Erreger	Arzneimittel	Dosierung	Dauer
Giardia lamblia	Metronidazol oder andere Nitroimidazole alternativ: Albendazol alternativ: Nitazoxanide	2 x 1.000 mg/Tag 400 mg/Tag 2 x 500 mg/Tag	3 Tage 5 Tage 3 Tage
Cryptosporidium spp.	keine kausale Therapie		
Cyclospora cayetanensis	Trimethoprim/Sulfamethoxazol	4 x 800/160 mg/Tag	10 Tage
Isospora belli	Trimethoprim/Sulfamethoxazol	4 x 800/160 mg/Tag	10 Tage
Enzephalitozoon	Albendazol	2 x 400 mg/Tag	2–4 Wochen

5.6. Toxoplasmose

5.6.1. Klinische Grundlagen

Toxoplasma gondii ist ein kosmopolitischer Gewebeparasit. Die postnatal erworbene Infektion beim immunologisch gesunden Patienten bleibt meist asymptomatisch oder geht mit lokalisierten oder auch generalisierten Lymphknoten-Schwellungen einher. Bei AIDS-Patienten kommt es häufig zu einer Reaktivierung, und es entwickeln sich zerebrale Verlaufsformen mit multiplen neurologischen Ausfällen. Die erstmalige Infektion während der Schwangerschaft kann zur pränatalen Infektion des Föten und damit zur konnatalen Toxoplasmose führen. Folge können Totgeburten oder angeborene zerebrale Schäden und Retinochorioiditis sein.

5.6.2. Therapie: allgemeine Gesichtspunkte

Bei immunkompetenten Patienten ist eine Therapie nur bei schweren Verläufen indiziert, Mittel der Wahl ist die Kombination von Pyrimethamin mit Sulfadiazin (Tab. 5.8). Eine Therapie der zerebralen Toxoplasmose bei Patienten mit AIDS ist zwingend indiziert, Therapie der Wahl ist ebenfalls die Kombination von Pyrimethamin mit einem Sulfonamid, wenn eine intravenöse Behandlung erforderlich ist, hat sich die Kombination von Clindamycin und Cotrimoxazol (vgl. Kap. Bakterielle Infektionen) bewährt. Eine sekundäre Prophylaxe zur Verhinderung von Rezidiven ist sinnvoll bis die CD4-Zellzahl wieder über 200/µl angestiegen ist.

Auch wenn die Effizienz einer materno-fetalen Toxoplasmose-Therapie in Hinblick auf eine Reduktion der Transmissionsrate und das Auftreten von Folgeschäden beim Neugeborenen derzeit nicht sicher zu belegen ist, sollte trotzdem behandelt werden. Bis zum Ende der 15. Schwangerschaftswoche wird Spiramycin empfohlen, ab der 16. Woche eine Kombinationstherapie mit Sulfadiazin/Pyrimethamin und Folinsäure (es empfiehlt sich die Konsultation eines Toxoplasmosezentrums). Die Therapie des Neugeborenen mit pränatal erworbener Toxoplasmose erfolgt ebenfalls mit der Kombination aus Pyrimethamin, Sulfadiazin und Folinsäure.

Tabelle 5.8: Therapie der Toxoplasmose

Verlaufsform	Wahl	Arzneimittel	Dosierung
bei Immunkompetenten*		Pyrimethamin	200 mg einmalig, dann 50 mg/Tag
		+ Sulfadiazin	1.000 (< 60 kg KG) bis 1.500 mg (> 60 kg KG) alle 6 Std.
zerebrale Form bei AIDS-Patienten**	1. Wahl	Pyrimethamin	200 mg einmalig, dann 50 mg (< 60 kg KG) bis 75 mg (> 60 kg KG)/Tag
		+ Sulfadiazin	1000 (< 60 kg KG) bis 1.500 mg (> 60 kg KG) alle 6 Std.
		+ Leucovorin	10–20 mg/Tag
	2. Wahl	Pyrimethamin	200 mg einmalig, dann 50 mg (< 60 kg KG) bis 75 mg (> 60 kg KG)/Tag
		+ Clindamycin	4 x 600 mg p.o. oder i.v.
		+ Leucovorin	10–20 mg/Tag
	intravenös	Clindamycin	4 x 600mg i.v.
		+ TMP-SMX	5 mg/kg KG TMP+25 mg/kg KG SMX i.v. 2 x täglich
bei Schwangeren	bis 15. SSW	Spiramycin	3 x 3 Mio. I.E./Tag
	Ab 16. SSW ***	Pyrimethamin	Initial 50 mg/Tag, dann 25 mg/Tag
		Sulfadiazin	50 mg/kg KG bis max 4 g/Tag in 4 Einzeldosen
		Folinsäure	10–15 mg/Tag

*   Behandlungsdauer 2–4 Wochen
**   Behandlungsdauer: bis ca. 5 Wochen nach Abklingen der Symptomatik
*** Behandlung in Zyklen von 4 Wochen Dauer mit behandlungsfreien Intervallen von 4 Wochen (Rücksprache mit Toxoplasmosezentrum zu empfehlen)

5.6.3. Pharmakotherapie

5.6.3.1. Wirkstoffe gegen Toxoplasmose

Vergleichende Bewertung
s. 5.6.2.

Pyrimethamin

Wirkungsmechanismus
Die Wirkung ist auf eine Hemmung der parasitären Folsäuresynthese zurückzuführen.

Indikation(en)
behandlungsbedürftige Toxoplasmose

Kontraindikationen
megaloblastäre Anämie aufgrund Folsäuremangel

Wechselwirkungen
Bei gleichzeitiger Gabe mit Cotrimoxazol kann es zu einer megaloblastischen Anämie kommen. Lorazepam in Kombination mit Pyrimethamin kann hepatotoxisch sein.

Unerwünschte Arzneimittelwirkungen
Nebenwirkungen umfassen gastrointestinale Unverträglichkeit, selten Ataxie, Tremor oder Krämpfe. Wichtig sind Blutbildkontrollen, da Thrombozytopenien sowie Anämien und Leukopenien auftreten können. Zudem kann es zum Auftreten eines Exanthems kommen. Um der Knochenmarkssuppression entgegenzuwirken, sollten 10–15 mg Folinsäure täglich gegeben werden.

Pharmakokinetik
Pyrimethamin wird rasch resorbiert. Es wird zum Teil in der Leber metabolisiert und dann im Urin ausgeschieden. Eine Dosisanpassung bei Niereninsuffizienz ist nicht erforderlich.
HWZ: 80–96 Std. (oral) bzw. 87–187 Std. (i.v.); evtl. kürzer bei Patienten mit AIDS und Toxoplasmose-Enzephalitis; bei AIDS-Patienten kann Drug Monitoring erforderlich sein, wenn sie auf die Behandlung nicht ansprechen

Dosierung
s. Tab. 5.8

Sulfonamide, Clindamycin, Cotrimoxazol

(s. Kap. Bakterielle Infektionen)

Sulfadiazin

Wirkungsmechanismus
mittellang wirkendes Sulfonamid; Hemmung der Folsäuresynthese der Erreger durch kompetitive Inhibition der Dihydropteroinsäuresynthetase

Indikation(en)
Toxoplasmose (akute und rezidivierende Form) in Kombination mit Pyrimethamin

Kontraindikationen
- Sulfonamidüberempfindlichkeit (Vorsicht auch bei Überempfindlichkeit gegen Sulfonylharnstoff-Antidiabetika und Diuretika auf Sulfonamidbasis), Erythema exsudativum multiforme oder DRESS-Syndrom (auch in der Anamnese)

- pathologische Blutbildveränderungen mit Leukopenie und Thrombozytopenie
- angeborener Glukose-6-Phosphat-Dehydrogenase-Mangel der Erythrozyten
- Hämoglobinanomalien wie Hb Köln und Hb Zürich
- schwere Nierenfunktionsstörungen (Kreatinin-Clearance < 25 ml/Min./1,73 m²)
- schwere Leberschäden oder Leberfunktionsstörungen (z.B. akute Hepatitis)
- akute Porphyrie
- Stillzeit (bei Müttern frühgeborener Kinder)
- Schwangerschaft im 1. Trimenon

Unerwünschte Arzneimittelwirkungen
- gastrointestinale Symptome wie Übelkeit, Erbrechen, Diarrhoe
- Kristallurie, Nephrolithiasis, interstitielle Nephritis
- cholestatische Hepatose, fokale oder diffuse Lebernekrose
- Folsäuremangel mit den Symptomen Anämie und Durchfall
- Blutbildveränderungen (Thrombozytopenie, petechiale Hautblutungen, Leukozytopenie, Agranulozytose, aplastische Anämie, Eosinophilie, akute hämolytische Anämie)
- allergische Reaktionen, Hautausschläge bis hin zu Stevens-Johnson- bzw. Lyell-Syndrom, DRESS-Syndrom, Arzneimittelfieber

Relevante Wechselwirkungen
- Sulfonylharnstoffe, Antikoagulantien, Phenytoin, Methotrexat: Verstärkung ihrer Wirkung möglich
- Antazida: Verminderung der Resorption von Sulfadiazin bei gleichzeitiger Gabe

Pharmakokinetik
BV: gute Resorption aus dem Gastrointestinaltrakt
Elim.: hepatischer Metabolismus (N-Acetylierung und Glukuronidierung)
HWZ: 8–16,8 Std. (biolog. HWZ)

Dosierung:
s. Tab. 5.8

Spiramycin

Wirkungsmechanismus
Makrolid-Antibiotikum (s. dort)

Indikation(en)
akute Toxoplasmose, wenn Pyrimethamin/Sulfonamid nicht anwendbar Staphylokokkeninfektionen nach mikrobiologischer Austestung; Tonsillopharyngitis und bronchopulmonale Infektionen, wenn andere Antibiotika nicht anwendbar

Kontraindikationen
Überempfindlichkeit gegen andere Makrolide

Unerwünschte Arzneimittelwirkungen
- flüchtige Hautreaktionen, Quincke-Ödem, Fieber
- Magen-Darm-Störungen wie Übelkeit, Erbrechen, Bauchschmerzen, Durchfall, pseudomembranöse Kolitis
- Leberfunktionsstörungen
- akute Hämolyse

Relevante Wechselwirkungen
- Lincomycin, Clindamycin, Penicilline, Cephalosporine: antagonistische Effekte
- Dihydroergotamin, nicht hydrierte Mutterkornalkaloide: verstärkte Vasokonstriktion möglich
- Digoxin: Erhöhung der Digoxin-Plasmaspiegel möglich
- Methylprednisolon, Carbamazepin, Cumarine: Eliminationsverzögerung der Wirkstoffe möglich

Pharmakokinetik
BV: ca. 36 %
Elim.: hepatischer Metabolismus, 4–20 % unverändert renal
HWZ: 4–8 Std.

Dosierung
s. Tab. 5.8

5.7. Wurmkrankheiten

5.7.1. Klinische Grundlagen

Man unterscheidet Bandwürmer (Cestoden), Saugwürmer (Trematoden) und Fadenwürmer (Nematoden). Weiterhin kann man Infektionen durch erwachsene Würmer und durch Wurmlarven unterscheiden.

Adulte Bandwürmer kommen im Darm vor und führen zu uncharakteristischen intestinalen Symptomen.

Eine Zystizerkose ist die Infektion mit Larven des Schweinebandwurms Taenia solium. Zysten im Gehirn führen zu neurologischen Herzeichen, Hydrozephalus und chronischer Meningitis. Unter einer Echinokokkose versteht man die Infektion mit Larven des Hundebandwurms (Echinococcus granulosus) oder des Fuchsbandwurms (E. multilocularis). Die Larven von E. granulosus führen insbesondere intrahepatisch zu Zystenbildungen, die E. multilocularis-Larven wachsen kleinzystisch-infiltrativ.

Bei den Saugwürmern, den Trematoden, kann man je nach Sitz der adulten Würmer Darmtrematoden (Beispiel: Fasciolopsis buski, großer Darmegel), Leberegel (Beispiel: Fasciola hepatica) und Lungenegel (Paragonimus) unterscheiden. Die getrennt-geschlechtlichen Schistosomen zählen ebenfalls zu den Trematoden. Erreger der Blasenbilharziose ist Schistosoma haematobium, Erreger der intestinalen und hepatolienalen Bilharziose sind S. mansoni und S. japonicum. Die Ablage der Wurmeier in der Harnblasenwand führt zu dysurischen Beschwerden und Hämaturie, eventuell zu obstruktiven Störungen. Bei der Darmbilharziose stehen uncharakteristische Beschwerden im Vordergrund, die hepatolienale Schistosomiasis führt zu einem fibrotischen Umbau der Leber mit portaler Hypertension.

Adulte Nematoden kommen beim Menschen im Darm (Darmnematoden) oder im Gewebe (Filarien) vor. Bei Infektionen mit Darmwürmern (z.B. Spulwurm = Ascaris, Hakenwurm, Zwergfadenwurm = Strongyloides) findet man häufig einen symptomarmen Befall mit nur geringen abdominellen Beschwerden. Lokale Symptome sind epigastrische Schmerzen, Appendizitis-ähnliche Symptome, bei der Ascariasis eventuell Zeichen einer Gallengang- oder Pankreasgang-Obstruktion. Strongyloides kann bei Immundefekt lebensbedrohliche Hyperinfektionssyndrome hervorrufen. Bei der Trichinose finden sich Adulte und Larvenstadien gleichzeitig.

5.7.2. Therapie: allgemeine Gesichtspunkte

Intestinale Bandwurminfektionen werden mit Praziquantel therapiert (Tab. 5.9). Eine Neurozystizerkose und Echinokokkose sollten in ausgewiesenen Zentren therapiert werden.

Eine Schistosomiasis wird mit Praziquantel behandelt (Tab. 5.10). Praziquantel ist auch gegen die anderen Trematoden gut wirksam – nur Fasciola hepatica spricht schlecht auf Praziquantel an und sollte mit Triclabendazol behandelt werden (Abgabe nur an spezialisierte Zentren).

Intestinale Nematoden-Infektionen werden im Allgemeinen mit Mebendazol oder Albendazol therapiert (Tab. 5.11), Mebendazol ist kostengünstiger. Bei Strongyloidiasis sollte Ivermectin gegeben werden. Ivermectin ist in Deutschland nicht zugelassen und muss aus dem Ausland bezogen werden. Die Therapie einer disseminierten Strongyloidiasis (bei Immundefekt) kann problematisch sein und sollte in (Rücksprache mit) einer tropenmedizinischen Einrichtung erfolgen. Pyrantel und Pyrvinium werden im Allgemeinen nicht mehr eingesetzt.

Tabelle 5.9: Therapie intestinaler Bandwurm-Infektionen

Taenia saginata = Rinderbandwurm	Praziquantel, einmalig 5–10 mg/kg KG
Taenia solium = Schweinebandwurm	Praziquantel, einmalig 5–10 mg/kg KG*
Hymenolepis nana = Zwergbandwurm	Praziquantel, einmalig 15–25 mg/kg KG
Diphyllobothrium latum = Fischbandwurm	Praziquantel, einmalig 5–10 mg/kg KG

* Einige Autoren bevorzugen Niclosamid (2 g als Einmaldosis), da Praziquantel eine evtl. bestehende asymptomatische Neurozystizerkose beeinflussen könnte. Auch eine intraduodenale Gabe von 250–500 ml Gastrografin führt zum Austreiben des Wurmes.

Tabelle 5.10: Therapie der Trematoden-Infektionen

Erreger	Medikament	Dosierung	Dauer
S. haematobium	Praziquantel	40 mg/kg KG/Tag	3 Tage
S. mansoni	Praziquantel	40 mg/kg KG/Tag	3 Tage
S. japonicum	Praziquantel	60 mg/kg KG/Tag	3 Tage
Fasciolopsis buski	Praziquantel	25 mg/kg KG/Tag	1 Tag
Fasciola hepatica	Triclabendazol*		

* nur auf spezielle Anforderung von der Firma zu erhalten, Rücksprache mit Tropeninstitut zu empfehlen

Tabelle 5.11: Therapie intestinaler Nematoden-Infektionen

Erreger	Arzneimittel	Dosierung	Dauer
Ascaris lumbricoides (Spulwurm)	Albendazol oder Mebendazol	7 mg/kg KG 2 x 100 mg/Tag	einmalig 3 Tage
Ankylostoma duodenale und Necator americanus (Hakenwürmer)	Albendazol oder Mebendazol	7 mg/kg KG 2 x 100 mg/Tag	einmalig 3 Tage
Strongyloides stercoralis (Zwergfadenwurm)	Albendazol oder Ivermectin	2 x 400 mg/Tag 200 µg/kg KG	7 Tage* einmalig*
Trichuris trichiura (Peitschenwurm)	Albendazol oder Mebendazol	400 mg 500 mg	einmalig einmalig
Enterobius vermicularis (Madenwurm)	Albendazol oder Mebendazol	400 mg 100 mg	einmalig** einmalig**

*   Wiederholung nach 2 Wochen
** Wiederholung nach 2 Wochen und evtl. Behandlung der ganzen Familie zur Vermeidung von Reinfektionen

5.7.3. Pharmakotherapie

5.7.3.1. Wurm-Mittel

Vergleichende Bewertung
s. 5.7.2.

Praziquantel

Wirkungsmechanismus
Praziquantel schädigt das synzytiale Integument der Parasiten, wodurch es zu einer Permabilitätsstörung und zur Kontraktur der Parasitenmuskulatur mit nachfolgender Paralyse kommt. Bei höhergradiger Schädigung kommt es zum Absterben der Parasiten. Dabei spielt vermehrter Einstrom von Ca^{2+} eine wesentliche Rolle.

Indikation(en)
Praziquantel besitzt eine breite Wirksamkeit gegen Cestoden und Trematoden (mit Ausnahme von Fasciola hepatica).

Kontraindikationen
intraokuläre Zystizerkose; gleichzeitige Gabe von Rifamipcin (s. Wechselwirkungen)

Wechselwirkungen
- CYP-Induktoren, wie z.B. Dexamthason oder Antiepileptika, führen zu erniedrigten Praziquantel-Plasmaspiegeln. Die gemeinsame Gabe mit Rifampicin ist wegen des Risikos eines Wirkungsverlusts von Praziquantel kontraindiziert. Chloroquin kann eine verringerte Praziquantel-Blutkonzentration bewirken.
- CYP-Hemmer erhöhen die Plasmaspiegel.

Unerwünschte Arzneimittelwirkungen
Praziquantel wird gut vertragen, und es treten nur gelegentlich leichte gastrointestinale Beschwerden bzw. Kopfschmerzen auf.

Pharmakokinetik
BV: 80 %, First-Pass-Effekt
Elim.: extensiver hepatischer Metabolismus zu mono- und polyhydroxylierten Produkten (inaktiv), die überwiegend renal ausgeschieden werden.
HWZ: 0,8–3 Std.

Dosierung
s. Tab. 5.9–5.10

Mebendazol

Wirkungsmechanismus
breite Wirksamkeit gegen verschiedene Cestoden und Nematoden; der exakte Wirkmechanismus ist nicht bekannt, jedoch scheint es zu einer irreversiblen Hemmung der Aufnahme von Glukose und anderen niedermolekularen Nährstoffen bei empfindlichen Würmern zu kommen

Kontraindikationen
keine

Unerwünschte Arzneimittelwirkungen
Nebenwirkungen sind gering, meist vorübergehende Bauchschmerzen und Durchfall.

Relevante Wechselwirkungen

Carbamazepin bzw. Phenytoin können die Wirkung von Mebendazol beeinträchtigen, sodass – je nach Indikation – bei Mebendazol eine Dosiserhöhung erforderlich werden kann.

Pharmakokinetik

BV: nach oraler Gabe werden nur etwa 7 % resorbiert; die Absorption ist höher bei Einnahme mit einer fetten Mahlzeit

Elim.: Mebendazol wird rasch in der Leber verstoffwechselt (zu inaktiven Metaboliten 2-Amino-5-Benzoyl-Benzimidazol, G-Amino-5(6)-Benzimidazolyl-Phenylketon, Methyl-5-(alpha-hydroxybenzyl)-2-Benzimidazol-Carbonat) und überwiegend über die Galle ausgeschieden.

HWZ: variabel, 0,8–11,5 Std.

Dosierung

s. Tab. 5.11

Albendazol

(s. Kurzprofil im Anhang)

Wirkungsmechanismus

wirksam bei Echinokokkose, Neurozystizerkose sowie bei Askariasis, Hakenwurminfektionen, Strogyloidiasis, Enterobiasis, Trichuriasis und anderen Nematoden-Infektionen

Dosierung

s. Tab. 5.11

Ivermectin

Wirkungsmechanismus

Ivermectin (Stromectol, Mectizan) ist ein makrozyklisches Lacton-Derivat mit Wirksamkeit gegen Larven (Mikrofilarien) verschiedener Gewebewürmer und gegen einige Darmnematoden.

Dosierung

s. Tab. 5.11

5.8.   Ektoparasiten

5.8.1.   Klinische Grundlagen

Skabies: Erreger ist eine nur 0,2–0,5 mm große Milbe (Sarcoptes scabiei), die im Stratum corneum der Haut in Bohrgängen lebt. Die Ansteckung erfolgt durch engen körperlichen Kontakt oder beim Tragen vermilbter Kleidung. Prädilektionsstellen bei der gewöhnlichen, d.h. nichtkrustigen Form der Krätze sind die Zwischenfingerräume, die Handgelenke, die Umgebung der Brustwarzen, die Ellenbogen, die Leistenregion und der Penis. Erste Symptome bestehen in einem leichten Brennen bis zu heftigen Juckreiz. Dieser ist in der Phase starker Milbenvermehrung und -bohrtätigkeit vor allem nachts unter Bettwärme heftig. Ihm folgt eine stecknadelkopfgroße Vesikel-, dann eine oft erythematöse Papel- und schließlich die Pustelbildung. Diese Erscheinungen können einzeln oder in Gruppen vorliegen. Der zuweilen nachfolgende generalisierte Hautausschlag (Sekundärexanthem) ist eine Folge der Sensibilisierung. Abgeklärt wird ein vermuteter Krätzemilbenbefall durch die Suche nach Bohrgängen, Papeln und Vesikeln unter Zuhilfenahme einer starken Lupe. Immunsuppression kann zur Scabies norvegica (Borkenkrätze) führen, bei der in dicken Hautkrusten Tausende von Milben anzutreffen sind.

Lausbefall (Pediculosis): Die Kopflaus (Pediculus humanus capitis) und die Schamlaus (Phthirus pubis) haften an Kopf- und Körperhaaren und legen dort auch ihre Eier (Nissen) ab. Die Übertragung erfolgt hauptsächlich direkt von Mensch zu Mensch. Leitsymptome sind Juckreiz und entsprechende Kratzeffekte. Die Diagnose wird durch Inspektion gestellt.

5.8.2.   Therapie: allgemeine Gesichtspunkte

Mittel der Wahl zur Behandlung einer Skabies ist die lokale Behandlung mit Permethrin (5 % in Creme-Grundlage, als Fertigarzneimittel verfügbar, InfectoScab"). Meist ist nur eine einmalige Anwendung erforderlich (8–12 Stunden, dann abduschen). Mit dem Antiskabiosum wird die gesamte Haut vom Unterkiefer einschließlich Retroaurikularfalten abwärts bis zu den Zehenspitzen eingerieben. Weniger wirksam sind Benzylbenzoat (Antiscabiosum") und das organische Säureamid Crotamidon als Gel, Lotion oder Salbe (Crotamitex", Eraxil") und ein mit Piperonylbutoxid (PBO) synergisierter Allethrin-Ganzkörperspray. Allethrin mit PBO ist kontraindiziert bei großflächig oder stark gereizter Haut sowie bronchopulmonalen Erkrankungen (Gefahr von Asthmaanfällen). Die Organochlorverbindung Lindan als Gel oder Emulsion (Jacutin") sollte nicht mehr verwendet werden. Bei besonders hartnäckiger Krätze, die auf topische Therapie nicht genügend anspricht (Rezidiv!), vor allem bei Patienten mit HIV-Infektion, und bei Scabies norvegica sive crustosa kann Ivermectin (s. 7.3.) systemisch gegeben werden, das Mittel ist aber in Deutschland nicht zugelassen (Off-Label-Use), **Dosierung**: einmalig 200 µg/kg KG, Wiederholung nach 2 Wochen. Auch nach erfolgreichen antiparasitären Maßnahmen können postskabiöse Papeln längere Zeit persistieren.

Ziel der Therapie einer Pediculosis ist es, geschlechtsreife Läuse und Larven wirksam abzutöten. Permethrin 5 % gilt derzeit als Pedikulozid der Wahl, obwohl bereits Resistenzen dokumentiert sind. Eine zweite Behandlung ist 7–10 Tage nach der ersten Behandlung erforderlich. In anderen Ländern wird auch das Insektizid Malathion empfohlen, es ist aber in Deutschland nicht zugelassen. Eine Alternative ist die systemische Behandlung mit Ivermectin (s.o.). Unterwäsche, Kleidung, Bettwäsche, Decken etc. müssen entweder desinfiziert, chemisch gereinigt oder heiß gewaschen werden.

Auf die Behandlung von Kontaktpersonen bzw. die Einhaltung des Infektionsschutzgesetzes ist zu achten.

5.8.3. Pharmakotherapie

5.8.3.1. Wirkstoffe gegen Läusebefall

Vergleichende Bewertung
s. 5.8.2.

Permethrin

Wirkungsmechanismus
Permethrin (cis:trans 25:75), ein synthetisches Pyrethroid-Derivat, verursacht eine verzögerte Repolarisation über Unterbrechung des Natriumkanalstroms in der Nervenzellmembran und dadurch Paralyse

Indikation(en)
Permethrin ist sowohl gegen adulte Läuse als auch gegen Nissen wirksam.

Kontraindikationen
Säuglinge in den ersten 2 Lebensmonaten, Unverträglichkeitsreaktionen gegen andere Pyrethroide. Anwendungsbeschränkung: Allergie gegen Chrysanthemen

Unerwünschte Arzneimittelwirkungen
selten Hautirritationen (Rötungen), Pruritus, Prickeln, Brennen oder Stechen, Kopfschmerzen, Übelkeit, Erbrechen, Atembeschwerden, allergische Hautreaktionen; brennbar

Relevante Wechselwirkungen
keine

Pharmakokinetik

Resorption 2 % oder weniger; in der Leber rasche Ester-Hydrolyse zu inaktiven Metaboliten, die renal ausgeschieden werden

Dosierung

Lösung 30–45 Min. auf dem unbedeckten Kopfhaar einwirken lassen, dann mit klarem, warmem Wasser auswaschen; die Haare 3 Tage nicht mit Shampoo waschen; in der Regel reicht 1 Anwendung; bei persistierendem oder erneutem Befall Anwendung nach 8–10 Tagen wiederholen.

Schmerz

6. Medikamentöse Therapie akuter und chronischer Schmerzen

Fazit für die Praxis

Akute Schmerzen sind ein Warnsignal und verschwinden meist nach Beseitigung der Ursache. Je nach Schmerzursache und -stärke ist ein Nichtopioid oder die Kombination mit einem Opioid nützlich. Die Auswahl des Nichtopioids erfolgt nach dessen Effektivität bei entzündlich oder traumatisch bedingtem Schmerz (NSAR) oder bei viszeralem Schmerz mit spastischer Komponente oder Kolik, wo ggf. auch Metamizol (**Cave!**) indiziert sein kann. Paracetamol wirkt per os/rektal geringer analgetisch als andere Nichtopioide, es hat aber ein günstigeres Nebenwirkungsprofil. Bei stärkeren Schmerzen ist die Kombination mit einem schwachen Opioid (Tramadol, Tilidin) sinnvoll. Sind die Schmerzen besonders stark, ist anstelle des schwachen ein starkes Opioid nötig, das am raschesten durch intravenöse Injektion wirkt. Retardiert wirksame Opioide sind zur akuten Schmerzlinderung ungeeignet, denn sie erlauben keine zügige Dosisanpassung. Die häufige Einnahme nicht retardierter Opioidtropfen (Tilidin, Tramadol) fördert deren Missbrauchsentwicklung. Retardierte Opioide sind bei anhaltend starken, insbesondere chronischen Schmerzen indiziert.

Die orale/rektale Verabreichung der Analgetika ist Standard, im Einzelfall sind intravenöse Injektionen nötig. Subkutane Injektionen finden alternativ zur oralen Gabe statt, wenn diese unmöglich ist. Sollten die Schmerzen permanent über Wochen bis Monate bestehen bleiben, sollte aus Gründen der rechtzeitigen Prophylaxe chronischer Schmerzen eine interdisziplinäre diagnostische Reevaluation stattfinden.

Bei chronischem Schmerz ist die diagnostische Einordnung der Schmerzursache besonders wichtig, ebenso sind es der Schmerztyp (nozizeptiv oder neuropathisch), die Bestimmung der Schmerzstärke, des Schmerzcharakters (z.B. dumpf oder spastisch) und des Schmerzverlaufs (z.B. mit Phasen weniger starker oder stärkerer Schmerzen).

Bei tumorbedingtem Schmerz ist das WHO-Stufenschema gültig (s. Text). Es ist kein starres Schema, wie manchmal angenommen, sondern erlaubt bei sachgerechter Therapie eine differenzierte individuelle Anpassung. Dazu gehören

1) die Auswahl eines geeigneten Nichtopioids – ähnlich der Akutschmerztherapie – und der kritische Umgang mit dauerhaft verabreichten Nichtopioiden;
2) die Auswahl eines ausreichend wirksamen Opioids (schwaches oder starkes Opioid);
3) die Auswahl eines geeigneten Koanalgetikums bei neuropathischen Symptomen;
4) der sachgerechte Umgang mit Opioiden und deren verschiedenen Verabreichungsformen (oral, transdermal, parenterale Injektion/Infusion) einschließlich der adäquaten Therapie von Durchbruchschmerz. Weitere Grundregeln sind: orale Gabe anstreben, regelmäßige Einnahme eines Retard-Analgetikums nach Zeitschema (entsprechend der typischen Wirkungsdauer des Präparates und individueller Abweichungen), Finden einer indivuell wirksamen Opioiddosis (Dosistitration gegen die aktuelle Schmerzstärke), adäquate Therapie unerwünschter Analgetika-Wirkungen (Obstipation, s. 6.4.2.1.) bzw. deren Prophylaxe sowie ausreichende Berücksichtigung von Vorschädigungen bei der Auswahl von Pharmaka.

Für den chronischen, nichttumorbedingten Schmerz sind primär Nichtopioide und/oder Koanalgetika geeignet. In bestimmten Fällen kann angelehnt an das WHO-Stufenschema auch ein Opioid verordnet werden, wenn die nozizeptive oder neuropathische Zuordnung eindeutig und die Kombination eines Nichtopioids mit einem Opioid wirksam ist. Die Grundregeln sind dann ähnlich (orale Gabe, individuelle Kombinationstherapie, regelmäßiges Zeitschema, individuelle Dosisfindung). Bei neuropathischem Schmerz sind jedoch nicht Opioide, sondern Koanalgetika erste Wahl. Die Dauereinnahme von Nichtopioiden ist kritisch zu hinterfragen. Coxibe haben als Langzeittherapie keine Vorteile gegenüber den traditionellen nichtsteroidalen Antirheumatika (NSAR). Analgetika sind ein Bestandteil der multimodalen Schmerztherapie, zu der auch Physiotherapie, manuelle Therapie, Akupunktur, transkutane elektrische Nervenstimulation (TENS), Biofeedback, Entspannungsverfahren und Psychotherapie gezählt werden. Die Wirksamkeit der Analgetika, insbesondere der starken Opioide, ist deutlich verringert, wenn die Schmerzstärke durch individuelle Besonderheiten der Schmerzverarbeitung und -wahrnehmung gesteigert ist. Dies weist auf eine hohe psycho-soziale Distress-Vulnerabilität hin, beispielsweise bei dysfunktionellem Schmerz auf viszeralem/gynäkologischem/urologischem Sektor, bei Fibromyalgie, multilokulärem Schmerz oder ausgeprägten Somatisierungen bis zur somatoformen Schmerzstörung. Die Pathophysiologie der Schmerzentstehung und -unterhaltung weicht bei diesen Subgruppen eindeutig von denjenigen nozizeptiver/neuropathischer Schmerzen ab, und psychosozialer Distress ist durch Analgetika nicht behandelbar.

Bei einem Teil der Patienten wirkt die Dauertherapie mit einem starken Opioid nicht ausreichend, sie verbessert die Lebensqualität der Betroffenen nicht, eher wird sie verschlechtert. Dies zeigen neueste Zahlen aus Dänemark, dem Land mit den meisten Opioidverschreibungen. Die Erfahrungen der letzten Jahre zeigen, dass wichtige Erkenntnisse der Grundlagenwissenschaften hinsichtlich der Opioidwirkungen auf das sogenannte Schmerzgedächtnis teils unkritisch auf Patienten übertragen wurden. Es ist zu vermuten, dass auch dadurch die Verschreibungshäufigkeit starker Opioide erheblich zugenommen hat. Inzwischen aber mehren sich Daten zu erfolgloser Opioidtherapie, dringend gewünschtem Opioidentzug seitens der Patienten und/oder deren Angehörigen, Missbrauch, Suchtentwicklung, Weitergabe unwirksamer/nicht genutzter Opioide an Dritte und viel zu später Reevaluation psychosozialer Schmerzanteile. Die fortgesetzte Opioidverschreibung trotz fehlender Wirksamkeit ist volkswirtschaftlich bedenklich, auch hinsichtlich der hohen Kosten neuerer Opioide. Diese Sicht ist nationaler und internationaler Konsens.

Außerdem gibt es eine Vielzahl von Patienten mit chronischem, nichttumorbedingtem Schmerz, die aus bisher nicht geklärter Ursache Non-Responder auf ein starkes Opioid sind. Dergleichen ist aus der Therapie tumorbedingter Schmerzen nicht bekannt. Es ist unrichtig und durch Daten nicht ausreichend belegbar, für bestimmte Schmerzerkrankungen a priori ein bestimmtes Opioid zu propagieren. Morphin ist das Referenzopioid, andere Opioide sowie nicht-orale Verabreichungsformen sind allerdings individuell wertvolle Alternativen.

Standardfehler einer unzureichenden medikamentösen Schmerztherapie sind:

1) ungenaue Diagnose der Ursache und der nozizeptiven, neuropathischen und emotionalen Anteile der Schmerzstärke;
2) zu niedrige Dosis;
3) zu langer Zeitabstand;
4) unzureichende Nutzung der individuellen Kombinationstherapie;
5) keine Schmerzvorbeugung durch Analgetika-Gabe nach Zeitschema, sondern überwiegend bedarfsgesteuerte Selbstmedikation;
6) unzureichende Dokumentation der Schmerzstärke und wichtiger UAW (Schmerztagebuch) sowie der Funktionsverbesserung/Lebensqualität (ärztliche Dokumentation);
7) unzureichende Prophylaxe/Therapie von UAW;
8) Angst vor Sucht und Missbrauch;
9) fortgesetzte Opioidverschreibung trotz fehlendem individuellem Wirkungsnachweis, keine ausreichende Missbrauchskontrolle;
10) monokausale bzw. monodisziplinäre Therapiekonzeption mit Überschätzung des organischen Anteils starker Schmerzen bei Subgruppen mit chronischem, nichttumorbedingtem Schmerz (= Unterschätzung individueller psychosozialer/emotionaler Faktoren);
11) keine multikausale Reevaluation der Schmerzursachen;
12) ungenügende Patienteninformation zu Schmerzursachen, Therapiezielen und UAW (= Non-Compliance).

6.1. Wirkstoffübersicht

empfohlene Wirkstoffe	weitere Wirkstoffe
Acetylsalicylsäure (ASS)	Almiropan (bislang nur in USA zugelassen)
Amitriptylin	Capsaicin [2009]
Buprenorphin	Celecoxib
Butylscopolamin	Codein
Diclofenac	Dihydrocodein
Fentanyl	Etoricoxib
Gabapentin	Flupirtin
Ibuprofen	Hydromorphon
Metamizol	Ketamin
Morphin	Levomethadon
Naloxon	Naltrexon
Naproxen	Oxycodon
Paracetamol	Oxycodon + Naloxon
Pethidin	Parecoxib
Pregabalin	Pentazocin
Tilidin	Piritramid
Tramadol	

6.2. Klinische Grundlagen

6.2.1. Definition

Der akute Schmerz wird hervorgerufen durch eine akute Erkrankung oder Verletzung und hat fast immer eine erkennbare Ursache. Er ist ein Warnsignal, auf das kausal eingegangen werden muss. Wird das Warnsignal nicht erkannt oder wird therapeutisch inadäquat darauf reagiert, kann es zu **chronischen Schmerzen** kommen. Davon wird bei länger als 6 Monate anhaltendem Schmerz gesprochen.

6.2.2. Einteilung/Klassifikation chronischer Schmerzen

Ätiologisch kann man unterscheiden zwischen nozizeptiv-neuropathischem, dysfunktionellem und psychogenem Schmerz. Nozizeptoren werden entzündlich, mechanisch oder thermisch stimuliert, sie sind in Muskulatur, Knochen und Bindegewebe (somatisch nozizeptiver Schmerz), auch in Hohl- und parenchymatösen Organen (viszeral nozizeptiver Schmerz) lokalisiert. Neuropathische Schmerzen entstehen durch Entzündung, Kompression oder Destruktion peripherer oder zentraler Nervenstrukturen.

6.2.3. Diagnostik

Die Symptomatik des nozizeptiven bzw. neuropathischen Schmerzes ist zu ermitteln (nozizeptiv: Schmerzcharakter stumpf/scharf/stechend (somatisch nozizeptiv) bzw. dumpf, tiefliegend) spastisch bis kolikartig (viszeral nozizeptiver Schmerz). Bei neuropathischem Schmerz besteht typischerweise Schmerz mit brennendem oder attackenförmig einschießendem Charakter, verbunden mit Hyperalgesie, Allodynie und weiteren sensorischen Defiziten (Par-, Dysästhesien, Hypästhesie) sowie Durchblutungs- und trophischen Störungen. Die Ursachen nozizeptiver bzw. neuropathischer Schmerzanteile werden mit den üblichen Verfahren der organischen Diagnostik ermittelt.

Die Schmerzstärke und deren zeitlicher Verlauf werden mit subjektiven Mess-Skalen (visuelle Analogskala, nummerische oder verbale Schätzskala) ermittelt und können in Form eines Schmerztagebuches Aufschlüsse über den Zeitverlauf geben.

Darüber hinaus ist es unverzichtbar, bei allen Patienten mit chronischem Schmerz frühzeitig und nicht erst nach längeren Therapieversuchen auf psychische und soziale Einflüsse einzugehen, sie zu erfragen und ggf. fachbezogen diagnostizieren zu lassen. Die Diskrepanz zwischen Schmerzstärke, Leidensdruck und schmerzbedingten Beeinträchtigungen kann ein Hinweis auf starke affektiv-emotionale Schmerzanteile sein, die mit alleiniger Pharmakotherapie schwierig zu behandeln sind. Bei diesen Patienten ist häufig die Erhebung der biografischen Anamnese aufschlussreich, denn sie ergibt Hinweise auf verschiedenartige Distress-erhöhende Ereignisse und kann zu Erweiterungen der multimodalen Schmerztherapie führen.

6.3. Therapie

6.3.1. Therapieindikation

Sie ergibt sich aus der Schmerzstärke, der damit verbundenen Beeinträchtigung in körperlicher, psychischer und sozialer Hinsicht. Akuter Schmerz ist ein organisches Warnzeichen und schwindet meist nach Beseitigung der Ursache.

Chronischer Schmerz kann organisches oder/und psychisches Warnzeichen sein. Bei nichttumorbedingtem Schmerz ist häufig eine eindeutige organische Ursache nicht erkennbar. Die Schmerztherapie findet symptomatisch statt. Dazu sind – je nach Schmerzstärke, Schmerzätiologie und Therapieziel – Nichtopioide und Opioide indiziert. Koanalgetika sind bei neuropathischem Schmerz sowie zentraler Sensibilisierung indiziert. Auch andere Formen der medikamentösen (Psychopharmaka) sowie der nicht-medikamentösen Therapie (TENS, Akupunktur, manuelle Therapie, Physiotherapie) haben Indikationen im Rahmen der multimodalen Schmerztherapie. Bei relevanten psychischen Einflüssen sind zusätzlich Schmerzbewältigungsverfahren, Entspannungsverfahren, Biofeedback, autogenes Training, Hypnose, Verhaltenstherapie oder andere Psychotherapien indiziert.

6.3.2. Therapieziel

Die symptomatishe Therapie bei Akutschmerz ist hilfreich, bis dieser kausal beseitigt ist. Akuter Schmerz kann aus bisher nicht vollständig geklärter Ursache chronifizieren. Bei protrahiert bestehendem Akutschmerz soll Chronifizierung verhindert werden, was in erster Linie nicht durch starke Opioide, sondern durch eine frühzeitige, multidisziplinäre Schmerz-Evaluation einschließlich psychosozialer Faktoren gelingen kann.

Je länger chronischer Schmerz andauert, desto schwieriger ist dessen Therapie. Schmerzfreiheit ist häufig kaum zu erzielen. Individuelle Therapieziele sind vielmehr, dennoch eine funktionelle Verbesserung zu erreichen, die Akzeptanz des Patienten für seine Erkrankung durch eine aktivierende Therapie zu verbessern, die gesundheitsbezogene Lebensqualität zu erhöhen, schmerzbedingte Frühberentung zu umgehen und die Patienten wieder arbeitsfähig zu machen. Ohne Zweifel können Therapieziele mit sozialen Bedingungen (Arbeitslosigkeit, Rentenwunsch) kollidieren.

6.3.3. Therapeutisches Vorgehen

6.3.3.1. Akute Schmerzen

Die Therapie kann bei dauerhaftem Schmerz je nach Schmerzstärke und Schmerzcharakter im Rahmen einer Stufentherapie mittels regelmäßiger Medikation stattfinden. Bei intermittierendem Schmerz kann eine nur auf den Bedarf ausgerichtete Therapie ausreichend sein.

Stufentherapie akuter Schmerzen:

Stufe 1 (geringe Schmerzen)	Nichtopioid(e) (peroral, rektal, intravenös)
Stufe 2 (mittelstarke Schmerzen)	Nichtopioid(e) plus mittelstarkes Opioid (Tramadol, Tilidin mit Naloxon) (peroral, rektal, intravenös)
Stufe 3 (starke Schmerzen)	Nichtopioid(e) plus starkes Opioid (Piritramid, Morphin u.a.) (peroral, sublingual, rektal, intavenös, subkutan)

Grundregeln

- Verwendung von Nichtopioidanalgetika in Standarddosierungen. Wiederverabreichung ist erst bei abklingender Wirkung sinnvoll.
- Auswahl der Nichtopioide nach Schmerzursache bzw. Schmerzcharakter (siehe oben) bzw. ihrem Nutzen-Risiko-Verhältnis (analgetische Wirkung versus UAW).
- Bei anhaltenden Beschwerden regelmäßige Gabe im festen Zeitintervall und nicht ausschließlich bei Bedarf.
- **Falls nötig, zusätzlich Opioide verwenden (Dosistitration an der aktuellen Schmerzstärke).**
- Verabreichungswege: oral/sublingual, rektal; falls starke Schmerzen oder unzuverlässige Verabreichung über andere Wege: parenteral (i.v., s.c.).

Auswahl von Analgetika

1) Nichtopioide (vgl. Tab. 6.1 und 6.2)

Die Auswahl erfolgt nach Schmerzursache, Nutzen-Risiko- und Kosten-Nutzen-Abwägung. Paracetamol ist zwar geringer analgetisch wirksam, hat aber bei Einhalten von Kontraindikationen, Anwendungsbeschränkungen und THD das geringste Nebenwirkungsprofil. Es gilt deshalb als Nichtopioid der Wahl bei akuten Schmerzen. Bei entzündlich bedingten Schmerzen ist allerdings die antiphlogistische Wirkung eines nichtsteroidalen Antirheumatikums (NSAR) vorzuziehen, die Paracetamol nicht hat. !Cave: **Für die analgetisch den NSAR gleichwertigen, jedoch wesentlich teureren Coxibe ist der gastrointestinale Sicherheitsvorteil geringer als bei der Markteinführung angenommen. Bei vaskulären Risikopatienten erhöht sich unter Coxiben die Inzidenz kardiovaskulärer Nebenwirkungen (Herzinfarkt, Apoplex, peripher-vaskuläre Thrombosierung).** Unter diesen Bedingungen sind sie kontraindiziert. Neuerdings werden auch die traditionellen NSAR hinsichtlich prothrombotischer Risiken bei gefährdeten Patientengruppen kritisch eingestuft.

Metamizol ist bei visceral-nozizeptiven Schmerzen mit spastischer Komponente besonders wirksam, die sehr seltene Agranulozytose ist zu beachten, und bei rascher intravenöser Injektion kann vital bedrohliche Hypotension ausgelöst werden.

2) Kombinationen

Die Sinnhaftigkeit einer synergistisch oder additiv wirksamen Anwendung individueller Kombinationen zweier Nichtopioide je nach Schmerzursache, so eines NSAR mit Paracetamol ist – zumindest für den akuten postoperativen Schmerz – nicht ausreichend gesichert. Die Kombination zweier NSAR ist kontraindiziert, weil stärkere UAW zustande kommen können. Durch die Kombination eines Nichtopioids/Opioids sind synergistische Effekte nutzbar. Das kann im Einzelfall dazu führen, dass infolge eines Opioid-sparenden Effektes opioidbedingte UAW geringer ausgeprägt sind. Die Kombination mit einem Koanalgetikum ist sinnvoll, weil dadurch verschiedene Orte der nozizeptiven Transmission erreicht werden.

> **!** **Cave: Die Kombination eines Opioids mit einem Benzodiazepin ist riskant, weil dadurch Sedierung bis zur Atemdepression auslösbar ist.**

Generell anders sind fixe Kombinationen zu beurteilen.

Die in einigen Fertigpräparationen enthaltenen **Kombinationen von Nichtopioidanalgetika mit *Coffein* oder *Codein*** sollen Wirkungseintritt und -stärke erhöhen. Diese Befunde sind aus Studiensicht zwar signifikant, eine klinische Relevanz ist kaum vorhanden, insbesondere dann nicht, wenn diese Analgetika aufgrund permanenter Schmerzen regelmäßig eingenommen werden müssen. Dann wird die Tageshöchstdosis von Codein überschritten. Hinzu kommen die obstipierende Wirkung des Codeins bzw. das eindeutige, auf seiner psychotropen Wirkung beruhende Missbrauchspotenzial von Coffein. Mischpräparate werden von Patienten mit rezidivierenden Kopfschmerzen bevorzugt missbraucht. Bei länger andauernder Einnahme beseitigen sie den Kopfschmerz nicht, sondern sie unterhalten ihn. Dafür ist der Begriff des **medikamenteninduzierten Kopfschmerzes** gebräuchlich, der im Zusammenhang mit Mischpräparaten besonders schwer sein kann, aber ebenso unter der jahrelangen Einnahme von Monopräparaten entstehen kann (vgl. Kap. Kopfschmerzen).

Deshalb sind Nichtopioidanalgetika in festen Kombinationen kritisch zu sehen und höchstens für eine kurzfristige, ärztlich kontrollierte Therapie anwendbar. Bedenklich ist, dass Coffein-kombinationen ebenso wie viele andere Nichtopioidanalgetika in Apotheken frei verkäuflich sind.

Noch 1999 wurden etwa zwei Drittel aller Schmerzmittelpackungen ohne Rezept verkauft, und nur ein Drittel wurde ärztlich verordnet. Prinzipiell hat sich an diesen Konstellationen wenig geändert. **Die Anwendung von Analgetika in Deutschland ist zu etwa 70 % eine Therapie im Rahmen einer ärztlich nicht kontrollierten und in Apotheken oder im Internet frei käuflichen Selbstmedikation.**

3) Opioide

Wenn Nichtopioide unzureichend wirken, ist ein Opioid nötig. Je nach Schmerzstärke sind mittelstarke (Tramadol, Tilidin mit Naloxon) oder starke Opioide (Morphin, Piritramid u.a.) vorhanden. Pentacozin ist ungeeignet zur akuten und chronischen Schmerztherapie (s. dort). **Besonders kritisch muss die propagierte Verwendung nicht retardierter Opioid-Tropfen (Tilidin, Tramadol) bei akuten Schmerzsituationen eingeschätzt werden. Sie fördern missbräuchliches Verhalten.**

Alle Opioide können typische UAW entfalten (Schwindel, Müdigkeit, Konzentrationsschwäche), weswegen sie mit geringen initialen Dosierungen und folgend sorgfältiger Dosistitration an der aktuellen Schmerzstärke angewendet werden sollen. Bei älteren Patienten sind geringere Dosierungen stärker analgetisch, wirken länger und entfalten stärkere Nebenwirkungen (Sedierung, Verwirrtheit) als bei jüngeren Patienten. Die Fallneigung mit Frakturgefahr nimmt zu.

Bei **geringen bis mäßig starken Schmerzen** (Zahnschmerzen, Kopfschmerzen, Dysmenorrhoe, banale Verletzungen) sind Nichtopioide mit kurzer bis mittellanger Wirkung (z.B. Paracetamol, Acetylsalicylsäure, Ibuprofen, Diclofenac) sinnvoll.

Bei **mittelstarken und starken Schmerzen** sind zusätzliche Opioide nötig, so ggf. bei Koliken, wenn Spasmolytika (25–50 mg Butylscopolamin i.v., vgl. Kap. Erkrankungen der Leber und Gallenwege) oder Metamizol i.v. (1.000 mg) unzureichend wirken: Pethidin oder Morphin oder Piritramid in geringen Dosen alle 5–10 Minuten i.v. titriert (s. 6.4.2.1.4. Tab. 6.4). Opioide können Kolikschmerzen verstärken, weil sie den Tonus der glatten Muskulatur erhöhen. Sie sind beim akuten Abdomen mit peritonitischer Reizung wertvoll (Pethidin, Morphin oder Piritramid), wenn Nichtopioide (Paracetamol i.v. oder Metamizol i.v.) unzureichend wirken. Bei akutem Abdomen ist die chirurgischerseits geäußerte Furcht vor verschleierten Symptomen durch Gabe eines starken Opioids nicht begründbar, wenn diese in geringen Dosisschritten mit dem Ziel einer Schmerzlinderung und nicht dem von Schmerzfreiheit erfolgt. Kontrollierte Studien belegen, dass durch dieses Vorgehen weder die Diagnostik noch eine chirurgische Entscheidung nachteilig beeinflusst werden.

Beim Herzinfarkt kann Morphin durch seine anxiolytische und den Gefäßwiderstand mild senkende Wirkung besonders hilfreich sein, wenn es zusätzlich zur symptomatischen Therapie genutzt wird (Morphin 2–3 mg i.v. alle 5–10 Minuten bis zur eintretenden Analgesie oder milden Sedierung).

Retardierte Opioide, oral oder transdermal verabreicht, sind bei Akutschmerz unwirksam und deshalb nicht empfehlenswert. Transdermale Matrixpflaster sind zur Therapie postoperativer Schmerzen kontraindiziert.
Die nur langsam eintretende Analgesie und das daraus resultierende lange Verabreichungsintervall (= Titrationszeitraum) sprechen dagegen. Wird der lange Zeitraum bis zum Eintreten der maximalen Analgesie nicht abgewartet und zu früh eine Folgedosis verabreicht, können bedrohliche Nebenwirkungen auftreten.

6.3.3.2. Chronische Schmerzen

Wie bei der akuten Schmerztherapie sind Nichtopioide und Opioide nutzbar. Zusätzlich oder alternativ haben Koanalgetika (NSMRI-Antidepressiva, Antikonvulsiva) einen hohen Stellenwert. Sie können die zentralen, schmerzverstärkenden Prozesse mit Hyperalgesie oder eine Übererregbarkeit peripherer Nerven (Par-, Dysästhesie) besonders intensiv eindämmen. Opioide haben diese Wirkungskomponente nicht.
Retardierte Opioide haben deutliche Vorteile gegenüber nicht retardierten, wenn es um die Linderung und Nivellierung des Dauerschmerzes geht. Treten gelegentliche Schmerzverstärkungen auf, sind nicht retardierte, d.h. rasch wirksame Analgetika nötig. Deren kürzere Wirkungsdauer ist unter diesen Umständen kein Nachteil.
Die Therapieschwerpunkte (Schmerzlinderung, Aktivitätssteigerung, verbesserte Lebensqualität) sollten **vor** Therapiebeginn eingehend mit dem Patienten erörtert werden, um die häufig vorhandene passive Erwartungshaltung zu realisieren. Dadurch ist eine erhöhte Compliance möglich. Die medikamentöse Therapie soll sich in multimodale Therapiekonzeptionen einreihen, zu denen auch nicht-medikamentöse Möglichkeiten gehören, so zum Beispiel Akupunktur, transkutane elektrische Nervenstimulation (TENS), Physiotherapie, Entspannungsübungen und Psychotherapie.

6.3.3.2.1. Tumorbedingte Schmerzen

Sie werden nach dem WHO-Stufenschema therapiert. Die Auswahl der Pharmaka erfolgt individuell je nach Schmerzstärke, -typ, -charakter. Besonders wichtig ist die Differenzierung von nozizeptiven und neuropathischen Schmerzanteilen. Es muss zudem geklärt sein, ob der Schmerz tumorbedingt, therapiebedingt oder unabhängig vom Tumor bedingt ist.
Das WHO-Stufenschema ist kein starres Schema, wie manchmal angenommen, sondern erlaubt bei sachgerechter Therapie eine überaus differenzierte individuelle Anpassung. Die synergistische Wirksamkeit der Kombination von Nichtopioid mit Opioid ist evidenzbasiert und kann durch zusätzliche Gabe eines Koanalgetikums bei Hyperalgesie oder neuropathischen Symptomen verstärkt werden. **Morphin ist nach wie vor das Referenzopioid, andere starke Opioide sind individuelle Alternativen, die im Rahmen eines Opioidwechsels (opioid rotation) nutzbar sind. Sie sind meist teurer als Morphin. Es ist aufgrund der fehlenden, direkt vergleichenden Studien mit Morphin unrichtig, andere Opioide als erste Wahl zu propagieren.**
Die Auswahl eines geeigneten Nichtopioids – ähnlich der Akutschmerztherapie – und der kritische Umgang mit dauerhaft verabreichten Nichtopioiden ist nötig. Coxibe sind zur Tumorschmerztherapie nicht zugelassen.

WHO-Stufenschema tumorbedingter chronischer Schmerzen:	
Stufe 1 (geringe Schmerzen)	Nichtopioid (ggf. plus Koanalgetikum)
Stufe 2 (mittelstarke Schmerzen)	schwaches Opioid in individueller Dosis (Tramadol, Tilidin mit Naloxon) plus Nichtopioid (ggf. plus Koanalgetikum)
Stufe 3 (starke Schmerzen)	starkes Opioid in individueller Dosis (Morphin oder andere) plus Nichtopioid (ggf. plus Koanalgetikum)

Grundregeln sind:
1) orale Gabe anstreben,
2) regelmäßige Einnahme nach Zeitschema (entsprechend der typischen Wirkungsdauer des Analgetikums und der der individuellen Abweichung) und **vor** auftretenden Schmerzverstärkungen,
3) individuelle Opioiddosis finden (Dosistitration gegen die aktuelle Schmerzstärke),
4) adäquate Therapie von Durchbruchschmerzen durch ein nicht retardiertes, gleich wirksames Opioid,
5) adäquate Therapie von unerwünschten Analgetika-Wirkungen bzw. deren Prophylaxe (Laxantien).

Weitere Regeln im Umgang mit den Pharmaka sind:

- Nichtopioidanalgetika in Standarddosierungen und im festen Zeitabstand (Auswahl nach Schmerzursache bzw. nach ihrem Nutzen-Risiko-Verhältnis); Auswahl nach individueller Schmerzursache; Anwendungsdauer limitieren und ggf. Nichtopioid wechseln, um UAW zu vermeiden
- Retardopioide im festen Zeitabstand (Initialdosierungen: s. Tab. 6.6, Ermittlung der individuell nötigen Dosis mit nichtretardiertem Morphin durch schrittweise Titration der Schmerzstärke und Abwägen mit UAW)
- alternative Verabreichungswege zu oraler Gabe: transdermal, sublingual, transmukosal; parenteral, falls individuell anders nicht möglich
- nicht retardierte Opioide zusätzlich (bedarfsweise) nur bei Durchbruchschmerzen geben (Verabreichungswege: oral, rektal, sublingual, transmukosal und nur im Ausnahmefall als parenterale Injektionen)
- zusätzlich adäquat ausgewählte Koanalgetika, die im Rahmen der gleichzeitig stattfindenden Opioidtherapie mit reduzierten Dosen und in längerem Zeitabstand als üblich vorsichtig aufgebaut werden; sofortige Wirkungen sind dann nicht zu erwarten, aber die Compliance der Patienten steigt aufgrund der niedrigen UAW (s. Tab. 6.2.)
- adäquate Therapie medikamentenbedingter UAW inkl. Obstipationsprophylaxe.

Neben nozizeptiven, durch anhaltende tumorbedingte Gewebsschädigung induzierte Schmerzen (z.B. Knochenmetastasierung) besteht bei ca. 30 % der Tumorpatienten auch ein neuropathischer Schmerz durch primäre Läsion oder Dysfunktion des Nervensystems (z.B. destruktive Plexopathie oder nach Strahlentherapie, paraneoplastische oder Chemotherapie-induzierte Neuropathie). Neuropathische Schmerzen können die Betroffenen sehr quälen, denn sie sind schwierig therapierbar. Die Symptomatik ist vielfältig (Parästhesie, Dysästhesie, Hyperalgesie, Allodynie, häufige Durchbruchschmerzen etc.). Hier haben NSMRI-Antidepressiva (Reduktion von Parästhesie/Dysästhesie) sowie neuere Antikonvulsiva (Reduktion von Hyperalgesie bzw. Allodynie, d.h. des schon bei Berührung empfundenen Schmerzes) einen hohen Stellenwert (s. Abschnitt Koanalgetika). In anderen Situationen, z. B. bei Knochenmetastasierung, können Kortikosteroide oder Bisphosphonate hilfreich sein. Zusätzliche, durchaus schmerzlindernde Verfahren sind interdisziplinär zu diskutieren, so Bestrahlung oder Chemotherapie.

Anmerkung zu Durchbruchschmerzen:

Trotz stabiler medikamentöser Grundeinstellung – auch mit starken Opioiden – sind plötzlich auftretende Durchbruchschmerzen häufig (Synonyma: Schmerzspitzen, Schmerzattacken, episodischer Schmerz, „breakthrough pain"). Ihre Dauer und Häufigkeit sind überaus wechselhaft. Die Ursachen sind nicht immer erkennbar, intensive Tumorprogredienz und/oder neuropathische Schmerzen gehen typischerweise mit gehäuften Durchbruchschmerzen einher. Sie sind quälend, beeinträchtigen die Lebensqualität erheblich und bedürfen einer rasch einsetzenden Schmerzlinderung durch ein nicht retardiertes Opioid (Morphin p.o./rektal/i.v./s.c.; Hydromorphon i.v./s.c.; Fentanyl transmukosal; Buprenorphin sublingual/s.c./i.v.; Dosierungen s. Tab. 6.4). Ein retardiert wirkendes Opioid ist dazu völlig ungeeignet. Möglicherweise muss auch die medikamentöse Grundeinstellung durch Dosiserhöhung und/oder die Auswahl eines geeigneten Koanalgetikums angepasst werden.

Zur direkten Therapie von Durchbruchschmerzen ist die bedarfsweise, zusätzliche Verabreichung eines nicht retardierten Opioids sinnvoll. Die Dosis kann berechnet werden, sie ist an der Basisdosis des Opioids/24 Std. orientiert (s. Tab. 6.1). Die Zahl dieser zu therapierenden Schmerzverstärkungen sollte nicht 3–4 pro Tag übersteigen, ansonsten müsste die medikamentöse Therapie geändert werden. Eine vordergründige Bedarfstherapie erhöht Missbrauchsrisiken und führt zu analgetischer Unterversorgung.

Orale/sublinguale/rektale Verabreichungen sind zu bevorzugen. Falls dies nicht möglich ist, sind parenterale Applikationen (i.v./s.c.) indiziert. Es gibt eine transmukosale, rasch wirksame Verabreichung von Fentanyl, deren Dosisrelation zur Basisanalgesie mit dem Opioid unkalkulierbar und zudem vergleichsweise teuer ist. Die transnasale Fentanyl-Applikation mit zuverlässiger Wirkung ist in Vorbereitung, aber noch nicht verkehrsfähig.

Tabelle 6.1: Opioiddosierungen zur Therapie vereinzelter Durchbruchschmerzen mit einem nicht retardierten Opioid während der überwiegend stabilen Grundeinstellung mit einem Retardopioid (gültig für Tumorschmerz) [1,2]

Dauertherapie	Bedarfsdosis
Morphin p.o.	1/6 der Tagesdosis als Morphin p.o./rektal (davon 1/3 zur s.c.-Injektion)
Hydromorphon	Tagesdosis von Hydromorphon angenähert als Einzeldosis von Morphin p.o./rektal
Oxycodon	1/6 der Tagesdosis von Oxycodon als Morphin p.o./rektal
Fentanyl-TTS	angenähert 50 % der stündlichen Dosis des Pflasters (µg/Std.) als identische Zahl von Morphin (in mg) p.o./rektal
Buprenorphin-TTS	etwa 0,2–0,4 mg Buprenorphin sublingual (bei höheren Dosen mehr)

1 Anmerkung: Während der Langzeittherapie bei nichttumorbedingten Schmerzen sollten bedarfsgesteuerte Opioidgaben weitestgehend umgangen werden, parenterale Injektionen sind zu vermeiden (Empfehlungen derzeit gültiger Konsenuspapiere).
2 Es handelt sich um Richtwerte, die Dosis kann individuell auch niedriger oder höher sein.

6.3.3.2.2. Nichttumorbedingte Schmerzen

Nichtopioide und Koanalgetika haben einen hohen Stellenwert. Der Stellenwert der Opioide unterscheidet sich grundsätzlich von dem in der Therapie tumorbedingter Schmerzen, denn er ist relativ gering. Opioide sind nur bei einigen Subgruppen dauerhaft wirksam, so z.B. bei neuropathischen Schmerzen, Phantomschmerzen, stark schmerzhaften degenerativen Gelenkerkrankungen, Wirbelsäulendeformitäten, Spinalkanalstenose, fortgeschrittener Osteoporose, Querschnittssyndromen, arterieller Verschlusskrankheit oder HIV-assoziierten Schmerzen. Opioide sind bei Patienten mit dysfunktioneller (ein großer Teil von Patienten mit Kopf- bzw. Gesichtsschmerz, Rückenschmerz, multilokulärem Schmerz, Fibromyalgesie, viszeralem/urologischem/gyäkologischem Schmerz) oder psychischer Schmerzätiologie (Somatisierungen mit Schmerz als Leitsymptom, somatoforme Schmerzstörung) kaum wirksam, sie lindern den Schmerz insbesondere in Distress-Situationen nicht, während derjenige nicht pharmakologischer Optionen (Distress-Minderung, Verhaltenstherapie, Schmerzbewältigung, Akupunktur, TENS, Physiotherapie, körperliche Übungen/Training, Edukationsprogramme u.a.) steigt. Zunehmend zeigt sich der Erfolg einer die Aktivitäten steigernden tagesklinischen Therapie in sorgfältig ausgewählten Subgruppen chronischer Schmerzen (beispielsweise Kopfschmerz, Rückenschmerz, Fibromyalgesie, somatoforme Schmerzstörung) mit multimodalen, aktivierenden Maßnahmen, bei denen Opioide keine Rolle spielen und eher hinderlich sind.

Aktuelle Daten belegen ohnehin nur für eine relativ geringe Zahl von Patienten mit chronischen, nichttumorbedingten Schmerzen eine ausreichende Ansprechbarkeit auf Opioide, die verbunden ist mit verbesserter Funktion und höherer Lebensqualität. **Bei einem erheblichen Teil von Patienten mit nichttumorbedingten Schmerzen sind Opioide trotz Dosissteigerung nicht analgetisch wirksam oder sie entfalten intolerable UAW (Non-Responder).** Die Gründe dafür liegen in der überaus komplexen Pathophysiologie der nozizeptiven Wahrnehmung, in die stärker als bei tumorbedingtem Schmerz psychosoziale Faktoren eingehen. Diese reduzieren die Opioidanalgesie nachweislich im Vergleich zu Patienten ohne derartige Faktoren. Es muss verstanden werden, dass Schmerz nicht gleich Schmerz ist, weil die im Tierexperiment zuverlässig reproduzierbare Nozizeption (= Reduktion des Schmerzgedächtnisses durch ein Opioid) bei vielen Patienten mit nichttumorbedingtem Schmerz weiteren, überaus wechselnden Einflüssen unterliegt. Letztlich brechen wohl deshalb viele Patienten eine Opioidtherapie wieder ab, sie horten nicht eingenomme Opioide oder geben/verkaufen sie an Dritte. **Das Spektrum des Missbrauchs medizinisch fehlverschriebener Opioide nimmt zu. International, so auch in Deutschland, steigt die Zahl der Patienten, bei denen trotz unzureichender Wirkung das Opioid weiter verordnet wird und deshalb in Schmerztherapiezentren ein Opioidentzug durchgeführt werden muss.** Wenn dies mit einer interdisziplinären Reevaluation der Schmerzursachen verbunden ist, kommen häufig bisher unerkannte/ignorierte psychosoziale Faktoren zutage. Diese aber sind nicht mit einem Opioid behandelbar.

Die fortgesetzte Opioidverschreibung ist nur dann medizinisch gerechtfertigt, wenn wiederholte Wirksamkeitsnachweise möglich sind. Entwickelt sich aufgrund fehlender Opioidwirksamkeit ein missbräuchliches Verhalten oder gibt es Hinweise auf die (unerlaubte) Weitergabe des verschriebenen Opioids an Dritte, müssen juristische Gesichtspunkte bedacht werden.

Bei fehlender Wirksamkeit des verschriebenen Opioids bzgl. der mit dem Patienten besprochenen Therapie muss eine diagnostische Reevaluation und Überprüfung der Therapie und ggf. ein Abbruch der Opioidverschreibungen stattfinden. Ratsam ist eine interdisziplinäre Reevaluation. Dieses Vorgehen wird in nationalen und internationalen Konsenuspapieren empfohlen.

6.4. Pharmakotherapie

6.4.1. Nichtopioidanalgetika

Vergleichende Bewertung und Hinweise zur wirtschaftlichen Verordnung

Nichtopioidanalgetika sind eine heterogene Medikamentenklasse (Wirkungsprofil s.Tab. 6.2; typische UAW s. Tab. 6.3):

- saure antiphlogistische Analgetika: Acetylsalicylsäure, NSAR als gemischte COX-1- und COX-2-Hemmer
- Coxibe (selektive COX-2-Hemmer): Celecoxib, Parecoxib, Etoricoxib
- nichtsaure Anilin- und Pyrazolonderivate: Paracetamol (Anilinderivat); Metamizol (Pyrazolonderivat)
- Nichtopioidanalgetika ohne antipyretische antiinflammatorische Wirkung: Flupirtin

Kriterien zur Auswahl wurden oben beschrieben. Kritische Hinweise zur Nutzen-Risiko-Relation der Coxibe und traditionellen NSAR: s. „Vergleichende Bewertungen" der jeweiligen Wirkstoffklassen.

Bei Nichtopioiden muss eine therapeutische Dosis eingehalten werden, unter der die Wirksamkeit fragwürdig ist. Zudem muss eine maximale Einzel- und Tagesdosis eingehalten werden, oberhalb der keine stärkere Schmerzlinderung, wohl aber eine Zunahme der UAW möglich ist. Aufgrund der Nebenwirkungen ist eine zeitlich unlimitierte Einnahme nahezu aller Nichtopioide nicht wünschenswert. Dies betrifft die Nebenwirkungen u.a. auf die Niere (NSAR, Coxibe), das Herz-Kreislauf-System (NSAR, Coxibe) und den gastrointestinalen Trakt (NSAR, Coxibe) und die Leber (Paracetamol).

Coxibe sind relativ teuer. Die Therapie mit einem COX-2-Hemmer führt zu einem Anstieg der DDD-Kosten um das ca. Fünffache im Vergleich zu retardiertem Diclofenac. **Im Hinblick auf fehlende Vorteile (abgesehen von der Intensität gastrointestinaler UAW) ist selbst die kurzfristige Anwendung der Coxibe erst dann gerechtfertigt, wenn andere Nichtopioide nicht anwendbar sind. Coxibe sind bei Patienten mit hohem prothrombotischen Risiko (atherosklerotische Vorerkrankungen von Myokard, Gehirn, peripherem Gefäßsystem) kontraindiziert.** Nach neueren Daten müssen auch die traditionellen NSAR kritisch gesehen werden, wenn prothrombotische Risiken bestehen (Naproxen < Ibuprofen < Diclofenac). Gegenwärtig wird empfohlen, sie dann in möglichst niedriger, analgetisch wirksamer Dosis über einen möglichst kurzen Zeitraum einzusetzen.

Tabelle 6.2: Wirkungsprofil der Nichtopioidanalgetika

	analgetisch	antientzündlich	spasmolytisch	Hemmung der Thrombozytenaggregation
Paracetamol	++/+++	–	–	–
NSAR	+++	+++	+	++, reversibel
COX-2-Hemmer	+++	+++	+	–
Metamizol	+++	–	+++	–

+ gering   ++ mäßig   +++ stark   – kein

Tabelle 6.3: Schädigungsmöglichkeiten durch Nichtopioide (zusätzliche Risikofaktoren beachten)

	Niere	Leber	Magen-Darm-Trakt	Herz-Kreislauf-System
Paracetamol	nein	ja[1]/++	nein	nein
NSAR[2]	ja	selten	ja	ja
Coxibe[2]	ja	ja	ja	ja
Metamizol	nein	nein	nein	nein

1 Erst bei Überdosierung oder schwerer Vorschädigung möglich
2 Bei Risikofaktoren sind verschiedenartige Organschädigungen möglich.
+ gering   ++ mäßig   +++ stark   – kein

6.4.1.1. Saure antiphlogistische Analgetika
(nichtsteroidale Antirheumatika, Acetylsalicylsäure)

Vergleichende Bewertung

Weitaus am häufigsten verwendete Analgetikagruppe mit guter Wirksamkeit bei leichten und mittleren Schmerzen, insbesondere bei entzündlichen Ursachen und Schmerzen des Bewegungsapparates. Die Kosten-Nutzen-Relation ist günstig. Alle herkömmlichen nichtsteroidalen Antirheumatika (NSAR) hemmen reversibel die Thrombozytenaggregation, was z.B. nach chirurgischen Eingriffen an Körperoberflächen oder Schleimhäuten zu häufigerer Nachblutung führen kann. Die Dauer der Nachblutungsgefahr wird angenähert mit der Plasmahalbwertszeit des NSAR umschrieben, sie ist also für Diclofenac oder Ibuprofen kürzer als für Naproxen. Aufgrund der nicht eindeutigen Datenlage sollten NSAR bei Operationen mit erhöhtem Nachblutungsrisiko zurückhaltend eingesetzt werden.

Nachblutungsrisiken kommen auch durch Acetylsalicylsäure (ASS) zustande. Dieses hemmt die Thrombozytenaggregation irreversibel. Das heißt, dass erst etwa 3 Tage nach Absetzen von ASS wieder eine ausreichende Anzahl voll funktionsfähiger Thrombozyten vorhanden ist. ASS wird in niedrigen Dosierungen bei Patienten mit koronarer Herzkrankheit dauerhaft eingesetzt. **Die Dauermedikation von niedrigdosiertem ASS kann die gastrointestinalen Vorteile der Coxibe aufheben, das diesbezügliche Risiko von NSAR verstärken und bei geriatrischen Patienten zu schmerzlosen gastroduodenalen Ulzera führen.** Bei präoperativem Absetzen der Low-Dose-Prophylaxe mit ASS aus Gründen der ASS-bedingten Blutungsrisiken erhöht sich die Inzidenz kardio-, zerebro- sowie peripher vaskulärer, prothrombotischer Komplikationen bei Hochrisikopatienten. Deshalb sind im Einzelfall interdisziplinäre Absprachen (Hausarzt, Chirurg) nötig, denn außerhalb chirurgischer Eingriffe an großen Körperoberflächen und Schleimhäuten erhöht ASS nicht das Risiko chirurgischer Nachblutungen. Das gilt im Übrigen auch für alle traditionellen NSAR, denn sie reduzieren ebenfalls die thrombozytäre Aggregation. Dies ist jedoch ein reversibler Vorgang und bei den NSAR wie Diclofenac, Ibuprofen oder Naproxen nur über 12–24 Std. klinisch relevant.

Unter den traditionellen NSAR haben Diclofenac, Ibuprofen oder Naproxen einen hohen Stellenwert, ihre UAW sind etwas geringer als die anderer NSAR. Im Rahmen der Kombinationstherapie mit einem Opioid führen sie zu stärkerer Analgesie bzw. wirken opioidsparend ohne analgetische Einbuße, was zu einer relevanten Abnahme opioidbedingter UAW führen kann.

Wichtigste UAW der NSAR ist die gastrointestinale Blutung. Hochgerechnet verstirbt in Deutschland jährlich etwa einer von 8.000 Patienten mit NSAR-Therapie an Ulkuskomplikationen. Risikofaktoren (gastrointestinale Vorschäden, höheres Alter, gleichzeitige Kortikosteroidgabe) sind zu berücksichtigen. Gastrointestinale UAW können durch die gleichzeitige Gabe von Protonenpumpeninhibitoren reduziert werden.

Schwere Funktionseinschränkungen von Nieren und Myokard, Diuretika, ACE-Hemmer, nephrotoxische Aminoglykoside oder Röntgenkontrastmittel verstärken das renale bzw. myokardiale Schädigungsrisiko traditioneller NSAR und Coxiben. Langwirksame NSAR wie Piroxicam können im Vergleich zu kurzwirksamen durch Kumulation zu stärkeren UAW führen und werden nicht empfohlen. Ein einfaches, allerdings nur orientierendes Maß für renale Funktionsstörungen ist die Berechnung der Kreatinin-Clearance nach der Cockgroft-Gault-Formel (s. Kap. Arzneimitteldosierung bei Niereninsuffizienz). Bei Werten < 50 ml/kg KG/Min. besteht eine erhebliche renale Beeinträchtigung, bei Werten < 30 ml/kg KG/Min. eine starke Beeinträchtigung. Diese unkompliziert zu berechnenden Zahlen erleichtern Anwendungsbeschränkungen (verlängertes Dosierungsintervall, Dosisreduktion) bzw. Kontraindikationen renal eliminierter oder renal toxischer Pharmaka, so der traditionellen NSAR, Coxibe, Antibiotika oder fraktionierter Heparine.

Wirkungsmechanismus

Die antiphlogistische und analgetische Wirkung der NSAR beruht auf der verminderten Prostaglandinsynthese infolge Hemmung der Zyklooxygenase-2 im entzündlich veränderten bzw. traumatisierten Gewebe. NSAR wirken auch über zentrale Prozesse analgetisch und antipyretisch.

Die Nebenwirkungen der NSAR entstehen durch die unterschiedlich ausgeprägte Hemmung der COX vor allem in der gastrointestinalen Schleimhaut und der Niere. Die geringste Inzidenz zu gastrointestinalen Nebenwirkungen wurde unter Ibuprofen bis 1.500 mg/Tag beschrieben, langwirksame NSAR wie Piroxicam haben stärker ausgeprägte UAW.

Indikation(en)

- symptomatische Therapie bei leichten bis mittleren Schmerzen
- Neuralgien
- Knochenschmerzen
- Entzündungen

- Gelenk- und Muskelschmerzen
- akuter Gichtanfall
- Fieber bei Infektionskrankheiten, akutes rheumatisches Fieber

Kontraindikationen
- absolut: hämorrhagische Diathese, akute Ösophagus-Magen-Darm-Ulzera
- relativ: Analgetikaintoleranz, allergische Diathese, chronisch rezidivierende Magen-Darm-Ulzera, Asthma bronchiale, chronische Atemwegsinfektionen, Heuschnupfen, Nasenpolypen, Nierenfunktionsstörung, schwere Leberfunktionsstörungen, Herzinsuffizienz, Kinder < 6 Jahren, Schwangerschaft, Hypovolämie; nur NSAR: akute hepatische Porphyrien

Unerwünschte Arzneimittelwirkungen
Bronchospasmus, Analgetikaasthma, Erythem, Urtikaria, schwere Hautreaktionen, Hypertonie, ZNS-Störungen, Sehstörungen, Tinnitus, Blutbildungsstörungen, reversible Thrombozytenaggregationshemmung, verstärkte Blutungsneigung bei gleichzeitiger Behandlung mit Antikoagulantien (z.B. Kumarin-Derivate, niedermolekulare Heparine), gastrointestinale Beschwerden, okkulte Blutungen, Magen-Darm-Ulzera u.U. mit massiven Blutungen, Leberfunktionsstörungen, Störungen des Säure-Basen-Haushaltes, Natrium- und Wasserretention, Blutdruckabfall bis zum Schock, Nierenfunktionsstörungen, Überempfindlichkeitsreaktionen; gastrointestinale UAW durch NSAR treten etwa ab dem 60.–65. Lebensjahr häufiger auf als bei Jüngeren

Acetylsalicylsäure

(vgl. auch Kapitel Koronare Herzkrankheit)

Indikation(en)
- leichte bis mäßige akute Schmerzen
- rheumatische Erkrankungen wie Polyarthritis
- akute Reizzustände infolge Gelenkerkrankung, Arthrosen, Weichteilrheumatismus, Fieber
- akuter Migräneanfall
- Knochenschmerzen (bei Tumorerkrankungen); Dauereinsatz aus analgetischer Indikation ist im Vergleich zu einem NSAR ohne Vorteile, aber mit häufigeren UAW verbunden

Kontraindikationen
gleichzeitige Anwendung von gerinnungshemmenden Medikamenten oder Valproinsäure, Glukose-6-Phosphat-Dehydrogenase-Mangel, 3. Trimenon der Schwangerschaft

> **!** **Cave: Reye-Syndrom bei Kindern durch *ASS* (seltene, vital bedrohliche Erkrankung mit akuter Enzephalo- und Hepatopathie: Fieber, Erbrechen, Hirnödem, Krämpfe, Koma). Daher bei Kindern kein *ASS*, sondern *Ibuprofen* oder *Diclofenac* geben.**

Unerwünschte Arzneimittelwirkungen
- Asthma bronchiale, Bronchospasmus, irreversible Hemmung der Thrombozytenaggregation, Thrombozytopenie, Eisenmangelanämie
- gastrointestinal: Sodbrennen, Durchfall, Gastritis, Mikroblutungen, Ulzera. Funktionsstörungen der Nieren, verminderte Ausscheidung von Harnsäure
- ZNS: Kopfschmerzen, Schwindel, Tinnitus

Vergiftung:
chronisch: überwiegend zentralnervöse Störungen
akut (Dosen > 8 g/Tag): Störungen des Säure-Basen-Haushaltes, respiratorische Alkalose, später respiratorische und metabolische Azidose, Kalium-, Chlorid-, Wasserverlust, Koma, Delir, Blutungen
Therapie: Magenspülung oder provoziertes Erbrechen, evtl. Sedativa, Elektrolytsubstitution, Vitamin K, Sauerstoff; bei manifester metabolischer Azidose Natriumhydrogencarbonat i.v., forcierte Diurese; in schweren Fällen: Hämodialyse, Beatmung

Wechselwirkungen

- Wirkungsverstärkung: Barbiturate, Digoxin, Methotrexat, Sulfonamide, orale Antidiabetika, Lithium
- Wirkungsverminderung: Antihypertensiva, Schleifendiuretika (Furosemid), Spironolacton, ACE-Hemmer
- verstärkte Blutungsneigung unter gleichzeitiger Behandlung mit Antikoagulantien (z.B. Kumarinen oder Heparinen), daher Paracetamol zur Analgesie bei antikoagulierten Patienten vorziehen
- gleichzeitige Behandlung mit Acetylsalicylsäure und Kumarinen möglichst vermeiden
- verstärkte ulzerogene Wirkung bei gleichzeitiger Therapie mit Glukokortikoiden und durch Alkohol
- ASS erhöht die gastrointestinale Komplikationsrate von Celecoxib, wahrscheinlich auch die anderer Coxibe
- Wirkungsaufhebung der kardioprotektiven Wirksamkeit durch Ibuprofen (s. dort)

Pharmakokinetik

BV: 68 %
Elim.: Hydrolyse (Esterasen) zu Salicylat (aktiver Metabolit), das überwiegend zu mehreren inaktiven Metaboliten weiter metabolisiert wird (z.T. zu Konjugaten); überwiegend renale Ausscheidung der Metaboliten
HWZ: 15 Min. (Muttersubstanz) bzw. 2–30 Std. (Salicylat, dosisabhängig); bei schwerer Nieren- bzw. Leberinsuffizienz vermeiden

Dosierung

Einzeldosis 500–1.000 mg, bei Dauertherapie 4–6 x 500–1.000 mg/Tag; Brausetabletten bevorzugen, Tabletten nur nach vorheriger Auflösung mit viel Flüssigkeit einnehmen; maximale Tagesdosis 6.000 mg

Ibuprofen

(s. Kap. Rheumatische Erkrankungen)

Indikation(en)

- entzündliche oder entzündlich aktivierte degenerative und extraartikuläre rheumatische Erkrankungen
- Gichtanfall
- nichtrheumatische schmerzhafte Schwellungen und Entzündungen, auch nach Verletzungen und Operationen
- primäre Dysmenorrhoe
- akute und subakute Adnexitis, Neuritiden und Neuralgien

Besonderheiten

Ibuprofen hebt die thrombozytenaggregationshemmende Wirkung von später gegebenem ASS auf. Falls es während einer kardioprotektiven Prophylaxe dennoch angewendet wird, sollte es also nicht **vor**, sondern erst 2–3 Stunden **nach** der ASS-Einnahme eingenommen werden!

Unerwünschte Arzneimittelwirkungen

s. Kap. Rheumatische Erkrankungen: Arylpropionsäurederivate; unter den herkömmlichen NSAR hat Ibuprofen die niedrigste gastrointestinale Nebenwirkungsrate, wenn es bis zu einer Dosis von etwa 1.500 mg/Tag verabreicht wird

Dosierung

3–4 x 400–600 mg/Tag Ibuprofen oder 2 x 800 mg Ibuprofen retard
maximale Tagesdosis 2.400 mg/Tag

Diclofenac

(s. Kap. Rheumatische Erkrankungen)

Indikation(en)

s. Ibuprofen

Kontraindikationen

s. Acetylsalicylsäure

Dosierung

1–3 x 50–100 mg/Tag, maximale Tagesdosis 150 mg

Naproxen

(s. Kap. Rheumatische Erkrankungen)

Indikation(en)

s. Ibuprofen

Kontraindikationen

s. Ibuprofen

Besonderheiten

längere Wirkngsdauer als Diclofenac oder Ibuprofen; magensaftresistente Tabletten nicht bei Gichtanfall, Dysmenorrhoe

Dosierung

initial 500–1.000 mg, dann 2–4 x 250–500 mg/Tag; maximale Tagesdosis 1.000 mg

6.4.1.2. COX-2-selektive NSAR (Coxibe; COX-2-Hemmer)

Vergleichende Bewertung und Hinweise zur wirtschaftlichen Verordnung

Die analgetische, antiphlogistische und antipyretische Wirkung der Coxibe ist der von klassischen NSAR vergleichbar. Sie verursachen im Vergleich zu den herkömmlichen NSAR etwa fünffach höhere DDD-Kosten. Details s. Kap. Rheumatische Erkrankungen: COX-2-selektive NSAR (Coxibe).

Die Coxibe haben die anfänglichen Erwartungen nicht erfüllen können und werden häufig in zu hohen Dosierungen als Dauermedikation verwendet. Mit der Anwendungsdauer schwinden die geringen gastrointestinalen Vorteile gegenüber den herkömmlichen NSAR, bei gleichzeitiger Gabe von ASS sind sie von Beginn an nicht erkennbar. Wie die NSAR wirken sie renal schädigend. Zudem schränken einige aus der Anwendung der klassischen NSAR bekannte Risikofaktoren (gastrointestinale Vorschäden wie peptische Ulzera oder entzündliche gastrointestinale Erkrankungen, höheres Alter, schwere Funktionseinschränkung von Nieren und Myokard, Diuretika, ACE-Hemmer) die breite Anwendbarkeit der Coxibe ein. Coxibe wie auch die herkömmlichen NSAR können blutdruckerhöhend wirken sowie eine bestehende Herzinsuffizienz verschlechtern. Herkömmliche NSAR und Coxibe sollten bei schwerer Herzinsuffizienz nicht angewendet werden. Coxibe sind kontraindizert bei Patienten mit hohem kardio-, zerebro- und peripher vaskulärem Risiko. Dazu gehören schwere Arteriosklerose, Koronarsklerose, Adipositas, Diabetes mellitus, Myokardinfarkt, Apoplex, wiederholte ischämische zerebrovaskuläre Ereignisse.

Zu weiteren UAW der Coxibe fehlen Langzeitbeobachtungen, so zur Hemmung des Knochenwachstums, der Wundheilung und Beeinträchtigung der Fertilität.

Coxibe hemmen im Vergleich zu den klassischen NSAR nicht die thrombozytäre Aggregation, was im Zusammenhang mit Operationen mit erhöhtem Nachblutungsrisiko oder dem postpunktionellen, periduralen Hämatomrisiko klinisch relevant ist. Im Rahmen dieses Nutzens ist die Kosten-Nutzen-Relation günstig. Eine Zulassung zur postoperativen Analgesie besteht nur für Parecoxib.

Celecoxib, Parecoxib, Etoricoxib

(s. Kurzprofile im Anhang)

6.4.1.3. Nichtsaure Anilin- und Pyrazolonderivate (Paracetamol, Metamizol)

Vergleichende Bewertung und Hinweise zur wirtschaftlichen Verordnung
Paracetamol besitzt eine etwas geringere analgetische Wirkung als Metamizol oder NSAR. Durch die neue intravenöse Applikationsform ist dieser Nachteil kompensiert. Die Datenlage der jahrzehntelangen Anwendung ergibt, dass der analgetische Nutzen, und die Häufigkeit und Intensität von UAW sowie die Kosten in einem günstigeren Verhältnis zueinander stehen als bei anderen Nichtopioiden. Wegen potenzieller hepatotoxischer Reaktionen sollte die Tageshöchstdosis von 4 g nicht überschritten werden, wenngleich Erfahrungen belegen, dass bei Gabe von 5–6 g/Tag eine stärkere Analgesie auftritt. Aufgrund der günstigen Nutzen-Risiko-Relation, d.h. nicht allein aufgrund der analgetischen Wirkung, kann Paracetamol als Analgetikum der Wahl zur akuten und chronischen Schmerztherapie eingestuft werden. Es hat keine antiphlogistische Wirkung, weshalb es bei Schmerzen mit entzündlicher Komponente den NSAR/Coxiben nachgeordnet ist. Es hat keine spasmolytische Wirkung wie Metamizol, weshalb es diesem bei viszeralen Schmerzen mit spastischer Komponente nachgeordnet ist.

Metamizol hat eine analgetische sowie eine spasmolytische Wirkung auf die glatte Muskulatur von Eingeweiden. Darauf beruht die sehr gute Wirkung bei Kolikschmerzen, viszeralen Tumorschmerzen sowie bei postoperativen Schmerzen mit anhaltender Magen-Darm-Atonie. Auf diesem Indikationssektor gibt es für Metamizol keine vergleichbaren Alternativen. Bei rascher intravenöser Injektion oder rascher Infusion kann eine Hypotension bis hin zum lebensbedrohlichen Schock ausgelöst werden, was bei langsamer Injektion/Infusion vermeidbar ist.

Metamizol kann ebenso wie viele andere Pharmaka in extrem seltenen Fällen Agranulozytose mit einem nach epidemiologischen Kriterien berechneten Exzessrisiko von 1:1,1 Mio. hervorrufen. Aus Schweden wurden dagegen Inzidenzen von < 1:2.000 berichtet. Es liegen keine validen Daten zur Agranulozytose-Häufigkeit in Deutschland vor, obwohl das intravenös verabreichte Metamizol noch immer eines der am häufigsten postoperativ eingesetzten Analgetika ist. Die Ursachen der in verschiedenen Ländern sehr unterschiedlichen Häufigkeiten sind unklar. Die Agranulozytose ist nicht letal, wenn sie rechtzeitig erkannt und therapiert wird. Metamizol ist aufgrund der Daten also weder als harmlos noch als gefährlich einzustufen; die individuelle Nutzen-Risiko-Abschätzung und die Auswahl vorhandener Alternativen sollten über die Anwendung entscheiden.

Der Wirkungsmechanismus von Paracetamol und Metamizol ist nicht vollständig geklärt, er scheint überwiegend zentral zu sein, weswegen gastrointestinale oder gravierende renale bzw. kardiale Funktionsverschlechterungen nicht beschrieben wurden.

Metamizol ist im Vergleich zu anderen Nichtopioiden, insbesondere den Coxiben, preiswert. Seine Kosten-Nutzen-Relation in der Therapie starker viszeraler Schmerzen (Kolik, nach großen viszeralen Operationen), insbesondere in der intravenösen Verabreichung, ist günstig. Außerhalb dieser Indikation stehen für Metamizol nebenwirkungsärmere Substanzen als Alternativen zur Verfügung (Paracetamol).

Metamizol

Wirkungsmechanismus
nur analgetischer und spasmolytischer Effekt, aber nicht entzündungshemmend; ausgeprägte antipyretische Wirkung

Indikation(en)
akute mittelstarke bis starke Schmerzen nach Verletzungen und Operationen (auch im Rahmen einer balancierten Kombinationsanalgesie mit anderen Analgetika), Koliken, Tumorschmerzen; weitere akute und chronische starke Schmerzen, wenn andere Analgetika kontraindiziert sind; hohes Fieber, das auf andere Maßnahmen nicht anspricht

Kontraindikationen
akute hepatische Porphyrien, genetisch bedingter Glukose-6-Phosphat-Dehydrogenase-Mangel, Pyrazolallergie, Analgetikaintoleranz, Granulozytopenie, onkologische Chemotherapie, Knochenmarktransplantation; Säuglinge in den ersten 3 Monaten oder < 5 kg; **bei parenteraler Anwendung**: Hypotonie, instabiler Kreislauf; strenge Indikation im ersten Trimenon und in den letzten 6 Wochen der Schwangerschaft

Unerwünschte Arzneimittelwirkungen
Hautreaktionen (auch Lyell- und Stevens-Johnson-Syndrom), Leukozytopenie, Agranulozytose (kann auch ohne Leukozytopenie auftreten), Thrombozytopenie, Nierenfunktionsstörungen (sehr selten), Überempfindlichkeitsreaktionen, Blutdruckabfall bis zum Schock (insbesondere bei parenteraler Gabe)

Vergiftung: zentralnervöse Symptome bis zur Bewusstlosigkeit, Krämpfe, Kreislaufkollaps, Atemlähmung; Therapie: Krämpfe mit Benzodiazepinen behandeln, Magenspülung, forcierte Diurese

Wechselwirkungen
verminderte diuretische und antihypertensive Wirkung von Diuretika möglich; verminderte antihypertensive Wirkung von ACE-Hemmern; verminderte Clearance von Methotrexat (Monitoring); verminderte Serumkonzentrationen von Ciclosporin möglich (Monitoring)

Besonderheiten
Bei parenteraler Anwendung langsam über mehrere Minuten injizieren. Es müssen die Voraussetzungen für eine Schockbehandlung gegeben sein. Wegen des Agranulozytoserisikos strenge Indikationsstellung und regelmäßige Blutbildkontrollen bei längerer Anwendung. Auf Infektionen (z.B. Tonsillitis) achten.

Pharmakokinetik
BV: 100 % als 4-Methylaminoantipyrin (4-MAA, aktiver Metabolit, entsteht durch nichtenzymatische Hydrolyse im Darm)
Elim.: hepatischer Metabolismus zu einem weiteren aktiven Metaboliten (4-Aminoantipyrin, 4-AA) und anderen inaktiven Metaboliten
HWZ: 2–3 Std. (4-MAA) bzw. 4–5 Std. (4-AA)

Dosierung
1–4 x 500–1.000 mg p.o. bis zu 2 x 2.500 mg i.v.; maximale Tagesdosis 5.000 mg

Paracetamol

Wirkungsmechanismus
nur analgetische und antipyretische, aber keine entzündungshemmenden Wirkungen; die neue intravenöse Verabreichung (Kurzinfusion von 1.000 mg) führt im Gegensatz zur rektalen oder oralen Verabeichung zu einer rasch einsetzenden Analgesie innerhalb von 15–30 Minuten, was auch der Anschlagzeit anderer intravenös injizierbarer Nichtopioide (Parecoxib, Metamizol) entspricht

Indikation(en)
Fieber; Mittel der Wahl bei Akutschmerzen, auch bei Kindern sowie bei chronischen Schmerzen; außerdem bei Schmerzen bei Erkältungen und Infektionskrankheiten, Kopf-, Hals-, Zahn- und Nervenschmerzen, nach kleineren operativen Eingriffen oder als balancierte Kombinationsanalgesie mit anderen Analgetika nach größeren Operationen, bei Überempfindlichkeit gegenüber Acetylsalicylsäure, während der Behandlung mit oralen Antikoagulantien

Kontraindikationen
Leberfunktionsstörungen (Alkohol), Nierenfunktionsstörungen, Meulengracht-Gilbert-Syndrom, Glukose-6-Phosphat-Dehydrogenase-Mangel; strenge Indikation in Schwangerschaft und Stillzeit

Unerwünschte Arzneimittelwirkungen
- sehr selten allergische Reaktionen, Hautrötungen, Quincke-Ödem, Blutdruckabfall
- äußerst selten allergische Thrombozytopenie, Leukozytopenie, Agranulozytose, hämolytische Anämie, Muskelschmerzen (bei abruptem Absetzen hoher Dosierungen), Kopfschmerzen, Müdigkeit, Nervosität, Schweißausbruch, selten Übelkeit, Bronchospasmus (Analgetikaasthma)

Vergiftung: Tagesdosierungen von 4 g gelten als sicher vor Toxizität (s. Fachinformation und Rote Liste). In der klinischen Routine der Therapie postoperativer Schmerzen bei lebergesunden Patienten sind auch Dosierungen von 5–6 g für einige Tage nicht hepatotoxisch. Bei Einnahme überhöhter Dosierungen (> 8 g/Tag) mit einer Latenzzeit von 24–48 Std. kommt es zu Leberfunktionsstörungen durch Leberzellnekrosen bis hin zum Leberausfallkoma. Erste klinische Anzeichen sind Brechreiz, abdominelle Schmerzen, Appetitlosigkeit (Serumspiegel-Kontrolle). Unabhängig davon sind auch Nierenschädigungen durch Tubulusnekrosen beschrieben. Therapie: schnellstmöglich Magenspülung, Acetylcystein i.v. (Erfolg nur innerhalb der ersten 12 Std.), Hämodialyse

Wechselwirkungen
- bei chronischem Alkoholabusus oder schwerer Unterernährung ist die hepatotoxische Schwellendosis erniedrigt (wahrscheinlich durch Induktion von CYP2E1 mit vermehrter Bildung toxischer Metaboliten)
- auch bei Medikation mit Barbituraten bzw. Primidon (oder anderen Antikonvulsiva wie Phenytoin oder Carbamazepin), Rifampicin oder Isoniazid ist das Hepatotoxizitätsrisiko durch hohe Paracetamol-Dosen erhöht

Pharmakokinetik
BV: dosisabhängig: 65 % (nach 500 mg) bzw. 90 % (nach 1.000 mg), 25 % First-Pass-Metabolismus, rektal 30–40 %
Elim.: hepatischer Metabolismus (überwiegend Konjugation); reduzierter Metabolismus bei Neugeborenen
HWZ: 2–4 Std.; bei Niereninsuffizienz Verlängerung des Dosisintervalls empfohlen; bei Leberzirrhose Paracetamol meiden oder reduzierte Dosis anwenden
Die hepatische Schädigung durch kritisch hohe Dosierungen von Paracetamol kommt durch die Kumulation des zytotoxischen Metaboliten N-Acetylchinonimin zustande, wenn zu dessen Entgiftung mittels Konjugation nicht ausreichend hepatisches Glutathion zur Verfügung steht.

Dosierung
- Erwachsene und Jugendliche: 4–6 x 500–1.000 mg peroral/rektal, maximal 5.000–6.000 mg/Tag
- Säuglinge: 2–3 x 100 mg (Saft)
- Kleinkinder (1.–5. Lebensjahr): 2–3 x 200 mg (Saft) oder 125 mg (Supp.)
- Schulkinder (6.–12. Lebensjahr): 2–3 x 400 mg (Saft) oder 250 mg (Supp.)
- Kinder: initiale Dosierungen von 30–40 mg/kg KG erzeugen Analgesie, niedrigere Dosierungen waren nicht wirksam
- maximale Tagesdosis von 60–70 (80) mg/kg KG sollte nicht überschritten werden
- Intravenöse Applikation: 4.000 mg/Tag (alle 6 Std. 1.000 mg als 15-minütige Kurzinfusion); bei Kindern > 1 Jahr: 15 mg/kg KG alle 6 Std.

6.4.1.4 Nichtopioidanalgetika ohne antipyretische und antiinflammatorische Wirkung (Flupirtin, Capsaicin)

Vergleichende Bewertung
Flupirtin ist ein Analgetikum der 2./3. Wahl bei muskuloskelettalem Schmerz, das keine gesicherten Vorteile gegenüber anderen Nichtopioidanalgetika besitzt. Es liegen wenige placebokontrollierte Studien vor, eher empirische Erfahrungen. Flupirtin kann bei akuten muskuloskelettalen Schmerzen beispielsweise in der HWS oder im Rücken eine Alternative zu anderen Nichtopioiden sein. Zuverlässige Daten zur Langzeitanwendung fehlen. Zur Primärtherapie nicht empfohlen. Kürzlich wurde zur Behandlung nichtdiabetischer neuropathischer Schmerzen Capsaicin als kutanes Pflaster zugelassen. Die Substanz soll die Reizantwort kutaner Nozizeptoren reduzieren. Bisherige Studienergebnisse sind wenig überzeugend. Eine valide Bewertung ist derzeit nicht möglich.

Flupirtin

(s. Kurzprofil im Anhang)

Wirkungsmechanismus
Wirkungsmechanismus unklar, evtl. Verstärkung der Aktivität der deszendierenden antinozizeptiven Bahnen; Flupirtin wirkt auf die quergestreifte Muskulatur mild relaxierend

Besonderheiten
Beeinträchtigung des Reaktionsvermögens

Dosierung
Erwachsene und Jugendliche: 3–4 x 100–200 mg/Tag, maximal 600 mg/Tag (Supp.: 900 mg/Tag); Kinder (≥ 6. Lebensjahr): 3–4 x 75 mg/Tag (Supp.)

6.4.2. Opioidanalgetika

Vergleichende Bewertung und Hinweise zur wirtschaftlichen Verordnung
Opioide wirken stärker analgetisch als Nichtopioide. Sie haben in der Therapie **mittelstarker oder starker, akuter und chronischer Schmerzen** einen hohen Stellenwert. Ihre Wirkung kann durch die gleichzeitige Gabe eines Nichtopioids verstärkt werden. Es besteht Konsens, dass bei Tumorerkrankungen eine großzügige Indikationsstellung nötig ist, was auch für die anzuwendenden Dosierungen gilt. Selbst bei Extremdosierungen von Morphin können die Betroffenen an ihrer Umgebung teilhaben, ohne sediert zu sein oder eine Atemdepression zu bekommen. Missbrauch und psychische Abhängigkeit sind extrem selten, auch bei Patienten mit einer Abhängigkeitsanamnese von Heroin oder anderen psychotropen Substanzen.

Bei der Behandlung mit **schwach wirksamen Opioiden** führt der Einsatz von retardiertem Tilidin fast zu einer Verdopplung der DDD-Kosten im Vergleich zu retardiertem Tramadol. Hohe Kosten entstehen auch durch Selbstmedikation dieser Opioide in Tropfenform, die nur kurz wirksam ist und bei häufiger Anwendung pro Tag in Missbrauch übergehen kann. Diese unretardierte Therapie sollte nur kurz in der Einstellungsphase oder bedarfsgerecht kontrolliert, d.h. mit einer Begrenzung auf maximal 3–4 x/Tag eingesetzt werden. Die gelegentliche bedarfsgerechte Ergänzung einer Retardtherapie ist hingegen sinnvoll, aber gleichfalls nur bis maximal 3–4 x/Tag.

Bei der Therapie mit **stark wirksamen Opioiden ist retardiertes Morphin Mittel der Wahl** (nach Abschluss der Dosisfindung mittels unretardiertem Morphin). In kontrollierten, randomisierten Vergleichsstudien neuerer Opioide mit Morphin haben diese keine eindeutigen Vorteile hinsichtlich der Analgesiestärke oder der UAW wie Übelkeit, Konzentrationsschwäche, Sedierung oder Schwindelgefühl (Ausnahme: etwas geringere Obstipation der Matrix-Pflaster) gezeigt. Im Einzelfall können jedoch Oxycodon oder Hydromorphon geringere UAW als Morphin haben, weshalb ein Opioidwechsel sinnvoll sein kann. Beide Opioide sind teurer als Morphin. Das gilt auch für die unkritische Ersttherapie mit einem Opioidpflaster (s. 6.5. Hinweise zur wirtschaftlichen Verordnung und unter Fentanyl). Sehr wichtig ist eine wirksame Behandlung der Opioid-induzierten Obstipation (s.u.).

In den letzten Jahren hat die Verschreibung von Opioiden, auch der BtM-pflichtigen, zur Therapie chronischer nicht-tumor-bedingter Schmerzen erheblich zugenommen. Nationale und internationale Konsensuskonferenzen weisen kritisch auf die ständig sich ändernde Datenlage hin und empfehlen deshalb eine restriktive Indikationsstellung, insbesondere bei vielen Ausprägungen von Rückenschmerzen, Fibromyalgie, unspezifischen, dennoch lästigen urologischen oder gynäkologischen Schmerzen oder ausgeprägten Somatisierungen. Dort können Opioide kaum antinozizeptiv wirken, wohl aber psychotrop. Alarmierende Zahlen zu Missbrauch und Abhängigkeit deuten darauf hin, die Indikation kritischer zu stellen als bisher, den Therapieverlauf besser zu kontrollieren sowie die Opioidtherapie bei ausbleibendem Erfolg zu beenden.

Es mehren sich zudem Berichte über Non-Compliance-Verhalten bei offenbar wirkungsloser und dennoch weitergeführter Opioidtherapie – was nicht länger ignoriert oder bagatellisiert werden darf. Aufgrund der Datenlage sind großzügige Opioidverschreibungen bei nichttumorbedingten Schmerzen nur dann gerechtfertigt, wenn die organische Schmerzätiologie eindeutig zu sichern ist. In gleichem Sinn ist die fortgesetzte Opioidverschreibung nur dann gerechtfertigt, wenn es zu einer nachweisbaren Schmerzlinderung, funktionellen Verbesserung und/oder verbesserten Lebensqualität kommt. Andernfalls sollte die Opioidverschreibung nach einigen Wochen abgebrochen werden.

6.4.2.1. Allgemeine Hinweise zum optimierten Einsatz von Opioiden

6.4.2.1.1. Einteilung von Opioiden

Die folgenden **Einteilungskriterien** erleichtern die Bewertung der verschiedenartigen Opioide und den sachgerechten Umgang mit ihnen. Die anästhesiologisch genutzten Opioide Piritramid, Remifentanil, Sufentanil und Alfentanil werden nicht näher erläutert.

- Opioide werden in **schwach und stark wirksam** unterschieden. Schwach wirksame Opioide sind Tramadol, Tilidin plus Naloxon, Codein, Dihydrocodein (nicht BtM-pflichtig); stark wirksame sind Morphin, Hydromorphon, Oxycodon, Fentanyl, Buprenorphin, Levomethadon, Piritramid, Pethidin. Die schwachen Opioide sind zur Therapie mittelstarker akuter und chronischer Schmerzen geeignet. Kombinationen mit Nichtopioiden oder bei Daueranwendung mit zusätzlichen Koanalgetika verstärken die Wirksamkeit und können typische Nebenwirkungen abschwächen. Die alleinige oder zusätzlich häufige Anwendung nicht retardierter Tropfen von Tilidin oder Tramadol über längere Zeiträume fördert die Ausbildung von Missbrauch und Abhängigkeit. **Schwache Opioide haben eine Höchstdosis, oberhalb der eine stärkere Analgesie nicht erreichbar ist,** sie liegt für Tramadol und Tilidin plus Naloxon etwa bei 400–600 mg/Tag, für Dihydrocodein bei etwa 360–480 mg/Tag. Codein und Pentazocin wirken nur 2–3 Stunden, verursachen erhebliche Nebenwirkungen und lassen sich nicht ausreichend zur Senkung der Schmerzstärke titrieren – beide Opioide sind deshalb zur Schmerzthrapie ungeeignet. Dihydrocodein hat zwar eine retardierte Form, erzeugt aber im Gegensatz zu Tramadol oder Tilidin eine deutliche Obstipation.

- Nach ihrer Interaktion an den Opioidrezeptoren werden die stark wirksamen Opioide in **reine µ-Opioidrezeptoragonisten** (Morphin, Hydromorphon, Oxycodon, Fentanyl, Levomethadon, Piritramid, Pethidin) und **partielle µ-Opioidrezeptoragonisten** (Buprenorphin) unterschieden. Die reinen Agonisten bieten eine umfangreichere Möglichkeit der Dosissteigerung bis zur ausreichenden Analgesie, während diese durch den partiellen Agonisten Buprenorphin oberhalb eines inidividuellen Grenzbereichs von etwa 3–4 mg/Tag kaum erreichbar ist. Dies ist mit dessen dosisabhängiger antagonistischer Wirkung auf Opioidrezeptoren erklärbar. Die unterschiedliche Breite der Dosierungsmöglichkeiten beeinflusst die primäre Wahl des Opioids. Sind die Schmerzen stark und wechselhaft, wird ein reiner Agonist Vorteile haben, sind sie überwiegend gleichförmig und weniger stark, kann ein partieller Agonist wegen einer geringer ausgeprägten Obstipation Vorteile haben.

Nicht retardierte und retardierte Opioide

- **Nicht retardierte Opioide**
  Sowohl schwache (Tramadol, Tilidin plus Naloxon) als auch starke Opioide liegen in **nicht retardierter Form** vor. Sie wirken etwa 2–4 Stunden. Länger wirken Levomethadon (4–12 Std.) und Buprenorphin (6–8 Std.). Das analgetische Wirkungsmaximum ist etwa 30–45 Minuten nach der Verabreichung (oral, sublingual, rektal, subkutan) erreicht. Wird das Opioid intravenös (Morphin) oder transmukosal (Fentanyl) verabreicht, tritt das Maximum innerhalb von etwa 10 Minuten ein. Der Zeitraum bis zum Beginn der analgetischen Wirkung ist zu unterscheiden von der Zeit bis zum Erreichen des Maximums. Vor allem an dieser Zeitspanne wird der Zeitpunkt der wiederholten Verabreichung orientiert, wenn die zügige Dosisanpassung an starke Schmerzen (Dosistitration) wichtig ist. Unter Dosistitration ist die wiederholte, niedrig dosierte Verabreichung des Opioids zu verstehen, bis eine ausreichende Schmerzlinderung eintritt. Der Zeitpunkt der Wiederholung ergibt sich aus dem Zeitraum bis zum Erreichen des analgetischen Maximums (Morphin i.v.: etwa 5–10 Min., p.o. als nicht retardiertes Präparat/s.c./rektal: etwa 30–45 Min.). Tritt vor Erreichen der Analgesie Sedierung ein, werden die Zeitabstände länger. Die zunehmende Sedierung geht der opioidinduzierten Atemdepression stets voran. Wird dies beachtet, kann Atemdepression zuverlässig vermieden werden. Wenn Sedierung auftritt, dann gibt es mehrere Optionen: 1. längere Intervalle zwischen den Einzelverabreichungen, 2. Unterbrechen der weiteren Opioidzufuhr, 3. engmaschige Überwachung bis zum Abklingen der Sedierung. Zur akuten Schmerztherapie sollten auch Nichtopioide herangezogen werden.

> Zur zügigen Linderung stärkerer Schmerzen ist es praktikabel, ein kurzwirksames Opioid in geringer Dosis, aber wiederholt, zu verabreichen. Je stärker die Schmerzen sind, desto eher muss anstelle einer oralen Titration auf die i.v.-Injektion zurückgegriffen werden.

- **Retardierte Opioide**
  Schwach wirksame Opioide: Tramadol, Tilidin plus Naloxon, Dihydrocodein
  Dihydrocodein hat eine stärkere obstipierende Wirkung als die anderen Retardpräparate schwach wirksamer Opioide.
  Stark wirksame Opioide: Morphin, Fentanyl, Oxycodon, Hydromorphon, Buprenorphin.
  Die retardierten Zubereitungsformen einiger Opioide (Morphin, Hydromorphon, Oxycodon) mit einer Wirkungsdauer von 8–12 Std. ermöglichen infolge der überwiegend kontinuierlichen Analgesie einen relativ normalen Lebensrhythmus. Unter Retardpräparaten ist der Patientenkomfort größer als bei Verwendung eines nicht retardierten Opioids. Noch länger wirksame Alternativen sind die als Pflaster verabreichten Substanzen Fentanyl und Buprenorphin. Wirksame Opioidmengen werden beim Fentanyl-Pflaster über 72 Std. und beim Buprenorphin-Pflaster über 96 Std. abgegeben. Obstipation und Laxantienbedarf sind offenbar geringer als unter der Therapie mit Morphin. Die transdermale Applikation ist in Relation zur oralen Retardtherapie vorteilhaft, wenn Übelkeit, Erbrechen, Schluckstörungen und Obstruktionen im Bereich des Gastrointestinaltraktes oder eine mangelnde Compliance des Patienten die orale Therapie behindern. Dann ist die Kosten-Nutzen-Relation für transdermale Systeme ohne Zweifel günstiger als die Verordnung oraler Retardopioide. Limitierend für die transdermale Verabreichung sind hohe Dosierungen, da die Hautoberfläche begrenzt ist. Zum Beispiel ist diese Therapie ab einer Dosis von höchstens etwa 400–500 µg/Std. (4–5 Pflaster zu 100 µg/Std.) nicht mehr durchführbar. Dann ist der Wechsel auf einen anderen reinen Agonisten nötig (Morphin, Oxycodon, Hydromorphon, Levomethadon).

6.4.2.1.2. Kombinierbarkeit von Opioiden mit anderen Analgetika

Eine Monotherapie mit Opioiden ist bis auf wenige Ausnahmen (z.B. Herzinfarkt) nicht sinnvoll, weder während akuter noch bei chronischen Schmerzen. Die Opioide hemmen nur einen Teil der nozizeptiven Weiterleitung, die Wirkungsmechanismen der Nicht-opioide und Koanalgetika erfassen andere Teile. Deswegen ist die Kombination mit Nichtopioiden (akute/chronische Schmerzen) und/oder Koanalgetika (Antidepressiva, Antikonvulsiva bei neuropathischem Schmerz) wirksamer als ein Opioid allein. Außerdem verbessern verschiedene Koanalgetika die individuelle Ansprechbarkeit auf Opioide oder können als deren Alternative bei nicht-tumorbedingten Schmerzen überprüft werden.

Grundsätzlich sollte nur ein einziges Retardopioid angewendet werden. Zur gelegentlichen Therapie eines Durchbruchschmerzes ist jedoch zusätzlich ein nicht retardiertes Opioid nötig, weil nur dieses rasch wirksam ist. Ist dazu kein strukturell gleiches Opioid verfügbar, kann ein zweiter µ-Agonist verabreicht werden (z.B. nicht retardiertes Morphin zu transdermalem Fentanyl oder zu transdermalem Buprenorphin). Nicht sinnvoll ist die Kombination verschieden wirksamer Opioide (z.B. Buprenorphin sublingual zu Morphin retard); Pentazocin kann während einer Therapie mit einem reinen µ-Agonisten sogar schwere Entzugssymptome auslösen – es ist dann kontraindiziert.

6.4.2.1.3. Auswahl von Opioiden sowie individuelle Ansprechbarkeit

Zur Akutschmerztherapie sind besonders die parenteralen Verabreichungen (i.v./s.c.) rasch wirkender Opioide vorzuziehen (Tramadol; Morphin, Hydromorphon; in Kliniken häufig auch Piritramid), jedoch haben auch deren orale bzw. rektale Verabreichungsformen einen hohen Stellenwert. **Morphin ist das Referenzopioid zur chronischen Schmerztherapie.** Es wird in Leitlinien und Konsen-susvereinbarungen als Opioid der ersten Wahl eingestuft. Gründe dafür sind die individuell meistens ausreichende Ansprechbarkeit (Analgesie und UAW), verschiedene Verabreichungsmöglichkeiten sowie eine günstige Kosten-Nutzen-Relation. Die gegenwärtige Datenlage lässt keine Präferenz eines starken Opioids für einen besonderen Schmerztyp oder für eine bestimmte Schmerzlokali-sation erkennen. Lediglich Levomethadon scheint in Einzelfällen bei schweren neuropathischen Schmerzen wirksamer zu sein als andere reine Agonisten. Kontrollierte Studien fehlen. Die mangelnde Präferenz für ein Opioid betrifft auch wichtige UAW (kognitive Beeinträchtigung, Sedierung, Übelkeit), die typisch für alle Opioide und nicht für ein spezifisches sind. Allerdings ist die obstipierende Wirkung während der transdermalen Gabe von Fentanyl sowie unter Buprenorphin offenbar etwas geringer als unter Morphin, was zumindest in Daten zur monatelangen Anwendung belegt werden kann. **Analgesie und UAW der verschiedenen Opioide sind interindividuellen Streuungen unterworfen, sodass lediglich im Einzelfall der Opioidwechsel** (beispielsweise von Morphin auf ein anderes starkes Opioid oder umgekehrt) **sinnvoll sein kann.** Aus dieser Sicht sind Fentanyl, Oxycodon, Hydromorphon, Levomethadon oder Buprenorphin wertvolle Bereicherungen einer Morphintherapie, wenn die individuelle Ansprechbarkeit auf Morphin gering sein sollte. Die vorhandenen Daten können nicht die propagierte Präferenz des einen oder anderen Opioids bei Tumor- oder muskuloskelettalem Schmerz belegen, denn randomisierte Vergleichsstudien fehlen.

6.4.2.1.4. Verabreichungswege

Zur **Therapie akuter Schmerzen** stehen die parenteralen (besonders wirksam: intravenös, subkutan), aber auch die oralen/ sublingualen/rektalen Verabreichungswege zur Verfügung. Zur **Therapie chronischer Schmerzen** wird in Leitlinien und Konsen-susvereinbarungen die perorale Applikation als erste Wahl empfohlen. Die dabei zu berücksichtigenden und dem Patienten zu erklä-renden Einnahmevorschriften sind denkbar einfach, das Kosten-Nutzen-Verhältnis in Relation zu anderen Verabreichungswegen ist günstig. In der Finalphase ist häufig eine orale Gabe nicht mehr möglich. Dann sind die subkutanen Injektionen oder Infusionen des Opioids nutzbar, wie die Erfahrungen in der Palliativmedizin belegen. Andere Applikationswege sind wichtige individuelle Alter-nativen zur oralen Opioidverabreichung. Dazu zählen die transdermalen Verabreichungsformen zweier starker Opioide (Fentanyl, Buprenorphin). Sie erzeugen einen deutlichen Patientenkomfort, da das Verabreichungsintervall 72 Stunden (Buprenorphin: 96 Std.) beträgt. Die angegebene Wirkungsdauer der Matrixpflaster kann sich individuell verkürzen. Die erheblich steigenden Verordnungs-daten von Pflastersystemen in der Opioidtherapie weisen auf einen unkritischen und medizinisch nicht gerechtfertigten Einsatz der teuren transdermalen Verabreichungsformen hin. Ihre schlechte Steuerbarkeit bei Schwitzen und Fieber, aber auch bei erheblich wechselnder Schmerzstärke und in der Terminalphase eines Tumorleidens ist zu beachten.

Wirkungsmechanismus

Opioide entfalten ihre Analgesie durch die Bindung an spezifische Opioidrezeptoren an verschiedenen neuronalen Schaltstellen des ZNS. Die verschiedenen Opioide unterscheiden sich in ihrer Affinität und intrinsischen Aktivität an verschiedenen Subtypen der Opioidrezeptoren. Die dortigen Interaktionen können individuelle Differenzen der Analgesie und weiterer Opioidwirkungen

(Sedierung, Atemdepression, Übelkeit, Erbrechen, psychische Wirkungen) bedingen. Die Opioidwirkungen am Darm führen zur Hemmung der Peristaltik und im Zusammenwirken mit weiteren Faktoren zur Obstipation. Nach großen Operationen kann eine verlängerte Magen-Darm-Atonie induziert werden. In entzündetem Gewebe (Synovia) sind periphere Opioidrezeptoren nachgewiesen worden, die auf lokal verabreichtes Morphin ansprechen.

Indikation(en)
starke bis mittelstarke Schmerzen, die durch andere Analgetika oder andere analgetische Maßnahmen nicht ausreichend zu lindern sind; das trifft für akute und chronische Schmerzen zu

> **!** Cave: Opioide sind keinesfalls das letzte und wichtigste Heilmittel gegen starke, nichttumorbedingte Schmerzen. Häufig müssen auch Patienten lernen, dass ein interdisziplinärer, multimodaler Therapieansatz wirksamer ist als eine dauerhafte Opioidtherapie oder Nervenblockaden.

Kriterien zur langzeitigen Opioidtherapie nichttumorbedingter Schmerzen:
- eindeutiges, die Schmerzen hinreichend erklärendes **morphologisches Korrelat**
- **Abklärung psychischer und sozialer Faktoren**, die auf das Schmerzgeschehen Einfluss haben und den Therapieerfolg mit einem Opioid ungünstig beeinflussen können. Psychische Einflüsse: Depression, Angst- und Persönlichkeitsstörungen, hochgradige Vulnerabilität, Somatisierungen mit Einschluss chronischer Schmerzen; soziale Einflüsse: gravierende Probleme in Familie und Beruf; vorangegangene kritische Lebensereignisse, Rentenbegehren. Die Einbindung psychischer Faktoren in das analgetische Therapiekonzept verbessert dessen Erfolg, auch dann, wenn organische Schmerzursachen bestehen.
- **Patienteninformationen zu Nutzen und Risiken** einer Opioidtherapie (UAW, Einfluss auf die Fertilität, Minderung der Immunlage, Missbrauch/Abhängigkeit)
- Abschluss eines **Behandlungsvertrages** unter Hinweis auf diese UAW, gemeinsame Definition der Therapieziele
- **multimodale Therapiekonzeptionen**, in der die analgetisch wirkenden Pharmaka einschließlich des Opioids nur einen Mosaikteil darstellen
- **Therapiephase:**
  - regelmäßige Kontrollen der Wirksamkeit
  - Kontrollen von Beigebrauch (Urin-Screening) zumindest bei Risikofaktoren
- falls nicht erfolgreich (unzureichende Analgesie oder Funktionsverbesserung, Dosiseskalation, mangelnde Compliance, Hinweise auf psychotrope Opioidwirkungen, Beigebrauch weiterer psychotroper Substanzen): Beendigung, interdisziplinäre Reevaluation

Kontraindikationen
relativ: Schwangerschaft, erhöhter intrakranieller Druck, Phäochromozytom, Prostatahypertrophie mit Restharnbildung, Darmstenosen oder andere obstruktive Darmerkrankungen, Kinder < 12 Monaten, Myxödem, parenterale Injektionen bei früherer Drogenabhängigkeit; diese relativen Kontraindikationen gelten nicht für den perioperativen Bereich

Unerwünschte Arzneimittelwirkungen
Die langzeitige Anwendung aller Opioide erfordert eine ausführlichere Information der Patienten, um Fehlanwendungen, analgetische Unterversorgung, UAW-verstärkende Interaktionen mit anderen Pharmaka sowie bedrohliche Komplikationen zu vermeiden.

UAW während akuter Anwendung von Opioiden
Einige UAW, die bei akuter Anwendung von Opioiden häufig auftreten (Sedierung, Konzentrationsschwäche, Schwindel, Übelkeit, Erbrechen, ebenso bei Überdosis von reinen µ-Agonisten mögliche Atemdepression), stehen bei chronischer Anwendung nicht im Vordergrund. Meist hat sich eine Toleranz entwickelt, aufgrund derer Patienten wieder berufsfähig und fahrtüchtig werden können. Lediglich in Phasen schwankender Schmerzen, Dosiserhöhungen der Opioide/sedierender Koanalgetika oder während eines Opioidwechsels können die akuten UAW wieder auftreten.

UAW während langzeitiger Anwendung von Opioiden
Das häufigste Problem in der Dauertherapie ist die **Obstipation**. Sie entwickelt sich innerhalb weniger Tage. Eine Obstipationsprophylaxe (Diät, Mobilisierung, Flüssigkeit, gegebenenfalls Laxantien) sollte grundsätzlich durchgeführt werden. Allerdings bildet sich nicht bei allen Patienten eine Obstipation aus, sodass zumindest die kostenintensiveren Laxantien wie Macrogol oder Sennesextrakte nicht unbedingt prophylaktisch eingesetzt werden müssen. Jedoch sollte spätestens eine beginnende Obstipation umgehend mit der Verordnung geeigneter Laxantien angegangen werden. Häufig führen erst Dosiserhöhungen und Kombi-

nationen verschieden wirksamer Laxantien zum Erfolg. Dies kann recht teuer werden, ist aber unverzichtbar. Evidenzbasierte Daten zu dieser wichtigen Therapie gibt es nur wenige. Die zusätzliche Gabe von retardiertem Naloxon soll in niedrigen Dosen Obstipations-antagonisierend wirken; diesbezügliche Studien beziehen sich jedoch fast ausschließlich auf die fixe Kombination Naloxon und Oxycodon. Bei höheren Naloxondosen muss mit einer Abschwächung auch der analgetischen Opioidwirkung gerechnet werden. Alternativ kann in Einzelfällen das s.c. zu applizierende und exzessiv teure Naltrexon eingesetzt werden. In Europa noch nicht zugelassen ist das in den USA erhältliche Almiropan (Indikation: postoperativer Ileus). Hier fiel freilich in einer großen kontrollierten Studie eine erhöhte Inzidenz von Herzinfarkten gegenüber der Placebogruppe auf. Opioide mit einer etwas geringer ausgeprägten Obstipation im Vergleich zu Morphin sind Tramadol, Tilidin, Fentanyl, Buprenorphin. Vermutlich dürfte der Naloxon-Zusatz zu retardiertem Oxycodon ebenfalls zu einer geringeren Obstipation führen, publizierte Daten dazu fehlen jedoch bisher.

Übelkeit und Erbrechen treten meist nur in den ersten Tagen bis Wochen auf und machen den Einsatz von Antiemetika nur vorübergehend erforderlich. Initial auftretende **Sedierung** bildet sich in der Regel ebenfalls nach den ersten Therapiewochen zurück. Eine Konzentrationsschwäche kann bestehen bleiben.

Körperliche Abhängigkeit ist eine neuronale Reaktion auf die permanente Gegenwart des Opioids. Sie ist symptomlos und deshalb klinisch nicht relevant. Wird jedoch die regelmäßige Verabreichung abrupt unterbrochen oder ist sie aufgrund permanenter Übelkeit und Erbrechens nicht möglich, können sich innerhalb einiger Stunden Entzugssymptome ausbilden (Verwirrtheit, Unruhe, Angst, Schweißausbruch, Schmerzen, Durchfall, Gänsehaut). Nach Gabe eines Antagonisten (Naloxon) treten sie innerhalb weniger Sekunden auf, nach zusätzlichem Pentazocin innerhalb von Minuten. Die Symptome verschwinden nach erneuter Opioidzufuhr umgehend. Die körperliche Abhängigkeit hat nichts mit psychischer Abhängigkeit zu tun.
Im Verlauf einer Erkrankung kann die Opioideinnahme überflüssig werden. Dann ist eine langsame Dosisreduktion zu empfehlen (um etwa 10–30 % pro Tag). Das Ausschleichen aus einer Pflastertherapie dauert zwangsläufig länger. Besonders langsam muss man das Levomethadon herunterdosieren (etwa 10 % der Tagesdosis pro Woche).

> **!** **Cave: Solange Patienten das verordnete Opioid regelmäßig einnehmen, können keine körperlichen Entzugssymptome auftreten. Ist eine Opioidtherapie nicht mehr nötig, muss ein langsames Ausschleichen stattfinden, um Entzugszeichen zu vermeiden.**

Toleranz: Wirkungsabnahme während wiederholt gleicher Dosis, kompensierbar durch Dosissteigerung. Toleranz gegenüber Analgesie ist selten; hochgradige Dosissteigerungen sind meist ein Zeichen von Krankheitsprogression. Toleranz gegenüber Sedierung, Atemdepression, Übelkeit entwickelt sich innerhalb einiger Therapiewochen; daher besteht während stabiler Opioideinstellung und außerhalb von Dosisfindungsphasen Fahrtüchtigkeit (individuelle Überprüfung nötig). Obstipation: keine Toleranzentwicklung.
Psychische Abhängigkeit (Sucht): zwanghaftes Einnahmeverhalten trotz Wissens um Schädigung sowie Kontrollverlust im Umgang mit dem Opioid. Toleranz und physische Abhängigkeit gehören nicht in die Definition von Abhängigkeit während einer Opioidtherapie, da sie stets auftreten und keinesfalls mit zwanghaften psychischen Wirkungen verbunden sind. Alle Opioide haben ein suchterzeugendes Potenzial, das aber nur bei Zusammentreffen mit gravierenden psychosozialen Faktoren klinisch relevant werden kann.
Deshalb wird psychische Abhängigkeit während einer Schmerztherapie mit Opioiden extrem selten beobachtet, so bei starken tumorbedingten Schmerzen und einigen Subgruppen mit chronischen, nichttumorbedingten Schmerzen, wenn dort eine organische Schmerzquelle klar identifizierbar ist. Die dazu vorhandenen Daten sind allerdings dürftig. Suchtvermeidend sind außerdem Retardpräparate sowie der Verzicht auf eine nur bedarfsweise ausgerichtete Opioidverabreichung bzw. auf dauerhaft parenterale Opioidapplikation (Injektionen). Das gleichzeitige Auftreten chronischer Schmerzen mit Missbrauch/Abhängigkeit erfordert eine strikt interdisziplinäre Schmerztherapie.

> **!** **Cave: Risikofaktoren zur Ausbildung von Missbrauch und Abhängigkeit (z.B. Abhängigkeitsanamnese, hochgradige psychische Komorbidität) sind keine Kontraindikationen für eine Opioidverordnung, wenn eine klar erkennbare organische Schmerzursache (nozizeptiver und/oder neuropathischer Schmerz) feststellbar ist.**

Vergiftung: Überdosierungen von Opioiden können bei Patienten unter einer Schmerztherapie sowie während einer Opioidsubstitutionstherapie auftreten. Sie können mit Naloxon antagonisiert werden, was schrittweise in sehr geringen Einzeldosen von 0,04 mg alle 1–2 Minuten (1 Ampulle = 0,4 mg; Verdünnung 1:10) stattfinden sollte, um abrupte Schmerzverstärkungen zu vermeiden. Die Wiederholungen orientieren sich an der zunehmenden Atemfrequenz bzw. der wiederkehrenden Wachheit. Aufgrund der kurzen Wirkungsdauer von Naloxon von etwa 30–60 Minuten ist eine darüber hinausgehende Überwachung und ggf. die wiederholte Antagonisierung nötig. Die Gabe einer zu hohen Naloxondosis führt zu schlagartiger Wachheit, die mit unerträglichen Schmerzen und massiver sympathoadrenerger Stimulation verbunden sein kann. Die günstigere Alternative zu Naloxon ist vielfach Intubation und Beatmung.

Bei Intoxikation mit Methadon oder einem Opioidmatrix-Pflaster kann wegen der damit verbundenen langen Verweildauer im Körper ein Naloxonperfusor vorteilhaft sein. Die Indikation hängt von der Schwere des klinischen Intoxikationsbildes ab. Wegen der hohen Rezeptoraffinität gelingt die Antagonisierung von Buprenorphin mit Naloxon auch bei hohen Dosierungen nicht.

Renale Funktionsminderungen: Kumulation von Metaboliten verschiedener Opioide möglich (Sedierung, Verwirrtheit, Atemdepression, Myoklonie; auch abnehmende analgetische Wirkung möglich). Zur Beurteilung der renalen Elimination gibt die Cockcroft-Gault-Formel eine Orientierung, was insbesondere bei der Therapie mit Morphin wichtig sein kann. Mit Einschränkungen (engmaschige klinische Wirksamkeitskontrolle von UAW, evtl. Dosisreduktion und/oder Intervallverlängerung) sind folgende Opioide bei verminderter renaler Funktion geeignet: Fentanyl, Hydromorphon, Methadon, Tilidin plus Naloxon, Buprenorphin.

Hepatische Funktionsminderung: Einschränkungen der hepatischen Biotransformation sowie Minderung des First-Pass-Effektes. Mit Einschränkungen (engmaschige klinische Wirksamkeitskontrolle von UAW, evtl. Dosisreduktion und/oder Intervallverlängerung) sind Morphin, Fentanyl, Levomethadon, Tilidin plus Naloxon geeigneter als andere Opioide.

Dosierung bei akuten Schmerzen

Je nach Schmerzintensität werden neben **parenteralen Verabreichungen** (i.v., s.c.) auch **orale/rektale** sublinguale/transmukosale genutzt (Dosistitration); Retardpräparate sind ungeeignet.

Oral verabreichbare Opioide:

- schwach wirksam: Tramadol, Tilidin plus Naloxon
- stark wirksam: Morphin, Hydromorphon, Oxycodon, Levomethadon, Buprenorphin

Die **i.v.-Applikation** ist aufgrund der sicheren Medikamentenzufuhr und der schnellen Titrationsmöglichkeit das Verfahren der ersten Wahl, wenn die Schmerzen sehr stark sind (s. Tab. 6.4).

Subkutane Injektionen können bei sachgerechter Anwendung eine wichtige Alternative zur i.v.-Injektion sein. Ihre analgetische Wirkung erreicht deutlich langsamer das Maximum (30–45 Min. vs. 5–10 Min.), sie hält aber einige Stunden an. Subkutane Injektionen sind im Schockzustand kontraindiziert.

Die anstelle der s.c.-Injektion früher übliche **intramuskuläre Injektion** eines Opioids wird in Deutschland als obsolet angesehen, weil sie zusätzlich zu Verletzungen von Nerven und Gefäßen führen kann, ihre analgetische Wirksamkeit aber nicht unterschiedlich von der s.c.-Injektion ist.

Tabelle 6.4: Dosierungsschema der Opioidanalgetika zur Akutschmerztherapie*

	i.v.-Titrationsdosis (mg/70 kg KG) (WD im Zeitabstand von etwa 5–10 Min.)	durchschnittl. Einzeldosis (ED) (mg/70 kg KG)		Dosisintervall (DI) (s.c./p.o.)
		s.c.	p.o. (nicht retardiert)	
schwach wirksame Opioide (* nicht zu empfehlen)				
Tramadol	20–30	50–100	50–100	1–3 Std.
Tilidin + Naloxon	entfällt	entfällt	50–100	1–3 Std.
Pentazocin*	5–10	15–30	30–60	2–3 Std.
Codein*	entfällt	entfällt	30–60	2–3 Std.
stark wirksame Opioide				
Morphin	1–2	5–10	20–30	3–4 Std.
Pethidin	12,5–25	–	–	–
Piritramid	2–3	7,5–15	–	3–4 Std.
Hydromorphon	0,3–0,5	2	–	3–4 Std.
Fentanyl	0,02–0,03	0,1 (30–60 Min.)	–	–
Buprenorphin	0,025–0,050	0,3	0,2–0,4	6–8 Std.

*Die hier empfohlenen, geringen Dosierungen zur i.v.-Injektion sind durch die Technik der i.v.-PCA (patient controlled analgesia) zur postoperativen Schmerztherapie als weitgehend nebenwirkungsfrei bekannt. Die notwendige Schmerzlinderung kann aber erst durch kurz aufeinander folgende, wiederholte Injektionen erreicht werden. Höhere Dosierungen, die etwa doppelt so hoch wie hier angegeben sind, wirken zwar rascher und sind stärker analgetisch, sie können jedoch bei Risikopatienten auch zu stärkeren UAW führen.

Dosierung bei chronischen Schmerzen

Tabelle 6.5: Initiale Dosierungsvorschläge retardierter Opioidanalgetika zur chronischen Schmerztherapie

	Durchschnittl. Einzeldosis (ED) (mg/70 kg KG)	Dosisintervall (DI)
	p. o.	
schwach wirksame Opioide		
Tramadol	100 (200)	12 (8) Std.
Tilidin + Naloxon	100 (200)	12 (8) Std.
Dihydrocodein	60 (120)	12 (8) Std.
stark wirksame Opioide		
Morphin	20–30	12 (8) Std.
Oxycodon	20	12 (8) Std.
Hydromorphon	4	12 (8) Std.
Fentanyl	25 µg/Std. (TTS)	72 (48) Std.
Buprenorphin	0,4 (0,2) subling.	8 (6) Std.
Buprenorphin	35 µg/Std. (TTS)	96 Std.

1 meist nur als Ausgangspunkt zur weiteren Dosistitration der Schmerzstärke zu verstehen; bei betagten Patienten ist initial eine geringere Dosis sinnvoll, ggf. auch ein längeres Einnahmeintervall und eine vorsichtige Dosissteigerung über einen längeren Zeitraum (Grund: zentrale UAW wie Konzentrations- und Gedächtnisschwäche, Schwindel, Fallneigung)

6.4.2.2. Schwach wirksame Opioide

Tramadol

Vergleichende Bewertung

Opioid (Retardpräparat) zur Therapie mittelstarker Schmerzen; Dosisgrenze 400–600 mg/Tag; bei etwa 10 % der weißen Bevölkerung liegt ein Polymorphismus von CYP2D6 vor (Zytochromoxidase, die den analgetisch wichtigen Metaboliten des Tramadol bildet; in diesen Fällen reduzierte analgetische Wirksamkeit; bei gleichzeitiger renaler Insuffizienz verstärkte zentrale UAW); geringe Obstipation, sehr geringe Atemdepression; Übelkeit kann durch Retardpräparate sowie die langsame intravenöse Infusion reduziert werden. Kriterien zum Übergang auf ein stark wirksames Opioid: ungenügende Analgesie und Funktionsverbesserung.

 Cave: häufige Verordnung von Tropfen; sie ist eindeutig missbrauchsfördernd.

Wechselwirkungen
- bei Epilepsieanamnese, Medikation mit Antidepressiva oder Neuroleptika erhöhtes Risiko von Krämpfen
- Verstärkung der Wirkung anderer zentral wirksamer Substanzen (Alkohol, starke Opioide, Butyrophenone, Phenothiazine, Hypnotika/Sedativa, Barbiturate, NSMRI-Antidepressiva)
- verstärkter Tramadol-Metabolismus (verminderte Analgesie möglich) durch Carbamazepin (Enzyminduktion)
- eventuell Verstärkung der Wirkung durch MAO-Hemmer mit Risiko von Hypertonie, Hyperpyrexie, Exzitation, Delir, Krampfanfällen
- Die gleichzeitige Medikation mit Chinidin (CYP2D6-Inhibitor) kann zu einer verstärkten Wirkung führen.

Pharmakokinetik
BV: 65 %
Elim.: 30–50 % unverändert renal, hepatischer Metabolismus zu mehreren Metaboliten, die teilweise aktiv sind (z.B. O-Demethyltramadol); die O-Demethylierung erfolgt über das polymorphe CYP2D6
HWZ: 6–7 Std., Niereninsuffizienz, Leberzirrhose länger (bis 13 Std. [Tramadol] bzw. 19 Std. [O-Demethyltramadol])

Dosierung
s. Dosierungsschema der Opioidanalgetika sowie Tab. 6.4 und 6.5

Tilidin + Naloxon

(Naloxon: vgl. Kap. Abhängigkeitserkrankungen)

Vergleichende Bewertung

Opioid (Retardpräparat) zur Therapie mittelstarker Schmerzen; Dosisgrenze 400–600 mg/Tag; Tilidin ist zum Schutz gegen Missbrauch in Kombination mit Naloxon zubereitet. Die Wirksamkeit von Naloxon bei oraler Aufnahme ist jedoch gering, da es einem First-Pass-Metabolismus unterliegt. Der Schutz gegen Missbrauch besteht nur insoweit, als Entzugserscheinungen bei i.v.-Applikation auftreten können. Tilidin mit Naloxon wirkt geringer obstipierend als andere Opioide. Bei renalen Funktionsstörungen kann es in unveränderter Dosis gegeben werden.

 Cave: häufige Verordnung von Tropfen; sie ist eindeutig missbrauchsfördernd.

Wechselwirkungen
verstärkte Wirkung zentraldämpfender Arzneimittel (z.B. Hypnotika/Sedativa, Phenothiazine, NSMRI-Antidepressiva) und Alkohol

Pharmakokinetik
BV: 6 % als Tilidin, ausgeprägter First-Pass-Metabolismus zum aktiven Metaboliten Nortilidin
Elim.: hepatischer Metabolismus zu Bisnortilidin (schwach aktiv) und inaktiven Metaboliten; renale Elimination (90 %) der Metaboliten
HWZ: ca. 3,5 Std. (Nortilidin)

Dosierung
s. Tab. 6.4 und 6.5

Codein

(s. Kap. Asthma bronchiale und andere Atemwegserkrankungen)

Vergleichende Bewertung
Ungeeignetes analgetisches Opioid wegen kurzer Wirkungsdauer, niedriger Tagesmaximaldosis und Obstipation; andere Opioide sind bessere Alternativen.

Dihydrocodein

(s. Kurzprofil im Anhang)

Vergleichende Bewertung
Kann in der Retardform zur Therapie chronischer Schmerzen eingesetzt werden; Obstipation kann erheblich sein; andere retardierte Opioide (Tramadol, Tilidin) sind bessere Alternativen.

Wechselwirkungen
Wirkungsverstärkung durch Sedativa, Tranquillantien, NSMRI-Antidepressiva

Pharmakokinetik
BV: 20 %
Elim.: 15 % unverändert renal, der Rest wird hepatisch biotransformiert
HWZ: 2,5 Std.

Dosierung
s. Tab. 6.5

Pentazocin

Vergleichende Bewertung
Pentazocin ist zur Therapie akuter und chronischer Schmerzen ungeeignet, weil es zu kurz wirkt, eine ausreichende Dosisanpassung unmöglich ist. Es wirkt psychomimetisch und erhöht den pulmonal-vaskulären Widerstand. Die manchmal angeführte glattmuskulär-relaxierende Wirksamkeit ist nach heutigen Studienkriterien nicht ausreichend belegbar. Die angenommene glattmuskulär relaxierende Wirkung an den Gallenwegen ist nicht evidenzbasiert.

6.4.2.3. Stark wirksame Opioide

Morphin

Vergleichende Bewertung
Referenzopioid; orale Retardpräparate sowie nicht retardierte Präparate verfügbar, verschiedene Applikationsformen (oral, rektal, intravenös, subkutan, intrathekal, peridural)

Wechselwirkungen
- Verstärkung der Wirkung anderer zentralwirksamer Substanzen (Alkohol, Butyrophenone, Phenothiazine, Hypnotika/Sedativa, Barbiturate, NSMRI-Antidepressiva)
- Wirkungsaufhebung durch reine Morphin-Antagonisten (z.B. Naloxon) oder Pentazocin

- höhere individuelle Ansprechbarkeit im Alter sowie bei renaler Funktionseinschränkung (s. Cockroft-Formel) möglich (stärkere oder/und länger andauernde Analgesie sowie UAW)

Pharmakokinetik
BV: 25 % (variabel) aufgrund eines ausgeprägten First-Pass-Metabolismus
Elim.: Metabolismus (Glukuronidierung u.a.); Morphin-6-glucuronid ist aktiver Metabolit, Elimination überwiegend renal als Morphin-3-glucuronid
HWZ: 2–3 Std. Dosisreduktion bei Niereninsuffizienz, bei Leberzirrhose Dosisintervall-Verlängerung auf das Eineinhalb- bis Zweifache und/oder Dosisreduktion

Dosierung
s. Tab. 6.4 und 6.5

Fentanyl

Vergleichende Bewertung/Hinweise zur wirtschaftlichen Verordnung (vgl. 6.5.)
Das transdermale Matrixsystem ist geeignet zur Therapie chronischer, überwiegend gleichförmiger Schmerzen, insbesondere dann, wenn eine orale Opioidtherapie behindert ist. Die bevorzugte Anwendung für eine bestimmte Schmerzursache ist nicht evidenzbasiert. Die Wirkungsdauer beträgt 72 Std., individuell nach einiger Zeit auch nur 48 Std. Ausführliche Patienteninformationen sind nötig, um Fehlanwendungen zu umgehen. Bei Durchbruchschmerzen ist zusätzlich ein rasch wirksames Opioid (z.B. Morphin in der Milligrammdosis von etwa 50 % der stündlichen Fentanyl-Freisetzung in µg/Std.) nötig. Eine Verschreibungsbesonderheit ergibt sich aus einer aktuellen Neubewertung des Bundesministeriums für Gesundheit hinsichtlich der Austauschbarkeit von Fentanyl-haltigen Matrixpflastern verschiedener Hersteller. Diese weisen zwar gleiche Freisetzungsraten auf (z.B. 25 µg/Std.), enthalten aber erheblich voneinander abweichende Gesamtmengen an Fentanyl in der Matrix, die zwischen 5,5 mg eines Herstellers bis zu 11,5 mg eines anderen Herstellers reichen. Aus formalrechtlichen Gründen muss im Rahmen der BtMVV die pro Zeiteinheit freigesetzte Fentanylmenge mit der Gesamtmenge des Wirkstoffs im Matrixpflaster übereinstimmen. Es empfiehlt sich daher, bereits bei Erstverschreibung auf einen möglichst günstigen Verschreibungspreis zu achten und dieses Präparat dann auch beizubehalten.

Obstipation und Laxantienbedarf sind etwas geringer als unter der Therapie mit Morphin. Limitierend für diese Therapieform kann jedoch bei hohen Dosierungen die Hautoberfläche sein, sodass spätestens bei einem Dosisäquivalent von rund 1.000 mg/24 Std. Morphin per os entsprechend 4 Pflastern à 100 µg/Std. Fentanyl wieder auf Morphin, ein anderes orales Retardpräparat oder auf einen parenteralen Verabreichungsweg (subkutan, intravenös, rückenmarknah) gewechselt werden sollte. Neuerdings ist ein transmukosales Verabreichungssystem (Mundschleimhaut) verfügbar, wodurch Durchbruchschmerzen rascher therapierbar sind. Nachteile sind ungeklärte Dosisrelation zur transdermalen Dosis, unzuverlässige Wirkung, hohe Kosten.

> **!** **Das transdermale System mit einem Matrixpflaster ist ungeeignet bei akuten Schmerzen. Die perioperative Schmerztherapie mit transdermalem Matrixsystem kann Risiken opioidbedingter Komplikationen erhöhen, sie ist deshalb kontraindiziert.**

Wechselwirkungen
s. Morphin

Pharmakokinetik
BV: 30 % aus transdermaler Applikation, 50 % bei Applikation über die Mundschleimhaut
Elim.: überwiegend durch hepatischen Metabolismus
HWZ: 3,5 Std. (2–7 Std.), länger bei geriatrischen Patienten

Dosierung
s. Tab. 6.4 und 6.5

Hydromorphon

(s. Kurzprofil im Anhang)

Vergleichende Bewertung und Hinweise zur wirtschaftlichen Verordnung

Oral verabreichbares Retardpräparat mit 12-stündiger und 24-stündiger Wirkungsdauer, orales Präparat mit nichtretardierter Wirkung; rektale und parenterale (i.v., s.c.) Verabreichung. In randomisierten Vergleichsstudien zu Morphin ist kein eindeutiger Vorteil von Hydromorphon belegbar. Erfahrungsgemäß kann es bei einzelnen Patienten geringere UAW als Morphin hervorrufen. Hydromorphon ist daher ein geeignetes Wechselopioid bei schlechter individueller Ansprechbarkeit auf Morphin oder andere Opioide oder bei gleichzeitiger Polypharmakotherapie. Hydromorphon ist meist kein Opioid der ersten Wahl. Es ist teurer als Morphin, bei renalen Problemen ist es besser steuerbar als Morphin. Die propagierte Anwendung für eine bestimmte Schmerzursache, beispielsweise bei tumorbedingten Schmerzen, ist nicht evidenzbasiert.

Dosierung

s. Tab. 6.5

Oxycodon

(s. Kurzprofil im Anhang)

Vergleichende Bewertung und Hinweise zur wirtschaftlichen Verordnung

Oral verabreichbares Retardpräparat, neuerdings auch parenteral injizierbar. In randomisierten Vergleichsstudien zu Morphin ist kein eindeutiger Vorteil belegbar. Erfahrungsgemäß kann es bei einzelnen Patienten geringere UAW als Morphin hervorrufen. Oxycodon ist daher ein geeignetes Wechselopioid bei schlechter individueller Ansprechbarkeit auf Morphin oder andere Opioide. Es ist kein Opioid der ersten Wahl, auch nicht bei muskuloskelettalem Schmerz. Es ist teurer als Morphin. Neuerdings ist das Retardpräparat mit Zusatz von Naloxon verkehrsfähig (Relation Oxycodon zu Naloxon 2:1), was den relevanten Missbrauch von Oxycodon eindämmen und geringer obstipierend sein dürfte. Publizierte Vergleichsdaten der antiobstipierenden Wirkung fehlen bisher. **!Cave: Auslösung eines Opioidentzugssyndroms durch unkritische Dosissteigerung von Oxycodon mit Naloxon.** Deshalb ist Oxydon mit Naloxon nur bis zu einer (geringen) Tagesdosis von 40 mg zugelassen, weitere Dosissteigerungen sollten unbedingt nur mit Oxycodon ohne Naloxonzusatz vorgenommen werden. Oxycodon hat im Gegensatz zu anderen Retardopioiden eine duale Galenik, mit deren Hilfe eine rasch eintretende Analgesie innerhalb etwa einer Stunde und eine dann andauernde Analgesie zustande kommen (Analgesiedauer: 8–12 Stunden). Aus den USA kommen Daten zum Missbrauch medizinisch verschriebenen Oxycodons, vermutlich begünstigt durch fehlindizierte Opioidtherapie, riskanten Beigebrauch weiterer ZNS-dämpfender Substanzen (Alkohol, Benzodiazepine) und/oder Verkauf an Dritte in der Drogenszene.

Dosierung

s. Tab. 6.5; gegenwärtig ist eine Tageshöchstdosis von nur 40 mg Oxycodon/Naloxon zugelassen; weitere Dosiserhöhungen sollten mit Oxycodon ohne Naloxon erfolgen

Methadon

(vgl. Kap. Abhängigkeitserkrankungen)

Vergleichende Bewertung

Levomethadon, oral oder parenteral verabreichbar, ist kein Opioid der ersten Wahl. Der µ-Opioidrezeptoragonist wird in Deutschland zunehmend zur Therapie schwerer neuropathischer tumorbedingter Schmerzen sowie in der Palliativmedizin eingesetzt, wenn andere Opioide und Koanalgetika trotz hoher Dosis nicht zu ausreichender Analgesie oder zu zahlreichen UAW geführt haben. Aufgrund zurzeit noch nicht ausreichend geklärter Wirkungsmechanismen kann nun mit erstaunlich niedrigen Dosierungen von Levomethadon eine günstigere individuelle Ansprechbarkeit erreicht werden. Die Wirkungsdauer kann nach Erreichen des pharmakologischen Gleichgewichts nach etwa einer Woche bis zu 12–24 Std. zunehmen.

Indikation(en)

Hauptindikation zur Verwendung von Levomethadon oder dem Methadonrazemat ist derzeit die Substitutionstherapie Drogenabhängiger.

Wechselwirkungen

s. Morphin; während dauerhafter Methadontherapie (Substitution, Schmerztherapie) kann durch Zusatz von Rifampicin oder Phenytoin eine gesteigerte Metabolisierung von Methadon stattfinden, die mit Entzugssymptomen verbunden ist

Besonderheiten

Der kontrollierte Wechsel auf Levomethadon ist ohne stärkere UAW durchführbar und verlangt besondere Kenntnisse und Erfahrungen mit dem Wechsel von Opioiden. Methadon hat eine lange Eliminationshalbwertszeit (1,5 Tage, individuell auch um 100 Stunden), sodass bei Dosissteigerung besonders sorgfältig auf UAW (Sedierung, Verwirrtheit) geachtet werden muss. Ebenso ist ein alkalisierter Urin zu vermeiden, weil dadurch die renale Elimination drastisch absinkt. Dann sind bedrohliche Atemdepressionen zu umgehen. Mehrfach wurde in jüngster Zeit über lebensbedrohliche paroxysmale Kammertachykardien (Torsade de pointes) unter hohen Dosen von Methadonrazemat (400–600 mg/Tag) berichtet.

Pharmakokinetik

BV: ca. 90 %; auch buccale Resorption
Elim.: 25 % renale Elimination der unveränderten Substanz, die bei saurem pH-Wert ansteigt; überwiegend hepatische Biotransformation; lipophile Substanz, die rasch die Blut-Hirn-Schranke durchdringt und bei hoher Proteinbindung lange in Muskulatur und Fettgewebe gespeichert wird; renale funktionelle Beeinträchtigung kann durch fäkale Ausscheidung kompensiert werden
HWZ: ca. 35 Std. (35–190)

Dosierung

Nötig ist die Unterscheidung von Levomethadon (industriell hergestellt; zugelassen zur Schmerztherapie und Substitutionstherapie, verfügbar 0,5-prozentige Tropfenlösung bzw. 5 mg/ml und Injektionslösung 2,5 mg bzw. 5 mg) und Methadonrazemat (zugelassen zur Substitutionstherapie; nur Tropfen, hergestellt in Apotheken als a) gelbgefärbte 1-prozentige Lösung (10 mg/ml) oder b) als blau gefärbte 0,5-prozentige Lösung (5 mg/ml) nach NRF 29.1. Äquivalenzdosierungen: 10 mg Levomethadon p.o. = 20 mg Methadonrazemat = 5 mg Levomethadon s.c./i. v. Die analgetische Dosis hängt von der Tagesdosis des zuvor verabreichten µ-Agonisten ab. Je höher dessen Dosis, desto geringer ist die Dosis von Levomethadon (falls vorherige Morphindosis > 200 mg/Tag, dann etwa 10 % dieser Tagesdosis als initiale Tagesdosis von Levomethadon annehmen und in ein 6–8-stündliches Verabreichungsintervall einteilen; auch eine höchstens 3-stündliche Einnahme bei Bedarf ist möglich).

Buprenorphin

Vergleichende Bewertung und Hinweise zur wirtschaftlichen Verordnung

Opioid zur Therapie chronischer, überwiegend gleichförmiger Schmerzen. Die bevorzugte Indikationsstellung für eine bestimmte Schmerzursache, so bei Rückenschmerz, ist nicht evidenzbasiert. Seit Kurzem gibt es neben der sublingualen Form ein transdermales Verabreichungssystem mit einer 96-stündigen Wirkungsdauer. Aufgrund der speziellen Rezeptor-Interaktion und tierexperimenteller Befunde wird vermutet, dass Buprenorphin oberhalb einer Dosis von etwa 4 mg/Tag nur begrenzt analgetisch wirksam ist. Dazu fehlen klinische Untersuchungen. Infolge des partiellagonistischen Wirkungsprofils wirkt es (fast) nicht atemdepressiv und nur gering obstipierend. **Außer einem Komfortgewinn ist der Nutzen des Pflasters im Vergleich zum etwa 6–8 Stunden wirksamen und preiswerteren sublingual verabreichten Buprenorphin nicht erkennbar.** Zur Therapie von Durchbruchschmerzen unter transdermalem Buprenorphin sind nicht retardierte Morphin-Tropfen oder sublingual verabreichtes Buprenorphin geeignet.

Indikation(en)

Buprenorphin ist auch ein für die Substitutionstherapie Opioidabhängiger zugelassenes Opioid.

 Cave: Das transdermale System ist zur postoperativen Opioidanalgesie ungeeignet und kontraindiziert, es erhöht Risiken. Bei längerer Therapie mit _Buprenorphin_ nimmt die Eliminationszeit zu, was zu kumulativ-toxischen UAW führen kann.

 Cave: Opioidsensible Patienten ohne vorherige Opioidtherapie können bei geringen Pflasterdosierungen über anhaltende UAW klagen; initial stärkere Sedierung möglich.

Unerwünschte Arzneimittelwirkungen, Wechselwirkungen

s. Morphin; Naloxon kann die Wirkung von Buprenorphin nicht wie die von Morphin aufheben

Pharmakokinetik

BV: 5 % (peroral) bzw. 30 % (sublingual) aufgrund eines First-Pass-Metabolismus
Elim.: Metabolismus
HWZ: 3 Std. (1,2–7,2 Std. bei postoperativen Patienten); bei Leberinsuffizienz kann der Dosisbedarf reduziert sein

Dosierung

s. Tab. 6.4 und 6.5; Relation: Tagesdosis Buprenorphin sublingual = Tagesdosis Buprenorphin-Pflaster

Piritramid

(s. Kurzprofil im Anhang)

Vergleichende Bewertung

Piritramid ist in Deutschland zur postoperativen Schmerztherapie weit verbreitet. Es hat keine analgetischen Vorteile gegenüber Morphin, welches international das postoperative Opioid der Wahl ist. Im Rahmen der postoperativen Analgesie mit der gering dosierten i.v.-PCA-Technik hat es keine stärker sedierende oder emetische Wirkung als Morphin.

Dosierung

s. Tab. 6.5

Pethidin

Vergleichende Bewertung

Bedingt geeignetes Opioid zur Akuttherapie kolikartiger Schmerzen sowie zur kurzfristigen Therapie geburtshilflicher Schmerzen. Relativ kurze Analgesiedauer von 2–3 Stunden. Toxischer Metabolit mit längerer Halbwertszeit als die Muttersubstanz, der zu gesteigerter zentraler Erregbarkeit führen kann. Deshalb ist Pethidin als wiederholt verabreichtes Opioid über Tage oder zur Langzeitanwendung ungeeignet, auch zur mehrtägigen Therapie einer akuten Pankreatitis. Vorsicht bei höheren Dosierungen von mehr als 50–100 mg zur Therapie geburtshilflicher Schmerzen, weil infolge der besonders langsamen Elimination von Norpethidin durch das Neugeborene für dieses toxische Risiken entstehen können.

Wechselwirkungen

s. Morphin; MAO-Hemmer führen zu einem Syndrom, das durch Koma, Hyperpyrexie und kardiale Instabilität, Hypertonie, Exzitation und/oder Krampfanfälle charakterisiert ist; Pethidin ist daher kontraindiziert während der und bis 14 Tage nach Therapie mit MAO-Hemmern; Morphin (in niedrigerer Dosierung) kommt alternativ in Betracht; Barbiturate bzw. Phenytoin können zu reduzierter analgetischer Wirkung (reduzierte Pethidin-Konzentrationen) und verstärkter ZNS-Toxizität (erhöhte Norpethidin-Konzentrationen) führen

Pharmakokinetik

BV: 50 % (First-Pass-Metabolismus), variabel
Elim.: hepatischer Metabolismus zu teilaktiven bzw. inaktiven Metaboliten, die renal eliminiert werden; der Metabolit Norpethidin ist aktiv, er hat toxische Eigenschaften und kann über Stimulation im ZNS zu Krämpfen führen
HWZ: 3 Std. (Pethidin) bzw. 24–48 Std. (Metabolit); Dosisreduktion bei Niereninsuffizienz (bei GFR 10–50 ml/Min. auf 75 % bzw. bei GFR < 10 ml/Min. auf 50 % der Normdosis)

Dosierung

s. Tab. 6.4

6.4.3. Koanalgetika

Koanalgetika sind analgetisch wirkende Substanzen, die für eine andere Indikation zugelassen wurden. Sie können den Nutzen der Nichtopioidanalgetika oder der Opioide erhöhen (s. Tab. 6.6). Zu ihnen zählen die NSMRI-Antidepressiva und Antikonvulsiva, NMDA-Antagonisten (Ketamin), Kortikosteroide und Bisphosphonate. NSMRI-Antidepressiva wirken hier im Vergleich zur Behandlung von Depressionen schon in erheblich niedrigeren Dosierungen analgetisch. Neuroleptika und selektive Serotonin-Rückaufnahme-inhibitoren (SSRI) haben keine analgetische Wirkung, sie sind als Adjuvantien bei Übelkeit/Erbrechen (Neuroleptika), Sedierung (Neuroleptika) und zur Therapie von Depressionen (SSRI) wertvoll.

Koanalgetika haben in der Therapie chronischer Schmerzen einen hohen Stellenwert. Sie können bei opioidpflichtigen tumor-bedingten Schmerzen die Opioidwirkungen verbessern, insbesondere dann, wenn aufgrund der Tumorprogredienz zusätzlich neuropathische Schmerzen entstanden sind. Bei vielen nichttumorbedingten Schmerzen können sie Opioide überflüssig machen, beispielsweise bei schmerzhafter Polyneuropathie.

Neuropathische Schmerzen weisen ein vielfältiges klinisches Bild auf (Parästhesien, Dysästhesien, Hyperalgesie, Allodynie, Spontanschmerzen, brennender Dauerschmerz, Burning-Feet-Syndrom). Neben der kausalen Therapie und weiteren Optionen (Physiotherapie) werden die Koanalgetika nach verschiedenen Indikationen ausgewählt (s. Tab. 6.6). Bei einschießenden Schmerzattacken oder klinischen Zeichen von Hyperalgesie bzw. Allodynie sind Antikonvulsiva wirksam, ebenso bei Hyperalgesie (besondere Schmerzintensität schmerzhafter Reize) und Allodynie (Schmerzen bei nicht schmerzhafter Berührung). Sie dämmen die dafür ursächlichen spinalen Sensibilisierungsprozesse ein. Bei Allodynie können zusätzlich topische Verabreichungen auf Salbengrundlage wertvoll sein (Lidocain, Clonidin, Capsaicin). Hier hat Gabapentin eine günstigere Nutzen-Risiko-Relation als das früher übliche Carbamazepin. Das neuere Pregabalin (vgl. auch 6.5.) als Precursor-Substanz des Gabapentin hat etwas geringere UAW als jenes. Zum Oxcarbazepin liegen bisher geringe schmerztherapeutische Erfahrungen vor.

Die manchmal quälenden, dauerhaften Brennschmerzen bzw. Dysästhesien sprechen gut auf die Natriumkanal-blockierende Teilwirkung der NSMRI-Antidepressiva an. Die neueren SSRI hingegen wirken auf diese Beschwerden nicht, sie können aber bei psychischer Komorbidität (Depression) angezeigt sein und allein aufgrund ihrer antidepressiven Wirksamkeit den affektiv-emotionalen Anteil von Schmerzempfindungen verringern.

Gabapentin

Wirkungsmechanismus

Der genaue Wirkungsmechanismus ist nicht bekannt. Gabapentin ist strukturell mit dem Neurotransmitter GABA (Gamma-Aminobuttersäure) verwandt, doch unterscheidet sich sein Wirkungsmechanismus von dem anderer Wirkstoffe, die mit GABA-Synapsen interagieren, wie z.B. Valproat, Barbituraten, Benzodiazepinen, GABA-Transaminase-Hemmern, GABA-Aufnahmehemmern, GABA-Agonisten und GABA-Prodrugs.

Indikation(en)

- Epilepsie: bei partiellen Anfällen mit und ohne sekundäre Generalisierung als Zusatztherapie (Erwachsene und Kinder von 6 Jahren und älter) bzw. als Monotherapie (Erwachsene und Jugendliche von 12 Jahren und älter)
- periphere neuropathische Schmerzen (schmerzhafte diabetische Neuropathie, postherpetische Neuralgie)

Kontraindikationen

keine

Unerwünschte Arzneimittelwirkungen

- Virusinfektionen, Infektionen der Atemwege, Harnwegsinfektionen
- Leukopenie, Thrombozytopenie
- allergische Reaktionen (z.B. Urtikaria), Hautausschlag, Erythema multiforme, Stevens-Johnson-Syndrom (selten), Angioödeme, Gesichtsödeme
- Anorexie, gesteigerter Appetit
- Feindseligkeit, Verwirrtheitszustände, Affektlabilität, Depressionen, Angst, Nervosität, Denkstörungen, Halluzinationen
- Somnolenz, Schwindelgefühl, Ataxie, Krämpfe, Hyperkinesie, Dysarthie, Amnesie, Tremor, Schlaflosigkeit, Kopfschmerzen, Missempfindungen (z.B. Parästhesie, Hypästhesie)
- Koordinationsstörungen, Nystagmus, Bewegungsstörungen (z.B. Choreoathetose, Dyskinesie, Dystonie)
- Sehstörungen (z.B. Amblyopie, Diplopie)
- Hypertonie, Vasodilatation

- Dyspnoe
- Übelkeit, Erbrechen, Diarrhoe, Bauchschmerzen, Dyspepsie, Obstipation, Flatulenz, Trockenheit von Mund oder Rachen
- Pankreatitis, Hepatitis, Ikterus
- Inkontinenz
- akutes Nierenversagen
- Impotenz
- Entzugserscheinungen (selten)

Wechselwirkungen
- Morphin: Erhöhung der Gabapentin-Plasmakonzentrationen (AUC um 44 %); ggf. Reduktion der Gabapentin- oder Morphin-Dosis
- Aluminium- und magnesiumhaltige Antazida: Reduktion der Bioverfügbarkeit von Gabapentin um bis zu 24 %; Gabapentin sollte deshalb im Abstand von mindestens 2 Stunden nach Einnahme eines solchen Antazidums eingenommen werden
- Felbamat: In einer retrospektiven Untersuchung wurde eine Verlängerung der HWZ von Felbamat um 50 % im Vergleich zu Felbamat allein gefunden (Mechanismus unklar).

Pharmakokinetik
BV: ca 60 %, abnehmend bei zunehmender Dosis (27 % bei 3 x 1.600 mg/Tag)
Elim.: nahezu vollständig unverändert renal; ein relevanter Metabolismus findet nicht statt
HWZ: 5–7 Std., verlängert bei Niereninsuffizienz (52 Std. bei Kreatinin-Clearance < 30 ml/Min.) bzw. im Alter

Dosierung
- initial 300 mg/Tag (Erwachsene und Jugendliche ab 12 Jahren) bzw. 10–15 mg/kg KG/Tag (Kinder von 6 Jahren und älter)
- Tagesdosis Epilepsie: 900–3.600 mg/Tag (Erwachsene und Jugendliche), verteilt auf 3 Einzeldosen; auch Dosierungen von bis zu 4.800 mg/Tag wurden in klinischen Studien gut vertragen
- bei Niereninsuffizienz Dosisreduktion: 600–1.800 mg/Tag bei Kreatinin-Clearance 50–79 ml/Min. bzw. 300–900 mg/Tag bei Kreatinin-Clearance 30–49 ml/Min. bzw. 300 mg jeden 2. Tag bis 600 mg/Tag bei Kreatinin-Clearance 15–29 ml/Min. bzw. 300 mg jeden 2. Tag bis 300 mg/Tag bei Kreatinin-Clearance < 15 ml/Min.

Pregabalin

Wirkungsmechanismus
bindet an eine Untereinheit von spannungsabhängigen Kalzium-Kanälen im ZNS

Indikation(en)
- bei Epilepsie zur Zusatztherapie von partiellen Anfällen mit und ohne sekundärer Generalisierung
- neuropathische Schmerzen bei Erwachsenen (vgl. auch 6.5.)
- generalisierte Angststörungen bei Erwachsenen

Kontraindikationen
keine

Unerwünschte Arzneimittelwirkungen
- Benommenheit, Schläfrigkeit, Ataxie, Synkopen, Schwindel
- Sehstörungen, Euphorie, Verwirrung, Reizbarkeit, Sexualstörungen
- Halluzinationen, Panikattacken, Agitiertheit, Depression
- Dyspnoe, Nasopharyngitis
- Neutropenie
- Mundtrockenheit, gesteigerter Appetit, Gewichtszunahme, Anorexie, Erbrechen, Flatulenz
- Pankreatitis
- Hautausschlag, Urtikaria

Wechselwirkungen
- bisher keine relevanten Interaktionen mit anderen Antiepileptika bekannt
- Ethanol und Lorazepam: Verstärkung von deren Wirkung

Pharmakokinetik
BV: > 90 %
Elim.: > 90 % unverändert im Urin, praktisch keine Metabolisierung
HWZ: 6–7 Std., verlängert bei Niereninsuffizienz (49 Std. bei Kreatinin-Clearance < 15 ml/Min.)

Dosierung
- 150–600 mg/Tag (in 2 oder 3 Einzelgaben) bei intakter Nierenfunktion
- Dosisreduktion bei Niereninsuffizienz: 75–300 mg/Tag (aufgeteilt in 2–3 Einzeldosen) bei Kreatinin-Clearance 30–60 ml/Min. bzw. 25–150 mg/Tag (als Einzeldosis oder aufgeteilt in 2 Einzeldosen) bei Kreatinin-Clearance < 15 ml/Min.
- bei alten Patienten kann aufgrund der verringerten Nierenfunktion eine Dosisreduktion notwendig werden

Tabelle 6.6: Anwendung von Koanalgetika bei neuropathischen Schmerzen
(Brennschmerzen, einschießende Schmerzattacken)

schmerzhafte Symptome	Koanalgetikum
kontinuierlich brennende Spontanschmerzen, Dysäthesie, Parästhesie	NSMRI-Antidepressiva (z.B. Amitriptylin), Antiepileptika (z.B. Gabapentin)
einschießende Schmerzattacken	Antiepileptika (Gabapentin, Pregabalin, Oxcarbazepin, Carbamazepin)
Hinweise auf Hyperalgesie/Allodynie[1]	Gabapentin, Pregabalin, Oxcarbazepin; Ketamin
Allodynie	Gabapentin, Pregabalin, topische Verabreichung von Lidocain, Clonidin, Capsaicin
Hinweise auf Nervenkompression	Kortikosteroide (antiödematös)
starke Schmerzen durch osteolytische Knochenmetastasen	Bisphosphonate

1 Hyperalgesie: besonders starke Schmerzen auf Schmerzreiz; Allodynie: Schmerz durch nicht schmerzhaften Reiz (z.B. Berührung)

6.5. Hinweise zur wirtschaftlichen Verordnung

Tabelle 6.7: Orientierende Kostenberechnung einiger retardierter Opioide anhand üblicher Tagesdosen
(Lauer-Taxe; Stand 1.5.2009)

Wirkstoff	Kosten/Tag
schwach wirksame Opioide	
Tramadol (2-mal 100 mg)	0,62–0,67 €
Tilidin + Naloxon (2-mal 100 mg)	1,13–1,54 €
stark wirksame Opioide	
Morphin (2-mal 30 mg)	1,61–2,22 €
Oxycodon (2-mal 20 mg)	3,07–5,19 €
Hydromorphon (2-mal 4 mg)	3,81–4,72 €
Fentanyl-Matrixpflaster (25 µg/Std./3 Tage)	6,50–11,05 €/3 Tage
Buprenorphin-Matrixpflaster (35 µg/Std./4 Tage)	10,34 €/3 Tage 18,51 €/4 Tage

Die Auswahl von Analgetika erfolgt nach Schmerzursache und individuellem Risikoprofil des Patienten. Dabei können und sollten wirtschaftliche Aspekte durchaus berücksichtigt werden.

Paracetamol ist das Nichtopioid der Wahl bei akuten Schmerzen. Für entzündlich verursachte Schmerzen sind NSAR vorzuziehen (Ibuprofen, Diclofenac, ASS etc.). Die sehr viel teureren Coxibe haben die anfänglich in sie gesetzten Erwartungen nicht erfüllt. Ihre Anwendung zur hausärztlichen Primärtherapie wird von der AKdÄ nicht empfohlen. Parecoxib besitzt allerdings Vorteile bei der kurzfristigen postoperativen Analgesie im Rahmen der rückenmarksnahen Regionalanästhesie sowie nach Tonsillektomie (s. oben). Metamizol ist bei viszeral-nozizeptiven Schmerzen besonders wirksam; die bekannten Risiken seiner Anwendung sind freilich adäquat zu berücksichtigen.

Die Kombination verschiedener Analgetika, z.B. Opioid und Nichtopioid, und insbesondere von Analgetikum und Koanalgetikum kann sinnvoll sein (s.o.); fixe Analgetika-Kombinationen werden nicht empfohlen.

Im Übrigen ist die Anwendung rezeptfreier Analgetika in Deutschland zum größten Teil eine Therapie im Rahmen einer ärztlich nicht kontrollierten Selbstmedikation.

Wenn Opioide notwendig sind, ist Morphin auch aus wirtschaftlichen Erwägungen das Mittel der Wahl. Andere starke Opioide sind meist nur teurer, ohne dass ihre Überlegenheit gegenüber Morphin nachgewiesen ist. In speziellen Fällen kann freilich ein Wechsel des Opioids zu einer Reduktion von UAW führen. Pentazocin ist ungeeignet zur Therapie akuter oder chronischer Schmerzen. Besonders kritisch ist die gerne propagierte Anwendung nicht retardierter Tilidin- oder Tramadoltropfen zu sehen. Sie fördert die missbräuchliche Anwendung.

Retardierte Opioide sind bei akuten Schmerzen kontraindiziert. Kritisch muss die zunehmende Anwendung von Opioiden bei nichttumorbedingten Schmerzen gesehen werden, z.B. bei Schmerzen im Rahmen degenerativer Gelenkerkrankungen, Rückenschmerzen, Fibromyalgie, gynäkologischen oder urologischen Schmerzzuständen, wo ihre Anwendung, insbesondere bei psychosomatisch überlagerten chronischen Schmerzzuständen, den Missbrauch fördert, nicht vertretbare UAW induziert und als unwirtschaftlich bewertet werden muss. Opioidverordnungen bei nichttumorbedingten Schmerzen sind nur dann indiziert, wenn die organische Schmerzätiologie eindeutig gesichert ist und nach Unwirksamkeit anderer Analgetika eine Schmerzlinderung, funktionelle Verbesserung oder verbesserte Lebensqualität **nachweisbar ist**.

Die Standardapplikation von Opioiden ist die orale. Sie ist im Allgemeinen auch die wirtschaftlichste Therapieform. Andere Verabreichungswege (transdermal, sublingual, transmucosal, parenteral) sind nur dann indiziert, wenn die orale Zufuhr nicht möglich ist, etwa bei Erbrechen, Schluckstörungen, Obstruktionen im Bereich des GI-Trakts oder Verwirrtheit. Die enorme zusätzliche Kosten verursachende Primärtherapie mit einem Opioidpflaster, insbesondere mit Fentanyl, ist abzulehnen (s. unten und Kap. I-Hinweise zum Verschreiben von Arzneimitteln).

Aus „Wirkstoff aktuell" Fentanyl, 2007; Pregabalin, 2007 (Herausgeber Kassenärztliche Bundesvereinigung):

Pregabalin (Neuropathische Schmerzen):

- Nicht selektive Monoamin-Rückaufnahmeinhibitoren (NSMRI, früher: trizyklische Antidepressiva), retardierte Opioide und Carbamazepin sind ebenso wie Pregabalin bei schmerzhafter Neuropathie wirksam. Direkte Vergleiche zwischen den Wirkstoffgruppen fehlen ebenso wie Vergleiche zur Wirksamkeit von Pregabalin bei Patienten, die nicht auf Gabapentin oder Amitriptylin angesprochen haben.
- Bei Therapieresistenz und bei Patienten mit den für die NSMRI, Opioide und für Carbamazepin typischen Kontraindikationen (NSMRI = Glaukom, Prostatahypertrophie, kardiovaskuläre Risiken, hirnorganische Störungen; Opioide = Atemdepression, chronische Lungenerkrankungen; Carbamazepin = Knochenmarkschädigung, AV-Block) oder bei vorausgegangenem nebenwirkungsbedingten Therapieabbruch kann Pregabalin Mittel der Reserve sein.
- Pregabalin sollte in der adjuvanten Schmerztherapie nur bei der **zugelassenen** Indikation „neuropathische Schmerzen" eingesetzt werden.

Fentanyl TTS (Chronische Schmerzen):

- Retardiertes orales Morphin ist das Opioid der ersten Wahl bei starken chronischen Schmerzen. Hydromorphon und Oxycodon können eine orale Alternative sein.
- Transdermales Fentanyl (FTTS) kann bei starken Tumorschmerzen mit Schluck- und Resorptionsstörungen indiziert oder eine Alternative zur subkutanen Infusion oder den sondengängigen Applikationsformen für Hydromorphon und Oxycodon sein. FTTS sollte nur Patienten verordnet werden, die mit stark wirksamen Opioiden vorbehandelt sind und deren Schmerzsymptomatik stabil ist.
- Die von den Patienten angegebene Präferenz für FTTS im Vergleich zu verschiedenen retardierten Opioiden konnte bisher nur in vom Hersteller finanziell unterstützten offenen, d.h. nicht verblindeten Studien, gezeigt werden. Eine geringere Rate unerwünschter Wirkungen oder Therapieabbrüche im Vergleich zu retardiertem Morphin ist nicht zweifelsfrei belegt.
- FTTS ist zur Behandlung von Durchbruchschmerzen oder Schmerzen mit wechselnder Intensität nicht geeignet. Es ist für die Akutschmerztherapie in Deutschland nicht zugelassen.
- Vor einer Langzeitgabe von Opioiden sollte ein interdisziplinäres Konsil (z.B. Schmerzkonferenz) erfolgen. Die ambulante Einstellung auf FTTS sollte von einem schmerztherapeutisch erfahrenen Arzt vorgenommen werden.

7. Kopfschmerzen

Fazit für die Praxis

Migräne

Die medikamentöse Therapie von Migräneattacken und die Prophylaxe der Migräne haben in den letzten 20 Jahren große Fortschritte gemacht. Für die Behandlung akuter Migräneattacken kommen Analgetika und nichtsteroidale Antirheumatika in Betracht. Sind diese nicht ausreichend wirksam, erfolgt die Behandlung mit Triptanen. Es bestehen klinisch relevante Unterschiede in der Wirksamkeit und Verträglichkeit der 7 Triptane. Mutterkornalkaloide sollten nur noch bei den Patienten eingesetzt werden, die damit gute Erfahrungen gemacht haben.

Bei häufigen, die Lebensqualität einschränkenden Migräneattacken besteht die Indikation für eine medikamentöse Migräneprophylaxe. Diese erfolgt durch die Betablocker *Propranolol* und *Metoprolol*, den Kalziumantagonisten *Flunarizin* oder die Antikonvulsiva *Topiramat* bzw. *Valproinsäure* (letztere als Off-label-Use). Substanzen der 2. Wahl sind *Amitriptylin* und *Pestwurz*.

Spannungskopfschmerz

Lange Zeit wurde bezweifelt, dass es sich beim Spannungskopfschmerz überhaupt um eine eigenständige Kopfschmerzentität handelt. Erst die grundlegenden Arbeiten der letzen Jahre zeigten, dass der Spannungskopfschmerz charakterisiert ist durch eine veränderte Wahrnehmung von physiologischen Signalen, unter anderem aus der perikraniellen und Nackenmuskulatur, verbunden mit einer generellen Absenkung der zentralen Schmerzschwelle bei Patienten mit chronischem Spannungskopfschmerz. Im Gegensatz zur Migräne gibt es zur Prophylaxe von Spannungskopfschmerzen deutlich weniger pharmakologische Prinzipien bzw. wissenschaftliche Studien. Am wirksamsten sind die älteren Antidepressiva (NSMRI), hier insbesondere *Amitriptylin*. Ein Wirksamkeitsbeleg wurde auch für Muskelrelaxantien wie Tizanidin erbracht. Sehr wahrscheinlich sind nach neueren Studien auch selektive Serotonin- und Noradrenalinwiederaufnahmehemmer wie *Venlafaxin* wirksam.

Clusterkopfschmerz

Die Behandlung von Attacken des Clusterkopfschmerzes erfolgt durch die Inhalation von 100-prozentigem Sauerstoff über eine Gesichtsmaske in sitzender Position. Ist dies nicht wirksam, erfolgt die Behandlung durch 6 mg *Sumatriptan* s.c. oder 5 mg *Zolmitriptan* als Nasenspray. Die Prophylaxe sollte einem Kopfschmerzspezialisten überlassen werden.

Kopfschmerzen durch Analgetika-Missbrauch

Die regelmäßige Einnahme von Schmerzmitteln (> 15 Tage/Monat) oder von Kombinationsanalgetika bzw. spezifischen Migränemitteln (> 10 Tage/Monat) kann bei Patienten mit primären Kopfschmerzen wie Migräne oder Spannungskopfschmerzen zu einer Zunahme der Kopfschmerzhäufigkeit und zu chronischen Kopfschmerzen führen.

7.1. Wirkstoffübersicht

empfohlene Wirkstoffe	weitere Wirkstoffe
Acetylsalicylsäure	Amitriptylin
Amitriptylin	Atenolol
Almotriptan	Bisoprolol
Diclofenac	Cyclandelat
Domperidon	Ergotamintartrat
Eletriptan	Frovatriptan
Flunarizin	Magnesium
Ibuprofen	Metamizol
Lithium	Methysergid
Methysergid	Mutterkraut
Metoclopramid	Naratriptan
Metoprolol	Pestwurz
Naproxen	Pizotifen
Paracetamol	Tizanidin
Prednison	Valproinsäure
Propranolol	Venlafaxin
Rizatriptan	
Sumatriptan	
Topiramat	
Zolmitriptan	
Verapamil	

Fazit für die Praxis

Die medikamentöse Therapie von Migräneattacken und die Prophylaxe der Migräne haben in den letzten 20 Jahren große Fortschritte gemacht. Für die Behandlung akuter Migräneattacken kommen Analgetika und nichtsteroidale Antirheumatika in Betracht. Sind diese nicht ausreichend wirksam, erfolgt die Behandlung mit Triptanen. Es bestehen klinisch relevante Unterschiede in der Wirksamkeit und Verträglichkeit der 7 Triptane. Mutterkornalkaloide sollten nur noch bei den Patienten eingesetzt werden, die damit gute Erfahrungen gemacht haben.

Bei häufigen, die Lebensqualität einschränkenden Migräneattacken besteht die Indikation für eine medikamentöse Migräneprophylaxe. Diese erfolgt durch die Betablocker *Propranolol* und *Metoprolol*, den Kalziumantagonisten *Flunarizin* oder die Antikonvulsiva *Topiramat* bzw. *Valproinsäure* (letztere als Off-label-Use). Substanzen der 2. Wahl sind *Amitriptylin* und *Pestwurz*.

7.2.1. Klinische Grundlagen

7.2.1.1. Definition/Pathophysiologie

Bei der Migräne kommt es zu wiederkehrenden Kopfschmerzattacken von 4 bis 72 Stunden Dauer. Typische Kopfschmerzcharakteristika sind einseitige Lokalisation, pulsierender Charakter, mäßige bis starke Intensität der Kopfschmerzen mit Verstärkung durch körperliche Aktivität und das begleitende Auftreten von Übelkeit und/oder Licht- und Lärmüberempfindlichkeit. Bei der Migräne mit Aura kommt es zu anfallsweise auftretenden reversiblen, fokal-neurologischen Symptomen, die sich allmählich über 5 bis 20 Minuten hinweg entwickeln und weniger als 60 Minuten anhalten. In der Regel folgen diesem Aurasymptom Kopfschmerzen, welche die Charakteristika einer Migräne ohne Aura aufweisen.

Die Migräne ist eine neurobiologische Funktionsstörung des Gehirns. Bei der Aura kommt es zu einer Erregungsphase der Hirnrinde, die meist vom visuellen Kortex ausgeht und sich über die Hirnrinde ausbreitet. Dieser Erregungsphase folgt eine längere Phase einer neuronalen Hemmung, die den negativen Symptomen einer Aura entspricht. Während der Kopfschmerzphase kommt es zu einer Dilatation von Gefäßen der Dura und der Hirnbasis, zur Freisetzung von Peptidneurotransmittern wie CGRP (Calcitonin Gene-Related Peptide) und zu einer Aktivierung von C-Fasern in den Gefäßwänden der Dura.

7.2.1.2. Einteilung/Epidemiologie

Die Migräne wird eingeteilt in
- Migräne ohne Aura
- Migräne mit Aura
- Periodische Syndrome in der Kindheit als Vorläufer einer Migräne
- Retinale Migräne
- Migränekomplikationen.

Migräne ist eine der häufigsten Kopfschmerzformen. Etwa 6–8 % aller Männer und 12–14 % aller Frauen leiden unter einer Migräne. Die Lebenszeitprävalenz liegt bei Frauen bei > 25 %. Vor der Pubertät beträgt die Häufigkeit der Migräne 4–5 %. Jungen und Mädchen sind gleich häufig betroffen. Die höchste Inzidenz der Migräneattacken besteht zwischen dem 35. und 45. Lebensjahr. In dieser Lebensphase sind Frauen dreimal häufiger betroffen als Männer.

7.2.1.3. Diagnostik

Die Diagnose der Migräne ist eine klinische Diagnose. Zur Diagnosesicherung müssen mindestens 5 Attacken einer Migräne ohne Aura oder 2 Attacken einer Migräne mit Aura im Leben abgelaufen sein. Eine bildgebende Diagnostik ist bei normalem neurologischem Befund nur notwendig, wenn der Kopfschmerz plötzlich mit ungekannter Heftigkeit einsetzt, um eine Subarachnoidalblutung oder bei persistierenden Aurasymptomen einen migränösen Infarkt auszuschließen.

7.2.2. Therapie

7.2.2.1. Therapieindikation

Die Indikation zur Behandlung akuter Migräneattacken ergibt sich aus der Schwere der Symptome Kopfschmerz, Übelkeit, Erbrechen, Licht- und Lärmempfindlichkeit sowie Arbeitsunfähigkeit.

Die Indikation für eine medikamentöse Therapie besteht fast immer, da in aller Regel nichtmedikamentöse Verfahren wie lokale Anwendung von Kühlelementen oder Pfefferminzöl nicht ausreichend wirksam sind. Die Indikation für eine medikamentöse und nichtmedikamentöse Migräneprophylaxe besteht, wenn viele Attacken pro Monat auftreten (z.B. mehr als 3 Attacken), die einzelnen Attacken länger als 72 Stunden anhalten, Migräneattacken nicht ausreichend auf Akuttherapie ansprechen oder die Akuttherapie wegen Nebenwirkungen nicht toleriert wird und wenn häufige Migräneauren auftreten, die die Lebensqualität beeinträchtigen.

7.2.2.2. Therapieziele

Ziel der Akuttherapie der Migräneattacke ist entweder eine Besserung der Kopfschmerzen von mittelschwer oder schwer auf leicht oder keine Kopfschmerzen nach 2 Stunden oder Kopfschmerzfreiheit nach 2 Stunden. Effektive Migränemittel sollen auch die Begleiterscheinungen wie Übelkeit und Erbrechen, Licht- und Lärmempfindlichkeit bessern. In der Migräneprophylaxe ist das Therapieziel eine mindestens 50-prozentige Reduktion der Zahl der Migräneattacken pro Monat.

7.2.2.3. Therapeutisches Vorgehen

Bei der Therapie der akuten Migräneattacke wirken Analgetika und nichtsteroidale Antirheumatika analgetisch. Triptane bewirken eine Konstriktion der erweiterten Arterien, Arteriolen und arteriovenösen Shunts in der Dura, hemmen die Freisetzung von Polypeptidneuropeptiden wie CGRP, Substanz P und VIP und hemmen die Transmission nozizeptiver Signale im Nucleus caudalis des Nervus trigeminus. Der Wirkungsmechanismus der Substanzen, die in der Migräneprophylaxe eingesetzt werden, ist nicht bekannt. Einige der Substanzen hemmen die „cortical spreading depression".

Bei der Behandlung akuter Migräneattacken ist zu beachten, dass die Medikamente möglichst früh eingenommen werden sollten, das heißt, wenn der Patient sicher ist, dass es sich wirklich um eine Migräne handelt. Wenn Analgetika oder nichtsteroidale Antirheumatika nicht ausreichend wirksam sind, können sie mit einem Antiemetikum kombiniert werden, das bei einigen Substanzen die Resorption verbessert. Migränemittel unterdrücken nur die Migränesymptomatik, können aber den Spontanverlauf einer Attacke nicht beeinflussen. Dies erklärt, warum es je nach Wirksamkeit einer Substanz bei 10–40 % aller Migräneattacken zum Wiederauftreten der Migränesymptomatik kommt. Die erneut vorhandene Symptomatik kann dann wiederum mit einem Migränemittel behandelt werden. Ist ein Triptan bei der Behandlung einer Migräneattacke initial nicht wirksam, hat es keinen Sinn, während derselben Attacke eine zweite Dosis einzunehmen. In der Akuttherapie sollten die Begleiterscheinungen der Migräneattacke bei der Wahl der Applikationsform berücksichtigt werden. Ein Nasenspray eignet sich für Patienten, die unter Übelkeit leiden und keine Tablette schlucken wollen. Unter diesen Umständen kann auch ein Triptan als Suppositorium gegeben werden. Patienten, die unter heftigem Erbrechen und Durchfall leiden bzw. sehr schwere Attacken haben, können das Triptan (Sumatriptan) auch subkutan injizieren. Unter einem Nonresponder versteht man einen Patienten, der bei gesicherter Diagnose einer Migräne bei 3 konsekutiven Attacken nicht auf ein Triptan angesprochen hat. Wenn dies der Fall ist, gibt es die folgenden Alternativen in der Therapie:

- Wechsel von einem Triptan auf ein anderes. Dies hat eine Erfolgsquote von über 50 %.
- Die Kombination des Triptans mit einem nichtsteroidalen Antirheumatikum. Wenn das Problem die initiale Wirksamkeit ist, sollte ein Triptan mit einem löslichen und schnell wirksamen nichtsteroidalen Antirheumatikum kombiniert werden. Ist das Problem die kurze Wirkdauer des Triptans, wird das Triptan mit einem retardierten nichtsteroidalen Antirheumatikum kombiniert.
- Kombination des Triptans mit einem Antiemetikum wie Metoclopramid oder Domperidon bei Verdacht auf mangelnde intestinale Resorption. (Patient spricht beispielsweise auf die Injektion von Sumatriptan an).

In der Migräneprophylaxe spielt für die Auswahl des Therapeutikums eine eventuell vorhandene Komorbidität eine wichtige Rolle. Man sollte hier Nebenwirkungen antizipieren, die Patienten über Nebenwirkungen aufklären und die Behandlung grundsätzlich einschleichend beginnen. In der Migräneprophylaxe ist es wichtig, medikamentöse Verfahren mit nichtmedikamentösen Verfahren wie der progressiven Muskelrelaxation nach Jacobson, Stressbewältigungstraining und Ausdauersportarten zu kombinieren.

7.2.2.4. Therapiekontrolle

Bei der Migräneprophylaxe sollten die Patienten angehalten werden, ein Tagebuch zu führen, in dem sie die Häufigkeit und Schwere der Migräneattacken kodieren sowie die Einnahme von Akutmedikation protokollieren.

7.2.3. Pharmakotherapie

7.2.3.1. Analgetika, nichtsteroidale Antirheumatika

Vergleichende Bewertung
Für Analgetika wie Acetylsalicylsäure, Paracetamol und in geringerem Ausmaß Metamizol ist die Wirksamkeit in placebokontrollierten Studien bei der Behandlung akuter Migräneattacken belegt. Am besten untersucht ist Acetylsalicylsäure (deutliche Besserung der Symptomatik innerhalb von 2 Std. bei 45–60 %, Schmerzfreiheit bei 25–35 % der Patienten). Die meisten Studien zeigen keine oder nur eine geringe Überlegenheit von Triptanen gegenüber Acetylsalicylsäure allein oder der Kombination von Acetylsalicylsäure und Antiemetika. Unter den nichtsteroidalen Antirheumatika besteht die beste Datenlage für Ibuprofen, Naproxen und Diclofenac. Die Kombination von Acetylsalicylsäure, Paracetamol und Coffein ist etwas wirksamer als die Einzelsubstanzen oder Zweierkombinationen, besitzt aber ein erhöhtes Missbrauchspotential (s. 7.5.). Analgetika und nichtsteroidale Antirheumatika sollten nach Möglichkeit in einer schnell resorbierbaren Form, d.h. als Brausetablette, Granulat oder Kautablette, appliziert werden. Bei Übelkeit und Erbrechen kommt Paracetamol als Zäpfchen zur Anwendung. Opioide sind zwar in Einzelfällen bei der Migräne wirksam, sollten aber angesichts des hohen Suchtpotenzials, der Fähigkeit, medikamenteninduzierte Dauerkopfschmerzen auszulösen, und der Verstärkung der Symptome Übelkeit und Erbrechen nicht eingesetzt werden. Der gelegentliche Einsatz von Metamizol bei schweren akuten Migräneattacken sollte nur mit großer Zurückhaltung erfolgen.

Acetylsalicylsäure

(vgl. Kap. Akute und chronische Schmerzen)

Wirkung bei Migräne
hemmt die Transmission nozizeptiver Signale sowohl in der Peripherie als auch im Nucleus caudalis des Nervus trigeminus

Besonderheiten
Acetylsalicylsäure steht in lysinierter Form auch zur intravenösen Injektion zur Verfügung. Belegt ist hier eine Wirksamkeit bei schweren Migräneattacken in einer Dosierung von 1.000 mg. Die Wirksamkeit ist fast ebenso gut wie die subkutane Gabe von Sumatriptan, die Nebenwirkungen sind deutlich geringer ausgeprägt.

Paracetamol

(vgl. Kap. Akute und chronische Schmerzen)

Besonderheiten
Paracetamol steht als eines der wenigen Arzneimittel zur Behandlung der Migräne als Suppositorium zur Verfügung. Die intravenöse Applikationsform ist bei der Behandlung akuter Migräneattacken nicht besser wirksam als Placebo.

Wirksamkeit und Dosierung
In kontrollierten Studien in einer Dosierung von 500 bis 1.000 mg entweder äquivalent oder etwas schlechter wirksam als 500 bzw. 1.000 mg Acetylsalicylsäure bzw. 200 mg Ibuprofen. Eine Vergleichsstudie mit Triptanen gibt es nicht.

Metamizol

(vgl. Kap. Akute und chronische Schmerzen, Erkrankungen der Leber und Gallenwege)

Wirksamkeit bei Migräne
- Wirkungsmechanismus bei der Migräne ist nicht bekannt
- erst in neuester Zeit gibt es vereinzelte placebokontrollierte Untersuchungen zur Wirkung von Metamizol bei akuten Migräneattacken. Die Wirksamkeit bewegt sich in indirektem Vergleich etwa im Wirksamkeitsbereich oraler Acetylsalicylsäure. Die intravenöse Gabe von Metamizol ist bisher nur in offenen Studien untersucht

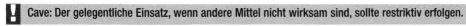 **Cave: Der gelegentliche Einsatz, wenn andere Mittel nicht wirksam sind, sollte restriktiv erfolgen.**

Indikation(en)
akute starke Schmerzen, **soweit andere therapeutische Maßnahmen nicht indiziert sind**

Besonderheiten
Aus klinischer Erfahrung ist die Anwendung von Metamizol in oraler Form zur Behandlung akuter Migräneattacken relativ sicher. Wird es parenteral angewandt, muss es langsam injiziert werden, um einen plötzlichen Blutdruckabfall zu vermeiden.

Diclofenac

(vgl. Kap. Rheumatische Erkrankungen)

Wirksamkeit bei Migräne
- wirkt analgetisch, übrige Wirkungsmechanismen sind bei der Migräne experimentell nicht untersucht
- Besserung der Kopfschmerzen nach 2 Stunden von mittelschwer oder schwer auf leicht oder keine Kopfschmerzen bzw. eine Reduktion der Kopfschmerzintensität auf einer visuellen Analogskala um etwa 50 % wird bei 40–50 % der Patienten erreicht. Schmerzfrei nach 2 Stunden sind 15–30 % der Patienten. In einer direkten Vergleichsstudie von Diclofenac mit 50 mg Sumatriptan bestand kein Unterschied in der Wirkung

Indikation(en)
akute Behandlung der Kopfschmerzphase bei Migräneanfällen mit und ohne Aura

Besonderheiten
Diclofenac-Kalium als Markenpräparat ist deutlich teurer als Präparate mit Diclofenac-Natrium in gleicher Dosierung; Diclofenac-Natrium steht auch in löslicher Form zur Verfügung. Kontrollierte Studien zum Einsatz bei Migräne gibt es allerdings für die lösliche Form von Diclofenac-Natrium bisher nicht.

Ibuprofen

(vgl. Kap. Rheumatische Erkrankungen)

Wirksamkeit bei Migräne
- Mechanismus bei der Migräne nicht bekannt
- untersucht wurden in placebokontrollierten Studien Dosierungen von Ibuprofen zwischen 200 und 800 mg; in kontrollierten Studien waren Dosierungen über 400 mg nicht wirksamer als 400 mg, daher sollten Dosierungen von 200 und 400 mg eingesetzt werden

Indikation(en)
leichte und mittelschwere Migräneattacken

Kontraindikationen, Unerwünschte Arzneimittelwirkungen, Wechselwirkungen
s. Diclofenac

Naproxen

(vgl. Kap. Rheumatische Erkrankungen)

Wirksamkeit bei Migräne
- Mechanismus bei Migräne nicht bekannt
- Naproxen wurde in kontrollierten Studien mit Placebo und anderen Analgetika verglichen; wirksam sind 500 und 750 mg

Indikation(en)
leichte und mittelschwere Migräneattacken

7.2.3.2. Triptane

Vergleichende Bewertung
Die Triptane ähneln sich sehr in Wirkungsmechanismus, Pharmakologie und Wirksamkeit, sodass sie zusammengefasst werden können. In alphabetischer Reihenfolge sind dies Almotriptan, Eletriptan, Frovatriptan, Naratriptan, Rizatriptan, Sumatriptan und Zolmitriptan. Triptane sind die bisher am besten untersuchten Medikamente zur Behandlung akuter Migräneattacken und wurden sowohl in placebokontrollierten Studien als auch in Vergleichsstudien untereinander und gegenüber Mutterkornalkaloiden und Analgetika untersucht. Die Wirksamkeit der Triptane bezüglich des Endpunktes Besserung der Kopfschmerzen von mittelschwer oder schwer 2 Stunden nach Einnahme liegt zwischen 40 und 70 %. Schmerzfrei nach 2 Stunden sind zwischen 15 und 40 %. Die Reproduzierbarkeit der Wirkung, d.h. Wirkung bei 2 von 3 konsekutiven Migräneattacken, beträgt etwa 60 %. Bei 25–40 % der Patienten kann es nach initial guter Wirksamkeit zum Wiederauftreten der Kopfschmerzen kommen, die dann erfolgreich mit einer zweiten Dosis des entsprechenden Triptans behandelt werden können. Spricht ein Patient auf die Gabe eines Triptans nicht an, kann zum Teil erfolgreich ein anderes Triptan eingesetzt werden. Nach Einnahme eines Triptans sollten mindestens 6 Stunden vergehen, bis ein Mutterkornalkaloid (Ergotamintartrat) angewendet wird. Umgekehrt sollte nach Einnahme von Ergotaminen 24 Stunden bis zur Einnahme eines Triptans gewartet werden!
Für Sumatriptan und Eletriptan gibt es Vergleichsstudien zu Mutterkornalkaloiden, wobei die Überlegenheit der beiden Triptane belegt werden konnte. Vergleichsstudien von Sumatriptan und Zolmitriptan zu Acetylsalicylsäure zeigten eine vergleichbare Wirksamkeit für den Endpunkt Besserung der Kopfschmerzen nach 2 Stunden und eine Überlegenheit der Triptane für den Parameter Schmerzfreiheit nach 2 Stunden.
Im Vergleich zu 50–100 mg Sumatriptan ist Zolmitriptan oral gleich wirksam; Naratriptan und Frovatriptan haben einen späteren Wirkungseintritt und eine schlechtere Wirkung. Almotriptan hat eine vergleichbare Wirksamkeit, aber eine geringere Nebenwirkungsrate; Rizatriptan und Eletriptan sind wirksamer als Sumatriptan. Sumatriptan steht auch als Nasenspray mit 10 oder 20 mg, als Zäpfchen à 25 mg und zur subkutanen Injektion mit 6 mg zur Verfügung. Zolmitriptan gibt es auch als 5 mg Nasenspray mit rascherem Wirkungseintritt.
Triptane sollten bei den Patienten zum Einsatz kommen, bei denen Analgetika nicht ausreichen oder nicht ausreichend reproduzierbar wirksam sind. Dieses kann frühestens nach 3 behandelten Attacken beurteilt werden. Sie können primär zum Einsatz kommen bei sehr schweren Attacken, die zu ausgeprägter Behinderung bzw. zum Ausfall am Arbeitsplatz führen.
Naratriptan wurde als Formigran® in einer Packungsgröße von 2 Tabletten aus der Verschreibungspflicht entlassen.

Wirkungsmechanismus
Triptane wirken über ihre vasokonstriktiven Eigenschaften an dilatierten Arterien, Arteriolen und arteriovenösen Shunts im Bereich der Duragefäße. Darüber hinaus hemmen sie die Freisetzung von Polypeptidneurotransmittern und die Umschaltung nozizeptiver Informationen im Nucleus caudalis des Nervus trigeminus.

Indikation(en)
Behandlung der akuten Migräneattacke bei einer Migräne mit und ohne Aura. Bei bestehenden Aurasymptomen sollte mit der Einnahme bzw. mit der Applikation des Triptans gewartet werden, bis die Aurasymptome vollständig abgeklungen sind. Triptane sind bisher mit Ausnahme des Sumatriptan- und Zolmitriptan-Nasensprays zur Behandlung von Migräneattacken bei Kindern und Jugendlichen nicht zugelassen.

Kontraindikationen

Aufgrund der vasokonstriktiven Eigenschaften der Triptane sind alle vaskulären Erkrankungen als Kontraindikation anzusehen. Dies sind beispielsweise Angina pectoris, Zustand nach Myokardinfarkt, Schlaganfall, Patienten mit transienten ischämischen Attacken, peripherer arterieller Verschlusskrankheit und schwer einstellbarem oder unkontrolliertem Bluthochdruck. Triptane sollen nicht in engem zeitlichen Zusammenhang mit Mutterkornalkaloiden eingesetzt werden. Triptane sollen auch nicht bei der Basilarismigräne und der ophthalmoplegischen Migräne benutzt werden. Alle Triptane sind in der Schwangerschaft und Stillzeit kontraindiziert.

Unerwünschte Arzneimittelwirkungen

Häufige Nebenwirkungen sind Kribbeln, Hitze, Schwere-, Druck- und Engegefühl. Selten kommt es zu Benommenheit, Schwindel, Schwächegefühl, Müdigkeit und Schläfrigkeit.

Wechselwirkungen

Spezifische mögliche Wechselwirkungen bestehen zwischen Sumatriptan und MAO-Hemmern, dies gilt auch für Rizatriptan. Bei der Einnahme von Propranolol muss die Dosis von Rizatriptan auf 5 mg reduziert werden.

Pharmakokinetik

Tabelle 7.1: Pharmakokinetische Eigenschaften und Dosierung der oralen Triptane

(pharmakokinetische Daten teilweise nach Ferrari MD, Goadsby PJ, Roon KI, Lipton RB: Triptans (serotonin, 5-HT$_{1B/1D}$ agonists) in migraine: detailed results and methods of a meta-analysis of 53 trials. Cephalalgia 2002; 22: 633–658)

	Sumatriptan	Almotriptan	Eletriptan	Frovatriptan	Naratriptan	Rizatriptan	Zolmitriptan
BV (%) oral	14	70	50	22–30	63–74	40	40
T$_{max}$ (Std.) im Anfall	2,5	2-3	2,8	3	–	1	4
Elim.:	MAO, Hauptmetabolit ist ein Indolessigsäurederivat	MAO, CYP3A4, CYP2D6, FMO. Hauptmetabolit ist ein Indolessigsäurederivat	CYP3A4, der N–Demethyl-Metabolit ist aktiv, trägt aber nur unwesentlich zur Wirkung bei	CYP1A2	unverändert renal 50 %, mehrere CYPs	MAO; mehrere Metabolite, davon ist das N-monodesmethyl-Rizatriptan aktiv	CYP1A2, MAO; 3 Hauptmetabolite[3]
HWZ (Std.)	2	3,5	4–5	26	6	2–3	2,5–3
Dosierung (oral), Erwachsene	50 mg (100 mg)	12,5 mg; empfohlene Höchstdosis 2x12,5 mg pro 24 Std.	40 mg, maximale Tagesdosis 80 mg[1]	2,5 mg; empfohlene Höchstdosis 5 mg pro 24 Std.	2,5 mg; empfohlene Höchstdosis 2x2,5 mg pro 24Std.	10 mg; empfohlene Höchstdosis 2x10 mg pro 24Std.[2]	2,5 (5 mg); empfohlene Höchstdosis 10 mg pro 24 Std.[4]

1 reduzierte *Eletriptan*-Dosis bei leichter bis mäßiger Nierenfunktionseinschränkung (initial 20 mg, maximale Tagesdosis 40 mg), kontraindiziert bei schwerer Nieren-funktionseinschränkung bzw. bei Leberfunktionseinschränkung

2 eine niedrigere *Rizatriptan*-Dosis (5 mg) sollten erhalten:
 - Patienten, die mit Propranolol behandelt werden; zwischen der Einnahme von *Rizatriptan* und *Propranolol* sollten mindestens 2 Stunden liegen
 - Patienten mit leicht oder mäßig eingeschränkter Nierenfunktion; kontraindiziert bei schwerer Niereninsuffizienz
 - Patienten mit leicht bis mäßig eingeschränkter Leberfunktion; kontraindiziert bei schwerer Leberfunktionseinschränkung

3 die 3 Hauptmetabolite von *Zolmitriptan* sind das Indolessigsäure-Derivat (inaktiv), das N-Oxid (inaktiv) und der N-Demethyl-Metabolit (aktiv, 2-6-fache Potenz im Vergleich zur Muttersubstanz); die HWZ der Metabolite sind ähnlich wie die der Muttersubstanz

4 Höchstdosis von *Zolmitriptan* 5 mg pro 24 Std. bei Komedikation mit einem MAO-A-Hemmer oder *Cimetidin* oder einem spezifischen CYP1A2-Hemmer wie *Fluvoxamin* oder einem Chinolon wie *Ciprofloxacin*

CYP – Cytochrom P450
FMO – Flavin-Monooxygenase
MAO – Monoaminoxidase

7.2.3.3. Mutterkornalkaloide

Vergleichende Bewertung

Mutterkornalkaloide sind zur Behandlung akuter Migräneattacken nach ärztlicher Erfahrung wirksam, jedoch ist die Wirksamkeit in placebokontrollierten Studien nicht ausreichend belegt. In den wenigen placebokontrollierten Studien waren Mutterkornalkaloide besser wirksam als Placebo. In insgesamt 4 randomisierten Studien waren die Triptane Sumatriptan, Zolmitriptan und Eletriptan signifikant wirksamer als die Kombination von Ergotamintartrat und Coffein (Kombination in Deutschland nicht mehr erhältlich). Mutterkornalkaloide wirken somit vermutlich schlechter als Triptane, haben aber eine längere Wirkungsdauer und kommen daher als Mittel 2. Wahl weiterhin bei Patienten mit sehr lang andauernden Migräneattacken und wiederkehrenden Kopfschmerzen zum Einsatz.

Wirkungsmechanismus

Die Wirkungsmechanismen ähneln denen der Triptane, allerdings lindern Mutterkornalkaloide in geringerem Ausmaß als Triptane Übelkeit und Erbrechen und können ihrerseits als Nebenwirkung zu Übelkeit und Erbrechen führen.

Indikation(en)

Anfallsbehandlung der Migräne

Kontraindikationen

Ergotamintartrat ist bei allen vaskulären Erkrankungen wie der peripheren arteriellen Verschlusskrankheit, koronaren Herzerkrankungen und zerebralen Durchblutungsstörungen kontraindiziert. Dies gilt auch für eine unbehandelte Hypertonie. Weitere Kontraindikationen sind schwere Leber- und Nierenfunktionsstörungen, Phäochromozytom und Thyreotoxikose, Behandlung mit Makrolid-Antibiotika und Tetrazyklinen sowie gleichzeitige Therapie mit Betarezeptorenblockern.

Unerwünschte Arzneimittelwirkungen

Häufige Nebenwirkungen sind Übelkeit, Erbrechen und Durchfall. Gelegentlich können Muskelschwäche, Muskelschmerzen, Parästhesien, Tachykardien und pektanginöse Beschwerden auftreten. Bei Langzeitanwendung und insbesondere bei häufiger Anwendung kann es zu einem Ergotismus mit Durchblutungsstörungen der Extremitäten, des Darms und des Herzens kommen. In sehr seltenen Fällen wurden Retroperitonealfibrose, Myokardfibrose oder Herzklappenfibrosierung beobachtet.

Besonderheiten

Bei zu häufiger Einnahme kann Ergotamintartrat zu einer Chronifizierung der Kopfschmerzen mit dumpf-drückenden täglichen Kopfschmerzen und Migräneattacken führen. In solchen Fällen ist ein Medikamentenentzug indiziert (s. Abschnitt medikamenteninduzierter Dauerkopfschmerz). Große epidemiologische Studien zeigen, dass die häufige Einnahme von Mutterkornalkaloiden das Risiko für vaskuläre Ereignisse (Schlaganfall, Myokardinfarkt) erhöht.

Wechselwirkungen

Bei gleichzeitiger Gabe von Makrolid-Antibiotika oder Tetrazyklinen konnte in einzelnen Fällen eine Potenzierung der gefäßverengenden Wirkung von Mutterkornalkaloiden beobachtet werden. Mutterkornalkaloide sollen auch nicht zeitgleich oder in kurzem zeitlichen Abstand mit Triptanen gegeben werden. Außerdem besteht eine Medikamenteninteraktion mit dem HIV-Proteaseinhibitor Ritonavir.

Pharmakokinetik

BV: Ergotamintartrat wird nach oraler Gabe unvollständig und mit großen individuellen Unterschieden absorbiert (10–60 %); die maximalen Plasmaspiegel werden zwischen 0,5 und 2 Std. erreicht

Elim.: Ergotamintartrat wird in der Leber metabolisiert, ca. 90 % der Metaboliten werden über die Galle ausgeschieden

HWZ: 1,5–2,5 Std.

Dosierung

- Anfangsdosis 2 mg Ergotamintartrat;
- bei Wiederauftreten der Migräne nach 4–6 Stunden kann zusätzlich eine Dosis von 2 mg eingenommen werden
- als Höchstdosis pro Anfall oder Tag sollten 4 mg nicht überschritten werden
- die wöchentliche Höchstdosis beträgt 6 mg Ergotamintartrat
- Ergotamintartrat dient ausschließlich der Behandlung des Migräneanfalls, nicht jedoch der dauernden Einnahme über längere Zeiträume

7.2.3.4. Antiemetika

(s. Kap. Motilitätsstörungen des Verdauungstraktes)

Vergleichende Bewertung
Bei vielen Patienten mit Migräne kommt es zu ausgeprägter Übelkeit und Erbrechen. Die einzigen Antiemetika, die in placebo-kontrollierten Studien untersucht sind, sind Metoclopramid und Domperidon. Diese Substanzen kommen nicht nur zum Einsatz bei Patienten mit ausgeprägter Übelkeit und Erbrechen, sondern auch bei Migränepatienten, bei denen nach Einnahme von Analgetika, nichtsteroidalen Antirheumatika oder Mutterkornalkaloiden keine ausreichende Wirksamkeit erzielt werden konnte. In diesem Fall sollte die Kombination eines Antiemetikums mit dem entsprechenden Migränemittel erfolgen. Eine fixe Kombination ist dabei ebenso wenig notwendig wie die Empfehlung, dass grundsätzlich prokinetische Antiemetika mit Schmerz- und Migränemitteln kombiniert werden sollten.
Die Rate zentralnervöser Nebenwirkungen ist bei Domperidon geringer als bei Metoclopramid.

Wirkungsmechanismus
Metoclopramid und Domperidon wirken über zentrale Dopaminrezeptoren und können daher insbesondere bei Jugendlichen zu einer Frühdyskinesie mit okulogyren Krisen und Schlundkrämpfen führen.

Kontraindikationen, unerwünschte Arzneimittelwirkungen, Wechselwirkungen
s. Kap. Motilitätsstörungen des Verdauungstraktes

Besonderheiten
Metoclopramid sollte nicht vor dem 12. Lebensjahr verordnet werden.

7.2.3.5. Migräneprophylaxe

Die Indikation zu einer medikamentösen Prophylaxe der Migräne ergibt sich bei besonderem Leidensdruck und Einschränkung der Lebensqualität:
- 3 und mehr Migräneattacken pro Monat
- Migräneattacken, die regelmäßig länger als 72 Stunden anhalten
- Attacken, die auf eine Therapie entsprechend den oben gegebenen Empfehlungen (inkl. Triptanen) nicht ansprechen und/oder, wenn Nebenwirkungen der Akuttherapie nicht toleriert werden
- bei Zunahme der Attackenfrequenz und Einnahme von Schmerz- oder Migränemitteln an mehr als 10 Tagen im Monat.
- Eine bunte Vielfalt von Wirkstoffen wurde in der Vergangenheit hierfür verwandt. Ihre Wirksamkeit wird nachstehend kritisch kommentiert.

7.2.3.5.1. Betarezeptorenblocker

(vgl. Kap. Arterielle Hypertonie)

Vergleichende Bewertung
Die Wirksamkeit der Betarezeptorenblocker Propranolol und Metoprolol ist durch viele placebokontrollierte Studien belegt, sie sind für diese Indikation auch zugelassen. Dosisfindungsstudien gibt es allerdings nicht. Die Wirksamkeit ist auch belegt (wenn auch mit geringerer Studienzahl) für Bisoprolol, Atenolol und Timolol. Von allen Migräneprophylaktika haben Betarezeptorenblocker das beste Verhältnis von Wirksamkeit und Nebenwirkungen. Wichtig ist, dass der Beginn der Behandlung einschleichend erfolgt, wobei die Initialdosis und die Dosissteigerungen deutlich langsamer erfolgen sollten als bei der Behandlung der Hypertonie. So wird empfohlen, bei Propranolol eine Initialdosis von 20 mg zu verwenden, bei Metoprolol von 25 mg mit Dosissteigerung alle 3–7 Tage bis zu einer Enddosis von 160 mg/Tag Propranolol bzw. 100–200 mg/Tag Metoprolol. Retardierte Zubereitungen werden besser vertragen als unretardierte Formen. Bei Migränepatienten treten mehr und etwas andere Nebenwirkungen auf im Vergleich zu Patienten, die Betarezeptorenblocker zur Behandlung der Hypertonie erhalten. Die Responderrate, d.h. der Prozentsatz der Patienten, der eine mehr als 50-prozentige Reduktion der Attackenfrequenz erfährt, liegt zwischen 50 und 60 %. Betarezeptorenblocker führen auch zu einer Reduktion der Dauer und Intensität der Migräneattacken.

Wirkungsmechanismus
Mechanismus nicht bekannt

Kontraindikationen, unerwünschte Arzneimittelwirkungen, Wechselwirkungen
s. Kap. Arterielle Hypertonie

Besonderheiten
Betarezeptorenblocker eignen sich besonders bei Migränepatienten, die unter Angsterkrankungen, Schweißausbrüchen, Nervosität, Tremor und Hypertonie leiden. Sie sollten nicht eingesetzt werden bei Major Depression, Morbus Raynaud, Neigung zu Muskelkrämpfen, Leistungssportlern und Patienten mit erektiler Dysfunktion.

Pharmakokinetik
s. Kap. Arterielle Hypertonie

Dosierung
s. Vergleichende Bewertung

Flunarizin

Vergleichende Bewertung
Die Wirksamkeit von Flunarizin in der Migräneprophylaxe wurde durch zahlreiche randomisierte, placebokontrollierte Studien belegt. In den meisten Studien wurde eine Dosis von 10 mg Flunarizin zur Nacht verwendet. Neuere Studien weisen darauf hin, dass wahrscheinlich bei den meisten Patienten auch 5 mg ausreichend wirksam sind.

In den placebokontrollierten Studien lag die Responderrate, d.h. die Zahl der Patienten mit einer über 50-prozentigen Reduktion der Migränehäufigkeit, bei 45–60 %. Flunarizin reduziert auch die Schwere und die Dauer der Migräneattacken.

Direkte Vergleichsstudien zeigen eine vergleichbare Wirksamkeit von Flunarizin und Betarezeptorenblockern. Die Zulassung erfolgte für Patienten mit häufigen und schweren Migräneattacken, bei denen eine Behandlung mit Betarezeptorenblockern kontra-indiziert ist oder keine ausreichende Wirkung gezeigt hat. Dies würde bedeuten, dass bei allen Migränepatienten zunächst eine Migräneprophylaxe mit einem Betarezeptorenblocker erfolgen müsste. In der Praxis ist dies aber unrealistisch, da bereits häufig im Vorhinein die Patienten identifiziert werden könnten, die einen Betablocker nicht tolerieren werden (z.B. mit orthostatischer Dysregulation).

Wirkungsmechanismus
Kalziumkanalblocker, genauer Mechanismus nicht bekannt

Kontraindikationen
Morbus Parkinson, familiäre Belastung mit extrapyramidal-motorischen Erkrankungen, Major Depression in der Vorgeschichte

Unerwünschte Arzneimittelwirkungen
Die häufigsten Nebenwirkungen sind Benommenheit, Müdigkeit und Gewichtszunahme. In seltenen Fällen kann es zu Übelkeit, Magenschmerzen, Schlafstörungen, Angstzuständen, allgemeiner Schwäche kommen. In seltenen Fällen wurde auch eine Galaktorrhoe beobachtet.

Wechselwirkungen
Bei gleichzeitiger Einnahme von Hypnotika oder Tranquillantien kann die sedierende Wirkung von Flunarizin verstärkt werden.

Besonderheiten
Flunarizin hat eine besonders lange Halbwertszeit und muss deswegen nicht einschleichend eindosiert werden. Flunarizin besitzt auch antikonvulsive Eigenschaften und eignet sich daher besonders gut zur Migräneprophylaxe bei Patienten, die gleichzeitig an einer Epilepsie leiden.

Pharmakokinetik

BV: keine Angaben; die maximale Plasmakonzentration wird 2–4 Std. nach oraler Gabe erreicht; Steady State wird nach 5–6 Wochen erreicht

Elim.: die Eliminationswege beim Menschen sind nicht bekannt; bis 0,1 % unverändert renale Elimination

HWZ: ca. 18 Tage

Dosierung

Anfangsdosis 10 mg/Tag bei Patienten < 65 Jahre bzw. 5 mg/Tag bei Patienten > 65 Jahre, jeweils abends; Erhaltungsdosis jeden 2. Tag oder Einnahme 5 Tage lang und anschließend 2 behandlungsfreie Tage

Valproinsäure

(vgl. Kap. Anfallsleiden)

Vergleichende Bewertung

Valproinsäure hat seine migräneprophylaktische Wirkung in 4 großen placebokontrollierten Studien belegt. Dosisfindungsstudien zeigen, dass die optimale Tagesdosis mit den besten Wirkungen und wenigsten Nebenwirkungen bei 500–600 mg am Tag liegt. Valproinsäure reduziert nur die Häufigkeit von Migräneattacken, nicht deren Dauer und Intensität. Die Zahl der Fälle mit über 50-prozentiger Reduktion der Migränehäufigkeit liegt zwischen 40 und 50 %. Direkte Vergleichsstudien zu anderen Migräneprophylaktika liegen nicht vor.

In Deutschland ist die Substanz zur Migräneprophylaxe nicht zugelassen. Die Indikation Migräneprophylaxe wird derzeit durch die Off-Label-Kommission des BfArM geprüft.

Besonderheiten

Valproinsäure darf nur dann eingesetzt werden, wenn eine wirksame Antikonzeption besteht. Unter Valproinsäure und eingetretener Schwangerschaft werden doppelt so häufig dysraphische Missbildungen, insbesondere Spina bifida, beobachtet wie in Kontrollgruppen (s. Kap. Arzneitherapie während Schwangerschaft und Stillzeit).

Topiramat

Vergleichende Bewertung

Topiramat hat in 3 großen placebokontrollierten Studien seine Wirksamkeit in der Migräneprophylaxe gezeigt. In einer direkten Vergleichsstudie war es genauso wirksam wie 160 mg Propranolol am Tag.

Die Zahl der Patienten, bei denen mehr als eine 50-prozentige Reduktion ihrer Migräneattacken bewirkt werden konnte, liegt bei 40–50 %. Die Wirkung tritt bei Patienten mit oder ohne Aura innerhalb von 4 Wochen nach Erreichen der Enddosis ein. Ist Topiramat zu diesem Zeitpunkt nicht wirksam, kann die Behandlung wieder ausgeschlichen werden, da dann nicht mehr mit einer Wirksamkeit zu rechnen ist. Prospektive Studien belegen eine Wirksamkeit über einen Zeitraum von 12 Monaten. Wird Topiramat nach 6 Monaten abgesetzt, wird bei der Hälfte der Patienten eine anhaltende Reduktion der Migränefrequenz beobachtet. Topiramat ist auch bei der chronischen Migräne mit und ohne medikamenteninduzierten Kopfschmerzen wirksam.

Wirkungsmechanismus

- Reduktion der Frequenz des Auftretens von Aktionspotenzialen nach der Depolarisation von Neuronen; dies weist auf eine zustandsabhängige Blockade der spannungsabhängigen Natriumkanäle hin
- schwache Antagonisierung der exzitatorischen Wirkung von Glutamat an bestimmten Subtypen (Kainat/AMPA) des Glutamat-Rezeptors
- deutliche Erhöhung der GABA-Aktivität an bestimmten $GABA_A$-Rezeptoren
- modulierende Wirkung auf „high-voltage" aktivierte Kalziumkanäle
- Hemmung einer Isoenzyme der Carboanhydrase (deutlich schwächer als bei Acetazolamid)

Indikation(en)
- Prophylaxe von Migränekopfschmerzen bei Erwachsenen, wenn eine Therapie mit Betablockern nicht indiziert ist, nicht erfolgreich war oder nicht vertragen wurde
- Monotherapie bei Erwachsenen und Kindern ab 2 Jahren mit neu diagnostizierter Epilepsie oder zur Umstellung auf eine Monotherapie
- zur Zusatztherapie bei Erwachsenen und Kindern ab 2 Jahren mit fokalen epileptischen Anfällen mit oder ohne sekundärer Generalisierung, primär generalisierten tonisch-klonischen Anfällen und epileptischen Anfällen beim Lennox-Gastaut-Syndrom

Kontraindikationen
- Schwangerschaft (FDA-Kategorie C)

Unerwünschte Arzneimittelwirkungen
- Müdigkeit, Schwindel, Parästhesie, Anorexie, Übelkeit, Mundtrockenheit, Geschmacksveränderung, Durchfall, Pankreatitis, Gewichtsverlust
- Sprachstörungen, Somnolenz, Konzentrationsstörungen, Depression, Suizidgedanken (sehr selten), Psychose, Sehstörungen, Tremor
- Leukopenie, Thrombozytopenie
- erhöhte Leberfunktionsstörungen
- Alopezie, Hautausschlag, bullöse Haut- und Schleimhautreaktionen (Einzelfälle)
- erhöhtes Risiko für Nephrolithiasis
- hyperchlorämische metabolische Azidose (aufgrund der Hemmwirkung auf die renale Carboanhydrase)

Besonderheiten
Patienten mit Migräne zeigen bei identischen Tagesdosierungen unter Topiramat mehr Nebenwirkungen als Patienten mit Epilepsie.

Relevante Wechselwirkungen
- Phenytoin: Anstieg der Phenytoin-Plasmakonzentration (vermutlich aufgrund Hemmung von CYP2C19), daher Kontrolle der Phenytoin-Plasmakonzentration bei Anzeichen einer Überdosierung
- Phenytoin bzw. Carbamazepin: Verminderung der Topiramat-Plasmakonzentration, ggf. ist eine Anpassung der Topiramat-Dosis erforderlich
- orale Kontrazeptiva: die Möglichkeit einer verminderten kontrazeptiven Wirksamkeit und das vermehrte Auftreten von Durchbruchblutungen sollte beachtet werden
- Lithium: Überwachung der Lithium-Plasmakonzentrationen

Pharmakokinetik
BV: keine Angaben zur absoluten BV; schnelle Resorption
Elim.: primär unverändert renale Elimination (ca. 70 % der Dosis); Bildung von Metaboliten (6 Metabolite, sehr wahrscheinlich inaktiv, wurden beim Menschen identifiziert) durch Hydroxylierung, Hydrolyse und Glucuronidierung; es gibt Hinweise auf eine tubuläre Rückresorption
HWZ: 21 Std.

Dosierung
Migräne: Eindosierung in der ersten Woche 25 mg/Tag abends (Erwachsene), anschließend wöchentliche (oder in größeren Intervallen) Steigerung um 25 mg/Tag; die übliche Dosis liegt bei 50–100 mg/Tag (verteilt auf 2 Dosen);
Epilepsie: empfohlene initiale Dosis in der Monotherapie bei 100 mg/Tag (Erwachsene); maximal empfohlene Tagesdosis 500 mg/Tag; in der Zusatztherapie liegt die übliche Erhaltungsdosis zwischen 200 und 400 mg/Tag (Erwachsene), verteilt auf 2 Einzelgaben;
bei Niereninsuffizienz (< 60 ml/Min.) Beginn mit niedrigerer Dosis; vorsichtige Behandlung auch bei eingeschränkter Leberfunktion

Amitriptylin

(vgl. Kap. Depressionen)

Vergleichende Bewertung
Einige kleinere placebokontrollierte Studien mit schlechtem Versuchsprotokoll und kurzer Beobachtungsdauer legen nahe, dass Amitriptylin möglicherweise bei der Migräne prophylaktisch wirkt. Der spezifische Einsatz von Amitriptylin liegt aber beim chronischen Spannungskopfschmerz (s. dort) und bei der Kombination von Migräne und Spannungskopfschmerzen.

Wirkungsmechanismus
NSMRI (Nichtselektive Monoamin-Rückaufnahmeinhibitoren) hemmen die zentrale Schmerzleitung und führen zu einer Erhöhung der zentralen Schmerzschwelle; sie modulieren darüber hinaus absteigende antinozizeptive Bahnsysteme.

Besonderheiten
Amitriptylin sollte bei Patienten mit Migräne vorsichtig eindosiert werden. Die Initialdosis beträgt 10 mg, der wirksame Dosisbereich liegt zwischen 25 und 75 mg zur Nacht.

Pestwurz

Vergleichende Bewertung
In zwei placebokontrollierten Studien hat sich Pestwurz (Petasitidis rhizoma) in einer Dosis von 2 x 50 bis 3 x 75 mg als wirksam erwiesen. Der therapeutische Gewinn, d.h. die Differenz zwischen Verum und Placebo, liegt bei etwa 20 % (kann zur Primärtherapie nicht empfohlen werden).

Wirkungsmechanismus
nicht bekannt

Indikation(en)
Prophylaxe bei Migräne

Kontraindikationen
Schwangerschaft, Stillzeit

Unerwünschte Arzneimittelwirkungen
In seltenen Fällen allergische Hepatitis mit Anstieg des Bilirubins; in der Schweiz wurden Pestwurz-Präparate aufgrund schwerer Hepatotoxizität vom Markt genommen

Cyclandelat

Cyclandelat ist zur Prophylaxe der Migräne nicht zugelassen. In einer großen placebokontrollierten Studie war es nicht wirksamer als Placebo.

Mutterkraut

Mutterkraut (Tanacetum parthenium) war in 2 placebokontrollierten Studien in einer Dosis von 3 x 6,25 mg/Tag wirksam. Die Daten sind noch nicht andernorts repliziert.

Magnesium

Die Studienlage zum prophylaktischen Nutzen von Magnesium ist widersprüchlich. In einer placebokontrollierten Studie war orales Magnesium bei Patienten, die von Hausärzten behandelt wurden, in der Migräneprophylaxe wirksam, in einer anderen Studie bei Kopfschmerzspezialisten war Magnesium nicht wirksam. In Deutschland ist ein Nahrungsergänzungsmittel, das 300 mg Magnesium und 200 mg Vitamin B_2 enthält, verfügbar. Eine Empfehlung kann nicht ausgesprochen werden.

Methysergid/Pizotifen

Diese Serotoninantagonisten spielen in der Migränetherapie keine Rolle mehr. Methysergid ist in Deutschland nicht mehr im Handel, Pizotifen nur in der Indikation „Appetitmangel" zugelassen.

7.2.3.6. Menstruelle Migräne

Bei der zyklusgebundenen Migräne kann eine Prophylaxe mit 2 x 500 mg Naproxen 7 Tage vor bis 7 Tage nach der Periode versucht werden. Eine Kurzzeitprophylaxe mit Naratriptan 2 x 1 mg über 5 Tage vor und während der Periode reduziert die Häufigkeit und Schwere der Migräneattacken. Anschließend kommt es dann kompensatorisch zu einem Anstieg der Migränehäufigkeit. Daher kann diese Form der Kurzzeitprophylaxe nicht empfohlen werden. Eine Hormonsubstitution in der Pillenpause oder während der Menstruation ist nicht wirksam.

Unwirksame medikamentöse Prophylaxe der Migräne
Die nachfolgend gelisteten Substanzen haben sich als Prophylaktika nicht bewährt bzw. nicht als wirksam erwiesen:

Bromocriptin	Carbamazepin	Clomipramin	Clonidin
Diphenylhydantoin	Diuretika	Gestagene	Lanepitant
Lithium	Montelukast	Neuroleptika	Octreotide
Oxcarbazepin	Primidon	Proxibarbal	Selektive Serotonin-Wiederaufnahmehemmer

7.3. Spannungskopfschmerz

Fazit für die Praxis

Lange Zeit wurde bezweifelt, dass es sich beim **Spannungskopfschmerz** überhaupt um eine eigenständige Kopfschmerzentität handelt. Erst die grundlegenden Arbeiten der letzten Jahre zeigten, dass der Spannungskopfschmerz charakterisiert ist durch eine veränderte Wahrnehmung von physiologischen Signalen, unter anderem aus der perikraniellen und Nackenmuskulatur, verbunden mit einer generellen Absenkung der zentralen Schmerzschwelle bei Patienten mit chronischem Spannungskopfschmerz. Im Gegensatz zur Migräne gibt es zur Prophylaxe von Spannungskopfschmerzen deutlich weniger pharmakologische Prinzipien bzw. wissenschaftliche Studien. Am wirksamsten sind die älteren Antidepressiva (NSMRI), hier insbesondere Amitriptylin. Ein Wirksamkeitsbeleg wurde auch für Muskelrelaxantien wie Tizanidin erbracht. Sehr wahrscheinlich sind nach neueren Studien auch selektive Serotonin- und Noradrenalinwiederaufnahmehemmer wie Venlafaxin wirksam.

7.3.1. Klinische Grundlagen

7.3.1.2. Definition/Pathophysiologie

Der Spannungskopfschmerz ist typischerweise beidseits lokalisiert und von drückender, beengender Qualität. Er erreicht eine leichte bis mäßige Intensität und verstärkt sich nicht wesentlich durch körperliche Routineaktivitäten. Es besteht keine begleitende Übelkeit, aber Licht- und Lärmempfindlichkeit können vorhanden sein. Vom sporadisch auftretenden episodischen Spannungskopfschmerz spricht man, wenn dieser an weniger als einem Tag pro Monat auftritt. Vom häufig auftretenden episodischen Spannungskopfschmerz spricht man, wenn dieser an mehr als einem Tag, aber an weniger als 15 Tagen im Monat auftritt. Ein chronischer Spannungskopfschmerz besteht, wenn die Kopfschmerzen an mehr als 15 Tagen im Monat vorhanden sind. Epidemiologische Studien zeigen, dass episodische Spannungskopfschmerzen in einer Häufigkeit von 30–50 % in der Gesamtbevölkerung auftreten, der chronische Spannungskopfschmerz bei 3 % der Erwachsenen.

Als pathologisches Substrat des chronischen Spannungskopfschmerzes wird eine veränderte zentrale Schmerzschwelle vermutet, so dass afferente Informationen, insbesondere aus perikraniellen und Nackenmuskeln, als schmerzhaft empfunden werden.

7.3.1.3. Einteilung/Epidemiologie

Unterschieden wird der episodische Spannungskopfschmerz mit < 15 Tagen/Monat vom chronischen Spannungskopfschmerz mit > 15 Tagen/Monat. Die Prävalenz der episodischen Spannungskopfschmerzes beträgt ca. 60 %, die des chronischen Spannungskopfschmerzes 2–3 %.

7.3.1.4. Diagnostik

Die Diagnose Spannungskopfschmerz wird rein klinisch gestellt. Bildgebende Untersuchungen sind nur dann notwendig, wenn die Kopfschmerzen therapierefraktär zunehmen oder wenn sich neurologische Herdsymptome entwickeln.

7.3.2. Therapie

7.3.2.1. Therapieindikation

Beim episodischen Spannungskopfschmerz besteht häufig keine Notwendigkeit, Analgetika einzunehmen. Wird die Kopfschmerzintensität höher, erfolgt eine medikamentöse Behandlung. Beim chronischen Spannungskopfschmerz sollten keine Analgetika gegeben werden. Hier besteht die Indikation für eine prophylaktische Therapie mit Antidepressiva bzw. Muskelrelaxantien.

7.3.2.2. Therapieziel

Beim chronischen Spannungskopfschmerz ist das Ziel, die Intensität der Kopfschmerzen um 50 % zu reduzieren. Darüber hinaus soll ein Kopfschmerz durch Medikamentenübergebrauch verhindert werden.

7.3.2.3. Therapeutisches Vorgehen

Beim chronischen Spannungskopfschmerz sollte grundsätzlich eine medikamentöse Behandlung, beispielsweise mit Antidepressiva (NSMRI), mit nichtmedikamentösen Maßnahmen, wie progressive Muskelrelaxation nach Jacobson oder Stressbewältigungstraining, sowie Ausdauersport kombiniert werden. Beim chronischen Spannungskopfschmerz sollten die Patienten gebeten werden, ein Tagebuch zu führen, in dem sie Häufigkeit, Schwere und Dauer der Kopfschmerzen sowie die eingenommenen Medikamente notieren.

7.3.3. Pharmakotherapie

7.3.3.1. Antidepressiva (NSMRI)

Vergleichende Bewertung

NSMRI sind in der Prophylaxe des chronischen Spannungskopfschmerzes wirksam. Am besten durch placebokontrollierte Studien belegt ist die Wirkung von Amitriptylin; es ist jedoch für diese Indikation nicht zugelassen.

Die meisten Analgetika haben beim episodischen Spannungskopfschmerz eine gute Wirksamkeit. NSMRI, insbesondere Amitriptylin in einer Dosierung zwischen 10 und 75 mg zur Nacht, in Einzelfällen in einer Tagesdosierung bis zu 150 mg, führen zu einer etwa 50-prozentigen Reduktion der Intensität und Häufigkeit der Kopfschmerzen. Therapielimitierend sind hier die Nebenwirkungen; deshalb muss in der Regel vorsichtig eingeschlichen und die Dosis auch nur langsam erhöht werden. Kontraindikationen, Unerwünschte Arzneimittelwirkungen, Wechselwirkungen: s. Kap. Depressionen. Ergänzt werden kann die medikamentöse Prophylaxe durch das Muskelrelaxans Tizanidin.

Der episodische Spannungskopfschmerz kann mit Analgetika wie Acetylsalicylsäure behandelt werden. In placebokontrollierten Studien waren auch die nichtsteroidalen Antirheumatika Naproxen, Ibuprofen und Diclofenac wirksam.

Analgetika sollten nicht zu häufig genommen werden, da es sonst zu einer Zunahme der Kopfschmerztage und zur Ausbildung eines medikamenteninduzierten Dauerkopfschmerzes kommen kann.

7.4. Clusterkopfschmerz

Fazit für die Praxis

Die Behandlung von Attacken des **Clusterkopfschmerzes** erfolgt durch die Inhalation von 100-prozentigem Sauerstoff über eine Gesichtsmaske in sitzender Position. Ist dies nicht wirksam, erfolgt die Behandlung durch 6 mg Sumatriptan s.c. oder 5 mg Zolmitriptan als Nasenspray. Die Prophylaxe sollte einem Kopfschmerzspezialisten überlassen werden.

7.4.1. Klinische Grundlagen

7.4.1.1. Definition/Pathophysiologie

Beim Clusterkopfschmerz kommt es attackenweise zu schweren, streng einseitigen orbitalen, supraorbitalen oder temporalen Schmerzen in einer Dauer von 15–180 Minuten und einer Häufigkeit von einer Attacke jeden 2. Tag bis zu 8 Attacken pro Tag. Eines oder mehrere der nachfolgend genannten Begleitsymptome kommen vor: konjunktivale Injektion, Lakrimation, nasale Kongestion, Rhinorrhoe, Schwitzen im Bereich von Stirn und Gesicht, Myosis, Ptosis und Lidödem. Während der Attacken sind die meisten Patienten unruhig und agitiert. Vom episodischen Clusterkopfschmerz spricht man, wenn die Clusterperioden in einer Dauer von 7 Tagen bis zu einem Jahr auftreten und von schmerzfreien Episoden von einem Monat Dauer und länger unterbrochen werden. Von chronischem Clusterkopfschmerz spricht man, wenn die Clusterattacken über einen Zeitraum von mehr als einem Jahr ohne Remissionsphasen von über einem Monat auftreten. Durch funktionelle Kernspintomographie und Kernspinmorphologie konnte nachgewiesen werden, dass sich bei Patienten mit Clusterkopfschmerz eine Funktionsveränderung im Hypothalamus findet.

7.4.1.2. Einteilung/Epidemiologie

Man unterscheidet den episodischen Clusterkopfschmerz mit zeitlich limitierten Zeitabschnitten von bis zu 3 Monaten mit Clusterattacken. Beim chronischen Clusterkopfschmerz (25 %) treten keine attackenfreien Perioden mehr auf. Die Häufigkeit des Clusterkopfschmerzes liegt unter 0,1 %. Männer sind im Verhältnis 3 zu 1 überrepräsentiert.

7.4.1.3. Diagnostik

Die Diagnose erfolgt rein klinisch. In seltenen Fällen wurden symptomatische Clusterkopfschmerzen bei Knochenmetastasen von Bronchialkarzinomen in der mittleren Schädelgrube oder Schädelbasis beobachtet.

7.4.2. Therapie: allgemeine Gesichtspunkte und Pharmakotherapie

7.4.2.1. Therapieindikation

Die fast unerträglichen Schmerzattacken bedürfen grundsätzlich einer Therapie und ggf. einer medikamentösen Prophylaxe.

7.4.2.2. Therapieziele

Ziel der Attackenbehandlung ist es, die Intensität und Dauer der einzelnen Schmerzattacken zu reduzieren. Bei mehr als einer Clusterattacke in 24 Stunden und Dauer der Clusterperiode von über 4 Wochen ist eine prophylaktische Behandlung indiziert.

7.4.2.3. Therapeutisches Vorgehen

Für die Akuttherapie sind in ihrer Wirksamkeit die subkutane Anwendung von 6 mg Sumatriptan, 5 mg Zolmitriptan als Nasenspray und die Inhalation von reinem Sauerstoff belegt. Normale Schmerzmittel kommen nicht zum Einsatz, da sie zu lange benötigen, um ihre Wirksamkeit zu entfalten.

7.4.2.3.1. Prophylaxe

Alle Medikamente, die in der Prophylaxe des Clusterkopfschmerzes wirksam sind, sind für diese Indikation in Deutschland nicht zugelassen, da bei dieser seltenen Krankheit fast keine placebokontrollierten Studien durchgeführt und keine Zulassungen beantragt wurden. Beim episodischen Clusterkopfschmerz kann versucht werden, zu Beginn der Clusterperiode durch die tägliche Gabe von Prednison, Initialdosis 60 bis 80 mg und Dosisreduktion um 10 mg/Tag, die Clusterperiode zu durchbrechen. Darüber hinaus sind prophylaktisch wirksam, sowohl beim episodischen als auch beim chronischen Clusterkopfschmerz Verapamil in Dosierungen von 120–960 mg/Tag sowie Lithiumsalze mit Serumspiegeln um 0,8 mmol/l (vgl. Kap. Depressionen). Sehr gut wirksam war Methysergid, das in Deutschland nicht mehr im Handel ist, allerdings zur Therapie von therapierefraktären Fällen mit Suizidgefahr über eine internationale Apotheke bezogen werden kann (Tagesdosis 4–8 mg).

7.5. Kopfschmerzen durch Analgetika-Missbrauch

(vgl. auch Kap. Abhängigkeitserkrankungen)

Fazit für die Praxis

Die regelmäßige Einnahme von Schmerzmitteln (> 15 Tage/Monat) oder von Kombinationsanalgetika bzw. spezifischen Migränemitteln (> 10 Tage/Monat) kann bei Patienten mit primären Kopfschmerzen wie Migräne oder Spannungskopfschmerzen zu einer Zunahme der Kopfschmerzhäufigkeit und zu chronischen Kopfschmerzen führen.

7.5.1. Klinische Grundlagen

7.5.1.1. Definition/Pathophysiologie/Epidemiologie

Dieses Krankheitsbild entsteht, wenn Analgetika, Mutterkornalkaloide oder Triptane zu häufig eingenommen werden. Die kritische Zahl von Dosierungen liegt bei Mutterkornalkaloiden, Triptanen und Kombinationsanalgetika bei 10 pro Monat, bei einfachen Schmerzmitteln bei 15 pro Monat. Epidemiologische Studien zeigen, dass die Häufigkeit dieser Form des Kopfschmerzes in der Allgemeinbevölkerung bei 1–2 % liegt.

7.5.1.2. Diagnose

Die Diagnose erfolgt klinisch durch Erheben der Medikamentenanamnese. Die verschiedenen Medikamentengruppen führen zu einem unterschiedlichen Charakter der medikamenteninduzierten Dauerkopfschmerzen. Bei Missbrauch von Analgetika, insbesondere Mischanalgetika, kommt es zu einem dumpf-drückenden Dauerkopfschmerz. Bei Missbrauch von Triptanen kommt es überwiegend zu einer Zunahme der Attackenfrequenz.

7.5.2. Therapie

7.5.2.1. Therapeutisches Vorgehen

Bei medikamenteninduziertem Dauerkopfschmerz besteht die Indikation für eine Entzugsbehandlung. Analgetika und Migränemittel werden abrupt abgesetzt und die dann auftretenden Entzugskopfschmerzen können, wenn sie unerträglich werden, durch die intravenöse Gabe von Acetylsalicylsäure oder orales Paracetamol bzw. durch einen 5-tägigen Behandlungsstoß mit Prednison 40–60 mg/Tag behandelt werden. Die Rückfallquote liegt für Triptane unter 10 %, für Mischanalgetika bei 30 % und bei fast 100 % für Opioide. Bestehen nach erfolgreichem Medikamentenentzug noch an mehr als 10 Tagen im Monat Migräneattacken oder Spannungskopfschmerzen, muss eine entsprechende medikamentöse oder nichtmedikamentöse Prophylaxe eingeleitet werden. Bei einem Teil der Patienten die unter chronischer Migräne leiden, führt eine medikamentöse Prophylaxe mit Topiramat zu einer Reduktion der Einnahme von Schmerz- oder Migränemitteln unter die kritische Monatsdosis.

7.6. Hinweise zur wirtschaftlichen Verordnung

- Die regelmäßige Einnahme von Schmerzmitteln (> 15 Tage/Monat) oder von Kombinationsanalgetika bzw. spezifischen Migränemitteln (> 10 Tage/Monat) kann Dauerkopfschmerz auslösen.
- Alle im Text genannten, beim Clusterkopfschmerz wirksamen Medikamente sind für diese Indikation in Deutschland nicht zugelassen.
- Eine wirksame Migräneprophylaxe besteht immer aus der Kombination medikamentöser und nichtmedikamentöser Therapien.
- Zur Behandlung der akuten Migräneattacke sind NSAR (nicht-steroidale Antirheumatika), insbesondere ASS, Triptanen in der Wirksamkeit kaum unterlegen (s.o.).
- Standardsubstanz der Triptane mit den längsten klinischen Erfahrungen ist Sumatriptan, andere Triptane sind im Durchschnitt viermal so teuer. Naratriptan ist in einer speziellen Packungsgröße mit 2 Tabletten aus der Verschreibungspflicht entlassen.
- Valproat reduziert die Häufigkeit von Migräneattacken, nicht ihre Dauer und Intensität. Es ist für die Indikation Migräneprophylaxe in Deutschland nicht zugelassen.

Rheumatische Erkrankungen

8. Rheumatische Erkrankungen und degenerative Gelenkerkrankungen

Fazit für die Praxis

Rheumatische Erkrankungen, die von den viel häufigeren arthrotischen Gelenkbeschwerden strikt zu trennen sind, kommen bei einem Viertel der Bevölkerung vor. Schwerwiegende chronisch-entzündliche Systemerkrankungen sind immerhin noch bei 2 % der Population anzutreffen, die oftmals eine medikamentöse Langzeittherapie erhalten müssen. Die sozio-ökonomisch bedeutsamste Erkrankung ist die rheumatoide Arthritis. In den letzten 10–15 Jahren konnten mit der Einführung der Biologika große Fortschritte in der Behandlung von entzündlich-rheumatischen Erkrankungen erzielt werden. Studien bei der rheumatoiden Arthritis zeigen, dass eine frühzeitige adäquate Therapie Gelenkdestruktionen effektiv verhindern kann. Nach Diagnosestellung einer rheumatoiden Arthritis ist sofort mit einer DMARD[1]-Therapie (Standard ist Methotrexat) und niedrig dosierten Kortikosteroiden zu beginnen. Bei nicht ausreichendem Ansprechen ist ein Wechsel auf ein anderes DMARD angezeigt. Bei schweren Erkrankungen oder Kontraindikationen besteht die Möglichkeit, bereits nach einem halben Jahr ein Biologikum einzusetzen.

Nicht steroidale Antirheumatika (NSAR) einschließlich Coxiben (selektive COX-2-Inhibitoren) gehören zu den am häufigsten verordneten Medikamenten, die bis auf Ausnahmen (Spondylitis ankylosans) wegen ihres Nebenwirkungsprofils (kardiovaskuläre Risiken, Nephro- und Hepatotoxizität) nicht für die Langzeittherapie geeignet sind. Die Kombination von klassischen NSAR mit Protonenpumpenhemmern (billiger als Monotherapie mit Coxiben) mindern bei längerer Anwendung bei Risikopatienten, zu denen auch betagte und hochbetagte Patienten gehören, das Risiko gastrointestinaler Blutungen. Dennoch sollten auch PPI nicht generell, sondern nur bei Patienten mit erhöhtem Risiko (Ulkusanamnese, systemische Kortikoidmedikation, Antikoagulantien) eingesetzt werden.

Die teuren COX-2-Inhibitoren können für die Primärtherapie nicht empfohlen werden, allenfalls ist ihr gelegentlicher Einsatz bei speziellen Risikopatienten zu rechtfertigen.

8.1. Wirkstoffübersicht

empfohlene Wirkstoffe	weitere Wirkstoffe
Amoxicillin	Abatacept
Auranofin	Acemetacin
Azathioprin	Acetylsalicylsäure
Ciclosporin	Adalimumab
Cyclophosphamid	Anakinra
Diclofenac	Azapropazon
Doxycyclin	Bosentan
Hydroxychloroquin	Celecoxib
Ibuprofen	Chloroquin
Metamizol	Dexibuprofen
Methotrexat	Etanercept
Methylprednisolon	Etoricoxib [2004; C]
Naproxen	Flurbiprofen
Natriumaurothiomalat	Flufenanimsäure
Omeprazol	Indometacin
Pantoprazol	Infliximab
Paracetamol	Interferon alpha
Prednisolon	Ketoprofen
Prednison	Leflunomid
	Lornoxicam
	Mefenaminsäure (in D nicht im Handel)
	Mesalazin
	Misoprostol
	Mycophenolatmofetil
	Parecoxib

1 DMARD = Disease Modifying Antirheumatic Drugs (früher „Basistherapeutika")

empfohlene Wirkstoffe	weitere Wirkstoffe
	Penicillamin
	Phenylbutazon
	Piroxicam
	Rituximab
	Sulfasalazin
	Tiaprofensäure
	Tocilizumab
	Triamcinolonhexacetonid

8.2. Klinische Grundlagen

8.2.1. Definition

Unter dem Begriff „Rheumatische Erkrankungen" wird eine Vielzahl sehr unterschiedlicher Leiden zusammengefasst, deren Leitsymptome Schmerz und Funktionsstörungen der Bewegungsorgane sind.

Einteilung

Differentialdiagnostisch muss zwischen den degenerativen, nicht entzündlichen und entzündlichen rheumatischen Erkrankungen unterschieden werden. Es kann sehr schwierig sein, die weit verbreiteten nicht entzündlichen Erkrankungen der Gelenke (Arthrosen) und der Wirbelsäule mit ihren begleitenden extraartikulären Manifestationen von den selteneren entzündlichen Gelenkerkrankungen (Arthritiden) zu unterscheiden. Auch in einem arthrotischen Gelenk kann es zu einer entzündlichen Reizung kommen („aktivierte Arthrose"), die eine primär entzündliche Arthritis imitiert.

Unter den **entzündlichen rheumatischen Erkrankungen** ist die rheumatoide Arthritis (RA, früher chronische Polyarthritis [cP]) die bedeutsamste. Zu den seronegativen HLA-B27-assoziierten Spondylarthritiden zählen die Spondylitis ankylosans (Morbus Bechterew), die reaktive Arthritis, die Arthritis/Spondylitis bei Psoriasis, die Spondylitis/Arthritis bei chronisch-entzündlichen Darmerkrankungen und die undifferenzierte Spondylarthritis. Der Morbus Bechterew wird dabei als Prototyp der Erkrankung angesehen, die sich aus allen anderen Subtypen entwickeln kann, insbesondere bei Patienten, die HLA-B27-positiv sind.

Neben der Frühdiagnose des Morbus Bechterew stellt die Diagnose der reaktiven Arthritis oft eine besondere Herausforderung dar, da die vorausgegangene Infektion des Darmes oder des Urogenitaltraktes häufig asymptomatisch verläuft. Sowohl bei der rheumatoiden Arthritis als auch den HLA-B27-assoziierten Spondylarthritiden haben Biologika das therapeutische Repertoire bereichert, wobei insbesondere auch aus Kostengründen diese Therapien Patienten vorbehalten sind, die auf konventionelle Basistherapeutika nicht ausreichend ansprechen. Bei viralen Infektionen (z.B. Hepatitis B, HIV) herrschen Gelenkbeteiligungen im Sinne von Arthralgien und Arthritiden vor, die das klinische Bild einer rheumatoiden Arthritis imitieren können.

Eine diagnostische und therapeutische Herausforderung sind die Systemerkrankungen (Kollagenosen, systemische Vaskulitiden) mit ihren vielfältigen viszeralen Manifestationsmöglichkeiten, wobei hier weiterhin Glukokortikosteroide und Immunsuppressiva die Behandlungsdomäne darstellen. Eine akute Entzündung einzelner Gelenke (Monarthritis) lässt neben Infektionen in erster Linie an eine Kristallarthritis (Gicht, Chondrokalzinose) denken, jedoch kann auch die Lyme-Arthritis (Borrelia burgdorferi) monoartikulär (Knie!) beginnen.

8.3. Therapie: allgemeine Gesichtspunkte

8.3.1. Therapeutisches Vorgehen

Die Behandlung rheumatischer Erkrankungen ist komplex. Sie umfasst neben der Pharmakotherapie u.a. physiotherapeutische Maßnahmen, Ergotherapie, operative Verfahren, orthopädische Versorgungen und rehabilitative Maßnahmen, die in Abhängigkeit von der rheumatologischen Diagnose, Aktivität der Erkrankung, Schweregrad etc. in unterschiedlichem Maße eingesetzt werden.

Entzündliche Gelenkerkrankungen: Unterschiedliche Ursachen und/oder Krankheitsmechanismen bedingen diversifizierte „antirheumatische" Therapieempfehlungen (s.a. Tab. 8.1).

Eine kausale Therapie ist nicht möglich, deshalb kann die Pharmakotherapie nur als Schwerpunkt eines Gesamtkonzepts aufgefasst werden, das die verschiedenen Behandlungsansätze (auch nicht medikamentöse Maßnahmen!) integriert. Da sich bei der rheumatoiden Arthritis (RA) die gelenkdestruierenden Entzündungsprozesse vor allem in den ersten beiden Krankheitsjahren abspielen, müssen die systemischen Behandlungsmaßnahmen frühzeitig einsetzen, um die Progression der Gelenkdestruktion zu verlangsamen bzw. aufzuhalten. Spätestens sechs Monate nach Symptombeginn müssen daher die Diagnose gesichert und eine effektive Therapie mit Basistherapeutika eingeleitet werden.

Degenerative Gelenkerkrankungen: Nur 20–30 % der Patienten bedürfen wegen subjektiver Beschwerden einer Therapie.

8.3.2. Therapieziele

sind Schmerzbeseitigung, Verbesserung der Gelenkfunktion und Verlangsamung der Progredienz morphologischer Veränderungen. Neben den nicht medikamentösen Maßnahmen und allgemeinen Verhaltensregeln (u.a. Gewichtsreduktion, Benutzung von Gehhilfen, Wärme, Gymnastik) haben sich vornehmlich Analgetika (geringere UAW-Rate bei älteren Patienten!), bei aktivierter Arthrose auch kurzwirksame NSAR bzw. intraartikuläre Injektionen mit Glukokortikosteroid-Kristallsuspensionen und radioaktiven Substanzen bewährt. Auch topisch wirksame NSAR in Salbenform können eine Linderung der Schmerzen und Entzündung bringen. Von Vorteil sind hier die geringeren systemischen Nebenwirkungen, die gerade bei älteren Patienten oft den systemischen Einsatz von NSAR limitieren. Leider liegen keine ausreichenden Daten zur Langzeittherapie vor. Für „Chondroprotektiva" fehlen noch ausreichende Wirkungsbelege.

Von den Nichtopioidanalgetika (s. Kap. Akute und chronische Schmerzen: Nichtopioidanalgetika) ist in der Arthrosetherapie allein Paracetamol von Bedeutung. Paracetamol besitzt analgetische, jedoch keine antiphlogistischen Eigenschaften, zeichnet sich aber durch eine im Vergleich zu NSAR geringere Rate an UAW aus. Die analgetische Wirksamkeit von Paracetamol und NSAR wird in der Behandlung degenerativer Gelenkerkrankungen als weitgehend vergleichbar angesehen. Es liegen keine Ergebnisse für den Nachweis „restitutiver" oder progressionsverzögernder Effekte von Analgetika vor.

Metamizol verfügt zusätzlich zu seiner analgetischen Wirkung auch über antiphlogistische Effekte, kann aber wegen seiner Nebenwirkungen nicht für die Behandlung der Arthrose empfohlen werden.

Folgendes **medikamentöses Vorgehen** mit dem Ziel, die passager schmerzhaft dekompensierte oder entzündete Arthrose wieder in den latenten Zustand zu überführen, ist zu empfehlen:

- erste Wahl zur medikamentösen Basistherapie: Paracetamol
- bei nicht ausreichender Wirksamkeit oder bei ausgeprägter sekundärer Entzündung („aktivierter" Arthrose): NSAR mit geringer gastrointestinaler Toxizität in niedrigster wirksamer Dosis
- bei Hochrisikopatienten für gastrointestinale Komplikationen und Unabdingbarkeit einer NSAR-Gabe: Kombination mit einem Protonenpumpenhemmer
- bei therapierefraktären Schmerzzuständen: ggf. kurzfristig Opioidanalgetika
- bei nachweisbarer Entzündung und Nichtansprechen anderer Maßnahmen: ggf. intraartikuläre Injektionen von Glukokortikosteroiden.

Ulkusprophylaxe bei NSAR-Therapie: s. Abschnitt Ulkusprophylaxe bei NSAR-Therapie.

8.4. Pharmakotherapie

Tabelle 8.1: Medikamentöse Therapie rheumatischer Erkrankungen einschließlich askulitiden und Kollagenosen

Erkrankung	Medikamentöse Therapie	Anmer-kung Nr.
Symmetrische Polyarthritiden		
Rheumatoide Arthritis (RA)	NSAR, Glukokortikosteroide, Basistherapeutika, TNF-Hemmstoffe (Infliximab, Etanercept, Adalimumab), Interleukin-1-Antagonist (Anakinra), B-Zell-Depletion (Rituximab), Hemmer der T-Zellaktivierung	1.
Felty-Syndrom	Glukokortikosteroide, Methotrexat, Cyclophosphamid	2.
Adultes Still-Syndrom	NSAR, Glukokortikosteroide, Basistherapeutika/Immunsuppressiva	3.
Juvenile chronische Arthritis	NSAR, Glukokortikosteroide, Basistherapeutika, TNF-Hemmstoffe (Etanercept, Adalimumab)	4.
HLA-B27-assoziierte Spondylarthritiden		
Spondylitis ankylosans (Morbus Bechterew)	NSAR, Glukokortikosteroide und Basistherapeutika bei peripherem Befall, TNF-Hemmstoffe (Infliximab, Etanercept, Adalimumab)	5.
Psoriasis-Arthritis	NSAR, Basistherapeutika, Glukokortikosteroide, TNF-Hemmstoffe (Infliximab, Etanercept, Adalimumab)	6.
Reaktive Arthritis	NSAR, Glukokortikosteroide, Basistherapeutika (Sulfasalazin, Methotrexat), Antibiotika bei urogenitalem Nachweis von Chlamydia trachomatis	7.
Arthritis bei Morbus Crohn, Colitis ulcerosa	NSAR, Sulfasalazin, Glukokortikosteroide	8.
Undifferenzierte Spondylarthritis	NSAR, Basistherapeutika (Sulfasalazin) bei peripherem Befall, (TNF-Hemmstoffe)	9.
Postinfektiöse Arthritis		
Rheumatisches Fieber (Post-Streptokokken-Infektion)	NSAR, Penicillin, Glukokortikosteroid	10.
Infektiöse Arthritiden		
Bakteriell	Antibiotika, NSAR	11.
Lyme-Arthritis	Antibiotika (Doxycyclin, Ceftriaxon oder Cefotaxim), NSAR, (Basistherapeutika)	12.
Virale Infektionen	NSAR	13.
Kollagenosen		
Systemischer Lupus erythematodes (SLE)	Glukokortikosteroide, Antimalariamittel, Immunsuppressiva (Methotrexat, Cyclophosphamid, Azathioprin, Mycophenolsäure) (NSAR), (7S-Immunglobuline), (Plasmapherese/Immunadsorption)	14.
Mischkollagenose (Mixed Connective Tissue Disease [MCTD], Sharp-Syndrom)	NSAR, Glukokortikosteroide, Antimalariamittel, Immunsuppressiva, Vasodilatantien, bei pulmonaler Hypertonie Isosorbidnitrat, Bosentan	15.
Systemische Sklerose	NSAR, Glukokortikosteroide, Immunsuppressiva (Methotrexat, Cyclophosphamid, Azathioprin), Vasodilatantien, Prokinetika, Isosorbidnitrat, Bosentan, ACE-Hemmer	16.

Dermato-/Polymyositis	Glukokortikosteroide, Immunsuppressiva, 7S-Immunglobuline, (NSAR)	17.
Primäres Sjögren-Syndrom	Augentropfen (Filmbildner), Salivaersatz, Pilocarpin, Glukokortikosteroide, Antimalariamittel, Immunsuppressiva	18.

Systemische Vaskulitiden

Polymyalgia rheumatica (PMR)	Glukokortikosteroide, Immunsuppressiva	19.
Riesenzellarteriitis temporalis Horton (RZA)	Glukokortikosteroide, Immunsuppressiva	20.
Takayasu-Arteriitis	Glukokortikosteroide, Immunsuppressiva	21.
Klassische Panarteriitis nodosa (PAN)	Glukokortikosteroide, Cyclophosphamid	22.
Morbus Kawasaki	ASS, 7S-Immunglobuline	23.
Wegener-Granulomatose (WG)	Glukokortikosteroide, Trimethoprim/Sulfamethoxazol, Immunsuppressiva (Cyclophosphamid, Methotrexat, Azathioprin, Leflunomid)	24.
Mikroskopische Polyangiitis	Glukokortikosteroide, Immunsuppressiva (Cyclophosphamid)	25.
Churg-Strauss-Vaskulitis	Glukokortikosteroide, Immunsuppressiva (Cyclophosphamid)	26.
Purpura Schoenlein-Henoch	Glukokortikosteroide, Immunsuppressiva	27.
Kutane Hypersensitivitätsangiitis	NSAR, Glukokortikosteroide (topisch, systemisch), Antihistaminika	28.
Kryoglobulinämische Vaskulitis	NSAR, Glukokortikosteroide, Immunsuppressiva, antivirale Therapie	29.
Akute Sarkoidose (Löfgren-Syndrom)	NSAR, Glukokortikosteroide	30.

Kristallinduzierte Arthritiden

Gicht	NSAR, Glukokortikosteroide, Colchicin, Urikostatika (Allopurinol), Urikolytika	31.
Chondrokalzinose	NSAR, Colchicin, Glukokortikosteroide	32.
Arthrose	u. U. Paracetamol, NSAR, Opioidanalgetika, Glukokortikosteroide intraartikulär (**Cave!**)	33.
Fibromyalgie-Syndrom	Analgetika, Antimyotonika, Antidepressiva	34.

Anmerkungen zu den einzelnen Anwendungsgebieten:

1. Bei gesicherter RA frühzeitig (spätestens nach sechs Monaten) wirksame Basistherapeutika (z.B. Methotrexat) einsetzen, ggf. kombiniert mit Glukokortikosteroiden (Low Dose); bei Wirkungslosigkeit (ausreichend hohe und lange Anwendung vorausgesetzt) Basistherapeutika-Wechsel oder Basistherapeutika-Kombination erwägen (Rheumatologen einschalten!). Bei Therapieversagen sind die sehr wirksamen TNF-Hemmstoffe sowie der Interleukin-1-Antagonist indiziert. Für die refraktäre RA haben sich mittlerweile die B-Zell-Depletion (Rituximab, Anti-CD20+-Antikörper) und die Modulation der T-Zellzellaktivierung (Abatacept) erfolgreich bewährt. Zum Zeitpunkt des Redaktionsschlusses wird zudem die Zulassung des humanisierten monoklonalen Antikörpers gegen den Human-IL-6-Reptor (Tocilizumab) erwartet. Als **Felty-Syndrom** wird eine schwere systemische Form der seropositiven RA bezeichnet, die mit Splenomegalie und Leukozytopenie einhergeht. Sie muss aggressiv mit Glukokortikosteroiden, Methotrexat oder sogar Cyclophosphamid behandelt werden.

2. Das adulte Still-Syndrom ist ein der systemischen Verlaufsform der juvenilen chronischen Arthritis vergleichbares Krankheitsbild des Erwachsenen (Arthralgien oder Arthritis, Fieber, Hautzeichen, Serumferritin z.T. extrem erhöht!). NSAR sind die Mittel der ersten Wahl. Wenn diese nicht ausreichen, sind Glukokortikosteroide indiziert. Basistherapeutika/Immunsuppressiva (u.a. Antimalariamittel, Azathioprin, Methotrexat, Cyclophosphamid) sind indiziert, wenn Glukokortikosteroide eingespart werden sollen.

3. Unter der juvenilen chronischen Arthritis versteht man eine über mindestens drei Monate persistierende Entzündung eines oder mehrerer Gelenke, die sich vor dem 16. Lebensjahr manifestiert. Es werden verschiedene Verlaufsformen (Oligoarthritis, Rheumafaktor-positive Polyarthritis, Rheumafaktor-negative Polyarthritis, systemischer Verlauf) unterschieden. Grundsätzlich stehen die gleichen Medikamente wie in der Erwachsenenrheumatologie zur Verfügung.

4. Die **Spondylitis ankylosans** wird im Stadium der doppelseitigen Sakroiliitis und/oder der Beteiligung der kleinen Wirbelgelenke bevorzugt mit langwirksamen NSAR, Krankengymnastik und Sporttherapie behandelt, ggf. in akuten Schüben mit Glukokortikosteroiden. Basistherapeutika (Sulfasalazin) sind nur bei peripherem Gelenkbefall indiziert! Die Indikation für intraartikuläre Glukokortikosteroide besteht bei einer Synovialitis ohne ausreichende Besserung unter lokaler Kryotherapie und unter Therapie mit NSAR. Die sehr wirksamen TNF-Hemmstoffe sind indiziert, wenn die Erkrankung mindestens 6 Monate besteht, ein erhöhter Aktivitätsindex (BASDAI > 4) über zwei Monate vorliegt und erhöhte Entzündungsparameter unter einer maximal dosierten Therapie mit mindestens zwei konsekutiv verabreichten NSAR dokumentiert sind.

5. Die medikamentöse Therapie der **Arthritis psoriatica** erfolgt zuerst mit NSAR. Wenn NSAR keinen Erfolg zeigen oder zu Beginn eine hochaktive Oligo- oder Polyarthritis vorliegt, ist eine Therapie mit Methotrexat, Leflunomid oder Sulfasalazin, alternativ mit Ciclosporin indiziert. TNF-Hemmstoffe werden bei Patienten mit aktiver und fortschreitender Arthritis, die nur unzureichend auf Basistherapeutika angesprochen haben, eingesetzt. Glukokortikosteroide bevorzugt intraartikulär bei mon- oder oligoartikulären Verläufen, bei Rezidiven Radiosynoviorthesen.

6. Der **reaktiven Arthritis** (Sonderform: **Trias** mit reaktiver Arthritis, Urethritis und Konjunktivitis) liegt in der Regel eine gastrointestinale (Salmonellen, Shigellen, Yersinien) oder urogenitale Infektion (Chlamydien) zugrunde. In erster Linie werden NSAR zur Behandlung der Arthritis eingesetzt. Intraartikuläre Glukokortikosteroide sind bei persistierendem Gelenkerguss wirkungsvoll. Systemische Glukokortikosteroide können bei schwerem hochfloriden Befall mehrerer Gelenke eingesetzt werden. Eine Persistenz der Arthritis über ein Jahr findet sich bei bis zu 20 % der Patienten. Hier ist eine Basistherapie (Sulfasalazin, Methotrexat) angezeigt. Bei urogenitalem Nachweis von Chlamydia trachomatis ist stets eine antibiotische Behandlung (Azithromycin, Doxycyclin oder Erythromycin) einschließlich Partnerbehandlung indiziert.

7. Zur medikamentösen analgetisch-antiphlogistischen Therapie der Arthritis und Spondylitis bei entzündlichen Darmerkrankungen werden NSAR eingesetzt. Sie können jedoch eine Zunahme der Darmsymptome bei Colitis ulcerosa bewirken. Bei Monarthritis empfiehlt sich die Applikation von intraartikulären Glukokortikosteroiden. Das Basistherapeutikum Sulfasalazin wirkt auf Darm und Gelenke, Mesalazin hingegen nur auf den Darm. TNF-Hemmstoffe können ebenfalls die Darm- und Gelenkentzündung günstig beeinflussen. Alternativ kann auch Methotrexat eingesetzt werden.

8. Die Klassifikation als **undifferenzierte Spondylarthritis** ist dann gegeben, wenn zusätzlich zu den Leitsymptomen entzündlicher Rückenschmerz oder periphere Arthritis vorwiegend der unteren Extremität ein weiteres für die Gesamtgruppe der Spondylarthritiden typisches Symptom wie Enthesitis, positive Familienanamnese für Spondylarthritis oder wechselnder Gesäßschmerz vorliegt und wenn sich die Spondylarthritis nicht in eine der definierten anderen Spondylarthritis-Subtypen einordnen lässt. Therapeutisch unterscheiden sich undifferenzierte Spondylarthritis und definitive Spondylarthritis kaum voneinander und richten sich nach dem Schweregrad der Erkrankung. Bei refraktärem Rückenschmerz trotz NSAR stellen TNF-Hemmstoffe eine Option dar.

9. Das seltene **rheumatische Fieber** nach Streptokokkeninfekt (Gruppe A) ist eine Immunreaktion mit den Schwerpunkten Karditis und Arthritis (und weiteren Jones-Kriterien). Therapie mit Penicillinen, NSAR und Glukokortikoiden nach Schwere des Organbefalls. Depot-Penicilline (bei Penicillinallergie Makrolid-Antibiotikum) zur Rezidivprophylaxe. Nach einer Karditis mit bleibendem Herzklappenfehler erfolgt die Prophylaxe mindestens zehn Jahre und mindestens bis zum 40. Lebensjahr, nach Karditis ohne Klappenfehler bis in das Erwachsenenalter und mindestens 10 Jahre, ohne vorangegangene Karditis bis zum 21. Lebensjahr und mindestens fünf Jahre.

10. **Bakterielle Gelenkinfektionen** (z.B. bei Gonorrhoe): Diagnostische Punktion, Keimanalyse, Resistenzbestimmung, Ruhigstellung, Kühlung, gezielte Antibiose, symptomatisch NSAR.

11. Bei nachgewiesener **Lyme-Arthritis** lohnt sich auch bei abgelaufener Primärantibiose mit Doxycyclin oder Amoxicillin noch ein Therapieversuch mit Ceftriaxon. Die Mono- bzw. Oligoarthritis der großen Gelenke vorher möglichst nicht mit intraartikulären Glukokortikosteroidinjektionen behandeln (Synovia ist potenzielles Antigenreservoir der Borrelia burgdorferi). Radiosynoviorthesen sind bei rezidivierender Arthritis wirksam.

12. Viral induzierte Arthritiden lassen sich symptomatisch mit NSAR beeinflussen.

13. Der systemische Lupus erythematodes (**SLE**) ist eine komplexe Erkrankung, die klinisch in vielfältigen Facetten verlaufen kann. Die Therapie hängt von Aktivität, Schweregrad und Art der Organmanifestationen ab. Stehen der Befall des muskuloskelettalen Systems und/oder der Haut im Vordergrund, sind Glukokortikosteroide, Antimalariamittel, Methotrexat und/oder NSAR hilfreich. Bei viszeralen Manifestationen kommen Glukokortikosteroide und Immunsuppressiva wie Azathioprin oder Cyclophosphamid (insbesondere bei Nierenbeteiligung und schwerem neuropsychiatrischem Lupus) zum Einsatz. Neuere Studien belegen auch die Wirksamkeit von Mycophenolatmofetil bei der Lupus-Nephritis (in Deutschland für diese Indikation noch nicht zugelassen). Bei therapierefraktären Verläufen ist Rituximab als Off-Label-Therapie angezeigt.

14. Die **Mischkollagenose (MCTD)** wird charakterisiert durch Symptome des SLE, der systemischen Sklerose und der Myositis sowie durch hohe Titer von antinukleären Antikörpern (Anti-U1-RNP-Autoantikörper). Das klinische Bild ist variabel, von leichten

klinischen bis hin zu lebensbedrohlichen Verläufen, v.a. pulmonale Hypertonie. In Abhängigkeit von der Klinik werden NSAR, Glukokortikosteroide, Immunsuppressiva und Vasodilatantien eingesetzt. Bei schwerer pulmonaler Hypertonie (funktionelle Klasse III) Bosentan.

15. Wesentliche Therapieziele bei der **systemischen Sklerose** sind die Unterdrückung von Entzündungs- und Immunprozessen, Hemmung der Fibrogenese und Verbesserung der Mikrozirkulation. Die Therapie richtet sich weiter nach Art, Schweregrad und Progredienz der Organmanifestationen. Für die Mehrzahl der eingesetzten Arzneimittel gibt es keine kontrollierten Studien. NSAR werden bei Arthralgien und Synovitiden angewendet. Glukokortikosteroide sind bei hoher Entzündungsaktivität sowie bei Alveolitis, Myositis und Polysynovitis indiziert. Bei hochdosierter Anwendung ist das Risiko einer Niereninsuffizienz erhöht. Die diffuse kutane Verlaufsform mit Beteiligung lebenswichtiger Organe rechtfertigt den Einsatz von Immunsuppressiva. Methotrexat kann die Sklerodermie verbessern und das Neuauftreten von Organmanifestationen verhindern. Cyclophosphamid hält das Fortschreiten einer Alveolitis/Lungenfibrose auf. Zur vasoaktiven Therapie werden Kalziumantagonisten (z.B. Nifedipin), bei ausgeprägten Durchblutungsstörungen auch Alprostadil oder Iloprost, eingesetzt. Positive Effekte haben auch Alpha-Rezeptorenblocker wie Prazosin. Bei maligner Hypertonie ist die frühzeitige Gabe von ACE-Hemmern erforderlich. Bei Refluxsymptomatik werden Metoclopramid oder andere Prokinetika sowie H_2-Blocker oder Protonenpumpenhemmer eingesetzt.

16. **Dermato-/Polymyositis**-Patienten reagieren meist gut auf Prednisolon (initial 1–1,5 mg/kg KG), ggf. sind ergänzend Immunsuppressiva wie Azathioprin, Methotrexat oder Cyclophosphamid erforderlich. Bei Dermatomyositis auch erfolgreiche Therapieansätze mit hochdosierten 7S-Immunglobulinen. Bei älteren Patienten imponiert die Dermatomyositis häufig als paraneoplastisches Syndrom (dann nach Möglichkeit Therapie des Grundleidens).

17. Beim **primären Sjögren-Syndrom** stehen Lokalmaßnahmen (z.B. künstlicher Speichel und Augentropfen) im Vordergrund der Behandlung der Sicca-Symptomatik. Pilocarpin ist als cholinerges Stimulans der exkretorischen Drüsenfunktion wirksam. Zur Basistherapie können Antimalariamittel eingesetzt werden, die jedoch keinen Einfluss auf die Sicca-Symptomatik haben und zur Therapie der Arthritiden geeignet sind. Phasen hoher Krankheitsaktivität (Parotitis, Vaskulitis, hämolytische Anämie, Thrombozytopenie, Pleuritis, Perikarditis) lassen sich mit Glukokortikosteroiden kupieren. Glukokortikosteroide und Immunsuppressiva sind bei Schüben von extraglandulären Manifestationen (u.a. schwere Lungenbeteiligung und Vaskulitiden) indiziert. Bei Patienten mit renaler Azidose sind Natriumcarbonatsubstitutionen (1–2 g/Tag) erforderlich.

18. Die Polymyalgie rheumatica (**PMR**) bildet mit der Riesenzellarteriitis (RZA) einen vaskulitischen Symptomenkomplex, der ineinander übergehen kann. Die häufigere PMR benötigt in der Regel initial 40–60 mg Prednisolon oral; vorsichtige Reduktion; Behandlungsdauer mindestens zwei Jahre. Immunsuppressiva (Methotrexat, Azathioprin, Cyclophosphamid) können Prednisolon einsparen helfen.

19. Die Riesenzellarteriitis (**RZA**) erfordert wegen drohender Erblindung schnelles Handeln noch vor einer Arteriitis temporalis-Biopsie! Initial 100–250 mg Prednisolon oral. Reduktion der Prednisolondosis in Abhängigkeit von Klinik und Entzündungsparametern (BSG, CRP). Behandlungsdauer mindestens zwei Jahre. Zur Einsparung von Glukokortikosteroiden können Immunsuppressiva (Methotrexat, Azathioprin, Cyclophosphamid) sinnvoll sein.

20. Bei der Takayasu-Arteriitis werden initial Glukokortikosteroide verabreicht. Zum Einsparen von Steroiden können Immunsuppressiva gegeben werden. Bei therapierefraktären Verläufen wurden erfolgreich TNF-Hemmstoffe eingesetzt.

21. Bei florider **klassischer** Panarteriitis (PAN) Glukokortikosteroide (50–100 mg/Tag) oral, bei schwereren Verläufen Cyclophosphamid/Glukokortikosteroide nach dem Fauci-Schema. Bei Virus-assoziierter PAN kann eine antivirale Behandlung sinnvoll sein.

22. Der Morbus Kawasaki (mukokutanes Lymphknotensyndrom) ist eine Vaskulitis des Kindes- und Jugendalters, die in drei Phasen (akute febrile Phase, subakute Phase, Konvaleszenz) abläuft. Die Therapie erfolgt mit Acetylsalicylsäure und 7S-Immunglobulinen.

23. Der Verlauf der Wegener-Granulomatose (**WG**) ist nie vorhersehbar, daher Spezialistensache. Bei strenger Beschränkung auf den HNO-Trakt kann ein Therapieversuch mit Trimethoprim/Sulfamethoxazol erfolgen. In der Generalisationsphase wird mit Glukokortikosteroiden (bei fulminanten Verläufen auch in Megadosen) und Cyclophosphamid oral (Fauci-Schema) oder intravenös als Bolus (Austin-Schema) behandelt. Zur Remissionserhaltung können Azathioprin, Leflunomid oder Methotrexat verwendet werden. Bei refraktären Verläufen wurde über erfolgreiche Therapieversuche mit TNF-Hemmstoffen und Rituximab berichtet.

24. Die MPO-ANCA-assoziierte **mikroskopische Polyangiitis** äußert sich klinisch als rapid-progressive Glomerulonephritis oder hämorrhagische Alveolitis. Die Therapie ähnelt der der Wegener-Granulomatose.

25. Die **Churg-Strauss-Vaskulitis** spricht gut auf Glukokortikosteroide an. Bei lebensbedrohlichen Verläufen ist der kombinierte Einsatz mit Cyclophosphamid indiziert. In therapierefraktären Fällen wurden positive Erfahrungen mit Interferon-alpha oder Plasmapheresen gemacht.

26. Ein milder klinischer Verlauf der **Purpura Schoenlein-Henoch** erfordert bei guter Prognose im Kindesalter keine medikamentöse Therapie. Glukokortikosteroide werden kontrovers diskutiert. Bei schweren Verläufen mit renaler Manifestation (IgA-Nephropathie) sind sie in Kombination mit Immunsuppressiva unumgänglich. In Fällen milder Proteinurie werden der Einsatz von ACE-Hemmern und Fischöl (2 x 1 g) empfohlen.

27. In den meisten Fällen der kutanen Hypersensitivitätsangiitis ist die Identifikation und Elimination eines auslösenden Agens die wirksamste therapeutische Maßnahme.

28. Die kryoglobulinämische Vaskulitis geht zu über 90 % mit einer Hepatitis-C-Virusinfektion einher. Arthralgien können mit NSAR behandelt werden. Bei systemischen Manifestationen müssen Glukokortikosteroide und Immunsuppressiva (bei Nephritis Cyclophosphamid) eingesetzt werden. In sehr schweren Fällen ist eine Kombination mit Plasmapherese oder Immunadsorption hilfreich. Bei HCV-assoziierter Vaskulitis kann eine antivirale Therapie (Interferon-alpha und Ribavirin) versucht werden.

29. Für die akute Sarkoidose (Löfgren-Syndrom) ist eine symmetrische Oligoarthritis der oberen Sprunggelenke mit Erythema nodosum und bihilärer Lymphadenopathie charakteristisch, die gut auf NSAR reagiert. Glukokortikosteroide nur in Problemsituationen.

30. An klassischen Prädilektionsstellen wird der **akute Gichtanfall** selten missgedeutet (Podagra, Chiragra), wohl aber an weniger klassischen. Serumharnsäurewerte können täuschen!

    Bei einem akuten Gichtanfall sind bevorzugt NSAR einzusetzen. Dabei ist für den therapeutischen Erfolg nicht entscheidend, welches NSAR gewählt wird, sondern ob die Therapie frühzeitig genug begonnen wird. Andere Therapien beinhalten Colchicin und Glukokortikosteroide (intraartikulär, systemisch). Als nicht medikamentöse Maßnahmen sind Kühlung und Ruhigstellung des betroffenen Gelenks sinnvoll. Die optimale Therapie der chronischen Gicht erfordert eine anhaltende Reduktion des Serumharnsäurespiegels. Harnsäuresenkende Medikamente sind Urikosurika, Urikostatika (Xanthinoxidasehemmer) und Urikolytika. Xanthinoxidasehemmer (Allopurinol) stellen Medikamente der ersten Wahl dar bei Harnsäureüberproduktion, bei Patienten mit Nephrolithiasis, Niereninsuffizienz oder begleitender Diuretika- und Ciclosporin-Gabe. Urikosurika sind Medikamente der Wahl bei Allopurinol-Allergie und bei vermindertem Ausscheiden mit normaler Nierenfunktion und keiner Nephrolithiasis. Die Wirksamkeit einer isolierten Colchicin-Prophylaxe muss in kontrollierten Studien bestätigt werden.

31. Die akute Monarthritis großer Gelenke bei älteren Patienten legt den Verdacht auf **Pseudogicht** (Pyrophosphatkristalle) nahe. Im Akutfall Versuch mit Colchicin, NSAR, Kälte, ggf. Glukokortikosteroide; besser Punktion mit Kristallanalyse, bei Keimfreiheit Steroidsynoviorthese mit Triamcinolon. Röntgen zeigt oft zarte Knorpelverkalkungen.

32. **Aktivierte Arthrosen** reagieren meist gut auf orale NSAR (ggf. kurzfristig Glukokortikosteroide); oft sind gezielte Steroidsynoviorthesen mit Triamcinolon wirksamer.

33. Das **Fibromyalgie-Syndrom** ist eine chronische Schmerzerkrankung. Aktivierende Therapieverfahren (aerobes) Ausdauertraining, Psychotherapie und multimodale Therapie) sollten in der Therapie der Fibromyalgie primär angewendet werden. Zeitlich befristet können aber auch Medikamente angewandt werden wie z.B. Amitriptylin in einer Dosis von 25–50 mg/Tag, wobei bei guter Wirksamkeit im Hinblick auf Schmerz und Schlafstörung eine längerfristige Anwendung erwogen werden kann. Eine Wirksamkeit im Vergleich zu Placebo weisen auch auf: Duloxetin, Fluoxetin, Paroxetin, Pregabalin oder Tramadol/Paracetamol.

Tabelle 8.2: Systematik empfohlener und nicht empfohlener Wirkstoffe zur Therapie rheumatischer Erkrankungen (vgl. Wirkstoffübersicht)

Nicht steroidale Antirheumatika (NSAR)	**Salicylsäurederivate:** Acetylsalicylsäure **Arylessigsäurederivate:** Acemetacin, Diclofenac, Indometacin, **Arylpropionsäurederivate:** Flurbiprofen, Ibuprofen, Dexibuprofen, Ketoprofen, Naproxen, Tiaprofensäure **Anthranilsäurederivate:** Flufenaminsäure (in Deutschland nur als Salbe im Handel), Mefenaminsäure (in Deutschland nicht im Handel) **Pyrazolidinderivate:** Phenylbutazon, Azapropazon **Oxicame:** Piroxicam, Lornoxicam **Coxibe:** Celecoxib, Etoricoxib
Glukokortikosteroide	Prednison, Prednisolon, Methylprednisolon
Basistherapeutika	Antimalariamittel (*Chloroquin, Hydroxychloroquin*), Sulfasalazin, Goldpräparate, Penicillamin
Basistherapeutika mit immunsuppressiven Eigenschaften	Azathioprin, Ciclosporin, Cyclophosphamid, Methotrexat, Leflunomid
Tumornekrosefaktor-Hemmstoffe	Infliximab, Etanercept, Adalimumab
Interleukin-1-Antagonist B-Zell-Depletion (Anti-CD20-Antikörper) Hemmer der T-Zell-Kostimulation	Anakinra Rituximab Abatacept

8.4.1. Nicht steroidale Antirheumatika (NSAR)

Vergleichende Bewertung

Alle NSAR wirken antiphlogistisch und analgetisch, zumeist auch antipyretisch. Die sauren NSAR reichern sich aufgrund ihres Säurecharakters und ihrer hohen Eiweißbindung besonders im entzündeten Gewebe, in der gastrointestinalen Schleimhaut, in der Nierenrinde sowie im Knochenmark und Blut an. Ein gemeinsames Merkmal ist die Hemmung der Synthese von Prostaglandinen, die als Mediatoren Entzündung und Schmerz vermitteln. Für eine überschaubare Nutzen-Risiko-Situation ist die Beschränkung auf wenige und kurzwirksame NSAR sinnvoll. Für Spezialindikationen, wie z.B. Morgensteifigkeit, kann die abendliche Einnahme eines langwirksamen NSAR (z.B. Naproxen) empfehlenswert sein. Bei langwirksamen NSAR verschlechtert sich die Verträglichkeit unter anderem durch Kumulation. In der täglichen Praxis sind die vor allem im Alter bedeutsame Häufung schmerzloser (!) gastroduodenaler Ulzera und die Interaktion mit Diuretika und ACE-Hemmern mit den Folgen einer Nierenfunktionseinschränkung, Hyperkaliämie und Wirkungsverminderung von u.a. Antihypertonika wichtig. Untersuchungen zeigen, dass bei über 65-Jährigen 20–30 % aller Krankenhausaufenthalte und Todesfälle durch peptische Ulzera auf eine Behandlung mit NSAR zurückzuführen sind. Bei einer Therapie mit NSAR ist die Gefahr einer Wirkungsverstärkung von gleichzeitig verordneten oralen Antikoagulantien zu beachten. Die Toxizität in der Langzeitgabe entspricht den Basistherapeutika.

Tabelle 8.3: Patienten mit besonders hohem Risiko unter NSAR-Therapie

Gastrointestinale Komplikationen
• > 65/70 Jahre • bekannte Ulkuskrankheit • gastrointestinale Blutung in der Anamnese • Kortikosteroidtherapie • Antikoagulation • schwere systemische Grunderkrankung
Störungen der Nierenfunktion
• > 65/70 Jahre • vorbestehende Nierenerkrankung • arterielle Hypertonie • Herzinsuffizienz • Komedikation mit Diuretika, ACE-Hemmern, vermutlich auch AT1-Antagonisten • Flüssigkeitsdefizit

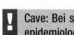 **Cave:** Bei sonst weitgehend vergleichbaren Wirkungen und Nebenwirkungen von NSAR weisen aussagekräftige epidemiologische Untersuchungen dennoch auf eine differenzielle gastrointestinale Toxizität dieser Substanzen hin. Bestimmte NSAR, wie z.B. Ibuprofen und Diclofenac, zeigen dabei ein deutlich geringeres gastrointestinales Blutungsrisiko als z.B. Azapropazon oder Piroxicam.

Die Wirksamkeit von NSAR bei der Therapie der Arthrose ist hinsichtlich Schmerzreduktion, Funktionsverbesserung und der positiven globalen Einschätzung durch den Patienten gegenüber Placebo belegt. Es lassen sich andererseits keine wesentlichen Unterschiede in der Wirksamkeit zwischen den einzelnen NSAR erkennen. Auch finden sich keine Belege für eine „chondroprotektive" oder progressionsverzögernde Wirkung von NSAR.

Therapieziel

Für den in der Praxis häufigsten Einsatz von NSAR bei schmerzenden Arthrosen ergeben sich folgende Empfehlungen:
Durch NSAR wird eine Besserung von Entzündung und Schmerz erreicht, ohne dass bei den chronisch-destruktiven entzündlichen Erkrankungen die Progression der Gewebsschädigung aufgehalten wird.

Tabelle 8.4: Empfehlungen für den Einsatz nicht steroidaler Antiphlogistika und Analgetika bei schmerzhaften Arthrosen[1]

Information des Patienten über Symptome einer möglichen gastrointestinalen Komplikation (u.a. Oberbauchschmerzen, Teerstuhl)
keine Dauerbehandlung, sondern nur befristet während Schmerzperioden, jedoch angemessen lang bei Entzündungszeichen
keine Kombination von NSAR untereinander
Anpassung der Dosierung an den Schmerzrhythmus, keine „automatische" Behandlung rund um die Uhr
Einzeldosis so niedrig wie möglich, aber so hoch wie nötig
Nicht steroidale Antiphlogistika bei Patienten im höheren Alter (> 65/70 Jahre): • Bei Gabe konventioneller NSAR Bevorzugung von Substanzen mit kurzer Halbwertszeit, Vorgehen wie bei Patienten mit hohem gastrointestinalem Risiko (Magenschutz) • engmaschige Überwachung von Gastrointestinaltrakt (**!Cave: mehr Ulzera, besonders bei Frauen**) und Nierenfunktion • altersadaptierte Minderung der Tagesdosis

1 nach: Arzneimittelkommission der deutschen Ärzteschaft: Empfehlungen zur Therapie von degenerativen Gelenkerkrankungen. Arzneiverordnung in der Praxis (Sonderheft), 3. Auflage 2008

Wirkungsmechanismus

Die Hemmung der Prostaglandinsynthese erfolgt über eine Blockade des Enzymsystems „Cyclooxygenase". Dieses Enzym und die Freisetzung von Prostaglandinen sind physiologischerweise an biologischen Funktionen verschiedener Organsysteme beteiligt. Die Isoform COX-1 produziert z.B. die Schutz-Prostaglandine für Magen und Nieren. Die relative Wirksamkeit von NSAR bei Entzündung und Schmerz entspricht der inhibitorischen Aktivität für COX-2, die relative Toxizität derjenigen für COX-1. Bei äquipotenter Dosierung bestehen keine Unterschiede der NSAR-Zielwirkung, da alle gleichermaßen COX-2 hemmen, allerdings bestehen Verträglichkeitsunterschiede, die auf der unterschiedlichen COX-1-Hemmung beruhen.

Wirkstoffe wie Meloxicam zielen darauf ab, die COX-2-Selektivität zu erhöhen und gleichzeitig die gastrointestinalen UAW zu verringern. Eine noch spezifischere Inhibition von COX-2 ist mit den sog. Coxiben möglich, allerdings wurden dabei auch UAW im Bereich anderer, COX-2-exprimierender Organsysteme (Niere, ZNS) beobachtet.

> **!** **Cave: Da NSAR mit kurzer HWZ (z.B. *Diclofenac*) bei Verabreichung als magensaftlösliche Tablette die maximale Wirkstoffkonzentration schon nach 30–45 Min. erreichen, bringt eine parenterale Gabe nachgewiesenermaßen keine Vorteile. Parenterale NSAR-Applikationen sind speziellen Indikationen vorbehalten (Nachbeobachtung wegen Gefahr anaphylaktischer Reaktionen!). Die Bioverfügbarkeit von Suppositorien ist variabel. Bei topischer Behandlung ist die begrenzte Durchdringungstiefe der Haut zu berücksichtigen, von einer intramuskulären Applikation ist aufgrund möglicher schwerwiegender UAW abzuraten.**

8.4.1.1. Salicylsäurederivate

Vergleichende Bewertung

Acetylsalicylsäure (ASS) wirkt in Dosen von 0,5–1 g/Tag analgetisch und von 3–6 g/Tag an antiphlogistisch. Hohe Dosen können zusätzlich zu den allgemeinen UAW der NSAR eine Hemmung der Prothrombinbildung, Hörstörungen, Asthmaanfälle und Verwirrtheitszustände auslösen. In der Therapie der rheumatoiden Arthritis ist ASS (s. Kap. Akute und chronische Schmerzen) durch andere NSAR als Mittel der Wahl ersetzt worden und kann nicht empfohlen werden. In der Rheumatologie hat ASS nur noch in der Behandlung des Morbus Kawaskai eine Berechtigung. Cholin- und Magnesiumsalicylate haben ähnliche Eigenschaften.

8.4.1.2. Arylessigsäurederivate

Vergleichende Bewertung

Vertreter dieser lipophilen Stoffgruppe zeigen ausgeprägte antiphlogistische Wirkungen. Diclofenac findet in der Rheumatologie wegen seiner bevorzugten COX-2-Wirkung breiten Einsatz. Neben den allgemeinen UAW (gastrointestinale Störungen) können zentralnervöse Beschwerden wie frontaler Kopfschmerz, Übelkeit, Schwindel und Verwirrtheitszustände auftreten. Selten werden passagere Leberenzymanstiege beobachtet. Besonders Indometacin kann aufgrund seiner starken Lipophilie Schwindelzustände und Konzentrationsstörungen verursachen, die tagsüber zu Problemen führen. Es sollte nicht primär verordnet werden.

Wirkungsmechanismus

s. Abschnitt NSAR

Indikation(en)

entzündliche Erkrankungen des rheumatischen Formenkreises

Kontraindikationen

Hämorrhagische Diathese, Magen-Darm-Ulzera (akut oder anamnestisch), Leber- und Niereninsuffizienz, Analgetikaintoleranz (Asthma bronchiale, Hautreaktionen, Ödeme), Schwangerschaft im letzten Trimenon, strenge Indikationsstellung im ersten und zweiten Trimenon und Stillzeit

Unerwünschte Arzneimittelwirkungen

s. Tab. 8.5; Schwindel, Verwirrtheit, besonders nach Indometacin

Tabelle 8.5: Nicht steroidale Antirheumatika (Auswahl): Eliminations-HWZ, mittlere Tagesdosen, wichtige Nebenwirkungen (UAW), Wechselwirkungen (WW) und Kontraindikation(en) (KI)*; (pd = pharmakodynamische WW, pk = pharmakokinetische WW)

Wirkstoff, Eliminations-HWZ	Mittlere Tagesdosis (mg) oral	Wichtige UAW, WW, KI
NICHT SELEKTIVE COX-HEMMER		UAW: **Magen und Darm:** Übelkeit, Erbrechen, Magen-Darm-Ulzera (Blutungen, Perforationen)
Kurzwirksam (bis 5 Std.)		**Allergische und pseudoallergische Reaktionen:** Exantheme, Bronchospasmus, Schock und Schockfragmente
Acemetacin	60–180	**Haut und Schleimhaut:** Gesteigerte Lichtempfindlichkeit
Acetylsalicylsäure	bis 3.000	**Blut:** Leukozytopenie, aplastische Anämie, Thrombozytopenie, Verzögerung der Plättchenaggregation
Diclofenac	100–150	**Leber:** Cholestatische Hepatose
Ibuprofen	2400	**Niere und ableitende Harnwege:** Flüssigkeitsretention, Reduktion der GFR, Anstieg des Kreatinins, Nierenversagen
Dexibuprofen	600–900	**Herz und Kreislauf:** Ödeme, Blutdruckanstieg, Herzinsuffizienz, Herzinfarkt/Schlaganfall (insbesondere bei höheren Dosen und Langzeitgabe)
Ketoprofen	150–300	
Tiaprofensäure	300–600	WW: Wirkungsverstärkung von oralen Antikoagulantien (pk), Antihypertensiva (pd), Methotrexat (pk) und Lithium (pk) beachten; Kombination mit ACE-Hemmern (pd): Hyperkaliämie, Nephrotoxizität
Lornoxicam	12–16	
Mittellang wirksam (5–20 Std.)		
Indometacin	50–150	
Lonazolac	600	
Naproxen	500–1.250	KI: Gastrointestinale Ulzera oder Blutungen, letztes Schwangerschaftsdrittel, „Analgetika-Intoleranz"; schwere Herzinsuffizienz
Proglumetacin	300–1.200	
Langwirksam (über 20 Std.)		
Meloxicam	7,5–15	
Piroxicam	20	
Oxaprozin	1.200	
SELEKTIVE COX-2-HEMMER		UAW: Qualitativ wie NSAR, Hautreaktionen, kardiovaskuläre Ereignisse
Celecoxib (HWZ: ca. 17 Std.)	200–400	WW: Warfarin (pk, Prothrombinzeit erhöht), Fluconazol (pk, Elimination von Celecoxib erniedrigt), Lithium-Konzentration erhöht), ACE-Hemmer (pd, ACE-Hemmer-Wirkung vermindert, renale NSAR-UAW verstärkt)
Etoricoxib (HWZ: ca. 22 Std.)	60–120	KI: kardiovaskuläre Risikopatienten, sonst wie NSAR

*Modifiziert nach: Arzneimittelkommission der deutschen Ärzteschaft: Empfehlungen zur Therapie von degenerativen Gelenkerkrankungen. Arzneiverordnung in der Praxis (Sonderheft), 3. Auflage 2008

Acemetacin

(s. Kurzprofil im Anhang)

Dosierung
1–3 x 30–60 mg/Tag oder 1–2 x 90 mg/Tag (Retardkapseln)

Diclofenac

Wechselwirkungen
- verstärkte ulzerogene Wirkung bei gleichzeitiger Therapie mit Glukokortikoiden
- verstärkte Blutungsneigung bei antikoagulierten Patienten möglich, auch bei Behandlung mit Thrombozytenfunktionshemmern
- verminderte diuretische und blutdrucksenkende Wirkung von Diuretika möglich
- verminderte blutdrucksenkende Wirkung von ACE-Inhibitoren, auch Verschlechterung der Nierenfunktion und verstärkte Hyper-kaliämieneigung sind möglich
- auch verminderte blutdrucksenkende Wirkung von Betablockern, Dihydralazin und Prazosin möglich
- erhöhtes Hyperkaliämierisiko bei kaliumsparenden Diuretika
- Verschlechterung der Nierenfunktion unter Ciclosporin möglich, daher möglichst vermeiden (Monitoring von Kreatinin- und Ciclosporin-Serumkonzentration)
- verminderte Clearance von Digoxin, Lithium, Methotrexat, Phenytoin, Aminoglykosiden möglich (Monitoring)

Pharmakokinetik
BV: ca. 60 % (oral) aufgrund First-Pass-Effektes; vollständig (rektal, intramuskulär)
Elim.: ausgeprägter hepatischer Metabolismus; vorwiegend renale (ca. 65 %) bzw. biliäre (ca. 35 %) Elimination in Form von Metaboliten
HWZ: 1,5 Std.

Dosierung
s. Kap. Akute und chronische Schmerzen

Indometacin

(s. Kurzprofil im Anhang)

Wechselwirkungen
- Glukokortikoide erhöhen das Risiko gastrointestinaler Ulzera und Blutungen
- nicht mit anderen NSAR kombinieren
- erhöhte Blutungsneigung durch orale Antikoagulantien, niedermolekulare Heparine, Danaparoid bzw. Thrombozytenfunktions-hemmer
- Kaliumsparende Diuretika erhöhen das Hyperkaliämie- und Nireninsuffizienzrisiko
- erhöhtes Nireninsuffizienzrisiko durch Tacrolimus
- Verminderung der diuretischen Wirkung von Schleifendiuretika und Spironolacton
- Verminderung der antihypertensiven Wirkung von Betablockern, Dihydralazin, ACE-Hemmern, Losartan, Prazosin, Thiazid- und Schleifendiuretika
- evtl. erhöhtes Hypoglykämierisiko durch Sulfonylharnstoffe (ggf. Dosis reduzieren)
- die Clearance von Ciclosporin (erhöhtes Toxizitätsrisiko), Digoxin, Phenytoin, Lithium und Aminoglykosiden wird reduziert (Plasmakonzentrationen kontrollieren)
- die Toxizität von Methotrexat wird erhöht

Pharmakokinetik
BV: 98 % (80 % nach rektaler Gabe)
Elim.: Metabolismus; 26 % unverändert renal; enterohepatischer Kreislauf
HWZ: 2 Std. (längere terminale Phase von 4–11 Std.), verlängert bei Neugeborenen; bei geriatrischen Patienten wird Dosis-reduktion (25 %) empfohlen

Dosierung

initial 3 x 25 mg/Tag, max. 200 mg/Tag; bei Wirkungseintritt Dosisreduzierung auf 3–4 x 25 mg/Tag

8.4.1.3. Arylpropionsäurederivate

Vergleichende Bewertung und Hinweise zur wirtschaftlichen Verordnung

Das Wirkungsprofil und die UAW dieser Substanzen entsprechen dem der übrigen NSAR. Aus dieser Substanzklasse wird Ibuprofen häufig eingesetzt. Die anderen Präparate sind aus Kostengründen (Dexibuprofen) oder fehlenden Vorteilen im Vergleich zu anderen NSAR nicht zu empfehlen.

Wirkungsmechanismus

s. Abschnitt NSAR

Indikation(en)

entzündliche Erkrankungen des rheumatischen Formenkreises

Kontraindikationen

Hämorrhagische Diathese, Magen-Darm-Ulzera (akut oder anamnestisch), Niereninsuffizienz, Analgetikaintoleranz (Asthma bronchiale, Hautreaktion, Ödeme), Schwangerschaft im letzten Trimenon, strenge Indikationsstellung im ersten und zweiten Trimenon und in der Stillzeit

Unerwünschte Arzneimittelwirkungen

s. Tab. 8.5; im Vergleich zu den Arylessigsäurederivaten sind die zentralnervösen UAW vorwiegend bei höherer Dosierung zu erwarten

Ibuprofen

Wechselwirkungen

- verstärkte ulzerogene Wirkung bei gleichzeitiger Therapie mit Glukokortikoiden
- verstärkte Blutungsneigung bei antikoagulierten Patienten, auch bei Behandlung mit Thrombozytenfunktionshemmern
- verminderte diuretische und blutdrucksenkende Wirkung von Diuretika. Verminderte blutdrucksenkende Wirkung von ACE-Inhibitoren, auch Verschlechterung der Nierenfunktion und verstärkte Hyperkaliämieneigung sind möglich
- verminderte blutdrucksenkende Wirkung von Betablockern, Dihydralazin, Prazosin möglich. Verstärkte Hyperkaliämieneigung bei kaliumsparenden Diuretika
- evtl. erhöhtes Hypoglykämierisiko unter Sulfonylharnstoff-Derivaten
- verminderte Clearance von Digoxin, Aminoglykosiden, Phenytoin, Lithium, Methotrexat (Monitoring)
- Aufhebung des kardioprotektiven Effekts von Acetylsalicylsäure

Pharmakokinetik

BV: > 80 % (dosisabhängig)
Elim.: hepatischer Metabolismus
HWZ: 1,8–3,5 Std.

Dosierung

s. Kap. Akute und chronische Schmerzen

Dexibuprofen

(s. Kurzprofil im Anhang)

Dosierung

600–900 mg/Tag, verteilt auf bis zu 3 Einzeldosen, maximale Tagesdosis 1.200 mg

Ketoprofen

(s. Kurzprofil im Anhang)

Dosierung
50–300 mg/Tag

Naproxen

Wechselwirkungen
s. Ibuprofen

Pharmakokinetik
BV: 99 %
Elim.: hepatischer Metabolismus
HWZ: 10–18 Std. (< 28 Std.); bei Leberzirrhose Dosis reduzieren (ca. 50 %)

Dosierung
500–1.250 mg/Tag, verteilt auf 2–3 Einzeldosen

Tiaprofensäure

(s. Kurzprofil im Anhang)

Dosierung
2 x 300 mg/Tag, maximal 600 mg/Tag

8.4.1.4. Anthranilsäurederivate

Vergleichende Bewertung
Das Wirkungsprofil dieser Substanzen entspricht dem der übrigen NSAR, die Wirksamkeit ist jedoch vergleichsweise schwächer. Die UAW entsprechen denen der übrigen NSAR. Mefenaminsäure ist in Deutschland nicht mehr im Handel, Flufenaminsäure nur zur topischen Anwendung als Salbe erhältlich.

8.4.1.5. Pyrazolidinderivate

Vergleichende Bewertung
Pyrazolidinderivate, z.B. Phenylbutazon, sind stark wirksame NSAR. Sie sind wegen selten auftretender, jedoch gefährlicher UAW zeitlich nur begrenzt anwendbar und gehören nicht zu den Präparaten der täglichen Routine. Neben gastrointestinalen Störungen können hämatologische Veränderungen (Leukopenie, Agranulozytose, Thrombozytopenie, Panzytopenie), ausgeprägte Wasserretention (Natriumretention) und Hautexantheme auftreten. Daher wurde ihr Indikationsbereich stark eingeschränkt, akute Schübe von Morbus Bechterew (Spondylitis ankylosans), Gichtanfall.

Phenylbutazon

(s. Kurzprofil im Anhang)

8.4.1.6. Oxicame

Vergleichende Bewertung und Hinweise zur wirtschaftlichen Verordnung

Piroxicam zeichnet sich durch eine lange Halbwertszeit aus, sodass eine einmalige tägliche Applikation ausreicht. Diese Langzeit-wirkung ist bei entzündlich bedingten Rückenschmerzen (Spondylitis ankylosans) zur Verminderung des nächtlichen Rücken-schmerzes erwünscht. Andererseits wird Piroxicam als magenunverträglich empfunden und seine Kumulationstendenz ist bei Nie-renfunktionseinschränkung besonders risikobehaftet, sodass besondere Vorsicht bei älteren Patienten geboten ist. Lornoxicam weist eine relativ kurze Halbwertszeit auf. Aus Kostengründen und wegen unzureichender Erfahrung mit dieser Substanz emp-fiehlt sie sich nicht als Standardtherapie bei den zugelassenen Indikationen. Für die hausärztliche Praxis sind Oxicame nicht zu empfehlen.

Piroxicam

(s. Kurzprofil im Anhang)

Lornoxicam

(s. Kurzprofil im Anhang)

Dosierung

3 x 4 mg/Tag, maximal 16 mg/Tag; bei beeinträchtigter Nieren- oder Leberfunktion maximal 12 mg/Tag

8.4.1.7. COX-2-selektive NSAR (Coxibe)

Vergleichende Bewertung und Hinweise zur wirtschaftlichen Verordnung

Derzeit sind in Deutschland 3 selektive COX-2-Hemmstoffe, Celecoxib, Etoricoxib und Parecoxib, zugelassen.

Keiner dieser Wirkstoffe erscheint aus Sicht der AkdÄ für die hausärztliche Therapie primär empfehlenswert.

Da die Verminderung gastroprotektiver Prostaglandine über eine Hemmung des COX-1-Enzyms durch konventionelle NSAR erklärt wird, erhoffte man sich durch selektive COX-2-Inhibitoren eine substanzielle Reduktion gastrointestinaler UAW. Zwar tre-ten bei gleicher Wirksamkeit in äquipotenten Dosen klinisch bedeutsame Ulkuskomplikationen unter Coxiben statistisch signifi-kant seltener auf. Alle älteren NSAR hemmen in therapeutischer Dosierung die COX-1 und COX-2. COX-2-Hemmer sind jedoch keineswegs frei von gastrointestinaler Toxizität. Deshalb sind Coxibe u.a. bei der aktiven peptischen Ulzera oder gastrointestina-len peptischen Ulzera kontraindiziert. Bei Patienten mit gastrointestinalen Vorerkrankungen wie Ulzera und entzündlichen Magen-Darm-Erkrankungen oder bei Patienten mit erhöhtem gastrointestinalem Risiko ist Vorsicht geboten. Das Gefahrenpotenzial der Coxibe bezüglich gastrointestinaler Nebenwirkungen ist gerade bei Risikopatienten erheblich höher als angenommen.

Das Risiko anderer NSAR-typischer UAW, besonders an Niere, Leber und ZNS, ist unter Coxiben nicht verringert. Celecoxib und Etoricoxib sind zur Behandlung der (aktivierten) Arthrose und rheumatoiden Arthritis zugelassen, Celecoxib zudem für die Spon-dylitis ancylosans und Etoricoxib für den akuten Gichtanfall. Patienten mit erhöhtem gastrointestinalem Risiko (s. Tab. 8.3) können ggf. alternativ zur Kombination von NSAR und PPI auch mit Coxiben behandelt werden. Eine Therapie mit niedrigdosierter Acetylsalicylsäure zur Thrombozytenaggregationshemmung darf dabei fortgeführt werden. Die Wirksamkeit von Coxiben bei akti-vierter Arthrose oder rheumatoider Arthritis wird gegenüber konventionellen NSAR als vergleichbar angesehen.

Ein erhöhtes kardiovaskuläres Risiko führte zur Marktrücknahme von Rofecoxib und Valdecoxib. Es konnte jedoch gezeigt werden, dass diese Effekte auch bei zumindest einigen NSAR, z.B. Diclofenac, auftreten. Die klinischen Langzeiterfahrungen mit Coxiben sind jedoch bislang begrenzt. COX-2 wird nicht, wie ursprünglich angenommen, nur bei Entzündungen gebildet, sondern ist in der Niere und z.B. auch im ZNS konstitutiv vorhanden und dort in seiner Funktion weitgehend unbekannt. Somit ist noch unklar, welche Bedeutung tierexperimentell gefundene Nebenwirkungen wie Fehlbildungen, Fertilitäts- und Wundheilungsstörun-gen ggf. für die Anwendung beim Menschen haben. Auch die relativ hohen Tagestherapiekosten sind Grund, die Substanzen für die hausärztliche Praxis nicht zu empfehlen.

Celecoxib

(s. Kurzprofil im Anhang)

(s. Kurzprofil im Anhang)

8.4.1.8. Ulkusprophylaxe bei NSAR-Therapie

Therapeutisches Vorgehen

Die ulzerogene Potenz der NSAR ist unterschiedlich. Während Glukokortikosteroide das Ulkusrisiko kaum erhöhen, steigt das Ulkusrisiko unter NSAR um den Faktor 4. Die Kombination beider Wirkstoffgruppen erhöht das Ulkusrisiko um den Faktor 15 und sollte möglichst vermieden werden.

Das Risiko gastrointestinaler Nebenwirkungen kann derzeit durch eine Kombinationsbehandlung mit einem PPI oder Misoprostol stark reduziert werden. Bei den PPI ließ sich die Wirksamkeit für Omeprazol, Esomeprazol, Rabeprazol und Pantoprazol belegen. Auch Misoprostol vermindert endoskopisch sichtbare Schleimhautschäden und die Rate von Ulkuskomplikationen verschiedener NSAR. Möglicherweise ist es besonders effektiv gegen NSAR-induzierte Ulcera ventriculi. Da Misoprostol bezüglich Einnahmekomfort und UAW (Dyspepsie, Diarrhoe) hinter den PPI einzustufen ist, sind PPI vorzuziehen. Zudem ist Misoprostol den PPI bei der Ulkusheilung unterlegen. H_2-Blocker wie Ranitidin sind nicht wirksam, auch Antazida oder Sucralfat eignen sich nicht zur Ulkusprophylaxe bei NSAR-Therapie.

Das Problem der NSAR-induzierten Nebenwirkungen des oberen Gastrointestinaltraktes ist freilich weder mit dem seitens der AkdÄ nicht empfohlenen Einsatz von Coxiben noch mit einer Magenschutztherapie ausreichend gelöst. Bei beiden Strategien muss mit einem Restrisiko von schweren Komplikationen gerechnet werden. Eine Ulkusprophylaxe ist nur bei Risikopatienten (Alter > 60 Jahre, Ulkusanamnese ohne nachgewiesene Eradikation von Helicobacter pylori, mehrere NSAR, hohe NSAR-Dosis, begleitende Glukokortikosteroidtherapie, schwere Begleiterkrankungen) indiziert. In vielen Fällen stellt die Kombination eines klassischen NSAR mit einem PPI eine sehr vernünftige und auch kostengünstige Alternative zu den Coxiben dar.

Eine fixe NSAR-Misoprostol-Kombination wird nicht empfohlen.

8.4.2. Langzeittherapie mit DMARD
(Disease Modifying Antirheumatic Drugs)

Vergleichende Bewertung

Unter dem Begriff DMARD (Disease Modifying Antirheumatic Drugs oder Basistherapeutika) wird eine heterogene Gruppe von Pharmaka zusammengefasst, die bei rheumatoider Arthritis und anderen chronischen Arthritiden zu einer Remission und Aufhalten der Gelenkdestruktion führen können. Diese Medikamente haben in der Regel keine direkte analgetische und antiphlogistische Wirkung. Die therapeutischen Effekte treten nicht sofort auf, sondern erst nach Wochen bis Monaten.

Jede gesicherte rheumatoide Arthritis sollte auf ein DMARD eingestellt werden. Anzustreben ist ein frühest möglicher Beginn einer Therapie mit Basistherapeutika, um rechtzeitig Gelenkdestruktionen zu verhindern. Verbunden damit ist eine Frühdiagnostik der rheumatoiden Arthritis. Alle Basistherapeutika können mit UAW einhergehen, die von den recht häufigen Befindlichkeitsstörungen (Magen-Darm-Reaktionen, Kopfschmerzen) bis hin zu Allergien, Nieren- und Leberfunktionsstörungen sowie Störungen der Hämatopoese und der Blutgerinnung reichen können. Deshalb sind neben einer sorgfältigen Anamnese regelmäßige Blut- und Harnkontrollen erforderlich.

Therapieziele

Rückgang der Entzündungsaktivität, Verlangsamung bis Aufhalten der Destruktionsprogression, Besserung von Schmerz und Beweglichkeit sowie Erhöhung der Lebensqualität.

8.4.2.1. Antimalariamittel (Chloroquin/Hydroxychloroquin)

Vergleichende Bewertung

Chloroquinderivate wirken von allen Basistherapeutika am mildesten und lösen relativ selten UAW aus. Durch Beachtung der maximalen Tagesdosis (3,5–4 mg/kg KG Chloroquin bzw. 6–6,5 mg/kg KG Hydroxychloroquin) kann selbst bei Dauertherapie über Jahre einer Retinopathie vorgebeugt werden. Das Retinopathierisiko ist für Chloroquin bei streng auf das Idealgewicht bezogener Dosierung nicht höher einzuschätzen als für Hydroxychloroquin. Keratopathien sind häufige, jedoch den Visus nicht beeinflussende und reversible UAW vorwiegend der Chloroquintherapie. Chloroquinderivate sind besonders günstige Kombinationspartner für wirksamere Basistherapeutika (z.B. Methotrexat) und können deren Spektrum vorteilhaft ergänzen.

Wirkungsmechanismus

Anreicherung in Endosomen und Lysosomen, Hemmung von Proteasen, Kollagenasen und Hemmung des IL-1

Indikation(en)

Rheumatoide Arthritis; milde Verlaufsform des systemischen Lupus erythematodes und andere Kollagenosen (Remissionserhaltung)

Kontraindikationen

Myasthenia gravis, Retinopathien und Katarakt, Erkrankungen des blutbildenden Systems, Psoriasis, Favismus, Niereninsuffizienz, schwere Leberfunktionsstörungen, Porphyrie, Epilepsie, Schwangerschaft

Unerwünschte Arzneimittelwirkungen

- meist dosisabhängig
- am Auge Keratopathien durch Einlagerung von Chloroquin in Lipidstrukturen (reversibel)
- Retinopathien (Makuladegeneration, sog. „Ochsenaugen") selten, aber irreversibel
- relativ häufig gastrointestinale Störungen, Kopfschmerzen
- seltener Polyneuropathie, Myopathie, Photosensibilisierung
- in Einzelfällen Thrombozytopenie, Agranulozytose, Panzytopenie, Schlafstörungen, Unruhe, Benommenheit, Schwindel

Besonderheit

- Kontrolluntersuchungen: augenärztliche Untersuchung (Kornea, Augenhintergrund) mit Beginn der Dauermedikation, dann im Abstand von 6 Monaten
- Laborkontrollen von Blutbild, Leberenzymen, Urinstatus

Chloroquin

(s. a. Kap. Parasitosen)

Wechselwirkungen

- Chloroquin darf nicht mit anderen Basistherapeutika, hepatotoxischen Wirkstoffen oder MAO-Hemmstoffen gegeben werden
- erhöhtes Risiko von Hautreaktionen durch Phenylbutazon, Probenecid, Pyrimethamin und Sulfadoxin
- durch gleichzeitige Glukokortikoidgabe Verstärkung der Myopathien bzw. Kardiomyopathien möglich
- Chloroquin kann die Bioverfügbarkeit von Ampicillin reduzieren bzw. die Clearance von Digoxin vermindern
- Magnesiumhaltige Antazida bzw. Kaolin können die Bioverfügbarkeit von Chloroquin reduzieren
- die Antikörperantwort auf Tollwut-Vakzine wird vermindert. Pyrimethamin bzw. Sulfadoxin erhöhen das Risiko von Hautreaktionen

Pharmakokinetik

BV: 90 %
Elim.: 70 % unverändert renal; Rest wird metabolisiert, überwiegend zu Monodesethylchloroquin, das noch Antimalaria-Aktivität besitzt
HWZ: 6–60 Tage (Muttersubstanz) bzw. 35 Tage (Monodesethylchloroquin); Dosisreduktion bei Niereninsuffizienz (50 % der normalen Dosis bei Serumkreatinin > 8 mg/dl) bzw. Leberinsuffizienz

Dosierung

1 x 250 mg/Tag (auf 3,5–4 mg/kg KG einstellen); maximale Tagesdosis auf der Basis des Idealgewichtes streng einhalten!

Wechselwirkungen

s. Chloroquin; **der Abbau von** Metoprolol **kann inhibiert werden**

Pharmakokinetik

BV: 74 %; maximale Blutspiegel nach 3 Std.

Elim.: Metabolisierung in der Leber; Hauptmetabolit Desethylhydroxychloroquin; 16–25 % unverändert renal

HWZ: 40 Tage

Dosierung

200–400 mg/Tag, entsprechend 5–6,5 mg/kg KG; bei nur geringer Entzündungsaktivität halbe Dosis

8.4.2.2. Sulfasalazin

Vergleichende Bewertung

Sulfasalazin, seit vielen Jahren als Langzeittherapeutikum bei entzündlichen Darmerkrankungen eingesetzt und in seinem Spektrum der UAW gut bekannt, wird als Basistherapeutikum bei rheumatoider Arthritis und HLA-B27-assoziierten Spondylarthritiden verwendet. Auch als Kombinationspartner (z.B. mit Antimalariamitteln und Methotrexat) gut geeignet. Regelmäßige Kontrollen von Blutbild und Leberenzymen sind erforderlich.

Wirkungsmechanismus

Der Wirkungsmechanismus ist nicht mit letzter Sicherheit bekannt.

Indikation(en)

- rheumatoide Arthritis mit mäßiger systemischer Entzündungsaktivität
- HLA-B27-assoziierte Spondylarthritiden periphere Gelenkbeteiligung bei Spondylitis ankylosans, Arthritis bei chronisch-entzündlichen Darmerkrankungen, chronische Verlaufsform einer reaktiven Arthritis, Psoriasis-Arthritis

Kontraindikationen

(s. Kap. Chronisch entzündliche Darmerkrankungen)
- Überempfindlichkeit gegen Sulfonamide und Salicylsäure
- Erythema exsudativum multiforme
- Porphyrie
- Blutbildungsstörungen
- Leber-, Nierenerkrankungen
- Bronchialasthma
- 3. Trimenon der Schwangerschaft, Stillzeit

Unerwünschte Arzneimittelwirkungen

(s. Kap. Chronisch entzündliche Darmerkrankungen)

Nausea, Anorexie, Temperaturerhöhungen, Kopfschmerz, Erythem, Pruritus; seltener: Cholestase, Hämolyse, Leukopenie, Thrombozytopenie, Anämie, Leberenzymerhöhung, Pankreatitis, Stomatitis, Neuropathie, Überempfindlichkeitsreaktionen, Oligospermie und Infertilität (reversibel), männliche Patienten aufklären!

Besonderheit

(s. Kap. Chronisch entzündliche Darmerkrankungen)

Kontrolluntersuchungen notwendig: Blutbild, Urin, Leberwerte nach einem, 2 und 3 Monaten, danach im Abstand von jeweils drei Monaten

Wechselwirkungen und Pharmakokinetik

(s. Kap. Chronisch entzündliche Darmerkrankungen)

Dosierung

Initialdosis von 500 mg/Tag, wöchentliche Steigerung um 500 mg auf maximale Dosis von 2 g/Tag, bei ungenügender Wirksamkeit in Einzelfällen Dosissteigerung nach 3 Monaten auf 3 g/Tag; für die Dauerbehandlung werden 2 g/Tag empfohlen; Wirkungseintritt meist nach 5–8 Wochen

8.4.2.3. Goldpräparate

Vergleichende Bewertung

Die klassische parenterale Goldtherapie ist aufgrund der besseren Wirksamkeit und Verträglichkeit von Methotrexat sowie durch die wirksamen Biologika (TNF-Hemmstoffe, Interleukin-1-Antagonist, B-Zell-Depletion mit Rituximab, Modulation der T-Zellaktivierung mit Abatacept) als Behandlung der ersten Wahl in den Hintergrund getreten. Parenterales Gold (Natriumaurothiomalat) kann die erosiven Gelenkprozesse verlangsamen. Neben der üblichen Monotherapie (Wirksamkeit bei ca. 50–80 %) besteht die Möglichkeit einer Methotrexat-Gold-Kombination in therapierefraktären Fällen. Bemerkenswert ist der oft noch Monate nach Absetzen anhaltende Effekt. Der Ersteinsatz einer Goldtherapie sollte einem Spezialisten vorbehalten bleiben. Oral applizierbares Gold (Auranofin) ist allenfalls ein mildes Basistherapeutikum (etwa mit Chloroquinderivaten vergleichbar), das sich in der Regel nicht für die Frühbehandlung der aktiven rheumatoiden Arthritis eignet. Es kann daher parenterale Goldpräparate nicht ersetzen. Wegen anderer Stoffwechselkinetik zeigt orales Gold geringere UAW hinsichtlich Proteinurie und Blutbildveränderungen, wird aber wegen seiner Diarrhoe-induzierenden Wirkung von manchen Patienten nicht gut toleriert.

Wirkungsmechanismus

Wirkungsmechanismus insgesamt unbekannt

Indikation(en)

rheumatoide Arthritis, Arthritis psoriatica

Kontraindikationen

- bekannte Goldallergie
- Kollagenosen (insbesondere systemischer Lupus erythematodes)
- vorbestehende Organschäden: (Knochenmark, Niere, Leber), Schwangerschaft
    relativ: Spätstadien der chronischen Polyarthritis, Colitis ulcerosa, Morbus Crohn, Tuberkulose, Herzinsuffizienz

Unerwünschte Arzneimittelwirkungen

- gültig überwiegend für parenterales Gold: Häufigkeit insgesamt 35 % (–50 %), schwergradig bei 10 %, Abbruch aufgrund der UAW bei 15 % erforderlich (insbesondere bei i.m.-Applikation)
- Dermatitis, Stomatitis, Pruritus, Alopezie, Goldablagerung
- toxisch allergische Reaktion mit nephrotischem Syndrom (Immunkomplexnephritis) und Proteinurie, vorwiegend bei HLA-DR3-positiven Patienten
- Thrombozytopenie, Granulozytopenie, Anämie, aplastische Anämie; sekundärer Antikörpermangel
- Fibrose, Bronchiolitis
- Diarrhoe (besonders bei oraler Gabe), Enterokolitis
- cholestatische Reaktion, pathologische Leberenzymerhöhung
- Hornhautablagerung mit Konjunktivitis, Iritis, Hornhautulzerationen; Polyneuropathie, Enzephalopathie (selten)

Besonderheit

- regelmäßige Kontrolluntersuchungen!
- anamnestisch erfragen: Metallgeschmack, Diarrhoen, Hauterscheinungen, Ödeme
- Haut und Schleimhäute inspizieren
- Labor: komplettes Blutbild, Kreatinin, Leberenzyme
- Urin auf Eiweiß kontrollieren
- alle 3–6 Monate Immunglobuline im Serum
- Laboruntersuchungen: vor Therapiebeginn, in den ersten 3 Monaten alle 2 Wochen, dann jeden Monat
- bei Langzeittherapie alle 2 Monate
- Wirkeintritt nach 3–4 Monaten

Auranofin

Wechselwirkungen

bei Kombinationstherapie mit anderen Basistherapeutika auf Verstärkung der UAW achten; bei gleichzeitiger Therapie mit Penicillamin vermehrt Hautausschläge bzw. Knochenmarkssuppression

Pharmakokinetik

BV: 20–25 %
Elim.: Metabolismus weitgehend unbekannt; 5–15 % werden renal ausgeschieden
HWZ: 25 Tage (bei Mehrfachdosierung)

Dosierung

2 x 3 mg/Tag p.o.

Natriumaurothiomalat

Wechselwirkungen

bei Kombinationstherapie mit anderen Basistherapeutika auf Verstärkung der UAW achten; bei gleichzeitiger Therapie mit Penicillamin vermehrt Hautausschläge bzw. Knochenmarkssuppression; erhöhtes Risiko einer Hepatotoxizität bei hohen Dosen von Acetylsalicylsäure; gleichzeitige Anwendung photosensibilisierender Substanzen (z.B. Chloroquin, Phenybutazon, Chlorpromazin) sollte vermieden werden

Pharmakokinetik

BV: 95 %
Elim.: 60–90 % renal, Rest fäkal
HWZ: ca. 23 Tage

Dosierung

Die parenterale Goldbehandlung gliedert sich in Aufsättigungsphase und in Erhaltungsphase, die den erreichten Gewebsspiegel aufrechterhält.
Aufsättigungsphase:

    1. Woche: 10 mg (= 4,53 mg Gold) i.m.
    2. Woche: 20 mg (= 9,06 mg Gold) i.m.
    3–20. Woche: 50 mg (= 22,65 mg Gold) i.m.
    ab 21. Woche (Erhaltungsphase): 50 mg jede 2–4. Woche i.m.

8.4.2.4. Penicillamin

(s. Kurzprofil im Anhang)

Vergleichende Bewertung

Mit (D-)Penicillamin kann bei rheumatoider Arthritis der gleiche Therapieerfolg wie mit parenteralen Goldsalzen erreicht werden, es wird jedoch aufgrund der UAW-Häufigkeit (gesamt 30–60 %) heute kaum noch eingesetzt. UAW sind insbesondere toxisch-allergische Reaktionen wie Hautexantheme, Agranulozytose, glomeruläre Nierenschäden (Proteinurie), Myasthenia gravis, Pemphigus und medikamentöser Lupus erythematodes. Vorsicht bei Patienten mit Penicillinallergie (Kreuzreaktionen möglich).

8.4.3. Glukokortikosteroide

Vergleichende Bewertung

Glukokortikosteroide hemmen rasch die Entzündung, deren Einsatz aber durch die damit verbundenen UAW kritisch abgewogen werden muss. Niedrigdosierte Glukokortikosteroide haben offenbar einen hemmenden Einfluss auf die Gelenkdestruktion bei RA. Für die systemische Therapie, insbesondere bei längerer Anwendung, sollten nur Prednisolon oder Prednison bzw. andere nicht fluorierte Präparate eingesetzt werden.

Als absolute Indikation(en) gelten Kollagenosen und Vaskulitiden. Wenn abzusehen ist, dass eine längerfristige Glukokortikosteroidtherapie erforderlich sein wird, sollte sofort mit einer Osteoporoseprophylaxe begonnen werden.

Indikation(en)

- Kollagenosen, insbesondere bei Organbeteiligung
- Vaskulitiden
- rheumatoide Arthritis mit hoher Entzündungsaktivität als Stoßtherapie, ansonsten als niedrigdosierte Langzeittherapie in Verbindung mit Basistherapeutika
- alle Sonderformen der Polyarthritis
- mit NSAR nicht beherrschbare reaktive Arthritiden
- aktive Formen juveniler chronischer Arthritiden
- rheumatisches Fieber mit Organbeteiligung (Karditis, Nephritis, Enzephalitis)
- akuter Gichtanfall, Bursitis subacromialis

Kontraindikationen und unerwünschte Arzneimittelwirkungen

(s. Kap. Funktionsstörungen der Nebennieren, Abschnitt Glukokortikosteroide)

Prednisolon

(s. auch Kap. Funktionsstörungen der Nebennieren)

Dosierung

- niedrige Dosis ($\leq$ 7,5 mg/Tag): Erhaltungstherapie bei vielen entzündlich-rheumatischen Erkrankungen
- mittlere Dosis (> 7,5 bis $\leq$ 30 mg/Tag): Initialtherapie bei primär chronischen entzündlich-rheumatischen Erkrankungen
- hohe Dosis (> 30 bis $\leq$ 100 mg/Tag): Initialtherapie bei subakuten entzündlich-rheumatischen Erkrankungen
- sehr hohe Dosis (> 100 mg/Tag): Initialtherapie bei akuten und oder/potenziell lebensbedrohlichen Exazerbationen von entzündlich-rheumatischen Erkrankungen
- Bolustherapie ($\geq$ 250 mg/Tag einmalig oder über wenige Tage): bei besonders schweren und/oder potenziell lebensbedrohlichen Formen von entzündlich-rheumatischen Erkrankungen
- an eine notwendige Erhaltungsdosis sollte man sich langsam herantasten; die $\leq$ 7,5 mg/Tag liegende Erhaltungsdosis sollte unterhalb von 10 mg/Tag in 1-mg-Schritten individuell ermittelt werden; die einmalige Einnahme sollte morgens erfolgen, um auf den adrenalen Regelkreis möglichst wenig einzuwirken; gelegentlich kann ein Splitten der Prednisolondosis sinnvoll sein

Prednison

Wechselwirkungen

s. Prednisolon

Pharmakokinetik

BV: 80 % (nach vollständiger Resorption werden 80 % hepatisch zum aktiven Metaboliten Prednisolon reduziert)
Elim.: Metabolismus, ca. 15 % als Prednisolon und 3 % als Prednison unverändert renal
HWZ: 3,5 Std. (kürzer bei höheren Dosen)

Dosierung

s. Prednisolon; ungefähre Cushing-Schwellendosis 7,5 mg/Tag

8.4.4. DMARD mit immunsuppressiven Eigenschaften

Vergleichende Bewertung

Insbesondere bei den chronisch entzündlichen Systemerkrankungen aus dem rheumatischen Formenkreis vermittelt das Immunsystem einen wesentlichen Anteil an der Unterhaltung der Entzündungsaktivität, also an der gelenkdestruierenden Komponente. Ziel der immunsuppressiven Therapie ist es, die Zahl und/oder Funktion der immunkompetenten Zellen zu vermindern. Es handelt sich zum Teil um Substanzen, die aus der Tumortherapie bekannt sind, wie Cyclophosphamid und Methotrexat. Aus der Transplantationsmedizin sind Azathioprin und Ciclosporin im Einsatz. Gezielt auf die T-Lymphozytensuppression hin entwickelt wurde der Enzyminhibitor Leflunomid.

Therapieziele

Verminderung von Zahl und/oder Funktion der verantwortlichen immunkompetenten Zellen und proinflammatorischen Zytokine und damit eine Remission bzw. Vermeidung einer Progredienz, was Lebensqualität und Lebenserwartung verbessert

8.4.4.1. Azathioprin

Vergleichende Bewertung

Azathioprin gehört zu den wirksamsten Basistherapeutika mit guter Langzeittoleranz und hat seinen festen Platz in der Therapie der Kollagenosen, insbesondere des systemischen Lupus erythematodes, und Vaskulitiden. Bei Kollagenosen und systemischen Vaskulitiden, die aufgrund schwerer viszeraler Manifestationen zunächst mit Cyclophosphamid in eine Remission überführt wurden, kann Azathioprin anschließend zur Remissionserhaltung eingesetzt werden. Die Diskussion um das onkogene Risikoprofil ist noch nicht abgeschlossen, daher ist die Indikation besonders bei jüngeren Patienten sorgfältig abzuwägen. Patienten mit einem genetischen Thiopurinmethyltransferase-(TPMT-)Mangel können rasch eine Knochenmarkdepression entwickeln!

Wirkungsmechanismus

Prodrug, muss in 6-Mercaptopurin und Metaboliten umgewandelt werden; Interferenz mit der DNS-Synthese; Hemmung der zellulären Immunität durch Hemmung der natürlichen Killerzellen (NK-Zellen)

Indikation(en)

systemischer Lupus erythematodes, Mischkollagenose (Mixed connective Tissue Disease; MCTD), Dermatomyositis, Polymyositis, systemische Vaskulitiden; rheumatoide Arthritis: spielt hier nur noch eine untergeordnete Rolle

Kontraindikationen

schwere Nieren-, Leber-, Knochenmarkschäden, schwere Infektionen, Pankreatitis, Stillzeit, bekannte Überempfindlichkeit gegen Azathioprin

Unerwünschte Arzneimittelwirkungen

erhöhtes Infektionsrisiko; Übelkeit, Erbrechen; Leukozytopenie, selten Thrombozytopenie, Hepatotoxizität (u.a. venookklusive Lebererkrankung), Haut- und Schleimhautveränderungen, Haarausfall, Teratogenese, Überempfindlichkeitsreaktionen mit Fieber, Erbrechen, Diarrhoe, Arthralgien, Exanthem; Beobachtungen über Neoplasieinduktion (vornehmlich lymphoproliferative Erkrankungen) sind besonders aus der Transplantationsmedizin bekannt, in ihrer Wertigkeit für die Langzeittherapie rheumatischer Erkrankungen zurzeit noch in der Diskussion

Wechselwirkungen

bei gleichzeitiger Gabe von Allopurinol oder anderen Xanthinoxidasehemmern Reduktion der Azathioprindosis auf 25 % erforderlich, nach Möglichkeit nicht kombinieren! Wirkungsaufhebung polarisierender Muskelrelaxantien möglich, Verstärkung der Wirkung von nicht depolarisierenden Muskelrelaxantien; erhöhtes Risiko einer Myelosuppression bei Behandlung mit ACE-Hemmern; reduzierte Resorption von Ciclosporin (Plasmakonzentrationen kontrollieren); eine Abschwächung der Wirkung von Warfarin ist beschrieben (INR kontrollieren); Vorsicht bei Anwendung von Mitteln mit TPMT-inhibierender Wirkung (Aminosalicylsäurederivate); Impfantwort kann vermindert sein. Möglichst keine Impfungen mit Lebendimpfstoffen

Besonderheit

Kontrolluntersuchungen notwendig; Anamnese: Temperaturen, Infektionen; Untersuchung: Lymphknotenschwellungen, Anämie; Labor: komplettes Blutbild einschließlich Thrombozyten, Transaminasen, Serumkreatinin; Kontrazeption wünschenswert; erfolgreich ausgetragene Schwangerschaften wurden unter Azathioprintherapie jedoch beobachtet

Pharmakokinetik

BV: ca. 44 %

Elim.: Prodrug, wird zum aktiven Wirkstoff 6-Mercaptopurin metabolisiert; bei genetisch bedingtem Mangel der Thiopurinmethyl-transferase (TPMT), die 6-Mercaptopurin metabolisiert, besteht stark erhöhtes Toxizitätsrisiko. Ausscheidung als inaktiver Metabolit Thioharnsäure

HWZ: 1,7 Std. (Muttersubstanz) bzw. 1,2 Std. (6-Mercaptopurin) bei nierentransplantierten Patienten; Dosisreduktion bei Niereninsuffizienz (75 % der normalen Dosis bei Serumkreatinin 1,6–8 mg/dl bzw. 50 % der normalen Dosis bei Serumkreatinin > 8 mg/dl)

Dosierung

initial 1,5–2 (–3) mg/kg KG/Tag bis zum Wirkungseintritt (meist nach 4 Wochen oder später), danach in der Regel Erhaltungsdosis von 1–2 mg/kg KG/Tag erforderlich

8.4.4.2. Ciclosporin

Vergleichende Bewertung

Ciclosporin ist für die Therapie der schweren RA zugelassen, bei der zuvor mindestens ein stark wirksames Basistherapeutikum versagt hat. Die Wirksamkeit ist der des Azathioprin und des parenteralen Goldes vergleichbar. Ciclosporin soll die Progression der Gelenkerosionen verlangsamen. Weitere Indikation(en) ist (sind) schwere Psoriasis vulgaris und Uveitis (beide oft assoziiert mit rheumatologischen Symptomen). Ciclosporin gilt als vielversprechender Kombinationspartner für Methotrexat und Glukokortikosteroide.

Unerwünschte Arzneimittelwirkungen

- häufig Nierenfunktionsstörungen
- Anstieg von Bilirubin und Leberenzymen
- Hypertrichose, Tremor, Müdigkeit, Kopfschmerzen, Gingivitis hypertrophicans, gastrointestinale Beschwerden
- Parästhesien, arterielle Hypertonie, allergische Hauterscheinungen, Hyperglykämien, Anämie, Hyperurikämie, Gicht, Gewichtszunahme, Ödeme, Hyperkaliämie, Hypomagnesiämie
- selten Hitzewallungen, Muskelkrämpfe und -schmerzen, Myopathie, Leukozytopenie, Thrombozytopenie, ischämische Herzkrankheit, Pankreatitis, Hyperthermie, Gynäkomastie
- selten motorische Polyneuropathie, Enzephalopathie in unterschiedlichen Ausprägungen: Seh- und Bewegungsstörungen, Bewusstseinsstörungen, Agitation
- bei Psoriasis-Patienten, die mit Ciclosporin behandelt wurden, ist über die Entstehung bösartiger Tumore, insbesondere der Haut, berichtet worden

Wechselwirkungen

- Vorsicht bei Anwendung anderer Substanzen mit nephrotoxischem Potenzial (Aminoglykoside, Vancomycin, Amphotericin B, Co-trimoxazol, Melphalan, nicht steroidale Antiphlogistika), Nierenfunktion kontrollieren
- Bioverfügbarkeit von Diclofenac kann erhöht werden
- Nierenfunktion kann durch ACE-Hemmer reduziert werden
- erhöhtes Hyperkaliämierisiko durch kaliumsparende Diuretika (z.B. Amilorid, Triamteren, Spironolacton)
- erhöhte Ciclosporin-Konzentrationen (Kontrolle!) durch Enzyminhibitoren wie Azolantimykotika, Makrolidantibiotika, Doxycyclin, Ciprofloxacin, Quinupristin/Dalfopristin, Ceftriaxon, Chloroquin, Grapefruitsaft, Kalziumantagonisten (z.B. Diltiazem, Verapamil, Nicardipin, Amlodipin, Felodipin), Propafenon, Amiodaron, Carvedilol, orale Kontrazeptiva, Methylprednisolon (hohe Dosen), Prednison und Prednisolon, Metoclopramid (erhöhte Bioverfügbarkeit von Ciclosporin), Danazol, Bromocriptin, Fluvoxamin, Nefazodon, Nelfinavir, Saquinavir, Ritonavir, Tacrolimus, evtl. Allopurinol
- reduzierte Ciclosporin-Konzentrationen (Kontrolle!) durch Johanniskraut-Präparate, Antiepileptika (Barbiturate, Carbamazepin, Phenytoin), Isoniazid, Rifampicin, Metamizol, Azathioprin, Terbinafin, Ticlopidin
- Ciclosporin kann die Clearance einiger Stoffe vermindern, z.B. Digoxin, Statine (Risiko der Myopathie bzw. Rhabdomyolyse), Etoposid, Prednisolon, Colchicin, Nifedipin
- ZNS-Nebenwirkungen von Morphin können verstärkt werden

Besonderheit

Therapiebegleitende Kontrollen des Serumkreatinins und des Blutdrucks, in den ersten 12 Wochen zweiwöchentlich, später monatlich; bei Erhöhung um mehr als 30 % über den individuellen Ausgangswert des Patienten Dosisreduktion zwingend erforderlich (ggf. Therapieabbruch); Bestimmungen des Ciclosporinspiegels sind (wegen der deutlich niedrigeren Dosierung als in der Transplantationsmedizin) zur Verlaufskontrolle nur in Einzelfällen sinnvoll

Pharmakokinetik

BV: 10–89 % (hohe intra- und interindividuelle Variabilität, eher hohe Resorption bei fettreichen Mahlzeiten, höher aus Lösung), im Mittel 34 %
Elim.: Metabolismus, mindestens 25 Metaboliten, teils mit Aktivität; ausgeprägte biliäre Elimination
HWZ: 5–18 Std., 20 Std. bei schweren Lebererkrankungen

Dosierung

initial 2,5 mg/kg KG/Tag (verteilt auf 2 Einzeldosen); nach 6 Wochen Dosisanpassung in Schritten von 0,5–1 mg/kg KG bis maximal 5 mg/kg KG/Tag; bei stabiler Wirkung ist nach 3 Monaten eine Anpassung auf die niedrigste noch wirksame Dosierung anzustreben; bei Wirkungslosigkeit Abbruch nach 6 Monaten

8.4.4.3. Cyclophosphamid

(s. a. Kap. Tumore)
Standardtherapeutikum bei schweren systemischen Vaskulitiden und Kollagenosen; in der Therapie der RA überwiegend als Ausweichtherapeutikum bei viszeraler, insbesondere vaskulitischer Mitbeteiligung

Wirkungsmechanismus

Zytostatikum aus der Gruppe der Oxazophosphorine, chemisch dem Stickstofflost verwandt;
Zunächst erfolgt metabolische Aktivierung (s. Elim.) zu 4-Hydroxycyclophosphamid, das mit seinem Tautomeren Aldophosphamid im Gleichgewicht steht. Diese Tautomere unterliegen einer Konversion in inaktive und aktive Metaboliten (insbesondere Phosphoramidlost und Acrolein). Die zytotoxische Wirkung von Cyclophosphamid beruht auf einer Interaktion seiner alkylierenden Metabolite mit der DNA. Folge der Alkylierung sind Strangbrüche und Vernetzungen der DNA-Stränge bzw. DNA-Proteinvernetzungen („cross-links"). Außerdem wird eine immunsuppressive Wirkung von Cyclophosphamid diskutiert. Acrolein hat keine antineoplastische Aktivität, ist aber für die urotoxischen Nebenwirkungen verantwortlich.

Indikation(en)

- bedrohlich verlaufende Autoimmunkrankheiten wie schwere, progrediente Formen von Lupus-Nephritis, Wegener-Granulomatose
- Remissionsinduktion und Konsolidierungstherapie bei akuter lymphatischer Leukämie, Remissionsinduktion bei Morbus Hodgkin, Non-Hodgkin-Lymphome, chronische lymphatische Leukämie, Remissionsinduktion bei Plasmozytom, adjuvante Therapie des Mammakarzinoms, palliative Therapie des fortgeschrittenen Mammakarzinoms, fortgeschrittenes Ovarialkarzinom, kleinzelliges Bronchialkarzinom, Ewing-Sarkom, Neuroblastom, Rhabdomyosarkom bei Kindern, Osteosarkom, (s. Kap. Tumore)
- Konditionierung vor allogener Knochenmarkstransplantatation bei schwerer aplastischer Anämie, akuter myeloischer und akuter lymphoblastischer Leukämie, chronischer myeloischer Leukämie, (s. Kap. Gutartige Störungen der Blutbildung)

Kontraindikationen

- schwere Beeinträchtigung der Knochenmarksfunktion
- Zystitis, Harnabflussbehinderungen
- floride Infektionen
- Stillzeit
- Vorsicht bei geschwächtem Immunsystem (wie z.B. Diabetes mellitus, chronischen Leber- oder Nierenerkrankungen);
- besondere Abwägung und Beratung bei Schwangerschaft bzw. Kinderwunsch

Unerwünschte Arzneimittelwirkungen

- Myelosuppression (weißes Blutbild und Thrombozyten sind laufend zu überwachen)
- Übelkeit, Erbrechen, Anorexie, Diarrhoe, Obstipation, Stomatitis, in Einzelfällen hämorrhagische Kolitis bzw. Ulzerationen der Mundschleimhaut

- hämorrhagische Zystitis und Hämaturie (Mesna und starke Hydratation können die urotoxischen Nebenwirkungen herabsetzen), Nierenschädigung (insbesondere bei vorbestehender Nierenfunktionsstörung)
- Pneumonitis oder interstitielle Pneumonie
- Leberfunktionsstörungen, Veno-occlusive Disease (VOD, nur selten bei Monotherapie)
- Kardiomyopathie
- Infektionen
- Blutungen
- Störungen der Spermatogenese bzw. der Ovulation
- Syndrom der inadäquaten ADH-Sekretion mit Hyponatriämie
- akute Pankreatitis (Einzelfälle)
- Neoplasieinduktion möglich
- „rapid-tumour-lysis"-Syndrom mit Hyperurikämie
- Alopezie (in der Regel reversibel), schwere Hautreaktionen (sehr selten)

Wechselwirkungen
- Sulfonylharnstoffe: Verstärkung der blutzuckersenkenden Wirkung
- Allopurinol oder Hydrochlorothiazid: Verstärkung der myelosuppressiven Wirkung
- Enzyminduktoren (z.B. Phenobarbital, Phenytoin, Chloralhydrat, Dexamethason): Verstärkung der Bildung aktiver alkylierender Metabolite von Cyclophosphamid.
- depolarisierende Muskelrelaxantien (z.B. Succinylcholin): länger anhaltende Apnoe (durch Verringerung der Pseudocholinesteraseaktivität)
- Anthrazykline: Verstärkung der Kardiotoxizität
- Grapefruitsaft: wegen der Möglichkeit einer verminderten Aktivierung von Cyclophosphamid sollte auf den Genuss von Grapefruitsaft verzichtet werden
- Tamoxifen: möglicherweise erhöhtes Risiko von Thromboembolien
- Impfstoffe: wegen der immunsuppressiven Wirkung von Cyclophosphamid ist mit einem verminderten Ansprechen auf die jeweiligen Vakzine und bei Lebendvakzinen mit einer Infektion durch den Impfstoff zu rechnen

Besonderheit
- Dosisanpassung bei Niereninsuffizienz!
- ausreichende Flüssigkeitszufuhr während der Gabe ist notwendig
- Cyclophosphamid muss in der Leber aktiviert werden, daher lokale Anwendung sinnlos
- Zystitisprophylaxe durch forcierte Diurese und mit Mesna (s. Kap. Tumore, Abschnitt Nieren-/Blasenprotektion)
- Gesamtdosis beachten!

Pharmakokinetik
BV: oral ca. 75 %
Elim.: Cyclophosphamid ist ein Prodrug und wird durch hepatische mikrosomale Enzyme (CYP2B6, CYP2C9 und CYP3A4) in die aktive Form umgewandelt (s. Wirkungsmechanismus); CYP3A4 katalysiert auch die Inaktivierung von Cyclophosphamid zu Dechloroethylcyclophosphamid; 5–25 % werden unverändert renal und 17–31 % fäkal ausgeschieden
HWZ: 1,3–6,8 Std. (nach oraler Gabe) bzw. 4,1–16 Std. (nach i.v.-Gabe) für die Muttersubstanz Cyclophosphamid. 2,5–5,5 Std. für 4-Hydroxycyclophosphamid. 9,9 Std. (nach oraler Gabe) bzw. 7,7 Std. (nach i.v.-Gabe) für Phosphoramidlost und Acrolein; bei Niereninsuffizienz wird Dosisreduktion empfohlen (75 % der normalen Dosis bei Serumkreatinin 1,6–8 mg/dl bzw. 50 % der normalen Dosis bei Serumkreatinin > 8 mg/dl); bei milder Niereninsuffizienz keine Dosisreduktion, jedoch Dosisintervall auf 12 Std. verlängern

Dosierung
initial 150 mg/Tag p.o., je nach Lymphozytenzahl (besonders Gesamtzahl der Lymphozyten, die von 2.000/mm³ (Normalwert) auf etwa 800/mm³ reduziert werden sollte); nach Erreichen der Lymphozytopenie Dosisreduktion mit dem Ziel einer stabilisierten Lymphozytopenie (ca. 600/mm³); bei schweren Vaskulitiden immer Kombination mit Glukokortikoiden (Fauci-Schema: 2 mg/kg KG Cyclophosphamid plus 1 mg/kg KG Prednisolon);
alternativ: Cyclophosphamid-Stoßtherapie: 20–40 mg/kg KG oder 800–1.600 mg/m² als Infusion alle 4 Wochen über 6 Monate (Austin-Schema, Fachinformation beachten, vgl. a. Kap. Tumore, Abschnitt Nieren-/Blasenprotektion), kombiniert mit Glukokortikosteroiden.

Die Dosierung für onkologische bzw. hämatologische Indikationen ist individuell festzulegen (s. Fachinformation und Kap. Tumore bzw. Gutartige Störungen der Blutbildung).

8.4.4.4. Methotrexat

Vergleichende Bewertung
Methotrexat ist bei der Behandlung der rheumatoiden Arthritis wegen seiner guten Verträglichkeit und Wirksamkeit das Basistherapeutikum der ersten Wahl. Die Dosierung in der Rheumatologie ist gegenüber der in der Tumortherapie erheblich niedriger (ca. 1:100), deshalb ist die UAW-Häufigkeit gegenüber der Hochdosistherapie ungleich geringer. Wirksam ist Methotrexat auch in der Therapie der Uveitis bei juveniler chronischer Arthritis, des adulten Still-Syndroms, der Psoriasis-Arthritis, der Kollagenosen und zur Remissionserhaltung bei systemischen Vaskulitiden.

Wirkungsmechanismus
in hoher, onkologischer Dosierung: Antimetabolit (Hemmung der Dihydrofolatreduktase; Folsäureantagonist); als Mechanismus bei der niedrigdosierten Gabe in der Rheumatherapie wird die Inhibition der IL-15-induzierten TNF-alpha-Produktion sowie eine Hemmung der Adenosin-mediierten Entzündungsvorgänge diskutiert (Purin-Inhibition); Methotrexat führt zur Erhöhung der Homozystein-spiegel im Serum (gastrointestinale UAW; Milderung durch Folsäuresubstitution möglich)

Indikation(en)
gesicherte rheumatoide Arthritis, auch als Initialtherapie; Psoriasis-Arthritis; schwere chronische reaktive Arthritis, zunehmend auch bei Polymyalgia rheumatica mit hohem Prednisolonbedarf, Still-Syndrom des Erwachsenen, juvenile rheumatoide Arthritis, Kollagenosen und Vaskulitiden; bei rasch progredienten Fällen noch vor den anderen Basistherapeutika aufgrund schnell eintretender Wirkung und guter Steuerbarkeit auch parenteral einsetzbar

Kontraindikationen
aktive Lebererkrankungen, Lungenfibrose, fortgeschrittene Niereninsuffizienz, hämatologische Systemerkrankung mit Leuko- und/oder Thrombozytopenie; Schwangerschaft; unzuverlässige Medikamenteneinnahme, Alkoholabusus

Unerwünschte Arzneimittelwirkungen
- häufig Übelkeit, Erbrechen, Blutungen
- Stomatitis
- Vaskulitiden, Haarausfall
- Leukozytopenie, Thrombozytopenie, Panzytopenie
- Benommenheit, Kopfschmerz
- Alveolitis mit nachfolgender Lungenfibrose
- eine vorübergehende Transaminasenerhöhung auf das Zwei- bis Dreifache der Norm (bis zu 50 %) kann toleriert werden (Enzymkontrollen vor nächster Einnahme)
- bei niedrigdosierter Therapie sind Nieren- und Blasenschäden nicht bekannt
- bei Niereninsuffizienz ist Dosisanpassung zwingend notwendig, besser auf Methotrexat verzichten
- viele UAW lassen sich durch die Gabe von 5 mg Folinsäure (alternativ 10 mg Folsäure) bessern, die einmal wöchentlich 24 Std. nach Einnahme von Methotrexat oral zu verabreichen ist
- die relativ häufigen gastrointestinalen Störungen am Einnahmetag sind durch Metoclopramid zu verhindern oder zu bessern

Wechselwirkungen
- am Tag der Methotrexateinnahme Alkoholkonsum vermeiden
- Toxizität wird verstärkt durch Wirkstoffe, die das Knochenmark beeinträchtigen, z.B. nicht steroidale Antirheumatika, Phenytoin, Barbiturate, Tetracyclin, Chloramphenicol, Sulfonamide **(!Cave: Co-Trimoxazol; additive Inhibition der Dihydrofolatre-duktase durch Methotrexat und Trimethoprim)**, Aminomethylbenzoesäure, p-Aminohippursäure, Metamizol, Leflunomid.
- wenn möglich, NSAR vermeiden. NSAR (auch Salicylate) sollten bis 10 Tage nach hochdosiertem Methotrexat (wie in der Therapie maligner Erkrankungen verwendet) vermieden werden (wenn unvermeidbar, besonders auf Myelosuppression und gastrointestinale Toxizität achten)
- die Kombination von niedrigdosiertem Methotrexat mit NSAR bei der rheumatoiden Polyarthritis ist akzeptabel, jedoch ist auch hier auf klinische und hämatologische Toxizität zu achten (besondere Vorsicht bei beeinträchtigter Nierenfunktion).

- die gleichzeitige Einnahme anderer Mittel mit möglicher lebertoxischer Wirkung sollte vermieden werden. Bei Patienten, die gleichzeitig potenziell hepatotoxische Mittel einnehmen (z.B. Leflunomid), müssen engmaschig Leberwertkontrollen durchgeführt werden
- hochdosierte Penicilline inhibieren die tubuläre Sekretion von Methotrexat und erhöhen das Toxizitätsrisiko, ebenso Probenecid.
- Patienten, die COX-2-Hemmer erhalten, sollten wegen möglicher toxischer Methotrexat-Wirkungen (verringerte renale Clearance) überwacht werden
- bei immunsuppressiver Chemotherapie sind Rotavirus-Vakzine kontraindiziert

Besonderheit

Kontrolluntersuchungen notwendig! Anamnese: Übelkeit, Diarrhoen, Stomatitis, Hauterscheinungen, Haarausfall, Atemnot; Labor: Blutbild mit Differentialblutbild und Thrombozyten, Serumkreatinin, Transaminasen, Harnstatus; Kontrollen: 1. Monat wöchentlich, 2.–3. Monat zweiwöchentlich, 4.–6. Monat monatlich, danach alle 2–3 Monate; strenge Kontrazeption bei jüngeren Patienten (beide Geschlechter)!

Pharmakokinetik

BV: dosisabhängig (90 % bei Dosis < 30 mg/m², 50 % bei Dosis > 30 mg/m², 20 % bei Dosis > 80 mg/m²)
Elim.: 85 % unverändert renal
HWZ: nach intravenöser Gabe biphasische Elimination mit HWZ von 2–4 Std. und 12–24 Std.; nach peroraler Gabe triphasische HWZ von 0,75/2–3,5/27 Std.; Dosisreduktion bei Niereninsuffizienz (50 % der normalen Dosis bei Serumkreatinin 1,6–8 mg/dl); Dosisreduktion bei Leberinsuffizienz (75 % der normalen Dosis bei Bilirubin 3,1–5 mg/dl oder SGOT > 180 U/l)

Dosierung

Initialdosis 7,5–15 mg/Wo. einmal wöchentlich abends p.o. (auch i.v. oder s.c.); bei ausreichender Wirksamkeit nach 6 Wochen Beibehaltung dieser Dosis über 6 Monate, ansonsten Erhöhung auf 25 mg/Wo. (am besten i.v.); bei stabiler klinischer und serologischer Entzündungssituation Beibehaltung der Dosis u. U. über Jahre; bei Vollremission schrittweise Dosisreduzierung alle 3 Monate um 2,5 mg; Reaktivierung der Erkrankung bei zu starker Dosisreduktion möglich; die Therapie wird in der Regel durch Glukokortikosteroide (4–6 mg/Tag Prednisolon) vorteilhaft ergänzt (insbesondere in der Initialphase)

8.4.4.5. Leflunomid

(s. Kurzprofil im Anhang)

Vergleichende Bewertung und Hinweise zur wirtschaftlichen Verordnung
Leflunomid ist ein Isoxazolderivat, das die Synthese des Pyrimidins durch selektive Hemmung der Dihydroorotatdehydrogenase (DHODH) unterdrückt. Aktivierte T-Lymphozyten, die eine wichtige Rolle in der Pathogenese der RA spielen, synthetisieren Pyrimidine überwiegend über den De-novo-Stoffwechselweg und reagieren daher besonders empfindlich. Leflunomid zeigt immunsuppressive und entzündungshemmende Wirkungen.
Die Wirksamkeit von Leflunomid ist der von Methotrexat vergleichbar. Wegen der deutlich höheren Kosten ist es als Reservemedikament einzuordnen.
Obwohl eine Leflunomid-Methotrexat-Kombinationstherapie einer Monotherapie überlegen sein kann, wird wegen des erhöhten Risikos von hepato- und hämatotoxischen Nebenwirkungen davon abgeraten. Indikation(en) und Überwachung sollten in der Hand eines erfahrenen Spezialisten bleiben.

Wirkungsmechanismus

antiproliferativ und antiphlogistisch; Hemmung der De-novo-Synthese des Pyrimidins in aktivierten T-Lymphozyten; Blockade der klonalen Expansion der Lymphozyten in der G1/S-Phase; aktiv wirksam ist der Hauptmetabolit A771726

8.4.5. „Biologika"

8.4.5.1. Tumornekrosefaktor-Hemmstoffe und Interleukin-1-Antagonist

Vergleichende Bewertung

Bei Versagen der konventionellen Basistherapeutika dürfen unter Berücksichtigung der Empfehlungen der Deutschen Gesellschaft für Rheumatologie Tumornekrosefaktor-Hemmstoffe und der Interleukin-1-Antagonist zur Remissionsinduktion eingesetzt werden. Im entzündeten Gelenk spielen die proinflammatorischen Zytokine TNF-alpha und IL-1 eine Schlüsselrolle. Für die TNF-alpha-Rezeptorblockade konnte eindeutig ein gelenkdestruktionshemmender Effekt bewiesen werden.

In Deutschland sind bisher ein chimärer (Maus/Mensch) monoklonaler Anti-TNF-alpha-Antikörper (Infliximab), ein humanisierter Anti-TNF-alpha-Antikörper (Adalimumab) sowie ein rekombinantes lösliches TNF-alpha-Rezeptor-Fusionsprotein (Etanercept) zugelassen. Infliximab darf bei den Indikation(en) rheumatoide Arthritis und Psoriasis-Arthritis nur in Kombination mit niedrig-dosiertem Methotrexat eingesetzt werden, welches die Wirkung verstärkt und die Bildung von antimurinen Antikörpern verhindern soll. Die bisher bekannten UAW umfassen Lokalreaktionen, die Entwicklung von Autoantikörpern (Anti-dsDNA; ein SLE wird jedoch sehr selten induziert), seltene Fälle von demyelisierenden Erkrankungen oder Panzytopenien sowie verstärkte Infektneigung. TNF-Hemmstoffe können zur Reaktivierung einer Tuberkulose führen. Deshalb muss vor Therapie auf das Vorliegen einer aktiven oder latenten Tuberkulose untersucht werden. Hierzu gehören eine gründliche Anamnese auf Tuberkulosevorerkrankung oder -kontakt und Immunsuppressivatherapie, Röntgen des Thorax und Tuberkulinhauttest. Bei einer inaktiven Tuberkulose können TNF-Hemmstoffe nach Nutzen-Risiko-Abwägung unter einer begleitenden Tuberkulose-Prävention eingesetzt werden.

Als Interleukin-1-Antagonist steht Anakinra zur Verfügung.

Eine Therapie mit diesen neuartigen und kostenintensiven Therapeutika sollte nur von internistischen Rheumatologen eingeleitet werden; eine engmaschige Dokumentation wird verlangt. Die Langzeiterfahrungen mit den sog. Biologika sind noch beschränkt.

Infliximab

(s. Kap. Chronisch entzündliche Darmerkrankungen)

Wirkungsmechanismus
Chimärer (Maus/Mensch) monoklonaler TNF-alpha-Antikörper

Etanercept

(s. Kurzprofil im Anhang)
Wirkungsmechanismus
rekombinantes lösliches TNF-alpha-Rezeptor-Fusionsprotein

Adalimumab

(s. Kap. Chronisch entzündliche Darmerkrankungen)

Wirkungsmechanismus
humanisierter Anti-TNF-alpha-Antikörper

Anakinra

(s. Kurzprofil im Anhang)

Wirkungsmechanismus
Interleukin-1-Antagonist

8.4.5.2. Rituximab (Anti-CD20$^+$-Antikörper)

Vergleichende Bewertung

Bei Versagen der konventionellen Basistherapeutika und einem oder mehrerer TNF-Hemmer oder deren Unverträglichkeit darf unter Berücksichtigung der Empfehlungen der Deutschen Gesellschaft für Rheumatologie Rituximab zur Remissionsinduktion eingesetzt werden.

Rituximab darf bei der rheumatoiden Arthritis nur in Kombination mit niedrigdosiertem Methotrexat eingesetzt werden, welches die Ansprechrate erhöht und das Intervall zwischen den Zyklen verlängert. Eine Kombination mit anderen Biologika kann aufgrund der fehlenden Datenlage nicht empfohlen werden. Im Gegensatz zu den TNF-Hemmern kann auf einen PPD-Test verzichtet werden, da Fälle neu aufgetretener Tuberkulose unter Rituximab nicht beobachtet wurden. Bei Patienten mit Non-Hodgkin-Lymphomen und begleitender Hepatitis B wurde in einigen Fällen eine Reaktivierung der Hepatitis B beobachtet, weshalb eine Prophylaxe mit z.B. Lamivudin empfohlen wird. Aufgrund der B-Zelldepletion ist auf die Grundimmunisierung (Tetanus, Diphterie und Poliomyelitis) zu achten. Auch eine Pneumokokken- und Influenzaimpfung sollten nach Jahreszeit, Komorbidität und Alter in Erwägung gezogen werden. Impfungen müssen mindestens 4 Wochen vor Therapiebeginn erfolgen. Die bisher bekannten UAW sind zumeist infusionsassoziiert. Ein Abbruch der Infusion ist jedoch meist nicht notwendig. Trotz B-Zelldepletion wurde nur eine geringe Zunahme an schweren Infektionen im Vergleich zu Placebo beobachtet. Vor Therapiebeginn wird eine Bestimmung der Immunglobuline empfohlen, da die Gabe bei Immunglobulinmangel nicht empfohlen werden kann.

Die Therapie sollte in der Hand erfahrener Rheumatologen verbleiben. Eine vollständige Ausrüstung zur Reanimation ist unabdingbar.

Rituximab

(s. Kurzprofil im Anhang)

Wirkungsmechanismus

Chimärer monoklonaler Anti-CD20$^+$-Antikörper

8.4.5.3. Abatacept (Selektiver Hemmer der T-Zell-Kostimulation)

Vergleichende Bewertung

Bei Versagen von mindestens 2 konventionellen Basistherapeutika und einem oder mehrerer TNF-Hemmer oder deren Unverträglichkeit sowie Kontraindikationen dürfen unter Berücksichtigung der Empfehlungen der Deutschen Gesellschaft für Rheumatologie Hemmer der T-Zell-Kostimulation zur Remissionsinduktion eingesetzt werden. Abatacept ist ein rekombinant hergestelltes, lösliches Fusionsprotein, das aus einer extrazellulären Domäne des humanen zytotoxischen T-Lymphozyten-Antigens 4 (CTLA-4) und einem Fragment des Fc-Anteils von humanem Immunglobulin IgG1 besteht, welches selektiv CD80- und CD86-Moleküle bindet. Abatacept moduliert selektiv den kostimulatorischen Weg der T-Zellaktivierung, indem es die Bindung der CD80- und CD86-Moleküle auf den antigenpräsentierenden Zellen an die CD28-positiven T-Zellen verhindert. Analog zu den TNF-Hemmern sollte ein Tuberkulosescreening erfolgen, auch wenn eine erhöhte Inzidenz an Tuberkulosefällen unter Abatacept bisher nicht belegt ist. Ebenso wird eine Testung auf Hepatitis B empfohlen.

Abatacept darf bei der rheumatoiden Arthritis nur in Kombination mit niedrigdosiertem Methotrexat eingesetzt werden. Eine Kombination mit anderen Biologika kann aufgrund der Datenlage mit TNF-Hemmern nicht empfohlen werden, da hierunter eine erhöhte Infektionsrate angegeben wurde. Zur Kombination mit Rituximab liegen keine Daten vor.

Auf einen ausreichenden Impfschutz (s. Rituximab) sollte geachtet werden.

Abatacept

(s. Kurzprofil im Anhang)

Wirkungsmechanismus

Abatacept ist ein rekombinant hergestelltes, lösliches Fusionsprotein, das aus einer extrazellulären Domäne des humanen zytotoxischen T-Lymphozyten-Antigens 4 (CTLA-4) und einem Fragment des Fc-Anteils von humanem Immunglobulin IgG1 besteht, welches selektiv den Kostimulationsweg der T-Zellaktivierung über Bindung der CD80- und CD86-Moleküle auf antigenpräsentierenden Zellen hemmt.

Dosierung

Unbedingt Fachinformation beachten! Die Dosierung ist gewichtsadaptiert und beträgt etwa 10 mg/kg KG ($\leq$ 60 kg KG 500 mg, $\geq$ 60 kg KG–$\leq$ 100 kg KG 750 mg, $\geq$ 100 mg 1.000 mg). Nach der Erstinfusion über 30 Minuten erfolgen weitere Infusionen nach 2 und nach 4 Wochen. Danach erfolgen die Infusionen alle 4 Wochen.

8.4.6. Kombinationstherapie mit langwirksamen antirheumatischen Substanzen

Vergleichende Bewertung

Eine Monotherapie mit Basistherapeutika sollte grundsätzlich ausgeschöpft werden. Glukokortikosteroide in niedriger Dosis (2,5–7,5 mg/Tag) dürfen als wirksame Begleitmedikation nahezu bei allen Patienten mit rheumatoider Arthritis eingesetzt werden. Bei schwerem Krankheitsverlauf und unzureichendem Therapieeffekt werden seit einigen Jahren Kombinationen von Basistherapeutika eingesetzt, die sich gegenüber der Monotherapie als wirksamer erwiesen haben und deren UAW toleriert werden können. Folgende Basistherapeutika-Kombinationen haben sich in randomisierten, klinischen Studien bei der rheumatoiden Arthritis als wirksam erwiesen:

- Methotrexat plus Ciclosporin
- Methotrexat plus Leflunomid (**!Cave: Panzytopenie, Hepatotoxizität**)
- Methotrexat plus Sulfasalazin plus Hydroxychloroquin
- Goldverbindung plus Hydroxychloroquin
- Goldverbindung plus Ciclosporin.

Die TNF-Hemmstoffe, Rituximab und Abatacept sind bei den Indikationen rheumatoide Arthritis nur in Kombination mit Methotrexat zugelassen. Auch der IL-1-Antagonist Anakinra darf nur in Kombination mit Methotrexat bei der rheumatoiden Arthritis angewendet werden.

Mit Ausnahme der Kombination Methotrexat plus Leflunomid, die das Risiko von hepato- und hämatotoxischen UAW erhöht, ergeben sich für die Kombination von Basistherapeutika keine anderen Richtlinien bezüglich Kontraindikationen, Nebenwirkungen und Überwachungsprogramm als für die einzelnen Substanzen. Indikationsstellung und Überwachung sollten dem Spezialisten vorbehalten bleiben.

8.4.7. Lokaltherapie

Vergleichende Bewertung

Lokalmaßnahmen am entzündeten Gelenk wurden früher erst ans Ende einer systemischen Therapie gesetzt. Inzwischen zeigt die Erfahrung, dass intraartikuläre Injektionen mit Glukokortikosteroid-Kristallsuspensionen mit Triamcinolon-Verbindungen (besonders Triamcinolonhexacetonid) bereits zu Beginn bzw. im frühen Stadium einer Basistherapeutikatherapie den Behandlungserfolg speziell an Finger-, Hand-, Knie- und Sprunggelenken beschleunigen. Längerfristige Erfolge verspricht die Radionuklidsynoviorthese mit betastrahlenden Elementen (169-Erbium, 186-Rhenium oder 90-Yttrium). Auch mit der (Früh-)Synovektomie (etwa 6 Monate nach Diagnosestellung, wenn Basistherapeutika und mehrmalige intraartikuläre Glukokortikosteroidinjektionen erfolglos waren) ist besonders bei großen Gelenken in Verbindung mit Basistherapeutika ein lange anhaltender Erfolg zu erzielen.

Triamcinolonhexacetonid

Wirkungsmechanismus
Glukokortikoid; s. Prednisolon

Indikation(en) (für intraartikuläre Injektionen)
- persistierende Entzündung in einem oder wenigen Gelenken nach Allgemeinbehandlung von chronisch-entzündlichen Gelenkerkrankungen

- Arthritis bei Pseudogicht/Chondrokalzinose
- aktivierte Arthrose
- posttraumatische, nicht bakteriell bedingte Arthritiden

Kontraindikationen (für intraartikuläre Injektionen)
- bakterielle Arthritiden
- Instabilität des zu behandelnden Gelenks
- Blutungsneigung (spontan oder durch Antikoagulantien)
- periartikuläre Kalzifikation
- nicht vaskularisierte Knochennekrose
- Sehnenruptur
- Chacot-Gelenk
- bei länger dauernder Therapie: Magen-Darm-Ulzera, schwere Osteoporose, psychiatrische Anamnese, akute Virusinfektionen, HbsAG-positive, chronisch-aktive Hepatitis, ca. 8 Wochen vor bis 2 Wochen nach Schutzimpfungen, systemische Mykosen und Parasitosen, Poliomyelitis, Lymphadenitis nach BCG-Impfung, Eng- und Weitwinkelglaukom

Unerwünschte Arzneimittelwirkungen (bei intraartikulären Injektionen)
Systemische Effekte wie Entgleisung eines Diabetes mellitus, Verschlechterung einer Hypertonie oder eine relative Nebennierenrindeninsuffizienz infolge gehäufter intraartikulärer Kortikoidinjektionen können auftreten.

Relevante Wechselwirkungen
s. Prednisolon

Pharmakokinetik
Nach Freisetzung aus dem kristallinen Depot erfolgt durch Gewebsenzyme (Esterasen) die hydrolytische Spaltung zum wirksamen Triamcinolonacetonid.

Dosierung (intraartikuläre Injektion)
große Gelenke 10–20 mg, mittlere Gelenke 5–10 mg, kleine Gelenke 2–5 mg

8.5. Hinweise zur wirtschaftlichen Verordnung

Siehe Hinweise in den „Vergleichenden Bewertungen" zu den jeweiligen Wirkstoffgruppen.

NSAR stehen als preiswerteste Generika zur Verfügung, Coxibe werden von der AkdÄ zur Behandlung nicht empfohlen. TNF-Antagonisten und das Immunsuppressivum Anakinra sollten nicht ohne fachärztliche Beratung verordnet werden. Sie sind Spezialfällen vorbehalten.

Aus „Wirkstoff aktuell" Etanercept, 2006; Infliximab, 2006 (Herausgeber Kassenärztliche Bundesvereinigung):

Allgemein:

- Jede gesicherte rheumatoide Arthritis (RA) sollte frühestmöglich zunächst mit „konventionellen" Basistherapeutika (DMARDs – Disease Modifying Antirheumatic Drugs – einschließlich Methotrexat (MTX)) behandelt werden, um frühzeitig Gelenkdestruktionen zu vermeiden. Bei refraktärer Therapie (aktiver Krankheitsprozess > 6 Monate) oder Kontraindikationen gegen „konventionelle" Basistherapeutika können unter Berücksichtigung der Empfehlungen der Deutschen Gesellschaft für Rheumatologie TNF-Antagonisten zur Remissionsinduktion eingesetzt werden. Der Stellenwert einer frühzeitigen Therapie mit Etanercept ist hinsichtlich des langfristigen Verlaufs noch nicht eindeutig geklärt. Die Behandlung mit Etanercept ist eine Dauertherapie, sie führt nicht zur Heilung der RA, anhaltende Remissionen nach Absetzen sind selten.

Etanercept:

Entsprechend der Zulassung von Etanercept wird bei der Therapie der RA folgendes Vorgehen empfohlen:

- Applikation subkutan als Monotherapie oder in Kombination mit niedrigdosiertem MTX
- Dosierung: 2 x 25 mg/Woche4
- Therapieende nach 12 Wochen, wenn keine signifikante Besserung der klinischen und humoralen Entzündungsaktivität
- bisher kein Nachweis verbesserter klinischer oder radiologischer Parameter bei höherer Dosierung
- keine Dosiserhöhung auf 2 x 50 mg/Woche
- Behandlung mit Etanercept nur durch internistischen Rheumatologen mit Erfahrung in der Anwendung

Infliximab:

Entsprechend der Zulassung von Infliximab wird bei der Therapie der RA folgendes Vorgehen empfohlen:

- Infliximab ist nur in Kombination mit MTX zugelassen
- Applikation als Infusion, Dosierung: 3 mg/kg KG
- initial in den Wochen 0, 2 und 6 eine Infusion, nachfolgend alle 8 Wochen eine weitere
- Therapieende nach 12 Wochen, wenn keine signifikante Besserung der klinischen und humoralen Entzündungsaktivität
- keine Dosiserhöhung > 3 mg/kg KG, keine verkürzten Infusionsintervalle. Bisherige Studien rechtfertigen keine Änderung der Dosierung, eine Zulassung für höhere Dosierungen liegt nicht vor
- Unterdosierungen sollten vermieden werden
- Behandlung mit Infliximab nur durch internistischen Rheumatologen mit Erfahrung in der Anwendung

Tabelle 8.6.: DDD-Kosten für verordnungsrelevante Wirkstoffe des Jahres 2008

Wirkstoff	DDD-Kosten (Euro)
8.4.1. NSAR	
Acemetacin	0,78
Celecoxib	1,51
Dexibuprofen	1,23
Diclofenac	0,41
Etoricoxib	1,22
Ibuprofen	0,59
Indometacin	0,61
Ketoprofen	0,53
Naproxen	0,52
Phenylbutazon	1,84
Piroxicam	0,43
8.4.2. DMARD	
Chloroquin	0,91
Hydroxychloroquin	0,96
Mesalazin	1,98
Sulfasalazin	0,86
8.4.3. Glukokortikoide	
Methylprednisolon	0,64
Prednisolon	0,29
Prednison	0,43
8.4.4. DMARD mit immunsuppressiven Eigenschaften	
Azathioprin	1,73
Ciclosporin	13,84
Cyclophosphamid	1,28
Leflunomid	4,03
Lornoxicam	0,45
Methotrexat	0,37
8.4.5. „Biologika"	
Adalimumab	64,31
Etanercept	61,46
Infliximab	32,07

Quelle: GKV-Arzneimittelindex im Wissenschaftlichen Institut der AOK (WIdO)

Nervensystem

9. Idiopathisches Parkinson-Syndrom

Fazit für die Praxis

Die Pharmakotherapie des Idiopathischen Parkinson-Syndroms (IPS) ist derzeit eine symptomatische Langzeittherapie. In der Frühphase muss im Rahmen eines neurologischen Konsils die Basistherapie festgelegt werden. Bei unsicherer Diagnose oder komplexer Therapiemodifikation sollte eine Schwerpunktpraxis oder Spezial-Ambulanz einbezogen werden. Die Bewältigung der zu erwartenden stadien- und verlaufsspezifischen Besonderheiten setzt neben dieser kontinuierlichen fachärztlichen Mitwirkung eine sehr regelmäßige hausärztliche Betreuung und eine differenzierte Mitwirkung der Patienten und ihrer Angehörigen sowie des psychosozialen Umfelds im weitesten Sinne voraus.

Die tragende pharmakologische Basistherapie ist in der frühen Phase des IPS eine Monotherapie mit Dopaminagonisten (DA) bei jüngeren Patienten oder mit L-Dopa/Dopamindecarboxylase-Inhibitor (DDI) bei älteren Patienten. In späteren Phasen wird eine fallindividuelle Kombinationstherapie beider Substanzen empfohlen, ggf. ergänzt durch eine Kombinationstherapie mit COMT-Hemmern. In fortgeschrittenen Krankheitsphasen sind oft komplexe Therapiekonzepte unter Hinzunahme von MAO-B-Hemmern und NMDA-Antagonisten notwendig. Gegebenenfalls ist auch die Anwendung einer tiefen Hirnstimulation zu prüfen. In jedem Fall muss die Entscheidung auf einer differenzierten, langjährigen Erfahrung der individuellen Verträglichkeiten/Unverträglichkeiten, der UAW-Profile, zu beachtender Wechselwirkungen sowie Aspekten der individuellen Lebensqualität beruhen.

9.1. Wirkstoffübersicht

empfohlene Wirkstoffe	weitere Wirkstoffe
Amantadin	Apomorphin
Biperiden	Bornaprin
Dopergin	Bromocriptin
Entacapon	Budipin
L-Dopa + Benserazid	Cabergolin
L-Dopa + Carbidopa	Clozapin
Pramipexol	Dihydroergocriptin
Ropinirol	Lisurid
Seligilin	Metixen
	Pergolid
	Piribedil
	Pridimol
	Procyclidin
	Rasagilin
	Rotigotin [2006; C]
	Tolcapon
	Trihexyphenidyl

Idiopathisches Parkinson-Syndrom (IPS)

Die Prävalenz des IPS liegt in Deutschland bei 100–200/100.000 bei allen, bei 1.800/100.000 bei den über 65-jährigen Einwohnern. Die Inzidenz beträgt etwa 20/100.000.

9.2. Klinische Grundlagen

Das Idiopathische Parkinson-Syndrom ist eine progredient verlaufende neurodegenerative Erkrankung vorwiegend des nigrostriatären Systems. In Vorläuferstadien können Hyposmie, Störungen der Feinmotorik sowie ein Tremor in Belastungssituationen auffallen. Die Kardinalsymptome: Rigor, Hypo-/Akinese, Tremor und posturale Instabilität manifestieren sich meist jenseits des 50. Lebensjahres, allerdings ist auch die Primärsymptomatik bei Krankheitsbeginn schon vor dem 50. Lebensjahr (Early Onset Parkinson Disease EOPD) sehr ähnlich.

9.2.1. Pathologie/Pathophysiologie

Pathophysiologisch liegt vor allem eine degenerative Schädigung der Substantia nigra vor, mit Bevorzugung der dopaminergen Kerngruppen der Zona compacta, die in das Striatum projizieren. Infolge einer dopaminergen nigrostriatären Degeneration besteht ein Dopaminmangel, vor allen Dingen im Putamen, wobei das Ausmaß des striatalen Dopaminmangels mit der Schwere der Akinese korreliert. In Fällen von EOPD, insbesondere bei Manifestation vor dem 35. Lebensjahr, ebenso wie bei familiärer Häufung (PARK 8) muss auch an eine genetische Ursache gedacht werden (Familiäres Parkinson-Syndrom; z.B. PARK 1–7, 10, 11). In den späteren Phasen der Erkrankung werden neben Degenerationen des dopaminergen Systems auch Störungen in weiteren Neurotransmittersystemen (z.B. glutaminerge oder serotonerge Systeme) angenommen, sodass die Symptomatik von einem multisystemischen degenerativen Prozess geprägt wird. Dabei können die bekannten autonomen Funktionsstörungen (z.B. orthostatische Dysregulation, Obstipation) stärker hervortreten oder auch kognitive und mnestische Defizite hinzutreten (z.B. Parkinson-Demenz-Komplex, Demenz vom Lewy-Körper-Typ). Von den krankheitsspezifischen Symptomen müssen interferierende, therapieassoziierte Symptome (z.B. Wirkungsfluktuationen) abgegrenzt werden (s. UAW).

9.2.2. Definition und Einteilung

Für therapeutische Zwecke ausreichend ist die an den motorischen Störungen orientierte Klassifikation:
   I. akinetisch-rigider Typ
   II. tremordominanter Typ und
   III. Äquivalenz-Typ.
Die UPDRS (Unified Parkinsons Disease Rating Scale) ermöglicht eine erweiterte Beschreibung der Funktionsstörungen, ist aber für den Behandlungsalltag nur in Ausnahmen bedeutungsvoll. Das Staging nach Hoehn & Yahr ist eine pragmatische Lösung (Tab. 9.1). Sinnvoll kann eine ergänzende Nutzung des UPDRS III sein.

Tabelle 9.1: Einteilung des IPS nach Schweregrad der motorischen Behinderung
(Stadien nach Hoehn & Yahr)

I.	einseitige minimale Behinderung durch Rigor und/oder Tremor
II.	halbseitig betonte Extremitätensymptome und Rumpfsymptome ohne Balancestörung
III.	ataktische, bilaterale Symptome, Pro-/Lateropulsion, mäßiger Schwindel
IV.	schweres, voll ausgeprägtes Parkinson-Syndrom
V.	ohne Hilfe auf den Rollstuhl angewiesen oder bettlägerig

Die klinische Präsentation im Beginn anderer multisystemischer neurodegenerativer Syndrome kann Details eines IPS sehr ähnlich sein („atypischer Parkinson"), ebenso die Frühphase symptomatischer Parkinson-Syndrome (z.B. bei vaskulärer Enzephalopathie, nach Intoxikationen, als pharmakogen induzierte UAW, z.B. klassische Neuroleptika). Bei diesen Patienten mit einem symptomatischen oder atypischen Parkinson-Syndrom kann eine Pharmakotherapie zwar wirksam und leitliniengerecht sein, dennoch ist sie Off-Label. Andererseits gilt: Wenn eine Therapie mit Parkinson-Medikation nicht zur erwarteten Verbesserung führt, muss die Diagnose überprüft werden. Eine „probatorische" Therapie, z.B. bei Tremor-Syndromen, sollte unbedingt vermieden werden.

9.2.3. Diagnostik

Wegen komplexer Differentialdiagnosen bedarf die klinische Diagnose stets einer neurologischen Erstkonsultation. Diese kann einen L-Dopa-Test oder auch Apomorphin-Test als pharmakologischen Test einschließen. Frühzeitig sollte auch eine zerebrale MRT erwogen werden, da sie als Referenz für differentialdiagnostische Überlegungen und ergänzende Untersuchungen benötigt wird. Durch eine spezifische Transmitterdiagnostik kann die Differentialdiagnose (z.B. Multisystematrophie [MSA], Normaldruckhydroze-phalus, kortikobasale Degeneration, progressive supranukleäre Parese [PSP, Steele-Richardson-Olszewski-Syndrom] u.a.) präzisiert werden. Die Transmitterdiagnostik (z.B. Fluorodopa, PET, IBZM-SPECT) sollte von einem in der Diagnostik von Bewegungserkrankungen erfahrenen Neurologen veranlasst werden und vor dem Beginn einer L-Dopa-Therapie stehen.

9.3. Therapie: allgemeine Gesichtspunkte

9.3.1. Therapieindikation

Eindeutige, individuell relevante klinische Symptomatik eines IPS und/oder Progressionszeichen bei optimierter internistischer, insbesondere kardiovaskulärer Basistherapie.

9.3.2. Therapieziele

- mittelfristig: Linderung der individuellen Symptomatik (motorische Beeinträchtigung, psychomotorische Verlangsamung) auf ein erträgliches Maß.
- langfristig: symptomatische Verzögerung der Progressionszeichen und Optimierung der ADL (Activity of Daily Life).

9.3.3. Nicht medikamentöse Maßnahmen

Ist der Patient im Alltag nur minimal behindert (De-novo-Patient), sind initial eine differenzierte, dem Krankheitsbild angepasste krankengymnastische Behandlung auf neurophysiologischer Grundlage, soziopsychologische Betreuung und Beratung wichtig und auch lebenslang notwendig.

9.3.4. Therapeutisches Vorgehen

Für die symptomorientierte Pharmakotherapie ist hervorzuheben, dass nach den bisherigen Untersuchungen auch bei einem präsynaptischen Degenerationsgrad der D_2-Rezeptorbindungsstellen von etwa 85 % besonders die postsynaptischen Dopamin-rezeptoren im Striatum nur wenig funktionsgestört sind, insbesondere keine Hypersensitivitätsreaktionen zeigen. Da zugleich ver-mutet wird, dass auch eine D_1-Rezeptorstimulation für die Stabilisierung der Stammganglienfunktion von Bedeutung ist, scheint eine synergistisch wirkende D_1- und D_2-Rezeptorstimulation am sinnvollsten. Darüber hinaus gibt es Hinweise, dass in der Früh-phase des IPS die Gabe von MAO-B-Hemmern (MAO-B katalysiert den Abbau von Dopamin) die Wirkung zytotoxischer Substan-zen aus dem Dopaminmetabolismus möglicherweise reduziert. Bei den Amantadinen wird neben einer symptomatischen Wirkung auch eine neuroprotektive Wirkung diskutiert. Diese soll auf einer Dämpfung der glutamatergen Hyperaktivität in den Basalgang-lien als Folge einer nigrostriatalen Degeneration beruhen. Möglicherweise ist auch von Bedeutung, dass hier die Aminoadaman-tane durch Herabsetzung der NMDA-Rezeptor-gekoppelten Acetylcholinfreisetzung einen positiven Einfluss haben und zur Erhö-hung des dopaminergen neuronalen Tonus beitragen. Diese Erfahrungen sprechen allerdings für eine Monotherapie nur in der Frühphase eines eher milden IPS.

Da der spontane Krankheitsverlauf insbesondere durch L-Dopa-assoziierte Komplikationen (sog. L-Dopa-Spätsyndrom), vor allem Wirkungsfluktuationen wie z.B. „End-of-dose"-Phänomenen und Hyperkinesien, überlagert werden kann, wird grundsätzlich ein verzögerter oder dosisreduzierter Einsatz von L-Dopa favorisiert. Bei Einsatz von Dopaminagonisten (DA) treten diese Wirkungs-fluktuationen später und in geringerer Schwere auf als bei der (initialen) Behandlung mit der Kombination Levodopa (L-Dopa) plus DDI (Dopamindecarboxylase-Inhibitor). Daher wird heute den Dopaminagonisten im Falle der Verträglichkeit für die Ersteinstellung bei jüngeren Patienten der Vorzug gegeben.

Gemäß den Leitlinien der Deutschen Gesellschaft für Neurologie (4. Auflage, 2008) sollen Patienten, die das 70. Lebensjahr noch nicht erreicht haben, primär auf einen Dopaminagonisten eingestellt werden. Allerdings ist **nicht für jeden DA gesichert, ob eine Primärtherapie mit DA tatsächlich den Beginn eines sog. L-Dopa-Spätsyndroms verzögern oder dämpfen kann**. Ferner hat das aus experimentellen Befunden entstandene Konzept der pharmakologischen zentralen „kontinuierlichen dopaminergen Stimulation" als pathophysiologischer Mechanismus einer Verzögerung von Spätdyskinesien, z.B. durch retardierte Zubereitungen von L-Dopa/DDI oder Kombination mit DA oder COMT-Hemmern, Einfluss auf die Substanzauswahl und Dosierung genommen und scheint durch zahlreiche Untersuchungen belegt zu sein. Andererseits ist nach den bisherigen Erfahrungen eine frühzeitige Kombinationstherapie mit niedrigdosiertem L-Dopa/DDI plus Dopaminagonisten, evtl. auch eine Dreifachkombination mit zusätzlicher MAO-B-Hemmer-Gabe (z.B. Selegilin) oder eine Kombinationstherapie mit Amantadinen zu erwägen. Hinzuweisen ist auf die Notwendigkeit einer Beachtung und Therapie weiterer Teilsymptome des IPS, wie vegetative Störungen (Hypotonie, Dysurie, Hypersalivation, Obstipation), Depressionen sowie in Spätstadien auch kognitive und mnestische Einbußen (z.B. Parkinson-Demenz-Komplex), die eine symptomatische Therapie bzw. Modifikationen in der Substanzauswahl nach sich ziehen können. Einen Überblick über das therapeutische Vorgehen ergibt das modifizierte Konsensuspapier der Deutschen Parkinson-Studiengruppe (Abb. 9.1).

Eine tiefe Hirnstimulation (THS; v.a. Nucleus-subthalamicus-Stimulation; STN-Stimulation) ist derzeit nur indiziert
 1) bei unzureichender medikamentöser Einstellbarkeit von hypo- oder hyperkinetischen Fluktuationen
 2) bei nicht medikamentös einstellbarem Tremor und auch
 3) in speziellen anderen Therapiekonstellationen (z.B. ausgeprägte medikamenteninduzierte Psychose).
Allerdings müssen die Zielsymptome L-Dopa-sensitiv sein. Daher ist die THS meist in fortgeschrittenen Stadien mit Wirkungsfluktuationen, insbesondere bei EOPD-Patienten, erfolgversprechend.

Hinweis: Ein geringer Therapieerfolg unter Dopaminagonisten oder Levodopa/DDI kann auch bei Nicht-IPS bzw. anderen Parkinson-Syndromen oder Multisystemerkrankungen beobachtet werden.

Abbildung 9.1: Frühphase des Idiopathischen Parkinson-Syndroms: Übersicht zur Pharmakotherapie

Beginnende Erkrankung	
Tremordominanter Typ	**Akinetisch-rigider oder Äquivalenz-Typ**

Basistherapie
  - *Levodopa/DDI*
  - *Levodopa/DDI* + DA-Agonist
 	
zusätzlich:
bei Ruhetremor
  - Anticholinergika
  - NMDA-Antagonist (z.B. Budipin**)
  - (*Clozapin**)
 	
bei Ruhe- und Haltetremor:
  - Beta-Rezeptorenblocker
  - *Primidon*
	Alter < 70 Jahre
	
	  - Monotherapie: Dopaminagonist (DA)
	  - Kombination: niedrige L-Dopa/DDI + DA
	  - L-Dopa/DDI + DA + COMT-Hemmer
	  - Add-on: Amantadin
	  - Add-on: MAO-B-Hemmer
	
	Alter > 70 Jahre
	
	  - Monotherapie: L-Dopa/DDI
	  - Kombination: L-Dopa/DDI + DA
	  - L-Dopa/DDI + Amantadin
	  - L-Dopa/DDI + MAO-B-Hemmer

* für diese Indikation in Deutschland nicht zugelassen
** besondere Anwendungsbedingungen beachten

9.3.5. Therapiekontrolle

Regelmäßige, mindestens halbjährliche klinische Verlaufskontrollen (inkl. Stadienbestimmung nach Hoehn & Yahr, vgl. Tab. 9.1), Kreislaufüberwachung einschließlich EKG (Erfassung eines QT-Syndroms; bei Verordnung von Budipin obligat!), transthorakale Echokardiographie (TTE) vor und halbjährlich bei Verordnung von Ergotpräparaten, sog. ergolinen DA (Dopergin, Pergolid, Cabergolin). Reichliche Flüssigkeitszufuhr überwachen.

9.4. Pharmakotherapie

Tabelle 9.2: Wirkstoffe zur Behandlung des idiopathischen Parkinson-Syndroms:

Levodopa/DDI
- **L-Dopa + Benserazid**
- **L-Dopa + Carbidopa**

Direkte non-ergoline Dopaminagonisten
- Apomorphin
- **Pramipexol**
- **Ropinirol**
- Rotigotin
- Piribedil
- Lisurid (vgl. Kap. Funktionsstörungen der Hypophyse)

Direkte ergoline Dopaminagonisten
- Bromocriptin
- Cabergolin
- **Dopergin**
- Pergolid
- Dihydroergocriptin

MAO-B-Hemmer
- **Seligilin**
- Rasagilin

COMT-Hemmer
- **Entacapon**
- Tolcapon

NMDA-Antagonisten
- **Amantadin**
- Budipin

Anticholinergika
- **Biperiden**
- Bornaprin
- Metixen

Clozapin

9.4.1. Kombination Levodopa/DDI

Vergleichende Bewertung

Die fixe Kombination von Levodopa plus DDI (Dopamindecarboxylase-Inhibitor) wirkt besonders stark auf die Akinese, weniger stark auf den Rigor und den Tremor. Die Levodopa/DDI-Therapie hat eine rasch einsetzende klinische Wirkung. Eine generelle Empfehlung zur Monotherapie mit Levodopa/DDI im Initialstadium des IPS besteht derzeit nicht mehr.

Wenn man sich leitliniengerecht, d.h. bei Kranken über 70 Jahren, für Levodopa/DDI als Initialtherapie entscheidet, sollte sich die Therapiesteuerung an der Lebenssituation des Patienten und dem Ausmaß seiner Behinderung orientieren und so niedrig wie möglich dosiert werden. Eine Gleichmäßigkeit in der Dosierung, inkl. Nutzung retardierter Präparate, wird empfohlen.

In der Therapie der Frühphase, weniger in der Dauertherapie, ist die Wirksamkeit einer Levodopa/DDI-Therapie kombiniert mit MAO-B-Hemmern belegt, allerdings sind eine Wirkungsverbesserung über längere Zeit und eine neuroprotektive Wirkung dieser Kombinationstherapie weiterhin umstritten. Auch wird von einigen Autoren die frühe Kombination von Levodopa/DDI mit Dopaminagonisten mit einer langen Halbwertszeit empfohlen. (Das hypothesenorientierte Ziel ist, eine pharmakologisch induzierte, kontinuierliche Stimulation dopaminerger Rezeptoren zu erreichen, sich so dem physiologischen Funktionszustand zu nähern und bei gleichzeitiger niedriger L-Dopa-Gabe deren pulsatile Schwankungen des Wirkspiegels zu vermeiden, denen eine Schrittmacherfunktion bei der Entstehung von Wirkungsfluktuationen zugeschrieben wird.) Die fixe Kombination Levodopa/DDI/COMT-Hemmer scheint in der täglichen Praxis eine weitere Verbesserung zu sein.

Wirkungsmechanismus

Die Aminosäure Levodopa, nicht aber das wirksame Amin Dopamin, passiert die Blut-Hirn-Schranke. Levodopa wird somit erst im ZNS zu Dopamin decarboxyliert, die Zugabe des ebenfalls nicht schrankengängigen DDI verhindert eine periphere Decarboxylierung und damit toxische kardiovaskuläre Effekte. Die Wirkung wird im Wesentlichen über das D_1-/D_2-Rezeptorensystem vermittelt.

Indikation(en)

alle Stadien des IPS

Kontraindikationen

alle Erkrankungen, bei denen Sympathomimetika kontraindiziert sind (z.B. unbehandelte Hyperthyreose, Hypertonie, Tachykardie); bei Glaukompatienten Kontrolle des intraokulären Druckes; Anwendungsbeschränkung: fortgeschrittene vaskuläre Enzephalopathie, psychotische Symptome, Herz-Kreislauf-Insuffizienz, Nieren- und Leberinsuffizienz, dekompensierte endokrine Erkrankungen

Unerwünschte Arzneimittelwirkungen

Übelkeit, Erbrechen, Hypotonie, insbesondere orthostatische hypotone Dysregulation, kardiale Rhythmusstörungen (Tachykardien, ventrikuläre Extrasystolien), besonders zu Therapiebeginn; bei hohen Dosen Dyskinesien, On-off-Phänomene und Überdosierungssymptome wie Schlaflosigkeit, Halluzinationen, motorische Unruhe, psychotische Phasen, im späteren Verlauf als L-Dopa-Spätsyndrom charakterisiert; vereinzelt wurden Knochenmarkdepressionen beobachtet, vorübergehende Leberfunktionsstörungen und Erhöhung der Blutharnstoffkonzentration

Wechselwirkungen

- Wirkungsverstärkung durch Dopaminagonisten (z.B. Bromocriptin, Lisurid, Cabergolin), Amantadin sowie zentralwirksame Anticholinergika (Biperiden, Metixen)
- Wirkungsabschwächung durch Dopaminantagonisten (Neuroleptika, Metoclopramid), Reserpin und Methyldopa, evtl. durch Phenytoin
- besonders bei Anwendung von Sympathomimetika auf mögliche Wirkungsverstärkung achten
- Vorsicht bei Anwendung von blutdrucksenkenden Mitteln (Wirkungsverstärkung)
- Gefahr der Auslösung hypertensiver Krisen bei gleichzeitiger Gabe von nicht selektiven MAO-Hemmern (z.B. Tranylcypromin)
- wenige Einzelfälle wurden auch unter NSMRI-Antidepressiva bzw. Isoniazid beschrieben
- verstärktes Risiko kardialer Arrhythmien durch NSMRI oder Narkotika vom Halothan-Typ
- verminderte Bioverfügbarkeit von Levodopa durch Eisensalze
- Resorptionsverzögerung bei Gastroparese (z.B. bei diabetischer autonomer Neuropathie)

Pharmakokinetik

BV: 25 % (Levodopa ohne DDI) bzw. ca. 98 % (Levodopa mit DDI)
Elim.: Metabolismus, u.a. im Gehirn zum aktiven Metaboliten Dopamin
HWZ: 1,5 Std. (Levodopa) bei Anwesenheit eines DDI, um ca. 25 % verlängert im Alter, Dosisbedarf im Alter reduziert

Wirkstoffe und Dosierung
- Levodopa + Benserazid (4:1)
- Levodopa + Carbidopa (4:1)

einschleichend dosieren; initial: 100–200 mg/Tag Levodopa in Kombination mit Benserazid oder Carbidopa; Einnahme 20–30 Min. vor der Mahlzeit oder 60 Min. danach; Steigerung bis zur therapeutisch gewünschten Dosis in wöchentlichen Abständen, möglichst niedrigste auskömmliche Dosis ermitteln (individuelle Wirkung); Dosierung entsprechend Tagesrhythmus nach individuellem Bedarf 3–4–5-stündlich; bei Umstellung von reinen Levodopa-Präparaten auf ein Kombinationspräparat sollte ein Zeitabstand von mindestens 8 Std. eingehalten werden; Medikamenten-Tages-Kalender mit Uhrzeiten und Wirkprofil anstreben

> **!** Cave: Abruptes Absetzen kann schwere neurologische Störungen auslösen (sog. akinetische Krise, malignes L-Dopa-Entzugssyndrom).

Duodopa

(s. Kurzprofil im Anhang)

9.4.2. Direkte non-ergoline und ergoline Dopaminagonisten (DA)

Vergleichende Bewertung (vgl. auch 9.5.1.)
Direkte Dopaminagonisten (DA) sind überwiegend D_2-Rezeptoragonisten bzw. D_1-D_2-Stimulatoren in synergistischer Wirkung (z.B. Pergolid, Bromocriptin, Lisurid, Cabergolin, Dihydroergocryptin, Ropinirol, Pramipexol, Rotigotin). Neuere Untersuchungen zeigen, dass eine UAW-Reduktion und möglicherweise auch eine Reduktion unerwünschter Langzeitwirkungen durch die Beigabe von Domperidon erreicht werden können. Die ergolinen DA (wie Cabergolin und Pergolid) sind – möglicherweise auch als Stoffgruppe – mit dem seltenen, aber bedeutsamen Risiko von Fibrosen (Herzklappen, Pleura, Retroperitoneum) als UAW behaftet. Die meisten Dopaminagonisten sind inzwischen auch für die Monotherapie in der Frühphase des IPS zugelassen. Bei Patienten mit EOPD oder unter 70 Jahren wird die Monotherapie als initiale Basistherapie empfohlen (s. Abb. 9.1). Die Begründung einer verzögerten Manifestation von Wirkungsfluktuationen ist belegt, eine mögliche neuroprotektive Wirkung und damit Verlangsamung des Verlaufes ist allerdings nur für einige Substanzen (Ropinirol, Pramipexol) zu vermuten. In der Frühphase des IPS kann eine Kombinationstherapie neben Einsparungen an L-Dopa auch das Auftreten von Dyskinesien verzögern.
Eine Hochdosis-Therapie mit DA kann bei Dyskinesien wirksam sein, allerdings nehmen UAW wie Hypotonie, gastrointestinale Beschwerden oder Impulskontrollstörungen (Hypersexualität, Spielsucht) als vermutlich anti-anhedonistische UAW bei DA mit hoher D-3-Affinität deutlich zu. Apomorphin besitzt nur noch eine Nischenindikation bei akinetischer Krise (2. Wahl) und noch seltener in der Langzeittherapie akinetischer Parkinson-Syndrome, vorwiegend in Spätstadien als Eskalationstherapie bei Versagen von Levodopa/DDI alleine oder in Kombination mit DA mit fortlaufender s.c. Applikation von Apomorphin.
Auch Bromocriptin – früher in Studien die Standardsubstanz – kommt nur noch als 2. Wahl infrage. Das Gleiche gilt für Cabergolin und Pergolid. Rotigotin ist nur in wenigen Situationen eine zu empfehlende Alternative.

Apomorphin

(s. Kurzprofil im Anhang)

Wirkungsmechanismus
starker non-ergoliner Dopaminagonist (D_1-D_2-Rezeptoragonist) mit gleichzeitig starker emetischer Wirkungskomponente

Dosierung

- einschleichend 0,05–0,1 mg Apomorphin s.c. unter Gabe von Domperidon als Bolus zu Beginn der Off-Phasen, unter Beachtung der Plasma-HWZ bei der Planung eines intermittierenden Behandlungsprogramms
- Dauerinfusion s.c.: 1–2 mg/Std., mit Steigerung um 0,5 mg/Std. alle 12 Stunden
- Pause von 8 Stunden zur Nacht ratsam
- maximale Dosis: 160–240 mg/Tag
- bei bestehender dopaminerger Langzeittherapie Gabe von Domperidon nicht zwingend

Bromocriptin

(s. Kap. Funktionsstörungen der Hypophyse)

Wirkungsmechanismus

ergoliner Dopaminagonist; Stimulation zentraler Dopaminrezeptoren (D_2, gering D_1)

Dosierung

niedrige Dosierung ist stets zu bevorzugen, beginnend mit 2,5 mg/Tag, Maximaldosis 30 mg/Tag; abruptes Absetzen vermeiden!

Dopergin

Wirkungsmechanismus

ergoliner Dopaminagonist (D_2-(D_3)-Stimulation), aber auch geringe Wirkung auf serotoninerge Systeme (5-HT_{1A}-[D_2/D_1-]Rezeptor)

Indikation(en)

alle Stadien der Parkinson-Erkrankung; Mono- und Kombinationstherapie mit Levodopa/DDI und anderen Parkinson-Mitteln

Kontraindikationen

absolut: Schwangerschaft. **Anwendungsbeschränkung**: schwere arterielle Durchblutungsstörungen, Herzkrankheit, auch Klappenerkrankung, psychotische Symptome, eingeschränkte Nierenfunktion

Unerwünschte Arzneimittelwirkungen

initial: Übelkeit, Schwindelgefühl, selten Erbrechen, vereinzelt Hypotonie; bei hoher Dosierung: Unruhe, Verwirrtheitszustände, Psychosen, insbesondere in Kombination mit Levodopa, Dyskinesien, periphere Durchblutungsstörungen; sehr selten: Fibrose der Pleura, evtl. auch Herzklappen (deshalb vor Therapiebeginn und halbjährlich unter Therapie TTE) und Retroperitoneum

Wechselwirkungen

verminderte Verträglichkeit bei Alkoholgenuss; verstärkte Sedierung durch andere zentraldämpfende Pharmaka; verstärkte blutdrucksenkende Wirkung von Antihypertensiva

Pharmakokinetik

BV: 10–20 %, maximale Plasmaspiegel nach 0,5–1 Std.
Elim.: Metaboliten zu gleichen Teilen renal und über den Stuhl ausgeschieden
HWZ: Muttersubstanz 2 Std.

Dosierung

einschleichend, in der Regel beginnend mit 0,1 mg; Dauerdosis 0,75–3 mg/Tag; Maximaldosis 3 mg/Tag; Einnahme mit der Mahlzeit

Pergolid

(s. Kurzprofil im Anhang)

Wirkungsmechanismus
ergoliner Dopaminagonist ($[D_1-]/D_2-/D_3$-Rezeptoragonist)

Dosierung
einschleichend, in der Regel 0,05–0,5–1,0 mg/Tag mit der Mahlzeit; Tagesdosis bis 3,0 mg, selten höher; Maximaldosis 5,0 mg/Tag

Dihydroergocryptin

(s. Kurzprofil im Anhang)

Wirkungsmechanismus
ergoliner Dopaminagonist (D_2-Rezeptoragonist)

Dosierung
einschleichend, in der Regel 5 mg/Tag; Dauerdosis 60–120 mg/Tag, Maximaldosis 120 mg/Tag; Einnahme mit der Mahlzeit

Cabergolin

(s. Kap. Funktionsstörungen der Hypophyse)

Wirkungsmechanismus
ergoliner Dopaminagonist; ($[D_1-]/D_2-/(D_3)$-Rezeptoragonist

Besonderheiten
Einschlafattacken wurden beobachtet. **!Cave: lange HWZ!** Vor Therapiebeginn kardiovaskuläre Untersuchung inkl. EKG; während der Therapie unbedingt Monitoring bezüglich eventueller Herzklappenschädigung

Dosierung
Eindosierung beginnend mit 0,5 mg/Tag, Dauertherapie 2–3 mg/Tag

Ropinirol

Wirkungsmechanismus
non-ergoliner Dopaminagonist (Indol-Derivat D_2-/D_3-Rezeptoragonist); in der frühen Phase vergleichbare Wirkung wie Levodopa/DDI, besser wirksam als Bromocriptin; gute Verträglichkeit über 3 Jahre (3–4 % Dyskinesien bei Monotherapie)

Indikation(en)
alle Stadien der Parkinson-Erkrankung; Mono- und Kombinationstherapie mit Levodopa/DDI und anderen Parkinson-Mitteln; Restless-Legs-Syndrom (s. Kap. Schlafstörungen)

Kontraindikationen
absolut: schwere Niereninsuffizienz, Leberfunktionsstörungen; **Anwendungsbeschränkungen**: schwere arterielle Durchblutungsstörungen, Herzkrankheit, Schwangerschaft, psychotische Syndrome

Unerwünschte Arzneimittelwirkungen
initial: Übelkeit, Schwindelgefühl, selten Erbrechen, vereinzelt hypotone Reaktion; bei hoher Dosierung: Unruhe, Verwirrtheitszustände, Dyskinesien, periphere Durchblutungsstörungen, sehr selten Pleurafibrose; Einschlafattacken

Wechselwirkungen

verminderte Verträglichkeit bei Alkoholgenuss; Elimination kann durch Ciprofloxacin, Estrogene (hochdosiert) oder evtl. Fluvoxamin reduziert werden

Pharmakokinetik

BV: 55 %
Elim.: Metabolismus
HWZ: 6 Std.

Dosierung

einschleichend beginnen mit 0,25 mg/Tag mit der Mahlzeit, Steigerung auf 0,5–5,0 mg/Tag; zugelassene Maximaldosis 24 mg/Tag

Pramipexol

Wirkungsmechanismus

non-ergoliner Dopaminagonist (Aminobenzothiazol, D_3-/D_2-Rezeptoragonist)

Indikation(en)

Mono-/Kombinationstherapie bei allen Stadien des IPS; Restless-Legs-Syndrom

Kontraindikationen

Schwangerschaft und Stillzeit; **Anwendungsbeschränkung**: psychotische Symptome, schwerwiegende kardiovaskuläre Erkrankungen

Unerwünschte Arzneimittelwirkungen

Übelkeit, Somnolenz, Schwindel, Obstipation, Halluzinationen und Dyskinesien bei Hochdosierung. Domperidon kann die UAW dämpfen; bei längerer Gabe (> 3 Monate) in höherer Dosierung (> 30 mg/Tag) kann in sehr seltenen Fällen eine Pleurafibrose, Retroperitonealfibrose, Fibrose der Herzklappen auftreten; Einschlafattacken! Aufklärung bzgl. Einschlafattacken bestätigen lassen!

Wechselwirkungen

Interaktionen mit Präparaten möglich, die aktiv renal sezerniert werden (z.B. Ranitidin, Diltiazem, Verapamil, Chinin, Digitoxin)

Besonderheit

vor Therapiebeginn kardiovaskuläre Untersuchung inkl. EKG und TTE empfohlen; während der Therapie unbedingt Monitoring bezüglich eventueller Herzklappenschädigung

Pharmakokinetik

BV: > 90 %
Elim.: renal (90% unverändert im Urin)
HWZ: 8–14 Std., verlängert bei Niereninsuffizienz (Dosisreduktion) und daher auch im Alter

Dosierung

Eindosierung beginnend mit 3 x 0,088 mg/Tag Pramipexol (Base); Maximaldosis 3,15 mg/Tag

Rotigotin

(s. Kurzprofil im Anhang)

Wirkungsmechanismus

non-ergoliner Dopaminagonist, D_1-/D_2-/D_3-Rezeptoragonist

Besonderheiten

wegen eher niedriger Effektivität nur in wenigen – nicht förmlich zugelassenen – Situationen sinnvoll, z.B. bei längeren intensivmedizinischen Behandlungen, hochgradiger Schluckstörung, ggf. als Nachtmedikation

---

Piribedil

(s. Kurzprofil im Anhang)

Wirkungsmechanismus
non-ergoliner Dopaminagonist ([D_1-]/D_2-/D_3-Rezeptoragonist)

Besonderheiten
Schlafattacken und Beinödeme scheinen weniger oft aufzutreten

9.4.3. MAO-B-Hemmer

Selegilin

Wirkungsmechanismus
MAO-B-Hemmstoff in niedriger Dosis, der einen Anstieg von Dopamin in dopaminergen Synapsen bewirkt

Indikation(en)
Monotherapie in frühen Phasen eines milden IPS; Add-on-Therapie bei Therapiemodifikationen in späteren Verlaufstadien, z.B. motorische Fluktuationen

Vergleichende Bewertung
Selegilin ist ein irreversibler MAO-B-Hemmer und im niedrigen Dosisbereich selektiv als MAO-B-Hemmer wirksam. Im höheren Dosisbereich kann auch eine MAO-A-Hemmer-Wirkung entstehen. In der Frühphase des Parkinson-Syndroms sind eine geringere Steigerung der L-Dopa-Dosis im Zeitverlauf, geringere Fluktuation unter Levodopa-Therapie und eine Verbesserung der klinischen Symptomatik durch die Substanz selbst möglich. Die Frage einer neuroprotektiven Wirkung ist weiterhin noch nicht abschließend zu beurteilen. Der therapeutische Stellenwert von Rasagilin kann bislang noch nicht benannt werden.

Kontraindikationen
- fortgeschrittene dementielle Syndrome
- psychotische Symptome
- Antidepressiva-Therapie
- Ulzera des oberen Gastrointestinaltraktes
- fortgeschrittene Nieren-, Leber- oder Herzinsuffizienz

Unerwünschte Arzneimittelwirkungen
- hypotone orthostatische Dysregulation
- Dyskinesien
- selten Verwirrtheit bis hin zu psychotischen Symptomen
- auch Angst, Erregtheit, Kopfschmerz, Schlaflosigkeit, Ödeme, Dyspnoe, Müdigkeit

Wechselwirkungen
- Sympathomimetika, Reserpin (Verstärkung extrapyramidaler Symptome), Neuroleptika (Phenothiazine, Butyrophenone, Thioxanthene) vermindern die Wirkung, Alkohol, Amantadin, Anticholinergika verstärken sie
- gleichzeitige Gabe von Selegilin und Serotonin-Rückaufnahmeinhibitoren (z.B. Citalopram, Fluoxetin, Fluvoxamin, Paroxetin, Sertralin), Pethidin (oder anderen Opioiden), MAO-Hemmern, Amphetamin oder Serotoninagonisten (z.B. Sumatriptan) ist wegen der Gefahr eines Serotoninsyndroms kontraindiziert; spezifische Therapiepausen zwischen den Behandlungen sind erforderlich
- gegenüber tyraminhaltigen Nahrungsmitteln ist die Empfindlichkeit unter therapeutischen Dosen von Selegilin nicht wesentlich erhöht; jedoch besteht bei der Kombination von Selegilin (MAO-B-Hemmer) und Moclobemid (MAO-A-Inhibitor) gegenüber Tyramin eine gesteigerte Empfindlichkeit und macht diätetische Restriktionen wie bei Tranylcypromin (nicht selektiver MAO-Hemmer) erforderlich

Pharmakokinetik
BV: 9,4 % aufgrund des ausgeprägten First-Pass-Metabolismus
Elim.: Metabolismus u.a. zu Desmethylselegilin, L-Amphetamin und L-Methamphetamin
HWZ: ca. 1,2 Std. (Selegilin), 2 Std. (Desmethylselegilin), 18 Std. (L-Amphetamin), 21 Std. (L-Methamphetamin)

Dosierung
niedrigdosiert, einschleichend, beginnend mit 2,5 mg/Tag nach dem Frühstück, langsam steigern bis maximal 10 mg/Tag; bei Kombinationstherapie von Selegilin mit L-Dopa/DDI in der Frühphase Dosisreduktion von L-Dopa/DDI parallel zur eingeleiteten Selegilin-Therapie vorsehen

Rasagilin

(s. Kurzprofil im Anhang)

Wirkungsmechanismus
irreversibler MAO-B-Hemmer

Besonderheit
noch nicht hinreichend gesicherter Stellenwert in der Indikation, am ehesten bei beginnenden Wirkungsfluktuationen als Alternative von Selegilin

9.4.4. COMT-Hemmer

Vergleichende Bewertung
COMT-Hemmer sind in späteren Krankheitsphasen indiziert. Durch Hemmung der Catechol-Methyltransferase (COMT) peripher und zentral wird die Plasmahalbwertszeit von Levodopa verlängert. Zugelassen sind Entacapon und Tolcapone. Der Wert einer frühen COMT-Hemmer-Therapie ist noch nicht gesichert. Es handelt sich also um eine Zusatztherapie zu L-Dopa/DDI zur Reduktion der Off-Zeiten und Verringerung der L-Dopa/DDI-Dosis (um ca. 20 % bei Entacapon). Primär sollte Entacapon eingesetzt werden, Tolcapone wegen der geringeren Erfahrung nur als 2. Wahl.

Entacapon

Wirkungsmechanismus
COMT-Hemmer mit peripherer Wirkung

Indikation(en)
Parkinson-Syndrom aller Stadien, nur mit gleichzeitiger Gabe eines Levodopa-Präparates

Kontraindikationen
Leberfunktionsstörungen

Unerwünschte Arzneimittelwirkungen
Dyskinesien, Halluzinationen, orthostatische Hypotonie, Diarrhoe

Wechselwirkungen
COMT-Substrate (z.B. Dobutamin, Dopamin, Adrenalin, Noradrenalin, Isoprenalin, Methyldopa, Apomorphin) werden möglicherweise in ihrer Wirkung verstärkt; die Kombination mit nicht selektiven MAO-Hemmern sollte vermieden werden, eine Kombination mit Selegilin ist möglich; von der Kombination mit NSMRI-Antidpepressiva und Reboxetin wird abgeraten

Besonderheiten
Diarrhoe bei bis 10 % der Patienten, in etwa 50 % spontan remittierend

Pharmakokinetik
BV: 35 %, ausgeprägter First-pass-Metabolismus
Elim.: Metabolismus
HWZ: 0,5 Std. (Beta-Phase) und 2,4 Std. (Gamma-Phase); Dosisreduktion bzw. Vorsicht bei Lebererkrankungen

Dosierung
200 mg Entacapon mit jeder Levodopa-/DDI-Gabe; maximale Tagesdosis 2.000 mg

Entacapon/L-Dopa/Carbidopa

Unerwünschte Arzneimittelwirkungen
s. L-Dopa/DDI und Entacapon; Kopfschmerzen, Übelkeit, Müdigkeit, Schwindel, Erbrechen

Wechselwirkungen
s. L-Dopa/DDI und Entacapon

Pharmakokinetik
Fixe Kombination zeigt eine bioäquivalente Verfügbarkeit wie die Gabe der Einzelsubstanzen.

Dosierung
Einzeldosen L-Dopa/Carbidopa/Entacapon 50/12,5/200 mg, 100/50/200 mg und 150/37,5/200 mg bis maximal 8 Einzeldosen

Tolcapon

(s. Kurzprofil im Anhang)

Wirkungsmechanismus
COMT-Hemmer mit peripherer Wirkung

9.4.5. Anticholinergika

Vergleichende Bewertung
Anticholinergika beeinflussen die Akinese und den Rigor weniger, allerdings haben sie eine gute Wirkung auf den Tremor und auch bestimmte vegetative Symptome. Die Gefahr von Halluzinationen und Verwirrtheitszuständen grenzt die Indikation und Dosierung ein. Bei beginnenden kognitiven Störungen, insbesondere bei Patienten mit Demenz-Syndromen oder auch bei Vorliegen einer Prostatahypertrophie, sind sie kontraindiziert. Zwischen den in Deutschland zur Verfügung stehenden Substanzen wie Biperiden, Bornaprin, Metixen, Pridinol, Procyclidin, Trihexyphenidyl bestehen aus klinischer Sicht keine wesentlichen Unterschiede. Deshalb wird hier angesichts der ohnehin eingeschränkten Indikation für den hausärztlichen Gebrauch nur der ohnehin meistverordnete Wirkstoff Biperiden beispielhaft empfohlen.

Biperiden

Wirkungsmechanismus
Hemmung cholinerger Rezeptoren im Striatum, deren Aktivität in einer Balance zu derjenigen dopaminerger Neurone im nigrostriatären System steht

Indikation(en)
Tremor, weniger Akinese und Rigor; indiziert in der Regel in der Frühphase, in der Spätphase keine Indikation bei beginnenden kognitiven Leistungsstörungen

Kontraindikationen
Glaukom, Prostatahypertrophie mit Neigung zur Restharnbildung, Magen-Darm-Stenosen, Tachykardie und Tachyarrhythmie, Megakolon; Vorsicht bei schweren Herz-Kreislauf-Erkrankungen; keine gleichzeitige Verabreichung von MAO-Hemmern (mind. 2 Wochen vorher absetzen); Schwangerschaft, Stillzeit

Unerwünschte Arzneimittelwirkungen
bei höherer Dosierung und zu Beginn Kopfschmerzen, Schwindel, Gleichgewichtsstörungen, Benommenheit, Mundtrockenheit; seltener Miktionsbeschwerden, Schluckbeschwerden, Akkommodationsstörungen, Doppeltsehen, Tachykardien; bei Hochdosierung verstärkte Müdigkeit, u.U. allgemeine Muskelschwäche; bei älteren Patienten gelegentlich delirante Bilder und psychotische Zustände mit Halluzinationen und Unruhe; Entzugspsychose möglich

Wechselwirkungen
Wirkungsverstärkung durch NSMRI, bestimmte Neuroleptika, evtl. Antihistaminika

Pharmakokinetik
BV: 30 %, First-Pass-Metabolismus
Elim.: Metabolismus
HWZ: 18–24 Std.

Dosierung
individuell 3–16 mg/Tag; einschleichend dosieren, nicht abrupt absetzen

9.4.6. NMDA-Antagonisten

Vergleichende Bewertung
Amantadine wirken über eine Dämpfung der glutamatergen Überaktivität in den Basalganglien. Es wird ihnen auch ein Einfluss auf die Dopaminfreisetzung aus zentralen Neuronen sowie eine Blockade von NMDA-Rezeptoren und anticholinerge Effekte zugeschrieben. NMDA-Antagonisten sind in der Monotherapie milder Frühstadien des IPS zugelassen und wirksam. Sie können kurzzeitig L-Dopa-induzierte Dyskinesien lindern (Amantadine). Die Infusion mit Amantadinsulfat ist bei akinetischen Krisen und auch zur schnelleren Aktivierung von Patienten indiziert, wenn aus der Erfahrung keine Gefahr psychotischer Symptome besteht.

Amantadin

Wirkungsmechanismus
glutamaterger NMDA-Rezeptorantagonist bei niedriger Dosierung; zudem vermutlich dopaminerge Mechanismen

Indikation(en)
in der Frühphase auch als Monotherapie wirksam, meist in Kombinationstherapie mit L-Dopa/DDI oder anderen Anti-Parkinson-Mitteln zur Langzeittherapie; bei der akinetischen Krise Therapie der 1. Wahl durch i.v.-Gabe (400–600 mg/Tag)

Kontraindikationen
Anfallsleiden, Verwirrtheitszustände, pharmakogene psychotische Symptome (Anamnese!); Hypotonie, Tachykardie; schwere Leber-, insbesondere Niereninsuffizienz; Engwinkelglaukom; Schwangerschaft, Stillzeit

Unerwünschte Arzneimittelwirkungen
Unruhe, Schlafstörungen, psychotische Reaktionen, Koordinationsstörungen, Schwindel; Knöchelödeme, Übelkeit, Hypotonie, Livedo reticularis, Leukopenie (daher werden regelmäßige Blutbildkontrollen empfohlen)

Wechselwirkungen
Wirkungsverstärkung bei gleichzeitiger Gabe von Anticholinergika, bei Gabe von Sympathomimetika Verstärkung zentraler Effekte; Verminderung der Alkoholtoleranz; keine Kombination mit Budipin, weil Potenzierung der QT-Verlängerung möglich; Diuretika können die Amantadin-Clearance reduzieren

Pharmakokinetik

BV: 90 %

Elim.: überwiegend unverändert renal

HWZ: 10–14 Std. (Beta-Phase), deutlich verlängert im Alter (30 Std.) bzw. bei eingeschränkter Nierenfunktion (bis 68 ± 10 Std.)

Dosierung

Amantadinchlorid:

einschleichend dosieren, beginnend mit 100 mg/Tag p.o. morgens, dann Steigerung auf bis zu 400 mg/Tag (Maximaldosis: 600 mg/Tag); zur Vermeidung von Schlafstörungen letzte Dosis nachmittags; bei Niereninsuffizienz: Dosisreduktion durch Verlängerung des Dosisintervalls, z.B. 100 mg alle 24 Std. bei Serum-Kreatinin > 2 mg/dl, 100 mg 3 xwöchentlich bei Serum-Kreatinin > 6 mg/dl, bei Serum-Kreatinin > 8 mg/dl und Hämodialyse-Patienten wöchentliche oder zweiwöchentliche Dosis

Amantadinsulfat:

Infusionen mit 100–400 mg/Tag über 3–6 Std. i.v., bei schweren akinetischen Krisen initial auch 600 mg/Tag i.v. für 7–10 Tage, dann überlappend umsetzen auf orale Therapie

Budipin

(s. Kurzprofil im Anhang)

Vergleichende Bewertung

Der Wirkstoff Budipin kann möglicherweise bei der kombinierten Behandlung tremordominanter Parkinson-Syndrome einen Vorteil bieten. Die Indikation ist seltenen Fällen vorbehalten. Ein sorgfältiges EKG-Monitoring und eine Abstimmung der Komedikation sind zwingend.

Wirkungsmechanismus

genauer Wirkungsmechanismus unbekannt; noradrenerge, indirekt dopaminerge, serotonerge, glutamaterge und cholinerge Effekte werden diskutiert

Besonderheiten

 Cave: QT-Monitoring vor und während der Eindosierung. *Budipin* darf nur von speziell informierten Ärzten unter der Bedingung engmaschiger EKG-Kontrollen verschrieben werden. Eine gleichzeitige Gabe mit anderen, die QT-Zeit verlängernden Medikamenten wie *Amantadin* ist **nicht** zulässig.

9.4.7. Clozapin

Vergleichende Bewertung

Das atypische Neuroleptikum Clozapin (vgl. Kap. Psychosen und nicht psychotische Erregungszustände) wird neuerdings als mäßiger D_1-/D_2-Rezeptorantagonist breiter angewendet, insbesondere bei tremordominanten Patienten, bei denen eine Standardtherapie nicht wirksam war und auch die Indikation für eine tiefe Hirnstimulation nicht gestellt wird. In Deutschland ist Clozapin jedoch für diese Indikation nicht zugelassen. Klinisch bewährte Indikationen sind assoziierte, auch pharmakogene psychotische Symptome (z.B. visuelle oder akustische Halluzinationen).

Dosierung

mit 12,5 mg/Tag beginnen, dann bedarfsabhängig um 25 mg/Tag steigern

 Cave: Blutbildkontrollen (anfangs wöchentlich) wegen Gefahr der Agranulozytose!

9.5. Besondere Therapieprobleme

9.5.1. Äquivalenzdosen von Dopaminagonisten

Die Austauschbarkeit, insbesondere von DA ist nur empirisch untersucht. Folgende ED können als „klinische Äquivalenzdosen" zur Orientierung dienen:

Tabelle 9.2: „Klinische Äquivalenzdosen"

Wirkstoff	„klinische Äquivalenzdosen"
Apomorphin	3–5 mg (oder 40–50 µg/kg)
Bromocriptin	10–15 mg
Cabergolin	1,4 mg
Dihydroergocriptin	20–40 mg
Lisurid	1 mg
Pergolid	1 mg
Pramipexol	0,7–1 mg
Ropinirol	2–4 mg

9.5.2. Wirkungsfluktuationen

Vor allem folgende Wirkungsfluktuationen sind nach 4–7-jährigem Verlauf unter einer dopaminergen Therapie, insbesondere mit L-Dopa häufig zu erwarten:
- **hypokinetische Wirkungsfluktuationen:**
  End-of-Dose-Akinese/Freezing/paroxysmale On-off-Fluktuationen
  oder
- **hyperkinetische Wirkungsfluktuationen (dopaminerg induzierte Dyskinesien):**
  Off-Dyskinesien, meist choreatische Peak-Dose- und Plateau-Dyskinesien/Off-Dystonien/biphasische Dystonien.

In allen Fällen sind Therapiemodifikationen zu erwägen und eine neurologische Beratung erforderlich.

9.5.3. Depression

Etwa 20 % aller Patienten haben eine depressive Symptomatik, die überwiegend von der Schwere des Verlaufs und der Therapie unabhängig ist und auch behandlungsbedürftig werden kann. Die Dopaminagonisten selbst können einen stimmungsaufhellenden, freilich auch negativ exzitatorischen Effekt haben, der bei der Indikationsstellung mitbewertet werden sollte.

Empirisch vertretbar:

Obwohl z.B. in den USA ca. zwei Drittel depressiver Parkinsonpatienten SSRI, erhalten, ist doch die Studienlage zu schwach, um gut begründete, spezifische Empfehlungen für eine Substanzauswahl zu geben. In einer neuen, unabhängig durchgeführten Studie war Nortriptylin der Vergleichssubstanz Paroxetin eindeutig überlegen. Paroxetin zeigte schlechtere Responseraten als das Placebo.

9.5.4. Akinetische Krisen

Akinetische Krisen sind durch Vermeidung von Dehydrierung oder Fehlern bei der Medikamenteneinnahme einschränkbar. Sie können auf Störungen der Resorption (z.B. Diarrhoe, beginnender Ileus) hindeuten. Wichtigste Sofortmaßnahme ist die ausreichende Flüssigkeitszufuhr.

Medikamentös ist eine i.v.-Gabe von Amantadinsulfat oder die Gabe von L-Dopa/DDI per nasoduodenaler Sonde indiziert.

9.5.5. Fortgeschrittenes IPS

Bei Patienten mit schwerem und fortgeschrittenem IPS kann eine sehr komplexe und multimodale Therapie erforderlich werden, bei der auch eine Polypharmakotherapie **nicht** vermieden werden kann. Diese zielt vor allem auf eine regelmäßige, wirkungsabhängige Dosierungsplanung. Bei schwerster Akinese kann eine kontinuierliche L-Dopa-Gabe nur per PEG mit duodenalem Applikationsort (Duodopa®) sichergestellt werden, gelegentlich muss auch auf eine kontinuierliche Gabe von DA (APO-go®) umgestellt werden.

9.5.6. Demenz

Bei milder bis mäßiger Demenz, sog. Parkinson-Demenz-Komplex, ist die Wirksamkeit von Rivastigmin belegt und zugelassen.

9.5.7. Psychotische Symptome

Die Wirksamkeit von Clozapin (Off-Label) ist belegt und empfohlen; oft wird Quetiapin (Off-Label) vorgezogen.

9.6. Hinweise zur wirtschaftlichen Verordnung

Levodopa-Präparate besitzen einen Anteil von ca. 40 % am Verordnungsvolumen von Parkinson-Mitteln. Ihre Verordnung ist in den letzten 10 Jahren auf das Doppelte angestiegen, die der Dopaminagonisten auf das Dreifache. Die Verordnung der sehr preiswerten Anticholinergika ist stark rückläufig.

Unter den Levodopa/DDI-Präparaten gibt es viele preiswerte Generika, die auffälligerweise bei der Kombination mit Benserazid nur ca. 25 % der Verordnungen innerhalb der GKV ausmachen, bei der Kombination mit Carbidopa aber ca. 80 %. Cabergolin und andere Ergolin-Derivate werden stark rückläufig verordnet zugunsten der Nicht-Ergolinderivate; aus medizinischer Sicht eine sinnvolle Veränderung.

Das vergleichsweise teure Rotigotin ist nach einer Vergleichsstudie weniger wirksam als Ropirinol. Es wird von der AkdÄ zur Primärtherapie nicht empfohlen. Kritische Zurückhaltung erscheint auch bei der Verordnung des MAO-Hemmers Rasagilin angebracht, für das bei ca. zehnfach höheren Tagestherapiekosten eindeutige Vorteile gegenüber Selegilin nicht zureichend belegt werden konnten.

Tabelle 9.3.: DDD-Kosten für verordnungsrelevante Wirkstoffe des Jahres 2008

Wirkung	DDD-Kosten (Euro)
9.4.1. Kombinationen Levodopa/DDI	
Levodopa in Kombination mit Carbidopa	1,78
Levodopa in Kombination mit Benserazid	2,24
9.4.2. Direkte non-ergoline und ergoline Dopaminantagonisten	
Bromocriptin	7,44
Pergolid	7,18
Dihydroergocryptinmesilat	6,02
Ropinirol	6,75
Pramipexol	10,89
Cabergolin	5,38
Apomorphin	11,82
Piribedil	11,94
Rotigotin	11,13
Lisurid	4,11
9.4.3. MAO-Hemmer	
Selegilin	0,46
Rasagilin	4,70
9.4.4. COMT-Hemmer	
Tolcapon	9,23
Entacapon	7,04
9.4.5 Anticholinergika	
Metixen	1,76
Trihexyphenidyl	0,75
Biperiden	0,78
Bornaprin	0,76
9.4.6. NMDA-Antagonisten	
Amantadin	0,39
Budipin	2,59

Quelle: GKV-Arzneimittelindex im Wissenschaftlichen Institut der AOK (WIdO)

10. Multiple Sklerose

Fazit für die Praxis

Für die Behandlung der Multiplen Sklerose (MS) steht mittlerweile eine große Anzahl medikamentöser und nicht medikamentöser Behandlungsstrategien zur Verfügung, die zum Ziel haben, die Lebensqualität der Patienten zu verbessern. Die moderne MS-Therapie verfolgt 3 Ziele: (1) Die Therapie des akuten Schubs, (2) die langfristig angelegte immunmodulierende Therapie zur Verhinderung von Schüben und Behinderungsprogression und (3) die symptomatische Therapie, deren Ziel die Behandlung der Krankheitssymptome ist. Für die immunmodulatorische Langzeittherapie eignen sich in erster Linie Interferon-beta Präparate und Glatirameracetat. Diese Substanzen konnten in mehreren Klasse-I-Evidenz-Studien ihre Wirksamkeit auf Schubrate und Krankheitsprogression belegen. Wichtig scheint nach derzeitiger Studienlage insbesondere ein früher Beginn der Behandlung. Dies sollte vorzugsweise bereits direkt nach dem ersten Schub geschehen, wenn angesichts der Kernspintomographie ein hohes Risiko für weitere Krankheitsaktivität besteht. Für den Fall, dass die Basistherapie nicht mehr zur Krankheitskontrolle beiträgt, stehen mit dem monoklonalen Antikörper Natalizumab und dem Zytostatikum Mitoxantron effektive Medikamente für die Therapieeskalation zur Verfügung. Die Anwendung von Natalizumab ist allerdings durch das seltene Auftreten von opportunistischen Infektionen, insbesondere der progressiven multifokalen Leukenzephalopathie (PML), belastet. Der Einsatz von Mitoxantron ist durch seine potenziellen kardialen Nebenwirkungen ab einer Dosierung > 140 mg/m^2 Körperoberfläche (KOF) nach oben limitiert. Für die Behandlung des akuten MS-Schubs ist weiterhin die hochdosierte intravenöse Steroidpulstherapie mit intravenösem Methylprednisolon das Mittel der Wahl. Bei schweren steroidresistenten Schüben kann der Einsatz der Plasmapherese innerhalb von 6 Wochen nach Auftreten der Symptome sinnvoll sein. Für die symptomatische Therapie steht analog zu der Vielzahl der Symptome eine Vielzahl therapeutischer Konzepte zur Verfügung. Wenn diese adäquat und breit angewandt werden, kann dies in einer erheblichen Verbesserung der Lebensqualität von MS-Patienten resultieren.

10.1. Wirkstoffübersicht

empfohlene Wirkstoffe	weitere Wirkstoffe
Baclofen	Azathioprin
Glatirameracetat	Botulinumtoxin
Interferon-beta 1a	Carbachol
Interferon-beta 1b	Carbamazepin
Methylprednisolon	Cyclophosphamid
Mitoxantron	Dantrolen
Oxybutynin	Gabapentin
Phenoxybenzamin	Intravenöse Immunglobuline
Tizanidin	Natalizumab [2006; A/D]
Trospiumchlorid	Tolterodin
	Topiramat

10.2. Klinische Grundlagen

10.2.1. Definition

Die Multiple Sklerose (MS) ist eine chronisch entzündliche Erkrankung des zentralen Nervensystems (ZNS), die in der Anfangsphase meist durch das schubförmige Auftreten neurologischer Defizite in unterschiedlichen neurologischen Funktionssystemen gekennzeichnet ist, die anfangs komplett remittieren, mit zunehmender Erkrankungsdauer jedoch häufig neurologische Residuen zurücklassen (schubförmig-remittierende Form). Nach mehreren Jahren treten die schubförmigen Exazerbationen in den Hintergrund und der Krankheitsverlauf ist dann von einer chronischen Progredienz neurologischer Defizite geprägt (sekundär chronisch-progrediente Form). Bei knapp 10 % der Patienten verläuft die Erkrankung ohne Schübe von Beginn an progredient (primär chronisch-progrediente Form).

10.2.2. Einteilung

Die Behinderung durch MS wird durch die Expanded Disability Status Scale (EDSS) nach Kurtzke eingeteilt. Für die Bestimmung des EDSS-Wertes werden die unterschiedlichen neurologischen Funktionssysteme (visuelles System, motorisches System etc.) getrennt hinsichtlich neurologischer Ausfallerscheinungen bewertet. Die Einzelwerte werden dann zum EDSS-Wert zusammengezogen. Die EDSS ist eine nicht lineare 10-stufige Skala, wobei der Wert 0 auf einen normalen neurologischen Befund hinweist und der Wert 10 den Tod durch MS definiert. Ab Schweregrad 6 ist die Gehfähigkeit der Patienten so stark eingeschränkt, dass sie mit Gehhilfe nur noch wenige Meter zurücklegen können.

10.2.3. Pathologie/Pathophysiologie

Die Ätiologie der MS ist nicht eindeutig geklärt. Hinsichtlich der pathophysiologischen Vorgänge hat man jedoch eine relativ detaillierte Vorstellung: Die Schadenskaskade der Multiplen Sklerose beginnt mit der extrazerebralen Aktivierung autoreaktiver T-Zellen durch einen bisher noch unbekannten Stimulus. Solche autoreaktiven T-Zellen finden sich im Übrigen auch im immunologischen Repertoire gesunder Probanden, unterliegen hier aber strikten Kontrollmechanismen und verhalten sich tolerant. Bei MS-Patienten ist diese Toleranz aufgehoben und es kommt zur Entstehung myelinreaktiver, pro-inflammatorischer Effektorzellen. Im aktivierten Zustand sind diese Zellen in der Lage, die Blut-Hirn-Schranke, also die endotheliale Trennungsbarriere zwischen Peripherie und ZNS, zu überwinden. Die Transmigration von Entzündungszellen in das Hirnparenchym wird durch die Verbindung von Adhäsionsmolekülen vermittelt. Während der Transmigration folgen die Entzündungszellen einem Chemokingradienten. Im ZNS-Parenchym angekommen, werden die autoreaktiven T-Zellen restimuliert und rufen eine lokale Entzündungsreaktion hervor, die durch die Rekrutierung weiterer Entzündungszellen wie Makrophagen und B-Zellen und durch Sekretion von zytotoxischen Mediatoren und Autoantikörpern verstärkt wird. Diese Prozesse führen dann in der Summe zu einer lokalen Demyelinisierung, einer Schädigung von Oligodendrozyten und einer Zerstörung von Axonen. Insbesondere die Schädigung von Axonen wird letztlich für die anhaltende klinische Behinderung von MS-Patienten verantwortlich gemacht. Die lokale Entzündung terminiert in der Regel selbst. Dieser Zyklus wird vielfach durchlaufen und ist damit auch die Grundlage für das schubförmige klinische Erscheinungsbild der Erkrankung.

10.2.4. Diagnostik

Das klinische Charakteristikum der MS ist, dass es sich um eine neurologische Erkrankung handelt, die zu verschiedenen Zeitpunkten in unterschiedlichen neurologischen Funktionssystemen des ZNS Störungen verursachen kann. An diesem Grundsatz der zeitlichen und örtlichen Dissemination halten auch die 2001 erstmals publizierten und weitgehend akzeptierten McDonald-Kriterien fest. Die McDonald-Kriterien erlauben neben dem klinischen Nachweis einer disseminierten Erkrankung auch den Nachweis von örtlicher und zeitlicher Dissemination mit der Magnetresonanztomographie (MRT). Dadurch ist es prinzipiell möglich, die Diagnose MS bereits nach dem ersten klinischen Ereignis (CIS; clinically isolated syndrome) zu stellen. Eine weitere wichtige Maßnahme in der Diagnostik und Differentialdiagnostik der MS ist die Lumbalpunktion, die typischerweise eine leichte Pleozytose sowie den Nachweis oligoklonaler Banden zeigt.

10.3. Therapie: allgemeine Gesichtspunkte

10.3.1. Therapieziele

Ziel der MS-Therapie ist es, durch Eingriff in die Schadenskaskade der MS den überschießenden Autoimmunprozess zu stoppen. Hierfür steht die Immunsuppression als relativ unspezifische Maßnahme zur Verfügung, während neuere Medikamente gezielt in die Schadenskaskade eingreifen. Neben partiell wirksamen kausalen immunmodulatorischen Therapien steht auch eine Vielzahl medikamentöser und nicht medikamentöser symptomatischer Therapiemaßnahmen zur Verfügung. Wünschenswert wären in der Zukunft auch Medikamente, die neuroprotektiv wirksam sind und Remyelinisierung fördern bzw. Regeneration ermöglichen.

10.3.2. Therapeutisches Vorgehen

Akute Schübe:

Das wesentliche therapeutische Prinzip zur Therapie eines akuten MS-Schubs ist die hochdosierte, intravenöse Steroidpulsthe-rapie. Es sollten Substanzen mit geringer mineralkortikoider Nebenwirkung, z.B. Methylprednisolon, bevorzugt werden. In der Regel erfolgt die intravenöse Gabe von 1.000 mg/Tag Methylprednisolon über 3 bis 5 Tage; cushingoide Nebenwirkungen treten unter diesem Regime praktisch nicht auf. Ein orales Ausschleichen kann über 2 Wochen erfolgen, scheint aber den therapeu-tischen Effekt nicht zu beeinflussen und ist daher auch verzichtbar. In jedem Fall ist von einer langfristigen, niedrig dosierten, oralen Gabe von Glukokortikoiden Abstand zu nehmen. Dieses Regime hat aufgrund fehlender Wirksamkeit und der Gefahr typischer Langzeitnebenwirkungen weder für die Therapie des akuten MS-Schubs noch für die immunprophylaktische Langzeittherapie eine Bedeutung und wird heute als obsolet erachtet.

Bei Nichtansprechen auf die Schubtherapie nach dem oben genannten Schema kann mit einer Latenz von ca. 2 Wochen eine Wiederholung der Steroidpulstherapie in höherer Dosierung vorgenommen werden. Dosierungen von bis zu 2 g Methylprednisolon/Tag über 5 Tage sind möglich. Innerhalb des letzten Jahres hat aber auch der Einsatz der Plasmapherese bei der Eskalati-onstherapie schwerer Schübe zunehmend an Bedeutung gewonnen. Die Plasmapherese sollte innerhalb von 6 Wochen nach Ein-setzen eines schweren funktionseinschränkenden Schubs erfolgen.

Langzeittherapie:

Für die Langzeittherapie der MS werden **immunsuppressive oder immunmodulierend wirksame Substanzen** eingesetzt, die den Autoimmunprozess unterbrechen sollen. Mittel der ersten Wahl für die Basistherapie der MS sind Beta-Interferone und der Immunmodulator Glatirameracetat. Immunsuppressive Medikamente wie Azathioprin spielen für die Basistherapie nur noch eine untergeordnete Rolle. Zugelassen für den schubförmigen Verlauf sind Interferon-beta 1b zur subkutanen Injektion jeden 2. Tag, Interferon-beta 1a zur intramuskulären Injektion einmal pro Woche und Interferon-beta 1a zur subkutanen Injektion dreimal pro Woche. Auch wenn sich die applizierten Wirkstoffmengen erheblich unterscheiden, so existiert bisher keine Empfehlung hinsicht-lich der optimalen Dosis und Applikationsform. Derzeit werden alle Interferone für die Basistherapie der MS als wirksam einge-stuft. Sowohl Interferon-beta 1b zur subkutanen Injektion jeden 2. Tag als auch Interferon-beta 1a zur intramuskulären Injektion einmal pro Woche sind für eine Therapie nach dem ersten Schub zugelassen, wenn aus der Kernspintomographie ein hohes Risiko für den Übergang in eine Multiple Sklerose abzuleiten ist. Dies ist per definitionem dann der Fall, wenn sich in der initia-len MRT mehr als 9 T2-Läsionen und/oder eine Gadolinium-anreichernde Läsion finden. Interferon-beta 1a zur subkutanen Injek-tion dreimal pro Woche ist nach dem ersten Schub zugelassen, wenn die McDonald-Kriterien für eine örtliche und zeitliche Dis-semination erfüllt sind.

Im Verlauf entwickeln 5 bis 40 % der Patienten Antikörper gegen Beta-Interferon, wobei dies bei den verschiedenen Präparaten und Applikationsformen stark schwankt. Bei persistierenden hochtitrigen Antikörpern gegen Interferon-beta ist mit einem Wir-kungsverlust zu rechnen. In solchen Fällen sollte ein Konzeptwechsel erfolgen. Eine Antikörperbestimmung ist dann sinnvoll, wenn die Schubrate unter Beta-Interferonen wieder zunimmt. Bei allen Interferonen ist in den ersten 2–3 Monaten mit unerwünschten Grippe-ähnlichen Nebenwirkungen zu rechnen, die aber effizient durch die Gabe nicht steroidaler Antiphlogistika unterbunden werden können.

Glatirameracetat – eine synthetisch aus 4 Aminosäuren hergestellte Peptidkette, die einem Bruchstück des basischen Myelinpro-teins entspricht, hat bei täglicher subkutaner Injektion ebenfalls eine signifikante schubmindernde Wirkung gezeigt und ist für die Behandlung der schubförmigen MS zugelassen. Es kann hier als gleichwertig zu den Interferonpräparaten angesehen werden. Glatirameracetat ist mittlerweile ebenfalls für die Behandlung von CIS-Patienten zugelassen.

Hochdosierte **intravenöse Immunglobuline** (IVIG) einmal monatlich wirken zwar schubreduzierend, die Datenlage ist jedoch so schwach, dass sie derzeit allenfalls als Therapie der zweiten Wahl betrachtet werden können und Sonderindikationen vorbehal-ten bleiben. So ist ihr Einsatz in der Schwangerschaft und Stillzeit sicher und wird derzeit durch die Leitlinien als „möglicherweise effektiv" eingestuft. Immunglobuline sind für die Behandlung der MS nicht zugelassen (Off-Label).

Für die Dauer einer immunmodulierenden Langzeittherapie gibt es keine gesicherten Kriterien. Unter deutschsprachigen MS-Experten herrscht Konsens darüber, dass die Basistherapie so lange fortgeführt werden sollte, wie keine wesentlichen Nebenwir-kungen die Lebensqualität der Patienten beeinträchtigen und Krankheitsstabilität erzielt werden konnte.

Für den Fall, dass kein ausreichendes Ansprechen auf eine immunmodulatorische Basistherapie der ersten Wahl erzielt wird, sollte eine Therapieeskalation erfolgen. Hierfür stehen Natalizumab und Mitoxantron zur Verfügung. Natalizumab ist der erste monoklo-nale Antikörper, der für die Therapie der MS zugelassen wurde. Natalizumab wurde 2006 für die Monotherapie der hochaktiven schubförmigen MS zugelassen, die sich trotz Therapie mit Interferon beta oder Glatirameracetat nicht kontrollieren ließ. Eine Zulassung existiert ebenfalls für MS-Verlaufsformen, die sich von Beginn an hochaktiv vollziehen. Mitoxantron ist seit 2002 für die Behandlung der aktiven schubförmigen und der schubförmig-progredienten Verlaufsform zugelassen. Ein Problem von Mitoxantron ist neben dem Leukämierisiko das vermehrte Auftreten von irreversibler Herzmuskelschäden oberhalb einer Dosierung von 140 mg/m².

Mit Cyclophosphamid steht ein weiteres Immunsuppressivum zur Eskalationstherapie der MS zur Verfügung (Off-Label). Letztlich ist die Datenlage aber schwach, Studien der Evidenzklasse I liegen nicht vor. Cyclophosphamid ist daher ein Reservepräparat für die Eskalationstherapie, dessen Einsatz nur im Rahmen eines individuellen Heilversuchs in spezialisierten Zentren erfolgen sollte.

Für die sekundär chronische Verlaufsform gibt es nur eingeschränkte Behandlungsmöglichkeiten. Interferon-beta 1b und Interferon-beta 1a sind für die Behandlung sekundär chronischer Verlaufsformen zwar zugelassen, ihr Einsatz sollte allerdings vorzugsweise bei Personen erwogen werden, die noch von schubförmiger Verschlechterung der Erkrankung berichten. Für die primär chronisch progredienten Verläufe gibt es bisher keine durch Studien abgesicherte Langzeittherapie.

Die Jahreskosten liegen für Interferon-beta, Glatirameracetat und Tysabri in einer Größenordnung von 15.000–20.000 Euro pro Jahr und Patient und tragen damit zur Kostenerhöhung im Gesundheitswesen bei.

10

Symptomatische Therapie:

Bei Patienten, bei denen die Erkrankung bereits zu neurologischen Defiziten mit Behinderung geführt hat, sollten die symptomatischen Behandlungsmaßnahmen konsequent durchgeführt werden.

Für die Therapie der **Spastik** stehen verschiedene gut wirksame Medikamente zur Verfügung, die jedoch immer mit Krankengymnastik kombiniert werden sollten. Die Dosierung muss individuell eingestellt werden, da die Gefahr besteht, dass durch zu forcierte Therapie der Spastik die Parese so stark wird, dass der Zustand sich insgesamt verschlechtert. Auch die Nebenwirkungen (Müdigkeit, Benommenheit, s.u.) können limitierende Faktoren sein.

Der Gamma-Aminobuttersäure-Rezeptoragonist Baclofen und der Alpha$_2$-Rezeptoragonist Tizanidin haben einen überwiegend zentralen Angriffspunkt, Dantrolen wirkt hingegen peripher am Muskel und ist bei MS selten ausreichend wirksam. Eine Kombination der Substanzen kann bei unzureichender Wirkung der Einzelsubstanz sinnvoll sein. Die Wirksamkeit von Gabapentin (vgl. Kap. Akute und chronische Schmerzen), einem Analogon der Gamma-Aminobuttersäure (GABA), insbesondere bei der phasischen Spastik ist ebenfalls belegt. Die Substanz ist in Deutschland allerdings nicht für diese Indikation zugelassen. Bei Rollstuhlpatienten mit therapieresistenter Spastik, insbesondere mit schmerzhaften Spasmen oder Kloni, kann Baclofen über eine intrathekale Pumpe appliziert werden, die wesentlich niedrigere Dosen erfordert. Bei Tizanidin muss die blutdrucksenkende Wirkung berücksichtigt werden, da MS-Patienten häufig zu Hypotonie neigen. Benzodiazepine sind zur Langzeittherapie der Spastik ungeeignet. Zur Behandlung fokaler spastischer, selten auch dystoner Syndrome kann mittlerweile mit einem hohen Evidenzgrad die Behandlung mit Botulinumtoxin empfohlen werden. Botulinumtoxin ist in Deutschland zugelassen für die Indikation Arm- oder Handspastik nach Schlaganfall bzw. spastischem Spitzfuß bei infantiler Zerebralparese. Es wirkt jedoch (aus plausiblen Gründen) auch bei Arm- oder Handspastik anderer Ursache als durch Schlaganfall bzw. bei Beinspastik anderer Ursachen als durch infantile Zerebralparese. In anderen europäischen Ländern existieren daher sinnvollerweise Zulassungen für die „Spastik" als Syndrom ohne Bedeutung der Ursache.

Blasenentleerungsstörungen (s. spezielles Kap. in diesem Buch) treten bei der MS in verschiedenen Formen und Schweregraden auf. Der sog. imperative Harndrang beruht häufig auf einer Detrusorhyperreflexie und kann mit Oxybutynin, Tolterodin oder Trospiumchlorid gebessert werden (vgl. Kap. Speicher-/Entleerungsstörungen der Harnblase). Bei mangelndem Verschluss des Blasenhalses kann der Harnröhrenwiderstand auch mit Substanzen, die anticholinerg wirken, erhöht werden. Bei atoner Blase mit mangelnder Blasenentleerung und Restharnbildung wird der intravesikale Druck erhöht (z.B. durch Cholinergika wie Carbachol; vgl. Kurzprofil im Anhang) bzw. der Harnröhrenwiderstand herabgesetzt (z.B. durch Phenoxybenzamin). In fortgeschrittenen Stadien sind intermittierende Entleerung der Blase mit Einmalkathetern oder ein suprapubischer Katheter manchmal unumgänglich. Mischformen zwischen Inkontinenz und Harnverhaltung, meist in Form der Sphinkter-Detrusor-Dyssynergie, sind häufig. Da die Korrelation zwischen Beschwerdesymptomatik und nachweisbarer Störung schlecht ist, muss in vielen Fällen vor Einleitung einer Therapie eine Blasendruckmessung erfolgen. Reichliche Flüssigkeitszufuhr und die Ansäuerung des Urins, z.B. mit hohen Dosen Vitamin C, wirken infektionsverhütend. Die prophylaktische Antibiotikagabe ist umstritten.

Botuliumtoxin hat mittlerweile auch eine große Bedeutung für die Behandlung von Blasenentleerungsstörungen bei MS. Es hat sich insbesondere bei der Behandlung der Detrusor-Sphinkter Dyssynergie bewährt. Auch bei der erhöhten Sphinkteraktivität kann Botulinumtoxin dann eingesetzt werden, wenn die medikamentösen Therapieansätze erfolglos oder unzureichend waren. Wenn anticholinerge Medikamente für die Behandlung der hyperaktiven Blase nicht ausreichen, kann die Injektion von Botulinumtoxin in den Detrusor als nachgewiesen erfolgreiche Therapie empfohlen werden. Zu dieser Indikation liegen mittlerweile auch Zulassungsstudien vor.

Depressive Syndrome sind bei MS häufig, wobei schwer zu entscheiden sein kann, ob es sich um ein Symptom der MS, eine Reaktion auf die Krankheit oder eine MS-unabhängige Störung handelt. Beta-Interferone können eine Depression verstärken. Eine Therapie mit Antidepressiva ist in vielen Fällen unabhängig von der Genese sinnvoll. Neben den klassischen Antidepressiva wird heute häufig die Gabe von selektiven Serotonin-Rückaufnahmeinhibitoren (SSRI) empfohlen, da sie nicht sedieren und keine anticholinergen UAW haben. Das Symptom des Zwangslachens oder -weinens kann meist effektiv mit niedrigen Dosen von NSMRI-Antidepressiva (s. Kap. Depressionen) behandelt werden (Off-Label).

Schmerzen kommen bei MS-Patienten häufig vor. Oft handelt es sich um schmerzhafte Missempfindungen, die häufig auf Antidepressiva ansprechen. Die **Trigeminusneuralgie** wird mit Carbamazepin behandelt. Bei ungenügender Wirkung oder Kontraindikationen können Topiramat oder Gabapentin versucht werden. **Tonische Hirnstammanfälle** sprechen auf niedrig dosiertes Carbamazepin an.

10.4. Pharmakotherapie

Vergleichende Bewertung und Hinweise zur wirtschaftlichen Verordnung

Für die kausale Therapie der MS sind derzeit die Immunsupressiva Azathioprin und Natalizumab (Abschnitt 10.4.1.), die Immunstimulantien Galtitrameracetat und Interferon-beta (Abschnitt 10.4.2.) und das zytotoxische Antibiotikum Mitoxantron (Abschnitt 10.4.3.) zugelassen. Während Azathioprin, Glatirameracetat und Interferon-beta den MS-Basistherapeutika zuzurechnen sind, dienen Natalizumab und Mitoxantron als Eskalationstherapeutika entweder bei primär sehr schweren MS-Verläufen (selten) oder bei Versagen der Basistherapie (häufig). Azathioprin wird in der MS-Therapie schon seit den 70er-Jahre eingesetzt, seine Zulassung erfolgte allerdings erst 2001 auf der Basis einer Metaanalyse verschiedener älterer Studien, die nach heutiger Auffassung den Ansprüchen an moderne MS-Studien nicht mehr genügen. Von daher ist aus rein formalen Gesichtspunkten eine Unterlegenheit von Azathioprin gegeben: Azathioprin ist im Vergleich zu den moderneren Immunmodulatoren Glatirameracetat und Interferon-beta grundsätzlich als Medikament der 2. Wahl anzusehen. Azathioprin hat allerdings durchaus seine Berechtigung als MS-Medikament, da es derzeit das einzig zugelassene orale Therapeutikum ist. Von daher kann bei strikter Ablehnung einer parenteralen Therapie durch den Patienten eine Medikation mit Azathioprin erwogen werden. Zu bedenken ist jedoch, dass Azathioprin mit einem statistisch erhöhten Risiko für sekundäre Neoplasien im Langzeitverlauf assoziiert ist und aufgrund seiner zytotoxischen Eigenschaften auch bei jüngeren Frauen nicht vorbehaltlos eingesetzt werden sollte.

Azathioprin ist mit Jahrestherapiekosten von ca. 700 Euro im Vergleich zu den anderen MS-Therapeutika sehr günstig.

Die Jahrestherapiekosten von Interferon-beta und Glatirameracetat belaufen sich auf ca. 12.000–18.000 Euro je nach Präparat und Hersteller. Zu diesen Medikamenten liegen jedoch mehrere gleichsinnige MRT-kontrollierte Phase-III-Studien vor, die die Wirksamkeit der Konzepte eindeutig belegen. Obwohl Glatirameracetat und Inferferon-beta einen unterschiedlichen Wirkungsmechanismus besitzen, ist kein relevanter Unterschied in der Wirksamkeit festzustellen. Beide Therapeutika reduzieren signifikant die Schubrate und die MRT-Aktivität – kürzlich publizierte Vergleichsstudien konnten keinen signifikanten Unterschied bezüglich der primären Studienendpunkte nachweisen. Hinsichtlich der Nebenwirkungen ist bei Interferon-beta initial mit Grippe-ähnlichen Nebenwirkungen zu rechnen, die bei Glatirameracetat nicht zu beobachten sind. Insgesamt sind diese Interferon-assoziierten Nebenwirkungen jedoch gut mit Antiphlogistika zu minimieren. Zudem können unter Glatirameracetat sog. systemische Postinjektionsreaktionen auftreten, die ebenfalls als sehr unangenehm empfunden werden, allerdings ungefährlich sind. Auch in der Langzeitanwendung sind beide Substanzen als sicher anzusehen. Somit ist es letztlich bei der Auswahl eines MS-Basistherapeutikums entscheidend, welches Applikationsregime ein MS-Patient bevorzugt – dieses reicht von einer s.c.-Injektion pro Tag bei Glatirameracetat bis zu einer i.m.-Injektion pro Woche bei Interferon-beta 1a.

Für eine Eskalationstherapie stehen Mitoxantron und Natalizumab zur Verfügung. Die Jahrestherapiekosten von Natalizumab belaufen sich auf ca. 29.000 Euro, die von Mitoxantron auf ca. 2000 Euro. Beide Substanzen wurden an unterschiedlichen Kollektiven getestet, sodass ein direkter Vergleich hinsichtlich der Wirksamkeit nicht möglich ist. Aufgrund seiner Zulassung ist Mitoxantron im Vergleich zu Natalizumab jedoch auch eine Option bei sekundär chronischen progredienten Krankheitsverläufen. Natalizumab ist in der Anwendung gut verträglich, es muss allerdings bei ca. einem Prozent der Patienten mit anaphylaktischen Reaktionen bei der Infusion gerechnet werden. Patienten unter Mitoxantron klagen während der Infusion häufiger über Übelkeit und Erbrechen. Mitoxantron ist bei Überschreiten einer Dosis von 100–140 mg/m^2 KÖF potentiell kardiotoxisch und kann daher bei MS nur begrenzt und unter Kontrolle der kardialen Funktion angewendet werden. Auch ein erhöhtes Risiko sekundärer Neoplasien konnte festgestellt werden. Bei jungen Frauen besteht das Problem der Infertilität, jungen Männern sollte aus diesem Grund vor Therapie eine Samenspende angeboten werden. Ein ernstzunehmendes Problem von Natalizumab stellt das (seltene)

Auftreten von Fällen mit progressiver mulitfokaler Leukenzephalopathie (PML) dar. Auch wenn mittlerweile Fälle unter einer Monotherapie mit Natalizumab aufgetreten sind, sollte insbesondere bei vorangegangener Immuntherapie erhöhte Wachsamkeit bestehen. Deswegen und aufgrund seiner deutlichen Wirksamkeit bei schubförmiger MS wird häufig Natalizumab als primäre Eskalationstherapie bei schubförmiger MS in Erwägung gezogen. Weitere Empfehlungen – insbesondere im Hinblick auf die neuen progressiven multifokalen Leukenzephalopathie-Fälle – sind zu erwarten.

10.4.1. Immunsuppressiva

Azathioprin (s. Kap. Rheumatische Erkrankungen)

Dieses Zytostatikum war vor Einführung der Interferon-beta-Präparate das meistverordnete Langzeittherapeutikum bei MS. Heute ist es nur noch dann indiziert, wenn bei einer schubförmig verlaufenden MS eine Therapie mit Interferon-beta oder Glatirameracetat nicht möglich ist oder unter einer bisherigen Therapie mit Azathioprin ein stabiler Verlauf erreicht wurde. Azathioprin ist wesentlich kostengünstiger (etwa um den Faktor 10) als Interferon-beta und Glatirameracetat. Eine Neueinstellung auf Azathioprin wird trotzdem nicht empfohlen.

Natalizumab

Wirkungsmechanismus
rekombinanter humanisierter monoklonaler Antikörper gegen die alpha4-Untereinheit des a4b1-Intergrins VLA-4 auf der Oberfläche aktivierter T-Lymphozyten; Natalizumab verhindert dadurch die Migration aktivierter T-Zellen in das Hirnparenchym

Indikation(en)
krankheitsmodifizierende Monotherapie von hochaktiver, schubförmig remittierend verlaufender MS bei Patienten mit hoher Krankheitsaktivität trotz Behandlung mit einem Interferon-beta oder Glatirameracetat (Copaxone) oder bei Patienten mit rasch fortschreitender schubförmiger MS

Besonderheiten
Natalizumab sollte nur in mit der Behandlung von MS-erfahrenen Zentren verordnet werden. Die Patienten müssen kontinuierlich überwacht werden. Bisherige Wirksamkeitsnachweise hinsichtlich der Reduktion der Schubraten der RRMS und des Fortschreitens von Behinderungen rechtfertigen kein Abweichen von dieser Vorgehensweise. Natalizumab ist ausschließlich zur Monotherapie zugelassen.

Kontraindikationen
Überempfindlichkeit gegen Natalizumab; bekannte Malignome (außer Basaliom); Patienten mit erhöhtem Risiko für opportunistische Infektionen wie immungeschwächte Patienten – Vorsicht ist auch bei Vorbehandlung mit immunsuppressiven Medikamenten geboten; Kombination mit Interferon-beta oder Glatirameracetat.

Unerwünschte Arzneimittelwirkungen
Häufig wurden allgemeine Beschwerden wie Müdigkeit, Abgeschlagenheit, Kopfschmerz und Gelenkschmerzen beobachtet. Innerhalb der Zulassungsstudie kam es bei 23 % der mit Natalizumab behandelten Patienten (18 % in der Placebogruppe) zu infusionsbedingten Reaktionen (innerhalb von 2 Stunden). Überempfindlichkeitsreaktionen traten bei 4 % der Patienten auf, schwere anaphylaktische Reaktionen bei weniger als 1 %. In den klinischen Studien zu Natalizumab wurde über das Auftreten von 3 Fällen mit progressiver multifokaler Leukenzephalopathie (PML) berichtet. Jeder dieser Fälle trat unter begleitender Gabe immunwirksamer Substanzen auf. Inzwischen sind in der Postmarketingphase bei weltweit über 50.000 behandelten Patienten 23 weitere Fälle einer PML aufgetreten. Die PML trat unter Monotherapie mit Natalizumab auf. Es muss soweit generell mit dem Auftreten opportunistischer Infektionen unter Natalizumab gerechnet werden. Daher sollte konsequent auf die Einhaltung der Sicherheitsalgorithmen geachtet werden. Etwa 6 % der mit Natalizumab behandelten Patienten entwickeln neutralisierende Antikörper.

Dosierung
300 mg werden einmal alle 4 Wochen als intravenöse Infusion verabreicht

10.4.2. Immunstimulantien

Glatirameracetat

Wirkungsmechanismus
Induktion regulatorisch wirkender T-Zellen

Indikation(en)
schubförmige MS mit mindestens zwei Schüben in den letzten 2 Jahren, CIS

Kontraindikationen
bekannte Überempfindlichkeit gegenüber Glatirameracetat oder Mannitol

Unerwünschte Arzneimittelwirkungen
lokale Reaktionen an der Injektionsstelle; vorübergehende systemische Post-Injektionsreaktionen mit Vasodilatation, Spannungsgefühl im Brustraum, Herzklopfen, Angstgefühl und/oder Dyspnoe

Wechselwirkungen
Bei gleichzeitiger Behandlung mit Kortikosteroiden wurden Reaktionen an der Injektionsstelle häufiger beobachtet.

Dosierung
Glatirameracetat: 20 mg/Tag s.c.

Interferon-beta

Wirkungsmechanismus
Immunmodulation, genauer Wirkmechanismus noch unklar

Indikation(en)
klinisch isoliertes Syndrom mit hohem Risiko für den Übergang in eine Multiple Sklerose (Interferon-beta 1a i.m. und Interferon-beta 1b), schubförmige MS mit mindestens 2 Schüben in den letzten 2 Jahren, Alter über 18 Jahre (für Interferon-beta 1a s.c. ab 12 Jahre); für Interferon-beta 1b auch sekundär chronisch progredient verlaufende MS

Kontraindikationen
- Suizidgefährdung
- Eine leichte Depression ohne Suizidgefährdung ist keine absolute Kontraindikation. Eine sorgfältige Kontrolle ist erforderlich, evtl. auch eine antidepressive Therapie.
- Nach aktualisierter Fachinformation ist der Beginn einer Behandlung in der Schwangerschaft weiterhin kontraindiziert, es kann aber erwogen werden, eine Behandlung fortzusetzen, wenn die Patientin unter Therapie mit Interferon-beta schwanger geworden ist.

Unerwünschte Arzneimittelwirkungen
- grippeähnliche Symptome nach der Injektion in den ersten Monaten können durch Gabe von nichtsteroidalen Antirheumatika vermindert werden
- Reaktionen, selten Nekrosen (insbesondere bei Interferon-beta 1b), an der Einstichstelle bei subkutaner Injektion
- Depressionen
- Leukopenie, Transaminasenerhöhung
- Bildung neutralisierender Antikörper, die die Wirksamkeit herabsetzen

Wechselwirkungen

- beeinflusst Cytochrom-P450-System, daher möglicherweise verzögerter Abbau von Antiepileptika und einiger Antidepressiva-Daten aus Studien dazu liegen nicht vor
- Interferon-beta kann die Elimination von Zidovudin beeinträchtigen und bei AIDS-Patienten zu Zidovudin-Toxizität führen.

Pharmakokinetik

BV: 50 % nach s.c.-Injektion von Interferon-beta 1b
HWZ: 10 Std. (nach i.m.-Injektion von Interferon-beta 1a), 5 bzw. 8,6 Std. (nach s.c.-Injektion von Interferon-beta 1a)

Dosierung

Interferon-beta 1b:
- jeden 2. Tag s.c. 8,0 Mio. I.E. (= 0,25 mg);
- Injektionslösung muss aus der Trockensubstanz hergestellt werden

Interferon-beta 1a:
- entweder 1 x /Woche i.m. 6 Mio. I.E. (= 30 µg) oder 3 x/Woche s.c. 6 Mio. I.E. (= 22 µg) bzw. 12 Mio. I.E. (= 44 µg) als Fertigspritze
- zur Reduktion von Nebenwirkungen wird in einer Starterpackung auch 8 µg angeboten
- eine niedriger dosierte anfängliche Dosierung kann bei ausreichender Wirksamkeit fortgeführt werden
- bei unbefriedigendem Erfolg ist eine Erhöhung der Dosis sinnvoll

10.4.3. Zytotoxische Antibiotika und verwandte Substanzen

Mitoxantron

Wirkungsmechanismus

Mitoxantron interkaliert in die DNA und bewirkt über eine Interaktion mit der Topoisomerase-2 Einzel- und Doppelstangbrüche; damit wird die Nukleinsäuresynthese gehemmt; Mitoxantron wirkt unabhängig vom Zellzyklus

Indikation(en)

nicht rollstuhlpflichtige Patienten mit sekundär progredienter MS bis zum Schweregrad 6 bei Versagen oder Unverträglichkeit einer Vortherapie mit Immunmodulatoren; Mitoxantron ist indiziert bei rasch progredientem Verlauf und/oder schweren, häufigen Schüben

Kontraindikationen

s. Erfahrungen aus der Anwendung von Mitoxantron in der Onkologie (s. Kap. Tumore)

Unerwünschte Arzneimittelwirkungen

s. Kap. Tumore
Für die Therapie bei MS, die eigentlich eine Langzeittherapie sein sollte, ist die kardiotoxische Wirkung nach einer kumulativen Dosis von etwa 140 mg/m^2 Körperoberfläche besonders gravierend. Die Therapie kann nach Stabilisierung und Reduktion der Dosis über mehrere Jahre durchgeführt werden.

Wechselwirkungen

s. Kap. Tumore

Pharmakokinetik

s. Kap. Tumore

Dosierung

12 mg Mitoxantron/m^2 Körperoberfläche i.v., verabreicht alle 3 Monate, nach Stabilisierung Dosisreduktion auf 5 mg/m^2 Körperoberfläche möglich

10.4.4. Muskelrelaxantien

Vergleichende Bewertung und Hinweise zur wirtschaftlichen Verordnung
Baclofen und Tizanidin haben ein sehr ähnliches Wirkungs- und Nebenwirkungsprofil, wobei das Ansprechen und die Nebenwirkungen individuell sehr unterschiedlich empfunden werden.
Auch hinsichtlich der Therapiekosten besteht kein großer Unterschied, wobei die Anwendung von Tizanidin geringfügig teurer ist. Grundsätzlich ist es ratsam, durch eine Kombinationstherapie beider Präparate Synergien auszunutzen und die Nebenwirkungen zu reduzieren.

Baclofen

Wirkungsmechanismus
Dämpfung der zentralen Spastik auf überwiegend spinaler Ebene; bei Berücksichtigung der Neben- und Wechselwirkungen ist Baclofen eine erprobte und zuverlässig wirksame Substanz.

Indikation(en)
spastische Tonuserhöhung der quergestreiften Muskulatur

Kontraindikationen
Myasthenia gravis, bulbärparalytische Syndrome, akute und chronische Verwirrtheitszustände, akute Alkohol- und Schlafmittelvergiftung, Ulcus ventriculi, Epilepsie

Unerwünschte Arzneimittelwirkungen
Sedierung, Abnahme des Reaktionsvermögens, Schwächung der verbliebenen Willkürkraft

Wechselwirkungen
bei zusätzlicher Gabe ZNS-wirksamer Medikamente oder Alkohol Zunahme der Sedierung; bei Kombination mit Benzodiazepinen und NSMRI-Antidepressiva Verstärkung der Muskelhypotonie; verstärkte Hypotonie durch Antihypertonika

Pharmakokinetik
BV: 80–100 %
Elim.: dosisabhängig, ca. 80 % unverändert renal, deshalb Dosisreduktion bei eingeschränkter Nierenfunktion und initial niedrigere Dosis im Alter
HWZ: 3–6,8 Std.

Dosierung
einschleichend z.B. mit 3 x 5 mg, Steigerung nach frühestens 3 Tagen um jeweils 5 mg bis zum Erreichen der optimalen Tagesdosis (30–75 mg, max. 100 mg)

Tizanidin

Wirkungsmechanismus
Dämpfung zentraler, evtl. auch peripherer Tonuserhöhung, Mechanismus unbekannt; Tizanidin ist gut wirksam, für Patienten mit niedrigem Blutdruck jedoch weniger geeignet.

Indikation(en)
spastische Tonuserhöhung der quergestreiften Muskulatur

Kontraindikationen
Myasthenia gravis, Herz-Kreislauf- und Koronarinsuffizienz, Leber- und Nierenfunktionsstörung, Schwangerschaft

Unerwünschte Arzneimittelwirkungen

Sedierung, Mundtrockenheit, Blutdruckabfall, Muskelschwäche

Wechselwirkungen

Bei zusätzlicher Gabe blutdrucksenkender Mittel starker Blutdruckabfall und Synkopen; Verstärkung der Sedierung durch Alkohol oder zentraldämpfende Mittel; Erhöhung der Plasmakonzentration durch orale Kontrazeptiva

Pharmakokinetik

BV: 20 %, ausgeprägter First-pass-Metabolismus

Elim.: ca. 70 % Ausscheidung renal

HWZ: 3–5 Std.; bei Niereninsuffizienz (HWZ auf 10 Std. verlängert) wurde eine reduzierte Clearance beobachtet (um 50 % bei Serumkreatinin > 3,3 mg/dl); Vorsicht bei Nieren- bzw. Leberinsuffizienz und im Alter

Dosierung

einschleichend z.B. mit 2 x 2 mg; steigern nach 3 Tagen auf 3 x 2 mg bis auf optimale Tagesdosis (zwischen 12 und 24 mg)

10.5. Hinweise zur wirtschaftlichen Verordnung

Die Jahreskosten liegen für Interferon-beta, Glatirameracetat und Tysabri in einer Größenordnung von 15.000–20.000 Euro pro Jahr und Patient und tragen damit zur Kostenerhöhung im Gesundheitswesen bei.

Azathioprin ist mit Jahrestherapiekosten von ca. 700 Euro im Vergleich zu den anderen MS-Therapeutika sehr günstig, wird aber im vorliegenden Kapitel zur routinemäßigen Primärtherapie aus medizinischen Gründen trotzdem nicht empfohlen.

Für eine Eskalationstherapie stehen Mitoxantron und Natalizumab zur Verfügung. Die Jahrestherapiekosten von Natalizumab belaufen sich auf ca. 29.000 Euro, die von Mitoxantron auf ca. 2.000 Euro.

Baclofen und Tizanidin haben ein sehr ähnliches Wirkungs- und Nebenwirkungsprofil; auch bezüglich der Therapiekosten besteht kein großer Unterschied.

Aus „Wirkstoff aktuell" Natalizumab, 2007 (Herausgeber: Kassenärztliche Bundesvereinigung):

Bei der schubförmig-remittierenden Multiplen Sklerose … sollte eine verlaufsmodifizierende Therapie möglichst frühzeitig nach Diagnosestellung beginnen. In Abhängigkeit von der individuellen Situation des Patienten können verschiedene Wirkstoffe eingesetzt werden.

Natalizumab sollte nur in mit der Behandlung von MS erfahrenen Zentren verordnet werden. Die Patienten müssen kontinuierlich überwacht werden. Bisherige Wirksamkeitsnachweise hinsichtlich der Reduktion der Schubraten der RRMS und des Fortschreitens von Behinderungen rechtfertigen kein Abweichen von dieser Vorgehensweise. Natalizumab ist ausschließlich zur Monotherapie zugelassen.

11. Anfallsleiden

Fazit für die Praxis

Die medikamentöse Behandlung der epileptischen Anfallsleiden hat in den letzten Jahrzehnten erstaunliche und erfreuliche Fortschritte gemacht. Derzeit stehen über 20 Wirkstoffe zur Verfügung, mit deren Hilfe bei etwa 60 % aller epilepsiekranken Patienten Anfallsfreiheit und bei weiteren 20 % eine deutliche Verbesserung des Leidens erzielt werden kann. Hinzu kommen Erfolge durch die sich rasch entwickelnde Epilepsiechirurgie. In den letzten 15 Jahren sind neue antiepileptisch wirksame Substanzen gefunden worden, die die therapeutische Palette erweitern und die teilweise ein günstigeres Nebenwirkungsprofil aufweisen als die älteren Standardsubstanzen. Allerdings haben nicht alle dieser neuen Wirksubstanzen die in sie gesetzten Erwartungen erfüllt. **Es besteht somit keinerlei Anlass, die bisherigen Wirksubstanzen pauschal durch die neuen Antiepileptika zu ersetzen.** In jedem Einzelfall muss sorgfältig geprüft werden, welches Medikament oder welche Medikamentenkombination für einen Patienten indiziert ist. Die Diagnostik der unterschiedlichen Epilepsien und Epilepsie-Syndrome, die Analyse der verschiedenen Anfallsformen und die von diesen Erkenntnissen abhängige Auswahl einer adäquaten Medikation erfordern vom Arzt Zeit, Geduld, Erfahrung und eine sorgfältige und kritische Beobachtung der in diesem Fachgebiet rasch voranschreitenden Entwicklung. Hinzu kommt – wie bei jeder chronischen Erkrankung – das Erfordernis einer kompetenten psychosozialen Begleitung. Der behandelnde (Haus-)Arzt ist deshalb gut beraten, sich bei der Betreuung seiner Epilepsiepatienten der Mithilfe eines erfahrenen Epileptologen bzw. einer entsprechenden Spezialabteilung zu versichern. Besondere Beachtung erfordert das teratogene Potential einzelner Antiepileptika.

11.1. Wirkstoffübersicht

empfohlene Wirkstoffe	weitere Wirkstoffe
Carbamazepin	Clobazam
Ethosuximid	Clonazepam
Lamotrigin	Diazepam
Levetiracetam	Eslicarbazepin [2009; C]
Oxcarbazepin	Felbamat
Phenobarbital	Fosphenytoin (in D nicht zugelassen)
Primidon	Gabapentin
Opiramat	Lorazepam
Topiramat	Phenytoin
Valproinsäure (Valproat)	Pregabalin [2004; C]
	Sultiam
	Tiagabin
	Vigabatrin
	Zonisamid [2005; C]

11.2. Klinische Grundlagen

11.2.1. Definition/Pathologie/Pathophysiologie

Von Epilepsie spricht man dann, wenn bei einem Menschen immer wieder spontan, d.h. ohne erkennbare Auslösung, epileptische Anfälle auftreten. Epileptische Anfälle, die nur im Zusammenhang mit bestimmten akuten, pathologisch definierten Situationen auftreten, bezeichnet man als Gelegenheitsanfälle (z.B. manche Neugeborenenkrämpfe, Fieberkrämpfe im Kleinkindesalter, hypoglykämische, hypokalzämische und eklamptische Anfälle, epileptisches Geschehen im Rahmen einer akuten entzündlichen, parainfektiösen oder toxischen Enzephalopathie, „Immediat"-Anfälle, also epileptische Anfälle, die sich sofort, d.h. Sekunden bis einige

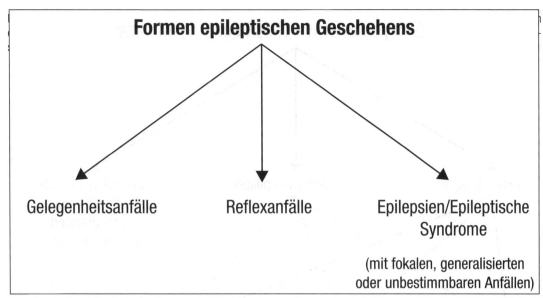

Formen epileptischen Geschehens

Gelegenheitsanfälle   Reflexanfälle   Epilepsien/Epileptische Syndrome

(mit fokalen, generalisierten oder unbestimmbaren Anfällen)

Abbildung 11.1: Formen epileptischen Geschehens

Bei der Behandlung der Gelegenheits- und Reflexanfälle steht die mögliche Beeinflussung der auslösenden Momente im Vordergrund, weniger das epileptische Geschehen, das allerdings – vor allem bei serienhaftem oder statusartigem Auftreten – gelegentlich auch einer anfallshemmenden Intervention bedarf.

Hintergrund epileptischer Aktivität stellt die sogenannte paroxysmale Depolarisation an der Nervenzellmembran dar, ein Vorgang, der mit einer pathologischen, d.h. übermäßigen Entladung des Membranpotenzials einhergeht und der zu einer Aussendung unphysiologischer repetitiver Aktionspotenziale führt. Diese Vorgänge sind gekoppelt mit Ionenflüssen durch die Kanäle der Zellmembran. So kommt es beispielsweise bei der Depolarisation (Entladung) zu einem Ca++- und/oder Na+-Einstrom, bei der Hyper- oder Repolarisation zu einem K+-Aus- und Cl-Einstrom.

Als wichtige Neurotransmittersubstanzen, die bei diesen neurochemischen Vorgängen inhibitorisch und exzitatorisch beteiligt sind, wurden insbesondere Gammaaminobuttersäure (GABA) und Glycin als Inhibitoren, Acetylcholin, Aspartat und Glutamat als Exzitatoren erkannt. Bei der Entwicklung neuer Antiepileptika wird versucht, diese Erkenntnisse über die neurochemischen Vorgänge nutzbar zu machen – beispielsweise durch Beeinflussung der Ionenströme (z.B. Hemmung des Natrium-Einstroms durch Blockierung des entsprechenden Ionenkanals [Lamotrigin] oder durch Verstärkung der inhibitorischen GABA-Wirkung [Vigabatrin]).

11.2.2. Einteilung/Epidemiologie

Nach heutigem internationalen Sprachgebrauch werden Epilepsien in fokale und generalisierte Epilepsien bzw. Epilepsiesyndrome eingeteilt; eine dritte Gruppe beschreibt Epilepsien, die nicht eindeutig als fokal oder generalisiert klassifiziert werden können.

In diesen beiden Hauptgruppen wird jeweils zwischen symptomatischen und idiopathischen Epilepsien unterschieden.

Generalisierte Epilepsien sind durch generalisierte epileptische Anfälle bestimmt. Diese sind dadurch charakterisiert, dass sowohl die klinischen Symptome als auch die elektroenzephalographischen Auffälligkeiten zu Beginn des Anfalls auf die Einbeziehung beider Hirnhemisphären in das epileptische Geschehen hinweisen.

Fokale Epilepsien sind durch fokale Anfälle charakterisiert, also durch epileptische Anfälle, deren klinischer und elektroenzephalographischer Beginn auf die Aktivierung eines umschriebenen Neuronensystems innerhalb einer Hemisphäre hinweist. Symptomatische Epilepsien sind solche, bei denen eine zerebral-organisch fassbare Läsion, ein Stoffwechseldefekt, ein nachvollziehbarer pathophysiologischer Vorgang als Ursache der Epilepsie erkannt ist.

Von idiopathischen Epilepsien spricht man unter folgenden Voraussetzungen: bezüglich der Ätiologie weder klinisch noch apparativ zerebrale Läsion nachweisbar, mehr oder weniger unauffälliger neuropsychischer Befund, in der Regel günstiger prognostischer Aspekt (sowohl hinsichtlich der Epilepsie als auch der neuropsychischen Entwicklung), Hinweise auf genetische Komponente (z.B. in der Familienanamnese). Bei einer kryptogenen Epilepsie geht man von einer symptomatischen Epilepsie aus, deren Ursache bisher allerdings unbekannt geblieben ist; kryptogen bedeutet also soviel wie „vermutlich symptomatisch".

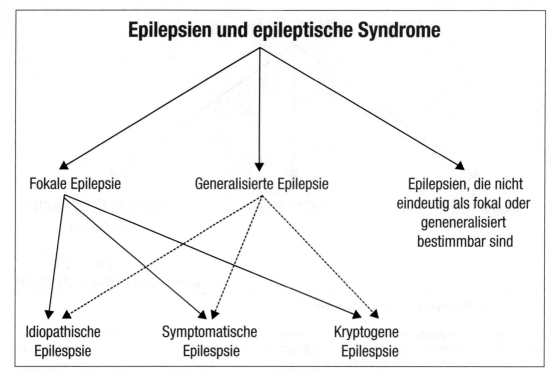

Abbildung 11.2: Klassifikation der Epilepsien und epileptischen Syndrome

Nach den zerebralen Durchblutungsstörungen sind Epilepsien die häufigsten chronischen neurologischen Erkrankungen. In den sogenannte Industriestaaten ist von einer Häufigkeit von 0,5–1 % auszugehen. (In den sogenannte Entwicklungsländern liegt die Prävalenz deutlich höher – teilweise bis zu 4.000/100.000 Einwohner, vor allem aufgrund unzureichender Behandlung von potenziell zu epileptischen Anfällen führenden Primärerkrankungen: ZNS-Infektionen, Schädelhirntraumen, prä- und perinatale Komplikationen, Hirntumore, zerebrovaskuläre Störungen.) Die Inzidenz für Epilepsien ist bei Kindern höher als bei Erwachsenen (ca. 60 bzw. 40/100.000), im Alter über 60 Jahren steigt sie wieder deutlich an (auf bis zu 120/100.000); Männer und Jungen erkranken statistisch geringfügig häufiger als Frauen und Mädchen.

Fokale Epilepsien sind häufiger als generalisierte.

11.2.3. Diagnostik

Epilepsien werden in erster Linie klinisch diagnostiziert, also durch anamnestische Angaben, durch Anfallsbeschreibungen, durch unmittelbare Beobachtung (evtl. videodokumentiert) und durch klinische (insbesondere neuropsychische) Untersuchung. Nach der klinischen Untersuchung werden apparative Untersuchungen, insbesondere EEG (iktal, interiktal, Provokationsmethoden, Langzeit-ableitungen), bildgebende Verfahren (NMR, SPECT, iktal und interiktal, PET), die zeitgleiche Fusion der genannten Methoden und laborchemische Untersuchungen (z.B. bei Verdacht auf Stoffwechselstörung als Ursache der Epilepsie) eingesetzt.

11.2.4. Differentialdiagnose

Bei der Diagnosestellung einer Epilepsie müssen insbesondere Gelegenheitsanfälle und nicht epileptische („pseudo-epileptische") Anfälle differentialdiagnostisch ausgeschlossen sein. Bei den Letztgenannten sind vor allem folgende zu erwähnen:

- physiologische (nicht krankheitsbedingte) Ereignisse: z.B. Tagträume (DD: Absencen), Einschlaf- oder Schlafmyoklonien (DD: Myoklonien), Faszikulationen (DD: Myoklonien), Bruxismus (DD: tonischer Anfall im Schlaf), Alpträume (DD: partial-komplexe Anfälle im Schlaf)
- kardiovaskuläre Störungen: z.B. Synkopen, Schwindel, Migräne (DD: Tonische, atonische, sensibel-sensorische, selten tonisch-klonische Anfälle)

- nicht kardiovaskuläre Störungen: nicht epileptische periphere, spinale oder zerebrale Myoklonien (DD: epileptische Myoklonien); benigner nicht epileptischer Myoklonus des Säuglingsalters (DD: BNS-Anfälle); Sandifer-Syndrom (Hiatushernie, Refluxstörung, episodisches Überstrecken und Seitwärtsdrehen des Kopfes – DD: tonische Versiv-Anfälle); infantile Zerebralparese (DD: z.B. tonische Anfälle); paroxysmale Choreoathetose (kinesiogen oder familiär dyston – DD: tonische und hypermotorische Anfälle); Segawa-Syndrom (episodenhafte asymmetrische Dystonie der Extremitäten, evtl. mit Tremor – DD: tonische Anfälle); Narkolepsie – mit oder ohne Kataplexie (imperative Schlafzustände, affektiver Tonusverlust – DD: atonische, seltener auch tonische Sturzanfälle); Startle Disease (Hyperekplexie; durch Schreck und/oder Überraschung ausgelöste nicht epileptische Sturzanfälle, autosomal-dominante Erkrankung – DD: myoklonische und tonische Sturzanfälle, Startle Seizures)
- psychisch bedingte episodische Störungen: unspezifisch (z.B. Tic, psychisch bedingte vegetative Störungen, Verhaltensauffälligkeiten) oder spezifisch (respiratorische Affektkrämpfe, simulierte und fiktive Anfälle, dissoziative [psychogene] Anfälle). Differentialdiagnostisch können hier nahezu alle epileptischen Anfallsformen infrage kommen!

(Diese nicht epileptischen Episoden bedürfen keiner antiepileptischen Therapie [Ausnahme: kinesiogene paroxysmale Choreoathetose, die z.B. gut auf Carbamazepin anspricht], gelegentlich sind aber doch medikamentöse Maßnahmen erforderlich: kreislaufstabilisierende bzw. kardial-wirksame Substanzen bei den kardiovaskulären Störungen; Levodopa beim Segawa-Syndrom; Stimulantien und/oder SSRI beim Narkolepsie-Syndrom. Vor allem bei den psychisch bedingten episodischen Störungen sind häufig psychotherapeutische Maßnahmen erforderlich [seltener zusätzlich Psychopharmaka].)

11.3. Therapie

11.3.1. Allgemeine Gesichtspunkte

Bei der Behandlung epileptischer Anfälle ist zwischen der Akut- und der Dauerbehandlung zu unterscheiden. Während eine Akuttherapie darauf ausgerichtet ist, ein aktuell ablaufendes epileptisches Geschehen zu unterbrechen, dient die Dauertherapie dazu, möglicherweise neu auftretende Anfälle zu verhindern; die Dauerbehandlung ist also prinzipiell eine prophylaktische Maßnahme.
Die Epilepsie-Langzeitbehandlung stellt in der Regel eine symptomatische Therapie dar. Eine kausale Behandlung ist beispielsweise möglich bei tumorbedingter Epilepsie (z.B. Exstirpation eines zerebralen Tumors), in seltenen Fällen bei angeborenen Stoffwechseldefekten (z.B. durch spezielle Diät-Maßnahmen) und epilepsiechirurgisch bei fokalen Epilepsien (wenn der die Anfälle generierende Fokus eindeutig definiert und in einer operativ zugänglichen zerebralen Region liegt und eine medikamentöse Behandlung nicht erfolgreich ist). Diese „epilepsiechirurgische Therapie im engeren Sinn" hat in den letzten 2 Jahrzehnten entscheidende Fortschritte gemacht; dennoch kommen nur etwa 4–5 % aller Epilepsiepatienten für eine solche neurochirurgische Intervention in Frage.
Die symptomatische Therapie von Epilepsien ist in allererster Linie medikamentös. Nicht medikamentöse symptomatische Therapien stellen z.B. die Vagus-Stimulation und die ketogene Diät dar: Mit Hilfe der Vagus-Stimulation, bei der über einen unter der Haut implantierten ‚Schrittmacher' der linke Vagusnerv (im Zervikalbereich) repetitiv gereizt wird, kann die Anfallshäufigkeit oder -intensität gelegentlich gemildert werden; auch die ketogene Diät (bei der durch eine sorgfältig ausgewählte und konstant überwachte sehr fettreiche Nahrung eine [anfallshemmende] metabolische Azidose hervorgerufen wird) kann in Ausnahmefällen, insbesondere im Kindesalter, eine Besserung des Anfallsgeschehens herbeiführen. Von der eigentlichen Therapie unberührt bleiben begleitende Maßnahmen, die die Anfallsbereitschaft vermindern können, wie z.B. vernünftiges Schlafverhalten, Vermeidung übermäßiger körperlicher oder seelischer Belastungen, maßvoller und den individuellen Bedingungen angepasster Alkoholkonsum, bei entsprechender Veranlagung Vermeiden spezifischer Anfallsauslöser, wie z.B. „Flackerlicht". Ebenso bleiben unberührt die außerordentlich wichtige psychosoziale Begleitung und ggf. rehabilitative Maßnahmen.

11.3.2. Therapieindikation

Voraussetzungen für eine Epilepsie-Langzeitbehandlung:
- zweifelsfreie Epilepsiediagnose (DD s. o.)
- Ausschluss einer kausal behandelbaren epileptischen Störung und von Gelegenheitsanfällen
- gesicherte Erkenntnis, dass Anfallsfreiheit bzw. Reduzierung der Anfallsfrequenz/-intensität eine Verbesserung der Lebensqualität des Patienten zur Folge hätte
- Einverständnis des Patienten.

Gegebenenfalls muss bei manifester Epilepsie auch ein Therapieverzicht erwogen werden, der patientenbedingt sein kann (nicht korrigierbare Zweifel an der Diagnose oder an der Therapiebedürftigkeit, Furcht vor Medikamenten-Nebenwirkungen, Wunsch nach „Außenseiter-Behandlungsmethoden") oder sich epileptologisch begründet (z.B. manche Verlaufsform der Rolando-Epilepsie, Oligoepilepsie, sehr mild ausgestaltete Anfallsformen, ausschließlich schlafgebundene Anfälle) oder auch auf intolerablen Nebenwirkungen der Antiepileptika beruhen kann (Allergien, somatische Unverträglichkeiten, negative psychische Begleiterscheinungen, Alternativpsychosen).

11.3.3. Therapieziele

Anfallsfreiheit ohne Beeinträchtigung der körperlichen und psychischen Leistungsfähigkeit; schulische, berufliche und soziale Integration

11.3.4. Therapeutisches Vorgehen

Allgemeine Prinzipien

Ein einzelner epileptischer Anfall stellt in der Regel noch keine Therapieindikation dar. Die Epilepsie-Langzeitbehandlung ist üblicherweise eine medikamentöse Therapie. Der Behandlungsbeginn erfolgt überwiegend einschleichend – mit Steigerung der Dosis (je nach Medikation) durchschnittlich alle 3 bis 14 Tage. Auf Allergien und Unverträglichkeiten muss vor allem zu Behandlungsbeginn geachtet werden. Die meisten Antiepileptika können prinzipiell auch epileptische Anfälle provozieren. Monotherapie hat Vorrang vor Kombinations- oder Polytherapie. Versagt das erste Medikament, folgt im nächsten Schritt eine alternative Monotherapie. Regelmäßige Kontrolluntersuchungen beim Facharzt (mindestens 2–3-mal jährlich) erforderlich; Blutspiegelbestimmungen (zu Therapiebeginn, nach Dosisänderung oder Hinzugabe eines potenziell interaktiv wirkenden anderen Medikamentes). Der Blutspiegel sollte im Steady State, d.h. jeweils nach einem Intervall der 4–5-fachen Halbwertszeit des jeweiligen Antiepileptikums, morgens vor Einnahme der ersten Tablette gemessen werden. Anfallskalender, evtl. auch (Jugend-)Tagebuch E (Epilepsie) sowie Dosierungsschachtel (am besten Wochendosette) einsetzen!

11.4. Pharmakotherapie

Die Ära der effektiven medikamentösen Therapie epileptischer Anfälle begann 1857 mit der Entdeckung der anfallshemmenden Wirkung von Bromiden. Heute sind über 20 antiepileptisch wirksame Substanzen bekannt, die systematisch in Mono- oder Kombinationstherapie bei behandlungsbedürftigen Epilepsien eingesetzt werden können. Die Wirkungsweise dieser Medikamente ist nicht in allen Einzelheiten geklärt; entscheidend ist offensichtlich eine Wirkung auf die elektrochemischen Vorgänge im Bereich der Ionenkanäle in der Zellmembran (s. 11.2.1.). Die meisten Antiepileptika werden im Plasma an Protein gebunden, aber nur der nicht eiweißgebundene, sogenannte „freie Anteil" überwindet die Bluthirnschranke und kann antiepileptisch wirksam sein. Diese Plasmaproteinbindung ist nicht konstant und kann beispielsweise durch Zugabe anderer Antiepileptika (Kombinationstherapie) verändert werden. Solche Interaktionen unter Antiepileptika oder auch zwischen Antiepileptika und nicht anfallshemmenden Substanzen können auch bedingt sein durch den Einfluss der Arzneimittel auf die Enzymtätigkeit in der Leber (Induktion oder Hemmung). Bei allen Antiepileptika sind prinzipiell Überempfindlichkeitsreaktionen möglich, vom flüchtigen Exanthem über Lymphknotenschwellungen oder Leukozytopenien bis zur Panmyelopathie, zum Stevens-Johnson- oder Lyell-Syndrom. Von diesen allergischen und toxisch-allergischen Reaktionen unabhängige unerwünschte Arzneimittelwirkungen (UAW) werden bei den einzelnen Substanzen aufgeführt (Bezüglich der antiepileptischen Therapie vor, während und nach einer Schwangerschaft s. Abschnitt 11.5.4). Bei der Anwendung und Verordnung von Antiepileptika sind die Zulassungsbestimmungen zu beachten, insbesondere bei den „neuen Antiepileptika": Hier können sich zurzeit die Bestimmungen immer wieder ändern. Die derzeit eingesetzten Antiepileptika können in 3 Gruppen eingeteilt werden:

- Standardsubstanzen
- „neue Antiepileptika" und
- „Altsubstanzen" (vgl. Tab. 11.1)

Vergleichende Bewertung der Antiepileptika

Die Akutbehandlung des **prolongierten generalisierten Krampfanfalls** erfolgt vorzugsweise durch Benzodiazepine (Mittel der 1. Wahl); es kommen aber auch Phenobarbital, Phenytoin und Valproinsäure infage.

Zur **Langzeitmedikation der generalisierten Epilepsien** steht als Mittel erster Wahl vorzugsweise Valproinsäure zur Verfügung. Je nach Epilepsie/Epilepsiesyndrom können auch Lamotrigin, Ethosuximid, Phenobarbital/Pimidon u.a. zum Einsatz kommen.

Für die **Langzeitmedikation der Epilepsien mit fokalen Anfällen** (mit und ohne Generalisierung) ist Carbamazepin Mittel 1. Wahl; auch Lamotrigin, Oxcarbazepin und Valproinsäure, mit Abstrichen auch noch Phenytoin, können hier als Medikamente der engeren Wahl bezeichnet werden.

Insgesamt haben sich die Verordnungen von Valproinsäure in den letzten 10 Jahren verdoppelt. Die Bedeutung von Phenytoin und Phenobarbital/Primidon hat sich dagegen stark reduziert. Die zurzeit am häufigsten eingesetzten Antiepileptika – Carbamazepin und Valproinsäure – zeichnen sich nicht nur durch gute Wirksamkeit, sondern auch durch eine in der Regel gute Verträglichkeit aus (schwerwiegende Nebenwirkungen sind in seltenen Fällen allerdings auch hier möglich!) Der Valproinsäure kommt zudem ein sehr breites Indikationsspektrum zu („Breitband-Antiepileptikum"). Bei beiden Wirkstoffen sollten die Retardpräparationen bevorzugt werden (weniger Tagesdosen, gleichmäßigere Serumspiegel, auch wenn – beim Carbamazepin – die retardierte Form teurer ist [um 25 %]). Die Mehrzahl der in den letzten 15 Jahren eingeführten Antiepileptika kommt vor allem als Zusatzmedikament infrage, wenn die Therapie mit Standardantiepileptika nicht ausreichend wirksam bzw. nebenwirkungsbelastet ist. Auch wenn mehrere dieser Antiepileptika inzwischen zur Monotherapie zugelassen sind, scheinen sie doch für die Primärtherapie durchschnittlich nicht wirksamer als Valproinsäure und Carbamazepin zu sein. Immerhin ist Lamotrigin aufgrund seiner guten Verträglichkeit und des breiten Wirkungsspektrums auf dem Weg, sich zu einer Alternative zu den bisherigen Standardsubstanzen zu entwickeln. Vigabatrin hat dagegen ein ungünstiges Nutzen-Risiko-Profil (UAW: Gesichtsfeldeinschränkungen!) und kommt nur für Nischenindikationen infrage, so z.B. beim West-Syndrom. Ähnliches gilt für Felbamat im Hinblick auf das Lennox-Gastaut-Syndrom. Der Stellenwert des erst 2004 auf den deutschen Markt gekommenen Pregabalin kann aufgrund der begrenzten Erfahrungen nur bedingt beurteilt werden. Diese Einschränkung trifft noch deutlicher auf Zonisamid zu, das erst seit Mitte 2005 in Deutschland für die Zusatztherapie fokaler Anfälle (mit und ohne sekundärer Generalisierung) bei erwachsenen Patienten zugelassen ist. Auch der endgültige Stellenwert von Topiramat sowie das derzeit in vielen Kliniken präferierte Levetiracetam bleiben abzuwarten. Gelegentlich finden „Altsubstanzen" wie Bromsalze, Mesuximid oder Sultiam (Letzteres insbesondere bei den idiopathischen fokalen Epilepsien des Kindesalters) noch Anwendung.

11

Hinweise zur wirtschaftlichen Verordnung

Dem behandelnden Arzt sind im Hinblick auf eine wirtschaftliche, d.h. sparsame Verordnungsweise nur wenige Freiheitsgrade gegeben. Fast jedes Antiepileptikum stellt bzgl. seiner Indikation, seines Nebenwirkungsprofils, seiner Wirkungsweise, seiner Kombinationsmöglichkeiten und seines Zuschnitts auf Lebensalter bzw. Lebensphase des Patienten eine Sonderform eines anfallshemmenden Arzneimittels dar, das mit den anderen Antiepileptika nur wenig Gemeinsamkeiten und Vergleichsmöglichkeiten hat. Weitgehend miteinander austauschbar sind lediglich Phenobarbital und Primidon sowie Carbamazepin und Oxcarbazepin, wobei der Kostenunterschied zum Teil erheblich ist (s. Abschnitt 11.6). Bei den Standardsubstanzen ist – wenn Generikapräparate vorliegen – ein Preisvergleich angebracht. Dasselbe gilt für die „älteren der neuen Antiepileptika"; z.B. hat beim Lamotrigin (weniger deutlich auch beim Gabapentin) – nach Wegfall der Patentlaufzeit – eine deutliche Rückentwicklung des Preisgefüges eingesetzt. Hier lohnt jetzt ein Preisvergleich zwischen den zahlreichen Anbietern. Für das derzeit recht teure Topiramat ist 2008 der Patentschutz ausgelaufen – preisgünstigeren Präparaten ist damit der Weg geebnet worden.

> **! Cave: Beim Wechsel von einem bisher eingenommenen Medikament auf ein substanzgleiches anderes Präparat kann es durch eine unterschiedliche Pharmakokinetik zu einer Veränderung des Serumspiegels kommen – deshalb Wechsel möglichst vermeiden!**

Bei der medikamentösen Einstellung einer Epilepsie sollten – unter Berücksichtigung individueller Gegebenheiten – nach wie vor (die ohnehin preisgünstigeren) Standardsubstanzen Mittel der 1. Wahl sein, insbesondere Carbamazepin und Valproinsäure. Gerade bei diesen beiden Substanzen kombinieren sich gute Effektivität, gute Verträglichkeit und günstige Preisgestaltung. Lamotrigin kann diesen beiden Substanzen die Spitzenposition (noch) nicht streitig machen, stellt aber im Bedarfsfall für beide Medikamente eine sinnvolle, wenn auch kostspieligere Alternative dar.

Tab. 11.1 Neue und alte Antiepileptika

1. Standardsubstanzen	2. „Neue Antiepileptika"	3. „Altsubstanzen"
Phenobarbital	Vigabatrin	Sultiam
Primidon	Lamotrigin	
Phenytoin	Felbamat	
Carbamazepin	Gabapentin	
Oxcarbazepin	Tiagabin	
Ethosuximid	Topiramat,	
Valproinsäure (Valproat)	Levetiracetam	
Benzodiazepine (z.B. Clobazam)	Pregabalin	
	Zonisamid	
	Eslicarbazepin	

11.4.1. Standardsubstanzen

Zu diesen Antiepileptika (die bis etwa 1970 das Grundgerüst der antiepileptischen Therapie bildeten) sind folgende Substanzen zu rechnen: Phenobarbital, Primidon, Phenytoin, Carbamazepin, Ethosuximid, Valproinsäure, Benzodiazepine und Oxcarbazepin. (Auch wenn die letztgenannte Substanz erst 2001 in Deutschland als Antiepileptikum zugelassen wurde, ist es sinnvoll, dieses Medikament in dieser Gruppe aufzuführen – zum einen wegen seiner sehr engen Verwandtschaft zum Carbamazepin, zum anderen weil seine Zulassung in anderen Ländern schon viele Jahre früher erfolgt war.)

Phenobarbital

Vergleichende Bewertung
Für manche Indikationen eine Substanz der 1. Wahl (z.B. Neugeborenenkrämpfe, rasche Interventionsnotwendigkeit bei gehäuften bzw. drohenden Grand-Mal-Anfällen). Bei generalisierten Grand-Mal-Epilepsien und bei der juvenilen myoklonischen Epilepsie Mittel der 2. oder 3. Wahl.

 Cave: häufig negativ-psychotrope Wirkung im Kindesalter!

Wirkungsmechanismus
Verstärkung der inhibitorischen Wirkung von GABA, geringer ausgeprägte Hemmung der exzitatorischen Wirkung von Glutamat und des Natrium-Einstroms

Indikation(en)
wirksam bei allen Grand-Mal-Epilepsien, insbesondere bei primär generalisierten Formen, und bei der juvenilen myoklonischen Epilepsie; gute Wirksamkeit auch bei frühkindlicher Epilepsie mit alternierenden Hemi-Grand-Mal-Anfällen; unter den fokalen Anfällen sprechen die einfach-fokalen Anfälle (ohne Bewusstseinstrübung) im Allgemeinen besser an als die partial-komplexen (früher: psychomotorischen) Anfälle; Wirkung auch bei tonischen und myoklonischen Anfällen möglich; weitgehend wirkungslos bei BNS-Anfällen und Absencen

Kontraindikationen
hepatische Porphyrie, akute Intoxikationen

Unerwünschte Arzneimittelwirkungen

sedative Wirkung (besonders zu Beginn der Therapie), Nystagmus, Ataxie; Polyfibromatose (Fingerknöchelpolster, Dupuytren-Kontraktur, Schultersteife); Obstipation, Osteopathie (Vitamin-D-Defizit); besonders bei Kindern Reizbarkeit, dysphorische Verstimmung, Steuerungsschwäche, Antriebssteigerung (> 50 % der kindlichen Patienten!); (reversibler) Leistungsabfall in intellektuellen Teilbereichen: Gedächtnis, perzeptuomotorische Fähigkeiten, Flexibilität, Reagibilität

Wechselwirkungen

durch Leberenzyminduktion beschleunigter Abbau von anderen Antiepileptika (z.B. Carbamazepin, Valproinsäure), aber auch von anderen Pharmaka und körpereigenen Substanzen; bei Kombinationsbehandlung mit Valproinsäure evtl. deutliche Erhöhung des Phenobarbital-Spiegels (bis zur Intoxikation!)

Pharmakokinetik

BV: 80–100 %; Phenobarbital wird im Gastrointestinaltrakt langsam, aber fast vollständig resorbiert; die Plasmaproteinbindung beträgt 45–50 % (bei Neugeborenen ist der freie Anteil allerdings > 60 % erhöht)
Elim.: 25 % der aufgenommenen Dosis werden im Urin unverändert ausgeschieden, der Rest wird metabolisiert
HWZ: Erwachsene 63–141 Std., Kinder 37–73 Std.; Steady State wird nach 14–21 Tagen erreicht

Dosierung

- Erwachsene 2–3 mg/kg KG/Tag
- Kinder 3–5 mg/kg KG/Tag
- Neugeborene 10–15 mg/kg KG/Tag, Frühgeborene 5 mg/kg KG/Tag
- Anfangsdosierung bei Schulkindern und Erwachsenen: 25–50 mg alle 3–5 Tage
- therapeutischer **Plasmaspiegel**: 10–40 µg/ml (= 45–170 mmol/l); toxisch ab etwa 50 µg/ml

Primidon

Vergleichende Bewertung

Der therapeutische Stellenwert ist vergleichbar mit Phenobarbital.

Wirkungsmechanismus

s. Phenobarbital (Metabolit); Mechanismus der antikonvulsiven Wirkung des Primidon selbst sowie des weiteren Metaboliten Phenyläthylmalonamid (PEMA) ist noch nicht vollständig geklärt

Indikation(en)

s. Phenobarbital

Kontraindikationen, unerwünschte Arzneimittelwirkungen, Wechselwirkungen

s. Phenobarbital; Unterschied bzgl. Wirkung und UAW gegenüber Phenobarbital statistisch nicht gesichert

Pharmakokinetik

BV: 90–100 %; gute und rasche Resorption, Plasmaproteinbindung ca. 10 %
Elim.: in der Leber zu 50 % in PEMA und zu 25 % in Phenobarbital umgewandelt (25 % werden unverändert renal ausgeschieden)
HWZ: ca. 15 Std. (Monotherapie), bei Kombinationstherapie mit anderen Antiepileptika auf durchschnittlich 6,5–8,3 Std. verkürzt; Steady State wird nach 1–2 Tagen erreicht

Dosierung

- Erwachsene 15 mg/kg KG/Tag
- Kinder 20 mg/kg KG/Tag, möglichst in 3 Dosen (wegen kurzer HWZ von Primidon)
- Anfangsdosierung: einschleichend, 50–60 mg alle 3–5 Tage
- therapeutischer **Plasmaspiegel**: 4–15 µg/ml (= 20–70 µmol/l)

Phenytoin

(s. Kurzprofil im Anhang)

Vergleichende Bewertung
gut wirksame Substanz bei fokalen Anfällen; wegen zahlreicher möglicher (z.T. irreversibler) Nebenwirkungen und häufig zu beobachtender Interaktionen ist die Substanz heute **kein Mittel der 1. Wahl**, aber durchaus eines der 2. oder ferneren Wahl bei fokalen Epilepsien.

Wirkungsmechanismus
mehrere Wirkungsmechanismen, insbesondere Blockierung des Natrium-, weniger auch des Kalzium-Einstroms

 Cave: Überdosierung! *Carbamazepin, Phenobarbital* und *Vigabatrin* können den *Phenytoin*-Spiegel senken. *Phenytoin* kann den Metabolismus zahlreicher Nicht-Antiepileptika beeinflussen und kann vice versa selbst deren Einfluss unterliegen.

Dosierung
- Erwachsene 4–5 mg/kg KG/Tag
- Kinder 5–7 mg/kg KG/Tag, wegen langer HWZ in 1 oder 2 Dosen pro Tag
- Anfangsdosierung: bei Monotherapie kein langsamer Aufbau erforderlich
- therapeutischer **Plasmaspiegel**: 5–20 µg/ml (= 20–80 µmol/l), freier Anteil bis 2,1 µg/ml

Anmerkung: In Deutschland nicht zugelassen, aber über eine internationale Apotheke verfügbar, ist Fosphenytoin, ein injizierbares Prodrug von Phenytoin, das selbst keine pharmakologische Aktivität entfaltet, aber im Organismus rasch und vollständig zu Phenytoin (sowie Formaldehyd und Formiat) metabolisiert wird. Der Vorteil des wasserlöslichen Fosphenytoin gegenüber Phenytoin liegt in einer deutlich besseren lokalen Verträglichkeit sowie in der Möglichkeit der i.m.-Injektion (bei Phenytoin nicht möglich!) und der deutlich rascheren i.v.-Verabreichung (Status-Behandlung!).

Carbamazepin

Vergleichende Bewertung
Carbamazepin ist nach wie vor das Mittel der 1. Wahl zur Behandlung fokaler Epilepsien.

Wirkungsmechanismus
Verhinderung des Natrium-Einstroms in die Zelle (diese Wirkung wird auch für Epoxid [s.u.] angenommen), weniger ausgeprägt auch Verminderung des Kalzium-Einstroms

Indikation(en)
Mittel der 1. Wahl zur Behandlung fokaler Anfälle (elementar-fokale und partial-komplexe Anfälle, sekundär generalisierte Grand-Mal-Anfälle); nicht geeignet zur Behandlung von primär generalisierten Grand-Mal-Anfällen, ebenso wenig von Absencen und generalisierten Myoklonien (gelegentlich Aktivierung oder Provokation solcher „kleinen Anfälle"!)

Kontraindikationen
schwere Leberfunktionsstörung, AV-Block höheren Grades, Überempfindlichkeit gegen NSMRI-Antidepressiva, Kombination mit MAO-Hemmern

Unerwünschte Arzneimittelwirkungen
Müdigkeit (besonders bei Therapiebeginn), Schwindel, Sehstörungen; Reizleitungs- und Herzrhythmusstörungen, Hyponatriämie, Wasserretention; Osteopathie (Vitamin-K-Defizit, evtl. Substitution), Übelkeit, Kopfschmerzen

Wechselwirkungen
häufige Interaktionen mit Antiepileptika und Nicht-Antiepileptika: Phenobarbital/Primidon, Phenytoin und Ethosuximid senken Carbamazepin-Spiegel, Valproinsäure und Lamotrigin können die Epoxid-Plasmakonzentration anheben (evtl. bei unverändertem

Carbamazepin-Spiegel!) und so für Nebenwirkungen verantwortlich sein (Epoxid-Spiegelbestimmung!); manche Nicht-Antiepileptika erhöhen den Carbamazepin-Plasmaspiegel (z.B. Erythromycin), andere senken ihn (z.B. Theophyllin)

Pharmakokinetik

BV: 75–85 %; wird bei oraler Aufnahme nur langsam und individuell variabel resorbiert; Plasmaproteinbindung 65–75 %
Elim.: wird fast vollständig metabolisiert, nur 2 % werden unverändert renal ausgeschieden; Hauptmetabolit: Epoxid (Carbamazepin-10,11-epoxid); klinisch relevant, da es antiepileptisch wirksam und für manche klinische UAW sowie Interaktionen verantwortlich ist; Epoxid-Plasmaproteinbindung beträgt 50 %
HWZ: inkonstant, zu Behandlungsbeginn ca. 30–50 Std., bei Langzeittherapie aufgrund einer deutlichen Selbstinduktion ca. 15 Std.; aufgrund dieser Autoinduktion wird der Steady State nicht selten erst nach 3–4 Wochen erreicht (anstatt – wie rechnerisch zu erwarten – nach 4–7 Tagen)

Dosierung

- Erwachsene 15–20 mg/kg KG/Tag, Kinder 20–25 mg/kg KG/Tag
- möglichst Retardpräparate (2 Gaben/Tag) verwenden (bei nicht retardiertem Standardpräparat 3–4 Gaben/Tag)
- Anfangsdosierung: 50–100 mg alle 3–4 Tage
- ggf. – z.B. prä- oder postoperativ – kann Carbamazepin-Suspension auch rektal verabreicht werden.
- therapeutischer **Plasmaspiegel**: 3–12 µg/ml (= 13–50 µmol/l), Epoxid bis 3 µg/ml = 11,7 µmol/l

Oxcarbazepin

Vergleichende Bewertung und Hinweise zur wirtschaftlichen Verordnung

Oxcarbazepin wird von vielen Epileptologen als ein Arzneimittel der 1. Wahl zur Behandlung fokaler symptomatischer bzw. kryptogener Epilepsien angesehen. UAW und Interaktionen sollen prinzipiell geringer ausgeprägt sein als bei Carbamazepin, dennoch kann die Ablösung von Carbamazepin durch Oxcarbazepin nicht generell empfohlen werden. (Nachteile von Oxcarbazepin: häufige Hyponatriämie, noch kurze Erfahrungszeit in der breiten Anwendung, hoher Preis). Trotz ihrer chemischen Verwandtschaft sind Oxcarbazepin und Carbamazepin zwei unterschiedliche Antiepileptika mit nicht völlig identischer Effektivität.

Wirkungsmechanismus

deutliche Reduktion des Natrium-Einstroms in die Zelle; weniger deutlich wird auch der Kalzium-Fluss gehemmt

Indikation(en)

Mono- und Kombinationstherapie bei fokalen Epilepsien ab 6 Jahren

Kontraindikationen

Kinder unter 6 Jahren (bisher zu wenig Erfahrung); Hyponatriämie, schwere Herzrhythmusstörung, Überempfindlichkeit gegen Oxcarbazepin; bei Allergie gegenüber Carbamazepin besteht in 25–30 % eine Kreuzallergie gegenüber Oxcarbazepin

Unerwünschte Arzneimittelwirkungen

ähnlich wie bei Carbamazepin (s. dort), aber vermutlich seltener und weniger intensiv; eindeutige Belege für eine bessere Verträglichkeit im Vergleich zu Carbamazepin finden sich nicht – möglicherweise treten Kopfschmerzen und Allergien etwas seltener auf; Hyponatriämie ausgeprägter als bei Carbamazepin, meist subklinisch (gelegentliche Kontrollen des Natriumspiegels empfohlen)

Wechselwirkungen

Enzyminduzierende Antiepileptika (Phenobarbital/Primidon, Phenytoin, Carbamazepin) können die Plasmakonzentration des Oxcarbazepin-Monohydroxyderivates herabsetzen, der Phenytoin-Spiegel kann bei der Kombinationsbehandlung mit Oxcarbazepin um bis zu 40 % angehoben werden. Bei Kombination mit Carbamazepin kann dessen Plasmakonzentration abfallen, die des Epoxids ansteigen. Die Plasmakonzentrationen von Lamotrigin und Topiramat können durch Oxcarbazepin um 30 % reduziert werden. Im Gegensatz zu Carbamazepin erhöht Erythromycin die Plasmakonzentration von Oxcarbazepin bzw. seines Monohydroxyderivates (s.u.) nicht.

Pharmakokinetik

BV: > 90 %; wird aus dem Gastrointestinaltrakt zuverlässig resorbiert; Oxcarbazepin ist ein Ketoanalogon von Carbamazepin; es ist selbst für die antiepileptische Wirkung unerheblich, da es rasch zum aktiven Metaboliten 10-Hydroxycarbamazepin umgewandelt wird (Monohydroxyderivat); Plasmaproteinbindung von Oxcarbazepin beträgt 60 %, die des Monohydroxyderivates 40 %

Elim.: Oxcarbazepin wird – im Gegensatz zu Carbamazepin – nicht über nebenwirkungsbelastete Epoxide abgebaut

HWZ: 1–4 Std. (Oxcarbazepin) bzw. 10–15 Std. (Monohydroxyderivat), bei Kindern niedriger, bei alten Menschen höher; Steady State (des aktiven Metaboliten) wird nach 2–3 Tagen erreicht; Autoinduktion ist – wiederum im Gegensatz zu Carbamazepin – nicht beschrieben

Dosierung
- Erwachsene 20–25 mg/kg KG/Tag
- Kinder 25–40 mg/kg KG/Tag in 2 Einzeldosen/Tag
- Anfangsdosierung: bei Kindern zunächst 8–10 mg/kg KG/Tag, Steigerung in wöchentlichen Intervallen um 10 mg/kg KG/Tag (evtl. Saftform verwenden!); bei Erwachsenen wöchentliche Steigerung um 300–600 mg/Tag
- Erhaltungsdosis: 600–2.400 mg/Tag
- die Substanz liegt inzwischen auch in retardierter Form vor
- therapeutischer **Plasmaspiegel** (10-Hydroxycarbamazepin): 20–35 µg/ml (= 80–140 µmol/l)

Ethosuximid

Vergleichende Bewertung
Bei einer „klassischen" (unkomplizierten) Absencen-Epilepsie (Pyknolepsie) neben Valproinsäure immer noch ein Mittel der Wahl.

 Cave: keine Wirkung gegen generalisierte tonisch-klonische Anfälle (In seltenen Fällen deren Provokation möglich!).

Wirkungsmechanismus
wahrscheinlich mehrere Mechanismen: Reduktion des Kalzium-Einstroms, weniger ausgeprägte Hemmung der Natrium-Pumpe, Aktivierung hemmender Transmitter

Indikation(en)
insbesondere Epilepsie mit Absencen (Pyknolepsie, juvenile Absencen-Epilepsie), kann auch bei generalisierten Myoklonien wirksam sein; keine Wirkung auf generalisierte tonisch-klonische und fokale Anfälle

Kontraindikationen
Psychose in der eigenen oder Familien-Anamnese

Unerwünschte Arzneimittelwirkungen
Schlafstörungen, Verstimmungen, psychotische Symptome, Appetitlosigkeit, Übelkeit, Gewichtsabnahme; Provokation tonisch-klonischer Anfälle; sehr selten: Leukozytopenie, Lupus erythematodes

Wechselwirkungen
wenige Interaktionen mit anderen Antiepileptika; enzyminduzierende Antiepileptika (Phenobarbital/Primidon, Phenytoin, Carbamazepin) können die Plasmakonzentration von Ethosuximid leicht absenken, Plasmaspiegel von Phenytoin kann durch Ethosuximid leicht angehoben werden

Pharmakokinetik

BV: 90–100 %; wird nach oraler Aufnahme nahezu vollständig resorbiert; Plasmaproteinbindung < 10 %

Elim.: 80–90 % werden metabolisiert, Rest wird unverändert renal ausgeschieden

HWZ: zwischen 35 Std. (Kinder) und 60 Std. (Erwachsene); Steady State wird nach 2–8 Tagen (Kinder) bzw. 8–10 Tagen (Erwachsene) erreicht

Dosierung
- Erwachsene 20 mg/kg KG/Tag
- Kinder 30 mg/kg KG/Tag in 3 Einzeldosen/Tag (zur besseren gastrischen Verträglichkeit)
- Anfangsdosierung: 250 mg alle 3–5 Tage (bei Kindern mit der halben Dosis – in Saftform – beginnen)
- therapeutischer Plasmaspiegel: 40–100 µg/ml (= 280–700 µmol/l); toxisch: > 150 µg/ml

Valproinsäure (Valproat)

Valproinsäure wurde bereits 1881 (als organisches Lösungsmittel) synthetisiert, die anfallshemmende Wirkung wurde aber erst 1962 erkannt.

Vergleichende Bewertung
Valproinsäure ist in aller Regel ein gut verträgliches Arzneimittel der 1. Wahl zur Behandlung generalisierter „großer" und „kleiner" Anfälle. Schwere und schwerste Nebenwirkungen sind sehr selten. Im Kindesalter ist Valproinsäure die am häufigsten eingesetzte anfallshemmende Substanz. Sie ist auch ein effektives Antiepileptikum zur Behandlung fokaler Anfälle („Breitband-Antiepileptikum"). **Cave: Schwangerschaft!**

Wirkungsmechanismus
mehrere Wirkungen bekannt, insbesondere Verstärkung des inhibitorischen GABA-Mechanismus; Einfluss auf Natrium-, Kalzium- und Kalium-Ströme; Reduktion von (exzitatorischem) Glutamat

Indikation(en)
Epilepsie mit primär-generalisierten „großen" (tonisch-klonischen) und „kleinen" Anfällen (Absencen, Myoklonien, tonische und atonische Anfälle); Wirkung auch gegen elementar-fokale und partial-komplexe Anfälle und sekundär generalisierte tonisch-klonische Grand-Mal-Anfälle; frühkindliche Epilepsie mit alternierenden Hemi-Grand-Mal-Anfällen

Kontraindikationen
Porphyrie; besondere Vorsicht und ggf. Behandlungsverzicht bei Leber-, Pankreas- und Gerinnungs- sowie unklaren metabolischen Störungen

Unerwünschte Arzneimittelwirkungen
Hepatopathie bis zur fatalen Lebertoxizität (sehr selten), besonders bei Kindern unter 2 Jahren; Pankreas- und Gerinnungsstörungen (z.B. Valproinsäure-induziertes Willebrand-Jürgens-Syndrom, Thrombozytopenie; besondere Vorsicht bei gleichzeitiger Verabreichung von Antikoagulantien!), akute Enzephalopathie (Apathie-Syndrom), chronische Enzephalopathie; Gewichtszunahme (besonders bei Mädchen in der Pubertät); polyzystisches Ovarialsyndrom; dosisabhängig: Haarausfall (reversibel), Übelkeit, Unruhe, Tremor

Wechselwirkungen
Enzyminduzierende Antiepileptika (z.B. Phenobarbital/Primidon, Phenytoin, Carbamazepin) können den Valproinsäure-Spiegel deutlich absenken, ebenso auch Ethosuximid und Lamotrigin. Umgekehrt hemmt Valproinsäure den Abbau von Phenobarbital und Lamotrigin (Intoxikation bzw. toxisch-allergischer Effekt bei entsprechender Kombinationsbehandlung möglich!). In der Kombination mit Carbamazepin inhibiert Valproinsäure den Abbau des biologisch wirksamen Carbamazepin-Metaboliten Epoxid und kann so zur Überdosierung führen. In der Kombination mit Phenytoin kann Valproinsäure verdrängend auf die Eiweißbindung von Phenytoin wirken und so zu einem deutlichen Anstieg des freien Phenytoin-Anteils führen (Gefahr der Intoxikation!). Valproinsäure und Felbamat können wechselseitig ihre Plasmakonzentrationen erhöhen. Valproinsäure kann auch den Abbau von hepatisch metabolisierten Nicht-Antiepileptika hemmen (z.B. Neuroleptika, Antidepressiva).

Pharmakokinetik
BV: > 90 %; im Dünndarm rasch und nahezu vollständig resorbiert; Plasmaproteinbindung 90–95 % (konzentrationsabhängig: bei höherer Plasmakonzentration kann der freie Anteil bis auf 20–30 % ansteigen)

Elim.: zahlreiche Metaboliten, nur geringer Anteil wird renal unverändert ausgeschieden

HWZ: ca. 17 Std. (stark von Leberfunktion und Enzyminduktion durch andere Antiepileptika abhängig); Steady State wird nach 2–4 Tagen erreicht; nur unscharfe Beziehung zwischen Plasmakonzentration und klinisch-pharmakologischer Wirkung; gelegentlich mehrwöchige Therapielatenz (sowohl beim An- als auch beim Absetzen der Substanz)

Dosierung
- Erwachsene 20 mg/kg KG/Tag
- Kinder 30 mg/kg KG/Tag, bei Verwendung von Retardpräparaten in 1–2 Einzeldosen/Tag
- Anfangsdosierung: einschleichend alle 3–4 Tage 150–300 mg
- therapeutischer **Plasmaspiegel**: 30–120 µg/ml (= 205–820 µmol/l)

11.4.1.1. Benzodiazepine

Benzodiazepine (z.B. Clobazam, Clonazepam, Diazepam, Lorazepam) sind in erster Linie Arzneimittel zur akuten Unterbrechung eines epileptischen Geschehens (z.B. Status epilepticus), zur Überbrückung krisenhafter Anfallssituationen (z.B. „Entgleisung" einer Epilepsie) oder zum vorübergehenden Ersatz anderer Antiepileptika (z.B. präoperativ oder bei Allergie). Diese Substanzen stehen in unterschiedlichen Darreichungsformen zur Verfügung: Tabletten (alle erwähnten Benzodiazepine), Tropfen (Clonazepam, Diazepam), Suppositorien (Diazepam), Rektiolen (Diazepam), Injektionslösung (Clonazepam, Diazepam, Lorazepam) oder als buccal resorbierbare Substanz (Lorazepam). Nur in Ausnahmefällen werden Benzodiazepine zur Langzeitbehandlung eingesetzt (insbesondere Clobazam).

Clobazam

Vergleichende Bewertung
Clobazam kann prinzipiell gegen alle Anfallsformen wirksam sein. Aufgrund der psychischen Nebenwirkungen und vor allem der häufigen Toleranzentwicklung stellt Clobazam ein Antiepileptikum der ferneren Wahl zur antiepileptischen Dauertherapie dar.

Wirkungsmechanismus
Verstärkung der GABA-ergen Inhibition

Indikation(en)
Medikament der ferneren Wahl bei allen Anfallsformen („Breitband-Antiepileptikum"), meist als Kombinationsmedikament; zusammen mit Sultiam zur Behandlung der idiopathischen Partialepilepsien (z.B. Rolando-Epilepsie)

Kontraindikationen
Benzodiazepinabhängigkeit, hepatische Porphyrie, Myasthenia gravis, akutes Engwinkelglaukom

Unerwünschte Arzneimittelwirkungen
in der Regel mild, reversibel: Sedierung, Müdigkeit, gegenteilig auch (besonders bei Kleinkindern) Unruhe, Steuerungsschwäche, Aggressivität, Dysphorie; Mundtrockenheit, Obstipation; Abhängigkeitsentwicklung (selten); ein Hauptnachteil: Escape-Phänomen (Toleranzentwicklung), wahrscheinlich bei über 50 % der Anwendungen (durch Dosissteigerung nicht auszugleichen); keine hepato-, nephro- oder hämatotoxischen Nebenwirkungen bekannt

Wechselwirkungen
in Kombination mit Carbamazepin Abfall der Carbamazepin-Konzentration möglich, ansonsten keine signifikanten Interaktionen

Pharmakokinetik
BV: > 90 %; rasche und nahezu vollständige Resorption aus dem Dünndarm; Plasmaproteinbindung 85–90 %
Elim.: ausgeprägte Metabolisierung in der Leber (zumindest 14 Metaboliten), Hauptmetabolit: N-Desmethylclobazam (= Norclobazam) mit 5-mal niedrigerer antiepileptischer Wirksamkeit als Clobazam, Konzentration im Plasma aber 10-mal höher
HWZ: 18–20 Std. (Clobazam) bzw. 42 Std. (Norclobazam); Steady State wird nach 3–6 Tagen erreicht

Dosierung
- Erwachsene: 0,3–0,8 mg/kg KG/Tag
- Anfangsdosis 5–15 mg/Tag mit allmählicher individueller Dosissteigerung
- Kinder: 0,3–1,0 mg/kg KG/Tag, wegen kurzer HWZ auf mehrere Einzeldosen verteilt
- Anfangsdosierung: individuell, je nach Anfallsituation und psychischer Verträglichkeit
- therapeutischer **Plasmaspiegel**: 0,1–0,6 µg/ml (Norclobazam: 10-mal höher)
- keine Korrelation zwischen Plasmakonzentration und Effektivität

11.4.2. „Neue Antiepileptika"

Zur Gruppe der sogenannten neuen Antiepileptika gehören neuere Wirkstoffe, die in den letzten 15 Jahren entdeckt und inzwischen Eingang in die medikamentöse Epilepsietherapie gefunden haben. Sie werden im Folgenden in der Reihenfolge ihrer Zulassung (in Deutschland) aufgeführt.

Vigabatrin

(s. Kurzprofil im Anhang)
(s. Hinweis in Abschnitt 11.4.)

Lamotrigin

(s. auch Kap. Depressionen)

Vergleichende Bewertung
Die Wirksubstanz scheint ein **„Breitband-Antiepileptikum"** mit Wirkung gegen fokale und generalisierte Anfälle zu sein. Es ist überwiegend gut verträglich und ist auf dem Weg, sich zu einer **Alternative für manche der bisherigen Standardsubstanzen** zu entwickeln. Dies gilt insbesondere auch für die Schwangerschaft (vgl. Abschnitt 11.5.4.)

Wirkungsmechanismus
Minderung des Natrium-Einstroms, Hinweise für Reduzierung der exzitatorischen Aminosäure Glutamat

Indikation(en)
Monotherapie (auch als Erstbehandlung) und Zusatzbehandlung bei therapieresistenten Epilepsien mit fokalen und generalisierten Anfällen bei Erwachsenen und Kindern ab 12 Jahren; Zusatzbehandlung bei pharmakoresistenten Epilepsien sowie beim Lennox-Gastaut-Syndrom bei Kindern von 2–11 Jahren

Kontraindikationen
Kinder unter 2 Jahren (bisher zu wenig Erfahrung); Vorsicht bei ausgeprägter allergischer Diathese

Unerwünschte Arzneimittelwirkungen
toxisch-allergische Haut- und Schleimhautreaktionen (bis zum Lyell-Syndrom), insbesondere bei zu hoher Anfangsdosis, zu rascher Aufdosierung und vor allem bei Kombination mit Valproinsäure; Schwindel, Müdigkeit, Reizbarkeit, Sehstörungen, Kopfschmerzen, Appetitlosigkeit; selten Aggravierung von Grand-Mal-Anfällen

Wechselwirkungen
enzyminduzierende Substanzen (z.B. Phenobarbital/Primidon, Phenytoin, Carbamazepin) führen zu einer Verminderung der Lamotrigin-Plasmakonzentration; Valproinsäure hemmt den Metabolismus von Lamotrigin, deshalb in der Kombinationstherapie Reduktion der Lamotrigin-Dosis erforderlich

Pharmakokinetik
BV: 98 % bei Erwachsenen (im Kindesalter geringer); nach oraler Aufnahme fast vollständige Resorption; Plasmaproteinbindung 55 %
Elim.: Metabolismus größtenteils in der Leber (vorwiegend zu 2-N-Glukuronid), Ausscheidung überwiegend über die Niere, 8 % unverändert
HWZ: 30 Std. (Erwachsene) bzw. 20 Std. (Kinder), deutlich vermindert (auf 15 bzw. 7 Std.) bei gleichzeitiger Gabe von induzierenden Substanzen; bei Kombination mit Valproinsäure Verlängerung der HWZ auf 60 bzw. 50 Std. Steady State wird – bei Monotherapie – in 5–6 Tagen erreicht

Dosierung
  - Erwachsene: 25 mg/Tag in den ersten 2 Wochen, 50 mg/Tag in der 3. und 4. Woche
  - Erhaltungsdosis 100–400 mg/Tag (1-mal tgl. oder in 2 Einzeldosen)
  - bei Kindern in Monotherapie 2–8 mg/kg KG/Tag (5–15 mg/kg KG/Tag bei Kombination mit induzierenden Antiepileptika, 1–5 mg/kg KG/Tag bei Kombination mit Valproinsäure)

- Anfangsdosierung bei Monotherapie 0,4 mg/kg KG/Tag in den ersten 2 Wochen, 0,8 mg/kg KG/Tag in der 3. und 4. Woche
- Erhaltungsdosis 2–8 mg/kg KG/Tag (in 2 Einzeldosen)
- bei Kombination mit enzyminduzierenden Antiepileptika kann Aufbau schneller und höher dosiert erfolgen, bei Kombination mit Valproat ist ein deutlich langsamerer und niedriger dosierter Aufbau erforderlich (z.B. bei Kindern in den ersten 2 Wochen 0,15 mg/kg KG/Tag, in der 3. und 4. Woche 0,3 mg/kg KG/Tag, später Erhaltungsdosis 1–5 mg/kg KG/Tag)
- therapeutischer Plasmaspiegel: 2–15 µg/ml (= 7,8–58,5 µmol/l)

Felbamat

(s. Kurzprofil im Anhang)

Vergleichende Bewertung

Felbamat ist aufgrund seiner potenziellen UAW kein gebräuchliches Antiepileptikum. Es hat seine Behandlungsnische nur beim therapieresistenten Lennox-Gastaut-Syndrom. Die Therapie mit dieser Substanz gehört in die Hand des erfahrenen Epileptologen.

Dosierung
- Erwachsene bis 3.600 mg/Tag
- Kinder 20–45 mg/kg KG/Tag in 2 Einzeldosen/Tag
- Anfangsdosierung: Kinder 15 mg/kg KG/Tag in der 1. Woche, 30 mg/kg KG/Tag in der 2. und 45 mg/kg KG/Tag in der 3. Woche
- Erwachsene entsprechend 1.200 mg/Tag, 2.400 mg/Tag, 3.600 mg/Tag
- therapeutischer **Plasmaspiegel**: 30–80 µg/ml (= 126–336 µmol/l)

Gabapentin

(s. Kap. Akute und chronische Schmerzen)

Vergleichende Bewertung

Gabapentin ist ein Medikament ohne schwerwiegende UAW, aufgrund mangelnder Effektivität aber kein Antiepileptikum der engeren Wahl, sondern Mittel der Reserve.

Wirkungsmechanismus

nicht aufgeklärt; als GABA-Analogon greift es vermutlich in verschiedene inhibitorische Mechanismen ein

Dosierung
- Erwachsene 15–30 mg/kg KG/Tag
- Kinder 10–50–100 mg/kg KG/Tag in 2–3 Einzeldosen/Tag
- bei Erwachsenen Dosissteigerung bis 3.600 mg/Tag möglich
- rasche Aufdosierung möglich
- therapeutischer **Plasmaspiegel**: noch nicht gesichert, möglicherweise 2–10 µg/ml (= 11,6–58,0 µmol/l)

Tiagabin

(s. Kurzprofil im Anhang)

Vergleichende Bewertung

Die Substanz hat sich bisher als Antiepileptikum nur wenig etablieren können und stellt allenfalls eine Zusatzmedikation in Reserve dar. Besonders zu beachten ist eine mögliche Provokation von Absencen und von generalisiertem non-konvulsivem bzw. bioelektrischem Status.

Wirkungsmechanismus

„Uptake-Hemmer" (Wiederaufnahme der synaptisch ausgeschütteten inhibitorischen GABA in Astrozyten und neuronale Fortsätze wird durch Blockierung des GABA-Aufnahmetransporters GAT1 gehemmt, dadurch Erhöhung der GABA-Konzentration in der Synapse)

Dosierung
- Erwachsene 30–50 mg/Tag
- Kinder 0,25 bis 1,5 mg/kg KG/Tag
- wegen kurzer HWZ Gabe von 3 Einzeldosen/Tag
- Anfangsdosierung: 7,5–15 mg/Tag, in wöchentlichen Abständen um 5–15 mg/Tag erhöhen
- therapeutischer **Plasmaspiegel**: noch nicht exakt ermittelt

Topiramat

(s. Kap. Kopfschmerzen)

Vergleichende Bewertung
Topiramat scheint gegen zahlreiche fokale und generalisierte Epilepsieformen prinzipiell wirksam zu sein; über die tatsächliche Erfolgsquote gehen bisherige Studien und Erfahrungsberichte allerdings noch auseinander. Die Langzeitwirkung ist nicht zureichend untersucht. Wegen seiner breiten Wirkungspalette bietet sich Topiramat als Antiepileptikum der 2. und ferneren Wahl an, sollte jedoch wegen seiner potenziellen Nebenwirkungen stets unter zuverlässigen Beobachtungsbedingungen eingesetzt werden.

Wirkungsmechanismus
vielfältig, Reduktion der Natrium- und Kalzium-Ströme, Hemmung exzitatorischer Vorgänge, Verstärkung inhibitorischer Mechanismen; schwacher Carboanhydrasehemmer

 Cave: Insbesondere bei Männern und prädisponierten Patienten gelegentlich Bildung von Nierensteinen. Deshalb bei positiver Eigen- oder Familienanamnese reichliche Flüssigkeitszufuhr als Prophylaxe.

Dosierung
- Erwachsene 200–600 mg/Tag
- Kinder 3–9(–15) mg/kg KG/Tag, 2 Einzeldosen/Tag
- Anfangsdosierung: bei Kindern zunächst 0,5–1 mg/kg KG/Tag, Steigerung alle 1–2 Wochen um dieselbe Dosis
- bei Erwachsenen Erhöhung alle 1–2 Wochen um 25 mg
- therapeutischer **Plasmaspiegel**: noch nicht exakt ermittelt, Wert liegt möglicherweise zwischen 5–15 µg/ml (= 14,75–44,25 µmol/l)

Levetiracetam

(s. Kurzprofil im Anhang)

Vergleichende Bewertung
Beobachtungszeit bzgl. dieser Wirksubstanz noch relativ kurz. Aufgrund der meist guten Verträglichkeit und der anfänglich nicht selten guten Effektivität stellt Levetiracetam eine sinnvolle Alternative in der Behandlung fokaler Anfälle (mit oder ohne sekundärer Generalisierung) und bei manchen primär generalisierten Epilepsien (generalisierte idiopathische Epilepsie; Janz-Syndrom) dar. Ein Nachteil scheint die mögliche Provokation großer Anfälle und insbesondere ein Escape-Phänomen zu sein (Wirkungsverlust nach Wochen oder Monaten).

Wirkungsmechanismus
noch nicht geklärt, möglicherweise Einfluss auf Kalzium- und Natrium-Kanäle sowie auf GABA-Konzentration

Dosierung
- keine offizielle Empfehlung für Kinder (Zulassung erst ab 16 Jahren), approximativer Richtwert 20–60 mg/kg KG/Tag
- Erwachsene 1.000–3.000 mg/Tag in 2 Einzeldosen
- Eindosierungsschritte alle 2 Wochen
- therapeutischer **Plasmaspiegel**: 21–64 µg/ml (= 12–38 µmol/l)

Pregabalin [2004; C]

(s. Kap. Akute und chronische Schmerzen)

Vergleichende Bewertung
Für eine endgültige Beurteilung sind die Erfahrungen noch zu gering, insbesondere fehlen Langzeitstudien. Derzeit ist die Substanz kein Medikament der engeren Wahl.

Wirkungsmechanismus
Strukturanalog zu GABA; schwächt durch Bindung an eine Untereinheit spannungsabhängiger Kalziumkanäle den Kalzium-Einstrom (dadurch verminderte Freisetzung von Glutamat/Aspartat)

Dosierung
- 150–600 mg/Tag in 2 oder 3 Einzeldosen
- Anfangsdosierung: 150 mg/Tag, Erhöhung um 150 mg/Tag nach 7 Tagen
  !Cave: Bei zu raschem Absetzen ausgeprägte Entzugssymptome möglich!
- therapeutischer **Plasmaspiegel**: noch nicht gesichert

Zonisamid [2005; C]

(s. Kurzprofil im Anhang)
(s. Hinweis in Abschnitt 11.4.)

Eslicarbazepin [2009; C]

Vergleichende Bewertung
Die Substanz, die kürzlich nur zur Begleittherapie bei Erwachsenen mit partiellen Anfällen mit oder ohne Generalisierung zugelassen wurde, kann noch nicht beurteilt werden. Sehr restriktive Indikationsstellung wird empfohlen.

11.4.3. „Altsubstanzen"

Bezüglich dieser weitestgehend verlassenen, aber doch gelegentlich noch eingesetzten Antiepileptika (z.B. Barbexaclon, Bromsalze, Ethadion, Mesuximid, Pheneturide) s. spezielle Lehrbücher. Von diesen älteren Antiepileptika soll lediglich Sultiam ausführlicher erwähnt werden, da es bei der Therapie der sogenannten benignen fokalen Epilepsien des Kindesalters seit etwa 2 Jahrzehnten eine erstaunliche Renaissance erlebt hat.

Sultiam

(s. Kurzprofil im Anhang)

Vergleichende Bewertung
Sultiam hat sich bei den fokalen idiopathischen Epilepsien (z.B. Rolando-Epilepsie, Landau-Kleffner-Syndrom) als ein Medikament der ersten Wahl erwiesen. Als Zusatzmedikation (vorwiegend mit Phenytoin und Carbamazepin) bei fokalen symptomatisch bzw. kryptogenen Epilepsien ist es ein Mittel der ferneren Wahl.

Wirkungsmechanismus
Carboanhydrasehemmer; intra- und extrazelluläre Azidose; Verstärkung des inhibitorischen GABA-Mechanismus, Reduktion des Kalzium-Einstroms in die Zelle

Dosierung

- 3–10 mg/kg KG/Tag, in 3 Einzelgaben
- Aufbautempo: zügig
- therapeutischer **Plasmaspiegel**: 1–3 µg/ml bei fokalen idiopathischen Epilepsien (= 3,5–10,5 µg/ml) bzw. 5–10 µg/ml bei fokalen symptomatischen Epilepsien (= 17,5–35 µmol/l)

11.5. Sonderfälle

11.5.1. Status epilepticus

Von einem Status epilepticus spricht man dann, wenn ein epileptischer Anfall ungewöhnlich lange anhält (z.B. > 5 Minuten bei tonisch-klonischen oder > 15 Minuten bei fokalem Anfall) oder mehrere epileptische Anfälle in Folge auftreten, zwischen denen der Patient nicht zu vollem Bewusstsein zurückkehrt. Jede Anfallsform kann als Status epilepticus auftreten. Am schwerwiegendsten ist der Status tonisch-klonischer Anfälle (Grand-Mal-Status), da er rasch lebensbedrohlich werden oder zu bleibenden Schädigungen führen kann. Deshalb muss es oberstes Behandlungsziel sein, einen Status epilepticus großer Anfälle möglichst rasch zu unterbrechen. Ein Patient mit einem drohenden prolongierten Anfall (oder rasch aufeinander folgenden Anfällen) oder mit bereits eingetretenem Grand-Mal-Status sollte möglichst umgehend stationär eingewiesen werden.

Therapeutisches Vorgehen

Prästationäre Notfalltherapie (bei Grand-Mal- und Hemi-Grand-Mal-Status): Diazepam oder Clonazepam i.v., bei fehlendem i.v.-Zugang Diazepam-Rektaltuben. Als Benzodiazepin kann auch Lorazepam eingesetzt werden – sowohl intravenös als auch buccal (lyophilisierte Plättchen – **!Cave: sehr variable Resorption!**), 0,05–0,1mg/kg KG. Mittel der 2. Wahl: Phenobarbital i.v. (notfalls i.m.). **!Cave: Benzodiazepine i.v. können tonische Anfälle provozieren, insbesondere bei zu rascher Injektion.**

Dosierungsrichtlinien (Faustregel) bei i.v.-Injektion: Säuglinge bis 1⁄2 Ampulle, Klein- und Schulkinder bis 1 Ampulle, Erwachsene 1–2 Ampullen Diazepam (à 10 mg), Clonazepam (à 1 mg) oder Phenobarbital (à 200 mg). Stationär: bei fehlender Vorbehandlung oder erneutem Auftreten eines Anfalls zunächst Diazepam oder Clonazepam, ggf. Phenobarbital. Phenytoin dann, wenn zuvor höhere Dosen Benzodiazepine oder Phenobarbital verabreicht wurden oder wenn als Folge des Status epilepticus Atmung und Kreislaufverhältnisse ungünstig sind (s. Tab. 11.2). Beim Status „kleiner" Anfälle (z.B. Absencen-Status, non-konvulsiver Status) ist Clonazepam Mittel der ersten Wahl (Dosierung s.o.); die Injektion sollte dabei möglichst unter EEG-Kontrolle erfolgen. Seit wenigen Jahren steht auch Valproinsäure i.v. zur Verfügung. Einheitliche Dosierungsrichtlinien liegen allerdings noch nicht vor; meist werden 5–20 mg/kg KG (im Regelfall nicht > 900 mg) innerhalb von 3–10 Minuten i.v. empfohlen. Die maximale Tagesdosis liegt bei 2.400–3.600 mg, allerdings sind Behandlungen mit höheren Tagesdosen (bis 9.600 mg) beschrieben.

Beim Status fokaler Anfälle (einschließlich komplex-fokaler Anfälle) ist ein Prozedere wie beim Status generalisierter tonisch-klonischer Anfälle empfehlenswert. Hier kann auch Phenytoin vor Phenobarbital (nach Benzodiazepinen) verabreicht werden.

11.5.2. Fieberkrämpfe

Fieberkrämpfe gehören zu den Gelegenheitsanfällen (s. Abschnitt 11.2.1). Unter Fieberkrämpfen (Infektkrämpfen) versteht man epileptische Anfälle im Säuglings- oder Kleinkindesalter im Rahmen fieberhafter extrazerebraler Infekte. Überwiegend ereignen sie sich beim initialen Fieberanstieg. Meist läuft der Fieberkrampf als generalisierter tonisch-klonischer Grand Mal ab, er kann sich jedoch auch als tonischer oder atonischer Anfall manifestieren. Bei 10 % der Patienten hat der Anfall einen fokalen Charakter. Von komplizierten Fieberkrämpfen (im Gegensatz zu einfachen) spricht man z.B. unter folgenden Voraussetzungen: erster Fieberkrampf vor dem 6. Lebensmonat oder nach dem 4. Lebensjahr; fokaler Anfall oder postiktale neurologische Herdsymptome; Dauer des Fieberkrampfes über 15 Minuten; mehr als ein Anfall innerhalb eines Infektes; mehr als 3-maliges Rezidiv eines Fieberkrampfes; Körpertemperatur unmittelbar vor oder während des Anfalls nicht über 38 Grad.

Tabelle 11.2: Dosierungsvorschläge (mg/kg KG) für den Klinikarzt

Wirkstoff	Säuglinge	Klein- und Schulkinder	Erwachsene
Diazepam	0,5	0,3–0,5	0,2–0,4
Clonazepam	0,01–0,1	0,01–0,07	0,01–0,04
Phenobarbital	6–15	6–10	6–8
Phenytoin	—	10–15	5–10

Therapeutisches Vorgehen

Akutbehandlung: Bei Dauer von mehr als 2–3 Minuten sollte Diazepam (als Rektaltube) verabreicht werden, bei Fortdauer des Anfalls oder bei erneutem Krampfanfall nochmalige Gabe frühestens nach weiteren 5–10 Minuten, dann auch (Not-)Arzt verständigen. Intermittierende Prophylaxe: Bei Fieberkrampf-Neigung kann bei den ersten Zeichen eines fieberhaften Infekts Diazepam verabreicht werden (0,5 mg/kg KG als Suppositorium oder Tropfen), bei anhaltendem Fieber alle 6–8 Stunden für allenfalls 2–3 Tage. Dauerprophylaxe: besonders bei komplizierten Fieberkrämpfen evtl. Langzeittherapie über 1–3 Jahre mit Valproinsäure (Mittel der 2. Wahl: Phenobarbital).

11.5.3. Nicht epileptische („pseudo-epileptische") Anfälle

s. Abschnitt 11.2.4.

11.5.4. Therapie vor, während und nach der Schwangerschaft

Manche Antiepileptika mindern die Sicherheit hormoneller Antikonzeptiva, so z.B. Carbamazepin, Oxcarbazepin, Phenobarbital/Primidon, Phenytoin, Topiramat (bei Dosierungen > 200 mg/Tag), möglicherweise auch Benzodiazepine, Lamotrigin und Ethosuximid. Eine solche Wirkungsminderung wurde bislang nicht beobachtet bei Gabapentin, Levetiracetam, Pregabalin, Vigabatrin und Valproinsäure. Umgekehrt können hormonelle Antikonzeptiva den Metabolismus von Antiepileptika beeinflussen. Diese Erfahrungen müssen bei der Beratung über Kontrazeption und bei der Verordnung der „Pille" berücksichtigt werden. In der Schwangerschaft kann es zu einem Abfall der Serumkonzentration der Antiepileptika kommen (reduzierte Compliance, Gewichtszunahme, veränderte metabolische Situation). Zu einer Verschlechterung der Anfallssituation kommt es bei etwa 10–15 % der epilepsiekranken Schwangeren. Eine sorgfältige epileptologische Begleitung (möglichst in Zusammenarbeit mit dem betreuenden Gynäkologen) ist in dieser Phase dringend anzuraten.

Prinzipiell erhöht die Einnahme von Antiepileptika durch die Mutter, insbesondere in der Frühschwangerschaft, das Fehlbildungsrisiko beim ungeborenen Kind. (Aber auch ohne antiepileptische Therapie ist das Risiko bei epilepsiekranken Frauen leicht erhöht.) Sowohl das Risiko für „große" Fehlbildungen (z.B. Herzfehler, Spaltbildungen – in der Durchschnittsbevölkerung ca. 2 %) als auch das für sogenannte Minoranomalien (z.B. akrofaziale Dysplasien, Hypoplasien von Nägeln und Endphalangen – durchschnittlich bei ca. 14 % der Neugeborenen) ist um etwa das Doppelte erhöht. Besondere Beachtung verdient der **Zusammenhang zwischen kongenitalen Neuralrohrdefekten und Valproinsäure-Exposition** (in geringerem Maße auch bei Carbamazepin-Exposition) in den ersten 3 Schwangerschaftsmonaten. Die prophylaktische Gabe von Folsäure (möglichst schon vor Eintritt der Schwangerschaft) vermindert dieses Risiko. Hohe Medikamentendosen, hohe Serumspiegel bzw. überhöhte Spitzenwerte im Tagesverlauf sowie Kombinationstherapien wirken sich auf die Fehlbildungsrate zusätzlich ungünstig aus. Unter einer Behandlung mit Ethosuximid und Benzodiazepinen sind bisher keine vermehrten Fehlbildungen registriert worden. Gehäufte Minoranomalien wurden bisher insbesondere unter einer Behandlung mit Phenobarbital und Phenytoin beobachtet. Diese beiden Substanzen können aber auch für „große" Fehlbildungen und darüber hinaus – wie auch Carbamazepin – für eine verminderte Vitamin-K-Konzentration beim Neugeborenen verantwortlich sein. Neugeborene Kinder von mit diesen Medikamenten behandelten Müttern sollten deshalb unmittelbar postpartal 1 mg Konakion® parenteral erhalten. Während das Teratogenitätsrisiko der „Standard-Antiepileptika" vergleichsweise gut bekannt ist, trifft dies für die „neuen" Wirksubstanzen nicht zu – Beobachtungszeit und Behandlungszahlen sind noch zu gering; hier muss also noch von einem unkalkulierbaren Risiko ausgegangen werden, eine zurückhaltende Therapie mit diesen Substanzen in der Schwangerschaft ist deshalb angebracht. Die günstigsten Daten dürften für Lamotrigin vorliegen (vgl. Kap. Arzneitherapie in Schwangerschaft und Stillzeit, Abschnitt 61.2.20)

11.6. Hinweise zur wirtschaftlichen Verordnung

Tabelle 11.3: DDD-Kosten für verordnungsrelevante Wirkstoffe des Jahres 2008

Wirkstoff	DDD-Kosten (Euro)
Carbamazepin	0,66
Clobazam	0,74
Clonazepam	1,23
Diazepam	0,48
Ethosuximid	2,23
Gabapentin	2,69
Lamotrigin	1,68
Levetiracetam	5,35
Lorazepam	0,72
Oxcarbazepin	1,91
Phenobarbital	0,56
Phenytoin	0,30
Pregabalin	4,71
Primidon	0,89
Sultiam	2,74
Topiramat	9,49
Valproinsäure	0,89
Vigabatrin	4,34
Zonisamid	9,20

Quelle: GKV-Arzneimittelindex im Wissenschaftlichen Institut der AOK (WIdO)

12. Schlafstörungen, Restless-Legs-Syndrom und Narkolepsie

Fazit für die Praxis

Die häufigsten Störungen des Schlafs sind **Insomnien**, die gekennzeichnet sind durch Beschwerden über Ein- und/oder Durchschlafstörungen, frühmorgendliches Erwachen, nichterholsamen Schlaf und negative Konsequenzen für die Tagesbefindlichkeit. Insomnien können sowohl symptomatisch bei körperlichen oder psychischen Erkrankungen als auch als eigenständige Krankheitsform (primäre Insomnie) auftreten.

Beim **Restless-Legs-Syndrom** (RLS) handelt es sich um eine spezifische neurologische Erkrankung, die mit einer nächtlichen Beinunruhe mit Bewegungsdrang einhergeht und auf diesem Weg zu erheblichen Schlafstörungen führen kann. Bei der **Narkolepsie** handelt es sich ebenfalls um eine neurologisch begründete Schlafstörung, die mit erhöhter Tagesmüdigkeit und -schläfrigkeit, imperativen Einschlafattacken und auf Dauer mit einer Verschlechterung des Nachtschlafs einhergeht.

Bei **Insomnien** ist eine gründliche Diagnostik vonnöten, um davon ausgehend bei symptomatischen Insomnien in erster Linie die Grunderkrankung, sei sie organischer oder psychiatrischer Art, suffizient zu behandeln. In der Insomniebehandlung haben sich in den letzten beiden Jahrzehnten kognitiv-verhaltenstherapeutische Strategien, wie etwa Entspannungstechniken, Psychoedukation, Stimuluskontrolle, Schlafrestriktion und kognitive Techniken als nicht nur kurz-, sondern auch langfristig effektiv erwiesen. Kognitiv-verhaltenstherapeutische Techniken sollten immer ein zentraler Bestandteil jeder Insomnietherapie sein. Darüber hinaus stehen pharmakologische Behandlungsmöglichkeiten zur Verfügung, wie etwa die Benzodiazepin-Rezeptor-Agonisten (z.B. Zolpidem), sedierende Antidepressiva (z.B. Trimipramin, Doxepin, Amitriptylin, Mirtazapin), Neuroleptika (z.B. Melperon), Antihistaminika (z.B. Diphenhydramin), Phytotherapeutika (v.a. Baldrian) und Melatonin. Eine evidenzbasierte Bewertung im Sinne metaanalytischer Auswertungen liegt bislang nur für Benzodiazepin-Rezeptor-Agonisten vor. Darüber hinaus stützen vereinzelte randomisierte doppelblinde Studien den Einsatz von Antidepressiva sowie Melatonin-Präparaten. Inzwischen liegen auch einige wenige Studien zur Langzeiteffektivität von Benzodiazepin-Rezeptor-Agonisten bei primären Insomnien vor, die prinzipiell belegen, dass diese Substanzen auch langfristig ohne Rebound-Insomnien wirksam sein können. Trotzdem rechtfertigt die gegenwärtige Datenlage ausschließlich Empfehlungen zum Einsatz pharmakologischer Strategien für Zeiträume von maximal 3–4 Wochen. Aus Sicht der AkdÄ (s. Newsletter 2008-127, www.akdae.de) sollen Verordnungen von Arzneimitteln mit Abhängigkeitspotenzial sorgfältig abgewogen werden (vgl. hierzu Kap. Abhängigkeitserkrankungen). Auch wenn in den letzten Jahren die Verordnungen von Hypnotika innerhalb der GKV stark abgenommen haben, haben doch die Verkaufszahlen für Zolpidem und Zopiclon im Zeitraum 1993–2007 einen starken Anstieg zu verbuchen. Es muss vermutet werden, dass die Verordnung von Hypnotika auf Privatrezept inzwischen erheblich zugenommen hat.

Einen Beleg dafür, dass nichtpharmakologische Strategien bei der Behandlung des **Restless-Legs-Syndroms** erfolgreich eingesetzt werden können, gibt es bislang nicht. Die Standardtherapien beinhalten bisher den Einsatz von Levodopa und Dopaminagonisten. Dabei ist davon auszugehen, dass sowohl unter Levodopa als auch mit Dopaminagonisten klinisch relevante Symptomverbesserungen zu erzielen sind.

Bei der **Narkolepsie** kommen in der Regel Kombinationen von Stimulantien mit NSMRI(Nichtselektive-Monoamin-Rezeptor-Inhibitoren)-Antidepressiva zum Einsatz. Sowohl für Methylphenidat als auch für Modafinil liegen Daten vor, die die Gabe bei ausgeprägter Tagesschläfrigkeit narkoleptischer Patienten als sinnvoll erscheinen lassen, um die Lebensqualität dieser Patienten zu fördern. NSMRI-Antidepressiva haben sich zur Unterdrückung der REM-Schlaf-Symptomatik der Narkolepsie, wie etwa Kataplexien, hypnagogen Halluzinationen und Schlaflähmungen bewährt.

12.1. Wirkstoffübersicht

empfohlene Wirkstoffe	weitere Wirkstoffe
Lormetazepam	Amitriptylin
Levodopa (L-Dopa)	Baldrian
Methylphenidat	Brotizolam
Modafinil	Chloralhydrat
Pramipexol	Clomethiazol
Ropinirol	Clomipramin
Temazepam	Dimethylethylamin
Zolpidem	Diphenhydramin
Zopiclon	Doxepin
	Eszopiclon [in Deutschland noch nicht zugelassen]
	Flunitrazepam
	Flurazepam
	Loprazolam
	Melatonin [2008; A/C]
	Melperon
	Mirtazapin
	Natriumoxybat [2005; A]
	Nitrazepam
	Pipamperon
	Promethazin
	Trazodon
	Triazolam
	Trimipramin
	Tryptophan
	Venlafaxin
	Zaleplon

12.2. Klinische Grundlagen

12.2.1. Definition/Pathologie/Pathophysiologie

Störungen des Schlafs können als Insomnien, Hypersomnien, Störungen des Schlaf-Wach-Rhythmus oder Parasomnien imponieren. Unter Insomnien werden Beeinträchtigungen des Schlafs im Sinne von Ein- und/oder Durchschlafstörungen, frühmorgendlichem Erwachen bzw. nichterholsamem Schlaf und damit verbundenen Beeinträchtigungen der Tagesbefindlichkeit, wie etwa Konzentrations- und Leistungsstörungen verstanden. Hypersomnien bezeichnen Schlafstörungen, die mit einer Verlängerung der nächtlichen Schlafphase bzw. mit erhöhter Tagesmüdigkeit und Tagesschläfrigkeit bis hin zu imperativen Einschlafattacken einhergehen. Störungen des Schlaf-Wach-Rhythmus betreffen insbesondere Menschen, die Schichtdienst, vor allen Dingen Nachtschichtdienst, leisten bzw. häufigen Zeitzonenflügen ausgesetzt sind. Unter Parasomnien werden besondere Phänomene, wie etwa nächtliche Alpträume, Schlafwandeln, Pavor nocturnus und vieles mehr verstanden.

Neurobiologische Forschungen auf dem Gebiet der Insomnien haben Hinweise dafür geliefert, dass bei chronisch primären Insomnien wahrscheinlich genetische Faktoren involviert sind. Als mögliche Kandidatengene werden Polymorphismen des Adenosin- bzw. des GABA-Rezeptors diskutiert. Weiterhin wurde ein Hyperarousal-Modell der primären bzw. nichtorganischen Insomnie vorgeschlagen, das sich auf Befunde einer erhöhten Kortisol-Ausschüttung, eines erhöhten Anteils schneller Frequenzen im Schlaf-EEG sowie Neuroimaging-Studien bei dieser Patientenklientel stützt.

Im Bereich der neurobiologischen Grundlagenforschung zur Schlaf-Wach-Regulation konnten in den letzten Jahrzehnten entscheidende Fortschritte gemacht werden, sodass davon ausgegangen werden kann, dass bei chronischen Insomnien eine Störung der Balance Schlaf-wach-regulierenden Zentren etwa im Hypothalamus bzw. im ARAS (**A**ufsteigend **R**etikulär **A**ktivierendes **S**ystem) vorliegt. Dies involviert die Neurotransmitter bzw. Neuropeptide GABA, Orexin, Adenosin, Noradrenalin, Serotonin, Histamin und Acetylcholin.

Darüber hinaus werden für die primäre Insomnie psychologische Mechanismen als auslösend und aufrechterhaltend postuliert, die von ausgeprägter kognitiver Hyperaktivität ausgehen (Nicht-Abschalten-Können), Angst vor der Schlaflosigkeit, ungünstige Schlafgewohnheiten (Tagschlaf, verlängerter Schlaf am Wochenende) sowie ungünstige Gewohnheiten, wie etwa erhöhter Alkoholkonsum zur Bekämpfung der Schlaflosigkeit.

Beim **Restless-Legs-Syndrom** handelt es sich primär um eine neurologische Erkrankung, wobei eine Störung des zentralnervösen Dopamin-Metabolismus postuliert wird, die bislang allerdings noch nicht genau charakterisiert werden konnte. Neueste molekulargenetische Untersuchungen konnten belegen, dass eine genetische Verursachung dieser Erkrankung höchstwahrscheinlich ist. Über die typischen, mit RLS verbundenen Missempfindungen die vor allen Dingen nachts und in den Beinen auftreten, kann es zu einer erheblichen Störung des Nachtschlafs kommen.

Auch für die **Narkolepsie** gilt, dass es sich primär um eine neurologische Erkrankung handelt. Typische Symptome der Narkolepsie sind imperative Einschlafattacken, permanent erhöhte Tagesmüdigkeit, Kataplexien, Schlafparalyse und automatische Handlungen. Neueste Forschungen zum Neuropeptid Orexin gehen davon aus, dass bei der Narkolepsie entweder eine Defizienz des Orexin-Rezeptors vorliegt (nur sehr selten der Fall) bzw. kein Orexin mehr im zentralen Nervensystem produziert wird, was die Symptomatik der erhöhten Tagesschläfrigkeit erklärt. Spekuliert wird darüber, dass der Untergang bzw. die Defizienz zentralnervöser Orexin-Rezeptoren auf eine Autoimmunerkrankung zurückzuführen ist.

12.2.2. Einteilung/Klassifikation/Epidemiologie

Die ICD-10 unterscheidet die Schlafstörung in nichtorganische und organische Störungen. Unter nichtorganischen Schlafstörungen werden Dyssomnien und Parasomnien subsumiert. Zu den Dyssomnien gehören die nichtorganische Insomnie, die nichtorganische Hypersomnie und die nichtorganische Störung des Schlaf-Wach-Rhythmus. Zu den Parasomnien gehören etwa Schlafwandeln, Pavor nocturnus, Alpträume etc. Zu den organischen Schlafstörungen gehören die episodischen Bewegungsstörungen und nächtlichen periodischen Beinbewegungen (RLS), die Narkolepsie, die Schlaf-Apnoe und einige weitere seltene Schlafstörungen.

Für die nichtorganische Insomnie müssen folgende Kriterien erfüllt sein:
- Einschlaf-, Durchschlafstörungen oder schlechte Schlafqualität
- Schlafstörungen wenigstens 3-mal pro Woche mindestens einen Monat lang
- überwiegendes Beschäftigtsein mit der Schlafstörung und nachts sowie tagsüber eine übertriebene Sorge über ihre negativen Konsequenzen
- unbefriedigende Schlafdauer und/oder -qualität verursacht entweder deutlicher Leidensdruck bzw. störende Wirkung auf die berufliche bzw. soziale Leistungsfähigkeit durch unbefriedigende Schlafdauer und/oder -qualität.

Epidemiologische Untersuchungen zur Häufigkeit von Insomnien zeigen auf, dass etwa 10 % der Erwachsenenbevölkerung in Deutschland an einer Insomnie entsprechend den ICD-10-Kriterien leiden. Generell nimmt die Häufigkeit von Insomnie mit dem Alter zu: zudem überwiegt das weibliche Geschlecht. Bei differenzierterer Betrachtung ist davon auszugehen, dass bei einem Drittel der Insomnien organische Ursachen zugrunde liegen, bei einem weiteren Drittel psychiatrische Ursachen und etwa ein Drittel als primäre Insomnien anzusehen sind. Die Frage der Behandlungsbedürftigkeit orientiert sich am Leidensdruck der Betroffenen.

Für das RLS konnte gezeigt werden, dass zwischen 5–10 % der westeuropäischen und US-amerikanischen Bevölkerung die typischen RLS-Symptome kennt. Unter Berücksichtigung des Schweregrads und der Frage der Behandlungsbedürftigkeit ist davon auszugehen, dass die Häufigkeit für klinisch relevante RLS in der Allgemeinbevölkerung maximal in einem Bereich von 1–3 % liegt. Bei der Narkolepsie handelt es sich um eine sehr seltene Erkrankung, die epidemiologischen Untersuchungen zufolge etwa zwischen 0,05–0,1 % der Bevölkerung betrifft. Auch hier gibt es ein Kontinuum des Schweregrads, das von nur leichten Beeinträchtigungen bis zu massiven Einschränkungen der Lebensqualität führt.

12.2.3. Diagnostik

Zentraler Bestandteil der Diagnostik bei Schlafstörungen ist eine gezielte Anamneseerhebung des Schlafverhaltens und der aus der Schlafstörung resultierenden Veränderung der Befindlichkeit und Leistungsfähigkeit am Tage. Hierzu können inzwischen eine Vielzahl von validierten Schlaffragebögen und Schlaftagebüchern (www.dgsm.de), die über einen Zeitraum von 2 Wochen das Schlafverhalten spezifisch erfassen, eingesetzt werden. Ebenso sollen gezielte Fragen körperliche und psychische Ursachen der Schlafstörung erfassen und eine entsprechende Diagnostik (etwa Routinelabor, EKG) einleiten. Eine Überweisung an ein schlafmedizinisches Zentrum zur weiterführenden Diagnostik ist empfehlenswert bei schweren chronischen therapierefraktären Insomnien, die bislang auf medikamentöse bzw. nicht medikamentöse Therapieformen nicht angesprochen haben. Im Schlaflabor können mit Hilfe der kardiorespiratorischen Polysomnographie die Schlafstruktur, spezifische Störungsmuster (Atemregulationsstörung, nächtliche Beinbewegungen) sowie deren Ursache ausführlich untersucht und diagnostiziert werden.

Für das Restless-Legs-Syndrom wurden mehrere international anerkannte und validierte Selbst- und Fremdbeurteilungsskalen publiziert, die sowohl für Screening- als auch Schweregradeinschätzungen sehr hilfreich sind. Die Diagnostik des Restless-Legs-Syndroms basiert in der Regel auf der klinischen Anamnese. Eine Untersuchung im Schlaflabor ist nur bei unklaren Fällen, die nicht auf die Levodopa-Therapie ansprechen, oder zur Differentialdiagnose nötig.

Da es sich bei der Narkolepsie um eine chronische und häufig extrem beeinträchtigende Erkrankung handelt, ist neben der ausführlichen klinischen Untersuchung fast immer eine Untersuchung im Schlaflabor notwendig. Dabei zeigt sich typischerweise das frühe Auftreten von REM-Schlaf sowohl im Nachtschlaf als auch im Tagschlaf (Sleep Onset REM = Auftreten von REM-Schlaf sofort nach dem Einschlafen, d.h. innerhalb von 10 Minuten). Der sogenannte MSLT (Multiple Schlaflatenztest) bietet Patienten die Möglichkeit, 5-mal am Tag um 9, 11, 13, 15 und 17 Uhr ein kurzes Nickerchen von 20 Minuten zu halten. Dabei wird sowohl die Einschlafzeit als auch das Auftreten von Sleep-Onset-REM erfasst. Typischerweise liegt die Einschlaflatenz bei Narkolepsiepatienten unter 5 Minuten, und mindestens 2 Sleep Onset REM-Perioden treten auf. Darüber hinaus kann bei Blutabnahme bestimmt werden, ob die Patienten HLA-DQB1 0602-positiv sind. Bei unklaren Fällen kommt zudem die Möglichkeit einer Liquorpunktion infrage, um zu überprüfen, ob das Peptid Orexin noch gebildet wird.

12.3. Therapie: allgemeine Gesichtspunkte

12.3.1. Therapieindikation

Eine Indikation zur medikamentösen Therapie von Insomnien besteht dann, wenn durch die Insomnie eine massive Beeinträchtigung der Lebensqualität bzw. Leistungsfähigkeit besteht, nichtmedikamentöse Maßnahmen unwirksam geblieben bzw. nicht verfügbar sind. Beim Restless-Legs-Syndrom besteht eine Indikation für die Behandlung mit Levodopa bzw. Dopaminagonisten dann, wenn deutlicher Leidensdruck besteht und die Lebensqualität deutlich beeinträchtigt ist. Bei der Narkolepsie ermöglicht in vielen Fällen erst die Behandlung mit Stimulantien die Teilnahme am normalen Leben. Die Gabe von REM-Schlaf-unterdrückenden Antidepressiva verhindert das plötzliche Auftreten REM-Schlaf-assoziierter Symptome, wie etwa Kataplexien und kann damit für die Patienten von erheblicher Relevanz sein.

12.3.2. Therapieziele

Ziele der Behandlung einer Insomnie mit Hypnotika sind die Reduktion der nächtlichen Wachzeiten und eine Verbesserung der Lebensqualität tagsüber, der Tagesbefindlichkeit und Leistungsfähigkeit. Weiterhin sollte es das Therapieziel sein, die Schlafstörung zu beseitigen, ohne dass eine langfristige Einnahme von Hypnotika notwendig wird oder eine Substanzabhängigkeit entsteht. Zudem sollten Patienten zum selbstverantwortlichen-kompetenten Umgang mit ihren Schlafstörungen angeleitet werden (Psychoedukation).

Das Therapieziel bei der Behandlung des Restless-Legs-Syndroms ist die Supprimierung der unangenehmen nächtlichen Sensationen in den Beinen sowie der nächtlichen periodischen Beinbewegungen und dadurch eine Verbesserung des Nachtschlafs.

Bei der Behandlung der Narkolepsie im Vordergrund steht die Verbesserung der Tagesmüdigkeit und Tagesschläfrigkeit, die mit erheblichen psychosozialen Konsequenzen für die Patienten verbunden ist. Die Gabe REM-Schlaf-unterdrückender Antidepressiva reduziert das Risiko plötzlich auftretender Kataplexien und hat dadurch ebenfalls einen wichtigen Stellenwert in der Behandlung.

12.3.3. Therapeutisches Vorgehen

Prinzipiell orientiert sich das therapeutische Vorgehen am vorausgegangenen diagnostischen und differentialdiagnostischen Prozess. Häufig haben Insomnien mehrere Ursachen und können auf akute Stressoren, körperliche Erkrankungen, psychiatrische Störungen, exogene Faktoren (Lärm, Schnarchen des Ehepartners) sowie auf Verhaltensfehler zurückzuführen sein. In erster Linie wird die Therapie darauf abzielen, die exogenen Störfaktoren durch entsprechende Verhaltensberatung zu minimieren bzw. zu eliminieren. Bei möglicherweise zugrunde liegender organischer Erkrankung (z.B. Schilddrüsenfunktionsstörung) sind vor dem Einsatz von Hypnotika entsprechende Behandlungen der Grunderkrankung einzuleiten. Dasselbe gilt für Insomnien im Rahmen psychischer Erkrankungen, z.B. Depressionen. Hier ist vorrangig die Depression zu behandeln, wobei medikamentös dann ein Präparat gewählt werden sollte, dass sowohl antidepressiv als auch schlaffördernd wirkt. Von einer zweigleisigen Therapie (Kombination Antidepressivum plus Schlafmittel) sollte eher abgesehen werden. Bei einer Insomnie, die möglicherweise auf eine Medikamenteneinnahme (z.B. Betablocker) zurückzuführen ist, sollte ein Umsetzversuch auf eine andere Substanzklasse vorgenommen werden.

Jede medikamentöse Behandlung einer Insomnie sollte mit folgenden nichtmedikamentösen Behandlungsprinzipien kombiniert werden:

- Psychoedukation (Aufklärung über die Regeln der Schlafhygiene, wie etwa Nikotin- und Alkoholkarenz, Vermeidung stimulierender Substanzen, Verkürzung verlängerter Bettzeiten etc.)
- Einsatz von Entspannungstechniken, wie etwa der progressiven Muskelentspannung und spezifischer verhaltenstherapeutischer Techniken, wie Stimuluskontrolle, Schlafrestriktion und kognitive Techniken zur Reduktion nächtlicher Grübeleien.

Generell sollten Schlafmittel jeglicher Art ausschließlich befristet (maximal 3–4 Wochen) bzw. kurzfristig in Krisensituationen eingesetzt werden.

Bislang gibt es keinen Beleg dafür, dass beim Restless-Legs-Syndrom nichtmedikamentöse Therapien erfolgreich eingesetzt werden können. Die Frage, ob und wann eine medikamentöse Therapie mit Levodopa bzw. Dopaminagonisten eingeleitet werden sollte, orientiert sich am Schweregrad der Erkrankung und den daraus resultierenden Beeinträchtigungen eines betroffenen Patienten bzw. einer Patientin. Bislang vorgelegte randomisierte doppelblinde kontrollierte Studien zum Levodopa bzw. Dopaminagonisten zeigen eindrücklich, dass durch diese Substanzen eine Besserung der Symptomatik und damit auch des Nachtschlafs erzielt werden können. Die Behandlung des Restless-Legs-Syndroms ist rein symptomatisch. In der Regel treten nach Absetzen entsprechender Therapien die Symptome wieder in gewohnter oder gelegentlich sogar in verstärkter Form (Absetz-Rebound) auf. Insofern bedeutet die Einleitung einer medikamentösen Behandlung auch immer eine langfristige Therapie und ein langfristiges Therapiekonzept. Anhand der Erfahrungen mit Parkinson-Patienten kann man davon ausgehen, dass die jahrzehntelange Behandlung von Restless-Legs-Patienten mit Levodopa bzw. Dopaminagonisten keine schädlichen Effekte für die Patienten hat. Langzeitstudien hierzu fehlen allerdings noch.

Für das Krankheitsbild der Narkolepsie hat sich die Kombination pharmakologischer mit nicht pharmakologischen Ansätzen als hilfreich erwiesen. Die Patienten müssen ausführlich über das Krankheitsbild und die Chronizität ihrer Beschwerden und auch über die daraus resultierenden Konsequenzen, z.B. für die Berufsfähigkeit oder das Führen eines Kraftfahrzeugs aufgeklärt werden. Da die Narkolepsie den Erkrankungsgipfel kurz nach der Pubertät hat, ist zudem eine ausführliche Beratung im Hinblick auf die Berufswahl notwendig. Berufe, die eine hohe Dauervigilanz verlangen, können nicht ausgeübt werden, da damit sowohl für die Patienten als auch möglicherweise für die Umwelt ein hohes Risiko verbunden ist. Für viele Menschen mit Narkolepsie ist die Ausübung eines Berufs bzw. Schulbesuchs nur mit der Einnahme von Stimulantien möglich. Um die Wirksamkeit der Stimulantienbehandlung zu erhalten, ist es sinnvoll, immer wieder Medikamentenpausen, z.B. in den Ferien oder im Urlaub oder auch am Wochenende, einzulegen. Der Einsatz REM-Schlaf-unterdrückender Antidepressiva (meist NSMRI) ist dann sinnvoll, wenn Patienten unter ausgeprägten plötzlichen Kataplexien leiden, die als ein Einbruch des REM-Schlafs in das Wachbewusstsein zu verstehen sind. NSMRI-Antidepressiva können das damit verbundene Risiko bei der Berufsausübung oder auch beim Führen eines Kraftfahrzeugs massiv reduzieren.

12.4. Pharmakotherapie

Tabelle 12.1a: Wirkstoffe der Insomnietherapie

	Wirkungsmechanismus	Substanzen
Benzodiazepin-Rezeptor-Agonisten	GABA-erge Hemmung	Brotizolam, Flunitrazepam, Flurazepam, Loprazolam, Lormetazepam, Nitrazepam, Temazepam, Triazolam, Zaleplon, Zolpidem, Zopiclon
Chloralhydrat	GABA-erge Wirkung	Chloralhydrat
Antidepressiva	Noradrenalin-/Serotonin-Wiederaufnahmehemmung, zum Teil adrenerg, anticholinerg, antihistaminerg etc.	Amitriptylin, Trimipramin, Trazodon, Mirtazapin, Doxepin
Neuroleptika	Dopamin-Antagonismus u.v.m.	Melperon, Pipamperon
Phytotherapeutika	unbekannt	Baldrian
Antihistaminika	antihistaminerg	Diphenhydramin, Dimethylethylamin, Promethazin
Clomethiazol	GABA-erge und glycinerge Hemmung	Clomethiazol
L-Tryptophan	serotonerge Wirkung	Tryptophan
Melatonin	melatoninerge Wirkung	Melatonin

Tabelle 12.1b: Wirkstoffe der RLS-Therapie

	Wirkungsmechanismus	Substanzen
Levodopa	dopaminerge Wirkung	L-Dopa
Dopaminagonisten	dopaminerge Wirkung	Pramipexol, Ropinirol

Tabelle 12.1c: Wirkstoffe der Narkolepsie-Therapie

	Wirkungsmechanismus	Substanzen
Antidepressiva	Noradrenalin-/Serotonin-Wiederaufnahmehemmung, zum Teil adrenerg, anticholinerg, antihistaminerg etc.	Clomipramin, Venlafaxin
Methylphenidat	Dopamin- und Noradrenalin-Wiederaufnahmehemmung	Methylphenidat
Modafinil	Alpha1-adrenerger Agonismus	Modafinil
Natriumoxybat	GABA-B-Agonismus, dopaminerge, opioiderge und serotonerge Effekte	Natriumoxybat

12.4.1. Pharmakotherapie bei Insomnien

12.4.1.1. Therapeutisches Vorgehen bei der Verschreibung von Schlafmitteln

Das Präparat, die Dosis, Uhrzeit der Einnahme und Therapiedauer werden vom Arzt zusammen mit dem Patienten bestimmt.
- Die Anweisungen zur Dosierung sollten klar und eindeutig sein.
- Die Aufklärung über das Risiko der Entwicklung einer Abhängigkeit erfolgt vor der Verschreibung und nicht erst, wenn der Patient eine Dosissteigerung fordert.
- Die Gesamtbehandlungsdauer sollte bei täglicher Substanzeinnahme, vor allem bei Benzodiazepin-Rezeptor-Agonisten (BZRA), eine Dauer von 4 Wochen nicht überschreiten.
- Es sollten niedrige Einzeldosen und kleine Packungen verschrieben werden.
- Die verschriebene Tablettenanzahl sollte keine Medikationsmenge von mehr als einer Standarddosis pro Tag für 4 Wochen überschreiten.
- Nur der Arzt sollte Dosisanpassungen vornehmen.

Die Verschreibung von Schlafmitteln muss ergänzt werden durch die allgemeine Beratung zur Schlafhygiene, die Anleitung zu Entspannungstechniken sowie andere verhaltenstherapeutische Ansätze, wie etwa Stimuluskontrolle und Schlafrestriktion. Ebenso sollten unangemessene Erwartungen an Schlafqualität und Schlafdauer, insbesondere bei Patienten mit Insomnien im höheren Alter, thematisiert werden.

Zusammenfassend gilt die 5-K-Regel der Schlafmitteleinnahme:

K1:   Einsatz von Hypnotika nur bei klarer Indikation

K2:   Benutzen der kleinsten möglichen Dosierung

K3:   Kürzest mögliche Behandlungszeit

K4:   Keinesfalls abruptes Absetzen der Medikation, um Rebound-Insomnien zu vermeiden

K5:   Beachtung aller Kontraindikationen

12.4.1.2. Benzodiazepin-Rezeptor-Agonisten
(Benzodiazepine, Imidazopyridine, Cyclopyrrolone, Pyrazolopyrimidine)

Vergleichende Bewertung

Moderne Benzodiazepin-Rezeptor-Agonisten (BZRA) sind Schlafmittel der 1. Wahl. Sie entfalten ihre hypnotische Wirkung trotz unterschiedlicher chemischer Struktur an der Benzodiazepinbindungsstelle des zentralnervösen Gamma-Aminobuttersäure-Rezeptorkomplexes. Alle Substanzen dieser Gruppe führen zu einer Affinitätssteigerung für Gamma-Aminobuttersäure (GABA) und zu einer Frequenzsteigerung der Rezeptorkanalöffnung. Die in der Regel inhibitorische Wirkung von GABA im ZNS wird dadurch verstärkt. Dies erklärt die weitgehend vergleichbaren Wirkungen und Nebenwirkungen der chemisch unterschiedlichen Substanzgruppen Imidazopyridine, Cyclopyrrolone, Pyrazolopyrimidine sowie der klassischen Benzodiazepine.

Die seit 15 Jahren verfügbaren Wirkstoffe Zolpidem (Imidazopyridin-Derivat) und Zopiclon (Cyclopyrrolon) sind Mittel der 1. Wahl zur Behandlung einer Insomnie. Sie zeichnen sich durch ihr günstiges Wirkungs-/Nebenwirkungsprofil aus. Es wird vermutet, dass dies zum Teil an einer höheren Spezifität (vor allem bei Zolpidem) für Benzodiazepin-Subrezeptoren liegt. Dies bedingt ein spezifisch schlafanstoßendes Wirkungs-/Nebenwirkungsprofil. Die anxiolytische Wirkung ist daher auch geringer ausgeprägt als bei Benzodiazepinen. Beide Substanzen zeichnen sich durch eine gute hypnotische Potenz, eine kurze, auf die Nacht beschränkte Wirkungsdauer, geringe Adaptions- und Rebound-Problematik und eine geringe Toxizität aus.

Es gibt verschiedene Hinweise, dass Zolpidem ein geringeres primäres Abhängigkeits- und Missbrauchspotenzial als Benzodiazepin-Hypnotika besitzt. Dies ist ein therapeutischer Vorteil, der aber den Verordner nicht dazu verleiten sollte, benzodiazepinabhängige Patienten auf Zolpidem umzustellen

> **Cave: Missbrauchsverschleppung und Entzugsprovokation!**

Zopiclon wirkt weniger selektiv als Zolpidem und damit auch leicht anxiolytisch. Dennoch wird zunehmend deutlich, dass auch Zopiclon ein geringeres Abhängigkeits- und Missbrauchspotenzial als die Benzodiazepin-Hypnotika aufweist. Unerwünschte Wirkungen sind ansonsten mit denen von Benzodiazepin-Hypnotika weitgehend vergleichbar. Zolpidem und Zopiclon verbessern bedingt durch eine gute Rezeptoraffinität und ihre kurze bis mittellange Halbwertszeit bei abendlicher Einnahme zuverlässig das Ein- und Durchschlafen, ohne zu relevanten Überhangeffekten zu führen. Das seit 1999 in Deutschland verfügbare Zaleplon (Pyrazolopyrimidin) ist mit einer extrem kurzen Halbwertszeit zur Behandlung von Einschlafstörungen im Prinzip geeignet. Die Applikation mitten in der Nacht ist bei Durchschlafstörungen theoretisch möglich, wenn nach Einnahme eine Ruheperiode von mindestens 4 Stunden gesichert ist. Das Risiko unerwünschter Wirkungen ist am ehesten mit dem von Zolpidem vergleichbar, jedoch liegt erst eine geringere Erfahrung mit der Substanz vor. Das kürzlich in den USA eingeführte Eszopiclon lässt keine bedeutsamen Vorteile gegenüber Zopiclon erkennen.

Benzodiazepine bleiben ein Bestandteil der Schlafmitteltherapie, auch wenn sie ein höheres Missbrauchs- und Abhängigkeitsrisiko bergen als die „Z-Substanzen" (Zolpidem, Zopiclon, Zaleplon). Sie zeichnen sich durch gute hypnotische Potenz, jahrelange Erfahrung bezüglich des Wirkungs-/Nebenwirkungsprofils und geringe Toxizität aus. Sie unterscheiden sich untereinander praktisch nur in ihren pharmakokinetischen Eigenschaften. Als Hypnotika sind vor allem Substanzen mit mittellanger Halbwertszeit (z.B. Temazepam, Lormetazepam) geeignet, die weder zu erheblichen Überhangeffekten am folgenden Tag noch zu ausgeprägten Rebound-Phänomenen führen. Nachteile sind vor allem das Auftreten von Amnesien, eine muskelrelaxierende Wirkung (Sturzgefahr vor allem bei älteren Patienten), Atemsuppression, paradoxe Reaktionen, Tiefschlafunterdrückung und das Risiko einer primären oder sekundären Abhängigkeit. Flunitrazepam hat ein besonders großes Missbrauchspotenzial und sollte deshalb gar nicht mehr verordnet werden. Substanzen mit sehr kurzer Halbwertszeit, wie z.B. Triazolam oder Brotizolam induzieren leicht Erwachen in den Morgenstunden und können bei Absetzen nach längerer Einnahme Rebound-Phänomene (verstärkte Angst, Schlaflosigkeit etc.) auslösen.

12.4.1.2.1. Benzodiazepine

Wirkungsmechanismus
agonistische Wirkung am GABA-A-Chloridionenkanal-Rezeptorkomplex (u.a. Benzodiazepin-Rezeptor, Omegarezeptoren)

Indikation(en)
- symptomatische Behandlung von Einschlafstörungen (Präparate mit kurzer und sehr kurzer HWZ) und Durchschlafstörungen (Präparate mit mittlerer oder längerer HWZ)
- Präparate mit mittlerer und langer HWZ haben eine sedierende Wirkung auch am folgenden Tag, die bei manchen Patienten, z.B. mit Angststörungen, erwünscht sein kann
- stark wirksame Substanzen mit sehr kurzer HWZ können beim Absetzen stärkere Rebound-Phänomene auslösen als länger wirksame Substanzen (s.a. UAW)

Kontraindikationen
Überempfindlichkeit, Vorliegen einer Alkohol- oder Medikamentenabhängigkeit (Ausnahme: Behandlung des Delirium tremens unter stationären Bedingungen); besondere Vorsicht bei Myastenia gravis, spinalen und zerebellaren Ataxien, bei akuten Vergiftungen mit Alkohol-, Schlaf- und Schmerzmitteln oder Neuroleptika, Antidepressiva und Lithium (Ausnahme: paradoxe Reaktion auf Neuroleptika mit schwerem Erregungszustand; hier intravenös unter Beatmungsbereitschaft kurz wirksame Benzodiazepine, wie Midazolam), bei schweren Leberschäden (z.B. cholestatischem Ikterus), bei respiratorischer Insuffizienz (auch kurz wirksame Schlafapnoe!); bei Kindern und Jugendlichen Behandlung nur nach fachärztlichem Konsil

Unerwünschte Arzneimittelwirkungen
- auch noch am nächsten Tag Müdigkeit, Mattigkeit, Schwindelgefühl, Benommenheit, Ataxie, verlängerte Reaktionszeit (z.B. Fahrtüchtigkeit), Verwirrtheitszustände, Gedächtnisstörungen
- selten Übelkeit, Anstieg der Transaminasen
- In Einzelfällen Ikterus, Harnverhaltung, Blutdruckabfall, depressives Syndrom, Libidoabnahme, Mundtrockenheit, allergische Hautveränderungen sowie Atemdepression (vor allem nach i.v.-Gabe)
- die atemdepressive Wirkung kann bei Atemwegsobstruktion und bei vorbestehender Hirnschädigung verstärkt sein
- bei hohen Dosen und Langzeitbehandlung können verlangsamtes oder undeutliches Sprechen, Gangunsicherheit und Sehstörungen auftreten

 Cave: erhöhtes Risiko von Stürzen und Hüftfraktur!

- paradoxe Reaktionen wie akute Erregungszustände, Angst, Halluzinationen, vermehrte Muskelspasmen, Ein- und Durchschlaf-störungen, gesteigerte Aggressivität sind möglich (besonders im Alter, bei Kindern und bei vorbestehender Hirnschädigung), Schlafwandeln, „Schlaffahren", „Schlafessen"
- nach abruptem Absetzen auch Rebound-Phänomene
- Benzodiazepine haben ein primäres **Abhängigkeitspotenzial**. Nach längerer täglicher Einnahme können durch plötzliches Absetzen Entzugssymptome auftreten: Zittern, Schwitzen, Krampfanfälle, symptomatische Psychosen und Delirien

Risikofaktoren für Benzodiazepinabhängigkeit
- bereits bei therapeutischen Dosen auftretend, nimmt das Risiko mit der Höhe der Dosis zu
- minimale Verschreibungsdauer von therapeutischen Dosen, die eine Abhängigkeit auslösen: 4–6 Monate; auch davor können schon Absetzsymptome (meist Rebound) beobachtet werden, die aber bezüglich Stärke und Dauer gering sind; bei hohen Dosen können 4–6 Wochen einer Dauermedikation ausreichen, um Entzugssymptome nach Absetzen hervorzurufen
- klinisch bedeutsame Absetzeffekte bei Substanzen mit kurzer HWZ und hoher Potenz am häufigsten
- Risikoverstärkung durch vorausgegangene Abhängigkeiten gegenüber Sedativa, Hypnotika, Alkohol oder Benzodiazepinen selbst

Vermeidung von Entzugssymptomen und Rebound
- langsames Absetzen (bei Verabreichung über mehrere Wochen Ausschleichen über mehrere Tage, bei Verabreichung über mehrere Monate Ausschleichen über mehrere Wochen)
- vorübergehende Substitution durch Benzodiazepine mit längerer HWZ kann hilfreich sein
- weitere, die Absetzphänomene, mildernde Medikamente sind: Trimipramin, Doxepin, Clonidin und Carbamazepin
- stationäre Behandlung insbesondere beim Absetzen sehr hoher Dosen anzuraten

Besonderheiten
Bei älteren Patienten können die HWZ verlängert, die Toleranz vermindert (insbesondere bei kardiorespiratorischer Insuffizienz) und die Neigung zu paradoxen Reaktionen erhöht sein. Zuerst mit Testdosis (Hälfte der Einzeldosis) die individuelle Verträglichkeit prüfen.

Schwangerschaft und Laktation: Bisherige Untersuchungen am Menschen haben keine klaren Hinweise für teratogene Wirkungen therapeutischer Dosen ergeben. In der Schwangerschaft sollten Benzodiazepine dennoch nur in Ausnahmefällen bei zwingender Indikation angewendet werden. Längerfristiger Gebrauch durch Schwangere kann zum Entzugssyndrom der Neugeborenen führen. Gaben höherer Dosen unter der Geburt können beim Säugling Hypothermie, Hypotonie, Atemdepression und Trinkschwäche (Floppy-Infant-Syndrom) hervorrufen. Benzodiazepine sollten im Prinzip nicht während der Stillzeit eingenommen werden, da sie in die Muttermilch übertreten. Negative Effekte sind aber nicht bekannt. Die Empfehlung, auch bei zwingender Indikation zur Benzodiazepinbehandlung der Mutter abzustillen, resultiert aus Unkenntnis, was vergleichsweise geringe Mengen beim noch unreifen Gehirn bewirken. Insbesondere bei niedrigen Dosen ist ein Abstillen keineswegs unumgänglich.

Temazepam

Wechselwirkungen
Wirkung wird durch andere ZNS-dämpfende Arzneimittel (z.B. Neuroleptika, Hypnotika, Sedativa/Anxiolytika, Antidepressiva, zentralwirksame Analgetika, Antiepileptika, Anästhetika, sedative Antihistaminika) sowie Alkohol verstärkt; bei gleichzeitiger Gabe von Muskelrelaxantien kann die muskelrelaxierende Wirkung verstärkt werden

Pharmakokinetik
BV: 80 %
Elim.: Metabolismus (Glukuronidierung)
HWZ: 13 Std. (3,5–18,4 Std.); bei geriatrischen Patienten zunächst mit 7,5 mg beginnen

Dosierung
Einzeldosis 10–20 mg p.o.

Lormetazepam

Wechselwirkungen
s. Temazepam

Pharmakokinetik
BV: 80 %
Elim.: Metabolismus (überwiegend Glukuronidierung)
HWZ: 11–16 Std., verlängert bei älteren Patienten (bis 20 Std., meist reicht eine Dosis von 0,5 mg aus)

Dosierung
Einzeldosis 0,5–1(–2) mg p.o.

12.4.1.2.2. Imidazopyridine, Cyclopyrrolone, Pyrazololpyrimidine

Zolpidem

Wirkungsmechanismus
Imidazopyridin; pharmakologische Wirkung weitgehend wie kurz- bis mittellang wirksame Benzodiazepinhypnotika

Kontraindikationen
wie Benzodiazepine

Unerwünschte Arzneimittelwirkungen
wie Benzodiazepine, s. aber auch vergleichende Bewertung

Wechselwirkungen
Wirkung kann durch andere ZNS-dämpfende Arzneimittel (z.B. Anxiolytika, Hypnotika/Sedativa, Neuroleptika, NSMRI, Antiepileptika, Anästhetika, sedierende Antihistaminika) bzw. Alkohol verstärkt werden, möglicherweise auch durch enzyminhibierende Mittel (z.B. Ritonavir); Wirkung kann durch enzyminduzierende Arzneimittel (z.B. Rifampicin, Phenytoin, Phenobarbital) abgeschwächt und/oder verkürzt werden

Pharmakokinetik
BV: 70 %
Elim.: Metabolismus, keine aktiven Metaboliten
HWZ: 2 Std., verlängert bei Leberinsuffizienz (10 Std.) bzw. bei geriatrischen Patienten; bei geriatrischen Patienten bzw. bei Leberinsuffizienz Dosis auf 5 mg reduzieren

Dosierung
Einzeldosis 10 mg p.o. Ältere oder geschwächte Patienten und Patienten mit eingeschränkter Leberfunktion: Einzeldosis 5 mg p.o.

Zopiclon

Wirkungsmechanismus
Cyclopyrrolon; pharmakologische Wirkung weitgehend wie kurz- bis mittellang wirksame Benzodiazepinhypnotika

Kontraindikationen
wie Benzodiazepine

Unerwünschte Arzneimittelwirkungen
wie Benzodiazepine, s. aber auch vergleichende Bewertung

Wechselwirkungen

Wirkung kann durch andere ZNS-dämpfende Arzneimittel (z.B. Anxiolytika, Hypnotika/Sedativa, Neuroleptika, NSMRI, Antiepileptika, Anästhetika, sedierende Antihistaminika) bzw. Alkohol verstärkt werden; CYP3A4-inhibierende Mittel (z.B. Erythromycin) können die Wirkung verstärken und/oder verlängern

Pharmakokinetik

BV: 80 %

Elim.: Metabolismus, von den mehreren Metaboliten ist einer teilaktiv; nur 5 % werden unverändert im Urin ausgeschieden

HWZ: 3,5–6,5 Std. (verlängert auf etwa 8 Std. bei Leberzirrhose bzw. bei geriatrischen Patienten), bei schwerer Leberdysfunktion Dosis reduzieren

Dosierung

Einzeldosis 7,5 mg p.o.; ältere oder geschwächte Patienten und Patienten mit eingeschränkter Leber- und/oder Nierenfunktion: Einzeldosis 3,75 mg p.o.

Die unter 12.4.1.3.–12.4.1.9. aufgeführten Einzelsubstanzen können als Medikamente 2. Wahl zur Schlafverbesserung eingesetzt werden und entstammen den unterschiedlichsten Substanzgruppen, die jeweils spezifische Wirkungs- und Nebenwirkungscharakteristika aufweisen. Die meisten dieser Substanzgruppen sind trotz oft überzeugender hypnotischer Effekte für die Behandlung von Insomnien nicht zugelassen, somit erfolgt ihr Einsatz Off-Label oder im Sinne eines erwünschten schlaffördernden Nebeneffekts bei der Behandlung psychiatrischer Erkrankungen, die mit Insomnien einhergehen.

12.4.1.3. Antidepressiva

(s. auch Kap. Depressionen)

In steigendem Maße werden sedierend wirkende Antidepressiva, wie etwa Trimipramin, Doxepin, Amitriptylin oder auch Trazodon bzw. Mirtazapin nicht nur zur Behandlung von Insomnien bei zugrunde liegender Depression, sondern auch zur Behandlung primärer Insomnien eingesetzt. Die Dosierung dieser Präparate in der reinen Insomniebehandlung ist in der Regel niedriger als in der Depressionsbehandlung. Das Trimipramin sollte möglichst in Tropfenform verordnet werden und eignet sich besonders für eine Niedrigdosisbehandlung. Diese Präparate werden als Alternative zu Benzodiazepinen und anderen Schlafmitteln, auch wie schon weiter oben erwähnt, bei primären Insomnien eingesetzt, wobei hier sorgfältig das Risiko unerwünschter Arzneimittelwirkungen gegenüber dem Abhängigkeitsrisiko von Benzodiazepinen abgewogen werden sollte. Ein wesentlicher Einsatz von Antidepressiva hat sich in den letzten Jahren in der Langzeitbehandlung von Insomnien gezeigt, da das Risiko von Abhängigkeitsentwicklungen deutlich geringer ist als bei Benzodiazepinen. Die Dosierung muss im Gegensatz zu Benzodiazepinen individuell geklärt werden und liegt im Allgemeinen weit niedriger als in der Depressionsbehandlung. Nachteilig an den Antidepressiva anzumerken sind die relativ hohe Toxizität, mögliche anticholinerge sowie kardiale unerwünschte Arzneimittelnebenwirkungen, die z.B. eine EKG-Kontrolle erforderlich machen. Die meisten der Präparate haben auch eine lange Wirkungsdauer, was zumindest am Anfang der Behandlung häufig mit Überhangeffekten und dadurch mit eingeschränkter Fahrtüchtigkeit einhergehen kann.

12.4.1.4. Neuroleptika

(s. auch Kap. Psychosen und nichtpsychotische Erregungszustände)

Eine weitere Alternative zu den klassischen Benzodiazepin-Rezeptor-Agonisten in der Behandlung von Insomnien, insbesondere bei psychiatrischer Grunderkrankung sind sedierende niedrig potente Neuroleptika, wie etwa das Melperon oder Pipamperon. Nach Verordnungsanalysen werden einige dieser Präparate wie Melperon und Pipamperon bei Schlafstörungen im Alter auch unabhängig von psychiatrischen Grunderkrankungen sehr häufig verordnet. Wissenschaftliche Studien zur Wirksamkeit dieser Präparate gerade im Hinblick auf den Schlaf liegen bislang noch nicht vor. Nebenwirkungen sind vor dem Einsatz zu bedenken.

12.4.1.5. Clomethiazol

(s. auch Kap. Abhängigkeitserkrankungen)

Das Clomethiazol hat sich primär in der Behandlung des Alkoholentzugssyndroms (s. dort) hat sich sich bewährt. Es hat eine gute hypnotische Potenz, aufgrund seines erheblichen Abhängigkeitspotenzials und der Nebenwirkungen Atemdepression und Hypersekretion sollte es jedoch als Schlafmittel außerhalb einer Entzugsbehandlung nicht verordnet werden.

12.4.1.6. Antihistaminika

(s. auch Kap. Allergische Erkrankungen)

Diese Substanzen wie etwa Diphenhydramin bzw. Promethazin sind frei im Handel erhältlich und in der Regel nur leicht sedierend. Die hypnotische Potenz ist somit gering – mit schnellem Wirkungsverlust, möglichen anticholinergen Nebenwirkungen und einem gewissen Abhängigkeitspotenzial. Ebenso besteht eine nicht zu vernachlässigende Toxizität, was bedeutet, dass diese Präparate nur gelegentlich eingesetzt werden sollten.

12.4.1.7. Phytotherapeutika

Auch diese Präparate sind in der Regel frei im Handel verfügbar und basieren meist auf Baldrian. Ein Abhängigkeitspotenzial wurde bislang nicht nachgewiesen, ebenso gibt es kaum Hinweise auf Toxizität. Die Evidenzbasierung hinsichtlich des Effekts auf den Schlaf ist schlecht, bislang stehen gute placebo-kontrollierte, randomisierte, doppel-blinde Studien an großen Kollektiven aus.

12.4.1.8. L-Tryptophan

Bei dieser Substanz handelt es sich um den Präkursor des Serotonins, der eine Zeit lang aus dem Handel genommen war wegen zeitweise schwerer unerwünschter Arzneimittelwirkungen, die jedoch nicht auf das Präparat selbst, sondern auf Verunreinigungen im Herstellungsprozess zurückzuführen waren. Ein Abhängigkeitspotenzial ist nicht bekannt; auch im Hinblick auf die Toxizität ist diese Arznei als zufriedenstellend einzustufen. Die hypnotische Potenz ist jedoch gering.

12.4.1.9. Melatonin [2008; A/C]

Die hypnotische Wirksamkeit des in den USA frei verkäuflichen Melatonins bei Insomnien ist gering. Toxikologische Daten stehen bislang aus. Vor Kurzem wurde in Europa ein retardiertes Melatonin-Präparat zur Insomnietherapie bei über 55-Jährigen zugelassen. Die bislang dazu vorliegenden Daten zeigen höchstens eine schwach hypnotische Potenz dieser Substanz.

12.4.2. Pharmakotherapie des Restless-Legs-Syndroms

12.4.2.1. Therapeutisches Vorgehen

Eine medikamentöse Behandlung des Restless-Legs-Syndroms sollte nur dann erfolgen, wenn die Diagnose gesichert ist und ein massiver Leidensdruck der Betroffenen besteht. Dieser äußert sich in der Regel in ausgeprägten Ein- und Durchschlafstörungen, die es dem Betroffenen oft unmöglich machen, vor 3 oder 4 Uhr nachts Schlaf zu finden. Infolge kommt es auch zu massiven Konsequenzen während des Tages, die sich u.a. in Müdigkeit, erhöhter Tagesschläfrigkeit, Konzentrations- und Leistungsproblemen und ggf. erhöhter depressiver Stimmung äußern. Bislang sind keine nichtmedikamentösen Therapiestrategien bekannt, die beim RLS hilfreich wären. Da Längsschnittuntersuchungen zum Restless-Legs-Syndrom keinerlei Hinweise auf spontane Besserung im Krankheitsverlauf gezeigt haben, ist bei Beginn einer medikamentösen Behandlung einzubeziehen, dass es sich möglicherweise um eine jahre- bzw. jahrzehntelange Behandlung handeln wird. Für kein zugelassenes Präparat der RLS-Therapie existieren bislang Daten, die eine nachhaltige Wirksamkeit auf die RLS-Symptome über Jahre bzw. Jahrzehnte dokumentieren. In vielen Fällen wird berichtet, insbesondere für das Levodopa, für das die meisten Erfahrungen vorliegen, dass es im Verlauf einiger Jahre zu einem Wirkungsverlust der verordneten Medikation kommt.
Dopaminerge Substanzen wie Levodopa und Dopaminagonisten gelten in der Therapie des RLS als Mittel der Wahl. In Deutschland sind derzeit ein L-Dopa-Präparat und die Dopaminagonisten Ropinirol und Pramipexol für die Indikation RLS zugelassen. Zur Behandlung des RLS wird eine individuelle Dosistitration entsprechend der Wirksamkeit und Verträglichkeit empfohlen.

12.4.2.2. Levodopa

(s. Kap. Idiopathisches Parkinson-Syndrom)

Dosierung
Bei RLS wird die Behandlung der Symptome und möglicher Einschlafstörungen zunächst mit der Einnahme von 100 mg Levodopa (plus Decarboxylasehemmer) vor dem Schlafengehen begonnen. Sind Schlafstörungen im Laufe der Nacht vorhanden, wird ein Retardpräparat eine Stunde vor dem Zubettgehen eingenommen. Die Tagesdosis sollte 400 mg Levodopa/Tag nicht überschreiten. Dialysepflichtigen Patienten mit urämischen Restless-Legs-Beschwerden können ca. 1 Stunde vor der Dialyse bei Bedarf 100–200 mg Levodopa verabreicht werden.

12.4.2.3. Dopaminagonisten

Ropinirol

(s. Kap. Idiopathisches Parkinson-Syndrom)

Dosierung
- 0,25 mg bis max. 4 mg
- bei Patienten mit RLS wurden Dosierungen von über 4,0 mg einmal täglich bisher nicht untersucht
- empfohlene Anfangsdosis beträgt 0,25 mg einmal täglich während 2 Tagen
- nach Behandlungsbeginn sollte die Tagesdosis so lange erhöht werden, bis optimale therapeutische Antwort erzielt wird

Pramipexol

(s. Kap. Idiopathisches Parkinson-Syndrom)

Dosierung
- 3 x 0,088 mg/Tag (Pramipexol-Base), Maximaldosis 3,15 mg/Tag

12.4.3. Pharmakotherapie der Narkolepsie

12.4.3.1. Therapeutisches Vorgehen

Die Narkolepsie ist eine häufig schon im Jugendalter auftretende Schlaf-Wach-Störung mit erheblichen psychosozialen Konsequenzen für die Betroffenen. Es handelt sich in der Regel um eine chronische, lebenslange Erkrankung, die wegen der Tagesmüdigkeit und -schläfrigkeit mit Einschränkungen hinsichtlich Fahrtüchtigkeit, aber auch Erwerbsfähigkeit einhergeht.
Hinsichtlich der medikamentösen Therapie ist somit davon auszugehen, dass Betroffene Jahre bzw. Jahrzehnte die verordneten Medikamente einnehmen. Unterschieden werden in der Therapie Substanzen zur REM-Schlafunterdrückung, die insbesondere das Auftreten häufig besonders stark auftretender Kataplexien verhindern und Stimulantien, wie etwa Methylphenidat oder Modafinil, um das eingeschränkte Wachheitsniveau der Patienten zu erhöhen und ihnen zu ermöglichen, am normalen alltäglichen Leben teilzunehmen. Seit Kurzem zur Narkolepsietherapie zugelassen ist zudem die Substanz Natriumoxybat, wobei es sich hier um ein hoch potentes Hypnotikum mit geringer therapeutischer Breite und einem hohen Interaktionspotenzial handelt. Die Substanz fällt unter das Betäubungsmittelgesetz. Studien zum Natriumoxybat zeigen, dass die dadurch herbeigeführte Schlafverbesserung bei Menschen mit Narkolepsie zu einer Reduktion von Kataplexien und plötzlichen Schlafattacken während des Tages führte.

12.4.3.2. Antidepressiva

(s. Kap. Depressionen)

Antidepressiva werden in der Behandlung der Narkolepsie zur Unterdrückung REM-Schlaf-assoziierter Symptome, wie etwa Kataplexien, Schlafparalyse und hypnagoge Halluzinationen eingesetzt. Insofern kommen hier ausschließlich Substanzen mit starker REM-Schlaf-unterdrückender Potenz infrage. Die beiden stärksten REM-Schlaf-unterdrückenden und im Handel erhältlichen Antidepressiva sind Clomipramin und Venlafaxin. Die initiale Dosierung sollte niedrig gewählt und individuell angepasst werden.

12.4.3.3. Methylphenidat

(s. Kap. ADHS)

Methylphenidat ist unter anderem für die Behandlung der Narkolepsie zugelassen. Methylphenidat unterliegt der gesonderten Verschreibungspflicht nach dem Betäubungsmittelgesetz.

Dosierung bei Narkolepsie
- 10–60 mg/Tag (maximal 80 mg/Tag)
- in Retardformulierung möglicherweise geringere Wirksamkeit durch schnelle Toleranzentwicklung

12.4.3.4. Modafinil

Wirkungsmechanismus
Modafinil stimuliert das zentrale Nervensystem. Es unterscheidet sich sowohl chemisch als auch pharmakologisch von Psychostimulantien wie Amphetaminen und Methylphenidat. Es hat keine peripheren sympathomimetischen Effekte, die bei Amphetaminen beobachtet werden. Obwohl Modafinil nicht an α-adrenerge Rezeptoren bindet, beruht seine Wirkung zum Teil auch auf einer spezifischen Potenzierung der zerebralen Alpha-1-adrenergen Aktivität.

Indikationen
Modafinil ist zugelassen zur Behandlung der Narkolepsie mit und ohne Kataplexie und des mittelschweren bis schweren obstruktiven Schlafapnoe-Syndroms mit exzessiver Tagesschläfrigkeit trotz adäquater CPAP(Continuous Positive Airway Pressure)-Therapie

Kontraindikationen
- Überempfindlichkeit gegenüber dem Wirkstoff oder einem der sonstigen Bestandteile
- keine Anwendung in der Schwangerschaft; nicht stillen während der Anwendung
- gleichzeitige Behandlung mit Alpha-1-Antagonisten wie Prazosin ist wegen der Beeinträchtigung der vigilanzerhöhenden Wirkung von Modafinil kontraindiziert
- bei Abhängigkeit von Alkohol, Medikamenten oder Drogen in der Anamnese sollte Modafinil wegen des nicht auszuschließenden Missbrauchspotenzials nicht verordnet werden
- bei schweren Lebererkrankungen ist ebenso wie bei schweren Nierenerkrankungen wegen des Risikos einer Kumulation durch Einschränkung der Elimination eine Dosisreduktion vorzunehmen
- gilt besonders wegen zunehmender Einschränkung der Nierenfunktion auch für Patienten im höheren Lebensalter
- zur Anwendung bei Kindern und Jugendlichen liegen nur begrenzte Erfahrungen vor

Wechselwirkungen

> **!** Da Modafinil zumindest in vitro enzyminduzierende Eigenschaften auf CYP1A2, 2B6 und 3A4 und enzymhemmende auf CYP2C9 zeigt, sind bei Therapieein- und -umstellungen eine engmaschige Überwachung und ggf. Dosisanpassungen angezeigt. Bei Anwendung von Estrogen-Gestagen-Präparaten zur hormonellen Kontrazeption kann deren empfängnisverhütende Wirkung während der Behandlung sowie noch für die Dauer eines Zyklus nach Behandlungsende herabgesetzt sein. Dies gilt insbesondere für Mini- und Mikropille. Während der Behandlung mit Modafinil müssen zur Empfängnisverhütung unbedingt orale Kontrazeptiva mit einem Gehalt an Ethinylestradiol von mindestens 0,05 mg oder andere Methoden der Empfängnisverhütung angewendet werden.

Pharmakokinetik
BV: 30 %
Elim.: Modafinil und seine Metaboliten werden vorwiegend über die Nieren ausgeschieden, ca. 10 % davon in unveränderter Form
HWZ: nach oraler Gabe wird Modafinil gut, aber langsam resorbiert; maximale Plasmakonzentrationen werden 2–4 Stunden nach Einnahme erreicht; Eliminationshalbwertszeit beträgt ca. 10–12 Std.

Dosierung
Die Dosierung zur Behandlung einer Narkolepsie für Erwachsene beträgt 2–4 Tabletten (200 bis 400 mg) und ist auf 2 Dosen (morgens und mittags) zu verteilen oder als Einzeldosis am Morgen einzunehmen.

12.4.3.5. Natriumoxybat [2005; A]

Natriumoxybat ist ein hochpotentes Hypnotikum mit geringer therapeutischer Breite und einem hohen Interaktionspotenzial. Natriumoxybat ist das Natriumsalz der Gamma-Hydroxybuttersäure (GHB), die physiologisch im Körper als Neurotransmitter vorkommt.

Wirkungsmechanismus
Der genaue Wirkungsmechanismus, mit dem sich diese günstigen Effekte des Arzneistoffs erklären lassen, ist nicht bekannt. Vermutet wird eine modulierende Wirkung des GABA-Metaboliten über GABA-Rezeptoren auf die Aktivität stimulierender Neurotransmitter, wie Acetylcholin, Dopamin, Noradrenalin und Serotonin.

Kontraindikationen
- Überempfindlichkeit gegen Natriumoxybat
- Schwangerschaft unter Einnahme sedierender Hypnotika und anderer zentraldämpfender Arzneimittel
- Natriumoxybat gilt als nicht sicher bei Porphyrie-Patienten, da in Tier- bzw. In-vitro-Systemen gezeigt wurde, dass es Porphyrien auslösen kann
- Patienten mit Leberzirrhose
- Jugendliche unter 18 Jahren

Wechselwirkungen
Sedierende Hypnotika oder andere zentraldämpfende Mittel (s. Kontraindikationen). Die Anwendung von Natriumoxybat in Verbindung mit Alkohol kann zu einer Potenzierung der dämpfenden Wirkung von Natriumoxybat auf das Zentralnervensystem führen. Die Patienten müssen vor dem Genuss jeglicher alkoholischer Getränke zusammen mit Natriumoxybat gewarnt werden. Studien zu Arzneimittelwechselwirkungen an gesunden Erwachsenen haben keine pharmakokinetischen Wechselwirkungen mit Protriptylin, Zolpidem und Modafinil gezeigt.

Pharmakokinetik
BV: 25 %
Elim.: hauptsächlich Metabolisierung: Kohlendioxid wird abgeatmet; < 5 % des unveränderten Arzneistoffs im Urin; es wurden keine aktiven Metaboliten identifiziert
HWZ: 0,5–1 Stunde

Dosierung
- empfohlene Anfangsdosis beträgt 4,5 g Natriumoxybat/Tag, verteilt auf 2 gleiche Dosen à 2,25 g (4,5 ml/Dosis)
- Dosis kann nach Dosierungsanleitung auf dem Beipackzettel schrittweise auf maximal 9 g/Tag, verteilt auf 2 gleich große Dosen à 4,5 g (9 ml/Dosis), erhöht werden
- Verordnung der Substanz fällt unter das Betäubungsmittelgesetz

12.5. Hinweise zur wirtschaftlichen Verordnung

Tabelle 12.2: DDD-Kosten für verordnungsrelevante Wirkstoffe des Jahres 2008

Wirkstoff	DDD-Kosten (Euro)
Insomnien	
Antidepressiva	
Amitriptylin	0,43
Doxepin	0,54
Mirtazapin	0,76
Trazodon	1,50
Triazolam	0,90
Benzodiazepin-Rezeptor-Agonisten	
Lormetazepam	0,43
Temazepam	0,79
Zolpidem	0,80
Zopiclon	0,80
Neuroleptika	
Melperon	2,41
Pipamperon	2,22
Restless Legs Syndrom	
Pramipexol	10,89
Ropinirol	6,75
Narkolepsie	
Clomipramin	0,69
Methylphenidat	1,69
Modafinil	8,43
Venlafaxin	2,24

Quelle: GKV-Arzneimittelindex im Wissenschaftlichen Institut der AOK (WIdO)

13. Angst-, Panik- und Zwangsstörungen

Fazit für die Praxis

Am häufigsten stellen sich Patienten mit einer Panikstörung zur hausärztlichen Behandlung vor, gefolgt von der sozialen Phobie und der generalisierten Angststörung. Eine Behandlungsnotwendigkeit ergibt sich aus starkem Leidensdruck, Einschränkung der normalen Lebensfunktionen und drohenden Komplikationen (sekundäre Depression, Suizid etc.). Die Standardtherapie besteht in einer mehrmonatigen medikamentösen Behandlung mit vorzugsweise Antidepressiva, ggf. kombiniert mit einer kognitiven Verhaltenstherapie.

13.1. Wirkstoffübersicht

empfohlene Wirkstoffe	weitere Wirkstoffe
Alprazolam	Buspiron
Bromazepam	Duloxetin
Citalopram	Escitalopram
Clomipramin	Fluoxetin
Diazepam	Fluvoxamin
Dikaliumclorazepat	Hydroxyzin
Lorazepam	Moclobemid
Paroxetin	Opipramol
Sertralin	Pregabalin
Venlafaxin	

13.2. Klinische Grundlagen

13.2.1. Definition Pathologie/Pathophysiologie

Angststörungen sind charakterisiert durch unrealistische oder übertriebene Ängste mit vegetativen und psychischen Symptomen. Bei phobischen Störungen kommt es zur Vermeidung angstauslösender Situationen. Zwangsstörungen sind durch Zwangshandlungen (z.B. Waschzwang) oder Zwangsgedanken gekennzeichnet (z.B. Gedanken, jemanden getötet zu haben).
Es erscheint wahrscheinlich, dass Angsterkrankungen dann entstehen, wenn eine Vulnerabilität im Sinne einer erhöhten Angstbereitschaft besteht und äußere Faktoren hinzukommen. Zu diesen äußeren Einflüssen können traumatische Kindheitserfahrungen, Erziehungsstile, belastende Lebensereignisse (wie z.B. Ehescheidung), Modelllernen, Fehlkonditionierungen (im Sinne der Verhaltenstheorie) und andere gehören. Für die Vulnerabilität können genetische Faktoren bestimmend sein, die sich in neurobiologischen Veränderungen des Zentralnervensystems äußern. Zu den neurobiologischen Veränderungen, die bei Angstpatienten gefunden wurden, gehören auch Dysfunktionen der Serotonin- oder Noradrenalin-Neurotransmission.

13.2.2. Einteilung/Klassifikation/Epidemiologie

Nach der Internationalen Klassifikation psychischer Störungen (ICD-10) werden unter der Gruppe F4 (neurotische, Belastungs- und somatoforme Störungen) folgende diagnostische Einheiten angegeben:
- **Phobische Störungen**: Agoraphobie ohne Panikstörung/mit Panikstörung, soziale Phobien, spezifische (isolierte) Phobien (F40)
- **Andere Angststörungen**: Panikstörung, generalisierte Angststörung, Angst und depressive Störung gemischt (F41)
- **Zwangsstörung** (F42)
- **Reaktionen auf schwere Belastungen und Anpassungsstörungen**: Angst und depressive Reaktion gemischt (F43)
- **Somatoforme Störungen**

Epidemiologie

Angststörungen gehören mit einer Lebensprävalenz von ca. 15 % zu den häufigsten psychischen Erkrankungen in der Normalbevölkerung.

Mittlere Lebenszeitprävalenzen für verschiedene Unterformen betragen:
- spezifische Phobien ca. 10 %
- Panikstörung ca. 2 %
- generalisierte Angststörung ca. 5 %.

13.2.3. Diagnostik

Am Anfang der Diagnostik steht das ärztliche Gespräch. Die von Angstpatienten geschilderten körperlichen Ausdrucksformen der Angst, wie zum Beispiel Herzrasen, Engegefühl in der Brust, Luftnot, Schwindel, Parästhesien u.a., machen es notwendig, dass zunächst organische Krankheitsbilder (z.B. eine koronare Herzkrankheit) ausgeschlossen werden, bevor die Diagnose einer Angsterkrankung gestellt werden kann. Eine KHK schützt nicht vor einer Angsterkrankung, der Nachweis einer ernsthaften Herzerkrankung schließt nicht prinzipiell eine Angsterkrankung aus. Bei der Differentialdiagnostik der Angststörungen ist zu beachten, dass diese auch gleichzeitig mit anderen psychischen Erkrankungen bestehen können (Komorbidität).

13.3. Therapie

13.3.1. Therapieindikation, Therapieziel

Die Behandlungsnotwendigkeit ergibt sich bei starkem Leidensdruck, bei Einschränkung der Lebensqualität oder bei drohenden Komplikationen (wie z.B. sekundärer Depression, Suizidalität, Suchtentwicklung oder sozialer Beeinträchtigung). Therapieziel ist die Reduktion der körperlichen und psychischen Angstsymptomatik bzw. der Zwangssymptome sowie der Abbau von Vermeidungsverhalten.

13.3.2. Therapeutisches Vorgehen

Therapie der Panikstörung (PS): Im akuten Anfall neben beruhigendem Gespräch Lorazepam oder Alprazolam. In der längerfristigen Therapie sind Antidepressiva aus der Gruppe der Selektiven Serotonin-Rückaufnahme-Inhibitoren (SSRI) (z.B. Citalopram oder Paroxetin; vgl. Kap. Depressionen) und Selektive Noradrenalin-Rückaufnahme-Inhibitoren (SNRI) (Venlafaxin) Mittel der 1. Wahl. Nichtselektive Monoamin-Rückaufnahme-Inhibitoren (NSMRI) (z.B. Clomipramin; vgl. Kap. Depressionen) sind ebenso effektiv, verursachen aber insgesamt mehr Nebenwirkungen. Zur Überbrückung der Latenz bis zum Wirkungseintritt der Antidepressiva: Benzodiazepine wie z.B. Alprazolam. **Therapie der generalisierten Angststörung (GAD):** Als Medikamente der 1. Wahl gelten SSRI (z.B. Paroxetin), SNRI (z.B. Venlafaxin) (vgl. Kap. Depressionen), Clomipramin; es können auch Pregabalin oder Buspiron eingesetzt werden. Als 2. bzw. 3. Wahl kommen Benzodiazepine infrage, das Antihistaminikum Hydroxyzin oder Opipramol. **Therapie der sozialen Phobie:** Therapie erster Wahl ist die Verhaltenstherapie. Medikamentös kommen infrage: Mittel der 1. Wahl: SSRI (z.B. Citalopram), Venlafaxin und Moclobemid. In schweren Fällen Benzodiazepine. **Therapie der Zwangsstörung (ZS):** Schwerer behandelbar als die übrigen Angsterkrankungen. Clomipramin ist das Mittel der Wahl, außerdem SSRI, z.B. Fluoxetin (vgl. Kap. Depressionen). (Vgl. auch: Arzneimittelkommission der deutschen Ärzteschaft: Empfehlungen zur Therapie von Angst- und Zwangsstörungen. Arzneiverordnungen in der Praxis [Sonderheft], 2. Auflage, 2003: Synopsis zur Diagnostik und Therapie der Angst- und Zwangsstörungen, Abb. 1).

Die oft eingeschränkte Medikamenten-Compliance ist im Patientenkontakt besonders zu beachten. Die Compliance kann durch Information des Patienten über die zu Beginn der Behandlung auftretenden Nebenwirkungen (wie z.B. Unruhe bei SSRI) und über die Wirklatenz entscheidend verbessert werden.

> **!** **Cave:** In Einzelfällen wird, insbesondere unter SSRI, nicht nur Unruhe, sondern auch Verschlimmerung bestehender Suizidalität sowie die De-novo-Induktion von Suizidgedanken beobachtet, teilweise mit tödlichem Ausgang. Patienten und ggf. Angehörige sollten darauf hingewiesen und veranlasst werden, bei Auftreten derartiger Symptomatik sofort ärztlichen Rat zu suchen. In einem solchen Fall die Dosis zu erhöhen – wegen vermuteter Wirkungslosigkeit der bisherigen Dosierung – kann fatale Folgen haben. Abruptes Absetzen einer länger dauernden antidepressiven Medikation kann ebenfalls gefährlich sein.

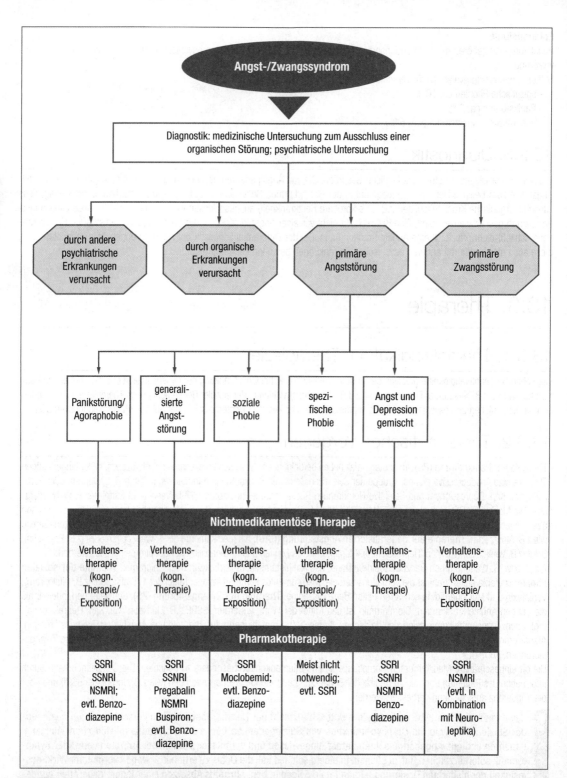

Abb.13.1: Synopsis zur Therapie der Angst- und Zwangsstörungen

13.3.3. Nichtmedikamentöse Maßnahmen

Die Wirksamkeit verhaltenstherapeutischer Verfahren (kognitive Verhaltenstherapie, kombiniert mit Konfrontationstherapie bei phobischen Störungen oder Reaktionsverhinderung bei Zwangsstörungen) ist durch randomisierte kontrollierte Studien gut belegt. Die Kombination von psychotherapeutischer und medikamentöser Behandlung scheint bei Panikstörungen vorteilhaft zu sein. Für die anderen Störungen liegen noch keine ausreichenden Vergleichsstudien vor.

13.4. Pharmakotherapie

Tabelle 13.1 enthält eine Übersicht über die verfügbaren Wirkstoffe.

Tabelle 13.1: Übersicht über die zur Therapie von Angststörungen zugelassene Arzneimittel

Wirkstoffgruppe	Wirkstoff	Empfohlene Tagesdosis für Erwachsene	Zulassungsstatus* (Januar 2009)
SSRI	Citalopram	10–60 mg	Depression, PS mit oder ohne Agoraphobie
	Escitalopram	5–20 mg	Depression, PS mit oder ohne Agoraphobie, soziale Angststörung, GAD, ZS
	Fluoxetin	10–80 mg	Depressive Störungen, ZS, wenn Clomipramin nicht angezeigt ist, Bulimie bei psychotherapeutisch ausgerichteten Gesamtkonzept
	Fluvoxamin	100–300 mg	Depressive Erkrankungen
	Paroxetin	20–60 mg	Depressive Erkrankungen, ZS, PS mit oder ohne Agoraphobie, soziale Angststörung/soziale Phobie, GAD, posttraumatische Belastungsstörung
	Sertralin	50–200 mg	Depression
SNRI	Venlafaxin	75–225 mg (bis max. 4 Wochen bis 375 mg)	Depression, kurzfristige Behandlung der sozialen Angststörung/sozialen Phobie
	Duloxetin	30–120 mg	Depression, Schmerzen bei diabetischer Polyneuropathie, GAD
NSMRI	Clomipramin	25–150 mg (bis 300 mg unter klinischen Bedingungen)	Depressive Syndrome, ZS, Phobien und Panikstörungen, Schlaflähmung, Kataplexie, hypnagoge Halluzinationen bei Narkolepsie
Benzodiazepine	Alprazolam	0,5–3 mg	Angstzustände
	Diazepam	2,5–20 mg (stationäre Behandlung: bis 60 mg)	Akute und chronische Spannungs-, Erregungs- und Angstzustände
	Lorazepam	0,5–7,5 mg	Akute und chronische Spannungs-, Erregungs- und Angstzustände, Sedierung vor diagnostischen und nach operativen Eingriffen

* Die zugelassene Indikation muss sich nicht auf alle Präparate eines Wirkstoffs beziehen.

Wirkstoffgruppe	Wirkstoff	Empfohlene Tagesdosis für Erwachsene	Zulassungsstatus* (Januar 2009)
RIMA	Moclobemid	300–600 mg	Depression
Kalziumkanalmodulator	Pregabalin	150–600 mg	GAD, neuropathische Schmerzen, Epilepsie
Azapiron	Buspiron	15–60 mg	Angstzustände mit Leitsymptomen Angst, innere Unruhe, Spannungszustände
atypisches Antidepressivum	Opipramol	50–300 mg	GAD, somatoforme Störungen

* Die zugelassene Indikation muss sich nicht auf alle Präparate eines Wirkstoffs beziehen.

Die Vor- und Nachteile der verschiedenen Wirkstoffe zur Behandlung von Angsterkrankungen werden in Tab. 13.2 zusammengefasst.

13.4.1. Antidepressiva

Die Wirkung der Antidepressiva bei Angststörungen setzt im Allgemeinen nach 2–6 Wochen, bei Zwangsstörungen oft noch später ein. Bei sedierenden Antidepressiva (vgl. Kap. Depressionen) kann eine Wirksamkeit auch wesentlich früher beobachtet werden. Auch nach einer Remission sollte zur Vermeidung von Rezidiven über 12 oder mehr Monate weiterbehandelt werden. 70–80 % der Patienten mit unkomplizierten Angststörungen bessern sich unter einer Behandlung mit einem Antidepressivum, bei Zwangsstörungen beträgt die initiale Besserungsrate nur etwa 50 %. Durch Umsetzen auf ein anderes Präparat kann bei Non-Response unter Umständen noch eine Remission erreicht werden.

Tabelle 13.2: Arzneitherapie bei Angst- und Zwangsstörungen: Vor- und Nachteile einzelner Wirkstoffe

Wirkstoffe/ Wirkstoffgruppe	Vorteile	Nachteile
SSRI	keine Abhängigkeit, ausreichend Studien vorhanden	Wirklatenz 1–3 Wochen; Übelkeit, initiale Unruhezustände, sexuelle Störungen u.a. UAW
SSNRI	keine Abhängigkeit, ausreichend Studien vorhanden	s. SSRI
NSMRI	keine Abhängigkeit, ausreichend Studien vorhanden	Wirklatenz 1–3 Wochen; anticholinerge Wirkungen, EKG-Veränderungen, Gewichtszunahme u.a. UAW
Benzodiazepine	schnelle Anxiolyse; ausreichend Studien vorhanden; wenig toxisch	Abhängigkeitspotenzial u.a. UAW, z.B. Sturzgefahr **!Cave: Alte Patienten!**
Moclobemid	keine Abhängigkeit; gut verträglich; keine sexuellen Störungen	Wirklatenz 1–3 Wochen; Wirkung nur bei Sozialphobie nachgewiesen; Unruhe u.a. UAW
Pregabalin	rascher Wirkeintritt, keine Abhängigkeit, keine CYP-450-Wechselwirkungen	Benommenheit und Schläfrigkeit häufig, besonders zu Beginn der Behandlung; bei generalisierter Angststörung, neuropathischen Schmerzen und Epilepsie zugelassen; Missbrauchspotenzial, Langzeitsicherheitsdaten fehlen
Buspiron	keine Abhängigkeit	Wirkung nur bei generalisierter Angststörung nachgewiesen; 1–2 Wochen Wirkungslatenz; Brauchbarkeit u.a. durch Erregungszustände und kardiale UAW eingeschränkt
Hydroxyzin	keine Abhängigkeit	Wirkung nur bei generalisierter Angststörung nachgewiesen; Sedierung u.a. UAW; zur Langzeittherapie liegen keine Erfahrungen vor

Vergleichende Bewertung und Hinweise zur wirtschaftlichen Verordnung
Es liegen keine Studien vor, nach denen bestimmte Antidepressiva anderen hinsichtlich der Wirkung überlegen sind. Die SSRI/SSNRI haben insgesamt etwas weniger und qualitativ andere Nebenwirkungen als die NSMRI.
Es stehen ausreichend preiswerte Generika zur Verfügung. Duloxetin und Venlafaxin stellen besonders teure Varianten dar, ohne ausreichend belegte, klinisch relevante Vorteile zu bieten. Das Gleiche gilt für das Citalopram-Isomer Escitalopram.

Wirkungsmechanismus
Es wird angenommen, dass die anxiolytische Wirkung der Antidepressiva auf einer Verbesserung der Serotonin- (und Noradrenalin-) Neurotransmission beruht.

Indikation(en)
Angst-, Panik- und Zwangsstörungen

Kontraindikationen, unerwünschte Arzneimittelwirkungen, Wechselwirkungen, Pharmakokinetik
s. Kap. Depressionen

Wirkstoffe und Dosierung
s. Tab. 13.1

13.4.2. Benzodiazepine

Vergleichende Bewertung
Benzodiazepine wirken rasch und haben eine große therapeutische Breite. Trotz der guten Wirksamkeit wird die Therapie im Regelfall auf einige Tage bis wenige Wochen limitiert werden müssen. Eine Toleranzentwicklung bezüglich der anxiolytischen Wirkung muss bedacht werden. Außerdem kommt es bei längerer Behandlung häufig zu körperlicher Abhängigkeit. Patienten mit Suchtanamnese oder gleichzeitig bestehenden Persönlichkeitsstörungen sind besonders gefährdet (s.a. Kap. Abhängigkeits-erkrankungen bzw. Schlafstörungen). Nach zu schnellem Absetzen der Benzodiazepine (HWZ beachten!) kann es eher als unter Antidepressiva zu einem Wiederaufflammen der Symptomatik kommen, außerdem zu kurz dauernden „Rebound-Anxiety-Phäno-menen" (stärkere Angst als vor der Behandlung) sowie zu anderen körperlichen Entzugserscheinungen. Wenn eine über den ganzen Tag und länger anhaltende anxiolytische Wirkung erwünscht ist, können Präparate mit mittellanger oder langer Halbwerts-zeit, wie z.B. Diazepam, verordnet werden. Bei Präparaten mit langer Halbwertszeit ist die Ausprägung der Absetzsymptome ver-zögert, d.h. sie treten unter Umständen erst 10 Tage nach Absetzen auf. Aus der Fülle weitgehend äquivalenter Präparate wird nachstehend ein begrenztes Sortiment von Substanzen empfohlen, mit denen in der hausärztlichen Praxis in allen Situationen auszukommen ist.

Wirkungsmechanismus
s. Kap. Schlafstörungen

Indikation(en)
(Achtung: Die zugelassenen Indikationen sind unterschiedlich für die einzelnen Wirkstoffe bzw. Applikationsformen, dazu Fachinfor-mationen beachten):
- symptomatische Kurzzeitbehandlung akuter und chronischer Spannungs-, Erregungs- und Angstzustände sowie dadurch bedingter Schlafstörungen
- symptomatische Kurzzeitbehandlung von Schlafstörungen
- zur Sedation in der Prämedikation vor diagnostischen oder operativen Eingriffen, Sedierung auf der Intensivstation
- Epilepsie (Mehrheit der klinischen Formen) des Säuglings und des Kindes, insbesondere typischen und atypischen Petit-Mal-Epilepsien, primär oder sekundär generalisierten tonisch-klonischen Krisen, Epilepsien (besonders fokale Anfälle) des Erwachsenen
- schmerzreflektorische Muskelverspannungen, insbesondere als Folge von Erkrankungen der Wirbelsäule und der achsennahen Gelenke, spastische Syndrome mit pathologisch gesteigertem Muskeltonus unterschiedlicher Ätiologie

Kontraindikationen, unerwünschte Arzneimittelwirkungen
s. Kap. Schlafstörungen

Besonderheiten

längerfristige Behandlung mit Benzodiazepinen sollte nur in Absprache mit einem Facharzt für Psychiatrie und Psychotherapie durchgeführt werden

13.4.2.1. Benzodiazepine mit mittlerer Halbwertszeit

Lorazepam

Wechselwirkungen
- andere ZNS-dämpfende Arzneimittel (z.B. Antipsychotika, Anxiolytika, Antidepressiva, Hypnotika/Sedativa, Anästhetika, Beta-blocker, Opioidanalgetika, sedierende Antihistaminika, Antiepileptika) bzw. Alkohol: verstärkte Wirkung
- Muskelrelaxantien und Analgetika: Wirkung kann verstärkt werden
- Clozapin: Es kann zu ausgeprägter Dämpfung, übermäßigem Speichelfluss und Störungen der Bewegungskoordination kommen
- Valproinsäure: verminderte Clearance und erhöhte Plasmakonzentrationen von Lorazepam; die Lorazepam-Dosis sollte um etwa 50 % reduziert werden
- Probenecid: Abnahme der Lorazepam-Clearance; Lorazepam-Dosis ist um etwa 50 % zu senken
- Theophyllin oder Aminophyllin: Reduktion der sedierenden Wirkung von Lorazepam möglich

Pharmakokinetik
BV: 94 %
Elim.: Metabolismus, Hauptmetabolit ist das Glukuronid (kaum wirksam)
HWZ: 12–16 Std. (8–25 Std.) für die Muttersubstanz bzw. 12,9–16,2 Std. für das Glukuronid; verlängert bei schweren Leberfunk-tionsstörungen

Dosierung
bei geriatrischen Patienten sollte initiale Dosierung 2 mg nicht überschreiten (reduzierte Clearance); im Allgemeinen 3–7,5 mg/Tag

Bromazepam

Wechselwirkungen
s. Lorazepam; Hemmstoffe bestimmter CYPs können die Wirkung von Benzodiazepinen verstärken; dazu gehören z.B. Cimetidin, Protonenpumpenhemmer wie Omeprazol, orale Kontrazeptiva, Makrolid-Antibiotika, Azol-Antimykotika

Pharmakokinetik
BV: 60 %
Elim.: überwiegend hepatischer Metabolismus; aktive Metabolite in relevantem Ausmaß entstehen nicht; ca. 2 % unverändert renal
HWZ: 15–28 Std.

Dosierung
3–6 mg/Tag; Erhöhung bis 18 mg/Tag möglich

Alprazolam

Wechselwirkungen
- s. Bromazepam; gleichzeitige Anwendung von Azol-Antimykotika wird nicht empfohlen; Vorsicht bei gleichzeitiger Anwendung von Diltiazem
- Desipramin bzw. Imipramin: deren Serumspiegel erhöhen sich etwa um ein Drittel
- Fluvoxamin: Verdopplung des Alprazolam-Serumspiegels, daher sollte die Dosis reduziert werden; Erhöhung des Alprazolam-Serumspiegels auch durch Fluoxetin bzw. Dextropropoxyphen
- Johanniskrautextrakt reduziert die BV von Alprazolam signifikant um 50 %

Pharmakokinetik

BV: 80 %

Elim.: Metabolismus, einige Metabolite, darunter alpha-Hydroxyalprazolam (mit ca. 50 % pharmakologischer Aktivität der Mutter-substanz), ca. 20 % unverändert renal

HWZ: 12–15 Std. (verlängert im Alter, bei Leberfunktionsstörungen, evtl. auch bei Nierenfunktionsstörung)

Dosierung

0,5–2 mg/Tag, Steigerung auf 3 x 2 mg/Tag möglich (bei Behandlung der Panikstörung)

13.4.2.2. Benzodiazepine mit langer Halbwertszeit

Diazepam

Wechselwirkungen

s. Lorazepam;
- durch andere Substrate von CYP3A und/oder CYP2C19 kann der Abbau von Diazepam verzögert und seine Wirkung verstärkt und verlängert werden; dazu gehören z.B. Omeprazol, Cimetidin, Disulfiram, Fluvoxamin und Fluoxetin, Isoniazid, Ritonavir, Makrolid-Antibiotika wie Erythromycin und Roxithromycin, Azol-Antimykotika wie Ketoconazol; auch Grapefruitsaft kann die Plasmakonzentrationen von Diazepam erhöhen
- Phenobarbital, Phenytoin oder Rauchen kann den Metabolismus von Diazepam beschleunigen
- Betablocker: Vigilanz kann weiter beeinträchtigt werden (Verkehrsteilnahme)
- Levodopa: Wirkung kann gehemmt werden
- Narkoanalgetika: euphorisierende Wirkung kann verstärkt und die Entwicklung einer Abhängigkeit begünstigt werden

Pharmakokinetik

BV: 75–80 % (oder höher)

Elim.: hepatischer Metabolismus, hauptsächlich zu den aktiven Metaboliten N-Desmethyldiazepam (Nordazepam), Temazepam und Oxazepam; der oxidative Abbau von Diazepam wird von CYP3A und CYP2C19 katalysiert; Oxazepam und Temazepam werden nachfolgend glukuronidiert

HWZ: bis 48 Std. (Diazepam, 2. Phase) bzw. bis 100 Std. (Desmethyldiazepam); Halbwertszeit altersabhängig (20 Std. bei 20 Jahren, 90 Std. bei 80 Jahren); reduzierte Clearance bei schwerer Lebererkrankung (Dosisreduktion)

Dosierung

im Allgemeinen 2–10 mg/Tag, Erhöhung bis auf 30 mg/Tag möglich

Dikaliumclorazepat

Wechselwirkungen

s. Diazepam

Pharmakokinetik

BV: 91 %

Elim.: Metabolismus, Dikaliumclorazepat fungiert überwiegend als „Prodrug"; bereits im Magen wird es zum aktiven Metaboliten N-Desmethyldiazepam (Nordazepam) umgewandelt

HWZ: 2–2,5 Std. (Dikaliumclorazepat) bzw. 25–82 Std. (N-Desmethyldiazepam)

Dosierung

im Allgemeinen 25–150 mg/Tag

13.4.3. Andere Anxiolytika

Vergleichende Bewertung und Hinweise zur wirtschaftlichen Verordnung

Das Azapiron Buspiron, ein partieller 5-HT$_{1A}$-Agonist und einem in der Veterinärmedizin gebrauchten Neuroleptikum (!) verwandt, kann bei der generalisierten Angststörung eingesetzt werden, ist aber bei anderen Angststörungen, wie z.B. Panikstörung oder sozialer Phobie, nicht wirksam. Die Wirkung tritt mit einer Latenz von 1–3 Wochen ein. Vorteil ist das Fehlen eines Abhängigkeitspotenzials. Die Substanz ist jedoch teuer. Bei generalisierten Angststörungen und Somatisierungsstörungen kann ein Therapieversuch mit dem den NSMRI nahestehenden Opipramol (Histaminantagonist mit indirekt dopaminerger Wirkung) gemacht werden. Auch Pregabalin kommt als Alternative infrage.

Buspiron

(s. Kurzprofil im Anhang)

Wirkungsmechanismus
Agonismus am 5-HT$_{1A}$-Rezeptor

Dosierung
bei Niereninsuffizienz Dosis reduzieren (bei Anurie um 25–50 %); bei schwerer Leberzirrhose Dosis reduzieren

Pregabalin

(s. Kap. Akute und chronische Schmerzen)

Wirkungsmechanismus
Kalziumkanal-Modulator

13.5. Hinweise zur wirtschaftlichen Verordnung

Tabelle 13.3: DDD-Kosten für verordnungsrelevante Wirkstoffe des Jahres 2008

Wirkstoff	DDD-Kosten (Euro)
Benzodiazepine	
Alprazolam	0,52
Bromazepam	0,60
Diazepam	0,48
Dikaliumclorazepat	0,72
Lorazepam	0,72
NSMRI	
Clomipramin	0,69
SNRI	
Citalopram	0,46
Duloxetin	2,92
Escitalopram	1,19
Fluoxetin	0,34
Fluvoxamin	0,48
Paroxetin	0,40
Sertralin	0,47
Venlafaxin	2,24
Andere Antidepressiva	
Buspiron	1,53
Hydroxyzin	1,12
Moclobemid	0,77
Opipramol	0,48
Pregabalin	4,71

Quelle: GKV-Arzneimittelindex im Wissenschaftlichen Institut der AOK (WIdO)

14. Depressionen

Fazit für die Praxis

Depressionen gehören heute zu den häufigen Erkrankungen in der Allgemeinarztpraxis. Ihr Erkennen und adäquates Behandeln sind auch angesichts hoher volkswirtschaftlich-gesundheitsökonomischer Kosten (Krankschreibungen/Ausfallzeiten, Frühberentungen) von großer Bedeutung. Zu beachten ist, dass Depressionen auch im Rahmen anderer häufiger Erkrankungen, wie Diabetes mellitus, koronare Herzkrankheit, COPD/Asthma bronchiale und Parkinson, vorkommen und für deren Prognose von Bedeutung sind. Depressionen werden z.T. immer noch unter-, z.T. inzwischen aber auch überdiagnostiziert. Wichtig ist deshalb die Einhaltung operationalisierter Diagnosekriterien, um einer Übermedikation von Antidepressiva nicht Vorschub zu leisten.

Therapeutisch steht neben dem stützenden ärztlichen Gespräch, Krankheitsinformation und Verhaltensempfehlungen für Patient und Angehörige („Psychoedukation") die Verordnung eines Antidepressivums für den Allgemeinarzt im Zentrum. Diese soll zumeist einschleichend unter Hinweis auf die Wirklatenz erfolgen. Als Standard-Antidepressiva sind von den „klassischen" Trizyklika (Nicht-selektive Monoamin-Rückaufnahme-Inhibitoren [NSMRI]) an erster Stelle Amitriptylin, von den selektiven Serotonin-Rückaufnahme-Inhibitoren (SSRI) Citalopram und Sertralin, von den neueren α_2-Antagonisten-Substanzen Mirtazapin zu nennen. Den SNRI Venlafaxin und Duloxetin wird vom IQWIG kein Zusatznutzen gegenüber SSRI zugemessen. Vor allem bei multimorbiden Alterspatienten sind Kontraindikationen, unerwünschte Arzneimittelwirkungen und Wechselwirkungen zu beachten; die Verordnungspräferenz wird hier oft bei den neueren Substanzen liegen. Ein regelmäßiges Monitoring mit Compliance-Prüfung und ggf. Dosisanpassung ist obligat, die Zusammenarbeit mit einem Facharzt im Zweifelsfall anzuraten. Bei Ersterkrankungen sollte das wirksame Antidepressivum für mindestens 6 Monate weiterverordnet werden, bei rezidivierenden Depressionen ist in Kooperation mit dem Facharzt eine rückfallverhütende Stimmungsstabilisierungstherapie über Jahre vonnöten. Letztere (z.B. Lithiumsalze) steht bei bipolaren Depressionen im Vordergrund, insbesondere auch wegen der für Lithiumsalze nachgewiesenen suizidpräventiven Wirksamkeit.

14.1. Wirkstoffübersicht

empfohlene Wirkstoffe	weitere Wirkstoffe
Amitriptylin	Agomelatin [2009; A/D]
Amitriptylinoxid	Bupropion
Carbamazepin	Desipramin
Citalopram	Dosulepin
Clomipramin	Duloxetin [2004; A/D]
Doxepin	Fluoxetin
Escitalopram	Fluvoxamin
Lithiumacetat	Imipramin
Lithiumcarbonat	Lamotrigin
Maprotilin	Lithiumaspartat
Mirtazapin	Mianserin
Nortriptylin	Moclobemid
Paroxetin	Olanzapin
Reboxetin	Opipramol
Sertralin	Quetiapin
Trimipramin	Sulpirid
Venlafaxin	Tranylcypromin
	Trazodon
	Valproat

14.2. Klinische Grundlagen

14.2.1. Definition, Pathophysiologie

Die Depression ist eine häufig vorkommende affektive Erkrankung, deren gesamtwirtschaftliche Kosten jenen der koronaren Herzkrankheit vergleichbar sind. Sie ist gekennzeichnet durch hohe Rezidivneigung, Tendenz zur Chronifizierung (vor allem wenn unerkannt bzw. fehlbehandelt) und Suizidgefahr. Die Ätiopathogenese von Depressionen ist multifaktoriell bedingt. Neben einem genetischen Faktor (insbesondere bei bipolaren affektiven Störungen) finden sich eine Dysfunktion des Neurotransmittersystems (vor allem Noradrenalin- und/oder Serotonin-Stoffwechsel) sowie (postsynaptische) Rezeptorveränderungen. Ausdruck einer stärkeren Aktivität der Hypothalamus-Hypophysen-Nebennieren-Achse ist u.a. ein Hyperkortisolismus, chronobiologisch finden sich Schlafphasenverschiebung und veränderte Ausschüttung verschiedener Hormone. Psychosoziale Auslöser sind oft Verluste und Trennungen. Psychologisch wird, zum Teil persönlichkeitsimmanent, typischerweise eine negative Grundeinstellung zur eigenen Person, zu Umwelt und Zukunft beobachtet.

14.2.2. Einteilung, Klassifikation, Epidemiologie

Traditionell werden psychogen-reaktive, endogene und organisch-somatogene (einschließlich pharmakogene) Depressionen unterschieden.

Da die Ätiopathogenese multifaktoriell ist, erfolgt die neue Klassifikation nach ICD-10 (Tab. 14.2) rein beschreibend nach
- Schweregrad (z.B. leicht, mittel, schwer)
- Dauer
- Verlauf (z.B. rezidivierend).

Zusätzlich können somatische („endogen"-melancholische) und psychotische Subtypen abgegrenzt werden. Die „neurotische Depression" der traditionellen Einteilung findet in der Dysthymie der ICD-10 ihre partielle Entsprechung. Für die medikamentöse Behandlung und Rezidivprophylaxe ist die Unterscheidung unipolar (nur depressive Phasen, häufigste Form) oder bipolar (manische und depressive Phasen, seltener) wichtig.

Depressionen gehören zu den häufigsten psychischen Erkrankungen. Etwa 5 % der deutschen Bevölkerung (ca. 4 Millionen Menschen) leiden an behandlungsbedürftigen Depressionen, ca. 10 % der Patienten einer Allgemeinarztpraxis. Das Morbiditätsrisiko (Lebenszeitprävalenz) liegt bei ca. 17 % (Männer 10 %, Frauen 20 %). Die Erkrankung wird nach wie vor unterdiagnostiziert und oft nicht adäquat behandelt. Zwei Drittel der Fälle verlaufen unipolar, ein Drittel bipolar (depressive und manische Phasen), Letztere haben einen früheren Erkrankungsbeginn.

Bei den in der allgemeinmedizinischen Praxis vorkommenden depressiven Syndromen handelt es sich oft um kurze depressive Episoden und Dysthymien (chronische depressive Verstimmungen). Häufig stehen körperliche Symptome im Vordergrund („larvierte Depression"), weshalb etwa die Hälfte der Depressionen nicht diagnostiziert wird.

Tabelle 14.1: Klassifikation wichtiger depressiver Störungen nach ICD-10

F 31	**depressive Episode im Rahmen einer bipolaren affektiven Störung** (manisch/depressiv)	
F 32	**depressive Episode**	
F 33	**rezidivierende depressive Störung**	
	leicht	2 Hauptsymptome + 2 Zusatzsymptome ≥ 2 Wochen
	mittelgradig	2 Hauptsymptome + 3–4 Zusatzsymptome ≥ 2 Wochen
	schwer	3 Hauptsymptome > 4 Zusatzsymptome ≥ 2 Wochen
F 34	**Dysthymie** milde (nichtrezidivierende), über mindestens 2 Jahre anhaltende depressive Verstimmung	
F 06.32	**organische depressive Störung**	

14.2.3. Diagnostik

Zunächst muss differenziert werden, ob die depressive Verstimmung Krankheitswert hat (DD: vorübergehende Befindlichkeitsstörung, Trauerreaktion, Modediagnose „Burn-out"). Das diagnostische Basisprogramm beinhaltet neben einer obligaten körperlichen Untersuchung die Bestimmung der Routinelaborparameter, die Ableitung eines EKGs und möglichst auch eines EEGs, bei Alterspatienten möglichst auch eines CCTs oder eines NMRs. Standardisierte Beurteilungsskalen (z.B. WHO-5-Fragebogen zum Wohlbefinden, Hamilton-Depressions-Skala) ermöglichen das Erkennen einer Depression bzw. die Abschätzung des Schweregrades (Skalenwerte < 18, 18–24, > 25). Diagnostische Kriterien nach ICD-10, s. Tab. 14.2).

Tabelle 14.2: Diagnosekriterien

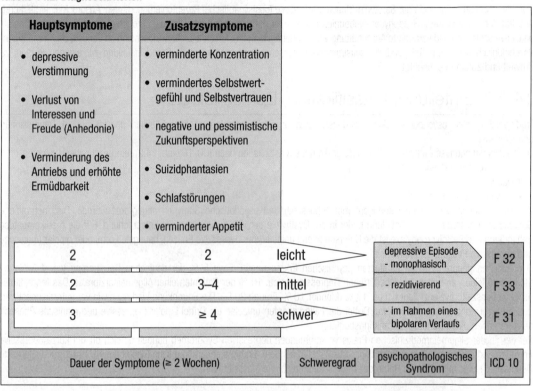

Beachtet werden sollte auch die Einnahme depressiogener Medikamente (Tab. 14.3).

Tabelle 14.3: Wirkstoffe, die depressive Symptome hervorrufen können[1] (mod. nach Wise u. Rundell 2005)

• Amphetamine (Entzug)
• Antihypertensiva: Methyldopa, Clonidin, Guanethidin
• Barbiturate
• Benzodiazepine
• Betablocker *(Propranolol)*
• Cholinesterasehemmer
• Cimetidin
• Isotretinoin
• Kokain (Entzug)
• **Kortikosteroide**
• Disulfiram
• **Gonadotropin-releasing-Hormonagonisten**
• L-Dopa
• **Mefloquin**
• Metoclopramid
• Chemotherapeutika: Vinblastin, Vincristin, Procarbazin, L-Asparaginase, **Interferon-alfa**, **Interleukin 2**
• Opiate
• **Progestin-freisetzende Kontrazeptionspflaster**
• **Androgene anabole Steroide**

1 Die Symptome sind in der Regel mild und sistieren nach Absetzen der Präparate (Fettdruck impliziert Wirkstoff mit einem wahrscheinlich höheren Risiko).

14.3. Therapie: allgemeine Gesichtspunkte

Grundsätzlich beinhaltet die Depressionsbehandlung eine Kombination biologischer, psychotherapeutischer und soziotherapeutischer Methoden. Die medikamentöse Therapie muss eingebettet sein in ein „psychotherapeutisches Basisverhalten" (empathisch-stützend, nicht-depressive Verhaltensweisen wie Aktivität verstärkend). Zu Therapiebeginn empfehlen sich folgende psychoedukative Maßnahmen (Tab. 14.4).

Tabelle 14.4: Generelles Vorgehen zu Therapiebeginn – Psychoedukation

Generelles Vorgehen bei Therapiebeginn	
Aufklärung des Patienten	Krankheitsbild
	therapeutische Möglichkeiten
	notwendige Therapiedauer
	mögliche Nebenwirkungen
Patienten zur Mitarbeit motivieren	anfangs häufiger Kontakt (wöchentlich)
	persönliche Gespräche
	Kontrolle, ob sich der Patient adäquat verhält
	an Suizidalität denken und ansprechen

Bei der Behandlung depressiver Kinder und Jugendlicher stehen psychotherapeutische Interventionen an erster Stelle. Auch aus diagnostischen Gründen sollte ein Kinder- und Jugendpsychiater konsultiert werden.
Bei der medikamentösen Therapie von Altersdepressionen sollten einige Besonderheiten beachtet werden (Tab. 14.5).

Tabelle 14.5: Besonderheiten der antidepressiven Therapie bei älteren Patients

• Arzneimittelinteraktionen besonders beachten
• Koordination der Therapie (wenn verschiedene Kollegen behandeln)
• Berücksichtigung altersabhängiger pharmakokinetischer und pharmakodynamischer Besonderheiten
• Syndromdiagnose mit nosologischer Zuordnung
• körperliche Durchuntersuchung (EKG, Echokardiographie etc.)
• Gesamtbehandlungskonzept (antidepressive Therapie, Psychotherapie, Soziotherapie, internistische Versorgung)
• sorgfältige Nutzen-Risiko-Analyse (klinischer Erfolg und Verträglichkeit früherer antidepressiver Behandlungen, Nebenwirkungsprofil, individuelle Risikofaktoren)
• Aufklärung über den Wirkungseintritt und über mögliche Nebenwirkungen
• Einbindung von Familienangehörigen/des sozialen Umfeldes
• einfaches Dosiskonzept (wenn möglich psychopharmakologische Monotherapie)
• einschleichende Dosierung
• zumeist geringere maximale Dosishöhe (ca. 50 % der Dosis jüngerer Patienten), häufige Vorstellungstermine

Zu den Zielsymptomen der antidepressiven Medikation gehören u.a. Schlafstörung, Angst/Unruhe, Antriebshemmung, Zwangssymptomatik. Obligat ist die Eruierung von Suizidalität (→ stationäre Einweisung). Zu den Auswahlkriterien für das individuell bestgeeignete Antidepressivum zählen Sicherheit/Toxizität, Verträglichkeit, Wirkpotenz, einfache Handhabung und die Kosten.

14.3.1. Therapieindikation

Klinisch relevantes Ausmaß von Intensität (Schweregrad), Dauer (> 2 Wochen) und psychosozialer Beeinträchtigung (Arbeitsfähigkeit).

Die Depression stellt eine wichtige Differentialdiagnose vieler somatischer Krankheiten dar.

14.3.2. Therapieziel

Remission, Stabilisierung, Rückfallverhütung, Suizidprävention (s. Tab. 14.6)

Tabelle 14.6: Ziele antidepressiver Therapie

• akute Linderung von Angst, Unruhe, Schlafstörungen
• Suizidprävention
• mittelfristige Besserung von Stimmung und Antrieb
• Verhinderung eines Rückfalls nach erfolgter Remission
• Verhinderung von sekundärer Therapieresistenz und Chronifizierung
• ggf. Sekundärprophylaxe weiterer Rezidive (u.U. lebenslang)

14.3.3. Therapeutisches Vorgehen, Therapieprinzipien

Die Behandlung des depressiven Syndroms erfolgt i.d.R. symptomatisch, d.h. ungeachtet der meist nicht genauer bekannten Ätiologie. Säulen der antidepressiven Therapie sind:

- Stützendes ärztliches Gespräch
- Pharmakotherapie
- Störungsspezifische Psychotherapie.

Bei organischen Depressionen müssen die organischen Störungen mitbehandelt werden (vgl. Abb. 14.1). Antidepressiva können im Prinzip bei allen depressiven Syndromen eingesetzt werden. Ihre Wirkung ist nicht sehr spezifisch, weshalb sie auch bei anderen Indikationen Anwendung finden; die Responder-Rate beträgt im Allgemeinen nicht mehr als 60–70 % bei ausgeprägten Placeboeffekten.

Gelegentlich werden zusätzlich Neuroleptika (s. Kap. Somatoforme Störungen, Ess-Störungen) verordnet, meist sedierende, niederpotente Präparate, bei psychotischen Depressionen auch mittel- bis hochpotente Neuroleptika/Antipsychotika (vgl. Kap. Somatoforme Störungen, Ess-Störungen). Zur Überbrückung der Latenzzeit bis zum Einsetzen der eigentlich antidepressiven Wirkung von Antidepressiva müssen u.U. zusätzlich Benzodiazepine zeitlich begrenzt gegeben werden, insbesondere bei stark agitierten ängstlichen Patienten.

Für die differentialtherapeutische Entscheidung sind Querschnittssymptomatik, Schweregrad, bisheriger Verlauf und Ansprechen auf bestimmte Antidepressiva vorangegangener Phasen ausschlaggebend. Bei ausgeprägt agitiert-ängstlicher Symptomatik sowie Suizidalität wird man bevorzugt Antidepressiva mit sedierender Komponente einsetzen (Tab.14.7).

Wenn Sedierung erwünscht ist, kommen primär Mirtazapin oder nichtselektive (trizyklische) Antidepressiva (NSMRI), wie Amitriptylin(oxid) oder Doxepin (bei Letzteren ausreichende Dosierung von 75–150 mg/Tag!), infrage. Bei älteren, multimorbiden und Risikopatienten sollten wegen Verträglichkeitsvorteilen neuere Antidepressiva (z.B. Mirtazapin) eingesetzt werden.

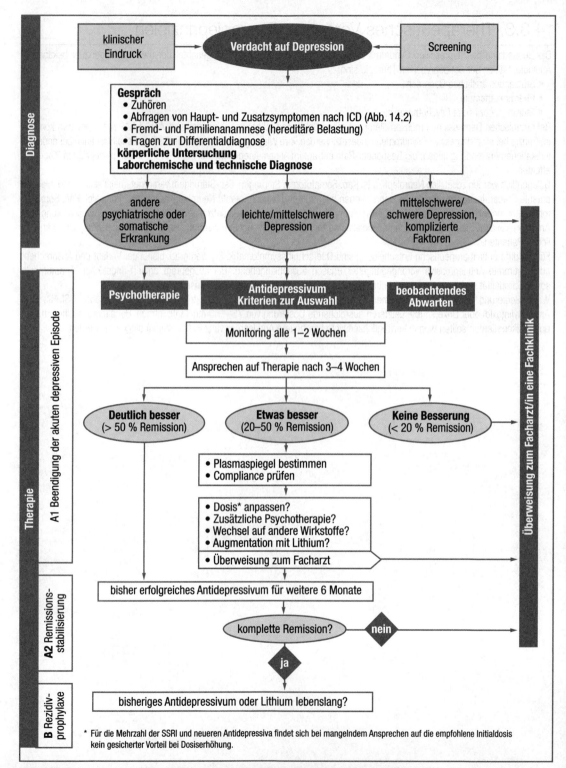

Abb. 14.1: Synopsis zur hausärztlichen Diagnostik und antidepressiver Pharmakotherapie

The figure contains the following text:

Diagnose

klinischer Eindruck → Verdacht auf Depression ← Screening

Gespräch
- Zuhören
- Abfragen von Haupt- und Zusatzsymptomen nach ICD (Abb. 14.2)
- Fremd- und Familienanamnese (hereditäre Belastung)
- Fragen zur Differentialdiagnose

körperliche Untersuchung
Laborchemische und technische Diagnose

- andere psychiatrische oder somatische Erkrankung
- leichte/mittelschwere Depression
- mittelschwere/schwere Depression, komplizierte Faktoren

Therapie

A1 Beendigung der akuten depressiven Episode

Psychotherapie | Antidepressivum Kriterien zur Auswahl | beobachtendes Abwarten

Monitoring alle 1–2 Wochen

Ansprechen auf Therapie nach 3–4 Wochen

- Deutlich besser (> 50 % Remission)
- Etwas besser (20–50 % Remission)
- Keine Besserung (< 20 % Remission)

- Plasmaspiegel bestimmen
- Compliance prüfen

- Dosis* anpassen?
- Zusätzliche Psychotherapie?
- Wechsel auf andere Wirkstoffe?
- Augmentation mit Lithium?
- Überweisung zum Facharzt

A2 Remissionsstabilisierung

bisher erfolgreiches Antidepressivum für weitere 6 Monate

komplette Remission? — nein

ja

B Rezidivprophylaxe

bisheriges Antidepressivum oder Lithium lebenslang?

Überweisung zum Facharzt/in eine Fachklinik

* Für die Mehrzahl der SSRI und neueren Antidepressiva findet sich bei mangelndem Ansprechen auf die empfohlene Initialdosis kein gesicherter Vorteil bei Dosiserhöhung.

14

Suizidalität: Wegen der immer möglichen potenziellen Suizidgefahr initial nur N1-Packungen verschreiben! Patienten mit eindeutigem Suizidrisiko müssen an den Facharzt überwiesen oder stationär eingewiesen werden.
Nur bei leichten Depressionen ohne Suizidalität kann auch einmal an die hochdosierte Verordnung von Hypericum-(Johanniskraut-)Extrakt gedacht werden, dessen antidepressive Wirksamkeit für einige Extrakte durch Studien belegt wurde. Über die Effekte einer längerfristigen Behandlung mit Hypericum liegen keine Erkenntnisse vor. Seine gravierenden, u.U. gefährlichen Wechselwirkungen (z.B. mit oralen Kontrazeptiva, Antikoagulantien, Amitriptylin, SSRI und Ciclosporin) sind zu berücksichtigen.

14.3.3.1. Hinweise zum optimierten Einsatz von Antidepressiva:

- Initial Psychoedukation (Information über Krankheit, Aufklärung über Medikation, insbesondere Hinweis, dass man von Antidepressiva nicht abhängig wird!)
- niedrige Startdosis und insbesondere bei Risikopatienten (z.B. ältere Depressive) vorsichtige Aufdosierung
- ausreichende Erfahrung sammeln mit 1–2 NSMRI und 1–2 neueren selektiven Antidepressiva (z.B. SSRI).
- sichtbarer Behandlungserfolg bei depressiver Kernsymptomatik meist erst nach Tagen, z.T. erst nach 1–3 Wochen (Patienten über Wirklatenz informieren, anfangs engmaschige Kontrollen)
- Je größer der Schweregrad der Depression, desto wirksamer (d.h. Placebo überlegen) sind Antidepressiva.
- Ausreichend lang und in ausreichender Dosierung behandeln; häufigster Fehler: Unterdosierung
- Angesichts der häufigen Non-Compliance und zum Teil hoher Plasmaspiegelvarianz empfiehlt sich vor allem bei NSMRI ein therapeutisches Drug-Monitoring (TDM, Plasmaspiegelkontrolle); obligat ist dies bei gravierenden und/oder unerwarteten Nebenwirkungen sowie Verdacht auf Intoxikation (Suizidalität!).
- Behandlung wenigstens 6–18 Monate über die Symptomremission hinaus, um Rückfälle zu verhindern. Notwendigkeit der Sekundärprophylaxe, evtl. mit Lithiumsalzen prüfen!
- Niemals Antidepressiva abrupt absetzen.
- Schlafstörungen, fast obligate Symptome einer Depression, werden durch Antidepressiva gelindert, insbesondere durch solche mit sedierender Wirkung (Tab. 14.7); evtl. als Zusatzmedikation für 1–3 Wochen Zolpidem, Zopiclon oder Benzodiazepin-Hypnotikum

14.3.3.2. Nichtmedikamentöse Maßnahmen

Initial sollte der Patient (und sollten die Angehörigen) über das Wesen der Depression als Krankheit und die verschiedenen Behandlungsmöglichkeiten in verständlichen Worten informiert werden (sog. Psychoedukation). Psychotherapie ist nur bei Anwendung spezieller Verfahren, z.B. (kognitive) Verhaltenstherapie, und nur bei leichten/mittelschweren Depressionen der medikamentösen Therapie gleichwertig, kann aber u.U. in Verbindung mit Antidepressiva einen verstärkten rezidivprophylaktischen Schutz bewirken. Weitere nichtmedikamentöse antidepressive Verfahren sind:
- Schlafentzug (Wachtherapie)
- Lichttherapie (nur bei saisonalen bzw. „Winterdepressionen")
- Elektrokrampfbehandlung.

14.3.3.3. Therapiekontrolle

Ratingskalen, z.B. Montgomery-Asberg-[MADRS] oder Hamilton-Depressions-Skala [HAMD], zur Erfolgs-/Verlaufskontrolle

14.4. Pharmakotherapie

Antidepressiva können u.a. nach ihrer sedativen Potenz (s. Tab.14.7) sowie nach den pharmakologischen Eingenschaften eingeteilt werden (s. Tab.14.8).

Tabelle 14.7: Einteilung von Antidepressiva* nach der Sedierung

Antidepressiva ohne oder mit kaum sedierender Komponente	Antidepressiva mit ausgeprägter sedierender Komponente
Bupropion	**Amitriptylin**
Citalopram	**Amitriptylinoxid**
Clomipramin	**Dosulepin**
Desipramin	**Doxepin**
Duloxetin	**Maprotilin**
Escitalopram	**Mianserin**
Fluoxetin	**Mirtazapin**
Fluvoxamin	Trazodon
Imipramin	**Trimipramin**
Moclobemid	
Nortriptylin	
Paroxetin	
Reboxetin	
Sertralin	
Sulpirid**	
Tranylcypromin	
Venlafaxin	

* von der AkdÄ empfohlene Substanzen **Fettdruck**: von ...; ** nur Zulassung als Mittel 2. Wahl

Tabelle 14.8: Pharmakologische Einteilung von Antidepressiva*

NSMRI (Tri- u. Tetrazyklika)	SSRI	SNRI	SSNRI ("duale AD")	MAOH	SNDRI	Phytopharmaka
Amitriptylin(oxid)	Citalopram	Reboxetin (NaRI)	Duloxetin	Moclobemid (reversibel)	Bupropion	Johanniskraut-Extrakt
Clomipramin	Escitalopram		Mirtazapin			
Doxepin	Fluoxetin		(NaSSA)	Tranylcypromin (irreversibel)		
Nortriptylin	Fluvoxamin		Venlafaxin			
Trimipramin	Paroxetin					
Maprotilin	Sertralin					

*Der neu auf den Markt gekommene Melatonin-Rezeptor-Agonist/Serotonin-Rezeptor-Antagonist Agomelatin ist im obigen Schema nicht einzuordnen.

14.4.1. Nichtselektive Monoamin-Rückaufnahme Inhibitoren (NSMRI)/„Trizyklika"

Vergleichende Bewertung

Die älteren nichtselektiven Monoamin-Rückaufnahme-Inhibitoren (NSMRI) werden auch als „trizyklische Antidepressiva" (TZA) bezeichnet und gehören nach wie vor zu den Antidepressiva der 1. Wahl. Sie haben den Vorteil, dass zumindest für die hier empfohlenen, häufiger verwendeten Substanzen eine jahrzehntelange Erfahrung vorliegt, u.U. auch für die Anwendung in der Schwangerschaft. Nachteilig sind die ausgeprägten anticholinergen und anderen vegetativen UAW sowie die erhebliche Toxizität bei Überdosierung. Die sedierende Komponente der einzelnen NSMRI ist verschieden (vgl. Tab.14.7), Clomipramin oder Nortriptylin können bei ausgesprochen gehemmt-apathischem Syndrom eingesetzt werden. Nortriptylin wird wegen seiner besseren Verträglichkeit bevorzugt bei Alters- und Risikopatienten gegeben (außerdem bestehen hier eindeutige Erkenntnisse über den wirksamen Blutspiegelbereich). Maprotilin ist eine tetrazyklische Substanz mit noradrenergem Wirkschwerpunkt. Die unten empfohlenen Wirkstoffe stellen eine Auswahl der am Markt befindlichen NSMRI dar, die für die Allgemeinarztpraxis sicherlich ausreichend ist.

NSMRI stellen die preiswerteste Alternative dar. Die Standardsubstanz Amitriptylin ist mit durchschnittlich 0,35 Euro/DDD im Mittel preiswerter (und wirksamer) als Johanniskraut-Extrakte. Das Gleiche gilt auch für sein besser verträgliches Derivat Amitriptylin-Oxid. Eine höhere Zahl von UAW kann freilich den Preisvorteil im Vergleich zu neueren Antidepressiva egalisieren.

Wirkungsmechanismus

Veränderung des Stoffwechsels bzw. der Funktion von Neurotransmittern. Bei längerer Verabreichung werden zahlreiche adaptive postsynaptische Veränderungen (G-Proteine, Genexpression etc.) ausgelöst. Manche NSMRI wirken primär auf die noradrenerge Neurotransmission (z.B. Maprotilin, Nortriptylin, Desipramin), andere auf die serotonerge Neurotransmission (z.B. Clomipramin). Zusätzlich besitzen die NSMRI im wechselnden Verhältnis antihistaminerge, anticholinerge und alpha-adrenolytische Eigenschaften, die für die vegetativen UAW verantwortlich sind. Die kardiotoxische Wirkung (bei hohen Dosen oder Risikopatienten) ist z.T. auf einen chinidinartigen Effekt zurückzuführen.

Indikation(en)

- depressive Syndrome unabhängig von ihrer nosologischen Einordnung
- generalisierte Angst- und Panikstörungen (vgl. Kap. Angst-, Panik- und Zwangsstörungen)
- chronische Schmerzsyndrome und Migräne im Rahmen eines therapeutischen Gesamtkonzepts
- Clomipramin auch bei Zwangsstörungen
- Doxepin auch zur Unterstützung bei Entzugssyndrom bei Alkohol-, Arzneimittel- oder Drogenabhängigkeit
(Nicht alle genannten Indikationen gelten für jeden Einzelwirkstoff.)

Kontraindikationen

- akute Intoxikationen mit zentraldämpfenden Stoffen inkl. Alkohol
- unbehandeltes Engwinkelglaukom
- akute Harnverhaltung
- Paralytischer Ileus
- schwere Herz-Kreislauf-Erkrankungen
- Vorsicht bei Prostatahypertrophie, schweren Leberschäden, erhöhter Krampfbereitschaft, Störung der Blutbildung, zerebrovaskulären Störungen und kardialer Vorschädigung, insbesondere Reizleitungsstörungen (Vorsicht bei Patienten mit vorbestehendem Schenkelblock)
- strenge Indikation vorausgesetzt, ist Schwangerschaft, insbesondere nach dem 1. Trimenon, keine absolute Kontraindikation
- keine Einnahme von NSMRI in der Stillzeit

Unerwünschte Arzneimittelwirkungen

- häufig vegetative, meist anticholinerge Effekte: Mundtrockenheit, Miktions- und Akkommodationsstörungen, Obstipation, Hyperhidrose (vor allem bei Frauen)
- selten Harnsperre, Ileus, Glaukomanfall. Tremor, Dysarthrie, selten (bei hohen Dosen) Dyskinesie, zerebrale Krampfanfälle; orthostatische Dysregulation, leichter Anstieg der Pulsfrequenz
- Tachykardie, Hypotonie, Schwindel

- bei älteren Patienten mit kardialen Erkrankungen gelegentlich schwere Hypotension schon bei niedriger Dosierung
- Erregungsleitungsstörungen (PQ-/QRS-Verbreiterung)
- selten Blutbildschäden, Agranulozytosen sowie Neuropathien
- initial oft Müdigkeit
- innere Unruhe, Ängstlichkeit und Schlaflosigkeit, insbesondere bei Substanzen vom Desipramin-Typ
- Aktivierung suizidaler Impulse
- Provokation (schizophrenieähnlicher) produktiver Symptome, Umkippen in Manie, Verwirrtheitszustände, Delir bei hirnorganischer Erkrankung und/oder bei Kombination mit anderen anticholinergen Substanzen (z.B. Parkinsonmitteln)
- Gewichtszunahme (Appetitsteigerung), u.U. Libido- und Potenzverlust; Amenorrhö, allergische Exantheme, Ödeme, Leberfunktionsstörungen, allergische Vaskulitis
- Kardiotoxizität von Nortriptylin und Amitriptylinoxid gilt als vergleichsweise geringer; Amitriptylinoxid hat zudem geringere anticholinerge Wirkung

Wechselwirkungen
- verstärkte Wirkung anderer zentraldämpfender Arzneimittel (z.B. Neuroleptika, Anästhetika, Antihistaminika, Hypnotika/Sedativa/Tranquilizer, Analgetika) bzw. von Alkohol
- verstärkte Wirkung von Sympathomimetika (direkten und indirekten)
- verminderte antihypertensive Wirkung von Methyldopa oder Clonidin
- Verstärkte anticholinerge Wirkung durch andere Stoffe mit anticholinerger Wirkung. Gleichzeitige Therapie mit nichtselektiven MAO-Hemmern vermeiden (Risiko hypertoner Krisen, Hyperpyrexie und zerebraler Krampfanfälle), deshalb MAO-Hemmer ca. 2 Wochen vor Gabe von Amitriptylin absetzen
- verstärkte Wirkung oraler Antikoagulantien möglich (Monitoring von INR-Wert, ggf. Dosisreduktion)
- ausgeprägte Wirkungsverstärkung (erhöhte Konzentration durch Hemmung des Abbaus von Amitriptylin durch selektive Serotonin-Rückaufnahmehemmer (Citalopram/Escitalopram, Fluoxetin, Fluvoxamin, Paroxetin, Sertralin), Dosisreduktion von Amitriptylin (evtl. Monitoring der Plasmakonzentrationen)
- Wirkungsabschwächung infolge Enzyminduktion durch Antiepileptika (Phenytoin, Carbamazepin, Barbiturate), Rifampicin, orale Kontrazeptiva bzw. Zigarettenrauchen möglich

Wichtige Wechselwirkungen von NSMRI/TZA mit Vorschlägen zum Prozedere sind in Tab. 14.9 zusammengefasst:

Tabelle 14.9: Wichtige Wechselwirkungen von NSMRI/TZA (nach Laux und Dietmaier 2006)

Wechselwirkung mit	Klinische Effekte	Prozedere
Typ-I-Antiarrhythmika	verlängerte Überleitungszeiten im EKG; **!Cave: AV-Block!**	Kombination meiden
Anticholinergika (z.B. Parkinsonmittel, Antihistaminika, Antiemetika, Neuroleptika)	Verstärkung der anticholinergen Effekte (z.B. Darm-Blasen-Atonie, Delir) v.a. bei geriatrischen Patienten	besondere Beachtung entsprechender Nebenwirkungen, evtl. nicht trizyklische Antidepressiva einsetzen bzw. Dosis reduzieren
Antikoagulantien	Verstärkung der gerinnungshemmenden Wirkung, Blutungsgefahr	engmaschige INR-Bestimmung und evtl. Dosisreduktion des Antikoagulans
Antimykotika vom Azol-Typ (Ketoconazol u.a.)	erhöhte AD-Plasmaspiegel (und entsprechende Nebenwirkungen)	Nicht-Azol-Antimykotika einsetzen
Clozapin	Leukopenierisiko steigt Verstärkung der anticholinergen Effekte	keine Kombination mit Mianserin (Mirtazapin vermeiden) Plasmaspiegelkontrolle
MAO-Hemmer, nichtselektive, irreversible (Tranylcypromin)	Blutdruckschwankungen, Serotonin-Syndrom (Erregung, Fieber, Tremor, Muskelrigidität bis Koma)	Kombination unter streng stationären Bedingungen möglich (außer Clomipramin); bei Umstellung Karenzzeiten beachten!
MAO-Hemmer, selektiv, reversibel (Moclobemid)	bei antriebssteigernden Substanzen Unruhe und Erregung möglich; **!Cave: Serotonin-Syndrom bei Kombination mit Clomipramin!**	Kombination mit eher aktivierenden Substanzen wie Desipramin oder Nortriptylin meiden; Kombination mit Clomipramin kontraindiziert! Gemeinsame Gabe mit eher sedieren-den Substanzen; z.B. Amitriptylin, Doxepin oder Maprotilin, möglich; bei Umstellung Karenzzeiten beachten!
Olanzapin	Verstärkung der anticholinergen Effekte	evtl. Dosisreduktion
Paroxetin	Verstärkung der anticholinergen Effekte	evtl. Dosisreduktion
QTc-Zeit-verlängernde Substanzen (z.B. Antiarrhythmika, Makrolidantibiotika, Antihistaminika, Azol-Antimykotika, Thioridazin, Pimozid, Ziprasidon, Domperidon)	verlängerte QT-Zeit im EKG; maligne Arrhythmien (Torsade de pointes, v.a. bei Frauen)	Kombination meiden
selektive Serotonin-Wiederaufnahmehemmer	Verstärkung der Nebenwirkungen, vor allem mit Fluoxetin und Paroxetin, möglich (erhöhte Plasmaspiegel der trizyklischen Antidepressiva)	Plasmaspiegelkontrolle, ggf. Dosisanpassung bzw. Citalopram, Escitalopram oder Sertralin präferieren
Sympathomimetika (Adrenalin, Noradrenalin und entsprechende Lokalanästhetika-Kombinationen)	Verstärkung der blutdrucksteigernden Wirkung, Tachykardie	bei Asthma: Beta-Sympathomimetika; bei art. Hypotonie: Dihydroergotamin; zur Lokalanästhesie: Felypressin
zentral dämpfende Pharmaka (z.B. Antidepressiva, Antihistaminika, Benzodiazepine, Hypnotika, Neuroleptika) u. Alkohol	verstärkte Sedierung/ZNS-Dämpfung	ggf. Dosisanpassung, Alkohol meiden

Plasmaspiegel wird erhöht durch Cimetidin, Östrogene, Neuroleptika und Phenytoin. Er wird gesenkt durch Barbiturate, Carbamazepin, Kaffee, Tee und Rauchen.

Besonderheiten

Plasmaspiegelbestimmung (Therapeutisches Drug-Monitoring), vor allem bei Nortriptylin, Amitriptylin und Clomipramin möglich und u.a. zur Compliance-Kontrolle, bei Non-Response und unerwarteten Nebenwirkungen indiziert

Amitriptylin

Effektivität weltweit seit über 40 Jahren belegt, Standard-Referenzsubstanz

Wirkungsmechanismus

nichtselektiver Serotonin- und Noradrenalin-Wiederaufnahmehemmer (NSMRI), außerdem antiadrenerge, anticholinerge und antihistaminerge Wirkung; wirkt relativ stark sedierend

Indikation(en)

s.o.

Kontraindikationen

- Delirien
- unbehandeltes Engwinkelglaukom
- Harnretention, Prostatahyperplasie mit Restharnbildung
- Pylorusstenose, paralytischer Ileus
- Hypokaliämie
- Bradykardie, angeborenes Long-QT-Syndrom oder andere klinisch signifikante kardiale Störungen (insbesondere koronare Herzkrankheit, kürzlich zurückliegender Herzinfarkt, Erregungsleitungsstörungen, Arrhythmien), gleichzeitige Behandlung mit Arzneimitteln, die ebenfalls das QT-Intervall im EKG verlängern (s. Wechselwirkungen) oder eine Hypokaliämie hervorrufen können
- gleichzeitige Behandlung mit MAO-Hemmern (s. Wechselwirkungen)
- akute Alkohol-, Schlafmittel-, Schmerzmittel- und Psychopharmakavergiftungen

Unerwünschte Arzneimittelwirkungen

- Sedierung, Müdigkeit
- Hyponatriämie
- Angst, Manie, Paranoia, delirante Syndrome (besonders bei älteren Patienten), Aggression, Halluzinationen, innere Unruhe, Konzentrationsmangel, Verwirrtheit
- Potenz- bzw. Libidostörungen, Galaktorrhö, Gynäkomastie
- Tremor, Ataxie, Dyskinesien, Schwindel, Benommenheit, Kopfschmerzen, Sprachstörungen, Tinnitus, Schwitzen
- Miktionsstörungen, Harnsperre
- Akkommodationsstörungen, Mydriasis
- Mundtrockenheit, Durstgefühl, Geschmacksstörungen
- Tachykardie, kardiale Erregungsleitungsstörungen, QT-Intervall-Verlängerung, Torsades de pointes (sehr selten)
- Hypotonie, orthostatische Dysregulation
- Gewichtszunahme
- Obstipation, paralytischer Ileus
- Leberfunktionsstörungen, cholestatische Hepatose
- Blutbildveränderungen, allergische Vaskulitis, allergische Reaktionen der Haut, Photosensibilisierung, Alveolitis, Hyperthermie

Wechselwirkungen

- Alkohol und andere zentraldämpfend wirkende Arzneimittel: evtl. verstärkte Wirkung durch Amitriptylin; kein Alkoholkonsum während der Behandlung
- andere Arzneimittel mit anticholinerger Wirkung: sehr wahrscheinliche Verstärkung peripherer und zentraler Effekte (insbesondere einem Delir)
- sympathomimetische Amine: Wirkung kann durch Amitriptylin erheblich verstärkt werden, z.B. bei vasokonstringierenden Zusätzen bei Lokalanästhetika

- MAO-Hemmer vom irreversiblen Hemmtyp (Tranylcypromin) in jedem Fall mindestens 14 Tage, MAO-Hemmer vom reversiblen Hemmtyp (Moclobemid) mindestens 1 Tag vor Beginn der Behandlung mit Amitriptylin absetzen, um schwere Nebenwirkungen, wie Erregung, Delir, Koma, Hyperpyrexie, Krampfanfälle und starke Blutdruckschwankungen zu vermeiden
- Paroxetin, Fluoxetin oder Fluvoxamin: bei gleichzeitiger oder vorausgegangener Anwendung kann es zu einem Anstieg der Amitriptylin-Plasmakonzentration kommen; gegebenenfalls Dosisreduktion von Amitriptylin bzw. des SSRI erforderlich
- Antihypertensiva vom Typ Guanethidin bzw. Clonidin: evtl. abgeschwächte Wirkung; bei mit Clonidin behandelten Patienten besteht Gefahr einer Rebound-Hypertension
- Arzneimittel, die ebenfalls das QT-Intervall verlängern (z.B. Antiarrhythmika der Klassen IA oder III, bestimmte Antibiotika und Malaria-Mittel, bestimmte Antipsychotika wie Haloperidol, www.torsades.org), dürfen nicht gleichzeitig angewendet werden
- Arzneimittel, die zu einer Hypokaliämie führen (z.B. bestimmte Diuretika), dürfen nicht gleichzeitig angewendet werden
- Arzneimittel, die den hepatischen Abbau von Amitriptylin hemmen können (z.B. MAO-Hemmer, Imidazol-Antimykotika), dürfen nicht gleichzeitig angewendet werden
- bei einer Kombination mit Neuroleptika kann es zur Erhöhung der Blutspiegel trizyklischer Antidepressiva wie Amitriptylin kommen
- Cumarin-Derivate (z.B. Phenprocoumon): Amitriptylin kann deren Wirkung beeinflussen; Kontrollen der Blutgerinnung sind erforderlich

Besonderheiten
auch bei chronischen Schmerzsyndromen zugelassen, auch zur Migräneprophylaxe (wenn gleichzeitig Spannungskopfschmerz) empfohlen, wird auch bei Reizdarmsyndrom eingesetzt (s. Kap. Motilitätsstörungen des Verdauungstraktes)

Pharmakokinetik
BV: ca. 50 % (Frist-Pass-Metabolismus); bei Leberzirrhose mit portokavalem Shunt sind reduzierter First-Pass-Metabolismus und dadurch höhere BV möglich, deswegen Dosis reduzieren
Elim.: überwiegend hepatischer Metabolismus; der durch N-Demethylierung (über CYP3A4, CYP2C9, CYP2D6 und evtl. CYP2C19 oder CYP1A2) zu etwa 50 % entstehende Hauptmetabolit Nortriptylin (s. dort) ist ebenfalls pharmakologisch aktiv (hemmt bevorzugt die Noradrenalin-Wiederaufnahme); Amitriptylin und Nortriptylin werden hydroxyliert; die entstehenden Metabolite 10-Hydroxy-Amitriptylin und 10-Hydroxy-Nortriptylin besitzen noch etwa die Hälfte der biologischen Aktivität von Amitriptylin; Ausscheidung der Metabolite erfolgt in freier oder konjugierter Form; nur in geringen Mengen renale Ausscheidung als unverändertes Amitriptylin
bei „Poor Metabolizern" von CYP2D6 können, gemessen an der Dosis, sehr hohe Plasmakonzentrationen auftreten; Offenbar aufgrund verminderter Biotransformation treten bei älteren Patienten höhere Plasmakonzentrationen auf
HWZ: ca. 16 Std. (10–28 Std.) (Amitriptylin) bzw. 36 Std. (Nortriptylin); bei geriatrischen Patienten Dosis reduzieren; verlängert im Alter; Nortriptylin 30 Std.

Dosierung
50–150 (max. 300) mg/Tag; Die angegebenen oberen Grenzen der Tagesdosen können in der ambulanten Praxis keineswegs immer realisiert werden; immer einschleichend dosieren!

Amitriptylinoxid

Wirkungsmechanismus
s.o.

Indikation(en)
s.o.

Kontraindikationen
s.o.

Unerwünschte Arzneimittelwirkungen
s.o.

Wechselwirkungen
s.o.

Besonderheiten
Es werden geringere anticholinerge und kardiotoxische Wirkungen beschrieben.

Pharmakokinetik und Dosierung
BV: 80 %
Elim.: Metabolismus u.a. zu Amitriptylin und Nortriptylin (Daten s. dort); im Urin lassen sich außerdem die E- und Z-Isomeren von 10-Hydroxyamitriptylinoxid, 10-Hydroxyamitriptylin und 10-Hydroxynortriptylin nachweisen; 35 % unverändert renal; bei geriatrischen Patienten Dosis reduzieren
HWZ: 1,6 Std. (Muttersubstanz, Metabolite s. dort); bei schwerer Niereninsuffizienz verlängerte HWZ, Dosis reduzieren

Dosierung
60–150 (max. 300) mg/Tag

Clomipramin

Wirkungsmechanismus
s.o.

Indikation(en)
Neben der Zulassung für Depression auch zur Behandlung von Zwangsstörungen, Panikstörungen, Narkolepsie, Enuresis nocturna und chronischen Schmerzsyndromen zugelassen.

Kontraindikationen
s.o.

Unerwünschte Arzneimittelwirkungen
s.o.

Wechselwirkungen
s.o.
Kombination mit MAO-Hemmern ist zu vermeiden (potenziell lebensgefährlich); MAO-Hemmer ca. 2 Wochen vor Gabe von Clomipramin absetzen

Pharmakokinetik
BV: 50 % (20–78 %), ausgeprägter First-Pass-Metabolismus
Elim.: Metabolismus Demethylierung (Hauptabbauweg zum N-Desmethylclomipramin, aktiver Metabolit), Hydroxylierung in verschiedenen Positionen (z.B. 8-Hydroxyclomipramin und 8-Hydroxy-Desmethylclomipramin) und Glukuronidierung. Verschiedene Cytochrom-P450-Isoenzyme sind in die Demethylierung eingebunden, vorwiegend CYP3A4, CYP2C19 (polymorph) und CYP1A2; die Hydroxylierung von Clomipramin und Desmethylclomipramin wird durch CYP2D6 (polymorph) katalysiert; unverändertes Clomipramin und Desmethylclomipramin werden jeweils zu weniger als 2 % der Dosis renal ausgeschieden
HWZ: 32 Std. (19–37 Std.) für Clomipramin bzw. 69 Std. (54–77 Std.) für aktiven Metaboliten N-Desmethylclomipramin; dosisabhängig; bei Lebererkrankungen bzw. geriatrischen Patienten Dosis reduzieren

Dosierung
50–150 (max. 300) mg/Tag

Doxepin

Wirkungsmechanismus
s.o.

Indikation(en)
auch zur Behandlung von chronischen Schmerzzuständen und leichten Entzugssyndromen bei Alkohol-, Drogen- und Medikamentenabhängigkeit, funktionellen Organbeschwerden (Adjuvans bei Magen-Darm-Erkrankungen), Angstsyndromen und Schlafstörungen zugelassen

Kontraindikationen
s.o.

Unerwünschte Arzneimittelwirkungen
s.o.

Wechselwirkungen
s.o.

Pharmakokinetik
BV: 27 % (31 % bei Einbeziehung des aktiven Metaboliten); ausgeprägter First-Pass-Metabolismus, der für E-Doxepin bei „Extensive Metabolizers" von CYP2D6 zu zweifach niedrigerer Bioverfügbarkeit im Vergleich zu „Poor Metabolizers" führt

Elim.: hepatischer Metabolismus; der Abbau erfolgt über eine Demethylierung (zu Desmethyldoxepin, aktiver Metabolit, bevorzugt über das polymorphe CYP2C19), N-Oxidation (zu Doxepin-N-oxid), Hydroxylierung (zu Hydroxydoxepin, bevorzugt über das polymorphe CYP2D6) und Glukuronidierung (zu Hydroxydoxepin-Glukuronid); der CYP2D6-Polymorphismus beeinflusst die Hydroxylierung von E-Doxepin und E-N-Desmethyldoxepin: „Extensive Metabolizers" von CYP2D6 zeigen im Vergleich zu „Poor Metabolizers" eine um den Faktor 3,2 höhere Clearance für E-Doxepin. Außerdem sind CYP1A2, CYP3A4 und CYP2C9 am Metabolismus von Doxepin beteiligt (nach In-vitro-Untersuchungen); niedrige (1 % oder weniger) renale Elimination der unveränderten Muttersubstanz

HWZ: 16,8 Std. (8,2–24,5 Std.) für Doxepin nach oraler Gabe bzw. 11 Std. nach i.v.-Gabe; aktiver Metabolit DMD 51,3 Std. (33,2–80,7 Std.)

Dosierung
50–150 (max. 300) mg/Tag; bei Lebererkrankungen bzw. geriatrischen Patienten Dosis reduzieren

Nortriptylin

Wirkungsmechanismus
s.o., Hauptmetabolit von Amitritpylin

Indikation(en)
s.o.

Kontraindikationen
s.o.

Unerwünschte Arzneimittelwirkungen
s.o.

Wechselwirkungen
s.o.

Besonderheiten

geringere kardiovaskuläre Nebenwirkungen beschrieben, deshalb empfohlener NSMRI für Altersdepression

Pharmakokinetik

BV: 51 % (46–59 %), hoher First-Pass-Metabolismus

Elim.: Metabolismus; CYP2D6 (polymorph) ist beteiligt; Dosisbedarf daher interindividuell sehr unterschiedlich

HWZ: 26,6 Std. (18–56 Std.), verlängert auf > 90 Std. im Alter (> 65 Jahre) und beim „Poor Metabolizer" von CYP2D6

Dosierung

50–150 (max. 300) mg/Tag; bei Leberinsuffizienz bzw. geriatrischen Patienten bzw. „Poor Metabolizer" von CYP2D6 Dosis reduzieren

Trimipramin

Wirkungsmechanismus

beeinflusst nicht die noradrenerge oder serotonerge Rückaufnahme, hat Histamin-blockierende Eigenschaften und wirkt u.a. als Dopamin-Antagonist

Indikation(en)

s.o.

Kontraindikationen

s.o.

Unerwünschte Arzneimittelwirkungen

s.o.

Wechselwirkungen

s.o.

Besonderheiten

häufig bei Schlafstörungen im Rahmen depressiver Störungen eingesetzt; keine negative Beeinflussung des REM-Schlafes

Pharmakokinetik

BV: durchschnittlich 41 % (18–63 %) aufgrund eines ausgeprägten First-Pass-Metabolismus

Elim.: überwiegend durch Metabolismus; CYP2D6 (polymorph) ist am Metabolismus beteiligt; Dosisbedarf daher interindividuell sehr unterschiedlich

3 Hauptmetabolite: Desmethyltrimipramin (DTRI, aktiv, es ist jedoch nicht davon auszugehen, dass es signifikant zur Trimi-pramin-Wirkung beiträgt), 2-Hydroxytrimipramin (TRIOH), 2-Hydroxydesmethyltrimipramin (DTRIOH); stereoselektiver Metabolismus: (L)-TRI wird überwiegend hydroxyliert, (D)-TRI wird bevorzugt N-demethyliert; die 2-Hydro-xylierung von (L)-TRI, (L)-DTRI und (D)-DTRI erfolgt CYP2D6-abhängig, während CYP2C19 für die Demethylierung (überwie-gend D-TRI) verantwortlich ist; L-TRI wird über CYP3A4/5 zu einem unbekannten Metaboliten verstoffwechselt; ca. 10 % unverändert renale Elimination. CYP2D6 (polymorph) ist am Metabolismus beteiligt; Dosisbedarf daher interindividuell sehr unterschiedlich

HWZ: 23–24 Std., verlängert bei „Poor Metabolizers" von CYP2D6, bei älteren Patienten bzw. bei Leber- oder ausgeprägter Niereninsuffizienz

Dosierung

50–150 (max. 300) mg/Tag; bei Leberinsuffizienz bzw. geriatrischen Patienten Dosis reduzieren

14.4.2. Selektive Serotonin-Rückaufnahme-Inhibitoren (SSRI)

Vergleichende Bewertung

SSRI gehören heute zur 1. Wahl in der Depressionsbehandlung. Sie sind nicht nur zur Behandlung von Depressionen, sondern auch von Zwangsstörungen, Angst- und Panikerkrankungen, Störungen des Essverhaltens und möglicherweise Störungen der Impulskontrolle geeignet. SSRI haben ein anderes, in bestimmten Situationen günstigeres UAW-Profil. Im Vordergrund stehen Magen-Darm-Symptome, zentrale Exzitation und v.a. bei Männern Störungen der Sexualfunktion, insbesondere unter Paroxetin. Aus pharmakokinetischer Sicht ist Fluoxetin wegen seiner extrem langen HWZ und der sehr ausgeprägten WW mit anderen Pharmaka nicht empfehlenswert. Citalopram, Escitalopram und Sertralin haben den Vorteil, kaum pharmakokinetische WW mit dem (CYP-450)-Enzymsystem zu besitzen (vgl. Kap. Tabellen zum Metabolismus von Arzneimitteln). Häufiger als bei NSMRI wird man zu SSRI initial zusätzlich Sedativa und Schlafmittel verordnen müssen.

Die Daten zur Wirksamkeit bei sehr schweren bzw. psychotischen Depressionen sind kontrovers. Sowohl gehemmt- als auch agitiert-depressive Syndrome können behandelt werden. Für einige SSRI ist die Wirksamkeit auch bei Langzeitbehandlung von unipolaren Depressionen über 2 Jahre belegt. SSRI sind Mittel der 1. Wahl bei:

- Patienten mit absoluten oder relativen Kontraindikationen für andere Antidepressiva, z.B. Neigung zu deliranten Syndromen, kardiovaskuläre Erkrankungen, insbesondere im Alter (z.B. Herzrhythmusstörungen und eingeschränkte linksventrikuläre Pumpfunktion), Prostatahypertrophie.
- Patienten, bei denen zusätzliche Symptome bestehen, wie Zwangssymptome, Risiko des Alkoholmissbrauchs, Übergewicht, Kohlenhydrathunger, Ess-Störungen.
- Patienten, bei denen Sedierung und kognitive Leistungseinbußen unbedingt vermieden werden müssen.

SSRI sind auch als potenzielle Anorektika getestet worden, induzieren jedenfalls keine Gewichtszunahme. Die u.g. empfohlenen SSRI dürften für den Einsatz in der nichtfachärztlichen Praxis ausreichen.

Die Indikation für SSRI sollte rational gestellt werden. Angloamerikanische pharmakoökonomische Studien kommen zu dem Schluss, dass die Gesamtkosten einer Behandlung mit SSRI nicht höher sind als mit NSMRI.

Wirkungsmechanismus

hochselektive Hemmung der präsynaptischen Wiederaufnahme von Serotonin; insgesamt komplexe Wirkung auf die serotonerge Neurotransmission; die serotoninagonistische Wirkung bedingt die typischen gastrointestinalen UAW, aber auch Störungen des Schlafs, der Sexualfunktion und (selten) der Motorik

Indikation(en)

- depressive Syndrome aller Art
- einzelne Wirkstoffe auch zugelassen zur Behandlung von Angst-, Panik- und Zwangsstörungen

Kontraindikationen

- Kombination mit MAO-Hemmstoffen
- akute Alkohol-, Schlafmittel-, Analgetika- und Psychopharmakavergiftungen
- schwere Leber- oder Nierenfunktionsstörungen
- erhöhte Krampfbereitschaft
- zumindest im 1. Trimenon der Schwangerschaft sollten SSRI nicht eingenommen werden, wenngleich neuere Studien über kein erhöhtes teratogenes Risiko unter Fluvoxamin und Fluoxetin berichtet haben

Unerwünschte Arzneimittelwirkungen

- häufig gastrointestinale (Übelkeit, Erbrechen) sowie exzitatorische (psychomotorische Unruhe, Angst und Schlafstörungen) Symptome
- Kopfschmerzen
- häufig Störungen der Sexualfunktion, insbesondere verzögerte Ejakulation sowie Orgasmusstörungen bei beiden Geschlechtern
- gelegentlich Hautausschläge (absetzen, wenn Fieber und immunallergische Symptome hinzutreten!)
- selten extrapyramidal-motorische Störungen
- gelegentlich Sinusbradykardie, Hyponatriämie (infolge Syndrom der inadäquaten ADH-Sekretion [SIADS])
- im Vergleich zu NSMRI sehr viel geringere anticholinerge, adrenolytische, antihistaminerge und kardiotrope UAW

! Cave: SSRI können durch ihre Wirkung an Thrombozyten die Blutungsneigung verstärken. Das Risiko gastrointestinaler Blutungen ist um 60 % erhöht. Gleichzeitige Einnahme von NSARD verstärkt dieses Risiko erheblich.

Wechselwirkungen

Tabelle 14.10: Wichtige Wechselwirkungen von SSRI und SSNRI (nach Laux und Dietmaier 2006)

Wechselwirkung mit	Klinische Effekte	Prozedere
Antidepressiva, trizyklische (NSMRI)	erhöhte Plasmaspiegel der NSMRI, dadurch vermehrt Nebenwirkungen möglich	Interaktion vor allem bei Fluvoxamin, Fluoxetin, und Paroxetin relevant; alternativ z.B. Citalopram, Escitalopram, Sertralin, Duloxetin oder Venlafaxin einsetzen
Antihistaminika: Terfenadin	erhöhte Plasmaspiegel der Antihistaminika, dadurch verstärkte kardiale Nebenwirkungen möglich; gilt insbesondere für Fluoxetin	Kombination Fluoxetin mit Terfenadin vermeiden
Antikoagulantien	Verstärkung der gerinnungshemmenden Wirkung; Blutungsgefahr	Citalopram scheint in Kombination mit Antikoagulantien sicherer zu sein
Clomipramin	Potenzierung serotonerger Effekte	Kombination kontraindiziert
Clozapin	Enzyminhibition durch Fluvoxamin	Interaktion nur bei Fluvoxamin relevant; alternativ z.B. Citalopram, Escitalopram, Sertralin, Duloxetin oder Venlafaxin einsetzen
Lithium	erhöhte Lithium-Spiegel, dadurch evtl. vermehrt Nebenwirkungen bis hin zur Neurotoxizität (Krampfanfälle)	vorsichtige Kombination; Citalopram scheint in Kombination mit Lithium sicherer zu sein
L-Tryptophan	Potenzierung serotonerger Effekte	Kombination kontraindiziert
MAO-Hemmer (Moclobemid und Tranylcypromin)	Potenzierung serotonerger Effekte; **!Cave: zentrales Serotonin-Syndrom!**	Kombination kontraindiziert; Karenzzeiten bei Umstellung beachten!
Migränemittel vom Typ Sumatriptan (5-HT2-1B-Agonisten)	Potenzierung serotonerger Effekte	Kombination kontraindiziert
Neuroleptika	erhöhte Plasmaspiegel der Neuroleptika, dadurch vermehrt Nebenwirkungen, insbesondere EPMS möglich	Interaktion vor allem bei Fluoxetin und Paroxetin relevant; Fluvoxamin kann zu deutlich erhöhtem Clozapin-Plasmaspiegel führen; alternativ Citalopram, Sertralin oder Venlafaxin einsetzen
Theophyllin	erhöhte Plasmaspiegel von Theophyllin in Kombination mit Fluvoxamin, dadurch vermehrt Theophyllin-Nebenwirkungen möglich	Kombination Fluvoxamin/Theophyllin vermeiden
NSAR (außer niedrigdosiertes ASS)	4–5-fach erhöhtes Risiko gastrointestinaler Blutungen	Aufklärung, Kontrolle, Kombinationen vermeiden

Vergiftung
Gefahr der Intoxikation geringer als bei NSMRI; Symptome: Übelkeit, Erbrechen, Tremor, Myoklonus; Behandlung: symptomatisch

Besonderheiten
- bei gleichzeitiger Verordnung von SSRI und anderen Medikamenten (z.B. Antikoagulantien) ist vorherige genaue Information über potenziell gefährliche WW notwendig!
- abruptes Absetzen insbesondere von Paroxetin kann zu starken Entzugssymptomen führen

- möglicherweise bei disponierten Patienten, insbesondere bei Kindern und Jugendlichen aggressive Reaktionen sowie Verstärkung von Suizidalität
- auch De-novo-Entstehung von Suizidalität bei diesbezüglich bislang unbelasteten Patienten wurde beobachtet

Citalopram/Escitalopram

Wirkungsmechanismus
s.o.

Indikation(en)
auch zur Behandlung von generalisierter Angststörung, Panikstörung, sozialer Phobie und Zwangsstörung zugelassen

Kontraindikationen
s.o.

Unerwünschte Arzneimittelwirkungen
s.o.

Wechselwirkungen
s.o.

Citalopram

Pharmakokinetik
BV: 80 %
Elim.: vorwiegend durch Metabolismus. CYP3A4 (ca. 30 %) und die polymorphen Enzyme CYP3A4, CYP2D6 (ca. 10 %) und CYP2C19 (ca. 60 %) sind am Metabolismus beteiligt; Citalopram wird zu 3 aktiven (Demethylcitalopram, Didemethylcitalopram, Citalopram-N-Oxid; alle schwächer wirksam als die Muttersubstanz) und einem inaktiven desaminierten Propionsäurederivat verstoffwechselt
HWZ: 33–37 Std.; bei alten Patienten HWZ verlängert (bis zu 3,8 Tagen); bei Leberinsuffizienz HWZ verdoppelt

Dosierung
20–60 mg/Tag, reduzierte Dosis bei Leberinsuffizienz bzw. bei älteren Patienten sowie bei bekannten „Poor Metabolizers" von CYP2C19

Escitalopram

Dosierung
10–20 mg/Tag

Paroxetin

Wirkungsmechanismus
s.o.

Indikation(en)
auch zur Behandlung von generalisierter Angststörung, Panikstörung, sozialer Phobie, posttraumatischer Belastungsstörung und Zwangsstörung zugelassen

Kontraindikationen
s.o.

Unerwünschte Arzneimittelwirkungen
s.o.

Wechselwirkungen

- s. Tab. 14.10
- MAO-Hemmer 2 Wochen vor Paroxetin-Gabe absetzen bzw. nach Paroxetin 2 Wochen bis zur Gabe von MAO-Hemmern verstreichen lassen, da ein serotonerges Syndrom (Bauchkrämpfe, Kleinhirnzeichen, Myoklonus, Verwirrtheit, Schwitzen, Tachykardie, Hypertonie) droht, daher auch Serotonin-Präkursoren (Tryptophan, Oxitriptan) vermeiden
- ein serotonerges Syndrom kann bei einigen Patienten auch unter Carbamazepin auftreten, daher in der Kombination anderes Antiepileptikum vorziehen
- wegen möglicher Verstärkung serotonerger Wirkungen durch Lithium ist bei einer Kombination Vorsicht angezeigt
- mögliche Verstärkung der Blutungsneigung durch orale Antikoagulantien, daher Gerinnungsparameter überwachen
- Paroxetin hemmt den CYP2D6-abhängigen Metabolismus einiger anderer Arzneistoffe (z.B. NSMRI, Neuroleptika vom Phenothiazin-Typ, Metoprolol [bei Patienten, die Metoprolol wegen Herzinsuffizienz erhalten, wird Paroxetin nicht empfohlen], Klasse-Ic-Antiarrhythmika, Codein u.a.), bei denen Dosisreduktionen erforderlich sind
- Enzyminduktoren (Phenytoin, Rifampicin, Phenobarbital) können Abbau von Paroxetin beschleunigen

Pharmakokinetik

BV: 50 % (höher bei wiederholter Gabe), First-Pass-Metabolismus

Elim.: Metabolismus (Oxidation und Methylierung) zu mehreren Metaboliten mit geringer (sehr wahrscheinlich nicht relevanter) Aktivität; CYP2D6 (polymorph) ist beteiligt und sättigbar, damit bei höheren Dosen nichtlineare Kinetik; Konjugate aus Oxidations- und Methylierungsvorgängen werden ausgeschieden; < 2 % unverändert renale Elimination

HWZ: ca. 22 Std., (interindividuell sehr variabel: 3,8–65 Std.)

Dosierung

20–50 (max. 80) mg/Tag; bei Niereninsuffizienz (Serum-Kreatinin > 2,7 mg/dl) oder schwerer Leberinsuffizienz Dosis reduzieren; bei älteren Patienten bis 40 mg/Tag, bei Angst- und Zwangsstörung bis 60 mg/Tag

Sertralin

Wirkungsmechanismus
s.o.

Indikation(en)
s.o.

Kontraindikationen
s.o.

Unerwünschte Arzneimittelwirkungen
s.o.

Wechselwirkungen
s. Tab. 14.10

Pharmakokinetik

BV: ausgeprägter First-Pass-Metabolismus

Elim.: Metabolismus: N-Demethylierung zu Desmethylsertralin (schwach aktiv); Sertralin und Desmethylsertralin werden zu ihren entsprechenden Ketonen weiter metabolisiert und anschließend hydroxyliert; < 0,2 % unverändert renale Elimination; **Vorsicht** bei Leberinsuffizienz, Dosis reduzieren

HWZ: ca. 26 Std. (Muttersubstanz), 62–104 Std. (N-Desmethylsertalin)

Dosierung
50–100 (max. 200) mg/Tag

14.4.3. Andere selektive Antidepressiva

Vergleichende Bewertung und Hinweise zur wirtschaftlichen Verordnung

Duloxetin und Venlafaxin sind selektive Serotonin-Noradrenalin-Rückaufnahme-Inhibitoren (SSNRI, „duale Antidepressiva"). Im Gegensatz zu den älteren Substanzen besitzen sie keine anticholinergen, antihistaminergen und somit auch keine sedierenden Eigenschaften. Mirtazapin ist ein dem älteren Mianserin nahestehendes, somit stärker sedierendes Noradrenalin-Serotonin-selektives Antidepressivum mit α_2-rezeptorantagonistischer-Wirkung, Reboxetin ein selektiver Noradrenalin-Rückaufnahme-Inhibitor(SNRI), der möglicherweise im Mittel weniger wirksam ist als z.B. Sertralin.

Einige Studien sprechen für eine höhere Wirksamkeit von „dual", d.h. noradrenerg und serotonerg wirkenden Substanzen, wie Venlafaxin und Mirtazapin, gegenüber SSRI; für das vergleichsweise teure Venlafaxin liegen Wirksamkeitsnachweise für die Rezidivprophylaxe über 2 Jahre vor. Die KBV hat sich freilich zur Wirtschaftlichkeit seiner Verordnung kritisch geäußert. Die Wirksamkeit von Duloxetin zur Behandlung neuropathischer Schmerzen verlangt weitere kritisch-vergleichende Überprüfungen. Das IQWIG sieht einen zusätzlichen Nutzen von Venlafaxin und Duloxetin gegenüber den SSRI als nicht wissenschaftlich belegt an. Mianserin, Trazodon, Viloxazin sind als Mittel 2. Wahl anzusehen, die nicht mehr generell empfohlen werden. Trazodon kann vorteilhaft wegen seiner sedierenden Eigenschaften benutzt werden, um hartnäckige Schlafstörungen, z.B. bei mit SSRI behandelten Patienten, zu lindern. Bupropion ist ein selektiver Noradrenalin-Dopamin-Rückaufnahme-Inhibitor (SNDRI), als Nikotin-Entwöhnungsmittel (vgl. Kap. Abhängigkeitserkrankungen) und jetzt in Deutschland auch als Antidepressivum zugelassen. Ausreichende klinisch-praktische Erfahrungen stehen noch aus.

Wirkungsmechanismus

Duloxetin und Venlafaxin hemmen selektiv die Noradrenalin- und Serotonin-Rückaufnahme, Duloxetin in etwa gleichem Maße, Venlafaxin wirkt erst in höheren Dosen noradrenerg

Indikation(en)

depressive Erkrankungen; Duloxetin ist auch zur Behandlung neuropathischer Schmerzen zugelassen

Kontraindikationen

Kombination mit MAO-Hemmstoffen

Unerwünschte Arzneimittelwirkungen

SSNRI: vor allem initial Übelkeit, Mundtrockenheit, Obstipation, Schlafstörung; sexuelle Dysfunktion; erhöhte Blutungsneigung unter Venlafaxin (s.o. bei SSRI)

Wechselwirkungen

s. Tab. 14.10

Duloxetin

(s. Kap. Speicher-/Entleerungsstörungen der Harnblase)

Wirkungsmechanismus

s.o.

Mirtazapin

Wirkungsmechanismus

präsynaptischer alpha$_2$- sowie 5-HT$_2$/5-HT$_3$- und H$_1$-Rezeptorantagonist. Die beiden Enantiomere tragen unterschiedlich zum Wirkprofil bei: S-Mirtazapin wirkt 5-HT$_2$- und alpha$_2$-antagonistisch, R-Mirtazapin wirkt 5-HT$_3$-antagonistisch

Indikation(en)

depressive Störungen, insbesondere wenn Sedation erwünscht ist

Kontraindikationen

schwere Leber- oder Niereninsuffizienz, kardiale Erkrankungen

Unerwünschte Arzneimittelwirkungen

Sedierung, Benommenheit, Gewichtszunahme, Mundtrockenheit; Ergebnisse aus der UAW-Datenbank der WHO sprechen für ein erhöhtes Risiko von Gelenkbeschwerden.

Wechselwirkungen

- zentraldämpfende Wirkung anderer Arzneimittel (z.B. Benzodiazepinen) bzw. von Alkohol kann verstärkt werden
- gleichzeitige Therapie mit MAO-Inhibitoren (oder ein Therapiebeginn früher als 2 Wochen nach Ende einer Therapie mit MAO-Inhibitoren) wird nicht empfohlen
- gleichzeitige Behandlung mit Enzyminduktoren (z.B. Carbamazepin, Phenytoin, Rifampicin) kann zur Erhöhung des Dosisbedarfs für Mirtazapin führen
- umgekehrt führen Enzyminhibitoren (z.B. HIV-Proteasehemmer, Azol-Antimykotika, Erythromycin) möglicherweise zu einer Wirkungsverstärkung bzw. Reduktion des Dosisbedarfs von Mirtazapin

Pharmakokinetik

BV: 50 %

Elim.: Metabolismus, hauptsächlich über Demethylierung und Oxidation, gefolgt von einer Konjugation. CYP2D6 (polymorph) und CYP1A2 sind an der Bildung des 8-Hydroxy-Metaboliten von Mirtazapin beteiligt, und CYP3A4 ist für die Bildung der N-Demethyl- und N-Oxid-Metaboliten verantwortlich. N-Demethylmirtazapin, trägt 5–10 % der gesamten pharmakodynamischen Aktivität bei. Die Clearance ist reduziert bei mäßiger und schwerer Niereninsuffizienz, bei Leberinsuffizienz sowie bei geriatrischen Patienten; Dosis bei diesen Patienten reduzieren

HWZ: 20–40 (max. 65) Std. (Muttersubstanz) bzw. bis 25 Std. (Demethylmirtazapin)

Dosierung

15–45 mg/Tag

Reboxetin

Wirkungsmechanismus

selektiver Noradrenalin-Wiederaufnahmehemmer, außerdem alpha$_2$-Adrenozeptor-antagonistische Wirkung

Indikation(en)

depressive Erkrankungen, insbesondere wenn Aktivierung gewünscht

Kontraindikationen

Schwangerschaft, Stillzeit

Unerwünschte Arzneimittelwirkungen

Schlaflosigkeit, Hypotonie, Miktionsstörungen

Wechselwirkungen

Es sind bislang wenige Daten verfügbar. Bei Enzyminhibitoren (z.B. Azol-Antimykotika, Erythromycin, Fluvoxamin) ist mit der Möglichkeit erhöhter Reboxetin-Konzentrationen zu rechnen. Eine Kombinationsbehandlung mit MAO-Hemmern sollte aufgrund ihrer Wirkungsmechanismen und dem daraus resultierenden möglichen Risiko (tyraminartiger Effekt) vermieden werden. Bei gleichzeitiger Anwendung von Ergotalkaloidderivaten ist Blutdruckerhöhung möglich.

Pharmakokinetik

BV: mindestens 60 %

Elim.: Metabolismus, überwiegend durch CYP3A4; aktive Metabolite sind nicht bekannt; hauptsächliche Abbauwege sind 2-O-Dealkylierung, Hydroxylierung des Ethoxyphenoxy-Rings und Oxidation des Morpholin-Rings, gefolgt von der teilweisen oder vollständigen Glukuro- oder Sulfokonjugation; 10 % werden unverändert renal eliminiert; Erhöhung der Plasmaspiegel und eine Verlängerung der Halbwertszeit bis zum Zweifachen der Norm wurden bei Patienten mit Nieren- und Leberinsuffizienz beobachtet; im Vergleich zu jungen gesunden Probanden treten bei älteren Patienten ähnliche oder etwas größere Anstiege (bis zum 3-Fachen) der systemischen Exposition auf

HWZ: 13 Std., fast verdoppelt bei Leberinsuffizienz bzw. milder Niereninsuffizienz (Kreatinin-Clearance 60–80 ml/Min.); bei geriatrischen Patienten Dosis reduzieren

Dosierung
initial 2 x 2–4 mg/Tag (bei Leber- oder Niereninsuffizienz oder älteren Patienten 2 x 2 mg/Tag), übliche Tagesdosis: 8–12 mg/Tag

Venlafaxin

Wirkungsmechanismus
Serotonin- und Noradrenalin-Wiederaufnahmehemmer; bis zu ca. 150 mg/Std. reine Serotonin-Wirkung

Indikation(en)
depressive Syndrome; auch zur Behandlung der generalisierten Angststörung, Panikstörung und sozialen Phobie zugelassen

Kontraindikationen
Kombination mit MAO-Hemmern

Unerwünschte Arzneimittelwirkungen
ähnlich wie SSRI (Übelkeit, Unruhe)

> **!** **Cave: Blutdrucksteigerung unter höheren Dosen!**

Wechselwirkungen
- s. Tab. 14.10
- bislang wenige Daten verfügbar
- da Venlafaxin CYP2D6 inhibiert (schwach), ist bei CYP2D6-Substraten (z.B. NSMRI) mit erhöhten Konzentrationen (des konkurrierenden Substrats und/oder von Venlafaxin) zu rechnen
- Anstieg der Haloperidol-Konzentrationen, daher Haloperidol-Dosis reduzieren
- keine gleichzeitige Therapie mit MAO-Hemmern (Risiko eines serotonergen Syndroms), Venlafaxin frühestens 2 Wochen nach Ende einer MAO-Hemmer-Behandlung beginnen bzw. MAO-Hemmer frühestens 1 Woche nach Ende einer Venlafaxin-Behandlung beginnen
- auch gleichzeitige Anwendung von Sibutramin vermeiden
- erhöhtes Risiko eines Serotonin-Syndroms besteht auch bei gleichzeitiger Therapie mit selektiven Serotonin-Rückaufnahmehemmern, daher Venlafaxin frühestens 2 Wochen nach Ende einer SSRI-Behandlung beginnen

Besonderheiten
in England wegen kardiovaskulären UAW Verordnung nur durch Facharzt erlaubt

Pharmakokinetik
BV: 40–45 % aufgrund eines ausgeprägten First-Pass-Metabolismus
Elim.: extensiver hepatischer Metabolismus; Verstoffwechselung zum aktiven Hauptmetaboliten O-Desmethylvenlafaxin über CYP2D6 (polymorph; bei „Poor metabolizers'" ist Dosisanpassung nicht erforderlich, da Venlafaxin und O-Desmethylvenlafaxin vergleichbare pharmakologische Eigenschaften haben); außerdem ist CYP3A4 am Metabolismus beteiligt; weitere Metabolite sind N-Desmethylvenlafaxin und N,O-Didesmethylvenlafaxin (haben jeweils geringere Aktivität als O-Desmethylvenlafaxin); renale Elimination zu zusammen ca. 40 % als Venlafaxin und wesentliche aktive Metabolite
HWZ: 5–11 Std. Venlafaxin und O-Desmethylvenlafaxin; bei Niereninsuffizienz Dosis reduzieren (um 25 % bei leichter bis mäßiger Niereninsuffizienz, um 50 % bei Serum-Kreatinin > 1,6 mg/dl); bei Hämodialyse-Patienten Dosis um 50 % reduzieren; bei mäßiger Leberinsuffizienz Dosis um 50 % reduzieren;
gleichzeitigen Einsatz von Serotonin-Agonisten, die zur Behandlung der Migräne eingesetzt werden („Triptane", s. Kap. Schmerz: Opioidanalgetika), sollte möglichst vermieden werden, da über exzessive serotonerge Stimulation (Schwäche, Hyperreflexie, Koordinationsstörungen) berichtet wurde;
Enzyminhibitoren (z.B. Ritonavir) können zu einer Hemmung des Abbaus von Venlafaxin führen

Dosierung

2 x 37,5 mg/Tag, übliche Erhaltungsdosis 2–3 x 75 mg/Tag, maximal 3 x 125 mg/Tag; Patienten mit Einschränkung der Nieren- oder Leberfunktion sollten niedrigere Venlafaxindosen erhalten (bei niereninsuffizienten Patienten mit GFR 10–70 ml/Min. Dosisreduktion um 25–50 %, bei leichter bis mäßiger Leberfunktionseinschränkung um 50 %)

14.4.4. MAO-Hemmer/Reversible Inhibitoren von MAO-A (RIMA)

Vergleichende Bewertung und Hinweise zur wirtschaftlichen Verordnung

Der irreversible, nicht selektive MAO-Hemmstoff Tranylcypromin kommt wegen seiner potenziell gefährlichen UAW und WW sowie der Notwendigkeit zu einer speziellen Diät für die allgemeinmedizinische Praxis kaum infrage. In den Händen des Facharztes ist Tranylcypromin bei sog. therapieresistenten Depressionen ein unverzichtbares Medikament. Ob der relativ selektive MAO-A-Hemmstoff Moclobemid vergleichbare therapeutische Wirksamkeit wie Tranylcypromin oder Standard-NSMRI aufweist, ist bezweifelt worden. Seine Kosten liegen ähnlich wie die von Tranylcypromin im Bereich des Achtfachen von Amitriptylin(oxid).

Tabelle 14.11: Antidepressiva-Auswahl nach Nebeneffekten

Therapie-Begleiteffekt	Empfohlenes Antidepressivum	Zu vermeidendes Antidepressivum
Gewichtszunahme	SSRI	Mirtazapin, Amitriptylin
Sexuelle Dysfunktion	Reboxetin, Moclobemid	SSRI
Schlafförderung	Amitriptylin, Doxepin, Trimipramin, Mirtazapin	MAOH
Antriebssteigerung	MAOH, Nortriptylin	Amitriptylin, Doxepin, Trimipramin, Mirtazapin
Kardiotoxizität	Sertralin, Escitalopram, Nortriptylin	
Blutdruckerhöhung		Venlafaxin
Krampfschwellensenkung		Bupropion, Maprotilin
Schmerzdistanzierung	Duloxetin, Amitriptylin, Clomipramin	Mianserin, Mirtazapin

14.4.5. Lithiumsalze

Vergleichende Bewertung und Hinweise zur wirtschaftlichen Verordnung

Lithiumsalze sind nach wie vor Medikamente 1. Wahl zur Rezidivprophylaxe (insbesondere bipolarer) affektiver Psychosen. Exakte Dosierung anhand des Plasmaspiegels (0,5–0,8 mmol/l). Weitere Einsatzgebiete sind die Behandlung subakuter Manien und Hypomanien (Plasmaspiegel 0,8–1,2 mmol/l) sowie die Augmentationstherapie mit Antidepressiva bei sog. therapieresistenten Depressionen. Der antimanische Effekt manifestiert sich langsamer als unter Neuroleptika.

Zur Rezidivprophylaxe affektiver Störungen stellen Lithiumsalze die preiswerteste Alternative dar. Nach dem Rückzug des retardierten Lithiumsulfats durch den Hersteller sind Lithiumcarbonat und Lithiumacetat die einzig empfehlenswerten Lithiumsalze. Das nur als Mittel 2. Wahl indizierte Carbamazepin (vgl. Kap. Anfallsleiden) ist doppelt so teuer. Pharmakoökonomische Berechnungen haben gezeigt, dass selbst bei der eindeutig existierenden Unterverordnung von Lithiumsalzen in Deutschland jährlich ca. 100 Mio. Euro Gewinn für das Bruttosozialprodukt aus einer adäquaten Lithiumprophylaxe resultieren. Als weitere Alternativen sind seit Kurzem Lamotrigin (vgl. Kap. Anfallsleiden), Olanzapin (vgl. Kap. Psychosen und nicht-psychotische Erregungszustände), Quetiapin (vgl. Kap. Psychosen und nicht-psychotische Erregungszustände) und Valproat (vgl. Kap. Anfallsleiden) am Markt, deren Nutzenbewertung kritisch gesehen werden muss, abgesehen von den vielfach höheren Tagestherapiekosten. **Unter konsequenter Lithiummedikation nehmen Suizidhandlungen ab**, und die bei Depressionen 3-fach erhöhte Mortalität normalisiert sich. Eine solche suizidpräventive Wirksamkeit konnte für andere Stimmungsstabilisierer oder Antidepressiva bislang nicht belegt werden. Auch bei behandlungsbedürftigen pathologischen Aggressionszuständen ist ein Therapieversuch mit Lithiumsalzen gerechtfertigt (Off-Label).

Wirkungsmechanismus

Eine einheitliche Theorie zur Erklärung der Wirksamkeit von Lithiumsalzen gibt es nicht. Nach chronobiologischen Untersuchungen verlängert Lithium die zirkadiane Rhythmik physiologischer Parameter. Die zentrale serotonerge Neurotransmission wird vorzugsweise agonistisch beeinflusst. Interferenz mit Second-Messenger-Systemen. Kompetition mit Natrium, Calcium, Magnesium. Intensiv diskutiert werden derzeit potentielle neuroprotektive Effekte von Lithium.

Indikation(en)

Stimmungsstabilisierung und langfristige Rezidivprophylaxe manischer und depressiver Phasen bei bipolarer und unipolarer affektiver Psychose (insbesondere bei Suizidversuchen in der Vorgeschichte)

Kontraindikationen

schwere Nierenerkrankungen, kurz zurückliegender Herzinfarkt, Schwangerschaft im 1. Trimenon und in der Stillperiode, zerebelläre Erkrankungen, Hypothyreose; relative: Anfallsleiden, Morbus Parkinson, Sick-Sinus-Syndrom, AV-Überleitungsstörungen, Psoriasis vulgaris; Nebenniereninsuffizienz (Morbus Addison)

Unerwünschte Arzneimittelwirkungen

(evtl. Gegenmaßnahmen in Klammern):
- häufig fein- bis grobschlägiger Tremor (Propranolol), Nausea, Diarrhöen (Loperamid, Änderung der Dosisfraktionierung oder des Präparats), Polyurie und Polydipsie, vor allem bei höheren Lithiumblutspiegeln
- leichte Minderung der renalen Konzentrationsleistung ohne Beeinträchtigung der glomerulären Filtrationsrate
- bei ca. 5–10 % euthyreote Strumen
- manifeste Hypothyreose wird selten beobachtet
- hinderlich für die Compliance ist die häufige Gewichtszunahme, insbesondere bei Patienten, die zu Übergewicht tendieren
- bei therapeutischen Lithiumserumspiegeln vorkommend, jedoch klinisch irrelevant: geringgradige Leukozytose bei normaler BSG, minimale EKG- und EEG-Veränderungen
- selten: Auslösung oder Exazerbation einer Psoriasis vulgaris
- Retardpräparate sind gelegentlich besser verträglich, führen aber oft zu Diarrhö!

Wechselwirkungen

- bei Kombination mit Serotoninagonisten erhöhtes Risiko eines Serotonin-Syndroms
- tri- und tetrazyklische Antidepressiva können den Tremor verstärken

- erhöhte Lithium-Serumkonzentrationen durch Thiazid-Diuretika, ACE-Hemmer und nichtsteroidale Antirheumatika (Ausnahme Acetylsalicylsäure)
- Kochsalzrestriktion (z.B. Hypertoniebehandlung) bzw. starke Kochsalzverluste (Fieber, Schwitzen, Diuretika) erhöhen die renale Rückresorption von Lithium, dadurch erhöhtes Intoxikationsrisiko
- möglicherweise verstärkte und verlängerte Wirkung von Muskelrelaxantien

Besonderheiten
- strenge Indikation
- gründliche internistische Voruntersuchung, Bestimmung von TSH und T_4 sowie Kontrolle des Serum-Kreatinins
- bei jeder Konsultation Kontrolle des Lithiumspiegels, Körpergewichts und Halsumfangs! 7 Tage nach Behandlungsbeginn erste standardisierte Bestimmung des Lithiumserumspiegels (Blutentnahme 11–13 Std. nach der letzten Lithiumgabe); anzustreben ist ein Serumspiegel von 0,6–0,8 (max. 1,2) mmol/l
- weitere Kontrollen am 14., 21. und 28. Tag, dann monatlich bis vierteljährlich. Schwangerschaft ist keine absolute Kontraindikation (Facharzt!)

Vergiftung
Insbesondere durch negative Natriumbilanz (Thiaziddiuretika, Abmagerungskuren, Diarrhöen etc.) oder nicht beachtete Abnahme der GFR; Symptome: Diarrhö, grobschlägiger Tremor, Muskelschwäche, verwaschene Sprache (Frühsymptom!), Faszikulationen, Ataxie ab einem Lithiumserumspiegel von 1,5 mmol/l; ab 2 mmol/l akutes hirnorganisches Psychosyndrom mit Verwirrtheit, Desorientierung und Gedächtnisstörungen (Intensivstation!); vitale Gefährdung ab 3,5 mmol/l: zerebrale Krampfanfälle, Koma, Oligurie, Schock und Herzstillstand; auch leichtere Intoxikationen können die Nierenfunktion nachhaltig schädigen, deshalb ist genaue und regelmäßige Kontrolle des Lithiumserumspiegels unabdingbar!

> Symptome und häufigste Ursachen der beginnenden Lithiumintoxikation müssen dem behandelnden Arzt bekannt sein!

Pharmakokinetik
BV: 100 %
Elim.: 95 % renal; Lithium-Clearance beträgt ca. 20 % der Kreatinin-Clearance
HWZ: 24–36 Std. (abhängig von der Nierenfunktion und Na^+-Bilanz);
bei Niereninsuffizienz Dosis reduzieren: 50–75 % der normalen Dosis bei Serum-Kreatinin 1,6–8 mg/dl bzw. 25–50 % der normalen Dosis bei Serum-Kreatinin > 8 mg/dl; bei geriatrischen Patienten Dosis reduzieren

Dosierung
Lithiumcarbonat, Lithiumacetat und Lithiumaspartat:
Behandlungsbeginn mit 12–18 mmol/Tag Lithium, aufgeteilt auf 2–3 Tagesdosen (Menge des jeweiligen Lithiumsalzes pro Tbl. ist ohne Bedeutung, deshalb unterschiedlichen Lithiumgehalt der einzelnen Handelspräparate beachten!)

> Sichere und optimierte Lithiumprophylaxe bedeutet auch ständige Instruktion und Erziehung zum „mündigen Patienten"!
> Zur Stimmungsstabilisierung können alternativ (z.B. bei Lithium-Non-Response oder Unverträglichkeit) Carbamazepin, Olanzapin, Quetiapin oder Valproat als Mittel 2. Wahl eingesetzt werden.

14.4.6. Weitere Substanzen

Vergleichende Bewertung
Neu auf den Markt gekommen ist 2009 Agomelatin (s. Kurzprofil im Anhang), ein Wirkstoff, der an Melatonin-Rezeptoren agonistisch, an bestimmten Serotonin-Rezeptoren antagonistisch wirkt. Ob die Affinität zu Melatonin-Rezeptoren zum antidepressiven Effekt beiträgt, ist ungeklärt. Das Ausmaß des antidepressiven Effekts ist vermutlich als geringer einzuschätzen. Es gab Einwände gegen die Zulassung bei der europäischen Behörde wegen der nicht konsistent nachgewiesenen Wirksamkeit. Im Hinblick auf die beobachtete Lebertoxizität ist eine adäquate Überwachung der Patienten erforderlich.

14.5. Sonderfälle

14.5.1. Therapie in Schwangerschaft und Stillzeit

Grundsätzlich ist das Risiko der prä- und postnatalen medikamentösen Exposition gegenüber den Risiken einer Exazerbation oder hohen Rezidivrisikos der Depression individuell abzuwägen. Optimal ist eine geplante Schwangerschaft. Die empirische Datenlage ist relativ schwach. Für die NSMRI gibt es keinen Hinweis auf teratogene Wirkungen, von den SSRI ist Fluoxetin mit über 2.500 Berichten ohne Teratogenität am besten dokumentiert, für Paroxetin und andere SSRI gibt es Hinweise auf kardiovaskuläre Fehlbildungen (Septumdefekte). Venlafaxin gilt als relativ sichere Substanz.

Als Antidepressiva der Wahl in der Stillzeit können Sertralin, Paroxetin und Nortriptylin gelten.

14.5.2. Therapie bei Kindern und Jugendlichen

NSMRI haben sich in der Behandlung depressiver Störungen im Kindes- und Jugendalter als ineffektiv erwiesen. Vor dem Einsatz von SSRI wird vonseiten der Zulassungsbehörden bei widersprüchlicher Datenlage generell gewarnt, in Deutschland ruht die Zulassung. Bei schweren Depressionen kann ein Therapieversuch mit Fluoxetin durch den Kinder- und Jugendpsychiater erfolgen.

14.6. Hinweise zur wirtschaftlichen Verordnung

Depressionen werden heute wohl auch auf dem Hintergrund breiterer Definitionen häufiger diagnostiziert. Die Verordnung von Antidepressiva hat in den letzten 15 Jahren weit überproportional – um mehr als das Vierfache – zugenommen. Ein neueres Antidepressivum – Venlafaxin (s.u.) – gehört zu den 30 umsatzstärksten Arzneimitteln innerhalb der GKV. Die Indikation für eine antidepressive Pharmakotherapie sollte klar gegeben sein. Eine hohe Non-Compliance-Rate und die zu kurze Einnahmedauer tragen zur ineffektiven und unwirtschaftlichen Verordnung maßgeblich bei, weshalb die Gewinnung eines kooperativen Patienten von zentraler Bedeutung ist.

Differentialtherapeutische Kriterien sollten primär auf empirischer Datenbasis und Kosten-Nutzen Erwägungen basieren. Das häufig verordnete Opipramol ist mangels entsprechender Studien nicht als Antidepressivum einzustufen, für Johanniskraut liegen keine Daten zur Rückfallverhütung vor. Als Standard-Antidepressiva können heute die inzwischen auch als Generika verfügbaren SSRI wie die Leitsubstanz Citalopram gelten. Bei akzeptabler Verträglichkeit, Ausschluss von Kontraindikationen und adäquater Dosierung können auch NSMRI wie Amitriptylin eingesetzt werden. Hier kann durch ein therapeutisches Drug-Monitoring (Plasmaspiegelkontrolle) eine optimierte Dosierung erfolgen. Der Einsatz teurer selektiver, insbesondere „dual" wirksamer Substanzen sollte ebenso wie die Verordnung des MAO-Hemmers Tranylcypromin dem Fach-/Gebietsarzt vorbehalten bleiben, auch wenn jetzt z.B. Venlafaxin als Generikum vorliegt. Auch Duloxetin ist gemäß einer Mitteilung der Kassenärztlichen Bundesvereinigung kein Mittel der 1. Wahl bei der Akutbehandlung depressiver Erkrankung (s.u.). Die Rahmenvorgaben Arzneimittel 2009 (§ 84 SGB V) der Spitzenverbände setzen eine Mindestquote von 50% für die Leitsubstanz Citalopram vor sowie eine Mindestquote von 32 % für Amitriptylin.

Die Langzeitprophylaxe mit Lithiumsalzen ist im Hinblick auf ihren gut belegten Nutzen als besonders wirtschaftlich zu bewerten. Das nur als Mittel 2. Wahl indizierte Carbamazepin ist doppelt so teuer. Pharmakoökonomische Berechnungen haben gezeigt, dass selbst bei der eindeutig existierenden Unterverordnung von Lithiumsalzen in Deutschland jährlich ca. 100 Mio. Euro Gewinn für das Bruttosozialprodukt aus einer adäquaten Lithiumprophylaxe resultieren. Als weitere Alternativen sind Lamotrigin, Olanzapin, Quetiapin und Valproat am Markt, deren Nutzenbewertung kritisch gesehen werden muss, abgesehen von den vielfach höheren Tagestherapiekosten. Nur für Lithiumsalze haben zahlreiche Studien eine überlegene suizidpräventive Wirksamkeit gezeigt, insbesondere auch im Vergleich zu Antikonvulsiva.

Aus „Wirkstoff aktuell" Duloxetin, 2009 (Herausgeber Kassenärztliche Bundesvereinigung):

Allgemein:

- Antidepressiva sollten bei leichten Formen der Depression nur verordnet werden, wenn die Symptome einer Depression trotz anderer Interventionen (aktiv beobachtendes Abwarten, stützende Psychotherapie, Psychoedukation auch der Angehörigen) weiterhin persistieren.
- Zur Verbesserung der Sicherheit der Pharmakotherapie mit Antidepressiva sollten vor und während der Therapie klinische und Laboruntersuchungen zum Ausschluss von Kontraindikationen und zum Monitoring unerwünschter Wirkungen (UAW) durchgeführt werden.

Duloxetin:

- Es gibt keine sicheren Hinweise darauf, dass Duloxetin in der ambulanten Depressionstherapie hinsichtlich der antidepressiven Wirksamkeit gegenüber anderen Antidepressiva wie den kostengünstigeren NSMRI und den auch als Generika verfügbaren SSRI einen Behandlungsvorteil bringt.
- Bei individuellen Unverträglichkeiten der primär von der AkdÄ empfohlenen Antidepressiva aus der Wirkstoffgruppe der NSMRI und SSRI kann auf Duloxetin als Mittel der Reserve umgestellt werden. Wissenschaftliche Hinweise darauf, dass ein Umstellen auf Duloxetin im Falle von Therapieresistenz auf SSRI eine wirksame Therapieoption ist, gibt es nicht.
- Die Häufigkeit von UAW ist für Duloxetin, die NSMRI und die SSRI vergleichbar; es gibt jedoch Unterschiede im qualitativen Nebenwirkungsprofil. Duloxetin kann ebenso nicht für die Behandlung depressiver Erkrankungen bei Patienten mit vorbestehenden Herz-Kreislauf-Erkrankungen empfohlen werden.
- Bei der Verordnung von Duloxetin ist die eher geringe Überdosierungssicherheit zu berücksichtigen. Todesfälle bei einer isolierten Einnahme der 17-fachen Tages-Standarddosis (60 mg tägl.) sind vorgekommen.

Venlafaxin:

- Die Kassenärztliche Bundesvereinigung hat sich in einer Ausgabe von „Wirkstoff aktuell" von 2008 auch zur Wirtschaftlichkeit der Verordnung von Venlafaxin kritisch geäußert.

Tabelle 14.12: DDD-Kosten für verordnungsrelevante Wirkstoffe des Jahres 2008

Wirkstoff	DDD-Kosten (Euro)
MAO-Hemmer	
Moclobemid	0,77
Tranylcypromin	1,20
NSMRI	
Amitriptylin	0,43
Amitriptylinoxid	0,28
Clomipramin	0,69
Desipramin	1,42
Doxepin	0,54
Maprotilin	0,43
Nortriptylin	0,80
Trimipramin	0,73
SNDRI	
Bupropion	1,17
SNRI	
Reboxetin	1,96
SSNRI	
Duloxetin	2,92
Mirtazapin	0,76
Venlafaxin	2,24
SSRI	
Citalopram	0,46
Escitalopram	1,19
Fluoxetin	0,34
Fluvoxamin	0,48
Paroxetin	0,40
Sertralin	0,47

Quelle: GKV-Arzneimittelindex im Wissenschaftlichen Institut der AOK (WIdO)

15. Somatoforme Störungen und Ess-Störungen

Wirkstoffübersicht

empfohlene Wirkstoffe	im Kapitel genannte Wirkstoffe
	Citalopram
	Clomipramin
	Escitalopram
	Fluoxetin
	Fluvoxamin
	Johanniskraut (LI160)
	Opipramol
	Orlistat
	Paroxetin
	Rimonabant (Zulassung ruht) [2008; A/C]
	Sibutramin
	Venlafaxin

15.1. Somatoforme Störungen

Fazit für die Praxis

Das Charakteristikum der somatoformen Störung ist die wiederholte Darbietung körperlicher Symptome in Verbindung mit Forderungen nach medizinischen Untersuchungen trotz wiederholter negativer somatischer Ergebnisse und der ärztlichen Zusicherung, dass die Symptome nicht bzw. nicht ausreichend körperlich begründbar sind.

Zu den somatoformen Störungen gehören die Somatisierungsstörung, die undifferenzierte Somatisierungsstörung, die hypochondrische Störung, die somatoformen autonomen Funktionsstörungen und die anhaltende somatoforme Schmerzstörung.

Zirka 20 % aller Arztbesuche gehen auf Personen mit somatoformen Symptomen zurück. Gerade in der Gruppe der Personen, die besonders hohe Behandlungskosten verursachen, haben neben einigen chronischen Erkrankungen somatoforme Störungen einen Anteil von ca. 20 %. Frauen sind doppelt so häufig betroffen wie Männer.

Der Hausarzt stellt meistens die erste Anlaufstelle des Patienten nach dem Auftreten seiner körperlichen Symptome dar. Zudem kommt ihm häufig eine „Gatekeeper-Funktion" zu, da er die weitere Fachabklärung oder stationäre Behandlung veranlassen und koordinieren kann.

Patienten mit somatoformen Störungen sind schwierig, erfordern häufig viel Zeit, sind penetrant in der Forderung nach weiterer medizinischer Abklärung und Hinweisen auf die Psychogenese ihrer Symptomatik wenig zugänglich.

Grundregel im Umgang mit diesen Patienten ist: Den Patienten in seinem Beschwerdemuster ernstnehmen und ihm zuhören. Dies bedeutet, keine Aussagen zu machen wie: „Sie haben nichts (medizinisch).", „Das ist nur psychisch.", „Das ist nicht so schlimm, vergeht von selbst.", „Ich schick' Sie zum Psychiater." usw.

Der Hausarzt sollte sich als Hauptbehandler anbieten, dabei aber vermeiden, den Druck des Patienten zu übernehmen. Natürlich müssen sowohl organische als auch psychosoziale und psychische Einflussfaktoren berücksichtigt werden.

Sehr wichtig ist es, mit dem Patienten ein klares Setting zu vereinbaren: klar begrenzte Termine, z.B. 10–20 Minuten, was dem Patienten bereits am Anfang des Gespräches mitgeteilt werden muss. Termine sollten möglichst nicht beschwerdegesteuert in Abhängigkeit von der Symptomatik, quasi notfallmäßig vergeben werden; dies würde nur die Symptomatik verstärken. Daher regelmäßige feste Termine, z.B. alle 2–4 Wochen, um dem Symptomdruck und das oft inadäquate Inanspruchnahmeverhalten zeitlich zu entflechten.

Grundsätzliches Behandlungsziel ist immer von einer rein organischen Ursachenüberzeugung hin zu einem erweiterten biopsychosozialen Krankheitsverständnis zu gelangen. Dies ist jedoch nur möglich, wenn das Krankheitsmodell des Patienten (in der Regel ein sehr somatisches) einbezogen wird.

Zur Basistherapie gehört immer die Psychoedukation, d.h. Information über psychosomatische Zusammenhänge sowie Aufklärung und Transparenz bezüglich Erkrankung und Behandlungsmöglichkeiten.

Gerade Patienten mit somatoformen Störungen neigen dazu, sich eher zu schonen und sich aus sozialen Aktivitäten zurückzuziehen, was wiederum zu einer verstärkten Symptomwahrnehmung führt. Therapeutisch wichtig ist es daher, den Patienten behutsam zu mehr körperlicher Aktivität hinzuführen, Entspannungsverfahren einzuüben und langsam das Zutrauen in die körperliche Belastbarkeit wiederherzustellen.

Führen die hausärztlichen Maßnahmen nach 3–5 Monaten nicht zu einem Erfolg, sollte die Überweisung an einen Facharzt für Psychiatrie und Psychotherapie oder psychosomatische Medizin erfolgen. Andere Kriterien für eine einzuleitende Psychotherapie sind z.B. Arbeitsunfähigkeitszeiten von mehr als 5–6 Wochen, erhebliche psychische Komorbidität, wie z.B. Depression, Angststörung usw.

Wichtig ist jedoch, dem Patienten vorsichtig ein adäquates Krankheitsmodell zu vermitteln. Am besten eignen sich psychosomatische Modelle, denn körperliche Beschwerden erhöhen den Stress, die Anspannung. Der Stress wiederum führt zu einer Verstärkung der Symptomwahrnehmung, dies führt wiederum zu einer deutlichen Erhöhung des Stresses. Um diesen zu unterbrechen, kann als erstes eine adäquate pharmakologische Therapie versucht werden und/oder Stressverarbeitung mit Hilfe eines Psychotherapeuten. Diese oder ähnliche Therapiemodelle haben sich häufig als hilfreich erwiesen.

15.1.1. Klinische Grundlagen

15.1.1.1. Definition

Das Charakteristikum der somatoformen Störung ist die wiederholte Darbietung körperlicher Symptome in Verbindung mit Forderungen nach medizinischen Untersuchungen trotz wiederholter negativer somatischer Ergebnisse und der ärztlichen Zusicherung, dass die Symptome nicht bzw. nicht ausreichend körperlich begründbar sind.

Der Patient ist gewöhnlich von einer körperlichen Ursache seiner Beschwerden überzeugt und widersetzt sich den Versuchen, die Möglichkeit einer psychischen Ursache zu diskutieren. Dies führt nicht selten zu einer Belastung der Arzt-Patient-Beziehung und in der Konsequenz dazu, dass der Patient weitere organmedizinische Maßnahmen einfordert und/oder häufig den Arzt wechselt.

15.1.1.2. Einteilung/Klassifikation/Epidemiologie

Nach ICD-10 unterteilen sich die somatoformen Störungen in die Somatisierungsstörung, die undifferenzierte Somatisierungsstörung, die hypochondrische Störung, die somatoformen autonomen Funktionsstörungen und die anhaltende somatoforme Schmerzstörung.

Zirka 20 % aller Arztbesuche gehen auf Personen mit somatoformen Symptomen zurück. Gerade in der Gruppe der „High Utilizer" des Gesundheitssystems, die besonders hohe Behandlungskosten verursachen, haben neben einigen chronischen Erkrankungen somatoforme Störungen einen Anteil von ca. 20 %. Frauen sind doppelt so häufig betroffen wie Männer. Die Ein-Monats-Prävalenz der somatoformen Störungen beträgt 7,5 % und ist damit nach den Angststörungen und vor den affektiven Störungen die zweithäufigste psychische Störung in der Bevölkerung. Betrachtet man die Lebenszeitprävalenz, so sind somatoforme Störungen mit 12,9 % nach den Sucht- und Angststörungen die dritthäufigste psychische Krankheit in der Bevölkerung. Bei der Somatisierungsstörung überwiegt das weibliche Geschlecht deutlich mit 10:1.

Somatisierungsstörung (ICD-10 F45.0)

wiederholt auftretende, multiple Symptome, häufig wechselnd und mindestens 2 Jahre bestehende körperliche Symptome in den verschiedensten Organbereichen (gastrointestinal, kardiovaskulär, urogenital usw.); diese Symptome können durch keine spezifische körperliche Erkrankung erklärt werden; Patienten fordern hartnäckig medizinische Untersuchungen, glauben medizinischen Feststellungen nicht, lehnen mögliche psychische Verursachung ab

Undifferenzierte Somatisierungsstörung (ICD-10 F45.1)

Grundsätzlich ist diese Störung wie die Somatisierungsstörung definiert, allerdings werden nur 6 Monate Krankheit gefordert und auch weniger Symptome als bei der Somatisierungsstörung.

Hypochondrische Störung (ICD-10 F45.2)

Es muss mindestens 6 Monate die anhaltende Überzeugung bestehen, an ein oder zwei spezifischen Krankheiten zu leiden, typischerweise benennen die Patienten die Erkrankung, wie z.B. Herzinfarkt oder Krebs. Es besteht ständige Sorge oder Angst vor der vermeintlichen Krankheit, und dies hat sehr häufigen Arztkontakt zur Folge. Falls kein spezifischer Hinweis auf eine Organschädigung besteht, führt dies nur kurzfristig zu einer Erleichterung bei dem Patienten, und schon nach wenigen Tagen wird ein weiterer Spezialist aufgesucht.

Die körperdysmorphe Störung wird nach ICD-10 der hypochondrischen Störung subsumiert, in DSM-IV-TR stellt sie eine eigenständige Störung dar und ist wie folgt definiert:

- übermäßige Beschäftigung mit einem eingebildeten Mangel oder einer Entstellung in der äußeren Erscheinung. Wenn eine leichte körperliche Anomalie vorliegt, die Besorgnis der betroffenen Person stark übertrieben.
- Die übermäßige Beschäftigung verursacht in klinisch bedeutsamer Weise Leiden oder Beeinträchtigungen in sozialen, beruflichen oder anderen wichtigen Funktionsbereichen.
- Die übermäßige Beschäftigung wird nicht durch eine andere psychische Störung besser erklärt.

Somatoforme autonome Funktionsstörung (ICD-10 F45.3)

Die bestehenden Symptome werden vom Patienten so geschildert, als beruhten sie auf der körperlichen Krankheit eines Systems oder eines Organs, das weitgehend oder vollständig vegetativ kontrolliert wird, so beispielsweise etwa des kardiovaskulären, des gastrointestinalen, des respiratorischen oder urogenitalen Systems. Grundsätzlich finden sich 2 Symptomgruppen: Die erste Gruppe umfasst typische Beschwerden, die auf objektivierbaren Symptomen der vegetativen Stimulation beruhen, wie etwa Herzklopfen, Schwitzen, Erröten, Zittern usw. Sie sind Ausdruck der Furcht vor und Beeinträchtigung durch eine somatische Störung.

Die zweite Gruppe beinhaltet subjektive Beschwerden unspezifischer und wechselnder Natur, wie flüchtige Schmerzen, Brennen, Schwere, Enge und das Gefühl aufgebläht oder auseinandergezogen zu werden. Dabei werden die Beschwerden einem spezifischen Organ oder System zugeordnet.

Zugehörige Begriffe sind: Costa-Syndrom, Herzneurose, Magenneurose, Colon irritabile, Dyspepsie usw.

Nach ICD-10 werden folgende somatoforme autonome Funktionsstörungen unterschieden:

- Herz-Kreislauf-System (F45.30)
- oberes Verdauungssystem (F45.31)
- unteres Verdauungssystem (F45.32)
- Atmungssystem (F45.33)
- Urogenitalsystem (F45.34)
- mehrere Organe und Systeme (F45.37)
- sonstige Organe und Systems (F45.38).

Funktionelle Syndrome finden sich in den unterschiedlichsten medizinischen Disziplinen.

Anhaltende somatoforme Schmerzstörung (ICD-10 F45.4)

Die vorherrschende Beschwerde ist ein andauernder schwerer und quälender Schmerz, der durch einen physiologischen Prozess oder eine körperliche Störung nicht vollständig erklärt werden kann. Er tritt in Verbindung mit emotionalen Konflikten oder psychosozialen Belastungen auf, die schwerwiegend genug sein sollten, um als entscheidende ursächliche Faktoren gelten zu können. Die Folge ist meist eine beträchtlich erhöhte persönliche Verunsicherung mit der Konsequenz einer gesteigerten Inanspruchnahme medizinischer Leistungen.

Schmerzzustände mit vermutlich **psychogenem** Ursprung, die im Verlauf einer depressiver Störung oder einer Schizophrenie auftreten, sollten hier nicht berücksichtigt werden.

15.1.1.3. Pathophysiologie

Ätiopathogenese – individuelle Faktoren

- Eltern, sozialer Stress, emotional nicht erreichbar, misshandelnd, beruflich stark absorbiert, chronischer Schmerz, Sucht, chronische Disharmonie, konfliktreiche Ehe
- frühe emotionale Deprivation, Bindungsstörung oder Grundkonflikte: unsicheres Bindungsverhalten, Schmerz als Kommunikation
- Traumatisierungen: sexueller Missbrauch, körperliche Misshandlungen in Kindheit/Jugend
- ängstlich-selbstunsichere Grundpersönlichkeit: z.B. aggressionsgehemmt, überangepasst
- unreife Konfliktbewältigungsstrategien

Ätiopathogenese – interpersonelle Faktoren
- Verhalten von Ärzten, die durch Nichterkennen psychischer Beschwerden, Überdiagnostik, „Übertherapie" organischer Bagatellbefunde zur Chronifizierung und Fixierung des Erklärungsmodells des Patienten und damit zur Entstehung und Aufrechterhaltung somatoformer Störungen beitragen
- fehlende psychosomatische Diagnostik
- zu häufige Verordnung passiver Behandlungsmaßnahmen
- zu viel Diagnostik (CT, MRT, Labor, Röntgen usw.)
- inadäquate Dauer der Krankschreibung

Ätiopathogenese – soziokulturelle Faktoren
- Kampf um Legitimität: Entschädigungsbegehren
- untere soziale Schicht
- niedriger Bildungsstand
- interkulturelle Gültigkeit
- geringe berufliche Qualifikation

15.1.1.4. Diagnostik

Grundsätzlich sind der Ausschluss einer organischen Erkrankung und die differentialdiagnostische Abgrenzung zu anderen psychischen Störungen erforderlich. Diagnostisch ist bei der Abgrenzung der unterschiedlichen somatoformen Störungen die Symptomhäufigkeit und Manifestation hilfreich: Patienten mit Somatisierungsstörung weisen eine Vielzahl organischer Symptome in den unterschiedlichsten Körperbereichen auf, wohingegen Patienten mit somatoformer autonomer Funktionsstörung über Beschwerden in bestimmten Organ- oder Körperbereichen klagen (der Magen tut weh, der Rücken schmerzt usw.). Der hypochondrische Patient benennt immer konkret bestimmte Erkrankungen (z.B. Herzinfarkt, Hirntumor usw.). Bei der anhaltenden somatoformen Schmerzstörung steht das Symptom Schmerz im Vordergrund sowie eine organ- oder körperbereichsbezogene Symptomatik (Rückenschmerzpatient).

Differentialdiagnostisch müssen multiple Erkrankungen abgegrenzt werden: Angststörungen (Phobie, Panik, Zwangsstörung), Konversionsstörung (dissoziative Störung), Chronic-Fatigue-Syndrom (Neurasthenie), Depression, Schizophrenie, Fibromyalgie, Münchhausen-Syndrom (im Rahmen der artifiziellen Störung), umweltbezogene Körperbeschwerden.

15.1.2. Therapie: allgemeine Gesichtspunkte

Die Therapie der somatoformen Störungen impliziert folgende formale Behandlungsziele: Reduktion der Symptome, Reduktion des psychosozialen Stresses, Reduktion der psychosozialen Behinderung, Begrenzung einer inadäquaten Inanspruchnahme medizinischer Ressourcen.

15.1.2.1. Therapieindikation

Für jede der oben aufgelisteten somatoformen Störungen besteht eine eindeutige Therapieindikation, da der Schweregrad, die Gefahr der Chronifizierung und die nicht selten extreme Inanspruchnahme medizinischer Leistungen im Vordergrund stehen.

15.1.2.2. Therapieziel

Reduktion der Symptomatik, des psychosozialen Stresses, der psychosozialen Behinderung und deutliche Begrenzung der oft exzessiven Inanspruchnahme medizinischer Ressourcen sowie Verhinderung einer Chronifizierung und Invalidisierung.

15.1.2.3. Therapeutisches Vorgehen

Eine zuverlässige therapeutische Anbindung (Compliance), eine vorsichtige Heranführung an die Symptomatik und akzeptierende Führung des Patienten sind die Voraussetzung für eine erfolgreiche Therapie. Eine enge Kooperation und Zusammenarbeit von Hausärzten und Psychiatern, Psychosomatikern und Psychotherapeuten ermöglicht eine erfolgreiche Führung von Patienten mit somatoformen Störungen. Weitere Grundprinzipien sind die gezielte Psychoedukation, die zu einer deutlichen Besserung des pathologischen Krankheitsverhaltens bei Patienten mit somatoformen Störungen führen kann. **Aufgrund bisheriger Studien kann vermutet werden, dass die kognitive Verhaltenstherapie anderen Psychotherapieverfahren überlegen ist, derzeit gibt es aber keine direkten Vergleichsstudien.** Wichtige Elemente der Therapie sind z.B. die Bearbeitung zentraler kognitiver Überzeugungen hinsichtlich der somatischen Symptombildung, eine Sensibilisierung gegenüber den Effekten von Aufmerksamkeit und Körperwahrnehmung, eine direkte Ansprache belastender persönlicher Probleme, eine Reduktion von Vermeidungsverhalten sowie ein Aufbau alternativer erfolgreicherer Lösungsstrategien, eine physische Aktivierung und die Bestärkung von Normalverhalten. Wichtig ist darüber hinaus der Einbezug von Kontaktpersonen, wie z.B. Partner, Familie, Eltern. Neuere moderne, psychodynamische Ansätze bei Somatisierungspatienten sind in der Konzipierung verhaltenstherapeutischer Verfahren sehr ähnlich.

15.1.3. Pharmakotherapie

Vergleichende Bewertung

Die Gabe der häufig verordneten Benzodiazepine und Neuroleptika (z.B. Fluspirilen-Injektionen) wird nicht empfohlen.

Kontrollierte Studien bezogen auf Somatisierungsstörung, undifferenzierte somatoforme Störung, somatoforme autonome Dysfunktion ergaben einige positive Resultate für Opipramol, Johanniskraut und Selektive Serotonin-Wiederaufnahmehemmer. Die Datenlage ist jedoch als wenig aussagekräftig zu bewerten.

Für die Hypochondrie, die körperdysmorphe Störung und die Konversionsstörung als Subtypen der somatoformen Störungen liegt nur geringe pharmakologische Studien-Evidenz vor.

Für die Hypochondrie ergaben sich in offenen Studien Hinweise auf die Wirksamkeit von Fluoxetin, Paroxetin, Fluvoxamin (s. Kap. Depressionen).

Günstige Effekte der Behandlung der körperdysmorphen Störung fanden sich in einigen offenen Studien für Citalopram und Escitalopram, Clomipramin und Fluoxetin. Für die Konversionsstörung (dissoziative Störung) gibt es bisher keinerlei überzeugende Belege für die Wirksamkeit von Psychopharmaka.

Opipramol

Opipramol ist eine lange bekannte und eingeführte trizyklische Substanz mit dem Kern von Carbamazepin und der Seitenkette von Fluphenazin und Perphenazin im Molekül und antagonistischen Effekten an histaminergen, serotonergen, dopaminergen, adrenergen und cholinergen Rezeptoren. Opipramol in der Dosierung von 200 mg pro Tag erwies sich gegenüber Placebo als statistisch signifikant überlegen, wurde gut vertragen und beeinflusste Somatisierungssymptome positiv.

Extrakt des Johanniskrauts (LI 160)

In 2 Placebo-kontrollierten Studien zu einem Extrakt des Johanniskrauts (LI 160) zeigte sich bei guter Verträglichkeit eine Reduktion der somatischen Symptome. Der Therapieeffekt war unabhängig vom Vorhandensein einer depressiven Symptomatik.

Venlafaxin XR

(s. Kap. Depressionen)

15.2. Ess-Störungen

Fazit für die Praxis

Die adäquate, rechtzeitige Behandlung der **Ess-Störungen** (Anorexia nervosa, Bulimia nervosa, Binge-Eating-Disorder, Adipositas) reduziert die Gefahr der Chronifizierung und schwerer körperlicher Schädigung sowie die Mortalität.

Die enge Zusammenarbeit zwischen Internisten und Hausärzten einerseits und Psychiatern, Psychosomatikern und Psychotherapeuten andererseits ist eine conditio sine qua non.

Therapieziele müssen sein: eine möglichst frühzeitige Behandlung, Normalisierung des gestörten Essverhaltens, Psychoedukation bezüglich der Diagnose und der Dimension der jeweiligen Ess-Störung, Gewichtsmanagement, Emotionsregulation, Aufbau sozialer Kompetenz, Bearbeitung irrationaler Gedanken, Überzeugungen und Werthaltung, laufende somatische Behandlung sowie Rückfallprophylaxe.

Für die Bulimia nervosa und partiell für die Binge-Eating-Disorder, nicht jedoch für die Anorexia nervosa gibt es einige positive Resultate bezüglich einer Behandlung mit Fluoxetin.

Für die Behandlung der schweren Adipositas mit einem Body-Mass-Index > 40 sind Sibutramin und Orlistat zugelassen. Wegen eines ungünstigen Nutzen-Risiko-Verhältnisses ruht seit Ende 2008 die Zulassung von Rimonabant. Eine kritische Bewertung dieser Substanzen findet sich im Kapitel Adipositas. Entscheidend ist die begleitende psychotherapeutische Behandlung.

Die Einbeziehung der Familie und/oder Partner ist für Anorexia nervosa und Bulimia nervosa eine Conditio sine qua non, für die Binge-Eating-Disorder und Adipositas ist diese zu empfehlen.

Gerade bei Bulimia nervosa und Binge-Eating-Disorder ist auf Komorbidität anderer psychischer Störungen zu achten, z.B. ist sehr häufig eine Depression mit zu behandeln.

15.2.1. Klinische Grundlagen

15.2.1.1. Definition der Ess-Störungen

Ess-Störungen sind allgemein persistierende Störungen des Essverhaltens, die zu einem veränderten Konsum oder zu einer Malabsorption von Nahrung führen und damit die körperliche Gesundheit und die psychosoziale Funktionsfähigkeit beeinträchtigen. Ein Maß für das Körpergewicht ist der sogenannte Body-Mass-Index (BMI = Körpergewicht in kg/Körpergröße in m²).

Als Ess-Störungen im engeren Sinne werden die Anorexia nervosa (AN), die Bulimia nervosa (BN), die nur im DSM-IV-TR beschriebene Binge-Eating-Disorder/Binge-Eating-Störung (BED) und die Adipositas bezeichnet.

Intermittierende oder kontinuierliche Nahrungsrestriktion, Streben nach Schlankheit und ein ausgeprägter Einfluss von Gedanken über die eigene Figur und das Gewicht auf das Verhalten und die Selbsteinschätzung sind das gemeinsame Merkmal aller Ess-Störungen im engeren Sinn. Die Unterschiede zwischen den Ess-Störungen bestehen im Gewicht der Betroffenen, im Vorkommen von Essanfällen und in der Art und Regelmäßigkeit der Anwendung gegensteuernder Maßnahmen.

15.2.1.2. Epidemiologie/Einteilung/Klassifikation

Bei Frauen in der Allgemeinbevölkerung beträgt die Prävalenz der Anorexie 0,3–0,7 % und der Bulimie 1,5–2,5 %. In der Risikogruppe der Frauen im Alter zwischen 14 und 35 Jahren liegt die Prävalenz für AN und BN zusammen bei etwa 5 %. Die Lebenszeitprävalenz für die AN beträgt etwa 0,5 %, die der BN 1–2 % und für die BED liegt die Lebenszeitprävalenz bei etwa 2 %. Männer sind insgesamt etwa 12-mal seltener als Frauen von Ess-Störungen betroffen: Das Verhältnis Frauen zu Männern bei der AN ist 20:1, für die BN ebenfalls 20:1 und für die BED 3:2.

Übergewichtig ist in Wohlstandsgesellschaften etwa ein Drittel aller Menschen. Adipositas, d.h. ein BMI über 30, treffen in Deutschland je nach Altersgruppe 25–70 % der Bevölkerung. 15–20 % der Erwachsenen und 4–8 % der Kinder und Jugendlichen sind adipös.

15.2.1.3. Einteilung

Ess-Störungen im engeren Sinne sind Anorexia nervosa und Bulimia nervosa; die Binge-Eating-Disorder ist eher intermediär als Ess-Störung anzusehen und im weiteren Sinne die Adipositas.

Anorexia nervosa ICD-10 F50.0

Dieses Krankheitsbild ist besonders dadurch charakterisiert, dass der bestehende Gewichtsverlust (BMI < 17,5) im Rahmen der Krankheit selbst herbeigeführt und intendiert ist. Es besteht eine Weigerung, sich Nahrung in ausreichender Menge zuzuführen, eine sehr große Angst davor, dick bzw. übergewichtig zu werden, und das Selbstwertgefühl wird in ganz hohem Maße über das Erreichen von „Untergewichtszielen" definiert. Charakteristisch ist auch eine Körperschemastörung, die häufig nahezu wahnhaft fixiert erscheint. Unterschieden werden 2 Formen von Magersucht: die asketische (restriktive) Anorexia nervosa, bei der mit asketischen Mitteln (Diäthalten, Fasten) und extremer körperlicher Bewegung ein Gewichtsverlust herbeigeführt wird. Die Bulimia nervosa ist gekennzeichnet durch Heißhungerattacken (Purging-Verhalten) und entsprechend unangemessenen, eine Gewichtszunahme verhindernden Maßnahmen, wie z.B. Erbrechen und die Einnahme von Abführmitteln.

Bulimia nervosa ICD-10 F50.2

Die Bulimia nervosa beginnt ebenfalls bei adoleszenten Mädchen und jungen Frauen; in der Regel besteht leichtes Untergewicht, Normalgewicht oder etwas Übergewicht. Typischerweise gehen Essattacken mit in der Regel hochkalorischem Essen einher mit einer Gewichtszunahme entgegensteuernden Maßnahmen wie Erbrechen oder Abführmittelabusus (sogenanntes Purging-Verhalten).

Binge-Eating-Disorder/Binge-Eating-Störung (BED)

Die BED (definiert nach DSM-IV-TR) ist ähnlich definiert wie eine Bulimia nervosa – ein Unterschied besteht darin, dass bei BED bestimmte, einer Gewichtszunahme entgegensteuernde Verhaltensweisen nicht auftreten. Nicht selten führt diese Störung auch zur Adipositas (15–20 % aller Adipositas-Patienten weisen eine BED auf).

Adipositas

Unter Adipositas versteht man ein erhöhtes Körpergewicht ab einem BMI von $\geq$ 30 infolge einer Vermehrung der Körperfettmasse. Sie geht mit einem erhöhten Morbiditäts- und Mortalitätsrisiko einher. Es wird unterschieden in Adipositas Grad I (BMI 30–34,9), Adipositas Grad II (BMI > 35–39,9) und Adipositas Grad III (BMI > 40).

15.2.1.3. Pathophysiologie

Anorexia nervosa und Bulimia nervosa

Für die Ätiologie und Pathogenese anorektischer und bulimischer Erkrankungen müssen in Betracht gezogen werden:
- Soziokulturelle Faktoren: Diese Erkrankungen treten besonders in industrialisierten Ländern mit erheblichem Nahrungsüberfluss auf – eine Grundbedingung für die Entstehung anorektischer und bulimischer Ess-Störungen. Darüber hinaus ist in den Industrieländern das Ideal, schlank zu sein, sehr ausgeprägt. Schlanksein wird gleichgesetzt mit Erfolg und Schönheit.
- Biologische Faktoren: Eine wichtige Rolle für die Regulation der Nahrungszufuhr spielen der laterale Hypothalamus (Esszentrum) und der mediale Hypothalamus (Sättigungszentrum). Verschiedene Neurotransmitter und Peptide, wie z.B. CRH, Cholezystokinin, Glucagon, Leptin, Somatostatin bewirken eine Verminderung der Nahrungszufuhr. Andere vermögen die Nahrungszufuhr zu vergrößern, wie z.B. Neuropeptid Y und Peptid YY, Wachstumshormon, Betaendorphin, Noradrenalin.
  Durch das starke Untergewicht entstehen zusätzlich Stoffwechselveränderungen, wie z.B. Hypercholesterinämie, erhöhte Leberenzyme, Anämie, Thrombozytopenie, T3-Verminderung, Hyperkortisolismus, Osteoporose. Durch häufiges Erbrechen entstehen Herzrhythmusstörungen, Nierenversagen, Hypokaliämie, metabolische Alkalose.
- Lebensereignisse und chronische Belastungen: Gerade für Jugendliche entstehen typische Belastungssituationen wie Leistungserwartungen in Ausbildung und Beruf, Sexualität, Beziehungsfähigkeit. Durch die Fixierung auf die Ess-Störung wird häufig die Belastung, erwachsen zu werden, kompensiert. Der Einfluss familiärer Faktoren auf die Entstehung von AN und BN wird zwar viel zitiert, aber fast nichts ist empirisch fundiert.

Binge-Eating-Disorder (BED)

Es handelt sich um ein relativ neues Forschungsgebiet, entsprechend rudimentär sind pathophysiologische und ätiopathogenetische Annahmen. Im Gegensatz zur AN und BN, an der vornehmlich Frauen erkranken, ist die Binge-Eating-Disorder auf beide Geschlechter fast gleich verteilt. Gehäuft treten bei Patienten mit BED ein geringeres Selbstwertgefühl auf, eine hohe Komorbidität mit Depression sowie häufig auch eine Persönlichkeitsstörung und eine Störung der Affektregulation. Die Ätiologie der BED ist noch weitgehend unklar, wobei davon auszugehen ist, dass das Zusammenspiel von prädisponierenden Faktoren für eine psychische Störung und prädisponierende Faktoren für Übergewicht und Adipositas die Entwicklung einer BED begünstigt. Im Gegensatz zur BN, bei der gezügeltes Essverhalten im Sinne von Diäten fast immer der Ess-Störung vorausgeht, ist diese Abfolge bei der BED nur in der Hälfte der Fälle zu beobachten.

Adipositas

Die Hauptursachen der Adipositas sind eine inadäquate, vor allem zu fettreiche Ernährung und ein verminderter Energieverbrauch infolge von Bewegungsmangel. Adipositas ist die Konsequenz einer anhaltenden positiven Energiebilanz, wobei jedoch multiple Faktoren sowohl in die Energieaufnahme als auch in die Energieabgabe eingehen, deren Steuerung sowohl verhaltensbezogenen (Essverhalten, Aktivitätsverhalten) wie auch biologischen Faktoren (Ruhestoffwechsel) unterliegt. Der Phänotyp Adipositas wird heute als Ergebnis der Interaktion von genetischer – evolutionärer – Prädisposition und Umweltfaktoren verstanden. In den letzten Jahren wurden hauptsächlich bei extrem adipösen Kindern verschiedene monogenetische Defekte entdeckt, die mit einem erhöhten Körpergewicht verbunden sind (z.B. Mutationen im Leptin und Leptinrezeptor), aber nach bisheriger Erkenntnis nur für einen kleinen Teil der Adipositasfälle verantwortlich sein dürften. Der genetische Einfluss wird nicht durch ein einzelnes Gen, sondern durch zahlreiche Gene bestimmt. Auch wenn genetische Befunde auf eine stärkere genetisch-biologische Kontrolle des Essverhaltens und des Körpergewichts hinweisen, sind etwa 10–40 % der Varianz des Körpergewichts auf Bevölkerungsebene auf Umweltfaktoren wie Ernährung und mangelnde körperliche Bewegung zurückzuführen. Bei einer Subgruppe adipöser Menschen liegen ätiologisch gesehen seelische Probleme und Störungen vor, die zu einer Veränderung des Ess- und Bewegungsverhaltens führen, z.B. Depression, Angststörung und somatoforme Störungen. Eine gestörte Affektregulation scheint ein häufiger Ausgangspunkt für die Entwicklung zur Adipositas zu sein. Adipöse Menschen mit BED haben im Vergleich zu nichtessgestörten adipösen Patienten ein geringeres Selbstwertgefühl. Die Komorbidität mit anderen psychischen Störungen, insbesondere affektiven Störungen und Persönlichkeitsstörungen, ist häufiger zu beobachten.

Ein weiterer wichtiger Faktor der Entstehung einer Adipositas ist die nicht zu unterschätzende, gewichtssteigernde Wirkung vieler Psychopharmaka, u.a. auch Antidepressiva: Die Wahrscheinlichkeit einer klinisch bedeutsamen Gewichtszunahme innerhalb der ersten 3 Monate einer psychopharmakologischen Behandlung ist besonders hoch bei Amitryptilin, Doxepin, Maprotilin, Mirtazapin, Imipramin, Trimipramin, Lithium, Valproat, Clozapin und Olanzapin.

15.2.1.4. Diagnostik

Anorexia nervosa

Wesentlich für die Diagnose einer AN ist nicht das Ausmaß an Kachexie, sondern das Motiv dafür. Differentialdiagnostisch sind immer medizinische Erkrankungen, die mit einer Kachexie einhergehen, auszuschließen, wie z.B. Tumoren, Infektionserkrankungen usw. Auch schwere Depressionen oder Schizophrenie können mit reduzierter Nahrungseinnahme einhergehen, die aber dort Folge von Appetitverlust wie bei der Depression oder von Wahnvorstellungen wie bei der Schizophrenie ist. Differentialdiagnostisch sind auch körperdysmorphe Störungen und Zwangssyndrome abzugrenzen. Hinweise für den Beginn der AN sind beispielsweise Wachstumsstörungen, fehlende Brustentwicklung, primäre Amenorrhoe, exzessive körperliche Betätigung, veränderte Essgewohnheiten, Neigung zu Knochenbrüchen, große Schwankungen des Körpergewichts, häufige Diäten bereits in jungen Jahren.

Bulimia nervosa

Typischerweise tritt die Störung in der Adoleszenz auf. Auffällig sind die Essattacken („leerer Kühlschrank") sowie Erbrechen und Abführmittelabusus. Gerade das Purging-Verhalten (auch bei AN zu finden) hat ernst zu nehmende medizinische Folgen. Bei Laxantienabusus kommt es z.B. zu einer metabolischen Acidose. Als Folge des Erbrechens kommt es zu Elektrolytentgleisungen, zur metabolischen Alkalose, klinisch kann es zur Vergrößerung der Speicheldrüsen kommen, zu Rissen im Ösophagus, zu gastrischer Ruptur, zu Arrhythmien, Nierenversagen usw. Differentialdiagnostisch sind neurologische und andere medizinische Erkrankungen wie das Kleine-Lewin-Syndrom und hypothalamische Tumoren auszuschließen: Bei diesen Syndromen fehlt das bei BN und AN bestehende übermäßige Beschäftigen mit Figur und Gewicht.

Binge-Eating-Disorder und Adipositas

Etwa 20 % aller adipösen Patienten weisen eine BED auf. Hier sind diagnostisch wichtig das Essverhalten (Essattacken ohne Purging-Verhalten) und die Klassifikation gemäß des BMI. Entscheidend auch für die Therapie sind die Begleit- und Folgeerkrankungen sowie das Fettverteilungsmuster, um das Morbiditäts- und Mortalitätsrisiko abschätzen zu können. Eine stammbetonte Fettverteilung mit Vergrößerung der intraabdominellen Fettdepots ist dabei besonders eng mit den metabolischen und kardiovaskulären

Komplikationen des Übergewichts bzw. der Adipositas assoziiert. Das Fettverteilungsmuster kann durch einfache Messung des Taillenumfangs in der Mitte zwischen Beckenkamm und Unterrand des Rippenbogens am stehenden Patienten erfasst werden. Ein Taillenumfang von mehr als 102 cm (Männer) bzw. mehr als 88 cm bei der Frau gilt als Grenzwert für ein deutlich erhöhtes Gesundheitsrisiko. Bei der peripheren (gynoiden, gluteal-femoralen) Adipositas ist eine Fettvermehrung vornehmlich im Bereich der Hüften und der Oberschenkel zu beobachten. Diese gynoide Fettverteilung weisen 85 % der Frauen und etwa 20 % der Männer bei Adipositas auf, bei der androiden Fettverteilung ist es umgekehrt: Adipositas mit einer Fettvermehrung im Abdominalbereich weisen 80 % der Männer, aber nur 15 % der Frauen auf. Grundsätzlich ist bei Adipositas diagnostisch an die Entwicklung verschiedener Erkrankungen wie Diabetes mellitus Typ II, arterielle Hypertonie, koronare Herzerkrankung und Fettstoffwechselstörung zu denken. Im Rahmen des sogenannten metabolischen Syndroms findet sich charakteristischerweise eine abdominelle Adipositas mit Vermehrung des viszeralen Fettgewebes zusammen mit einer gestörten Glukosetoleranz und einem manifesten Diabetes mellitus, einer arteriellen Hypertonie und Hyperlipidämie.

15.2.2. Therapie: allgemeine Gesichtspunkte

Die Therapie der Ess-Störungen impliziert immer folgende Behandlungsziele: Psychoedukation, d.h. Vermittlung von Information über die Erkrankung und deren Folgen, Vermittlung eines normalen Essverhaltens durch Beratung, Verhaltensanalyse, Tagesstrukturierung, Behandlung körperlicher Folgen der Ess-Störungen, Behandlung dysfunktionaler Kognitionen, Überzeugungen und Werthaltung; Behebung von Defiziten im Bereich der Emotionsregulation; Verbesserung psychologischer Schwierigkeiten, die im Zusammenhang mit der Ess-Störung stehen; Einbeziehung der Familie und/oder Partner, wenn erforderlich; Maßnahmen zur Rückfallprophylaxe.

15.2.2.1. Therapieindikation

Für jede der oben aufgelisteten Ess-Störungen besteht eine eindeutige Therapieindikation, da der Schweregrad, die Mortalität, die Gefahr der Chronifizierung und die Gefahr schwerer körperlicher Schädigungen im Vordergrund stehen.

15.2.2.2. Therapieziel

Eine möglichst frühzeitige Behandlung, Normalisierung des gestörten Essverhaltens, Emotionsregulation, Gewichtsmanagement, Aufbau sozialer Kompetenz, Bearbeitung irrationaler Gedanken, von Überzeugungen und Werthaltungen, Rückfallprophylaxe.

15.2.2.3. Therapeutisches Vorgehen

Die Mehrzahl empirischer Untersuchungen bestätigen die Wirksamkeit kognitiver Verhaltenstherapie für Anorexia nervosa, Bulimia nervosa und Binge-Eating-Disorder, in eingeschränkterem Maße für Adipositas.

Trotz der unbestreitbaren Erfolge der Verhaltenstherapie in der Behandlung der Anorexie muss speziell bei diesem Krankheitsbild darauf hingewiesen werden, dass z.B. für die stationär behandelten Patienten etwa 50 % einen Rückfall bezüglich ihres Gewichts-Managements innerhalb des ersten Jahres nach stationärem Aufenthalt haben. Die einem stationären Aufenthalt folgende ambulante Therapie sollte gerade bei Anorexia nervosa auf Rückfallprophylaxe ausgelegt sein. Wenige Studien weisen darauf hin, dass die kognitive Verhaltenstherapie hier sehr hilfreich sein kann, wohingegen eine antidepressive Medikation nur von begrenztem Wert ist.

Der Nutzen einer Pharmakotherapie ist beschränkt (s. u.).

Bei der Behandlung von Ess-Störungen ist eine enge Kooperation von Hausärzten, Psychiatern, Psychosomatikern und Psychotherapeuten notwendig, da es immer eine wechselseitige Problematik sowohl psychischer als auch körperlicher Symptomatik gibt. Weitere Grundprinzipien sind die gezielte Psychoedukation, die entscheidend für die Motivation zur Therapie ist. Die entscheidende Therapiemaßnahme für Anorexia nervosa, Bulimia nervosa und Binge-Eating-Disorder ist die kognitive Verhaltenstherapie: Wichtige Elemente der Verhaltenstherapie sind Bearbeitung der dysfunktionalen Gedanken, funktionale Analyse von Auslösereizen, Identifikation dysfunktionaler Gedanken und Überzeugungen, Infragestellung dysfunktionaler Gedanken und Überzeugungen, Aufbau rationaler, angemessener Gedanken und Überzeugungen. Darüber hinaus ist die Behandlung der gestörten interozeptiven, propriozeptiven und emotionalen Wahrnehmung von großer Bedeutung. Dies erfolgt durch Wahrnehmungstraining, körperorientierte Übungen, Schulung der emotionalen Wahrnehmung. Nicht selten ist auch ein wichtiges Therapieelement der Aufbau sozialer Kompetenzen. Von zentraler Bedeutung ist die Behandlung des gestörten Essverhaltens, durch spezifische Beratung, Verhaltensanalyse, Tagesstrukturierung mit 3 festen Mahlzeiten und evtl. 1–2 Zwischenmahlzeiten, Verbreiterung der Nahrungspalette

und kein Essen außerhalb fester Mahlzeiten. Das Gewichtsmanagement ist ebenfalls von größter Bedeutung:
- Gewichtskontrolle und Gewichtsmanagement
- essen, nur bei Hunger, nicht unter Druck
- bei Untergewicht schrittweiser Aufbau des Körpergewichts, z.B. bei Anorexia nervosa im Schnitt 150 g am Tag
- bei Übergewicht schrittweise langsame Gewichtsreduktion mit therapeutischer Begleitung
- keine „Crash-Diäten"
- bei Extremfällen ggf. chirurgische Intervention, deren Einsatz aber erst dann erwogen werden sollte, wenn zuvor mit psychotherapeutischen Maßnahmen keine ausreichende Gewichtssenkung gelungen ist.

Die häufigsten Methoden bei extremer Adipositas (BMI > 40) sind das Gastric-Banding mit anpassbarem Magenband und der Magen-Bypass, die beide laparoskopisch angelegt werden können. Für die kognitive Verhaltenstherapie ist auch das Einbeziehen des sozialen Umfeldes, wie Eltern, Partner usw., ein wichtiger Bereich, und letztlich sollte therapeutisch immer die Rückfallprophylaxe gut vorbereitet werden, die Patienten bedürfen häufig über einige Jahre hin einer weiteren ambulanten Psychotherapie.

15.2.3. Pharmakotherapie

Vergleichende Bewertung

Einige kontrollierte Studien bezogen auf Bulimie und Binge-Eating-Disorder ergaben positive Resultate für Fluoxetin, für Anorexie gibt es keine Belege für die Wirksamkeit eines Psychopharmakons. Eine medikamentöse Therapie der Adipositas kommt erst mit einem BMI von > 30 infrage und sollte immer adjuvant zu einer begleitenden Psychotherapie erfolgen. Derzeit stehen 2 Medikamente zur Verfügung: Sibutramin und Orlistat. Ihr Nutzen wird kontrovers beurteilt (vgl. Kap. Adipositas). Sie sollten keinesfalls länger als 2 Jahre eingesetzt werden, da es darüber hinaus noch keine Erfahrungen gibt. Beide Wirkstoffe sind rezeptpflichtige Arzneimittel, die aber als sogenannte „Lifestyle-Präparate" nach § 34 SGB V nicht zulasten der GKV verordnungsfähig sind (s. auch Kapitel Adipositas).

16. Psychosen, nichtpsychotische Erregungszustände

Fazit für die Praxis

Die Vielfalt des klinischen Erscheinungsbildes von Psychosen stellt eine besondere Herausforderung an die Kompetenz des behandelnden Arztes dar. Für die Ätiopathogenese psychotischer und insbesondere schizophrener Erkrankungen müssen eine große Zahl von Faktoren berücksichtigt werden. Die Pharmakotherapie ist ein sehr wichtiger Baustein in der Behandlung von Psychosen, speziell der Schizophrenie, und kann gerade in der Akutphase häufig erst den Zugang zu weitergehenden psycho- und soziotherapeutischen Maßnahmen eröffnen. Zu Beginn einer Pharmakotherapie muss eine Aufklärung des Patienten über Wirkungen sowie Nebenwirkungen der Neuroleptika erfolgen, und der Patient sollte in den therapeutischen Entscheidungsprozess einbezogen sein. Die Pharmakotherapie sollte auf das klinische Zielsyndrom abgestimmt werden, dabei sollten auch das frühere Ansprechen auf eine medikamentöse Therapie, die Nebenwirkungserfahrungen, die Applikationsform und die Dosierung, die Begleitmedikation, medikamentöse Interaktionen, Patientenpräferenzen und das individuelle Risikoprofil Berücksichtigung finden. „Neuroleptika", d.h. gegen psychotische Symptome wirksame Substanzen, wird synonym mit „Antipsychotika" verwandt. Sie stellen eine biochemisch heterogene Gruppe von Substanzen dar, welche zur Therapie vornehmlich psychotischer Symptome, aber auch anderer Beschwerden, wie z.B. innerer Unruhe, Insomnie oder Angst eingesetzt werden. Ausgehend von Chlorpromazin Anfang der 50er-Jahre wurden seitdem eine Reihe von Substanzen entwickelt, die nach ihrer chemischen Struktur, nach ihrer antipsychotischen Potenz und nach dem Wirkungs- bzw. Nebenwirkungsspektrum eingeteilt werden können.

Bei der Behandlung von Psychosen kommt es nach ein- bis dreiwöchiger Behandlung in 60–70 % der Fälle zu deutlicher Symptomreduktion. Individuelle Reaktionsmuster und UAW der Neuroleptika erfordern ein hinsichtlich Substanzwahl, Kombination, Begleitmedikation und Dosierung individualisiertes Vorgehen. Als therapeutisches Basisprinzip schließt sich an die Akutbehandlung schizophrener und schizoaffektiver Störungen unmittelbar eine Langzeitbehandlung in reduzierter Erhaltungsdosis (bevorzugt mit atypischen Neuroleptika) an – mit dem Ziel einer Rezidivprophylaxe oder Symptomsuppression. Während im Zeitraum von 2 Jahren ohne Neuroleptika in ca. 80 % mit einem Rückfall gerechnet werden muss, kommt es unter Neuroleptika – abhängig von Primärprognose und zusätzlichen psychosozialen Maßnahmen – nur in 20–40 % zu einem Rezidiv. Entsprechend den klinischen Behandlungsleitlinien ist nach Erstmanifestation eine (möglichst niedrig dosierte) Behandlung für 1 bis 2 Jahre, nach 2 oder mehr Manifestationen für 3 bis 5 Jahre, u.U. lebenslang indiziert.

Negative Syndrome werden durch Neuroleptika weniger gut beeinflusst als die positiven Syndrome. Ob hier atypische Neuroleptika einen Vorteil bieten, bleibt umstritten. Der Einsatz von Neuroleptika bei Patienten mit dementiellen Syndromen führt zur erhöhten Sterblichkeit.

16.1. Wirkstoffübersicht

empfohlene Wirkstoffe	weitere Wirkstoffe
Amisulprid	Paliperidon
Aripiprazol	Thioridazin
Chlorprothixen	Zotepin
Clozapin	
Flupentixol	
Flupentixoldecanoat	
Fluphenazin	
Fluphenazindecanoat	
Haloperidol	
Levomepromazin	
Lorazepam	
Melperon	
Olanzapin	
Perazin	
Pipamperon	
Quetiapin	
Risperidon	
Ziprasidon	
Zuclopenthixol	

16.2. Klinische Grundlagen

16.2.1. Definition/Pathologie/Pathophysiologie

Psychotische Symptome sind unspezifisch und treten bei schizophrenen und affektiven Erkrankungen, bei psychischen Störungen organischer (z.B. Epilepsie, Delir, Demenz) oder symptomatischer Genese (z.B. psychotrope Substanzen, Intoxikation) sowie bei bestimmten Persönlichkeitsstörungen (z.B. schizotype Störung) auf. Psychopathologisch stehen je nach Akuitätsgrad tief greifende Störungen wichtiger psychischer Funktionen (vor allem Wahrnehmung, Denken, Ich-Identität, Antrieb, Affektivität) im Vordergrund. In akuten Phasen können Zustände psychomotorischer Erregung hinzutreten, die im Rahmen krisenhafter Konfliktreaktionen auch bei nichtpsychotischen Störungen (z.B. Belastungs- und Anpassungsstörungen) beobachtet werden.

Die Vielfalt des klinischen Erscheinungsbildes von Psychosen und insbesondere schizophrenen Erkrankungen mit den psychose-spezifischen Ausprägungen der Erkrankung sowie die Komplexität der Verläufe stellen eine besondere Herausforderung an die Kompetenz und das Engagement des behandelnden Arztes dar. Für die Ätiopathogenese psychotischer und insbesondere schizophrener Erkrankungen muss eine größere Zahl von Faktoren berücksichtigt werden. Sie finden im Vulnerabilitäts-Stress-Modell ihren Niederschlag, dem zurzeit am besten etablierten Modell schizophrener Erkrankungen. Hiernach bedingen eine Reihe vor allem biologischer Faktoren eine Vulnerabilität, die zum Ausbruch (oder auch zum Rückfall) der Erkrankung führt, wenn bestimmte Stressoren hinzukommen, die vom Individuum nicht hinreichend bewältigt werden können. Wichtige Vulnerabilitätsfaktoren sind eine genetische Disposition (Erhöhung des Erkrankungsrisikos um das 15-Fache für Kinder oder Geschwister eines schizophrenen Kranken), eine dopaminerge Dysfunktion und Hirnreifungsstörungen, die in makroskopischen und mikroskopischen morphologischen Auffälligkeiten bestimmter Hirnregionen wiederzufinden sind. Zu den umweltbedingten Faktoren zählen insbesondere belastende Lebensereignisse, ein Familienklima mit Kritik oder emotionalem Überengagement sowie eine überstimulierende soziale Umgebung.

Neurobiochemisch wird für die Entstehung schizophrener Psychosen vor allem eine Überaktivität des mesolimbischen dopaminergen Systems verantwortlich gemacht. Diese Hypothese wird durch die Induktion psychotischer Symptome durch dopaminerge Substanzen wie z.B. Amphetamin sowie durch die antipsychotische Wirksamkeit der Neuroleptika mittels Dopamin-Rezeptorblockade gestützt. Mittlerweile wurden fünf verschiedene Dopamin-Rezeptorsubtypen (D_1 bis D_5) nachgewiesen. Eine Hypoaktivität des mesokortikalen dopaminergen Systems wird mit der Ausbildung der Negativsymptomatik in Verbindung gebracht. Während die extrapyramidalen Nebenwirkungen der Antipsychotika auf die Blockade der D_2-Rezeptoren im nigrostriatalen System zurückzuführen sind, ist eine Blockade im tuberoinfundibulären System für die Hyperprolaktinämie verantwortlich. Von diesen Systemen bestehen vielfältige Verbindungen zu anderen Neurotransmittersystemen wie zum glutamatergen, gabaergen, noradrenergen, serotonergen oder cholinergen System.

16.2.2. Einteilung/Klassifikation/Epidemiologie

Psychotische Symptome können bei den folgenden Krankheitsgruppen auftreten: ICD-10 F0 (organische, einschließlich symptomatische psychische Störungen); F1 (psychische und Verhaltensstörungen durch psychotrope Substanzen); F2 (Schizophrenie, schizotype und wahnhafte Störungen) und F3 (affektive Störungen). Die wichtigsten Unterformen der Schizophrenie sind die paranoide, hebephrene und die katatone Schizophrenie. Bei den affektiven Störungen spielt in diesem Kontext vor allem die akute Manie eine wichtige Rolle. Jedoch kommen auch psychotische Depressionen vor, deren Behandlung den zusätzlichen Einsatz von Neuroleptika erfordert.

Es lassen sich **akute psychotische Störungen** und **nichtpsychotische Erregungszustände** sowie **chronisch-rezidivierende psychotische Störungen** unterscheiden. Bei Schizophrenien wird eine Positivsymptomatik (z.B. Wahn, Halluzinationen) und eine Negativsymptomatik (z.B. Affektverflachung, Apathie) unterschieden.

Neuroleptika werden syndromorientiert eingesetzt und können die folgenden Syndrome in unterschiedlichem Maße beeinflussen: Paranoid-halluzinatorische Syndrome; Verwirrtheitszustände, Erregungszustände, katatone Syndrome, Syndrome der Wahnstimmung, maniforme Syndrome; depressive Syndrome; negative Syndrome und Residualzustände.

16.2.3. Diagnostik

Die Unterteilung der Psychosen bzw. Schizophrenien erfolgt nach ICD-10 in verschiedene kategoriale Unterformen und Verlaufsbilder. Gleichwohl orientiert sich die Therapie vorrangig an der bestehenden Symptomatik bzw. an Zielsyndromen. Zudem weisen einige Unterformen eine gewisse syndromale Überlappung auf und sind im Zeitverlauf bei Langzeituntersuchungen häufig nicht stabil. Bei den Unterformen der Schizophrenie treten in wechselnder Prägnanz Positiv- und Negativsymptomatik in den Vordergrund. Daneben können katatone Syndrome, kognitive Störungen, Depressivität und Suizidalität das klinische Bild dominieren.

In 5 bis 8 % aller schizophrenieformen Psychosen findet sich ein klinisch fassbarer neurologischer Befund, sodass die Diagnose einer „funktionellen" oder „endogenen" Psychose nicht gestellt werden darf. Differentialdiagnostisch muss vor allem an die folgenden Erkrankungen des ZNS gedacht werden, die sich auch mit psychotischen Symptomen manifestieren können, z.B. Epilepsien, zerebrale Traumata oder Tumoren, Infektionen des ZNS, zerebrovaskuläre Erkrankungen, degenerative Erkrankungen.

In 3 % aller schizophrenieartigen Psychosen finden sich Störungen, die sekundär über eine Beeinträchtigung der Hirnfunktion zu psychotischen Symptomen führen. Hierzu zählen internistische Grunderkrankungen oder toxisch-metabolisch bedingte Funktionsstörungen, wie drogeninduzierte Psychosen, medikamentös induzierte Psychosen, metabolische Störungen, Hypo-/Hyperthyreoidismus, Autoimmunerkrankungen, Vitamin B_{12}-Mangel.

16.3. Therapie: allgemeine Gesichtspunkte

16.3.1. Therapieindikation

Psychotische Syndrome sind behandlungsbedürftig. Auch bei fehlender Krankheitseinsicht, vor allem aber bei Selbst- oder Fremdgefährdung oder drohender massiver sozialer Beeinträchtigung ergibt sich eine Behandlungsindikation. Ein früher Behandlungsbeginn ist wichtig, da dies nach neueren Erkenntnissen die Prognose günstig zu beeinflussen scheint. Bei subakuten Störungen eindeutiger diagnostischer Zuordnung ist ambulante oder teilstationäre Diagnostik und Behandlung möglich, (per-)akute Verläufe erfordern in der Regel stationäre Diagnostik und Therapie. Bei fehlender Krankheitseinsicht und Selbst- oder Fremdgefährdung muss ggf. vom Instrument der Zwangseinweisung mit Hilfe länderspezifischer Unterbringungsgesetze (PsychKG) oder von der Einrichtung einer Betreuung (BtG) Gebrauch gemacht werden.

16.3.2. Nichtmedikamentöse Maßnahmen

Im Behandlungsverlauf kommt abhängig von der Grunderkrankung – neben der Pharmakotherapie – das gesamte Spektrum psychotherapeutischer, soziotherapeutischer und rehabilitativer Maßnahmen unter Einbezug des sozialen Umfeldes zur Anwendung. Organische Psychosen können einen primär chronischen Verlauf nehmen. Der Verlauf schizophrener Psychosen ist durch ein hohes Rezidiv- und Suizidrisiko und die häufige Entwicklung einer Negativ-/Residualsymptomatik gekennzeichnet. Die Langzeittherapie ist mehrdimensional orientiert. An nicht pharmakologischer Behandlung stehen supportive, verhaltensmodifizierende Psychotherapieverfahren in Einzel- oder Gruppenbehandlung im Vordergrund. Der therapeutische Schwerpunkt liegt auf Psychoedukation (Informationsvermittlung), Training und Beratung unter Einbezug des familiären Umfelds. Familientherapeutische Ansätze im engeren Sinn sind zur Modifikation problematischer Interaktionsmuster indiziert. Durch Kombination pharmakotherapeutischer und psychosozialer Maßnahmen kann die soziale Integration verbessert und die Rückfallgefahr deutlich gesenkt werden. Nicht jeder schizophrene Patient benötigt eine neuroleptische Medikation.

16.3.3. Therapieziele

Ziel der Akutbehandlung ist die Remission produktiv-psychotischer Symptomatik und psychomotorischer Erregtheit. Ziel bei chronisch-rezidivierenden Psychosen ist die Symptomsuppression bzw. Rezidivprophylaxe sowie die Besserung der Negativsymptomatik, depressiven Symptomatik sowie der kognitiven Beeinträchtigungen.

16.3.4. Therapiekontrolle

Einhaltung üblicher Kontrollmaßnahmen (Blutbild, Leberwerte, Herz-Kreislauf-Funktion). Medikamenten-Compliance oft eingeschränkt, deshalb im Patientenkontakt besonders zu beachten.

16.4. Pharmakotherapie

Therapeutisches Vorgehen

Im Vordergrund der medikamentösen Behandlung stehen Neuroleptika, unter denen es nach 1–3-wöchiger Behandlung in 60–70 % der Fälle zur deutlichen Symptomreduktion kommt. Individuelle Reaktionsmuster und UAW der Neuroleptika erfordern ein hinsichtlich Substanzwahl, Kombination, Begleitmedikation und Dosierung individualisiertes Vorgehen.

In Krisen-/Notfallsituationen mit psychomotorischer Erregtheit sollte zunächst versucht werden, durch Anwendung hochpotenter Neuroleptika (z.B. Haloperidol: 5–10 mg in Tropfenform, i.m. oder i.v.) die psychotische Grundsymptomatik zu bessern. Tritt dann die gewünschte Sedierung nicht ein, können Benzodiazepine (z.B. Lorazepam: 2,5 mg Schmelztabletten) oder niedrigpotente Neuroleptika (z.B. Levomepromazin: 25–50 mg) zusätzlich gegeben werden. Bei katatonen Zuständen sollte als erstes Lorazepam gegeben werden.

Speziell bei schweren psychotischen Stupores im Rahmen schizophrener oder depressiver Erkrankungen ist – ebenso wie bei pharmakotherapieresistenten Verlaufsformen – der Einsatz der Elektrokrampftherapie (EKT) indiziert.

Als therapeutisches Basisprinzip schließt sich an die Akutbehandlung schizophrener und schizoaffektiver Störungen unmittelbar eine Langzeitbehandlung in reduzierter Erhaltungsdosis (bevorzugt mit atypischen Neuroleptika) an – mit dem Ziel einer Rezidivprophylaxe oder Symptomsuppression. Während im Zeitraum von 2 Jahren ohne Behandlung in ca. 80 % mit einem Rückfall gerechnet werden muss, kommt es unter Neuroleptika – abhängig von Primärprognose und zusätzlichen psychosozialen Maßnahmen – nur in 20–40 % zu einem Rezidiv. Ein limitierender Faktor ist die Non-Compliance, die unter ambulanten Bedingungen bis zu 50 % beträgt. Neben einer therapeutischen Bearbeitung dysfunktionaler Krankheits- und Behandlungskonzepte, Dosisanpassung bzw. Einstellung auf individuell besser verträgliche Substanzen kann die Medikamentenapplikation auch mit (i.m. verabreichten) Depot-Neuroleptika sichergestellt werden. Nach Erstmanifestation ist in vielen Fällen eine (möglichst niedrig dosierte) Dauerbehandlung für 1–2 Jahre, nach 2 oder mehr Manifestationen für 3–5 Jahre, u.U. lebenslang indiziert.

Negative Syndrome werden durch typische, konventionelle Neuroleptika weniger gut beeinflusst als die Positivsymptomatik; atypische Neuroleptika bieten hier möglicherweise einen Vorteil.

Tabelle 16.1 Häufig verordnete Neuroleptika

Typische Neuroleptika			Atypische Neuroleptika	Depot-Neuroleptika
hochpotent	mittelpotent	niedrigpotent	Clozapin	Flupentixoldecanoat
Haloperidol	Perazin	Levomepromazin	Olanzapin	Fluphenazindecanoat
Flupentixol	Zuclopenthixol	Chlorprothixen	Risperidon/Paliperidon	Haloperidoldecanoat
Fluphenazin		Melperon	Amisulprid	Zuclopenthixolacetat und -decanoat
		Pipamperon	Quetiapin	
			Ziprasidon	Risperidon Microspheres
			Aripiprazol	

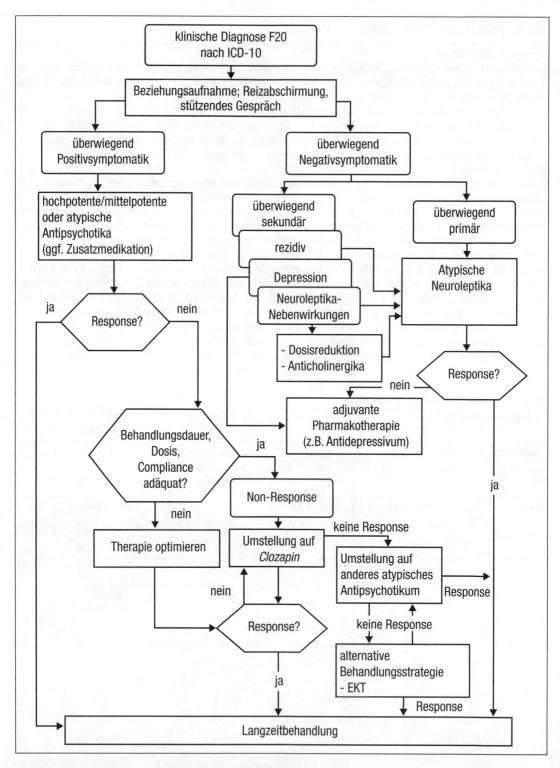

Abbildung 16.1: Algorithmus: Pharmakotherapie der Schizophrenie

Nota: Dem Nicht-Facharzt ist dringend zu empfehlen, sich aus dem breiten Angebot von Substanzen je einen Vertreter, für den längere Anwendungserfahrungen vorliegen, aus den einzelnen Gruppen für das eigene Praxissortiment auszuwählen, und sich damit eigene Erfahrungen, insbesondere in der adäquaten Dosierung, zu verschaffen. In den nachfolgenden Abschnitten wird eine Anzahl bewährter Neuroleptika vorgestellt, die praktisch alle häufigen Indikationen abdecken.

16.4.1. Typische Neuroleptika

Vergleichende Bewertung

Typische Neuroleptika sind eine strukturchemisch heterogene Gruppe von Psychopharmaka mit im Vordergrund stehender antipsychotischer Wirkung (günstige Beeinflussung von wahnhaften Denkinhalten, inkohärenten Denkabläufen, Wahrnehmungsstörungen, Ich-Störungen, katatonen Verhaltensstörungen, affektiver Spannung und psychomotorischen Erregungszuständen). Daneben umfasst das erwünschte Wirkspektrum, je nach Substanzklasse unterschiedlich ausgeprägt, auch sedierende, antimanische, antiautistische Wirkqualitäten. Zusätzlich spielen in der Praxis – außerhalb psychiatrischer Indikationen – antiemetische, schmerzdistanzierende, analgetikapotenzierende und antiallergische Wirkungen eine Rolle. Die antipsychotische Wirksamkeit ist unabhängig von der Nosologie und umfasst sowohl endogene als auch exogene (organische) Psychosen. Die sedierende Wirkung kommt auch bei nichtpsychotischen Erregungszuständen zum Tragen.

Äquivalente Dosierung vorausgesetzt, sind alle Neuroleptika antipsychotisch gleich wirksam, unterscheiden sich aber im UAW-Profil (vgl. Tab. 16.1). Die Einteilung erfolgt nach der antipsychotischen Potenz in hoch-, mittel- und niedrigpotente Substanzen. Als hochpotent kann ein Neuroleptikum bezeichnet werden, wenn es in relativ niedriger Dosis (in mg) stark antipsychotisch wirkt. Schwächer potente Neuroleptika müssen zur Erzielung einer antipsychotischen Wirkung höher dosiert werden und führen eher zu Sedierung und vegetativen Nebenwirkungen.

Für die klassischen, typischen Substanzen gilt Folgendes: Je höher die Potenz, desto stärker sind die extrapyramidalmotorischen UAW (EPS). Niedrigpotente typische Neuroleptika haben geringere extrapyramidalmotorische, aber ausgeprägtere vegetative UAW und können daher zur Erzielung einer ausreichenden antipsychotischen Wirkung i.d.R. nicht hoch genug dosiert werden. Sie werden vorwiegend zur Sedierung eingesetzt. Mittelpotente Neuroleptika nehmen eine Zwischenstellung ein.

Allgemeine Kriterien bei der Substanzwahl sind klinisches Syndrom, Verlaufsbesonderheiten oder Komorbidität (s. Tab. 16.3), früheres Therapieansprechen, substanzeigenes UAW-Profil, gewünschte Applikationsform und Patientenpräferenz.

Ein gewisser Prozentsatz von Patienten (ca. 20 %) wird unter einer Standard-Neuroleptikatherapie nicht gebessert. Maßnahmen bei Non-Response: s. Tab. 16.4.

Tabelle 16.2: Neuroleptika/Antipsychotika: Allgemeine Eigenschaften

Substanz		Sedierung	EPS[1]
Typisch	hochpotent	+	+++
	mittelpotent	++	++
	niedrigpotent	+++	+
Atypisch	Amisulprid	+	+(+)
	Clozapin	++(+)	0
	Olanzapin	+(+)	+
	Quetiapin	++	(+)
	Risperidon	+	+(+)
	Ziprasidon	+	+

1 EPS = extrapyramidalmotorische Störungen

Tabelle 16. 3: Spezielle Differentialindikation von Neuroleptika bei Psychosen

Problem	empfohlen	nicht empfohlen
Negativsymptomatik	atypische NL, Flupentixol	hochpotente typische NL
depressive Syndrome	atypische NL, Flupentixol	hochpotente typische NL
hohe Empfindlichkeit für EPS	Clozapin, Olanzapin, Quetiapin	hochpotente typische NL
Spätdyskinesien	Clozapin	hochpotente typische NL
M. Parkinson	Olanzapin, Clozapin, Quetiapin	hochpotente typische NL
Hypotonie	Haloperidol (niedrig dosiert), Melperon, Pipamperon	niedrigpotente Neuroleptika, Clozapin
kardiale Vorschädigung	Amisulprid, Pipamperon, Melperon	niedrigpotente Neuroleptika, Pimozid, Ziprasidon, Haloperidol i. v.
ältere Patienten	Risperidon, Melperon, Pipamperon	niedrigpotente Neuroleptika
Patienten mit Epilepsie	Fluphenazin, Melperon	Clozapin, Zotepin

1 NL = Neuroleptika

Tabelle 16.4: Vorgehen bei Non-Response

• Diagnose überprüfen
• Compliance überprüfen; evtl. Plasmaspiegelbestimmung
• ausreichend lange behandelt (mindestens 2–4 Wochen)?
• lag die Dosis innerhalb des therapeutischen Bereichs?
• wirkungsabschwächende Wechselwirkungen beachten
• Wechsel von einem typischen zu einem atypischen Neuroleptikum oder umgekehrt
• auf Clozapin umstellen
• Versuche mit Carbamazepin, Lithium, Valproat (allein oder in Kombination mit Neuroleptika)
• Elektrokonvulsionstherapie erwägen
• Nikotin- bzw. Kaffeekonsum erfragen
• erneuter Wechsel des Neuroleptikums
• Kombination zweier Neuroleptika mit unterschiedlichem Rezeptorprofil, z.B. Olanzapin plus Amisulprid

Bei akuten psychotischen Erregungszuständen werden i.d.R. hochpotente typische Neuroleptika wie z.B. Haloperidol oder atypische Neuroleptika wie z.B. Olanzapin eingesetzt. Sie können auch parenteral (Haloperidol i.m., i.v., Olanzapin i.m.) verabreicht werden. Monotherapie ist zu bevorzugen. Bei ausbleibendem Therapieerfolg trotz ausreichender Dosierung und gesicherter Compliance (die durch Plasmaspiegelbestimmung überprüft werden kann) sollte nach 4–6 Wochen auf ein anderes Neuroleptikum einer anderen Substanzklasse umgestellt werden (Tab. 16.4).

Wirkungsmechanismus

Blockade postsynaptischer dopaminerger (D_2-)Rezeptoren in verschiedenen Hirnregionen; therapeutisch relevant sind mesokortikale und mesolimbische Regionen, während die Blockade nigrostrialer und tuberoinfundibulärer Bahnsysteme für extrapyramidalmotorische UAW und Prolaktinerhöhung verantwortlich ist. Daneben substanzspezifische Blockade anderer Transmittersysteme (Serotonin-, Alpha-, Muskarin-, Histaminrezeptoren) für UAW-Profil oder Wirkung auf Negativsymptomatik ($5-HT_2$) verantwortlich.

Indikation(en)

akute psychotische Syndrome im Rahmen endogener Psychosen (schizophrener, manischer, wahnhaft depressiver, schizoaffektiver); symptomatische Behandlung exogener Psychosen (Delir, Halluzinose) und spezieller Persönlichkeitsstörungen; psychomotorische Erregungszustände verschiedenster Ursachen; Symptomsuppression und Rückfallprophylaxe bei chronisch-rezidivierend verlaufenden Psychosen

Kontraindikationen

relativ (z.T. substanzgruppenspezifisch): akute Intoxikationen durch zentralwirksame Substanzen, Engwinkelglaukom, Pylorusstenose, Prostatahypertrophie, kardiale Vorschädigung, Leber- und Nierenvorschädigungen, Leukopenie, prolaktinabhängige Tumoren, schwere Hypotonie, Depression, hirnorganische Erkrankungen, Epilepsie, Parkinson-Syndrom, anamnestisch bekanntes malignes neuroleptisches Syndrom

Unerwünschte Arzneimittelnebenwirkungen

Neben den substanzübergreifenden Unterschieden klassischer Neuroleptika in Abhängigkeit von ihrer neuroleptischen Potenz gibt es substanzgruppenspezifische Besonderheiten; vor allem trizyklische Neuroleptika (Phenothiazine, Thioxanthene) weisen (potentiell) häufiger vegetative, hämatologische, hepatische, allergische UAW als Butyrophenone (z.B. Haloperidol) und Diphenylpiperidine auf.

- **Extrapyramidalmotorische Störungen (EPS):** Wesentlich häufiger und ausgeprägter bei hochpotenten typischen Neuroleptika: Frühdyskinesien mit Krämpfen der Hals-, Kiefer-, Zungenschlund- und äußeren Augenmuskulatur (rasche Besserung nach Gabe eines Anticholinergikums, z.B. 5 mg Biperiden i.v.); Parkinsonoid mit Rigor, kleinschrittigem Gang, Hypomimie (Besserung auf Dosisreduktion, orale anticholinerge Zusatzmedikation, Umstellung) und Tremor; Akathisie mit einer meist als sehr quälend erlebten Sitz- und Stehunruhe (Therapieversuch mit Dosisreduktion, Anticholinergika, Benzodiazepinen, Beta-Rezeptorenblockern oder Umstellung). Spätdyskinesien (orofaziale Hyperkinesien, dystone und choreatiforme Rumpf- und Extremitätenbewegungen) nach langfristiger Neuroleptikagabe, z.T. irreversibel (Anticholinergika unwirksam; Dosisreduktion, Umsetzen auf atypisches Neuroleptikum wie Quetiapin, Olanzapin oder Clozapin; evtl. Tiaprid).
- **Herz-Kreislauf-System:** Besonderes bei niedrigpotenten Neuroleptika orthostatische Dysregulation, Reflextachykardie, Herzrhythmusstörungen (z.B. QTc-Verlängerung).
- **Anticholinerge Wirkungen:** Akkommodationsstörungen, Erhöhung des Augeninnendruckes bei unbehandeltem Engwinkelglaukom, Mundtrockenheit, Speichelfluss, Miktionsstörungen (insbesondere bei Prostataadenom), Obstipation, Delir (vor allem bei älteren Patienten oder zerebraler Vorschädigung).
- **Leberfunktionsstörungen:** Zu Behandlungsbeginn beobachtete – passagere – Transaminasenerhöhungen erfordern i.d.R. kein Absetzen, im Gegensatz zum durch Cholestase bedingten Ikterus mit Erhöhung von Serumbilirubin und alkalischer Phosphatase.
- **Blutbildveränderungen:** Leukopenien werden zu Beginn nicht selten beobachtet. Seltene Agranulozytosen erfordern wie Granulozytopenien sofortiges Absetzen.
- **Zerebrale Krampfanfälle:** In bis zu 1%. Eher unter niedrigpotenten Neuroleptika.
- **Endokrine und sexuelle Störungen:** Prolaktinspiegelerhöhung mit Galaktorrhoe, Gynäkomastie und Menstruationsstörungen. Sexuelle Funktionsstörungen (Libidoverlust, Erektions- und Ejakulationsstörungen bis zu Anorgasmie) sind gegen krankheitsbedingte Störungen abzugrenzen.
- **Affektive, Antriebs- und kognitive Störungen:** Die initial starke Sedierung lässt im Verlauf oft nach. Gelegentlich persistierende Antriebsstörung und depressives Syndrom.
- **Allergische Reaktionen:** Vor allem in den ersten Tagen bis Wochen unter Phenothiazinen; eine Photosensibilität kann fortbestehen (Sonnenschutz und protektive Hautcremes!).
- **Störungen der Thermoregulation:** Hypo- und Hyperthermie **(! Cave: Hitzschlag bei starker Sonnenexposition)**.
- **Augen:** Reversible Trübungen von Kornea und Linse sowie degenerative Netzhautveränderungen, vor allem unter Phenothiazinen, erfordern ophthalmologische Kontrollen.
- **Teratogene Effekte:** Nicht sicher belegt, Butyrophenone möglicherweise sicherer als Phenothiazine. Bei Schwangerschaft ist die Behandlungsentscheidung nach bisherigem Krankheitsverlauf, Rezidivschwere und -häufigkeit im Einzelfall zu treffen. Ggf. Absetzen im 1. Trimenon unter engmaschiger Überwachung. In der Stillzeit abstillen.
- **Malignes neuroleptisches Syndrom (MNS):** In Einzelfällen lebensbedrohliches MNS mit Hyperthermie, Bewusstseinsstörung, Muskelstarre, Anstieg der CK; Absetzen des Neuroleptikums, Kühlen, Behandlung mit Bromocriptin oder Amantadin sowie Dantrolen unter intensivmedizinischen Kautelen.

Besonderheiten

Vor und nach Beginn der neuroleptischen Behandlung Blutbild, Leberenzyme, RR/Puls möglichst wöchentlich kontrollieren, später Ausdehnung der Intervalle. EKG, RR und EEG sollten möglichst vor und nach Beginn der Behandlung vorliegen.

Tabelle 16.5: Häufige und seltene unerwünschte Arzneimittelwirkungen von Neuroleptika

relativ häufige Nebenwirkungen	relativ seltene Nebenwirkungen
Müdigkeit	malignes neuroleptisches Syndrom
reduzierte Konzentrationsfähigkeit	epileptische Anfälle
extrapyramidal motorische NW (EPS)	Agranulozytose
benigne Blutbildveränderungen	
transiente Leberfunktionsstörungen	
endokrine Nebenwirkungen	

Tabelle 16.6: Häufige unerwünschte Arzneimittelwirkungen von typischen vs. atypischen Neuroleptika (Antipsychotika)[1]

Typische Neuroleptika
extrapyramidalmotorische Störungen wie Dystonien, Parkinson-Syndrom (Rigor, Tremor, Akinese), Akathisie, choreatiforme Bewegungen
Anhedonie
Sedation
mäßige Gewichtszunahme
Temperaturregulationsstörungen
Hyperprolaktinämie mit Galaktorrhoe und Amenorrhoe bei Frauen, Gynäkomastie bei Männern
Beeinträchtigung der Sexualfunktionen sowohl bei Frauen als auch Männern
Orthostatische Hypotonie
erhöhte Lichtempfindlichkeit
QT-Zeit-Verlängerung
Risiko von möglicherweise lebensbedrohlichen Rhythmusstörungen (Thioridazin)
Atypische Neuroleptika
mäßige bis ekzessive Gewichtszunahme (Clozapin, Olanzapin)
Diabetes mellitus (Clozapin, Olanzapin)
Hypercholesterinämie
Sedation (Clozapin)
leichte extrapyramidalmotorische Störungen
Orthostatische Hypotonie
Hyperprolaktinämie (Amisulprid, Risperidon)
zerebrale Krampfanfälle (Clozapin)
Hypersalivation (Clozapin)
Agranulozytose (Clozapin, Olanzapin)
Myokarditis (Clozapin)
Linsentrübung (Clozapin)
QT-Zeit-Verlängerung, Risiko von Torsade de pointes (Ziprasidon)

[1] Unerwünschte Arzneimittelwirkungen können bei allen Neuroleptika auftreten; eine Substanz in Klammern bedeutet, dass eine größere Häufigkeit unerwünschter Arzneimittelwirkungen mit dieser Substanz berichtet wurde, diese unerwünschte Arzneimittelwirkung kann jedoch auch bei anderen Substanzen auftreten.

> **!** Cave: Kombinationen mehrerer Wirkstoffe mit dem Potential für QT-Verlängerung bzw. Torsades-de-pointes-Arrhythmien (www.qtdrungs.org) sind zu vermeiden; Hypokaliämie (z.B. auch arzneimittelinduziert, z.B. durch Diuretika oder Kortikosteroide) stellt einen zusätzlichen Risikofaktor für kardiale Arrhythmien dar; Kombination mehrerer zentral dämpfender Mittel kann verstärkte Sedierung oder Atemdepression verursachen; Kombinationen mehrerer Mittel mit anticholinerger Wirkung verstärkt diese sowie das Risiko eines Delirs; Lithium: vermehrte unerwünschte Wirkungen von Lithium bzw. Neuroleptika

16.4.1.1. Niedrigpotente Neuroleptika

Vergleichende Bewertung
Wichtigste Indikationen in der Psychiatrie sind hochgradige Angst und Unruhe von psychotischem Ausmaß, psychomotorische Erregungszustände oder Schlafstörungen bei endogenen Psychosen (Schizophrenien, Manien, agitierte Depressionen).
Promethazin hat keine antipsychotischen Eigenschaften und wird ausschließlich wegen seiner sedierenden und schlafanstoßenden Wirkung eingesetzt.

Indikation(en)
Chlorprothixen: ein Thioxanthenderivat zur Dämpfung von leichteren Erregungs- und Unruhezuständen und zur Schlafförderung.
Levomepromazin: Phenothiazin zur initialen Dämpfung psychomotorischer Erregungszustände, bei Unruhezuständen und zur Schlafförderung. Melperon, Pipamperon: Butyrophenonderivate bei psychomotorischen Erregungszuständen, Unruhe und Schlafstörungen, wegen fehlender anticholinerger Wirkung auch in der Gerontopsychiatrie eingesetzt. Thioridazin sollte wegen des Risikos der QT-Verlängerung und des plötzlichen Herztodes nicht mehr verordnet werden.

Chlorprothixen

Pharmakokinetik
BV: 10–20 %, First-Pass-Metabolismus
Elim.: Metabolismus (Sulfoxidierung, anschließend N-Demethylierung oder N-Oxidierung)
HWZ: 8–12 Std.; bei geriatrischen Patienten Dosis niedriger wählen

Dosierung
Im Rahmen von Psychosen initial 3 x 50 mg/Tag, max. 3 x 150 mg/Std. p.o. (stationär!); parenteral 1–2 x 50(100) mg/Tag i.m.

Wechselwirkungen
- Verstärkung der zentraldämpfenden Wirkung anderer Pharmaka (z.B. Opioid-Analgetika, Antidepressiva, Anästhetika, Hypnotika/Sedativa/Tranquillantien, Antihistaminika) bzw. Alkohol
- mögliche Verstärkung der anticholinergen Wirkung von trizyklischen Antidepressiva oder Parkinsonmitteln
- Antagonisierung der Wirkung von D_2-agonistischen Parkinsonmitteln
- Erhöhung der Plasmakonzentrationen von trizyklischen Antidepressiva
- erhöhtes Risiko extrapyramidalmotorischer Störung bei Kombination mit anderen Neuroleptika bzw. anderen Dopaminantagonisten (z.B. Metoclopramid)
- bei gleichzeitiger Gabe von Lithium sind neurotoxische Symptome (Bewusstseinsstörungen, Erhöhung der Körpertemperatur), extrapyramidalmotorische Störungen, Müdigkeit und Zittern beobachtet worden.
- Verstärkung der blutdrucksenkenden Wirkung von Antihypertensiva
- Adrenalin führt zu Hypotonie (Überwiegen der beta-adrenergen Stimulation)
- Wirkungsabschwächung durch Enzyminduktoren (Phenytoin, Carbamazepin, Phenobarbital, Rifampicin)
- Interaktionen mit oralen Antikoagulantien sind nicht auszuschließen, daher Gerinnungskontrollen in kürzeren Abständen
- verminderte Resorption durch Aluminiumsalze (Antazida) sowie Tee oder Kaffee

Levomepromazin

Pharmakokinetik

BV: ca. 50 % (erhebliche Schwankungen möglich), First-Pass-Metabolismus

Elim.: Metabolismus, als Metabolite (mit unbekannter Aktivität) wurden das Sulfoxid, das Demethyl-Derivat, das Demethyl-Sulfoxid sowie Glucuronide gefunden

HWZ: 20 Std. (15–30 Std.) für die Muttersubstanz bzw. 15 Std. für das Sulfoxid; bei geriatrischen Patienten niedrige Dosis wählen (teils ausgeprägte anticholinerge bzw. blutdrucksenkende Wirkung)

Dosierung
- initial 3 x 25–100 mg/Tag, max. 3 x 150 mg/Tag p.o. (stationär!)
- parenteral 3 x 25–50 mg/Tag i.m.

Wechselwirkungen

s. Chlorprothixen

Melperon

Pharmakokinetik

BV: ca. 60 %, First-Pass-Metabolismus (sättigbar)

Elim.: Metabolismus durch Reduktion der Keto-Gruppe, Hydroxylierung und Oxidation des Methylpiperidin-Rings an verschiedenen Positionen, Hydroxylierung und Oxidation der aliphatischen C-4-Kette und N-Dealkylierung; inaktive Metabolite

HWZ: 3–4 Std. (Einzeldosis) bzw. 6–8 Std. (Dauertherapie); bei geriatrischen Patienten niedrigere Dosis wählen

Dosierung
- initial 3 x 25(50)– 75 mg/Std., max. 375 mg/Tag
- parenteral 1–2 x 50 mg/Std. bis zu 4 x 50 mg/Tag i.m.

Wechselwirkungen

s. Chlorprothixen

Pipamperon

Pharmakokinetik

Elim.: Metabolismus, Hauptwege sind N-Dealkylierung, N-Oxidation und Amid-Hydrolyse, inaktive Metabolite

HWZ: 17 Std. (bei gesunden älteren Probanden); bei geriatrischen Patienten niedrigere Dosis wählen

Dosierung

einschleichend 3 x 40 mg/Tag, bis zu 3 x 120 mg/Tag

Wechselwirkungen

s. Chlorprothixen, jedoch kaum anticholinerge bzw. blutdrucksenkende Wirkung

16.4.1.2. Mittelpotente Neuroleptika

Vergleichende Bewertung

Substanzen dieser Gruppe haben neben einer guten antipsychotischen auch sedierende und schlafanstoßende Wirkung. Wichtigste Indikation in der Psychiatrie ist die Behandlung akuter schizophrener Psychosen, insbesondere bei gleichzeitiger erwünschter Sedierung. Ebenfalls geeignet zur prophylaktischen Langzeitmedikation schizophrener Psychosen sowie zur Behandlung nichtpsychotischer Angst-, Unruhe- und Spannungszustände.

Obwohl von einigen Autoren das mittelpotente Zotepin den atypischen Neuroleptika zugeordnet wird, erachten andere Gremien, wie z.B. die Arzneimittelkommission der deutschen Ärzteschaft, das englische Committee on Safety of Medicines und die Cochrane Collaboration, die Datenlage hierzu als unzureichend.

Indikation(en)
- Perazin zur Akut- und Langzeitbehandlung schizophrener Psychosen
- Zuclopenthixol zur anti-psychotischen Akutbehandlung

Perazin

Pharmakokinetik
BV: 3 % (geschätzt), First-Pass-Metabolismus
Elim.: Metabolismus zu inaktiven Metaboliten (Perazin-N-oxid, Perazin-Sulfoxid, Demethylperazin, 3-Hydroxyperazin, 3-(Phenothia-zinyl-10)-propylamin u.a.)
HWZ: 8–16 Std., verlängert im Alter; bei Leberinsuffizienz Dosis reduzieren; bei geriatrischen Patienten Dosis reduzieren (ca. 50 %)

Dosierung
einschleichend 3 x 25(50) mg/Std. bis max. 600–800 mg/Std. p.o.
in der Erhaltungstherapie bis zu 3 x 100 mg/Std.
bei psychomotorischen Erregungszuständen parenteral 3 x 50 mg i.m. im Abstand von 30 Min., jedoch in den ersten 24 Std. nicht über 500 mg

Wechselwirkungen
s. Haloperidol

Zuclopenthixol (cis-Isomer des Clopenthixol)

Pharmakokinetik
BV: 44 %
Elim.: Metabolismus, CYP2D6 (polymorph) ist beteiligt, am wichtigsten ist der N-Alkyl Metabolit (inaktiv)
HWZ: 18 Std. (extensive metabolizers von CYP2D6) bzw. 30 Std. (bei poor metabolizers von CYP2D6)

Dosierung
3 x 10(25) mg/Std. p.o. oder parenteral 50–100 mg i.m. (3-Tage-Wirkung)

Wechselwirkungen
s. Haloperidol

16.4.1.3. Hochpotente Neuroleptika

Vergleichende Bewertung
Wichtigste Indikation ist die Akutbehandlung schizophrener und manischer Psychosen, insbesondere bei schweren Erregungs-zuständen und katatonen Stupores. In niedriger Dosierung bei nichtpsychotischer psychomotorischer Unruhe (z.B. nächtliche Unruhezustände in der Gerontopsychiatrie/Geriatrie).

Indikation(en)
- Flupentixol: zur antipsychotischen Behandlung
- Fluphenazin: zur Akut- und Langzeitbehandlung schizophrener Psychosen
- Haloperidol: bei allen psychotischen Zustandsbildern, auch bei exogener Genese und im Alter

Flupentixol

Pharmakokinetik
BV: 40–50 %, First-Pass-Metabolismus
Elim.: Metabolismus (Sulfoxidation, N-Dealkylierung, Glucuronidierung) zu weitgehend inaktiven Metaboliten
HZW: 22–36 Std. (orale oder i.v. Anwendung)

Dosierung

2–3 x 5 mg/Std. p.o; zur Langzeitbehandlung evtl. Umstellung auf Depotpräparation (s. Kap. Depressionen: Pharmakotherapie)

Wechselwirkungen

s. Haloperidol
  - Phenothiazine und trizyklische Antidepressiva können gegenseitig die Plasmakonzentrationen erhöhen

Fluphenazin

Pharmakokinetik

BV: ca. 3 %, hoher First-Pass-Metabolismus
Elim.: Metabolismus, CYP2D6-abhängige Hydroxylierung der Phenothiazin-Grundkörpers, Sulfoxidation, Desalkylierung des Piperazinrings und dessen anschließende Spaltung; enterohepatischer Kreislauf und 80–95 % biliäre Ausscheidung nach Glucuronidierung
HWZ: ca. 20 Std.

Dosierung

  - einschleichend 1–2 x 0,5–1 mg/Tag p.o.
  - max. 10–20(40) mg/Tag
  - bei akuten psychotischen Erregungszuständen auch parenteral mit 1–2 x 10 (20) mg/Std. i.m. oder langsam i.v., auch als i.v. Infusion

Wechselwirkungen

s. Haloperidol

Haloperidol

Pharmakokinetik

BV: 60–70 %, First-Pass-Metabolismus
Elim.: Metabolismus, CYP2D6 (polymorph) und CYP3A4 sind beteiligt, außerdem Glucuronidierung, enterohepatischer Kreislauf; Hauptabbauweg ist die Spaltung der N-haltigen Seitenkette durch oxidative Dealkylierung (CYP3A4) und anschließende Oxidation der carboxylierten Seitenkette
HWZ: 24 Std. (12–38 Std.); bei geriatrischen Patienten reduzierte Dosis wählen

Dosierung

je nach Akuität beginnend mit 3 x 1–2 mg/Tag bis zu 3 x 5 mg/Tag p.o.; bei perakuten Bildern auch parenteral 3 x 5 mg/Tag i.v. oder i.m. Höchstdosis 40 mg/Tag.; zur Langzeitbehandlung evtl. Umstellung auf Depotpräparation (s. Kap. Depressionen, Pharmakotherapie)

Wechselwirkungen

  - Verstärkung der zentraldämpfenden Wirkung anderer Pharmaka (z.B. Opioid-Analgetika, Antidepressiva, Anästhetika, Hypnotika/Sedativa/Tranquillantien, Antihistaminika) bzw. Alkohol
  - mögliche Verstärkung der anticholinergen Wirkung von trizyklischen Antidepressiva oder Parkinson-Mitteln
  - Antagonisierung der Wirkung von D_2-agonistischen Parkinson-Mitteln
  - erhöhtes Risiko extrapyramidalmotorischer Störungen bei Kombination mit anderen Neuroleptika bzw. anderen Dopaminantagonisten (z.B. Metoclopramid), Fluoxetin oder Tiaprid
  - bei gleichzeitiger Gabe von Lithium sind neurotoxische Symptome (Bewusstseinsstörungen, Erhöhung der Körpertemperatur), extrapyramidalmotorische Störungen, Müdigkeit und Zittern möglich
  - Verstärkung der blutdrucksenkenden Wirkung von Antihypertensiva
  - Adrenalin führt zu Hypotonie (Überwiegen der beta-adrenergen Stimulation)
  - Wirkungsverstärkung durch Valproinsäure
  - Vorsicht bei Anwendung anderer Arzneimittel, die das QT-Intervall verlängern können
  - Erhöhung der Plasmakonzentration durch Chinidin, Buspiron oder Fluoxetin
  - Senkung der Plasmakonzentration durch Enzyminduktoren (Phenytoin, Carbamazepin, Phenobarbital, Rifampicin)
  - verminderte Resorption durch Aluminiumsalze (Antazida) sowie Tee oder Kaffee

16.4.2. Atypische Neuroleptika

Vergleichende Bewertung

Bei gleich guter antipsychotischer Wirksamkeit wie typische Neuroleptika weisen atypische Neuroleptika vergleichsweise wenig oder keine EPS auf. Sie sind darüber hinaus bei Therapieresistenz auf typische Neuroleptika sowie z.T. gegenüber sog. Negativsymptomatik (Alogie, Apathie, Affektverflachung, Aufmerksamkeitsstörungen, Anhedonie, Asozialität) besser wirksam. De facto ist die Überlegenheit bei Therapieresistenz nur für den Prototypen Clozapin belegt, das aber nur unter strengen Auflagen wegen der Gefahr von Blutbildschädigungen verordnet werden kann. Clozapin verursacht als einziges atypisches Neuroleptikum praktisch keine EPS. Olanzapin, strukturchemisch Clozapin sehr ähnlich, verursacht in mittleren und niedrigen Dosierungen kaum EPS, führt jedoch wie Clozapin zu besonders ausgeprägter, teilweise exzessiver Gewichtszunahme. Blutbildveränderungen wurden vereinzelt beobachtet. Quetiapin, das kaum EPS verursacht, kann in höheren Dosierungen zu starker Sedierung führen. Risperidon besitzt den Vorteil, weniger EPS nur bei Dosen unter 6 mg/Std.; es führt kaum zu Sedierung.

Kürzlich wurde Paliperidon, der aktive Metabolit von Risperidon, zugelassen. Von Vorteil ist die volle initiale Dosierungsmöglichkeit, das angeblich günstigere Nebenwirkungsprofil im Vergleich zu Risperidon ist bislang unzureichend belegt.

Amisulprid zeigte in einigen Vergleichsstudien weniger EPS als typische Neuroleptika, kann aber prolaktinabhängige UAW auslösen. Zotepin ist nach Auffassung der AkdÄ kein atypisches Neuroleptikum. Ziprasidon unterscheidet sich in seinem Rezeptorbindungsprofil deutlich von den anderen derzeit verfügbaren Antipsychotika. Bei vorbestehenden kardialen Problemen – wie etwa einer QTc-Zeit-Verlängerung – sollte Ziprasidon nicht eingesetzt werden. Wie bei allen Neuroleptika ist ein EKG vor Therapiebeginn sowie ein Verlaufs-EKG nach ein- bis zweiwöchiger Behandlung notwendig. Aripiprazol sollte nur bei dominierender Minussymptomatik in der Langzeittherapie eingesetzt werden. Seine Anwendung ist mit einer auffallenden Häufigkeit psychiatrischer UAW belastet.

Indikation(en)

- akute und chronische schizophrene und schizoaffektive Psychosen (s. Tab. 16.2)
- für Clozapin gilt trotz der Unverzichtbarkeit dieses wichtigen Wirkstoffs eine eingeschränkte Indikation: akute und chronische Formen schizophrener Psychosen bei Therapieresistenz oder Unverträglichkeit typischer Neuroleptika, sofern vor Therapiebeginn das Blutbild normal ist (Leukozyten > 3.500/mm³, normales Differentialblutbild)
- initial stark dämpfend und schlafanstoßend
- Das Präparat ist nur unter kontrollierter Anwendung verfügbar (Einhaltung von regelmäßigen Blutbildkontrollen: die ersten 18 Wochen wöchentlich, danach vierwöchentlich; nach Absetzen weitere 4 Wochen).

Amisulprid

Pharmakokinetik

BV: ca. 48 %

Elim.: überwiegend unverändert renal, nur wenig (ca. 4 %) Metabolismus (N-Dealkylierung und Oxidation) zu inaktiven Metaboliten

HWZ: 15–18 Std., verlängert bei Niereninsuffizienz; bei Niereninsuffizienz Dosis reduzieren (auf die Hälfte bei Kreatinin-Serumkonzentration 1,3–2,7 mg/Std. (bzw. auf ein Drittel bei Kreatinin-Serumkonzentration 2,7–8 mg/Std.); bei geriatrischen Patienten evtl. Dosis reduzieren

Dosierung

Dosisbereich 400–800 mg/Std., gelegentlich bis 1.000 mg/Std.; bei primärer und prädominanter Negativsymptomatik 100–300 mg/Std.

Wechselwirkungen

keine spezifischen pharmakokinetischen Interaktionen bekannt

Aripiprazol

Pharmakokinetik

BV: 87 %

Elim.: extensive hepatische Metabolisierung (über CYP3A4 und CYP2D6), Hauptwege sind Dehydrierung, Hydroxylierung und N-Dealkylierung; wichtigster Metabolit ist Dehydroaripiprazol (aktiv, ähnliche Affinität zu D2-Rezeptoren wie die Muttersubstanz)

HWZ: 60–80 Std.; Steady State erst nach ca. 14 Tagen

Dosierung

Dosierungsbereich 10–30 mg/Tag

Wechselwirkungen

- Bei hochwirksamer Inhibition von CYP2D6 (z.B. durch Fluoxetin, Paroxetin, Chinidin) ist mit einem Anstieg der Aripiprazol-Plasmakonzentrationen zu rechnen; bei solcher Komedikation wird die Halbierung der Aripiprazol-Dosis empfohlen.
- Dasselbe trifft für hochwirksame Inhibition von CYP3A4 (z.B. durch Ketoconazol, Itraconazol, HIV-Protease-Inhibitoren) zu.
- Bei gemeinsamer Gabe eines potenten CYP3A4-Induktors (z.B. Carbamazepin, Rifampicin, Phenytoin, Phenobarbital, Primidon, Efavirenz, Nevirapin, Johanniskrautextrakt) ist mit einem höheren Aripiprazol-Dosisbedarf (etwa doppelt) zu rechnen.

Clozapin

Pharmakokinetik

BV: 50–60 %, First-Pass-Metabolismus
Elim.: Metabolismus, schwach aktiver Metabolit Demethylclozapin (über CYP1A2 und CYP3A4 gebildet) sowie inaktive Metabolite (hydroxylierte und N-Oxid-Derivate)
HWZ: 12 Std. (6–26 Std.) (Clozapin) bzw. 13,2 Std. (Metabolit); bei geriatrischen Patienten Dosis reduzieren(!)

Dosierung

- initial Testdosis von 12,5 mg/Std. p.o.
- langsame Dosissteigerung bis zu 450–600 mg/Std., gelegentlich bis zu 900 mg/Std.
- bei > 2 Tagen Unterbrechung erneut schrittweise Einstellung
- parenteral: ebenfalls 1–2 x 12,5 mg/Std. bis zu max. 300 mg/Std. i.m., dann auf orale Form umstellen

Wechselwirkungen

- CYP1A2-Inhibitoren wie Coffein oder Fluvoxamin können zu einem Anstieg der Clozapin-Konzentrationen führen, ebenso die plötzliche Beendigung des Zigarettenrauchens oder auch andere SSRI (wie z.B. Fluoxetin, Paroxetin)
- Risperidon in Kombination mit Clozapin führt ebenfalls zu einem Anstieg der Plasmakonzentration von Clozapin
- Carbamazepin darf wegen seines myelosuppressiven Potentials nicht gleichzeitig mit Clozapin angewendet werden – auch andere Arzneimittel, die möglicherweise eine Agranulozytose hervorrufen können (z.B. Sulfonamide, Pyrazolone, Penicillamin, zytotoxische Stoffe und lang wirkende Depot-Injektionen von Neuroleptika), dürfen nicht verabreicht werden.
- mit Lithium erhöhte „Neurotoxizität" möglich
- Die intravenöse Gabe von Benzodiazepinen soll vermieden werden, da kardiovaskuläre Synkopen und/oder Atemstillstand beschrieben wurden.
- s. Haloperidol

Olanzapin

Pharmakokinetik

BV: gute Resorption, ca. 40 % präsystemische Elimination durch First-Pass-Metabolismus
Elim.: Metabolismus, neben CYP1A2 sind zu geringerem Teil das polymorphe CYP2D6 und das Flavin-Monooxygenasesystem beteiligt; Hauptmetabolite sind N-Desmethyl- und 2-Hydroxymetabolite, die eine geringere Aktivität als die Muttersubstanz aufweisen, und Glucuronide
HWZ: 34 Std. (21–54 Std.), bei älteren Patienten verlängert (52 Std.), daher vorsichtigere Dosierung

Dosierung

initial p.o. 10 mg/Std., Dosisbereich 5–20 mg/Std.

Wechselwirkungen

- bei gleichzeitiger Gabe von Clomipramin – oder anderen die krampfschwellensenkenden Arzneistoffen – erhöhtes Risiko von Krampfanfällen
- verstärkter Metabolismus (CYP1A2) bei gleichzeitiger Carbamazepin-Einnahme und durch Rauchen
- verlangsamter Metabolismus und Anstieg der Plasmakonzentration von Olanzapin durch Fluvoxamin oder Ciprofloxacin

Risperidon – Paliperidon

Pharmakokinetik

BV: 65 % (80 % bei defizienten Metabolisierern von CYP2D6). Paliperidon 28 % (retard)

Elim.: Metabolismus, aktiver Metabolit (9-Hydroxyrisperidon = Paliperidon, etwa äquieffektiv wie Risperidon), gebildet abhängig u.a. von CYP2D6 (polymorph); Paliperidon wird zu ca. 59 % unverändert renal eliminiert, der Rest durch CYP2D6 und CYP3A4 zu zahlreichen Metaboliten umgewandelt

HWZ: 3 Std. (Metabolisierer) bzw. 20 Std. (defiziente Metabolisierer von CYP2D6) für Risperidon, ca. 21–30 Std. für 9-Hydroxyrisperidon = Paliperidon; bei Nieren- oder Leberinsuffizienz bzw. bei geriatrischen Patienten Dosis reduzieren

Dosierung

- initial p.o. mit 2 x 1 mg/Std.
- innerhalb von 3 Tagen, falls nötig, bis zu 2 x 3 mg/Std., max. 8 mg/Std.
- bei eingeschränkter Leber- und Nierenfunktion max. 4 mg/Std.; ggf. Einmalgabe
- Sedierung und psychomotorisch dämpfende Wirkung treten in der empfohlenen mittleren Dosierung nicht auf, EPS bei Dosierung ab 6 mg/Std.
- Paliperidon: 6 mg/Tag

Wechselwirkungen

- möglicherweise erhöhte Risperidonplasmaspiegel durch gleichzeitige Einnahme von Phenothiazinen, SSRI, NSMR
- Risperidon steigert Clozapinplasmaspiegel

Quetiapin

Pharmakokinetik

BV: ca. 10 %

Elim.: Metabolismus, insbesondere über CYP3A4; N-Desalkylquetiapin und der 7-hydroxylierte Metabolit haben Aktivität, zahlreiche weitere Metabolite wurden identifiziert; weniger als 1 % einer Einzeldosis werden unverändert renal eliminiert

HWZ: 7–8 Std.; vorsichtige Dosierung bei geriatrischen Patienten

Dosierung

Dosisbereich 400–1.000 (evtl. 1.200) mg/Std.; sedierende Wirkung kann bereits ab niedrigen Dosisbereichen auftreten.

Wechselwirkungen

Erhöhung der Quetiapin-Plasmakonzentration bei gleichzeitiger Gabe von CYP3A4-Inhibitoren wie Ketoconazol, oder Simvastatin; Carbamazepin oder Phenytoin erhöhen die Quetiapin-Clearance

Ziprasidon

Pharmakokinetik

BV: ca. 60 % (bei Einnahme zusammen mit der Nahrung)

Elim.: fast vollständige hepatische Metabolisierung – überwiegend über die Aldehydoxidase, außerdem über CYP3A4; wichtigster Metabolit ist S-Methyl-dihydroziprasidon

HWZ: 5–10 Std., ein Steady State lässt sich nach 1–3 Tagen feststellen

Dosierung

Dosisbereich 40–160 mg/Std.

Wechselwirkungen

Bisher keine klinisch relevanten Anstiege von Ziprasidon-Plasmaspiegeln bei gleichzeitiger Gabe eines CYP3A4-Inhibitors (z.B. Fluoxetin, Fluvoxamin) oder -Substrats oder bei Gabe eines CYP2D6-Substrats. Insgesamt kann bei Ziprasidon von einem geringen Interaktionspotential ausgegangen werden.

16.4.3. Depot-Neuroleptika

Vergleichende Bewertung

Wichtigste Indikation in der Psychiatrie ist die Langzeitbehandlung und Rezidivprophylaxe schizophrener Psychosen, vor allem zur Sicherung und Verbesserung der Compliance. Von den atypischen Neuroleptika liegt Risperidon in Depotform inzwischen vor. Mit Zuclopenthixol steht für die Akutbehandlung auch ein gut steuerbares Kurzdepot zur Verfügung.

Wirkstoffe und Dosierung
- Flupentixoldecanoat: 20–100 mg i.m. alle 2–4 Wochen
- Fluphenazindecanoat: 12,5–75 mg i.m. alle 2–4 Wochen
- Fluspirilen: bei nichtpsychotischer Angst 0,75–1,5 mg i.m. alle 7 Tage (nicht länger als 3 Monate!)
- Haloperidoldecanoat: 50–300 mg i.m. alle 3–4 Wochen. Bei vorheriger oraler Medikation mit Haloperidol Konversion im Verhältnis ca. 1:15 (p.o./Tag), (Depot/4 Wochen)
- Risperidon Microspheres: 25–50 mg alle 2 Wochen
- Zuclopentixoldecanoat: 200 mg i.m. alle 2–4 Wochen
- Zuclopenthixolacetat: 50–150 mg i.m. alle 2–3 Tage

16.4.4. Andere Wirkstoffgruppen

Behandlungsalternative zu Neuroleptika sind unter den Bedingungen akuter Erregungszustände psychotischer wie nichtpsychotischer Genese vor allem Benzodiazepine (s. Kap. Schlafstörungen und Restless Legs). Dies gilt besonders für akute katatone Syndrome, die probatorisch mit Lorazepam behandelt werden sollten. In der Akutbehandlung manischer und aggressiv getönter schizophrener, aber auch schizoaffektiver Psychosen spielen auch Lithium, Carbamazepin und Valproinsäure eine wichtige Rolle (s. Anfallsleiden und Angst, Panik- und Zwangsstörungen).

16.5. Sonderfälle

Therapie in der Schwangerschaft

Auf eine Gabe von Neuroleptika im ersten Trimenon sollte verzichtet werden. Muss eine Behandlung während der Schwangerschaft durchgeführt werden, sollte diese unter allen Umständen von einem Facharzt für Psychiatrie und Psychotherapie übernommen werden. Bei zwingender Notwendigkeit ist am ehesten eine niedrig dosierte Therapie mit Haloperidol durchzuführen, da hier die größten klinischen Erfahrungen vorliegen.

Therapie bei Kindern

Die Therapie mit Neuroleptika bei Kindern und Jugendlichen bleibt dem Facharzt für Kinder- und Jugendpsychiatrie und -psychotherapie vorbehalten.

Notfälle

Psychiatrische Notfallsituationen kommen als krisenhafte Zuspitzungen im Rahmen psychiatrischer Grundkrankheiten und bei bisher Gesunden (z.B. akute Belastungsreaktionen) vor. Die medikamentöse Behandlung erfolgt syndromorientiert.

Einer der wichtigsten psychiatrischen Notfälle sind psychomotorische Erregungszustände, die durch ausgeprägte, zum Teil massive Antriebssteigerung sowie motorische Hyperaktivität mit mehr oder weniger starker Gereiztheit und Aggressivität sowie Kontrollverlust gekennzeichnet sind, oft begleitet von einer ängstlichen Grundstimmung. Basistherapie des Erregungszustandes ist eine Sofortbehandlung mit einem hochpotenten typischen Neuroleptikum (wie Haloperidol) oder einem atypischen Neuroleptikum (wie Olanzapin). Als Komedikation eignen sich vorrangig Benzodiazepine (z.B. Diazepam, Lorazepam), ggf. auch niedrigpotente typische Neuroleptika (z.B. Laevomepromazin). Olanzapin und niedrigpotente typische Neuroleptika dürfen aber nicht kombiniert werden. Bei Nichtansprechen können wiederholte Gaben in sinnvollen und sicheren Zeitabständen in begrenztem Umfang zum therapeutischen Erfolg führen.

 Cave: Eine neuroleptische Therapie bei Patienten mit dementiellen Syndromen – für die im Allgemeinen auch keine Zulassung besteht – erhöht die Mortalität.

16.6. Zusammenfassende Bewertung und Empfehlungen zur wirtschaftlichen Verordnungsweise

Kriterien für den differentialtherapeutischen Einsatz der typischen und atypischen Neuroleptika resultieren insbesondere aus deren unterschiedlicher Wirksamkeit bezogen auf die Minussymptomatik, depressive und kognitive Störungen im Rahmen der Grunderkrankung sowie das jeweilige Nebenwirkungsprofil. Eine generelle Bevorzugung der mit sehr viel höheren Kosten verbundenen atypischen Neuroleptika ist derzeit nicht begründet, zumal die Bewertung der Präparate durch die Fachkreise (Pharmakologen, Psychiater) und die Cochrane Collaboration teilweise kontrovers sind. Das geeignete Präparat muss anhand des Evaluationsstands individuell unter Berücksichtigung patientenspezifischer Besonderheiten ausgewählt werden. Atypische Neuroleptika werden gerne bei ausgeprägter Negativsymptomatik und kognitiven Defiziten eingesetzt, obwohl eine im Vergleich zu konventionellen Neuroleptika bessere Beeinflussung der Sekundärsymptomatik nicht ausreichend belegt ist. Berechtigt erscheint ihr Einsatz bei einer Therapieresistenz gegenüber den typischen Neuroleptika (Freilich ist ein diesbezüglicher Nutzen de facto nur für Clozapin ausreichend belegt). Auch eine besondere individuelle Disposition zu motorischen UAW (vor allem EPS in der Vorgeschichte) spricht für den Einsatz atypischer Neuroleptika.

Einschränkungen der Anwendbarkeit der atypischen Neuroleptika resultieren aus dem Fehlen parenteraler Zubereitungen (mit Ausnahme von Olanzapin, Ziprasidon). Mit Risperidon microspheres steht nunmehr auch ein atypisches Neuroleptikum als Depotmedikation zur Verfügung. Nicht außer Acht zu lassen sind die besonderen Nebenwirkungsprofile der atypischen Neuroleptika, die teilweise lebensbedrohlich (Agranulozytose bei Clozapin), teilweise schwerwiegend (ausgeprägte Gewichtszunahme mit dem Risiko eines konsekutiven Diabetes mellitus und erhöhter kardiovaskulärer Störungen) sein können. Aufgrund vieler Studien ist jedoch anzunehmen, dass höchstwahrscheinlich extrapyramidal motorische Nebenwirkungen neben der fehlenden Krankheitseinsicht der Hauptgrund für eine fehlende bzw. partielle Compliance der Patienten sein können.

Für die Behandlung der Manien liegen für eine Reihe von atypischen Neuroleptika umfangreiche Evaluationen und auch Zulassungen vor. Für die in der Praxis weit verbreitet vorliegenden Indikationen, wie organische Psychosen, wahnhafte Störungen, vorübergehende akute Psychosen, psychomotorische Erregungszustände, liegen derzeit weder eine Zulassung noch umfangreiche Evaluationen vor. Die Anwendung atypischer Neuroleptika bei diesen Erkrankungen bzw. Symptombildern ist somit allenfalls empirisch begründet. Hier sind die Probleme des Off-Label-Use zu berücksichtigen.

Beim Überwiegen positiver Symptome oder akuten Re-Exazerbationen und starker Erregung können auch typische Neuroleptika eingesetzt werden, die beim Auftreten von gravierenden Nebenwirkungen durch atypische Neuroleptika ersetzt werden. Umgekehrt können Nebenwirkungen von atypischen Neuroleptika auch gelegentlich den Einsatz von typischen Neuroleptika erforderlich machen. Die durch Erfahrungen gestützte Vermutung, dass Substanzen, die nur in geringem Maße früh einsetzende EPS hervorrufen, auch ein geringes Potential zur Auslösung einer Spätdyskinesie besitzen, ist bisher noch nicht gesichert. Grundsätzlich ist darauf hinzuweisen, dass über Jahrzehnte mit der Akut- und Langzeittherapie durch mittelpotente Neuroleptika, wie z.B. Perazin, gute Erfahrungen gemacht wurden; das Risiko von EPS ist bei sorgfältiger Dosistitration nicht größer als unter einer Therapie mit atypischen Substanzen.

Auch bei kurzfristig erforderlicher neuroleptischer Therapie (etwa bei nicht zugelassenen, aber verbreitet praktizierten Indikationsbereichen) kann in der Regel eine Therapie mit typischen Neuroleptika ausreichend und angemessen sein.

Von den atypischen Neuroleptika sind inzwischen Clozapin, Amisulprid, Olanzapin und Risperidon als Generika verfügbar.

Die täglichen Kosten der atypischen Neuroleptika sind trotzdem teilweise um ein Vielfaches (bis 15-fach) höher als diejenigen des in den Studien meist als Referenzsubstanz eingesetzten Haloperidol.

Aus „Wirkstoff aktuell" Quetiapin, 2006, (Herausgeber Kassenärztliche Bundesvereinigung):

- Zur Behandlung der akuten schizophrenen Episode sind Neuroleptika Mittel der Wahl. Eine Monotherapie ist zu bevorzugen.
- Die Behandlung der Schizophrenie kann mit einem kostengünstigen typischen Neuroleptikum erfolgen. Hinsichtlich der Relation erwünschter und unerwünschter Wirkungen sind die typischen Neuroleptika den atypischen vergleichbar. Das Auftreten extrapyramidaler Nebenwirkungen ist bei den atypischen Neuroleptika seltener, führt aber insgesamt nicht zu einer besseren Verträglichkeit und einem besseren Therapieergebnis. Extrapyramidale Nebenwirkungen sind durch die Gabe von Anticholinergika (z.B. Biperiden) kontrollierbar.
- In Endpunktstudien (Zeit bis zum Therapieabbruch) konnte für Quetiapin kein Wirkvorteil gegenüber den typischen Neuroleptika nachgewiesen werden.

- Ein individuelles Risikoprofil (Parkinson-Erkrankung, extrapyramidale Störungen in der Vorgeschichte, ausgeprägte Minussymptomatik, kognitive Defizite) oder eine vorausgegangene Therapieresistenz können eine Indikation für die initiale Behandlung einer schizophrenen Episode mit einem atypischen Neuroleptikum sein. Zu berücksichtigen sind die innerhalb der atypischen Neuroleptika unterschiedlichen Nebenwirkungen (Blutbildveränderungen, Hyperprolaktinämie, Gewichtszunahme, Senkung der Krampfschwelle).
- Für das unter atypischen Neuroleptika behauptete geringere Risiko der Entwicklung tardiver Dyskinesien fehlt die durch Langzeitstudien gesicherte Evidenz. Das trifft auch auf Quetiapin zu.
- Für weitere Indikationen, wie organische Psychosen, wahnhafte oder psychomotorische Störungen, hat Quetiapin keine Zulassung.

Tabelle 16.7: DDD-Kosten im Jahr 2008[1]

Wirkstoff	DDD-Kosten (Euro)
15.3.1.1 Niedrig potente Neuroleptika	
Chlorprothixen	1,01
Levomepromazin	1,54
Melperon	2,41
Pipamperon	2,22
15.3.1.2 Mittel potente Neuroleptika	
Perazin	0,49
Zuclopenthixol	1,03
15.3.1.3 Hoch potente Neuroleptika	
Flupentixol	1,23
Fluphenazin	0,66
Haloperidol	0,57
15.3.2 Atypische Neuroleptika	
Amisulprid	2,12
Clozapin	2,31
Olanzapin	5,05
Quetiapin	7,83
Risperidon	6,43

1 Wegen des weiten Dosierungsspektrums von Neuroleptika in den verschiedenen Indikationen ist der Preisbezug auf DDD-Basis problematisch (s. hierzu die Anmerkungen im AVR 2008).

17. Aufmerksamkeitsdefizit-/ Hyperaktivitätsstörung und Tic-Störungen

17.1. Wirkstoffübersicht

empfohlene Wirkstoffe	weitere Wirkstoffe
d-l-Amphetamin **Methylphenidat** **Tiaprid**	Atomoxetin [2005; A/D] Clomipramin Clonidin Fluoxetin Haloperidol Pimozid Risperidon Sertralin Sulpirid

17.2. Aufmerksamkeitsdefizit-/ Hyperaktivitätsstörung (ADHS)

Fazit für die Praxis

Die **Aufmerksamkeitsdefizit-/Hyperaktivitätsstörung (ADHS)** ist die gegenwärtig häufigste psychopharmakologisch behandelte Störung im Kindes- und Jugendalter. Inzwischen ist sie auch eine häufige Diagnose bei Erwachsenen. Die Therapieindikation ist gegeben, wenn durch die Kernsymptome motorische Hyperaktivität, Aufmerksamkeitsstörung und Impulskontrollstörung die psychische Befindlichkeit und soziale Integration des Kindes, Jugendlichen oder Erwachsenen bedroht sind. Zu beachten sind die häufigen Komorbiditäten, insbesondere Störungen des Sozialverhaltens, Angst- und depressive Störungen, umschriebene Entwicklungsstörungen und auch Tics. Im Jugend- und im Erwachsenenalter sind Persönlichkeitsstörungen und Suchtgefährdung therapierelevant.

Die medikamentöse Therapie der Kernsymptome erfolgt mit Stimulantien oder Atomoxetin (NSRI). Substanz der 1. Wahl ist **Methylphenidat**, nachrangig **d-l-Amphetamin** und in 2. Wahl **Atomoxetin**. Die Medikation ist stets in eine psychoedukative Beratung eingebunden. Oft ist auch eine verhaltenstherapeutische und milieutherapeutische Intervention indiziert. Die fachgerechte Medikation hat in der Regel vermeidbare und keine schädlichen unerwünschten Wirkungen, die dosisabhängig sind und meist nur bei Beginn der Therapie vorübergehend auftreten.

Die Einstiegsdosis von Methylphenidat liegt bei 5 mg pro Tag. Bei Schulkindern ist meist eine Tagesdosis von 20–30 mg anzustreben, grundsätzliche Dosierungsspanne ist 0,5–1 mg/kg Körpergewicht (KG) des schnell freigesetzten Methylphenidats. **Eine Tagesdosis von 60 mg sollte im Allgemeinen nicht überschritten werden!** Die Stimulantien sind nur für das Kindes- und Jugendalter zugelassen. Die Wirksamkeit und das Spektrum möglicher unerwünschter Nebenwirkungen sind für das Kindes- und Jugendalter sehr gut wissenschaftlich untersucht. Therapiepausen (Feiertage, Wochenende, Ferienzeiten) können indiziert sein. Methylphenidat ist auch in retardierter Form verfügbar mit einer Wirkungsdauer von bis zu 12 Stunden bei einmaliger morgendlicher Gabe. Die als wirksam erkannte Dosierung sollte über mindestens 12 Monate beibehalten und jährlich hinsichtlich der weiteren Indikation überprüft werden. Im Hinblick auf kardiovaskuläre Risiken sind die Patienten vor Therapiebeginn und während der Behandlung sorgfältig zu untersuchen.

Atomoxetin ist eine neuere, gut untersuchte Substanz, die für das Kindes- und Jugendalter zugelassen ist. Die empfohlene Erstdosierung liegt bei 0,5 mg/kg KG, die Enddosierung bei etwa 1,2 mg/kg KG.

17.2.1. Klinische Grundlagen

Aufmerksamkeitsstörung, motorische Hyperaktivität und Hyperimpulsivität können im Zusammenhang sehr unterschiedlicher psychiatrischer Störungen als Symptom in Erscheinung treten. Auch sind die Übergänge zwischen grenzwertigem Normalbefund und krankhafter Symptomausprägung fließend. Die Entwicklungsabhängigkeit der Symptomatik und Vermischung mit Komorbiditäten machen die Diagnostik nicht einfach. Die Diagnose setzt eine multiaxiale Diagnostik voraus.

17.2.1.1. Definition/Pathologie/Pathophysiologie

Die Kardinalsymptome der ADHS sind Aufmerksamkeitsstörung, motorische Hyperaktivität und Impulskontrollstörung. Die Störung wird in aller Regel vor dem Alter von 6 Jahren erkennbar. Die Symptomatik tritt mindestens 6 Monate situationsübergreifend auf, z.B. in der Familie, im Kindergarten, in der Schule, Beruf und in der Freizeit. Sie beeinträchtigt erheblich die Lebensführung. Ursache, Pathologie und Pathophysiologie der ADHS sind nicht abschließend geklärt. Erklärungsrelevant sind genetische und andere organische Risikofaktoren, denen eine entscheidende Bedeutung beigemessen wird, während Umwelteinflüsse Schweregrad und die Stabilität des Verlaufs bestimmen und – von frühkindlicher schwerer Deprivation abgesehen – nicht als entscheidend kausal gelten. Erstgradig Verwandte haben ein 3–5-fach erhöhtes Risiko, von ADHS gleichfalls betroffen zu sein. Genetische Einflüsse erklären bis zu 80 % des Erscheinungsbildes. Die bislang bekannten genetischen Polymorphismen, vor allem im dopaminergen und serotonergen Neurotransmittersystem, erklären jeweils weniger als 5 % der Verhaltensvarianz. Bei der multifaktoriellen Genese spielen pränatale Infektionen und toxische Schädigungen des Zentralnervensystems (z.B. Tabak- und Alkoholkonsum der Mutter während der Schwangerschaft) eine Rolle. Schwergradige Deprivationen in früher Kindheit könnten auch ätiologisch bedeutsam sein, insbesondere für assoziierte Störungen des Sozialverhaltens. Hirnstrukturelle und hirnfunktionelle neurophysiologische und neuropsychologische Korrelate verweisen auf Besonderheiten in der Entwicklung neuronaler Netzwerke in verschiedenen Hirnregionen (präfrontaler Cortex, anteriorer Gyrus cinguli, Motorcortex, Cerebellum, Basalganglien).

17.2.1.2. Einteilung/Klassifikation/Epidemiologie

Die Klassifikation nach ICD-10 der WHO unterscheidet sich von der Klassifikation nach DSM-IV der Amerikanischen Psychiatrischen Gesellschaft. Nach ICD-10 ist das gemeinsame Auftreten von Hyperaktivität, Impulsivität und Aufmerksamkeitsstörung diagnostisch ausschlaggebend. Das alleinige Vorliegen einer Aufmerksamkeitsstörung oder von Hyperaktivität und Impulsivität wird diagnostisch nicht differenziert – im Unterschied zu der Subtypenaufteilung nach dem Diagnostic Statistical Manual (DSM)-IV (s. Abb. 17.2). Der „Mischtypus" im DSM gleicht weitestgehend der „einfachen Aktivitäts- und Aufmerksamkeitsstörung" von ICD-10. Unterschieden werden im DSM der „unaufmerksame Typus" und ein „vorwiegend hyperaktiv-impulsiver Typus".

Epidemiologisch ergeben sich nach der Klassifikation von DSM-IV höhere Prävalenzraten, die in der Altersspanne des Kindes- und Jugendalters bei 6 % liegen. Die Prävalenz im Erwachsenenalter wird auf 1–4 % geschätzt.

17.2.1.3. Diagnostik: allgemeine Gesichtspunkte

Die diagnostischen Kriterien (Forschungskriterien) für hyperkinetische Störung gemäß ICD-10 sind in Tabelle 17.1 zusammengefasst.

Der Entscheidungsbaum für die Diagnose der ADHS ist Abbildung 17.1 zu entnehmen.

Tabelle 17.1: Diagnostische Forschungskriterien der ADHS nach ICD-10

Aufmerksamkeitsstörung	Hyperaktivität	Impulsivität
Flüchtigkeitsfehler	Zappeligkeit	Herausplatzen mit Antworten
mangelnde Konzentrationsfähigkeit	Unfähigkeit sitzen zu bleiben	vermehrte Ungeduld, Unfähigkeit zu warten
nicht zuhören können	innere Unruhe	Unterbrechen Anderer
Arbeit nicht nach Vorgabe ausführen können	Unfähigkeit, sich leise zu beschäftigen	übermäßiger Rededrang
mangelnde Organisationsfähigkeit	erhöhter Bewegungsdrang	
Vermeidung geistiger Anstrengungen		
Verlieren wichtiger Gegenstände		
erhöhte Ablenkbarkeit		
Vergesslichkeit im Alltag		
G1. Mindestens 6 …	G2. Mindestens 3 …	G3. Mindestens 1 …
… der Symptome über mindestens 6 Monate in altersuntypischem Ausmaß vorhanden.		
G4. Beginn vor dem 7. Lebensjahr		
G5. Symptomatik ist situationsübergreifend vorhanden		
G6. Symptomatik führt zu einer psychosozialen Funktionseinschränkung		
G7. Symptomatik kann nicht durch andere Störungsbilder (F84; F30; F32; F41) erklärt werden		

17

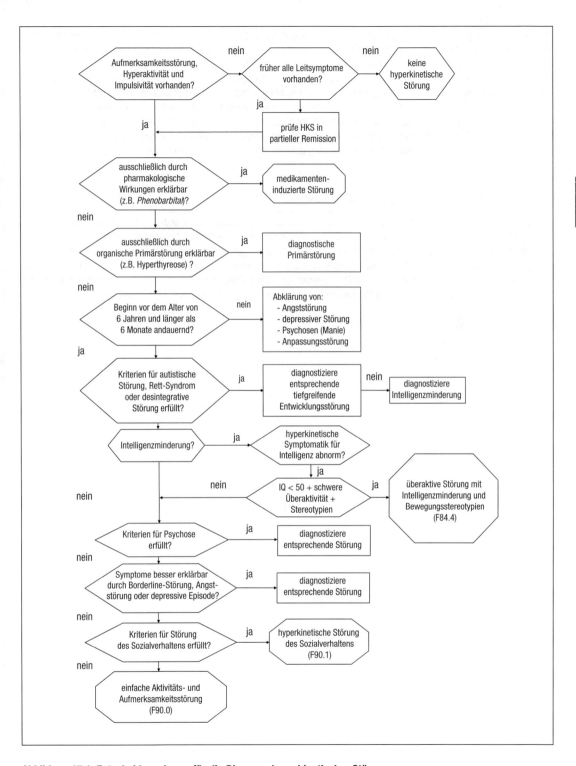

Abbildung 17.1: Entscheidungsbaum für die Diagnose hyperkinetischer Störungen
(nach: Deutsche Gesellschaft für Kinder- und Jugendpsychiatrie, Psychosomatik und Psychotherapie et al. [Hrsg.]: Leitlinien zur Diagnostik und Therapie von psychischen Störungen im Säuglings-, Kindes- und Jugendalter. Deutscher Ärzte-Verlag Köln, 2007, 3. Auflage)

Die Kernsymptome werden über die Exploration der Eltern (ergänzt durch standardisierte Fragebogenangaben), der Kinder/Jugendlichen mit ADHS, mit Hilfe von Informationen aus Kindergarten bzw. Schule (Zeugnisbeurteilungen!) und der Verhaltensbeobachtung ermittelt. Orientierende internistische und neurologische Untersuchung, Testdiagnostik von Intelligenz und umschriebenen Teilleistungsbereichen (insbesondere Ausschluss von Legasthenie) sind erforderlich. Auf zerebrale Erkrankungen, Seh- und Hörstörungen sowie Schlafstörungen ist differentialdiagnostisch zu achten. Mit multiaxialer Diagnostik wird die Störung auf 6 Achsen abgebildet: Klinisch-psychiatrisches Syndrom (Achse I), umschriebene Entwicklungsstörungen (Achse II), Intelligenzniveau (Achse III), körperliche Symptomatik (Achse IV), assoziierte aktuelle abnorme psychosoziale Umstände (Achse V) und das psychosoziale Funktionsniveau als Einschätzung des Schweregrades (Achse VI). Die Differentialdiagnostik ist aufgrund der Unspezifität der Einzelsymptome und der hohen Komorbiditätsraten sehr wichtig, u.a. um eine Fehlanwendung von Stimulantien zu vermeiden (s. Entscheidungsbaum Abb. 17.1).

17.2.2. Therapie: allgemeine Gesichtspunkte

Die Behandlung der Kernsymptome erfolgt bei Kindern, Jugendlichen und Erwachsenen in erster Linie durch Stimulantientherapie und begleitende Psychoedukation. Besonders gut ist die Studienlage zur Stimulantientherapie bis zu einem Zeitraum von 24 Monaten. Zu keinem anderen Medikament, das zur Behandlung psychischer Störungen im Kindesalter zugelassen ist, liegen so zahlreiche und qualifizierte Studien zur störungsspezifischen Wirkung und den unerwünschten Wirkungen vor. Gut untersucht sind auch die verhaltenstherapeutischen Ansatzpunkte bei Kindern, weniger bei Jugendlichen und Erwachsenen. Die Behandlung komorbider Störungen ist oft notwendig. Die Hierarchie des therapeutischen Vorgehens ist der Abbildung 17.2 zu entnehmen.

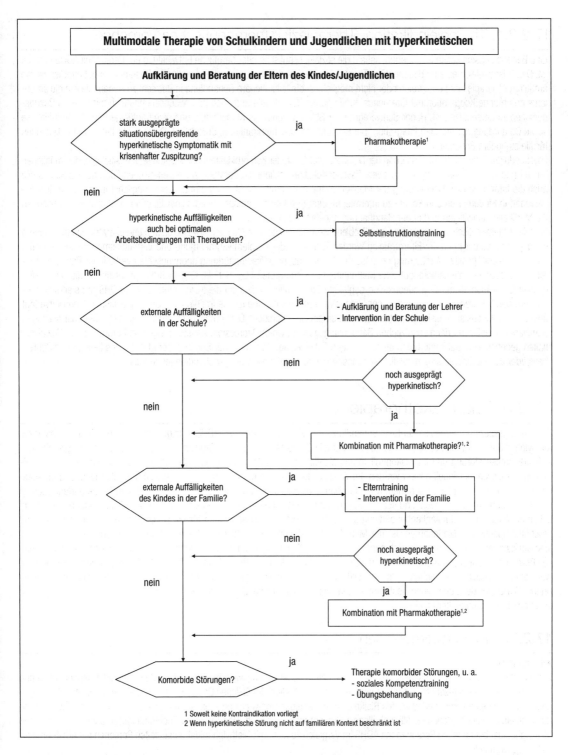

Abbildung 17.2: Hierarchie des therapeutischen Vorgehens bei hyperkinetischen Störungen
(nach: Deutsche Gesellschaft für Kinder- und Jugendpsychiatrie, Psychosomatik und -Psychotherapie et al. [Hrsg.]: Leitlinien zur Diagnostik und Therapie von psychischen Störungen im Säuglings-, Kindes- und Jugendalter. Deutscher Ärzte-Verlag Köln, 2007, 3. Auflage)

17.2.2.1. Therapieindikation, Therapieziel, therapeutisches Vorgehen

Eine Behandlungsindikation ist gegeben, sobald die soziale, schulische oder berufliche Entwicklung der Person mit ADHS bedroht ist. Damit ist zugleich eine medikamentöse Therapie angezeigt, die stets in psychoedukative Maßnahmen eingebettet ist. Ist die ambulante Therapie nicht erfolgreich oder nicht möglich, ist die teilstationäre Behandlung in Betracht zu ziehen, die wie die ambulante durch enge Kooperation mit Elternhaus, Kindergarten bzw. Schule und auch im Erwachsenenbereich mit engsten Bezugspersonen zu unterstützen ist. Hoher Schweregrad der Störung, komplexe Komorbidität und nichttragfähige familiäre Verhältnisse sowie Gefährdung der sozialen Integration (bei Erwachsenen Suchterkrankung, Suizidalität, Deliktgefährdung) sind Indikationen für die stationäre Behandlung.

Psychoedukation beinhaltet die Erklärung der Diagnose (ggf. auch der Komorbiditäten) und Auskünfte über Ätiologie, den möglichen Verlauf und zu den Behandlungsalternativen. Psychoedukation schließt die Beratung zur erzieherischen Führung des Kindes wie auch die Information zur Handhabung der Medikation mit ein. Somit sind stets Kind und Eltern, möglichst immer auch Bezugspersonen in Kindergarten und Schule zu informieren. Eltern und Kind – entsprechend seiner Einwilligungsfähigkeit – müssen in die Medikation einwilligen und in der Handhabung angeleitet werden.

Verhaltenstherapeutisch stehen kindbezogen Problemlöseverfahren ab dem Alter von etwa 10 Jahren und Elterntraining (bei Kindern vorrangig) im Vordergrund. Im Elterntraining werden Techniken der Problemwahrnehmung und Verhaltensmodifikation eingeübt (Verstärkerpläne; positive Verstärkung erwünschten Verhaltens, negative Verstärkung unerwünschten Verhaltens; Time-out). Hilfreich sind auch verhaltenstherapeutische Maßnahmen in Kindergarten bzw. Schule. Gegenwärtig spricht die Studienlage dafür, dass eine mit monatlicher Psychoedukation begleitete Stimulantienmedikation die Kernsymptome des ADHS am stärksten vermindert, deutlich weniger dagegen eine sehr intensive verhaltenstherapeutische Intervention. Die Ergebnisse im Langzeitverlauf über 2 Jahre hinaus sind bislang nicht hinreichend empirisch untersucht. Die Verhaltenstherapie bringt gegenüber der alleinigen Stimulantienmedikation dann zusätzlichen Behandlungsgewinn, wenn Depression, Angststörungen und Störungen im Sozialverhalten gegeben sind. Bei komorbiden umschriebenen Entwicklungsstörungen (der Sprache, der Motorik, des Lesens, des Schreibens oder des Rechnens) sind zusätzlich störungsbezogene funktionelle Übungsbehandlungen indiziert.

17.2.3. Pharmakotherapie

Die störungsspezifische medikamentöse Behandlung der Kernsymptome der ADHS erfolgt erstrangig durch die Substanzen Methylphenidat, d-l-Amphetamin und Atomoxetin. Für alle 3 Substanzen ist durch Studien sehr gut belegt, dass sie Hyperaktivität, Aufmerksamkeitsstörung und Impulskontrollstörung signifikant vermindern. Methylphenidat ist das Medikament der 1. Wahl. Die Präparate müssen individuell dosiert werden. Im Vorschulalter sollte eine medikamentöse Therapie möglichst nicht und im seltenen Fall erst dann zum Einsatz kommen, wenn familiäre Interventionen und umweltbezogene Maßnahmen (Kindergartenberatung) eine Gefährdung von Kindeswohl und sozialer Eingliederung (z.B. Kindesmisshandlung, Ausschluss von Kindergartenbesuch) nicht beheben können. Die Stimulantienbehandlung schafft häufig erste Voraussetzungen für die Durchführbarkeit pädagogischer und psychotherapeutischer Maßnahmen. Ist die Methylphenidat-Medikation nicht hinreichend wirksam, empfiehlt sich ein Behandlungsversuch mit d-l-Amphetamin. Ist auch diese Medikation unwirksam oder bestehen Kontraindikationen zur Verordnung von Psychostimulantien, ist Atomoxetin einzusetzen. Methylphenidat ist in Retardform verfügbar. Die Retardmedikation ist indiziert, wenn eine verlässliche Mehrfachgabe der kurz wirksamen Präparate nicht gelingt. Die Indikation der Medikation ist jährlich zu überprüfen. Die Dauer der Behandlung bestimmt sich individuell, bei anhaltend sehr starker Ausprägung und Beeinträchtigung reicht sie in das Erwachsenenalter hinein.

17.2.3.1. Psychostimulantien

Allgemeines

In Deutschland (und im angelsächsischen sowie skandinavischen Raum) wird in erster Linie Methylphenidat verwendet (breite Erfahrungsbasis über Jahrzehnte, zahlreiche wissenschaftliche Studien). Im üblichen Dosisbereich sind die unerwünschten Wirkungen gering, und es besteht kein bedeutsames Risiko einer Abhängigkeitsentwicklung – es ist im Gegenteil eine präventive Wirkung zu Suchtmittelmissbrauch (Rauchen, Alkohol, illegale Drogen) wahrscheinlich. Das Risiko zu Suchtmittelmissbrauch ist bei den mit Methylphenidat behandelten Personen mit ADHS im Vergleich zu nicht mit Methylphenidat behandelten Personen mit ADHS um den Faktor 2,5 vermindert.

Vergleichende Bewertung und Hinweise zur wirtschaftlichen Verordnung

Methylphenidat ist das Medikament der 1. Wahl. Ist Methylphenidat nicht hinreichend wirksam, empfiehlt sich alternativ zunächst d-l-Amphetamin, dann Atomoxetin. Mit Methylphenidat und d-l-Amphetamin lässt sich bei bis zu 90 % der Patienten mit ADHS eine Besserung der Symptomatik erreichen. Der Wirkungseintritt erfolgt bei beiden Substanzen innerhalb von 30 Minuten nach Einnahme. Bei d-l-Amphetamin ist die Halbwertszeit (5–8 Stunden) länger als bei Methylphenidat. d-l-Amphetamin bedarf einer Rezeptur, da in Deutschland ein Fertigpräparat nicht vorliegt. Retardierte Stimulantienpräparate sind in Deutschland nur für den Wirkstoff Methylphenidat erhältlich. Die in Deutschland verfügbaren Retardpräparate enthalten jeweils unterschiedliche Anteile aus schnell und verzögert abgegebenem Methylphenidat und weisen eine unterschiedliche Galenik auf.

Die Umstellung auf Retardmedikation empfiehlt sich, wenn bei nichtretardiertem Stimulanz die tägliche Mehrfachgabe nicht verlässlich möglich ist oder psychosoziale Gründe gegen eine mehrfache Tabletteneinnahme sprechen (z.B. bei stigmatisierender Tabletteneinnahme in der Schulpause). Die Wahl eines spezifischen retardieren Methylphenidat-Präparates ist nach dem erwünschten Tageswirkungsprofil zu bestimmen.

Die in Deutschland verfügbaren unretardierten Präparate sowie Retardformen sind für die Behandlung von ADHS bei Kindern und Jugendlichen im Alter von 6–18 Jahren zugelassen. Stimulantien sind für das Erwachsenenalter bislang ohne Zulassung. Eine Indikation für ein Methylphenidat-Retardpräparat besteht dann, wenn mit der konventionellen Medikation die Wirkungsdauer instabil oder unzureichend lange anhält und eine wiederholte Gabe über den Tag verteilt nicht gesichert werden oder zugemutet werden kann, so dass sich daher eine Einmalgabe empfiehlt. Aus Gründen der besseren Titrierbarkeit ist anfänglich in der Regel eine Medikation in konventioneller (nicht retardierter) Form indiziert. Die Kombination aus retardierten und nichtretardierten Präparaten ist möglich. Individuelle Unterschiede in Ansprechen und Wirkungsdauer erfordern im Einzelfall spezielle Kombinationen.

Die Effektstärken der Methylphenidat-Therapie liegen für die Verbesserung von Hyperaktivität und hyperimpulsivem Verhalten in der Schule bei 0,8 – 1,0 und für die Aufmerksamkeit bei 0,6 – 0,8. Auch werden häufig aggressive Reaktionstendenzen und die visomotorische Koordination (z.B. Graphomotorik) positiv beeinflusst. Die Medikation sollte mindestens über ein Jahr konsequent verabreicht und einmal jährlich durch Auslassversuch überprüft werden. Der Wirkungsgrad ist hoch; die Wirkung setzt innerhalb von ca. 30 Minuten nach Einnahme der Substanz ein und hält etwa 3–4 Stunden an, in retardierten Formulierungen 6–8 bzw. 8–12 Stunden.

Die Kosten einer Retardmedikation mit Methylphenidat waren bis 2007 wesentlich höher als die der konventionellen Medikation. Seit 2008 erfolgt eine Rückerstattung der Mehrkosten durch die Firmen bei einem Großteil der Krankenkassen. Aufgrund der ständigen Veränderungen ist im fraglichen Einzelfall mit den Firmen bzw. der Krankenkasse direkt Rücksprache zu halten.

Wirkungsmechanismus

Die Wirkungsweise der Stimulantientherapie ist relativ gut untersucht und dennoch nur ansatzweise bekannt. Die Psychostimulantien sind indirekte Agonisten des Dopamin-Noradrenalin-Neurotransmittersystems, das sie durch Wiederaufnahme-Hemmung beeinflussen. Dies erfolgt durch Blockade des Dopamintransporters. Bei d-l-Amphetamin wird zusätzlich zur Blockade des Dopamintransporters Dopamin aus präsynaptischen sensitiven Granula vermehrt freigesetzt. Der wahrscheinliche Hauptwirkort ist das nigrostriatale System.

Kontraindikationen

Eine absolute Kontraindikation sind psychotische Erkrankungen sowie akute unkontrollierte Drogenabhängigkeit. Bei Kindern unter 5 Jahren, Tic-Störungen (insbesondere Tourette-Syndrom, wobei im Einzelfall Tics durch Stimulantienmedikation auch reduziert werden) und Suchtmittelmissbrauch bei Bezugspersonen des Kindes ist eine besonders sorgfältige Verlaufskontrolle angezeigt. Unzureichende Kontrolle der Medikamenteneinnahme ist eine relative Kontraindikation. Kardiale Fehlbildungen und Herz-Kreislauf-Erkrankungen, Bluthochdruck, Angina pectoris, Glaukom und die Medikation von Monoaminoxydase-(MAO-)Hemmern sind Kontraindikationen. Alle diese Kontraindikationen sind im Kindesalter selten. Bei Herzanomalien und Störungen der Herzfunktion sollte vor Aufdosierung ein kardiologisches Konsil eingeholt werden. Vorsicht ist bei Schwangeren oder stillenden Frauen angezeigt.

Unerwünschte Arzneimittelwirkungen

Bei etwa 4–10 % kommt es – meist vorübergehend bei Therapiebeginn – zu Appetitstörungen, abdominellen Beschwerden und Kopfschmerzen. Selten sind Müdigkeit, Schwindel, Übelkeit, Blutdruckerhöhung, Pulsbeschleunigung, depressive Verstimmungen und andere psychiatrische Verstimmungen (dies insbesondere bei Überdosierung), Migräneanfälle und andere zerebrovaskuläre Ereignisse, Ängstlichkeit und Einschlafstörung (bei zu später nachmittäglicher Gabe nach 15–16 Uhr). Eine langsamere Wachstumsgeschwindigkeit wird bei Kindern mit ADHS sowohl bei Patienten mit als auch ohne Stimulantienmedikation vorübergehend gesehen, die Endgröße scheint nach gegenwärtiger Befundlage nicht signifikant vermindert. Bei primärem Minderwuchs empfiehlt sich ein regelmäßiges Somatogramm. Es gibt keinen Nachweis, dass eine Methylphenidat-Therapie im Kindes- und Jugendalter bei regelrechter Verordnung im späteren Lebensalter das Risiko einer Parkinson- oder Krebserkrankung erhöhen könnte. Bei 1–2 % treten motorische oder vokale Tics auf, die jedoch auch in Einzelfällen durch Methylphenidat vermindert werden. Der Nachweis einer generellen Erhöhung zerebraler Anfallsbereitschaft durch Methylphenidat fehlt und ist nach der Datenlage unwahrscheinlich. Eine Epilepsie, antikonvulsiv wirksam behandelt, ist keine Kontraindikation.

Wechselwirkungen
Arzneimittelwechselwirkungen sind bei Kombination mit Imipramin, nichtselektiven MAO-Hemmern (in der Kinder- und Jugendpsychiatrie nie indiziert) und Betablockern zu beachten.

Besonderheiten (Therapiekontrollen)
Die Stimulantientherapie setzt eine multiaxiale Diagnostik entsprechend der Leitlinien der Fachgesellschaften der Kinder- und Jugendpsychiatrie, Psychosomatik und Psychotherapie voraus. Bei der körperlichen Untersuchung sollten Puls, Blutdruck, Körpergröße und Körpergewicht überprüft sein. Anamnestisch sind Anfallsleiden, Leberschäden und Suchtmittelgebrauch und kardiale Erkrankungen zu erfragen. Während der Behandlung sollten die wichtigsten Kreislaufparameter regelmäßig kontrolliert werden. Trotz der Empfehlung der Hersteller, routinemäßig Blutuntersuchungen durchzuführen, ist dies gemäß der Leitlinien, wenn keine klinische Indikation vorliegt, nicht erforderlich. Zu achten ist auf die Schilddrüsenfunktion (bei Indikation Blutbild zur Kontrolle von FT_3, FT_4, TSH-basal). Ein EEG ist bei klinischer Indikation anzufertigen. Im Verlauf der Medikation sollte auf Tics geachtet werden. Etwa einmal jährlich empfiehlt sich bei fraglicher Indikation ein Auslassversuch zur Überprüfung von Wirkung und Indikation. Notwendig ist die Kontrolle, ob die verbrauchte Menge der verschriebenen Menge entspricht, um missbräuchlichen Umgang (z.B. Verkauf im Drogenmilieu) zu verhindern.

Die Dauer der Behandlung ergibt sich aus dem klinischen Verlauf und ist individuell unterschiedlich; in der Regel dauert sie 1–2 Jahre. Bei schwergradiger fortdauernder Symptomatik muss auch im Jugend- und Erwachsenenalter behandelt werden.

Methylphenidat

Wirkungsmechanismus
s. Allgemeines

Indikation(en)
schwere hyperkinetische Störungen mit Aufmerksamkeitsdefiziten (F 90.0) mit begleitenden oder ohne begleitende Störungen des Sozialverhaltens (F 90.1) im Rahmen einer therapeutischen Gesamtstrategie; Narkolepsie (G 47.4)

Kontraindikationen
s. Allgemeines

Wechselwirkungen
Der Metabolismus von Antiepileptika, Neuroleptika, NSMRI-Antidepressiva bzw. oralen Antikoagulantien (Gerinnungskontrollen) kann gehemmt werden, sodass bei diesen Wirkstoffen eine Dosisreduktion erforderlich sein kann. Carbamazepin (Enzyminduktor) kann die Wirkung abschwächen.

Pharmakokinetik
BV: 30 % (10–50 %), bei rasch freisetzender Formulierung, „First-Pass-Metabolismus"
Elim.: Esterspaltung zu α-Phenylpiperidin-2-Essigsäure (Ritalinsäure, hat nur minimale Aktivität), weitere (unbedeutende) Metabolite, < 1 % werden unverändert renal eliminiert
HWZ: 2–7 Std. (im Mittel 3 Std.); α-Phenylpiperidin-2-Essigsäure 3–4 Std.

Dosierung
Nach Studienlage werden die Kernsymptome von ADHS bei Grundschulkindern am wirksamsten mit Methylphenidat in einer Dosierung von im Durchschnitt 30 mg behandelt auf bis zu 3 Gaben pro Tag verteilt. Die Dosierung ist stets individuell zu titrieren, und generell wird ein Dosierungsbereich zwischen 0,5 – 1 mg/kg KG empfohlen. In der bislang qualifiziertesten Studie wurde jedoch davon abweichend bei Kindern im Grundschulalter eine höhere Dosis entsprechend 0,95–1,25 mg/kg KG als optimal wirksam festgestellt. Die Anfangsdosis liegt bei 5 mg/Tag. Die Maximaldosis von 60 mg/Tag sollte in der Regel nicht überschritten werden. Bei höherer Tagesdosis ist das Risiko unerwünschter Wirkungen erhöht. Bei allen Retardpräparaten wird in der Regel eine etwas

höhere Tagesdosierung benötigt als bei kurz wirksamen Präparaten. Bei Erwachsenen sprechen Befunde dafür, dass im Einzelfall die beste Wirksamkeit mit höheren Dosen erreicht werden kann. Die Tageshöchstdosen können im Einzelfall bei 100 mg liegen bzw. 2 mg/kg KG, in der Regel aber liegt die Spanne bei 5 bis max. 60 mg/Tag (0,5–1,0 mg/kg KG; vgl. 17.1.4.1.).

d-l-Amphetamin

Wechselwirkungen
Durch irreversible MAO-Hemmer (in der Kinder- und Jugendpsychiatrie ohne Indikation) können adrenerge Krisen ausgelöst werden. Die Kombination ist zu vermeiden; nach Absetzen irreversibler MAO-Hemmer mindestens 14 Tage bis zur Gabe von d-l-Amphetamin warten. Die Kombination mit Sibutramin ist zu vermeiden (verstärkte Wirkung, Blutdruck- und Pulssteigerung). Wirkungsverstärkung durch NSMRI; Kombination möglichst zu vermeiden.

Pharmakokinetik
Elim.: bei Urin-pH 6,6 werden ca. 70 % bzw. bei Urin-pH 6,7 werden 17–43 % unverändert im Urin eliminiert
HWZ: 7–34 Std. (abhängig vom Urin-pH)

Dosierung
in der Regel 5–20 mg/Tag, maximal 30 mg/Tag im Schulalter; höhere Dosen sollten auch im Einzelfall jedoch nie 40 mg/Tag überschreiten; eine Einzelanfertigung in der Apotheke ist notwendig; zur Rezeptur s. Tab. 17.3

17.2.3.2. Atomoxetin

Vergleichende Bewertung und Hinweise zur wirtschaftlichen Verordnung
Zur Behandlung des ADHS bei Kindern und Jugendlichen und auch – unter bestimmten Voraussetzungen bei Erwachsenen – kommt als Mittel der 2. Wahl – unter bestimmten Bedingungen auch 1. Wahl – das Atomoxetin aus der Klasse der SNRI (Selektive Noradrenalin-Wiederaufnahme-Hemmstoffe) infrage, das aus der Wirkstoffgruppe moderner Antidepressiva dieses Typs heraus entwickelt wurde. In der Behandlung der ADHS kann es wie die Retardpräparate von Methylphenidat als lang wirksames Medikament in der Behandlung der ADHS angesehen werden, da es nur einmal oder auch zweimal täglich verabreicht werden kann. Die Studien sprechen dafür, dass die Effektstärken für Strattera® etwas niedriger gegenüber Methylphenidat liegen. Während die Wirkung von Methylphenidat und d-l-Amphetamin bereits nach etwa einer halben Stunde signifikant eintritt, stellt sich die volle Wirkung von Atomoxetin erst nach 6–8 Wochen oder auch später ein. Ist die vollständige klinische Wirksamkeit erreicht, scheint diese ganztägig konstant anzuhalten. Die Wirksamkeitsunterschiede gegenüber Methylphenidat sind gemessen an der Anzahl notwendiger Behandlungen klinisch wahrscheinlich nicht bedeutsam. Etwa 40 % der Kinder, die auf Methylphenidat nicht ansprechen, können von Atomoxetin profitieren. Die Zulassung zur Behandlung von ADHS bei Erwachsenen ist dann gegeben, wenn die Therapie bereits im Jugendalter vorgenommen wurde.
Atomoxetin gehört nicht zur Gruppe der Psychostimulantien und unterliegt deswegen auch nicht der Betäubungsmittelverschreibungs-Verordnung.
Die Jahrestherapiekosten für Atomoxetin belaufen sich für Dosierungen von 40 oder 60 mg/Tag einmal täglicher Gabe auf 1.390,– Euro. Im Vergleich dazu liegen die entsprechenden Kosten für retardiertes Methylphenidat für Dosierungen für 30 mg/Tag zwischen 919,– Euro und 1.100,– Euro.
Auch aus Kostengründen kann Atomoxetin nur als Mittel 2. Wahl eingestuft werden.
Im Nebenwirkungsprofil werden bei Atomoxetin häufiger Somnolenz und Übelkeit, bei Methylphenidat eher Insomnie und Appetitmangel registriert. Atomoxetin kann indiziert sein, wenn Tics und Substanzmissbrauch komorbid gegeben sind und eine Wirkung über 24 Stunden notwendig ist. Wenn schnell freisetzendes Methylphenidat nicht wirksam anspricht, sollte zunächst auf d-l-Amphetamin umgestellt werden und im Fall erneuter unzureichender Wirkung auf Atomoxetin gewechselt werden.

Atomoxetin [2005; A/D]

Wirkungsmechanismus
Atomoxetin ist als selektiver Hemmstoff des präsynaptischen Noradrenalin-Transporters ein zentralwirkendes indirektes Sympatomimeticum.

Indikation(en)

Die Behandlung der ADHS bei Kindern ab 6 Jahren und Jugendlichen. Bei Erwachsenen nur dann zugelassen, wenn die Medikation bereits im Jugendalter erfolgte. Eine darüber hinausgehende Zulassung für den Erwachsenenbereich besteht in Deutschland nicht. Atomoxetin kann in der Behandlung der ADHS indiziert sein, wenn sich Methylphenidat oder d-l-Amphetamin als nicht wirksam erwiesen haben, eine Wirkung über 24 Stunden notwendig ist, das Risiko eines Substanzmittelmissbrauches groß ist, wenn komorbid Tics vorliegen oder diese unter einer Methylphenidat-Therapie ausgelöst werden und seitens der Familie eine Behandlung mit Methylphenidat oder d-l-Amphetamin abgelehnt wird und wenn schließlich Kontraindikationen oder nichttolerierbare unerwünschte Wirkungen unter der Behandlung mit Stimulantien vorliegen. Komorbide Angststörungen bei ADHS scheinen durch Atomoxetin reduziert zu werden (mittlere Effektstärke 0,5).

Kontraindikationen

Engwinkelglaukom und die Anwendung eines MAO-Hemmers innerhalb der letzten 2 Wochen

Unerwünschte Arzneimittelwirkungen

- Bauchschmerzen (18 %)
- verminderter Appetit (16 %)
- Übelkeit (9 %)
- Erbrechen (11 %)
- mäßige Pulserhöhung (im Mittel < 10 Schläge/Min.) und/oder geringer Blutdruckanstieg möglich
- Mundtrockenheit, Schlaflosigkeit, Verstopfung und Stimmungsschwankungen
- Suizidgedanken (0,44 %) traten gegenüber Placebo (0 %) häufiger auf – daher auf depressive Entwicklungen und Suizidalität achten (für Stimulantien liegen vorläufig hierzu keine Daten vor)
- bei Epilepsie sollte auf eine Veränderung der Anfallshäufigkeit geachtet werden
- bei Erwachsenen wurden Harnverhalt und sexuelle Dysfunktionen beobachtet
- wegen seltener Hepatotoxizität sollte auf klinische Symptome einer Leberschädigung geachtet werden und bei ersten Anzeichen die Medikation abgesetzt werden

Wechselwirkungen

Arzneimittel mit einer Wirkung auf den Noradrenalinstoffwechsel (z.B. Antidepressiva wie Imipramin, Venlafaxin und Mirtazapin oder schleimhautabschwellende Mittel wie Pseudoephedrin oder Phenylephrin) sollten bei gleichzeitiger Anwendung von Atomoxetin vorsichtig eingesetzt werden, da sich die Effekte gegenseitig verstärken können. Die Wirkung von Salbutamol (oder anderen Beta$_2$-Agonisten) auf das Herz-Kreislauf-System kann durch Atomoxetin verstärkt werden. Gleichzeitige Gabe von CYP2D6/P4502D6-Hemmstoffen, wie den Antidepressiva Paroxetin oder Fluoxetin, kann die Plasmakonzentration von Atomoxetin bzw. seines Hauptmetaboliten auf das 3–4-Fache erhöhen.

Besonderheiten (Therapiekontrolle)

Aufgrund der Seltenheit einer Hepatotoxizität und QT-Verlängerung werden laborchemische Überwachung der Leberfunktion und routinemäßige EKG-Überwachung, solange keine klinischen Symptome oder Risikofaktoren vorliegen, seitens der europäischen Leitliniengruppe nicht als notwenig erachtet. Da die Wirkung in der Regel frühestens ab der 4. Woche, die vollständige klinische Wirksamkeit erst nach 6–8-wöchiger Behandlungszeit erreicht wird, bedarf es einer besonders qualifizierten Compliance.

Pharmakokinetik

BV: fast vollständige Resorption bei oraler Gabe
Elim.: Metabolismus durch CYP4502D6 bzw. CYP2D6
HWZ: ca. 4 Stunden, kann bei Poor Metabolizers für CYP2D6 auf 21 Stunden verlängert sein

Dosierung

Wie bei den Stimulantien ist Atomoxetin Teil der multimodalen Handlung von Patienten mit ADHS. Die Dosierung erfolgt individuell nach Maßgabe der klinischen Wirksamkeit und Verträglichkeit:

bis zu 70 kg KG:
- Gesamttagesdosis bei Behandlungsbeginn ca. 0,5 mg/kg KG/Tag
- Aufdosierung nach 7 Tagen auf die tägliche Zieldosis von etwa 1,2 mg/kg KG zur Dauerbehandlung

- Gesamtdosis kann als Einmalgabe am Morgen oder in 2 gleichmäßigen Dosen am Morgen und frühen Abend verabreicht werden
- Tagesgesamtdosis von 1,8 mg/kg KG sollte bei Kindern und Jugendlichen nicht überschritten werden
- langsamere Aufdosierung kann initiale gastrointestinale unerwünschte Nebenwirkungen vermeiden

über 70 kg KG:
- Gesamttagesdosis bei Behandlungsbeginn 40 mg/Tag und während der Dauerbehandlung 80 mg/Tag
- reduzierte Dosis empfiehlt sich bei **Patienten mit Leber- bzw. Niereninsuffizienz**

17.3. Tic-Störungen

Fazit für die Praxis

Tics haben durchschnittlich über die Altersgruppen hinweg eine Prävalenz von etwa 1 %. Sind Tics schwergradig ausgeprägt, so beeinträchtigen sie die subjektive Befindlichkeit und auch die soziale Integration wesentlich. Tics sind andererseits nur behandlungsbedürftig, wenn subjektiver Leidensdruck und objektive Beeinträchtigung bestehen. In der Regel ist die Therapie ambulant durchführbar, stationär dann, wenn zu schwerer Ausprägung komorbide Störungen und selbstverletzendes Verhalten hinzukommen. Der Erklärung der Symptomatik, Psychoedukation sowie verhaltenstherapeutische Strategien sind unerlässlich. Die Pharmakotherapie ist bei hohem Schweregrad, starker psychosozialer Belastung und unzureichender Krankheitsbewältigung indiziert. Medikament der 1. Wahl ist in Deutschland **Tiaprid**. Es wird wochenweise in einschleichender Dosierung von 2 auf 5 bis zu 10 mg/kg KG aufdosiert. Medikamente der 2. Wahl sind Risperidon, Pimozid und Haloperidol.
Die Komorbiditätsrate ist hoch: Hyperkinetische Störungen bis zu 50 %, Zwangsstörungen bis zu 30 % sowie emotionale Störungen. Bei komorbider Aufmerksamkeitsdefizit-/Hyperaktivitätsstörung ist die kombinierte Behandlung mit Tiaprid und Methylphenidat möglich, bei Zwangssymptomatik können Substanzen mit serotonerger Aktivität (Sulpirid, Clomipramin; Selektive Serotonin-Rückaufnahme-Inhibitoren-[SSR-]Antidepressiva) hilfreich sein. Die Dauer der medikamentösen Behandlung sollte zunächst mindestens 12 Monate betragen.

17.3.1. Klinische Grundlagen

Während passagere Tics häufig sind, dürfte die Häufigkeit therapiebedürftiger chronischer Tic-Störungen bei unter 1 % liegen; im Kindes- und Jugendalter ist die Prävalenz behandlungsbedürftiger Tics aufgrund von Spontanremission häufiger als im Erwachsenenalter. Beim Tourette-Syndrom, bei dem sich motorische Tics mit vokalen Tics verbinden, liegen die Prävalenzschätzungen bei 0,05 – 3,0 %. Aufgrund der Tendenz von Tics zur Chronifizierung, zur Spontanremission und des in Ausprägungsgrad und Ausdrucksform sich verändernden klinischen Bildes ist eine begleitende Verlaufsdiagnostik integraler Bestandteil der psychotherapeutischen und psychopharmakologischen Behandlung. Die Therapieindikation richtet sich nach dem subjektiven Leidensdruck und den objektiven Problemen der psychosozialen Integration.

17.3.1.1. Definition/Pathologie/Pathophysiologie

Tics sind plötzlich einsetzende, rasche, wiederholte, unwillkürliche, nichtrhythmische Bewegungen umschriebener Muskelgruppen und/oder Lautäußerungen, die unregelmäßig auftreten und nicht oder nur kurzzeitig unterdrückt werden können. Weniger ausgeprägt treten Tics bei mehr als 80 % der Patienten auch während des Schlafs auf.
Tics werden mit Wechselwirkungen genetischer und nichtgenetischer biologischer Faktoren, psychologischen Merkmalen und Umwelteinflüssen erklärt. Der genetische Einfluss wird mit hoher Konkordanzrate bei eineiigen Zwillingen (90 %) und signifikant niedrigerer bei zweieiigen Zwillingen (20 %) deutlich. Molekulargenetisch bestehen Korrelate zum dopaminergen System, wobei Kandidatengene über eine Anzahl von Chromosomen streuen. Unspezifisch sind Schwangerschafts- und Geburtskomplikationen sowie Infektionen (Streptokokken-Infektionen, Mykoplasmen-, Borrelieninfektion). Das pathogenetische Modell geht von einem Funktionsdefizit in dopaminerg gesteuerten sensomotorischen kortiko-striato-pallido-thalamo-kortikalem Regulationssystem aus. Dabei wird eine erhöhte dopaminerge Aktivität im Striatum angenommen, die eine Störung der subkortikalen Eigenhemmung und automatischen Bewegungskontrolle begründen soll. Das Modell macht verständlich, dass D2-Rezeptor-Antagonisten Medikamente der 1. Wahl zur Minderung von Tics sind.

17.3.1.2. Einteilung/Klassifikation/Epidemiologie

Klassifikatorisch werden 3 Grundformen unterschieden:

- **vorübergehende Tic-Störung (F 95.0):**
  Die Tic-Symptomatik hält nicht länger als 12 Monate an, Manifestationsgipfel im Alter von 4 und 5 Jahren. Am häufigsten sind Gesichts-Tics (Augenzwinkern, Grimassieren, auch Schultergürtel und obere Rumpfmuskulatur können betroffen sein).

- **chronische motorische oder vokale Tic-Störung (F 95.1):**
  Auftreten motorischer oder vokaler Tics, die jedoch nicht gleichzeitig, durchaus aber sukzessive vorkommen. Die Tics können einzeln oder multipel auftreten und bestehen länger als ein Jahr.

- **Gilles-de-la-Tourette-Syndrom (F 95.2):**
  Gleichzeitiges oder sukzessives Auftreten motorischer und vokaler Tics. Letztere manifestieren sich in Form explosiver, repetitiver Vokalisationen, Räuspern, Grunzen, Ausstoßen obszöner Worte. Die Störung beginnt immer in der Kindheit oder spätestens in der Adoleszenz, sie kann sich im Verlauf der Erkrankung zurückbilden, in Einzelfällen auch nach Jahren neu auftreten oder auch bei schwergradigem Verlauf bis ins Erwachsenenalter hinein persistieren.

Epidemiologisch treten zunächst motorische Tics zwischen dem 2. und 15. Lebensjahr früher als vokale Tics (vor allem zwischen 8. und 15. Lebensjahr) auf. Komplexe Tics entwickeln sich regelhaft 4–8 Jahre nach den ersten Tic-Symptomen. Die meisten Tics sind vorübergehend, remittieren spontan, wobei multiple Tics nach symptomfreiem Intervall erneut auftreten können. Für das Grundschulalter liegen die Prävalenzschätzungen für einfache Tics bei 4–12 %, wobei 3–4 % chronisch (über 6 Monate lang) verlaufen, während für das Tourette-Syndrom eine durchschnittliche Prävalenz von maximal 1 % angenommen wird. In den meisten Fällen nimmt im Entwicklungsverlauf die Beeinträchtigung durch die Tics ab. Tic-Störungen sind beim männlichen Geschlecht 3–4,5-fach häufiger als bei Frauen. Im weiteren Verlauf sind Komorbiditäten häufig. Dazu zählen insbesondere das hyperkinetische Syndrom, Zwangsstörungen, emotionale Störungen, Schlafstörungen und bei schwergradigen Verläufen sekundär Probleme in den familiären und außerfamiliären Beziehungen.

17.3.1.3. Diagnostik: allgemeine Gesichtspunkte

Die Diagnostik der Tic-Störung ist in Abbildung 17.3 zusammengefasst. Die Diagnose ergibt sich im Rahmen multiaxialer Diagnostik wesentlich aus der Exploration, den lebensgeschichtlichen Angaben, der klinischen Beobachtung und der internistischen/neurologischen Untersuchung. Charakteristisch für Tics sind die kurzfristige Unterdrückbarkeit, das serielle Auftreten, sensomotorische „Vorgefühle", wechselnde Lokalisation und Fluktuation in Ausprägung und Häufigkeit sowie eine Abnahme während des Schlafs. Da Tics zeitweise willentlich unterdrückt werden können, kommt den Beobachtungen des Patienten selbst und seiner Eltern entscheidende Bedeutung zu. Bildgebende Verfahren sind nur bei auffälligem EEG-Befund indiziert. Aufgrund der häufigen Komorbidität ist eine multiaxiale Diagnostik erforderlich.

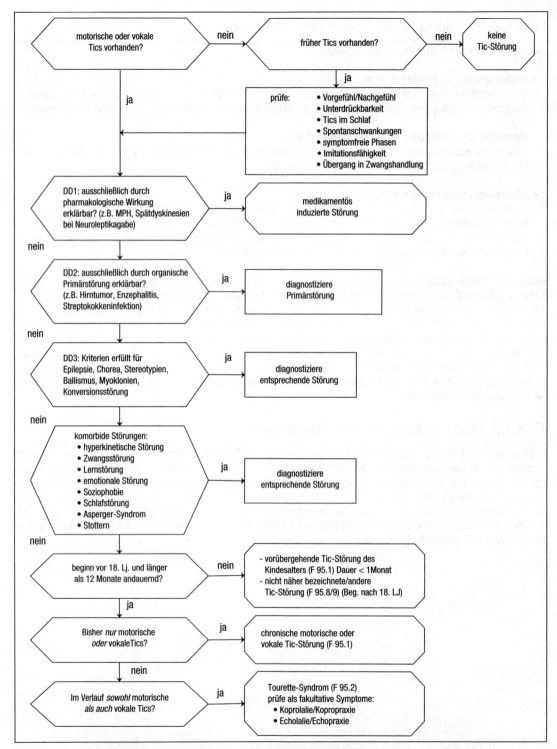

Abbildung 17.3: Diagnostik von Tourette-Syndrom und anderen Tic-Störungen

(nach: Deutsche Gesellschaft für Kinder- und Jugendpsychiatrie, Psychosomatik und Psychotherapie et al. [Hrsg.]: Leitlinien zur Diagnostik und Therapie von psychischen Störungen im Säuglings-, Kindes- und Jugendalter. Deutscher Ärzte-Verlag Köln, 2007, 3. Auflage)

17.3.2. Therapie: allgemeine Gesichtspunkte

Die Therapie der Tic-Störungen ist nur bei starker Ausprägung mit Leidensdruck und objektiven psychosozialen Eingliederungs-problemen notwendig. Die Therapie erfolgt in der Regel ambulant – stationär dann, wenn bei starker Symptomatik zusätzliche Störungen (z.B. aggressive und autoaggressive Verhaltensweisen) vorliegen und ambulante Maßnahmen gescheitert sind. Einfache vorübergehende und nichtbeeinträchtigende Tics bedürfen keiner Therapie. Die Beratung des Patienten, von Familie und anderen wichtigen Bezugspersonen zu Verständnis, Verlauf und Behandlungsmöglichkeiten ist wesentlich. In der Therapie verbinden sich regelhaft psychotherapeutische Interventionen und die Psychopharmakotherapie. Die Medikamente vermögen die Ausprägung der Tic-Symptomatik zu lindern oder auch zu beheben, sie wirken sehr wahrscheinlich nicht kausal und lösen das grundsätzliche Problem nicht im Sinne einer Heilung.

17.3.2.1. Therapieindikation, Therapieziel, therapeutisches Vorgehen

Die Therapieindikationen und der therapeutische Entscheidungsbaum sind Abbildung 17.4 zu entnehmen.

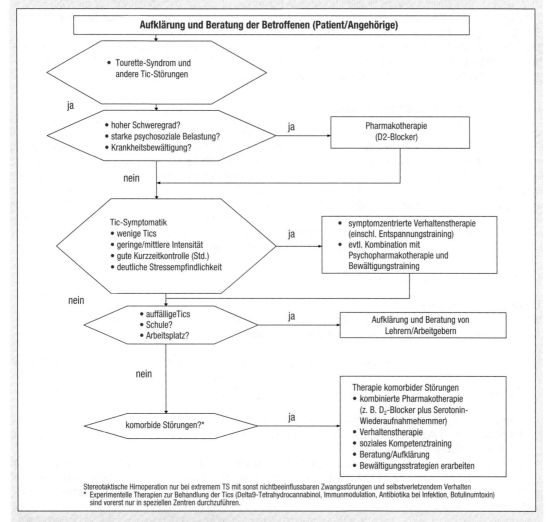

Abbildung 17.4: Therapie von Tourette-Syndrom und anderen Tic-Störungen
(nach: Deutsche Gesellschaft für Kinder- und Jugendpsychiatrie, Psychosomatik und Psychotherapie et al. [Hrsg.]: Leitlinien zur Diagnostik und Therapie von psychischen Störungen im Säuglings-, Kindes- und Jugendalter. Deutscher Ärzte-Verlag Köln, 2007, 3. Auflage)

Therapieziel ist die Minderung der Tic-Symptomatik, der psychosozialen Beeinträchtigung und bei entsprechender Indikation die Mitbehandlung komorbider Störungen. Therapieprinzip bei der medikamentösen Behandlung ist die Verordnung antidyskinetisch wirksamer Medikamente, in der Bundesrepublik vorrangig das Benzamidderivat Tiaprid. Als ein wirksamer D_2-Blocker ist es antidyskinetisch wirksam (Medikament der 1. Wahl). Es ist nebenwirkungsarm (Appetitsteigerung, Müdigkeit, Kopfschmerzen, Prolaktinämie). Bei unzureichender Wirkung ist die zusätzliche Gabe von Risperidon, Sulpirid oder Pimozid zu empfehlen (vgl. Kap. Psychosen und nichtpsychotische Erregungszustände; Kurzprofile). Selektive Serotonin-Rückaufnahme-Inhibitoren (SSRI) wie Fluoxetin und auch Nichtselektive Monoamin-Rückaufnahme-Inhibitoren (NSMRI) (Clomipramin) sind ebenfalls wirksam. Ihr Einsatz ist vor allem bei Komorbidität mit Zwangsstörungen zu erwägen. (**!Cave: Kombination mit MAO-Hemmern!**). Diese Wirkstoffe vermindern bei etwa 70 % der Patienten die Tic-Symptomatik um etwa 60–70 %.

Clonidin, ein adrenerger Alpha$_2$-Agonist, ist in etwa 25–35 % der Fälle erfolgreich (Nebenwirkungen sind vor allem Müdigkeit, Mundtrockenheit, orthostatische Hypotonie und Bradykardie). Es wird vor allem bei Koinzidenz von ADHS und Tic-Störungen empfohlen (Dosierung: 0,05–3,0 mg/Tag, aufgeteilt in mehrere Einzeldosen) und gilt als Medikament der 3. Wahl. Der therapeutische Effekt von Clonidin beruht auf dessen abschwächender Wirkung auf adrenerge Projektionen von Locus Coeruleus zur Substantia nigra und dem ventralen Tegmentum und auf der entsprechenden Aktivitätsminderung dopaminerger Projektionen in die Basalganglien. Clonidin kann im Einzelfall jedoch auch Tics verstärken. Bei der Komorbidität von Tics mit ADHS mittlerer Ausprägung kann eine Kombination von Tiaprid und Methylphenidat hilfreich sein. Stimulantien verstärken Tics nicht unbedingt. Bei leichtgradigen Tics ist in der Behandlung einer ADHS auf Methylphenidat nicht zu verzichten.

Die Komorbidität von Tics und Depression ist mögliche Indikation für eine Therapie mit SSRI, wobei Fluoxetin am besten untersucht ist (Dosierung 10 – 40 mg/Tag). Bei Komorbidität mit Zwang wäre die zusätzliche Medikation mit Fluoxetin in höherer Dosierung (60 mg/Tag) oder alternativ mit Sertralin (bis max. 200 mg/Tag) möglich.

17.3.2.1.1. Nichtmedikamentöse Maßnahmen

Nichtmedikamentöse Maßnahmen haben einen großen Stellenwert. Beratung und Schulung von Patient und Bezugspersonen (Psychoedukation) sowie Verhaltenstherapie sind wesentliche Komponenten des Therapieprogramms: Kontingenzmanagement, massierte Übungen, Entspannungstraining, Reaktionsumkehr, Modifikation sensorischer Vorgefühle, Wahrnehmungstraining.

Die Einschätzung der Wirkung der Therapie ist aufgrund des schwankenden Verlaufes der Tic-Störungen schwierig. Spontane Abschwächungen der Symptomatik können einen Therapieerfolg vortäuschen und umgekehrt kurzzeitige Verschlechterungen an dem Therapieerfolg zweifeln lassen. Tics nehmen unter Stressbedingungen (z.B. Prüfungen) in ihrer Stärke zu, ohne dass eine Änderung der Therapiestrategie notwendig wird, weil eine erklärende beruhigende Beratung genügt. Erst eine Symptomverschlechterung über mehrere Wochen sollte Anlass sein, die medikamentöse Therapie zu ändern. Aufgrund des fluktuierenden Verlaufs sollte die Behandlung mindestens über 12 Monate konsequent durchgeführt werden.

17.3.2.2. Pharmakotherapie

Vergleichende Bewertung

Nach den Leitlinien der Deutschen Gesellschaften für Kinder- und Jugendpsychiatrie, Psychosomatik und Psychotherapie empfiehlt sich folgende Hierarchie bei der Pharmakotherapie von Tic-Störungen.

Arzneimittel der **1. Wahl** ist:
- **Tiaprid**: maximal bis 1.200 mg/Tag (bei Kindern 300/Tag) verteilt auf 3 Gaben; Steigerung um 2 mg, max. 10 mg/kg/Woche

Arzneimittel der **2. Wahl** sind:
- **Risperidon**: 0,5–4 mg/Tag, 1–2 Gaben (Schwerpunkt abends); Steigerung um 0,25–0,5 mg/Woche (vgl. Kap. Psychosen und nichtpsychotische Erregungszustände)
- **Pimozid**: 0,5–4 mg/Tag, 1–2 Gaben (morgens und mittags); Steigerung um 0,25–0,5mg/Woche (s. Kurzprofil im Anhang)
- **Haloperidol**: 0,25–4 mg/Tag, 1–2 Gaben (Schwerpunkt abends); Steigerung um 0,25–0,5 mg/Woche (vgl. Kap. Psychosen und nichtpsychotische Erregungszustände)

Mit diesen Substanzen der 1. und 2. Wahl ist bei etwa 70 % der Patienten eine hilfreiche Reduktion der Tic-Symptomatik um 60–70 % zu erreichen. Tiaprid hat entschieden weniger extrapyramidale motorische Nebenwirkungen und ein entscheidend geringeres Risiko von Spätdyskinesien als Neuroleptika der Butyrophenon- oder Phenothiazin-Gruppe. Mit der Medikation werden auch nächtliche Tics günstig vermindert.

Die Arzneimittel der 2. und 3. Wahl haben ihre Tic-reduzierende Wirkung in kontrollierten Studien erwiesen. Sie sind jedoch aufgrund eines ungünstigeren Wirkungs-Nebenwirkungs-Verhältnisses nachrangig indiziert.

Tabelle 17.3: Übersicht über die empfohlenen Wirkstoffe zur Behandlung von Tic-Störungen

Wirkstoff	Empfehlung	Initialdosis	Dosissteigerung	Tageszieldosis	Anzahl Einzeldosen/Tag
Tiaprid	1. Wahl	50–100 mg (ca. 2 mg/kg KG)	2–10 mg/kg KG pro Woche	300 mg (Kinder) – max. 1.200 mg (Erwachsene)	3
Risperidon	2. Wahl	0,25–0,5 mg	0,25–0,5 mg pro Woche	0,5–4 mg/Tag	1–2 (Schwerpunkt abends)
Pimozid	2. Wahl	0,25–0,5 mg	0,25–0,5 mg pro Woche	0,5–4 mg/Tag	1–2 (morgens und mittags)
Haloperidol	2. Wahl	0,25–0,5 mg	0,25–0,5 mg pro Woche	0,25–4 mg/Tag	1–2 (Schwerpunkt abends)
Sulpirid	2. Wahl	50–100 mg	50–100 mg/kg KG pro Woche	600–1.200 mg/Tag	3

Tiaprid

Wirkungsmechanismus
atypisches Neuroleptikum; Dopamin-D_2-Rezeptor-Antagonist

Indikation(en)
Hyper- und Dyskinesien und Dystonie, Neuroleptika-induzierte Dyskinesien;
die früher gegebene Zulassung zur störungsspezifischen Behandlung von Tics ist nicht mehr gegeben

Kontraindikationen
Anfallsleiden, Morbus Parkinson, Nierenfunktionsstörung, Prolaktin-abhängige Tumoren

Unerwünschte Arzneimittelwirkung
Müdigkeit, Schlafstörungen, Kopfschmerzen, Schwindel, Prolaktinspiegelerhöhungen; kaum extrapyramidal-motorische Bewegungsstörungen, Gewichtszunahme

Wechselwirkungen
Verstärkung zentraldämpfender Substanzen; Abschwächung der Wirksamkeit durch Anticholinergika und Dopamin-Rezeptor-Agonisten; Alkohol verstärkt Sedierung

Besonderheiten
bis zum 3. Behandlungsmonat monatlich Blutbild, Kreatinin, Transaminasen; dann vierteljährlich Blutbild bzw. halbjährlich; EKG und EEG im ersten Monat kontrollieren, dann halbjährlich; Puls und Blutdruck prüfen!

Pharmakokinetik
BV: absolute Bioverfügbarkeit bei 80 %
Elim.: hauptsächlich unverändert renal eliminiert
HWZ: 2,6–4 Std.

Dosierung
Kinder: 150 bis 300 mg/Tag, verteilt auf 3 Gaben; Maximaldosis für Erwachsene 1.200 mg/Tag; einschleichende Aufdosierung in Schritten von 2–5–10 mg/kg KG/Woche

17.4. Hinweise zur wirtschaftlichen Verordnung

Die von der AkdÄ empfohlene medikamentöse Standardbehandlung der ADHS erfolgt mit Methylphenidat. Atomoxetin ist 4-mal teurer und bietet keine generellen Vorteile (s.o.); beobachtete Suizidalität und Fälle von schwerer Lebertoxizität werfen zusätzliche Fragen auf.

Tabelle 17.4: DDD-Kosten für verordnungsrelevante Wirkstoffe des Jahres 2008

Wirkstoff	DDD-Kosten (Euro)
Atomoxetin	9,14
Methylphenidat (nicht retardiert)	1,69
Tiaprid	2,32

Quelle: GKV-Arzneimittelindex im Wissenschaftlichen Institut der AOK (WIdO)

18. Dementielle Störungen

Fazit für die Praxis

Das Demenzsyndrom ist definiert als eine Störung von Gedächtnis, Orientierung, Denkvermögen und emotionaler Kontrolle, die schwer genug ist, um zu einer Beeinträchtigung von Alltagsaktivitäten zu führen. Das Demenzsyndrom ist ätiologisch unspezifisch und kann vielfältige Ursachen haben. Die häufigste Ursache des Demenzsyndroms im Alter ist die Alzheimer-Krankheit, gefolgt von der vaskulären Encephalopathie.

Die Entwicklung moderner Antidementiva (in Nachfolge der älteren „Nootropika") erfolgt nahezu ausschließlich am Modell der Demenz bei Alzheimer-Krankheit. Nur für diese Demenzerkrankung sind Medikamente in Deutschland zugelassen. Eine Ausnahme bildet die Demenz bei Parkinson-Krankheit, für die der Acetylcholinesterasehemmer Rivastigmin eine Zulassung hat (s. Behandlung der Parkinson-Krankheit). Mittel der Wahl bei leichter und mittelschwerer Demenz bei Alzheimer-Krankheit sind trotz ihrer geringen Wirksamkeit die Acetylcholinesteraseinhibitoren Donepezil, Galantamin und Rivastigmin. Ihre Wirksamkeit und ihr Nebenwirkungsprofil sind vergleichbar. Memantin ist zugelassen für die Behandlung mittelschwerer und schwerer Demenz bei Alzheimer-Krankheit; sein Nutzen wird aber vom IQWIG als nicht belegt gewertet. Diese Medikamente sollten bei gegebener Indikation angewendet werden, wenn keine medizinischen Kontraindikationen bestehen. Zur Behandlung des Demenzsyndroms bei vaskulärer Demenz sind in Deutschland keine Medikamente zugelassen, obwohl es Hinweise auf die Wirksamkeit von Acetylcholinesterasehemmern und Memantin auch in dieser Indikation gibt. Insbesondere bei der sehr häufigen Mischform von Demenz bei Alzheimer-Krankheit und vaskulärer Demenz ist ihre Gabe aber gerechtfertigt. Substanzen wie Piracetam können in Einzelfällen, insbesondere bei bestehenden Kontraindikationen für Acetylcholinesteraseinhibitoren, gerechtfertigt sein. Bei allen Antidementiva sind (ggf. fachärztliche) kontinuierliche Kontrollen des Therapieerfolgs erforderlich. Zu warnen ist, auch im Hinblick auf die in einzelnen Studien beobachtete erhöhte Mortalität, vor einem Off-Label-Gebrauch dieser Wirkstoffe.

18.1. Wirkstoffübersicht

empfohlene Wirkstoffe	weitere Wirkstoffe
Donepezil	Ginkgo-biloba-Extrakt
Galantamin	Memantin
Rivastigmin	Piracetam

18.2. Klinische Grundlagen

18.2.1. Definition

Die Syndromdiagnose Demenz nach ICD-10 wird gestellt, wenn kognitive Störungen vorliegen, die mehrere Bereiche betreffen und die einen Schweregrad erreicht haben, mit dem eine erhebliche Beeinträchtigung der Aktivitäten des täglichen Lebens verbunden ist. Leitsymptome sind Störungen von Gedächtnis, Orientierung, Denkvermögen und emotionaler Kontrolle. Das Demenzsyndrom ist ätiologisch unspezifisch und kann vielfältige Ursachen haben.

18.2.2. Einteilung/Klassifikation

Die Demenz bei Alzheimer-Krankheit (AD) ist mit etwa 60 % häufigste Ursache der Demenz bei alten Menschen, gefolgt von der vaskulären Demenz (VaD) mit 15–20 %.

Die AD wird in der ICD-10 unterteilt nach dem Beginn der Erkrankung vor bzw. nach dem 65. Lebensjahr (Demenz bei Alzheimer-Krankheit mit frühem Beginn bzw. Demenz bei Alzheimer-Krankheit mit spätem Beginn). Die Festsetzung des 65. Lebensjahres als diagnostische Trennlinie hat mehr historische Bedeutung und markiert nicht unterschiedliche ätiologische oder pathogenetische Prinzipien. In der Tendenz ist der Verlauf der Demenz bei Alzheimer-Krankheit bei frühem Beginn dramatischer und schwerer.

Auch die Einteilung der vaskulären Demenzen folgt im Wesentlichen historischen Leitbildern. Unterschieden wird eine vaskuläre Demenz mit akutem Beginn, die Multiinfarktdemenz, die subkortikale vaskuläre Demenz und die gemischte (kortikale und subkortikale) vaskuläre Demenz. Die vaskuläre Demenz mit akutem Beginn entspricht den Fällen, bei denen eine Demenz in der Folge eines klinisch manifesten Schlaganfalls auftritt. Dies trifft bei etwa 15 % der Patienten mit Schlaganfall zu. Die Multiinfarktdemenz geht von einer Summierung der Substanzdefekte mehrerer Schlaganfälle aus unter Einbeziehung kortikaler Läsionen. Bei der subkortikalen vaskulären Demenz sind die Infarktzonen auf das Marklager und die Stammganglien begrenzt. Zur subkortikalen vaskulären Demenz führen aber auch inkomplette Marklagerinfarkte, die sich im MRT als hyperintense, im CT als hypodense Areale periventrikulär und subkortikal darstellen. Letzten Endes überschneiden sich alle diese Subtypen in einem erheblichen Maße, sodass reine Formen selten sind.

Der Begriff „leichte kognitive Störung" (Mild Cognitive Impairment, MCI) wurde eingeführt, um die Gruppe von Patienten zu bezeichnen, deren kognitives Defizit über das im Alter Normale hinausgeht, die aber den Schweregrad einer Demenz mit den alltagsrelevanten Beeinträchtigungen nicht erreichen. „Leichte kognitive Störungen" sind ebenso wie der Demenz-Begriff syndromatisch zu verstehen. Leichte kognitive Störungen können alle die Ursachen haben, die ggf. im weiteren Verlauf auch zu einer Demenz führen. Das Konzept der leichten kognitiven Störungen ist in neuerer Zeit verlassen worden zugunsten eines weiter gefassten Krankheitsbegriffes, insbesondere der Alzheimer-Krankheit, der diese Stadien einschließt.

18.2.3. Pathogenese

Die AD ist pathologisch-anatomisch gekennzeichnet durch Nervenzellverluste mit Schwerpunkt in Hippocampus, Großhirnrinde und Nucleus basalis Meynert. Der Krankheitsprozess beginnt möglicherweise Jahrzehnte vor der klinischen Manifestation. Ob und in welcher Weise die typischen Amyloidablagerungen bzw. Alzheimerfibrillen zum Verlust von Synapsen und Nervenzellen führen, ist ungeklärt. Defizite bestehen in den cholinergen Afferenzen des Hippocampus und der Hirnrinde, deren Ausgangspunkt der Nucleus basalis Meynert ist. Die VaD entsteht durch zerebrale Mikroangiopathie, multiple Infarkte oder andere hypoxisch-ischämische Hirnläsionen. Häufig sind Demenzsyndrome im Alter durch die Kombination von alzheimertypischen Hirnläsionen und den genannten vaskulären Veränderungen verursacht. Demenzielle Erkrankungen können auch bei Hypothyreose, Vitaminmangel, metabolischen Störungen oder Intoxikationen vorkommen.

18.2.4. Diagnostik

Die Diagnose des Demenzsyndroms setzt eine sorgfältige Erhebung psychopathologischer Befunde voraus. Neuropsychologische Defizite und damit der Schweregrad der Demenz werden durch strukturierte Interviews bzw. Testuntersuchungen dokumentiert (z.B. MMSE, DemTect). Die klinische Differentialdiagnose des Demenzsyndroms sind depressive Syndrome, leichte kognitive Beeinträchtigungen, aber auch aphasische Störungen.

Ziel der Diagnostik zur Klärung der Ursache der Demenz ist in allererster Linie, behandelbare Ursachen für das Demenzsyndrom zu entdecken, wie eine Hypothyreose, metabolische Encephalopathien oder auch ein Normaldruckhydrocephalus. Diese können ggf. einer spezifischen Therapie zugeführt werden. Zum Ausschluss dieser sogenannten reversiblen Demenzerkrankungen sind entsprechende laborchemische Untersuchungen sowie eine Computertomographie oder eine Kernspintomographie des Gehirns unverzichtbar. Die VaD ist durch definierte vaskuläre Läsionen in den bildgebenden Untersuchungen erkennbar. Die Alzheimer-Krankheit als Ursache des Demenzsyndroms lässt sich durch relativ spezifische Befunde, wie einer Hippocampusatrophie im CT/MRT bzw. durch erhöhte TAU-Konzentrationen im Liquor, inzwischen positiv diagnostizieren. Die Diagnose der Demenz bei Alzheimer-Krankheit kann heute entgegen den Vorgaben der ICD-10 nicht mehr als Ausschlussdiagnose bezeichnet werden.

18.3. Therapie: allgemeine Gesichtspunkte

18.3.1. Therapieindikation

Die Indikation für Antidementiva ergibt sich aus der Diagnose einer Demenz bei Alzheimer-Krankheit bzw. einer vaskulären Demenz. Bei anderen dementiellen Störungen ist u.U. eine ursächliche Therapie möglich und indiziert. (In Großbritannien hat NICE empfohlen, die medikamentöse Therapie nur durch Psychiater, Neurologen und geriatrisch tätige Ärzte und Ärztinnen mit ausreichender Erfahrung beginnen zu lassen.)

Keines der Antidementiva hat eine Zulassung für die Indikation „leichte kognitive Störung bei Alzheimer-Krankheit" oder bei anderen Grundkrankheiten, die zu einer Demenz führen können, wenngleich dies der Empfehlung, mit der Therapie möglichst früh zu beginnen, in einem gewissen Maße entgegensteht.

18.3.2. Therapieziel

Die AD und die VaD sind chronisch progredient verlaufende Erkrankungen. Therapieziele bei der Anwendung von Antidementiva bei Demenz bei Alzheimer-Krankheit bzw. bei vaskulärer Demenz sind im Rahmen der beschränkten Wirksamkeit dieser Wirkstoffgruppe Verbesserung der Symptomatik sowie Verlangsamung oder Stillstand der Symptomprogression.

18.3.3. Therapeutisches Vorgehen

Das Ausmaß der Wirksamkeit von Antidementiva hat noch nicht den Bereich des Wünschenswerten erreicht. Wie bei anderen schweren Erkrankungen, für die noch keine ausreichenden Behandlungsmöglichkeiten zur Verfügung stehen, stellen jedoch aus Sicht der AkdÄ evtl. auch nur geringfügige, begrenzte Verbesserungen eine ärztlich gebotene Verordnungsindikation dar. Diese Position wird auch vom IQWiG im Hinblick auf Antidementiva vertreten.

Eine Therapiekontrolle auf mehreren Ebenen (kognitiv, funktional, global) ist aber anzustreben, wenn auch im Einzelfall wegen des progressiven Verlaufs der Grundkrankheit schwierig. Assoziierte Symptome, wie Angst, Depression, Erregungszustände, können sozialtherapeutisch oder ggf. auch medikamentös behandelt werden; jedoch sind dabei die speziellen UAW von Psychopharmaka bei älteren und dementen Patienten zu berücksichtigen (Verschlechterung kognitiver Funktionen, Hypotension, Sturzgefahr). Insbesondere bei der VaD ist die internistische Therapie kardiovaskulärer Störungen von ausschlaggebender Bedeutung. Bei der VaD erscheint eine Prophylaxe zerebraler Perfusionsstörungen in gewissem Umfang möglich. Das Vorgehen richtet sich nach der Kenntnis der Sekundärprophylaxe bei Schlaganfall.

Unter den nichtmedikamentösen Strategien ist die frühzeitige Information des Patienten und seiner Angehörigen über Wesen und Verlauf der Erkrankung von besonderer Bedeutung. Patienten und deren Angehörige müssen langfristig unterstützend und beratend begleitet werden.

Neuropsychologische Therapiemaßnahmen zur Bewältigung kognitiver und emotionaler Defizite können ebenso hilfreich sein wie körperliche Aktivierung. Ein Leistungszuwachs ist auch bei leichter Demenz durch kognitive Trainingsmaßnahmen nicht zu erreichen. Die ständige Konfrontation der Kranken mit ihren Defiziten ist nicht hilfreich. Wichtig und aussichtsreich ist die Nutzung noch vorhandener Kompetenzen, gestützt auf das relativ lange erhaltene prozedurale Gedächtnis.

Nichtmedikamentöse Behandlungsverfahren sind krankheitsbegleitend kontinuierlich anzuwenden. Ihre Anwendung setzt spezifische Kompetenzen voraus. Der Nutzen der nichtmedikamentösen Therapien ist zu kontrollieren, so wie das auch bei der medikamentösen Therapie der Fall ist.

18.4. Pharmakotherapie

Tabelle 18.1: Übersicht über Wirkstoffe zur Behandlung der Demenz bei Alzheimer-Krankheit

Wirkungs-mechanismus	Acetylcholin-esterasehemmer	NMDA-Antagonist	andere Substanzen ohne einheitliche Wirkungs-mechanismen
Substanzen	Donepezil Galantamin Rivastigmin	Memantine	Piracetam Ginkgo-biloba-Extrakt

18.4.1. Acetylcholinesterasehemmer

Vergleichende Bewertung

Zugelassene Antidementiva können und sollten bei gegebener Indikation primär angewendet werden, wenn keine medizinischen Kontraindikationen bestehen.

Ihre (geringe) Wirksamkeit in der Indikation leichte bis mittelschwere AD ist durch eine Reihe von placebokontrollierten randomisierten Studien belegt. Kritik an einigen der Zulassungsstudien hat vereinzelt methodische Mängel bei der Präsentation der Studien aufgezeigt, nicht aber gemäß der Erkenntnislage von AkdÄ und IQWiG die positive Grundaussage der Wirksamkeit dieser Substanzen infrage gestellt. Die Zulassung ist auf leichte und mittelschwere AD beschränkt. Eine Zulassung für die Indikation VaD besteht nicht. Unterschiede zwischen den genannten Substanzen in der Wirksamkeit oder im Nebenwirkungsprofil sind nicht gesichert. Bisher sind nur positive Effekte auf kognitive Störungen und Alltagsaktivität belegt, nicht aber auf Vermeidung vollstationärer Pflege oder krankheitsbezogene Lebensqualität. Eine Wirksamkeit über zwei Jahre hinaus ist für relevante Endpunkte nicht belegt. Galantamin hatte in Studien über zwei Jahre bei Patienten mit leichten kognitiven Störungen keinen Einfluss auf das Entstehen einer AD, erhöhte aber im Vergleich zu Placebo die Mortalität; Letzteres wurde auch unter Donepezil berichtet. Es gibt zusätzlich Hinweise auf eine Verlangsamung der Symptomprogression durch Acetylcholinesterasehemmer bei AD.

Bei Behandlung mit Antidementiva muss bei Ersteinstellung nach 12 bis 24 Wochen die individuelle Wirksamkeit überprüft werden. Es muss mit dem Patienten, mit seinen Angehörigen und ggf. mit dem Pflegepersonal eine sorgfältige Analyse der Entwicklung der kognitiven Defizite und des Alltagsverhaltens während dieses Zeitraums vorgenommen werden. Zeigen sich nach dieser Zeit für den Arzt, den Patienten oder sonstige Betreuungspersonen keine erkennbaren Wirkungen, sollte die medikamentöse Therapie beendet oder ggf. eine Behandlung mit einer alternativen Substanz begonnen werden. Es gibt derzeit keine Möglichkeiten, das individuelle Ansprechen eines Patienten auf eine bestimmte Substanz vorauszusagen.

Donepezil

Wirkungsmechanismus

selektiver Acetylcholinesterasehemmer

Indikation(en)

leichte bis mittelschwere Demenz bei Alzheimer-Krankheit

Kontraindikationen

Überempfindlichkeit gegen Piperidinderviate

Besonderheiten

Vorsicht bei
- erhöhtem Risiko für Magen- oder Duodenalulzera (z.B. positiver Anamnese, NSAR-Einnahme)
- Blasenentleerungsstörungen
- Asthma bronchiale
- Sinusknotensyndrom, sinuatrialem oder atriaventrikulärem Block
- Neigung zu Krampfanfällen
- Anästhesie (Verstärkung der Wirkung von Muskelrelaxantien vom Succinylcholin-Typ)

Unerwünschte Arzneimittelwirkungen

- dosisabhängig: Übelkeit, Erbrechen, Diarrhoe
- Müdigkeit, Schlaflosigkeit, Muskelkrämpfe; in Einzelfällen Bradykardie, sinuatrialer Block, AV-Block

Wechselwirkungen

Es sind nur wenige Daten vorhanden.
- Die Wirkung von anderen Cholinomimetika wird verstärkt.
- Die Wirkung von Donepezil wird durch Enzyminhibitoren (z.B. Azol-Antimykotika, Chinidin) evtl. verstärkt bzw. durch Enzyminduktoren (z.B. Carbamazepin, Phenytoin, Phenobarbital, Rifampicin) abgeschwächt.

Pharmakokinetik

BV: 100 %

Elim.: Metabolismus; mehrere Metaboliten, z.T. aktiv (einer der Metabolite ist 6-O-Desmethyl-Donepezil, das etwa gleich starke Aktivität wie die Muttersubstanz hat); CPY2D6 (polymorph) und CYP3A4 sind beteiligt; 17 % unverändert im Urin

HWZ: 60 Std. bei jüngeren Patienten, 104 Std. bei Patienten > 55 Jahre, d.h. Steady State der Plasmakonzentration erst nach 3 Wochen erreicht

Dosierung

5–10 mg/Tag p.o.; die Steigerung auf die höhere Dosis erfolgt nach 4–6 Wochen

Galantamin

Wirkungsmechanismus

Cholinesterasehemmer, Modulator am Nikotinrezeptor

Indikation(en)

leichte bis mittelschwere Demenz bei Alzheimer-Krankheit

Kontraindikationen

- schwere Funktionsstörung der Leber
- gleichzeitige klinisch relevante Leber- und Nierenfunktionsstörung

Besonderheiten

Vorsicht bei
- erhöhtem Risiko für Magen- oder Duodenalulzera (z.B. positiver Anamnese, NSAR-Einnahme)
- Sinusknotensyndrom, sinuatrialem oder atriaventrikulärem Block, Einnahme von die Herzfrequenz reduzierenden Arzneimitteln (z.B. Digitalisglykosiden, Betablockern), Herzinsuffizienz, Z.n. frischem Myokardinfarkt
- Blasenentleerungsstörungen oder Rekonvaleszenz nach Blasenoperationen
- schwerem Asthma bronchiale, Pneumonie
- Neigung zu Krampfanfällen
- Anästhesie (Verstärkung der Wirkung von Muskelrelaxantien vom Succinylcholin-Typ)

Unerwünschte Arzneimittelwirkungen

Übelkeit, Erbrechen, Durchfall, Müdigkeit, Schlaflosigkeit, Bradykardie, Synkopen

Wechselwirkungen

Hemmung der Wirkung von Anticholinergika
Paroxetin bewirkt ca. 40 %
höhere BV, Ketoconazol bewirkt ca. 30 % höhere AUC

Pharmakokinetik

BV: 83–100 %

Elim.: überwiegend (75 %) durch hepatischen Metabolismus; CYP2D6 (polymorph) und CYP3A4 sind beteiligt

HWZ: 7–8 Std. (gesunde Probanden); bei Alzheimer-Patienten ca. 30–40 % höhere Plasmakonzentrationen als bei jungen Gesunden; bei Leberzirrhose mit Child-Pugh 5–6 um ca. 30 % verlängerte HWZ

Dosierung

16–24 mg/Tag p.o., langsam aufdosieren

Rivastigmin

Wirkungsmechanismus
pseudoirreversibler Cholinesterasehemmer

Indikation(en)
leichte bis mittelschwere Demenz bei Alzheimer-Krankheit bzw. idiopathischem Parkinson-Syndrom

Kontraindikationen
schwere Leberinsuffizienz, Überempfindlichkeit gegen Carbamat-Derivate

Besonderheiten
Vorsicht bei
  - erhöhtem Risiko für Magen- oder Duodenalulzera (z.B. positiver Anamnese, NSAR-Einnahme)
  - schwerem Erbrechen (Dosisanpassung erforderlich)
  - Sinusknotensyndrom, sinuatrialem oder atriaventrikulärem Block
  - Asthma bronchiale
  - Neigung zu Harnstauung
  - Neigung zu Krampfanfällen
  - Anästhesie (Verstärkung der Wirkung von Muskelrelaxantien vom Succinylcholin-Typ)

Unerwünschte Arzneimittelwirkungen
dosisabhängig: Übelkeit, Erbrechen, Diarrhoe; Müdigkeit, Benommenheit, Kopfschmerzen

Wechselwirkungen
Die Wirkung von anderen Cholinomimetika oder Succinylcholin wird verstärkt.

Pharmakokinetik
BV: 40 %
Elim.: Metabolismus
HWZ: ca. 1 Std.

Dosierung
4–12 mg/Tag p.o., langsam aufdosieren;
Rivastigmin kann auch als Pflaster à 4,6 mg/Tag bzw. à 9,5 mg/Tag appliziert werden.
Die Steigerung auf die höhere Dosis erfolgt nach 4–6 Wochen.

18.4.2. NMDA-Antagonisten

Vergleichende Bewertung
Memantin ist der einzige Vertreter dieser Gruppe, der in der Therapie von Demenzerkrankungen eingesetzt wird. Memantin zeigt bei Fällen von mittelschwerer und schwerer AD positive Effekte über sechs Monate und ist relativ gut verträglich. Die Zulassung ist auf diese Schweregrade beschränkt. Für Großbritannien hat NICE (2007) die Erstanwendung von Memantin aufgrund neuer Daten nur noch im Rahmen klinischer Studien empfohlen. Kürzlich hat auch das IQWIG in seinem Abschlussbericht den Nutzen als nicht belegt bewertet.
Eine Zulassung für die Indikation VaD besteht nicht.

Wirkungsmechanismus
niederaffiner, unkompetitiver Blocker des NMDA-Rezeptorkanals

Indikation(en)
mittelschwere und schwere Demenz bei Alzheimer-Krankheit

Besonderheiten

Vorsicht bei
- Epilepsie, Krämpfen in der Anamnese oder bei für Epilepsie prädisponierenden Faktoren
- schweren Nierenfunktionsstörungen (Dosisreduktion, s. unten)
- Gabe von Amantadin! Die gleichzeitige Gabe sollte vermieden werden.

Unerwünschte Arzneimittelwirkungen

dosisabhängig:
- Schwindel, innere und motorische Unruhe und Übererregung
- Müdigkeit, Kopfdruck, Übelkeit
- bei erhöhter Krampfbereitschaft in Einzelfällen Erniedrigung der Krampfschwelle möglich

Wechselwirkungen

Verstärkung der Wirkung von Barbituraten, Neuroleptika, Anticholinergika, L-Dopa, Dopaminagonisten und anderen NMDA-Antagonisten wie Amantadin, Ketamin oder Dextromethorphan

Pharmakokinetik

BV: ca. 100 %
Elim.: ca. 50 % unverändert im Urin
HWZ: 60–80 Std. Die Dosis sollte der Nierenfunktion angepasst werden.

Dosierung
- einschleichend 5–10 mg/Tag p.o.
- in wöchentlichen Schritten von 5 mg auf 20–30 mg/Tag p.o. in 2 ED morgens und mittags steigern
- als Erhaltungsdosis gelten 20 mg
- Dosisreduktion bei Niereninsuffizienz: bei Kreatinin-Clearance 30–49 ml/min zunächst 10 mg/Tag (kann nach mindestens 7 Tagen guter Verträglichkeit auf 20 mg/Tag gesteigert werden), bei Kreatinin-Clearance 5–29 ml/min 10 mg/Tag

18.4.3. Substanzen ohne einheitlichen Wirkungsmechanismus

Für eine Reihe der seit längerer Zeit verfügbaren Wirkstoffe wie Ginkgo biloba und Piracetam sind eindeutige, replizierte Wirksamkeitsnachweise nicht erbracht worden. Eine generelle Empfehlung für diese Substanzen kann nicht ausgesprochen werden. Sie haben ihren Platz z.B. in der Behandlung von Patienten, bei denen Kontraindikationen für Acetylcholinesterasehemmer bestehen. Für den Ginkgo-biloba-Extrakt Egb 761 liegen positive Studien zu Patienten mit AD und VaD vor, aber auch negative. UAW sind insgesamt sehr selten. Die verstärkte Blutungsneigung ist zu beachten. Vorsicht ist bei gleichzeitiger Gabe von Thrombozytenaggregationshemmern geboten. Piracetam kann Schlafstörungen, psychomotorische Unruhe, sexuelle Stimulation induzieren und erniedrigt die Krampfschwelle. Die Wirkungsverstärkung anderer ZNS-stimulierender Substanzen durch Piracetam ist möglich.

Tabelle 18.2: Antidementiva

Wirkstoffgruppen/Wirkstoffe	Tagesdosis	Wichtige UAW
Acetylcholinesterasehemmer		
Donepezil	5–10 mg	Übelkeit, Erbrechen, Diarrhoe, Muskelkrämpfe
Galantamin	16–24 mg	Übelkeit, Erbrechen, Diarrhoe
Rivastigmin	3–12 mg	Übelkeit, Erbrechen, Diarrhoe
NMDA-Antagonist		
Memantin	10–20 mg	motorische Unruhe, Schwindel
andere		
Ginkgo-biloba-Extrakt	120–240 mg	Magenbeschwerden, Kopfschmerzen, allergische Hautreaktionen
Piracetam	2,4–4,8 g	psychomotorische Unruhe, Aggressivität, sexuelle Stimulation

18.5. Hinweise zur wirtschaftlichen Verordnung

Acetylcholinesterasehemmer werden zur Behandlung bestimmter Schweregrade der AD (s. voranstehende Details) von unabhängigen Institutionen in Deutschland empfohlen. Angesichts der sehr begrenzten Wirksamkeit und hohen Kosten ist unter dem Gebot der Wirtschaftlichkeit nur vertretbar, Indikation und Behandlungsverlauf genau zu dokumentieren und die Therapie bei offensichtlicher Nichtwirksamkeit spätestens nach drei bis sechs Monaten wieder abzusetzen. Der Nutzen von Memantin wird vom IQWIG und von NICE als nicht zureichend belegt angesehen.

Die Verordnung von Ginkgo oder Piracetam wird in englischen und amerikanischen Leitlinien nicht erwähnt und kann daher auch bei uns nicht empfohlen werden.

Tabelle 18.3: DDD-Kosten für verordnungsrelevante Wirkstoffe des Jahres 2008

Wirkstoff	DDD-Kosten (Euro)
Donepezil	3,92
Galantamin	4,58
Memantin	3,86
Rivastigmin	5,52

Quelle: GKV-Arzneimittelindex im Wissenschaftlichen Institut der AOK (WIdO)

19. Abhängigkeits-erkrankungen

Fazit für die Praxis

In der Prävention, Diagnostik und Therapie von Suchterkrankungen kommt der hausärztlichen Tätigkeit eine große Rolle zu – nicht zuletzt durch ein beispielgebendes, auf Alkoholabusus und Nikotinkonsum verzichtendes eigenes Verhalten. Wichtig ist aber auch eine stetige Reflexion darüber, ob die Gabe suchterzeugender Medikamente, wie z.B. Opioidschmerzmittel oder Benzodiazepine im Einzelfall tatsächlich geboten ist, und falls dies bejaht werden muss, wie durch entsprechende Verordnungsstrategien das Suchtrisiko zumindest möglichst klein gehalten werden kann. Der oft langwierige Kontakt zu seinen Patienten befähigt den Hausarzt in besonderem Maße – entsprechend gerichtete Aufmerksamkeit vorausgesetzt – frühzeitig Zeichen einer Alkoholabhängigkeit zu entdecken und ggf. den Patienten rechtzeitig auf den Weg zur Abstinenz zu bringen. Hierzu wird auch der wiederholte Hinweis auf die Notwendigkeit, Hilfe spezialisierter suchtmedizinischer Einrichtungen in Anspruch zu nehmen, gehören. Der Arzt wird bei solchen Patienten ganz besonders zurückhaltend sein mit der Verordnung sedierender oder aktivierender, potenziell suchterzeugender Substanzen. Auch für einen Patienten, der das Rauchen aufgeben will, wird der Hausarzt oft der erste Gesprächspartner sein und sollte dem Patienten qualifizierte Hilfe bei der Suche nach erprobten Entwöhnungsmethoden anbieten können. Die allgemeinmedizinische Praxis wird schließlich oft die Anlaufstelle von Opioidabhängigen sein, die versuchen, sich durch Simulation von Schmerzen oder durch Rezeptdiebstahl mit „Stoff" zu versorgen. Der Hausarzt muss diese typischen Verhaltensweisen kennen und ihnen mit Umsicht begegnen können. Er sollte Grundkenntnisse in der Entgiftung und Entwöhnung von Opioidabhängigen besitzen, auch wenn diese Strategien üblicherweise nicht in den Bereich der hausärztlichen Praxis fallen.

Bei Alkoholabhängigkeit sind schwere Vergiftungen und schwere Entzugssyndrome/Delirien im Krankenhaus zu behandeln. Leichtere Alkoholentzugssyndrome können ambulant unter Vermittlung einer auf Entwöhnung und Abstinenz abzielenden Motivierung („qualifizierter Entzug") mittels Carbamazepin (schnelle Auf- und langsame Abdosierung innerhalb einer Woche) unter möglichst täglicher Bewertung der Entzugssymptome behandelt werden. **Die ambulante Verordnung von Clomethiazol ist als Kunstfehler anzusehen.** Bei der ambulanten Entwöhnung sozial integrierter Alkoholabhängiger kann durch die Verordnung von Acamprosat im Rahmen eines psychosozialen Gesamtbehandlungsplanes bei zuverlässiger Einnahme die Rückfallgefahr vermindert werden. Für die Raucherentwöhnung sollten alle Ärzte die Kurzberatung mit den „5 As" (abfragen des Status, anraten des Verzichts, ansprechen der Motivation, assistieren beim Verzicht, arrangieren der Nachbetreuung) inklusive des Einsatzes von Nikotinersatzstoffen beherrschen. In der Prävention der Abhängigkeit von Medikamenten, insbesondere der Benzodiazepine, gelten die „4 Ks": klare Indikation, korrekte Dosierung, kurze Anwendung, kein abruptes Absetzen.

Bei Opioidabhängigen müssen schwere Vergiftungen stationär, ggf. intensivmedizinisch behandelt werden; im Notfall, d.h. bei drohender Atemlähmung oder starker Vigilanzminderung kann auch der Hausarzt Naloxon anwenden. Leichte Vergiftungen erfordern sorgfältige Beobachtung. Stehen Entzugssymptome mit Unruhe im Vordergrund, kann zur Sedierung Doxepin angewendet werden. **Die Verabreichung eines Opioidanalgetikums zur Schmerztherapie bei einem abstinent lebenden Opioidabhängigen impliziert ein hohes Rückfallrisiko und sollte nur bei sehr restriktiver Indikationsstellung erfolgen.**

19.1. Wirkstoffübersicht

empfohlene Wirkstoffe	weitere Wirkstoffe
Acamprosat	Bupropion
Buprenorphin	Codein
Buprenorphin/Naloxon	Dihydrocodein
Carbamazepin	Disulfiram
Clomethiazol	Naltrexon
Clonidin	Oxazepam
Clorazepat	Trimipramin
Diazepam	Vareniclin [2007; A/C]
Doxepin	
Haloperidol	
Levomethadon	
Lorazepam	
Methadon	
Naloxon	
Nikotin (Pflaster, Kaugummi)	
Thiamin	

19.2. Klinische Grundlagen

19.2.1. Definition/Pathologie/Pathophysiologie

Nach ICD-10 handelt es sich beim Abhängigkeitssyndrom um eine Gruppe körperlicher, Verhaltens- und kognitiver Phänomene, bei denen der Konsum einer Substanz oder einer Substanzklasse für die betroffene Person Vorrang („incentive salience") hat gegenüber anderen Verhaltensweisen, die von ihm früher höher bewertet wurden. Als ein entscheidendes Charakteristikum der Abhängigkeit wird der oft starke, gelegentlich übermächtige Wunsch oder Zwang („craving") angesehen, Substanzen oder Medikamente (ärztlich verordnet oder nicht), Alkohol oder Tabak zu konsumieren. Dieses Verlangen wird meist nur dann bewusst, wenn versucht wird, den Konsum zu beenden oder zu reduzieren. Ein eingeengtes Verhaltensmuster im Umgang mit dem Suchtmittel wurde ebenfalls als charakteristisches Merkmal beschrieben, z.B. die Tendenz, alkoholische Getränke werktags in gleicher Weise zu konsumieren wie an Wochenenden, ungeachtet des gesellschaftlich vorgegebenen Trinkverhaltens.

Psychische Abhängigkeit wird meist an einem typischen Beschaffungsverhalten („drug seeking behavior") und pathologischem Einnahmemuster erkennbar und wird als zentrales und gemeinsames Merkmal der verschiedenen Formen substanzbezogener Abhängigkeitserkrankungen angesehen. Die physische Abhängigkeit ist vor allem an den körperlichen Wirkungen wiederholten Substanzkonsums, wie Toleranzentwicklung und Entzugserscheinungen, zu erkennen; diesbezüglich bestehen jedoch teilweise erhebliche Unterschiede zwischen den verschiedenen Suchtmittelformen.

Die Entstehung einer Abhängigkeitserkrankung ist ein komplexes Geschehen, in das neben substanzbezogenen Faktoren und der Verfügbarkeit familiär-genetische, neurobiologische (vor allem die Dopaminausschüttung im mesocorticolimbischen dopaminergen Belohnungs- oder Verstärkersystem durch alle Substanzen mit Suchtpotenzial, wie z.B. Alkohol, Opioide oder auch Nikotin), psychologische (wie Ausmaß des Neugierverhaltens beim sog. „novelty seeking" sowie des Neurotizismus mit Hemmungen und Ängsten) und kulturelle Faktoren (z.B. „peer group") involviert sind. Dabei scheinen Verarbeitungsprozesse von Suchtmittelwirkungen und Umwelterfahrungen während besonderer Entwicklungszeiten im Kindes-, Jugend- oder Erwachsenenalter Struktur und Funktion des Gehirns so zu beeinflussen, dass es über Veränderungen synaptischer Strukturen und nachgeschalteter Neurotransmitter- und Signaltransduktionsprozesse zu abhängigem Verhalten des Individuums kommt.

Verlaufstypisch und konstitutiv für das Abhängigkeitssyndrom ist die hohe Rückfalltendenz des Abhängigen, die auf die Entstehung eines Suchtgedächtnisses zurückgeführt wird. Man nimmt an, dass es durch Funktionsabweichungen im dopaminergen Belohnungssystem, aber auch in interagierenden opioiderg, glutamaterg, GABAerg, serotonerg oder noradrenerg regulierten Neuronenverbänden entstanden ist.

Merkmale des Abhängigkeitssyndroms treten bei einem Rückfall nach einer Abstinenzphase schneller auf als bei vormaliger Nichtabhängigkeit (Reinstatement-Phänome); z.B. entwickelt sich Abhängigkeit von Alkohol meist innerhalb von Jahren bis Jahrzehnten, während bei einem Rückfall die Symptome des Abhängigkeitssyndroms in sehr viel kürzerer Zeit, oft innerhalb von Tagen oder Wochen auftreten.

19.2.2. Einteilung/Klassifikation/Epidemiologie

Substanzbezogene psychische und Verhaltensstörungen kommen nach ICD-10 nach dem Konsum von Alkohol, Opioiden, Kokain, anderen Stimulantien (z.B. Amphetamine), Halluzinogenen, Tabak, Cannabinoiden, Sedativa oder Hypnotika/Anxiolytika, flüchtigen Lösungsmitteln (z.B. Inhalantien) und anderen psychotropen Substanzen (z.B. noch Phencyclidin) vor. Substanzen wie Antidepressiva, Laxantien, bestimmte Analgetika wie ASS, Antazida, Vitamine, Steroide oder Hormone sowie bestimmte pflanzliche oder Naturheilmittel können unter bestimmten Umständen auch missbraucht werden; sie führen in diesen Fällen zwar zu körperlichen Störungen, rufen aber keine physische Abhängigkeit hervor.

In Deutschland werden 1,3 Millionen Alkoholabhängige und 1,8 Millionen mit einem schädlichen Gebrauch bei niedergelassenen Ärzten behandelt. Bei über 24 Millionen Zigarettenrauchern erkranken – allein verursacht durch das Rauchen – bei uns jährlich 80.000 bis 90.000 Menschen an Herzkreislauferkrankungen (koronare Herzkrankheit, periphere arterielle Verschlusskrankheit, Hypertonie, Schlaganfall) und etwa 30.000 Menschen an Bronchialkarzinomen. Damit sterben jedes Jahr 110.000 bis 140.000 Menschen an den Folgen des Tabakkonsums und zusätzlich ca. 3.300 Menschen nach einer Studie des Deutschen Krebsforschungszentrums an den Folgen des Passivrauchens – insgesamt mehr als durch Alkohol, illegale Drogen, Verkehrsunfälle, AIDS, Morde oder Selbstmorde zusammen. Insofern stellt Rauchen das größte einzelne vermeidbare Gesundheitsrisiko für eine Vielzahl schwerwiegender Krankheiten dar und ist die führende Ursache vorzeitiger Sterblichkeit. Jeder 2. Raucher stirbt an den Folgen des Rauchens.

Fünf Prozent der erwachsenen Bundesbürger haben Probleme im Umgang mit Arzneimitteln mit Missbrauchspotenzial; es wird geschätzt, dass 1,4–1,9 Millionen Menschen in Deutschland von ärztlich verschriebenen Medikamenten abhängig sind. Damit hat jeder niedergelassene Arzt im Durchschnitt einmal täglich Kontakt mit einem manifest medikamentenabhängigen Patienten, ein weiterer muss als gefährdet eingestuft werden. Frauen sind doppelt so häufig von einer Medikamentenabhängigkeit betroffen wie Männer. Die Prävalenz steigt ab dem 40. Lebensjahr an.

Unter den illegalen Drogen ist der Konsum von Cannabis am häufigsten, eine spezifische (Arznei-)Therapie fehlt allerdings bis heute. Hingegen erfordert die Behandlung der Opioidabhängigkeit (bei Suchtkranken und zunehmend bei Schmerzpatienten) entsprechende suchtmedizinische Kenntnisse.

19.2.3. Diagnostik

Abhängigkeit von psychotropen Substanzen im Sinne des „Abhängigkeitssyndroms" nach ICD-10 liegt vor, wenn im Hinblick auf eine bestimmte ärztlich verordnete oder nicht verordnete Substanz während eines vorangegangenen Jahres 3 oder mehr der folgenden Kriterien gleichzeitig vorhanden waren:

- starker Wunsch oder eine Art Zwang zum Konsum („craving")
- verminderte Kontrollfähigkeit bezüglich Beginn, Beendigung und Menge des Konsums
- körperliches Entzugssyndrom bei Beendigung oder Reduktion des Konsums
- Nachweis einer Toleranz (um die ursprünglich durch niedrigere Dosen erreichten Wirkungen hervorzurufen, sind zunehmend höhere Dosen erforderlich; eindeutige Beispiele sind Tagesdosen, die bei Konsumenten ohne Toleranzentwicklung zu einer schweren Beeinträchtigung oder sogar zum Tode führen können)
- fortschreitende Vernachlässigung anderer Interessen zugunsten des Konsums, erhöhter Zeitaufwand, um die Substanz zu beschaffen, zu konsumieren oder sich von den Folgen zu erholen
- anhaltender Substanzkonsum trotz Nachweises eindeutiger schädlicher Folgen, wie z.B. Leberschädigung durch exzessives Trinken, depressive Verstimmungen infolge starken Alkoholkonsums oder eine Verschlechterung der kognitiven Funktionen.

Ein klinisch bedeutsamer Substanzentzug liegt vor, wenn fehlangepasste Verhaltensweisen im Zusammenhang mit physiologischen und kognitiven Begleiterscheinungen auftreten, die auf die Reduktion oder Beendigung eines schweren und lang andauernden Substanzgebrauches zurückgehen. Das Entzugssyndrom mit Delir ist ein kurz dauernder, aber gelegentlich lebensbedrohlicher toxischer Verwirrtheitszustand mit körperlichen Störungen.

Bei (der Abhängigkeit und Entzugssyndromen vorausgehenden) Intoxikationen entwickelt sich ein reversibles substanzspezifisches Syndrom, bei dem am häufigsten Störungen der Wahrnehmung, der Aufmerksamkeit, der Urteilsfähigkeit, des Gedächtnisses, der psychomotorischen Leistung und des zwischenmenschlichen Verhaltens beobachtet werden. (Wird der Begriff „Intoxikation" verwendet, steht meist die Benommenheit im Vordergrund, bei „Rausch" sind meist die stärkere Euphorie oder Wahrnehmungsstörungen gemeint).

Schädlicher Gebrauch (nach ICD-10) bezeichnet ein Konsummuster psychotroper Substanzen, das zu einer Gesundheitsschädigung führt (wie z.B. eine Hepatitis durch Selbstinjektion von Heroin oder eine depressive Episode nach massivem Alkoholkonsum).

19.3. Therapie: allgemeine Gesichtspunkte

Die Entstehung und Aufrechterhaltung abhängigen Verhaltens basiert auf einem bio-psychosozialen Bedingungsgefüge. Entsprechend besteht die Therapie aus motivationsfördernden und kompetenzerhöhenden Maßnahmen zum Erreichen und zur Fortführung der Abstinenz, zur Verringerung des Konsums bei schädlichem Gebrauch und zur Linderung oder Behebung psychischer, somatischer Störungen und sozialer Folgen. Dabei werden verschiedene psycho- und arzneitherapeutische sowie soziale Therapieansätze angewendet.

19.3.1. Therapieindikation

- akute Intoxikationen durch psychotrope Substanzen mit Suchtpotenzial (Störungen von klinischer Relevanz des Bewusstseins, der Kognition, der Wahrnehmung, der Affekte und des Verhaltens)
- schädlicher Gebrauch, definiert durch körperliche und psychische Störungen infolge des Substanzgebrauches
- 3 oder mehr Kriterien des Abhängigkeitssyndroms sind erfüllt, mit Dauer von mindestens einem Monat oder wiederholtem Auftreten innerhalb von 12 Monaten

19.3.2. Therapieziel

Tabelle 19.1: Hierarchie(-pyramide) allgemeiner Therapieziele für ärztliche Intervention bei Substanzabhängigkeit

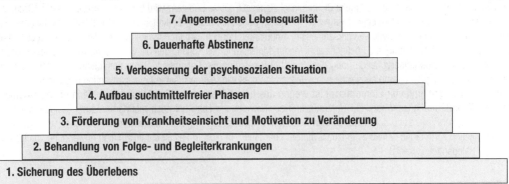

7. Angemessene Lebensqualität

6. Dauerhafte Abstinenz

5. Verbesserung der psychosozialen Situation

4. Aufbau suchtmittelfreier Phasen

3. Förderung von Krankheitseinsicht und Motivation zu Veränderung

2. Behandlung von Folge- und Begleiterkrankungen

1. Sicherung des Überlebens

Spezielle Therapieziele für arzneitherapeutische Interventionen:
- Konsumverminderung oder komplette Abstinenz
- Verminderung der Häufigkeit und Schwere der Rückfälle
- Verbesserung der psychischen und sozialen Funktionen

19.3.3. Therapeutisches Vorgehen

Akute Intoxikationen erfordern die Überwachung des Patienten in einer sicheren und angemessenen Umgebung. Bei schweren Intoxikationen oder wenn Hinweise auf frühere schwere Entzüge vorliegen, sollte eine Einweisung ins Krankenhaus erfolgen. Wenn der Patient entgiftet, also klinisch nicht mehr schwer intoxikiert ist, dann kann, die Zustimmung des Patienten vorausgesetzt, eine Entzugsbehandlung erfolgen. Leichtere Intoxikationen und Entzüge können ambulant mittels des „qualifizierten Entzuges" (unter Vermittlung von auf Entwöhnung und Abstinenz abzielenden motivierenden Interventionen) und des Einsatzes von Entzugsmitteln behandelt werden. Entwöhnungs- und/oder Rehabilitationsbehandlungen können stationär oder ambulant erfolgen. Dabei kommen psychosoziale Maßnahmen zum Einsatz, die durch die vorübergehende Verordnung sog. Entwöhnungsmittel unterstützt werden können. Wird bei Opioidabhängigkeit keine Abstinenz erreicht oder angestrebt, sind langzeitliche Substitutionsbehandlungen auf der Basis spezieller suchtmedizinischer Kenntnisse indiziert. Da Rückfälle ein zentrales Merkmal von Abhängigkeit sind, werden therapeutische Maßnahmen wiederholt erforderlich.

19.4. Pharmakotherapie

19.4.1. Alkoholabhängigkeit

Therapeutisches Vorgehen

> **!** Cave: Die Blutalkoholkonzentration ist kein Anhaltspunkt für die Schwere der Vergiftung. Eine Konzentration von 2 ‰ kann bei einem Jugendlichen tödlich sein, während 4 ‰ bei einem toleranten Alkoholkranken möglicherweise gerade den „Wohlfühlspiegel" darstellen.

Leichte Intoxikationen und Entzugssyndrome erfordern keinen Einsatz von Arzneimitteln, sondern die Bereitstellung einer sicheren Umgebung und steter Zuwendung. Bei schweren Intoxikationen oder Entzugssyndromen, speziell dem Alkoholdelir, sind die stationäre Einweisung und der Einsatz von Entzugsmitteln notwendig. Wichtig ist die medikamentöse Prävention von Krampfanfällen. Grundsätzlich sollte bei allen Patienten mit einem mäßigen bis schweren Entzugssyndrom Flüssigkeit ersetzt und routinemäßig oral Thiamin (vgl. Kap. Substitution mit Vitaminen/Spurenelementen) gegeben werden. Die parenterale Gabe von Thiamin wird empfohlen bei Patienten mit (alkoholbedingten) kognitiven Störungen, da sich Gedächtnisstörungen bessern. Vor der intramuskulären Gabe von Thiamin sollte eine ausreichende Gerinnungsfunktion des Blutes nachgewiesen worden sein.

19.4.1.1. Wirkstoffe für die qualifizierte Entzugsbehandlung

Vergleichende Bewertung

In psychiatrischen Krankenhäusern wird meist Clomethiazol eingesetzt. Diese Substanz wird bei multimorbiden oder polytraumatisierten Patienten auf internistischen oder chirurgischen Stationen wegen der bronchialsekretorischen UAW jedoch meist vermieden. Clomethiazol besitzt keine antikonvulsive Wirksamkeit. Im ambulanten Bereich wird im Rahmen des „qualifizierten Entzugs" unter Vermittlung einer auf Entwöhnung und Abstinenz abzielenden Motivierung des Abhängigen die Verordnung von Carbamazepin für ca. eine Woche und eine entsprechende (möglichst tägliche) Bewertung der Entzugssymptome empfohlen: Mit Carbamazepin werden nicht die Entzugssymptome als solche behandelt, sondern es wird eine wirksame Anfallsprävention angestrebt. **Die ambulante Verordnung von Clomethiazol ist wegen des hohen Risikos der Entstehung einer Clomethiazol-Abhängigkeit als Kunstfehler anzusehen.** Zur Unterstützung der Entwöhnung kann bei hoch motivierten, zuverlässigen Patienten unter Beachtung der Risiken und Kontraindikationen Disulfiram eingesetzt werden, wenn keine Kontraindikationen vorliegen. Eine Alkoholintoxikation kann in ein schweres Entzugssyndrom übergehen; in diesem Fall ist die kurzfristige Anwendung von Neuroleptika, z.B. Haloperidol, indiziert.

Carbamazepin

(vgl. Kap. Anfallsleiden)

Wirkungsmechanismus

Reduktion glutamaterger Erregbarkeit über die Modulation spannungsabhängiger Na-Kanäle

Indikation(en)

zur Prävention von Krampfanfällen bei mittelschweren Entzugssyndromen

Dosierung

400–900 mg am 1. und 2. Entzugstag; nach Abklingen der vegetativen Entzugssymptome abfallende Dosierung täglich um 200 mg (Kontrolle der Serumkonzentration nur bei Auftreten typischer UAW notwendig)

Benzodiazepine

(vgl. Kap. Angst-, Panik- und Zwangsstörungen bzw. Schlafstörungen)

Wirkungsmechanismus

Verstärkung GABAerger Inhibition

Indikation(en)

im Prädelir bzw. bei mittelschweren Entzugssyndromen

Dosierung

langwirksame Benzodiazepine wie Diazepam, Clorazepat sind zu bevorzugen, z.B. 3–4-mal 10 mg Diazepam täglich bis zur Abschwächung der Entzugssymptome; kurzwirksame, vorzugsweise renal eliminierte Benzodiazepine wie Oxazepam (vgl. Kurzprofil im Anhang) oder Lorazepam sind günstiger bei schweren Leberstörungen

Haloperidol

(vgl. Kap. Psychosen und nichtpsychotische Erregungszustände)

Wirkungsmechanismus

Blockade vor allem dopaminerger Rezeptoren durch Neuroleptika

Indikation(en)

schwere Erregungszustände bei noch alkoholisierten Patienten

Dosierung und Besonderheiten

akuter Erregungszustand: 10–40 mg/Tag oral oder i.v. Haloperidol (5–20 mg ein- bis zweimalige Gabe pro Tag oral oder i.v.) wird auch beim Delir zur Therapie von Halluzinationen eingesetzt. Die Kombination von Haloperidol und Benzodiazepinen (10–60 mg/Tag Diazepam und mehr oral oder i.v.) zur Behandlung der psychischen und vegetativen Störungen kann alternativ zu Clomethiazol unter stationären Bedingungen zur Delirbehandlung eingesetzt werden.

Clomethiazol

Wirkungsmechanismus

Clomethiazol ist ein Derivat des Thiazol-Teils von Thiamin. Der exakte Wirkungsmechanismus ist unklar. Es wird angenommen, dass die Transmission von GABA im ZNS verstärkt wird.

Indikation(en)

- Behandlung von Prädelir, Delirium tremens und akuter Entzugssymptomatik unter kontrollierten stationären Bedingungen
- Behandlung von Verwirrtheits-, Erregungs- und Unruhezuständen bei Patienten mit hirnorganischem Psychosyndrom im höheren Lebensalter unter kontrollierten stationären Bedingungen
- Behandlung schwerer Schlafstörungen im höheren Lebensalter, wenn andere Maßnahmen zur Beeinflussung der Schlafstörungen wegen Wirkungslosigkeit oder Nebenwirkungen nicht anwendbar sind

Kontraindikationen

- Verdacht auf Schlafapnoesyndrom
- alle zentral verursachten Atemstörungen
- akute Intoxikation durch Alkohol oder andere dämpfend auf das ZNS wirkende Substanzen
- vorbestehende Abhängigkeit von Alkohol und anderen psychotropen Substanzen (inkl. Clomethiazol selbst) mit Ausnahme der akuten Behandlung des Prädelirs, Delirium tremens und akuter Entzugssymptomatik
- Clomethiazol sollte nur mit besonderer Vorsicht angewendet werden bei eingeschränkter Atemfunktion (z.B. bei Asthma bronchiale) oder akuten Bronchial- oder Lungenerkrankungen
- wegen des Gehalts an Levomenthol darf Clomethiazol-Mixtur nicht bei Patienten mit Asthma bronchiale oder anderen Atemwegserkrankungen, die mit einer ausgeprägten Überempfindlichkeit einhergehen, angewendet werden; versehentliche Inhalation der Mixtur kann zur Bronchokonstriktion führen

Unerwünschte Arzneimittelwirkungen

- ernste Atmungs- und Kreislaufdepression (selten), insbesondere bei vorbestehender Einschränkung der Atemfunktion, in der Folge gehäuftes Auftreten von Infektionen der Luftwege (Dosis bei solchen Patienten reduzieren, Dauerüberwachung von Kreislauf und Atmung gewährleisten, Absauggerät und Möglichkeiten zur künstlichen Beatmung bereithalten)
- Herzstillstand, häufig verbunden mit Atemdepression, insbesondere bei hoher Dosierung und in Kombination mit das ZNS dämpfenden Arzneimitteln (Tranquilizern)
- starke Speichelsekretion, Zunahme der Bronchialsekretion
- Müdigkeit, Benommenheit, Kopfschmerzen, Taubheit und Kribbelgefühl, Juckreiz, Hautausschläge (z.B. Exantheme, Nesselsucht), Bindehautentzündung
- Magenschmerzen, Sodbrennen, Übelkeit, Erbrechen, Durchfall, Brennen in Hals und Nase (in der Regel in den ersten Behandlungstagen)
- Missbrauch und Abhängigkeit
- Entzugssymptome (innere Unruhe, Angstzustände, Schlafstörungen, Halluzinationen, Krampfanfälle), insbesondere nach abruptem Absetzen

Relevante Wechselwirkungen

- Alkohol: während der Alkoholentzugsbehandlung mit Clomethiazol kann die gleichzeitige Einnahme von Alkohol lebensbedrohliche Auswirkungen haben
- zentral dämpfend wirkende Substanzen: nicht abschätzbare Wirkungsverstärkungen

Pharmakokinetik

BV: 5–60 % (normalerweise 10–15 %), ausgeprägter (und individuell unterschiedlicher) First-Pass-Metabolismus, bei Leberzirrhose höhere BV (aufgrund reduzierten First-Pass-Metabolismus) als bei Lebergesunden

Elim.: hepatischer Metabolismus, primär durch Dehalogenierung und oxidativen Abbau der C-5-Seitenkette; im Plasma wurde 5-Acetyl-4-methylthiazol (aktiv), im Urin als Hauptmetabolite 5-(1-Hydroxy-2-chlorethyl)-ethyl)-4-methylthiazol, 5-(2-Hydroxyethyl)-4-thiazolcabonsäurelacton und 4-Methyl-5-thiazolessigsäure gefunden; < 1 % werden unverändert renal eliminiert

HWZ: 2,3–5 Std. (Beta-Phase), verlängert (bis 9 Std.) bei Alkoholikern mit fortgeschrittener Leberzirrhose; reduzierte Clearance auch im Alter (HWZ 6,3–8,5 Std.)

Dosierung

Höchstdosis von 24 Kps. (zu je 192 mg) oder 120 ml Mixtur pro Tag sollte nicht überschritten werden (bis zu 2 Kps. oder 10 ml Mixtur alle 2 Std. fraktioniert nach klinischer Symptomatik; 5 ml Mixtur sind 1 Kps. therapeutisch äquivalent)

19.4.1.2. Wirkstoffe zur Alkohol-Entwöhnung

Vergleichende Bewertung

Beim Einsatz von Acamprosat (außerhalb stationärer Rehabilitationsmaßnahmen) wird die Rückfallgefahr vermindert. Bei entwurzelten Alkoholabhängigen hilft kein Entwöhnungsmittel. Acamprosat ist hingegen empfohlen bei motivierten und sozial einigermaßen integrierten Patienten. Naltrexon besitzt therapeutische bedeutung bei speziellen Patienten (s.u.); der gelegentliche Einsatz erfolgt aber im Sinne des Off-Label-Use.

Naltrexon

(s. Kurzprofil im Anhang)

Diese Substanz ist nicht in Deutschland, aber in anderen Ländern zur Alkoholentwöhnung zugelassen. Naltrexon kann das Rückfallrisiko reduzieren und/oder zur Trinkmengenreduzierung aufgrund der Abschwächung der belohnenden Effekte von Alkohol beitragen. Naltrexon kann in Einzelfällen zur Verminderung des Risikos des sog. Quartalstrinkens (Dipsomanie) im Rahmen eines Heilversuches eingesetzt werden.

Acamprosat

Wirkungsmechanismus

Acamprosat ist ein Analogon von Homotaurin, einem GABAergen Agonisten. Der für Acamprosat vorgeschlagene Wirkungsmechanismus besteht in einer Stimulation inhibitorischer GABAerger Neurotransmission im Gehirn und Antagonisierung der Wirkung bestimmter exzitatorischer Aminosäuren wie Glutamat. Als Glutamatantagonist verringert Acamprosat durch Interaktion mit NMDA-Rezeptoren den Kalziumeinstrom in Nervenzellen. Daraus ergibt sich eine Reduktion konditionierter Entzugssymptome und des Alkoholverlangens („craving").

Indikation(en)

Unterstützung der Aufrechterhaltung der Abstinenz beim alkoholabhängigen Patienten

Kontraindikationen

- Niereninsuffizienz (Kreatinin-Serumkonzentration >120 µmol/l)
- schwere Leberinsuffizienz
- Stillzeit

Unerwünschte Arzneimittelwirkungen

- Übelkeit, Erbrechen, Durchfall, Blähungen, Bauchschmerzen
- Libidostörungen
- Pruritus, makulo-papulöser Ausschlag, Überempfindlichkeitsreaktionen

Relevante Wechselwirkungen

Gleichzeitige Einnahme von Alkohol verändert weder die Pharmakokinetik von Acamprosat noch die des Alkohols.

Pharmakokinetik

BV: sehr variabel, um 11 %; langsame Resorption aus dem Gastrointestinaltrakt; BV wird durch gleichzeitige Nahrungsaufnahme vermindert

Elim.: kein Metabolismus; resorbiertes Acamprosat wird ausschließlich renal eliminiert
HWZ: 20–33 Std. (terminal)

Dosierung

Dosis nach Entgiftung bei Patienten mit KG > 60 kg 3 x tgl. 666 mg Acamprosat (2 Tbl. à 333 mg); bei Patienten mit KG < 60 kg: morgens 666 mg, dann 2 x 333 mg (Tagesdosis 1.332 mg = 4 Tbl.); empfohlene Behandlungsdauer umfasst 12 Monate und muss im Falle eines Rezidivs nicht abgebrochen werden

Disulfiram

(s. Kurzprofil im Anhang)

Wirkungsmechanismus
Acetaldehyd-Dehydrogenase-Hemmer

Indikation(en)
zur Abstinenz hoch motivierter Patienten, die die ihnen bekannten aversiven Effekte der Alkohol-Disulfiram-Reaktion bzw. das „Flush-Syndrom" vermeiden wollen

Dosierung
wegen langer HWZ genügen i.d.R. 2 Einnahmen (Dosis: 1–2 g/Woche), um eine Alkoholunverträglichkeit herzustellen; Höchstdosis sollte 0,5 g/Tag nicht überschreiten

19.4.2. Medikamentenabhängigkeit: Benzodiazepine, Opioide, Stimulantien

(vgl. auch Kap. Kopfschmerzen, Abschnitt 7.5)

19.4.2.1. Prävention von Benzodiazepin-Abhängigkeit

In der Prävention nimmt die Ärzteschaft eine Schlüsselrolle ein, da psychotrope Arzneimittel mit Missbrauchspotenzial wie Sedativa/Hypnotika inkl. Anxiolytika (und Clomethiazol) sowie Analgetika (Opioide und nichtopioide Analgetika) und Psychostimulantien verschreibungspflichtig und nur per Rezept erhältlich sind. Dauerkonsumenten der am häufigsten eingenommenen Medikamente mit Missbrauchspotenzial, den Benzodiazepinen, sind

* alte Menschen, die unter körperlichen Krankheiten leiden, oft mit Schmerzen
* Angstkranke (v.a. Panik-Erkrankung und Agoraphobie)
* Patienten mit Persönlichkeitsstörungen oder dysphorisch-subdepressiven Störungen
* chronisch Schlafgestörte
* Angehörige medizinischer Berufe
* Abhängige mit vorbestehender Alkoholabhängigkeit oder Polytoxikomanie.

Abhängigkeit von Benzodiazepinen in therapeutischer Dosierung ohne das Merkmal der Dosissteigerung (Niedrig- oder Normaldosisabhängigkeit) wird bei Langzeitanwendung ohne Behandlungsunterbrechung oftmals nicht manifest und wird von vielen Patienten nicht als problematisch erlebt.

Neben den allgemeinen Merkmalen des Abhängigkeitssyndroms (ICD-10: F 13.2) weisen indirekte Kriterien auf einen „problematischen Konsum" oder auf Niedrigdosisabhängigkeit von Sedativa/Hypnotika hin wie

* Medikamentenbeschaffung durch Dritte
* Medikamentenbeschaffung durch Privatrezept bei gesetzlich Krankenversicherten
* Rezeptfälschungen, Medikamentenerschleichungen und Medikamentendiebstähle

- kritiklose Euphorie
- dysphorisch-depressive Verstimmung als Medikationsfolge
- Umschlag der Wirkung: Schlafmittel werden benötigt, um wacher zu werden
- Kritikverlust, affektive Nivellierung etc. als Medikationsfolge
- paradoxe Wirkung (motorische Erregung durch Sedativa/Hypnotika)
- Konzentrationsstörungen, Amnesien und Verwirrtheit
- scheinbar unerklärliche, aber typische Intoxikationen (Ataxie, Dysarthrie, Nystagmus)
- Appetitstörungen, eher im Sinne von Appetitmangel
- Verwahrlosungszeichen mit mangelhafter Körperpflege.

Häufige Benzodiazepin-Entzugssymptome sind Schlafstörung („rebound insomnia"), Angst („rebound anxiety"), aber auch Unruhe, Irritabilität, Kopfschmerzen, Tremor, Muskelzuckungen, Schwächegefühl, Schwindel, Benommenheit, Appetitlosigkeit, Übelkeit, Konzentrationsstörungen, Depression. Gereiztheit und Gespanntheit können über Wochen andauern. Typisch sind perzeptuelle Störungen,wie Metallgeschmack, Liftgefühl, Hyperakusis, Lichtscheu, Gefühl „elektrischer Schläge" oder Depersonalisationser- scheinungen. Wie bei der Alkoholabhängigkeit werden auch hier Entzugskrampfanfälle, Delirien oder andere Entzugspsychosen, meist bei Hochdosisabhängigkeit beobachtet. Wenn kurzwirksame Benzodiazepine plötzlich abgesetzt werden, sind im Rahmen der Entzugserscheinungen vor allem mnestische Störungen zu erwarten (vgl. auch Kap. Angst-, Panik- und Zwangsstörungen, Schlaf- störungen).

Durch verschiedene Maßnahmen kann der Entwicklung einer Medikamentenabhängigkeit vorgebeugt werden:
- restriktive Indikationsstellung
- keine Verordnung an Patienten mit einer Abhängigkeitsanamnese
- persönliches Aushändigen aller Rezepte
- keine Verordnung von z.B. Hypnotika/Tranquillizern gleichzeitig durch mehrere Ärzte
- Vereinbarung der vorgesehenen Therapiedauer
- regelmäßige Überprüfung der Notwendigkeit einer Weiterverordnung
- Verordnung der kleinsten Packung
- Aufklärung über ein mögliches Missbrauchspotenzial
- Beachtung der 4 K:

Die 4 K zur Vorbeugung von Medikamentenabhängigkeit:
- Klare Indikation
- Korrekte Dosierung
- Kurze Anwendung
- Kein abruptes Absetzen

19.4.2.2. Benzodiazepin-Entzugsbehandlung

Bei der Durchführung der Entzugsbehandlung gilt:
- Ausschleichen der eingenommenen Hypnotika/Sedativa
- In der Behandlung des Benzodiazepin-Entzuges zur Behandlung von Unruhe und Schlafstörungen können sedierende NSMRI Antidepressiva, wie Doxepin oder Trimipramin (Dosierung jeweils: 75–150 mg/Tag) (vgl. Kap. Depressionen), indiziert sein. Bei Anfällen in der Anamnese oder bei sehr schneller Abdosierung wird ein Antikonvulsivum (z.B. Carbamazepin) verordnet.
- Das Ausmaß der psychologischen Unterstützung ist auf der ganzen Bandbreite zwischen eher kurzen supportiven Interventionen bis hin zu mehr kognitiven oder verhaltenstherapeutischen Techniken zum entzugsbedingten Angst- oder Stressmanagement individuell abzustimmen; dabei sollten Informationen vermittelt werden, z.B. zu den schädlichen Folgen, den zu erwartenden Entzugssymptomen, zu Entspannungstechniken und zu Techniken der kognitiven Umstrukturierung der Entzugssymptome („Die Entzugssymptome zeigen, wie sich der Körper von der Abhängigkeit befreit.").
- Bei Misslingen des ambulanten Entzuges, bei Hochdosisabhängigkeit von Benzodiazepinen, bei Abhängigkeit von Clomethiazol, Polytoxikomanie oder bei Schwangerschaft ist ein stationärer Entzug angeraten.

Zunächst ist bei einem Benzodiazepin-Abhängigen, der regelmäßig Dosen im therapeutischen Bereich einnimmt („Niedrigdosisab-hängigkeit"), eine individuelle Nutzen-Risiko-Abwägung zu treffen, denn nicht jeder Patient mit einer Niedrigdosisabhängigkeit von Sedativa/Hypnotika muss entzogen werden. Kriterien, die zur Entscheidungsfindung herangezogen werden können, sind:

- Wirkverlust/Wirkumkehr
- Gefahr für manifeste Folgeerscheinungen des Konsums
- Behandelbarkeit der (vermuteten) psychischen Grundstörung
- Alter
- Veränderungsbereitschaft/-möglichkeit des Patienten
- Allgemeinverfassung.

Bei den Benzodiazepinen und den 3-Z-Substanzen (Zolpidem, Zopiclon und Zaleplon) kann wegen ihrer geringen Toxizität im Vergleich zu Alkohol in wenigen Fällen eine Weiterbehandlung bis zum Lebensende erwogen werden. Den Risiken, Leiden und Kosten des Entzuges ist der potenzielle Nutzen der Medikamentenfreiheit gegenüberzustellen. Wenn die Behinderung durch die Sedativa/Hypnotika-Einnahme gering ist, dagegen aber ein langer, quälender und eventuell sogar gefährlicher Entzug zu erwarten ist, kann die Entscheidung möglicherweise zugunsten einer lebenslangen Weiterverabreichung des Sedativums/Hypnotikums fallen. Eine solche „Langzeit-Substitution" kann vor allem bei Patienten mit nur noch kurzer Lebenserwartung, z.B. bei Malignom-patienten, sinnvoll sein. Allerdings sollte auch bei Hochbetagten nicht unterschätzt werden, wie hoch die Lebenserwartung noch sein kann, wenn sie keine lebensverkürzenden Erkrankungen haben. Auch im Alter ist ein Benzodiazepin-Entzug nicht riskanter als bei Jüngeren, sofern er durch langsames Herunterdosieren ausgeführt wird.

Bei Vorliegen eines Entzugswunsches

- sollte in jedem Fall ausschleichend über 4–10 Wochen herabdosiert werden, d.h. die Dosis sollte je nach geplantem Absetz-zeitraum wöchentlich zwischen 10 % und 25 % der langzeitlich eingenommenen Dosis reduziert werden. Da die letzten Reduktionsschritte die schwierigsten sind, empfiehlt es sich, anfangs größere, gegen Ende nur noch kleine Schritte zu planen – etwa im Sinne von Halbierung der Dosis von Schritt zu Schritt (z.B. 40–20–10–5–2,5 mg Diazepam) jeweils über mehrere Tage
- ist schlagartiges Absetzen zu vermeiden (**!Cave: Entzugsanfälle oder -psychosen**)
- sollten kurzwirksame BZD und die Non-Benzodiazepin-Hypnotika auf eine Äquivalenzdosis (s. Tab. 19.2) eines Standard-Benzodiazepins (z.B. Diazepam) umgerechnet werden, bei mehreren Benzodiazepinen ist die gesamte Äquivalenzdosis zu berücksichtigen
- kann bei langwirksamen BZD (s. Eliminationshalbwertszeit, Tab. 19.3) mit der Substanz selbst entzogen werden.

Tabelle 19.2: Äquivalenzdosierungen von Benzodiazepinen

(Bei einigen Substanzen tragen langwirksame Metabolite zum Effekt bei. Die Äquivalenzangaben können von Autor zu Autor bis um den Faktor 4 schwanken.)

Substanz (Firmenname)	Äquivalenzdosis	Langwirksame Metabolite
Alprazolam	1 (0,5)	
Bromazepam	6	
Brotizolam	0,5	
Chlordiazepoxid	20 (25)	
Clobazam	20	
Clonazepam	2 (0,5)	
Clotiazepam	5	
Diazepam	**10**	
Dikaliumclorazepat	20	Metabolit Nordazepam
Flunitrazepam	0,5 (1,0)	
Flurazepam	30 (15–30)	Metabolit Desmethylflurazepam
Ketazolam	30	
Loprazolam	1,5 (1)	
Lorazepam	2	
Lormetazepam	1	
Medazepam	20	
Metaclazepam	10	
Midazolam	7,5	
Nitrazepam	5	
Nordazepam	20	
Oxazepam	30 (20–40)	
Oxazolam	30	
Prazepam	20	Metabolit Nordazepam
Temazepam	20	
Tetrazepam	20	Metabolit Nordazepam
Triazolam	0,5	

Tabelle 19.3: Eliminationshalbwertszeit verschiedener Benzodiazepine

Benzodiazepine	Eliminationshalbwertszeit in Std. (aktiver Metabolit)
Alprazolam	6–12 (Hydroxyalprazolam 12–15)
Chlordiazepoxid	5–30 (36–200)
Clonazepam	18-50
Diazepam	20–100 (36–200)
Flunitrazepam	18–26 (36–200)
Flurazepam	(40–250)
Lorazepam	10–20
Lormetazepam	10–12
Nitrazepam	15–38
Oxazepam	4–15
Temazepam	8–22

19.4.2.3. Opioide

Für die Behandlung von Schmerzen werden Opioide und nichtopioide Analgetika eingesetzt. Opioide werden bei tumorbedingten Schmerzen, in den letzten Jahren zunehmend auch bei bestimmten nichttumorbedingten Schmerzen eingesetzt, wie z.B.

a) Rückenschmerzen (bei erheblichen morphologischen Veränderungen)

b) Schmerzen bei schweren chronisch entzündlichen (z.B. rheumatoide Arthritis) und degenerativen Gelenkerkrankungen metabolischer, endokriner und degenerativer Genese

c) Schmerzen infolge von Erkrankungen des Gehirns, des Rückenmarkes oder des peripheren Nervensystems (z.B. MS, Phantomschmerz)

d) Endstadien organischer Erkrankungen mit starken Schmerzen.

Der Langzeiteinsatz von Opioiden bei nichttumorbedingten Schmerzen wird wegen des unklaren Nutzen-Risiko-Verhältnisses kontrovers diskutiert (vgl. Kap. Akute und chronische Schmerzen). Für Opioide besteht ein definitives Abhängigkeitsrisiko, nichtopioidhaltige Analgetika (vor allem Mischanalgetika mit Codein oder Koffein) werden vor allem von Patienten mit chronischem Kopfschmerz (!Cave: Entzugskopfschmerz!) missbraucht.

Als eindeutige Anzeichen für schädlichen oder nichtbestimmungsmäßem Gebrauch von Opioiden gelten:

- Injektion oraler/transdermaler Verabreichungsformen
- Rezeptfälschungen
- Stehlen/Borgen von Opioiden
- verschwiegener Bezug durch andere Ärzte
- verschwiegener Beigebrauch von psychotropen Substanzen einschließlich eines Opioids trotz ärztlicher Anamnese
- häufiger Verlust von Opioidrezepten
- Fordern eines parenteralen Verabreichungsweges
- häufig wiederholte Episoden von Dosiserhöhungen trotz ärztlicher Vorbehalte/Warnungen
- anhaltender Widerstand gegen Änderungen der Opioidtherapie trotz eindeutiger Wirkungslosigkeit oder Überdosierung
- Patient kommt schlechter in Beruf, Familie und sozialem Umfeld zurecht.

Eine Opioidtherapie ist erfolglos, wenn sich eine relevante Schmerzreduktion und eine Verbesserung/Stabilisierung psychischer, körperlicher und sozialer Funktionen nicht einstellen. Dann sollte die Therapie beendet und eine Entzugsbehandlung angeschlossen werden. Diese ist individuell durchzuführen und sollte durch ein ausschleichendes Abdosieren gekennzeichnet sein.

19.4.2.4. Psychostimulantien

Das bei der Indikation Aufmerksamkeitsdefizit-Hyperaktivitäts-Syndrom (ADHS) eingesetzte Methylphenidat (vgl. Kapitel ADHS und Ticstörungen) ist nur sporadisch mit Fällen von Missbrauch oder Abhängigkeit in Verbindung gebracht worden. Deshalb sollten Psychostimulantien aus Sorge vor einer möglichen Abhängigkeitsentwicklung Patienten mit ADHS nicht vorenthalten, sondern fach- bzw. leitliniengerecht eingesetzt werden

(Arbeitskreis ADHS der Bundesärztekammer: http://www.bundesaerztekammer.de/30/ Richtlinien/Empfidx/ADHSkurz/index.html).

19.4.3. Tabakabhängigkeit und Raucherentwöhnung

Therapeutisches Vorgehen

Arzneimittel zur Raucherentwöhnung sollen in der ärztlichen Beratung eines Tabakabhängigen erwähnt werden. Diese ist durch die 5 A der Kurzberatung charakterisiert:

- Abfragen des Rauchstatus: Feststellung der Rauchgewohnheiten bei allen Rauchern und Konsultationen
- Anraten des Rauchverzichts: Risiken des Weiterrauchens, Vorteile eines Rauchstopps
- Ansprechen der Aufhörmotivation: Eruieren der Bereitschaft, Termin des Rauchstopps
- Assistieren beim Rauchverzicht: aktive Unterstützung, soziales Umfeld einbeziehen
- Arrangieren der Nachbetreuung: Nachfolgetermine vereinbaren zur Rückfallprophylaxe.

Ab einem Konsum von 10 Zigaretten pro Tag verdoppelt sich durch Arzneitherapeutika der Erfolg der Raucherentwöhnung. Die Nikotinersatzstofftherapie (NET) ist wegen der Sicherheit der Anwendung der Therapie der 1. Wahl. Dabei wird anstelle der pulsatilen Anflutung nach Inhalation Nikotin passager oder kontinuierlich (ohne die übrigen Schadstoffe der Zigarette) zugeführt, wodurch die Kopplung der Tabakabhängigkeit mit dem Rauchritual („Extinktion") aufgehoben wird. Diese Empfehlung der Anwendung für ca. 8 Wochen gilt auch für Risikogruppen wie Herzkranke oder Schwangere. Wenn Raucher auf eine Nikotinersatzstofftherapie verzichten wollen, kann Bupropion oder Vareniclin verordnet werden Ihr Einsatz ist aber wegen der Kontraindikationen und (vor allem neuropsychiatrischen) UAW als Therapie der 2. Wahl zu betrachten. Viele Patienten erleben immer wieder Rückfälle. Daher lässt sich eine anhaltende Abstinenz oft erst nach wiederholten Anläufen erzielen. Für schwer abhängige Raucher oder z.B. psychiatrische Patienten ist eine Langzeitbehandlung mit Raucherentwöhnungsmitteln zur Verminderung des Rauchens und seiner Schäden empfehlenswert.

19.4.3.1. Nikotinersatzstofftherapeutika (NET)

Vergleichende Bewertung und Hinweise zur wirtschaftlichen Verordnung
NET sind Mittel der 1. Wahl. Sie sind rezeptfrei als Pflaster, Kaugummi oder Lutsch- bzw. Sublingualtablette in verschiedenen Stärken erhältlich. Nikotin-Nasalspray ist rezeptpflichtig und in Deutschland nicht auf dem Markt. NET können von allen Rauchern genutzt werden, ihre Anwendung ist einfach und bei sachgemäßer Handhabung für den Raucher ungefährlich. Die Nikotinersatzstofftherapie wird nicht von den Kassen erstattet. Die Kosten betragen je nach Darreichungsform, Dosis und Abnahmemenge im Regelfall ca. 2,50–3 Euro/Tag und entsprechen damit den Aufwendungen, die der Raucher bislang für den Tabakkonsum erbracht hat. Nikotinpflaster sind als transdermale Pflaster meist in 3 Stärken verfügbar, äquivalent zum Tageszigarettenkonsum von 10, 20 und > 30 Zigaretten. Das Pflaster sollte regelmäßig zum Einsatz kommen. Es sollte täglich gewechselt und morgens auf die Hautoberfläche (wechselnd z.B. Oberarm, Rücken, Brust) stets auf eine andere trockene, haarlose, saubere Hautstelle geklebt werden. Nikotinkaugummi oder Sublingual- bzw. Lutschtabletten („Lozenge") werden empfohlen bei einer nur geringen bis mittelstarken Nikotinabhängigkeit (nach dem Fagerström-Test FTND < 5), wenn ein mäßiger Tageszigarettenkonsum (ca. 5–15 Zigaretten/Tag) vorliegt, wenn außerdem in ungleichmäßigen Abständen geraucht wird (beispielsweise bevorzugt in den Abendstunden oder unter sozialen Verstärkerbedingungen), wenn heftiges Verlangen („craving") anfallsweise auftritt oder wenn ein sogenanntes Konfliktrauchen in belastenden Situationen betrieben wird. Eine Kombinations-behandlung aus Nikotinpflaster und -kaugummi ist bei einer starken Tabakabhängigkeit (mehr als 30 Zigaretten pro Tag) indiziert.

19.4.3.2. Nikotinfreie Entwöhnungsmittel

Vergleichende Bewertung
Präferieren einzelne Patienten nikotinfreie Entwöhnungsmittel, ist Bupropion (s. Kurzprofil im Anhang) der Vorzug vor Vareniclin (s. Kurzprofil im Anhang) zu geben. Letzteres ist mit dem Wiederauftreten von Depressionen und Psychosen sowie Bewusstseinsstörungen verbunden und wird nicht empfohlen, auch wenn es etwas wirksamer zu sein scheint als Bupropion. (Meldungen über Verkehrsunfälle und Stürze haben dazu geführt, dass in den USA Piloten und Fluglotsen die Einnahme dieses Mittels untersagt wurde). Bupropion kann dann empfohlen werden, wenn Patienten mit Depressionen in der Vorgeschichte nikotinfreie Entwöhnungsmittel nutzen wollen. Da die Tabakabhängigkeit mit häufigen Rückfällen verbunden ist, sollte im Falle von Nikotin-Entzugserscheinungen als ein möglicher Rückfallsgrund als nächster Schritt die Kombination von NET (s. oben) empfohlen werden. Bei einem erneuten Versagen kann der Einsatz von nichtnikotinhaltigen Entwöhnungsmitteln unter Berücksichtigung von Kontraindikationen und Risiken versucht werden.

19.4.4. Opioidabhängigkeit

Therapeutisches Vorgehen
Bei schweren Opioidintoxikationen mit Koma (Bewusstseinsverlust) und Atemdepression kann der Einsatz von Naloxon in Intubationsbereitschaft lebensrettend sein.
Da oftmals im Rahmen einer Polytoxikomanie gleichzeitig auch Benzodiazepine missbraucht werden, kann eine therapeutische Abdosierung mit langwirksamen Benzodiazepinen, wie Diazepam, empfehlenswert sein. (**!Cave: Einem opioidintoxikierten Patienten dürfen keine Benzodiazepine gegeben werden, da sonst die Atemdepression noch verstärkt würde.**) Beim Opioidentzug ist zu bedenken, dass dieser selbst nicht lebensgefährlich ist, er kann subjektiv allerdings als sehr quälend erlebt werden. Krampfanfälle werden eventuell durch den Entzug des beikonsumierten Benzodiazepins induziert. Arzneimittel werden eingesetzt, wenn zu erwarten ist, dass der Patient die Behandlung vorzeitig beendet. Eine medikamentöse Unterstützung der Entwöhnung/Substitution sollte erst nach sorgfältiger Indikationsstellung im Rahmen eines psychotherapeutischen/psychosozialen Gesamtbehandlungsplans durchgeführt werden. Diese kann durch einen hierfür nachweislich qualifizierten Arzt mit Substitutionsgenehmigung nach entsprechender Diagnostik und Indikationsstellung begonnen werden, wenn der Patient nicht bereits durch einen anderen Arzt substituiert wird.

19.4.4.1. Wirkstoffe zur akuten Opioidentgiftung

Vergleichende Bewertung
Der klassische Antagonist zur Behandlung einer schweren Opioidvergiftung ist Naloxon.
Nach Injektion einer Ampulle kann der Patient ansprechbar werden, aufgrund der kurzen HWZ kann sich aber erneut ein halbkomatöser Zustand einstellen. Buprenorphin kann zu verzögerten oder abgeschwächten Reaktionen nach Naloxongabe führen. Steht im Opioidentzug eine Blutdruckerhöhung (selten) im Vordergrund, ist Clonidin zu empfehlen; in Bezug auf die Beendigung des Entzuges scheint Buprenorphin aber effektiver zu sein. Wird vor allem Sedierung angestrebt, wird Doxepin empfohlen. Da oftmals zusätzlich auch Benzodiazepine missbraucht werden, kann eine therapeutische Abdosierung mit langwirksamen Benzodiazepinen (wie Diazepam) empfehlenswert sein, um Krampfanfällen durch Benzodiazepinentzug vorzubeugen.

Naloxon

Wirkungsmechanismus
kompetitiver Antagonist an Opioidrezeptoren (μ-, κ-, σ-) ohne klinisch relevante intrinsische Aktivität

Indikationen (für die parenterale Anwendung)
- Aufhebung der atemdämpfenden Wirkung von Opioiden mit Ausnahme von Buprenorphin (postoperativ)
- Aufhebung von Koma und Atemdepression nach Opioidvergiftung (außer mit Buprenorphin)
(Zur Verwendung von Naloxon zur peroralen Anwendung in manchen fixen Kombinationen mit bestimmten Opioidagonisten, z.B. Tilidin oder Oxycodon, s. Kap. Akute und chronische Schmerzen.)

Kontraindikationen
- zur Behandlung von Patienten, eingeschlossen die Neugeborenen von Müttern, die hohe Opioiddosen erhalten haben oder bei denen eine physische Abhängigkeit von Opioiden vorliegt oder vermutet wird (Gefahr des Auftretens von Entzugssymptomen)
- bei vorbestehenden Erkrankungen des Herz-Kreislauf-Systems
- zur Behandlung von Patienten nach Aufnahme von kardiotoxischen Substanzen
- während der Schwangerschaft (außer bei lebensbedrohlichem Zustand) und Stillzeit (sorgfältige Indikationsstellung)

Unerwünschte Arzneimittelwirkungen
- Übelkeit und Erbrechen (bei schneller Injektion)
- Blutdruckanstieg (bei Dosis von > 3 µg/kg KG postoperativ bei abnehmender Atemfrequenz oder bei Atemstillstand)
- Herzrhythmusstörungen (in seltenen Fällen)
- akutes Entzugssyndrom (bei vollständiger Aufhebung der Opioidwirkung bei süchtigen Patienten; s. unten bei Dosierung)

Relevante Wechselwirkungen
bisher keine bekannt

Pharmakokinetik
BV: nach oraler Gabe wird Naloxon rasch inaktiviert
Elim.: hepatischer Metabolismus, 3 Metabolite wurden im Urin gefunden: Naloxon-3-glucuronid, N-Allyl-7,8-dihydro-14-hydroxynormorphin (reduziertes Naloxon) und 7,8-Dihydro-14-hydroxynormorphinon (dealkyliertes Naloxon)
HWZ: ca. 70 Min. (Erwachsene) bzw. 2,5–3,5 Std. (Neugeborene)

Dosierung, unerwünschte Arzneimittelwirkungen
0,4 mg i.v., diese Dosis kann 4–5-mal innerhalb der ersten 30–45 Min. wiederholt werden. Findet man keine Vene, kann Naloxon auch i.m. oder s.c. gegeben werden. In jedem Falle vorsichtig anwenden, da bei Opioidabhängigen Entzugserscheinungen (Mydriasis, Unruhe, Erbrechen, Bauchschmerzen, Schwitzen, Piloarrektion) ausgelöst werden können, die allerdings vorübergehend und nicht lebensbedrohlich sind. Höhere Dosen können erforderlich werden bei Intoxikationen mit Methadon, Pentazocin oder Fentanyl.

Clonidin

(s. Kap. Arterielle Hypertonie)

Wirkungsmechanismus
Alpha-2-adrenerger Agonist

Indikation(en)
Opioidentzug

Dosierung
0,1–0,6 mg oral 3–4 x/Tag; zunächst Aufdosierung gegen die Entzugssymptome, dann Ausschleichen innerhalb 4–8 Tage; längere Behandlungsdauer bei Methadonentzug (bis zu 15 Tag)

Doxepin

(s. Kap. Depressionen)

Wirkungsmechanismus
sedierendes NSMRI-Antidepressivum

Indikation(en)
Opioidentzug

Dosierung
25–50 mg mehrmals täglich oral (bis 400 mg Tagesgesamtdosis)

Buprenorphin

(s. Kap. Akute und chronische Schmerzen)

Indikation(en)
Opioidentzug/-substitution

Besonderheiten
Buprenorphin löst bei Heroinabhängigen einen Entzug aus, wenn nicht wenigstens 24 Std. Heroinabstinenz eingehalten wurde.

Dosierung
Dosis in den ersten 5–7 Tagen bis zu 2–4 mg/Tag, dann bis zum 10. Tag ausschleichen

19.4.4.2. Wirkstoffe zur Opioidentwöhnung

Vergleichende Bewertung
Naltrexon ist das einzige in Deutschland zugelassene Entwöhnungsmittel, wenn man Entwöhnung als Einsatz von Opioidantagonisten und nicht als Substitution versteht.

Naltrexon

(s. Kurzprofil im Anhang)

Wirkungsmechanismus
Opioidantagonist mit Wirkungsdauer von bis zu 72 Std.

Indikation(en)

Medikamentöse Unterstützung bei der psychotherapeutisch/psychologisch geführten Entwöhnungsbehandlung vormals Opiatabhängiger nach erfolgter Opiatentgiftung

Dosierung, unerwünschte Arzneimittelwirkungen

50 mg/Tag; bereits 5 Min. nach Einnahme kann bei noch intoxikierten Opioidabhängigen ein Entzugssyndrom ausgelöst werden, das 48 Std. dauern kann

Besonderheiten

Patienten müssen bei Einstellung auf Naltrexon 7–10 Tage opioidfrei sein (Urinkontrolle oder Test mit Naloxon). Bei Rückfällen muss aber nicht abgesetzt werden, wenn an der Gesamtbehandlung festgehalten wird und Abstinenzwunsch besteht.

19.4.4.3. Wirkstoffe zur Substitution

Vergleichende Bewertung und Hinweise zur wirtschaftlichen Verordnung

Im Vergleich zur l-Methadonlösung zur Substitution ist Methadon billiger als Razemat und kann von vielen Apotheken selbst hergestellt werden. Eine Substitution und die Verordnung von Substitutionsmitteln sollte „von einem in der Behandlung Opiatabhängiger erfahrenen Arzt vorzugsweise in Zentren erfolgen". Die „Erfahrung" sollte durch die Zusatzweiterbildung „Suchtmedizin" nach den Bestimmungen der Bundesärztekammer dokumentiert sein.

Methadon ist das günstigste und Naloxon das teuerste Substitutionsmittel (Letzteres wohl auch das sicherste mit dem Antagonisten in Kombination).

Rechtliche Rahmenbedingungen: Eine substitutionsgestützte Behandlung im Rahmen eines psychosozialen Gesamtkonzeptes kann durch einen hierfür nachweislich qualifizierten Arzt mit Substitutionsgenehmigung nach entsprechender Diagnostik und Indikationsstellung begonnen werden, wenn der Patient nicht bereits durch einen anderen Arzt substituiert wird. Im Falle der Entscheidung für eine substitutionsgestützte Behandlung wird zwischen dem substituierenden Arzt und dem Patienten ein Behandlungsvertrag abgeschlossen. Die rechtlichen Grundlagen zum Einsatz von Opioiden zu therapeutischen Zwecken, einschließlich der substitutionsgestützten Behandlung Opioidabhängiger, sind in Deutschland das Betäubungsmittelgesetz (BtMG), besonders § 5 sowie die Betäubungsmittel-Verschreibungsverordnung (BtMVV). Die Verschreibung an Drogenabhängige ist nur unter bestimmten Indikationen möglich: Für den Einsatz von Opioiden bei der Substitutionstherapie zulasten der Krankenkassen gelten seit dem 1.1.2003 entsprechend dem Bundesausschuss der Ärzte und Krankenkassen mit Zustimmung des Bundesministeriums für Gesundheit (BMG) folgende BUB (Bewertung ärztlicher Untersuchungs- und Behandlungsmethoden)-Richtlinien zur Substitutionsbehandlung bei manifester Opioidabhängigkeit: Eine substitutionsgestützte Behandlung Opioidabhängiger kann nach dieser Neuregelung auch ohne zusätzliche Suchtbegleit- oder Folgeerkrankung auf Kosten der Krankenkassen unter Einhaltung von Qualitätskriterien durchgeführt werden. Nach diesen BUB-Richtlinien bedarf jetzt eine substitutionsgestützte Behandlung Opioidabhängiger nicht mehr einer gesonderten Genehmigung, sondern einer Anzeige bei den jeweiligen Geschäftsstellen der Kassenärztlichen Vereinigungen (KV) der jeweiligen Länder. Für die Sicherung der geforderten Qualitätskriterien und Kontrollen sind die entsprechenden KV-Kommissionen der jeweiligen Länder zuständig.

Take-Home-Vergabe des Substitutionsmittels: Nach § 5 (8) BtMVV darf der Arzt einem Patienten, den er substituiert, eine Verschreibung über die für bis zu 7 Tagen benötigte Menge des Substitutionsmittel aushändigen und ihm dessen eigenverantwortliche Einnahme erlauben, sobald und solange der Verlauf der Behandlung dies zulässt und dadurch die Sicherheit und Kontrolle des Betäubungsmittelverkehrs nicht beeinträchtigt werden.

Methadon

(vgl. Kap. Akute und chronische Schmerzen)

Wirkungsmechanismus

synthetisches Opioid (μ-Agonist)

Dosierung

- bei opioidabhängigen Patienten: Anfangsdosis maximal 30–40 mg Methadon-Razemat (= 15–20 mg Levomethadon als „Lösung zur Substitution" verschreibungsfähig) entsprechend der Entzugssymptomatik, vorsichtige Dosisfindung über mehrere Tage
- Steigerung um 10 mg Razemat alle 2–3 Tage; Erhaltungsdosis in der Regel 120 mg Methadon-Razemat/Tag (= 60 mg Levomethadon/Tag), in Einzelfällen höher
- entscheidend für die Dosisfindung ist die klinische Wirkung
- Razemat Methadonhydrochlorid ist in Tabletten (5 mg, 10 mg, 40 mg) in kindergesicherten Blistern, die in Lösung gebracht werden, zugelassen
- Es empfiehlt sich, unabhängig vom gewählten Präparat (wenn keine Tabletten verschrieben werden) stets eine einprozentige Methadon-HCl-Lösung für den einzelnen Patienten zu rezeptieren, da dies die gebräuchlichste Form ist und in diesem Falle 1 ml Methadon in seiner Wirkung 1 ml des ebenfalls häufig verwendeten Levomethadons entspricht
- Äquivalenzdosen: 10 mg D/L Methadonhydrochlorid (Razemat) entspricht 1 ml 1 % Lösung Methadonhydrochlorid (Razemat) oder einer 10 mg Tablette; dies entspricht 5 mg Levomethadon

Buprenorphin

(vgl. Kap. Akute und chronische Schmerzen)

Wirkungsmechanismus

partieller Opioid-Agonist/Antagonist, der am μ- und κ-Rezeptor bindet

Indikation(en)

insbesondere für die erste Substitutionstherapie von Opioidabhängigen mit kürzerer Dauer der Suchterkrankung und weniger verfestigten Suchtverläufen; zur Behandlung von Erwachsenen über 18 Jahre; zugelassen zur Take-Home-Verschreibung

Dosierung

Sublingualtabletten mit 0,4 mg, 2 mg und 8 mg. Bei der Einstellung Heroinabhängiger beträgt die Initialdosis 2–4 mg Buprenorphin und ist entsprechend der klinischen Wirkung beim einzelnen Patienten zunehmend zu erhöhen und darf eine maximale tägliche Einzeldosis von 24 mg Buprenorphin entsprechend 3 Sublingualtabletten à 8 mg nicht überschreiten. Bei der Umstellung von Methadon sollte die Dosis auf 30–40 mg/Tag L-Methadon reduziert werden, da sonst Entzugssymptome drohen. Es sollte dann mit 2–4 mg/Tag aufdosiert werden, frühestens jedoch 24 Std. nach der letzten Methadongabe; je nach Abhängigkeit Steigerung um 2–4 mg/Tag bis zu einer Maximaldosis von 24 mg/Tag.
Alternate-Day-Dosis: Aufgrund der pharmakokinetischen Eigenschaften von Buprenorphin kann die klinische Wirksamkeit abhängig von der Dosis 48–72 Stunden anhalten. Nach Stabilisierung der benötigten Tagesdosis kann dem Patienten, wenn es therapeutisch sinnvoll erscheint, bei einer Tagesdosis von z.B. 8 mg alternierend die doppelte (z.B. für ein 2-Tagesintervall 16 mg/70 kg KG) oder dreifache (für ein 3-Tagesintervall z.B. 24 mg/70 kg KG) Tagesdosis von Buprenorphin unter Aufsicht verabreicht werden.

 Cave: Titration der Dosis unter ärztlicher Aufsicht durchführen! Während der Einstellung des Patienten auf die doppelte bzw. dreifache Dosis nach Gabe des Buprenorphins 3–4 Stunden auf mögliche Überdosierungssymptome achten. Vor der Erhöhung des Buprenorphins Beigebrauch anderer zentral dämpfend wirksamer Substanzen (besonders Benzodiazepine) sicher ausschließen.

Äquivalenzdosis: 8 mg Buprenorphin sublingual sind vergleichbar ca. 60 mg D/L-Methadon (30 mg Levomethadon) oral. Für die Umstellung von Methadon auf Buprenorphin muss erst die Methadondosis auf ca. 2–3 ml (20–30 mg Methadon-Razemat) herabdosiert werden.

Buprenophin/Naloxon

Sublingualtabletten mit 2 mg Buprenorphin und 0,5 mg Naloxon oder 8 mg Buprenorphin und 2 mg Naloxon; mit dem Naloxon-Anteil soll ein intravenöser Missbrauch verhindert werden; Anwendung nur durch in der Suchtbehandlung erfahrene Ärzte

Codein/Dihydrocodein

(s. Kap. Asthma bronchiale und andere Atemwegserkrankungen bzw. Akute und chronische Schmerzen)
Darf zur Substitution nur bei nachgewiesener Methadon- und Buprenorphinunverträglichkeit verordnet werden (BtM-Rezept). Deshalb ist die Notwendigkeit einer Codein-Substitution wegen etwaiger Nachprüfungen besonders sorgfältig zu diagnostizieren und zu dokumentieren. Die üblicherweise in den Apotheken zur oralen Verabreichung hergestellte Lösung aus Dihydrocodein-Tartrat muss wegen der kurzen Halbwertszeit für eine stabile Substitution in der Regel alle 6–8 Stunden appliziert werden.

19.5. Hinweise zur wirtschaftlichen Verordnung

Nikotinersatzstofftherapeutika (NET)
Die Nikotinersatzstofftherapie wird nicht von den Kassen erstattet. Die Kosten betragen je nach Darreichungsform, Dosis und Abnahmemenge im Regelfall ca. 2,50–3 Euro pro Tag und entsprechen damit den Aufwendungen, die der Raucher bislang für den Tabakkonsum erbracht hat. Die Tabakentwöhnung erfordert insgesamt Kosten von 300–1200 Euro pro gewonnenem Lebensjahr (Zum Vergleich: die Kosten einer Hypertoniebehandlung betragen ca. 50.000 Euro). Sie ist die kosteneffektivste Maßnahme zur Reduktion des Risikos einer COPD. Insofern ist die Klassifizierung medikamentöser Entwöhnungsmaßnahmen als **nicht** erstattungsfähige Life-Style-Behandlung (§34 SGB V und AMR) medizinisch inadäquat.

Alkoholentwöhnung:
Acamprosat ist gemäß AMR verordnungsfähig innerhalb der GKV.

Wirkstoffe zur Substitution
Im Vergleich zur l-Methadonlösung zur Substitution ist Methadon als Razemat billiger und kann von vielen Apotheken selbst hergestellt werden. Eine Substitution und die Verordnung von Substitutionsmitteln sollte „von einem in der Behandlung Opiatabhängiger erfahrenem Arzt vorzugsweise in Zentren erfolgen". Die „Erfahrung" sollte im Erwerb der Zusatzweiterbildung „Suchtmedizin" nach den Bestimmungen der Bundesärztekammer erworben worden sein.
Methadon ist das günstigste und Naloxon das teuerste Substitutionsmittel (Letzteres wohl auch das sicherste mit dem Antagonisten in Kombination).

Tabelle 19.4: DDD-Kosten für verordnungsrelevante Wirkstoffe des Jahres 2008

Wirkstoff	DDD-Kosten (Euro)	Nummerierung
Carbamazepin	0,66	19.4.1. Alkoholabhängigkeit
Clomethiazol	2,68	19.4.1. Alkoholabhängigkeit
Diazepam	0,48	19.4.1. Alkoholabhängigkeit
Dikaliumclorazepat	0,72	19.4.1. Alkoholabhängigkeit
Haloperidol	0,57	19.4.1. Alkoholabhängigkeit
Acamprosat	2,80	19.4.2. Alkoholentwöhnung
Buprenorphin	5,11	19.4.4. Opiatabhängigkeit
Buprenorphin, Kombinationen	4,95	19.4.4. Opiatabhängigkeit
Codein	2,63	19.4.4. Opiatabhängigkeit
Dihydrocodein	5,00	19.4.4. Opiatabhängigkeit
Doxepin	0,54	19.4.4. Opiatabhängigkeit
Levomethadon	0,70	19.4.4. Opiatabhängigkeit
Methadon	0,99	19.4.4. Opiatabhängigkeit

Quelle: GKV-Arzneimittelindex im Wissenschaftlichen Institut der AOK (WIdO)

Herz und Kreislauf

20. Herzinsuffizienz

Fazit für die Praxis

Die Herzinsuffizienz ist in Deutschland die häufigste Hauptdiagnose für einen krankheitsbedingten stationären Krankenhausaufenthalt. Für das Jahr 2050 werden in der Altersgruppe der über 80-Jährigen mehr als 350.000 an einer Herzinsuffizienz Erkrankten erwartet. Die durch eine Herzinsuffizienz entstandenen Krankheitskosten betragen jährlich ca. 3 Milliarden Euro. Die Diagnose der Herzinsuffizienz ergibt sich aus: Leistungsminderung, Luftnot zunächst bei Belastung, schließlich auch in Ruhe, Venenstauung, pulmonalen Rasselgeräuschen, Ödemen, Ergüssen auf dem Boden einer kardialen Funktionsstörung. Das Röntgenbild der Thoraxorgane (Kardiomegalie), die Echokardiographie (Kontraktilitätsstörungen, Klappenvitien), die Bestimmung der natriuretischen Peptide und ggf. Katheteruntersuchungen bestätigen die Diagnose. Man unterscheidet Rechts- und Linksherzinsuffizienz und Störungen, die eher die Systole betreffen von solchen, die eher die Diastole betreffen. Man unterscheidet 4 klinische Schweregrade: Stadium I = Befunde ohne Beschwerden; Stadium II = Befunde mit Beschwerden bei starker körperlicher Belastung; Stadium III = Beschwerden bei leichter körperlicher Belastung; Stadium IV = Beschwerden in Ruhe.

Die Therapie richtet sich im Wesentlichen nach dem Schweregrad und der Verlaufsform – akut oder chronisch – und nach der Art der ursächlichen Herzerkrankung.

- Nichtmedikamentöse Maßnahmen sind Information über die Art der Erkrankung, Entstehung, Verlauf und Prognose, Beratung zu körperlicher Aktivität, Trinkmenge, Salzgebrauch und Umgang mit Genussgiften, Erklärung und Abwägung der pharmakotherapeutischen und interventionellen Möglichkeiten. Das wiederholt sich bei jedem Arztbesuch.
- Zur Pharmakotherapie stehen die folgenden Substanzgruppen zur Verfügung:

1. **ACE-Hemmer** (bei Unverträglichkeit AT_1-Antagonisten) werden bei jeder Form und in jedem Stadium der systolischen Herzinsuffizienz eingesetzt. Sie verbessern Symptome und Prognose. Wirkungsunterschiede der Substanzen sind nicht sicher nachgewiesen. Reizhusten ist eine häufige unerwünschte Wirkung der ACE-Hemmer. Hyperkaliämien und Hypotensionen sind potenziell gefährlich. Kaliumsparende Diuretika (Triamteren, Amilorid) sind daher kontraindiziert. (Aldosteronantagonisten sind nur mit größter Vorsicht als Kombinationspartner einzusetzen).
2. **Betablocker** gehören in allen Stadien der systolischen Herzinsuffizienz zur Basistherapie, wenn keine Kontraindikationen vorliegen (Asthma bronchiale). Da sie aber negativ inotrop und blutdrucksenkend wirken, müssen sie vorsichtig einschleichend dosiert werden. Die $Beta_1$-selektiven Blocker Bisoprolol und Metoprolol sowie der $Beta_1$-, $Beta_2$-, $Alpha_1$-Rezeptorenblocker Carvedilol werden empfohlen, zudem beim älteren Menschen > 70 Jahre Nebivolol.
3. **Diuretika** sind in im Hinblick auf die Symptomatik von größtem Wert. Thiaziddiuretika und Schleifendiuretika werden je nach Funktionszustand der Nieren (Kreatinin-Clearance) bei leichten bzw. schweren Formen einer Herzinsuffizienz (NYHA-Stadien II–IV) angewandt, wobei sich ihre Wirkung nicht nur auf die Ausschwemmung von Ödemen beschränkt. Die Reduktion der Füllungsdrucke des linken und rechten Ventrikels hat eine Reduktion der Ruhe- und Belastungsdyspnoe zur Folge. Für die Verbesserung der Prognose unter Diuretika gibt es keine Studien. Wenn Thiazide bei schwerer Herzinsuffizienz oder begleitender Niereninsuffizienz unwirksam sind, werden Schleifendiuretika eingesetzt. Furosemid wirkt bei normaler Nierenfunktion kurz und intensiv und kommt daher für den akuten Notfall und bei Niereninsuffizienz infrage, Torasemid* für die schwere Herzinsuffizienz ohne Niereninsuffizienz. Die Aldosteronantagonisten Spironolacton und bei Nebenwirkungen Eplerenon werden zusätzlich zur Behandlung mit ACE-Hemmern, Betablockern, Diuretika und Herzglykosiden bei Patienten mit schwerer Herzinsuffizienz (NYHA-Stadien III–IV, EF ≤ 35 %) empfohlen. Diese Kombination verbessert die Gesamtsterblichkeit und vermindert die Hospitalisationshäufigkeit und die plötzliche Herztodesrate. Bei der Kombination muss man mit etwa 1–2 % klinisch bedeutsamen Hyperkaliämien rechnen. Häufige Kontrollen sind unbedingt erforderlich. Niereninsuffizienz mit einer Kreatinin-Clearance unter 30 ml/Min. ist eine Kontraindikation.
4. **Digitalisglykoside** vermindern nicht die Gesamtsterblichkeit, verbessern aber in Verbindung mit einem ACE-Hemmer und einem Diuretikum bei Patienten in den NYHA-Stadien III (II)–IV die Symptome und die Belastungskapazität und reduzieren die Häufigkeit von Krankenhauseinweisungen aufgrund von Herzinsuffizienz. Es ist ausreichend, Digitoxin oder Digoxin zu verwenden, da alle anderen Stoffe keine Vorteile bieten. Digitalisglykoside sind vor allem bei Vorhofflimmern mit Tachyarrhythmie sowie bei NYHA III und IV bei Sinusrhythmus indiziert. Möglicherweise ist die positiv inotrope Digitaliswirkung gar nicht wesentlich für die Therapie, sondern vielmehr die antiadrenerge Wirkung.
5. **Calciumantagonisten**: Nur Amlodipin oder Felodipin können bei systolischer Dysfunktion und persistierender arterieller Hypertonie bzw. Angina pectoris eingesetzt werden. Bei diastolischer Herzinsuffizienz ist aus symptomatischer Indikation sowie zur Blutdruckkontrolle die Behandlung mit Calciumantagonisten zu erwägen. $Alpha_1$-Antagonisten haben keinen Stellenwert in der Therapie der chronischen Herzinsuffizienz.
6. **Organische Nitrate** sind indiziert bei linksventrikulär führender Herzinsuffizienz mit akuter Lungenstauung. Beim Lungenödem ist die Gabe von Glyceroltrinitrat (GTN) oder Isosorbiddinitrat (ISDN) wegen des schnellen Wirkungseintritts angezeigt.

* speziell aber auch bei Niereninsuffizienz

Die akute Effektivität der Nitrokörper bei der Herzinsuffizienz ist belegt, wobei die körperliche Leistungsfähigkeit zu- und die Dyspnoe abnehmen. Unbekannt ist, ob die Nitrokörper eine Verbesserung der Prognose der Herzinsuffizienz bewirken.

7. **Antikoagulantien**: Je nach anamnestischer und klinischer Gesamtsituation ist eine Behandlung mit Kumarinantikoagulantien (z.B. Phenprocoumon) bei herzinsuffizienten Patienten mit Vorhofflimmern angezeigt. Durch diese Behandlung kann die Gefahr eines apoplektischen Insultes deutlich reduziert werden. Bei Sinusrhythmus erscheint eine Antikoagulation nur bei vorausgegangenen Thromboembolien oder frischem Ventrikelthrombus sinnvoll.

8. **Folgende Substanzen sollten** nach Möglichkeit bei bekannter chronischer systolischer Herzinsuffizienz wegen der Gefahr der Dekompensation bei vorher stabiler Situation oder Verschlechterung der Prognose **vermieden werden**: Calciumantagonisten (Ausnahme s.o.) – Nichtsteroidale Antiphlogistika (NSAR, auch COX-2-Inhibitoren) – Klasse-I-Antiarrhythmika – Direkte Vasodilatatoren – Zytokine – Endothelinantagonisten – Nichtglykosidische positiv inotrope Pharmaka (z.B. Dobutamin, Dopamin, Enoximon, Milrinon) – Betablocker mit intrinsisch sympathomimetischer Aktivität (z.B. Acebutolol, Celiprolol) – Thiazolidindione (Glitazone). Große Vorsicht ist bei allen Medikamenten und Substanzen geboten, die die Nierenfunktion beeinträchtigen, wie z.B. Kontrastmittel bei röntgenologischen Untersuchungen.

9. Die diastolische Dysfunktion ist die häufigste Ursache einer Belastungsdyspnoe bei Hypertonikern mit normaler Lungenfunktion und guter systolischer Pumpfunktion und sollte als Differentialdiagnose bedacht werden.

Die Herzinsuffizienz ist die gemeinsame Endstrecke verschiedener Herzerkrankungen. Die Letalität in den Stadien III und IV ist so hoch wie bei bösartigen Erkrankungen. Daher ist eine sehr sorgfältige Überwachung des Therapieverlaufs mit regelmäßigen Kontrollen und/oder Wiedereinbestellungen in die Praxis erforderlich. Der Patient und seine Angehörigen müssen einbezogen werden durch Aufklärung über Wirkungsweise der Medikamente sowie die Bedeutung der Selbstkontrolle von Körpergewicht, Blutdruck und Herzfrequenz. Viele Komplikationen und akute Dekompensationen sind vermeidbar.

20.1. Wirkstoffübersicht

empfohlene Wirkstoffe	weitere Wirkstoffe
Amiodaron	Acetylsalicylsäure
Benazepril	Amilorid (als Kombinationspartner)
Bisoprolol	Beta-Acetyldigoxin
Candesartan	Bumetanid
Captopril	Enoximon
Carvedilol	Epleneron [2004; B]
Digitoxin	Etacrynsäure
Digoxin	Isosorbiddinitrat
Dobutamin	Isosorbidmononitrat
Dopamin	Levosimendan
Enalapril	Metildigoxin
Fosinopril	Milrinon
Furosemid	Molsidomin
Glyceroltrinitrat	Na-Nitroprussid
Hydrochlorothiazid	Pentaerythrityltetranitrat
Lisinopril	Piretanid
Losartan	Sotalol
Metoprolol	Trandolapril
Morphin	Triamteren
Nebivolol	
Perindopril	
Phenprocoumon	
Quinapril	
Ramipril	
Spironolacton	
Torasemid	
Valsartan	

20.2. Klinische Grundlagen

20.2.1. Definition/Pathologie/Pathophysiologie

Klinisch liegt dann eine Herzinsuffizienz vor, wenn typische Symptome, wie z.B. Dyspnoe, Müdigkeit (Leistungsminderung) und/oder Venenstauung und Flüssigkeitsretention auf Basis einer kardialen Funktionsstörung bestehen. Bei einer asymptomatischen linksventrikulären Dysfunktion liegt eine objektivierbare kardiale Dysfunktion vor, der Patient ist jedoch unter Therapie beschwerdefrei.

Die chronische Herzinsuffizienz kann infolge einer koronaren Herzkrankheit (KHK), Myokarditis, Kardiomyopathie oder durch Herzklappenvitien auftreten. Zu einer akuten linksventrikulären Herzinsuffizienz kann es zum Beispiel durch einen Herzinfarkt oder – meist bei vorgeschädigtem Herz – durch einen akuten Anstieg des arteriellen Druckes kommen. Auch Lungenembolien, endokrine Krisen, arterielle Hypertonie oder Sepsis können zur rechts- oder linksventrikulären Dekompensation führen. Eine kausale Therapie sollte die zugrunde liegende Erkrankung korrigieren, was jedoch nur selten möglich ist.

Initial kommt es meist zu einer myokardialen Schädigung, z.B. durch Druck- bzw. Volumenbelastung oder Gewebeverlust. In der Regel nimmt danach der linksventrikuläre Durchmesser zu, die Wandspannung steigt ebenso wie die intrakardialen Drucke, und die Compliance nimmt ab. Je höher die Steifigkeit des linken Ventrikels, desto stärker sind Atemnot und körperliche Schwäche ausgebildet. Damit einher geht auch die Zunahme der pulmonalarteriellen Drucke. Dieser Prozess ist praktisch immer progredient und führt zu zunehmender Ventrikeldilatation, die mit einer abnehmenden Auswurffraktion verknüpft ist. Je niedriger die Auswurffraktion, desto schlechter ist die Prognose – was für den Einzelfall jedoch nicht immer gilt. Diese Form der Herzinsuffizienz mit linksventrikulärer Dilatation und eingeschränkter Ejektionsfraktion wird auch als systolische Herzinsuffizienz bezeichnet. Die daraus resultierende Verminderung der linksventrikulären Funktion aktiviert Gegenregulationsmechanismen, die zwar kurzfristig das Herz-Minutenvolumen verbessern, aber langfristig zu einer weiteren myokardialen Zellschädigung und einer Manifestation der Herzinsuffizienz führen. Zu diesen Mechanismen gehören das sympathische System und das Renin-Angiotensin-Aldosteron-System (RAAS). Zusätzlich werden vermehrt synthetisiert bzw. sezerniert: Vasopressin, Prostaglandine, Endothelin, der atriale natriuretische Faktor (ANF) sowie Zytokine (u.a. Interleukin-6, TNF-alpha). Diese Systeme bzw. Faktoren beeinträchtigen die myokardiale Funktion, modulieren den Gefäßwiderstand und greifen in die renale Natrium- und Wasserregulation ein. Die aktuellen Therapiekonzepte zielen deshalb auf die Unterdrückung der schädlichen Folgen, Hemmung der neurohumoralen Aktivierung und die Linderung der Symptome der verminderten linksventrikulären Leistungsfähigkeit. Entsprechende pharmakologische Therapieansätze bestehen daher aus ACE-Hemmern (AT_1-Blockern), Betablockern und Aldosteronantagonisten.

Bei der mehr diastolischen Herzinsuffizienz ist die Pumpfunktion des Herzens weniger gestört (häufig normale Auswurffraktion), dafür sind die Ventrikelwände hypertrophiert und steif. Das resultiert in einer besonders ausgeprägten Erhöhung der diastolischen (Füllungs)-Drucke. Die diastolische Herzinsuffizienz findet sich bei Hypertonie, Speicherkrankheiten des Herzens und z.B. der hypertrophischen Kardiomyopathie. Therapeutisch versucht man daher neben einer konsequenten Blutdruckeinstellung, die Hypertrophie zur Regression zu bringen (RAAS-Blockade), den Füllungsdruck zu senken (Diuretika) und die Diastolendauer zu verlängern (Betablocker). Eine Rechtsherzinsuffizienz findet sich sekundär bei Linksherzerkrankungen, dann auch als Globalherzinsuffizienz oder als Folge pulmonaler Veränderungen (meist chronisch obstruktiver Lungenerkrankungen oder thromboembolischer Ereignisse).

20.2.2. Einteilung/Klassifikation

Eine Herzinsuffizienz kann als „High-Output"- oder „Low-Output"-Versagen, Rechtsherz- oder Linksherzinsuffizienz, Vorwärts- oder Rückwärtsakute oder chronische und systolische oder diastolische Herzinsuffizienz klassifiziert werden. Zu Beginn einer Herzinsuffizienz sind diese Einteilungen aus pathogenetischer Sicht häufig nützlich, in späteren Stadien (chronische Herzinsuffizienz) verwischen diese Unterschiede. Die chronische Herzinsuffizienz ist ein progredientes Leiden, welches in fortgeschrittenen Stadien (NYHA III und IV s. unten) ähnlich wie das Bronchialkarzinom eine jährliche Mortalität von bis zu 40–50 % aufweist.

Eine systolische Dysfunktion liegt bei dilatierten Kammern mit eingeschränkter Auswurfleistung, eine diastolische Dysfunktion hingegen bei einer hypertrophierten und steifen Kammermuskulatur vor. Diese Einteilung führt auch zu therapeutischen Konsequenzen bezüglich der anzuwendenden Arzneimittel. „Low-Output"-Versagen findet man bei koronarer Herzerkrankung, Hypertonie, dilatativer Kardiomyopathie usw., während „High-Output"-Versagen bei Patienten mit Herzinsuffizienz und Hyperthyreose, Anämien, Schwangerschaft usw. anzutreffen ist. Beide Formen sind klinisch oft nicht leicht zu trennen.

Bei der Rechtsherzinsuffizienz auf der Basis einer pulmonalen Hypertonie unterscheidet man: pulmonal-arterielle Hypertonie (z.B. idiopathisch, familiär), pulmonale Hypertonie bei Linksherzerkrankungen (atrial, ventrikulär, valvulär), pulmonale Hypertonie bei Lungenerkrankung (z.B. COPD), pulmonale Hypertonie bei chronischen Thrombembolien und andere seltene Ursachen (z.B. Sarkoidose).

20.2.2.1. Schweregrade

Die Schweregrade der chronischen Herzinsuffizienz (revidierte Fassung der New York Heart Association) werden wie folgt unterteilt:

- **Stadium I:** Herzerkrankung ohne Symptome; uneingeschränkte physische Leistungsfähigkeit. Bei gewohnter körperlicher Betätigung kommt es nicht zum Auftreten von Dyspnoe, anginösem Schmerz oder Palpitationen.
- **Stadium II:** Objektive Hinweise auf eine Herz-Kreislauf-Erkrankung; Symptome bei Belastung: geringgradig eingeschränkte physische Leistungsfähigkeit. Diese Patienten fühlen sich in Ruhe und bei leichter Tätigkeit wohl. Beschwerden (Erschöpfung, Luftnot, Angina pectoris oder Herzrhythmusstörungen) machen sich erst bemerkbar, wenn gewohnte Tätigkeiten intensiv ausgeübt werden
- **Stadium III:** Objektive Hinweise für mittel- bis hochgradige Herz-Kreislauf-Erkrankung; Symptome bei geringer Belastung: erheblich eingeschränkte physische Leistungsfähigkeit. Diese Kranken fühlen sich in Ruhe wohl, haben aber schon bei leichten Graden der gewohnten Tätigkeit Beschwerden (Erschöpfung, Luftnot, Herzrhythmusstörungen oder Angina pectoris).
- **Stadium IV:** Objektive Hinweise für schwere Herz-Kreislauf-Erkrankung; Symptome in Ruhe, Zunahme bei allen Belastungen, Unfähigkeit zu jeglicher physischen Leistung, Bettlägerigkeit.

20.2.3. Diagnostik

Bei der körperlichen Untersuchung werden Ödeme, basale Rasselgeräusche, Jugularvenenstauung, Hepatomegalie und eventuell Aszites als hinweisend für eine Flüssigkeitsretention bei Herzinsuffizienz festgestellt. Zudem ist auf Herzgeräusche oder eine Zyanose zu achten. Das EKG kann Rhythmusstörungen (Vorhofflimmern, ventrikuläre Extrasystolen) und erlittene Schädigungen (z.B. Myokardinfarkt, Hypertrophie) zeigen. Aus dem Röntgenbild des Thorax kann man auf die Herzgröße sowie sekundäre Veränderungen der Lunge (Stauung, Ergüsse) schließen. Einige klinisch-chemische Befunde sind für Diagnostik und Therapie unerlässlich (Nierenfunktion, Elektrolyte, Blutbild, Blutzucker etc.). Die Bestimmung natriuretischer Peptide (BNP, NT-proBNP) kann in der akuten Situation bei unklarer Dyspnoe bei der Diagnosestellung einer Herzinsuffizienz helfen. In der primärärztlichen Versorgung kann die BNP-Bestimmung helfen, eine Herzinsuffizienz auszuschließen. Der positiv prädiktive Wert ist wegen zahlreicher Einflussfaktoren deutlich niedriger. Eine BNP-Bestimmung kann und darf eine klinische Untersuchung und ggf. Echokardiographie nicht ersetzen. Für eine Therapieanpassung basierend auf BNP-Werten in der Verlaufskontrolle findet sich keine Evidenz. Die beste Beurteilung der kardialen Strukturen und Funktion gelingt mit der Echokardiographie des Herzens (Ventrikeldurchmesser, Auswurffraktion, Wanddicken, Klappenfunktion, pulmonale Hypertonie, Perikarderguss, Vorhofgröße). Die invasive Diagnostik mit Koronarographie und ggf. Rechtsherzkatheter ist zur kausalen Abklärung und eventuellen präoperativen Evaluation indiziert. Bei dominierender, unklarer Rechtsherzinsuffizienz können zudem eine Lungenszintigraphie und Computertomographie der Lunge zur Klärung der Ätiologie beitragen. Eine Herzmuskelbiopsie ist nur indiziert bei Verdacht auf eine chronische und persistierende Myokarditis bzw. zur Abklärung einer Kardiomyopathie (z.B. Morbus Fabry).

20.3. Therapie

20.3.1. Therapieindikation

Die Indikation zur Therapie der Herzinsuffizienz wird anhand der klinischen Symptome gestellt. Zudem besteht bei chronischer systolischer Linksherzinsuffizienz und einer Auswurffraktion ungefähr $\leq 40\,\%$ auch im asymptomatischen Stadium die Indikation zur Behandlung, um ein Fortschreiten der Erkrankung zu verhindern.

Subjektive Symptome sind Müdigkeit, Dyspnoe, Palpitationen und evtl. Angina-pectoris-Beschwerden. Objektive Zeichen einer Herzinsuffizienz sind zumeist Ödeme, Zyanose und Tachykardie.

Bei führender Linksherzinsuffizienz bestehen zusätzlich zu den angeführten Symptomen Rasselgeräusche, Tachypnoe, Galopprhythmus und Husten. Bei Rechtsherzinsuffizienz sind vorwiegend Beinödeme, Hepatomegalie, Pleuraerguss, Halsvenenstauung und Pulsus alternans zu beobachten. Bei globaler Herzinsuffizienz können alle genannten Befunde vorliegen.

20.3.2. Therapieziel

Bei einer akuten Herzinsuffizienz steht die sofortige symptomatische Verbesserung im Vordergrund. Bei chronischer Herzinsuffizienz sollen Beschwerden gelindert, die Leistungsfähigkeit und Prognose verbessert und das Fortschreiten der Erkrankung aufgehalten bzw. verlangsamt werden. Hierbei ist es wesentlich, auslösende Ursachen (z.B. Hypertonie, KHK) einer Herzinsuffizienz frühzeitig zu therapieren bzw. zu verhindern (Prävention einer Herzinsuffizienz).

20.3.3. Therapeutisches Vorgehen

20.3.3.1. Akute Linksherzinsuffizienz

Häufigste Ursachen sind akuter Myokardinfarkt, Myokarditis, dilatative Kardiomyopathie, hypertensive Blutdruckkrisen, tachykarde Herzrhythmusstörungen (vor allem bei vorgeschädigtem Myokard). Zudem können Compliance-Störungen der Therapie einer chronischen Herzinsuffizienz zu einer akuten Verschlechterung führen. Die kausale Therapie (Revaskularisation, Operation von Klappenfehlern etc.) ist nach den gegebenen Möglichkeiten sofort einzuleiten. Zusätzlich sind folgende Maßnahmen angezeigt:

- Einweisung ins Krankenhaus, Transport mit Arztbegleitung;
  bei Lungenstauung/Lungenödem (Rückwärtsversagen) und RR > 80 mmHg Glyceroltrinitrat (GTN) sublingual oder als Spray (2 Hübe) sobald wie möglich, notfalls Isosorbiddinitrat (ISDN) oder Isosorbidmononitrat (ISMN) p.o. bzw. i.v. (z.B. ISMN 20–200 µg/Min. i.v. bzw. ISDN 1–10 mg/Std. i.v.), Nitratbehandlung plus z.B. Furosemid (40–80 mg i.v.), bei dominierender Nachlasterhöhung, z.B. bei hypertensiver Krise, Na-Nitroprussid (0,3–5 µg/kg/Min. i.v.), Sauerstoff, Morphin 5–10 mg, Digitalisglykoside nur bei tachyarrhythmischem Vorhofflimmern (z.B. Digitoxin 0,25–0,5 mg i.v. oder p.o., ggf. weitere schnelle Aufsättigung bis zu 1,0 mg); falls erforderlich Intubation
- bei kardiogenem Schock (Vorwärtsversagen) (wenn möglich und nötig) Flüssigkeitsausgleich; Dobutamin als i.v.-Infusion (Dobutamin 2–10 µg/kg KG/Min.), ggf. auch Dopamin als Infusion (Dopamin 3–5 µg/kg KG/Min. i.v.) und andere positiv inotrope Substanzen, deren Wert zum Teil noch nicht endgültig beurteilt werden kann (Enoximon, Milrinon, Levosimendan, Nesiritide); wenn die Behandlung indiziert ist, muss sie auf hochspezialisierten kardiologischen Intensivstationen durchgeführt werden mit Möglichkeiten zu interventionellen Maßnahmen wie Gegenpulsation und akuter Koronardilatation sowie enger Kooperation mit der Herzchirurgie; bei akuter Dekompensation einer chronischen Linksherzinsuffizienz Bettruhe, Schleifendiuretika i.v., ggf. Hämofiltration, Optimierung der Behandlung der chronischen Herzinsuffizienz.

20.3.3.2. Chronische systolische Linksherzinsuffizienz – Stufentherapie

Die Linksherzinsuffizienz ist in allen Stadien behandlungsbedürftig (s. Tab. 20.1). Auch bei asymptomatischen Patienten mit einer Ejektionsfraktion $\leq 35\,\%$ kann eine Therapie mit ACE-Hemmern das Entstehen einer symptomatischen Herzinsuffizienz hinauszögern oder verhindern.

- **Leichte Herzinsuffizienz (NYHA-Stadien I und II)**: Nichtmedikamentöse Basisbehandlung (Behandlung der Grundkrankheit, Salz- und Wasserreduktion, Bewegung) plus ACE-Hemmer oder bei Unverträglichkeit AT$_1$-Antagonisten, bei Hypertonie und/oder Zustand nach Herzinfarkt sowie im NYHA-Stadium II zusätzlich Betablocker (Bisoprolol, Carvedilol, Metoprolol oder im Alter > 70 Jahre Nebivolol), bei Zeichen der Flüssigkeitsretention Thiaziddiuretika. Die zusätzliche Behandlung mit Herzglykosiden ist nur bei Vorhofflimmern indiziert.

- **Mittelschwere Herzinsuffizienz (NYHA-Stadium III)**: Nichtmedikamentöse Basistherapie plus ACE-Hemmer oder evtl. AT$_1$-Antagonist plus Betablocker (s.o.) plus Thiaziddiuretikum plus Aldosteronantagonist in niedriger Dosierung (Vorsicht Hyperkaliämie) plus Herzglykosid (Digitoxin oder Digoxin in niedriger Dosierung). Vorsicht bei ausgeprägter Niereninsuffizienz (Kreatinin > 1,8 mg/dl) wegen zunehmenden Wirkungsverlustes der Thiaziddiuretika. Aldosteronantagonisten sind kontraindiziert. Bei stark eingeschränkter Nierenfunktion Schleifendiuretika (z.B. Furosemid 80–250 mg oder Torasemid 10–100 mg). Bei persistierendem NYHA-Stadium III, Sinusrhythmus und QRS-Breite > 120 ms besteht die Indikation zur Resynchronisationstherapie.
- **Schwere Herzinsuffizienz (NYHA-Stadium IV)**: In der Regel stationär zu behandeln. Nichtmedikamentöse Basistherapie (strikte körperliche Ruhe, evtl. reduzierte Flüssigkeitszufuhr und tägliche Gewichtskontrollen) plus ACE-Hemmer oder AT$_1$-Antagonist plus Betablocker plus Aldosteronantagonist in niedriger Dosierung plus Herzglykosid. Schleifendiuretika in höherer Dosis (Torasemid, Furosemid), weil Thiaziddiuretika auch in höheren Dosen bei meist eingeschränkter Nierenfunktion kaum noch wirksam sind. Bei Diuretikaresistenz oder sehr hohen Dosen von Schleifendiuretika hat sich die kombinierte Gabe von Schleifendiuretika mit Thiaziden, z.B. 25 mg Hydrochlorothiazid (sequenzielle Nephronblockade), bewährt. Dabei kann es allerdings zu massiven Flüssigkeitsverlusten und Hypokaliämie kommen! Eventuell Schleifendiuretika i.v. plus evtl. kurzfristig Dobutamin (Enoximon oder Levosimendan i.v.).

20.3.3.3. Diastolische Herzinsuffizienz

Bei der diastolischen Dysfunktion muss primär die zur Herzinsuffizienz führende Erkrankung behandelt werden, so z.B. eine arterielle Hypertonie mit nachfolgender Hypertrophie oder eine hypertrophe Kardiomyopathie. Die Prognose der Erkrankung ist nach einer ersten Hospitalisation vergleichbar mit der einer systolischen Dysfunktion. Die Senkung der Herzfrequenz wirkt sich günstig auf die Relaxation aus. Die medikamentöse Therapie besteht in der Gabe von

- Diuretika, die besonders vorsichtig und zuerst niedrig dosiert eingesetzt werden müssen, da es zu einem überproportionalen Abfall vom linksventrikulären Füllungsdruck mit Abfall des LV-Schlagvolumens kommen kann.
- ACE-Hemmern oder AT$_1$-Antagonisten zur Blutdruckeinstellung, da für diese Medikamente die Hypertrophieregression am besten nachgewiesen ist.
- Betablockern, wenn keine Kontraindikation besteht, da sie die Herzfrequenz (diastolische Füllungszeit), den myokardialen Sauerstoffverbrauch und über die Senkung des Blutdrucks ebenfalls die linksventrikuläre Hypertrophie und die Rhythmusstörungen günstig beeinflussen.
- Verapamil-ähnlich wirkenden Calciumantagonisten, die die Relaxation verbessern sollen. Die günstige Wirksamkeit ist umstritten.
- Herzglykosiden, die als Digitalispräparate bei tachykardem Vorhofflimmern zur Frequenzkontrolle, nicht hingegen bei Sinusrhythmus indiziert sind.

20.3.3.4. Chronische Rechtsherzinsuffizienz

Häufigste Ursachen sind primäre chronische Lungenkrankheiten mit pulmonal-arterieller Hypertonie sowie eine Thromboembolie der Lungen und verschiedene Myokardkrankheiten mit sekundärer pulmonaler Hypertonie. Die effektivste Nachlastsenkung im kleinen Kreislauf (Senkung des pulmonal-vaskulären Widerstandes) ist mit einer Behandlung der Grundleiden (chronische Bronchitis, Asthma, Antikoagulation bei Lungenembolien, Verbesserung der Oxygenierung bei chronischen Lungenleiden, Vermeidung einer metabolischen Alkalose) zu erreichen.

Zur medikamentösen Senkung der Vorlast bzw. der Nachlast bei chronischer Rechtsherzinsuffizienz dienen vor allem

- Thiazid- bzw. Schleifendiuretika (Letztere bei Niereninsuffizienz), die den pulmonal-arteriellen Druck und die Volumenbelastung im kleinen Kreislauf senken. Fixe Kombinationen von Thiazid und kaliumsparenden Diuretika (Spironolacton) sind geeignet.
- Hochdosierte Calciumantagonisten, allerdings nur nach Testung bei idiopathischer pulmonal-arterieller Hypertonie.
- Antikoagulation bei Vorhofflimmern, Zustand nach Lungenembolie sowie idiopathischer und mit Kollagenosen assoziierter pulmonal-arterieller Hypertonie.
- Prostacyclin-Derivate, Endothelin-Rezeptor-Antagonisten und/oder Phosphodiesterase-5-Inhibitoren bei schwerer pulmonal-arterieller Hypertonie (s. Kap. Arterielle Hypertonie).
- Digitalisglykoside, die jedoch nur bei Vorhofflimmern mit Tachyarrhythmie indiziert sind, nicht aber bei Sinusrhythmus.

20.4. Spezielle Pharmakotherapie

20.4.1. ACE-Hemmer und AT$_1$-Antagonisten

ACE-Hemmer oder bei Unverträglichkeit AT$_1$-Antagonisten sind Mittel der 1. Wahl in der Behandlung der chronischen Herzinsuffizienz. Ihr Wirkungsmechanismus besteht in der Hemmung der Angiotensin-II-Bildung und der Hemmung des Bradykininabbaus durch das Angiotensin-Konversionsenzym bzw. durch Hemmung der Angiotensinwirkung durch Blockade des AT$_1$-Rezeptors. Dadurch wirken beide vasodilatatorisch und antihypertensiv. Im Resultat steigt die Herzleistung durch ein vermehrtes Auswurfvolumen, gleichzeitig sinkt der Sauerstoffverbrauch im Myokard. Bis auf den gelegentlichen trockenen Reizhusten unter ACE-Hemmern sind die Wirkungen und Nebenwirkungen praktisch gleich.

20.4.1.1. ACE-Hemmer

Vergleichende Bewertung und Hinweise zur wirtschaftlichen Verordnung
ACE-Hemmer verbessern die Symptome der Herzinsuffizienz und die Prognose. Da Angiotensin II und Aldosteron als Wachstumsfaktoren für Myokard- und Gefäßmuskelzellen fungieren, lassen sich diese Prozesse durch ACE-Hemmer deutlich reduzieren. Im NYHA-Stadien I–IV gilt bei Patienten mit systolischer Herzinsuffizienz die Gabe von ACE-Hemmern als gesicherte Therapie, weil die Symptomatik und die Belastungstoleranz sowie die Hospitalisierungsrate und die Letalität signifikant reduziert werden. Die Gabe von ACE-Hemmern ist somit bei allen Patienten mit systolisch eingeschränkter linksventrikulärer Funktion (EF ≤ 35 %), unabhängig von der Symptomatik und dem NYHA-Stadium (NYHA I–IV) sowie bei Patienten, die durch einen Myokardinfarkt eine Herzinsuffizienz entwickelt haben, zu empfehlen. Nach anfänglich niedrigen Dosen sind für die Dauertherapie mittelhohe bis hohe Dosen anzustreben. ACE-Hemmer führen nicht zur Toleranzbildung. Wirkungsunterschiede der Substanzen sind im direkten Vergleich nicht nachgewiesen. Daher spielen der Preis der Tagestherapie und die Anwendungsmodalitäten bei der Auswahl eine wichtige Rolle.

Wirkungsmechanismus

Das Angiotensin-Konversionsenzym ist mit dem bradykininabbauenden Enzym Kininase II identisch (Hemmung des Abbaus von Bradykinin, was die vasodilatatorischen Effekte verstärkt). Der periphere Widerstand wird gesenkt, der aerobe Stoffwechsel in der Skelettmuskulatur verbessert, die Sympathikusaktivität und damit auch die Herzfrequenz werden leicht gesenkt, die linksventrikuläre Hypertrophie und die interstitielle Myokardfibrose werden reduziert.

Indikation(en)

Bei chronischer systolischer Linksherzinsuffizienz sind ACE-Hemmer eindeutig indiziert, da sie Lebenserwartung und -qualität deutlich steigern. Bei Patienten nach Myokardinfarkt wird die progressive linksventrikuläre Dilatation durch ACE-Hemmer verlangsamt, deshalb sind ACE-Hemmer grundsätzlich indiziert, wenn Patienten nach frischem Herzinfarkt Zeichen der Herzinsuffizienz zeigen (EF ≤ 35 %). Die Behandlung sollte wahrscheinlich lebenslang erfolgen, da dann sowohl die Reinfarkthäufigkeit als auch erneute Krankenhauseinweisungen vermindert werden.

Kontraindikationen
- Nierenarterienstenose (beidseitig bzw. einseitig bei Einzelniere), Zustand nach Nierentransplantation
- anamnestisch bekanntes angioneurotisches Ödem, Überempfindlichkeit gegen einen ACE-Hemmer
- hämodynamisch relevante Aorten- oder Mitralklappenstenose bzw. hypertrophe obstruktive Kardiomyopathie
- Schock, anhaltende Hypotonie (systolisch unter 90 mmHg)
- primärer Hyperaldosteronismus
- Desensibilisierung gegen Insektengifte
- Schwangerschaft, Stillzeit

20

Unerwünschte Arzneimittelwirkungen

s. a. Kap. Arterielle Hypertonie;

Behandlung bei Herzinsuffizienz besonders vorsichtig einleiten. Eine schwere Hypotension kann vor allem bei Patienten auftreten, die mit höheren Dosen Diuretika vorbehandelt wurden.

- Reizhusten
- angioneurotisches Ödem (höhere Inzidenz bei Patienten mit schwarzer Hautfarbe)
- Nierenfunktionseinschränkung, akutes Nierenversagen (sehr selten) (insbesondere bei Nierenarterienstenose), Proteinurie
- Hyperkaliämie und Hyponatriämie (insbesondere bei Nierenfunktionsstörungen)
- Hypotension (insbesondere bei Diuretika-Vorbehandlung oder salzarmer Diät oder Hypovolämie durch Durchfall oder Erbrechen), Synkope
- Blutbildveränderungen (Anämie, Leukozytopenie, Thrombozytopenie, Eosinophilie), insbesondere bei eingeschränkter Nierenfunktion, Kollagenkrankheiten oder gleichzeitiger Therapie mit Allopurinol, Procainamid oder Arzneimitteln, die Abwehrreaktionen unterdrücken
- Pankreatitis
- Leberreaktionen, inkl. Cholestase, Hepatitis, selten hepatische Nekrose
- sehr selten schwere Hautreaktionen (inkl. Stevens-Johnson-Syndrom, toxische epidermale Nekrolyse)
- Geschmacksstörungen

Wechselwirkungen

- Antihypertensiva (insbesondere Diuretika): Verstärkung des blutdrucksenkenden Effektes
- Alkohol, NSMRI-Antidepressiva, Antipsychotika (inkl. Clozapin): Verstärkung des blutdrucksenkenden Effektes
- Diuretika: erhöhtes Hyponatriämie-Risiko
- nichtsteroidale Antiphlogistika (NSAID, inkl. selektive COX-2-Inhibitoren, Ausnahme ist Acetylsalicylsäure in zur kardiovaskulären Prophylaxe geeigneten Dosierungen): erhöhtes Risiko von Hyperkaliämie bzw. Nierenfunktionsstörungen; Abschwächung der blutdrucksenkenden Wirkung; selten akutes Nierenversagen, insbesondere bei Patienten mit eingeschränkter Nierenfunktion, z.B. bei älteren oder dehydrierten Patienten
- Kalium, kaliumsparende Diuretika (z.B. Spironolacton, Amilorid, Triamteren) sowie andere Arzneimittel, die ihrerseits zu einer erhöhten Serum-Kalium-Konzentration führen (z.B. Heparine): erhöhtes Hyperkaliämie-Risiko
- orale Antidiabetika (Sulfonylharnstoffe, Biguanide), Insulin: möglicherweise verstärkte Blutzuckersenkung (Dosisanpassung der blutzuckersenkenden Medikamente kann erforderlich sein), insbesondere bei eingeschränkter Nierenfunktion
- Lithium: Erhöhung der Serum-Lithium-Konzentration (regelmäßige Kontrolle!)
- Alkohol: Erhöhung der Bioverfügbarkeit von ACE-Hemmern
- Hypnotika, Narkotika, Anästhetika: verstärkter Blutdruckabfall (Information des Anästhesisten über die Therapie mit ACE-Hemmern)
- Allopurinol, Zytostatika, Immunsuppressiva, systemische Kortikoide, Procainamid: Abnahme der Leukozytenzahl im Blut, Leukopenie
- Allopurinol: in Einzelfällen schwere Hautreaktionen
- Antazida: Verringerung der Bioverfügbarkeit von ACE-Hemmern

Besonderheiten

ACE-Hemmer dürfen nur unter regelmäßiger Kontrolle des Kaliumspiegels mit kaliumsparenden Diuretika (Spironolacton, Triamteren, Amilorid) kombiniert werden. Auch bei persistierender Hypokaliämie unter ACE-Hemmern ist die zusätzliche Gabe eines kaliumsparenden Diuretikums (vorzugsweise Spironolacton) indiziert. Trotzdem sind die Kaliumspiegel und das Kreatinin regelmäßig zu überwachen.

Tabelle 20.1: Wirkstoffe und Dosierung

ACE-Hemmer	initiale Einzeldosis [mg/Tag]	Zieldosis [mg/Tag]
Benazepril	2,5	2 x 5–10
Captopril	3 x 6,25	3 x 25–50
Enalapril	2,5	2 x 10
Fosinopril	10	20
Lisinopril	2,5	5–20
Perindopril	2	4
Quinapril	2,5–5	5–10
Ramipril	1,25–2,5	1 x 10
Trandolapril	1	4

Verdoppelung der Einstiegsdosis nach etwa einer Woche, allmähliche Steigerung auf Zieldosis, wenn der Patient diese Dosis toleriert. Die Dosis der ACE-Hemmer muss bei Hyperkaliämie, symptomatischer Hypotonie und erhöhten Kreatininspiegeln (> 2–3 mg/dl) angepasst bzw. reduziert werden.

20.4.1.2. AT$_1$-Antagonisten

Vergleichende Bewertung

AT$_1$-Antagonisten verfügen über gesicherte antihypertensive Wirkungen und über gesicherte Wirkungen bei chronischer systolischer Herzinsuffizienz. Die Wirkungen von AT$_1$-Antagonisten entsprechen denen der ACE-Hemmer. Die Häufigkeit von UAW (insbesondere Husten) ist geringer als unter ACE-Hemmern. ACE-Hemmer sind aufgrund der besseren Datenlage nach wie vor Mittel der 1. Wahl bei der Behandlung der chronischen systolischen Herzinsuffizienz. AT$_1$-Antagonisten sind aber eine Alternative, wenn ACE-Hemmer aufgrund von UAW nicht angewandt werden können.
Die kombinierte Anwendung beider Stoffklassen (z.B. Candesartan plus Enalapril) führt nicht zu einem additiven Effekt auf die Mortalität, kann jedoch die Krankenhauseinweisungen verringern. Die Zahl der Nebenwirkungen steigt unter der Kombinationstherapie aber an. Deshalb ist die Kombinationstherapie nur bei Patienten mit systolischer Herzinsuffizienz, die bereits eine optimale Dosierung von ACE-Hemmern und auch Betablockern erhalten, unter regelmäßiger Kontrolle der Nieren- und Kaliumwerte zu erwägen.

Wirkungsmechanismus

AT$_1$-Antagonisten blockieren die AT$_1$-Rezeptoren und die darüber vermittelten ungünstigen Effekte bei der chronischen Herzinsuffizienz. Im Unterschied zu den ACE-Hemmern verhindern AT$_1$-Antagonisten die Wirkungen von Angiotensin II konzentrationsabhängig vollständig. Die Mortalität der mit Losartan, Valsartan oder Candesartan behandelten Patienten wird ebenso deutlich gesenkt wie unter Captopril und Enalapril. Die Progression der chronischen Herzinsuffizienz und die Zahl der dadurch erforderlichen Krankenhauseinweisungen werden durch beide Medikamentengruppen in gleichem Maß vermindert.

Indikation(en)

AT$_1$-Antagonisten können bei Unverträglichkeit der ACE-Hemmer zur Behandlung der chronischen Herzinsuffizienz eingesetzt werden, was die Reduktion der pulmonalen Hypertonie, den Anstieg der Belastungstoleranz und die Symptome der chronischen Herzinsuffizienz betrifft.

Kontraindikationen
- Schwangerschaft, Stillzeit
- schwere Leberfunktionseinschränkung, Cholestase
- Nierenarterienstenose beidseitig, Zustand nach Nierentransplantation
- primärer Hyperaldosteronismus
- Aorten- oder Mitralklappenstenose, hypertrophe Kardiomyopathie (hämodynamisch relevant)

Unerwünschte Arzneimittelwirkungen
- Hypotonie, orthostatische Dysregulation, Schwindel, Synkope
- Angioödem (sehr selten)
- Nierenfunktionsstörungen
- Hyperkaliämie
- Vaskulitis, Leberreaktionen

Wechselwirkungen
- andere Antihypertensiva (insbesondere Diuretika): verstärkte blutdrucksenkende Wirkung
- Kaliumsalze, kaliumsparende Diuretika, Heparine, nichtsteroidale Antiphlogistika: höheres Hyperkaliämie-Risiko
- nichtsteroidale Antiphlogistika (NSAR, nicht davon betroffen ist Acetylsalicylsäure in einer auf kardiovaskuläre Prophylaxe abgestimmten Dosierung): Abschwächung der antihypertensiven Wirkung; bei niereninsuffizienten Patienten weitere Verschlechterung der Nierenfunktion

Besonderheiten
wie ACE-Hemmer; bei evtl. Kombination von ACE-Hemmern und AT_1-Antagonisten sind Nieren- und Kaliumwerte regelmäßig zu kontrollieren.

Tabelle 20.2: Wirkstoffe und Dosierung

AT_1-Antagonist	Einstiegsdosis [mg/Tag]	Zieldosis [mg/Tag]
Candesartan	1 x 4	32
Losartan	1 x 12,5	50–100
Valsartan	2 x 40	2 x 160
Verdopplung der Einstiegsdosis nach etwa einer Woche, allmähliche Steigerung auf Zieldosis, wenn der Patient diese Dosis toleriert		

20.4.2. Betablocker

Vergleichende Bewertung
Bei der chronischen Herzinsuffizienz ist die Blockade der Noradrenalinwirkungen sowohl hinsichtlich des akuten Herztodes als auch der Progression der Pumpfunktionsstörung nützlich. Da Betablocker aber negativ inotrop und blutdrucksenkend wirken, müssen sie vorsichtig, einschleichend dosiert werden. Die Beta$_1$-selektiven Blocker Bisoprolol und Metoprolol sowie der Beta$_1$-, Beta$_2$-, Alpha$_1$-Rezeptorenblocker Carvedilol werden in allen NYHA-Stadien additiv zu einer ACE-Hemmer-Basismedikation empfohlen. Zudem konnte beim älteren Menschen > 70 Jahre ein günstiger Effekt bei der Behandlung einer chronischen Herzinsuffizienz mit Nebivolol, einem Betablocker der 3. Generation belegt werden.

Wirkungsmechanismus
Die kontinuierliche Stimulation des adrenergen Systems während einer Herzinsuffizienz steigert die Ca^{2+}-Konzentration in der Zelle und den Sauerstoffverbrauch. Die erheblich erhöhten Noradrenalinspiegel wirken unter anderem über den Anstieg von Interleukin-6 und O_2-Radikalen im Myokard kardiotoxisch. Nach der Initialtherapie können die Auswurffraktion und der Blutdruck bei ansteigendem diastolischem Ventrikeldruck leicht abnehmen. Die erwünschte Steigerung der Ejektionsfraktion tritt erst 12–24 Wochen später ein. Betablocker müssen ganz langsam einschleichend verabreicht werden. Die Therapie darf nur bei Patienten mit einer stabilen Herzinsuffizienz erfolgen, das heißt, wenn wenigstens 2 Wochen lang die Diuretikadosis stabil war. Treten Bradykardie (~ < 60/Min.), eine symptomatische Hypotonie oder eine Bronchialobstruktion ein, muss die Dosis reduziert oder der Betablocker abgesetzt werden.

Indikation(en)
Betablocker sind bei allen Patienten mit symptomatischer stabiler ischämischer oder nichtischämischer systolischer Herzinsuffizienz im NYHA-Stadium II–IV zusätzlich zu einer Standardtherapie mit ACE-Hemmern und ggf. Diuretika indiziert, falls keine Kontraindikationen bestehen.

Kontraindikationen

- Asthma bronchiale, bronchiale Hyperreagibilität
- Sick-Sinus-Syndrom, höhergradiger sinuatrialer Block, AV-Block II. oder III. Grades, Bradykardie
- Spätstadien peripherer Durchblutungsstörungen
- instabile, dekompensierte Herzinsuffizienz
- Hypotonie, Schock
- Azidose
- Behandlung mit Monaminooxidase-(MAO-)Hemmstoffen (Ausnahme MAO-B-Hemmstoffe)
- intravenöse Applikation von Calciumkanalblockern vom Verapamil- oder Diltiazem-Typ oder anderen Antiarrhythmika (s. Wechselwirkungen)

Unerwünschte Arzneimittelwirkungen

- Schlafstörungen, Müdigkeit, Alpträume, Halluzinationen, depressive Verstimmungen
- Libido- und Potenzstörungen
- Bradykardie, atrioventrikuläre Überleitungsstörungen
- Verschlechterung einer Herzinsuffizienz
- Hypotonie, Orthostase, Schwindelgefühl, Synkope
- Kältegefühl an den Extremitäten, Verschlechterung peripherer Durchblutungsstörungen bzw. des Raynaud-Syndroms
- Transaminasenanstieg, Leberschäden, intrahepatische Cholestase
- Verschlechterung einer Psoriasis vulgaris
- erhöhte Empfindlichkeit gegenüber Allergenen und die Schwere anaphylaktischer Reaktionen; deshalb strenge Indikationsstellung bei Patienten mit schweren Überempfindlichkeitsreaktionen in der Vorgeschichte und bei Patienten unter Desensibilisierungstherapie (Vorsicht, überschießende anaphylaktische Reaktionen)

Wechselwirkungen

- Antidiabetika-Betablocker können die Symptome einer Hypoglykämie maskieren; Verstärkung der hypoglykämischen Wirkung möglich
- Calciumkanalblocker vom Verapamil- bzw. Diltiazem-Typ: Vorsicht wegen gegenseitiger Verstärkung der kardiodepressiven (negativ inotropen, negativ dromotropen und negativ chronotropen) Wirkung; keine intravenöse Gabe von Betablockern bei Verapamil- bzw. Diltiazem-Behandlung oder umgekehrt
- Clonidin, Alpha-Methyldopa oder Herzglykoside: verstärkte negativ chrono- und dromotrope Wirkung
- Antiarrhythmika und Narkotika: Verstärkung der kardiodepressiven Wirkung
- andere blutdrucksenkende Mittel, NSMRI-Antidepressiva, Barbiturate und Phenothiazine: Verstärkung der blutdrucksenkenden Wirkung
- andere blutdrucksenkende Mittel, NSMRI-Antidepressiva, Barbiturate und Phenothiazine: Verstärkung der blutdrucksenkenden Wirkung
- nichtsteroidale Antiphlogistika: Abschwächung der blutdrucksenkenden Wirkung
- Monaminooxidase-(MAO-)Hemmstoffe (Ausnahme MAO-B-Hemmstoffe): überschießende Hypertension möglich
- Ciclosporin: Erhöhung der Ciclosporin-Plasmakonzentrationen (interindividuell stark unterschiedlich) wurde bei gleichzeitiger Carvedilol-Behandlung beobachtet

Besonderheiten

Beginn einer Betablocker-Therapie nur bei stabiler Herzinsuffizienz ohne Flüssigkeitsretention. Initial mit sehr niedriger Dosierung (etwa 1/10 der Zieldosis) beginnen. Betablocker sollten bis zu den hohen Dosierungen, die in großen Interventionsstudien der Herzinsuffizienz effektiv waren, oder bis zur maximal tolerablen Dosis gesteigert werden. Während der Dosissteigerung regelmäßige Kontrollen von Herzinsuffizienzzeichen, Flüssigkeitsretention, Blutdruck, Bradykardien.

Tabelle 20.3: Wirkstoffe und Dosierung

Betablocker	Startdosis* (mg/Tag)	Zieldosis (mg/Tag)
Bisoprolol	1 x 1,25	1 x 10
Carvedilol	2 x 3,125	2 x 25
Metoprololsuccinat**	1 x 12,5–25	1 x 200
Nebivolol***	1 x 1,25	1 x 10

* Dosisverdoppelung nicht eher als alle 14 Tage, wenn toleriert
** Wirkung belegt für die Succinatzubereitung bei schwächerer Evidenz (Verminderung der Herztransplantationshäufigkeit (MDC-Studie)) für das Tartrat
*** beim älteren Patienten >70 Jahre (SENIORS-Studie)

20.4.3. Diuretika

Vergleichende Bewertung
Die diuretische Behandlung der chronischen Herzinsuffizienz ist im Hinblick auf die Symptomatik von größtem Wert – und dazu noch preiswert.
Thiaziddiuretika (oft mit kaliumsparenden Diuretika kombiniert) und Schleifendiuretika werden je nach Funktionszustand der Nieren (Kreatinin-Clearance) bei leichten bzw. schweren Formen einer Herzinsuffizienz (NYHA-Stadien II–IV) angewandt, wobei sich ihre Wirkung nicht nur auf die Ausschwemmung von Ödemen beschränkt. Die Reduktion der Füllungsdrücke des linken und rechten Ventrikels hat eine Abnahme der Ruhe- und Belastungsdyspnoe zur Folge. Für die Verbesserung der Prognose unter Diuretika gibt es keine Studien, da eine derartige randomisierte Untersuchung angesichts der meist raschen Verbesserung der Symptomatik unter der Diurese ethisch fraglich wäre. Diuretika bewirken zusätzlich eine Senkung des peripheren Gesamtwiderstandes. Bei den NYHA-Stadien II–IV wird zusätzlich die kombinierte Gabe mit ACE-Hemmern und Betablockern empfohlen.

Wirkungsmechanismus
Diuretika beseitigen kardiale Ödeme vor allem durch Ausschwemmung von Natrium und Wasser. Das bei Herzinsuffizienz aktivierte RAAS bewirkt eine gesteigerte proximal-tubuläre Reabsorption von NaCl und Wasser sowie eine distal-tubuläre, aldosteronabhängige Steigerung der Wasserrückresorption. Darüber hinaus können die erhöhten Aldosteronspiegel mitogene Effekte am Myokard im Sinne einer vermehrten Fibrosierung bewirken. Bei hoher Dosierung aller Diuretika ist zu berücksichtigen, dass die resultierende Hypovolämie zur unerwünschten Aktivierung des RAAS führen kann.

Indikation(en)
- hydropische Herzinsuffizienz
- zusätzlich bestehende Hypertonie
- Hypertrophieregression (in der Regel in Kombination mit ACE-Hemmern)
- Cor pulmonale

20.4.3.1. Thiazide und Analoga

Vergleichende Bewertung
Thiazide und andere Diuretika aus dieser Gruppe genügen oft in kleinen Dosen zur Therapie der Herzinsuffizienz in den NYHA-Stadien II–III. Höhere Dosen sind vom Risiko der Hypokaliämie und Hypomagnesiämie (Wadenkrämpfe!) begleitet, was besonders bei gleichzeitiger Digitalisbehandlung zu beachten ist. Thiazide werden unwirksam bei Niereninsuffizienz mit einer glomerulären Filtrationsrate < 30 ml/Min. (entsprechend Serumkreatinin > 1,8–2,0 mg/dl). Ein ödemfreies Gewicht lässt sich zumeist mit 25 mg/Tag Hydrochlorothiazid (HCT) erreichen. Die Kombination mit einem ACE-Hemmer (bei systolischer Herzinsuffizienz ohnehin indiziert) vermindert das Risiko einer Hypokaliämie. Ggf. kann die Kombinationsbehandlung mit Kaliumsparern (vorzugsweise Spironolacton, allerdings bei regelmäßiger Kontrolle der Kaliumspiegel) erforderlich sein.

Wirkungsmechanismus
Thiazide und Thiazidanaloga blockieren am frühdistalen Tubulus den Na^+-Cl^--Kotransport und steigern dadurch die renale NaCl- und Wasserausscheidung. Die gleichfalls gesteigerte Kalium- und Magnesiumausscheidung ist bei kleinen und mittleren Dosen nur in

Fällen mit niedrigem oder niedrig normalem Ausgangswert bedeutsam. Bei fortschreitender Niereninsuffizienz verlieren sie ihre Wirkung in der Monotherapie früher als in der Sequentialtherapie. Thiazide und Thiazidanaloga unterscheiden sich durch ihre Wirkungsdauer (12 bis mehr als 48 Std.).

Indikation(en)
Ödeme, Hypertonie, Herzinsuffizienz

Kontraindikationen
Oligurie, Anurie, Sulfonamidallergie; Coma hepaticum; Leberzirrhose mit Hyponatriämie und Alkalose; Hyperkalzämie; Schwangerschaft und Stillzeit

Unerwünschte Arzneimittelwirkungen
Hypovolämie, Hämokonzentration, Hypokaliämie (Förderung von Herzrhythmusstörungen, insbesondere bei gleichzeitiger Digitalisbehandlung), Hyperurikämie (bei Gichtdiathese evtl. Anfallsauslösung), Hyperglykämie (Verschlechterung einer diabetischen Stoffwechsellage), Hyperlipoproteinämie (Anstieg von Triglyzeriden, LDL); selten Allergien, Leuko- und Thrombozytopenie, nekrotisierende Vaskulitis, Pankreatitis, Photosensitivität, Purpura; sehr selten allergisches Lungenödem nach Hydrochlorothiazid

Wechselwirkungen
- verstärkte Blutdrucksenkung durch Substanzen wie Diuretika, andere Antihypertensiva, insbesondere ACE-Hemmer, AT_1-Blocker, Barbiturate, Phenothiazine und NSMRI-Antidepressiva
- andere kaliumreduzierend wirkende Substanzen (z.B. Glukokortikosteroide, ACTH, Laxantien): verstärkte Hypokaliämieneigung, dann erhöhte Toxizität von Herzglykosiden möglich
- Insulin, orale Antidiabetika: Abschwächung der Wirkung
- harnsäuresenkende Substanzen: Abschwächung der Wirkung
- nichtsteroidale Antiphlogistika: Abschwächung der Wirkung von Thiaziden
- Lithium: Thiazide erhöhen die Lithium-Plasmakonzentrationen

Wirkstoffe und Dosierung
- Hydrochlorothiazid (HCT):
  12,5–25 mg/Tag p.o.
- Hydrochlorothiazid + Triamteren:
  12,5–25 mg/Tag HCT + 25–50 mg/Tag Triamteren p.o.
- Hydrochlorothiazid + Amilorid:
  12,5–25 mg/Tag HCT + 1,25–2,5 mg/Tag Amilorid p.o.

20.4.3.2. Schleifendiuretika

Vergleichende Bewertung
Furosemid als schnell wirkendes Diuretikum wird intravenös auch bei Notfällen genutzt, weil der pulmonale Blutdruck und der zentralvenöse Venendruck bei Zunahme der venösen Kapazität (venöses Pooling) bereits wenige Minuten nach der i.v.-Injektion gesenkt werden. Diese Vorlastsenkung setzt schon vor dem messbaren diuretischen Effekt ein. Die rasche Abnahme des venösen Rückflusses und die Abnahme des enddiastolischen Ventrikeldurchmessers verursachen eine erwünschte Abnahme der myokardialen Wandspannung. Die Belastbarkeit der herzinsuffizienten Patienten steigt signifikant an, jedoch müssen die Nieren funktionstüchtig sein.
Schleifendiuretika sind indiziert bei Herzinsuffizienz in den NYHA-Stadien III und IV. Die Wirkungsdauer von Furosemid ist relativ kurz (2–4 Std.). Deshalb muss es mindestens 2–3 x am Tag gegeben werden. Torasemid mit einer Wirkungsdauer von etwa 6–8 Std. kann einmal täglich verordnet werden. Bei der akuten Herzinsuffizienz ist das schnell wirksame Furosemid sinnvoll. Schleifendiuretika wirken oft erst in höherer Dosierung auch bei fortgeschrittener Niereninsuffizienz. Nachteilig ist die Stimulation des bei der Herzinsuffizienz ohnehin schon aktivierten RAAS. Daher ist bei normaler Nierenfunktion eine der klinischen Situation angepasste, möglichst niedrige Dosis zu wählen. Bei gleichzeitiger Digitalisierung ist das Hypokaliämierisiko zu beachten. Zu warnen ist vor zu hoher Dosierung. Dadurch können thromboembolische Komplikationen, eine verschlechterte Pumpfunktion des Herzens und eine niedrigere Ausscheidungsleistung der Nieren sowie Störungen der Kreislaufregulation auftreten. Das Körpergewicht sollte täglich nur um 0,5 kg abnehmen!

Neben Furosemid werden Bumetanid, Piretanid und Torasemid genutzt. Lang wirksame Schleifendiuretika (Torasemid) können wegen der Möglichkeit einer oralen Einmalgabe günstiger sein, bei der i.v.-Applikation gibt es jedoch keine Vorteile gegenüber Furosemid.

Bei therapierefraktären Ödemen trotz hoher Dosen von Schleifendiuretika kann die Kombination eines Thiazides mit einem Schleifendiuretikum (sequenzielle Nephronblockade) einen guten diuretischen Effekt bewirken. Man gibt dann z.B. 25 mg Hydrochlorothiazid und 3 x 80 mg Furosemid (**!Cave: zu große Flüssigkeitsverluste und Elektrolytstörungen!**).

Wirkungsmechanismus

Schleifendiuretika blockieren die Chlorid- und Natriumrückresorption im aufsteigenden Schenkel der Henle-Schleife. Sie bewirken mit steigender Dosis eine drastische Diuresesteigerung, auch bei höhergradiger Niereninsuffizienz. Im Gegensatz zu den Thiaziden steigern sie die Calciumausscheidung, sodass sie zur Therapie bei Hyperkalzämie eingesetzt werden können. Die diuretische Wirkung tritt schneller als bei Thiaziden ein. Die schnellstwirksame Substanz Furosemid hat unretardiert allerdings auch die kürzeste Wirkdauer mit ca. 2–4 Std. (bei normaler Nierenfunktion). Die Wirkung ist bei eingeschränkter Nierenfunktion verzögert.

Indikation(en)

Lungenödem, Ödeme, insbesondere bei eingeschränkter Nierenfunktion oder höhergradiger Herzinsuffizienz, Niereninsuffizienz mit Überwässerung (wenn noch genügend funktionierende Nephrone vorhanden sind), forcierte Diurese bei Intoxikationen, Hyperkalzämie, Hypertonie mit Niereninsuffizienz, Hirnödem

Kontraindikationen

Hypovolämie, Hypotonie, Allergie (auch Sulfonamidallergie); Coma hepaticum; Niereninsuffizienz mit Anurie, schwere Hypokaliämie oder Hyponatriämie; Stillzeit; keine Langzeitanwendung oder hohe Dosierung während Schwangerschaft und Stillzeit

Unerwünschte Arzneimittelwirkungen

Elektrolytstörungen, Hypovolämie, Verschlechterung einer diabetischen Stoffwechsellage, selten Pankreatitis; passagerer Anstieg von Harnstoff und Kreatinin durch Absenkung der GFR; Hörverlust bei rascher i.v.-Gabe größerer Dosen; thromboembolische Komplikationen bei massiver Dehydratation; allergische Reaktionen, Blutbildveränderungen (Leukozytopenie, Thrombozytopenie)

Wechselwirkungen

- andere blutdrucksenkende Mittel: verstärkte Blutdrucksenkung; insbesondere bei ACE-Hemmern und AT_1-Blockern (bei deren Erstanwendung oder bei Dosiserhöhung) droht bei Furosemid-vorbehandelten Patienten eine massive Blutdrucksenkung; daher möglichst Furosemid-Pause vor Beginn oder Dosiserhöhung von ACE-Hemmern oder AT_1-Blockern
- Aminoglykoside und andere ototoxische Arzneimittel: verstärkte (u.U. irreversible) Ototoxizität; gleichzeitige Anwendung der vorgenannten Arzneimittel mit Furosemid sollte daher vermieden werden
- nephrotoxische Arzneimittel (z.B. Antibiotika wie Aminoglykoside, bestimmte Cephalosporine, Polymyxine): Furosemid kann die schädliche Wirkung verstärken
- Cisplatin: Hörschaden möglich; Furosemid zur forcierten Diurese darf nur in niedriger Dosis (z.B. 40 mg bei normaler Nierenfunktion) und bei positiver Flüssigkeitsbilanz eingesetzt werden; andernfalls kann es zu einer Verstärkung der Nephrotoxizität von Cisplatin kommen
- Lithium: erhöhte Lithium-Plasmakonzentrationen (diese überwachen)
- nichtsteroidale Antiphlogistika: Abschwächung der Wirkung von Furosemid; bei hypovolämischen/dehydrierten Patienten Risiko eines akuten Nierenversagens
- Methotrexat, Probenecid und andere Arzneimittel, die wie Furosemid in der Niere beträchtlich tubulär sezerniert werden: Verzögerung der Elimination und Verstärkung der Wirkung dieser Mittel, Abschwächung der Wirkung von Furosemid
- Ciclosporin: Verstärkung der Hyperurikämie-Neigung
- Röntgenkontrastmittel: erhöhtes Risiko einer Nierenfunktionsverschlechterung
- Herzglykoside: erhöhtes Arrhythmie-Risiko bei Furosemid-induzierter Hypokaliämie

Besonderheiten

Furosemid, aber auch andere Schleifendiuretika, haben einen vorlastsenkenden Soforteffekt. Dieser führt bei der i.v.-Therapie des Lungenödems oft zur zusätzlichen schnellen Kreislaufentlastung.

Wirkstoffe und Dosierung

- Furosemid:
  2–3 x 40–80 mg/Tag p.o.; 20–40 mg langsam i.v., maximal 500 mg/Tag i.v.
- Torasemid:
  5–200 mg/Tag
- Bumetanid:
  0,5–2(–15) mg/Tag p.o., 0,5–1 mg langsam i.v., maximal 5 mg/Tag i.v.
- Piretanid:
  6–12 mg/Tag p.o., 6–12 mg i.v., maximal 60 mg/Tag i.v.
- Etacrynsäure:
  initial 50 mg/Tag p.o., maximal 400 mg/Tag

20.4.3.3. Kaliumsparende Diuretika

20.4.3.3.1. Aldosteronantagonisten

Vergleichende Bewertung und Hinweise zur wirtschaftlichen Verordnung

Aldosteronantagonisten blockieren die Aldosteronrezeptoren der Tubuluszellen und hemmen dadurch die Wirkungen von Aldosteron und anderer Mineralokortikoide auf den Na^+/K^+-Gegentransport. Spironolacton und Eplerenon werden als kaliumsparende Diuretika genutzt. Unabhängig von den letalitätssenkenden Eigenschaften der ACE-Hemmer kommt es bei langfristiger Behandlung zu einem Wiederanstieg von Aldosteron. Die mitogenen Eigenschaften von Aldosteron fördern die Fibrosierung des Myokards (Steifigkeitszunahme!). Die Gabe von Spironolacton in Dosen von 25 mg/Tag wird zusätzlich zur Behandlung mit ACE-Hemmern, Betablockern, Diuretika und Herzglykosiden bei Patienten mit schwerer Herzinsuffizienz (NYHA-Stadium III–IV, EF ≤ 35 %) empfohlen. Diese Kombination verbessert die Symptomatik sowie die endotheliale Funktion der Gefäße und vermindert die Hospitalisationshäufigkeit, die Arrhythmieinzidenz unter Belastung, die plötzliche Herztodesrate und die Gesamtsterblichkeit (relative Risikosenkung 25 %). In Kombination mit einem ACE-Hemmer, Schleifendiuretikum und Betablocker sowie Herzglykosid senkt Spironolacton den systolischen und diastolischen Blutdruck und verbessert die Diurese. Auch in dieser Kombination muss man mit etwa 1–2 % klinisch bedeutsamen, zum Teil auch tödlichen Hyperkaliämien rechnen.

Mit Eplerenon steht ein weiterer Aldosteronantagonist zur Verfügung, der vergleichsweise selektiv an humane Mineralokortikoidrezeptoren bindet. Die nur minimalen Effekte auf andere Steroidrezeptoren führen zu deutlich reduzierten hormonalen Nebenwirkungen im Vergleich zu Spironolacton (bes. Gynäkomastie). Eplerenon ist zugelassen zur Verringerung des Risikos der kardiovaskulären Mortalität und Morbidität bei stabilen Patienten mit linksventrikulärer Dysfunktion (LVEF ≤ 40 %) und klinischen Zeichen einer Herzinsuffizienz nach kürzlich aufgetretenem Herzinfarkt zusätzlich zu einer Standardtherapie, die Betablocker und ACE-Hemmer einschließt. Da die Aldosteronantagonisten in großen randomisierten Studien einen erstaunlich guten Effekt hinsichtlich der Senkung der Sterblichkeit bei schwerer Herzinsuffizienz mit linksventrikulärer Dysfunktion (mit oder ohne Myokardinfarkt) hatten, sollten sie unter strenger Kontrolle der Kaliumwerte und Nierenfunktion eingesetzt werden. Die Dosierung darf 25 mg nur ausnahmsweise übersteigen.

Die Therapie mit Eplerenon ist vergleichsweise teuer, daher nur indiziert bei Nebenwirkungen (z.B. Gynäkomastie) der Behandlung mit Spironolacton.

Wirkungsmechanismus

Hemmung der Aldosteronwirkung am distalen Tubulus. Dadurch werden Natrium- und Wasserausscheidung gesteigert und Kalium- und Wasserstoffionensekretion blockiert. Die Diuresesteigerung ist, dosisabhängig, relativ gering. Die diuretische Wirkung setzt bei oraler Gabe erst nach 2–4 Tagen voll ein und dauert mehrere Tage nach Absetzen an. Gefahr anhaltender Hyponatriämie, daher einschleichende Dosierung.

Indikation(en)

- primärer Hyperaldosteronismus (wenn nicht operiert werden kann)
- Ödem und Aszites, wenn zusätzliche Störungen des Elektrolythaushaltes durch Hyperaldosteronismus vorliegen und bisherige diuretische Therapiemaßnahmen nicht ausreichen: Ödem und/oder Lungenstauung infolge Herzinsuffizienz, Aszites infolge Leberinsuffizienz, Ödeme bei nephrotischem Syndrom

- wegen ihrer UAW, der langen Wirkungsdauer und der Gefahr anhaltender Hyponatriämien und gefährlicher Hyperkaliämien schon bei mäßiger Nierenfunktionseinschränkung sollte beim nephrotischen Syndrom, bei schwerer Lebererkrankung mit Aszites oder bei hydropischer Herzinsuffizienz die Anwendung nur unter sorgfältiger Überwachung erfolgen

Kontraindikationen
Schwangerschaft, Stillzeit, Oligurie, Anurie, Hyperkaliämie, Hyponatriämie, Niereninsuffizienz

Spironolacton

(s. auch Kap. 48 Funktionsstörungen der Nebennieren)

Dosierung
- Spironolacton: initial 12,5–25 mg/Tag, nachdem vorher sichergestellt wurde, dass keine Hyperkaliämie von > 5,0 mmol/l und kein Serumkreatininwert > 2,5 mg/dl vorliegen
- selten Erhaltungsdosis > 50 mg/Tag

Cave: verschiedene kaliumsparende Diuretika dürfen nicht gleichzeitig gegeben werden. Besondere Vorsicht ist geboten, wenn ältere Patienten gleichzeitig mit ACE-Hemmern und AT$_1$-Antagonisten oder NSAR behandelt werden und ein Diabetes mellitus vorliegt.

Eplerenon [2004; B]

Indikation(en)
bei Unverträglichkeit von Spironolacton

Unerwünschte Arzneimittelwirkungen
Hyperkaliämie, Hypotonie, Übelkeit, Diarrhö, Nierenfunktionsstörungen, Schwäche, Benommenheit, Mastopathie seltener als bei Spironolacton

Wechselwirkungen
Ciclosporin und Tacrolimus sollen wegen des Risikos von Nierenfunktionsstörungen und einer Hyperkaliämie nicht zusammen mit Eplerenon gegeben werden. Gleichzeitige Gabe von ACE-Hemmern, AT$_1$-Antagonisten und Trimethoprim erhöht ebenfalls die Gefahr einer Hyperkaliämie

Kontraindikationen
s. Spironolacton

Dosierung
- initial 12,5–25 mg/Tag, Erhaltungsdosis 25–50 mg/Tag
- Serumkaliumwerte müssen vor Beginn und während der Therapie regelmäßig, d.h. mindestens wöchentlich, kontrolliert werden; Dosisanpassungen in Abhängigkeit vom Serumkaliumspiegel

20.4.3.3.2. Triamteren und Amilorid

Vergleichende Bewertung

Wegen der geringen natriuretischen Wirkung und des Hyperkaliämierisikos verbietet sich eine Monotherapie bei Herzinsuffizienz. Amilorid und Triamteren werden meist – ebenso wie der Aldosteronantagonist Spironolacton – in fixen Kombinationen mit Thiazid- oder Schleifendiuretika bei Herzinsuffizienz verwendet, um eine ausgewogene Kaliumbilanz zu erreichen, wenn dies trotz ACE-Hemmer nicht erzielt werden kann. Bei persistierender Hypokaliämie ist jedoch bei Herzinsuffizienz speziell ab dem NYHA-Stadium III einem Aldosteronantagonisten (wenn vertragen) gegenüber Amilorid oder Triamteren der Vorzug zu geben. Die fixen Kombinationspräparate mit Diuretika dieser Gruppe sollten nicht bei Niereninsuffizienz unterhalb einer glomerulären Filtrationsrate von 50 ml/Min. (Serumkreatinin > 1,5 mg/dl) verwendet werden.

Amilorid

(s. Kap. Arterielle Hypertonie)

Dosierung

Amilorid in Kombination mit Thiaziden: s. Abschnitt 20.4.3.1.

Triamteren

(s. Kap. Arterielle Hypertonie)

Dosierung

Triamteren in Kombination mit Thiaziden: s. Abschnitt 20.4.3.1.

20.4.4. Herzglykoside

Vergleichende Bewertung

Digitalisglykoside sind die einzigen positiv inotrop wirkenden Substanzen, die in therapeutisch relevanten Dosen weder die Herzfrequenz steigern, noch den Sauerstoffbedarf überproportional ansteigen lassen. Sie verfügen über einen einheitlichen Wirkungsmechanismus (Hemmung des Natrium- und Kaliumtransports der Herzmuskelzellmembran) und identische pharmakodynamische Wirkungen, während ihre pharmakokinetischen Parameter voneinander abweichen. Digitalisglykoside vermindern nicht die Gesamtsterblichkeit, verbessern aber in Verbindung mit einem ACE-Hemmer und einem Diuretikum bei Patienten in den NYHA-Stadien III (II)–IV die Symptome und die Belastungskapazität und reduzieren die Häufigkeit von Krankenhauseinweisungen aufgrund von Herzinsuffizienz. Es ist ausreichend, Digitoxin und Digoxin (sowie Digoxinderivate) zu verwenden, da alle anderen Stoffe keine Vorteile bieten. Digitalisglykoside sind vor allem bei Tachyarrhythmie sowie in den NYHA-Stadien III und IV bei Sinusrhythmus indiziert. Eine Toleranzentwicklung ist nicht nachgewiesen. Möglicherweise ist die positiv inotrope Digitaliswirkung gar nicht wesentlich für die Therapie, sondern vielmehr die antiadrenerge Wirkung sowie die Wiederherstellung der gestörten Barorezeptorfunktion.

Wirkungsmechanismus

Herzwirksame Glykoside bewirken experimentell eine Steigerung der Kontraktionskraft des Myokards über die Hemmung des Membran-ATPase-Systems. Dies führt beim insuffizienten Herzen zu einer Zunahme des Herzzeitvolumens. Dadurch werden der zentrale Venendruck und die Reflextachykardie herabgesetzt. Die Abnahme der Herzgröße und eine günstigere Ventrikelgeometrie senken bei chronischer Therapie den myokardialen Sauerstoffbedarf. Die verbesserte Hämodynamik führt direkt (renale Perfusion und Hemmung der Na$^+$ Reabsorption im Tubulus) und indirekt (Normalisierung des Renin-Angiotensin-Systems) zur Ausschwemmung von Ödemen. Die atrioventrikuläre Überleitungszeit (AV-Blockierung) und die Refraktärperiode werden verlängert, was eine erwünschte Frequenzsenkung bei supraventrikulären Tachyarrhythmien bedeuten kann. Die Automatiebereitschaft des Ventrikels nimmt allerdings zu (**!Cave: Arrhythmien!**).

Indikation(en)

Digitalisglykoside werden bei absoluter Tachyarrhythmie zur Frequenzreduktion sowie bei Sinusrhythmus und systolischer linksventrikulärer Dysfunktion (EF < 35–40 %; NYHA-Stadien II–IV) eingesetzt. Die Kombination mit ACE-Hemmern, einem Betablocker und einem Diuretikum verbessert die Belastbarkeit und verringert die Hospitalisation wegen einer chronischen Herzinsuffizienz. Bei Patienten mit asymptomatischer Herzinsuffizienz und Sinusrhythmus sind Digitalisglykoside wegen der Gefahr arrhythmogener Eigenschaften nicht indiziert. Bei der Anwendung bei Vorhofflattern mit 2:1- oder 3:1-Überleitung muss eine Digitalisintoxikation ausgeschlossen sein.

Kontraindikationen

Digitalisintoxikation, insbesondere mit Rhythmusstörungen, AV-Blockierung II. und III. Grades, Kammertachykardie, WPW-Syndrom, Sinusknotensyndrom, ausgeprägte Hypokaliämie, Hyperkalzämie (z.B. bei Hyperparathyreoidismus), frischer Myokardinfarkt, hypertrophische obstruktive Kardiomyopathie, thorakales Aortenaneurysma. Vorsicht bei Hypotonie, Hypothyreose und bei Kardioversion. Bei hypertrophischer Kardiomyopathie, diastolischen Ventrikelfunktionsstörungen, Hyperthyreose, Amyloidose und Myokarditis sind Digitalisglykoside nicht indiziert.

Unerwünschte Arzneimittelwirkungen

- nicht nur eine zu hohe Dosierung (Plasmaspiegel 12–24 Std. nach Einnahme der letzten Dosis bestimmen!), sondern auch eine „normale" Dosis bei gleichzeitiger Hypokaliämie, Hyperkalzämie, Hypoxie (Cor pulmonale), endokrinen Störungen (Hypothyreose) oder akuten Myokardschäden (Myokarditis, Myokardinfarkt) können zu Zeichen der Digitalisintoxikation führen
- Digoxin und seine Derivate kumulieren im Gegensatz zu Digitoxin bei Niereninsuffizienz. Rhythmusstörungen: Typisch sind Sinusbradykardie, atrioventrikuläre Leitungsstörungen und/oder eine ventrikuläre Bigeminie
- gastrointestinale Störungen: Übelkeit, Appetitlosigkeit, Brechreiz, Erbrechen, Durchfall
- zentralnervöse Störungen: Müdigkeit, Farbensehen, Störungen der Farbdiskriminierung unter Digoxin, Halluzinationen, Verwirrtheitszustände
- sehr selten Gynäkomastie, allergische Reaktionen

Besonderheiten

Digitoxin wird nahezu vollständig (95 %) absorbiert und hat eine lange Halbwertszeit (5–7 Tage), sodass die Plasmaspiegel nahezu kontinuierlich nach initialer „Aufsättigung" (1 mg an 2–3 Tagen) und nachfolgender Gabe von Erhaltungsdosen (0,05–0,07 mg/Tag) erhalten bleiben (s. Tab. 20.4). Digoxin und seine Derivate unterscheiden sich von Digitoxin durch die kürzere Halbwertszeit und die bevorzugt renale Ausscheidung in unveränderter Form.

Rasche (ggf. intravenöse) Aufsättigung ist nur sehr selten erforderlich. Digitoxin wird peroral genauso gut resorbiert wie nach i.v.-Gabe. Langsame (orale) Aufsättigung genügt bei der chronischen Myokardinsuffizienz. Nach Vervollständigung der Sättigungsdosis wird entsprechend der langen Halbwertszeit von Digitoxin der Körperbestand (in der Regel 1 mg) durch tägliche Erhaltungsdosen aufrechterhalten (0,07 mg/Tag).

Mehrere retrospektive Analysen großer kontrollierter Studien mit Digitalisglykosiden haben gezeigt, dass niedrige Digoxinspiegel (0,5–0,8 µg/ml) mit einer günstigen Prognose verknüpft waren, während alle höheren Digoxinspiegel mit einer Zunahme der Sterblichkeit gegenüber Placebo einhergingen. Wahrscheinlich ist es deshalb bei Sinusrhythmus besser, eine kleinere Erhaltungsdosis (0,05 mg Digitoxin oder 0,25 mg Digoxin zu wählen).

Vergiftungen

Zur Behandlung von Intoxikationen werden Phenytoin, Colestyramin (nur bei Digitoxinüberdosierung für eine beschleunigte Elimination), temporäre Schrittmacher mit Monitorüberwachung eingesetzt. Kaliumspiegelkontrollen und ggf. Kaliuminfusionen bei schwerer Hypokaliämie. Bei schweren Digoxin- und Digitoxinvergiftungen sind Digoxin-Fab-Fragmente anzuwenden, die auch noch bei AV-Block III. Grades mit temporären Herzstillständen wirksam sind (80 mg Fab-Fragment binden etwa 1 mg Digoxin oder Digitoxin). Hämodialysebehandlungen sind nutzlos! Wichtigste Symptome s. UAW.

Dosierungen: Phenytoin 125–250 mg i.v. über 10 Min., Colestyramin (bei Digitoxinüberdosierung) 12–24 g/Tag, bzw. Colestipol 15–20 g/Tag.

Wirkstoffe und Dosierung

- Digoxin: an den ersten 2 Tagen 0,375–0,5 mg/Tag p.o., dann 0,25–0,375 mg/Tag p.o.
- Digitoxin: initial 2 Tage 0,5 mg dann 0,07 mg/Tag

Tabelle 20.4: Pharmakokinetische Eigenschaften von Digitalisglykosiden

	Digitoxin	Digoxin	Metildigoxin	Beta-Acetyldigoxin
Eliminations-HWZ (Std.)	144–196	35–45	45–55	33–35
Verteilungsvolumen (Vd; l)	38	650–880	650–880	650–880
Absorptionsquote (%)	95–100	60–80	70–90	60–80
Körperbestand (mg)	1,0–1,2	1,0–1,2	1,0–1,2	1,0–1,2
Erhaltungsdosis (mg/Tag)	0,07	0,25–0,5	0,1–0,3	0,3–0,4
Abklingquote (%/Tag)	7–9	20	15–20	20

20.4.5. Vasodilatatoren

Die Therapie der chronischen systolischen Linksherzinsuffizienz mit Vasodilatatoren (z.B. mit Alpha$_1$-Antagonisten, Calciumantagonisten, Nitrokörpern) hat sich nicht bewährt. Bei diastolischer Herzinsuffizienz können Vasodilatatoren empirisch zur Beschwerdebesserung eingesetzt werden, ein prognostischer Effekt wurde nicht belegt.

20.4.5.1. Arterielle Vasodilatatoren

Vergleichende Bewertung
Die meisten Calciumantagonisten außer den lang wirksamen Dihydropyridinen Amlodipin und Felodipin gelten für die Behandlung der chronischen systolischen Herzinsuffizienz als kontraindiziert, da sie aufgrund ihrer negativ inotropen Wirkung die Sterblichkeit erhöhen. Amlodipin oder Felodipin können bei systolischer Dysfunktion und persistierender arterieller Hypertonie bzw. Angina pectoris eingesetzt werden. Bei diastolischer Herzinsuffizienz ist aus symptomatischer Indikation sowie zur Blutdruckkontrolle die Behandlung mit Calciumantagonisten zu erwägen. Alpha$_1$-Antagonisten haben keinen Stellenwert in der Therapie der chronischen Herzinsuffizienz.

20.4.5.2. Venöse Vasodilatatoren

Vergleichende Bewertung
Nitrokörper und Molsidomin haben günstige Effekte bei der akuten Herzinsuffizienz, wobei sie die Hämodynamik akut verbessern und die Vor- und Nachlast senken, sodass sich zumindest vorübergehend die Dyspnoe bessert und die Leistungsfähigkeit erhöht wird. Die Prognose der Herzinsuffizienz wird nur bei gleichzeitiger Gabe von Hydralazin gebessert, der Effekt ist aber geringer als von ACE-Hemmern. Die Kombinationstherapie von Nitraten und Hydralazin ist nebenwirkungsreich und wird deshalb von der Hälfte der Patienten wieder abgesetzt. Die AT$_1$-Antagonisten sind bei einer Unverträglichkeit von ACE-Hemmern die bessere Alternative.

Wirkungsmechanismus
Die organischen Nitrate Glyceroltrinitrat (GTN), Isosorbiddinitrat (ISDN), Isosorbidmononitrat (ISMN), Pentaerythrityltetranitrat (PETN) und Molsidomin dilatieren überwiegend die glatte Muskulatur der venösen Kapazitätsgefäße.

Indikation(en)
Organische Nitrate sind indiziert bei linksventrikulär führender Herzinsuffizienz mit akuter Lungenstauung. Beim Lungenödem ist die Gabe von Glyceroltrinitrat (GTN) oder Isosorbiddinitrat (ISDN) wegen des schnellen Wirkungseintritts angezeigt. Zur Dauertherapie eignen sich ISDN und das analoge Isosorbidmononitrat (ISMN) sowie Pentaerythrityltetranitrat (PETN), das keine Toleranzentwicklung zeigt und deshalb bei dieser Indikation vorzuziehen ist. Die akute Effektivität der Nitrokörper bei der Herzinsuffizienz ist

belegt (Besserung der Symptome des Vorwärts- und Rückwärtsversagens, verbesserte Hämodynamik), wobei die körperliche Leistungsfähigkeit zu- und die Dyspnoe abnimmt. Unbekannt ist, ob den Nitrokörpern und Molsidomin eine Verbesserung der Prognose der Herzinsuffizienz zukommt.

Besonderheiten
Bei i.v.-Infusion ist eine kontinuierliche Überwachung (Monitoring) von EKG und Blutdruck erforderlich. Wegen der Toleranzentwicklung werden Anwendungszeiten unter 48 Std. empfohlen. Gleichzeitige Anwendung mit Phosphodiesterase-5-Hemmer (z.B. Sildenafil) ist kontraindiziert.

Wirkstoffe und Dosierung
- Glyceroltrinitrat (GTN):
  Initialtherapie: 0,75–8,0 mg/Std. i.v.; Dosisreduktion bei Niereninsuffizienz und Patienten > 65 Jahre
- Isosorbiddinitrat (ISDN):
  20–40–60–80–120 mg/Tag p.o.
- Isosorbidmononitrat (ISMN):
  20–40–60 mg/Tag p.o.
- Pentaerythrityltetranitrat:
  150–240 mg/Tag p.o.
- Molsidomin:
  4–8 mg/Tag p.o.

20.4.6. Positiv inotrop wirkende Stoffe

Vergleichende Bewertung
Zu den nichtglykosidisch wirkenden positiv inotropen Substanzen gehören die Phosphodiesterase-III-Hemmer, die Beta-Rezeptoragonisten und Calciumsensitizer. Diese Arzneimittel sind insgesamt nicht für eine Langzeitbehandlung der chronischen Herzinsuffizienz geeignet, da hier eine Übersterblichkeit nachgewiesen wurde. Sie werden kurzfristig (2–3 Tage) bei den schwersten Formen der Erkrankung (systolische Herzinsuffizienz NYHA-Stadium IV), bei akuten Verschlechterungen des Zustandes und ggf. vor Herztransplantationen eingesetzt.

Die Phosphodiesterase-III-Hemmer Enoximon und Milrinon führen zu einer Zunahme des intrazellulären cAMP. Die positiv inotrope Wirkung ist mit proarrhythmischen Eigenschaften verbunden (plötzlicher Herztod). Darüber hinaus verursachen sie relativ häufig Thrombozytopenien, sodass sie für eine Langzeitbehandlung der Herzinsuffizienz nicht geeignet sind. Sie werden nur bei schwersten Formen (NYHA-Stadien IV+) und vor Herztransplantationen über 2–3 Tage als i.v.-Infusion verabreicht. Bei unsachgerechter Anwendung der Phosphodiesterase-III-Hemmer (Dosis und Zeit) kann sich die Prognose verschlechtern.

Die Beta-Rezeptoragonisten Dobutamin und Dopamin, deren Anwendung ebenfalls durch eine Toleranzentwicklung limitiert wird, zeigen nur bei Patienten mit einer mittelgradigen Herzinsuffizienz eine vorteilhafte Wirkung über kürzere Zeiträume. Bei schwerer Herzinsuffizienz wird der Blutdruck trotz Nachlastsenkung nicht ausreichend erhöht. Ausreichende therapeutische Erfahrungen liegen für Dobutamin vor, welches bei einer deutlich ausgeprägten kontraktilitätssteigernden Wirkung die Herzfrequenz relativ wenig erhöht. Der linksventrikuläre Füllungsdruck wird gesenkt und das Herzminutenvolumen sowie die Herzfrequenz bei zunehmender kardialer Kontraktilität erhöht. Diese Effekte halten jedoch nicht länger als 72 Stunden an, was mit einer deutlich ausgeprägten Tachyphylaxie zu erklären ist. Damit kann Dobutamin nur für eine Kurzzeitbehandlung genutzt werden, wobei mehrere intermittierende Gaben wegen der Ausbildung einer Übersterblichkeit nicht zu empfehlen sind. Beta$_2$-Adrenozeptoragonisten verbessern die Hämodynamik bei Patienten mit Herzinsuffizienz, jedoch steht einer Langzeitanwendung die sich schnell ausbildende Toleranz entgegen. Deshalb sind diese Pharmaka aus dem Experimentalstadium nicht herausgekommen.

Calciumsensitizer wurden von den Phosphodiesterase-III-Inhibitoren abgeleitet. Erste Substanzen führten zu einer deutlichen Erhöhung des intrazellulären cAMP und haben keine klinische Relevanz erlangt. Der neuere Calciumsensitizer Levosimendan hat in therapeutischen Dosen kaum Effekt auf die cAMP-Spiegel. Levosimendan wirkt über Bindung an Troponin C positiv inotrop, hat keine negativen Effekte auf die Relaxation und ist durch Aktivierung ATP-abhängiger Kaliumkanäle vasodilatierend. Akut senkt Levosimendan den systemvaskulären Widerstand, reduziert den pulmonalkapillären Druck und steigert das Herzminutenvolumen. Während initiale Studien eine geringere Häufigkeit von Rhythmusstörungen im Vergleich zu Dobutamin zeigten und eine Prognoseverbesserung vermuten ließen, konnte dies in weiteren Analysen nicht bestätigt werden. Levosimendan wirkt auch unter Betablocker, stellt aber ein Reservemedikament dar.

20.4.7. Antiarrhythmika

Vergleichende Bewertung

Bei Patienten mit einer Herzinsuffizienz treten häufiger als bei anderen Erkrankungen ventrikuläre Arrhythmien auf, die zum plötzlichen Herztod führen können. Wegen ihrer negativ inotropen Wirkungen kommt es bei den meisten Antiarrhythmika häufig zu einer verschlechterten kardialen Funktion. Mit keinem Antiarrhythmikum (außer mit Betablockern) ist eine Lebensverlängerung nachgewiesen worden. Betablocker verringern das plötzliche Herztodrisiko bei chronischer Herzinsuffizienz. Sotalol hat gegenüber den reinen Betablockern (Bisoprolol, Metoprolol und Carvedilol) keine Vorteile. Da es in etwa 5 % der Fälle proarrhythmisch wirkt, sollte es nicht eingesetzt werden.

Bei gehäuft auftretenden ventrikulären Extrasystolen mit hämodynamischer und/oder symptomatischer Relevanz wird das nicht negativ inotrop wirkende Amiodaron (s. Kap. Herzrhythmusstörungen) favorisiert. Amiodaron kann zudem häufig den Sinusrhythmus bei Patienten mit Vorhofflimmern wiederherstellen.

 Cave: Schilddrüsenstörungen in 10 % der Fälle, Lungenfibrosen und Hautverbrennungen bei langer Sonnenlichtexposition.

Zur Prognoseverbesserung werden in geeigneten Fällen bei hochgradig eingeschränkter systolischer Funktion und tachykarden ventrikulären Herzrhythmusstörungen zusätzlich zu Betablockern zunehmend Kardioverter-Defibrillatoren implantiert. Bei supraventrikulären Tachykardien, Vorhofflimmern und -flattern werden Betablocker eingesetzt oder eine Katheterablation durchgeführt.

20.4.8. Antikoagulantien

Vergleichende Bewertung

Herzinsuffiziente Patienten zeigen ein erhöhtes Thromboembolierisiko, von dem vor allem solche mit Vorhofflimmern betroffen sind. Je nach anamnestischer und klinischer Gesamtsituation ist eine Behandlung mit Kumarinantikoagulantien (z.B. Phenprocoumon) bei herzinsuffizienten Patienten mit Vorhofflimmern angezeigt, wobei INR-Werte von 2,0–3,0 anzustreben sind (Einzelheiten s. Kap. Gerinnungs- und Hämostasestörungen bzw. KHK). Durch diese Behandlung kann die Gefahr eines apoplektischen Insultes deutlich reduziert werden. Eine Lebensverlängerung ist bei Sinusrhythmus und niedriger Auswurffraktion oder chronischem Ventrikelaneurysma nicht nachgewiesen worden. Bei Sinusrhythmus erscheint eine Antikoagulation aber zumindest (vgl. positive Formulierung in den Therapieempfehlungen der AkdÄ) bei vorausgegangenen Thrombembolien oder frischem Ventrikelaneurysma sinnvoll.

Die Wirksamkeit einer Behandlung mit Acetylsalicylsäure ist bei Herzinsuffizienz bisher nicht gut belegt. Nur in einer retrospektiven Studie reduzierte Acetylsalicylsäure die Letalität von Postinfarkt-Patienten unabhängig von einer bestehenden Herzinsuffizienz – und zwar unter der gleichzeitigen Behandlung mit ACE-Hemmern.

20.4.9. Zu vermeidende Pharmaka

Patienten mit Herzinsuffizienz sind häufig älter und haben dementsprechend oft eine Reihe anderer zusätzlicher Erkrankungen (Hypertonie, rheumatoide Arthritis, Diabetes mellitus etc.). Gelegentlich werden dann weitere Medikamente verordnet, ohne dass kritisch über Interaktionen oder Inkompatibilitäten nachgedacht wird.

Folgende Substanzen sollten nach Möglichkeit bei bekannter chronischer systolischer Herzinsuffizienz wegen der Gefahr der Dekompensation bei vorher stabiler Situation vermieden werden:

- Calciumantagonisten
- Nichtsteroidale Antiphlogistika (NSAR, auch COX-2-Inhibitoren)
- Klasse-I-Antiarrhythmika
- Direkte Vasodilatatoren
- Zytokine
- Endothelinantagonisten
- Nichtglykosidische positiv inotrope Pharmaka
- Betablocker mit intrinsisch sympathomimetischer Aktivität
- Thiazolidindione (Glitazone)
- Phosphodiesterase-5-Hemmer

 Große Vorsicht ist bei allen Medikamenten und Substanzen geboten, die die Nierenfunktion beeinträchtigen, wie z.B. Kontrastmittel bei röntgenologischen Untersuchungen.

20.5. Hinweise zur wirtschaftlichen Verordnung

Empfehlungen zur wirtschaftlichen Verordnungsweise

Aus „Wirkstoff aktuell" Eplerenon, 2008 (Herausgeber Kassenärztliche Bundesvereinigung):
ACE-Hemmer oder Beta-Rezeptorenblocker sind Mittel der 1. Wahl für die Behandlung der chronischen Herzinsuffizienz.
In Abhängigkeit von der Symptomatik (NYHA-Stadien II–IV) können auch Diuretika, Herzglykoside und Aldosteronantagonisten indiziert sein.

Tabelle 20.5.: DDD-Kosten für verordnungsrelevante Wirkstoffe des Jahres 2008

Wirkstoff	DDD-Kosten (Euro)
20.4.1. ACE-Hemmer	
Benazepril	0,13
Captopril	0,19
Enalapril	0,14
Fosinopril	0,26
Lisinopril	0,14
Perindopril	0,68
Quinapril	0,22
Ramipril	0,07
Trandolapril	0,32
20.4.1. AT$_1$-Antagonisten	
Candesartan	0,49
Losartan	0,87
Valsartan	0,61
20.4.2. Betablocker	
Bisoprolol	0,26
Carvedilol	0,48
Nebivolol	0,25
Metoprolol	0,33
20.4.3.1. Thiazide und Analoga	
Hydrochlorothiazid	0,19
Hydrochlorothiazid und Triamteren	0,18
Hydrochlorothiazid und Amilorid	0,15
20.4.3.2. Schleifendiuretika	
Furosemid	0,13
Piretanid	0,36
Torasemid	0,23
20.4.3.3. Kaliumsparende Diuretika	
Eplerenon	5,08
Spironolacton	0,38

Wirkstoff	DDD-Kosten (Euro)
20.4.4. Herzglykoside	
Acetyldigoxin	0,37
Digitoxin	0,20
Digoxin	0,17
Metildigoxin	0,32
20.4.5. Vasodilatatoren	
Glyceroltrinitrat	0,51
Isosorbiddinitrat	0,24
Isosorbidmononitrat	0,20
Molsidomin	0,20
Pentaerythrityltetranitrat	0,58

Quelle: GKV-Arzneimittelindex im Wissenschaftlichen Institut der AOK (WIdO)

21. Koronare Herzkrankheit

Fazit für die Praxis

Es ist bei der koronare Herzkrankheit (KHK) zwischen chronischen, stabilen und akuten instabilen Verlaufsformen zu unterscheiden. Während die stabile Angina pectoris (AP) regelmäßig nur bei körperlicher Anstrengung auftritt und über Monate konstant bleibt, werden unter dem Begriff „Akutes Koronarsyndrom" die instabilen Phasen der Erkrankung zusammengefasst, die unmittelbar lebensbedrohlich sein können. Dazu gehören die auch schon bei leichter oder ohne Anstrengung in Ruhe auftretende AP und der Myokardinfarkt mit oder ohne ST-Hebungen. Beim akuten Koronarsyndrom ist – nach der symptomatischen Akutversorgung – die notfallmäßige Einweisung in ein Krankenhaus erforderlich, das zur akuten Intervention an den Koronargefäßen in der Lage ist.

Die Basis der konservativen Behandlung von Patienten mit koronarer Herzkrankheit ist Nikotinkarenz, Anleitung zur körperlichen Aktivität und Ernährungsanpassung. Patienten mit KHK profitieren darüber hinaus besonders von:

1) einem Thrombozytenaggregationshemmer (i.d.R. ASS 100 mg 1x täglich lebenslang);
2) von einer sorgfältigen Therapie der Risikofaktoren Hypertonie, Diabetes mellitus und Hyperlipoproteinämie;
3) bei eingeschränkter linksventrikulärer Funktion oder bei Z.n. Myokardinfarkt von einem Hemmer des Renin-Angiotensin-systems (i.d.R. ACE-Hemmer) und einem Betablocker;
4) bei Angina-pectoris-Symptomatik von einem Betablocker, ergänzend kann ein Nitrat oder ein Calciumantagonist eingesetzt werden;
5) Klärung der Indikation zur invasiven Diagnostik und Therapie.

Für die Wirksamkeit der folgenden Therapeutika fehlen hinreichende Belege: Hormone, Vitamine, Homöopathika, Phytotherapeutika (z.B. Crataegus).

Lebensqualität und Lebensdauer werden von der Behandlung der Risikofaktoren entscheidend beeinflusst. Das gibt der Versorgung dieser Patienten in der Praxis des niedergelassenen Arztes einen sehr hohen Stellenwert. Auf die Kapitel Herzinsuffizienz, Arterielle Hypertonie, Diabetes mellitus, Adipositas, Fettstoffwechselstörungen und die entsprechenden Leitlinien der Arzneimittelkommission der deutschen Ärzteschaft wird ausdrücklich verwiesen.

21.1. Wirkstoffübersicht

empfohlene Wirkstoffe	weitere Wirkstoffe
Abciximab	Amlodipin
Acetylsalicylsäure (ASS)	Bivalirudin [2004; B]
Alteplase	Bupropion
Atenolol	Dagibatran
Atropin	Diltiazem
Bisoprolol	Dipyridamol
Clopidogrel	Eptifibatide
Enoxaparin	Hirudin
Glyceroltrinitrat (GTN)	Isosorbidmononitrat (ISMN)
Heparin	Ivabradin [2006; A]
Isosorbiddinitrat (ISDN)	Lercanidipin
Metoclopramid	Molsidomin
Metoprolol	Nicardipin
Morphin	Nifedipin
Nebivolol	Nisoldipin
Nikotin	Nitrangin compositum
Reteplase	Nitrendipin
Streptokinase	Papaverin
Tenecteplase	Pentaerythrittetranitrat
Tirofiban	Prasugrel [2009; B]
	Rivaroxaban [2008;A]
	Theophyllin
	Ticlopidin
	Trapidil
	Verapamil

21.2. Grundlagen

21.2.1. Pathophysiologie

Die koronare Herzerkrankung ist die Manifestation der Atherosklerose an den Herzkranzarterien. Die wichtigsten koronaren Risikofaktoren sind Rauchen, arterielle Hypertonie, Hypercholesterinämie, Diabetes mellitus und genetische Disposition. Der Ausgangspunkt der Atherogenese ist die Schädigung der Funktion des Gefäßendothels durch die koronaren Risikofaktoren. In der Folge kommt es zur Invasion von Leukozyten in die Gefäßwand, pathologischer Lipiddeposition und Entwicklung arteriosklerotischer Plaques. In den Frühstadien der Erkrankung sind noch keine klinischen Symptome vorhanden. Im fortgeschrittenen Stadium kommt es zu einem Missverhältnis zwischen Sauerstoffbedarf und -angebot im Herzmuskel mit der Folge einer Myokardischämie, welche sich klinisch häufig als Angina pectoris äußert. Bei älteren Patienten, speziell Frauen, oder Diabetikern kann die myokardiale Ischämie klinisch stumm bleiben. Nach aktueller Vorstellung wird der Übergang der stabilen KHK in ein instabiles Koronarsyndrom durch Ruptur eines arteriosklerotischen Plaque getriggert, welche den Fokus für eine lokale Thrombose mit der Folge einer distalen Embolisierung bis hin zum Gefäßverschluss darstellen kann. Das führt zur Herzmuskelnekrose.

21.2.2. Einteilung

Schweregrad und Dauer der durch die Koronararteriosklerose hervorgerufenen Ischämie bestimmen die klinische Verlaufsform der KHK:

Latente KHK:
- Asymptomatische Mangelversorgung, „stumme Myokardischämie", häufig bei Diabetikern, Vorkommen aber auch im Wechsel mit Angina pectoris. Etwa ein Drittel der Patienten mit gesicherter KHK weisen eine latente KHK auf.

Stabile KHK (Angina pectoris):
- Reversible Beschwerden bei Belastung oder Kälteexposition. Grundlage ist eine stenosierende Koronar-Atheromatose ohne akute Änderung der Plaquemorphologie. In dieser Phase steht die Behandlung der Risikofaktoren im Vordergrund.

Akutes Koronarsyndrom:
- Spektrum von der instabilen Angina bis zum manifesten Myokardinfarkt. In dieser akut lebensbedrohlichen Phase der KHK ist sofortige intensivmedizinische Therapie, gegebenenfalls Rekanalisation, erforderlich. Die Diagnose wird durch die Schmerzanamnese (Ruheschmerz > 20 Min.), das EKG (ST-Streckenhebungen) und serologische Marker für nekrotische Kardiomyozyten gestellt (Troponin T oder Troponin I in 40–50 % erhöht; Kreatinkinase-Isoenzym CK-MB in 6 % erhöht). Bei etwa einem Drittel der Patienten mit erhöhtem Troponin T entwickelt sich im weiteren Verlauf ein transmuraler Myokardinfarkt. Aufgrund prognostischer und therapeutischer Unterschiede werden akute Koronarsyndrome anhand des EKG in die Gruppen mit ST-Streckenhebung („ST elevation myocardial infarction" = STEMI) und ohne ST-Streckenhebung („Non ST elevation myocardial infarction" = NSTEMI) unterschieden.

Komplikationen:
- Rhythmusstörungen, ischämische Herzmuskelschädigung mit Linksherzinsuffizienz, plötzlicher Herztod

Sonderform:
- Prinzmetal-Angina mit Spasmen meist (nicht obligatorisch) nichtstenosierter Koronararterien und vorübergehenden ST-Streckenhebungen

21.3. Das akute Koronarsyndrom

21.3.1. Klinische Grundlagen

21.3.1.1. Pathophysiologie und Symptomatik

Plötzliche Einengung oder Verschluss einer Koronararterie lösen das akute Koronarsyndrom aus. In der Regel ist die Ruptur einer atheromatösen Plaque die Ursache. Je nach Größe der betroffenen Arterie und Vollständigkeit des Verschlusses entwickeln sich ein transmuraler Herzinfarkt mit Hebung der ST-Strecke im EKG (STEMI), ein nicht transmuraler Herzinfarkt (NSTEMI) oder eine instabile Angina pectoris. Die klinischen Charakteristika dieser Syndrome fasst die Abb. 21.1 zusammen.

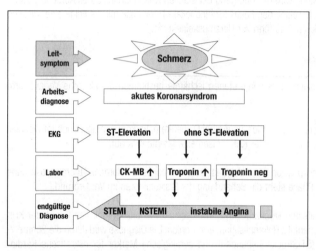

Abbildung 21.1: Terminologie und Differentialdiagnostik des akuten Koronarsyndroms

(Deutsche Gesellschaft für Kardiologie, DGK, 2004)

Symptom des akuten Koronarsyndroms (ACS) ist der akute Thoraxschmerz, der allerdings eine niedrige Spezifität aufweist (Tab. 21.1). Verdächtig für ein ACS und damit prognostisch bedeutsam sind andauernde „Ruhebeschwerden" von mehr als 20 Minuten Dauer. Bei jüngeren (< 40 Jahre) und älteren (> 75 Jahre) Patienten sowie Diabetikern und Frauen ist der Schmerz häufig atypisch. Das Vorliegen vaskulärer Risikofaktoren erhöht die Wahrscheinlichkeit eines ACS (vgl. Tab. 21.1 u. Abb. 21.1).

Tabelle 21.1: Differentialdiagnosen des akuten Thoraxschmerzes

Kardiovaskuläre Erkrankungen	Gastrointestinalerkrankungen
• (Tachykardie) Rhythmusstörungen	• Ösophagitis/Ruptur
• Perikarditis	• Ulkus (Perforation)
• Myokarditis	• Akute Pankreatitis
• Aortendissektion	• Gallenkolik
Pulmonale Erkrankungen	**Weitere Krankheitsbilder**
• Lungenembolie	• Herpes Zoster
• Pleuritis	• Tumorerkrankungen des Skeletts/der Thoraxwand
• Pneumothorax	
Skeletterkrankungen	
• Rippenfraktur/Prellungen	
• BWS-Erkrankungen	
• Tietze-Syndrom	

21.3.1.2. EKG und biochemische Marker

21.3.1.2.1. EKG

Ein 12-Kanal-EKG sollte sofort (innerhalb von 10 Minuten), bei jeder Schmerzepisode und nach 6–12 Stunden geschrieben werden.

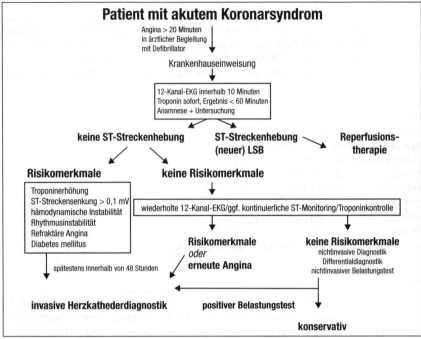

Abbildung 21.2: Algorithmus zur Diagnosefindung und Risikostratifizierung (DGK 2004)

NSTEMI: Eine ST-Streckensenkung von > 0,1 mV in 2 und mehr Ableitungen hat den höchsten diagnostischen und prognostischen Stellenwert. Geringere Spezifität besitzen T-Wellen-Inversionen > 0,1 mV in Ableitungen mit hoher R-Zacke und tief negative T-Wellen in den Brustwandableitungen. Selten finden sich transiente (< 20 Minuten) ST-Streckenhebungen. Ein scheinbar „normales" EKG schließt das Vorliegen eines ACS nicht aus und darf nicht allein die Grundlage der Ausschlussdiagnose bilden.

STEMI: Die EKG-Zeichen eines ST-Hebungsinfarkts sind möglichst schon prästationär zu diagnostizieren: ST-Streckenhebung von > 0,1 mV in mindestens 2 zusammenhängenden Extremitätenableitungen oder ST-Hebung > 0,2 mV in mindestens 2 zusammen-hängenden Brustwandableitungen oder Linksschenkelblock mit infarkttypischer Symptomatik. Das Ausmaß der ST-Streckenhebun-gen und die Anzahl der betroffenen Ableitungen korrelieren mit der Größe der vom Untergang bedrohten Muskelmasse. Das neue Auftreten eines Schenkelblocks ist prognostisch ungünstig.

21.3.1.2.2. Biochemische Marker

NSTEMI: Troponin T und Troponin I sind hinsichtlich Sensitivität und Spezifität als Marker der Zellnekrose der Kreatinkinase (CK) und ihrem Isoenzym MB überlegen. Erhöhte Troponinwerte finden sich frühestens 3 bis 4 Stunden nach dem Ischämieereignis. Daher reicht ein einzelner negativer Messwert bei Aufnahme des Patienten in der Regel zur Beurteilung nicht aus, eine zweite Messung sollte 6–12 Stunden nach der Aufnahme erfolgen, bei typischen Beschwerden kann es erforderlich sein, weitere Mes-sungen vorzunehmen. Nach einem Infarkt können die Troponinwerte bis zu 3 Wochen erhöht bleiben. „Falsch" positive Erhöhungen von Troponin T und I finden sich in seltenen Fällen bei Patienten mit Niereninsuffizienz (Kreatinin > 2,5 mg/dl). Eine Troponinerhö-hung ist allerdings bei allen Kreatininclearance-Werten mit erhöhtem Risiko assoziiert. Ein Anstieg der Troponine ist auch bei ande-ren Erkrankungen, die mit einer Myokardzellschädigung einhergehen, möglich: z.B. Myokarditis, Lungenembolie, dekompensierte Herzinsuffizienz, hypertensive Krise, Contusio cordis, Transplantatabstoßung. Das Ergebnis der Troponinbestimmung ist daher auf jeden Fall im Zusammenhang mit den klinischen Befunden und dem EKG zu interpretieren.

STEMI: Wegen der zeitlichen Dringlichkeit der Reperfusionsmaßnahmen und des fehlenden Anstiegs spezifischer biochemischer Marker innerhalb der ersten 2 Stunden nach Infarktbeginn darf der Nachweis bei Patienten mit ST-Streckenhebungsinfarkt im EKG und typischer Klinik nicht abgewartet werden. Im Verlauf des Infarktes kann die Messung von CK-MB oder Myoglobin hilfreich sein, ein Rezidiv oder einen Zweitinfarkt zu erkennen. Die Infarktgröße lässt sich aus der maximalen CK/CK-MB und dem Troponinwert abschätzen.

21.3.1.3. Therapeutisches Vorgehen

Patienten mit akutem Koronarsyndrom müssen so schnell wie möglich in ein Krankenhaus eingewiesen werden, in dem jederzeit eine Herzkatheteruntersuchung und eine interventionelle Behandlung von Koronarstenose oder Koronarverschluss möglich sind. Vor dem notfallmäßigen Transport ins Krankenhaus sind medikamentöse Sofortmaßnahmen erforderlich zur Behandlung der oft quälenden Symptome. Darüber hinaus muss verhindert werden, dass die intraarterielle Thrombose und damit der Infarkt sich weiter ausbreitet.

- bei Verdacht auf Infarkt sofort Rettungswagen alarmieren
- Sauerstoff über Nasensonde/Maske (4–8 l/Min.)
- Glyceroltrinitrat 0,4–0,8 mg s. l., evtl. wiederholt; u.U. Infusion 1–6 mg/Std.
  (!Cave: RR < 90 mmHg und/oder höhergradiger AV Block!)
- Morphin 3–5 mg i.v., ggf. wiederholt bis Schmerzfreiheit
- bei vagaler Reaktion Atropin 0,5 mg i.v., ggf. wiederholt
- bei Übelkeit/Erbrechen Antiemetika (z.B. Metoclopramid)
- bei Tachykardie (trotz Schmerzfreiheit und fehlender Zeichen der Linksherzinsuffizienz)
- lang wirksamer Betablocker (z.B. Metoprolol 5 mg langsam i.v.)
- Acetylsalicylsäure (≥ 250 mg i.v.)
- Heparin 70 U/kg i.v., max. 5.000 U oder: Enoxaparin 30 mg i. v.+ 1 mg/kg KG s.c.

21.3.1.4. Prognose

Die Prognose der Patienten mit ACS wird bestimmt durch den Schweregrad der zugrunde liegenden koronaren Herzerkrankung und zusätzlicher Erkrankungen. Folgende Variablen können herangezogen werden: Lebensalter, anamnestische Daten [Myokardinfarkte, Koronarrevaskularisation, Herzinsuffizienz, zerebrale und periphere Durchblutungsstörungen, Diabetes mellitus, Niereninsuffizienz, biologische Marker (z.B. inflammatorische Marker, CRP), Kreatinin-Clearance, eingeschränkte linksventrikuläre Funktion, angiographische Befunde (Hauptstammstenose, schwere 3-Gefäßerkrankung)]. Patienten mit schlechter Prognose haben den größten Nutzen von der Therapie!

21.3.2. Spezielle Pharmakotherapie des ST-Hebungsinfarktes

21.3.2.1. Therapieziel und therapeutisches Vorgehen

- Einweisung in ein geeignetes Krankenhaus mit dem Rettungswagen
- Überwachung des Herzrhythmus und Bereitschaft zur Behandlung akuter Rhythmusstörungen. Die prophylaktische Gabe von Antiarrhythmika ist **nicht** angezeigt.
- Bei allen Patienten mit einem Myokardinfarkt ist innerhalb der ersten 12 Stunden eine schnellstmögliche Reperfusionstherapie der verschlossenen Koronararterie indiziert.
- Die primäre Katheterintervention ist die bevorzugte Behandlungsstrategie.
- Die medikamentöse Fibrinolyse ist indiziert, wenn eine interventionelle Versorgung erst mit einer > 90-minütigen Verzögerung im Vergleich zum Lysebeginn erfolgen kann.
- Die prästationäre Einleitung ist der stationären Fibrinolyse überlegen. Ein fibrinspezifisches Fibrinolytikum ist zu bevorzugen.
- Bei Patienten im kardiogenen Schock (bis 36 Std. nach Infarktbeginn), mit absoluten Kontraindikationen zur Fibrinolyse oder nach nichterfolgreicher Fibrinolyse ist eine interventionelle Behandlung auch bei längeren Transportzeiten die bevorzugte Behandlungsmethode.
- Als Begleittherapie sollten ASS (250–500 mg i.v.) und Heparin (in der Regel i.v.-Bolus 60 I.E./kg KG, max. 5.000 I.E.) gegeben werden. Betablocker sind bei fehlenden Kontraindikationen frühzeitig einzusetzen.

21.3.2.2. Thrombolyse

(s. auch Kap. Gerinnungs- und Hämostasestörungen: Thrombolytika)

Vergleichende Bewertung
Die vergleichende Bewertung der Substanzen auch bezüglich ihrer klinisch-pharmakologischen Besonderheiten wird im Kapitel Gerinnungs- und Hämostasestörungen gegeben.

Tabelle 21.2 beschreibt die Indikation zur Thrombolyse beim akuten Myokardinfarkt nach den Angaben der Deutschen Gesellschaft für Herz- und Kreislaufforschung, Tabelle 21.3 das praktische Vorgehen bei der Therapie mit verschiedenen Fibrinolytika.

Tabelle 21.2: Indikationen und Kontraindikationen zur Thrombolyse (DGK 2003)

Indikation:
- Katheterintervention innerhalb von 90 Min. nicht möglich
- ST-Streckenhebung > 0,1 mV in > 2 zusammenhängenden Extremitäten- und/oder > 0,2 mV in > 2 zusammenhängenden Brustwandableitungen
- oder LSB mit infarkttypischer Symptomatik
- Symptomdauer < 12 Stunden
- Fehlen absoluter Kontraindikationen

Absolute Kontraindikationen:
- Schlaganfall in den letzten 6 Monaten (hämorrhagisch zeitunabhängig)
- Trauma, Operation, Kopfverletzung innerhalb der letzten 3 Wochen
- Neoplasma oder neurologische ZNS-Erkrankung
- Magen-Darm-Blutung innerhalb des letzten Monats
- bekannte Blutungsdiathese
- dissezierendes Aortenaneurysma

Relative Kontraindikationen:
- TIA in den letzten 6 Monaten
- orale Antikoagulantientherapie
- Schwangerschaft
- nicht-komprimierbare Gefäßpunktionen
- therapierefraktäre Hypertonie (> 180 mmHg)
- aktives Ulkusleiden
- floride Endokarditis
- fortgeschrittene Lebererkrankung
- vorausgegangene i.m. Inj.
- traumatische Reanimationsmaßnahmen

Tabelle 21.3: Fibrinolytika (DGK 2003)

	Dosierung	Heparin Begleittherapie
Streptokinase (SK) Anistreplase	1,5 Mio. I.U. über 30–60 Minuten 30 E in 5 Minuten i.v.	keine Initialgabe Heparin nach 12–24 Stunden
Alteplase (tPA) (z.B. Actilyse®)	15 mg i. v.-Bolus 0,75 mg/kg KG über 30 Minuten, dann 0,5 mg/kg KG über 60 Minuten i.v. Gesamtdosis ≤ 100 mg	i.v.-Bolus: 60U/kg KG, maximal 4.000 U i.v.-Infusion: 12 U/kg/h über 48 Stunden maximal 1.000 U Ziel aPTT 50–70 Sekunden
Reteplase (r-PA) (z.B. Rapilysin®)	10 U + 10 U i.v.-Bolus im Abstand von 30 Minuten	i.v.-Bolus: 60 U/kg KG, maximal 5.000 U i.v.-Infusion: 12 U/kg/h über 48 Stunden maximal 1.000 U Ziel aPTT 50–75 Sekunden
Tenecteplase (TNK-tPA) (z.B. Metaplase®)	i.v.-Bolus 30 mg; bei < 60 kg KG 35 mg; bei 60 bis < 70 kg KG 40 mg; bei 70 bis < 80 kg KG 45 mg; bei 80 bis < 90 kg KG 50 mg; bei ≥ 90 kg KG	i.v. Bolus: 60 U/kg, maximal 5.000 U i.v. Infusion: 12 U/kg KG/h über 48 Stunden maximal 1.000 U Ziel aPTT 50–75 Sekunden

21.3.2.3. Acetylsalicylsäure

(s. auch Kap. Gerinnungs- und Hämostasestörungen: Thrombozytenfunktionshemmer)

Vergleichende Bewertung

Acetylsalicylsäure sollte allen Infarktpatienten unter Beachtung der absoluten Kontraindikationen, z.B. blutendes Ulkus, bekannte Allergie, so früh wie möglich gegeben werden, beginnend mit einer Dosis von 250–500 mg i.v. Bei Fibrinolyse führt ASS additiv zu einer Reduktion der Sterblichkeit. Der initialen Dosis schließt sich die Dauertherapie mit 100 mg/Tag an (s.u.).

Wirkungsmechanismus

saures, nichtsteroidales Antiphlogistikum mit analgetischen, antipyretischen und antiphlogistischen Eigenschaften; irreversible Hemmung der Cyclooxygenasen (COX); Thrombozytenaggregationshemmung infolge Hemmung der Bildung von Thromboxan A_2 in Thrombozyten

Indikation(en)

- akutes Koronarsyndrom (als Teil der Standardtherapie)
- Sekundärprophylaxe des Myokardinfarktes
- nach arteriellen gefäßchirurgischen oder interventionellen Eingriffen
- zur Vorbeugung transitorischer ischämischer Attacken und Hirninfarkten, nachdem Vorläuferstadien aufgetreten sind
- akuter Migräneanfall
- Kawasaki-Syndrom
- akute Schmerzen, leichte bis mäßige (i.v. auch starke)
- Fieber

Kontraindikationen

- Salicylat- bzw. Analgetikaasthma, -Überempfindlichkeit
- krankhaft erhöhte Blutungsneigung
- akute Magen-Darm-Ulzera
- Leber- bzw. Nierenversagen
- schwere, nichteingestellte Herzinsuffizienz
- Kombination mit Methotrexat (s. Wechselwirkungen)
- letzte 3 Monate der Schwangerschaft

Unerwünschte Arzneimittelwirkungen

- Sodbrennen, Gastritis, Mikroblutungen, Ulzera, Durchfall
- Asthma bronchiale, Bronchospasmus, Anaphylaxie
- Nierenfunktionsstörungen
- Kopfschmerzen, Schwindel, Tinnitus
- erhöhtes Blutungsrisiko
- Reye-Syndrom bei Kindern

Relevante Wechselwirkungen

- andere Hemmstoffe der Hämostase (z.B. Antikoagulantien, Heparine, andere Thrombozytenaggregationshemmer wie Clopidogrel): Verstärkung der Wirkung inkl. erhöhtem Blutungsrisiko
- Glukokortikoide systemisch (mit Ausnahme Hydrocortison zur Substitutionstherapie): erhöhtes Risiko für Magen-Darm-Ulzera
- Glibenclamid: der Blutzuckerspiegel kann sinken
- Methotrexat: reduzierte Methotrexat-Clearance, daher erhöhtes Toxizitätsrisiko
- Valproinsäure: Steigerung der (freien Fraktion der) Valproinsäurekonzentration
- ACE-Hemmer bzw. Diuretika: Abschwächung ihrer Wirkung durch hohe (> 3 g/Tag) ASS-Dosen
- Ethanol: Erhöhung des Risikos für gastrointestinale Ulzera und Blutungen
- Ibuprofen: bei gleichzeitiger Einnahme Reduktion der thrombozytenaggregationshemmenden Wirkung von ASS; wenn die parallele Behandlung erforderlich ist, sollte die ASS-Einnahme mindestens 30 Min. vor oder mindestens 8 Std. nach Ibuprofen-Einnahme erfolgen

Pharmakokinetik

BV: ca. 68 %, bei und nach (vollständiger) Resorption aus dem Gastrointestinaltrakt erfolgt die Umwandlung in den Hauptmetaboliten Salicylsäure

Elim.: Salicylsäure wird zu mehreren (inaktiven) Metaboliten (z.T. Konjugaten) weitermetabolisiert, die renal eliminiert werden

HWZ: 15 Min. (Muttersubstanz) bzw. 2–19 Std. (Salicylsäure, dosisabhängig)

Dosierung

(je nach Indikation, s. einzelne Kapitel)

21.3.2.4. ADP-Rezeptorantagonisten

Vergleichende Bewertung und Hinweise zur wirtschaftlichen Verordnung

Die Kombination von Thienopyridinen und Acetylsalicylsäure ist bei koronarer Stentimplantation wirksam zur Verhinderung der subakuten Stentthrombose. Die zusätzliche Gabe des relativ teuren Abciximab hat keinen zusätzlichen Effekt. Weiterhin zeigte sich bei Patienten mit instabiler Angina die Kombinationstherapie von ASS und Clopidogrel überlegen während der ersten 3–9 Monate (CURE-Studie: Kombination aus kardiovaskulärem Tod, Myokardinfarkt, Schlaganfall im Verlauf von 9 Monaten 9,3 % versus 11,5 % unter ASS-Monotherapie, P < 0,001). Bei Patienten, die einen mit Medikamenten beschichteten Stent erhielten, ist eine Thromboseprophylaxe mit Clopidogrel für mindestens 12 Monate erforderlich. Clopidogrel ist etwa 60-mal teurer als ASS. Das spricht für eine sehr strenge Indikation beschichteter Stents.

Das Risiko schwerer Blutungen ist durch die zusätzliche Gabe von Clopidogrel in der Gesamtpopulation um absolut 1 % erhöht (2,7 % versus 3,7 %, p = 0,01). Das Risiko ist abhängig von der begleitenden ASS-Dosierung. In Kombination mit ASS 100 mg war die Blutungsrate nur gering erhöht (2,0 % versus 2,6 %). Es wird empfohlen, mit Clopidogrel mindestens 5 Tage vor einer Operation zu pausieren, sofern dies klinisch zu vertreten ist.

Ticlopidin wird aufgrund des Risikos von Neutropenien bis zur Agranulozytose als Reservemedikament betrachtet.
Der neu zugelassene Wirkstoff Prasugrel (Efient®) ist ebenso wie Clopidogrel ein Thienopyridin mit ähnlichem Wirkungsprofil, aber etwas unterschiedlichem Metabolismus. Es ist noch nicht abzusehen, wie sich die Substanz in der Praxis bewährt. Die Preisentwicklungen werden zusätzlich eine Rolle spielen.

Clopidogrel

(s. auch Kap. Gerinnungsstörungen)

Indikation(en)
zur Prävention atherothrombotischer Ereignisse bei
- Myokardinfarkt (wenige Tage bis 35 Tage zurückliegend)
- akutem Myokardinfarkt mit ST-Strecken-Hebung, in Kombination mit ASS bei medizinisch behandelten Patienten, für die eine thrombolytische Therapie infrage (GP-IIb/IIIa-Rezeptorkomplexes) kommt
- akutem Koronarsyndrom ohne ST-Strecken-Hebung, einschließlich Stentimplantation bei perkutaner Koronarintervention in Kombination mit ASS
- ischämischem Schlaganfall (7 Tage bis 6 Monate zurückliegend)
- nachgewiesener arterieller Verschlusskrankheit

Wechselwirkungen
- Antikoagulantien, andere Thrombozytenaggregationshemmer: erhöhte Blutungsneigung
- nichtsteroidale Analgetika/Antirheumatika (NSAR): vermehrter okkulter gastrointestinaler Blutverlust
- Protonenpumpeninhibitoren (PPI): PPI können durch Hemmung der Umwandlung des Prodrug Clopidogrel in seinen wirksamen Metaboliten den Clopidogrel-Therapieerfolg bzw. die Thrombozytenaggregationshemmung beeinträchtigen; inwieweit sich die einzelnen PPIs hinsichtlich dieser problematischen Eigenschaft unterscheiden, d.h. ob z.B. Pantoprazol diesbezüglich einen Vorteil besitzt, ist derzeit unklar
- Calciumkanalblocker: In-vitro-Daten deuten auf eine abgeschwächte Thrombozytenaggregationshemmung durch Clopidogrel hin, die auf einer Interaktion an CYP3A4 beruhen kann; klinische Relevanz dieser vorläufigen Befunde ist derzeit nicht klar
- Ketoconazol: Die Bildung des aktiven Metaboliten von Clopidogrel sowie dessen in-vitro-thrombozytenaggregationshemmender Wirkung wird verringert, möglicherweise aufgrund einer Hemmung von CYP3A4; klinische Relevanz ist derzeit unklar
- HMG-CoA-Reduktasehemmer („Statine"): einige präklinische Daten deuten auf eine Verringerung der thrombozytenaggregationshemmenden Wirkung von Clopidogrel durch CYP3A4-metabolisierte Statine hin; jedoch wurde bislang kein Hinweis für eine relevante Auswirkung auf klinische Endpunkte gefunden

Dosierung
75 mg/Tag, einmalige Aufsättigungsdosis (Loading Dose) bei akutem Koronarsyndrom im Allgemeinen 300 mg bzw. 600 mg vor perkutaner Koronarintervention

Prasugrel [2009; B]

(s. Kurzprofil im Anhang)

Wirkungsmechanismus
s. Clopidogrel

Indikation(en)
Prävention atherothrombotischer Ereignisse bei akutem Koronarsyndrom in Kombination mit Acetylsalicylsäure

Dosierung
- 60 mg als einzelne Aufsättigungsdosis, dann fortsetzen mit Erhaltungsdosis 10 mg/Std.
- reduzierte Erhaltungsdosis (5 mg/Tag) bei Patienten mit einem Körpergewicht < 60 kg bzw. Patienten ≥ 75 Jahre

21.3.2.5. Glykoprotein IIb/IIIa-Antagonisten

(s. auch Kap. Gerinnungs- und Hämostasestörungen: Thrombozytenfunktionshemmer)

Vergleichende Bewertung

Die Bedeutung der intravenösen GP-IIb/IIIa-Antagonisten liegt in ihrer Wirksamkeit während und nach einer Koronarangioplastie. Studien wie CAPTURE (Abciximab), PRISM-PLUS (Tirofiban) und PURSUIT (Eptifibatide) zeigen, dass die periinterventionelle Fortführung einer präinterventionell begonnenen GP-IIb/IIIa-Rezeptorblockade zu einer weiteren Senkung des Risikos von Tod und Myokardinfarkt um ca. 40 % (absolute Risikoreduktion 3–4 %) führt. Dagegen sind GP-IIb/IIIa-Blocker im Rahmen einer konservativen Therapiestrategie losgelöst von einer Revaskularisation **nicht** indiziert. Sie sind ferner zur alleinigen Behandlung eines Myokardinfarktes kontraindiziert.

GP-IIb/IIIa-Antagonisten blockieren die Bindung von Fibrinogen an die GP-IIb/IIIa-Rezeptoren und damit die Ausbildung von Fibrinogenbrücken zwischen Thrombozyten. Da GP-IIb/IIIa-Antagonisten nicht die Thrombinbildung inhibieren, müssen sie mit entsprechenden Substanzen (z.B. Heparin) kombiniert werden.

Die unterschiedliche Chemie der GP-IIb/IIIa-Antagonisten ist zu beachten, da sich hieraus erhebliche Unterschiede bezüglich der Halbwertszeit und der Antagonisierbarkeit im Falle einer signifikanten Blutung ergeben (s. Tab. 21.4). Im Unterschied zu Abciximab sind Tirofiban und Eptifibatide nicht durch die Transfusion von Thrombozyten zu antagonisieren.

Tabelle 21.4: Glykoprotein-IIb/IIIa-Antagonisten

	Abciximab	Tirofiban	Eptifibatide
Chemie	Antikörper	Peptid-Mimetikum	Peptid
Rezeptorbindung	irreversibel	reversibel	reversibel
Molekulargewicht	47 650 D	495 D	832 D
Plasmahalbwertszeit	10 Min.	2 Std.	2 Std.
Wirkung	6–12 Std.	4 Std.	4–6 Std.
Antagonisierung	Thrombozyten	Dialyse	Dialyse

GP-IIb/IIIa-Antagonisten wurden in allen klinischen Studien in Kombination mit Heparin und ASS/Clopidogrel getestet und sollten daher nur in dieser Kombination zum Einsatz kommen. Engmaschige Kontrollen der Blutgerinnungsparameter sind erforderlich. Zusätzlich sind insbesondere vor und während der Gabe von Abciximab regelmäßige, engmaschige Blutbildkontrollen notwendig (Thrombozytopenien in 3 %).

Die Deutsche Gesellschaft für Kardiologie empfiehlt auf Basis der aktuellen Studienlage zusammenfassend:
Tirofiban oder Eptifibatide zur Vorbehandlung bei unbekanntem Koronarstatus, Abciximab bei bekanntem Koronarstatus und Angioplastie innerhalb von 24 Stunden.

Abciximab

Wirkungsmechanismus

Fab-Fragment des chimären monoklonalen Antikörpers, gerichtet gegen den Glykoprotein IIb-/IIIa-Rezeptor auf Thrombozyten, damit Inhibitor der Thrombozytenaggregation

Indikation(en)

zusätzlich zu Heparin und Acetylsalicylsäure
- bei perkutaner Koronarintervention (instabile Angina pectoris)

Kontraindikationen

- aktive innere Blutungen, zerebrovaskuläre Komplikationen in der Anamnese innerhalb der letzten 2 Jahre, intrakranielle oder intraspinale Operation oder Trauma innerhalb der letzten 2 Monate, größere Operationen während der letzten 2 Monate, intrakranielle Tumoren, arteriovenöse Missbildung oder Aneurysma, bekannte Blutungsneigung
- schwere, nicht ausreichend einstellbare Hypertonie
- hypertensive Retinopathie
- Vaskulitis
- vorbestehende Thrombozytopenie
- schwere Leberfunktionseinschränkung

Unerwünschte Arzneimittelwirkungen

- Blutungen (bis 36 Std. nach Applikation)
- Hypotonie, Bradykardie
- Rücken-, Brust- und Kopfschmerzen, lokale Schmerzen an der Punktionsstelle
- Erbrechen, Fieber, Thrombozytopenie, Pseudothrombozytopenie, antimurine Antikörper

Relevante Wechselwirkungen

erhöhte Blutungsneigung bei gleichzeitiger Gabe von Antikoagulantien oder Fibrinolytika

Pharmakokinetik

BV: intravenöse Anwendung
HWZ: 10 Min. initial, ca. 30 Min. in sekundärer Phase; Normalisierung der Thrombozytenfunktion nach 48 Std.

Dosierung

0,25 mg/kg KG als intravenöse Bolusinjektion, direkt anschließend kontinuierliche intravenöse Infusion mit 0,125 µg/kg KG/Min. (bis maximal 10 µg/Min.)

21.3.2.6. Antithrombine

(s. auch Kap. Gerinnungs- und Hämostasestörungen: Heparine, Heparinoide, Hirudin)

Vergleichende Bewertung und Hinweise zur wirtschaftlichen Verordnung

Unfraktioniertes Heparin ist als Bolusgabe bei Fibrinolyse und geplanter primärer PCI (Streptokinase nach 24 Stunden) zu geben und nach erfolgreicher Reperfusion über mindestens 48 Stunden als Infusion fortzusetzen (sorgfältige Gerinnungskontrollen, Ziel aPTT 50–70 s). Niedermolekulare Heparine verbessern im Vergleich zu unfraktioniertem Heparin geringfügig die akute Reperfusionsrate und die mittelfristige Offenheitsrate der Fibrinolyse. Dagegen scheint das Risiko für intrazerebrale Blutungen in den bisher gebräuchlichen Dosierungen besonders für ältere Patientinnen zuzunehmen. Deshalb wird die Therapie bisher **nicht** generell empfohlen. Ebenso liegen für die Gabe von niedermolekularen Heparinen noch **keine** ausreichenden Daten in Zusammenhang mit primärer PCI vor. In Bezug auf Steuerbarkeit, Antagonisierbarkeit und bei eingeschränkter Nierenfunktion ist unfraktioniertes Heparin überlegen und kostengünstiger.

Unfraktioniertes Heparin

Metaanalysen kleinerer Studien zeigen eine statistisch **nicht** signifikante (p = 0,10), relative Reduktion des Risikos von Tod und Myokardinfarkt von 26 % durch unfraktioniertes Heparin in Kombination mit ASS. Nach Absetzen von Heparin ist ein Anstieg der Ereignisrate (Rebound) beobachtet worden.

Niedermolekulare Heparine

Enoxaparin war in 2 Studien bezüglich Tod/Myokardinfarkt gegenüber unfraktioniertem Heparin überlegen. Die Überlegenheit von Enoxaparin gegenüber unfraktioniertem Heparin zeigte sich jedoch noch **nicht** in den ersten Tagen nach Therapiebeginn. In FRISC II war Dalteparin gegenüber unfraktioniertem Heparin im Frühverlauf nur bei Patienten überlegen, die **nicht** frühzeitig revaskularisiert wurden. Bisher konnte somit nicht gezeigt werden, dass niedermolekulare Heparine in einem modernen Behandlungskonzept mit frühzeitiger Revaskularisation effektiver sind als unfraktioniertes Heparin.

Für die direkten Thrombininhibitoren **Hirudin** und **Bivalirudin** wurde bislang kein Vorteil gegenüber Heparin dokumentiert, sie kommen als Reservemedikamente für Patienten mit bekannter Heparin-induzierter Thrombozytopenie infrage. Auch zu Dabigatran und Rivaroxaban liegen noch keine ausreichenden Befunde vor.

Trotz Fehlens ausreichend großer Studien wird eine PTT-gesteuerte Therapie mit unfraktioniertem Heparin allgemein als **pragmatisches Behandlungskonzept** empfohlen. Nach einem anfänglichen Bolus von maximal 5.000 E, gefolgt von einer Infusion von 1.000 E/Std., sollte nach 6 Std. die erste Kontrolle erfolgen (Ziel: aPTT 1,5–2-fache Norm, 60–70 Sek.).

21.3.2.7. Betarezeptorenblocker

(s. auch Kap. Arterielle Hypertonie)

Vergleichende Bewertung und Hinweise zur wirtschaftlichen Verordnung
Die intravenöse Betablockertherapie führt innerhalb von 7 Tagen nach Infarkt zu einer Reduktion der Sterblichkeit von 4,3 auf 3,7 %. Einschränkend muss allerdings darauf hingewiesen werden, dass diese Studien vor der Ära der Fibrinolyse bzw. PCI durchgeführt wurden. Neuere Analysen unterstützen weniger den routinemäßigen Gebrauch. Besonders in allen Fällen mit Tachykardie (ohne Herzinsuffizienzzeichen) und Hypertonie sollten Betablocker (z.B. Metoprolol) großzügig und auch intravenös eingesetzt werden. In den meisten Fällen ist jedoch eine frühe orale Gabe ausreichend. Die Wirksamkeit der verschiedenen Vertreter der Stoffgruppe ist nicht vergleichend untersucht, aber bei adäquater Dosierung mit hoher Wahrscheinlichkeit im Prinzip gleich. Bei der Auswahl kann der Preis ausschlaggebend sein.

21.3.2.8. Ivabradin

(s. Kurzprofil im Anhang)

Für den spezifischen Betablocker Ivabradin konnte kein Zusatznutzen gegenüber Betablockern – auch nicht in einer aufwendigen Studie – belegt werden. Es handelt sich um ein Nischenpräparat, das zur Senkung der Herzfrequenz nur eingesetzt werden sollte, wenn Betablocker oder Calciumantagonisten nicht infrage kommen.

21.3.2.9. ACE-Hemmer

(s. auch Kap. Arterielle Hypertonie)

Vergleichende Bewertung
Indikation zu einer frühen ACE-Hemmer-Gabe nach Infarkt besteht bei Einschränkung der linksventrikulären Ejektionsfraktion. Die Gabe innerhalb der ersten 24 Stunden nach Infarkt ist nicht zwingend notwendig. Ob alle Infarktpatienten ACE-Hemmer erhalten sollen oder nur diejenigen mit Herzinsuffizienz, wird noch kontrovers diskutiert.

21.3.2.10. Substanzen ohne Wirksamkeitsbeleg

Nitrate: Der routinemäßige Langzeiteinsatz beim akuten Myokardinfarkt führt **nicht** zu einer Sterblichkeitsreduktion. Der individuelle Einsatz in der Akutphase zur Behandlung von Angina pectoris oder zur Blutdruckregulation bleibt bestehen.

Calciumantagonisten zeigen in der akuten Infarktphase **keinen** Vorteil, sodass diese Substanzgruppe für diese Indikation **nicht** empfohlen werden kann. Dihydropyridine zeigen langfristig sogar eher **nachteilige Effekte**.

Für **Magnesium** oder eine routinemäßige **Glukose-Insulin-Kalium**-Therapie gibt es bisher **keine** ausreichende Evidenz.

21.3.3. Spezielle Pharmakotherapie des Nicht-ST-Hebungsinfarktes

21.3.3.1. Therapieziel und therapeutisches Vorgehen

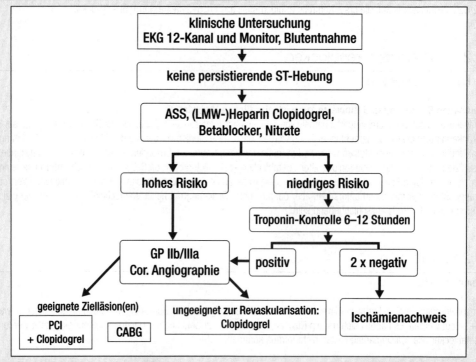

Abbildung 21.3: Diagnostischer/therapeutischer Algorithmus für den Nicht-ST-Hebungsinfarkt (DGK 2004)

Therapieziel und Vorgehen sind bei hohem Risiko identisch mit dem bei ST-Hebungsinfarkt: Schmerzbeseitigung und Sedation, Überwachung des Herzrhythmus, rasche Wiedereröffnung der Koronararterie (s. Abb. 21.3). Bei niedrigem Risiko kann eine zweite Troponinbestimmung nach 6–12 Stunden abgewartet werden. Das Risiko wird mit den Prognose-Kriterien geschätzt, die oben (21.3.1.4.) erwähnt wurden.

- Bei allen Patienten mit deutlichen Risikomerkmalen (s.o.) ist unabhängig von ihrer Symptomatik eine möglichst rasche invasive Diagnostik anzustreben.
- Alle Patienten sollten sofort Acetylsalicylsäure (ASS) (250–500 mg als i.v.-Sättigungsdosis) erhalten. ASS (100 mg/Tag) ist lebenslänglich weiterzuführen.
- Zusätzlich zu ASS sollten alle Patienten mit instabiler Angina intravenöses unfraktioniertes Heparin oder niedermolekulares Heparin erhalten.
- Patienten mit deutlichen Risikomerkmalen sollten periinterventionell mit einem intravenösen Glykoprotein-IIb-/IIIa-Antagonisten behandelt werden.
- Alle Patienten sollten noch vor der Koronarangiographie Clopidogrel in einer Sättigungsdosierung erhalten. Clopidogrel ist für 6–9 Monate zu empfehlen.
- Bei Patienten ohne Risikomerkmale ist ein konservatives Vorgehen, welches die Indikation zur Koronarangiographie von dem Ergebnis funktioneller Tests abhängig macht, dem invasiven Vorgehen nicht unterlegen.

21.3.4. Spezielle Pharmakotherapie des akuten Angina-pectoris-Anfalles (ohne Troponinerhöhung)

21.3.4.1. Therapieziel und therapeutisches Vorgehen

Bei Patienten mit Angina pectoris ohne Troponinerhöhung ist die Prognose deutlich günstiger. Eine notfallmäßige Intervention ist nicht zwingend erforderlich. Für diese Patienten sind Schmerzbeseitigung und Sedation die wichtigsten therapeutischen Maßnahmen. Im weiteren Verlauf geht es darum, den Schweregrad der koronaren und gegebenenfalls generalisierten Gefäßerkrankung zu definieren, die Behandlung der Risikofaktoren einzuleiten und die Nachsorge zu organisieren – wie bei der stabilen koronaren Herzkrankheit (s. Tab. 21.5).

Tabelle 21.5: Vorgehen bei Angina pectoris-Anfall

- Akutbehandlung mit Nitraten
- Ausschluss eines akuten Myokardinfarktes (Ruhe-Angina > 20 Min. oder ischämische EKG-Veränderungen oder positiver Troponin-Test), bei Verdacht auf einen akuten Myokardinfarkt sofortige Einweisung zur Intervention
- Erhöhten Blutdruck, Tachykardie und Herzrhythmusstörungen behandeln (Therapie der 1. Wahl: Betarezeptorenblocker)
- Auslöser suchen
- Überprüfung der Dauerbehandlung
- Angiographie indiziert? (s. oben)
- Risikofaktoren behandeln
- Nachsorge

21.3.4.2. Nitropräparate

(s. 21.4.2.4.)

Vergleichende Bewertung

Mittel der Wahl zur symptomatischen Behandlung des akuten Angina-pectoris-Anfalls sind Nitrate (s. auch 21.4.2.4.). Sublinguales **Glyceroltrinitrat** (GTN) führt in der Regel zur Kupierung eines Angina-pectoris-Anfalls in wenigen Minuten. Sublinguales **Isosorbiddinitrat** (ISDN) wirkt beim akuten Anfall nicht ganz so schnell wie GTN (GTN: 1 Min., ISDN: 5 Min.). Bei kardiogenem Schock oder ausgeprägter Hypotonie (systolischer Druck $\leq$ 90 mmHg) dürfen Nitrate nicht eingenommen werden. Die Kombination mit Phosphodiesterase-5-Hemmstoffen (z.B. Sildenafil, Vardenafil) ist kontraindiziert.

21.3.4.3. Betablocker

(s. Kap. Arterielle Hypertonie)

Vergleichende Bewertung

Betarezeptorenblocker sind wirksame antiischämische Medikamente, besonders bei Patienten mit erhöhten Blutdruckwerten und Tachykardie. Die gesicherten Erfahrungen bei der stabilen Angina und beim akuten ST-Hebungsinfarkt werden allgemein auf die instabile Angina übertragen. Sofern keine Kontraindikationen (Asthma bronchiale, AV-Block, Lungenödem) vorliegen bzw. bekannt sind, sollte beim akuten Koronarsyndrom die Betablockertherapie, z.B. mit Metoprolol, intravenös eingeleitet werden. Anschließend kann die Therapie oral fortgesetzt werden. Therapeutisches Ziel ist es, eine Herzfrequenz von 50–60/Min. zu erreichen.

21.3.4.4. Thrombozytenfunktionshemmer

(s. 21.3.2.3.)

Vergleichende Bewertung und Hinweise zur wirtschaftlichen Verordnung

Bei instabiler Angina reduziert die Thrombozytenhemmung mit ASS das kardiale Risiko auf etwa die Hälfte. ASS ist Teil einer hoch wirksamen und kosteneffektiven Standardtherapie. Die in Deutschland verbreitete Dosierung von 100 mg täglich ist als ausreichend anzusehen. Bei Patienten, die bisher nicht chronisch ASS eingenommen haben, ist eine Sättigungsdosis von 250–500 mg, am besten intravenös (Wirkungseintritt nach ca. 3 Minuten) zu empfehlen. In der Regel wird in dieser Situation auch ein Heparin gegeben und/oder Clopidogrel, wenn in absehbarer Zeit eine Koronarangiographie und Intervention geplant sind.

21.4. Die stabile koronare Herzerkrankung

21.4.1. Klinische Grundlagen

Die wesentlichen Ziele der Diagnostik sind:
- Einschätzung der Wahrscheinlichkeit für das Vorliegen einer KHK bei Patienten mit typischen und atypischen linksthorakalen Beschwerden als Basis für die Indikation zu einer weiterführenden Diagnostik (vgl. Tab. 21.1.).
- Ermittlung des kardiovaskulären Risikoprofils zur Planung der Prophylaxe und Therapie (vgl. Abb. 21.4)

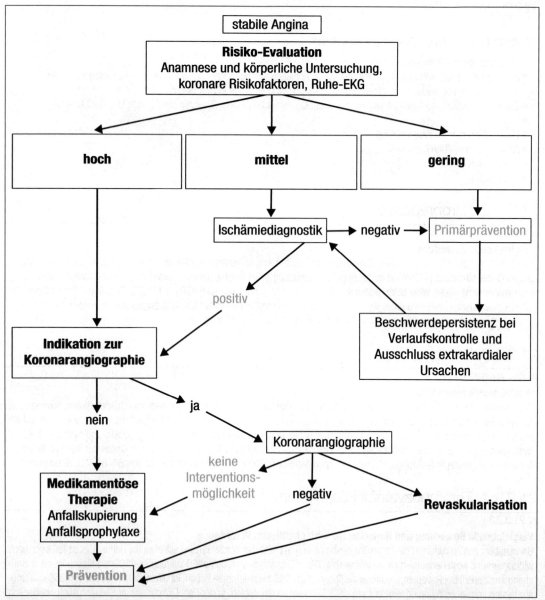

Abbildung 21.4: Differentialindikation zur Therapie der stabilen Angina pectoris

21.4.1.1. Anamnese und Befund

Anamnese
- thorakale Beschwerden/Schmerzen
- Risikofaktoren: Alter, Geschlecht, Rauchen, Fettstoffwechselstörungen, Diabetes mellitus, arterielle Hypertonie, Übergewicht, mangelnde körperliche Aktivität, Alkoholkonsum, Familienanamnese (Atherosklerosemanifestation vor dem 55. Lebensjahr bei männlichen und vor dem 65. Lebensjahr bei weiblichen Verwandten 1. Grades)
- kardiale Vorgeschichte: Myokardinfarkt, Koronarinterventionen und -operationen, Vitium cordis, Arzneimittelanamnese
- Begleit- und Folgeerkrankungen: Arteriosklerose der extrakardialen Gefäße (zerebraler Insult, periphere arterielle Verschluss-krankheit, Nierenfunktionsstörung)
- Hyperthyreose
- Erektile Dysfunktion

Körperliche Untersuchung
- insbesondere Herzauskultation (Aortenstenose?, 3. Herzton?)
- Lungenauskultation (pulmonalvenöse Stauung?)
- Gefäßstatus (peripher, Carotis)
- Größe
- Gewicht (BMI) und
- Taillen-/Hüftumfang
- Haut (selten Xanthelasmen)

21.4.1.2. Laboruntersuchungen

- kleines Blutbild, vollständiger Nüchtern-Lipidstatus: (Gesamtcholesterin, HDL-Cholesterin, Triglyceride und LDL-Cholesterin), Gelegenheitsblutzucker
- zusätzlich vor einer Koronarangiographie: Kreatinin, Elektrolyte, TSH, Gerinnungsparameter
- Die Basisdiagnostik ermöglicht eine Abschätzung der Wahrscheinlichkeit einer stenosierenden KHK. Die koronare Herz-krankheit verläuft allerdings über viele Jahre asymptomatisch. Daher sollte auch bei Patienten ohne Angina-pectoris-Beschwerden im Rahmen der Basisdiagnostik das Risiko eines kardiovaskulären Ereignisses ermittelt werden. Bei hohem Risiko, insbesondere bei Diabetikern, kann die weiterführende Diagnostik einer stummen Myokardischämie notwendig sein. Die Abschätzung des kardiovaskulären Risikos ist die Basis für die Behandlung der kardiovaskulären Risikofaktoren. Patienten mit einem hohen Risiko für eine koronare Herzkrankheit können von einer aggressiven Behandlung ihrer Risikofaktoren in ähnlicher Weise wie Patienten mit gesicherter KHK profitieren. Aufgrund der kontinuierlichen Pathogenese der KHK wird für diese Patientengruppe die alte Trennung von Primär- und Sekundärprävention heute zunehmend relativiert. Die Abschätzung des Risikos für einen Myokardinfarkt kann z.B. mit Hilfe des PROCAM-Scores oder anderer Risikoeinschätzungsinstrumente (z.B. www.Arriba-Hausarzt.de) erfolgen (s. Abb. 1, S. 11, PROCAM-Risiko-Score: in Empfehlungen zur Therapie der Arteriellen Hypertonie. Arzneiverordnung in der Praxis [Sonderheft], 2. Auflage, 2004).

21.4.1.3. Weiterführende Diagnostik

Belastungs-EKG
Die Sensitivität von Belastungs-EKG-Untersuchungen beträgt etwa 70 %, die Spezifität schwankt zwischen 70 und 85 %; der posi-tive prädiktive Wert liegt bei 70 %. Daher kann ein negatives Belastungs-EKG eine koronare Herzerkrankung nicht ausschließen. Insbesondere bei nicht hinreichender Belastung bzw. hohem klinischen Verdacht oder hohem familiären Risiko sollte die Diagnos-tik erweitert werden. Ernste Komplikationen (Tod, Myokardinfarkt) treten in < 1/2.500 der Untersuchungen auf.

Stress-Echokardiographie
Es gibt Evidenz und/oder allgemeinen Konsens, dass die Stress-Echokardiographie bei unklaren ST-Streckensenkungen von mehr als einem Millimeter, bei Schrittmacherstimulation per Kammer bei Linksschenkelblock oder WPW-Syndrom hilfreich ist; darüber hinaus bei nicht körperlich belastbaren Patienten die pharmakologische Belastung bei Zustand nach Intervention oder ACVB. In allen übrigen Situationen gibt es eine divergierende Meinung über Nützlichkeit und Effektivität der Stress-Echokardiographie.

Koronarangiographie

Die Linksherzkatheteruntersuchung ermöglicht die definitive Diagnose der koronaren Herzkrankheit und die Bestimmung der linksventrikulären Pumpfunktion. Die präzise Lokalisation und Quantifizierung der Koronarstenosen ist die Voraussetzung für eine Revaskularisation durch eine Angioplastie oder Bypass-Operation. Die Durchführung einer Angioplastie (z.B. PTCA und Stent) sollte einseitig im selben Untersuchungsgang angestrebt werden. Grundsätzlich besteht eine Indikation zur Koronarangiographie immer dann, wenn ein Patient von einer Revaskularisation profitieren könnte. Eine Revaskularisation verbessert die Prognose von Patienten mit **akutem Koronarsyndrom** und hohem Risiko (Troponin-T-positiv) und bei Patienten mit Ischämienachweis und höhergradig eingeschränkter LV-Funktion (EF < 35 %) (> 3 % jährliches Sterblichkeitsrisiko). Bei Patienten mit instabiler Angina pectoris und mittlerem Risiko (kein Troponin-Anstieg, bekannte KHK oder transiente ischämietypische EKG-Veränderungen) führt eine katheterinterventionelle Revaskularisation im Vergleich zu einer medikamentösen Therapie zu einer signifikanten Reduktion der Angina-pectoris-Symptomatik, während sich eine Reduktion von Myokardinfarkten und Todesfällen **nicht** nachweisen lässt. Ein Vorteil der Revaskularisation für die Prognose von Patienten mit **stabiler Angina pectoris** bei erhaltener LV-Funktion und fehlendem objektiven Ischämienachweis (< 1 % jährliches Sterblichkeitsrisiko) ist nicht belegt. Die Patienten werden in der Regel durch die Revaskularisierung aber beschwerdefrei.

21.4.1.4. Therapeutisches Vorgehen und Therapieziel

1. Steigerung der Lebensqualität durch Verminderung von Angina-pectoris-Häufigkeit und -Beschwerden sowie Verbesserung der Belastungsfähigkeit und Verminderung von KHK-assoziierten psychischen Erkrankungen (Depression, Angststörungen)
2. Prävention von Folgeerkrankungen der KHK, insbesondere Myokardinfarkt und Herzinsuffizienz
3. Reduktion der Sterblichkeit, Verlängerung des Lebens

Nichtmedikamentöse Maßnahmen

Lebensstiländerungen bilden immer die Grundlage der Behandlung der KHK. Die kontinuierliche Aufklärung, Beratung und Schulung sind wesentliche Elemente des Risikofaktoren-Managements, an der alle behandelnden Ärzte beteiligt sind.

Bei Patienten mit schwer behandelbarer stabiler Angina pectoris ist die Möglichkeit einer koronaren Revaskularisation durch perkutane Koronarangioplastie oder koronare Bypassoperation in Betracht zu ziehen.

Die Pharmakotherapie soll intraarteriellen Thrombosen entgegenwirken, pectanginöse Anfälle verhindern, die Risikofaktoren behandeln bzw. Zweitkrankheiten verhindern.

21.4.2. Spezielle Pharmakotherapie

21.4.2.1. Thrombozytenfunktionshemmer

(vgl. auch 21.3.2.3., 21.3.2.4. sowie Kap. Gerinnungs- und Hämostasestörungen)

Vergleichende Bewertung und Hinweise zur wirtschaftlichen Verordnung

Jeder Patient mit einer stabilen Angina pectoris sollte lebenslang mit einem Thrombozytenfunktionshemmer behandelt werden, sofern keine Kontraindikation vorliegt. ASS stellt aufgrund der guten Belege zur Wirksamkeit und auch hinsichtlich der geringen Kosten die Substanz der ersten Wahl für die Sekundärprävention kardiovaskulärer Ereignisse dar. Thrombozytenfunktionshemmer wirken über ihre aggregationshemmende Aktivität antithrombotisch. **Acetylsalicylsäure** (ASS) hemmt die Cyclooxygenase und die Synthese von Thromboxan A2 in Thrombozyten. ASS (75–325 mg/Tag) reduziert bei Patienten mit hohem kardiovaskulären Risiko oder stabiler Angina pectoris das relative Risiko nichttödlicher Myokardinfarkte und Schlaganfälle sowie der vaskulären und der gesamten Letalität um etwa ein Drittel. Wirksamkeitsunterschiede im genannten Dosisbereich finden sich nicht.

Die Wirksamkeit von **Clopidogrel** im Vergleich zu Acetylsalicylsäure wurde in der CAPRIE-Studie an Patienten mit kardiovaskulären Erkrankungen (Herzinfarkt, Schlaganfall, pAVK) über einen Beobachtungszeitraum von 1–3 Jahren untersucht. Im Gesamtkollektiv fand sich hierbei für den kombinierten Endpunkt unter Clopidogrel (5,32 %) im Vergleich zu ASS (5,83 %) eine geringfügige, statistisch signifikante, aber insgesamt wohl nicht relevante Reduktion des absoluten Risikos, die im Wesentlichen durch die Patienten mit paVK zustande kam (s.o.).

Unerwünschte Wirkungen und Differentialindikation

Die Häufigkeit unerwünschter gastrointestinaler Wirkungen unter **ASS** ist sowohl im genannten Dosisbereich als auch unter den verschiedenen galenischen Darreichungsformen (einschließlich „verkapselter" Präparationen) vergleichbar.

Das im Vergleich zu ASS etwa 60-mal teurere Clopidogrel ist daher nur bei Unverträglichkeit (Allergie) oder ASS-resistenten Patienten indiziert. Eine Ausnahme bilden kardiologische Spezialindikationen (Stentimplantation, akutes Koronarsyndrom). In der Behandlung gastrointestinaler Nebenwirkungen unter Therapie mit nichtsteroidalen Antirheumatika hat sich Omeprazol als wirksam erwiesen. H_2-Rezeptorenblocker sind weniger, Antazida nicht effektiv.

Der Einsatz von **Dipyridamol**, auch in Kombination mit ASS, zur Prävention der KHK ist nicht evidenzbasiert.
Ticlopidin kann aufgrund des Risikos schwerer Neutropenien nicht als Behandlung der 1. Wahl empfohlen werden.

21.4.2.2. Betarezeptorenblocker

(vgl. auch Kap. Arterielle Hypertonie: Betablocker)

Vergleichende Bewertung und Hinweise zur wirtschaftlichen Verordnung

Betarezeptorenblocker haben sich bei der Sekundärprävention nach Myokardinfarkt als prognostisch günstig erwiesen. Bei Patienten mit Hypertonie oder Herzinsuffizienz reduzieren sie nachweislich die kardiovaskuläre Morbidität und Letalität. Obwohl speziell für Patienten mit stabiler Angina pectoris keine derartigen Daten vorliegen, werden diese Ergebnisse als Indikatoren für eine vorteilhafte Wirksamkeit auch bei diesen Patienten akzeptiert. Aufgrund der günstigen Daten zur Beeinflussung von Symptomatik, Belastungstoleranz und ihrer präventiven Wirksamkeit werden Betarezeptorenblocker als Arzneimittel der ersten Wahl bei der Behandlung der stabilen Angina pectoris angesehen. **Wirkungsunterschiede der einzelnen Betablocker sind nicht nachgewiesen**. Es ist auch nicht bewiesen, dass die ZOK-Kinetik retardierten Metoprololtartrats einen besonderen Nutzen bei der Indikation KHK hat. **Bei der Auswahl wird der Preis daher eine große Rolle spielen**. Zur Behandlung der KHK sollten allerdings nur Beta$_1$-selektive Rezeptorenblocker eingesetzt werden. Nebivolol besitzt möglicherweise eine vasodilatierende Eigenschaft. Vergleichsstudien von Nebivolol mit Atenolol ergaben jedoch weder Vorteile in der Blutdrucksenkung noch bzgl. des peripheren Widerstandes bei 3-fach höheren Therapiekosten.

Wirkungsmechanismus

Betarezeptorenblocker senken den kardialen Sauerstoffbedarf durch Hemmung der Katecholaminwirkung auf Herzfrequenz, Kontraktilität und Blutdruck. Sie vermindern hierdurch bei langfristiger Gabe Angina-pectoris-Symptome und verbessern die Belastungstoleranz.

Differentialindikation

Betarezeptorenblocker senken die Letalität von Patienten mit Herzinsuffizienz. Bei Patienten mit Herzinsuffizienz ist eine einschleichende Dosierung notwendig. Die Dosierung sollte auf eine Reduktion der Herzfrequenz in Ruhe auf 55–60 Schläge pro Minute titriert werden. Beta$_1$-selektive Rezeptorenblocker sind bei Patienten mit KHK und Diabetes mellitus oder COPD nicht kontraindiziert, sondern von Vorteil für die Senkung kardiovaskulärer Ereignisse. Betarezeptorenblocker sollten ausschleichend abgesetzt werden. Vor Operationen sollte kein Absetzen erfolgen.

Tabelle 21.6: Betarezeptorenblocker

Wirkstoff	Tagesdosis (mg)	Wichtige UAW	Arzneimittelinteraktionen (IA)	Kontraindikationen (KI)
Beta$_1$-selektive Rezeptorenblocker				
Atenolol	50–100	- Bradykardie Verzögerung der AV-Überleitung - Bronchokonstriktion - Vasokonstriktion („kalte" Extremitäten)	- Cimetidin und Chinidin erhöhen die Wirkung lipophiler Betarezeptorenblocker (pk) - Nichtsteroidale Antiphlogistika (pd), Phenobarbital und Rifampicin (pk) vermindern die Wirkung von Betarezeptorenblockern - Betarezeptorenblocker verlängern (und maskieren) Antidiabetika-bedingte Hypoglykämien (pd), vermindern die Wirkung von Antiasthmatika (pd), verzögern die kardiale Erregungsleitung bei Gabe herzwirksamer Substanzen (Asystolie bei Kombination mit Verapamil, pd) und verstärken das Clonidin-Absetzsyndrom (pd)	A: AV-Block, Bradykardie, Sick-Sinus-Syndrom, Asthma bronchiale; Depression
Bisoprolol	5–10			
Metoprolol	50–100			
Nebivolol	5			

UAW = unerwünschte Arzneimittelwirkungen, pd = pharmakodynamische IA, pk = pharmakokinetische IA, A = absolute KI,

21.4.2.3. Calciumantagonisten

(vgl. auch Kap. Arterielle Hypertonie)

Vergleichende Bewertung und Hinweise zur wirtschaftlichen Verordnung

Die Datenlage zur Beeinflussung kardiovaskulärer Ereignisse durch lang wirkende Calciumantagonisten (Amlodipin, Nitrendipin, s. Kap. Arterielle Hypertonie) aus randomisierten kontrollierten Studien ist widersprüchlich. Calciumantagonisten sollten zur Prophylaxe von Angina pectoris als preiswertes Mittel der 2. Wahl angesehen werden, ggf. als Kombinationspartner für Betarezeptorenblocker, wenn mit diesen keine ausreichende Symptomreduktion erzielt werden kann.

Calciumantagonisten sollen bei der Behandlung der Angina pectoris insbesondere durch Verringerung von Kontraktilität und Nachlast wirken. Lang wirkende oder Retardformulierungen kurz wirkender Calciumantagonisten können bei Dauermedikation, vergleichbar den Betarezeptorenblockern, Symptomatik und Belastungstoleranz bei Angina pectoris verbessern. Dihydropyridine bieten gegenüber den Substanzen vom Verapamil- und Diltiazemtyp den Vorteil der Kombinierbarkeit mit Betablockern und geringerer Kardiodepression.

Im Allgemeinen ist eine Herzinsuffizienz als Kontraindikation für Calciumantagonisten zu beachten. Bei Bradykardie, Sick-Sinus-Syndrom, AV-Überleitungsstörungen oder Betarezeptorenblocker-Gabe sind Nicht-Dihydropyridine (z.B. Verapamil, Diltiazem) wegen der Gefahr lebensbedrohlicher bradykarder Rhythmusstörungen zu vermeiden. Calciumantagonisten sind wirksam bei der symptomatischen Behandlung einer vasospastischen Angina (d.h. Prinzmetal-Angina). Hier können (als einzige Ausnahme) auch einmal schnell freisetzende Arzneiformen von Nifedipin (s. Kap. Arterielle Hypertonie) eingesetzt werden, die ansonsten als obsolet zu betrachten sind.

Tabelle 21.7: Häufig verordnete Calciumantagonisten

Wirkstoff	Tagesdosis (mg)	Wichtige UAW	Arzneimittelinteraktionen (IA)	Kontraindikationen (KI)
Calciumantagonisten				
Verapamil-/Diltiazemtyp				
Diltiazem ret.	180–240–(360)	bradykarde Rhythmusstörungen, Obstipation, Flush, Beinödeme	keine gleichzeitige Gabe von Betarezeptorenblockern	SA- oder AV-Block 2.–3. Grades, Sinusknotensyndrom, Bradykardie, Schock, akuter Myokardinfarkt, Herzinsuffizienz, Schwangerschaft und Stillzeit
Verapamil ret.	240–480			
Dihydropyridine				
Amlodipin	5–(10)	Flush, Kopfschmerz, Tachykardie und Arrhythmie (sympathotone Gegenregulation), Angina pectoris (kontraindiziert bei instabiler Angina pectoris und Zustand nach akutem Myokardinfarkt < 4 Wochen), Gingivahyperplasie, Beinödeme	- Cimetidin, Ranitidin und Grapefruchtsaft erhöhen die Wirkung von Dihydropyridinen (pk). - Phenobarbitol und Rifampicin vermindern die Wirkung von Calciumantagonisten (pk) - Diltiazem, Verapamil und Nicardipin erhöhen die Cyclosporin-Konzentration (pk) - Kombination von Betarezeptorenblockern mit Verapamil, Diltiazem kann zu lebensbedrohlichen bradykarden Rhythmusstörungen führen	akuter Myodardinfarkt, instabile Angina pectoris, Schwangerschaft und Stillzeit, HOCM, Aortenstenose, Herzinsuffizienz
Nicardipin	60–(90)			
Nifedipin ret.	40–(80)			
Nisoldipin	10			

UAW = unerwünschte Arzneimittelwirkungen, pk = pharmakokinetische IA,

21.4.2.4. Nitrate

Vergleichende Bewertung und Hinweise zur wirtschaftlichen Verordnung
Kurz wirksame Nitrate haben sich in der Praxis zur Behandlung des Angina-pectoris-Anfalles bewährt. Lang wirkende Nitrate verbessern die **Symptomatik und Belastungstoleranz**. Belege für eine Reduktion klinischer Endpunkte (kardiovaskuläre Morbidität und Letalität) durch Nitrate liegen nicht vor. Die Mehrkosten für Isosorbidmononitrat (ISMN) im Vergleich zu Isosorbiddinitrat (ISDN) sind nicht durch eine bessere Wirksamkeit gerechtfertigt. ISDN-Generika stellen bei gleicher Wirksamkeit das kostengünstigste Nitrat dar.

Wirkungsmechanismus
Bildung von Stickstoffmonoxid (NO) und cGMP, dadurch Relaxation der glatten Muskulatur in Gefäßen (Vasodilatation, Senkung der kardialen Vorlast), Bronchien, ableitenden Harnwege, Gastrointestinaltrakt (inkl. Sphinkteren). Nitrate senken durch Reduktion von Vor- und Nachlast den myokardialen Sauerstoffverbrauch.

Indikation(en)

Schnell wirkende Nitrate sind zur Anfallskupierung das Mittel der 1. Wahl.

Lang wirkende Nitrate sind für die Prophylaxe von Angina-pectoris-Anfällen wie Calciumantagonisten als Therapeutika als 2. Wahl anzusehen, die bei Kontraindikationen für Betarezeptorenblocker oder bei unzureichender antianginöser Wirkung einer Monotherapie mit Betarezeptorenblockern in Kombination mit diesen eingesetzt werden können. Es besteht eine synergistische antianginöse Wirkung in Kombination mit Betarezeptorenblockern.

Der Effekt von Nitratpflastern ist nur für eine intermittierende Applikation belegt.

Der Nitrattoleranz muss durch entsprechende Dosierungsvorgaben mit einem Nitrat-freien Intervall von 8–12 Stunden begegnet werden. In der Nitratpause bleiben kurz wirksame Nitrate wirksam. Aus Studien mit kleinen Patientenzahlen gibt es Hinweise auf eine verminderte Toleranzentwicklung des vergleichsweise teuren Pentaerythrittetranitrat (PETN). Die klinische Bedeutung ist nicht belegt.

Weitere Indikationen (s. jeweilige Kapitel) für Glycerotrinitrat sind Gallenkoliken, spastische Migräne sowie hypertensive Krisen mit kardialer Dekompensation.

Für die Kombination aus Glyceroltrinitrat und Baldriantinktur (z.B. Nitrangin compositum) existiert kein Beleg einer überlegenen Wirksamkeit bei überflüssigen, hohen Zusatzkosten.

Dem unspezifischen Phosphodiesterase-Inhibitor Trapidil werden antiproliferative, Thrombozyten-hemmende und vasodilatierende Eigenschaften zugesprochen, die genauen Wirkungsmechanismen sind nicht bekannt. Es finden sich Hinweise aus kleinen Studien mit kurzer Laufzeit, dass Trapidil bei Patienten mit KHK antianginöse Eigenschaften besitzen könnte. Im Unterschied zu ASS zeigt sich kein Einfluss auf die Re-Infarktrate. Die Indikation des teuren Präparates ist daher insgesamt unklar.

Kontraindikationen

- akutes Kreislaufversagen, kardiogener Schock, ausgeprägte Hypotonie (Blutdruck systolisch < 90 mmHG)
- Einnahme von Phosphodiesterasehemmern (s. Wechselwirkungen)
- Asthma bronchiale bzw. andere Atemwegserkrankungen, die mit ausgeprägter Überempfindlichkeit der Atemwege einhergehen (wg. des Gehalts an Levomenthol und Pfefferminzöl in Glyceroltrinitrat-Präparaten)
- Überempfindlichkeit, auch gegenüber dem Farbstoff Ponceau 4R in Glyceroltrinitrat-Präparaten
- Vorsicht bei hypertropher obstruktiver Kardiomyopathie, niedrigen Füllungsdrücken bei akuter Linksherzinsuffizienz bzw. akutem Myokardinfarkt, bei Pericarditis constrictiva und Perikardtamponade, Aorten- und/oder Mitralklappenstenose, Neigung zu orthostatischen Kreislaufregulationsstörungen

Anwendungsbeschränkungen bestehen bei der hypertrophen obstruktiven Kardiomyopathie, Perikarditis constrictiva, Perikardtamponade, Herzinfarkt und Linksherzinsuffizienz mit niedrigen Füllungsdrücken, Aorten- und Mitralstenose, orthostatischen Kreislaufregulationsstörungen und Erkrankungen mit erhöhtem intrakraniellen Druck.

Unerwünschte Arzneimittelwirkungen

Bei etwa 40 % der Patienten kommt es zu Kopfschmerzen („Nitratkopfschmerzen"), die meist nach wiederholtem Gebrauch nachlassen. Selten kann es auch durch eine ausgeprägte Blutdrucksenkung zu Kollapszuständen kommen. Weitere Nebenwirkungen treten hauptsächlich durch die Blutdrucksenkung (z.B. Schwindel, Benommenheit) auf. Weitere potenzielle unerwünschte Wirkungen sind Flush, allergische Hautreaktionen (auch durch Farbstoff Ponceau 4R), Übelkeit, Erbrechen, Toleranzentwicklung, myokardiale Hypoxämie mit Verstärkung der Angina-pectoris-Symptomatik, Methämoglobinämie bei hohen Glyceroltrinitrat-Dosen (> 20 mg/kg KG, infolge Nitrit-Bildung).

Relevante Wechselwirkungen

- Phosphodiesterase-5-Hemmer (z.B. Sildenafil, Vardenafil, Tadalafil) zur Behandlung der erektilen Dysfunktion (s. Kap. Erektile Dysfunktion) oder pulmonalen arteriellen Hypertonie: Aufgrund der gemeinsamen Pathogenese besteht bei vielen Patienten mit erektiler Dysfunktion eine koronare Herzkrankheit. Hier sollte eine Evaluation des kardiovaskulären Risikos erfolgen (Anamnese, ggf. Belastungsuntersuchung). Umgekehrt sollte die Anamnese von Patienten mit Verdacht auf KHK die erektile Dysfunktion einschließen. Die Interaktion von Nitraten mit Phosphodiesterase-5-Hemmstoffen kann zu lebensbedrohlichem Blutdruckabfall führen und die blutdrucksenkende Wirkung erheblich verstärken. Die Kombination mit Nitraten ist kontraindiziert.
- Dihydroergotamin (DHE): Glyceroltrinitrat kann die Konzentrationen und damit die blutdrucksteigernde Wirkung von DHE erhöhen.
- Heparin: Glyceroltrinitrat kann die Wirkung von Heparin abschwächen. Nach Absetzen von Glyceroltrinitrat kann die PTT sprunghaft ansteigen, sodass eine Reduktion der Heparin-Dosis erforderlich ist.
- Andere blutdrucksenkende Mittel (z.B. Betablocker, Diuretika, ACE-Hemmer, Calciumkanalblocker, Vasodilatatoren); Verstärkung der blutdrucksenkenden Wirkung durch Antipsychotika, NSMRI-Antidepressiva, Alkohol.

Pharmakokinetik

BV: sublingual ca. 39 %; oral < 1 % (aufgrund eines ausgeprägten First-Pass-Metabolismus); perkutan: ca. 55 %
Elim.: extensiver hepatischer Metabolismus (Reduktion), außerdem extrahepatischer Metabolismus (z.B. in Erythrozyten), zu Glyceroldinitrat (inaktiv), Glycerolmononitrat (inaktiv), Glycerin (inaktiv) und Stickstoffmonoxid (NO, aktiv)
HWZ: ca. 2,5–4,4 Min.

Dosierung

- oral (sublingual, Zerbeißkapsel): initial: 0,2–0,8 mg, maximal 0,8 mg (Spray 1,2 mg), kann bei Nichtansprechen nach 10 Min. wiederholt werden
- intravenöse Infusion: initial 0,5–1,0 mg/Std., maximal 8(–10) mg/Std.

Glyceroltrinitrat (GTN)

Pharmakokinetik

BV: sublingual ca. 39 %; oral < 1% (aufgrund eines ausgeprägten First-Pass-Metabolismus); perkutan: ca. 55 %
Elim.: extensiver hepatischer Metabolismus (Reduktion), außerdem extrahepatischer Metabolismus (z.B. in Erythrozyten), zu Glyceroldinitrat (inaktiv), Glycerolmononitrat (inaktiv), Glycerin (inaktiv) und Stickstoffmonoxid (NO, aktiv)
HWZ: ca. 2,5–4,4 Min.

Dosierung

- oral (sublingual, Zerbeißkapsel): initial: 0,2–0,8 mg, maximal 0,8 mg (Spray 1,2 mg), kann bei Nichtansprechen nach 10 Min. wiederholt werden
- intravenöse Infusion: initial 0,5–1,0 mg/Std., maximal 8(–10) mg/Std.

Isosorbiddinitrat (ISDN)

Pharmakokinetik

BV: oral retard 22 % (aufgrund eines ausgeprägten First-Pass-Metabolismus)
Elim.: reduktive Denitrierung (mittels Glutathion-S-Transferase) von ISDN zu aktiven Metaboliten Isosorbid-5-nitrat (IS-5-N, zu 60 %) und Isosorbid-2-nitrat (IS-2-N, zu 20–25 %); Rest wird vermutlich simultan zum Isosorbid denitriert
HWZ: ISDN 30–60 Min., IS-5N 4–6 Std., IS-2-N 1,5–2 Std.

Dosierung

oral nicht retardiert 5 mg individuell nach Bedarf bzw. retardiert 2 x 20 mg, 1 x 40–60 mg, 2 x 40–60 mg oder 1 x 120 mg/Std.

Molsidomin

(s. Kurzprofil im Anhang)

Vergleichende Bewertung

Belege für eine Reduktion klinischer Endpunkte (kardiovaskuläre Morbidität und Letalität) durch Molsidomin liegen nicht vor.

21.4.2.6. Grippeschutzimpfung

Aktuelle Arbeiten zeigen eine Reduktion der Sterblichkeit von Patienten mit symptomatischer KHK durch die Grippeschutzimpfung. Analysen haben ergeben, dass die Grippeschutzimpfung möglicherweise eine kosteneffektive Maßnahme zur Reduktion der kardiovaskulären Sterblichkeit darstellt.

21.4.2.7. Hypertonie, Diabetes mellitus und Hyperlipoproteinämie

Die sorgfältige, den Leitlinien entsprechende Behandlung von Hypertonie, Diabetes mellitus und Hyperlipoproteinämie ist eine effektive und daher sehr bedeutungsvolle ärztliche Maßnahme zur Prophylaxe atherosklerotischer Komplikationen. An dieser Stelle kann auf die Einzelheiten nicht eingegangen werden. Der Therapie der Risikofaktoren sind besondere Kapitel gewidmet: Hypertonie, Diabetes mellitus, Fettstoffwechselstörungen.

21.4.2.8. Medikamentöse Maßnahmen ohne hinreichende Belege zur Wirksamkeit

Für die folgenden Substanzen und Maßnahmen fehlen hinreichende Belege zur Wirksamkeit aus klinischen Studien als Begründung für eine therapeutische Anwendung bei Patienten mit KHK:
- **Theophyllin, Papaverin, sog. Koronardilatatoren**
- **Chelattherapie**
- **Homöopathie**
- **Phytotherapie** (z.B. Ammi visnaga, Crataegus)
- **Hormontherapie**
- **Vitamine**

Berichte über kardioprotektive Wirkungen einer **Hormontherapie** entstammen nichtintervenierenden Studien. Kontrollierte Studien zur Primär- und Sekundärprävention erbrachten einen Anstieg des kardiovaskulären Risikos. Detailliertere Informationen s. Arzneimittelkommission der deutschen Ärzteschaft: Empfehlungen zur Hormontherapie im Klimakterium. Arzneiverordnung in der Praxis (Sonderheft), 1. Auflage, 2003.

21.4.3. Nichtmedikamentöse Maßnahmen

21.4.3.1. Raucherentwöhnung

(vgl. auch Kap. Abhängigkeitserkrankungen)

Die Aufgabe des Rauchens ist die wichtigste Einzelmaßnahme bei Patienten mit Gefäßerkrankungen. Eine Raucherlaubnis ist in Einrichtungen des Gesundheitswesens nicht vertretbar.

Für die Wirksamkeit einiger nichtmedikamentöser Verfahren zur Raucherentwöhnung, wie z.B. ärztliche Beratung, Selbsthilfeinterventionen, aber insbesondere auch verhaltenstherapeutische Methoden, gibt es gute Belege. Für andere nichtmedikamentöse Verfahren wie Hypnose, Akupunktur oder reduziertes Rauchen liegen dagegen keine hinreichenden Wirksamkeitsnachweise vor. Da auch die physische Abhängigkeit zu behandeln ist, bieten sich neben den wirksamen nichtmedikamentösen Verfahren zusätzliche pharmakotherapeutische Maßnahmen an, die zu einer Minderung der Entzugserscheinungen führen. Zur Tabakentwöhnung sind in Deutschland Nikotin in verschiedenen Darreichungsformen (Kaugummi, Pflaster, Nasalspray, Inhaler, Sublingualtabletten) und Bupropion zugelassen.

Die Wirksamkeit von Nikotin und Bupropion hinsichtlich der Verbesserung der Abstinenzrate ist anhand klinischer Studien nachgewiesen. Die Sicherheit der Nikotinsubstitutionstherapie erscheint auch für die Anwendung bei Patienten mit stabiler Angina pectoris hinreichend belegt. Im Vergleich zur Nikotinsubstitutionstherapie liegen zu Bupropion bislang nur begrenzte Langzeiterfahrungen vor. Interventionsstudien zur Morbidität oder Letalität liegen für die stabile KHK nicht vor.

21.4.3.2. Ernährung

Durch eine zielgerichtete Ernährungsumstellung kann das koronare Risiko signifikant gesenkt werden. Es wird eine fettarme (Cholesterin < 300 mg/Tag) und ballaststoffreiche (> 20 g/Tag) Ernährung empfohlen, die reich an Früchten, Gemüse und Kohlenhydraten ist und vor allem wenig gesättigte Fette enthält (gesättigte Fettsäuren < 10 % der Gesamtkalorien). Aus Post-Infarkt-Studien liegen Hinweise vor, dass eine „mediterrane" Ernährung Letaliät und Reinfarktrate senken kann.

Für die Vitamine E und C sowie Beta-Carotin liegen keine Belege vor, die eine Absenkung des Risikos für Herzerkrankungen belegen. Ihre Verordnung zur Prävention der KHK ist obsolet.

21.4.3.3. Körperliche Aktivität

Kontrollierte Studien belegen eine erhöhte Belastungstoleranz und eine Verbesserung von Ischämie-Parametern bei trainierten Patienten mit stabiler Angina pectoris. Über die optimale Art, Ausmaß, Dauer und Frequenz der körperlichen Betätigung liegen keine hinreichenden Daten vor. Als Anhalt dient ein regelmäßiges aerobes Ausdauertraining (3–7 x pro Woche, je 15–60 Minuten) bei 40–60 % der maximalen Leistungsfähigkeit und im ischämiefreien Bereich. Individuell angepasste Trainingsprogramme bilden die Grundlage der kardiologischen Rehabilitation und der ambulanten Herzgruppen.

Eine Gewichtsreduktion verbessert nachweislich Hypertonus, Diabetes mellitus und Hyperlipidämie und ist damit ein basaler Bestandteil der KHK-Prävention. Darüber hinaus stellt die Adipositas möglicherweise einen unabhängigen vaskulären Risikofaktor dar (s. Kap. Abhängigkeitserkrankungen).

21.4.3.4. Alkohol

Nach den Ergebnissen von Beobachtungsstudien ist moderater Alkoholkonsum nicht mit einem erhöhten, sondern möglicherweise mit einem etwas geringeren kardiovaskulären Risiko verbunden. Bei höherem Alkoholkonsum (> 30 g/Tag) nimmt das Gesamtrisiko jedoch zu. Daher wird eine Reduktion des Alkoholkonsums für Männer auf < 30 g/Tag und für Frauen < 20 g/Tag empfohlen. [1 g Alkohol = 7,1 kcal; Alkoholgehalt gebräuchlicher Getränke in g/100 ml: Bier 2–5; Wein 6–11; Sekt 7–10; Branntwein 32–50].

21.5. Hinweise zur wirtschaftlichen Verordnung

Tabelle 21.8.: DDD-Kosten für verordnungsrelevante Wirkstoffe des Jahres 2008folgende Seite >>

Tabelle 21.8.: DDD-Kosten für verordnungsrelevante Wirkstoffe des Jahres 2008

Wirkstoff	DDD-Kosten (Euro)
Betablocker	
Atenolol	0,26
Bisoprolol	0,26
Ivabradin	2,43
Metoprolol	0,33
Nebivolol	0,25
Calciumantagonisten	
Amlodipin	0,12
Diltiazem	0,49
Nicardipin	0,60
Nifedipin	0,28
Nisoldipin	0,65
Nitrendipin	0,19
Verapamil	0,38
Heparine	
Enoxaparin	2,85
Heparin	2,83
Nitrate	
Glyceroltrinitrat	0,51
Isosorbiddinitrat	0,24
Isosorbidmononitrat	0,20
Molsidomin	0,20
Pentaerythrityltetranitrat	0,58
Thrombozytenfunktionshemmer	
Acetylsalicylsäure	0,04
Clopidogrel	2,55

Quelle: GKV-Arzneimittelindex im Wissenschaftlichen Institut der AOK (WIdO)

22. Herzrhythmus- störungen

Fazit für die Praxis

Die pharmakologische Therapie ist für die Akutbehandlung hämodynamisch stabiler supraventrikulärer und ventrikulärer Tachykardien sowie zur Überbrückung bis zu Katheter-interventionellen Therapieverfahren oder ICD-Implantation nach wie vor unverzichtbar. Als alleinige Dauertherapie zur Behandlung supraventrikulärer oder ventrikulärer Rhythmusstörungen, mit Ausnahme von Vorhofflimmern, wird sie aber nicht empfohlen.

Hämodynamisch instabile, tachykarde Herzrhythmusstörungen sollten aufgrund der zu erwartenden negativen Inotropie fast aller Antiarrhythmika primär elektrisch (Kardioversion) behandelt werden.

Vorhofflimmern und -flattern können in den ersten 7 Tagen nach Beginn neben einer elektrischen Kardioversion auch pharmakologisch konvertiert werden. Hierfür geeignete Substanzen sind Klasse-Ic-Antiarrhythmika (Flecainid, Propafenon) oder Amiodaron. Bei einer Vorhofflimmer- bzw. -flatterdauer von > 48 Stunden ohne sichere Antikoagulation (INR 2,0–3,0) über mindestens 4 Wochen müssen intrakardiale Thromben sicher (transösophageale Echokardiographie) ausgeschlossen werden. Zur Rezidivprophylaxe eignen sich Betablocker, Flecainid, Propafenon oder Amiodaron. Bei einer angestrebten Frequenzkontrolle ohne Konversionsabsicht bieten sich Betablocker oder Calciumantagonisten an. Ob und gegebenenfalls welche Vor- bzw. Nachteile das neue Dronedaron im Vergleich zu Amiodaron besitzt, kann noch nicht beurteilt werden.

Die AV-Knoten-Reentry-Tachykardie wird im akuten Anfall mit Adenosin terminiert.

Jede Tachykardie mit breitem QRS-Komplex gilt bis zum Beweis des Gegenteils als ventrikuläre Tachykardie. Bei hämodynamischer Stabilität kann zur Konversion Ajmalin oder Amiodaron verwendet werden.

Bradykarde supraventrikuläre oder ventrikuläre Herzrhythmusstörungen werden in der Notfallsituation bei Nichtverfügbarkeit eines passageren Schrittmachers zunächst medikamentös mit Atropin bzw. Ipratropium oder mit Adrenalin (Epinephrin) bzw. Orciprenalin behandelt.

22.1. Wirkstoffübersicht

empfohlene Wirkstoffe	weitere Wirkstoffe
Adenosin	Acetylsalicylsäure
Adrenalin	Bisoprolol
Ajmalin	Chinidin
Amiodaron	Digitoxin
Atropinsulfat	Digoxin
Epinephrin	Diltiazem
Flecainid	Disopyramid
Metoprolol	Dronedaron [2010]
Orciprenalinsulfat	Heparin
Propafenon	Ipratropiumbromid
	Lidocain
	Mexiletin
	Phenprocoumon
	Phenytoin
	Prajmaliumbitartrat
	Sotalol
	Tocainid
	Verapamil
	Warfarin

22.2. Klinische Grundlagen

22.2.1. Definition und Einteilung

Herzrhythmusstörungen sind Störungen der Herzschlagfolge als Ausdruck einer Irritation oder manifesten Schädigung im Bereich des Erregungsbildungs- oder Reizleitungssystems bzw. des Herzmuskels selbst.

Sie lassen sich nach der Herzfrequenz in tachykarde und bradykarde Rhythmusstörungen unterteilen. Eine weitere Klassifikation bezieht sich auf die Lokalisation der Entstehung: supraventrikuläre (Sinusknoten, Vorhöfe, AV-Knoten und His-Bündel) und ventrikuläre (Myokard, Schenkel des Reizleitungssystems sowie His-Purkinje-System) Rhythmusstörungen.

Nach ihrer klinischen Bedeutung lassen sich Herzrhythmusstörungen in physiologische und pathologische einteilen. Physiologische Herzrhythmusstörungen kommen bei Herzgesunden vor, pathologische sind Folge einer extrakardialen oder kardialen Krankheit bzw. einer Erkrankung des spezifischen Reizleitungssystems. Nach ihrer Behandlungsbedürftigkeit lassen sich klassifizieren:
- nichtbehandlungsbedürftige Rhythmusstörungen
- Rhythmusstörungen, die subjektive Beschwerden hervorrufen
- Rhythmusstörungen mit ungünstigen hämodynamischen Auswirkungen
- prognostisch bedeutsame Rhythmusstörungen.

Die prognostische Bedeutung wird sowohl durch die Häufigkeit und Art der Arrhythmien als auch durch die zugrunde liegende Herzkrankheit bestimmt.

22.2.2. Pathologie/Pathophysiologie

Ätiologisch kommen vor allem organische Herzkrankheiten (koronare Herzkrankheit, Kardiomyopathien, Myokarditis, kongenitale Herzkrankheiten, hypertensive Herzkrankheit) infrage. Herzrhythmusstörungen können auch als sogenannte funktionelle Störungen ohne nachweisbare somatische Schäden sowie als Folge von Einnahme QT-Zeit-verlängernder Pharmaka, Elektrolytstörungen, Schilddrüsenüberfunktion und bei primär degenerativen Erkrankungen des Reizleitungssystems auftreten. Pathogenetisch lassen sich Herzrhythmusstörungen unterscheiden nach Reizbildung und Erregungsleitung. Ursache ektoper Reizbildung können gesteigerte Automatie, abnorme Automatie und getriggerte Aktivität sein. Erregungsleitungsstörungen können in linearen geschlossenen Leitungsbahnen oder auch im räumlichen Gesamtzellverband zu Arrhythmien führen.

22.2.3. Diagnostik

Die adäquate Behandlung von Herzrhythmusstörungen setzt die EKG-Dokumentation voraus. Folgende rhythmologisch-diagnostische Verfahren kommen zum Einsatz:
- Mehrkanal-EKG
- Belastungs-EKG
- Langzeit-EKG (24/48 Std.), Tele-EKG
- „Event-Recorder" (seltene Arrhythmieereignisse)
- Herzfrequenzvariabilität (nach Myokardinfarkt)
- elektrophysiologische Untersuchung (anhaltende Kammertachykardie, Zustand nach Kammerflimmern, kardiale Synkopen).

Ebenso wichtig sind die Abklärung einer möglichen kardialen oder extrakardialen Ursache bzw. Grundkrankheit. Die Bestimmung der linksventrikulären systolischen Funktion (LVEF) ist gerade bei der Auswahl eines geeigneten Antiarrhythmikums von besonderer Bedeutung.

22.3. Therapie

22.3.1. Therapieindikation

Behandlungsbedürftige Herzrhythmusstörungen sind in der Regel Folge einer organischen Herzkrankheit oder einer Erkrankung des Reizleitungssystems. Ätiologisch kommen alle Herzkrankheiten infrage. Vor Beginn einer Behandlung müssen 2 Fragen geklärt werden:

Ist eine Behandlung notwendig? Die Behandlungsbedürftigkeit von Herzrhythmusstörungen ist relativ. Nur bei ausgeprägten hämodynamischen Auswirkungen (Schwindelgefühl, Synkopen, tachykardiebedingte Herzinsuffizienz) ist die Behandlungsindikation eindeutig. Lebensbedrohliche („maligne") ventrikuläre Herzrhythmusstörungen (z.B. anhaltende Kammertachykardie) sind in jedem Fall behandlungsbedürftig.

Gibt es eine kausale Therapie (z.B. Therapie der kardialen Grundkrankheit oder Beseitigung einer pathogenetisch bedeutsamen Anomalie des Reizleitungssystems)? Nur wenn eine Herzrhythmusstörung behandlungsbedürftig ist und kausal nicht behandelt werden kann, sind spezifische antiarrhythmische Maßnahmen (medikamentös, elektrisch oder chirurgisch) sinnvoll.

> **Merke: Bei lebensbedrohlichen Rhythmusstörungen sofortige stationäre Aufnahme und Therapieeinleitung unter EKG-Monitorkontrolle. Vor Antiarrhythmikaverabreichung kausale Therapie möglichst ausschöpfen: Antiischämische Maßnahmen bei koronarer Herzkrankheit, Elektrolytsubstitution bei Herzinsuffizienz (Diuretikavorbehandlung), antihypertensive Therapie bei hypertensiver Herzkrankheit.**

22.3.2. Therapieziel

Im Rahmen akuter tachykarder Herzrhythmusstörungen ist eine pharmakologische Terminierung das oberste Ziel. Eine pharmakologische Konvertierung kommt aufgrund der negativ inotropen Wirkung vieler Antiarrhythmika nur bei hämodynamisch stabilen Tachykardien infrage. Die Behandlung der 1. Wahl bei hämodynamisch instabilen Tachykardien ist die elektrische Kardioversion/Defibrillation nach Einleitung einer Kurznarkose.

Die Dauerbehandlung von tachykarden Herzrhythmusstörungen kann entweder eine Rhythmuskontrolle (Verhinderung erneuter Tachykardierezidive) oder eine Frequenzkontrolle (Verhinderung tachykarder Überleitung, z.B. bei Vorhofflimmern oder -flattern) zum Ziel haben.

Die Behandlung bradykarder Herzrhythmusstörungen hat nur überbrückenden Charakter, bis die Ursache der Bradykardie, z.B. Betablocker- oder Digitalis-, Intoxikation behoben ist oder eine definitive Schrittmacherversorgung erfolgt ist

22.3.3. Therapiekontrolle

Während der Therapie sind routinemäßige Kontrollen erforderlich:
- sorgfältige Anamnese (Tachykardien, Synkopen [proarrhythmische Ursache?])
- subjektives Beschwerdebild (Antiarrhythmika-UAW)
- körperliche Untersuchung des Patienten (Herzinsuffizienzzeichen?)
- Oberflächen-EKG (Verlängerung des PQ-Intervalls, der QRS-Dauer sowie des QT-Intervalls)
- Langzeit-EKG (Kontrolle des Therapieeffektes und Ausschluss proarrhythmischer Effekte)
- ggf. Spiegelkontrolle, z.B. bei Digitalis-Substanzen, Flecainid, Propafenon, Amiodaron
- Laborkontrollen der Elektrolyte, harnpflichtigen Substanzen und Leberenzyme sind ebenfalls in regelmäßigen Abständen durchzuführen: 3–5 Tage nach Therapiebeginn (Ausnahme Amiodaron: hier genügt Kontrolluntersuchung nach etwa 4 Wochen) sowie mindestens alle 3 Monate

22.4. Pharmakotherapie

22.4.1. Einteilung und therapeutisches Vorgehen

Antiarrhythmika werden in 4 Klassen eingeteilt (s. Tab. 22.1). Antiarrhythmika der Klassen I bis IV wirken in unterschiedlichem Ausmaß blockierend auf die Natriumkanäle (Klasse I > Amiodaron) und Calciumkanäle (Klasse IV > Amiodaron) sowie auf adrenerge Rezeptoren (Klasse II einschließlich Sotalol). Zusätzlich werden Calciumkanäle insbesondere bei hoher Schlagfolge blockiert (Klasse III), wodurch die Aktionspotenzialdauer verlängert wird. Da Antiarrhythmika nicht nur den Erregungsprozess am Reizleitungssystem, sondern auch am Myokard beeinflussen, hängen ihre Wirkungen vom Funktionszustand des Myokards (Gewebeareal), von der pathophysiologischen Situation und von der Herzfrequenz ab, zumal sich die Aktionspotenziale (Kationenströme) der verschiedenen Gewebe unterscheiden. Adenosin und Digitalis-Substanzen fallen nicht in o.g. Klassifikation nach Vaughan-Williams und werden daher separat besprochen.

Tabelle 22.1: Einteilung der Antiarrhythmika

Klasse		Arzneimittel
Klasse I		sog. Natriumantagonisten
Klasse Ia	(verlängern die AP-Dauer)	Ajmalin, Chinidin, Disopyramid
Klasse Ib	(verkürzen die AP-Dauer)	Lidocain, Mexiletin
Klasse Ic	(ohne Beeinflussung der AP-Dauer)	Flecainid, Propafenon
Klasse II		Beta-Rezeptorenblocker
Klasse III	(verlängern die AP-Dauer)	Amiodaron, Sotalol, Dronedaron
Klasse IV		Verapamil, Diltiazem

22.4.2. Unerwünschte Wirkungen

Neben vielfach subjektiv störenden zentralnervösen (insbesondere Klasse-Ib-Antiarrhythmika) oder gastrointestinalen UAW (Klasse-Ia- und -Ib-Antiarrhythmika) spielen bei diesen Arzneimitteln kardiale UAW eine besondere Rolle. Sie können zu einer vitalen Bedrohung des Patienten durch negativ inotrope Wirkung und proarrhythmische Effekte führen (Auslösung maligner Arrhythmien). Am ausgeprägtesten negativ inotrop wirksam sind Propafenon, Flecainid (Ic) und Disopyramid (Ia). Sie sollen daher bei deutlich eingeschränkter linksventrikulärer Funktion (Auswurffraktion des linken Ventrikels z.B. < 35 %) generell nicht appliziert werden. Weniger negativ inotrop wirksam sind Chinidin und Ajmalin (Ia). Lidocain und Mexiletin (Ib) wirken kaum negativ inotrop. Amiodaron wirkt im Gegensatz zu Sotalol (III) nicht negativ inotrop. Amiodaron ist daher das Antiarrhythmikum der Wahl bei herzinsuffizienten Patienten.

Die zweite bedeutsame UAW ist die Eigenschaft aller Antiarrhythmika, bei bestimmten Patienten zur Provokation bzw. Aggravation maligner Rhythmusstörungen zu führen. Die klinischen Prädiktoren dieser u.U. lebensbedrohlichen UAW sind eine Anamnese anhaltender Kammertachykardien bzw. von Kammerflimmern, eine deutlich herabgesetzte linksventrikuläre Funktion sowie vorangegangene proarrhythmische Ereignisse. Bei solchen Patienten muss man in 3–10 % aller Behandlungsversuche mit dem Auftreten dieses paradoxen Antiarrhythmikaeffektes rechnen. Daher muss in diesen Fällen eine Einstellung immer in der Klinik erfolgen. Bei benignen oder potenziell malignen Rhythmusstörungen liegt die Häufigkeit dieser UAW dagegen bei 1–3 %.

22.4.3. Pharmakotherapie tachykarder Herzrhythmusstörungen

22.4.3.1. Klasse-Ia-Antiarrhythmika

Vergleichende Bewertung

Zu den chinidinartig wirkenden Klasse-Ia-Antiarrhythmika gehören neben Chinidin auch Disopyramid, Ajmalin und Prajmaliumbitartrat. In den letzten Jahren ist die Bedeutung dieser Antiarrhythmika deutlich zurückgegangen. Allein die i.v.-Anwendung von Ajmalin ist heute noch Therapie der 1. Wahl zur Unterbrechung supraventrikulärer und ventrikulärer Tachykardien. In der Behandlung ventrikulärer Arrhythmien oder der Rezidivprophylaxe von Vorhofflimmern haben Chinidin und Disopyramid praktisch keine Bedeutung mehr. Bei den Klasse-Ia-Antiarrhythmika muss besonders mit proarrhythmischen Effekten gerechnet werden, und besonders bei benignen Herzrhythmusstörungen ist eine sorgfältige Nutzen-Risiko-Abwägung notwendig. Für kein Antiarrhythmikum der Klasse I ist der Nachweis einer Lebensverlängerung erbracht.

Chinidin

Wirkungsmechanismus

Chinidin hemmt den schnellen Natrium-Einstrom in Vorhof und Ventrikel und verlängert so das Aktionspotenzial und die effektive Refraktärzeit; deutlicher anticholinerger Effekt und hierdurch Zunahme der Überleitungsgeschwindigkeit im AV-Knoten mit Gefahr der tachyfrequenten Überleitung bei Vorhofflimmern bzw. -flattern

Dosierung

- zur Rezidivprophylaxe von Vorhofflimmern nach Kardioversion bis zu 2 x 500–750 mg/Tag p.o.
- zur Behandlung supraventrikulärer Tachykardien bis zu 2 x 250–500 mg/Tag p.o.; auf dem Markt sind nur Retardpräparate

Disopyramid

(s. Kurzprofil im Anhang)

Wirkungsmechanismus

Disopyramid wirkt ähnlich wie Chinidin über eine Blockade des schnellen Natriumkanals. Der anticholinerge Effekt ist stärker ausgeprägt; es besitzt die gleichen Indikationen und Kontraindikationen. Disopyramid ist jedoch im Vergleich zu Chinidin magenverträglicher.

Dosierung

- orale Therapie: 2–3 x 200 mg/Tag p.o. (Retardpräparat)

Besonderheiten

wegen der kurzen HWZ ist die zweimalige tägliche Gabe nur mit Retardpräparaten möglich; bei gestörter Nierenfunktion Dosisreduktion

Ajmalin und Prajmaliumbitartrat

Wirkungsmechanismus

Ajmalin wirkt elektrophysiologisch ähnlich wie Chinidin und Disopyramid. Es hemmt am Herzmuskel den schnellen Natriumstrom der Erregung und reduziert dadurch die Depolarisationsgeschwindigkeit während der Phase 0 des Aktionspotenzials. Hierdurch wird die Erregungsgeschwindigkeit in Vorhof und Kammer vermindert. Die Aktionspotenzialdauer und die Refraktärzeit werden in Vorhof- und Kammermuskulatur verlängert. Ajmalin besitzt keine anticholinergen Effekte. Ajmalin eignet sich nur zur intravenösen und Prajmaliumbitartrat zur oralen Anwendung. Die Halbwertszeiten sind kurz.

Indikation(en)

Ajmalin zur Akutbehandlung schwerwiegender supraventrikulärer Tachykardien (AV-Knoten-Reentry-Tachykardie, WPW-Tachykardie) und anhaltender Kammertachykardien; Prajmaliumbitartrat wird heute nur noch bei sonst therapierefraktären, lebensbedrohlichen ventrikulären Arrhythmieformen eingesetzt

Kontraindikationen

Herzinsuffizienz, höhergradige AV-Blockierungen, QRS-Verbreiterung, QT-Verlängerung, nach Myokardinfarkt (< 3 Monate), hypertrophe obstruktive Kardiomyopathie, Myasthenia gravis

Unerwünschte Arzneimittelwirkungen

Übelkeit, Hitzegefühl, Kopfschmerzen (Ajmalin), intrahepatische Cholestase (Prajmaliumbitartrat)

Ajmalin

Wechselwirkungen

Kombination mit anderen Antiarrhythmika (QT-Verlängerung!), Betablockern, Calciumantagonisten verstärken Ajmalin-Wirkungen; enzyminduzierende Substanzen (z.B. Rifampicin, Phenytoin) verringern, Chinidin erhöht die Ajmalin-Konzentration

Pharmakokinetik

BV: gering
Elim.: 90–95 % hepatisch metabolisiert (CYP2D6) in schwachwirksamen Metaboliten, 5 % werden unverändert renal eliminiert; Serumkonzentration bei Leberinsuffizienz erhöht
HWZ: 80–95 Min. (ungenügende Untersuchungen, keine genauen Angaben möglich)

Dosierung

intravenöse Therapie: 25–50 mg i.v. (langsam, max. 10 mg/Min. unter EKG-Kontrolle)

Prajmaliumbitartrat

Wechselwirkungen

s. Ajmalin

Pharmakokinetik

BV: 80–100 %
Elim.: 50–65 % werden hepatisch metabolisiert (CYP2D6), Rest renal eliminiert
HWZ: 4–7 Std., verlängert bei Niereninsuffizienz, Leberinsuffizienz sowie bei langsamen Metabolisierern von CYP2D6

Dosierung

- orale Therapie: 3–4 x 20 mg/Tag p.o., nach Wirkungseintritt Reduktion auf 2–4 x 10 mg p.o. (max. Dosis 100 mg/Tag unter ambulanten, 120 mg/Tag unter stationären Bedingungen)

22.4.3.2. Klasse-Ib-Antiarrhythmika

Vergleichende Bewertung

Lidocain hat aufgrund der neuen European-Resuscitation-Council-Reanimationsleitlinien (2006) seine Stellung als Standardtherapeutikum zur Unterbrechung anhaltender Kammertachykardien verloren. Als Medikament der 1. Wahl sollte aufgrund der besseren Wirksamkeit Amiodaron verabreicht werden. In der Prävention ventrikulärer Arrhythmien ist Mexiletin für die orale Behandlung ein brauchbarer „Lidocainersatz" mit langer Halbwertszeit. Phenytoin und Tocainid stehen den Klasse-Ib-Antiarrhythmika nahe (s.u.). Beide Substanzen werden heute praktisch nicht mehr eingesetzt.

Lidocain

(s. Kurzprofil im Anhang)

Wirkungsmechanismus
Lidocain hemmt die Erregungsleitung und -bildung, insbesondere im Bereich des His-Purkinje-Systems und des Ventrikels; es ist nur parenteral (im Wesentlichen intravenös) anwendbar.

Dosierung
- intravenöse Therapie: 1–2 mg/kg KG i.v. (25 mg/Min.), anschließend Dauerinfusion von 1–2 mg/Min.; Dosierung über 24 Std. in Abhängigkeit vom Körpergewicht 2–4 g/Tag

Besonderheiten
Gabe von Lidocain in der Reanimationssituation nur, wenn Amiodaron nicht verfügbar ist

Mexiletin

(s. Kurzprofil im Anhang)

Wirkungsmechanismus
ähnlich wie Lidocain

Dosierung
- orale Therapie: 3 x 200 mg/Tag (max. Tagesdosis 1.200 mg/Tag)
- intravenöse Therapie: Behandlungsbeginn mit 125–250 mg Mexiletin über 5–10 Min. i.v., dann 125–250 mg über 1 Stunde i.v.; als intravenöse Erhaltungsdosis werden 120–250 mg/4 Stunden intravenös verabreicht

22.4.3.3. Klasse-Ic-Antiarrhythmika

Vergleichende Bewertung
Flecainid und Propafenon sind bei strenger Indikationsstellung Substanzen der 1. Wahl zur Therapie supraventrikulärer Herzrhythmusstörungen. Dies gilt insbesondere für die Rezidivprophylaxe von Vorhofflimmern und Vorhofflattern nach erfolgreicher Kardioversion sowie für die Behandlung paroxysmalen Vorhofflimmerns/Vorhofflatterns und seltener supraventrikulärer (z.B. ektope atriale Tachykardien) wie auch ventrikulärer (Tachykardie oder Extrasystolie aus dem rechtsventrikulären Ausflusstrakt [RVOT]) Rhythmusstörungen. Andere Klasse-Ic-Antiarrhythmika werden heute nicht mehr eingesetzt.

Flecainid

Wirkungsmechanismus
Verlängerung der relativen Refraktärzeit bei unveränderter Aktionspotenzialdauer im Bereich der Vorhöfe und Ventrikel; Unterdrückung ektoper Schrittmacherzentren, Verlangsamung der Erregungsausbreitung in Vorhöfen und Herzkammern; hinsichtlich der antiektopen Wirksamkeit den Klasse-Ia- und -Ib-Antiarrhythmika bei relativ guter subjektiver Verträglichkeit überlegen

Indikation(en)
symptomatische und behandlungsbedürftige tachykarde supraventrikuläre Herzrhythmusstörungen, insbesondere Rezidivprophylaxe von Vorhofflimmern und Vorhofflattern sowie Behandlung paroxysmalen Vorhofflimmerns und Vorhofflatterns vorwiegend bei Patienten ohne oder mit sogenannter minimaler struktureller Herzkrankheit (z.B. hypertensive Herzkrankheit); schwerwiegende symptomatische supraventrikuläre Herzrhythmusstörungen (z.B. ektope atriale Tachykardie), soweit sie nicht durch Katheterablation behandelt werden können; schwerwiegende behandlungsbedürftige ventrikuläre Herzrhythmusstörungen bei nicht wesentlich eingeschränkter links ventrikulärer Funktion (z.B. Tachykardie aus dem rechtsventrikulären Ausflusstrakt)

Kontraindikationen

Herzinsuffizienz, höhergradige AV- und intraventrikuläre Blockierungen; deutlich eingeschränkte linksventrikuläre Funktion (LVEF < 35 %), Elektrolytstörungen, ausgeprägte Bradykardie, SA-Blockierungen, Sinusknoten-Syndrom sowie Zustand nach Myokardinfarkt (innerhalb des ersten Jahres)

Unerwünschte Arzneimittelwirkungen

häufig proarrhythmische Wirkungen bei strukturellen Herzkrankheiten und deutlicher Einschränkung der linksventrikulären Funktion; sehr häufig Schwindelgefühl, Benommenheit, Kopfdruck und -schmerzen; häufig gastrointestinale Beschwerden

Wechselwirkungen

Substanzen, die eine Enzyminduktion bewirken (z.B. Phenytoin, Rifampicin, Phenobarbital u. a.), verringern Flecainid-Konzentrationen; Amiodaron, Propranolol und Cimetidin erhöhen sie; Digoxin-Konzentration kann bis 25 % ansteigen; Kalziumantagonisten, Betablocker wirken additiv negativ inotrop zu Flecainid

Pharmakokinetik

BV: 70–95 %
Elim.: ausgeprägte hepatische Metabolisierung (> 50 % CYP2D6, polymorph), ca. 30 % unverändert renal eliminiert
HWZ: durchschnittlich ca. 14 Std., bei Herzinsuffizienz und Niereninsuffizienz durchschnittlich 20 Std.

Dosierung

- orale Therapie: 2 x 50–100 mg/Tag p.o.; bei eingeschränkter Nierenfunktion Dosisreduktion
- zur Kardioversion von Vorhofflimmern oder -flattern: 1–2 mg/kg KG i.v. (über mindestens 5 Min.)
- alternativ: orale Einmaldosis von 200 oder 300 mg unter EKG-Monitorbeobachtung

Propafenon

Wirkungsmechanismus

s. Flecainid; zusätzlich Beta-Rezeptoren-blockierende Wirkung im höheren Dosisbereich (etwa ab 600 mg/Tag)

Indikation(en), Kontraindikationen

s. Flecainid

Unerwünschte Arzneimittelwirkungen

Sehstörungen, Schwindelgefühl, gastrointestinale Beschwerden, Schlafstörungen und proarrhythmische Effekte (s. Flecainid)

Wechselwirkungen

Konzentrationserhöhungen von Propranolol, Metoprolol, Desipramin, Ciclosporin, Digoxin, Theophyllin möglich; Propafenon-Konzentrationserhöhung durch Chinidin, Cimetidin, Ketoconazol, Konzentrationssenkung durch Rifampicin, Phenytoin; additive Wirkungsverstärkung durch Betablocker und NSMRI

Pharmakokinetik

BV: aufgrund des ausgeprägten hepatischen First-Pass-Metabolismus zunächst gering, bei Mehrfachgabe wird ab dem 3./4. Tag BV von 100 % erreicht
Elim.: hepatische Metabolisierung (u.a. CYP2D6, polymorph) in aktive Metaboliten; 1 % der Muttersubstanz renal eliminiert
HWZ: 2,8–11 Std., bei genetisch CYP2D6-defizienten Patienten 17 Std., Dosisanpassung nur bei Leberinsuffizienz nötig

Dosierung

orale Therapie: 450–750 mg/Tag p.o. (in 2–3 Einzeldosen, max. Tagesdosis 900 mg)
intravenöse Therapie: 1–2 mg/kg KG i.v. (über 5 Min.), z.B. zur Kardioversionstherapie von Vorhofflimmern und -flattern
alternativ orale Einmaldosis von 600 mg unter EKG-Monitorbeobachtung

22.4.3.4. Klasse-II-Antiarrhythmika (Betablocker)

Vergleichende Bewertung

Betablocker (vgl. auch Kap. Herzinsuffizienz, KHK und Arterielle Hypertonie) eignen sich aufgrund ihrer antiadrenergen Wirkung zur Therapie von Sinustachykardien, tachykarden supraventrikulären Herzrhythmusstörungen und zur Kombinationstherapie bei ventrikulären tachykarden Rhythmusstörungen. Betablocker werden als Medikament der 1. Wahl zur Frequenzkontrolle von Vorhofflimmern eingesetzt. Der antiarrhythmische Effekt von Betablockern in der Monotherapie gegenüber ventrikulären Rhythmusstörungen ist schwach ausgeprägt (s. Kap. Arterielle Hypertonie: Betablocker). Betablocker haben jedoch eine präventive Wirkung gegenüber Kammerflimmern und reduzieren die Wahrscheinlichkeit des plötzlichen Herztodes (z.B. nach Myokardinfarkt oder bei Herzinsuffizienz). Betablocker ohne intrinsische sympathische Aktivität sind vorzuziehen. Für die Kombinationstherapie mit anderen Antiarrhythmika sind lipophile, z.B. Metoprolol, und nierengängige Substanzen, z.B. Bisoprolol, besonders geeignet.

22.4.3.5. Klasse-III-Antiarrhythmika

Vergleichende Bewertung

Sotalol wird aufgrund der geringen antiarrhythmischen Wirksamkeit und seiner ausgeprägten proarrhythmischen Effekte nicht mehr als Medikament der 1. Wahl zur Rezidivprophylaxe von Vorhofflimmern empfohlen. Es besitzt außer der nichtselektiven Beta-Rezeptoren-blockierenden Wirkung Klasse-III-Eigenschaften. Amiodaron wird ebenfalls bei supraventrikulären und ventrikulären Rhythmusstörungen als Substanz der 1. Wahl bei vorliegender struktureller Herzkrankheit eingesetzt. Das neu eingeführte Dronedaron ist ein dem Amiodaron chemisch nahe verwandtes Klasse-III-Antiarrhythmikum, jedoch ohne Jodgehalt und weniger lipophil. Dadurch sollen die Amiodaron-typischen UAW seltener auftreten. Nachdem die FDA 2006 die Zulassung zunächst abgelehnt hatte, steht jetzt fest, dass seine Wirksamkeit derjenigen von Amiodaron klar unterlegen ist. Es könnte in Zukunft ein Reservemedikament für spezielle Patienten (z.B. ältere ohne schwere Herzinsuffizienz) werden. Solange keine vergleichende Studie zu Amiodaron vorliegt, ist eine valide Bewertung der Substanz nicht möglich.

Sotalol

(s. Kurzprofil im Anhang)

Wirkungsmechanismus

nichtselektive Beta-Rezeptoren-blockierende Wirkung: Zunahme der Refraktärzeit im Bereich des Vorhofes und des Ventrikels; beides tritt bereits in niedrigen Dosen (2 x 80 mg/Tag) auf, während die Wirkung der Klasse-III-Antiarrhythmika mit höheren Dosen (z.B. 2 x 160 mg/Tag) deutlich zunimmt

Dosierung
- orale Therapie: 2 x 80–160 mg/Tag p.o.
- intravenöse Therapie: 20 mg über 5 Min., nach 20 Min. weitere 20 mg (Maximaldosis 1,5 mg/kg KG)

Amiodaron

Wirkungsmechanismus

Verlängerung der Refraktärzeit aller kardialen Strukturen (Vorhöfe, AV-Knoten, Leitungsbahnen sowie Ventrikelmyokard), zusätzlich natriumantagonistische (Hemmung der Erregungsausbreitung), calciumantagonistische (insbesondere Hemmung der Sinusknoten- und AV-Knoten-Funktion) sowie unspezifische Beta-Rezeptoren-blockierende Effekte; im Bereich der glatten Gefäßmuskulatur Vasodilatation und hierdurch Senkung des peripheren Gefäßwiderstandes

Indikation(en)

symptomatische und behandlungsbedürftige supraventrikuläre und ventrikuläre Arrhythmien auch bei manifester Herzinsuffizienz oder bei deutlich eingeschränkter linksventrikulärer Funktion, z.B. nach Myokardinfarkt, behandlungspflichtige ventrikuläre Arrhythmien (z.B. anhaltende Kammertachykardie, Zustand nach Kammerflimmern); Rezidivprophylaxe bei sonst therapierefraktärem Vorhofflimmern; intravenöse Therapie lebensbedrohlicher, therapierefraktärer ventrikulärer Arrhythmien bei akutem Myokardinfarkt sowie supraventrikulären und ventrikulären Arrhythmien nach kardiochirurgischen Eingriffen

Kontraindikationen

höhergradige AV-Blockierungen, Sinusknotensyndrom (unter beiden Bedingungen kann Amiodaron erst nach Implantation eines permanenten Herzschrittmachers angewendet werden); Schilddrüsenfunktionsstörungen, Jodallergie, intensive Sonnenexposition; bei gleichzeitiger Gabe von Betablockern und/oder Calciumantagonisten besteht die Gefahr von Bradykardien; vorbestehende QT-Zeit-Verlängerung und Medikamente mit QT-Zeit-Verlängerung

Unerwünschte Arzneimittelwirkungen

Schilddrüsenfunktionsstörungen (meist Hyperthyreose), interstitielle Lungenfibrose (kann tödlich verlaufen), Hornhautablagerungen, toxische Neuropathien, Leberschädigung sowie Lichtdermatosen; diese Wirkungen sind zeit- und dosisabhängig; proarrhythmische Effekte sind deutlich seltener als bei anderen Antiarrhythmika und liegen etwa bei 2–3 %

Wechselwirkungen

Amiodaron kann Konzentration und Wirkung von Phenytoin, oralen Antikoagulantien, Digoxin und Ciclosporin erhöhen, daher Konzentrationsbestimmungen und Dosisreduktion nötig; wegen QT-Zeit-Verlängerung keine gleichzeitige Gabe von Antiarrhythmika Klasse I und III, Makrolidantibiotika (i.v.), Cotrimoxazol (i.v.), Pentamidin (i.v.), Haloperidol und einigen anderen Neuroleptika, Lithium, Terfenadin und jedes andere QT-Zeit-verlängernde Medikament; möglichst keine gleichzeitige Gabe von Calciumantagonisten vom Verapamil-Typ

Pharmakokinetik

BV: sehr variabel, 20–80 %, im Durchschnitt 50 %, bei Mehrfachgabe ansteigend; signifikanter First-Pass-Metabolismus; hohe Plasmaeiweißbindung (95 %)

Elim.: hepatische Metabolisierung (u. a. CYP3A4) in aktive Metaboliten

HWZ: nach oraler Einmalgabe variabel 7–80 Std., bei Dauertherapie 20–100 Tage, durchschnittlich 50 Tage; Dosisanpassung nur bei Leberinsuffizienz

Dosierung

- orale Therapie: initial Aufsättigung mit 6–12 g Amiodaron kumulativ über 8–10 Tage, z.B. 600–800 mg/Tag (ambulant), 1.000–1.200 mg/Tag (stationär), anschließend Erhaltungsdosen zwischen 100–200(–400) mg/Tag; unter oraler Langzeittherapie sollten Tagesdosen von 200 mg möglichst nicht überschritten werden
- intravenöse Therapie: 5–7 mg/kg KG Amiodaron über 30–60 Min., dann 1.200 mg/Tag für 3 Tage, anschließend Dosisreduktion nach klinischem Effekt bzw. EKG-Veränderungen (Verabreichung über zentralen Zugang)

22.4.3.6. Klasse-IV-Antiarrhythmika

Vergleichende Bewertung

Klasse-IV-Antiarrhythmika hemmen am Herzen den Einstrom von Calciumionen bevorzugt im Bereich des Sinusknotens und AV-Knotens, wodurch die Reizbildung und Erregungsleitung in diesen Strukturen dosisabhängig gehemmt wird. Sie werden zur Akutbehandlung der AV-Knoten-Reentry-Tachykardie eingesetzt. Größere Erfahrungen liegen mit Verapamil und Diltiazem vor. Durch Verapamil wird die Kammerfrequenz bei Vorhofflimmern und Vorhofflattern reduziert (Frequenzkontrolle).

Verapamil

(s. Kap. Arterielle Hypertonie)

Dosierung

- orale Therapie: 3–4 x 80–120 mg/Tag Verapamil bzw. 1–2 x 120–240 mg/Tag Verapamil retard (max. 480 mg/Tag)
- intravenöse Therapie: 5–10 mg Verapamil (5 Min.) langsam injizieren, evtl. nach 10 Min. weitere 5 mg (5 Min.)

Adenosin

Wirkungsmechanismus

Adenosin blockiert die AV-Überleitung und terminiert spezifisch supraventrikuläre Tachykardien vom AV-Knoten-Reentry-Typ; durch rasche enzymatische Degradierung erfolgt eine Entfernung aus der Blutbahn und vom Rezeptor innerhalb weniger Sekunden

Indikation(en)
Akutbehandlung supraventrikulärer Tachykardien (AV-Knoten-Reentry-Tachykardie)

Kontraindikationen
Asthma bronchiale, AV-Block II. oder III. Grades, Sick-Sinus-Syndrom, Vorhofflimmern und -flattern, verlängertes QT-Intervall, Vorbehandlung mit Calciumantagonisten vom Verapamil- und Diltiazem-Typ sowie Dipyridamol

Unerwünschte Arzneimittelwirkungen
sinuatriale und AV-Blockierungen; transienter Flush, uncharakteristische Brustbeschwerden und Kurzatmigkeit

Wechselwirkungen
Dipyridamol verstärkt Adenosin-Wirkung; Methylxanthine (Theophyllin, Aminophyllin) verringern Adenosin-Wirkung

Pharmakokinetik
Elim.: in allen Körperzellen metabolisiert, daher keine Dosisanpassung bei Nieren- und Leberinsuffizienz
HWZ: < 10 Sek.

Dosierung
- intravenöse Therapie: Dosisbereich zwischen 2,5 und 25 mg, meist 6–12 mg bei rascher Bolusinjektion

Besonderheiten
geeignet zur differentialdiagnostischen Unterscheidung verschiedener Typen supraventrikulärer Herzrhythmusstörungen, z.B. Demaskierung von Vorhofflattern; nur bei der AV-Knoten-Reentry-Tachykardie kommt es zur Tachykardieunterbrechung

22.4.3.7. Antiarrhythmische Kombinationstherapie

Am häufigsten werden Klasse-Ic-Antiarrhythmika mit Betablockern kombiniert. Diese Kombination hat sich besonders bei der Behandlung von Vorhofflimmern (Rezidivprophylaxe nach Kardioversion, intermittierendes Vorhofflimmern) bewährt. Die anti-arrhythmische Effektivität wird so gesteigert, die Nebenwirkungshäufigkeit der Antiarrhythmika, insbesondere bezüglich pro-arrhythmischer Wirkung reduziert. Zur Rezidivprophylaxe von sonst therapierefraktärem Vorhofflimmern bzw. bei paroxysmalem Vorhofflimmern hat sich die Kombinationstherapie von Amiodaron bzw. Klasse-Ic-Antiarrhytmika plus Betablocker ebenfalls bewährt. Bei malignen ventrikulären Herzrhythmusstörungen (anhaltende Kammertachykardie, Zustand nach Kammerflimmern) sollte, wenn immer möglich, Amiodaron kombiniert mit einem Betablocker (Ausnahme: Sotalol) eingesetzt werden. Die zusätzliche Gabe eines Klasse-Ib- oder -Ic-Antiarrhythmikums kommt nur für Patienten mit immer wieder auftretenden ventrikulären Tachy-kardien bzw. unaufhörlichen Kammertachykardien infrage, bis diese einer Katheterablation zugeführt werden. Die Vorteile einer Kombinationstherapie liegen in der additiven Wirkung aufgrund unterschiedlicher elektrophysiologischer Wirkungsmechanismen und in der Vermeidung hoher Dosierungen der einzelnen Substanzen. Die Einzeldosen können meist erheblich vermindert wer-den, was eine signifikant geringere Inzidenz kardialer und extrakardialer UAW mit sich bringt. Andererseits können sich auch die ungünstigen Effekte von Antiarrhythmika in dieser Kombinationstherapie addieren und so zu einer übermäßigen Hemmung der AV-Überleitung und zum Sinusknotenstillstand führen. In jedem Falle sollte die Einstellung eines Patienten auf eine anti-arrhythmische Kombinationstherapie wegen des potenziellen Risikos in der Klinik erfolgen.

22.4.4. Pharmakotherapie bradykarder Herzrhythmusstörungen

SOFORTMASSNAHMEN
Bradykarde Herzrhythmusstörungen werden in der Notfallsituation bei Nichtverfügbarkeit eines passageren Schrittmachers zunächst medikamentös mit Atropin bzw. Ipratropium oder mit Adrenalin (Epinephrin) bzw. Orciprenalin behandelt. Die Beschleuni-gung der Herzfrequenz kommt über eine parasympathikolytische (Atropin, Ipratropium) oder eine sympathikomimetische Wirkung (Adrenalin, Orciprenalin) zustande.

Wirkstoffe und Dosierung

- Atropinsulfat:	0,5–2 mg i.v. (innerhalb von 1 Min.)
- Ipratropiumbromid:	0,5–1 mg i.v., 3 x 10 mg/Tag p.o.
- Adrenalin (Epinephrin):	2–10 µg/Min.
- Orciprenalinsulfat:	0,25–0,5 mg langsam i.v., als Dauerinfusion 10–30 µg/Min.

Die i.v.-Injektion aller Substanzen sollte unter laufender EKG-Kontrolle erfolgen.

Durch Parasympatholytika und Sympathomimetika kann eine Anhebung der Herzfrequenz (Beschleunigung der Sinusknotentätigkeit, Frequenzsteigerung eines Ersatzzentrums oder eine Beschleunigung der AV-Überleitung) erreicht werden. Es können eingesetzt werden Atropin bzw. Ipratropium (Wirkungseintritt innerhalb 1 Min., Wirkungsmaximum nach wenigen Minuten, Wirkungsdauer etwa 30–60 Min.) oder Adrenalin (Epinephrin).

Die Wirksamkeit von Orciprenalin p.o. ist unsicher. Als schwerwiegende UAW ist vor allem die potenziell arrhythmogene Wirkung einzukalkulieren. Die perorale Therapie mit Ipratropium ist ebenfalls meist nicht dauerhaft erfolgreich. Die Vielzahl von UAW zwingt häufig zum Absetzen.

> **!** Cave: Arrhythmogene Wirkungen, daher nicht bei bradykarden Rhythmusstörungen im Rahmen eines akuten Myokardinfarktes anwenden. Eine medikamentöse Dauertherapie schwerwiegender, klinisch symptomatischer bradykarder Arrhythmien ist weder möglich noch sinnvoll!

22.5. Spezielle supraventrikuläre Herzrhythmusstörungen

Zu den häufigen supraventrikulären tachykarden Rhythmusstörungen gehören unter therapeutischen Gesichtspunkten die Sinustachykardie, die ektope Vorhoftachykardie mit und ohne Block, die AV-Knoten-Reentry-Tachykardie, Vorhofflimmern, Vorhofflattern sowie die atrioventrikulären Tachykardien („WPW-Tachykardien").

22.5.1. Vorhofflimmern

Therapeutisches Vorgehen

Bei Vorhofflimmern unterscheidet man auch unter therapeutischen Gesichtspunkten paroxysmales, persistierendes und permanentes Vorhofflimmern. Paroxysmales Vorhofflimmern terminiert in der Regel innerhalb von 48 Stunden (maximal innerhalb von 7 Tagen) spontan. Persistierendes Vorhofflimmern hält länger als 7 Tage an und kann durch eine Kardioversion in einen Sinusrhythmus umgewandelt werden. Permanentes Vorhofflimmern ist nicht mehr in einen Sinusrhythmus konvertierbar. Paroxysmales Vorhofflimmern ist nur dann behandlungsbedürftig, wenn die Anfälle mit einer bestimmten Häufigkeit (z.B. mehr als einmal pro Monat) auftreten und über mehrere Stunden anhalten. Die Therapie des paroxysmalen Vorhofflimmerns entspricht im Wesentlichen der Rezidivprophylaxe nach Kardioversion. Persistierendes Vorhofflimmern: Zu unterscheiden ist die Akutmaßnahme von der Rezidivprophylaxe. Permanentes Vorhofflimmern: Ist nur dann antiarrhythmisch behandlungsbedürftig, wenn die Kammerfrequenz zu hoch oder zu niedrig ist. Eine Antikoagulation mit oralen Antikoagulantien ist indiziert, wenn zusätzliche „thromboembolische Risikofaktoren" vorliegen, sonst Acetylsalicylsäure. Therapeutisch zu unterscheiden ist die Akutmaßnahme (Senkung der Kammerfrequenz oder Umwandlung in den Sinusrhythmus) von der Rezidivprophylaxe.

Die Umwandlung in den Sinusrhythmus (Kardioversion) kann medikamentös oder elektrisch durchgeführt werden. Vor jeder Kardioversion ist zu prüfen, ob ein Sinusrhythmus auch nach erfolgreicher Kardioversion auf Dauer erhalten werden kann. Bei einer Dauer des Vorhofflimmerns von über 1–2 Jahren sowie einer organischen Herzkrankheit als Ursache ist ein Kardioversionsversuch meist nicht dauerhaft erfolgreich und sollte unterbleiben. Liegt der Beginn des Vorhofflimmerns mehr als 2 Tage zurück, muss der Patient vor Kardioversion für ca. 4 Wochen im therapeutischen Bereich (INR 2,0–3,0) antikoaguliert werden (bevorzugt Phenprocoumon oder Warfarin, im Einzelfall auch Heparin). Auf die Antikoagulation vor Kardioversion kann ggf. verzichtet werden, wenn ein Vorhofthrombus durch eine transösophageale Echokardiographie ausgeschlossen wurde. Auch nach erfolgreicher Kardioversion sollte diese Antikoagulation für mindestens 3 (besser 12) Monate weitergeführt werden.

22.5.1.1. Akuttherapie

Zur Senkung der Kammerfrequenz ist Verapamil bei rascher Überleitung innerhalb von Minuten wirksam. Innerhalb von Stunden wirksam sind Digitoxin oder Digoxin (rasche intravenöse Aufsättigung). Die Kombination beider Maßnahmen ist sinnvoll. Bei manifester Herzinsuffizienz neben rascher intravenöser Digitalisaufsättigung oder bei schon digitalisierten Patienten i.v.-Gabe von Amiodaron.

22.5.1.2. Medikamentöse Kardioversion

Vorzuziehen ist die intravenöse Kardioversion unter stationären Bedingungen (tagesstationärer Aufenthalt unter EKG-Monitorkontrolle), z.B. durch Flecainid oder Propafenon i.v. Bei Unwirksamkeit sollte sich eine elektrische Kardioversion anschließen. Die perorale Kardioversion kann mit Einzeldosen von Propafenon (450–600 mg) oder Flecainid (200–300 mg) ebenfalls unter Monitorkontrolle durchgeführt werden. Eine medikamentöse Kardioversion sollte nur unter folgenden Voraussetzungen durchgeführt werden: kurz dauerndes Vorhofflimmern (< 7 Tage), keine oder minimale strukturelle Herzkrankheit. Die Behandlung ist unter stationären Bedingungen zeitaufwendiger und teurer, unter ambulanten Bedingungen risikoreicher. Eine vorbestehende Digitalistherapie kann fortgesetzt werden. Eine höher dosierte Therapie mit Chinidin oder Disopyramid, wie sie vereinzelt noch angewendet wird, ist wegen der Gefahr erheblicher und zum Teil lebensbedrohlicher unerwünschter kardialer Wirkungen nicht zu empfehlen. Propafenon und Flecainid sollten nicht nach Myokardinfarkt und/oder bei deutlich eingeschränkter linksventrikulärer Funktion eingesetzt werden.

22.5.1.3. Rezidivprophylaxe

(s. Tab. 22.2)
Die entsprechenden Richtlinien basieren auf den Grundlagen der Leitlinien der American Heart Association (AHA), des American College of Cardiology (ACC) sowie der European Society of Cardiology (ESC). Eine Rezidivprophylaxe ist nach erstmalig durchgeführter Kardioversion nicht zwingend erforderlich. Dies gilt insbesondere für Patienten ohne oder mit minimaler struktureller Herzkrankheit. Allerdings geht man heute auch bei diesen Patienten dazu über, sie zumindest bei Fehlen von Kontraindikationen mit Betablockern zu behandeln (β_1-selektiv, ohne ISA). Die übrige Rezidivprophylaxe richtet sich entscheidend danach, ob eine strukturelle Herzkrankheit vorliegt oder nicht. Bei allen Bemühungen um Erhalt des Sinusrhythmus durch Rezidivprophylaxe und ggf. wiederholte Kardioversionen muss berücksichtigt werden, dass mit solchen und ohne solche Bemühungen nach 1–2 Jahren der Anteil der Patienten mit permanentem Vorhofflimmern gleich ist. Liegt keine oder nur eine minimale strukturelle Herzkrankheit vor, erfolgt die Rezidivprophylaxe gewöhnlich mit einem Klasse-Ic-Antiarrhythmikum wie Flecainid, Propafenon. Die Dosierungen für Flecainid und Propafenon liegen bei 200–300 mg täglich und für Propafenon bei 600–750 mg täglich. Amiodaron sollte bei Patienten ohne strukturelle Herzerkrankung – wenn überhaupt – nur bei den Patienten eingesetzt werden, die gegenüber den genannten therapeutischen Maßnahmen refraktär sind. Wie Flecainid und Propafenon sollte Amiodaron mit einem niedrigdosierten Betablocker kombiniert werden. Liegt dagegen eine strukturelle Herzerkrankung vor, kann die Therapie mit Flecainid und Propafenon nur im Ausnahmefall Anwendung finden. D.h. nur bei den Patienten, die eine geringe linksventrikuläre Hypertrophie (Septumwanddicke < 14 mm) haben. Liegt eine erhebliche Linksherzhypertrophie vor, ist Amiodaron die alleinige Therapieoption, selbstverständlich auch hier in Kombination mit einem Betablocker. Ebenfalls ausschließlich mit Amiodaron können Patienten behandelt werden, die eine deutliche linksventrikuläre Funktionseinschränkung aufweisen (linksventrikuläre Auswurffraktion unter 35 %) und/oder Zeichen einer manifesten Linksherzinsuffizienz. Die wenigen Daten, die bisher zu dem neu zugelassenen Dronedaron (Zulassung USA Juli 2009, Schweiz September 2009, Europa (EMEA) September 2009) vorliegen, lassen keine Empfehlung für seine Anwendung bei Patienten mit manifester Herzinsuffizienz aussprechen. Für Patienten mit koronarer Herzkrankheit ist bei Unwirksamkeit eines selektiven Betablockers Sotalol Substanz der 1. Wahl (auch hier Dosierung bis 320 mg/Tag). Für die Sotalol-refraktären Patienten bleibt dann nur noch als Therapieoption Amiodaron. Es ist darauf zu achten, dass Amiodaron auch bei dieser Indikation in der niedrigstmöglichen, noch wirksamen Dosierung eingesetzt wird. In der Regel handelt es sich dabei um Dosierungen von etwa 200 mg/Tag. Für die Patienten, die auch bei dieser Indikation nicht erfolgreich behandelt werden können und mit Rezidiven weiter hochsymptomatisch sind, kommen nichtpharmakologische Therapieoptionen infrage.

Tabelle 22.3: Pharmakologische Rezidivprophylaxe bei Vorhofflimmern

Wirkstoff	Dosierung	Nebenwirkungen/Anmerkungen
Klasse Ic		
Propafenon	3 x 150 mg bzw. 2 x 300 mg (max. 750 mg/Tag) p.o.	1. Wahl bei strukturell herzgesunden Patienten; keine Anwendung bei: LVEF < 35 %, < 3 Monate nach Myokardinfarkt, strukturelle Herzerkrankung; Kombination mit niedrigdosiertem Betablocker
Flecainid	2 x 100 mg, bis max. 2 x 150 mg (max. 300 mg/Tag) p.o.	
Klasse II		
Metoprolol	100–200 mg/Tag in 2 Einzeldosen; Succinat: bis zu 2 x 95 mg/Tag	Bronchokonstriktion, Verstärkung einer Psoriasis, Schlaflosigkeit, Erregungszustände, Halluzinationen, Depressionen, erektile Dysfunktion
Klasse III		
Amiodaron	3 x 200 mg über 2 Wochen, dann 2 x 200 mg über 2 Wochen, dann 200 mg/Tag (Erhaltungsdosis)	1. Wahl bei struktureller Herzerkrankung; Korneaablagerungen 90 % d. Fälle), Photosensibilisierung der Haut, Schilddrüsenfunktionsstörungen (Hypo- und Hyperthyreose), Lungenfibrose (irreversibel); Wirkungseintritt (oral): 4–10 Tage; Kombination mit niedrigdosiertem Betablocker.
Sotalol	2 x 80 mg, bis zu 2 x 160 mg/Tag p.o.	QT-Verlängerung, Torsade-de-pointes-Tachykardien. Sotalol sollte aufgrund der starken proarrhythmischen UAW nur noch selten Anwendung finden.

22

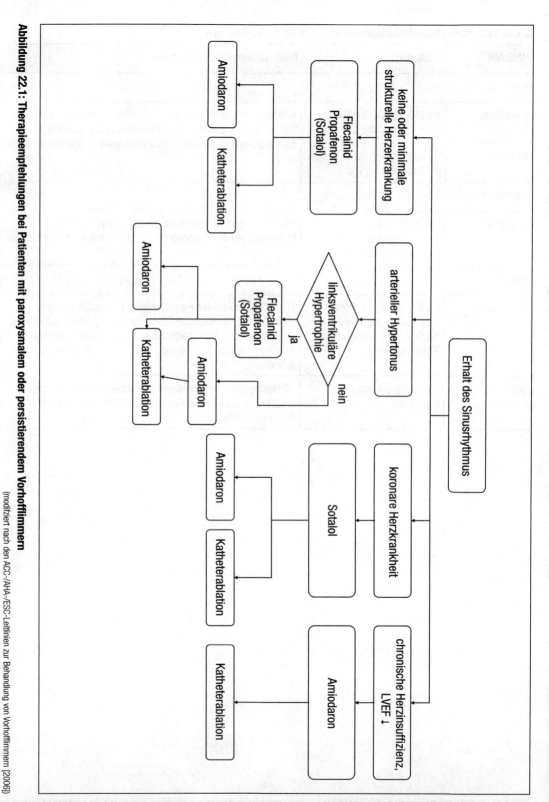

Abbildung 22.1: Therapieempfehlungen bei Patienten mit paroxysmalem oder persistierendem Vorhofflimmern

(modifiziert nach den ACC-/AHA-/ESC-Leitlinien zur Behandlung von Vorhofflimmern [2006])

22.5.2. Sinustachykardie

Eine Kausaltherapie ist meist durch Beeinflussung der Ursache möglich. Häufige Ursachen wie Schilddrüsenüberfunktion (TSH), hochgradige Anämie (Blutbild, Ferritin) sollten ausgeschlossen werden. Bei Erfordernis einer symptomatischen Therapie sind Betablocker indiziert. Bei Kontraindikationen eignen sich Calciumantagonisten, z.B. Verapamil und Diltiazem.

22.5.3. Ektope Vorhoftachykardie

Geht die Tachykardie mit wechselnden AV-Blockierungen (2:1- oder 3:1-Überleitung) einher, liegt häufig eine Digitalisüberdosierung vor (sog. paroxysmale atriale Tachykardie mit Block).

Zur Akuttherapie kommen Betablocker und Calciumantagonisten, z.B. Verapamil und Ditiazem, infrage. Die Therapie einer nichtdigitalis-induzierten Vorhoftachykardie kann ebenso mit Klasse-Ia- und -Ic-Antiarrhythmika durchgeführt werden. Bei Anwendung von Klasse-I-Antiarrhythmika muss eine sorgfältige Nutzen-Risiko-Abwägung erfolgen. Patienten mit koronarer Herzkrankheit und eingeschränkter linksventrikulärer Funktion oder Zustand nach abgelaufenem Myokardinfarkt sollten bei dieser Indikation nicht mit Klasse-I-Antiarrhythmika behandelt werden. Bei nichtdigitalisierten Patienten und Kontraindikation gegenüber den vorgenannten Medikamenten kann auch eine rasche Aufsättigung mit Digitoxin oder Digoxin zur Reduktion der Kammerfrequenz hilfreich sein. Bei Verdacht auf Digitalisüberdosierung: Absetzen von Digitalis sowie Substitution von Kalium, da eine Hypokaliämie manifestationsfördernd wirkt. Bei Risikopatienten für Antiarrhythmika als Akutmaßnahme elektrische Kardioversion, bei Rezidiven bzw. bei Therapierefraktärität Katheterablation des arrhythmogenen Substrates.

22.5.4. AV-Knoten-Reentry-Tachykardie

Sie ist die häufigste supraventrikuläre Tachykardie und kommt vor allem bei Patienten ohne organische Herzkrankheit vor.

Therapeutisches Vorgehen

Akuttherapie: Mittel der Wahl ist Adenosin i.v. unter Kontrolle des Oberflächen- oder Monitor-EKG. Alternativen dazu sind Verapamil oder Ajmalin. Beim Auftreten seltener symptomatischer AV-Knoten-Reentry-Tachykardien ist eine „Pill-in-the-Pocket"-Therapie sinnvoll. Bei Unwirksamkeit vagaler Manöver, z.B. Trinken kalter Flüssigkeit, Valsalva-Manöver, nimmt der Patient bei Auftreten der Tachykardie eine Einmaldosis Verapamil.

Dauertherapie: Treten die Tachykardieepisoden häufiger auf und/oder sind sie für den Patienten beeinträchtigend, ist eine „kurative Therapie" mittels Katheterablation bzw. -modulation der langsamen Bahn (Slow Pathway) des AV-Knotens indiziert. Eine medikamentöse Rezidivprophylaxe ist nur bei Patienten erforderlich, die die interventionelle Therapie ablehnen. Sie wird mit Verapamil p.o. oder mit einem Betablocker bzw. mit Sotalol geführt. Bei Patienten, die mit Betablockern oder Sotalol behandelt werden, darf bei erneutem Auftreten einer Tachykardie eine Akuttherapie mit Verapamil i.v. nur in der Klinik und unter EKG-Monitor-Kontrolle erfolgen.

22.5.5. Vorhofflattern

Für die Akuttherapie sowie die Rezidivprophylaxe gelten viele der für Vorhofflimmern dargestellten Therapieempfehlungen.

Therapeutisches Vorgehen

Akuttherapie: In hämodynamisch problematischen Situationen sollte eine elektrische Kardioversion erfolgen. Eine Frequenzreduktion der Kammern wird am besten durch Gabe von Verapamil i.v. erreicht. Zusätzlich bei nichtdigitalisierten Patienten rasche Aufsättigung mit Digitoxin oder Digoxin. Bei Patienten mit eingeschränkter linksventrikulärer Funktion, bei denen die Gabe negativ inotroper Antiarrhythmika problematisch ist, lässt sich durch eine programmierte Vorhofstimulation die Rhythmusstörung terminieren. In therapierefraktären Fällen ist eine rechtzeitige Kardioversion empfehlenswert.

Rezidivprophylaxe: s. Vorhofflimmern. Die Rezidivprophylaxe mit Antiarrhythmika ist weniger effektiv als bei Vorhofflimmern. Bei Vorhofflattern ist daher heute die „kurative Therapie" mittels Katheterablation (rechtsatriale Isthmusablation) Maßnahme der Wahl.

22.5.6. Atrioventrikuläre Tachykardien (WPW-Tachykardien)

Sie treten bei akzessorischen Leitungsbahnen zwischen Vorhöfen und Kammern auf und führen häufig zu supraventrikulären Tachykardien vom Reentry-Typ (AVRT).

Therapeutisches Vorgehen
Akuttherapie (klassische orthodrome AVRT mit schmalem Kammerkomplex): Ajmalin i.v.; bei Therapierefraktärität Kardioversion. Kommt es zum Vorhofflimmern mit rascher Überleitung, ist ebenfalls eine Kardioversion indiziert.
Rezidivprophylaxe bzw. Dauertherapie: Bei häufigen und/oder für den Patienten beeinträchtigenden Tachykardieepisoden sowie bei prognostisch bedeutsamen Tachykardien besteht die Indikation zur „kurativen Therapie" mittels Katheterablation. Nur bei Patienten, die eine interventionelle Therapie ablehnen, ist heute noch eine prophylaktische Antiarrhythmikagabe indiziert, z.B. mit Betablocker, Sotalol, Propafenon oder Flecainid. Verapamil, Digitoxin und Digoxin sind in der Akut- und Dauertherapie dieser Rhythmusstörung kontraindiziert.

22.6. Spezielle ventrikuläre Herzrhythmusstörungen

Es werden maligne, potenziell maligne und benigne Rhythmusstörungen unterschieden.

Therapeutisches Vorgehen
Studien haben weltweit zum Überdenken der Nutzen-Risiko-Relation der antiarrhythmischen Pharmakotherapie, vor allem bei ventrikulären Arrhythmien geführt. Nach deren Ergebnissen ist bei Postinfarktpatienten mit asymptomatischen nichtanhaltenden ventrikulären Rhythmusstörungen von einer antiarrhythmischen Therapie mit Klasse-I-Antiarrhythmika selbst bei wirksamer Suppression der Rhythmusstörungen keinerlei Nutzen, sondern eher Schaden zu erwarten. Wirksam dagegen sind Betablocker und mit Einschränkung Amiodaron.

22.6.1. Kammerflimmern

Sofortige Defibrillation, bei weiterbestehendem Kammerflimmern (bzw. bei adipösen Patienten primär) Defibrillation mit 150–200 J (biphasisch) oder 360 J (monophasisch), ggf. sofort wiederholen. Bei Therapierefraktärität nach drittem Defibrillationsversuch Vorbehandlung mit Amiodaron, dann erneute Defibrillation mit 200 J (biphasisch) bzw. 360 J (monophasisch). Bei weiterer Erfolglosigkeit i.v.-Injektion von 1 mg Adrenalin (alle 3–5 Min.), anschließend weitere Defibrillation mit 200/360 J. Bei Persistenz des Kammerflimmerns nach der dritten Schockabgabe Gabe von 300 mg Amiodaron.

22.6.2. Anhaltende Kammertachykardien

Sie gehen von den Herzkammern (> 10 Schläge/Min.) aus, halten > 30 Sek. an oder führen innerhalb von 30 Sek. zu einer hämodynamischen Instabilität. Bei deren Eintreten ist die sofortige elektrische Kardioversion angezeigt. Bei hämodynamisch tolerierter Kammertachykardie Versuch einer medikamentösen Terminierung mit Amiodaron oder Ajmalin. Rezidivprophylaxe unter Überwachung mittels Monitor bzw. Langzeit-EKG und/oder programmierter Elektrostimulation. Als prophylaktisch wirkende Antiarrhythmika kommen Betablocker, Amiodaron und Sotalol infrage. Durch Langzeittherapie gelingt es lediglich, die Häufigkeit der Arrhythmierezidive zu reduzieren. Ob die Prognose günstig beeinflusst wird, ist fraglich. Eine wesentliche Verbesserung der Prognose ist dagegen nur durch die Implantation eines Kardioverters/Defibrillators möglich. Eine zusätzliche Therapie mit den genannten Antiarrhythmika ist immer dann notwendig, wenn häufige Arrhythmierezidive (Kammerflimmern oder Kammertachykardien) vorliegen. Eine besondere Situation stellen ventrikuläre Arrhythmien bei angeborenem QT-Syndrom dar: Diese Patienten sind durch einen plötzlichen Herztod gefährdet. Grundsätzlich besteht die Indikation zur prophylaktischen Therapie mit Betablockern (β_1-selektiv ohne ISA, z.B. Metoprolol oder Bisoprolol). Auch hier großzügige Indikationsstellung zur Implantation eines Defibrillators. Prophylaktisch werden stabile anhaltende Kammertachykardien medikamentös unter Überwachung mit Langzeit-EKG-Kontrolle und/oder programmierter Elektrostimulation eingestellt.

Es gelangt das Antiarrhythmikum zur Daueranwendung, das sich bei einer seriellen Austestung als effektiv erwiesen hat. Standardtherapeutikum ist heute Amiodaron, evtl. in Kombination mit einem Betablocker (derzeit das Maximum der möglichen Therapie). In jedem Fall sollte einschleichend dosiert und die Dosierung nach Bedarf langsam zur Höchstdosis gesteigert werden. Bei Unwirksamkeit bzw. Unverträglichkeit ist die Implantation eines Kardioverters/Defibrillators oder der Versuch einer Katheterablation des arrhythmogenen Substrats sinnvoll. Bei hämodynamisch nichttolerierten Kammertachykardien besteht in der Regel primär die Indikation zur Implantation eines Defibrillators.

22.6.3. „Torsade-de-pointes"-Tachykardien (Spitzenumkehrtachykardien)

Es handelt sich um potenziell maligne ventrikuläre Rhythmusstörungen. Sie treten meist bei Patienten auf, die mit Medikamenten, die zu einer QT-Verlängerung führen (s. Tab. 22.3), vorbehandelt sind. Diese kardiale Nebenwirkung von Medikamenten ist häufig (z.B. bei Patienten mit seltenen, angeborenen QT-Syndromen) und wird oft übersehen. Bei einer Torsade-de-pointes-Tachykardie besteht immer die Möglichkeit eines Übergangs in Kammerflimmern. Notfalltherapie mittels Kardioversion bzw. Defibrillation. Da die Arrhythmie zu frühen Rezidiven neigt, ist die Rezidivprophylaxe entscheidend: sofortiges Absetzen des auslösenden Medikamentes, fortlaufende EKG-Überwachung bis zur Normalisierung des QT-Intervalls. Korrektur manifestationsfördernder Faktoren (z.B. Hypokaliämie). Magnesiumsalze in hoher Dosierung i.v., wenn nicht erfolgreich. Temporäre Schrittmachertherapie (Bradykardie ebenfalls manifestationsbegünstigend) mittels atrialer oder ventrikulärer Stimulation. Alternativ Infusion von Isoprenalin.

Tabelle 22.3: Medikamente, die zu einer Verlängerung des QT-Intervalls im Oberflächen-EKG führen können*
(Aus: DER ARZNEIMITTELBRIEF, 2004; 38, 50)

Antiarrhythmika	Ajmalin (Gilurytmal®), Amiodaron, Chinidin (z.B. Chinidin-Duriles®), Disopyramid (Rythmodul®), Propafenon, Sotalol
Antibiotika (Makrolide)	Azithromycin (Ultron®, Zithromax®), Clarithromycin (Biaxin®, Cyllind®, Klacid®, Mavid®), Clindamycin, Erythromycin, Roxithromycin, Spiramycin (Rovamycine®, Selectomycin®)
Antibiotika (Fluorchinolone)	Gatifloxacin (Bonoq®), Levofloxacin (Tavanic®), Moxifloxacin (Avalox®), Sparfloxacin
Antibiotika (Andere)	Trimethoprim-Sulfamethoxazol
Antihistaminika	Clemastin (Tavegil®), Diphenhydramin (Betadorm®, Dolestan® u.a.), Hydroxyzin (AH 3® N, Atarax®, Elroquil®), Terfenadin
Antidepressiva	Amitriptylin, Clomipramin, Desipramin (Petylyl®)), Doxepin, Imipramin, Maprotilin
Neuroleptika	Amisulprid (Solian®), Chlorpromazin (Propa-phenin®), Clozapin, Fluphenazin, Haloperidol, Melperon, Olanzapin (Zyprexa®), Pimozid (Orap®), Sulpirid, Thioridazin, Risperidon (Risperdal®), Sertindol, Tiaprid, Ziprasidon (Zeldox®)
Selektive Serotonin-Wiederaufnahmehemmer	Fluoxetin, Paroxetin, Sertralin (Gladem®, Zoloft®)
Antikonvulsiva	Valproinat
Andere Psychopharmaka	Chloralhydrat (Chloraldurat®), Levomethadon (L-Polamidon®), Lithium, Naratriptan (Naramig®), Sumatriptan (Imigran®), Venlafaxin (Trevilor®), Zolmitriptan (AscoTop®)
Antiparkinsonmittel	Amantadin, Budipin (Parkinsan®)
Malariamittel	Chinin, Chloroquin, Halofantrin, Mefloquin (Lariam®)
Diuretika	Indapamid
Lipidsenker	Probucol
Nootrope Geriatrika	Vincamin
Chemotherapeutika	Tamoxifen, Pentamidin i.v. (Pentacarinat®)

Immunsuppressiva	Tacrolimus (Prograf®)
Peptide	Octreotid (Sandostatin®)
Virustatika	Foscarnet (Foscavir®)
Muskelrelaxantien	Tizanidin (Sirdalud®)
Röntgen-Kontrastmittel	Ioxaglinsäure (Hexabrix®)

* Die Tabelle stellt keinen Anspruch auf Vollständigkeit. Die Angaben beruhen auf dem aktuellen wissenschaftlichen Erkenntnisstand, soweit er öffentlich zugänglich ist (publizierte Studien, z.B. Medline-Recherchen, Fallberichte, Internet-Veröffentlichungen, Fachinformationen, Rote Liste, Mitteilungen von Zulassungsbehören).
Im Internet findet sich unter www.torsades.org eine Medikamentenliste, die ständig aktualisiert wird und die einzelne Medikamente hinsichtlich ihres Risikos, Torsade-de-pointes zu induzieren, klassifiziert. Nicht bei allen aufgeführten Substanzen wurden Torsade-de-pointes während Behandlung beobachtet.
In den Fallberichten über Torsade-de-pointes ist der kausale Zusammenhang mit der Einnahme der jeweiligen Substanz nicht immer evident, und eine reine Koinzidenz kann im Einzelfall nicht ausgeschlossen werden.

22.6.4. Potenziell maligne ventrikuläre Rhythmusstörungen

Es handelt sich um nichtanhaltende ventrikuläre Arrhythmien, z.B. nach Myokardinfarkt bei eingeschränkter linksventrikulärer Funktion oder bei anderen organischen Herzkrankheiten mit deutlich reduzierter linksventrikulärer Funktion. Nach Myokardinfarkt können nen Betablocker die Prognose des Patienten verbessern. Ob Amiodaron zusätzlich zu einer weiteren Verbesserung der Prognose führt, ist umstritten. Alle anderen Antiarrhythmika kommen in dieser Situation nicht infrage. Auch bei Patienten mit Herzinsuffizienz können Betablocker das Risiko des plötzlichen Herztodes vermindern und so die Prognose verbessern. Die effektivste Prävention des plötzlichen Herztodes kann bei beiden Patientengruppen durch die Implantation eines Defibrillators erreicht werden.

22.6.5. Benigne ventrikuläre Rhythmusstörungen

Die Indikation zur antiarrhythmischen Therapie sollte besonders kritisch gestellt werden. Wenn im Einzelfall aufgrund ausgeprägter subjektiver Symptomatik eine antiarrhythmische Therapie erfolgen soll, können neben Betablockern und Sotalol auch Klasse-Ic-Antiarrhythmika angewendet werden. Viele Patienten erfahren eine deutliche Besserung durch Betablocker. In jedem Fall gilt, dass eine antiarrhythmische Therapie unter Kontrolle des Langzeit-EKG-Befundes vor und während der Therapie erfolgen muss. Nur selten wird man bei benignen Arrhythmien und ausgeprägten Beschwerden mit Klasse-Ic-Antiarrhythmika behandeln. Gegebenenfalls ist auch hier eine Kombinationstherapie mit niedrigdosierten Betablockern sinnvoll. Alternativ kommt bei hochsymptomatischen Patienten auch eine Ablation des arrhythmogenen Substrat infrage.

22.7. Hinweise zur wirtschaftlichen Verordnung

Tabelle 22.4: DDD-Kosten für verordnungsrelevante Wirkstoffe des Jahres 2008

Wirkstoff	DDD-Kosten (Euro)
Klasse-Ib-Antiarrhythmika	
Mexiletin	2,93
Klasse-Ic-Antiarrhythmika	
Flecainid	1,26
Propafenon	0,52
Klasse-III-Antiarrhythmika	
Amiodaron	0,73
Sotalol	0,30
Klasse-IV-Antiarrhythmika	
Ipratropiumbromid	3,74
Verapamil	0,38

Quelle: GKV-Arzneimittelindex im Wissenschaftlichen Institut der AOK (WIdO)

23. Arterielle Hypertonie

Fazit für die Praxis

Ab dem 50. Lebensjahr leidet mindestens jeder Zweite an einer arteriellen Hypertonie. Weniger als 20 % der Hochdruckkranken sind gut eingestellt (Blutdruck unter 140/90 mmHg bzw. unter 130/80 mmHg bei Diabetes mellitus und/oder Nephropathie). Die schlecht oder gar nicht Behandelten profitieren nicht oder nur unzureichend von der möglichen Reduktion des zerebrovaskulären und kardiovaskulären Risikos und Verlängerung der Lebenserwartung. Bei leichter Hypertonie und niedrigem kardiovaskulärem Risiko sollten zunächst Allgemeinmaßnahmen (Gewichtsreduktion, vermehrte körperliche Aktivität, Reduktion des Alkoholkonsums und der Kochsalzaufnahme) bevorzugt werden, bei unbefriedigender Wirkung gefolgt von einer medikamentösen Monotherapie. Eine primäre Kombinationstherapie ist sinnvoll bei Patienten mit Blutdruckwerten über 160/100 mmHg oder hohem kardiovaskulärem Risiko sowie bei Patienten, denen man den schrittweisen Aufbau einer Langzeittherapie nicht verständlich machen kann.

Diuretika sind Basistherapeutika, insbesondere bei älteren Patienten, und wichtige Kombinationspartner. Das Fehlen eines Diuretikums ist die häufigste Ursache für eine unzureichend wirkende Dreierkombination. Sie senken die kardiovaskuläre Morbidität und Mortalität. Thiazide und ihre Analoga zählen zu den preiswertesten Arzneimitteln in der Hypertonietherapie. Als UAW sind Verschlechterung der Kohlenhydrattoleranz, Hyperurikämie und Hypokaliämie zu beachten, aber bei den antihypertensiv wirksamen niedrigen Dosen (z.B. 15–25 mg Hydrochlorothiazid) selten. Dennoch ist eine zurückhaltende Verordnung beim metabolischen Syndrom bei jüngeren Patienten ratsam. Niedrige Dosen von Hydrochlorothiazid und des in Deutschland unterbewerteten lang wirkenden Chlortalidon vermeiden akute diuretische Effekte und damit eine Verschlechterung der Compliance. Schleifendiuretika (z.B. Furosemid, Torasemid) sind bei eingeschränkter Nierenfunktion indiziert.

Betablocker bleiben Mittel 1. Wahl bei Hypertonikern mit KHK und Herzinsuffizienz und gelten bei jüngeren Patienten und solchen mittleren Alters nach wie vor als wichtige Antihypertensiva, insbesondere bei hyperkinetischem Herzsyndrom, tachykarden Herzrhythmusstörungen oder Neigung zu vorübergehenden Blutdrucksteigerungen unter physischen und psychischen Belastungen. Betablocker senken die kardiovaskuläre Morbidität und Mortalität. Bei der Schlaganfallprävention älterer Patienten sind Betablocker den Diuretika und Calciumantagonisten unterlegen. Wie die Diuretika sollten sie bei Hypertonikern mit hohem Diabetesrisiko vermieden werden. Für die antihypertensive Therapie werden die $Beta_1$-selektiven Betarezeptorenblocker (z.B. Bisoprolol, Metoprolol, Atenolol) empfohlen und ermöglichen als Generika eine kostengünstige Therapie. Bradykarde Reizbildungs- und Reizleitungsstörungen sind ebenso wie das Asthma bronchiale eine praktisch wichtige Kontraindikation. Bei chronisch obstruktiver Lungenerkrankung (COPD) können die $Beta_1$-selektiven Betablocker jedoch bei fehlenden Alternativen unter entsprechenden Kontrollen eingesetzt werden. In der Praxis wird der Einsatz der Betablocker durch die häufige UAW „Dynamikbremse", Adynamie und insgesamt die Herabsetzung der körperlichen Leistungsfähigkeit beeinträchtigt.

Calciumantagonisten werden in der Monotherapie bevorzugt bei Älteren und unabhängig vom Alter in der Kombinationstherapie eingesetzt. Verwendet werden sollten nur die lang wirksamen Dihydropyridine (z.B. Amlodipin, Nitrendipin) sowie Verapamil oder Diltiazem. In Metaanalysen fällt die Unterlegenheit der Calciumantagonisten bei der Vermeidung einer systolischen Herzinsuffizienz auf. Vorteile wurden aber wiederholt in der Schlaganfallprävention gesehen. Die Mehrzahl der Calciumantagonisten liegt als Generikum vor und ermöglicht eine kostengünstige Therapie. Calciumantagonisten sind kontraindiziert bei akutem Koronarsyndrom, bei dekompensierter Herzinsuffizienz, Verapamil und Diltiazem bei bardykarden Herzrhythmusstörungen. Störende UAW sind Kopfschmerzen, Flush, Unterschenkel- und Knöchelödeme sowie Obstipation.

ACE-Hemmer werden zur initialen Monotherapie der Hypertonie bei Patienten jeden Alters verwendet. Sie sind bei systolischer Herzinsuffizienz zwingend indiziert und bevorzugt bei renaler Hypertonie. Eine über die Blutdrucksenkung hinausgehende Wirkung bei schwerer Arteriosklerose und KHK und einigen Nierenerkrankungen wird diskutiert. Zum Erreichen der Zielblutdruckwerte ist sehr häufig eine Kombination mit einem Diuretikum oder einem Calciumantagonisten erforderlich.
Im Vergleich zu Calciumantagonisten sind ACE-Hemmer besser kardioprotektiv, schützen aber weniger vor einem Schlaganfall. Eine Reihe gut erprobter Substanzen mit ausreichend langer Wirkungsdauer stehen als kostengünstige Generika zur Verfügung, z.B. Ramipril, Enalapril, Lisinopril. Bei 5–15 % der Patienten erzwingt ein trockener Reizhusten das Absetzen bzw. Umsetzen auf einen AT_1-Antagonisten. Diese UAW kann ebenso wie ein Angioödem auch erst nach monatelangem Gebrauch auftreten! Lebensbedrohliche Hyperkaliämien können auftreten bei Niereninsuffizienz und/oder bei gleichzeitiger Gabe kaliumsparender Diuretika (Spironolacton!), NSAR und Cotrimoxazol. Zu beachten sind evt. Dosisanpassungen bei Niereninsuffizienz. Verstärkte anaphylaktische Reaktionen, z.B. bei Insektenstichallergie, können auftreten.

AT_1-Antagonisten („Sartane") entfalten weitgehend die gleichen Effekte wie die ACE-Hemmer, haben jedoch weniger UAW. Wahrscheinlich sind Sartane die Antihypertensiva mit der größeren Compliance. Vor allem aus Kostengründen ergibt sich die Indikation zum Einsatz eines Sartans zurzeit noch vorwiegend bei einer Unverträglichkeit der ACE-Hemmer. Zum Erreichen des Zielblutdruckwertes ist wie bei dem ACE-Hemmer überwiegend eine Kombination mit einem Diuretikum erforderlich. 2 neuere Studien haben gezeigt, dass Telmisartan über eine Beobachtungsdauer von 2-4 Jahren bei kardiovaskulären Risikopatienten die Inzidenz von z.B. erneuten Schlaganfällen nicht vermindert. Die UAW Hyperkaliämie entspricht der obigen Angabe bei ACE-Hemmern. Reizhusten stellt keine spezifische UAW der Sartane dar.

Unter Mono- oder Kombinationstherapie mit Vertretern der bisher genannten Substanzgruppen dürften über 95 % der Hypertoniker einstellbar sein. Für die übrigen stehen zusätzlich zur Verfügung:

$Alpha_1$-Blocker sind aus den Empfehlungen zur Monotherapie oder Zweifachkombination bei Hypertonie verschwunden. Ihre Anwendung beschränkt sich auf schwere Hypertonieformen, die eine antihypertensive Drei- oder Vierfachkombination benötigen. Sie sind vorteilhaft bei gleichzeitig bestehendem Prostataadenom. Die Tagestherapiekosten des Generikums Doxazosin sind relativ hoch. Urapidil hat sich vor allem in der Notfalltherapie bewährt.

Antisympathotonika ($Alpha_2$-Agonisten) sind ebenfalls Reservemedikamente für die Kombinationstherapie bei schweren Hypertonieformen, z.B. wenn Betablocker kontraindiziert sind und eine Reflextachykardie durch peripher dilatierende Substanzen gedämpft werden muss (Achtung: stets in Kombination mit Diuretika). Hauptvertreter nach Verordnungen ist Moxonidin; Methyldopa hat die bevorzugte Indikation bei Schwangerschaftshypertonie und Clonidin, u.a. parenteral, bei hypertensiven Notfällen.

Reserpin-Diuretika-Kombinationen werden zur Erstbehandlung nicht mehr empfohlen. Bei einer bestehenden guten Blutdruckeinstellung muss die Therapie nicht geändert werden.

Vasodilatatoren sind Reserveantihypertensiva für besondere Situationen: Dihydralazin und Minoxidil werden nur in sachgerechter Kombination mit anderen Wirkstoffen in der therapieresistenten Hypertonie eingesetzt. Der **Reneninhibitor Aliskiren** wurde 2007 als erster oral verfügbarer Wirkstoff aus dieser Gruppe neu eingeführt. Bei der Monotherapie und in Zweifachkombinationen ist seine blutdrucksenkende Wirkung etwa gleich groß wie die anderer Antihypertensiva. Wegen fehlender Langzeitstudien mit harten Endpunkten ist der Stellenwert der Substanz noch unklar.

23.1. Wirkstoffübersicht

empfohlene Wirkstoffe	weitere Wirkstoffe
Amilorid	Aliskiren
Amlodipin	Betaxolol
Atenolol	Diazoxid
Bisoprolol	Dihydralazin
Bunazosin	Eplerenon
Candesartan	Eprosartan
Captopril	Gallopamil
Carvedilol	Nitroprussidnatrium
Celiprolol	Olmesartan
Chlortalidon	Pindolol
Clonidin	Prazosin
Diltiazem	Propranolol
Doxazosin	Reserpin
Enalapril	
Felodipin	
Fosinopril	
Furosemid	
Glyceroltrinitrat (Nitroglyzerin)	
Hydrochlorothiazid	
Irbesartan	
Isradipin	
Lisinopril	
Losartan	
Methyldopa	
Metoprolol	
Minoxidil	
Moxonidin	
Nebivolol	
Nicardipin	
Nifedipin	
Nilvadipin	
Nisoldipin	
Nitrendipin	
Ramipril	
Spironolacton	
Talinolol	
Telmisartan	
Terazosin	
Triamteren	
Urapidil	
Valsartan	
Verapamil	

23.2. Klinische Grundlagen

23.2.1. Definition und Pathogenese

Die Hypertonie ist eine dauerhafte Erhöhung des arteriellen Blutdrucks, die zu Schäden an großen und kleinen Gefäßen der Nieren, des Gehirns, der Augen, des Herzens und der Extremitäten führt. Hinzu kommen direkte Wirkungen auf Myokard (Hypertrophie) und Aorta (Dilatation), in schweren Fällen auch Nekrosen der Arteriolen – u.a. der Nieren, des Gehirns und der Augen.

Für die häufigste Hochdruckform, die essenzielle oder primäre Hypertonie, gibt es bisher kein allgemein anerkanntes pathogenetisches Modell. Offenbar entsteht sie aus einer Interaktion von genetischer Disposition mit Verhaltens- und Umweltfaktoren. Neben sehr seltenen monogenetischen Hypertonieformen, die auch den sekundären Hypertonien zugerechnet werden könnten, werden Einflüsse genetischer Polymorphismen, vor allem aber ein komplexes Zusammenwirken verschiedener Gene diskutiert. Beteiligt ist eine Vielzahl von Hormonen, anderen Mediatoren, Rezeptoren, Signalmolekülen sowie neuralen und humoralen Effektoren. Adaptative Hochdruckfolgen an Herz, Gefäßen und Nieren sind nicht nur Vorboten schwerer Organerkrankungen, sondern tragen auch zur Verschlimmerung des Hochdrucks bei. So werden unterschiedliche Phasen der Hochdruckkrankheit diskutiert mit einer Aktivierung von Sympathikus und Renin-Angiotensin-System zu Beginn und einem anschließenden Übergang in eine Kochsalz-Volumenabhängigkeit mit zunehmender Beeinträchtigung renaler Partialfunktionen. Dem entsprechen Hinweise auf eine unterschiedliche Ansprache junger und älterer Hochdruckpatienten auf Medikamente wie Betablocker und ACE-Hemmer einerseits, Diuretika und Calciumantagonisten andererseits.

23.2.2. Einteilung/Epidemiologie

Eine **sekundäre Hypertonie** liegt in 3–5 % der Fälle vor, d.h. eine andere Krankheit (renal, endokrin, Aortenisthmusstenose) ist ihre Ursache. Die weitaus häufigere **primäre oder essenzielle Hypertonie** ist eine Ausschlussdiagnose.

Neben dieser Einteilung nach der Ursache ist eine Einteilung nach dem Schweregrad sinnvoll. Sie erfolgt nach den systolischen und diastolischen Druckwerten. Eine besondere Verlaufsform stellt die maligne Hypertonie dar (vgl. Tab. 23.1).

In Deutschland und anderen Industrienationen steigt im Durchschnitt der Bevölkerung der Blutdruck mit dem Alter unphysiologisch an. Zurzeit hat etwa jeder zweite Mann mit dem 55. und etwa jede zweite Frauen mit dem 60. Lebensjahr die Normgrenze von 140/90 mmHg überschritten, häufiger systolisch, seltener systolisch und diastolisch.

23.2.3. Diagnostik

Entscheidend ist eine verlässliche Messung der Blutdruckhöhe. Zum Ausschluss eines „Weißkitteleffektes" (Praxishypertonie) auf den Blutdruck sind wiederholte nichtärztliche und nichtpersonengebundene Messungen, z.B. mit einem Automaten in einem ruhigen Raum der Praxis, sinnvoll. Die Blutdruckselbstmessung und vor allem die 24-Stunden-Messung geben wichtige Informationen über die Höhe des Blutdrucks unter Alltagsbelastung und im Nachtschlaf. Dabei werden auch jene Patienten gefunden, die in der Praxis einen normalen Blutdruck haben, jedoch erhöhte Mittelwerte während des Tages (Praxisnormotonie).

Neben dem Schweregrad der Hypertonie sind weitere Daten des Risikoprofils zu erfassen (Lipidstatus, Blutzucker, Rauchgewohnheiten, Übergewicht und psychische Belastungen neben Alter und Geschlecht). Bereits vorliegende hochdruckbedingte, aber auch hochdruckunabhängige Schäden der Organe, die durch eine Hypertonie gefährdet sind, sollten erkannt werden. Dies ist im Mittel mit einer hohen kardiovaskulären, das alters- und geschlechtstypische Risiko übersteigenden Gefährdung verbunden. Liegen noch keine Organschäden vor, ist eine quantitative Abschätzung des kardiovaskulären Gesamtrisikos auf der Grundlage der oben genannten Risikofaktoren möglich und sinnvoll (z.B. nach PROCAM SCORE). Begleiterkrankungen können für die Wahl des Antihypertensivums relevant sein. Die selteneren sekundären Hochdruckformen (renal, renovaskulär, endokrin) können die Medikamentenwahl beeinflussen oder durch eine invasive Therapie heilbar bzw. besser einstellbar sein. Vor allem bei jungen Patienten mit schwerer Hypertonie oder bei Nichtansprechen einer ausreichenden konservativen Behandlung müssen u.a. Nierenarterienstenosen oder ein primärer Aldosteronismus ausgeschlossen werden.

Tabelle 23.1: Stadieneinteilung der Hypertonie

Blutdruck	systolisch (mmHg)		diastolisch (mmHg)
Optimal	< 120	und	< 80
Normal	120–129	und	80–84
noch normal	130–139	oder	85–89
Hypertonie			
Grad 1 (leicht)	140–159	oder	90–99
Grad 2 (mittelschwer)	160–179	oder	100–109
Grad 3 (schwer)	≥ 180	oder	≥ 110
isolierte systolische Hypertonie	≥ 140	und	< 90
maligne Hypertonie	diastolischer Blutdruck (≥ 115 mmHg und Fundus hypertonicus malignus)		

23.3. Therapie: allgemeine Gesichtspunkte

23.3.1. Therapieindikation

Nur selten, wie etwa bei hypertensiven Notfällen, dringenden Behandlungsindikationen oder Gestosen (s. Hypertensive Notfälle und Hypertoniebehandlung in der Schwangerschaft) ist eine umgehende Blutdruckeinstellung aufgrund nur einiger weniger Messungen notwendig.

In allen übrigen Fällen von nicht mehr normalem Blutdruck sind zunächst blutdrucksenkende, nichtmedikamentöse Allgemeinmaß-nahmen zu empfehlen, bei Werten von und über 180/110 mmHg, Niereninsuffizienz und bei Diabetes mellitus zusätzlich eine baldige medikamentöse Therapie. Bei geringeren Blutdrucksteigerungen sollte die Indikation zur Einleitung einer Pharmakotherapie vom kardiovaskulären Gesamtrisiko abhängig gemacht werden (s. Diagnostik, Einzelheiten: Arzneimittelkommission der deutschen Ärzteschaft: Empfehlungen zur Therapie der arteriellen Hypertonie. Arzneiverordnung in der Praxis, 3. Auflage in Vorbereitung).

23.3.2. Therapieziel

Ziel jeder antihypertensiven Therapie ist die Verhinderung bzw. Progressionshemmung kardiovaskulärer Komplikationen einschließ-lich Nierenschäden. Hierzu werden generell Blutdruckwerte unter 140/90 mmHg in der Praxis angestrebt, die selbst gemessenen oder Tagesmittelwerten von 135/85 mmHg entsprechen. Dies gilt auch, soweit verträglich, im Alter. Liegen eine Niereninsuffizienz, KHK oder Diabetes mellitus mit Mikroalbuminurie vor, sollten Werte unter 130/80 mmHg, bei einer Proteinurie von über 1 g/24 Stun-den Werte unter 125/75 mmHg erreicht werden.

23.3.3. Nichtmedikamentöse Maßnahmen

Nichtmedikamentöse Maßnahmen (s. Tab. 23.2) sollten berücksichtigt werden. Ihre blutdrucksenkende Wirkung ist im Einzelfall sehr unterschiedlich, ihre Umsetzung abhängig von Führung, am besten einer besonderen Schulung des Patienten.

Vermeidbare blutdrucksteigernde Genussmittel sind Alkohol von mehr als 30g/Tag, Lakritze in größerer Menge und Nikotin. Psycho-stimulantien, Immunsuppressiva, Antirheumatika, Erythropoetin, Sympathomimetika und Sexualhormone (Ovulationshemmer!) können ebenfalls den Blutdruck erhöhen. Bei Hypertoniepatienten müssen deren Indikationen überprüft und evt. Auslassversuche gemacht werden.

Tabelle 23.2.: Nichtmedikamentöse Maßnahmen bei arterieller Hypertonie

1. Senkung des Blutdruckes
• Gewichtsreduktion bei Übergewicht
• vermehrte körperliche Aktivität (z.B. dynamisches Ausdauertraining ≥ 30 Min. an den meisten Tagen der Woche)
• Reduktion der Kochsalzaufnahme auf 5 g/Tag anstreben
• Reduktion des Alkoholkonsums (< 30 g/Tag)
• Einstellen des Rauchens
• cholesterinsenkende Ernährung
2. Prävention von Folgeerkrankungen, jedoch ohne oder nur mit geringem Einfluss auf den Blutdruck
• gesundheitsfördernde Ernährung (obst- und gemüsereiche, fettarme und fettmodifizierte Kost)

23.3.4. Therapeutisches Vorgehen

Eine große Zahl gut wirksamer und verträglicher Arzneimittel steht zur Verfügung. Wichtigste Therapieziele sind die Reduktion der kardiovaskulären Morbidität und Mortalität. Da klinische Studien hierfür einen validen Zusammenhang mit der Blutdrucksenkung gezeigt haben, stellt im Einzelfall das Erreichen der Zielblutdruckwerte mit dem jeweiligen Antihypertensivum das entscheidende Kriterium dar. Eine vergleichsweise günstige Wirkung pro mmHg Blutdrucksenkung gilt als belegt für die KHK-Prävention durch ACE-Hemmer und für die Schlaganfallprävention durch Calciumantagonisten. Bei der Auswahl sind weiterhin Verträglichkeit, Kontraindikationen und Komorbidität zu beachten.

Es gibt keine „Standardtherapie". Bei Patienten ohne Begleiterkrankungen, mit leicht erhöhtem Blutdruck und niedrigem kardio-vaskulären Gesamtrisiko sollte mit einem Diuretikum, einem ACE-Hemmer (ersatzweise bei Unverträglichkeit einem Angioten-sinrezeptorantagonisten), einem Calciumantagonisten oder einem Betablocker begonnen werden. Bei älteren Patienten sind Diuretika oder Calciumantagonisten etwas besser geeignet. Bei höherem kardiovaskulären Risiko ist der Beginn mit einer Zweifachkombination, die immer ein Diuretikum oder einen Calciumantagonisten enthalten sollte, sinnvoll (weitere Einzelheiten s. Abb. 23.1). Liegen Begleiterkrankungen vor, wie bei der Mehrzahl vor allem älterer Patienten, sind weitere differentialtherapeu-tische Überlegungen notwendig (s. Tab. 23.3).

Bei der großen Zahl verfügbarer Antihypertensiva sind „nichteinstellbare" essenzielle oder renale Hypertonien große Ausnahmen. Hier muss evtl. erneut nach sekundären Hypertonien gesucht werden, häufiger scheitert die Einstellung an mangelnder Com-pliance. Die Patienten von der Notwendigkeit der Behandlung zu überzeugen, ist eine wichtige und zugleich schwierige Aufgabe des Arztes. An die Stelle pauschaler Aussagen zu den Gefahren des hohen Blutdrucks sollte die individuelle Darlegung von kardiovaskulärem Risiko und Chancen der Behandlung treten. Die Hypertonie macht nur selten Beschwerden, die den Patienten täglich an die Notwendigkeit der Tabletteneinnahme erinnern. Da die Therapietreue (Compliance und Persistenz) von der Häufig-keit der täglichen Einnahmen (1 x tgl., 2 x tgl., 3 x tgl.) abhängt, sollten vorzugsweise Präparate mit langer Halbwertszeit verwendet werden, die nur einmal täglich gegeben werden können. In jeder Substanzgruppe stehen hierzu Medikamente zur Verfügung. Eine Hypertonietherapie mit nur einer Tabletteneinnahme täglich ist dann bei den meisten Patienten möglich. Wird ein Präparat mit langer Halbwertszeit einmal vergessen oder erst am späten Vormittag eingenommen, ist die Zeit ohne Medikamenteneinwirkung gering.

Der Arzt oder seine Helferin sollte beim Kontrollbesuch überschlagen, ob der Patient mit der verordneten Zahl an Tabletten für den Zeitraum zwischen beiden Beratungen auskommen konnte. Eine fehlende Compliance kann auch an ausbleibenden Begleit-wirkungen der Medikamente erkannt werden, z.B. bei Betablockern ohne sympathikomimetische Eigenwirkung an der fehlenden Senkung der Herzfrequenz gegenüber den Ausgangswerten. Außerdem sollten Antihypertensiva mit hoher Bioverfügbarkeit der Vorzug gegeben werden, da hierdurch stärkere Schwankungen der Plasmaspiegel vermieden werden.

Die Therapie wird in der Regel mit niedrigen oder mittleren Dosen begonnen. Zu beachten ist, dass der hiermit erreichbare maxi-male blutdrucksenkende Effekt oft erst nach mehreren Wochen eintritt. So werden jedoch Unverträglichkeiten wie Müdigkeit und Schwindel vermieden.

Cave: Wegen des zirkadianen Rhythmus mit hohen Blutdruckwerten am Morgen sollen Antihypertensiva morgens frühzeitig eingenommen werden. Häufig lassen sich mit der 24-Stunden-Messung stark erhöhte und gefährdende Blutdruckwerte in den ersten Stunden nach dem Aufwachen nachweisen. In diesen Fällen ggf. abendliche Therapie steigern. Ein einfacheres und verlässlicheres Vorgehen kann eine Dosis beim Zubettgehen sein, wenn durch 24-Stunden-Messung zu tiefe Nachtwerte ausgeschlossen werden.

Wird der Blutdruck nicht befriedigend gesenkt, ist zunächst Non-Compliance so gut wie möglich auszuschließen (s.o.); bei mittel dosierter Monotherapie spricht etwa ein Drittel der Patienten nicht und in Abhängigkeit von der Schwere des Hochdrucks etwa ein weiteres Drittel nur unzureichend an. Vor weiterer Dosissteigerung der Monotherapie sollte entweder an einen Wechsel des Antihypertensivums oder an eine Kombinationsbehandlung gedacht werden.

Intraindividuell korrelieren die Blutdrucksenkungen unter Monotherapie mit Diuretika (D) und Calciumantagonisten (C) einerseits sowie unter Betablockern (B) und ACE-Hemmern (A) andererseits. Es ist daher sinnvoll, nach der AB/CD-Regel zu verfahren, d.h. bei einem Therapiewechsel von A oder B auf C oder D zu wechseln und umgekehrt, jedoch eher nicht von A auf B bzw. von C auf D.

Für eine Kombination spricht, dass häufig mit niedrigen Dosen gute Effekte ohne wesentliche UAW erzielt werden können. Wird auch hier nach der AB/CD-Regel verfahren, enthält eine Zweifachkombination immer ein Diuretikum oder einen Calciumantagonisten. Bei einer **Kombination** (vgl. Abb. 23.1) sollten keine Antihypertensiva mit gleichem Wirkungsmechanismus gegeben werden (z.B. 2 Calciumantagonisten). Peripher dilatierende Substanzen, die zu einer reflektorischen Tachykardie führen (Dihydropyridin-Calciumantagonisten, Alpha$_1$-Blocker, Minoxidil) sollten mit Substanzen kombiniert werden, die eher bradykardisierend wirken (Betablocker, Moxonidin). In einer Drei- und Mehrfachkombination sollte immer ein Diuretikum enthalten sein. Generell werden bei uns Diuretika als Antihypertensiva zu selten verordnet. Bei nicht zu hohem Kochsalzkonsum sind häufig niedrige Dosen ausreichend. Bei Kombinationstherapie kann die Gabe fixer Kombinationen sinnvoll sein, häufig jedoch erst für die Dauerbehandlung nach der Phase der Einstellung.

Ein **Auslass- oder Dosisreduktionsversuch** ist nur bei einigen wenigen Patienten erfolgreich. Er ist gerechtfertigt, wenn niedrignormale Blutdruckwerte über mindestens 6–12 Monate dokumentiert sind (Kontrollen mit der 24-Stunden-Messung!).

(Vgl.: Arzneimittelkommission der deutschen Ärzteschaft: Empfehlungen zur Therapie der Arteriellen Hypertonie. Arzneiverordnung in der Praxis, 3. Auflage in Vorbereitung)

Hinweise zur wirtschaftlichen Verordnung

Die antihypertensive Therapie muss in der Regel lebenslang durchgeführt werden. Daher spielen Kostengesichtspunkte eine stärkere Rolle als z.B. bei Medikamenten, die meist nur kurzfristig gegeben werden müssen, wie z.B. Antibiotika. Da für die wichtigsten Substanzgruppen der Antihypertensiva Generika zur Verfügung stehen, sollten diese stets bevorzugt werden.

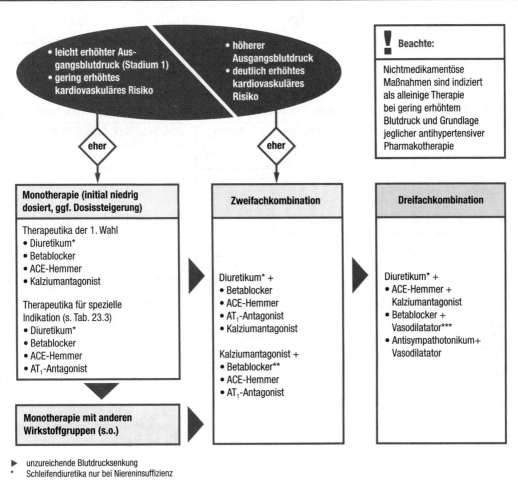

23

Therapeutika der 1. Wahl
- Diuretikum*
- Betablocker
- ACE-Hemmer
- Kalziumantagonist

Therapeutika für spezielle
Indikation (s. Tab. 23.3)
- Diuretikum*
- Betablocker
- ACE-Hemmer
- AT₁-Antagonist

Monotherapie (initial niedrig dosiert, ggf. Dosissteigerung)

Monotherapie mit anderen Wirkstoffgruppen (s.o.)

Zweifachkombination

Diuretikum* +
- Betablocker
- ACE-Hemmer
- AT₁-Antagonist
- Kalziumantagonist

Kalziumantagonist +
- Betablocker**
- ACE-Hemmer
- AT₁-Antagonist

Dreifachkombination

Diuretikum* +
- ACE-Hemmer + Kalziumantagonist
- Betablocker + Vasodilatator***
- Antisympathotonikum+ Vasodilatator

- leicht erhöhter Ausgangsblutdruck (Stadium 1)
- gering erhöhtes kardiovaskuläres Risiko

- höherer Ausgangsblutdruck
- deutlich erhöhtes kardiovaskuläres Risiko

! Beachte:

Nichtmedikamentöse Maßnahmen sind indiziert als alleinige Therapie bei gering erhöhtem Blutdruck und Grundlage jeglicher antihypertensiver Pharmakotherapie

▶ unzureichende Blutdrucksenkung
* Schleifendiuretika nur bei Niereninsuffizienz
** Kombination nur mit Dihydropyridinderivat
*** hier: Kalziumantagonist, ACE-Hemmer oder Alpha-Rezeptorenblocker, Minoxidil nur bei therapieresistenter Hypertonie, als Diuretikum dann ein Schleifendiuretikum

Abbildung 23.1: Vorgehen und Stufen bei der antihypertensiven Therapie

23.4. Pharmakotherapie

23.4.1. Antihypertensiva zur Langzeittherapie

Tabelle 23.3: Differentialtherapie der arteriellen Hypertonie unter Berücksichtigung sog. Begleiterkrankungen

	Diuretika	Betablocker	ACE-Hemmer	AT$_1$-Antagonisten	Calciumantagonisten
Herzinsuffizienz	+	+[1]	+	+	–
Vorhofflimmern – intermittierend			+	+	
permanent	+/–	+			Verapamil
Angina pectoris (stabil)	+/–	+	+/–	+/–	+[6]
Z.n. Myokardinfarkt	+/–	+[2]	+	+/–	+[6]
Diabetes mellitus	+/–	+[3]	+	+	+/-
obstruktive Bronchialerkrankung	+/–	–[7]	+/–	+/–	+/–
Nierenerkrankung, u.a. diabetische Nephropathie	+[4]	+/–	+[5]	+[5]	+/–

1 Metoprolol, Bisoprolol, Carvedilol additiv zu ACE-Hemmern
2 ohne intrinsische sympathomimetische Aktivität (ISA)
3 Beta$_1$-selektive Rezeptorenblocker senken das kardiovaskuläre Risiko; Maskierung von Hypoglykämiesymptomen möglich
4 Niereninsuffizienz (Clearance unter 30 ml/Min./1,73 m^2): keine Thiazide, sondern Schleifendiuretika verwenden; wegen Gefahr der Hyperkaliämie keine „Kaliumsparer"
5 insbesondere bei Proteinurie, Kontraindikation bei Nierenarterienstenose beidseits oder einseitig bei Einzelniere
6 Dihydropyridin-Calciumantagonisten sind im Zeitraum bis zu 4 Wochen nach Infarkt und bei instabiler Angina pectoris kontraindiziert
7 insbesondere bei Asthma bronchiale
(+) gesicherte pro mm/Hg Blutdrucksenkung zusätzliche Wirkungen/Indikationen
(-) nachteilige Wirkungen
DHP = Dihydropyridin

23.4.1.1. Diuretika

Vergleichende Bewertung
(s.a. Tab. 23.2). Saluretika sind Basistherapeutika, insbesondere bei älteren Patienten. Als Basis einer Kombinationsbehandlung ist eine Reduktion der Gesamtmortalität sowie der kardiovaskulären Mortalität und Morbidität mehrfach belegt. Die metabolischen UAW (Hypokaliämie, Verschlechterung der Kohlenhydrattoleranz, Harnsäureerhöhung etc.) sind zu beachten. Bei den bereits antihypertensiv wirksamen kleinen Dosen (z.B. Hydrochlorothiazid 12,5–25 mg/Tag) sind sie selten. Die Langzeiteffekte eines unter Therapie auftretenden Diabetes mellitus sind ungeklärt. Bei metabolischem Syndrom vor allem bei jüngeren Patienten sollten Diuretika daher eher zurückhaltend verordnet werden. Im Mittel ist die Compliance unter Diuretika schlechter als unter den meisten anderen Antihypertensiva. Möglicherweise gilt dies nicht für niedrig dosierte, lang wirkende Substanzen wie Chlortalidon, die keinen spürbaren diuretischen Effekt mehr aufweisen.
Die kaliumsparenden Diuretika Triamteren und Amilorid werden zur Monotherapie nicht verwendet. Bei niedriger Dosierung der Thiazide sind Kombinationen mit kaliumsparenden Diuretika oft entbehrlich. Mit der zusätzlichen Gabe eines Aldosteronantagonisten (Spironolacton, Eplerenon) konnte wiederholt die scheinbare Therapieresistenz eines Hochdrucks durchbrochen werden. Triamteren, Amilorid und die Aldosteronantagonisten (Spironolacton und Eplerenon) können bei Patienten mit reduzierter Nierenfunktion und/oder gleichzeitiger Gabe nichtsteroidaler Antiphlogistika oder von ACE-Hemmern zu lebensbedrohlicher Hyperkaliämie führen. Diabetiker sind zusätzlich gefährdet. Schleifendiuretika sind bei eingeschränkter Nierenfunktion (Serumkreatinin > 2 mg/dl) indiziert.

Wirkungsmechanismus

Das Maximum der Blutdrucksenkung wird zumeist erst nach wenigen Wochen über eine Abnahme des zirkulierenden Blutvolumens und des peripheren arteriellen Gefäßwiderstandes (Abnahme der Reaktivität der Gefäße auf Katecholamine durch die Abnahme des intrazellulären Na^+-Gehaltes) erreicht. Die antihypertensive Wirkung tritt bereits in Dosen auf, die nur eine geringe diuretische Wirkung aufweisen. Der Wirkung der Aldosteronantagonisten kann ein zunächst nicht erkannter primärer Aldosteronismus zugrunde liegen, der auch bei niedrig normalen Kaliumwerten vorliegen kann.

Indikation(en)

Thiazidderivate sind den Schleifendiuretika überlegen. Letztere ersetzen die Thiazide bei deutlich eingeschränkter Nierenfunktion (ab Stadium IV, d.h. bei Clearance-Werten unter 30 ml/Min.). Die blutdrucksenkende Wirkung der Schleifendiuretika bei normaler Nierenfunktion wird nicht einheitlich beurteilt.

Unerwünschte Arzneimittelwirkungen

Auch bei den verwendeten niedrigen Dosen (Hydrochlorothiazid 12,5–25 mg) sind Hypokaliämien, Manifestation oder Verschlechterung eines Diabetes mellitus oder Anstieg der Blutlipide bei entsprechend disponierten Patienten unter einer Langzeittherapie möglich. Kontrollen vor allem des Serumkaliums sind vor allem zu Beginn einer Behandlung empfehlenswert. Sehr selten: Schwindel, Schwächegefühl, Sehstörungen und Mundtrockenheit.

Pharmakokinetik

s. Kap. Herzinsuffizienz

Amilorid

Wirkungsmechanismus

Amilorid wirkt am spätdistalen Tubulus und am kortikalen Sammelrohr. Die diuretische Potenz ist gering. In geeigneten Dosen können sich seine kaliumretinierenden Effekte und die kaliumausscheidenden Effekte bei Kombinationstherapie mit Thiaziden gegenseitig aufheben.

Indikation(en)

Anwendung in Kombinationspräparaten; Hypertonie, kardial bedingte Ödeme

Kontraindikationen

Anurie, Hyperkaliämie, schwere Hyponatriämie, Niereninsuffizienz, Schwangerschaft, Stillzeit, Kinder

Wechselwirkungen

Hyperkaliämie möglich bei gleichzeitiger Gabe von ACE-Inhibitoren, AT_1-Antagonisten, nichtsteroidalen Antiphlogistika, Aldosteronantagonisten, dadurch Wirkungsverminderung von Herzglykosiden möglich; erhöhte Lithiumspiegel; erhöhte Metforminkonzentrationen möglich (**!Cave: Laktatazidose!**)

Unerwünschte Arzneimittelnebenwirkungen

Übelkeit, Erbrechen, Durchfall, Hyperkaliämie, Urtikaria, Exanthem

Dosierung

Amilorid in Kombination mit Thiaziden:
- Hydrochlorothiazid (HCT) + Amilorid:
  12,5–25 mg/Tag HCT + 1,25–2,5 mg/Tag Amilorid p.o.

Wirkungsmechanismus
als Monosubstanz schwaches Saluretikum mit gleichzeitiger Kaliumretention; schwaches Antihypertensivum

Indikation(en)
s. Amilorid

Kontraindikationen
Schwangerschaft, Stillzeit, Niereninsuffizienz, Hyperkaliämie, Anurie

Unerwünschte Arzneimittelwirkungen
Übelkeit, Erbrechen, Benommenheit, Wadenkrämpfe, Azidose, Hyperkaliämie, Allergien; selten: megaloblastäre Anämie, hämolytische Anämie, akute interstitielle Nephritis, Triamteren-Nierensteine

Wechselwirkungen
s. Amilorid

Besonderheiten
Triamteren bewirkt, dass der Urin im UV-Licht fluoresziert (Überprüfung der Compliance möglich)

Dosierung
Triamteren in Kombination mit Thiaziden:
- Hydrochlorothiazid + Triamteren:
  12,5–25 mg/Tag HCT + 25–50 mg/Tag Triamteren p.o.

Hinweise zur wirtschaftlichen Verordnung
Die mittleren DDD-Kosten betragen für Hydrochlorothiazid 0,19 Euro/Tag für Chlortalidon 0,14 Euro/Tag. Die Kosten für Kombinationen von Hydrochlorothiazid mit Triamteren liegen bei 0,18 Euro/Tag Kombinationen mit Amilorid bei 0,15 Euro/Tag. Somit zählen die Thiaziddiuretika zu den preiswertesten Medikamenten in der Hypertonietherapie.

Spironolacton

(s. Kap. Funktionsstörungen der Nebennieren)

23.4.1.2. Betablocker

Vergleichende Bewertung
Betablocker gelten bei jüngeren und Patienten mittleren Alters nach wie vor als wichtige Antihypertensiva. Sie senken die Gesamtmortalität sowie die kardiovaskuläre Morbidität und Mortalität. Bei Älteren sind sie bei der Vermeidung kardiovaskulärer Komplikationen den Diuretika möglicherweise unterlegen, wenn keine besonderen Behandlungsindikationen (z.B. KHK) vorliegen. Eine Unterlegenheit zeigte sich bei der Schlaganfallprävention älterer Patienten metaanalytisch im Vergleich zu einer Diuretika-basierten Therapie sowie im Vergleich zu einer Angiotensinrezeptorblocker-basierten Behandlung. Sie sind nebenwirkungsarme, insbesondere bei jüngeren Patienten sehr wohl brauchbare Antihypertensiva. Ausnahmen sind Patienten mit metabolischem Syndrom, da auch Betablocker diabetogen sein können. Viele Patienten empfinden die unter verschiedenen Betablockern beobachtete Dämpfung als positiv, andere fühlen sich jedoch durch eine Abnahme der körperlichen Belastbarkeit beeinträchtigt. Bei älteren Patienten sind Betablocker vorzugsweise in Kombination mit Diuretika prognostisch wirksam.
Bei kardialen Reizbildungs- und Reizleitungsstörungen, obstruktiver Ventilationsstörung, arterieller Verschlusskrankheit und Diabetes mellitus sind vor allem nichtkardioselektive Betablocker kontraindiziert. Eine von Männern berichtete Impotenz wird meist zu Unrecht den Betablockern angelastet.
Für die antihypertensive Therapie werden die Beta$_1$-selektiven Rezeptorenblocker (Atenolol, Bisoprolol, Betaxolol, Metoprolol, Talinolol) empfohlen, ferner Betablocker mit vasodilatierender Zusatzwirkung (Celiprolol, Nebivolol, Carvedilol), für die jedoch eine Prognoseverbesserung bei antihypertensiver Therapie nicht belegt ist. Unterschiede zwischen den Betablockern bei der Verhin-

derung kardiovaskulärer Hochdruckfolgen sind u.a. wegen der ungleichen Studienlage umstritten. Das gilt auch für eine postulierte Unterlegenheit von Atenolol im Vergleich zu Metoprolol. Daher spielt der Preis für die Auswahl der Substanzen eine wichtige Rolle. Nichtselektive Betablocker (z.B. Propranolol) sowie jene mit sympathikomimetischer Eigenwirkung ISA (z.B. Pindolol) bieten keinen Vorteil. Sie sollten daher nicht oder nur in Ausnahmefällen genutzt werden.

Als spezielle Indikation für Betablocker gilt eine Hypertonie bei jüngeren Menschen, bei Patienten mit koronarer Herzkrankheit, bei solchen mit tachykarden Rhythmusstörungen oder mit Neigung zu vorübergehenden Blutdrucksteigerungen unter physischen und psychischen Belastungen.

Die in antihypertensiven Langzeitstudien am häufigsten untersuchten selektiven Blocker sind Metoprolol und Atenolol. Die oben genannten Einschränkungen für Betablocker sind vor allem für das in Studien am häufigsten verwendete Atenolol belegbar. Ob dieses gruppenspezifisch ist oder substanzspezifisch, ist nicht endgültig geklärt. Die renale Elimination von Atenolol und die damit verbundene Notwendigkeit zur Dosisanpassung an die Nierenfunktion kann als Nachteil betrachtet werden.

Wirkungsmechanismus

Mehrere Mechanismen werden angeführt: Infolge einer Blockade der Beta-Adrenozeptoren, Abnahme der Reninsekretion (Rückgang des Angiotensin II), Abnahme der Kontraktilität des Myokards und der Herzfrequenz (vermindertes Minutenvolumen), erhöhte Empfindlichkeit der Barorezeptoren, Beeinflussung zentralnervöser sympathischer Rezeptoren sowie Zunahme der Prostacyclin-Biosynthese. Celiprolol besitzt eine $Beta_2$-stimulierende Wirkung. Carvedilol blockiert neben $Beta_1$- und $Beta_2$- auch $Alpha_1$-Rezeptoren. Nebivolol ist hoch $Beta_1$-selektiv und gefäßerweiternd über eine endothelabhängige NO-Freisetzung.

Indikation(en)

- Hypertonie, Angina pectoris, tachykarde Rhythmusstörungen
- klar etabliert sind die Betablocker – hier stets beginnend mit sehr niedrigen Dosen – in der Therapie der stabilen systolischen Herzinsuffizienz, früher eine Kontraindikation (Bisoprolol, Carvedilol, Metoprolol)
- für einige Betablocker wurde eine Wirksamkeit bei der Prophylaxe des Reinfarktes bewiesen
- verschiedene Betablocker (auch nichtselektive) werden bei der Thyreotoxikose, zur Migräneprophylaxe oder lokal beim Glaukom angewandt
- auch bei lokaler Gabe z.B. von Timolol (Augentropfen) sind systemische Wirkungen, z.B. Brachykardie, keine Seltenheit

Kontraindikationen

- absolut: AV-Block II. und III. Grades, Asthma bronchiale
- relativ: COPD und arterielle Verschlusskrankheit
- mögliche UAW sind bei $Beta_1$-Blockern in der Regel gering und z.B. eine Bronchospastik durch Bestimmung des PEF („peak expiratory flow"), Information und Beobachtung des Patienten leicht kontrollierbar; dennoch gilt als Regel, beim Vorliegen der genannten Zweiterkrankungen Betablocker nur unter strengsten Kontrollen anzuwenden und nur, wenn Alternativen fehlen

Unerwünschte Arzneimittelwirkungen

Die Senkung der Pulsfrequenz ist außer bei Blockern mit ISA und Nebivolol so zuverlässig, dass an der Compliance des Patienten zu zweifeln ist, wenn keine Verlangsamung gegenüber dem Ausgangswert auftritt. Der häufigste Grund, der zu Absetzen oder Dosisreduktion zwingt, ist die Bradykardie (insbesondere bei älteren Patienten). Weitere unerwünschte Arzneimittelwirkungen sind Müdigkeit, Antriebsschwäche, Schlafstörungen, Schwindel, Kopfschmerz sowie Leistungsminderung bei sportlicher Betätigung. Diese Symptome gehen oft bei längerer Anwendung zurück. Außerdem können Symptome einer Hypoglykämie maskiert werden. Bei Diabetikern können die Symptome des hypoglykämischen Schocks abgeschwächt werden, sodass dieser nicht rechtzeitig erkannt und behandelt wird. Diese Gefahr ist bei $Beta_1$-selektiven Blockern geringer als unter $Beta_{1+2}$-Blockern, muss aber mit dem Patienten besprochen werden.

Hinweise zur wirtschaftlichen Verordnung

Wichtige Betablocker liegen als Generika vor und sind daher preiswert. Die DDD-Kosten liegen für Atenolol und Bisoprolol bei 0,26 Euro/Tag, für Metoprolol bei 0,33 Euro/Tag, für Betaxolol bei 0,26 Euro/Tag und für Nebivolol bei 0,25 Euro/Tag. Carvedilol ist mit DDD-Kosten von 0,48 Euro/Tag deutlich teurer. Fixe Kombinationen von Metoprolol mit Hydrochlorothiazid bzw. Atenolol mit Chlortalidon liegen bei 0,32 bzw. 0,33 Euro pro DDD.

 Cave: Wegen Gefahr eines Rebound-Phänomens (Tachykardien, Blutdruckanstieg, Zittern, vermehrtes Schwitzen, Kopfschmerz) Betablocker nicht abrupt absetzen!

Metoprolol

Wechselwirkungen
s. Atenolol

Pharmakokinetik
BV: durchschnittlich 35–50 %
Elim.: nahezu ausschließlich durch hepatischen Metabolismus; CYP3A4 und das polymorphe CYP2D6 (möglicherweise reduzierter Dosisbedarf bei defizienten Metabolisierern) sind beteiligt; 2–3 Hauptmetaboliten haben schwache betablockierende Aktivität
HWZ: 3–5 Std. (Metabolit 8 Std.); bei schwerer Leberzirrhose und portokavalem Shunt erhöhte BV und reduzierte Clearance, daher deutliche Dosisreduktion erforderlich

Dosierung
50–100(–200) mg/Tag

Atenolol

Wechselwirkungen
- bei Gabe von Antidiabetika Maskierung einer Hypoglykämie möglich
- Verstärkung der blutdrucksenkenden Wirkung durch NSMRI-Antidepressiva, Barbiturate und Phenothiazine
- kardiodepressive Wirkung kann durch Antiarrhythmika und Narkotika verstärkt werden
- sorgfältige Überwachung bei gleichzeitiger Gabe von Calciumantagonisten vom Verapamil- und Diltiazem-Typ
- Cimetidin, Lidocain oder Chlorpromazin können die Betarezeptoren-blockierende Wirkung verstärken
- verstärkte negativ chrono- und dromotrope Wirkung ist möglich bei gleichzeitiger Anwendung mit Clonidin, Alpha-Methyldopa oder Herzglykosiden
- nichtsteroidale Antiphlogistika können die blutdrucksenkende Wirkung von Betablockern abschwächen
- beträchtlicher Blutdruckanstieg bei gleichzeitiger Anwendung mit Monoaminoxidasehemmern oder Sympathomimetika möglich

Pharmakokinetik
BV: 46 %
Elim.: vorwiegend renale Elimination; Dosisanpassung bei Niereninsuffizienz (!!); bei Serumkreatinin 2–5 mg/dl maximale Tagesdosis 50 mg, ab Serumkreatinin 5 mg/dl maximal 25 mg/Tag
HWZ: 6–7 Std.

Dosierung
50–100 mg/Tag

Bisoprolol

Wechselwirkungen
s. Atenolol

Pharmakokinetik
BV: 90 %
Elim.: hepatische und renale Elimination; Dosisanpassung nur bei terminaler Niereninsuffizienz: 2,5–5 mg/Tag
HWZ: 10–12 Std.

Dosierung
2,5–5(–10) mg/Tag, bei sehr schweren Nierenfunktionsstörungen Halbierung der Dosis

Betaxolol

(s. Kurzprofil im Anhang)

Carvedilol

Wechselwirkungen
s. Atenolol; Cimetidin, Hydralazin und Alkohol können systemische Verfügbarkeit von Carvedilol erhöhen

Pharmakokinetik
BV: 25 %
Elim.: vorwiegend hepatische Elimination (überwiegend durch CYP2D6 und CYP2C9, beide polymorph) mit biliärer Ausscheidung der Metaboliten
HWZ: 6–10 Std.

Dosierung
25–50 mg/Tag

23.4.1.3. Calciumantagonisten

Vergleichende Bewertung
Calciumantagonisten finden sich in 3 Wirkstoffklassen. Neben 2 asiatischen Studien liegt für einen Vertreter der größten Gruppe, der Dihydropyridine (Nitrendipin), eine europäische placebokontrollierte Studie bei älteren Patienten mit isolierter systolischer Hypertonie vor. In einer Post-hoc-Subgruppenanalyse der mit Monotherapie behandelten Patienten nahm sowohl die kardiovaskuläre Mortalität als auch die Morbidität an allen kardiovaskulären Erkrankungen zusammen genommen ab. In der Gesamtstudie unter Einschluss der Kombinationstherapie zum Erreichen des Zielblutdrucks sank vor allem die Rate an Schlaganfällen sowie die aller kardiovaskulärer Ereignisse zusammengenommen, nicht dagegen die Mortalität. Die umfangreichsten Erfahrungen aus Vergleichsstudien liegen inzwischen mit Amlodipin vor. Hier wie auch in Metaanalysen der vorliegenden Studien zu Calciumantagonisten fällt immer wieder eine Unterlegenheit der Dihydropyridine bei der Vermeidung einer Herzinsuffizienz auf. Dies gilt auch für die Diphenylalkylamine (Hauptvertreter: Verapamil) und das Benzodiazepin Diltiazem. Vor allem kurz wirkende Dihydropyridine können auch bei koronarer Herzkrankheit nachteilig sein. Vorteile wurden bei den Calciumantagonisten dagegen wiederholt in der Schlaganfallprävention gesehen. Auf Bevölkerungsebene sind kardiale Komplikationen im Mittel deutlich häufiger als Schlaganfälle. Dies ändert sich jedoch mit zunehmendem Alter, vor allem bei Frauen. Ausreichend evaluierte Instrumente für eine differenzierte Risikoevaluation zwischen den genannten Komplikationsarten liegen nicht vor. Calciumantagonisten sollten vorzugsweise bei Älteren, bei speziellen Indikationen (s. Tab. 23.3) oder im Rahmen der Stufentherapie (s. Abb. 23.1) eingesetzt werden. Vorteile bei ihrer Anwendung sind fehlende Stoffwechseleffekte und fehlende zentralnervöse Wirkungen. Verwendet werden sollten nur die lang wirkenden Dihydropyridine (Amlodipin, Nitrendipin, Nicardipin, Nisoldipin, Nilvadipin, Felodipin, Isradipin) sowie Verapamil oder Diltiazem.

 Cave: Substanzen mit langer Halbwertszeit (tägliche Einmalgabe) bevorzugen!

Wirkungsmechanismus
Durch Blockade des langsamen Calciumeinstroms in die Zellen der Gefäßmuskulatur, des Reizleitungssystems und des Myokards wird die Ansprechbarkeit auf unterschiedliche Reize herabgesetzt. Dabei wirken die Dihydropyridinderivate, mehr als Verapamil und Diltiazem, überwiegend am peripheren Gefäßsystem über die Herabsetzung des peripheren Gefäßwiderstandes. Calciumantagonisten beeinflussen weder den Glukose- noch den Lipidstoffwechsel. Da kurz wirkende Dihydropyridine (z.B. Nifedipin) über die Gefäßwirkung reflektorisch die Herzfrequenz erhöhen (Anstieg des Noradrenalinspiegels im Plasma), sollten sie mit Betablockern kombiniert werden. Für Amlodipin und Isradipin wird keine Erhöhung der Herzfrequenz beschrieben.

Indikation(en)
- alle Calciumantagonisten: Hypertonie und zur symptomatischen Behandlung bei koronarer Herzkrankheit
- Verapamil: Hypertonie plus tachykarde Rhythmusstörungen

- nichtretardiertes Nifedipin: nur bei hypertensivem Notfall
- Calciumantagonisten können bei Asthma bronchiale und peripheren Durchblutungsstörungen eingesetzt werden

Kontraindikationen
- unbehandelte systolische Herzinsuffizienz ab NYHA III
- einzelne Substanzen bei Schwangerschaft, z.B. Diltiazem, Lercanidipin (Fachinformationen beachten!)
- zusätzlich für Dihydropyridine in den ersten 4 Wochen nach einem Myokardinfarkt; Diltiazem, Verapamil und Gallopamil: AV-Block II. und III. Grades, „kranker Sinusknoten", Bradykardie, Vorsicht bei Anwendung in Kombination mit Betablockern (keine i.v.-Gaben)!

Unerwünschte Arzneimittelwirkungen
- Dihydropyridine: Kopfschmerz, Flush, Schwindel, Tachykardien, Herzschmerzen, Beinödeme
- Verapamil: Bradykarde Rhythmusstörungen, Verstärkung einer Herzinsuffizienz, Obstipation, Flush u.a.
- Gingivahyperplasien können unter allen Substanzen auftreten und sind durch regelmäßige Zahn- und Mundpflege zu beherrschen

Besonderheiten
Wegen der für das kurz wirksame unretardierte Nifedipin erwähnten kardialen Übersterblichkeit sollte es nur bei der hypertensiven Krise eingesetzt werden.

Hinweise zur wirtschaftlichen Verordnung
Amlodipin und Nitrendipin liegen mit durchschnittlichen DDD-Kosten von 0,12 Euro bzw. 0,19 Euro etwa in der Größenordnung der Diuretika und niedriger als die Betablocker. Die anderen Calciumantagonisten sind teurer: z.B. Felodipin 0,32 Euro, Isradipin 0,54 Euro und Verapamil mit 0,38 Euro pro DDD.

Nitrendipin

Wechselwirkungen
- Cimetidin, Erythromycin, Ketoconazol, Itraconazol, Fluconazol, Ritonavir, Indinavir, Nelfinavir und Saquinavir können die Dihydropyridinplasmaspiegel erhöhen
- Rifampicin, Phenytoin, Carbamazepin und Phenobarbital können die Plasmaspiegel senken
- Erhöhung des Plasmaspiegels von Digoxin und Theophyllin möglich

Pharmakokinetik
BV: 16–24 %
Elim.: hepatische Elimination (CYP3A4); Dosisreduktion bei Leberinsuffizienz
HWZ: 8–12 Std.

Dosierung
1–2 x 10–20 mg/Tag

Felodipin

Wechselwirkungen
s. Nitrendipin

Pharmakokinetik
BV: 15 %
Elim.: hepatische Elimination (CYP3A4); Dosisreduktion bei Leberinsuffizienz
HWZ: terminal 24 Std.

Dosierung
5–10 mg/Tag

Amlodipin

Wechselwirkungen
s. Nitrendipin

Pharmakokinetik
BV: 64–80 %
Elim.: hepatische Elimination (CYP3A4); Dosisreduktion bei Leberinsuffizienz
HWZ: 35–50 Std.

Dosierung
5(–10) mg/Tag

Isradipin

Wechselwirkungen
s. Nitrendipin

Pharmakokinetik
BV: 14–24 %
Elim.: hepatische Elimination (CYP3A4), Dosisreduktion bei Leberinsuffizienz
HWZ: 5–10 Std.

Dosierung
2,5–5(–10) mg/Tag

Verapamil

Indikation(en)
- Anfallstherapie supraventrikulärer Tachykardien (AV-Knoten-Reentry-Tachykardie) sowie Frequenzreduktion bei Vorhofflimmern und -flattern mit rascher Überleitung
- orale Therapie zur Normalisierung der Kammerfrequenz bei chronischem Vorhofflimmern und Vorhofflattern, jedoch keine Anwendung beim Präexzitationssyndrom mit Vorhofflimmern bzw. -flattern, da die Refraktärzeit des AV-Knotens erhöht wird, hierdurch wird die Leitung über die akzessorische Leitungsbahn auf die Kammer begünstigt (**!Cave: Kammerflimmern!**)

Kontraindikationen
Herzinsuffizienz, höhergradige AV-Blockierungen, Sinusknotensyndrom, Vorhofflimmern bei Präexzitationssyndrom (z.B. WPW-Syndrom)

Unerwünschte Arzneimittelwirkungen
unter der i.v.-Injektion kurz dauernder Sinusknotenstillstand, AV-Blockierungen, Blutdruckabfall, gastrointestinale und neurologische Beschwerden

Wechselwirkungen
- Verstärkung kardiovaskulärer Wirkungen (AV-Blockade, Herzfrequenz, Blutdrucksenkung) bei gleichzeitiger Gabe von Antiarrhythmika, Betablockern (**keine gleichzeitige intravenöse Gabe von Betablockern, keine intravenöse Gabe von Verapamil bei mit Betablockern behandelten Patienten**), Inhalationsanästhetika
- Erhöhung der Plasmaspiegel von Digoxin, Chinidin, Theophyllin, Ciclosporin, Midazolam, Prazosin sowie Carbamazepin
- erniedrigte Verapamilspiegel bei Therapie mit Phenytoin, Rifampicin und Phenobarbital
- Wirkungsabschwächung und verstärkte Neurotoxizität von Lithium möglich

Pharmakokinetik

BV: 20–35 %, nach Mehrfachgabe höher; ausgeprägter hepatischer First-Pass-Metabolismus (CYP1A2, CYP3A4), aktiver Metabolit
Elim.: 70 % renal eliminiert; Dosisanpassung bei Leber- und schwerer Niereninsuffizienz nötig
HWZ: 3–7 Std.

Dosierung

- orale Therapie: 3–4 x 80–120 mg/Tag Verapamil bzw. 1–2 x 120–240 mg/Tag Verapamil retard (max. 480 mg/Tag)
- intravenöse Therapie: 5–10 mg Verapamil (5 Min.) langsam injizieren, evtl. nach 10 Min. weitere 5 mg (5 Min.)

23.4.1.4. ACE-Hemmer (Konversionsenzymhemmer)

Vergleichende Bewertung

ACE-Hemmer sind bei systolischer Herzinsuffizienz und Hypertonie des Nierenkranken mit Proteinurie, vor allem bei diabetischer Nephropathie, nahezu zwingend indiziert. Über die Blutdrucksenkung hinausgehende, sekundärprophylaktische Wirkungen werden diskutiert bei schwerer Arteriosklerose mit und ohne vorangegangenem Herzinfarkt. Sie werden auch zur initialen Monotherapie der Hypertonie verwendet. Zum Erreichen der heute empfohlenen Zielblutdruckwerte müssen sie in etwa der Hälfte der Fälle mit einem Diuretikum oder einem Calciumantagonisten kombiniert werden. Die bei unkomplizierter Hypertonie unter ACE-Hemmern zu erwartende Reduktion von Morbidität und Mortalität dürfte über die durch Saluretika und Betablocker zu erreichende nicht hinausgehen. Im Vergleich zu Calciumantagonisten sind sie stärker koronarprotektiv, schützen aber weniger vor einem Schlaganfall.
Als Antihypertensiva werden vor allem die langwirkenden Ramipril, Enalapril und Lisinopril sowie weitere ACE-Hemmer mit unterschiedlicher Wirkungsdauer und Pharmakokinetik eingesetzt. Während die antihypertensive Wirkung für alle Substanzen belegt ist, liegen Endpunktstudien zu den oben genannten Wirksamkeiten immer nur für einzelne Vertreter der ACE-Hemmer vor, z.B. für Captopril, Enalapril, Lisinopril, Ramipril. Sehr wahrscheinlich handelt es sich bei der so ermittelten Wirksamkeit um einen Gruppeneffekt, sodass man in der Substanzwahl weitgehend frei ist und den Preis mitentscheiden lassen kann (Generika?). Diese sollte so erfolgen, dass eine 1–2 tägliche Gaben ausreichen und die Pharmakokinetik bei Niereninsuffizienz ausreichend berücksichtigt ist. Nur Captopril und Lisinopril müssen in der Leber nicht in die wirksame Form umgewandelt werden.

Wirkungsmechanismus

Durch Blockade des Konversionsenzyms wird die Bildung von Angiotensin II aus Angiotensin I im Blut, in der Niere, in den Gefäßwänden und im ZNS weitgehend verhindert. Da Angiotensin II die Aldosteronproduktion anregt, kann es unter ACE-Hemmern zu einer Erniedrigung des Aldosteronspiegels und damit zur Hyperkaliämie kommen, wie unter der Gabe des Aldosteronantagonisten Spironolacton.
Aus der Hemmung der Angiotensin-II-Bildung resultieren u.a. die Senkung des peripheren Gesamtwiderstandes und eine verminderte Reabsorption von Na+ und Wasser in der Niere. Die Kombination mit einem Saluretikum verstärkt die Wirkung. Messungen einer verminderten Konzentration des Konversionsenzyms im Blut können zur Compliance-Kontrolle herangezogen werden. Über die Hemmung des Enzyms wird auch der Abbau von Bradykinin gehemmt. Erhöhte Bradykininkonzentrationen werden zwar für UAW wie Husten und Angioödem verantwortlich gemacht. Möglicherweise haben sie aber auch Anteil an den günstigen Wirkungen der ACE-Hemmer über eine Vasodilatation sowie Abwehrvorgängen bei Ischämien. ACE-Hemmer verursachen keine negativen metabolischen Veränderungen, weswegen sie auch bei Diabetes mellitus bevorzugt werden. In Kombination mit Diuretika sind sie auch bei schweren Hochdruckformen wirksam.

Indikation(en)

- alle Formen der Hypertonie
- zwingend indiziert bei systolischer Herzinsuffizienz mit Ejektionsfraktionen unter 40 %
- ACE-Hemmer werden wegen ihrer nephroprotektiven Wirkung sowohl bei beginnender Mikroalbuminurie als auch bei deutlicher diabetischer Nephropathie eingesetzt (vgl. Tab. 23.3)

Kontraindikationen

- anamnestisch bekanntes, durch vorhergehende Therapie mit einem ACE-Hemmer ausgelöstes angioneurotisches Ödem, hereditäres oder idiopathisches Angioödem
- Nierenarterienstenose doppelseitig oder bei Einzelniere
- Schwangerschaft (zumindest 2. und 3. Trimenon, vgl. Kap. Arzneitherapie während Schwangerschaft und Stillzeit)

Unerwünschte Arzneimittelwirkungen

- häufig und u.U. tödlich: Hyperkaliämie bei Niereninsuffizienz und/oder bei gleichzeitiger Gabe von kaliumsparenden Diuretika, nichtsteroidalen Antiphlogistika, Cotrimoxazol u.a.
- bedrohlich können sein: Angioödeme in Mund oder Rachen, Leukopenie (insbesondere nach hoch dosiertem Captopril beobachtet), eingeschränkte Nierenfunktion (insbesondere bei Nierenarterienstenosen, s. Kontraindikationen)
- außerdem wurden beobachtet: gastrointestinale Störungen, Hautreaktionen, Beeinträchtigung der Geschmacksempfindung (insbesondere nach hoch dosiertem Captopril)
- weitere UAW: Lymphadenopathie, Proteinurie (selten membranöse Glomerulonephritis)
- bei 5–15 % der Patienten kann ein trockener Reizhusten, vor allem auch nachts auftreten und ein Umsetzen der Therapie nahelegen; dabei ist die Hustenreizschwelle meist herabgesetzt, sodass die Patienten bei deutlich geringerer Luftverschmutzung, z.B. durch Zigarettenrauch, eher und mehr husten müssen als vor der Medikation; auch bei unspezifischen Infektionen der oberen Luftwege („Grippe") kann diese UAW sich unangenehm bemerkbar machen; ausgelöst wird das Phänomen durch Bradykinin und Prostaglandine
- Überempfindlichkeitsreaktionen auf Insektengifte können unter ACE-Hemmern eher auftreten und schwerer verlaufen
- ein erhöhtes Hypotonierisiko haben Patienten mit hämodynamisch relevanter hypertropher Kardiomyopathie sowie Aorten- oder Mitralklappenstenose

Besonderheiten

In den ersten Behandlungsmonaten sind Kontrollen des Blutbildes und der Nierenfunktion notwendig. Bei starken Salz- und Wasserverlusten (Erbrechen, Durchfälle, Blutverluste durch Unfälle, Operationen) besteht Kollapsgefahr durch verstärkten Blutdruckabfall. Die im Folgenden angegebenen niedrigen Anfangsdosen gelten vor allem für antihypertensiv, z.B. mit Diuretika vorbehandelte Patienten.

Hinweise zur wirtschaftlichen Verordnung

ACE-Hemmer sind als Generika sehr kostengünstig. Die durchschnittlichen DDD-Kosten für Captopril und für das wegen der längeren HWZ zu bevorzugende Enalapril betragen 0,19 Euro bzw. 0,14 Euro. Ramipril ist inzwischen mit 0,07 Euro sehr preiswert geworden, Lisinopril kostet 0,14 Euro, Fosinopril ist mit 0,26 Euro teurer.

Captopril

Wechselwirkungen

- keine Kombination mit kaliumsparenden Diuretika (mit Spironolacton in niedriger Dosierung oder Eplerenon nur unter strenger Indikation und Überwachung bei Herzinsuffizienz) und andere Substanzen, die dem Kaliumspiegel erhöhen können (z.B. Cotrimoxazol).
- zusätzliche Einnahme von Allopurinol fördert allergische Reaktionen
- bei gleichzeitiger Gabe nichtsteroidaler Antiphlogistika Abschwächung der Wirkung
- Erhöhung der Serumspiegels von Lithium

 Cave: Hyperkaliämie bei (auch nur geringer) Niereninsuffizienz und/oder der Gabe von Kaliumsparern!

Pharmakokinetik

BV: 70 %
Elim.: renale Elimination 50 %
HWZ: 2 Std.

Dosierung

1–2 x 25–75 mg/Tag; Dosisreduktion bei Niereninsuffizienz ab Serumkreatinin 1,8–2,5 mg/dl; Anfangsdosis 6,25 mg, Erhaltungsdosis 25–50 mg

Enalapril

Wechselwirkungen
s. Captopril

Pharmakokinetik
BV: 60 % als Prodrug und aktiver Metabolit Enalaprilat
Elim.: 60 % renale Elimination
HWZ: 11 Std. von Enalaprilat

Dosierung
10–40 mg/Tag; Dosisreduktion bei Niereninsuffizienz: Serumkreatinin 1,3–2,5 mg/dl Anfangsdosis 2,5 mg, Erhaltungsdosis 5–10 mg/Tag, Serumkreatinin über 2,5 mg/dl Anfangsdosis 2,5 mg, Erhaltungsdosis 5 mg/Tag

Fosinopril

Wechselwirkungen
s. Captopril

Pharmakokinetik
BV: 25 %
Elim.: Niere/Leber
HWZ: bis 12 Std.

Dosierung
5–40 mg; mittlere Tagesdosis: 10 mg: keine Reduktion bei Niereninsuffizienz

Lisinopril

Wechselwirkungen
s. Captopril

Pharmakokinetik
BV: 25 %
Elim.: renal ca. 12 Std.

Dosierung
Initialdosis: 2,5–5 mg/Tag; mittlere Tagesdosis: 10 mg; Tageshöchstdosis: 40 mg;
Dosisreduktion bei Niereninsuffizienz

Dosisanpassung bei eingeschränkter Nierenfunktion:

Kreatinin-Clearance (ml/Min.)	Kreatinin-Clearance (ml/Min.)
weniger als 10 ml/Min. (einschließlich Dialysepatienten)	2,5 mg
10–30 ml/Min.	2,5–5 mg
31–80 ml/Min.	5–10 mg

Wechselwirkungen

s. Captopril

Pharmakokinetik

BV: 45 % als aktiver Metabolit Ramiprilat
Elim.: 40 % über Faeces, 60 % über Urin
HWZ: Ramiprilat 13–17 Std.

Dosierung

2,5–10 mg/Tag; Dosisreduktion bei Niereninsuffizienz ab Serumkreatinin 1,3–1,8 mg/dl Anfangsdosis 1,25 mg, Erhaltungsdosis 2,5 mg/Tag

23.4.1.5. AT_1-Antagonisten

Vergleichende Bewertung

AT_1-Antagonisten („Sartane", Candesartan, Eprosartan, Irbesartan, Losartan, Olmesartan, Valsartan, Telmisartan) verdrängen Angiotensin II vom AT_1-Rezeptor, sodass sie weitgehend die gleichen Effekte wie die ACE-Hemmer entfalten, jedoch weniger UAW auslösen, weil sie den Abbau von Kininen nicht hemmen. Die koronare Morbidität und Mortalität wird durch Sartane möglicherweise weniger gesenkt als durch ACE-Hemmer. Dies wird durch eine Studie, in der Telmisartan mit Ramipril verglichen wurde, nicht widerlegt. Andererseits wurde in einer Studie eine günstige Wirkung eines Sartans im Vergleich zu einem Betablocker auf Entstehung und Verlauf der absoluten Arrhythmie bei Vorhofflimmern beobachtet. Direkte Vergleiche für die Indikationen systolische Herzinsuffizienz und Nephroprotektion zeigten keine relevanten Unterschiede zwischen ACE-Hemmern und Sartanen in den primären Endpunkten. Die Kombination mit Diuretika ist sinnvoll. Die Kombination eines Sartans mit einem ACE-Hemmer bei Herzinsuffizienz hatte widersprüchliche Ergebnisse. Bei Patienten mit proteinurischer Nephropathie kann sie in besonderen Fällen sinnvoll sein, bei kardiovaskulären Hochrisikopatienten führt sie vermehrt zu Synkopen und Niereninsuffizienz. Therapeutisch relevante Unterschiede zwischen den 7 zugelassenen AT_1-Antagonisten sind bisher nicht auszumachen. Zu empfehlen sind Substanzen mit langer HWZ und guter Bioverfügbarkeit. Für Olmesartan, dem 7. zugelassenen Vertreter dieser Klasse, ist die Studienlage zur Wirksamkeit unbefriedigend. In der Schwangerschaft, zumindest im 2. und 3. Trimenon, sind sie – wie die ACE-Hemmer – kontraindiziert.

Wirkungsmechanismus

AT_1-Antagonisten blockieren bevorzugt den AT_1-Rezeptor, der die meisten der bekannten durch Angiotensin II ausgelösten Reaktionen vermittelt. Unter anderem kommt es zur Senkung des peripheren Widerstandes. Die Funktion des AT_2-Rezeptors ist noch nicht vollständig aufgeklärt; er ist u.a. für Wachstums- und Proliferationsvorgänge bedeutsam. Bei einer AT_1-Blockade wird dieser Rezeptor vermehrt stimuliert. Die Substanzen haben ähnliche Effekte auf den Kreislauf wie ACE-Hemmer. Unterschiede bestehen in einer Erhöhung der Angiotensin-II-Konzentrationen und einer fehlenden Hemmung des Bradykininabbaus (s. auch ACE-Hemmer). Die Blutdrucksenkung entspricht etwa der der ACE-Hemmer.

Indikation(en)

alle Formen der Hypertonie; einige AT_1-Antagonisten haben die Zusatzindikation Herzinsuffizienz und/oder Nephropathie bei Diabetes mellitus Typ 2

Kontraindikationen

- bekannte Überempfindlichkeit gegen einen der Inhaltsstoffe
- schwerer Leberfunktionsstörung (Leberinsuffizienz)
- Schwangerschaft (zumindest 2. und 3. Trimenon, vgl. Kap. Arzneitherapie in Schwangerschaft und Stillzeit).
Besondere Vorsichtsmaßnahmen gelten bei
- Nierenarterienstenose beidseits oder Nierenarterienstenose bei Patienten mit Einzelniere bzw. Zustand nach Nierentransplantation
- primärem Hyperaldosteronismus
- Aorten- oder Mitralklappenstenose bzw. hypertropher Kardiomyopathie von hämodynamisch relevantem Ausmaß
- Kindern

Unerwünschte Arzneimittelwirkungen

Schwindel, Hautausschläge, Orthostasestörungen, Palpitationen, Angina-pectoris-Anfälle, Somnolenz, Obstipation, Schwächege-fühl, Müdigkeit, Ödeme, Kopfschmerz, Schlaflosigkeit; erhöhte Kalium- und Kreatininspiegel

Hinweise zur wirtschaftlichen Verordnung

Sartane sind etwa 2–4-mal teurer als die ACE-Hemmer. Die mittleren DDD-Kosten für Losartan betragen 0,87 Euro, für Candes-artan 0,49 Euro, für Irbesartan 0,70 Euro, Olmesartan 0,76 Euro und Valsartan 0,61 Euro. Die derzeitige Kostensituation ist mit ein Grund dafür, dass Sartane nur dann empfohlen werden können, wenn ACE-Hemmer nicht vertragen werden.

Losartan

Kontraindikationen (außer den gruppenspezifischen) (s. oben)

Besondere Vorsichtsmaßnahmen gelten zudem bei Patienten mit systolischem Blutdruck unter 90 mmHg, instabiler Angina pectoris, nach einem akuten Myokardinfarkt, nach einem Schlaganfall oder einer TIA

Wechselwirkungen

Hyperkaliämie möglich bei Kombination mit kaliumsparenden Diuretika, Spironolacton, Eplerenon, nichtsteroidalen Antirheumatika und Heparin

Pharmakokinetik

BV: 25 %
Elim.: vorwiegend hepatischer Metabolismus durch CYP2C9 und CYP3A4
HWZ: 2 Std. (Prodrug), aktiver Metabolit 11 Std.

Dosierung

50–100 mg/Tag; Dosisreduktion bei Leberinsuffizienz

Candesartan

Wechselwirkungen

s. Losartan

Pharmakokinetik

BV: 15 %
Elim.: vorwiegend renale Elimination
HWZ: 9 Std.

Dosierung

4–16 mg/Tag

Irbesartan

Wechselwirkungen

s. Losartan

Pharmakokinetik

BV: 60–80 %
Elim.: überwiegend hepatische Elimination über CYP2C9 (polymorph)
HWZ: 11–15 Std.

Dosierung

75–300 mg/Tag

Valsartan

Wechselwirkungen
s. Losartan

Pharmakokinetik
BV: 25 %
Elim.: überwiegend unverändert biliär
HWZ: 6–9 Std.

Dosierung
160–320 mg/Tag

23.4.1.6. Andere Substanzgruppen

23.4.1.6.1. Aliskiren

(s. Kurzprofil im Anhang)

Seit August 2007 ist der erste oral anwendbare **Reninhibitor** Aliskiren auf dem Markt. Während ACE-Hemmer und Angiotensinrezeptorantagonisten durch fehlende Rückkopplung die Plasma-Renin-Konzentration und die Plasma-Renin-Aktivität erhöhen, steigt unter Aliskiren nur die Konzentration, die Aktivität dagegen sinkt. Bei Monotherapie ist seine blutdrucksenkende Wirkung etwa gleich groß wie die anderer Antihypertensiva. Durch Kombination mit Vertretern der meisten übrigen Substanzgruppen wird die Wirkung verstärkt. Eine Kombination mit dem potenten P-gp-Inhibitor Verapamil ist kontraindiziert. Nach den bisher vorliegenden Erfahrungen an noch nicht sehr großen Patientengruppen ist die Verträglichkeit gut. Nach tiertoxikologischen Untersuchungen wird das Colon als kritisches Organ betrachtet. Hier werden u.a. aktive Metabolite der nur gering bioverfügbaren Substanz gebildet. Diarrhoen sind häufigste Nebenwirkung. Die übrigen UAW und die Kontraindikationen (u.a. zumindest 2. und 3. Trimenon der Schwangerschaft, vgl. Kap. Arzneitherapie in Schwangerschaft und Stillzeit) sind denen der anderen Hemmstoffe des Renin-Angiotensinsystems ähnlich (Gefahr der Hyperkaliämie!). Eine vorteilhafte Wirkung von Aliskiren auf Mortalität und kardiovaskuläre Morbidität ist derzeit nicht belegt.

23.4.1.6.2. Alpha$_1$-Blocker

Vergleichende Bewertung
Aus der Reihe der Alpha$_1$-Blocker werden Doxazosin, Terazosin, Bunazosin und Prazosin zur Therapie der Hypertonie eingesetzt. Das kurz wirkende Prazosin, die erste entwickelte Substanz dieser Gruppe, sollte wegen teils schwerer orthostatischer Intoleranz nicht mehr verwendet werden. Beim Einsatz von Doxazosin als Basisantihypertensivum trat im Vergleich zum Saluretikum Chlortalidon so häufig eine Herzinsuffizienz auf (ALLHAT-Trial), dass dieser Studienarm nicht mehr fortgeführt wurde und die Substanzgruppe aus den Empfehlungen zur Monotherapie oder Zweifachkombination bei Hypertonie verschwand. Die Stoffe können jedoch bei schweren Hypertonieformen, die eine antihypertensive Drei- oder Vierfachkombination benötigen, z.B. zusammen mit einem Diuretikum und einem Betablocker eingesetzt werden (s. Abb. 23.1). Alpha$_1$-Blocker können bei gleichzeitig bestehendem Diabetes mellitus und pAVK angewendet werden. Sie erleichtern den Harnfluss bei der Adenomyomatose der Prostata. Die nach Verordnungen größte Akzeptanz dieser Wirkstoffgruppe hat Urapidil. Es wirkt nicht nur Alpha1-blockierend, sondern auch geringfügig Alpha$_2$-stimulierend und serotoninantagoistisch. Es ist gut erprobt in der antihypertensiven Akut- und Notfalltherapie (s. Tab. 23.4); Langzeitstudien zur Verhinderung kardiovaskulärer Komplikationen fehlen.

Wirkungsmechanismus
Alpha$_1$-Blocker blockieren die adrenergen Rezeptoren der Arteriolen und Venolen und damit dilatieren sie die Widerstands- und Kapazitätsgefäße. Durch die selektive Alpha$_1$-Wirkung kann Noradrenalin vermehrt auf die Alpha$_2$-Rezeptoren wirken. Reflektorisch kommt es zum Anstieg der Herzfrequenz und des Plasmarenins, die bei längerer Behandlung zur Norm zurückkehren. Alpha$_1$-Blocker haben leichte günstige Wirkungen auf den Lipidstoffwechsel.

Indikation(en)

als dritter oder vierter Kombinationspartner bei schwerer Hypertonie immer bei gleichzeitiger Gabe eines Diuretikums; einsetzbar bei Diabetes mellitus, chronisch obstruktiver Lungenerkrankung, arterieller Verschlusskrankheit und Lipidstoffwechselstörungen eingesetzt werden, ohne negative Wirkungen wie bei anderen Antihypertensiva erwarten zu müssen

Kontraindikationen

Mitralstenose und schwere Einschränkung der Leberfunktion

Unerwünschte Arzneimittelwirkungen

- vorübergehend Schläfrigkeit, Schwindelgefühl, Kopfschmerzen, depressive Verstimmung, Mundtrockenheit, Übelkeit und Benommenheit
- klagt ein Patient über UAW, zunächst an Überdosierung (Orthostase) denken!
- Einsatz von Alpha$_1$-Blockern nur als Reservemedikamente
- bei Nutzung dieser und weiterer Alphablocker (z.B. Tamsulosin) zur Beeinflussung der Alpha$_{1a}$-Rezeptoren in der Prostata ggf. verstärkte Blutdrucksenkung vor allem im Stehen; Gefahr von Kollapszuständen!

Hinweise zur wirtschaftlichen Verordnung

Für das mittlerweile als Generikum vorliegende Doxazosin liegen die mittleren DDD-Kosten bei 0,38 Euro. Bunazosin kostet 0,65 Euro/Tag, Urapidil 1,15 Euro/Tag.

Doxazosin

Wechselwirkungen

Möglich ist eine hypotone Reaktion zu Beginn einer Therapie bei Patienten, die auf Betablocker eingestellt wurden.

Pharmakokinetik

BV: 62 %
Elim.: nahezu vollständige Metabolisierung in der Leber
HWZ: terminal 22 Std.

Dosierung

1–4(–16) mg/Tag

Bunazosin

Wechselwirkungen

s. Doxazosin; bei gleichzeitiger Gabe von Rifampicin starke Minderung der Wirkung von Bunazosin

Pharmakokinetik

BV: 46 %
Elim.: nahezu vollständige Metabolisierung in der Leber
HWZ: 12 Std.

Dosierung

3–6 mg/Tag

Urapidil

Wechselwirkungen

- ACE-Hemmer: wegen mangelnder Erfahrung wird Kombinationsbehandlung mit Urapidil derzeit nicht empfohlen
- wie bei allen Antihypertensiva können gleichzeitig gegebene andere bludrucksenkende Mittel, Volumenmangel oder Alkohol die antihypertensive Wirkung verstärken

Pharmakokinetik
BV: ca. 72 % (retard)
Elim.: hepatischer Metabolismus; mit aktiven und inaktiven Metaboliten
HWZ: ca. 4,7 Std. (3,3–7,6 Std.)

Dosierung
- oral initial 2 x 30(–60) mg/Tag
- je nach Erfordernis schrittweise Steigerung auf Erhaltungsdosis von 60–180 mg/Tag (verteilt auf 2 Einzeldosen)
- bei Leberfunktionsstörung bzw. mäßiger und schwerer Nierenfunktionsstörung kann Dosisverringerung erforderlich sein
- als langsame intravenöse Injektion 10–50 mg unter laufender Blutdruckkontrolle
- als intravenöse Dauertropfinfusion initial 2 mg/Min., als Erhaltungsdosis im Mittel 9 mg/Std.

23.4.1.6.3. Antisympathotonika (Alpha$_2$-Agonisten)

Vergleichende Bewertung
Zu den Antisympathotonika gehören Clonidin, Methyldopa und Moxonidin. Antisympathotonika sollten bei schweren Hypertonieformen in Kombination mit anderen Antihypertensiva, vor allem einem Diuretikum, eingesetzt werden, z.B. wenn Betablocker kontraindiziert sind und eine reflektorische Tachykardie durch peripher dilatierende Substanzen gedämpft werden muss. Methyldopa hat aufgrund von Studien, u.a. mit jahrelanger Nachuntersuchung der Kinder, eine bevorzugte Indikation bei Schwangerschaftshypertonie. Clonidin wird u.a. bei hypertensiven Notfällen eingesetzt, ggf. parenteral.

Wirkungsmechanismus
Stimulierung der Alpha$_2$-Adrenozeptoren des Hirnstamms und damit Reduzierung des adrenergen Tonus in der Peripherie (Abnahme des Noradrenalin-Plasmaspiegels), wodurch der antihypertensive Effekt ausgelöst wird. Die Blutdrucksenkung ist mit einer Abnahme des Herzzeitvolumens über eine Bradykardie (vor allem unter Clonidin) und des peripheren Gesamtwiderstandes verbunden. Die Blutdruckregulation unter Orthostase ist beeinträchtigt, sodass orthostatische Hypotonien nicht selten sind. Die Rückbildung einer Linksherzhypertrophie ist nachgewiesen.

Indikation(en)
- mittelschwere und schwere Formen der arteriellen Hypertonie
- Methyldopa zur Hochdruckbehandlung in der Schwangerschaft
- Clonidin bei hypertensiver Krise
- Clonidin wird darüber hinaus bei Glaukom, zur Migräneprophylaxe und beim Opiatentzugssyndrom angewendet
  (**!Cave: blutdrucksenkender Effekt!**)
- bei Hypertoniebehandlung nach Möglichkeit Kombination mit einem Saluretikum
- Moxonidin und Clonidin werden auch mit Calciumantagonisten vom Dihydropyridin-Typ, Alpha$_1$-Blockern und Minoxidil kombiniert, wenn Betablocker kontraindiziert sind

Unerwünschte Arzneimittelwirkungen
- Sedation (bei 25 % der mit **Moxonidin** behandelten Patienten), Mundtrockenheit, orthostatische Hypotonie, Bradykardie, Natrium-Wasser-Retention, Störungen der Sexualfunktion, gastrointestinale Beschwerden
- Entzugsphänomen: krisenhafte Blutdruckanstiege, Tachykardie, Agitiertheit (vor allem nach plötzlichem Absetzen hoher Dosen **Clonidin und Fortsetzen einer Behandlung mit Betablockern**)
- **Methyldopa** außerdem: positiver Coombs-Test (selten hämolytische Anämie), Hepatitis, Fieber. Überdosierungen mit Antisympathotonika führen zu Eintrübung des Sensoriums und Hypotension, Bradykardie und Atemlähmung.
- „Paradoxe" Blutdruckanstiege infolge einer Stimulation peripherer Alpha-Rezeptoren treten auch auf bei rascher intravenöser Injektion von Clonidin.

Hinweise zur wirtschaftlichen Verordnung
Die mittleren DDD-Kosten für Moxonidin betragen 0,31 Euro. Die entsprechenden Kosten für Clonidin liegen bei 0,51 Euro und für Methyldopa bei 1,07 Euro.

Moxonidin

Kontraindikationen

- Moxonidin darf nicht angewendet werden bei einem Syndrom des kranken Sinusknotens, sinuaurikulären sowie atrioventrikulären Überleitungsstörungen 2. und 3. Grades, Ruhebradykardie unter 50 Schlägen/Min., ventrikulären Tachykardien, Herzinsuffizienz NYHA IV, schwerer koronarer Herzkrankheit, instabiler Angina pectoris, fortgeschrittener Nierenfunktionsstörung (GFR < 30 ml/Min., Serumkreatinin > 1,8 mg/dl), Angioödem.
- Moxonidin sollte wegen fehlender Therapieerfahrung nicht angewendet werden bei Claudicatio intermittens, Morbus Raynaud, Morbus Parkinson, epileptischen Erkrankungen, schweren Lebererkrankungen, Glaukom, Depressionen.

Wechselwirkungen

- NSMRI-Antidepressiva können die Blutdrucksenkung abschwächen
- bei Einnahme zusammen mit Alkohol, Sedativa/Hypnotika werden verstärkte zentralnervöse Wirkungen beobachtet
- Vorsicht bei Kombination mit zusätzlich bradykardisierenden Wirkstoffen wie Betablockern oder Verapamil

Pharmakokinetik
BV: 80 %
Elim.: vorwiegend renale Elimination
HWZ: 2–3 Std.

Dosierung
1–2 x 0,2–0,4 mg/Tag; Dosisanpassung bei Niereninsuffizienz mit häufigen Blutdruckkontrollen

Methyldopa

Kontraindikationen

Methyldopa darf nicht angewendet werden bei schwerer Herzinsuffizienz, Coombs-positiver hämolytischer Anämie, akuten und chronischen Lebererkrankungen, schweren Nierenfunktionsstörungen, Phäochromozytom, Depressionen.

Wechselwirkungen
s. Moxonidin

Pharmakokinetik
BV: 25 %
Elim.: 70 % renale Ausscheidung
HWZ: 2 Std.

Dosierung
- initial 0,5 g/Tag, allmählich steigern bis auf 2,0 g/Tag in 2–3 Einzeldosen
- Dosisanpassung bei Niereninsuffizienz
- bei einem Serumkreatinin von 1,2–4 mg/dl Dosisintervall 8–12 Std.
- bei einem Serumkreatinin > 4 mg/dl Dosisintervall 12–24 Std.

Clonidin

Kontraindikationen

- Clonidin darf nicht angewendet werden bei bestimmten Erregungsbildungs- und Erregungsleitungsstörungen des Herzens, z.B. Sinusknotensyndrom oder AV-Block II. und III. Grades, einer Herzschlagfolge unter 50 Schlägen pro Minute (Bradykardie), in der Stillzeit und bei Depressionen.
- Eine besonders sorgfältige ärztliche Überwachung ist erforderlich bei koronarer Herzkrankheit, insbesondere bei frischem Herzinfarkt,schwerer Herzinsuffizienz (NYHA IV), fortgeschrittener chronischer arterieller Verschlusskrankheit sowie bei Raynaud-Syndrom und bei der Thrombendangiitis obliterans, zerebrovaskulärer Insuffizienz, fortgeschrittener Niereninsuffizienz, Obstipation und Polyneuropathie.

Wechselwirkungen
- nichtsteroidale Antiphlogistika
- NSMRI-Antidepressiva
- Neuroleptika: Verminderung der blutdrucksenkenden Wirkung von Clonidin
- Hypnotika
- Sedativa
- Alkohol: Verstärkung oder unvorhersehbare Veränderung von deren Wirkung
- bradykardisierende Substanzen (z.B. Betablocker, Digitalisglykoside): Bradykardie, AV-Blockierung
- Haloperidol: evtl. Verstärkung der arrhythmogenen Wirkung (QTc-Zeit-Verlängerung)

Pharmakokinetik
BV: 65–100 %
Elim.: ca. 50 % unverändert renal, ca. 50 % metabolisiert zu inaktiven Metaboliten
HWZ: 10–20 Std., verlängert bei Niereninsuffizienz auf bis zu ca. 40 Std.

Dosierung
- oral initial 2 x 0,075–0,15 mg/Tag, dann in Abhängigkeit von der Blutdrucksenkung schrittweise Steigerung auf 3 x 0,3 mg/Tag, parenteral (subkutan oder intramuskulär oder sehr langsam verdünnt intravenös) zur Behandlung von Hochdruckkrisen initial 0,075 mg; ggf. kann eine Dosis von 0,15 mg bis zu 4 x am Tag wiederholt werden
- orale und parenterale Dosen von 0,9–1,2 mg/Tag, in Ausnahmefällen bis 1,8 mg/Tag (parenteral über den Tag verteilt), sollten nicht überschritten werden
- bei Niereninsuffizienz besonders sorgfältige Überwachung der Therapie
- prädialytische Patienten kommen in der Regel mit 0,3 mg/Tag aus; bei älteren Patienten (> 65 Jahre) sollte die Behandlung mit niedrigen Dosen begonnen werden

23.4.1.6.4. Reserpin

(s. Kurzprofil im Anhang)

Vergleichende Bewertung und Hinweise zur wirtschaftlichen Verordnung
Verschiedene Reserpin-Diuretika-Kombinationen werden noch immer verordnet. Dies dürfte darauf zurückzuführen sein, dass der Diuretikaanteil gut und sicher wirkt und der Reserpinanteil mit 0,05–0,1 mg so niedrig gewählt ist, dass UAW nicht im Vordergrund stehen. Auch sind die Tagestherapiekosten niedrig. Wenn ein Patient mit solch einer Reserpinkombination gut eingestellt ist und sie gut verträgt, besteht kein Grund, dies zu verändern. Da heute zur Erstbehandlung mit Diuretika, ACE-Hemmern, Betablockern, Calciumantagonisten und AT$_1$-Antagonisten große Endpunktstudien vorliegen, werden diese Kombinationen zur Erstbehandlung nicht mehr empfohlen. Kontraindiziert ist Reserpin bei Depressionen, Magen-Darm-Ulzera und Colitis ulcerosa.
Die alten und viel verordneten Präparate Briserin® N (Reserpin, Clopamid) und Triniton® (Reserpin, Dihydralazin, Hydrochlorothiazid) haben DDD-Kosten von 0,39 Euro bzw. 0,31 Euro, sind also kostengünstig. Billiger und sinnvoller ist es aber, zunächst nur ein Diuretikum zu verordnen.

23.4.1.6.5. Vasodilatatoren

Vergleichende Bewertung
Dihydralazin wird als schwach wirksame und nebenwirkungsreiche Substanz bei der Vielzahl der heute zur Verfügung stehenden peripher dilatierenden Substanzen nicht mehr empfohlen. Minoxidil ist ein Reserveantihypertensivum bei sog. therapieresistenter Hypertonie. Beide Substanzen sollten nur in sachgerechter Kombination mit anderen Substanzen (s.u.) verwendet werden.

Wirkungsmechanismus
Dihydralazin und Minoxidil erweitern die Arteriolen und senken dadurch den peripheren Widerstand. Minoxidil öffnet bei ansteigendem Membranpotenzial die Kaliumkanäle, in deren Folge die Erregbarkeit der Gefäßmuskelzelle abnimmt. Kompensatorisch wird durch beide Substanzen die Herzfrequenz erhöht, was zwingend die zusätzliche und nicht zu unterbrechende Gabe eines Betablockers oder eines Antisympathotonikums, wie z.B. Moxonidin oder Clonidin, erfordert. Auch die tubuläre Natriumrückresorption durch beide Substanzen erhöht sich, sodass zwingend zusätzlich ein Diuretikum, bei Minoxidil ein Schleifendiuretikum, verabreicht werden muss.

> **!** Cave: Minoxidil und Dihydralazin nur in Drei- und Mehrfachkombination mit bradykardisierender Substanz und Diuretikum! Der Verzicht auf diese Zusatzmedikation oder Non-Compliance kann zu Herzinfarkt oder akuter Herzinsuffizienz führen. Gewichts-, Herzfrequenz- und Kaliumkontrollen!

Indikation(en)

therapierefraktäre Fälle von Hypertonie

Kontraindikationen

pulmonale Hypertonie aufgrund einer Mitralstenose, frischer Myokardinfarkt

Unerwünschte Arzneimittelwirkungen

- ausgeprägte Salz- und Wasserretention (Gewichtsanstieg), evtl. Perikarderguss; evtl. ist eine sequenzielle Tubulusblockade erforderlich, d.h. die kombinierte Gabe eines Schleifen- und eines Thiaziddiuretikums
- Tachykardie (Angina pectoris), pulmonale Hypertonie

Minoxidil

Unerwünschte Arzneimittelwirkungen (s.o.)

Außerdem: bei 60 % der Patienten treten im EKG vorübergehend Kammerendteilveränderungen auf; dosisabhängige Hypertrichose (bei 5–10 mg nur gering ausgeprägt) kann die Gabe bei Frauen limitieren; wegen dieser Wirkung wird Minoxidil auch lokal bei androgenetischer Alopezie appliziert mit möglichen systemischen UAW

Wechselwirkungen

verstärkte blutdrucksenkende Wirkung unter Einnahme von Neuroleptika

Pharmakokinetik

BV: 90 %
Elim.: vorwiegend hepatische Elimination; Wirkungsdauer nach Bildung des wirksamen Metaboliten bei einmaliger Gabe etwa 12–18 Std.
HWZ: 4 Std.

Dosierung

5–40(–100) mg/Tag

> **Hinweise zur wirtschaftlichen Verordnung**
> Die mittleren DDD-Kosten für Minoxidil belaufen sich auf 4,60 Euro. Hierzu müssen die Kosten eines Betablockers und mindestens eines Diuretikums hinzugerechnet werden. Bei richtiger Indikationsstellung ist dies bei einem lebensrettenden Medikament zu vertreten.

23.4.1.6.6. Fixe Kombinationen

Um die Zahl der verwendeten Tabletten zu minimieren, ggf. auch Kosten zu senken und die Compliance zu verbessern, kann nach Blutdruckeinstellung mit den Einzelkomponenten ein Kombinationspräparat indiziert sein. Es sollten aber nur lang wirkende Präparate verwendet werden. Sinnvolle Kombinationen sind der Abbildung 23.1 zu entnehmen.

> **Hinweise zur wirtschaftlichen Verordnung**
> Die Kombinationspräparate werden zumeist nicht billiger angeboten als die Monosubstanzen. Das Argument für die Kombinationspräparate ist die bessere Compliance, nicht der günstigere Preis!

23.5. Sonderfälle

23.5.1. Hypertensive Notfälle

Sofortmaßnahmen

Ein hypertensiver Notfall, der eine rasche Blutdrucksenkung erforderlich macht, liegt nur dann vor, wenn stark erhöhte Blutdruckwerte mit Folgeschäden wie Hochdruckenzephalopathie mit klinischen Symptomen wie Sehstörungen, Bewusstseinsstörungen, neurologischen Ausfallerscheinungen oder ein Lungenödem oder ein dissezierendes Aortenaneurysma aufgetreten sind. In diesen Fällen ist die sofortige Klinikeinweisung erforderlich.

Eine dringliche Behandlungsindikation (Klinikeinweisung) liegt auch vor, wenn stark erhöhte Blutdruckwerte mit Veränderungen des Augenhintergrundes in Form von weichen Herden, Blutungen und Papillenödem oder einer Angina pectoris verbunden sind oder wenn diese Patienten bereits einen Herzinfarkt oder eine intrazerebrale Blutung erlitten haben. In der Regel reicht dabei die orale Gabe von Antihypertensiva in den üblichen Dosierungen aus.

Mittel zur Erstbehandlung durch den Hausarzt sind Glyceroltrinitrat (Nitroglyzerin), Nifedipin oder Nitrendipin in einer schnell resorbierbaren Form und bei Zeichen der Überwässerung Furosemid. Bei nichtausreichender Wirkung kann Clonidin oral oder langsam intravenös oder Urapidil intravenös gegeben werden, auch vom Hausarzt ambulant.

Es müssen nicht umgehend Normwerte angestrebt werden, eine deutliche Senkung der Ausgangswerte reicht zunächst aus.

 Cave: Abrupte Blutdrucksenkung unter ca. 160/100 durch forcierte parenterale Therapie. Perorale Applikation bevorzugen!

Tabelle 23.4: Erstbehandlung des hypertensiven Notfalls

Wirkstoff	Dosierung
Glyceroltrinitrat (Nitroglyzerin)	1,2 mg als Spray oder 0,8 mg als Kapsel
Nifedipin*	5 mg p.o. als Lösung (Kontraindikation: instabile Angina pectoris oder Myokardinfarkt)
Nitrendipin*	5 mg p.o. als Kapsel (Kontraindikation wie Nifedipin)
Furosemid	20–40 mg i.v.
bei unzureichender Wirkung:	
Clonidin	0,075 mg p.o.; 0,075 mg s.c.; 0,075 mg langsam i.v.
Urapidil	25 mg i.v.

* nicht zusammen mit Grapefruitsaft

23.5.2. Hypertoniebehandlung in der Schwangerschaft

Wichtigste antihypertensive Allgemeinmaßnahmen in der Schwangerschaft sind Vermeidung von Belastung und evtl. Bettruhe. Eine Kochsalzrestriktion ist in der Schwangerschaft (bereits bestehendes vermindertes Plasmavolumen) nicht sinnvoll, bei Präeklampsie ist sie schädlich. Eine gewichtsreduzierende Diät kann ein erniedrigtes Geburtsgewicht und eine Wachtumsstörung des Neugeborenen zur Folge haben. Eine Neueinstellung auf Antihypertensiva sollte in der Regel stationär erfolgen. Sie erfolgt ganz überwiegend aus mütterlicher Indikation. Zunächst sollte niedrig dosiert werden, da eine abrupte Blutdrucksenkung die uteroplazentare Durchblutung verschlechtern kann.

Antihypertensiva sind indiziert, wenn durch Allgemeinmaßnamen der Blutdruck nicht unter 160 mmHg systolisch oder 100 mmHg zu halten ist oder bei bereits vorhandenen Zielorganschäden. Werte über 170/110 mmHg gelten als Notfall.

Bei verändertem zirkadianem Rhythmus treten vor allem am Abend und nachts hohe Druckwerte auf. Blutdruckmessungen und die Gabe von Antihypertensiva sollten deshalb vor allem nachmittags und abends durchgeführt werden.

In der **längerfristigen Therapie** eingesetzt wird in erster Linie Methyldopa.

Angewendet werden auch die Betablocker Metoprolol und Atenolol, wobei allerdings eine fötale Wachstumshemmung beobachtet wird und pränatales Ansetzen notwendig ist. Als Reserveantihypertensivum steht außerdem im 2. und 3. Trimenon Nifedipin zur Verfügung.

Nur für wenige Substanzen ist ein günstiger Einfluss auf die Prognose von Mutter und Kind dokumentiert. Diese sollten bevorzugt werden. Ungeeignet sind aus unterschiedlichen Gründen Calciumantagonisten im 1. Trimenon, ACE-Hemmer und AT_1-Antagonisten zumindest im 2. und 3. Trimenon (vgl. Arzneitherapie während Schwangerschaft und Stillzeit). Diuretika sollten nur dann während der Schwangerschaft weiter gegeben werden, wenn sie in niedriger Dosis bereits längere Zeit vor Schwangerschaftsbeginn Teil einer gut wirksamen Kombinationstherapie waren oder in der Notfalltherapie

Im Notfall sowie bei drohender und manifester Eklampsie mit Krampfanfällen ist eine sofortige, meist parenterale antihypertensive Therapie erforderlich, ggf. zusammen mit sedierend und antikonvulsiv wirkenden Stoffen.

- Antihypertensiva der Wahl: 5 mg Nifedipin per os oder 6,25,-12,5 mg Urapidil i.v. Nicht mehr empfohlen wird die intravenöse Gabe von Dihydralazin. Bei Lungenödem ist die Gabe von Furosemid i.v. beginnend mit 10 mg indiziert.
- Als Antikonvulsiva kommen in Betracht: Magnesiumsulfat (Erstinjektion: 4 g über 15–20 Minuten, dann Dauerinfusion von 1–1,5 g/Std.). Mittel der zweiten Wahl Phenytoin 250 mg i.v. (Nitroprussidnatrium sollte nicht, Diazoxid wegen der schlechten Steuerbarkeit nur ausnahmsweise verwendet werden).

Weitere Informationen siehe: **Diagnostik und Therapie hypertensiver Schwangerschaftserkrankungen AWMF Leitlinie** 015/018 (im Internet vefügbar)

23.6. Hinweise zur wirtschaftlichen Verordnung

Siehe die „Hinweise zur wirtschaftlichen Verordnung" jeweils am Ende der Besprechung einzelner Wirkstoffgruppen im vorstehenden Text!

Aus „Wirkstoff aktuell" Aliskiren, 2008, Amlodipin/Valsatan, 2009 (Herausgeber: Kassenärztliche Bundesvereinigung):

Aliskiren

- Eine antihypertensive Arzneimitteltherapie ist erst einzuleiten, wenn nichtmedikamentöse Maßnahmen zu keiner befriedigenden Blutdruckeinstellung führen. Das Stadium der Hypertonie und das individuelle kardiovaskuläre Gesamtrisiko sind bei der Entscheidung für eine Pharmakotherapie stets zu beachten.
- Die Monotherapie mit Diuretika, Betablockern, ACE-Hemmern oder lang wirksamen Calciumantagonisten ist bei leicht erhöhtem Ausgangsblutdruck (Hypertonie-Stadium 1) und gering erhöhtem kardiovaskulären Risiko Therapie der 1. Wahl. Dabei sind spezielle Indikationen wie Herzinsuffizienz, Angina pectoris, Diabetes mellitus oder Nierenerkrankungen sowie Unverträglichkeiten zu berücksichtigen. Für diese etablierten Wirkstoffgruppen einschließlich AT_1-Antagonisten ist im Gegensatz zu dem Renininhibitor Aliskiren die Reduktion von kardiovaskulärer Morbidität und Mortalität anhand klinischer Endpunkte belegt.
- Bei ungenügendem antihypertensiven Effekt (Blutdruck > 140/90 mm Hg) mit einer Monotherapie sollte ein Behandlungsversuch mit einem Antihypertensivum einer anderen Wirkstoffgruppe oder der Wechsel auf eine Kombinationstherapie mit 2, bei Bedarf auch 3 Antihypertensiva erfolgen. Eine primäre Kombinationstherapie ist bei höherem Ausgangsblutdruck (Hypertonie-Stadium 2 und 3) und bei deutlich erhöhtem kardiovaskulären Risiko zu erwägen. Auch für die Kombinationstherapie der Hypertonie bringt Aliskiren keinen zusätzlichen Nutzen.
- Ein Wechsel von den etablierten Antihypertensiva auf das teurere Aliskiren, dessen blutdrucksenkende Wirkung nur für Patienten mit Hypertonie-Stadium 1 und 2 belegt ist, bringt weder für die Mono- noch für die Kombinationstherapie des Bluthochdrucks Behandlungsvorteile, sondern erhöht nur die Kosten. Die geringe und vom Fettgehalt der Nahrung abhängige Bioverfügbarkeit von Aliskiren kann eine schlechte Steuerbarkeit zur Folge haben. Die Folgen eines starken reaktiven Anstieges der Plasma-Reninkonzentration, die durch Aliskiren nicht unvollständig blockiert wird, sind ungeklärt. Dieser Konzentrationsanstieg ist größer als unter ACE-Hemmern oder AT_1-Antagonisten. Eine Reduktion der Hypertoniefolgeschäden ist bisher nicht nachgewiesen. Langzeitdaten zur klinischen Wirksamkeit und zur Sicherheit liegen nicht vor. Da es sich um ein neues Wirkprinzip handelt, sind Analogieschlüsse von Wirkung auf Wirksamkeit nicht möglich.

Amlodipin/Valsartan

- Ein Wechsel von ACE-Hemmern, lang wirkenden Calciumantagonisten oder Diuretika (Monopräparat oder freie bzw. fixe Kombination der Einzelwirkstoffe) auf das teurere Kombinationspräparat Amlodipin/Valsartan bringt nur Behandlungsvorteile, wenn preiswertere ACE-Hemmer-Kombinationen nicht vertragen werden.

Tabelle 23.5: DDD-Kosten für verordnungsrelevante Wirkstoffe des Jahres 2008 folgende Seite >>

Tabelle 23.5: DDD-Kosten für verordnungsrelevante Wirkstoffe des Jahres 2008

Wirkstoff	DDD-Kosten (Euro)
ACE-Hemmer	
Captopril	0,19
Enalapril	0,14
Fosinopril	0,26
Alpha$_1$-Blocker	
Bunazosin	0,65
Doxazosin	0,38
Prazosin	0,52
AT$_1$-Antagonisten	
Candesartan	0,49
Betablocker	
Atenolol	0,26
Betaxolol	0,26
Bisoprolol	0,26
Carvedilol	0,48
Celiprolol	0,19
Calciumantagonisten	
Amlodipin	0,12
Diltiazem	0,49
Felodipin	0,32
Kaliumsparende Diuretika	
Eplerenon	5,08
Schleifendiuretika	
Furosemid	0,13
Thiazide und Analoga	
Chlortalidon	0,14
Vasodilatatoren	
Dihydralazin	0,84

Quelle: GKV-Arzneimittelindex im Wissenschaftlichen Institut der AOK (WIdO)

24. Arterielle Durchblutungsstörungen, venöse Thromboembolien und Lymphödeme

Fazit für die Praxis

Die **chronische periphere Verschlusskrankheit (pAVK)** kann unabhängig von der Ätiologie asymptomatisch sein oder zu einer Claudicatio intermittens, zu Ruheschmerzen und Nekrosen/Gangrän führen, der akute periphere Arterienverschluss zu plötzlich einsetzenden massiven Extremitätenschmerzen. Die Diagnose ist bei beiden Formen durch eine Pulspalpation, dopplersonographische Bestimmung der systolischen Knöchelarteriendrücke und eine Duplexsonographie zu stellen. Eine konventionelle i.a. digitale Subtraktionsangiographie (DSA), computertomographische (CT) oder eine Magnetresonanz-(MR-)Angiographie sind nur bei unklaren Befunden oder vor interventionellen und operativen Eingriffen indiziert. Therapeutisch sind akute arterielle Gefäßverschlüsse sofort stationär einzuweisen und zu behandeln (operative oder interventionelle Thrombektomie, Embolektomie, lokale Thrombolyse, Antikoagulation). Eine ambulante Therapie sollte bei akuten Gefäßverschlüssen unterbleiben. Bei der chronischen peripheren Verschlusskrankheit (pAVK) ist bei einer ausgeprägten Claudicatio mit erheblicher Einschränkung der Lebensqualität und immer bei ischämisch verursachten Ruheschmerzen sowie bei Nekrosen und Gangrän eine Katheterdilatation oder gefäßchirurgische Behandlung notwendig. Wenn in den Fontaine-Stadien III/IV (chronische Extremitätenischämie) Rekanalisationen nicht infrage kommen, können Prostanoide (Prostaglandin E_1/Prostacyclin I_2) verwendet werden, um eine Amputation zu verhindern. Bei einer nicht interventionsbedürftigen Claudicatio ist ambulant ein Gehtraining möglichst in Gefäßsportgruppen durchzuführen. Wenn das nicht möglich ist oder nicht zum Erfolg geführt hat, kann eine Behandlung mit Naftidrofuryl oder Cilostazol versucht werden, um eine Verbesserung der Gehstrecken zu erreichen. Für andere vasoaktive Substanzen (z.B. Pentoxifyllin, Buflomedil, Xantinolnicotinat) liegen keine ausreichenden Wirksamkeitsnachweise vor. Bei allen Patienten mit einer chronischen pAVK sind Risikofaktoren der immer generalisierten Arteriosklerose zu behandeln und Thrombozytenfunktionshemmer (ASS, ggf. Clopidogrel) zu geben.

Im Falle eines Buerger-Syndroms (Endangiitis obliterans) ist vor allem die Aufgabe des Tabakkonsums von entscheidender prognostischer Bedeutung. Eine pAVK als Folge einer systemischen Vaskulitis verlangt primär eine immunsuppressive Therapie. Die Behandlung der Durchblutungsstörung erfolgt darüber hinaus medikamentös nach dem gleichen Prinzip wie bei der arteriosklerotischen pAVK. Interventionelle und operative Therapieverfahren sind in der floriden Phase einer vaskulitischen pAVK wenig erfolgreich und nur bei Amputationsgefahr indiziert.

Funktionelle periphere Durchblutungsstörungen (Raynaud-Syndrom, Akrozyanose, Erythromelalgie, Livedo) werden primär durch ihr typisches klinisches Bild diagnostiziert und apparativ durch eine Kapillarmikroskopie, einen Thermoplattentest oder elektrooszillographisch mit Kälte- und Wärmeprovokation gesichert. Die Behandlung funktioneller Durchblutungsstörungen erfolgt ambulant: beim Raynaud-Syndrom mit Calciumantagonisten (Amlodipin, Nifedipin, Diltiazem), bei Fingernekrosen mit Prostanoiden (Alprostadil, Iloprost), Bosentan und Sildenafil. Vasoaktive Substanzen (Pentoxifyllin, Naftidrofuryl, Buflomedil, Cilostazol) sind hier in ihrer Wirksamkeit nicht belegt. Eine effektive Behandlung der Akrozyanose, Erythromelalgie und Livedo ist – wenn es sich nicht um sekundäre bzw. symptomatische Formen handelt – zurzeit nicht bekannt Bei einigen Formen kann aber ASS wirksam sein. Vasospasmen durch Ergotamin und Drogen machen wegen einer schwierigen Differentialdiagnose meist eine stationäre Behandlung notwendig. Diagnostik und Therapie sind von der Lokalisation der Symptomatik abhängig und unterscheiden sich erheblich.

Chronische zerebrale Durchblutungsstörungen bieten klinisch eine vielfältige Symptomatik. Eine neurologisch-psychiatrische Diagnostik ist obligat. Therapeutisch ist zur Verhinderung eines Schlaganfalles die Behandlung der Risikofaktoren und die Gabe von Thrombozytenfunktionshemmern angezeigt, gelegentlich als zeitlich begrenzter Therapieversuch zur Besserung der Hirnleistungsfähigkeit eine Behandlung mit Acetylcholin-Esterasehemmern möglich.

Jede Form eines **Schlaganfalles** (TIA, RIND, kompletter Hirninsult) macht eine rasche klinische Aufnahme und eine differenzierte Abklärung nötig. Akut-therapeutisch ist eine Therapie mit ASS angezeigt, wenn eine Hirnblutung ausgeschlossen wurde und eine intrazerebrale Thrombolyse nicht infrage kommt. Eine Behandlung von Begleiterkrankungen des Herzens, der Lunge und des Stoffwechsels ist selbstverständlich, bei Verdacht auf kardiale Embolien auch eine Antikoagulation. Eine intrakranielle Thrombolyse ist in spezialisierten Zentren mit rtPA oder Urokinase möglich, wenn keine Blutung vorliegt und seit Beginn des Hirninsultes nicht mehr als drei Stunden vergangen sind. Nur in seltenen Einzelfällen sind Carotisstenosen und -verschlüsse bei akuten Schlaganfällen zu dilatieren oder operieren.

Akute tiefe Venenthrombosen werden anamnestisch und klinisch vermutet und durch eine D-Dimer-Bestimmung sowie apparativ durch eine Kompressionssonographie, nur in unklaren Fällen durch eine Phlebographie gesichert. Die Behandlung findet in

24

80–90 % ambulant statt mit niedermolekularen Heparinen (z.B. Certoparin, Enoxaparin, Nadroparin), im weiteren Verlauf mit Vitamin K-Antagonisten. Eine medikamentöse Thrombolyse (Streptokinase, Urokinase, rtPA) und operative Thrombektomie sind außer bei Phlegmasia coerulea dolens nur noch sehr selten indiziert.

Der Verdacht auf eine **Lungenembolie** erfordert immer eine rasche stationäre Behandlung und diagnostisch eine Bestimmung der D-Dimere, ein thorakales Spiral-CT/eine transthorakale Echokardiographie und eine Sonographie der Beinvenen. Die Therapie richtet sich nach dem Schweregrad der Lungenembolie. Eine Antikoagulation mit niedermolekularen oder unfraktionierten Heparinen ist immer schon bei Verdacht indiziert. Bei massiver Lungenembolie ist eine systemische oder lokale Thrombolyse, in Einzelfällen eine Pulmonalis-Thrombektomie möglich. Die Dauer einer Antikoagulation wird von der Ursache der Lungenembolie und der Rezidiv-Häufigkeit bestimmt.

Eine **chronisch-venöse Insuffizienz** wird durch das klinische Bild, eine Duplexsonographie der tiefen und oberflächlichen Beinvenen und nur bei unklaren Befunden durch eine Phlebographie gesichert. Die Behandlung erfolgt mit Kompressionsverbänden/-strümpfen, eventuell mit einer Varizenoperation. Die Wirksamkeit einer medikamentösen Therapie (Aescin, Rutoside, Ruscusglykoside, Flavonoide) ist nicht ausreichend belegt. Venenpräparate als Salben sowie Diuretika als Dauertherapie sind nicht indiziert.

Lymphödeme, die durch eine typische Anamnese, das klinische Bild und durch Ausschluss anderer Ödemursachen charakterisiert sind, werden physikalisch mit Kompressionsverbänden und Lymphdrainagen behandelt. Eine wirksame medikamentöse Therapie des Lymphödems ist nicht bekannt. Bei akutem Erysipel sind Antibiotika (Penicillin, Makrolide, Cephalosporine) erforderlich.

24.1. Wirkstoffübersicht

empfohlene Wirkstoffe	weitere Wirkstoffe
Acetylsalicylsäure	Aescin
Alprostadil (Prostaglandin E_1, PGE_1)	Amlodipin
Alteplase	Argatroban [2005; A]
Cilostazol [2007; C]	Azathioprin
Clopidogrel	Benzopyron
Danaparoid	Bosentan
Dicumarol	Buflomedil
Enoxaparin	Certoparin
Fondaparinux	Diltiazem
Heparin	Dipyridamol
Iloprost (Prostacyclin I_2, PGI_2)	Ginkgo biloba
Lepirudin	Hydroxyethylstärke
Nadroparin	Memantine
Naftidrofuryl	Methotrexat
Nifedipin	Misoprostol
rtPA	Nitroprussidnatrium
Streptokinase	Pentoxifyllin
Tinzaparin	Piracetam
Urokinase	Rutoside
	Sildenafil
	Xantinolnicotinat

24.2. Periphere arterielle Verschlusskrankheit (pAVK)

24.2.1. Klinische Grundlagen

24.2.1.1. Definition

Bei der chronischen peripheren arteriellen Verschlusskrankheit führen Stenosen und Verschlüsse der Aorta und der Extremitäten-versorgenden Arterien zu Durchblutungsstörungen. Ursache einer pAVK ist in der Regel eine Arteriosklerose, nur in 5–10 % eine entzündliche, dyskinetische, traumatische oder funktionelle Gefäßerkrankung. Die periphere arterielle Verschlusskrankheit ist eine Markererkrankung und oft Ausdruck einer generalisierten Arteriosklerose mit einer koronaren Herzkrankheit und/oder zerebro-vaskulären Ereignissen.

24.2.1.2. Pathophysiologie und Einteilung

Risikofaktoren für die chronische periphere arterielle Verschlusskrankheit sind männliches Geschlecht, Alter, Rauchen, arterielle Hypertonie, Diabetes mellitus, Hyperlipidämie, möglicherweise auch Hyperhomocysteinämie, Hyperfibrinogenämie.

Sind mehrere Risikofaktoren gleichzeitig vorhanden, potenziert sich das Risiko, an einer arteriosklerotischen pAVK zu erkranken. Bei Diabetes mellitus ist zusätzlich mit der Entwicklung einer Mikroangiopathie zu rechnen.

Von dem Buerger-Syndrom (Endarteriitis Obliterans, Morbus Winiwarter-Buerger) sind junge Menschen (20–40 Jahre) betroffen. Hauptrisikofaktor ist das inhalative Rauchen.

Klinisch kann eine pAVK asymptomatisch sein, zu einer Claudicatio intermittens, einer kritischen Extremitätenischämie mit Ruhe-schmerz und zu Nekrosen bzw. Gangrän führen. In Abhängigkeit vom klinischen Befund werden nach Fontaine 4 Stadien unter-schieden:

Stadium I: Asymptomatische Gefäßverschlüsse und -stenosen
Stadium II: Claudicatio intermittens (Schmerz bei Belastung nach initial schmerzfreier Gehstrecke)
Stadium III: Ruheschmerzen
Stadium IV: Nekrose und Gangrän

24.2.1.3. Diagnostik

Die Diagnose der pAVK wird neben der typischen Symptomatik zunächst durch Pulspalpation, Auskultation der Gefäße, dopplerso-nographische Bestimmung der systolischen Knöchelarteriendrücke und eine bildgebende farbkodierte Duplexuntersuchung und, falls sich eine invasive Therapie anschließt, Angiographie gesichert. Die konventionelle digitale Subtraktionsangiographie wird häu-figer durch eine Magnetresonanz- und CT-Angiographie ersetzt. Bei kritischer Extremitätenischämie und unklaren Befunden erfolgt eine transkutane Sauerstoffpartialdruckmessung im Fußbereich.

24.2.2. Therapie

24.2.2.1. Indikation und Therapieziel

Therapieziel ist im Fontaine-Stadium I die Progressionsreduktion der Arteriosklerose, im Fontaine-Stadium II zusätzlich die Verlän-gerung der Gehstrecke und damit Verbesserung der Lebensqualität, in den Fontaine-Stadien III/IV (chronisch kritische Extremitäten-ischämie) der Extremitätenerhalt, die Reduktion der Schmerzsymptomatik, Beschleunigung der Wundheilung, eine Verbesserung der Lebensqualität und durch Behandlung begleitender Erkrankungen und Risikofaktoren eine Reduktion der Mortalität.

24.2.2.2. Therapeutisches Vorgehen und vergleichende Bewertung der Wirkstoffe

Fontaine-Stadium I:
Die Behandlung der Risikofaktoren ist bisher das einzige gesicherte Therapieprinzip. Ob in diesem Stadium die Behandlung mit Thrombozytenfunktionshemmern, Antikoagulantien und Gehtraining die Progredienz der pAVK hemmen kann, ist weiter offen. Operative Frühintervention (Service-Operation), Angioplastie, systemische oder lokale Lyse sind in diesem Stadium nicht indiziert, weil sie aus asymptomatischen Stenosen und Verschlüssen durch Komplikationen zu einer symptomatischen pAVK führen können. Ihr therapeutischer Nutzen ist in diesem Krankheitsstadium nicht belegt. Ein Wirksamkeitsnachweis fehlt auch für vaso-aktive Substanzen. Maßnahmen zur Reduktion der hohen koexistenten kardiovaskulären Morbidität und Mortalität sind auch im asymptomatischen Stadium einer pAVK notwendig. Thrombozytenfunktionshemmer sollten deshalb auch zur Reduktion der hohen Zahl an Herzinfarkten und Schlaganfällen gegeben werden.

Fontaine-Stadium II:
Therapiegrundlage ist auch hier die Behandlung der Risikofaktoren. Darüber hinaus ist grundsätzlich zu prüfen, ob durch eine Angioplastie eine Verbesserung der Gehleistung und damit der Lebensqualität möglich ist. Evidenzgesichert ist dieses für kurz-streckige Stenosen und Verschlüsse im Becken und femoro-poplitealen Bereich. Gehtraining kann die schmerzfreie und absolu-te Gehstrecke dann effektiv verbessern, wenn es systematisch und kontrolliert durchgeführt wird und weder kardiorespiratorische noch konkomitierende neurologische oder orthopädische Erkrankungen vorliegen, die das verhindern. Ein Bewegungstraining ist bei einem bis zwei Drittel aller Patienten möglich. Eine operative Gefäßrekonstruktion ist nur dann indiziert, wenn – bei erheblich eingeschränkter Lebensqualität – weder durch eine perkutane transfemorale Angioplastie (PTA) noch durch eine Bewegungs-therapie eine Verbesserung der Gehstrecke erreicht wird und Aorten- oder Beckenarterienverschlüsse vorliegen, die nicht inter-ventionell behoben werden können. Medikamentös ist eine relevante Gehstreckenverbesserung für die orale Form von Naftidrofuryl und neuerdings auch Cilostazol gesichert, auch wenn die Ergebnisse widersprüchlich diskutiert werden. **Naftidrofuryl und Cilostazol können indiziert sein**, wenn ein Gehtraining, eine PTA und eine operative Gefäßrekonstruktion nicht durchgeführt werden können, vom Patienten nicht gewünscht werden, die systolischen Knöchelarteriendrücke an der Arteria dorsalis pedis und Arteria tibialis posterior über 60 mmHg liegen, kein Beckenarterienverschluss und keine Myokardinsuffizienz vorliegen und die schmerzfreie Gehstrecke so eingeschränkt ist, dass sie die Lebensqualität der Patientin erheblich reduziert. **Sowohl wegen der geringeren Tageskosten als auch der geringeren Nebenwirkungsrate wird in der Regel zunächst Naftidrofuryl einge-setzt. Für andere vasoaktive Substanzen (Buflomedil, Pentoxifyllin, Nikotinsäurederivate, Ginkgo biloba) liegen kontrol-lierte therapeutische Wirksamkeitsstudien nach neuen Prüfrichtlinien der EMEA nicht vor.** Diese Substanzen können für die Behandlung der Claudicatio intermittens daher nicht mehr empfohlen werden. Allen Patienten mit einer chronischen pAVK sind Thrombozytenfunktionshemmer zu verabreichen.
Bei einer Claudicatio intermittens ist bei ähnlicher Verbesserung der Gehleistung nach einer Langzeitbehandlung sowohl wegen der geringeren Tageskosten als auch der geringeren Nebenwirkungsrate **zunächst Naftidrofuryl statt Cilostazol zu empfehlen, auch wenn unter Cilostazol eine Komedikation mit ASS wegen der Thrombozytenfunktionshemmung über-flüssig ist, die bei Naftidrofuryl nicht vorliegt. Vergleichsstudien zwischen Naftidrofuryl und Cilostazol gibt es nicht. Eine Behandlung mit Naftidrofuryl und Cilostazol ist nicht zu wiederholen, wenn nach 3-monatiger Therapie keine Besse-rung der schmerzfreien und absoluten Gehstrecke eintritt.** Eine Behandlung kann wiederholt werden, wenn es nach einer ersten erfolgreichen Therapie zu einer erneuten Verschlechterung der Gehstrecke gekommen ist.

Fontaine-Stadium III und IV:
Bei einer kritischen Extremitätenischämie (Ruheschmerzen über 2 Wochen, Nekrose oder Gangrän, periphere systolische Knö-chelarteriendrücke unter 50 mmHg, transkutaner Sauerstoffpartialdruck am Fußrücken unter 30 mmHg) sind primär gefäßchirur-gische Maßnahmen und eine Angioplastie mit und ohne Stentimplantation indiziert. Eine selektive Thrombolyse wird nur noch aus-nahmsweise oder in Kombination mit einer Angioplastie durchgeführt. Die Rekanalisation stellt das wirksamste Therapieprinzip dar, ist aber auch mit einem Letalitätsrisiko für die operative und sehr viel geringer für die angioplastische Intervention belastet. **Obwohl Prostanoide** (Alprostadil [PGE$_1$], Iloprost [PGI$_2$]) **die Wirksamkeitskriterien nach den aktuellen EMEA-Vorgaben nicht erfüllen, können Alprostadil und Iloprost bei Patienten mit kritischer Extremitätenischämie indiziert sein,** wenn gefäß-chirurgische oder angioplastische Maßnahmen nicht infrage kommen oder nicht wirksam waren. **Für weitere gefäßwirksame Medikamente wie Naftidrofuryl, Cilostazol, Pentoxifyllin, Buflomedil liegen in den Fontaine-Stadien III und IV keine validen Wirksamkeitsnachweise vor.** Thrombozytenfunktionshemmer und Antikoagulantien sind als Progressionsprophylaxe und zur Verhinderung von Re-Verschlüssen nach Interventionen indiziert. Ob die Behandlung mit Wachstumsfaktoren, Zytokinen und autologen Knochenmarks-Stammzelltransplantationen in den Fontaine-Stadien III/IV wirksam sind, ist im Moment noch offen.

Exakte Daten zur Nutzen-Risiko-Abschätzung fehlen.

Fibrinolytika, wie z.B. Streptokinase, Urokinase und Alteplase, werden bei chronisch-arteriellen Gefäßverschlüssen immer seltener angewandt, können aber zu einer Rekanalisation arterieller Gefäße führen. Dabei wird überwiegend eine selektive Katheterlyse durchgeführt, deren Vorteil in der Verminderung von systemischen UAW, insbesondere von Blutungen besteht. Eine systemische Lyse hat keine Bedeutung mehr.

Die klinisch-therapeutische Wirksamkeit einer Hämodilution ist in kontrollierten prospektiven Studien bisher nicht belegt worden. Hämodilution kann zwar durch Senkung des Hämatokritwertes zu einer peripheren Durchblutungssteigerung in durchblutungsgestörten und gesunden Gefäßarealen führen. Eine Hämodilution mit Dextranen kann in Einzelfällen Steal-Effekte auslösen. Die Hämodilution ist nur indiziert bei gleichzeitig bestehender Polyglobulie oder Polyzythämie.

Bei der medikamentösen Behandlung von Ruheschmerzen und Nekrosen sind Iloprost und Prostaglandin E_1 in ihrer Wirksamkeit vergleichbar, müssen aber außerhalb ihrer unterschiedlichen Indikationsbereiche im Off-Label-Use-Verfahren angewendet werden. Die Nebenwirkungsquote ist nach Metaanalysen bei Iloprost größer als unter PGE_1.

Buflomedil

(s. Kurzprofil im Anhang)

Naftidrofuryl

Wirkungsmechanismus
reduziert den peripheren Gefäßwiderstand und steigert gleichzeitig das Herzzeitvolumen über eine Zunahme des Herzschlagvolumens; wirkt an den glatten Muskeln der Arterien spasmolytisch, möglicherweise Serotonin-antagonisierend, hemmt den Calciumeinstrom in die Zelle und führt zur Abnahme der Erythrozytenrigidität und -aggregation und damit zur Verbesserung der Fließfähigkeit des Blutes

Indikation(en)
Claudicatio intermittens (Fontaine-Stadium II), therapeutischer Wirksamkeitsnachweis nach neueren Prüfkriterien (EMEA) erbracht

Kontraindikationen
manifeste Herzinsuffizienz, akuter Myokardinfarkt, Erregungsbildungs- und -leitungsstörungen des Herzens, instabile Angina pectoris, Hypotonie, orthostatische Dysregulation, frischer hämorrhagischer zerebraler Insult, Schwangerschaft und Stillzeit

Unerwünschte Arzneimittelwirkungen
Übelkeit, Durchfall, Herzrhythmusstörungen, Angina pectoris, orthostatische Kreislaufdysregulation, Benommenheit, Parästhesien, Leberfunktionsstörungen, Appetitlosigkeit

Wechselwirkungen
Kombination kann Wirkung von Antihypertensiva, Antiarrhythmika und Beta-Rezeptorenblockern verstärken

Pharmakokinetik
BV: nicht bestimmt
Elim.: überwiegend hepatisch
HWZ: 1–3,5 Std.

Dosierung
3 x 100 mg/Tag bis 3 x 200 mg/Tag p.o.; Naftidrofuryl ist nur peroral im Handel, weil bei der intravenösen Infusions- und Injektionstherapie schwere Komplikationen beobachtet wurden; Therapiedauer mindestens 4 Wochen, maximal 3 Monate

Pentoxifyllin

(s. Kurzprofil im Anhang)

Cilostazol [2007; C]

Wirkungsmechanismus
selektiver Inhibitor der Phosphodiesterase 3A; führt durch Verbesserung der Endothelfunktion möglicherweise zu einer Hemmung der Arteriosklerose-Progression, zu einer Steigerung der Durchblutung über eine Vasodilatation, zu einer Hemmung der Thrombozytenaggregation und -adhäsion, inhibiert die Thrombozyten-Transmigration in die Gefäßwand, senkt die Plasmatriglyceride und erhöht das HDL-Cholesterol; klinisch erhöht Cilostazol nach 8 placebokontrollierten Studien signifikant die schmerzfreie und absolute Gehstrecke bei Claudicatio intermittens; der genaue Wirkungsmechanismus ist noch unklar

Indikation(en)
Verbesserung der schmerzfreien und absoluten Gehstrecke bei Claudicatio intermittens (Fontaine-Stadium II)

Kontraindikationen
schwere Nierenfunktionsstörungen, mittelschwere und schwere Leberfunktionsstörungen, Herzinsuffizienz, Blutungsneigung, aktives Magenulkus, Zustand nach hämorrhagischem Schlaganfall, Operationen in den letzten 3 Monaten, proliferative diabetische Retinopathie; Herzrhythmusstörungen (ventrikuläre Tachykardie, Kammerflimmern, multifokale ventrikuläre Ektopien, Verlängerung des QTc-Intervalls), Einnahme von CYP-Enzyminhibitoren (z.B. Cimetidin, Diltiazem, Erythromycin, Omeprazol), Schwangerschaft, Stillzeit

Unerwünschte Arzneimittelwirkungen
Kopfschmerzen (> 30 %), Diarrhö und Stuhlveränderungen (> 15 %), Übelkeit, Erbrechen, Flatulenz, Hautausschlag, Juckreiz, Ödeme, Tachykardie, Arrhythmien, Palpitationen, Schwindel, Brustschmerz, Rhinitis, Pharyngitis

Wechselwirkungen
erhöhtes Blutungsrisiko bei Einnahme anderer Thrombozytenfunktionshemmern (Clopidogrel, Antikoagulantien) bislang zwar nicht belegt, aber möglich

Pharmakokinetik
Elim.: Cilostazol wird hepatisch metabolisiert und über die Niere ausgeschieden
HWZ: 10,5 Stunden

Dosierung
2 x täglich 100 mg p.o. 30 Min. vor oder 2 Stunden nach dem Essen; Einnahme der Cilostazol-Tabletten gleichzeitig mit dem Essen führt zu maximalen Plasmakonzentrationen mit eventuell erhöhten Nebenwirkungen

Alprostadil

Wirkungsmechanismus
Wirkungserklärung von Alprostadil (Prostaglandin E_1, PGE_1) durch vasodilatierende, antithrombotische, leukozyten- und endothelstabilisierende Effekte sowie eine Begünstigung des Stoffwechsels im Ischämieareal

Indikation(en)
arterielle Durchblutungsstörungen in den Fontaine-Stadien III und IV; nach neueren Prüfkriterien (EMEA) therapeutischer Wirksamkeitsnachweis unzureichend, aber gute klinische Erfahrungen vorhanden

Kontraindikationen
nichtausreichend behandelte Herzinsuffizienz, therapierefraktäre Herzmuskelinsuffizienz, nichtausreichend behandelte Herzrhythmusstörungen und koronare Herzkrankheit; Zustand nach Herzinfarkt innerhalb der letzten 6 Monate; Verdacht auf Lungenödem bzw. Lungeninfiltrationen, schwere chronisch-obstruktive Ventilationsstörungen, Schwangerschaft, Stillzeit; akute Leberschädigung, bekannte Lebererkrankungen

Unerwünschte Arzneimittelwirkungen
Schmerzen an der punktierten Arterie, Rötungen an der infundierten Vene, Kopfschmerzen, Gelenkbeschwerden, gelegentlich Blutdruckabfall, Tachykardie, Stenokardien, selten Lungenödem, globale Herzinsuffizienz, Verwirrtheitszustände, zerebrale Krampfanfälle

Wechselwirkungen

Die Wirkung von Antihypertensiva und Vasodilatatoren kann verstärkt werden; ein erhöhtes Blutungsrisiko durch Kombination mit Antikoagulantien und Thrombozytenfunktionshemmern ist möglich.

Besonderheiten

Alprostadil sollte nur von angiologisch erfahrenen Ärzten angewendet werden, die eine Herz-Kreislauf-Überwachung durchführen können. In Deutschland ist Alprostadil (PGE$_1$) zur Behandlung von Ruheschmerzen und Nekrosen (Fontaine-Stadium III/IV) bei allen Formen einer pAVK zugelassen. Bei einer Claudicatio intermittens (Fontaine-Stadium II) kann es nur im Off-Label-Use-Verfahren verwendet werden.

Pharmakokinetik

BV: nur parenteral applizierbar (Infusion)
Elim.: in der Lunge metabolisiert (ca. 80–90 % bei einer Lungenpassage)
HWZ: 5–10 Min. (2-phasig: Alpha-Phase: ca. 0,2 Min., Beta-Phase: 8 Min.)

Dosierung

2 x 40 µg/Tag oder 1 x 60 µg/Tag i.v. oder 10–20 µg i.a. als Infusion über 2–3 Std.; Behandlungsdauer 3–6 Wochen

Iloprost

Wirkungsmechanismus

Als Wirkungsmechanismus für Iloprost werden Hemmung der Thrombozytenaggregation und -adhäsion, Dilatation von Arteriolen und Venolen, Abnahme der gesteigerten Gefäßpermeabilität in der Mikrozirkulation und Aktivierung der Fibrinolyse angenommen. Der genaue Wirkungsmechanismus ist noch nicht bekannt; Iloprost ist nur i.v. zu applizieren.

Indikation(en)

fortgeschrittene Thrombangiitis obliterans (Winiwarter-Buerger-Krankheit) mit schweren Durchblutungsstörungen in Fällen, in denen eine Revaskularisierung nicht angezeigt ist; therapeutischer Wirksamkeitsnachweis nach aktuellen EMEA-Kriterien unzureichend

Kontraindikationen

schwere koronare Herzkrankheit, akute oder chronische Herzinsuffizienz der NYHA-Stadien II–IV, relevante Herzrhythmusstörungen, Verdacht auf Lungenstauung, Zustand nach Herzinfarkt innerhalb der letzten 6 Monate, Erkrankungen, bei denen eine erhöhte Blutungskomplikation möglich ist (florides Magengeschwür, Polytrauma, intrakranielle Blutung, Schwangerschaft, Stillzeit)

Unerwünschte Arzneimittelwirkungen

Gesichtsrötung, Kopfschmerz, Schwindel, Übelkeit, Erbrechen, Bauchschmerzen, Diarrhö, Schweißausbruch, Rötung an der infundierten Vene, Angina-pectoris-Anfälle, Blutdruckabfall, Arrhythmie, Lungenödem, Parästhesien, Halluzinationen

Wechselwirkungen

mögliche Wirkungsverstärkung von Antihypertensiva und Vasodilatatoren; Kombination mit Antikoagulantien und Thrombozytenfunktionshemmern kann Blutungsrisiko erhöhen

Besonderheiten

Iloprost sollte nur in Krankenhäusern oder in angiologisch erfahrenen Arztpraxen angewendet werden, die eine laufende Überwachung der Herz-Kreislauf-Funktion durchführen können. Iloprost ist in Deutschland nur zur Behandlung der Endangiitis (Morbus Winiwarter-Buerger; Thrombangiitis obliterans) für alle Fontaine-Stadien zugelassen und muss bei anderen Ursachen einer pAVK im Off-Label-Use-Verfahren verwendet werden.

Pharmakokinetik

BV: nur parenteral applizierbar (Infusion)
Elim.: Ausscheidung der Iloprost-Metaboliten zu 80 % renal und zu 20 % biliär
HWZ: 0,5 Std.

Dosierung

Iloprost wird abhängig von der individuellen Verträglichkeit in einer Dosis von 0,5–2,0 ng/kg KG/Min. über 6 Std. täglich als i.v.-Infusion verabreicht; die individuell verträgliche Dosis wird in den ersten 3 Tagen ermittelt.; die Behandlung erfolgt i.d.R. über 2–4 Wochen.

Fibrinolytika

Fibrinolytika (wie z.B. Streptokinase, Urokinase, Anistreplase, Alteplase) werden bei chronisch-arteriellen Gefäßverschlüssen angewandt und können im Einzelfall zur Rekanalisation arterieller Gefäße führen (Einzelheiten und Dosierung: s. Abschnitt 24.3). Überwiegend wird eine selektive Katheterlyse durchgeführt, deren Vorteil in der Verminderung von systemischen UAW, insbesondere von Blutungen besteht. Eine systemische Lyse kommt in dieser Indikation nur noch selten infrage.

Hämodilution

Die klinisch-therapeutische Wirksamkeit ist bisher in kontrollierten prospektiven Studien nicht belegt worden. Hämodilution führt durch Senkung des Hämatokritwertes zu einer peripheren Durchblutungssteigerung in durchblutungsgestörten und gesunden Gefäßarealen. Eine Hämodilution mit Dextranen kann in Einzelfällen auch Steal-Effekte auslösen. Die Hämodilution ist nur indiziert bei gleichzeitig bestehender Polyglobulie oder Polyzythämie. In größeren prospektiven Studien ist kein eindeutig positiver therapeutischer Effekt unter einer isovolämischen Hämodilution bei peripheren arteriellen Durchblutungsstörungen nachgewiesen worden.

24.3. Akuter peripher-arterieller Gefäßverschluss

24.3.1. Klinische Grundlagen

24.3.1.1. Definition und Pathophysiologie

Akute arterielle Gefäßverschlüsse treten in jedem Alter auf und kommen am häufigsten vor als Folge einer Embolie aus dem Herzen (Vorhofflimmern, Herzklappenfehler, Zustand nach Endokarditis, Herzwandaneurysma, Myokardinfarkt, Dilatation des linken Ventrikels und Vorhofes), aus ulzerösen thrombotischen Wandveränderungen der Aorta oder der großen Becken-/Beinarterien, seltener als Folge einer ortsständigen akuten Thrombose bei vorbestehenden arteriosklerotischen Plaques, bei Aneurysmen oder traumatischen Arterienschäden. Auslösend für eine Embolie sind Änderungen der Herzschlagfolge, die positiv inotrope Wirkung Herz-Kreislauf-wirksamer Arzneimittel oder plötzliche körperliche Anstrengung.

24.3.1.2. Diagnostik

Klinisch führt der akute Verschluss der Aorta, Beckenarterien und peripheren Extremitätenarterien zu ausgeprägten Ischämieschmerzen, Blässe, Sensibilitätsstörungen, Bewegungseinschränkung oder -verlust der Extremitäten sowie zu Schockzuständen. Die Diagnose wird wie bei der chronischen pAVK durch die Anamnese, Pulspalpation, Bestimmung der systolischen Knöchelarteriendrücke und vor allem duplexsonographisch oder angiographisch gestellt.

24.3.2. Therapie

24.3.2.1. Therapieziel

Rekanalisation der Arterien zur Verhinderung einer Amputation.

24.3.2.2. Therapeutisches Vorgehen und Pharmakotherapie

Bei jedem akuten peripheren Arterienverschluss ist umgehend eine klinische Behandlung notwendig. Schmerzbekämpfung erfolgt mit Opiaten, die peroral, rektal, subkutan oder i.v., nicht aber intramuskulär (würde eine spätere Thrombolyse verbieten) gegeben werden sollen. Zur Prophylaxe einer Appositionsthrombose 5.000–10.000 I.E. Heparin i.v. Tieflagerung der gepolsterten Extremität (20–30 Grad). Kontraindiziert sind lokale, externe Wärmezufuhr, Hochlagerung der Extremität, i.m.-Injektionen und Warten auf spontane Besserung.

Primär ist eine Thrombektomie oder Embolektomie operativ oder mit Kathetermethoden indiziert. Eine lokale Thrombolyse mit Streptokinase, Urokinase oder rtPA kommt dann infrage, wenn ein invasives Vorgehen durch Operation oder Katheterverfahren nicht möglich ist oder abgelehnt wird und Kontraindikationen bestehen. Eine primär über mehrere Tage PTT-gesteuerte intravenöse Heparin-Therapie oder subkutan mit niedermolekularen Heparinen ist immer dann erforderlich, wenn operative Interventionen oder Thrombolyse nicht infrage kommen. Bei sehr peripheren autochthonen oder embolischen Gefäßverschlüssen im Vorfuß-, Unterschenkel- und Armbereich kann eine Behandlung mit Alprostadil i.v. erfolgreich sein.

24.4. Funktionelle Durchblutungsstörungen

24.4.1. Raynaud-Syndrom

24.4.1.1. Klinische Grundlagen

24.4.1.1.1. Definition

Das Raynaud-Syndrom ist Folge anfallsweise auftretender Vasospasmen der Finger- und Zehenarterien durch Kälte, emotionalen Stress und lokale Kompressionsphänomene. Einem primären Raynaud-Syndrom liegt keine erkennbare Ursache zugrunde. Ein sekundäres Raynaud-Phänomen ist Folge einer definierten Grunderkrankung (Kollagenose, Autoimmunerkrankung, berufsbedingte Traumata, Nebenwirkung verschiedener Medikamente, Drogen).

24.4.1.1.2. Diagnostik

Die Diagnose wird durch das typische klinische Bild im Anfall (Weißverfärbung, Zyanose, postischämische Rötung), ggf. eine plattenthermographische Untersuchung der Hände vor und nach Kälteprovokation oder eine Elektrooszillographie gestellt. Eine Angiographie zum Nachweis der Vasospastik ist obsolet, Fingerarterienverschlüsse werden duplexsonographisch nachgewiesen.

24.4.1.2. Therapie

24.4.1.2.1. Therapieziel

Verminderung oder Aufhebung der Raynaud-Anfälle, Abheilung von Fingernekrosen; bei sekundärem Raynaud-Syndrom zusätzlich Therapie der Grundkrankheit

24.4.1.2.2. Therapeutisches Vorgehen und Pharmakotherapie

Kälteschutz ist obligat. Betarezeptorenblocker und andere Raynaud-induzierende Pharmaka sind abzusetzen. Medikamentös sind bei häufig auftretenden, lang anhaltenden Raynaud-Anfällen sowohl beim primären als auch sekundären Raynaud-Syndrom Calciumblocker (Amlodipin, Nifedipin, Diltiazem) in hohen Dosierungen indiziert. Sie können wegen des oft niedrigen Systemblutdruckes der Raynaud-Patienten aber nur sehr eingeschränkt gegeben werden. Beim Raynaud-Syndrom mit gleichzeitigen Fingerarterienverschlüssen und -nekrosen sind Prostanoide (Iloprost, Alprostadil) sinnvoll, die zur Abheilung der Nekrosen und gleichzeitig zur Reduktion der Zahl der Raynaud-Anfälle führen können. Bosentan und Sildenafil führen ebenso zur Abheilung von Fingernekrosen, aber nicht zu einer Änderung der Zahl und der Schwere von Raynaud-Anfällen. Die therapeutische Wirksamkeit einer Langzeitbehandlung mit vasoaktiven Substanzen (Pentoxifyllin, Naftidrofuryl, Buflomedil, Xantinolnicotinat) ist nicht gesichert. Selten auftretende Raynaud-Anfälle (1–2-mal pro Woche) sind medikamentös nicht zu behandeln. Eine kausale Therapie des primären Raynaud-Syndroms ist derzeit nicht möglich. Beim sekundären Raynaud-Syndrom geht es um die Therapie der Grunderkrankung bzw. Ausschaltung auslösender Bedingungen (z.B. Medikamente).

24.4.2. Akrozyanose, Erythromelalgie, Livedo

24.4.2.1. Klinische Grundlagen

24.4.2.1.1. Definition

Akrozyanosen sind Folge einer atonisch-hypertonen Dysregulation im Bereich der Endstrombahn mit Erweiterung der Venolen und Kapillaren und Engstellung der Arteriolen. Bei der Erythromelalgie kommt es zu anfallsweiser abnormer Vasokonstriktion kapillärer Sphinkteren bei gleichzeitig offenen AV-Shunts. Die Livedo ist Folge einer unkoordinierten Vasokonstriktion und -dilatation kleiner subkutaner Arterien und Venen. Auch für die Akrozyanose, Erythromelalgie und Livedo werden – wie beim Raynaud-Phänomen – eine primäre und eine sekundäre Form unterschieden. Der Akrozyanose können akrale Arterienverschlüsse, neurogene (z.B. Poliomyelitis) oder hämatologische Ursachen (z.B. Polyglobulie) zugrunde liegen. Ursache der Erythromelalgie können Medikamente, Lupus erythematodes, myeloproliferative Syndrome, Diabetes mellitus, rheumatoide Arthritis und der Livedo alle Vaskulitisformen, Kollagenosen, chronische Infektionskrankheiten, Mikroembolien und Tumoren sein. Als Ergotismus werden persistierende arterielle vasospastische Durchblutungsstörungen bezeichnet, die segmental im Bereich der Extremitäten-, Abdominal-, Koronar- und zerebralen Arterien auftreten.

24.4.2.1.2. Diagnostik

Die Diagnose einer Akrozyanose wird durch das typische klinische Bild gestellt: persistierende, schmerzlose, blaurote bis tiefzyanotische Verfärbung an Händen, Füßen, Knien, Nase und Lippen, Hyperhidrosis. Die Diagnose wird vitalkapillarmikroskopisch im Nagelfalz der Finger gesichert. Auch die Diagnose einer Erythromelalgie wird durch das klinische Bild gestellt: bilateral symmetrisch oder auch unilateral auftretende brennende palmare und plantare Schmerzen, ausgeprägte Rötung und Schwellung der Füße, der Hände und seltener des Gesichtes. Die Symptomatik kann durch lokale Wärmeapplikation (+ 32–36°C) ausgelöst und vitalkapillarmikroskopisch im Nagelfalz der Finger gestützt werden. Bei der Livedo liegt klinisch eine netzartige, gitter- bis fleckförmige, sich diffus über die Beine (seltener Arme) oder über den Rumpf ausbreitende intermittierende oder permanente Rotblauverfärbung der Haut vor.

24.4.2.2. Therapie

24.4.2.2.1. Therapieziel

Bei der Akrozyanose und Livedo Reduktion der Hautverfärbungen, bei der Erythromelalgie Verminderung der extremen Schmerzhaftigkeit und akralen Schwellungsneigung; in allen Fällen gegebenenfalls Therapie der Grundkrankheit

24.4.2.2.2. Therapeutisches Vorgehen und Pharmakotherapie

Eine wirksame Behandlung der primären Akrozyanose, Erythromelalgie und Livedo ist zurzeit nicht bekannt. Bei sekundären Formen kann eine konsequente Behandlung der Grunderkrankung dagegen zu einer deutlichen Besserung oder einem Verlust der Symptomatik führen. Kälteschutz ist bei einer Akrozyanose und Livedo sinnvoll. Bei der Erythromelalgie ist eine lokale Wärmeapplikation zu vermeiden. ASS kann in hoher Dosierung bei gleichzeitiger Polyzythämie und Thrombozythämie wirksam sein, Misoprostol, das für diese Indikation nicht zugelassen ist, zu einer Reduktion von AV-Shunts in der betroffenen Haut führen.

24.4.3. Vasospasmen durch Ergotamin und Drogen

24.4.3.1. Klinische Grundlagen

24.4.3.1.1. Definition

Ergotamin und Drogen können arterielle Vasospasmen auslösen, die segmental im Bereich der Extremitäten-, Mesenterial-, Nieren-, Becken-, Koronar- und Zerebralarterien auftreten können. Beim medikamentös induzierten Ergotismus lassen sich eine chronische (lang dauernde Einnahme submaximaler oder erhöhter Dosen), eine subakute (Kurzzeittherapie) und eine akute Form (nach exzessiv hoher Dosis) unterscheiden. Vasospasmen mit konsekutiven Arterienverschlüssen werden auch durch Drogen (Kokain, Ecstasy), durch einige Schwermetalle (Arsen, Blei), einige Antibiotika (Erythromycin) und eine chronische Interferon-Therapie ausgelöst.

24.4.3.1.2. Diagnostik

Ergotamin und Drogen führen im Bereich der peripheren Arterien zu Kältegefühl in den Fingern und Zehen, Parästhesien, akuten Ischämiesyndromen und akralen Nekrosen, im koronaren Bereich zu pektanginöser Symptomatik und Myokardinfarkten, im abdominellen Bereich zu Koliken, Erbrechen, Diarrhöen und Mesenterialinfarkten, im zerebralen Bereich zu Schwindel, Verwirrtheit, epileptiformen Krämpfen, komatösen Zuständen und Psychosen. Die Diagnose wird gestellt durch

- eine exakte Anamnese, auch Fremdanamnese
- eine multilokuläre Manifestation arterieller Durchblutungsstörungen
- Bestimmung der systolischen Knöchelarteriendrücke
- dem laborchemischen Nachweis von Ergotamin oder Drogen
- duplexsonographisch und angiographisch durch eine diffuse Engstellung der Arterien vom muskulären Typ und
- eine filiforme, konzentrische Einengung der Gefäßlumina bis zu kompletten segmentalen Verschlüssen.

24.4.3.2. Therapie

24.4.3.2.1. Therapieziel

Beim Ergotismus und bei drogeninduzierten Vasospasmen Extremitätenerhalt, Verhinderung von Herzinfarkten, Schlaganfällen und intestinalen Nekrosen

24.4.3.2.2. Pharmakotherapie

Das sofortige Absetzen ergotaminhaltiger Medikamente und Drogen ist zwingend notwendig. In der Regel führt das nach 1–5 Tagen zu einer restitutio ad integrum. Bei Extremitätengefährdung unter Ergotamin kommen zusätzlich Alprostadil (40–60 μg pro Tag i.v.), Nifedipin 0,1–0,2 mg intraarteriell bzw. 5–10 mg peroral infrage. Kontrollierte therapeutische Studien zur medikamentösen Behandlung ergotamin- oder drogeninduzierter Vasospasmen liegen nicht vor. Eine Katheterdilatation, Grenzstrangblockade, Sympathektomie und gefäßchirurgische Interventionen sind in der Regel nicht indiziert.

24.5. Entzündliche periphere Arterienerkrankungen

24.5.1. Thrombangiitis obliterans (Endangiitis obliterans/Winiwarter-Buerger-Krankheit)

24.5.1.2. Klinische Grundlagen

24.5.1.2.1. Definition

Die Thrombangiitis obliterans ist eine nichtarteriosklerotische, multilokuläre, segmentäre, schubweise verlaufende Angiitis der kleinen und mittelgroßen Arterien und Venen unklarer Ätiologie, die bei Rauchern zwischen dem 20. und 40., nicht aber nach dem 50. Lebensjahr auftritt. Die Erkrankung beschränkt sich auf die Extremitätenarterien, am häufigsten betroffen ist der Unterschenkel. Arterien des Herzens, Gehirns und der viszeralen Arterien sind an der Thrombangiitis nicht beteiligt, können aber bei Älteren durch eine parallel entstandene Arteriosklerose verändert sein.

24.5.1.2.2. Diagnostik

Die Diagnose der Thrombangiitis wird klinisch gestellt durch fehlende periphere Pulse, durch Bestimmung der systolischen Knöchelarteriendrücke, duplexsonographisch und in der Regel angiographisch, weil damit diagnostisch relevante, typische Kollateralen (Korkenzieherphänomen) bei im Übrigen glattwandigen Arterien proximal der Gefäßverschlüsse nachzuweisen sind. Immunpathologische Laborparameter sind nicht bekannt, eine Wadenmuskelbiopsie ist diagnostisch wertlos. Die Symptomatik entspricht der einer peripher-arteriellen Verschlusskrankheit, oft mit ausgeprägtem Kältegefühl, Parästhesien, erheblichen Schmerzen und sehr häufig akralen Nekrosen.

24.5.1.3. Therapie

24.5.1.3.1. Therapieziel

Extremitätenerhalt bei hoher Amputationsgefahr und Verbesserung der schmerzfreien und absoluten Gehstrecke bei Claudicatio

24.5.1.3.2. Therapeutisches Vorgehen und Pharmakotherapie

Eine spezifische Therapie ist nicht bekannt. Rauchen ist zwingend einzustellen. Immunsuppressiva, Kortikosteroide, Antikoagulantien und hohe Dosen von ASS sind in ihrer Wirksamkeit bisher nicht belegt. Bei Auftreten von Ruheschmerzen und Nekrosen ist im Akutstadium eine Behandlung mit Alprostadil 60–80 µg i.v./Tag oder 10–20 µg i.a./Tag mit einem Infusionsvolumen von 50 ml oder Iloprost 0,5–2,0 ng/kg KG/Min. i.v. sinnvoll und zu versuchen. Eine Claudicatio kann bei Thrombangiitis obliterans durch Prostanoide gebessert werden. Eine Thrombolyse ist meist nicht effektiv und wird kontrovers diskutiert. Eine Angioplastie und eine Bypass-Operation sind im akuten Stadium durch akute Re-Verschlüsse oft wenig wirksam, bei chronischen Verlaufsformen aber möglich. Der Wert einer Sympathektomie und einer CT-gesteuerten Sympathikolyse ist bislang unklar. Kortikosteroide und Immunsuppressiva sind im Gegensatz zu systemischen entzündlichen Arterienerkrankungen nicht wirksam.

24.5.2. Systemische entzündliche Arterienerkrankungen

24.5.2.1. Klinische Grundlagen

24.5.2.1.1. Definition und Diagnostik

Entzündliche Erkrankungen der Gefäße stellen eine inhomogene Gruppe von Erkrankungen dar, die überwiegend im rheumatologischen Teil besprochen werden. Angiologisch relevant sind die Takayasu-Arteriitis und die Arteriitis temporalis.

Die Takayasu-Arteriitis ist eine chronisch verlaufende Vaskulitis der Aorta, ihrer proximalen Hauptäste sowie der Pulmonalarterien. Betroffen sind jüngere Menschen mit einem Altersgipfel zwischen 15 und 30 Jahren. Sie führt anfangs zu unspezifischen Allgemeinsymptomen (Fieber, Nachtschweiß, Gewichtsverlust, Myalgien, Arthralgien), später Gefäßverschlüssen der Arteria subclavia, des Truncus brachiocephalicus und der Carotiden sowie der großen Viszeralarterien. Bei der Arteriitis temporalis erkranken ältere Menschen (Altersgipfel um 70 Jahre). Befallen sind im Gegensatz zur Takayasu-Arteriitis neben der Arteria temporalis distal vom Aortenbogen gelegene Gefäße: Arteria ophthalmica, Arteria facialis, Arteria occipitalis; Arteria lingualis, Arteria maxillaris. Die Diagnose wird laborchemisch durch eine Erhöhung der Akut-Phase-Proteine (BSG, CRP, Alpha-2-Globulin) und eine Hypalbuminämie ohne typische Autoimmunmarker vermutet, kann durch eine Biopsie der Temporalarterien mit Nachweis von Riesenzellen gesichert werden und muss stets duplexsonographisch (Verbreiterung der Gefäßwanddicke) bestätigt werden. Eine Positronen-Emmissionstomographie (PET), MRT- und CT-Diagnostik gewinnen für die Diagnostik der Großgefäßvaskuliten zunehmend an Bedeutung.

24.5.2.2. Therapie

24.5.2.2.1. Therapieziel

Unterbrechung der Entzündungsaktivität zur Verhinderung von Gefäßverschlüssen und vaskulären Komplikationen

24.5.2.2.2. Therapeutisches Vorgehen und Pharmakotherapie

Im floriden Stadium Therapie mit Kortikosteroiden (1 mg/kg KG Prednisolon (s. Kap. Rheumatische Erkrankungen) pro Tag mit langsamer Reduzierung) und Dauertherapie über zunächst ein Jahr. Neben den Glukokortikoiden zur Remissionsinduktion und als steroideinsparende Therapie Methotrexat (s. Kap. Rheumatische Erkrankungen) (15–25 mg einmal wöchentlich) und/oder Azathrioprin (s. Kap. Rheumatische Erkrankungen) (100–150 mg pro Tag). Der Nutzen von Thrombozytenaggregationshemmern wird kontrovers diskutiert. Im entzündlichen Akutstadium sind interventionelle Eingriffe und Operationen nur bei vitaler Indikation indiziert, im chronischen Stadium mit guteingestellten Entzündungsparametern dagegen möglich.

24.5.3. Chronische zerebrale Durchblutungsstörungen

24.5.3.1. Klinische Grundlagen

24.5.3.1.1. Definition

Bei den chronischen zerebralen Durchblutungsstörungen kommt es durch diffuse oder lokalisierte zerebrale Arteriosklerose oder durch stenosierende bzw. okkludierende Arterienveränderungen im Bereich der Halsschlagadern und intrakraniellen Arterien zu einer zerebralen Mangeldurchblutung mit unzureichender Deckung des zerebralen Funktionsstoffwechsels. Das kann in Abhängigkeit vom Schweregrad zu einem zerebralen Multiinfarktsyndrom, lokalisierten Hirninfarkt oder zu einer reversiblen Hirnischämie (TIA) (vgl. Abschnitt: Akute zerebrale Durchblutungsstörungen) führen.

24.5.3.1.2. Diagnostik

Klinisch resultieren Schwindel, Kopfschmerzen, Benommenheit, Konzentrations-, Erinnerungs- und Vigilanzstörungen, Desorientiertheit, Demenz, Lähmungen, Aphasie, organisches Psychosyndrom. Chronische zerebrale Durchblutungsstörungen werden häufig mit hirnatrophischen Prozessen vom Alzheimer-Typ verwechselt, unterscheiden sich davon aber durch den Nachweis arteriosklerotischer, selten auch entzündlicher Gefäßerkrankungen.

Die Diagnose wird durch das klinische Bild, ein zerebrales Computertomogramm und/oder Magnetresonanztomogramm (MRT) gestellt. Stenosen und Verschlüsse im Bereich der intrakraniellen Arterien sind durch eine transkranielle Dopplersonographie, im Bereich der Halsgefäße durch eine Duplexsonographie nachzuweisen.

24.5.3.2. Therapie

24.5.3.2.1. Therapieziel

Verhinderung der Progression einer Arteriosklerose der kleinen intrazerebralen Arterien bei Hypertonie und Diabetes, Verbesserung der Hirnleistungsfähigkeit und Behandlung depressiv-psychotischer Veränderungen zur Verbesserung der Lebensqualität und Verhinderung eines Schlaganfalls.

24.5.3.2.2. Therapeutisches Vorgehen und Pharmakotherapie

Eine Behandlung chronischer zerebraler Durchblutungsstörungen ist nur sinnvoll, wenn sie tatsächlich Ursache der klinischen Symptomatik sind. Das ist in der Regel beim vaskulären Multiinfarktsyndrom der Fall. Die spezielle Therapie erfordert zunächst allgemein-internistische Maßnahmen (Behandlung der Risikofaktoren). Darüber hinaus ist eine Sekundärprophylaxe der zerebralen Gefäßsklerose mit ASS 100 mg pro Tag peroral indiziert (s. Kap. Koronare Herzkrankheit). Eine Behandlung des sekundären hirnorganischen Psychosyndroms bei chronisch-vaskulärer Durchblutungsstörung mit Acetylcholinesterase-Hemmern und eventuell Memantine und Piracetam (s. Kap. Dementielle Störungen: Pharmakotherapie) kann zu kurz dauernden Besserungen der affektiv-intellektuellen Leistung führen. Eine psychiatrische Begleittherapie bei Depression und Psychosen kann notwendig sein.

24.6. Akute zerebrale Durchblutungsstörungen

24.6.1. Klinische Grundlagen

24.6.1.1. Definition und Pathophysiologie

Akute zerebrale Durchblutungsstörungen werden überwiegend durch
- Embolien aus dem Herzen (25–35 %), z.B. bei Vorhofflimmern, Mitralvitien, Herzinfarkten mit intrakardialen Thromben, Endokarditis,
- Embolien und autochthone Thrombosen der extra- und intrakraniellen Arterien
- Perfusionsabfall (25–30 %)
- lokale und multiple Thrombosen der kleinen intrazerebralen Arterien (25–30 %)

ausgelöst.
Akute zerebrale Durchblutungsstörungen sind auch Folge spontaner intrazerebraler Blutungen (10–15 %).

24.6.1.2. Diagnostik

Klinisch können akute zerebrale Durchblutungsstörungen zu transitorischen ischämischen Attacken (TIA), zu reversiblen ischämischen neurologischen Defiziten (RIND), einem progredienten reversiblen ischämischen neurologischen Defizit (PRIND) und einem kompletten Hirninfarkt mit anhaltender neurologischer Ausfallssymptomatik führen.

Die Diagnose ist bei typischer Symptomatik (Sprachstörungen, Bewusstseinsstörungen, halbseitigen motorischen und/oder sensiblen Ausfällen) durch eine kraniale Computertomographie (CCT) ohne Kontrastmittel zum Ausschluss einer Blutung und eine CT-Angiographie zum Nachweis eines intrakraniellen Gefäßverschlusses zu sichern. Alternativ zu einer CCT und einer CT-Angiographie kommen zunehmend häufiger auch ein Magnetresonanztomogramm (MRT) und eine MRT-Angiographie zur Anwendung. Die Diagnostik ist immer durch eine farbcodierte duplexsonographische Untersuchung der supraaortalen Gefäße (Arteria carotis, Arteria subclavia, Arteria vertebralis) und eine transthorakale, eventuell auch transösophageale Echokardiographie zu ergänzen. Eine digitale Subtraktionsangiographie (DSA) ist nur indiziert, wenn eine intraarterielle Thrombolyse durchgeführt wird.

24.6.2. Therapie

24.6.2.1. Therapieziel

Therapeutisches Ziel ist in allen Fällen die Verbesserung der Durchblutung, um intrazerebralen Zelluntergang zu vermeiden und die Zahl letaler Verlaufsformen und späterer Behinderungen zu reduzieren und vor allem die Prophylaxe zu unterstützen, die sofort beginnt, wenn die Diagnose gestellt wird, und die dann 80 % der Rezidive verhindern kann. Morbidität und Letalität werden ganz wesentlich auch von Begleitkrankheiten des Herzens, der Lunge und des Stoffwechsels bestimmt. Bei schwerbetroffenen Patienten muss auch die neurologische Rehabilitation so früh wie möglich begonnen werden. Bei Schlaganfall-Patienten mit persistierenden Ausfällen muss auch die neurologische Rehabilitation so früh wie möglich begonnen werden.

24.6.2.2. Therapeutisches Vorgehen und Pharmakotherapie

Jeder Schlaganfall ist ein Notfall und muss auf spezialisierten Klinikstationen oder, wenn möglich, in einer Stroke Unit versorgt werden. Notwendige Maßnahmen: Behandlung von Myokardinsuffizienz, Herzrhythmusstörungen, Herzinfarkt und Ateminsuffizienz. Behandlung einer Hypertonie nur bei Werten über systolisch 200–220 mmHg und diastolisch über 120 mmHg. Stabilisierung des Blutdrucks zunächst auf hohem Niveau, weil damit eine Progredienz der klinischen Symptome des Hirninfarktes in der Akutphase verzögert bzw. verhindert wird. Das gilt vor allem bei gleichzeitig bestehender hämodynamisch relevanter Carotisstenose. Reduktion des Blutdrucks nur sehr langsam über 2–3 Wochen nach Abschluss der Akutbehandlung. Umgehender Ausgleich von Hyper- und Hypoglykämien, da sie zu einer erheblichen Verschlechterung der zerebralen Situation führen können. Ausgleich einer möglichen Hypovolämie, Hypotonie und Exsikkose. Eine intravenöse Osmotherapie mit Glycerol, Mannitol oder Hydroxyethylstärke ist indiziert, wenn sich klinisch oder neuroradiologisch Zeichen einer Hirndrucksymptomatik entwickeln. Kortikosteroide sind zur Behandlung des postischämischen Hirnödems nicht wirksam.

ASS (100–150 mg pro Tag) kann in der Frühphase nach einem Schlaganfall empfohlen werden, wenn keine Hirnblutung vorliegt und eine Lysetherapie nicht infrage kommt. Andere Thrombozytenfunktionshemmer (z.B. Clopidogrel, Ticlopidin) sind in der frühen Phase bisher nicht untersucht worden und deshalb nicht zu empfehlen, in der Rezidivprophylaxe aber indiziert. Ob eine Kombination von ASS mit Dipyridamol sinnvoll ist, ist zurzeit umstritten. Bei Kontraindikationen oder Unverträglichkeit von ASS wird Clopidogrel verordnet. Die Heparinisierung in PTT-relevanter Dosierung oder die entsprechende Gabe niedermolekularer Heparine ist nicht wirksam. Die Vollheparinisierung ist aber erforderlich, wenn kardiale Embolien, Dissektionen der supraaortalen Gefäße oder hochgradige arteriosklerotische Stenosen als Infarktursache gesichert sind, auch wenn in den ersten Tagen eine Einblutung in den Kolliquationsherd möglich ist. Subkutan appliziertes niedermolekulares Heparin sollte bei Plegien zur Prophylaxe von Lungenembolien oder tiefen Beinvenenthrombosen eingesetzt werden, auch wenn sich das Risiko intrakranieller Blutungen damit etwas erhöht. Die Zahl der Thrombozyten muss während einer Heparinbehandlung regelmäßig kontrolliert werden.

Eine intravenöse rekanalisierende Therapie mit rtPA ist bei einem akuten ischämischen Hirninsult innerhalb von 3 Stunden nach Beginn des Hirninsultes und nach Ausschluss einer intrakraniellen Blutung möglich. Bei proximalen Verschlüssen der Arteria cerebri media und akuten Basilararterienverschlüssen ist eine intraarterielle Lyse mit Urokinase oder rtPA möglich. Die Lysetherapie ist an spezialisierte Zentren gebunden.

In Einzelfällen kommt bei Stenosen und Verschlüssen im supraaortalen Bereich auch eine akute Rekanalisation durch Operation oder PTA infrage.

Für spontane intrazerebrale Blutungen gibt es keine wissenschaftlich belegten konservativen und operativen Therapiekonzepte. Die Erstversorgung entspricht der bei ischämischen Hirninsulten.

24.7. Akute tiefe Venenthrombose

(vgl. Kap. Gerinnungsstörungen)

24.7.1. Klinische Grundlagen

24.7.1.1. Definition

Die akute tiefe Venenthrombose betrifft zu 90 % die Bein- und Beckenvenen, seltener die Vena subclavia, Armvenen und die Vena cava superior. In rund 50 % verläuft eine tiefe Beinvenenthrombose asymptomatisch. Bei symptomatischen Formen kommt es im betroffenen Extremitätenbereich zu Zyanose, Schwellung und Schmerz. Bei etwa 10 % findet man eine Lungenembolie als Initialsymptom einer tiefen Beinvenenthrombose. Mit einer Lungenembolie ist am häufigsten bei Becken- und Oberschenkelvenenthrombosen zu rechnen.

24.7.1.2. Diagnostik

Eine akute tiefe Venenthrombose kann bei niedriger Wahrscheinlichkeit durch einen negativen D-Dimer-Test ausgeschlossen werden. Ein positiver D-Dimer-Wert ist nicht gleichbedeutend mit einer Thrombose, da er bei einer Vielzahl anderer Erkrankungen ebenfalls positiv ausfällt. Die Diagnose der TVT erfolgt durch eine Kompressionssonographie der Venen und bei unklaren duplexsonographischen Befunden durch eine Phlebographie, mit der Venenthrombosen sicher nachzuweisen bzw. auszuschließen sind. Eine Magnetresonanz (MR-) und Computertomographie-(CT-)Phlebographie zeigen im Ober- und Unterschenkelbereich keine anderen Ergebnisse als die Sonographie und Phlebographie, sind aber bei proximalen tiefen Venenthrombosen auch durch die Darstellung pathologischer Raumforderungen in Venennähe und bei der Computertomographie durch die gleichzeitige Erfassung von Lungenembolien sinnvoll.

24.7.2. Therapie

24.7.2.1. Therapieziel

Ziel der Behandlung akuter tiefer Venenthrombosen ist die Vermeidung tödlicher Lungenembolien, nichttödlicher Lungenembolien mit ihren Spätfolgen (pulmonale Hypertonie) und die Verhinderung appositioneller bzw. weiterer Venenthrombosen sowie des postthrombotischen Syndroms.

24.7.2.2. Therapeutisches Vorgehen und Pharmakotherapie

Akute tiefe Venenthrombosen können in geeigneten Fällen ambulant behandelt werden, wenn dafür die ausreichenden personal- und labortechnischen Voraussetzungen vorliegen und der Patient dazu in der Lage ist. Lange stationäre Behandlungen sind nur noch selten. Bettruhe ist nicht mehr erforderlich. Bei akuten Venenthrombosen ohne relevante Lungenembolie werden initial überwiegend subkutan niedermolekulare Heparine oder intravenös unfraktionierte Heparine verwendet. Niedermolekulare Heparine (Certoparin, Enoxaparin, Nadroparin, Tinzaparin) und Fondaparinux sind zurzeit Mittel der 1. Wahl, weil sie seltener zu einer heparininduzierten Thrombozytopenie (HIT II) als unfraktioniertes Heparin führen und die Thrombinzeit in der Regel nicht überwacht werden muss. Für Fondaparinux ist eine HIT nicht bekannt. Unfraktionierte Heparine sind aber bei eingeschränkter Nierenfunktion weiter indiziert. Gleichzeitig mit Beginn der Heparin-Therapie werden oral Vitamin-K-Antagonisten gegeben, wenn keine Kontraindikation vorliegt. Zusätzlich wird ein Kompressionsverband angelegt. Die initiale Heparin-Behandlung erfolgt so lange, bis unter den oralen Antikoagulantien ein INR-Wert von 2,0–3,0 erreicht ist. Die Zahl der Thrombozyten muss regelmäßig kontrolliert werden. Bei Auftreten einer heparininduzierten Thrombozytopenie (HIT Typ II) sind Argatroban, Danaparoid oder Lepirudin indiziert. Die Zahl der Thrombozyten muss während der Behandlung regelmäßig kontrolliert werden. Eine Thrombektomie bei tiefen Venenthrombosen kommt wegen der perioperativen Mortalität und Re-Okklusionsrate praktisch nicht mehr infrage, eine systemische oder Katheterfibrinolyse wird wegen der hohen Blutungsneigung nur noch selten bei ausgedehnten frischen Thrombosen und jungen Patienten durchgeführt. Thrombotische Verschlüsse von Unterschenkelvenen sind keine Indikation für eine Thrombolyse.

Die Dauer der Nachbehandlung mit Antikoagulantien wird nach wie vor kontrovers diskutiert. Es wird empfohlen, bei einer ersten idiopathischen Thrombose mit mindestens 6–12 Monaten, bei erster Thromboembolie und Thrombophilie/Antiphospholipid-Antikörpersyndrom mindestens 12 Monate, bei rezidivierenden Thromboembolien oder aktiver Krebserkrankung eine langfristige Antikoagulation unter jährlicher Risiko-Nutzen-Analyse durchzuführen. Im Falle eines identifizierbaren Thromboseauslösers (z.B. Trauma oder Operation) reichen 6–12 Wochen aus (vgl. Kap. Gerinnungsstörungen).

24.8. Oberflächliche Thrombophlebitis

24.8.1. Klinische Grundlagen

24.8.1.1. Definition

Eine Thrombophlebitis ist eine nichtinfektiöse, lokal begrenzte Entzündung extrafaszialer oberflächlicher Venen unterschiedlicher Ursachen, die mit einer Thrombosierung einhergehen kann. Bei rezidivierenden oberflächlichen Thrombophlebitiden (Thrombophlebitis migrans oder saltans) ist im Gegensatz zur banalen Varikophlebitis – an Systemerkrankungen (Vaskulitiden, rheumatoide Erkrankungen, Malignome, LE u.a.), bei rezidivierenden Thrombophlebitiden jüngerer Patienten im Bereich der Füße und Unterschenkel an eine Thrombangiitis obliterans zu denken. Bei bakterieller Infektion kann es zur Sepsis kommen (septische Thrombophlebitis).

24.8.1.2. Diagnose

Eine Thrombophlebitis führt zu einer strangförmigen Rötung, Überwärmung und einem Druckschmerz im Venenverlauf. Die Diagnose wird durch Symptomatik, Inspektion und Palpation gestellt, eine Begleitthrombose duplexsonographisch nachgewiesen oder ausgeschlossen.

24.8.2. Therapie

24.8.2.1. Therapieziel

24.8.2.2. Therapeutisches Vorgehen und Pharmakotherapie

Erforderlich sind Kompressionsverband (vom Fuß bis proximal über die entzündete Vene) sowie Mobilisation des Patienten, eventuell unter Analgetika. Lokal sind nichtsteroidale antiphlogistische Maßnahmen wie Salbenverbände mit Diclofenac möglich. Ob Heparinsalben eine Rückbildung der Thrombophlebitis beschleunigen, ist nicht belegt. Antibiotika sind i.v. oder oral nur dann zu geben, wenn septische oberflächliche Thrombophlebitiden vorliegen. Eine Thrombolyse kommt natürlich nicht infrage. Antikoagulantien sind nur bei Mitbeteiligung tiefer Venen und einer mündungsnahen Phlebitis indiziert. Bei Bettlägerigkeit und Aszension der Thrombophlebitis ist eine zusätzliche Heparinisierung notwendig. Bei transfaszialem Thrombuswachstum muss eine Heparinisierung sofort begonnen werden.

24.9. Phlegmasia coerulea dolens

24.9.1. Klinische Grundlagen

24.9.1.1. Definition und Pathophysiologie

Lebensbedrohliche Bein-Beckenvenen-Thrombose, die sich in kurzer Zeit entwickelt und zur rasch fortschreitenden kompletten Thrombose aller venösen Abflussbahnen eines Beines führt. Gleichzeitig kommt es durch extreme Anschwellung der Extremität zur Kompression der Arterien und damit auch zur arteriellen Ischämie mit Amputationsgefahr. Durch schnelles Versacken des Blutes in der betroffenen Extremität kann ein Volumenmangelschock entstehen.

24.9.1.2. Diagnostik

Klinisch kommt es zu einer extremen Schmerzhaftigkeit, zu einer hochgradigen Zyanose und einer Schwellung der betroffenen Extremität. Die Diagnose wird durch das klinische Bild, den foudroyanten Verlauf, eine duplexsonographische Untersuchung der Venen und Arterien und eine dopplersonographische Knöchelarteriendruckmessung gestellt. In unklaren Fällen Phlebographie oder MRT und CT-Angiographie.

24.9.2. Therapie

24.9.2.1. Therapieziel

Extremitätenerhalt durch Rekanalisation der thrombosierten Venen

24.9.2.2. Therapeutisches Vorgehen und Pharmakotherapie

Sofortige Thrombektomie ist zwingend erforderlich. Die Thrombolyse mit Streptokinase oder Urokinase ist dann zu versuchen, wenn eine operative Intervention unmöglich oder kontraindiziert ist. Bis zu einer Operation oder Thrombolyse Heparin i.v.

24.10. Lungenembolie

24.10.1. Klinische Grundlagen

24.10.1.1. Definition

Thromboembolische Verlegung von Lungenarterien aus dem venösen Schenkel des Kreislaufs, selten auch aus dem rechten Herzen. Über 90 % aller Lungenarterienembolien stammen aus dem Bereich der tiefen Bein- und Beckenvenen. Die Mortalität bei akuter schwerer Lungenembolie beträgt 50–60 % in der ersten Stunde. Relativ häufig sind aber leichte Verlaufsformen, die klinisch maskiert oder asymptomatisch sind.

24.10.1.2. Diagnostik

Klinisch völlige Beschwerdefreiheit oder plötzlicher Beginn atemabhängiger Thoraxschmerzen bis zur Erstickungsangst mit Zyanose und Schocksymptomatik. Häufig entwickeln sich Dyspnoe, Tachypnoe, Tachykardie, Herzrhythmusstörungen, Lippenzyanose, Husten mit Hämoptoe und Temperaturerhöhungen. Die Symptomatik ist nicht spezifisch. Die Diagnose einer Lungenembolie wird mit einem D-Dimer-Test und einem Spiral-CT mit Kontrastmittel gestellt. Eine Pulmonalisangiographie und die kombinierte Perfusions- und Ventilations-Szintigraphie haben an Bedeutung verloren, sind nur noch vereinzelt indiziert und durch das Spiral-CT der Pulmonalarterien abgelöst worden. Wird eine Lungenembolie nachgewiesen, sind eine transthorakale Echokardiographie und auch bei asymptomatischem Beinbefund eine Sonographie der Beinvenen indiziert.

24.10.2. Therapie

24.10.2.1. Therapieziel

Grundsätzliche Therapieziele sind der Lebenserhalt der Patienten und die Vermeidung oder Minimierung einer pulmonalen Hypertonie. Durch Antikoagulation wird die Progression der Pulmonalarterienthromben und der peripheren Venenthromben vermindert und damit Rezidive vermieden.

24.10.2.2. Therapeutisches Vorgehen und Pharmakotherapie

Vorrangig ist die Stabilisierung der Vitalfunktionen. Patienten mit einer Lungenembolie müssen immer ins Krankenhaus eingewiesen und gegebenenfalls auf einer Intensivstation versorgt werden. Die Therapie der Lungenembolie richtet sich nach der hämodynamischen Stabilität des Patienten (Stadien I–IV). Immer ist nach der akuten Phase für 6–12 Monate eine Weiterbehandlung mit Vitamin-K-Antagonisten notwendig. Bei einem Antiphospholipid-Syndrom, einigen angeborenen Thrombophiliedefekten, einer aktiven Krebserkrankung und nach dem ersten Rezidiv einer Lungenembolie ist eine langfristige Behandlung erforderlich.

Stadium I (Perfusionsausfall, normaler Blut- und Pulmonalarteriendruck, keine rechtsventrikuläre Dysfunktion):
Es genügt eine PTT-gesteuerte hochdosierte i.v.-Heparinbehandlung mit Verlängerung der PTT auf das 1,5–2-Fache der Norm oder eine Antikoagulation mit niedermolekularen Heparinen (Dalteparin, Tinzaparin). Eine thrombolytische Behandlung kommt hier nicht infrage.

Stadium II (submassive Lungenembolie mit Embolisation in einen größeren Pulmonalarterienast oder gleichzeitig mehrere Lappenarterien):
Perfusionsausfall 25–50 %; leicht erhöhter Pulmonalarteriendruck, arterieller pO2 60–90 Torr, rechtsventrikuläre Dysfunktion:
Die optimale Therapieoption ist weiter unklar, eine Antikoagulation mit niedermolekularen oder unfraktionierten Heparinen ist immer indiziert, eine systemische Thrombolyse kommt nur in Einzelfällen infrage.

Stadien III und IV (massive bzw. fulminante Lungenembolie mit Perfusionsausfall von 40–100 %, Blutdruckabfall auf systolisch unter 100 mmHg, Pulmonalarteriendruckanstieg oder -abfall, arterieller pO2 60–90 Torr):
Systemische Thrombolyse (Streptokinase, Urokinase, rtPA), wenn keine absoluten Kontraindikationen bestehen. Thrombolyse, z.B. auch über einen Pulmonaliskatheter, direkt in die Arteria pulmonalis. Katheterbasierte Thrombusfragmentation mit lokaler oder ohne lokaler Thrombolyse und in Einzelfällen Pulmonalisthrombektomie mit extrakorporaler Zirkulation, wenn eine Thrombolyse kontraindiziert oder nicht ausreichend ist.
Der Nutzen von Cava-Filtern ist umstritten. Sie kommen nur infrage, wenn trotz Antikoagulation rezidivierende Lungenarterienembolien auftreten oder eine Antikoagulation wegen Kontraindikationen nicht infrage kommt.

24.11. Chronisch-venöse Insuffizienz

24.11.1. Klinische Grundlagen

24.11.1.1. Definition

Folgezustände einer Dilatation der Venen im Bereich der unteren Extremitäten, ihrer Klappen und der daraus resultierenden dauerhaften Störung des venösen Abflusses. Die chronische Veneninsuffizienz ist Folge einer primären Varikosis der tiefen und/oder oberflächlichen Beinvenen (primäre venöse Insuffizienz) oder eines postthrombotischen Syndroms, einer Klappeninsuffizienz der Leitvenen und von AV-Fisteln (sekundäre venöse Insuffizienz). Bei primärer Varikosis kommt es zu einer Venenerweiterung mit nachfolgender Venenklappeninsuffizienz, Druckerhöhung in den Venolen und Kapillaren auch während des Gehens wegen eines fehlenden Effektes der Wadenmuskelpumpe und damit zu einem belastungsabhängigen passageren venösen Ödem. Bei sekundärer postthrombotischer Veneninsuffizienz sind Drucksteigerungen in den distalen Venen mit Zerstörung der Venenklappen Ursache für die chronisch-venöse Insuffizienz.

24.11.1.2. Diagnostik

Die chronische venöse Insuffizienz der Beine führt zu oft einseitigen peripheren Ödemen im Knöchel- und Unterschenkelbereich, Stauungsdermatitiden, Hautatrophien, Ulcus cruris und Osteoarthropathien. Subjektiv werden Stauungs- und Spannungsgefühl, Juckreiz, Dysästhesien angegeben.
Die Diagnose basiert auf dem klinischen Bild, der subjektiven Symptomatik, einer farbkodierten Duplexsonographie der tiefen und oberflächlichen Venen und bei unklaren Befunden einer Phlebographie.

24.11.2. Therapie

24.11.2.1. Therapieziel

Therapieziel ist die Verhinderung bzw. Reduktion der Schwellungsneigung und trophischer Hautstörungen, die Heilung eines Ulcus cruris und die Verbesserung der Mobilität bei Arthropathien.

24.11.2.2. Therapeutisches Vorgehen und Pharmakotherapie

Behandlung mit Kompressionsverband oder Kompressionsstrümpfen bei Schweregefühl in den Beinen, stärker ausgeprägten Varizen und bei Entwicklung eines Ulcus cruris zusätzlich feuchte Wundverbände, z.B. mit Hydrogel oder Kolloid-Verbandsmaterialien. Keine Bettruhe. Die Verordnung von Kompressionsstrumpfhosen nach gelungener Varizenoperation ohne persistierende venöse Insuffizienz ist ebenso überflüssig wie Kompressionsstrümpfe nach erfolgreicher Sklerosierungsbehandlung.
Die medikamentöse Therapie mit Venentherapeutika ist in ihrer Wirksamkeit umstritten. Phytotherapeutika (Aescin, Rutoside, Ruscusglykoside, Flavonoide) besitzen nur marginale Effekte auf die Ödembildung bei nicht exakt definiertem Wirkungsmechanismus. Sie sind bei ausgeprägter chronisch-venöser Insuffizienz additiv zu anderen Therapiemaßnahmen nicht einzusetzen. Sie erreichen die Wirksamkeit von Kompressionstherapie, Varizenoperation und Sklerosierung nicht.
Venenpräparate, als Salben appliziert, sind bei chronischen Venenerkrankungen wegen der hohen Kontaktallergisierung (50–70 %) kontraindiziert, ihre Effektivität ist nicht belegt. Diuretika sind für die Dauerbehandlung nicht akzeptabel und können lediglich bei akuten Ödemen kurzzeitig eingesetzt werden. Spezifische „Venendiuretika" gibt es nicht.

24.12. Lymphödem

24.12.1. Klinische Grundlagen

24.12.1.1. Definition

Das Lymphödem ist ein chronisches Krankheitsbild, bei dem es durch ungenügenden Abtransport von Lymphflüssigkeit zu Schwellungen eines Beines oder Armes, aber auch des Kopfes, Halses und Thorax kommt. Primäre Lymphödeme sind Folge einer anlagebedingten Hypoplasie, Aplasie oder Ektasie der Lymphgefäße, sekundäre Lymphödeme Folge einer Verlegung der Lymphgefäße, am häufigsten durch traumatische Ursachen, Entzündungen, Dissektionen, Tumore, Bestrahlungen und nach Operationen.

24.12.1.2. Diagnostik

Lymphödeme führen an den Beinen in Abhängigkeit von der Dauer ihres Bestehens zu Fußrücken-, Unterschenkel- und Oberschenkelödemen, verdickten Zehen, an den Armen zu Parästhesien, Anschwellung der Finger, Unter- und Oberarme. Die Schwellungen sind mit einigen Ausnahmen schmerzfrei. Es kommt zu Hyperpigmentierungen, Hyperkeratosen, Pilzinfektionen und rezidivierenden Lymphangitiden.

Die Diagnostik basiert auf der Anamnese, dem klinischen Befund und dem Ausschluss anderer Ödemursachen. Bei unklarem Befund kommen selten eine Isotopen-Lymphographie, ein CT oder MRT infrage. Die direkte Lymphangiographie ist wegen möglicher Befundverschlechterungen durch dieses Verfahren obsolet.

24.12.2. Therapie

24.12.2.1. Therapieziel

Die Therapie des Lymphödems soll den Lymphabfluss verbessern, bereits vorhandene fibrosklerotische Gewebeveränderungen erweichen und die Bindegewebsvermehrung reduzieren.

24.12.2.2. Therapeutisches Vorgehen und Pharmakotherapie

Therapiemaßnahmen sind Kompressionsbandagierungen, medizinische Kompressionsstrümpfe, manuelle Lymphdrainage, entstauende Bewegungsübungen und Hautpflege. Medikamentös ist der Einsatz von Diuretika zu vermeiden. Diuretika sind nur indiziert, wenn schwere Begleiterkrankungen wie Herzinsuffizienz vorliegen.

Eine wirksame medikamentöse Behandlung des Lymphödems existiert nicht. Benzopyrone sind nicht effektiv und mit erheblichen unerwünschten Nebenwirkungen belastet. Antibiotika (Penicillin, Makrolide, Cephalosporine) sind bei akutem Erysipel bis zur kompletten Abheilung, bei rezidivierendem Erysipel zum Teil über mehrere Wochen erforderlich. Operative Maßnahmen zur Beseitigung von Lymphödemen haben sich letztlich nicht bewährt. Die Wirksamkeit einer Laserbehandlung, Elektrostimulation (Tens-Geräte), Mikrowellen-, Kryo- und Thermo-Behandlung ist bislang nicht belegt. Eine Heilung der Lymphödeme ist nicht möglich.

24.13. Hinweise zur wirtschaftlichen Verordnung

vgl. 24.2.2.2.

Tabelle 24.1: DDD-Kosten für verordnungsrelevante Wirkstoffe des Jahres 2008

Wirkstoff	DDD-Kosten (Euro)
Acetylsalicylsäure	0,04
Azathioprin	1,73
Bosentan	126,92
Buflomedil	0,67
Certoparin	4,40
Clopidogrel	2,55
Diltiazem	0,49
Enoxaparin	2,85
Fondaparinux	6,49
Heparin	2,83
Hydroxyethylstärke	11,36
Memantin	3,86
Methotrexat	9,89
Nadroparin	4,02
Naftidrofuryl	1,13
Nifedipin	0,28
Pentoxifyllin	0,59
Piracetam	0,47
Tinzaparin	3,99
Urokinase	116,20

Quelle: GKV-Arzneimittelindex im Wissenschaftlichen Institut der AOK (WIdO)

Blut

25. Gerinnungs- und Hämostase- störungen

Fazit für die Praxis

Die heute verfügbaren Substanzen zur Prophylaxe, Akut- und Langzeitbehandlung von thromboembolischen Erkrankungen sind hocheffektiv: So führt die Behandlung mit Vitamin-K-Antagonisten (VKA, Kumarine u.a.), z.B. bei der venösen Thrombose, Lungenembolie, Vorhofflimmern und beim mechanischen Herzklappenersatz zu einer Risikoreduktion von Thromboembolien um 70–80 %, also einer Größenordnung, die nur bei wenigen Therapiemaßnahmen in der Medizin erreicht wird. Auch konnte die Thromboseprophylaxe nach operativen Eingriffen und bei konservativ behandelten Patienten mit einem erhöhten Thromboserisiko in Form der subkutanen Anwendung von niedermolekularem Heparin (NMH) oder Fondaparinux die gefürchtete Komplikation einer Thrombose oder Lungenembolie erfolgreich zurückdrängen.

Es gibt eine Vielzahl angeborener und erworbener Faktoren, die die Entstehung **arterieller und venöser Thrombosen** begünstigen. Nicht nur die von Virchow schon 1856 beschriebene Stase, Gefäßwandschädigung und Hyperkoagulabilität spielen eine Rolle, sondern u.a. auch das Alter, Entzündungsreaktionen, Medikamente, Gefäß- und Klappenimplantate. Die angeborenen Störungen, z.B. Antithrombinmangel, Protein-C/S-Mangel, APC-Resistenz u.a., müssen zusätzlich berücksichtigt werden. Die Möglichkeiten von Prophylaxe und Therapie sind vielfältig und sehr effizient, aber auch risikobehaftet. Bei richtiger Indikation und Durchführung gehören sie zu den wirksamsten medizinischen Maßnahmen, speziell auch in der Praxis des niedergelassenen Arztes.

Die Indikation wird nach Anamnese und klinischem Befund gestellt. Sonographie, Spiral-CT und D-Dimere bestätigen den Verdacht. Die Therapie beginnt schon bei Verdacht, wenn sichergestellt ist, dass keine Kontraindikationen vorliegen (Blutungsneigung, therapierefraktäre Hypertonie, Schwangerschaft usw., Tab. 25.1). Meist beginnen Prophylaxe und Therapie mit der Injektion niedermolekularen Heparins. Der Vorteil von NMH liegt darin, dass eine 1–2-malige s.c.-Injektion pro Tag für die antithrombotische Wirkung ausreicht, was die ambulante Thromboseprophylaxe und Thrombosetherapie erleichtert. Bei hochdosierter Antikoagulantientherapie ist mit erhöhter Blutungsneigung zu rechnen. **Niedermolekulares Heparin bzw. unfraktioniertes Heparin sollten bei Patienten mit hohem Risiko gewichtsbezogen dosiert werden**, wobei aber Nierenfunktion, Begleiterkrankungen, Risikoprofil, Thrombozytenzahl, Blutungsanamnese und das Alter in die differentialtherapeutischen Überlegungen einbezogen werden müssen. Da Fettgewebe schlecht durchblutet ist, soll für die Dosisberechnung das **Idealgewicht** verwendet werden.

Niedermolekulare Heparine sind für das „Bridging" präoperativ nach Absetzen der oralen Antikoagulation nicht zugelassen. Trotzdem macht die Risikobewertung bei schwerer Thrombophilie und Z.n. Klappenersatz oder bei Rhythmusstörungen ein „Bridging" mit Heparinen erforderlich (Aufklärung der Patienten, Dokumentation). **Die heparininduzierte Thrombopenie (HIT II) ist eine gefürchtete, gefährliche Komplikation. Thrombozytenzählung muss zumindest zu Beginn der Behandlung in regelmäßigen Abständen erfolgen.**

Die gerinnungshemmende Wirkung von Phenprocoumon und anderen Kumarinen (z.B. Warfarin) beruht auf der Hemmung der Carboxylierung der Vitamin-K-abhängigen Gerinnungsfaktoren II, VII, IX, X sowie Protein C und Protein S, die Calciumionen und damit Phospholipide nicht mehr binden können. Die Kumarinwirkung setzt erst nach 36–48 Std. (Warfarin) bzw. 36–72 Std. (Phenprocoumon) ein.
Die Indikation für Kumarinderivate liegt in der Langzeitprophylaxe und Therapie von Venenthrombosen und Lungenembolien, Prävention thromboembolischer Komplikationen bei Vorhofflimmern, Herzklappenersatz, Kardiomyopathie, Rezidivprophylaxe bei Myokardinfarkt bzw. bei rezidivierenden, systemischen arteriellen und venösen Embolien und bei vererbter Thrombophilie (z.B. hereditärer AT- oder Protein-C-Mangel).
Für die unterschiedlichen Indikationen sind bestimmte Ziel-INR-Werte (INR= International Normalized Ratio) geboten (s. Tab. 25.3), die nicht unter- bzw. überschritten werden sollten.

Kontraindikationen sind insbesondere Schwangerschaft, blutende Ulzera des Gastrointestinaltraktes, Leberparenchymerkrankungen, Aneurysmen und Retinopathie mit Blutungsneigung, mit Makrohämaturie einhergehende urologische Eingriffe, auch die kavernöse Tuberkulose. Phenprocoumon, nicht aber Warfarin geht in die Muttermilch über. Um das Abstillen zu vermeiden, sollten Neugeborene mit Phytomenadion (Vitamin K_1) behandelt werden, falls die Mutter Phenprocoumon einnimmt.
Häufigste UAW ist die Blutung, wobei bestimmte Grundkrankheiten die Blutungsneigung verstärken. Generell wird die Häufigkeit schwerer Blutungen mit ca. 4 % pro Jahr angegeben. Das Blutungsrisiko ist vom Alter und anderen kardiovaskulären Risikofaktoren abhängig, die auch bemerkenswerterweise die Rezidivhäufigkeit nach einem zerebralen Insult bei Vorhofflimmern beeinflussen. Man kann es mit Hilfe des CHADS-Score etwas genauer abschätzen:

CHADS-Score (= Gesamtpunktzahl) zur Schätzung des Infarktrisikos bei Patienten mit einem bei der Anamnese festgestelltem Vorhofflimmern, das nicht durch eine Herzklappe bedingt ist

	Anamnese	Punkte
C	Congestive Herzinsuffizienz	1
H	Hypertonie	1
A	Alter < 75	1
D	Diabetes	1
S	Schlaganfall (+ TIA)	2

Das Blutungsrisiko schwankt im ersten Jahr der Behandlung zwischen 3 % (CHADS-Score 0) und 20 % (CHADS-Score 4). Patienten mit dem höchsten Schlaganfallrisiko haben einerseits einen hohen Nutzen von der Antikoagulation, andererseits aber auch das höchste Blutungsrisiko. Daher muss speziell mit diesen Patienten Nutzen und möglicher Schaden sehr eingehend diskutiert werden. Der INR-Wert muss präzise eingestellt und häufig kontrolliert werden. **Die teuren, z.T. neuen antikoagulatorischen Substanzen (Hirudin, Dabigatran, Bivalidurin, Argatroban) sind bei der Langzeitprophylaxe den Kumarinen in der Regel nicht überlegen.** Thrombozytenaggregationshemmer sind unabdingbare Voraussetzung zur Prophylaxe und Therapie der intraarteriellen Thromboembolien. **Die Standardsubstanz zur Hemmung der Plättchenaggregation ist Acetylsalicylsäure (ASS).** Daneben wird **Clopidogrel zeitlich begrenzt** zur Sekundärprophylaxe nach akutem Myokardinfarkt bzw. zur Sekundärprophylaxe ischämischer Insulte (zusätzlich pAVK oder ASS-Unverträglichkeit) und nach Implantation nicht mit Medikamenten beschichteter Koronarstents eingesetzt. **Die Kombination von Clopidogrel und ASS zur Sekundärprävention des Schlaganfalls ist einer Monotherapie mit ASS oder Clopidogrel nicht überlegen.** Wurden beschichtete Koronarstents verwandt, muss Clopidogrel längerfristig eingenommen werden. Die Kombination von ASS mit Dipyridamol bringt keine Vorteile gegenüber Clopidogrel. Im Hinblick auf die (zu) häufige Anwendung von Protonenpumpeninhibitoren (PPI) ist warnend auf die **Interaktion von PPI mit Clopidogrel** hinzuweisen, dessen Wirksamkeit in dieser Kombination reduziert ist.

Bei Kombination verschiedenartig wirkender Antithrombotika (z.B. Thrombozytenfunktionshemmer mit Heparin oder Hirudin bzw. Vitamin-K-Antagonisten) wird die Blutstillungsfähigkeit mit additiver oder potenzierender Wirkung beeinträchtigt.
Die Differentialdiagnose der **Blutungsneigung** ist im Wesentlichen eine Sache der Anamnese und des Gerinnungslabors. Es kommt also darauf an, an die Diagnosen zu denken, orientierende Untersuchungen einzuleiten und dann Spezialisten zu konsultieren. Bei den kongenitalen Störungen handelt es sich meist um ein Von-Willebrand-Syndrom (Häufigkeit 1–4 %). Die Globaltests der Gerinnung sind in der Regel unauffällig, die Blutungsanamnese aber häufig hinweisend. Wesentlich seltener sind Faktor-VIII- oder Faktor-IX-Mangel, bei dem die Prothrombinzeit (Quick-Test) normal, die partielle Thromboplastinzeit aber mehr oder weniger verlängert ist. Faktorenanalysen schließen sich bei pathologischem Ausfall dieser Screening-Tests an.

Patienten mit **erworbenen Gerinnungsstörungen** haben eine besonders typische Anamnese: Infektionen oder geburtshilfliche Komplikationen weisen auf eine Verbrauchskoagulopathie (DIG s.u.) hin, eine fortgeschrittene Lebererkrankung auf eine komplexe hepatische Koagulopathie, eine Behandlung mit Antikoagulantien oder Thrombozytenaggregationshemmern auf eine Blutung als Komplikation. Auch unerwünschte Wirkungen anderer Medikamente sind zu bedenken: Antirheumatika (Diclofenac, nicht aber Ibuprofen), Penicilline bei Niereninsuffizienz sowie einige Neuroleptika.
Die Therapie setzt spezielle Erfahrung voraus – wenn nicht das Weglassen von Medikamenten schon genügt. Meist muss ein Spezialist hinzugezogen werden. Bei übersteigerter generalisierter oder lokaler Fibrinolyse werden Antifibrinolytika notwendig. Bei sehr schweren, isolierten Defekten des Hämostasesystems wird die fehlende Blutkomponente (z.B. Faktor VIII bei Hämophilie A) durch „Substitution" ersetzt. Bei der Gabe von Faktorenpräparaten sind strenge Risiko-Nutzen-Abwägung und kritische Überwachung der Therapie notwendig. Ein undifferenzierter Einsatz von Faktoren ist nicht zulässig. Bei leichteren Defekten ist der Einsatz von anderen blutstillenden Wirkstoffen zu versuchen (z.B. Desmopressin). Hämostyptika wie Gelatine, Kollagen und Fibrin unterstützen lokal die Blutstillung.

Die Diagnose einer **Disseminierten Intravasalen Gerinnung (DIG)** gründet sich auf die Anamnese, die Grunderkrankung als möglichen Auslöser, die klinische Symptomatik sowie auf hämostaseologische, hämatologische und klinisch-chemische Laborbefunde, vor allem im Verlauf. Im Vordergrund steht die kausale Therapie der Grundkrankheit. Die symptomatische Therapie hat 2 Ziele: lebensbedrohliche Blutungen zu stillen und der Gefahr von Thrombosen und Mikrozirkulationsstörungen zu begegnen.
Bei Verdacht auf Thrombophilie (z.B. vermehrt auftretende Thrombosen in der Familie) sollte nach einem thromboembolischen Ereignis das thrombophile Risiko überprüft werden. Zahlreiche vererbte Defekte (Protein-C-/Protein-S-Mangel, AT-III-Mangel, APC-Resistenz mit Faktor-V-Anomalie, Hyperhomocysteinämie etc.) können zu einem erheblichen thromboembolischen Risiko führen, das lebenslang mit Antikoagulantien behandelt werden muss.

25.1. Wirkstoffübersicht

empfohlene Wirkstoffe	weitere Wirkstoffe
Abciximab	4-Aminomethylbenzoesäure
Acetylsalicylsäure	Aprotinin
Alteplase	Argatroban [2005; A]
Anistreplase	Bivalirudin
	Chromoxid
Certopavin	Dabigatran [2008; B]
Clopidogrel	Danazol (in D nicht mehr auf dem Markt)
Dalteparin	Desmopressin
Danaparoid	Dipyridamol
Enoxaparin	Fondaparinux
Eptifibatid	Hirudin
Heparin	Kalium-Aluminium-Sulfat
(unfraktioniertes und niedermolekulares)	Lepirudin
Phenprocoumon	Pentosanpolysulfat-Natrium
Phytomenadion	Prasugrel [2009; B]
Reteplase	Protaminsulfat
Reviparin	Rivaroxaban [2008; A]
Streptokinase	Ticlopidin
Tenecteplase	Wasserstoffperoxid
Tinzaparin	
Tirofiban	
Tranexamsäure	
Urokinase	
Warfarin	

25.2. Klinische Grundlagen

25.2.1. Pathophysiologie

Blutgerinnung und Fibrinolyse sowie Endothelintegrität sind 2 aufeinander abgestimmte Enzymsysteme, die physiologischerweise zusammen mit der zellulären Hämostase die Blutstillung durch die Ausbildung von Fibringerinnseln bei gleichzeitiger Verhinderung überschießender Fibrinablagerungen gewährleisten. Bei überwiegender Hämostase entsteht ein Thrombus. Bereits 1856 hat Virchow die prädisponierenden Faktoren für einen Thrombus benannt: Schädigung der Gefäßwand, venöse Stase und Hyperkoagulabilität.

Erworbene krankheits- bzw. therapiespezifische Risikofaktoren sind Alter, Östrogenbehandlung oder Chemotherapie, Gravidität, Varikosis, Immobilisierung und insbesondere eine Konstellation Immobilisierung/Akutphasenreaktion, also Entzündungsreaktionen, insbesondere perioperativ und posttraumatisch. Angeborene individuelle Risiken sind Antithrombinmangel, Protein-C-/Protein-S-Mangel, APC-Resistenz, Störungen der fibrinolytischen Kapazität. Erworbene Faktoren sind Antiphospholipidsyndrom, Lupus antikoagulans, Hyperhomocysteinämie – um nur die wichtigsten zu nennen. Die Thrombogenität körperfremder Oberflächen, also u.a. von Gefäßkathetern und Stents muss zunehmend Berücksichtigung finden. Andererseits kommt es bei Hyperfibrinolyse oder fehlenden Gerinnungsfaktoren, sei es angeboren oder wegen überschießenden Verbrauchs, z.B. bei Sepsis, zu oft bedrohlichen Blutungen.

25.2.2. Klinik und Diagnostik

Die **Venenthrombose** (vgl. Kap. Arterielle Durchblutungsstörungen, venöse Thromboembolien und Lymphödem) betrifft am häufigsten die Bein- und Beckenvenen, wesentlich seltener die Arm- und Schultervenen oder die abdominellen Gefäße, wie Pfortader, Mesenterialvenen oder Milzvenen. Die klinische Symptomatik wird von der Lokalisation des Verschlusses und vom Ausmaß der Gefäßobstruktion bestimmt. Neben der klinischen Thrombosediagnostik kann heute mit Laborparametern (u.a. Dimere; s. Leitlinien), apparativen, bildgebenden Verfahren, wie Sonographie, insbesondere Duplexsonographie, und dann erst in zweiter Linie Phlebographie und insbesondere bei embolischen Ereignissen mit speziellen Verfahren des Spiral-CT und des Kernspins eine zweifelsfreie Diagnose gesichert werden.

Die Differentialdiagnose der **Blutungsneigung** ist Sache des Gerinnungslabors und der Anamnese. Bei den kongenitalen Störungen handelt es sich meist um ein Von-Willebrand-Syndrom (Häufigkeit 1–4 %). Die Globaltests der Gerinnung sind in der Regel unauffällig; die Blutungsanamnese aber häufig hinweisend. Wesentlich seltener sind Faktor-VIII- oder Faktor-IX-Mangel, bei dem die Prothrombinzeit (Quick-Test) normal, die partielle Thromboplastinzeit aber mehr oder weniger verlängert ist. Faktorenanalysen schließen sich bei pathologischem Ausfall dieser Screening-Tests an. Patienten mit erworbenen Gerinnungsstörungen haben eine typische Anamnese:

- Infektionen, geburtshilfliche Komplikationen weisen auf eine Verbrauchskoagulopathie hin.
- Eine fortgeschrittene Lebererkrankung weist auf eine komplexe hepatische Koagulopathie hin.
- Eine vorbestehende Antikoagulation weist auf eine Blutung als Komplikation dieser Maßnahme hin. Der Einfluss der Nierenfunktionseinschränkung auf die Spitzenspiegel niedermolekularer Heparine muss berücksichtigt werden.
- Die Blutungsdiathese beim Einsatz antithrombotisch wirksamer Substanzen, u.a. auch Antirheumatika (Diclofenac, nicht aber Ibuprofen), Penicilline bei Niereninsuffizienz sowie antiserotinerger Neuroleptika, ist zu berücksichtigen.

25.3. Therapie: allgemeine Gesichtspunkte

Die Inzidenz der tiefen Venenthrombose in den westlichen Ländern ist altersabhängig. Ihre Therapie bedarf auch aus haftungsrechtlichen Überlegungen und im Rahmen eines Risk-Managements einer differenzierten Nutzen-Risiko-Abwägung. Die antikoagulatorische Therapie der venösen Thrombose wird gewöhnlich mit Heparin begonnen und nach Abklingen der Akutsymptomatik mit einer oralen Antikoagulation fortgesetzt. Die Antikoagulation während der Akutphase soll das weitere Thrombuswachstum verhindern und damit das Risiko thromboembolischer Ereignisse senken. Die Nachbehandlung mit einer oralen Antikoagulation soll weiterhin das Entstehen einer Rethrombose verhindern und ein appositionelles Thrombuswachstum reduzieren und damit auch das Risiko letaler Lungenembolien und eines postthrombotischen Syndroms.

Die fibrinolytische Therapie tiefer Venenthrombosen und Lungenembolien wird seit fast 50 Jahren klinisch angewendet und ist für bedrohliche Situationen Mittel der Wahl.

Als Substanzen zur medikamentösen venösen Thromboseprophylaxe haben sich unfraktionierte und niedermolekulare Heparine sowie die orale Antikoagulation (auch mit neuen FIIa- und zukünftig FXa-Inhibitoren) als wirksam bewährt. Wegen der geringeren HIT II-Inzidenz sind niedermolekulare Heparine zu bevorzugen. Die Überlegenheit neuer oraler FIIa- oder FXa-Inhibitoren ist nicht gesichert; es finden sich auch nicht weniger Blutungskomplikationen, die renale Elimination kann zur Kumulation und Blutungsdiathese insbesondere bei älteren Patienten führen; ein Labormonitoring steht nur in Einzelfällen zur Verfügung. Acetylsalicylsäure ist in ihrer Wirksamkeit zur Thromboseprophylaxe im venösen Stromgebiet nicht belegt.

In Ziel und Strategie muss die antithrombotische Therapie arterieller thrombembolischer Ereignisse dem therapeutischen Gesamtkonzept in der speziellen Krankheitsphase angepasst werden (vgl. Kap. Arterielle Durchblutungsstörungen, venöse Thromboembolien und Lymphödem).

Hämostyptika werden zur gezielten Behandlung von Blutungen und Blutstillungsstörungen eingesetzt, abhängig von der Ursache, dem Ausmaß und der Bedrohlichkeit einer Blutung. Bei übersteigerter generalisierter oder lokaler Fibrinolyse werden Antifibrinolytika, z.B. Tranexamsäure, Aminomethylbenzoesäure eingesetzt. Bei sehr schweren, isolierten Defekten des Hämostasesystems wird die fehlende Blutkomponente (z.B. Faktor VIII bei Hämophilie A) durch „Substitution" ersetzt. Bei der Gabe von Faktorenpräparaten (hergestellt aus Blut gesunder Spender bzw. rekombinant erzeugt) sind strenge Risiko-Nutzen-Abwägung und kritische Überwachung der Therapie notwendig. Bei leichteren Defekten ist der Einsatz anderer blutstillender Wirkstoffe zu versuchen (z.B. Desmopressin). Hämostyptika, wie Gelatine, Kollagen und Fibrin, unterstützen lokal die Blutstillung. Bei komplexen Störungen des Hämostase- und Fibrinolysesystems, aber auch bei medikamentös induzierten Hämostasestörungen und bei Immunkoagulopathien sind spezielle Empfehlungen zu berücksichtigen. Ein undifferenzierter Einsatz von Humanfibrinogen oder FVIIa ist nicht zulässig.

25.4. Spezielle Pharmakotherapie

25.4.1. Antithrombotische Wirkstoffe

Vergleichende Bewertung und Hinweise zur wirtschaftlichen Verordnung

Acetylsalicylsäure wird vorzugsweise bei arteriellen Gefäßverschlusskrankheiten, insbesondere zur Rezidivprophylaxe von koronaren und zerebrovaskulären Ischämien eingesetzt. Alternativ, insbesondere wenn Unverträglichkeiten gegen Acetylsalicylsäure vorliegen, steht Clopidogrel zur Verfügung. Clopidogrel ist für einen begrenzten Zeitraum besonders bei Hochrisikopatienten und nach Stentimplantation indiziert. Abciximab und Tirofiban bzw. Eptifibatid wirken als Glykoproteinrezeptorantagonisten ebenfalls plättchenfunktionshemmend und werden in besonderen Situationen bei koronaren Interventionen angewandt. Zumindest bei Vorbehandlung mit Clopidogrel in hoher Loading-Dosis wird der Nutzen von Abciximab bei elektiven Koronareingriffen erheblich infrage gestellt. Ob Glykoproteinblocker auch bei Indikationen mit hohem Risiko wie akuten Koronarsyndromen verzichtbar sind, wenn mit Clopidogrel vorbehandelt wird, bleibt zu klären. Unfraktioniertes Heparin (UFH) wird in niedriger Dosis als Primärprophylaxe von venösen Thromboembolien insbesondere in der perioperativen Medizin eingesetzt. Auf diesem Gebiet sind niedermolekulare Heparine (NMH) aufgrund einer vorteilhaften Pharmakokinetik gleichwertig. Neben der hochdosierten Therapie mit unfraktioniertem Heparin stehen mittlerweile auch niedermolekulare Heparine für die Behandlung akuter tiefer Venenthrombosen und Lungenembolien zur Verfügung, teilweise ist ihre Indikation auch auf die instabile Angina pectoris und den Non-Q-Wave-Myokardinfarkt ausgedehnt. Die s.c.-Gabe niedermolekularer Heparine in Therapiedosis ist der intravenösen Gabe unfraktionierter Heparine nicht unterlegen. Weitere Anwendungsgebiete für Heparine sind die Antikoagulation bei extrakorporaler Zirkulation. Hirudinanaloga, Danaparoid und das Pentasaccharid Fondaparinux sind in der Prophylaxe und Therapie von Thromboembolien wirksam und stehen auch als Alternative bei Unverträglichkeit von Heparinen zur Verfügung. Der Stellenwert neuer oraler FIIa- und FXa-Inhibitoren wird zu einer neuen Stratifizierung der therapeutischen Strategie führen. Bei der derzeitigen Zulassung nach elektivem Hüft- und Kniegelenkersatz haben sie den Vorteil der oralen Anwendbarkeit in einer fixen körpergewichtsunabhängigen Dosierung, die keine Kontrolle der Thrombozytenzahl erfordert. Die praktische Erfahrung ist naturgemäß begrenzt und das Nebenwirkungsprofil daher noch nicht abschließend zu beurteilen. Die internistischen Indikationen werden zurzeit in Studien geprüft. Es gilt: Was nicht besser ist, darf auch nicht teurer sein. Teurer sind die neueren antikoagulatorischen Substanzen, aber in den meisten Situationen den herkömmlichen nicht sicher überlegen. Zur Rezidivprophylaxe in der Langzeittherapie bei venösen Thromboembolien und zur Primärprophylaxe systemischer Embolien bei kardialen Vitien oder Vorhofarrhythmien und bei Herzklappenträgern werden Vitamin-K-Antagonisten, wie Phenprocoumon und Warfarin eingesetzt. Bei besonderen Problemstellungen (u.a. Stents; Hämolyse nach Herzklappenoperationen) muss leitlinienbasiert auch eine Kombinationstherapie durchgeführt werden (u.a. antikoagulatorische Therapie/antiaggregatorische Therapie bzw. eine duale Therapie der antiaggregatorischen Therapie). In diesen Fällen wird auf die Dokumentationspflicht und Aufklärung besonders verwiesen. Bei Patienten mit biologischer Herzklappe wird eine temporäre Antikoagulation für 3 Monate empfohlen.

Fibrinolytika wie Urokinase, Streptokinase, Anistreplase und die rekombinanten Plasminogenaktivatoren, wie Alteplase, Reteplase und Tenecteplase, dienen zur Behandlung akuter Gefäßverschlüsse. Die Plasminogenaktivatoren werden vorzugsweise beim akuten Myokardinfarkt und auch beim Hirninfarkt als Soforttherapie eingesetzt.

Kontraindikationen

s. Tab. 25.1

Besonderheiten

Generell muss vor der alleinigen körpergewichtsbezogenen Dosierung von Heparinen, Heparinoiden und Fondaparinux gewarnt werden. Aus klinischer Sicht muss bei einem zunehmend geriatrischen Anteil an Patienten die Eliminationshalbwertszeit (insbesondere bei älteren Patienten und/oder Patienten mit eingeschränkter Nierenfunktion sowie bei zusätzlicher Gabe von Medikamenten, die die Plättchenfunktion beeinflussen, u.a. Analgetika, Penicilline) berücksichtigt werden. Bei Thrombozytopenie muss mit einem erhöhten Blutungsrisiko gerechnet werden. Diese Einschränkung trifft auch auf die neueren FIIa- und FXa-Inhibitoren zu.

 Cave: Lumbalanästhesie, i.m.-Injektionen bzw. operative Eingriffe sind während einer Therapie mit Fibrinolytika oder Antithrombotika kontraindiziert, falls die Blutstillungsfähigkeit beeinträchtigt wird.

Tabelle 25.1: Kontraindikationen für thrombolytische bzw. antithrombotische Therapie

• **Thrombolytika**
speziell: bestehende oder drohende innere Blutungen, Punktion an Arterien und parenchymatösen Organen, i.m.-Injektion, Lumbalpunktion (< 7 Tage), frische Operationen, bakterielle Endokarditis, Mitralvitien mit Vorhofflimmern, Streptokinase und APSAC (bestehende Sensibilisierung)
allgemein: s. Antikoagulation mit Phenprocoumon (oder Warfarin), allgemein
• **Antikoagulation mit Phenprocoumon (oder Warfarin)**
speziell: Schwangerschaft, mangelnde Akzeptanz bzw. Compliance des Patienten
allgemein: erhöhte Blutungsneigung (vererbt bzw. erworben), therapierefraktäre Hypertonie und Retinopathie III und IV, Leber- und Nierenerkrankung mit eingeschränkter Funktion, akute Pankreatitis, schwere Stoffwechselerkrankungen (Diabetes mellitus), fortgeschrittenes Malignom, nach sorgfältiger Nutzen-Risiko-Abwägung, abhängig vom Stadium, vom Tumor und den Blutungsrisiken, fortgeschrittenes Alter (mit erhöhter Morbidität) nach individueller Nutzen-Risiko-Abwägung, intensivmedizinisch betreute Patienten, postoperativ abhängig vom Eingriff 1–14 Tage
• **Heparin (UFH und NMH)**
speziell: Überempfindlichkeit, insbesondere vorausgegangene HIT II
allgemein: s. Antikoagulation mit Phenprocoumon (oder Warfarin), allgemein
• **Thrombozytenaggregationshemmer**
speziell: Rezidivierende Ulzera des Gastrointestinaltraktes, ausgeprägte Thrombozytopenie bzw. Thrombozytopathie mit Blutungsneigung, bekannte Überempfindlichkeit, z.B. gegen Acetylsalicylsäure bzw. Clopidogrel
allgemein: s. Antikoagulation mit Phenprocoumon (oder Warfarin)
Kombinationstherapie: bei Drug-eluting-Stents sorgfältige Nutzen-Risiko-Abwägung, ebenso bei schwerer Thrombophilie und individueller Risikobewertung

25.4.1.1. Thrombozytenfunktionshemmer

Vergleichende Bewertung und Hinweise zur wirtschaftlichen Verordnung

Die **Standardsubstanz** zur Hemmung der Plättchenaggregation ist **Acetylsalicylsäure (ASS)**.

Daneben wird **Clopidogrel zeitlich begrenzt** meist als Kombinationspartner von ASS zur Sekundärprophylaxe nach akutem Myokardinfarkt, nach Implantation eines koronaren Stents, bei pAVK bzw. zur Sekundärprophylaxe ischämischer Insulte oder bei ASS-Unverträglichkeit eingesetzt. Andere Thrombozytenaggregationshemmer wie Abciximab bleiben speziellen Indikationen vorbehalten.

Aufgrund der Datenlage sollte Clopidogrel in der Sekundärprophylaxe der zerebralen Ischämie in der Regel nicht als Dauertherapie eingesetzt werden, da es ASS (auch Dipyridamol und ASS) nicht überlegen ist.

Die Antikoagulation mit Vitamin-K-Antagonisten nach einem nichtkardiogenen ischämischen Schlaganfall ist nicht besser wirksam als die Gabe von ASS. Bei pAVK ist die orale Antikoagulation der antiaggregatorischen Therapie unterlegen. Bei Patienten mit kardialer Emboliequelle, insbesondere mit Vorhofflimmern, wird eine Antikoagulation mit Vitamin-K-Antagonisten (INR: 2–2,5) empfohlen. Es kann eine Risikobewertung bzgl. einer alternativen antiaggregatorischen Therapie durchgeführt werden (s.o. CHADS-Score). Momentan ist das Therapieprofil – insbesondere die therapeutische Wirksamkeit – unterschiedlicher Clopidogrelformulierungen Gegenstand der Diskussion. Der neuzugelassene Wirkstoff Prasugrel (Efient®) ist ebenso wie Clopidogrel ein Thienopyridin mit ähnlichem Wirkungsprofil, aber etwas unterschiedlichem Metabolismus. Es ist noch nicht abzusehen, wie sich die Substanz in der Praxis bewährt. Die Preisentwicklungen werden zusätzlich eine Rolle spielen. Bei Kombination verschiedenartig wirkender Antithrombotika (z.B. Thrombozytenfunktionshemmer mit Heparin oder Hirudin bzw. Vitamin-K-Antagonisten) wird die Blutstillungsfähigkeit mit additiver oder potenzierender Wirkung beeinträchtigt.

Acetylsalicylsäure (ASS)

(s. auch Kap. Koronare Herzkrankheit)

Wirkungsmechanismus

Die antithrombotische Wirkung beruht hauptsächlich auf der irreversiblen Hemmung der Cyclooxygenase in den Plättchen. Im systemischen Blut ist die Konzentration von ASS mit seiner Halbwertszeit von 20 Min. oft nicht ausreichend, um auch die endotheliale Cyclooxygenase ausreichend zu hemmen.

Indikation(en)

- arterielle thromboembolische Komplikationen, z.B. nach arteriellen, gefäßchirurgischen Eingriffen oder nach koronarer Angioplastie, bei instabiler Angina pectoris, bei akutem Myokardinfarkt und zur Reinfarktprophylaxe
- zur Vorbeugung von transitorischen ischämischen Attacken und Hirninfarkten

Unter einer Gabe der fixen Kombination aus 25 mg ASS plus 200 mg retardiertem Dipyridamol 2-mal täglich fanden sich mehr Therapieabbrüche als unter alleiniger ASS-Medikation, wobei Kopfschmerzen – insbesondere in der Anfangsphase – auftraten. Unter Dipyrimadol bekannte kardiale Stealing-Phänomene wurden in den Studien zur sekundären Schlaganfallprävention nicht berichtet.

Kontraindikationen, Unerwünschte Arzneimittelwirkungen, Wechselwirkungen, Pharmakokinetik

s. Kap. Akute und chronische Schmerzen

 Ibuprofen und neuere Antirheumatika sollten bei Patienten unter antiaggregatorischer ASS-Therapie nicht eingesetzt werden.

Dosierung

- 100–300 mg/Tag p.o.
- für die Sekundärprophylaxe werden 1 x 100(–300) mg/Tag als ausreichend angesehen
- 50–100 mg/Tag p.o. sind bei Langzeitanwendung nach einer höher dosierten, mehrtägigen Initialbehandlung (325 mg/Tag) wirksam, reduzieren aber nicht sicher die Häufigkeit gastrointestinaler Blutungen

Clopidogrel

Wirkungsmechanismus

Clopidogrel wirkt über eine Hemmung der ADP-abhängigen Aktivierung der Plättchen und inhibiert so die Aggregationsfähigkeit. Für diesen Effekt sind vor allem intermediäre Metaboliten des Prodrug Clopidogrel verantwortlich. Die volle Wirkung tritt erst zwischen dem 3. und 7. Behandlungstag ein. Bei erwünschtem raschen Wirkungsbeginn muss eine Loading-Dose (in der Regel 4 x 75 mg Clopidogrel) verabreicht werden. Die Plättchenfunktion normalisiert sich innerhalb von 7–14 Tagen nach Absetzen der Medikation. Die Therapiewirksamkeit verschiedener Clopidogrelformulierungen ist momentan Gegenstand der Diskussion, sodass streng kardiale Indikation und Sekundärpävention, z.B. nach zerebraler Ischämie (und pAVK bzw. ASS-Unverträglichkeit), getrennt werden müssen.

Indikation(en)

Die zugelassenen Indikationen von Clopidogrel und Prasugrel (s. Kap. Koronare Herzkrankheit) sind der nachfolgenden Tabelle 25.2 zu entnehmen:

Tabelle 25.2: Zugelassene Indikationen für Clopidogrel und Prasugrel

Salzform des Wirkstoffs	Clopidogrel-Hydrogensulfat	Clopidogrel-Besilat	Prasugrel
Herzinfarkt, bis 35 Tage zurückliegend	+	+	–
ischämischer Schlaganfall, bis 6 Monate zurückliegend	+	+	–
nachgewiesene pAVK	+	+	–
akutes Koronarsyndrom ohne ST-Streckenhebung, einschließlich Stentimplantation in Kombination mit ASS	+	–	+ nur nach PC1
akuter Herzinfarkt mit ST-Streckenhebung in Kombination mit ASS	+	–	+ nur nach PC3
elektiver Stent bei KHK	–	–	–
TIA	–	–	–

Zitat: nach © AQUA – Institut für angewandte Qualitätsförderung und Forschung im Gesundheitswesen GmbH, Göttingen 2008

Clopidogrel kann in der vertragsärztlichen Versorgung nach der Entscheidung des Gemeinsamen Bundesausschusses bei folgenden **Indikationen** verordnet werden:
- pAVK-bedingte Amputation oder Gefäßintervention
- typischer Claudicatio intermittens mit Schmerzrückbildung < 10 Minuten
- ASS-Unverträglichkeit
- akutes Koronarsyndrom ohne ST-Hebung einschließlich Stentimplantation
- Myokardinfarkt mit ST-Hebung bei Patienten, für die eine thrombolytische Therapie infrage kommt.

Zur Dauer der Behandlung gibt es keine verbindlichen Empfehlungen. Die Entscheidung der behandelnden Ärzte muss abgestimmt sein und sich u.a. nach dem angiologischen Befund, dem Gesamtrisiko des Patienten und der Art der Intervention richten.

Die Deutsche Gesellschaft für Kardiologie, Herz- und Kreislaufforschung empfiehlt:
- möglichst 12 Monate nach akutem Koronarsyndrom ohne ST-Hebung
- ein Monat nach Implantation eines unbeschichteten Stents
- und 6–12 Monate nach beschichtetem Stent.

Die Kassenärztlichen Vereinigungen empfehlen differenzierter:
- bei Beschichtung des Stents mit Sirolimus 3 Monate und
- mit Paclitaxel 6 Monate.

Hinweise zur wirtschaftlichen Verordnung
Clopidogrel ist mehr als 60-mal teurer als ASS. Für die Beurteilung der Kombinationstherapie Clopidogrel/ASS/Heparin bzw. Clopidogrel/ASS/Vitamin-K-Antagonist fehlen randomisierte Studien.

Kontraindikationen
Überempfindlichkeit gegen Clopidogrel und galenische Zusatzstoffe, akute Blutungen, insbesondere gastrointestinal und intrakraniell; von der Gabe während Schwangerschaft und Stillzeit wird abgeraten

Unerwünschte Arzneimittelwirkungen
- Blutungskomplikationen insgesamt < 10 %
- schwere Blutungen bis 1,4 %
- häufiger gastrointestinale (inkl. 2,0 % Blutungen) und zentralnervöse Symptome (inklusive 0,4 % Blutungen)
- gelegentlich Hauterscheinungen und Gallen-, Leberfunktionsstörungen
- selten Blutbildveränderungen (Neutropenien bis 0,04 %, Thrombozytopenien bis 0,4 %)
- Thienopyridine wie Ticlidin und Clopidogrel können das seltene und gefährliche Krankheitsbild der thrombotischen thrombozytopenischen Purpura (TTP) auslösen. Diese thrombosierende Mikroangiopathie wird durch eine Störung der Bildung des Von-Willebrand-Faktors induziert. Die dabei entstehenden hochmolekularen Von-Willebrand-Faktor-Moleküle führen zur intravasalen Thrombozytenaktivierung und hämolytischer Anämie mit der Folge von Fieber, Thrombozytopenie, Fragmentozyten und Organschäden in Niere und Gehirn.

Wechselwirkungen

- erhöhte Blutungsneigung möglich bei gleichzeitiger Gabe von Thrombozytenfunktionshemmern, Antikoagulantien und Fibrinolytika
- vermehrter okkulter gastrointestinaler Blutverlust bei Kombinationsbehandlung mit nichtsteroidalen Antiphlogistika

Hinweis: Statine und PPI (z.B. Omeprazol, Pantoprazol) können die Metabolisierung von Clopidogrel hemmen und damit seine Wirksamkeit (Prodrug!) beeinträchtigen.

Pharmakokinetik

BV: nahezu vollständige hepatische Metabolisierung des inaktiven Prodrug in aktive und inaktive Metaboliten (CYP2B6, CYP3A4, CYP1A1, CYP1A2 und CYP2C19); bei ca. 25 % der Bevölkerung liegt eine genetische Disposition vor, die zu reduzierter Umwandlung des Prodrug in den aktiven Metaboliten und damit zu einer Wirkungsabschwächung von Clopidogrel führt

Elim.: renal und biliär

HWZ: Hauptmetabolit 8 Std.

Dosierung

- 1 x 75 mg/Tag p.o.
- neuere Studien belegen in Einzelfällen die Notwendigkeit des Einsatzes auch höherer Clopidogreldosen bzw. auch das Vorkommen einer Clopidogrelresistenz (s.o.: Pharmakokinetik!); dies sollte aber durch entsprechende Labordiagnostik untermauert werden
- Anwendung ist auf Erwachsene beschränkt
- Therapiekontrolle kann nur in Speziallabors durchgeführt werden

Ticlopidin

(s. Kurzprofil im Anhang)

Vergleichende Bewertung

Ticlopidin wirkt wie Clopidogrel, ist aber durch (gravierende) UAW belastet.
In den ersten 3 Monaten vermehrt gastrointestinale Störungen, bei 0,8 % schwere, aber reversible Leukozytopenien, seltener Thrombozytopenien. Regelmäßige Blutbildkontrollen erforderlich. Bei < 10 % Petechien, Purpura und Epistaxis. Gelegentlich Leberfunktionsstörungen mit cholestatischem Ikterus und Anstieg der alkalischen Phosphatase. Häufiger als bei Clopidogrel wurde unter Ticlopidin eine TTP beobachtet.

Tirofiban

Wirkungsmechanismus

Tirofiban ist ein synthetischer GPIIb/IIIa-Rezeptorantagonist und hemmt die Thrombozytenaggregation kompetitiv.

Indikation(en)

Tirofiban wird bei instabiler Angina pectoris zur Abwehr eines drohenden Myokardinfarkts oder bei Nicht-Q-Wellen-Myokardinfarkt innerhalb einer 12-Stunden-Schmerzgrenze bei Vorliegen entsprechender EKG-Veränderungen und/oder erhöhten Myokardenzymen angewendet.

Kontraindikationen

- Thrombozytopenie unter 100.000/μl oder Thrombozytopenie bei vorausgegangener Behandlung mit einem GPIIb/IIIa-Rezeptorantagonisten
- Thrombozytenfunktionsstörung
- Koagulopathie
- intrakranieller Prozess einschließlich zerebrovaskulären Insults
- akute oder kurz vorausgegangene Blutungen
- Trauma oder größerer operativer Eingriff innerhalb von 6 Wochen
- maligne Hypertonie
- schwere Leberinsuffizienz

25

Unerwünschte Arzneimittelwirkungen
- Blutungen (häufig leichte, selten schwere)
- gelegentlich Kopfschmerzen, Übelkeit, Fieber
- Thrombozytopenien unter 100.000/µl

Meist handelt es sich um eine Pseudothrombozytopenie, bei der die Thrombozyten ex vivo im Röhrchen agglutinieren.

Wechselwirkungen
erhöhte Blutungsneigung bei gleichzeitiger Gabe von Antikoagulantien und Fibrinolytika

Pharmakokinetik
BV: nur parenterale Gabe möglich
Elim.: vorwiegend unverändert renal
HWZ: ca. 1,5 Std.; bei schwerer Niereninsuffizienz (Kreatinin-Clearance < 30 ml/Min.) Halbierung der Dosis notwendig

Dosierung
- initial 0,4 µg/kg KG/Min. i.v. für 30 Min., dann 0,1 µg/kg KG/Min. als Erhaltungsinfusion
- gleichzeitige Anwendung von Heparin in therapeutischer, aPTT-adaptierter Dosis und ASS wird empfohlen
- Dosisreduktion bis 50 % bei schwerer Niereninsuffizienz

Eptifibatid

Wirkungsmechanismus
Eptifibatid wirkt als GPIIb/IIIa-Rezeptorantagonist der Thrombozyten aggregationshemmend

Indikation(en)
Eptifibatid wird in Kombination mit ASS und unfraktioniertem Heparin bei instabiler Angina pectoris zur Prävention eines drohenden Myokardinfarkts oder bei Nicht-Q-Wellen-Myokardinfarkt innerhalb einer 24-Stunden-Schmerzgrenze mit entsprechenden EKG-Veränderungen und/oder erhöhtem Troponin eingesetzt.

Kontraindikationen
Thrombozytopenie unter 100.000/µl, Thrombozytenfunktionsstörung, Koagulopathie mit INR ≥ 2,0, intrakranieller Prozess einschließlich zerebrovaskulären Insults in den vorausgegangenen 30 Tagen, akute gastrointestinale, urogenitale oder sonstige klinisch relevante Blutungen innerhalb von 30 Tagen, Trauma ohne größere Operation innerhalb von 6 Wochen, schwere Hypertonie, klinisch relevante Leberinsuffizienz

Unerwünschte Arzneimittelwirkungen
- leichte Blutungen werden als häufigste UAW beschrieben, starke Blutungen sind seltener
- naturgemäß wird labordiagnostisch eine Hemmung der Thrombozytenaggregation beobachtet
- weitere Komplikationen mehrheitlich mit der Grunderkrankung assoziiert
- Pseudothrombozytopenie

Wechselwirkungen
erhöhte Blutungsneigung bei gleichzeitiger Gabe von Antikoagulantien, Thrombozytenfunktionshemmern, Fibrinolytika und nichtsteroidalen Antiphlogistika

Pharmakokinetik
BV: nur parenterale Gabe möglich
Elim.: ca. 50 % unverändert renal eliminiert, inaktive Metaboliten
HWZ: ca. 2,5 Std.; keine Dosisanpassung bei Niereninsuffizienz notwendig

Dosierung

Eptifibatid wird als Bolus von 180 µg/kg KG i.v. gegeben, anschließend erfolgt eine Dauerinfusion von 2 µg/kg KG/Min. bis zu 72 Std. bzw. bis zur aortokoronaren Bypass-Operation oder Klinikentlassung. Im Anschluss an eine perkutane koronare Intervention sollte die Therapie 20–24 Std. fortgeführt werden.

Abciximab

Wirkungsmechanismus

Abciximab ist das Fab-Fragment eines gegen den GPIIb/IIIa-Rezeptor der Thrombozyten gerichteten monoklonalen Antikörpers. Es blockiert als direkter Antagonist die GPIIb/IIIa-abhängige Plättchenaggregation.

Indikation(en)

Abciximab wird, wenn eine Vorbehandlung mit Clopidogrel nicht möglich ist, in Kombination mit ASS und Heparin bei der perkutanen Koronarintervention und bei instabiler Angina pectoris mit anzustrebender Koronarintervention zur Prävention eines Myokardinfarktes angewendet.

Kontraindikationen

- aktive Blutungen
- zerebrovaskuläre Prozesse innerhalb von 2 Jahren
- Operation oder Trauma intrakraniell, spinal innerhalb von 2 Monaten
- größerer sonstiger chirurgischer Eingriff innerhalb von 2 Monaten
- Gefäßmissbildungen
- bekannte hämorrhagische Diathese
- schwere Hypertonie
- Leberschaden oder Nierenfunktionseinschränkung

Unerwünschte Arzneimittelwirkungen

- häufig Blutungen bis 36 Std. nach Applikation (rekombinanten Faktor VIIa oder Thrombozytenkonzentrate im Depot bereitstellen)
- weiterhin Hypotonie, Bradykardie, Rücken-, Brust-, Kopfschmerzen, lokale Schmerzen an der Punktionsstelle, Erbrechen, Fieber, Thrombozytopenie, antimurine Antikörper, Pseudothrombozytopenie

Wechselwirkungen

erhöhte Blutungsneigung bei gleichzeitiger Gabe von Antikoagulantien und Fibrinolytika

Pharmakokinetik

BV: nur parenteral applizierbar
HWZ: ca. 30 Min., Normalisierung der Thrombozytenfunktion nach 48 Std.

Dosierung

Abciximab wird mit 0,25 mg/kg KG i.v. als Bolus, dann als Dauerinfusion mit 0,125 µg/kg KG/Min. i.v. (max. 10 µg/Min.) bis 24 Std. vor und 12 Std. nach Koronarintervention verabreicht bei Patienten mit instabiler Angina pectoris bzw. 10–60 Min. vor bis 12 Std. nach Koronarintervention ohne Angina pectoris.

25.4.1.2. Heparine, Heparinoide, Hirudin

Vergleichende Bewertung und Hinweise zur wirtschaftlichen Verordnung

Angewendet werden unfraktioniertes Heparin (UFH) sowie fraktionierte, niedermolekulare Heparine (NMH). Heparine wirken sofort und müssen parenteral verabreicht werden. UFH und NMH werden bei der peri- und postoperativen venösen Thromboembolie-prophylaxe bei Thrombose-Hochrisikopatienten und bei der Therapie tiefer Venenthrombosen subkutan und intravenös appliziert. Die subkutane Gabe niedermolekularer Heparine ist zumindest zur Behandlung der tiefen Venenthrombose gleich wirksam wie die intravenöse Gabe unfraktionierter Heparine. Bezüglich der Blutungshäufigkeit und der Entstehung von Wundhämatomen zeigen UFH und NMH kaum Unterschiede.

Weil in der Regel zur Überwachung der antithrombotischen Wirkungen keine Laborkosten entstehen, sind die Therapiekosten von niedermolekularen Heparinen im Vergleich zu unfraktionierten Heparinen angemessen (WHO 2003 und Wissenschaftliches Institut der AOK).

Der Vorteil der NMH liegt darin, dass eine 1–2-malige s.c.-Injektion pro Tag für die antithrombotische Wirkung ausreicht, was die ambulante Thromboseprophylaxe und Thrombosetherapie erleichtert. Für die länger dauernde antithrombotische Therapie sind Kumarinderivate vorzuziehen. Bei hochdosierter Antikoagulantientherapie ist mit erhöhter Blutungsneigung zu rechnen. NMH bzw. UFH sollten bei Patienten mit hohem thromboembolischen Risiko gewichtsbezogen dosiert werden, wobei aber Elimination, Nieren-insuffizienz, Begleiterkrankungen, Risikoprofil, Thrombozytenzahl, Blutungsanamnese und Alter in die differentialtherapeutischen Überlegungen einbezogen werden müssen, um die Blutungsneigung zu vermindern (s. Tab. 25.3). Dabei gilt es auch zu berück-sichtigen, dass sich Heparine nur im Intravasalraum verteilen. Da Fettgewebe schlecht durchblutet ist, **sollte für die Dosisbe-rechnung vor allem das Idealgewicht verwendet werden**. Niedermolekulare Heparine sind für das „Bridging" präoperativ nach Absetzen der oralen Antikoagulation nicht zugelassen. Trotzdem macht die Risikobewertung bei schwerer Thrombophilie und Z.n. Klappenersatz oder bei Rhythmusstörungen ein „Bridging" mit Heparinen erforderlich (Aufklärung der Patienten, Dokumen-tation und Kontrolle der Thrombozytenzahl wegen der HIT II-Problematik).

Tabelle 25.3: Niedermolekulare Heparine und Fondaparinux

Heparin/ Pentasaccharid	Molekular- gewicht [Da]	Anti-X/II- Ratio	Zulassung	Tägliche Dosierung
Enoxaparin	3.500–5.500	3,6	Primärprophylaxe bei perioperativen und internistischen Patienten	1-mal 20 mg subkutan bei niedrigem oder mittlerem Risiko, 1-mal 40 mg bei hohem Risiko
			Therapie der TVT und LE sowie bei instabiler Angina pectoris und bei Nicht-Q-Wellen-Myokard- infarkt	2-mal 1 mg/kg KG
Nadroparin	4.200–4.800	3,2	Primärprophylaxe bei perioperativen Patienten und während einer Dialyse	1-mal 1.900–5.700 I.E. subkutan je nach Risiko und Patientengewicht
			Therapie der TVT	2-mal 3.800–9.500 I.E. subkutan nach Patientengewicht
Dalteparin	5.000–5.950	2,5	Primärprophylaxe bei perioperativen und internistischen Patienten	1-mal 2.500 I.E. subkutan bei niedrigem oder mittlerem Risiko, 1-mal 5.000 I.E. bei hohem Risiko
Certoparin	4.200–6.200	2,0	Primärprophylaxe bei perioperativen Patienten und bei Apoplex	1-mal 3.000 I.E. subkutan bei mittlerem oder hohem Risiko
			Therapie der TVT	2-mal 8.000 I.E. subkutan gewichtsunabhängig)
Tinzaparin	5.800–6.750	1,9	Primärprophylaxe bei perioperativen Patienten	1-mal 3.500 I.E. subkutan bei niedrigem oder mittlerem Risiko
			Therapie der TVT und LE	1-mal 175 I.E. Anti-Xa/kg KG subkutan
Reviparin	3.150–5.150	3,0	Primärprophylaxe bei perioperativen Patienten	1-mal 1.750 I.E. subkutan bei niedrigem oder mittlerem Risiko
Fondaparinux	1.728	700	Prophylaxe bei größerer Operation an der unteren Extremität oder abdominell und bei immobili- sierten Patienten mit Herzin- suffizienz, akuter Atemwegs- erkrankung oder akuter Infektion	1-mal täglich 2,5 mg subkutan
			Therapie der TVT und LE	1-mal 7,5 mg subkutan bei einem Körpergewicht zwischen 50 und 100 kg

TVT: tiefe Venenthrombose, LE: Lungenembolie
Zitat: Rank A., Hiller E.: Neue Antithrombotika. Der Bay. Int. 26 (2006) Nr. 4

25.4.1.2.1. Heparine

Wirkungsmechanismus

Heparine binden an Antithrombin (AT) und katalysieren dessen Inaktivierung von aktiviertem Faktor X (alle Heparine) und von Thrombin (nur längerkettige Heparine). Das langsam wirkende AT III wird in ein schnell wirkendes „Sofort-Antithrombin" (und Sofort-Anti-Xa) umgewandelt. NMH und einzelne Heparinoide wie Danaparoid und Fondaparinux hemmen im Gegensatz zu UFH die Faktor Xa-Aktivität erheblich stärker als die Thrombin-(Faktor-IIa)-Aktivität. Heparine werden aus der Komplexbindung wieder freigesetzt und sind erneut für die Bindung an AT III verfügbar.

Indikation(en)

- Prophylaxe und Therapie tiefer Venenthrombosen und Lungenembolien, arterielle Embolien (Therapie) und extrakorporale Zirkulation (Antikoagulation) und dissiminierte intravasale Gerinnung (DIG), bei Thrombolysen und zur Therapie des akuten Koronarsyndroms
- **UFH**: Primärprophylaxe von venösen Thromboembolien, Therapie akuter arterieller Thromboembolien und Antikoagulation bei extrakorporaler Zirkulation (Hämodialyse, Herz-Lungen-Maschine)
- **NMH**: Primäre venöse Thromboembolieprophylaxe, vor allem bei postoperativen Patienten, aber auch bei internistischen „intermediate care"-Patienten, vorzugsweise mit schweren kardiopulmonalen Erkrankungen; NMH sind für die Thromboseprophylaxe geeigneter als die UFH, weil sie langsamer eliminiert werden (eine Gabe pro Tag ausreichend) und ihre Dosis-Wirkungs-Beziehung stabiler ist

Unerwünschte Arzneimittelwirkungen

- **Typ I der Heparin-induzierten Thrombozytopenie**: frühzeitig nach Therapiebeginn einsetzend, reversibel, Häufigkeit 5 %; Plättchenzahl sinkt um bis zu 20–30 % ab (klinisch wenig bedeutsam)
- **Typ II, als Heparin-induzierte Thrombozytopenie** bezeichnet, tritt meist zwischen dem 5. und 14. Tag (auch eine Spätform ist beschrieben!) auf und ist eine schwere, häufig lebensbedrohliche Verlaufsform (Häufigkeit 0,5–1 %); Plättchenzahlen sinken schnell ab, zumeist unter 50 % des höchsten Wertes nach Beginn der Heparingabe (reaktive Thrombozytose beachten). Frühzeitig thromboembolische Komplikationen („White-Clot-Syndrom"), Blutungskomplikationen sind dagegen sehr selten; die Therapie ist sofort abzubrechen und mit Danaparoid, Lepirudin, Fondaparinux oder Argatroban (intravenös; spezielle Erfahrung erforderlich!) fortzuführen; Kumarinderivate sollten erst gegeben werden, wenn die Thrombozytenwerte wieder auf Normalwerte angestiegen sind, da der passagere Protein-C-Mangel zu Beginn der Therapie mit Kumarinpräparaten bei der akuten HIT eine venöse Gangrän der Extremitäten begünstigen kann
- Nach längerer Behandlung mit Heparin (> 3 Monate) können, insbesondere bei älteren Frauen und in der Schwangerschaft, Osteoporosen und Spontanfrakturen auftreten
- Seltener: reversibler Haarausfall, allergische Erscheinungen wie Urtikaria, Rhinitis, Tränenfluss, Fieber, Bronchospasmus und Blutdruckabfall
- Bei Paraproteinämien können sich nach Heparingabe schwer lösliche Aggregate bilden, die die Fließfähigkeit des Blutes verschlechtern

Wechselwirkungen

- erhöhte Blutungsneigung möglich bei gleichzeitiger Gabe von Thrombozytenfunktionshemmern, Antikoagulantien, Fibrinolytika, nichtsteroidalen Antiphlogistika, Dextranen und hochdosierten Penicillin-Gaben
- Wirkungsabschwächung durch Gabe von Glyceroltrinitrat i.v.; gegenseitiger Wirkungsverlust durch basische Arzneimittel (z.B. NSMRI-Psychopharmaka, Antihistaminika) aufgrund von Salzbildung
- Heparin in Infusionsflüssigkeiten nicht mit Penicillin, Tetrazyklinen, Erythromycin mischen

Pharmakokinetik

BV: keine orale Resorption; Bioverfügbarkeit von UFH variabel, von NMH nach s.c.-Gabe 90–98 %
Elim.: Adsorption an das Endothel, renale Ausscheidung
HWZ: abhängig von der Dosis, für UFH sehr variabel (1,5–2 Std.), für NMH ca. 3,5 Std., jedoch bei Niereninsuffizienz verlängert

Wirkstoffe und Dosierung

Unfraktioniertes Heparin (Standard-Heparin, Natrium-, Calcium-Salze):

- **Primärprophylaxe von venösen Thrombosen und Lungenembolien**: 2–3 x 5.000 bis 7.500 I.E./Tag. s.c. (Low-Dose) oder 5–7 I.E./kg KG/Std. i.v.; Behandlungsbeginn bei der perioperativen Prophylaxe in der Regel 2 Std. vor OP, wobei die aktuellen Empfehlungen der Fachgesellschaften zur Periduralkatheter-Implantation beachtet werden müssen
- **Therapie akuter arterieller Thrombosen oder Embolien**: Bolus von 5.000–10.000 I.E. i.v., dann Erhaltungsinfusion mit 15–20 I.E./kg KG/Std. oder 800–1.200 I.E./Std. i.v. mit Dosisanpassung gemäß Laborkontrollen mit der aPTT, für die eine Verlängerung auf das 1,5–3-Fache des Wertes vor der Therapie anzustreben ist
- Antikoagulation bei extrakorporaler Zirkulation (Hämodialyse, Herz-Lungen-Maschine), hohe Dosierung nach Protokoll unter Anpassung mit Hilfe der ACT (Activated Clotting Time)

Niedermolekulare Heparine:

- **Prophylaxe (perioperativ) von venösen Thrombosen und Lungenembolien bei niedrigem und mittlerem Risiko (z.B. Allgemeinchirurgie):** Enoxaparin 2.000 I.E. (= 20 mg), Reviparin 1.750 I.E., Dalteparin 2.500 I.E., Nadroparin 2.850 I.E. (= 0,3 ml, Certoparin 3.000 I.E., Tinzaparin 3.000 I.E. jeweils s.c. einmal pro Tag (in der Regel beginnend 2 Std. vor OP); Dalteparin und Tinzaparin zeigen keine Kumulation bei schwerer Niereninsuffizienz
- **Bei hohem Risiko, insbesondere orthopädischen Eingriffen**: Enoxaparin 4.000 I.E. (40 mg u.a. auch gewichtsadaptiert) Dalteparin 5.000 I.E. Nadroparin: präoperativ bis 3. postoperativen Tag u.a. gewichtsadaptiert 1 x 0,2–0,4 ml/Tag s.c., ab 4. postoperativen Tag u.a. gewichtsadaptiert 1 x 0,3–0,6 ml/Tag s.c., Certoparin 3.000 I.E.
- Die Empfehlungen der Fachgesellschaften zur perioperativen Gabe im Rahmen der Implantation eines Periduralkatheters müssen beachtet werden
- **Therapie akuter tiefer Venenthrombosen**: 1 x 175 I.E./kg KG/Tag Tinzaparin s.c. (auch bei nichtmassiver Lungenembolie), 2 x 95 I.E./kg KG/Tag s.c. Nadroparin, 2 x 1 mg/kg KG/Tag s.c. Enoxaparin bzw. Certoparin; Einleitung einer begleitenden Therapie mit oralen Antikoagulantien ab 2. Behandlungstag
- **Antikoagulation bei extrakorporaler Zirkulation/Hämodialyse**: Enoxaparin, Dalteparin, Nadroparin, Tinzaparin in der Regel als Bolus, z.B. 4.500 I.E. oder gewichtsadaptiert, z.B. 100 I.E./kg KG bei Dialysebeginn, zusätzliche Injektionen, z.B. 50–100 I.E./kg KG, bei Fibrinablagerungen an der Membran
- **Bei instabiler Angina pectoris und Nicht-Q-Wellen-Myokardinfarkt** (vgl. Kap. Koronare Herzkrankheit): 2 x 1 mg/kg KG/Tag s.c. Enoxaparin über 2–5 Tage, Kombination mit ASS 100–325 mg/Tag

> **!** **Cave:** Als spezifischer Warnhinweis ist zu beachten, dass vor und nach Maßnahmen einer rückenmarksnahen Anästhesie ein zeitlicher Mindestabstand der Injektionen für UFH von 2–4 Std. und für NMH von 10–12 Std. einzuhalten ist. Zur frühzeitigen Erkennung einer eventuellen HIT Typ II werden regelmäßige Kontrollen der Thrombozyten verlangt.

Danaparoid

Wirkungsmechanismus

Danaparoid (bestehend aus Heparansulfat, Dermatansulfat und Chondroitinsulfat) gehört zur Stoffklasse der Heparinoide, die sich von den Heparinen durch geringere Sulfatierung unterscheiden. Heparansulfat besitzt eine hohe Anti-Xa-Aktivität, die auch für das labordiagnostische Monitoring genutzt wird, und eine geringere Antithrombin-Wirkung. Die Anti-Faktor-Xa-Halbwertszeit im Plasma beträgt ca. 25 Std. Die Elimination, insbesondere im Rahmen einer Niereninsuffizienz, muss beachtet werden, insbesondere dann sind Kontrollen des antithrombotischen Effekts, z.B. Anti-Xa-Bestimmungen, erforderlich.

Indikation(en)

Prophylaxe und Therapie thromboembolischer Erkrankungen bei Kontraindikationen gegen Heparin, insbesondere bei Heparin-induzierter Thrombozytopenie Typ II

Kontraindikationen

s. Heparin

Unerwünschte Arzneimittelwirkungen
- Steigerung des Blutungsrisikos
- gelegentlich Hautausschlag und lokale sowie generalisierte allergische Reaktionen
- in bis zu 10 % der Fälle kann eine Sensibilisierung bzw. positive Kreuzreaktion gegen HIT-II-assoziierte thrombozytäre Antikörper vorliegen, die eine Anwendung von Danaparoid verbietet
- es werden Thrombozytenkontrollen jeden 2. Tag während der ersten Behandlungswoche, 2-mal pro Woche in der darauf folgenden Woche und 1-mal wöchentlich ab 3. Woche empfohlen

Wechselwirkungen
Erhöhung der Blutungsbereitschaft bei gleichzeitiger Gabe von gerinnungshemmenden Pharmaka, Störung der Prothrombinzeitbestimmung bei Therapie mit oralen Antikoagulantien

Dosierung
- Danaparoid wird zur Prophylaxe von Thromboembolien mit einer Dosis von 2 x 750 E./Tag s.c. verabreicht
- zur Therapie akuter Thromboembolien bei der HIT Typ II, die einer Antikoagulantien-Behandlung bedürfen, wird intravenös ein Bolus von 2.500 E. verabreicht, gefolgt von einer Erhaltungsinfusion mit 400 E./Std. für 4 Std., dann 150–200 E./Std. für 5–7 Tage, vorzugsweise unter Anti-Xa-Monitoring
- für die renale Hämodialyse bzw. Hämofiltration ist der Einsatz von Danaparoid bisher nur in Studien geprüft; danach werden Bolusgaben von 2.000–3.750 E. und Erhaltungstherapien mit 150–600 E./Std. durchgeführt
- Protaminsulfat als Antidot bei Überdosierungen antagonisiert nur geringfügig die Wirkung von Danaparoid

Pentosanpolysulfat-Natrium

(s. Kurzprofil im Anhang)

Vergleichende Bewertung
Pentosanpolysulfat wird zur Thromboseprophylaxe vor und nach Operationen verwendet. 50 mg (1 Ampulle) werden s.c. 1–2 Std. vor Operationsbeginn, eine 2. Injektion am selben Tag frühestens 6 Std. nach OP, danach in 12-stündlichen Intervallen 50 mg verabreicht. Das Spektrum der UAW ist dem von Heparin und Heparinoiden einschließlich des HIT-II-Risikos vergleichbar. Die Anwendung von Pentosanpolysulfat ist insbesondere bei Kontraindikationen gegen Heparin und andere alternative Antithrombotika in Betracht zu ziehen, spielt aber gegenüber Danaparoid und Fondaparinux nur eine untergeordnete Rolle.

Fondaparinux-Natrium

(s. Kurzprofil im Anhang)

Vergleichende Bewertung
Das Pentasaccharid Fondaparinux-Natrium hemmt selektiv den Faktor Xa. Es ist in einer Dosierung von 2,5 mg/Tag s.c. für die Prophylaxe venöser thromboembolischer Komplikationen nach Endoprothesenoperationen von Knie und Hüftgelenken und die Akuttherapie von Venenthrombosen (7,5 mg/Tag s.c.) zugelassen.
Die Prophylaxe wird postoperativ innerhalb von 6 Stunden begonnen. Seine Halbwertszeit von 17 Stunden ermöglicht die 1-mal tägliche Gabe. Aus klinischer Sicht weisen ältere Patienten mit eingeschränkter Nierenfunktion und/oder Thrombozytopenie ein erhöhtes Risikoprofil auf.
Auch bei HIT Typ 2 kann Fondaparinux unter Kontrolle der Thrombozytenzahl eingesetzt werden. Fondaparinux geht in die Muttermilch sowie diaplazentar über; es existieren Einzelfallberichte des Einsatzes in der Schwangerschaft sowie postpartal in der Stillperiode.

Hirudin

(s. Kurzprofil im Anhang)
Das aus Blutegeln stammende Hirudin wird gentechnisch (Lepirudin) hergestellt. Lepirudin ist ein selektiver Hemmstoff des Thrombins und wurde für die Antikoagulation bei Patienten mit Heparin-induzierter Thrombozytopenie (HIT II) eingesetzt. Aufgrund der Rate – auch tödlicher – anaphylaktischer Reaktionen spielt diese Substanz in der Praxis keine Rolle.

Dabigatran [2008; B]

(s. Kurzprofil im Anhang)

Vergleichende Bewertung und Hinweise zur wirtschaftlichen Verordnung

Es handelt sich um einen synthetischen, direkten Thrombininhibitor, der als oral anwendbare Substanz in klinischen Studien getestet wurde. Eine Zulassung besteht zurzeit für die Thromboseprophylaxe nach Knie- und Hüftoperationen während des stationären Aufenthaltes.

Pharmakokinetische Interaktionen über die Hemmung von Transportproteinen bestehen bei gleichzeitiger Gabe von Erythromycin und Azithromycin. Clarithromycin kann ebenso das Blutungsrisiko erhöhen. Eine Kombination mit Thrombozytenfunktionshemmern muss einer Nutzen-Risiko-Betrachtung unterzogen werden. **!Vorsicht auch bei Amiodarongabe!** Chinidin ist kontraindiziert. Patienten mit Leberfunktionsstörungen und abnormen Transaminasewerten sollten Dabigatran nicht erhalten. Die definitive Einordnung der Substanz bezüglich ihres Nebenwirkungsprofils und Preis-Leistungs-Verhältnisses bleibt weiteren Studien vorbehalten.

Bivalirudin

(s. Kurzprofil im Anhang)

Antikoagulanz zur perkutanen Koronarintervention; nur intravenöse Gabe möglich; Bolus 0,75 kg KG dann während des Eingriffs 1,75 mg kg KG/Std. für die Dauer des Eingriffs maximal 4 Std.

 Cave: Nicht Anwenden bei Lepirudinvorbehandlung und Antikörperbildung.

Argatroban [2005; A]

(s. Kurzprofil im Anhang)

Zur Antikoagulation bei Erwachsenen mit HIT Typ 2, die einer parenteralen Therapie bedürfen, z.B. Dialyse oder auch extrakorporale Zirkulation oder individueller antikoagulatorischer Therapie auf der Intensivstation. Insbesondere bei hepatogener Produktions- und Synthesestörung Dosisreduktion und engmaschiges Monitoring.

Bis zu 10 % Blutungskomplikationen, deshalb engmaschige Therapieüberwachung und Steuerung erforderlich. Diese Therapie bleibt hämostaseologisch erfahrenen Einrichtungen vorbehalten. Differenzierte Gerinnungsfaktorendiagnostik beim Übergang auf eine Therapie mit Vitamin-K-Antagonisten erforderlich, um thrombotische und Blutungskomplikationen zu vermeiden.

25.4.1.3. Kumarinderivate

Vergleichende Bewertung und Hinweise zur wirtschaftlichen Verordnung

Kumarinderivate sind sogenannte indirekte Antikoagulantien, d.h. sie wirken nicht direkt gerinnungshemmend, sondern interferieren mit Vitamin K bei der Synthese des Prothrombinkomplexes.

Die gerinnungshemmende Wirkung von Phenprocoumon und anderen Kumarinen (z.B. Warfarin) beruht auf der Hemmung der Carboxylierung der Vitamin-K-abhängigen Gerinnungsfaktoren II, VII, IX, X sowie Protein C und Protein S, die Calciumionen und damit Phospholipide nicht mehr binden können. Die Kumarinwirkung setzt erst nach 36–48 Std. (Warfarin) bzw. 36–72 Std. (Phenprocoumon) ein.

Die teuren neuen antikoagulatorischen Substanzen sind in den meisten Situationen der Langzeitprophylaxe und Therapie den Kumarinpräparaten nicht überlegen.

Indikation(en)

- Prophylaxe und Therapie von Venenthrombosen und Lungenembolien
- Prävention thromboembolischer Komplikationen bei Vorhofflimmern, Herzklappenersatz, Kardiomyopathie, Rezidivprophylaxe bei Myokardinfarkt bzw. bei rezidivierenden systemischen arteriellen und venösen Embolien und bei vererbter Thrombophilie (z.B. hereditärer AT- oder Protein-C-Mangel).

Kontraindikationen

- Schwangerschaft, blutende Ulzera des Gastrointestinaltraktes, Leberparenchymerkrankungen, Aneurysmen, Retinopathie mit Blutungsneigung
- postoperativ nach urologischen Eingriffen, die mit Makrohämaturie einhergehen, kavernöse Tuberkulose
- Phenprocoumon, nicht aber Warfarin, geht in die Muttermilch über; um das Abstillen zu vermeiden, sollten Neugeborene mit Phytomenadion (Vitamin K_1) behandelt werden, falls die Mutter Phenprocoumon einnimmt

Unerwünschte Arzneimittelwirkungen

- häufigste unerwünschte Arzneimittelreaktion ist die Blutung, wobei bestimmte Grundkrankheiten die Blutungsneigung verstärken. Generell wird die Häufigkeit schwerer Blutungen mit ca. 4 % pro Jahr angegeben; Blutungsrisiko ist vom Alter und anderen kardiovaskulären Risikofaktoren abhängig, die auch in bemerkenswerter Weise die Rezidivhäufigkeit nach einem zerebralen Insult bei Vorhofflimmern beeinflussen; etwas genauere Abschätzung mit Hilfe des CHADS-Score (**C**ongestive **H**erzinsuffizienz: 1 Pkt., **H**ypertonie: 1 Pkt., **A**lter über 75: 1 Pkt., **D**iabetes: 1 Pkt., **S**chlaganfall: 2 Pkt.); Blutungsrisiko schwankt im ersten Jahr der Behandlung zwischen rund 3 % (CHADS-Score: 0 Pkt.) und 1–20 % (CHADS-Score: 4 Pkt.); daher müssen gerade bei hohem Risiko zusammen mit dem Patienten Nutzen und möglicher Schaden sehr sorgfältig abgewogen werden; INR-Wert muss präzise eingestellt und häufig kontrolliert werden
- sehr selten: Haarausfall, Störungen des Knochenaufbaus (bzw. der Kallusbildung) nach Frakturen, passagerer Anstieg der Transaminasenaktivität im Blut sowie Leberschäden (granulomatöse Hepatitis); überwiegend in der Anfangsphase der Therapie (3.–8. Tag) kann es zu erhöhtem Thromboserisiko bzw. schmerzhaften, akuten „Kumarinnekrosen" (Prävalenz 1 : 1 Mio.) kommen, häufig verursacht durch Mangel an Protein C bzw. Protein S oder Antithrombin; deshalb Kumarintherapie immer überlappend mit Heparin oder NMH (auch in prophylaktischer Dosierung) mit maximal 6 mg/Tag beginnen; Verdacht auf Kumarinnekrosen sofortiger Übergang auf Heparin.

Besonderheiten

Die Therapie muss sorgfältig klinisch (z.B. Hypertonie!) und laboranalytisch (Thromboplastinzeit umgerechnet in INR-Wert!) überwacht werden.

Für die unterschiedlichen Indikationen sind bestimmte Ziel-INR-Werte geboten (s. Tab. 25.4), die nicht unter- bzw. überschritten werden sollten.

Tabelle 25.4: Anzustrebende INR*-Zielwerte bei oraler Antikoagulantienbehandlung

Die indikationsbezogenen INR*-Bereiche berücksichtigen die unterschiedliche thromboembolische Risikosituation der Grundkrankheiten, wobei auch eine individuelle Nutzen-Risiko-Abwägung erfolgen muss, und streben einen dementsprechend weniger (Stufe II) oder ausgeprägteren antikoagulatorischen Effekt (Stufe I) an.
INR*- 3,0–4–(4,5), Zielwert 3,5 (Stufe I)   • Mechanischer Herzklappenersatz
INR*- 2,0–3,0, Zielwert 2,5 (Stufe II)   • Behandlung der tiefen Venenthrombose und Lungenembolie   • Vorhofflimmern   • Mitralstenose mit Embolien   • TIA
*INR (International Normalized Ratio): Um die unterschiedlichen Prothrombinzeiten der verschiedenen Labors miteinander vergleichen zu können, soll anstelle des „Quick-Wertes" (in %) die „Ratio" (Prothrombinzeit des Patienten in Sek./Prothrombinzeit des Normalkollektivs in Sek.) ermittelt und zur Potenz des „ISI"-Wertes erhoben werden: **INR = („Ratio")^{ISI}.**   Den ISI-Index (Internationaler Sensitivitäts-Index) liefern die Hersteller des jeweiligen Reagenzes dem Labor, das die Prothrombinzeiten („Quick-Werte") bestimmt. Dieser Index gibt die Empfindlichkeit des Reagenzes im Vergleich zu einem WHO-Standard an.

Phenprocoumon

Wechselwirkungen
- phytomenadionreiche bzw. -arme Ernährung beeinflusst die Wirkung deutlich
- Wirkungsverstärkung bei Alkoholgenuss, Wirkungsabschwächung bei chronischem Missbrauch
- erhöhte Blutungsneigung möglich bei gleichzeitiger Gabe von Thrombozytenfunktionshemmern, Antikoagulantien, Fibrinolytika und nichtsteroidalen Antiphlogistika
- Kumarine erhöhen die Wirkung von Phenytoin und Sulfonylharnstoffen
- es sind zahllose Arzneimittelinteraktionen bekannt, die zu einer Veränderung der Kumarinwirkung führen können; bei jeglicher Änderung der Medikamentenregimes (auch freiverkäufliche Arzneimittel!) sollten daher eine engmaschige Kontrolle des Gerinnungsstatus und evtl. Dosisanpassung erfolgen

Pharmakokinetik
BV: hoch
Elim.: hepatische Metabolisierung; teilweise enterohepatischer Kreislauf; Dosisanpassung bei Leberinsuffizienz nötig
HWZ: ca. 4–6 Tage

Dosierung
- 3–6 mg/Tag, ab 4. Tag Kontrolle des INR-Wertes

Besonderheiten
Eine INR im therapeutischen Bereich vor Tag 5 der Kumarintherapie ist meist auf einen isolierten Faktor-VII-Mangel zurückzuführen und erfordert die Beibehaltung der Heparintherapie bis Tag 5.
- Normalisierung des Gerinnungssystems erst 7–10 Tage nach Absetzen von Phenprocoumon
- bei geringfügigen Überdosierungen mit leichteren Blutungen (z.B. Zahnfleischbluten) genügt Dosisreduzierung oder Absetzen, weil es innerhalb von 2–3 Tagen zu einem Anstieg der Vitamin-K-abhängigen Gerinnungsfaktoren kommt
- bei weniger bedrohlichen Blutungen ist Phytomenadion in Form von Tropfen oder intravenös zu verabreichen bzw. in Anlehnung an die Klinik und die aktuellen Laborwerte zu erwägen
- lebensbedrohliche Blutungen (z.B. Hirnblutungen) bzw. suizidale oder kriminelle Überdosierung müssen zusätzlich mit Substitution der fehlenden Blutgerinnungsfaktoren (PPSB-Konzentrat) behandelt werden

Warfarin

Wechselwirkungen
s. Phenprocoumon

Pharmakokinetik
BV: s. Phenprocoumon
Elim.: s. Phenprocoumon (CYP1A1, CYP2C9, CYP2C19)
HWZ: ca. 40 Std.

Dosierung
- Therapie kann mit 2,5–5 mg/Tag begonnen werden
- individuelle Erhaltungsdosis hängt von Indikation und Eliminationskinetik ab
- erst 4–6 Tage nach Absetzen von Warfarin normalisiert sich das Gerinnungssystem
- bei geringfügiger Überdosierung mit leichteren Blutungen (z.B. Zahnfleischbluten) genügt Dosisreduzierung oder Absetzen, weil es innerhalb von 2–3 Tagen zu einem Anstieg der Vitamin-K-abhängigen Gerinnungsfaktoren kommt
- bei Blutungen ist Warfarin in Form von Tropfen oder intravenös zu verabreichen
- lebensbedrohliche Blutungen bzw. suizidale oder kriminelle Überdosierung müssen zusätzlich mit Substitution der fehlenden Blutgerinnungsfaktoren behandelt werden

25.4.1.4. Thrombolytika (Fibrinolytika)

Vergleichende Bewertung und Hinweise zur wirtschaftlichen Verordnung

Fibrinolytika (direkte und indirekte Plasminogenaktivatoren) sind zur Behandlung akuter Thrombosen (z.B. beim Schlaganfall) essenziell. Je schneller ihr Einsatz erfolgt, desto größer sind die Chancen, den Thrombus aufzulösen und ischämische bzw. hypoxämische Gewebebereiche zu erhalten. Für den Einsatz in der hausärztlichen Praxis kommen sie im Allgemeinen nicht infrage. Neben den indirekt wirkenden Plasminogenaktivatoren wie Streptokinase (preisgünstig) und der mit ihr chemisch verwandten Anistreplase (APSAC, anisolierter Plasminogen-Streptokinase-Aktivatorkomplex) haben sich die direkt wirkenden Plasminogenaktivatoren wie Urokinase und der – rekombinant hergestellte – Gewebsplasminogenaktivator Alteplase (rt-PA) trotz höherer Kosten durchgesetzt. Der neue, rekombinante fibrinspezifische Plasminogenaktivator Tenecteplase kann im Bolus verabreicht werden. Das primäre Risiko besteht in u.U. lebensbedrohlichen Hämorrhagien, z.B. Hirnblutungen.

Streptokinase (Sk)

Wirkungsmechanismus

Das Polypeptid Streptokinase (Sk) aus hämolysierenden Streptokokken bildet mit Plasminogen einen Komplex (SkP). Durch Konformationsänderung am Plasminogen entsteht ein aktives Zentrum. Der SkP-Komplex wandelt weitere Plasminogenmoleküle zu Plasmin um, auch wenn sie an Fibrin gebunden sind. Unter sehr hohen Sk-Dosen steht kein freies Plasminogen zur Umwandlung in Plasmin zur Verfügung. Da Sk-Antikörper in interindividuell unterschiedlichen Mengen vorliegen können, muss Streptokinase zur „Überwindung" der Antikörper ausreichend hoch dosiert werden. Im Blut werden in großer Menge lösliche Fibrinogen- und Fibrinspaltprodukte gebildet. Die Fibrinogenspaltprodukte hemmen die Polymerisation von Fibrin und die Plättchenaggregation und -adhäsion.

Indikation(en)

- akuter Myokardinfarkt
- massive Lungenembolien mit Rechtsherzbelastung
- Thrombosen bei pAVK
- Thrombosen in arteriovenösen Shunts
- bedrohliche Venenthrombosen

Unerwünschte Arzneimittelwirkungen

- Hämorrhagien sind die häufigsten Komplikationen
- etwa 7–14 Tage nach Streptokinase-Infusion kann der Antistreptokinasetiter ansteigen, was zur Ineffektivität einer weiteren Sk-Anwendung in den folgenden 6 Monaten führt; in derartigen Fällen müssen Urokinase oder Alteplase gegeben werden
- gelegentlich kann es während oder kurz nach der Sk-Infusion zu Temperaturerhöhungen und Schüttelfrost kommen

Wechselwirkungen

verstärkte Blutungsneigung bei gleichzeitiger Gabe von Antikoagulantien (Heparinen, Kumarinderivaten) und Thrombozytenfunktionshemmern

Pharmakokinetik

BV: nur i.v.-Gabe möglich
Elim.: renale Elimination nach Metabolisierung zu Peptiden; keine Dosisanpassung bei Niereninsuffizienz nötig
HWZ: terminal ca. 80 Min.

Dosierung

- Initialdosis: Infusion von 250.000 I.E. i.v. in 20–30 Min.
- Erhaltungsdosis: 100.000 I.E./Std. i.v. über 2–5 Tage
- akuter Myokardinfarkt („Boluslyse"): schnelle i.v.-Infusion von 1,5 Mio. I.E. zur Neutralisation sehr hoher Antistreptolysintiter (in der Folge von Streptokokkeninfektionen bei etwa 10 % der Patienten)

Besonderheiten

Mit niedrigen Dosen Heparin (z.B. 500 I.E./70 kg KG/Std.) wird die Fibrinolyse-induzierte Aktivierung des Hämostasesystems kontrolliert. Eine laboranalytische Überwachung ist anzuraten.

Anistreplase (APSCAC)

Wirkungsmechanismus

Anistreplase (APSAC; anisolierter Plasminogen-Streptokinase-Aktivatorkomplex), ein stöchiometrischer Komplex aus menschlichem, anisoliertem Lys-Plasminogen und Streptokinase-Aktivatorkomplex, ist vor Inaktivierung durch Alpha$_2$-Antiplasmin geschützt, weil das aktive Zentrum des Plasminogens durch die Acylierung mit p-Anissäure blockiert ist. Die Aktivierung kommt erst nach Deacylierung am Fibrin und im zirkulierenden Blut zustande.

Indikation(en)

s. Streptokinase; die Thrombolyse mit APSAC führt zu vergleichbar guten Ergebnissen wie die mit Streptokinase

Unerwünschte Arzneimittelwirkungen

Streptokinase-Anteil in APSAC kann allergische Reaktionen verursachen und induziert Antikörperbildung gegen Streptokinase

Dosierung

- beim akuten Myokardinfarkt Verabreichung von 30 E. i.v. in 5 Min.
- äquivalent 30 E. APSAC und etwa 1,25 Mio. I.E. Streptokinase
- bei Überdosierung (Blutungen) können Antifibrinolytika verabreicht werden

Urokinase

Wirkungsmechanismus

Urokinase wandelt Plasminogen direkt zu Plasmin um

Indikation(en)

- Thrombolyse bei Lungenembolie, Venenthrombose und peripheren arteriellen Thrombosen sowie zur Rekanalisierung externer arteriovenöser Shunts
- Thrombolyse nach Einsatz von Streptokinase und erhöhtem Antikörpertiter gegen Streptokinase

Unerwünschte Arzneimittelwirkungen

s. andere Fibrinolytika, insbesondere Alteplase

Wechselwirkungen

- Antagonisten der Urokinase-Wirkung sind Antifibrinolytika (z.B. Aprotinin)
- verstärkte Blutungsneigung bei gleichzeitiger Gabe von Antikoagulantien (Heparine, Kumarinderivate) und Thrombozytenfunktionshemmern
- gegen Urokinase (körpereigen) werden keine Antikörper gebildet

Pharmakokinetik

BV: nach intravenöser Applikation sofortiger Wirkungseintritt
Elim.: hepatische Metabolisierung in inaktive Metaboliten; keine Dosisanpassung bei Niereninsuffizienz nötig
HWZ: Eliminationshalbwertszeit ca. 15 Min.

Dosierung

- Initialdosis: 400.000–600.000 I.E. i.v. in 20 Min. als Infusion
- Erhaltungsdosis: 100.000 I.E./Std. i.v. als Infusion
- Lungenembolie: hochdosierte Lyse mit 15.000 I.E./kg KG als Bolus oder 3 Mio. I.E. (pro 70 kg KG) in 2 Std. i.v. infundieren
- akuter Myokardinfarkt: initial 1–1,5 Mio. I.E. (pro 70 kg KG) i.v. als Bolus, danach 1,5–2 Mio. I.E. über 90–120 Min. i.v.
- tiefe Venenthrombose: verschiedentlich 1–1,5 Mio. I.E. als i.v.-Bolus und anschließend 0,5–1,5 Mio. I.E. als i.v.-Dauerinfusion bis zum 4. Tag
- schnell einsetzende, hochdosierte Fibrinolysetherapie bei Venenthrombosen nicht unbedingt erforderlich
- bei Überdosierung (Blutungen) können Antifibrinolytika verabreicht werden

Alteplase (rt-PA)

Wirkungsmechanismus

Für therapeutische Zwecke wird gentechnisch hergestellter, einkettiger rekombinanter Gewebsplasminogenaktivator (rt-PA) verwendet. Die Aktivität des körpereigenen Plasminogenaktivators (t-PA) ist in Anwesenheit von Fibrin um 2–3 Zehnerpotenzen höher. Damit wirkt t-PA lokal effektiv fibrinolytisch. Bei niedrigen Dosen (< 50 mg/70 kg KG/Std.) sind die Plasminogenaktivierung im Plasma gering und die systemische Fibrinogenolyse nur geringfügig (dosisabhängige Fibrinspezifität von rt-PA).

Indikation(en)
- akuter Myokardinfarkt
- bedrohliche tiefe Venenthrombosen, Lungenembolie mit Rechtsherzbelastung und periphere arterielle Gefäßthrombosen

Unerwünschte Arzneimittelwirkungen
- Blutungskomplikationen, insbesondere wenn zusätzlich Heparin oder Thrombozytenfunktionshemmer verabreicht werden
- häufig beobachtet: lebensbedrohliche Blutungen bei Nichtbeachtung der Kontraindikationen (s. Tab. 25.1)
- bedrohliche Blutungen treten signifikant häufiger unter länger dauernder Streptokinase-Thrombolyse auf, während die Anzahl der Schlaganfälle und Hirnblutungen unter Alteplase bei älteren Patienten und Dosen über 15 mg höher ist

Wechselwirkungen
s. Urokinase

Pharmakokinetik
BV: nur i.v.-Gabe möglich
Elim.: hepatische Metabolisierung
HWZ: ca. 30–40 Min.

Dosierung
- bei akutem Myokardinfarkt 100 mg in 90 Min.: 15 mg als i.v.-Bolus, danach 50 mg als intravenöse Infusion über 30 Min., die verbleibenden 35 mg als Infusion über 60 Min.
- bei Überdosierung (Blutungen) können Antifibrinolytika verabreicht werden

Reteplase

Wirkungsmechanismus
rekombinanter fibrinspezifischer direkter Plasminogenaktivator

Indikation(en)
akuter Myokardinfarkt innerhalb von 12 Std. nach Symptombeginn

Kontraindikationen, Wechselwirkungen
s. Alteplase

Unerwünschte Arzneimittelwirkungen
außer Blutungskomplikationen (s. Alteplase) – wie bei anderen Thrombolytika im Rahmen der Herzinfarktbehandlung – häufig Angina pectoris, Hypotonie, Herzinsuffizienz, Lungenödem, gelegentlich Arrhythmien, selten Mitralinsuffizienz, Lungenembolie, systemische Embolien

Pharmakokinetik
Elim.: genaue Daten über die Haupteliminationswege von Reteplase bei Menschen liegen nicht vor
HWZ: mittlere Halbwertszeit (dominant bzw. terminal) im Plasma 18 Min. bzw. 5,5 Std.

Dosierung
- intravenöse Bolus-Injektion von 10 E. gefolgt von einer 2. Bolus-Injektion von 10 E. nach 30 Min. („Doppelbolus")
- Bolusgaben jeweils als langsame i.v.-Injektion innerhalb von 2 Min.

Tenecteplase (TNK-t-PA)

Tenecteplase ist eine durch gezielte Punktmutationen veränderte gentechnologische Variante des Gewebeplasminogenaktivators, die eine gesteigerte Resistenz gegen die Hemmung durch den Plasminogenaktivator-Inhibitor (PAI-1) aufweist. Die mittlere Halbwertszeit (dominant bzw. terminal) im Plasma beträgt 24 Min. bzw. 129 Min. Tenecteplase ist zugelassen zur thrombolytischen Therapie bei Verdacht auf akuten Herzinfarkt mit andauernder ST-Streckenhebung oder frischem Linksschenkelblock innerhalb von 6 Std. nach Symptombeginn und wird als intravenöser Bolus von 30–40 mg verabreicht. Tenecteplase zeigt 90 Min. nach Behandlungsbeginn eine ähnliche Wiedereröffnungsrate wie rt-PA.

25.4.2. Hämostyptika

Vergleichende Bewertung

Hämostyptika werden zur gezielten Behandlung von Blutungen und Blutstillungsstörungen eingesetzt, abhängig von der Ursache, dem Ausmaß und der Bedrohlichkeit einer Blutung. Bei übersteigerter generalisierter oder lokaler Fibrinolyse werden Antifibrinolytika, z.B. Tranexamsäure, 4-Aminomethylbenzoesäure eingesetzt. Bei sehr schweren, isolierten Defekten des Hämostasesystems wird die fehlende Blutkomponente (z.B. Faktor VIII bei Hämophilie A) durch „Substitution" ersetzt. Bei der Gabe von Faktorenpräparaten (hergestellt aus Blut von gesunden Spendern bzw. rekombinant erzeugt) sind strenge Risiko-Nutzen-Abwägung und kritische Überwachung der Therapie notwendig. Bei leichteren Defekten ist der Einsatz anderer blutstillender Wirkstoffe zu versuchen (z.B. Desmopressin). Hämostyptika wie Gelatine, Kollagen und Fibrin unterstützen lokal die Blutstillung. Bei komplexen Störungen des Hämostase- und Fibrinolysesystems, aber auch bei medikamentös induzierten Hämostasestörungen und bei Immunkoagulopathien sind spezielle Empfehlungen zu berücksichtigen. Ein undifferenzierter Einsatz von Humanfibrinogen oder FVIIa ist nicht zulässig.

25.4.2.1. Antifibrinolytika

Vergleichende Bewertung

Antifibrinolytika werden bei vererbten bzw. erworbenen Hyperfibrinolyse-Syndromen eingesetzt. Fibrinolytische Blutungen werden mit Tranexamsäure bzw. 4-Aminomethylbenzoesäure behandelt. Gegebenenfalls muss gefrorenes Frischplasma eingesetzt werden, wobei aber durch die Plasminogenzufuhr die Blutungsdiathese initial ansteigen kann. Erworbene Hyperfibrinolyse-Syndrome sind oft medikamentös verursacht, treten aber auch häufig bei Leberzirrhose und nach Prostataoperationen, bei Pankreaskarzinom, in der Frauenheilkunde (intrauteriner Fruchttod, Fruchtwasserembolie, Abruptio placentae) und im Rahmen paraneoplastischer Syndrome auf. Bei lebensbedrohlichen Blutungen (Schweregrad I) muss die Therapie sofort eingeleitet und sorgfältig der Erfolg kontrolliert werden (z.B. Abruptio placentae!). Ähnlich muss bei anderen bedrohlichen Blutungen (Stufe II) verfahren werden. Bei leichteren Blutungen genügen zumeist das Absetzen des auslösenden Medikamentes bzw. die Behandlung der Grundkrankheit und entsprechende Verhaltensregeln. Bei Patienten mit erhöhtem thromboembolischen Risiko ist beim Einsatz von Antifibrinolytika wegen der Verschiebung des thrombohämorrhagischen Gleichgewichtes Vorsicht geboten. Gegebenenfalls muss zusätzlich Heparin (in sehr niedrigen Dosen: z.B. 100–300 I.E./70 kg KG/Std.) verabreicht werden.

 Cave: Besondere Vorsicht ist bei Hämaturien geboten.

Tranexamsäure; 4-Aminomethylbenzoesäure

Wirkungsmechanismus

Tranexamsäure und 4-Aminomethylbenzoesäure hemmen die Aktivierung des Plasminogens durch Besetzung von Lysinbindungsstellen am Plasmin(ogen). Die therapeutische Wirkung beruht auf einem hämostyptischen Effekt als Folge der Fibrinolysehemmung.

Indikation(en)

lokale und generalisierte Fibrinolyseprozesse, insbesondere bei lokal bedingten Blutungen in Gynäkologie und Geburtshilfe, Otorhinolaryngologie und Zahnheilkunde (Zahnextraktionen unter Vitamin-K-Antagonistenbehandlung und/oder antiaggregatorischer Therapie bei Risikopatienten mit primärer Naht und lokaler Antifibrinolysebehandlung sind leitlinienkonform), bei urologischen Operationen sowie bei gastroenteralen Hämorrhagien

Kontraindikationen

Hämaturien in den oberen Harnwegen (Gefahr einer Gerinnselretention in den Nieren und den Ureteren), sekundäre Fibrinolysesteigerungen bei einer DIG

Wechselwirkungen

dosisabhängige Inhibition von Fibrinolytika (Urokinase, Streptokinase, Alteplase)

Pharmakokinetik

BV: 35 %
Elim.: fast vollständige renale Elimination der Muttersubstanz; Dosisanpassung bei Niereninsuffizienz abhängig von Kreatinin-Clearance nötig
HWZ: 2 Std.

Wirkstoffe und Dosierung

- Tranexamsäure: 0,5–2 g/Tag p.o. bis zum Stillstand der Blutung – und abhängig von Laborkontrollen
- Aminomethylbenzoesäure Initialdosis: 3–4 x 250 mg/Tag p.o.

25.4.2.2. Weitere blutstillende Wirkstoffe

Vergleichende Bewertung

Während Phytomenadion (vgl. Kap. Substitution mit Vitaminen/Spurenelementen) als Antagonist für Kumarinantikoagulantien und Protamin als solcher für Heparine gilt, wirken Desmopressin und Danazol über die vermehrte Freisetzung bzw. Synthesesteigerung von Faktoren der Blutgerinnung (s.u.). Es handelt sich insgesamt um Arzneimittel, die in diesen Indikationen selten anzuwenden, aber unentbehrlich sind (aufgrund seines ungünstigen Nutzen-Risiko-Verhältnisses wird Danazol jedoch in Deutschland nicht mehr vermarktet).

Phytomenadion wird bei Überdosierung von Kumarinantikoagulantien eingesetzt (5–20 mg in Form von Tropfen, langsame i.v.-Injektion nur, wenn eine orale Gabe nicht möglich ist). Darüber hinaus wird es prophylaktisch (Hypoprothrombinämie) bei Säuglingen eingesetzt.

Protamin hemmt in Überdosierung selbst die Fibrinpolymerisation und beeinträchtigt die Thrombozytenfunktion, weshalb die berechnete Menge in 100 ml 0,9-prozentiger NaCl-Lösung als Dauertropfinfusion appliziert werden sollte. Die gerinnungshemmende Wirkung von 1.000 I.E. Heparin wird durch 1 mg Protamin neutralisiert. Protamin neutralisiert bis zu 60 % der NMH-Wirkung. Obwohl sich ein blutstillender Effekt erreichen lässt, persistiert ein Teil der Anti-Faktor-Xa-Aktivität auch nach hohen Protamindosen. Als UAW muss mit Anaphylaxie (Schock!) und Überempfindlichkeitsreaktionen bei Fischeiweißallergie, nach Vasektomie und bei Diabetikern (Protamininsulin!) gerechnet werden. Die Halbwertszeiten der Heparine (UFH und NMH) müssen beachtet werden.

Desmopressin bewirkt eine verstärkte endotheliale Freisetzung des Faktor-VIII-/Von-Willebrand-Komplexes und kann in geringem Ausmaß einen Mangel an diesen Faktoren ausgleichen. Zur Behandlung einer schweren Hämophilie oder Von-Willebrand-Erkrankung ist es nicht ausreichend. Grundsätzlich sollte immer überprüft werden, inwieweit der Desmopressineffekt durch eine begleitende Antifibrinolyse verbessert werden kann. Nach längerer Therapie wird Tachyphylaxie beobachtet. Auf Elektrolytkontrollen (Natrium) und den Flüssigkeitshaushalt (Vasopressinanalogon) muss weiterhin geachtet werden. Desmopressin hat sich auch zur Behandlung Arzneimittel-induzierter Thrombozytopathien (z.B. durch ASS oder Clopidogrel) und bei Blutungen als Folge leichterer Thrombozytopenien bewährt. Desmopressin ist für diese Anwendungsgebiete nicht mehr zugelassen. (Off-Label-Use s. auch 25.4.2.2.)

Danazol (in Deutschland nicht mehr auf dem Markt) steigert die Synthese von Gerinnungsfaktoren und von AT III, C_1-Esterase-Inhibitor und Alpha$_1$-Antitrypsin. Es wird trotz erheblicher UAW bei hereditärem C_1-Esterase-Inhibitor-Mangel angewandt. Beide Substanzen sind für die Indikation nicht zugelassen und müssen „Off-Label" verordnet werden (s. auch 25.4.2.2.).

Wirkstoffe und Dosierung

- Phytomenadion:
  5–20 mg/Tag p.o.; i.v.-Injektion von 10 mg nur bei lebensbedrohlichen Zuständen. Säuglinge: 1–2 mg/Tag p.o.
- Protaminhydrochlorid:
  1.000 I.E. (i.v.) bzw. 5.000 I.E. (i.m.) werden parenteral injiziert und neutralisieren 1.000 I.E. bzw. 5.000 I.E. Heparin
- Desmopressin:
  0,3–0,4 µg/kg KG/ oder intranasal mit 2–4 µg/kg KG i.v. oder s.c.

25.4.2.2.1. Faktorenkonzentrate und Blutkomponenten

Vergleichende Bewertung

Mit Faktorenkonzentraten (Blutgerinnungsfaktoren I, VII, VIIa [rekombinant], VIII human [hochgereinigt], IX, XIII usw.) bzw. Blutkomponenten (Thombozytenkonzentrate) werden Erkrankungen, wie Hämophilie A und B, das Von-Willebrand-Syndrom, hereditäre Hämostasedefekte, Morbus Werlhof, vererbte Thrombasthenie und Formen thrombozytopenischer Purpura, behandelt. Diese Behandlungen sind speziell dafür ausgerüsteten Zentren vorbehalten, sodass auf eine detaillierte Besprechung in diesem Rahmen verzichtet wird. Zusätzlich werden Faktorenkonzentrate des Prothrombinkomplexes bei Mangel der Vitamin-K-abhängig gebildeten Plasmafaktoren (z.B. lebensbedrohliche Blutungen unter Kumarinen, Leberzellschaden) eingesetzt.

Bei der Anwendung von Faktorenkonzentraten ist die Berechnung des Sollwertes wichtig. Aus der Differenz zwischen einer beim Patienten (z.B. präoperativ bzw. während der Blutungskomplikation) aktuelle gemessenen Konzentration des Gerinnungsfaktors („Ist-Wert", z.B. verminderter Faktor-VIII-Gehalt von unter 5 %) und dem therapeutisch anzustrebenden Wert („Sollwert", z.B. über 75 % bei lebensbedrohlichen Organeinblutungen) pro kg Körpergewicht des Patienten wird die Initialdosis eines Faktorenkonzentrats für die einzuleitende Substitutionstherapie errechnet.

Initialdosis = Differenz zwischen Ist- und Sollwert x kg KG.

Die notwendigen Sollwerte hängen von den biologischen Halbwertszeiten der Faktoren ab (erneute Substitution z.B. bei Faktor VII alle 4–6 Std., bei Faktor VIII alle 8–12 Std., bei Faktor XIII alle 6–12 Tage).

25.4.2.2.2. Lokale Hämostyptika

Vergleichende Bewertung

Lokale Hämostyptika sind z.B. eiweißdenaturierende Verbindungen mit adstringierenden Eigenschaften (Kaliumaluminiumsulfat, Chromoxid oder Wasserstoffperoxid). Sie werden heute selten angewendet. Dagegen haben sich Fibrinkleber zur lokalen blutstillenden Therapie in den operativen Fächern durchgesetzt.

Kollagen-, Gelatine- oder Fibrinschwämme aktivieren mit ihren Oberflächeneigenschaften kontaktsensitive Gerinnungsfaktoren. Die lokale Blutstillung wird auch durch vasokonstriktorisch wirksame Substanzen, wie Adrenalin oder Noradrenalin, unterstützt, jedoch kann es nach dem vorübergehenden vasokonstriktorischen Effekt zu einer Vasodilatation kommen.

25.5. Komplexe Störungen des Hämostase- und Fibrinolysesystems

25.5.1. Verbrauchskoagulopathie und disseminierte intravaskuläre Gerinnung (DIG)

Sofortmaßnahmen

Im Vordergrund steht die kausale Therapie der Grundkrankheit. Die symptomatische Therapie hat 2 Ziele: lebensbedrohliche Blutungen zu stillen und der Gefahr von Thrombosen und Mikrozirkulationsstörungen entgegenzuwirken.

Die Diagnose einer DIG gründet sich auf die Anamnese, die Grunderkrankung und mögliche Auslöser, die klinische Symptomatik sowie auf hämostaseologische, hämatologische und klinisch-chemische Laborbefunde, vor allem im Verlauf. Standardisierte Scores zur Diagnostik der DIG (u.a. SSC) haben sich bewährt.

Momentan finden sich von den Fachgesellschaften keine Leitlinien oder Empfehlungen zum generellen Einsatz von Antithrombin-Konzentrat im Rahmen der Verbrauchskoagulopathie. Es muss deshalb auch vor dem Hintergrund ökonomischer Erwägungen (Kosten von 500 I.E. AT III ca. 200 Euro) individuell eine Nutzen-Risiko-Abwägung erfolgen.

Kumarine und Thrombozytenfunktionshemmer werden im Rahmen der supportiven Therapie einer Verbrauchskoagulopathie nicht eingesetzt. Antifibrinolytika, zunächst kontraindiziert, können insbesondere bei Verbrauchskoagulopathien vor dem Hintergrund von Erkrankungen des gynäkologischen Formenkreises indiziert sein. Es werden dann initial 1–2 g Tranexamsäure gegeben. Bei hyperfibrinolytischen, lebensbedrohlichen Verlaufsformen ist eine Antifibrinolyse dringlich indiziert. Plasmapherese oder Substitution mit Frischplasma, evtl. auch Fibrinolytika, müssen eingesetzt werden, sobald akute thrombotische Verlaufsformen der DIG im Vordergrund stehen (Purpura fulminans, Moschcowitz-Syndrom).

Der generelle Einsatz von APC-Konzentraten (aktiviertes Protein C) bei Sepsis kann momentan noch nicht empfohlen werden und sollte unter Berücksichtigung der Einschlusskriterien, insbesondere bei der schweren Sepsis mit multiplem Organversagen und einem APACHE-Score > 25 einer individuellen Nutzen-Risiko-Abwägung auch unter ökonomischen Aspekten unterzogen werden.

25.5.2. Arzneimittel-induzierte Blutungen und Thrombosen

Sofortmaßnahmen

Bei Verdacht auf arzneimittelinduzierte Hämostasedefekte sind die in Betracht kommenden Arzneimittel abzusetzen, eine Reexposition ist zu vermeiden. Hämostaseologische Laboruntersuchungen tragen selten zur Aufklärung der Ätiologie bei, sind aber wichtig, um die Wirksamkeit des Auslassversuchs zu beweisen. Bei hoher Dosierung von Antithrombotika und während länger andauernder fibrinolytischer Therapie, insbesondere bei gleichzeitiger Anwendung von Antikoagulantien und Aggregationshemmern, sind erhöhte Blutungsneigung und erhöhte Raten von Blutungskomplikationen zu erwarten, ebenso, falls eine leichte erworbene oder vererbte Blutungsneigung (z.B. Von-Willebrand-Syndrom) nicht erkannt wurde. Sie können auch noch bis zu 7 Tage nach Absetzen von Thrombozytenfunktionshemmern (z.B. von ASS-haltigen Präparaten) überraschend eintreten. Bei schweren und lebensbedrohlichen Blutungen stehen als Antidote bei Kumarin- bzw. Heparin-induzierten Blutungen Phytomenadion bzw. Protaminhydrochlorid zur Verfügung. Bei lebensbedrohlichen Kumarin-induzierten Blutungen ist eine gezielte Substitution der Faktoren II, VII, IX und X zu erwägen (Prothrombinkomplex-Präparate/PPSB). Bei Blutungen als Folge der Therapie mit Thrombozytenfunktionshemmern sollte vor dem Einsatz von Thrombozytenkonzentraten oder rekombinantem Faktor VIIa Desmopressin angewendet werden. Beim abrupten Absetzen von Antikoagulantien ist mit erhöhter Thromboseneigung und mit thromboembolischen Rezidiven zu rechnen; gegebenenfalls ist eine niedrigdosierte Heparintherapie wieder einzuleiten oder beizubehalten.

25.5.3. Immunkoagulopathien und Immunthrombozytopathien

Immunkoagulopathien treten bei 5–10 % der Patienten mit vererbten Hämostasedefekten (insbesondere Hämophilie A und B) nach der Therapie mit Faktor-VIII-Konzentraten auf, aber auch spontan bei Patienten mit Gammopathien, postpartal bzw. medikamentös induziert auf (sog. Hemmkörper-Hämophilien). Sie sind in der Regel spezifisch gegen einen einzelnen Faktor (z.B. bei Hämophilie A oder B gegen Faktor VIII oder IX) gerichtet bzw. gegen mehrere Faktoren („Phospholipid-Antikörper"). Akute Blutungen bei Immunkoagulopathien, die durch einen Hemmkörper gegen Faktor VIII oder IX verursacht sind, können mit aktiviertem Prothrombinkomplex (FEIBA-Fraktion = mit Faktor-VIII-Inhibitor-Bypassing-Aktivität angereicherte Humanplasmafraktion) oder rekombinantem Faktor VIIa behandelt werden. Alternativ wird die Elimination des Hemmkörpers durch Plasmapherese mit selektivem Immunadsorbens angestrebt. Hemmkörper gegen Faktor VIII bei Hämophilie A können darüber hinaus durch die sog. Immuntoleranzinduktion in Form einer Langzeittherapie mit Faktor VIII in hoher Dosierung bekämpft werden. Die Behandlung ist, wie auch die von Immunthrombozytopenien, nur in speziellen Zentren möglich.

Generell muss bei autoaggressiven Immunopathien und hämatologischen Systemerkrankungen mit Immunkoagulopathie neben der Behandlung der Blutung gleichzeitig auch eine Behandlung der Grundkrankheit durchgeführt werden.

25.5.4. Thrombophilie

Zahlreiche vererbte Defekte (Protein-C-/Protein-S-Mangel, AT-III-Mangel, APC-Resistenz mit Faktor-V-Anomalie, Prothrombinmutationen, Hyperhomocysteinämie etc.) können zu einem erheblichen thromboembolischen Risiko führen, insbesondere bei AT-III- und Protein-C- und -S-Mangel oder bei erhöhten FVIII-, IX- und XI-Spiegeln.

Bei Thrombophilieverdacht (z.B. vermehrt auftretende Thrombosen in der Familie) sollte nach einem thromboembolischen Ereignis eine Klärung des thrombophilen Risikoprofils weitergeführt werden.

25.6. Hinweise zur wirtschaftlichen Verordnung

Tabelle 25.5: DDD-Kosten für verordnungsrelevante Wirkstoffe des Jahres 2008

Wirkstoff	DDD-Kosten (Euro)
Hämostypika	
Desmopressin	3,85
Tranexamsäure	4,36
Heparine, Heparinoide, Hirudin	
Certoparin	4,40
Dalteparin	3,14
Enoxaparin	2,85
Fondaparinux	6,49
Heparin	2,83
Reviparin	4,91
Tinzaparin	3,99
Kumarinderivate	
Phenprocoumon	0,20
Warfarin	0,34
Thrombolytika	
Urokinase	116,20
Thrombozytenfunktionshemmer	
Acetylsalicylsäure	0,04
Clopidogrel	2,55
Ticlopidin	1,13
Weitere blutstillende Wirkstoffe	
Phytomenadion	0,63

Quelle: GKV-Arzneimittelindex im Wissenschaftlichen Institut der AOK (WIdO)

26. Gutartige Störungen der Blutbildung

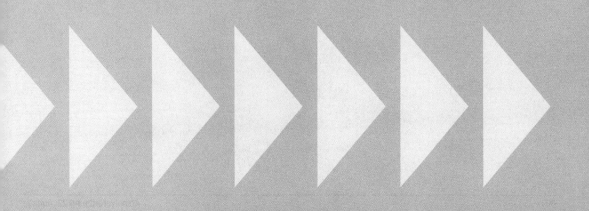

26.1. Wirkstoffübersicht

empfohlene Wirkstoffe	weitere Wirkstoffe
Antilymphozytenglobulin (ALG)	Eculizumab [2007; A]
Antithymozytenglobulin (ATG)	Romiplostim [2009; A]
Azathioprin	
Busulfan	
Ciclosporin	
Chlorambucil	
Cyanocobalamin	
Cyclophosphamid	
Darbepoetin alfa	
Dexamethason	
Eisen(II)aspartat, Eisen(II)fumarat, Eisen(II)gluconat,	
Eisen(II)glycinsulfat-Komplex, Eisen(II)sulfat	
Eisen(III)-Hydroxid-Saccharose,	
Eisen(III)-Hydroxid-Dextran-Komplex	
Epoetin alfa, Epoetin beta, Epoetin zeta	
Filgrastim	
Folsäure	
Hydroxocobalamin	
Immunglobuline	
Lenogastrim	
Melphalan	
Methotrexat	
Prednisolon	
Rituximab	
Thiotepa	

26

26.2. Klinische Grundlagen

26.2.1. Definition

Eine Anämie besteht, wenn die Hämoglobinkonzentration im Blut unterhalb der Normwerte liegt (Frauen < 12 g/dl, Männer < 14 g/dl). Die Ursachen können erworben oder angeboren sein.

26.2.2. Einteilung

Tabelle 26.1: Einteilung der Anämien – Auswahl

Blutungsanämie	akut
	chronisch
Hämolytische Anämien	Antikörper
	Infektionen (z.B. Malaria)
	Defekte der Erythrozytenmembran (z.B. Kugelzellanämie)
	angeborene Hämoglobinsynthesedefekte
	mikroangiopathische hämolytische Anämie (Hämolytisch-Urämisches Syndrom, HUS; Thrombotisch-Thrombozytopenische Purpura, TTP)
	Enzymdefekte (z.B. Glykolyse-, Glutathionstoffwechseldefekte)
	paroxysmale nächtliche Hämoglobinurie (PNH)
	medikamentös-allergisch
	Bleivergiftung
	Porphyrie
Hyporegenerative Anämien	Eisenmangel, Folsäure- oder Vitamin B_{12}-Mangel
	Thalassämien
	aplastische Anämie
	Erythroblastopenie (Pure Red Cell Aplasia, PRCA)
	Knochenmarkinfiltration durch Tumorzellen
	primäre Myelofibrose
	endokrine Erkrankungen (Hypothyreose, Morbus Addison)
	chronische Niereninsuffizienz (Erythropoietinmangel)
	Anämie bei chronischen Erkrankungen
	medikamentös-toxisch

26.2.2. Pathologie/Pathophysiologie

Anämien entstehen infolge verminderter Bildung erythrozytärer Vorstufen (Bildungsstörungsanämie, z. B. Eisenmangelanämie), bei Reifungsstörungen in der Erythropoese (z.B. Folsäuremangel), durch vorzeitige Zerstörung der Erythrozyten (Hämolyse) oder durch Blutverlust. Mischformen kommen häufig vor. So führt der Blutverlust oftmals auch zu einer Bildungsstörung infolge Eisenmangels, wobei die Reifungsstörung bei Vitamin B_{12}-Mangel auch mit intramedullärer Hämolyse (ineffektive Erythropoese) einhergeht.

26.2.3. Diagnostik

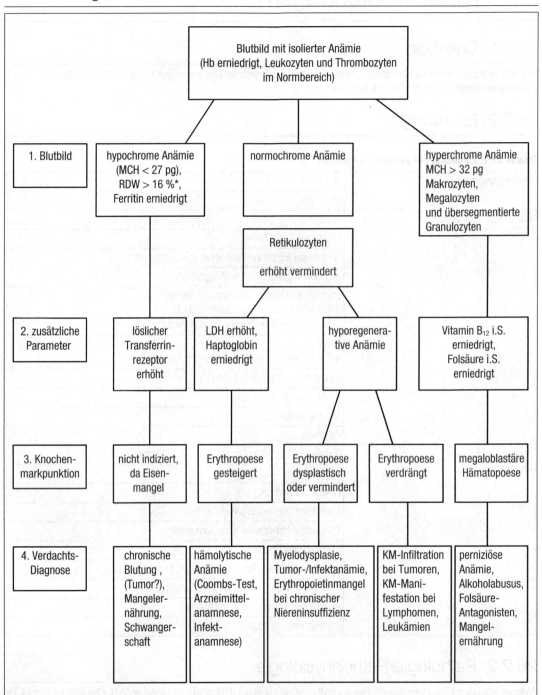

Blutbild mit isolierter Anämie
(Hb erniedrigt, Leukozyten und Thrombozyten
im Normbereich)

1. Blutbild	hypochrome Anämie (MCH < 27 pg), RDW > 16 %*, Ferritin erniedrigt	normochrome Anämie	hyperchrome Anämie MCH > 32 pg Makrozyten, Megalozyten und übersegmentierte Granulozyten

Retikulozyten

erhöht vermindert

2. zusätzliche Parameter	löslicher Transferrin- rezeptor erhöht	LDH erhöht, Haptoglobin erniedrigt	hyporegenera- tive Anämie	Vitamin B$_{12}$ i.S. erniedrigt, Folsäure i.S. erniedrigt

3. Knochen- markpunktion	nicht indiziert, da Eisen- mangel	Erythropoese gesteigert	Erythropoese dysplastisch oder vermindert	Erythropoese verdrängt	megaloblastäre Hämatopoese

4. Verdachts- Diagnose	chronische Blutung , (Tumor?), Mangeler- nährung, Schwanger- schaft	hämolytische Anämie (Coombs-Test, Arzneimittel- anamnese, Infekt- anamnese)	Myelodysplasie, Tumor-/Infektanämie, Erythropoietinmangel bei chronischer Niereninsuffizienz	KM-Infiltration bei Tumoren, KM-Mani- festation bei Lymphomen, Leukämien	perniziöse Anämie, Alkoholabusus, Folsäure- Antagonisten, Mangel- ernährung

* Erythrozytenverteilungsbreite (RDW = Red cell Distribution Width) ist ein Maß für die Anisozytose und errechnet sich aus der Formel:
Standardabweichung des MCV x 100/MCV: erhöhte RDW-Werte sind unter anderem Zeichen einer Retikulozytose

Abbildung 26.1: Fließschema zur Anämiediagnostik

26.3. Eisenmangel

Fazit für die Praxis

Die Eisenmangelanämie ist meistens mikrozytär und hypochrom. Der dem Eisenmangel häufig zugrunde liegende chronische Blutverlust sollte Anlass zum Ausschluss von (z.B. gastrointestinalen) Blutungen sein. Bei erniedrigtem Ferritin liegt ausnahmslos ein Eisenmangel vor.

Bei der oralen Substitution werden Eisen(II)sulfat oder andere zweiwertige Eisenverbindungen (Tagesdosis 150–200 mg Eisen/Tag) verordnet und ein Anstieg des Hämoglobin-Wertes um etwa 2,0 g/dl nach 3 Wochen angestrebt. Nach Normalisierung des Hämoglobin-Wertes sollte die Eisensubstitution zur Auffüllung der Eisenspeicher etwa für 2–3 Monate fortgesetzt werden. Die intravenöse Gabe dreiwertiger Eisenpräparate, z.B. bei Unverträglichkeit der oralen Substitution oder Notwendigkeit, die Eisenspeicher rasch aufzufüllen, sollte langsam per Infusionspumpe erfolgen, um unerwünschte Wirkungen wie Hitzegefühl, Blutdruckabfall und anaphylaktische Reaktionen zu vermeiden.

26.3.1. Klinische Grundlagen

Die Symptome einer Eisenmangelanämie entsprechen jenen anderer Anämieformen. Die Sicherung der Diagnose einer Eisenmangelanämie beruht allein auf der Labordiagnostik. Die Erythrozyten sind in den Stadien II und III mikrozytär (MCV < 80 fl) und hypochrom (MCH < 28 pg). Das Vorliegen eines Eisenmangels ist bei Ferritinwerten < 10 ng/ml gesichert. Liegen andere Grunderkrankungen und/oder eine CRP-Erhöhung vor, sollten der lösliche Transferrinrezeptor und -Index bestimmt werden. Die Bestimmung der Transferrinsättigung ist bei Eisenmangelzuständen obsolet.

Eisen führt im Knochenmark zu gesteigerter Erythrozytenproduktion. Nach 5–10 Tagen steigen die Retikulozyten auf 5–10 % an. Unter ausreichend hochdosierter Eisenzufuhr sollte die Hämoglobinkonzentration täglich um 0,1–0,2 g/dl ansteigen. Bei Schwangeren verläuft die Hb-Regeneration infolge des erhöhten fetalen Eisenbedarfs langsamer. Bei der unkomplizierten Eisenmangelanämie sollte die Hämoglobinkonzentration innerhalb von 2 Monaten, das Serumferritin spätestens nach 3 Monaten Normalwerte erreichen. Anschließend ist die Behandlung mindestens 3 Monate fortzuführen, um die Eisenspeicher aufzufüllen und Rückfälle zu vermeiden. Die epithelialen Veränderungen verschwinden mitunter erst nach Monaten.

Die orale Eisenzufuhr ist Therapie der Wahl. Für die optimale Ausnutzung des Nahrungseisens, das überwiegend in dreiwertiger Form vorliegt, ist eine genügende HCl-Produktion im Magensaft eine wichtige Voraussetzung. Eine parenterale Therapie ist nur ausnahmsweise indiziert. Therapie der zugrunde liegenden Ursache, sofern möglich, muss parallel erfolgen. Für die orale und die parenterale Therapie gilt: Bei Therapieversagen ist die Diagnose, die zuverlässige Einnahme bzw. Applikation des Eisenpräparates (Adhärenz), mögliches Persistieren der Ursache, ausreichende Dosierung oder eine suboptimale Galenik (orales Fe(III)- oder Depotpräparat) zu überprüfen. Keine Indikation zur Eisensubstitution besteht bei Infekt- oder Tumoranämien (Ferritin erhöht), Thalassämien und myelodysplastischen Syndromen. Bei einem Drittel der Patienten werden Rezidive der Eisenmangelanämie beobachtet, die meist auf eine zu kurze Eisenmedikation oder ein Rezidiv der ursächlichen Grunderkrankung (z.B. blutende Ulzera oder Hypermenorrhoe) zurückzuführen sind.

26.3.2. Pharmakotherapie

26.3.2.1. Orale Eisentherapie: allgemeine Gesichtspunkte

Nur zweiwertiges Eisen wird aus dem oberen Dünndarm resorbiert. Geeignet sind Eisen(II)sulfat oder andere zweiwertige Eisenverbindungen. Ascorbinsäure ist zur Stabilisation der Fe^{2+}-Ionen gegen Oxidation sinnvoll und erhöht die Resorbierbarkeit. Andere Zusätze sind weder sinnvoll noch empfehlenswert. Zusätzliche HCl-Gabe ist nicht erforderlich. Da bei 10–60 % der Schwangeren ein Folsäuremangel (mit megaloblastären Anämien in 0,1–4 %) beobachtet wird, sind nur bei Schwangeren ab der 16.–20. Woche prophylaktische Eisengaben in Kombination mit Folsäure gerechtfertigt und allgemein anerkannt. Die verfügbaren Fe(II)-Präparate unterscheiden sich nicht wesentlich bezüglich Verträglichkeit und Wirksamkeit.

Eisen(II)aspartat, Eisen(II)fumarat, Eisen(II)gluconat, Eisen(II)glycinsulfat-Komplex, Eisen(II)sulfat

Behandlungsindikation(en)
- echter exogener Eisenmangel durch Blutverluste
- Ergänzung der Nahrungsaufnahme bei Malabsorptionssyndrom
- gesteigerter Eisenbedarf (Schwangerschaft, Stillzeit, Behandlung mit Eythropoese-stimulierenden Arzneimitteln [ESA] bei renaler Anämie, Wachstumsalter, paroxysmale nächtliche Hämoglobinurie mit konsekutivem Eisenmangel)
- bei ungenügender Eisenzufuhr mit der Nahrung (meist in Ländern der Dritten Welt, Vegetarier) und nach Vitamin B_{12}-induzierter Remission bei perniziöser Anämie
- keine Indikation stellen sogenannte sekundäre hypochrome Anämien bei Infekt oder Tumor mit normalen oder erhöhten Ferritinwerten dar

Kontraindikationen
- Eisenüberladung wie Hämosiderose und Hämochromatose
- Eisenverwertungsstörungen (myelodysplastisches Syndrom)
- chronische (vorwiegend extravasale) Hämolyse und Thalassämie

Unerwünschte Arzneimittelwirkungen
- Schwarzfärbung des Stuhls, gastrointestinale Beschwerden wie Druckgefühl im Epigastrium, Erbrechen, Bauchkrämpfe, Koliken, Diarrhö und Obstipation (diese UAW sind dosisabhängig; 100 mg Fe(II) über den Tag verteilt sind im Allgemeinen gut verträglich); höhere Tagesdosen sind, wenn auch zu Ungunsten der resorbierten Menge, auf mehrere Einzeldosen zu verteilen, wenn Unverträglichkeiten auftreten sollten

Wechselwirkungen
- Tetrazykline, Antazida, Omeprazol (durch reduzierte Magensäure) und Colestyramin können die Eisenresorption stören
- BV von Captopril, Gyrasehemmern, Tetrazyklinen, Etidronat, L-Dopa, L-Thyroxin, Methyldopa und Penicillamin kann reduziert werden

Besonderheiten
Da Nahrungsmittel die Eisenresorption wegen Bildung unlöslicher und nichtresorbierbarer Eisenkomplexe erheblich (bis zu 50–90 %) hemmen können, ist bei oralen Eisenpräparaten unbedingt die Nüchterneinnahme anzustreben. Bei Patienten mit besonders empfindlichem Magen-Darm-Trakt wird man gelegentlich die Eisenaufnahme während oder nach den Mahlzeiten zulassen. Die verminderte Wirksamkeit kann nur mit höherer Dosis oder längerer Behandlungsdauer ausgeglichen werden. Depot- oder Retardeisenpräparate bieten keine Vorteile.

Vergiftung
- bei akuter Überdosierung Eisenvergiftung mit Kreislaufkollaps, Magen-Darm-Blutungen, Schleimhaut- und Lebernekrosen sowie peripheren und zentralen Lähmungen
- bei Kindern kann eine akzidentelle orale Eisenaufnahme zu schweren Intoxikationen führen; daher Eisenpräparate vor Kindern sicher verschließen
- Therapie: Erwachsene und Kinder 20–50 mg/kg KG, bei Erwachsenen in der Regel 1–2 g i.v.-Infusion in 200 ml Glukoselösung, langsame Infusion (10–15 mg/kg KG/Std.)

Pharmakokinetik
BV: Fe(II) wird besser resorbiert als Fe(III); die Resorption beträgt 10–35 % bei normalen Fe-Speichern, dagegen 80–95 % bei Fe-Mangel; bei Patienten an kontinuierlicher Peritonealdialyse wird Eisen schlecht resorbiert; Bindung an Transferrin
Elim.: renal tgl. ca. 100 µg; Ausscheidung mit Faeces tgl. ca. 1 mg, des Weiteren ca. 200–500 µg mit abgeschilferten Epithelzellen
HWZ: 6 Std.

Dosierung
bei unkomplizierter Eisenmangelanämie 100–200 mg Fe(II)/Tag
bei fortbestehenden Blutungen 200(–400) mg Fe(II)/Tag
Eisen(II)-Derivat: 100–200(–400) mg/Tag

26.3.2.2. Parenterale Eisentherapie: allgemeine Gesichtspunkte

Die parenterale, fast immer intravenöse Eisengabe ist trotz der bekannten UAW (s. unten) besser verträglich als meist vermutet. Insbesondere wenn orale Eisenpräparate unwirksam sind oder bei oraler Unverträglichkeit (z.B. Zunahme der Diarrhoe bei Patienten mit Colitis ulcerosa) ist die parenterale Gabe eine effiziente Alternative. Ihre Verträglichkeit wird durch langsame Gabe (am besten per Infusionspumpe) verbessert. Vor jeder parenteralen Eisenzufuhr sollten jedoch unbedingt orale Eisengaben versucht werden. Für die parenterale Eisenbehandlung sind nur dreiwertige Eisenpräparate geeignet. In Europa sind zurzeit 4 Präparate verfügbar: Eisen(III)-Natrium-Gluconat-Komplex, Eisen(III)hydroxid-Saccharose und Eisen(III)hydroxid-Dextran-Komplex, Eisen(III)hydroxid-Polymaltose-Komplex. Die Bindungskapazität des Transferrins im Plasma ist begrenzt. Nichtgebundenes Eisen wird dann toxisch und verursacht zahlreiche UAW.

Eisen(III)gluconat-Komplex, Eisen(III)hydroxid-Saccharose, Eisen(III)hydroxid-Dextran-Komplex

Behandlungsindikation(en)
- strenge Indikationsstellung, Eisen(III)hydroxid-Polymaltose-Komplex
- Unwirksamkeit oraler Eisenpräparate
- nicht zu beeinflussende Magen-Darm-Unverträglichkeit oraler Eisensubstitution (Schwangerschaftserbrechen, evtl. Colitis ulcerosa)
- Malabsorptionssyndrome
- zu starke und nicht mehr kompensierbare Blutverluste
- unzureichende Therapieadhärenz

Kontraindikationen
- Eisenüberladung wie Hämosiderose und Hämochromatose
- Eisenverwertungsstörungen (sideroachrestische Anämie)
- chronische Hämolyse und Thalassämie
- bekannte allergische Reaktionslage (z.B. Asthmatiker)

Unerwünschte Arzneimittelwirkungen
- lokale Schmerzen, Phlebitis, metallischer Geschmack, Kopfschmerzen, Übelkeit, Erbrechen, Flush, Myalgien, Arthralgien, Lymphknotenschwellungen, Fieber, Schüttelfrost, Exazerbation entzündlicher Harnwegserkrankungen, Urtikaria, Dermatitis, Bronchospasmen, Dyspnoe, lokale Hautverfärbung an der Injektionsstelle infolge Eisenablagerung, Blutdruckabfall, Kreislaufkollaps, anaphylaktischer Schock
- die Frequenz schwerer anaphylaktischer Reaktionen wird in der Literatur mit 0,6 % angegeben
- nach i.m.-Injektion wurden Einzelfälle von Fibrosarkomen beschrieben
- hinsichtlich der UAW einschließlich der anaphylaktischen Reaktionen gelten Eisen(III)gluconat-Komplex, Eisen(III)hydroxid-Polymaltose-Komplex und Eisen(III)hydroxid-Saccharose als besser verträglich im Vergleich zum Eisen(III)hydroxid-Dextran-Komplex

Wechselwirkungen
Bei i.v.-Gabe unter Behandlung mit ACE-Hemmern können Häufigkeit und Schweregrad möglicher anaphylaktoider Reaktionen erhöht werden.

Dosierung
- **Eisen(III)gluconat-Komplex:** eine 3,2-ml-Amp. enthält 40 mg Fe(III), eine Amp. 5 ml enthält 62,5 mg Fe(III)
- **Eisen(III)Hydroxid-Saccharose:** eine 5-ml-Amp. enthält 100 mg Eisen(III)
- **Eisen(III)-hydroxid-Polymaltose-Komplex:** eine Amp. 2 ml enthält 100 mg Eisen in Form von Eisen(III)-hydroxid-Polymaltose-Komplex; eine Amp. 10 ml enthält 500 mg Eisen in Form von Eisen(III)-hydroxid-Polymaltose-Komplex
- **Eisen(III)Hydroxid-Dextran-Komplex:** eine 2-ml-Amp. enthält 625 mg Eisen(III)Hydroxid-Dextran-Komplex, entspr. 100 mg Eisen(III); Testdosis von 25 mg mit einstündiger Beobachtung des Patienten empfohlen
- bei i.v.-Applikation tägliche Dosen von 100 mg Fe(III) nicht überschreiten. Um die Gefahr der Eisenüberladung (Hämosiderose) zu vermeiden, unbedingt benötigte Dosis genau berechnen: 15 - Patienten-Hb (g/dl) x Körpergewicht (kg) x 3 = Körpereisenbedarf (mg).
- da nur etwa die Hälfte des parenteral verabreichten Eisens für die Hb-Synthese zur Verfügung steht, muss Körpereisenbedarf noch mit dem Faktor 2 multipliziert werden, um die Menge des zu injizierenden Eisens zu erhalten; während einer Serie nie mehr als 1,5–2 g Fe(III) injizieren; intravenöse Injektion stets sehr langsam am liegenden Patienten, vorzugsweise mit 100–250 ml NaCl-Lösung verdünnt, über 20–30 Min. als Infusion

26.4. Vitaminmangel

Fazit für die Praxis

Die körpereigenen Speicher von Folsäure und Vitamin B_{12} reichen in der Regel 3–4 Monate (Folsäure) bzw. 2–3 Jahre (Vitamin B_{12}). Insbesondere bei einem Vitamin B_{12}-Mangel entwickeln sich die Symptome infolge einer chronischen (makrozytären, megaloblastären) Anämie daher schleichend. Sowohl die durch B_{12}-Mangel bedingten Symptome als auch Antrumresektionen des Magens stellen eine klare Indikation für die Gabe von Vitamin B_{12} dar. In der Regel ist eine Dauersubstitution erforderlich (außer bei Malnutrition). Bei Fehlen des Intrinsic-Factor muss Vitamin B_{12} immer parenteral appliziert werden.

Eine alleinige Gabe von Folsäure (5 mg/Tag p.o.) bei Folsäuremangel oder bei erhöhtem Bedarf (z.B. Schwangerschaft) sollte nur nach sicherem Ausschluss eines Vitamin B_{12}-Mangels erfolgen. Eine Folsäuresubstitution unter Therapie mit niedrigdosiertem Methotrexat (bis 20 mg/Woche s.c.) ist nicht indiziert.

26.4.1. Klinische Grundlagen

Vitamin B_{12} und Folsäure sind essenziell für das Zellwachstum. Ein Mangel führt zu Störungen der DNS-Synthese. Besonders betroffen sind davon die Blutbildung und im Falle des Vitamin B_{12}-Mangels auch das Nervengewebe.

26.4.2. Perniziöse Anämie (Morbus Biermer)

Bei der perniziösen Anämie fehlt Vitamin B_{12}, das für die Resorption im Dünndarm den Intrinsic-Factor benötigt. Dieser wird von den Belegzellen der Magenschleimhaut gebildet. Durch Antikörper gegen Intrinsic-Factor oder Belegzellen fällt bei perniziöser Anämie die Intrinsic-Factor-vermittelte Resorption von Vitamin B_{12} aus. Die Folgen sind schwere Reifungsstörungen in der Hämatopoese im Sinne einer megaloblastären Anämie, häufig mit peripherer Panzytopenie. Die Erkrankung kommt selten und vorwiegend im höheren Lebensalter vor, beginnt schleichend und geht selten auch mit einer Neuropathie im Sinne einer funikulären Myelose einher.

Folgende Befunde sichern die Diagnose: makrozytäre, hyperchrome Anämie, erniedrigtes Vitamin B12 im Serum, Nachweis von Parietalzell- und den spezifischeren Intrinsic-Factor-Antikörpern, megaloblastäre Knochenmarkzytologie einschließlich riesenstabkernigen und übersegmentierten neutrophilen Granulozyten. Charakteristisch ist der Nachweis einer chronisch-atrophischen Antrumgastritis sowie einer Glossitis.

Sowohl die durch B_{12}-Mangel bedingten Symptome als auch Antrumresektionen des Magens stellen eine klare Therapieindikation dar. In der Regel ist eine Dauersubstitution erforderlich (außer bei Malnutrition).

Megaloblastäre Anämien anderer Genese sind abzugrenzen (z.B. Folsäuremangel, toxische Schäden, myelodysplastische Syndrome) und stellen keine Therapieindikation für die Gabe von Vitamin B_{12} dar.

26.4.2.1. Vitamin B_{12}-Substitution

Bei der Behandlung des Vitamin B_{12}-Mangels muss zwischen einer initialen Therapie (Ziel: Auffüllung der Speicher) und einer Erhaltungstherapie (Ziel: Aufrechterhaltung eines Gleichgewichtes zwischen Vitamin B_{12}-Zufuhr und -Bedarf) unterschieden werden. Eine Auffüllung der Körperspeicher (normal: 3–5 mg, vorwiegend in der Leber) kann durch die parenterale Gabe höherer Dosen von Cyanocobalamin (CNCbl) oder Hydroxycobalamin (OH-Cbl) innerhalb weniger Wochen erreicht werden. Obwohl Hydroxycobalamin einige Vorteile gegenüber Cyanocobalamin hat (z.B. stärkere Bindung an Transportproteine, höhere Serumkonzentrationen, geringere renale Ausscheidung), spielen diese Unterschiede aufgrund der meistens verabreichten hohen Dosis praktisch keine Rolle. Bei Fehlen des Intrinsic-Factor muss Vitamin B_{12} immer parenteral appliziert werden. Folsäure kann evtl. zusätzlich zu Vitamin B_{12} appliziert werden. Die alleinige Folsäuregabe ist jedoch bei Vitamin B_{12}-Mangel-bedingten megaloblastären Anämien kontraindiziert, da sie die Anämie zwar günstig beeinflussen, jedoch eine Neuropathie verschleiern oder exazerbieren lassen kann.

Erythrozytenkonzentrate sollten nur, wenn klinisch unbedingt erforderlich, transfundiert werden. Zuvor empfiehlt es sich, den B_{12}-Spiegel zu kontrollieren. Eine Knochenmarkpunktion ist nach einmal begonnener Substitution wegen rascher Umwandlung des megaloblastären in ein normoblastäres Knochenmark sinnlos und sollte zu diesem Zeitpunkt nicht durchgeführt werden.

Wirkungsmechanismus

Innerhalb von Stunden bis Tagen nach Vitamin B_{12}-Applikation beginnt wieder die Ausreifung der roten Vorstufen und das Allgemeinbefinden bessert sich. Am 3.–5. Tag sprunghafter Anstieg der Retikulozyten (> 10 %) im peripheren Blut; in der Folgezeit Normalisierung des Blutbildes und Besserung der Glossitis. Gleichzeitig kommt es zu einer Normalisierung der zuvor deutlich erhöhten LDH-Aktivität im Serum. Magenschleimhautatrophie und pentagastrinrefraktäre Anazidität bleiben jedoch bestehen. ZNS-Störungen bilden sich (sehr langsam) zurück, wenn sie nicht bereits zu weit fortgeschritten sind.

Behandlungsindikation(en)

- nur bei Vitamin B_{12}-Mangel (perniziöse Anämie oder andere Vitamin B_{12}-Mangelzustände): länger zurückliegende Gastrektomie (fehlender Intrinsic-Factor), Malabsorption, Blind-Loop-Syndrome, Divertikulose, Fischbandwurmbefall, strenge Vegetarier
- Erkrankungen des terminalen Ileums (z.B. Morbus Crohn), nach Operationen des terminalen Ileums

Kontraindikationen

- Vitamin B_{12}-Überempfindlichkeit
- i.m.-Injektionen bei Thrombozytopenie

Unerwünschte Arzneimittelwirkungen

- Vitamin B_{12}-Überempfindlichkeit mit juckendem Exanthem
- gelegentlich anaphylaktische Reaktionen
- selten – meist vorübergehend – Durchfälle

Wechselwirkungen

- Hemmung der Vitamin B_{12}-Resorption durch Biguanide, Neomycin, H_2-Blocker und p-Aminosalicylsäure (PAS)
- Vitamin C (Ascorbinsäure) zerstört bei gleichzeitiger Gabe Vitamin B_{12}
- Phenobarbital, Phenytoin und Primidon interferieren mit dem Cobalaminstoffwechsel

Besonderheiten

unter Vitamin B_{12}-Applikation Anstieg der Harnsäure- und Abfall der Kaliumkonzentration im Serum

> **!** Cave: Auslösung von Gichtanfällen bei entsprechender Prädisposition und Arrhythmien bei initial niedriger Kaliumkonzentration!

Pharmakokinetik

BV: für die Resorption (im terminalen Ileum) nach oraler Gabe ist Intrinsic-Factor im Magen erforderlich (ein kleiner Teil wird unabhängig von Intrinsic-Factor per diffusionem resorbiert); nach Aufnahme Speicherung in der Leber (Speicher im Körper enthalten 2–3 mg, ausreichend für ca. 3 Jahre)

Elim.: Ausscheidung über die Galle, enterohepatischer Kreislauf, Ausscheidung innerhalb von 8 Std.; plazentagängig, geht in Muttermilch über

Dosierung

Die Empfehlungen für die initiale Substitution bei gesichertem Vitamin B_{12}-Mangel variieren erheblich, wobei die initiale Dosierung auch vom Schweregrad der klinischen Symptome beeinflusst wird:

- Woche 1: 1.000 µg/Tag; Woche 2: 1.000 µg 2 x/Woche; Woche 3–6: 1.000 µg 1 x/Woche, gefolgt von einer Erhaltungstherapie
- etwa 85 % jeder 1.000 µg-Applikation werden mit dem Urin ausgeschieden

Auch die Empfehlungen für die Erhaltungstherapie sind nicht einheitlich:

- bei monatlicher Gabe von Vitamin B_{12} sollten 100–500 µg und bei vierteljährlicher Gabe 500–1.000 µg i.m. appliziert werden

26.4.3. Folsäuremangel-bedingte megaloblastäre Anämie

Ursachen sind Mangelernährung (z.B. Alkoholiker); Malabsorptionssyndrom (einschließlich Sprue, Zöliakie und Dünndarmresektion), resorptionsstörende Medikamente (z.B. Hydantoin), erhöhter Bedarf (z.B. Schwangerschaft, Hämolyse) und Therapie mit Folsäure-antagonisten (z.B. Methotrexat). Durch Folsäuremangel bedingte Anämien stellen eine klare Therapieindikation dar. Prophylaktische Gabe in der Schwangerschaft zur Vermeidung von Neuralrohrdefekten und nach Gabe von Folsäureantagonisten wie Methotrexat zur Reduktion der Schleimhauttoxizität. Die Therapie der Homocysteinämie ausschließlich mit Folsäure darf nur erfolgen, wenn ein Vitamin B_{12}-Mangel vor und während der Therapie ausgeschlossen ist.

26.4.3.1. Folsäuresubstitution

Die Substitution kann oral und parenteral durchgeführt werden. Der normale Tagesbedarf liegt bei 50 µg, bei hohem Zellumsatz – wie bei chronischen Hämolysen und Leukämien sowie während der Gravidität und Laktation wesentlich höher. Die Dauer der Substitution ist abhängig von der zugrunde liegenden Ursache.

Wirkungsmechanismus
ähnlich wie bei Vitamin B_{12}, jedoch ohne Wirkung auf Vitamin B_{12}-Mangel-bedingte neurologische Störungen

Behandlungsindikation(en)
- Folsäuremangel und Folsäuremangel-bedingte megaloblastäre Anämie (Nachweis durch Folsäure im Serum, zuverlässiger in den Erythrozyten)
- Malabsorptionssyndrom, erhöhter Bedarf (letztes Schwangerschaftstrimenon)
- Mangelernährung, Alkoholismus, Therapie der Homocysteinämie

Dosierung
5 mg/Tag Folsäure p.o. bis zur hämatologischen Remission, dann Erhaltungstherapie (s. auch Kap. Substitution mit Vitaminen/Spurenelementen). Anämien infolge Vitamin B_{12}-Mangels immer kombiniert mit Vitamin B_{12} und Folsäure behandeln. Homocysteinämie: 5 mg Folsäure tgl. p.o.

26.4.3.2. Folsäure und Methotrexat

Eine Folsäuresubstitution unter Therapie mit niedrigdosiertem Methotrexat (bis 20 mg/Woche) ist nicht indiziert. Sie wird nur dann vorgenommen, wenn Methotrexat nicht gut vertragen wird und/oder wenn sich bei den Blutuntersuchungen Hinweise auf einen Folsäuremangel zeigen (Makrozytose und Hyperchromasie).
Eine Folsäuregabe unter einer niedrigdosierten Therapie mit Methotrexat ist nachteilig für die Effektivität der Therapie. Diese Aussage ergibt sich indirekt aus Studien, in denen Methotrexat als Vergleichssubstanz zu Leflunomid in Europa und den USA untersucht wurde. Die bei den US-amerikanischen Studienteilnehmern grundsätzlich vorgeschriebene Gabe von 5 mg Folsäure 24 Stunden nach der Methotrexat-Einnahme dürfte die geringere Wirksamkeit von Methotrexat in der US-amerikanischen Studie und die Überlegenheit von Methotrexat in der europäischen Studie erklären.

Kontraindikationen
- alleinige Behandlung einer megaloblastären Anämie ohne sicheren Ausschluss eines Vitamin B_{12}-Mangels; in diesem Fall nur zusammen mit Vitamin B_{12}-Substitution

Unerwünschte Arzneimittelwirkungen
- bei hohen Dosen gastrointestinale oder zentralnervöse Störungen (Einschlafstörungen, Erregung, Depression)
- vereinzelt allergische Reaktionen

Wechselwirkungen
- Pyrimethamin, Pentamidin, Methotrexat und Trimethoprim (schwächer) sind Folsäureantagonisten
- Phenytoin, Primidon, Barbiturate und Sulfasalazin scheinen die Folsäureresorption zu stören
- in hohen Dosen Verminderung der antikonvulsiven Wirkung von Antiepileptika möglich
- der Abbau von Phenytoin wird möglicherweise beschleunigt

Besonderheiten
- Folsäure lichtgeschützt aufbewahren
- bei Folsäuresubstitution im Rahmen einer antiepileptischen Therapie Plasmakonzentration des Antikonvulsivums kontrollieren

Pharmakokinetik
BV: 76–93%

Elim.: nach Resorption Speicherung in der Leber (Speicher im Körper enthalten 10–15 mg, bei Fehlen exogener Zufuhr von Folsäure ausreichend für 3–4 Monate), Anreicherung auch in der Zerebrospinalflüssigkeit. Enterohepatischer Kreislauf und renale Ausscheidung von 4–5 µg tgl.; Übergang in Muttermilch

26.5. Hämolytische Anämie

Fazit für die Praxis

Bei Verdacht auf das Vorliegen einer hämolytischen Anämie (z.B. normochrome, normozytäre Anämie, Erhöhung von LDH und indirektem Bilirubin, Serum-Haptoglobin erniedrigt) sollte umgehend eine Vorstellung in einer Praxis oder Klinik mit hämatologischem Schwerpunkt erfolgen, und Arzneimittel, die eine Hämolyse auslösen können, müssen sofort abgesetzt werden. Hierzu gehören unter anderen Antibiotika (z.B. Cephalosporine, Penicilline, Tetrazykline, Rifampicin), Diclofenac und Sulfasalazin. Zu den Grundsäulen der Behandlung der autoimmunhämolytischen Anämie vom Wärmetyp gehören weiterhin die Immunsuppressiva, insbesondere Prednisolon. Bei einer Umstellung auf andere Immunsuppressiva (z.B. Cyclophosphamid, Azathioprin) sind regelmäßige, anfangs wöchentliche Kontrollen des Blutbildes sowie der Nieren- und Leberfunktion (z.B. bei Azathioprin) zu veranlassen.

26.5.1. Klinische Grundlagen

26.5.1.2. Definition

Bei hämolytischen Anämien ist die Lebensdauer der Erythrozyten verkürzt (normal 100–120 Tage). Hämolysen können akut oder chronisch auftreten.

26.5.1.3. Einteilung

Man unterscheidet **angeborene hämolytische Anämien**, z.B.:
- angeborene Membrandefekte (z.B. Kugelzellanämie)
- angeborene Enzymdefekte (z.B. Glukose-6-Phosphat-Dehydrogenasemangel in den Erythrozyten)
- angeborene Hämoglobinsynthesedefekte (Hämoglobinvarianten, Sichelzellanämie),

und **erworbene hämolytische Anämien**, wie:
- autoimmunhämolytische Anämien (AIHA; Wärme-, biphasische und Kälteantikörper)
- toxisch bedingte hämolytische Anämien (chemische und physikalische Noxen; Infektionen, vor allem Malaria)
- mikroangiopathische hämolytische Anämien (hämolytisch-urämisches Syndrom oder thrombotisch-thrombozytopenische Purpura, Morbus Moschkowitz).

26.5.2. Therapeutisches Vorgehen

- **Ausschalten der Noxe:** z.B. Absetzen von Medikamenten bei enzymopenisch-bedingter und medikamenteninduzierter hämolytischer Anämie (z.B. Methyldopa), Schutz vor Kälte bei der Kälteantikörper-bedingten hämolytischen Anämie
- **Zufuhr von Flüssigkeit und Alkalisierung** (Infusion von Natriumbicarbonat-Lösungen): in der hämolytischen Krise wichtig zur Prophylaxe des akuten Nierenversagens
- **Splenektomie:** bei Kugelzellenanämie und Elliptozytose mit ausgeprägter Hämolyse (möglichst erst nach der ersten Lebensdekade), evtl. auch bei schwerer therapieresistenter autoimmunhämolytischer Anämie
- **Immunsuppressive Medikamente:** im Falle schwerer Hämolysen bei autoimmunhämolytischen Anämien sind Kortikosteroide (z.B. Prednisolon 1–2 mg/kg KG/Tag) die Therapeutika der 1. Wahl; innerhalb von 2 Wochen ist Ansprechen zu erwarten, dann vorsichtig ausschleichen; daneben ggf. spezifische Behandlung einer zugrunde liegenden Erkrankung wie Lupus erythematodes oder malignes Lymphom; erst bei Therapieresistenz gegenüber Kortikosteroiden andere Immunsuppressiva erwägen: Cyclophosphamid 50–200 mg/Tag p.o. (s. Kap. Rheumatische Erkrankungen und andere degenerative Gelenkerkrankungen), Azathioprin 100 mg/Tag p.o. (s. Kap. Rheumatische Erkrankungen und andere degenerative Gelenkerkrankungen)
- **Transfusion von Erythrozytenkonzentraten:** Transfusion von Erythrozyten kann, insbesondere bei autoimmunhämolytischen Anämien, lebensrettend sein und sollte, ggf. unter gleichzeitiger Gabe von Steroiden, nicht unnötig verzögert werden; wegen erhöhter Komplikationsrate nur bei schweren, lebensbedrohlichen hämolytischen Anämien anwenden; nur bei Nachweis von Kälteantikörpern müssen Erythrozytenkozentrate warm transfundiert werden

- **Plasmapherese mit Substitution durch gefrorenes Frischplasma:** bei mikroangiopathischen hämolytischen Anämien (hämolytisch-urämisches Syndrom bzw. thrombotisch-thrombozytopenische Purpura)
- **Substitution von Folsäure: bei chronischer Hämolyse:** Folsäure 5 mg/Tag p.o. (s. Abschnitt 26.4.3.1.)
- **Eisen(II)-Substitution:** nur bei der paroxysmalen nächtlichen Hämoglobinurie mit folgenden Eisenverlusten (s. Abschnitt 26.5.2.2.)

26.5.2.1. Therapie der autoimmunhämolytischen Anämie

Tabelle 26.2: Medikamentöse Therapie der autoimmunhämolytischen Anämie (Übersicht)

Wirkstoff	Dosierung	Indikation	Bemerkungen
Kortikosteroide (z.B. Prednisolon, s. Kap. Rheumatische Erkrankungen)	initial 1–(2) mg/kg KG/Tag	Therapie der 1. Wahl zur Behandlung einer AIHA vom Wärmetyp	nach Stabilisierung Dosis schrittweise reduzieren Cushing-Schwellendosis beachten!
Azathioprin (s. Kap. Rheumatische Erkrankungen)	1,5 mg/kg KG	AIHA vom Wärmetyp, allein oder in Kombination mit Kortikosteroiden und/oder anderen Behandlungsmethoden	unter Beibehaltung einer niedrigen Kortikosteroiddosis bei chronischen Verläufen, vor allem bei älteren Patienten
Dexamethason-Stoßtherapie	40 mg/Tag bei Erwachsenen bzw. 0,5 mg/kg KG bei Kindern	AIHA vom Wärmetyp; zu erwägen, wenn eine frühere Therapie mit Prednisolon ohne adäquaten Effekt blieb	an 4 aufeinander folgenden Tagen und Wiederholung je nach Verlauf alle 4 Wochen; falls nach 6 Zyklen keine komplette Remission: Therapiestrategie wechseln
Cyclophosphamid (s. Kap. Rheumatische Erkrankungen)	2 mg/kg KG oder als i.v.-Stoßtherapie bis zu 1 g	bedrohlich verlaufende Autoimmunkrankheiten, z.B. AIHA	nur, wenn die Therapiekombination mit Kortikosteroiden und Azathioprin ineffektiv bleibt oder gar nicht möglich ist; die Behandlung mit Cyclophosphamid (1–2 mg/kg KG) wird beim unkomplizierten Verlauf ca. 6 Monate durchgeführt, um ein schnelles Rezidiv zu vermeiden
Intravenöse Immunglobuline	1 g/kg KG auf 2 Tage verteilt	ist möglicherweise effektiv bei Kindern mit AIHA vom Wärmetyp, die vor allem im Zusammenhang mit einer Infektion steht	bei Erwachsenen ist diese Therapie meistens ineffektiv; nicht für diese Indikation zugelassen! **Teure Therapie:** 70 g kosten 5.797,12 Euro*
Rituximab	z.B. 375 mg/m² über 3 Stunden, einmal pro Woche (Infusionsgeschwindigkeit langsam steigern, Prämedikation beachten), bis zu 4 Wochen	Therapierefraktäre AIHA vom Wärmetyp, schwere Verlaufsformen der AIHA vom Kältetyp sowie vor Operationen mit geplanter Unterkühlung (z.B. am offenen Herzen)	kontrollierte prospektive Studien liegen nicht vor, lediglich Einzelfallbeobachtungen nicht für diese Indikation zugelassen! **Teure Therapie:** 500 mg Konzentrat zur Herstellung einer Infusionslösung kosten 1.925,36 Euro*

* Lauer-Taxe; Stand Mai 2009

26

26.5.3. Paroxysmale nächtliche Hämoglobinurie (PNH)

Die paroxysmale nächtliche Hämoglobinurie (PNH) ist eine erworbene klonale Stammzellerkrankung, die durch eine Mutation des Phosphatidyl-Inositol-Glykan-(PIG-)A-Gens hervorgerufen wird. Klinisch resultiert aus dieser Mutation die charakteristische Trias aus hämolytischer Anämie, Thrombophilie und Zytopenie. Die PNH kann auch symptomarm verlaufen. Deshalb sollte bei Thrombosen in untypischer Lokalisation oder bei rezidivierenden abdominalen Schmerzattacken eine PNH ausgeschlossen werden. Die Durchflusszytometrie zum Nachweis des Fehlens GPI-verankerter Proteine auf Erythro-, Mono- und Granulozyten ist diagnostischer Goldstandard und sollte in Speziallaboren nachgewiesen werden.

Ein Therapieversuch der Hämolyse mit niedrigdosierten Kortikosteroiden sollte nur kurzfristig erfolgen, eine Dauertherapie ist kontraindiziert. Bei schwerem Verlauf bietet die allogene hämatopoetische Stammzelltransplantation eine kurative Option. Einen neuen Therapieansatz stellt die Hemmung der terminalen Komplementstrecke durch einen monoklonalen Antikörper (Eculizumab) dar. Hierdurch kann die komplementvermittelte intravasale Hämolyse gehemmt, der Transfusionsbedarf gesenkt und die Lebensqualität verbessert werden. Eculizumab (Soliris®) wurde im Juni 2007 in Europa zur Therapie der PNH zugelassen. Die bisherige Beobachtungsdauer der Therapie mit Eculizumab reicht jedoch nicht aus, um die unerwünschten Arzneimittelwirkungen nach langfristiger Behandlung und die Wirksamkeit hinsichtlich der Verminderung anderer Komplikationen der PNH (z.B. Thromboembolien) sicher beurteilen zu können. Derzeit wird die Gabe von Eculizumab nur bei Patienten mit Hämolyse und klinisch relevanten Symptomen, die durch Transfusionen nicht beherrscht werden können, empfohlen.

Hinweise zur wirtschaftlichen Verordnung

Der Wirkungsmechanismus von Eculizumab stellt keinen kausalen Therapieansatz dar, und die Kosten des Wirkstoffs sind enorm hoch. Die Jahrestherapiekosten belaufen sich auf ca. 458.900 Euro*.

---

* Lauer-Taxe; Stand Mai 2009

26.6. Aplastische Anämie

Fazit für die Praxis

Die Verdachtsdiagnose einer aplastischen Anämie sollte immer Anlass zu einer umgehenden Vorstellung in einer Praxis oder Klinik mit hämatologischem Schwerpunkt sein. Eine umgehende protektive Isolierung der Patienten und die Einhaltung der Standardhygienemaßnahmen zur Vermeidung von kontagiösen viralen bzw. nosokomialen Infektionen sind erforderlich. Schwerste Infektionen können bereits bei Erstdiagnose bestehen und bedürfen sofortiger antimikrobieller Therapie.

Die Therapiestrategien bei aplastischer Anämie umfassen das Absetzen der möglicherweise die Knochenmarkaplasie auslösenden Arzneimittel, engmaschige Beobachtung mit regelmäßigen Blutbildkontrollen bei nichtschweren Formen, Immunsuppressiva und die allogene hämatopoetische Stammzelltransplantation. Insbesondere bei jüngeren Patienten (< 40 Jahre) sollte die Verfügbarkeit eines HLA-kompatiblen Stammzellspenders vor Beginn einer immunsuppressiven Therapie abgeklärt werden.

26.6.1. Klinische Grundlagen

26.6.1.1. Definition und Einteilung

Die aplastische Anämie ist eine seltene Erkrankung und definiert als Bi- oder Trizytopenie im peripheren Blut bei Hypoplasie oder Aplasie des Knochenmarks ohne vorausgegangene Strahlen- oder Chemotherapie und ohne Nachweis signifikanter dysplastischer Veränderungen der Hämatopoese. Basierend auf dem Ausmaß der Zytopenie im peripheren Blut erfolgt die Einteilung in eine nichtschwere, schwere und sehr schwere aplastische Anämie (vgl. Tab. 26.3).

Tabelle 26.3: Klassifikation der aplastischen Anämie nach Schweregraden

aplastische Anämie (AA) nichtschwere aplastische Anämie (NSAA)	2 der folgenden Kriterien:	Neutrophile < 1.500/µl Thrombozyten < 50.000/µl Retikulozyten < 60.000/µl
schwere aplastische Anämie (severe AA, SAA)	2 der folgenden Kriterien:	hypozelluläres Knochenmark (Zellularität < 30 %) Neutrophile < 500/µl Thrombozyten < 20.000/µl Retikulozyten < 20.000/µl
sehr schwere aplastische Anämie (very Severe AA, vSAA)	s. SAA und Neutrophile < 200/µl	

26.6.1.2. Pathophysiologie

In der Mehrzahl der Fälle (etwa 80 %) ist die Ursache der aplastischen Anämie nicht festzustellen (idiopathische aplastische Anämie). Auch bei gründlicher Medikamentenanamnese liegt der Anteil der Patienten, bei denen ein Zusammenhang mit vorangehender Medikamenteneinnahme zu vermuten ist, unter 20 %. Ursächlich können Antibiotika (z.B. Penicilline, Sulfonamide, Amphotericin B, Chloramphenicol), Antikonvulsiva (z.B. Phenytoin, Carbamazepin), Thyreostatika (z.B. Carbimazol, Kaliumperchlorat, Thiouracil), Antidiabetika (z.B. Tolbutamid), Analgetika und Antirheumatika (z.B. Goldsalze, nichtsteroidale Antirheumatika), Neuroleptika (z.B. Phenothiazine) und Mesalazin eine aplastische Anämie auslösen. Seltene Ursachen: Virusinfektionen (z.B. Virushepatitis, EBV, CMV), Exposition gegenüber Insektiziden und Lösungsmitteln (z.B. Benzol) und bei Kindern die konstitutionell bedingte Form der aplastischen Anämie (Shwachman-Diamond-Syndrom, Fanconi-Anämie).

Unbehandelt liegt die Gesamtmortalität für Patienten mit aplastischer Anämie nach 5 Jahren bei 70 % und die mediane Überlebenszeit bei 12 Monaten, bei Patienten mit schwerer aplastischer Anämie nur bei 6 Monaten (Ein-Jahres-Überlebensrate 20 %).

26.6.1.3. Diagnostik

Das klinische Bild reflektiert das Ausmaß der Panzytopenie: Blässe, Müdigkeit, Blutungen (besonders der Mundschleimhaut) und Infektionen (vor allem der Atemwege, der Haut und der Perianalregion). Laboruntersuchungen: Blutbild (Panzytopenie, Retikulozytopenie). Knochenmarkaspirat: starke Verminderung der Hämatopoese und Ersatz durch Fettgewebe. Durchflusszytometrie: fehlender Nachweis von GPI-verankerten Proteinen auf der Zellmembran bei PNH. Zytogenetische Untersuchungen zum Ausschluss von z.B. einem myelodysplastischen Syndrom oder einer Fanconi-Anämie.

26.6.2. Therapeutisches Vorgehen

NSAA (s. Tab. 26.3): abwartende Haltung bei enger Kontrolle von Klinik und Blutbild; SAA/vSAA: allogene Stammzelltransplantation bei verfügbarem HLA-identischem Geschwisterspender oder immunsuppressive Therapie; bei verfügbarem HLA-identischem Geschwisterspender allogene Transplantation, wenn Patient ≤ 25 Jahre (SAA) bzw. < 40 Jahre (vSAA); Behandlung mit Immunsuppressiva vermeiden; entscheidende Prognosefaktoren für das Überleben nach allogener Stammzelltransplantation sind das Zeitintervall zwischen der Diagnose der aplastischen Anämie und der Transplantation sowie die Zahl der Bluttransfusionen; bei jungen Patienten mit SAA/vSAA und HLA-kompatiblen Geschwisterspendern daher zurückhaltende Transfusionsstrategie (Vermeidung einer Eisenüberladung, einer CMV-Infektion oder einer Sensibilisierung gegen HLA-Antigene) und eine rasche Vorbereitung der allogenen Stammzelltransplantation wichtig

26.6.3. Pharmakotherapie

26.6.3.1. Immunsuppressive Therapie

Patienten, bei denen keine allogene Stammzelltransplantation durchgeführt werden kann, erhalten eine immunsuppressive Therapie. Als Goldstandard der Immunsuppression gilt heute die Kombination von Antithymozytenglobulin (ATG) mit Ciclosporin. Zur Prävention und Therapie ATG-induzierter allergischer Reaktionen erfolgt vorübergehend parallel die Gabe von Kortikosteroiden. Ein besonderes Problem bei der aplastischen Anämie ist die unspezifische Abwehrschwäche infolge der Neutropenie mit erhöhter Anfälligkeit für opportunistische Infektionen. Über längere Zeit sollten Kortikosteroide deshalb nicht gegeben werden, da dies das Auftreten infektiöser Komplikationen fördert. Bei Patienten mit SAA und vSAA sind eine selektive antimikrobielle Prophylaxe und eine frühzeitige empirische antimikrobielle Therapie bei Infektionen von großer Bedeutung.

26.6.3.1.1. Immunsuppressiva

Prednisolon

Dosierung
1 mg/kg KG/Tag für 14 Tage, dann über weitere 14 Tage ausschleichend

Ciclosporin

Besonderheiten, Wechselwirkungen und Pharmakokinetik
(s. Kap. Rheumatische Erkrankungen und degenerative Gelenkerkrankungen)

Dosierung
- initial 5 mg/kg KG verteilt auf 2 Dosen/Tag
- im Verlauf Anpassung der Dosis entsprechend Konzentration im Blut

Antithymozytenglobulin (ATG)

Im Rahmen der primären Immunsuppression Gabe parallel zu Ciclosporin und dem Kortikosteroid. Die immunsuppressive Potenz der verschiedenen Präparate ist unterschiedlich, sodass keine generelle Dosierungsempfehlung ausgesprochen werden kann. In den prospektiven Studien, welche den Leitlinien zugrunde liegen, wurde zumeist ATG vom Pferd (Lymphoglobulin, seit 2001 nicht mehr hergestellt) in einer Dosis von 0,75 ml/kg KG/Tag, Tag 1–5, ATG vom Kaninchen (ATG-Fresenius S, Thymoglobulin) in einer Dosis von 40 mg/kg KG/Tag, Tag 1–4, eingesetzt.

26.7. Erythropoese-stimulierende Arzneimittel (ESA)

Fazit für die Praxis

Zur Behandlung der symptomatischen Anämie bei chronischer Niereninsuffizienz und der symptomatischen, Chemotherapie-assoziierten Anämie bei Tumorpatienten stehen inzwischen verschiedene gentechnologisch hergestellte Varianten des körpereigenen Glykoproteins Erythropoietin zur Verfügung. Hierzu zählen: Epoetin alfa und beta, 3 weitere Epoetin alfa enthaltende Biosimilar-Präparate, das Biosimilar Epoetin zeta sowie das Epoetin-Analogon Darbepoetin alfa. Zu den selteneren Anwendungsgebieten der ESAs gehören z.B. die Steigerung der autologen Blutgewinnung bei Patienten, die an einem autologen Spendeprogramm zur Vermeidung von Fremdblutkonserven teilnehmen, und die Prävention der Frühgeborenenanämie (Epoetin beta). Vor der Verordnung von ESAs müssen andere mögliche Ursachen einer Anämie ausgeschlossen und bei laborchemischen Hinweisen auf einen Eisenmangel bzw. leere Eisenspeicher im Knochenmark eine Eisensubstitution parallel zur Gabe von ESAs begonnen werden. Die Verordnung von ESAs bei Tumorpatienten mit symptomatischer Anämie, die keine Chemotherapie erhalten, ist nicht indiziert. Die aktuellen Hinweise und veränderten Fachinformationen zur Verordnung von ESAs bei Chemotherapie-assoziierter bzw. renaler Anämie sind unbedingt zu beachten, um schwerwiegende unerwünschte Arzneimittelwirkungen, wie z.B. thromboembolische Komplikationen und Verkürzung des Überlebens bei Tumorpatienten, zu verhindern.

26.7.1. Allgemeines

Erythropoietin (EPO) ist ein Glykoprotein mit einem mittleren Molekulargewicht von 33 kDa und hormonähnlichen Eigenschaften. Es wird der Gruppe der Zytokine zugerechnet. Endogenes Erythropoietin wird beim Erwachsenen überwiegend in den Nieren, zu einem geringen Teil aber auch in der Leber gebildet. Die **renale Anämie** beruht auf einer verminderten Produktion bzw. einer unzureichenden biologischen Wirkung dieses Hormons. ESAs werden intravenös oder subkutan appliziert und stimulieren wie EPO die Proliferation, Differenzierung und das Überleben von Vorläuferzellen der Erythropoese im Knochenmark. Die biologischen Wirkungen der gentechnologisch hergestellten ESAs werden ebenso wie die des Glykoproteins EPO durch Bindung an den Erythropoetin-Rezeptor (EPO-R) vermittelt, der spezifisch auf Vorläuferzellen der Erythropoese im Knochenmark exprimiert wird. Nach Ablauf des Patentschutzes für die erstzugelassenen ESAs stehen als „Biosimilars" derzeit 5 Präparate zur Verfügung. Sie enthalten ebenfalls gentechnologisch hergestelltes Epoetin alfa bzw. Epoetin zeta. Für den therapeutischen Einsatz gelten alle heute verfügbaren ESAs als äquivalent.

26.7.2. Anwendungsgebiete

Epoetin alfa, Epoetin beta, Epoetin zeta, Darbepoetin alfa

Behandlungsindikation(en)
1. Behandlung der symptomatischen Anämie bei chronischer Niereninsuffizienz bei erwachsenen und pädiatrischen Patienten
2. Behandlung der symptomatischen Anämie bei erwachsenen Tumorpatienten mit nichtmyeloischen malignen Erkrankungen, die eine Chemotherapie erhalten

Im Gegensatz zur renalen Anämie ist bei der **aplastischen Anämie** das Erythropoietin im Allgemeinen deutlich erhöht (> 500 I.E./l), sodass bei dieser Anämieform von einer zusätzlichen Behandlung mit ESAs eine günstige Wirkung nicht zu erwarten ist.

 Besondere Vorsicht ist geboten bei Patienten mit erhöhtem Thromboserisiko. Die vorliegenden Daten verweisen auf eine erhöhte Inzidenz thromboembolischer Komplikationen unter ESAs. Eine sorgfältige Nutzen-Risiko-Abwägung ist daher auch hinsichtlich der Gefahr thromboembolischer Ereignisse geboten.

Unerwünschte Arzneimittelwirkungen
- grippeartige Beschwerden
- Hypertonie (auch hypertone Krisen)
- selten Shuntverschlüsse, Blutviskositätszunahme, leichte Thrombozytenanstiege und Blutungszeitverkürzung (ggf. Steigerung der Heparindosis während der Hämodialyse, evtl. Thromboseprophylaxe mit Thrombozytenaggregationshemmern)

- vereinzelt Hyperkaliämie
- thromboembolische Ereignisse (s.o.)
- bei Patienten mit chronischer Niereninsuffizienz fand sich sehr selten (überwiegend nach subkutaner Gabe) eine isolierte Erythroblastopenie (Pure Red Cell Aplasia, PRCA) mit Bildung neutralisierender Antikörper gegen EPO; in diesem Fall ist die Behandlung mit ESAs abzubrechen
- Expression von EPO und EPO-R wurde nicht nur in normalen Geweben, sondern auch in verschiedenen soliden Tumore nachgewiesen; diese Befunde sowie die Ergebnisse aktueller Metaanalysen (erhöhte Letalität und Verkürzung des Gesamtüberlebens bei Tumorpatienten unter bzw. nach Behandlung mit ESAs) sprechen dafür, dass durch die Gabe von ESAs das Wachstum von Tumore stimuliert werden kann

Wechselwirkungen
- Ciclosporin-Blutkonzentrationen können durch steigenden Hämatokrit möglicherweise verändert werden
- durch ACE-Hemmer erhöhtes Hyperkaliämie-Risiko

Besonderheiten
- Bestimmung der körpereigenen Eisenvorräte (Serumeisen, Ferritin, Eisenbindungskapazität), ggf. Eisensubstitution
- unter Therapie häufig Abnahme des Ferritinwertes im Serum

Pharmakokinetik
BV: ca. 20 % (s.c. im Vergleich zu i.v.)
Elim.: Metabolismus, 5 % unverändert renal
HWZ: 4–13 Std. (nach i.v.-Gabe) bei Patienten mit chronischer Niereninsuffizienz

Wirkstoffe und Dosierung
- **Indikation** renale transfusionsbedürftige Anämie und regelmäßige Hämodialyse:
  Epoetin alfa und **Epoetin beta**
  - initial 3 x 40 I.E./kg KG (2.000–3.000 I.E.) wöchentlich i.v. oder s.c. bis zum Erreichen eines Hämatokrits von 30–35 %
  - dann individuelle Anpassung der Dosis, Hämatokrit von 35 % sollte nicht überschritten werden
  - Dosen von mehr als 3 x 80 I.E./kg KG/Woche sind selten erforderlich
  - engmaschige Kontrollen von Hämatokrit und Hämoglobin

- **Indikation** Tumoranämie:
  Epoetin alfa, Epoetin beta, Epoetin zeta, Darbepoetin alfa:
  - **Epoetin alfa und zeta**: Initialdosierung 150 I.E./kg KG (bei 70 kg KG ca. 10.000 I.E.) 3 x/Woche s.c.;
    Epoetin beta: 30.000 I.E./Woche s.c.; **Darbepoetin alfa**: 2,25 ug/kg KG/Woche s.c.

Wenn 6–8 Wochen nach Beginn der Gabe von ESAs bei Patienten mit Tumoranämie kein Anstieg des Hb um 1–2 g/dl beobachtet werden kann, ist der Wirkstoff abzusetzen.

26.8. Medikamentöse Therapie der Thrombozytopenien

Fazit für die Praxis

Thrombozytopenien sind die häufigste Ursache hämorrhagischer Diathesen. Sie können bedingt sein durch verminderte Bildung (z.B. Knochenmarksuppression durch Arzneimittel oder Bestrahlung), gestörte Reifung (z.B. bei Folsäure- oder Vitamin B_{12}-Mangel) oder gesteigerten Umsatz (z.B. bei Immunthrombozytopenien, Hypersplenismus). Die Therapie der Thrombozytopenie ist abhängig von der Ursache und orientiert sich an der Thrombozytenzahl, Begleiterkrankungen sowie dem Risiko für schwere Blutungen (selten bei Thrombozytenzahlen > 20.000/µl). Durch Arzneimittel induzierte Thrombozytopenien sollten immer anhand einer gründlichen Arzneimittelanamnese ausgeschlossen werden. Die Therapieoptionen bei Immunthrombozytopenien umfassen bei behandlungsbedürftigen Patienten Kortikosteroide, intravenöse Immunglobuline bei kurzfristig erforderlicher Erhöhung der Thrombozytenzahlen (z.B. vor operativen Eingriffen), die Splenektomie, Immunsuppressiva wie Cyclophosphamid und Azathioprin, intravenöse Anti-D-Immunglobuline sowie seit Kurzem einen Thrombopoetin-Agonisten (Romiplostim). Der Thrombozytopenie zugrunde liegende Autoimmun- (z.B. systemischer Lupus erythematodes) oder lymphoproliferative Erkrankungen (z.B. chronische lymphatische Leukämie) müssen parallel spezifisch behandelt werden.

26.8.1. Klinische Grundlagen

26.8.1.1. Definition

Eine Thrombozytopenie besteht bei einer Verringerung der Thrombozytenzahl unter 150.000/µl. Purpura, Petechien und eine prolongierte Blutungszeit nach Traumen finden sich gehäuft bei Thrombozytenzahlen unter 50.000/µl. Bei einer Thrombozytenzahl unter 20.000/µl steigt das Risiko von Spontanblutungen, wenn auch eine kritische Thrombozytenzahl für Spontanblutungen nicht klar definiert werden kann.

26.8.1.2. Pathologie/Pathophysiologie

Thrombozytopenien sind die häufigste Ursache hämorrhagischer Diathesen. Sie können bedingt sein durch verminderte Bildung, gestörte Reifung oder gesteigerten Umsatz. Eine verminderte Bildung wird teils angeboren (z.B. Fanconi-Anämie), teils erworben beobachtet (z.B. bei Benzol-Exposition, durch Zytostatika, Strahlen oder Infektionen). Ferner kann die Thrombozytopoese durch Knochenmarkmanifestationen maligner Erkrankungen oder durch Knochenmarkfibrosierung verdrängt sein. Reifungsstörungen der Thrombozytopoese finden sich im Zuge eines Folsäure- oder Vitamin B_{12}-Mangels.

Eine Thrombozytopenie infolge gesteigerten peripheren Umsatzes findet sich bei erhöhter Thrombinaktivität (DIC, Proteasenfreisetzung aus Makrophagen bei Infektionen oder malignen Erkrankungen) und bei Immunthrombozytopenien. Diese können durch Autoantikörper (ITP, akute postinfektiöse oder chronische Form, M. Werlhof) bedingt sein, ferner im Zuge bekannter Grunderkrankungen, wie SLE, malignen Lymphomen und HIV-Infektionen auftreten. Auch viele Arzneimittel können eine Immunthrombozytopenie induzieren; Beispiele sind Chinidin bzw. Chinin und Goldsalze.

Heparin kann 2 unterschiedliche Formen einer Thrombozytopenie induzieren: Heparininduzierte Thrombozytopenie (HIT), Typ I und II (s. Kap. Gerinnungs- und Hämostasestörungen).

Eine Alloimmunthrombozytopenie findet sich als Posttransfusionsthrombozytopenie oder als neonatale Alloimmunthrombozytopenie bei fetomaternaler Inkompatibilität.

Weitere Ursachen einer Thrombozytopenie infolge gesteigerten Umsatzes sind: Hypersplenismus, künstliche Herzklappen, extrakorporale Zirkulation, thrombotisch-thrombozytopenische Purpura (TTP, Moschkowitz-Syndrom), hämolytisch-urämisches Syndrom (HUS, Gasser-Syndrom).

Pseudothrombozytopenien:
- Aggregat- und Agglutinatbildung (am häufigsten infolge EDTA-abhängiger Agglutinine, abnahmebedingt, Antikoagulansbedingt)
- Riesenplättchen
- Rosettenbildung zwischen Leukozyten und Thrombozyten

26.8.1.3. Diagnostik

Ausschluss anderer Ursachen einer Thrombozytopenie durch
- Anamnese einschl. Infekt- und Medikamentenanamnese (einschl. Heparin)
- körperliche Untersuchung
- Suche nach Antikörpern, ggf. heparininduzierten Antikörpern.

Knochenmarkuntersuchung:
Eine Knochenmarkpunktion ist nur indiziert
- bei Patienten ≥ 60. Lebensjahr
- bei Patienten mit weiteren pathologischen Veränderungen des Blutbildes
- bei Patienten, die nicht auf eine erste Therapie angesprochen haben
- bei Patienten, für die eine Splenektomie erwogen wird.

Richtungsweisend für die Diagnose einer ITP:
- isolierte Thrombozytopenie ohne erkennbare Ursache (Ausschlussdiagnose)
- Autoimmunpathogenese (Nachweis freier oder plättchenassoziierter Antikörper gegen Bestandteile der Thrombozytenmembran)
- reaktive Megakaryozytose
- diskrete Splenomegalie (u.U. fehlend; wenn vorhanden, an Lymphom denken)

Der Stellenwert des Nachweises antithrombozytärer Antikörper für die Diagnose einer ITP ist umstritten und wird bei unkomplizierter ITP nicht empfohlen.

26.8.2. Therapeutisches Vorgehen

Therapieindikationen:
Bei Thrombozytopenie infolge verminderter Bildung und/oder therapiebedingter Myelosuppression bei hämatologischen und onkologischen Patienten wird gemäß der Querschnitts-Leitlinien zur Therapie mit Blutkomponenten und Plasmaderivaten (BÄK, 4. überarbeitete Auflage, 2008) die Thrombozytentransfusion empfohlen bei:
- klinisch manifester Blutung Grad 3 oder Grad 4
- vor chirurgischen Eingriffen
- prophylaktisch bei Thrombozytenzahlen < 5.000/µl.

Der Nutzen der Gabe von Thrombozyten bei höheren Thrombozytenwerten als 5.000/µl zur Prophylaxe von Blutungen ist wissenschaftlich nicht belegt. Dabei ist jedoch zu beachten, dass bei Vorliegen bestimmter Risikofaktoren für das Auftreten von Blutungskomplikationen bei Thrombozytopenie (z.B. Infektion, GvHD, Fieber über 38° C, plasmatische Gerinnungsstörung) in der Regel die prophylaktische Gabe von Thrombozytentransfusionen bei Werten ≤ 20.000/µl empfohlen wird.

Therapie der ITP:
Randomisierte kontrollierte Studien zur Wertigkeit einer Primärtherapie gegenüber einer abwartenden Haltung existieren nicht. Bei asymptomatischen Patienten mit einer Thrombozytenzahl über 30.000 µl besteht keine Therapieindikation. Ansonsten stellen Kortikosteroide die Therapie der Wahl für die meisten behandlungsbedürftigen Patienten dar. Ein Ansprechen auf Kortikosteroide wird bei etwa zwei Drittel aller Patienten beobachtet. Rezidive sind häufig und Langzeitremissionen finden sich nach alleiniger Kortikosteroidtherapie nur bei 10–20 % der Patienten. Hochdosierte intravenöse Immunglobuline sollten nur bei vorhersagbarem Blutungsrisiko bzw. schweren Blutungen oder bei kurzfristig erforderlicher Erhöhung der Thrombozytenzahlen bei Blutungssymptomen verabreicht werden.

Als Sekundärtherapie wird die Splenektomie weiterhin empfohlen. Alternativ in Betracht kommen die Gabe von Romiplostim oder die intravenöse Gabe von Methylprednisolon, insbesondere wenn eine rasche Erhöhung der Thrombozytenzahlen erzielt werden muss.

Für Patienten, deren Thrombozytenzahlen kein oder ein nur ungenügendes Ansprechen auf die Primär- und Sekundärtherapie zeigen, stehen weitere Therapieoptionen zur Verfügung (z.B. hochdosierte Gabe von Dexamethason, intravenöse Gabe von Anti-D-Immunglobulinen).

Eine Zusammenstellung der verschiedenen Therapieoptionen bei der ITP findet sich in der folgenden Tabelle.

Tabelle 26.4: Medikamentöse Therapie der Immunthrombozytopenie (ITP)

Wirkstoff	Dosierung	Indikation	Zulassung für ITP-Behandlung:	Bemerkungen
Kortikosteroide (Prednisolon)	initial 1–2 mg/kg KG und Tag	Therapie der 1. Wahl zur Behandlung einer ITP bei Erwachsenen	ja	nach Stabilisierung Dosis schrittweise reduzieren Cushing-Schwellendosis beachten!
Intravenöse Immunglobuline	1 g/kg KG für 1–2 Tage	zur kurzfristigen Erhöhung der Thrombozytenwerte vor operativen Eingriffen, bei Patienten mit symptomatischer ITP	nein	Ansprechen in ca. 75 %, allerdings nur vorübergehend **Teure Therapie**, s. Tab. 26.2
Dexamethason-Stoßtherapie	40 mg/Tag bei Erwachsenen bzw. 0,5 mg/kg KG bei Kindern	zu erwägen, wenn frühere Therapie mit Prednisolon ohne adäquaten Effekt blieb	nein	an 4 aufeinander folgenden Tagen und Wiederholung je nach Verlauf alle 4 Wochen
Methylpredniso-lon-Stoßtherapie	30 mg/Tag für 3 Tage 20 mg/Tag für 4 Tage dann 5,2 und 1 mg/Tag für eine Woche	zu erwägen, wenn frühere Therapie mit Prednisolon ohne adäquaten Effekt blieb	für Auto-immun-erkran-kungen	besonders, wenn rascher Effekt erforderlich; Evidenzgrad IIA
Cyclophosphamid	1–2 mg/kg KG p.o. oder als i.v.-Stoß-therapie bis zu 1g	„bedrohlich verlau-fende Autoimmun-krankheiten"	ja	nur, wenn die Therapiekombination mit Kortikosteroiden und Azathioprin ineffektiv bleibt oder gar nicht möglich ist; die Behandlung mit Cyclophosphamid (1–2 mg/kg KG) wird beim unkomplizierten Verlauf ca. 6 Monate durchgeführt, um ein schnelles Rezidiv zu vermeiden
Romiplostim	Anfangsdosis 1 ug/kg/KG s.c.; Dosis-anpassung abhängig von Thrombozytenzahl	Behandlung erwach-sener splenektomier-ter Patienten mit chronischer ITP oder als Zweitlinienthera-pie bei erwachsenen Patienten, für die Splenektomie kontra-indiziert ist	ja	Erhöhung der Thrombozytenzahlen nur solange die Behandlung mit Romiplostim erfolgt; Vergleich mit anderen Therapieop-tionen bei ITP fehlt: Häufigkeit schwerer UAW (z.B. Knochenmarkfibrose) noch unklar
Azathioprin	1–2 mg/kg KG	allein oder in Kombi-nation mit Kortiko-steroiden und/oder anderen Behand-lungsmethoden	therapie – refraktäre ITP	unter Beibehaltung einer niedrigen Kortikosteroiddosis bei chronischen Verläufen, vor allem bei älteren Patienten
Anti-D-Immun-globulin	75 µg/kg KG		ja	bei Rh-(D)-pos. Patienten; nach Splenektomie nicht effektiv

26.8.2.1. Thrombopoetin-(TPO-)Agonisten

Hintergrund und Wirkprinzip

Ähnlich wie für andere hämatopoetische Zellreihen ist es inzwischen gelungen, auch für die Megakaryopoese einen spezifischen Wachstumsfaktor zu identifizieren, zu klonieren und rekombinant zu synthetisieren. Der rekombinante humane „megakaryocyte growth and development factor" (rHu-MGDF) hatte jedoch für klinische Zwecke eine zu kurze Halbwertzeit und unter dem Einsatz einer pegylierten Form des rHu-MGDF kam es im Rahmen klinischer Prüfungen zu einer Bildung von Antikörpern gegen TPO und schwerer, lang anhaltender Thrombozytopenie.

Seit 2009 steht mit Romiplostim ein Wirkstoff zur Verfügung, der als TPO-Rezeptor-Agonist die Bildung von Thrombozyten im Knochenmark stimuliert. Romiplostim ist ein neuartiges Fusionsprotein, das aus einer Fc-Domäne und Peptidketten („Peptibody") besteht. Es bindet an die TPO-Rezeptoren der Megakaryozyten und aktiviert intrazelluläre Signalwege, die zur Steigerung der Thrombozytenproduktion führen. Dabei besteht keine Homologie zu endogenem TPO, sodass Kreuzreaktionen zwischen Antikörpern gegen Romiplostim und endogenem TPO unwahrscheinlich sind. Die Gabe von Romiplostim bei mit Kortikosteroiden vorbehandelten, splen- oder nichtsplenektomierten Patienten mit ITP führte in klinischen Studien zu einem dauerhaften Anstieg der Thrombozytenwerte bei etwa 40–60 % der Patienten und zu einer Reduktion schwerer Blutungen. Nach Behandlungsende kam es allerdings bei den meisten Patienten rasch wieder zu einem Abfall der Thrombozytenwerte. Die in klinischen Studien beobachteten unerwünschten Arzneimittelwirkungen (z.B. Retikulinablagerungen im Knochenmark) und potenzielle Risiken (z.B. Auftreten von Antikörpern gegen Romiplostim, Stimulation hämatologischer Neoplasien) müssen in kontrollierten Studien bzw. Registern weiter untersucht werden. Bei Verordnung von Romiplostim müssen die zugelassenen Anwendungsgebiete (s. Tab. 26.4) und das vom Hersteller zur Verfügung zu stellende Lehrmaterial mit Informationen zu Studienergebnissen, Dosierung, Applikation sowie wesentlichen Aspekten der Arzneimittelsicherheit sorgfältig beachtet werden.

Hinweise zur wirtschaftlichen Verordnung

Der Preis einer 4-wöchigen Therapie mit Romiplostim bezogen auf die Anfangsdosis, für eine 70 kg schwere Person beträgt 834,84 Euro*.

---

* Lauer-Taxe; Stand Mai 2009

26.9. Erworbene Neutropenien und Agranulozytose

Fazit für die Praxis

Die klinische Bedeutung erworbener Neutropenien ist abhängig vom Schweregrad der Neutropenie (z.B. schwer = Agranulozytose, Neutrophile < 500/µl) sowie möglicherweise vorliegenden Begleiterkrankungen. Patienten mit schwerer Neutropenie und Zeichen bzw. Symptomen einer systemischen Infektion gelten als medizinischer Notfall und sollten sofort zur Einleitung einer empirischen antimikrobiellen Therapie und weiterer Abklärung der Infektion stationär eingewiesen werden. Demgegenüber ist das Risiko für lebensbedrohliche Infektionen bei asymptomatischen Patienten mit (chronischer) schwerer Neutropenie niedrig und eine antibiotische Therapie sollte nicht automatisch erfolgen. Der Stellenwert von G-CSF für die Vermeidung infektiöser Komplikationen und die Erholung der neutrophilen Granulozyten bei Patienten mit schwerer Neutropenie ist umstritten und sollte nur bei infektiösen Komplikationen oder ernsten Begleiterkranungen erwogen werden.

26.9.1. Klinische Grundlagen

26.9.1.1. Definition

Als Neutropenie gilt eine Neutrophilenzahl von < 2.000/µl. Eine Agranulozytose besteht bei einer Neutrophilenzahl von unter 500/µl.

26.9.1.2. Pathophysiologie

Die Neutropenie ist, abgesehen von seltenen angeborenen Formen und der zyklischen Neutropenie, meist erworben (s. Tab. 26.5). Eine Agranulozytose ist definitionsgemäß eine besonders schwere Neutropenie, meistens infolge von Arzneimitteln.

Tabelle 26.5: Häufigste Ursachen einer erworbenen Neutropenie

Infektionen	Virale Infektionen, z.B. Influenza, HIV, Hepatitiden; im Rahmen einer bakteriellen Sepsis
Arzneimittel	- Antikonvulsiva (z.B. Phenytoin) - Thyreostatika (z.B. Thiamazol, Carbimazol) - Phenothiazine (z.B. Chlorpromazin) - NSAID, Metamizol - Antibiotika (z.B. Cotrimoxazol) - weitere Arzneimittel: Gold, Penicillamin, Tolbutamid - Mianserin, Clomipramin
Immunprozesse	- Autoimmunneutropenie (antikörpervermittelt) - SLE - Felty-Syndrom (rheumatoide Arthritis, Splenomegalie, Neutropenie; keine Korrelation zwischen Splenomegalie und Auftreten einer Neutropenie)
als Teil einer Panzytopenie, Knochenmarkinsuffizienz, Splenomegalie	z.B. Leukämien, Lymphome, Anorexia nervosa, Splenomegalien jeglicher Ursache (Hypersplenismus)

26.9.1.3. Diagnostik

Peripheres Blutbild inkl. manuellem Differentialblutbild; Nachweis antineutrophiler Antikörper, Coombs-Test, Autoimmundiagnostik; Knochenmarkhistologie und -zytologie bei Verdacht auf Knochenmarkmanifestation einer hämatologischen Systemerkrankung oder eines Tumors mit Verdrängung der Hämatopoese sowie bei schwerer und/oder prolongierter Neutropenie

26.9.2. Therapeutisches Vorgehen

Grundzüge:

Bei Fieber in der Neutropenie und klinischen Zeichen einer Infektion sollte eine antibiotische Therapie nach Abnahme von Blutkulturen sofort begonnen werden und der weiteren Diagnostik (z.B. Röntgen Thorax) immer vorausgehen! Die Kontaktaufnahme mit einer hämatologischen Fachabteilung und frühzeitige Anbahnung intensivmedizinischer Behandlung sind notwendig. Bei Verdacht auf eine durch Arzneimittel ausgelöste Agranulozytose müssen die vermuteten auslösenden Wirkstoffe sofort abgesetzt werden. Bei schwerer Infektion ist in dieser Situation ein Therapieversuch mitr G-CSF gerechtfertigt (s. Kap. Malignome, Tumore: Abschnitt 27.5.1.). Eine antibiotische Prophylaxe sollte bei Patienten mit Agranulozytose erwogen werden (s. Kap. Malignome, Tumore: Abschnitt 27.5.2.).

Malignome

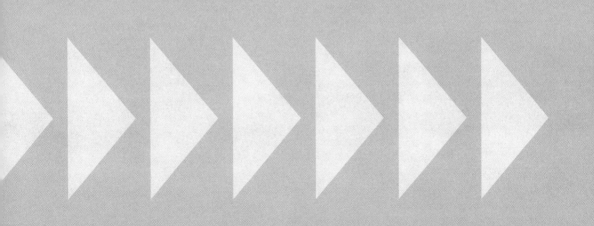

27. Malignome, Tumore

Fazit für die Praxis

Neben den klassischen Zytostatika werden heute zunehmend weitere Substanzklassen in der Tumortherapie eingesetzt. Hierzu zählen Hormone, Hormonantagonisten, differenzierungsinduzierende Substanzen (z.B. Retinoide), Interferon, monoklonale Antikörper und sogenannte „small molecules", die in spezifische molekulare oder zelluläre Mechanismen der Tumorproliferation, -apoptose bzw. -angiogenese eingreifen (z.B. Thalidomid, Lenalidomid, Tyrosinkinase-, Proteasom-, Angiogenese-Inhibitoren). Während für diese Therapieverfahren der klinische Stellenwert zum Teil bereits definiert ist und entsprechende Zulassungen vorliegen, befinden sich weitere biologische Therapiestrategien, zelluläre Therapien (z.B. Vakzinierung mit nativen bzw. modifizierten zytotoxischen T-Zellen, dendritischen Zellen oder Tumorzellen) und die Gentherapie noch in einem experimentellen Stadium.

In den letzten Jahren wurde eine Reihe neuer Wirkstoffe in die Tumortherapie eingeführt, die eine spezifischere Therapie ermöglichen sollen, indem sie mit für die Tumorzelle essenziellen Zielstrukturen interagieren oder das Umfeld der Tumorzelle (Microenvironment) beeinflussen. In einigen Fällen haben diese meist sehr kostspieligen Medikamente entscheidende therapeutische Fortschritte erbracht (z.B. Imatinib bei CML, Rituximab bei CD20-positiven B-NHL), in anderen Fällen ist der Stellenwert und optimale Einsatz dieser Medikamente weit weniger gesichert. Zukünftige Entwicklungen werden voraussichtlich anhand klinischer Merkmale und insbesondere molekularer Marker (Biomarker) eine bessere Definition derjenigen Patientengruppen ermöglichen, bei denen diese neuen Arzneimittel erfolgversprechend eingesetzt werden können. Neben den neuartigen Wirkungsmechanismen weisen diese Substanzen auch Wirkstoffgruppen-spezifische UAW auf.

Für die Mehrzahl der Patienten mit soliden Tumore und viele Patienten mit hämatologischen Neoplasien liegen optimale Behandlungsangebote noch nicht vor. Es muss deshalb weiter nach effektiven und besser verträglichen Therapiestrategien gesucht werden. Ein kontinuierlicher Wandel des Behandlungsstandards ist dadurch vorgegeben. Das folgende Kapitel beschreibt etablierte supportive Therapiekonzepte und gibt in tabellarischer Form eine Übersicht über die in der Tumortherapie angewandten Substanzen.

27.1. Wirkstoffübersicht

im Kapitel genannte Wirkstoffe (s. auch Tab. 27.1)*

Alizaprid	Granisetron
Allopurinol	Haloperidol
Alprazolam	Idarubicin
Aprepitant	Lenograstim
Atropin	Loperamid
Cisplatin	Lorazepam
Dacarbazin	Mechlorethamin
Darbepoetin alfa	Mesna
Daunorubicin	Metoclopramid
Dexamethason	Mitomycin
Dexrazoxan [2006; A]	Ondansetron
Diazepam	Palifermin
Dikaliumclorazepat	Palonosetron
Dolasetron	Pegfilgrastim (G-CSF)
Domperidon	Rasburicase
Doxorubicin	Teniposid
Epirubicin	Tropisetron
Epoetin alfa	Vinblastin
Epoetin beta	Vincristin
Etoposid	Vindesin
Filgrastim	Vinorelbin
Folinsäure	

27

* Angesichts der Vielzahl der in diesem Kapitel notwendigerweise genannten Substanzen und der Unmöglichkeit, im Rahmen eines Kurzabrisses moderner Tumortherapie kritische, vergleichende Einzelbewertungen für jeden Wirkstoff vorzunehmen, wird auf eine Klassifizierung in empfohlene und weitere Wirkstoffe hier ausnahmsweise verzichtet.

27.2. Zytostatika und andere Wirkstoffe in der medikamentösen Tumortherapie

Zytostatika werden eingeteilt nach Substanzklassen (s. Tab. 27.1), nach ihrer Wirkung auf den Zellzyklus (phasenspezifisch: wirken nur während bestimmter Phasen des Zellzyklus; zyklusspezifisch: erfassen alle Phasen des Zellzyklus außer der G0-Phase; zyklusunspezifisch: erfassen auch Zellen in der G0-Phase) und nach ihren Wirkungen auf kritische Zielmoleküle (DNS, DNS-Synthese, RNS, Protein). Neben den klassischen Zytostatika werden heute zunehmend weitere Substanzklassen in der Tumortherapie eingesetzt. Hierzu zählen Hormone, Hormonantagonisten, differenzierungsinduzierende Substanzen (z.B. Retinoide), Interferon, monoklonale Antikörper und sogenannte Small Molecules, die in spezifische molekulare oder zelluläre Mechanismen der Tumorproliferation, -apoptose bzw. -angiogenese eingreifen (z.B. Thalidomid, Lenalidomid, Tyrosinkinase-, Proteasom-, Angiogenese-Inhibitoren). Während für diese Therapieverfahren der klinische Stellenwert zum Teil bereits definiert ist und entsprechende Zulassungen vorliegen, befinden sich weitere biologische Therapiestrategien, zelluläre Therapien (z.B. Vakzinierung mit nativen bzw. modifizierten zytotoxischen T-Zellen, dendritischen Zellen oder Tumorzellen) und die Gentherapie noch in einem experimentellen Stadium.

Therapeutisches Vorgehen

Wichtig ist die Unterscheidung zwischen einer kurativen Therapie bei den potenziell heilbaren Tumorerkrankungen (meist mit kombiniertem Einsatz mehrerer Zytostatika, Polychemotherapie oder Kombinationschemotherapie, z.B. bei aggressiven Non-Hodgkin-Lymphomen, Hodenkarzinom) und einer palliativen Therapie (häufiger Monotherapie, z.B. bei chronischer lymphatischer Leukämie, metastasiertem Mammakarzinom).

Aspekte für die Auswahl von Zytostatika im Rahmen der Polychemotherapie sind Wirksamkeit aller verwendeten Zytostatika auch als Monotherapie bei den jeweiligen Tumore, nichtüberlappendes UAW-Spektrum, Verwendung von Zytostatika mit unterschiedlichem Wirkungsmechanismus in optimaler Dosierung und zeitlicher Abfolge (Ziel: additive, evtl. synergetische Effekte), unterschiedliche Resistenzmechanismen gegen die einzelnen Zytostatika und keine Kreuzresistenz, Gabe in konstanten (möglichst kurzen) Intervallen nach Erholung der Normalgewebe (insbesondere Knochenmark). Die Auswahl basiert meist auf empirischen Konzepten. Abhängig von Zielsetzung und Zeitpunkt der Verabreichung unterscheidet man zwischen primärer, adjuvanter, neoadjuvanter Therapie und „Salvagetherapie". Die primäre Therapie wird als Induktionstherapie bei fortgeschrittenen Tumore mit dem Ziel einer kompletten Remission (kurative Intention) oder einer deutlichen Verkleinerung des Tumors mit Rückbildung tumorbedingter Symptome, Verbesserung der Lebensqualität und Verlängerung der Überlebenszeit (palliative Intention) eingesetzt. Der Induktionstherapie folgt nach Erreichen einer kompletten Remission häufig eine Konsolidierungs- und/oder Erhaltungstherapie zur Stabilisierung der Remission durch weitere Reduktion residualer Tumorzellen. Die adjuvante Chemo- und/oder Hormontherapie erfolgt mit dem Ziel der Rezidivvermeidung nach einer potentiell kurativen lokalen Tumortherapie (Operation und/oder Strahlentherapie), die klinisch zu Tumorfreiheit geführt hat. Die neoadjuvante Chemotherapie wird bei lokal begrenzten Tumore mit dem Ziel einer Verkleinerung des Tumors und Verhinderung der Metastasierung vor einer potenziell kurativen Operation und/oder Strahlentherapie durchgeführt. Die „Salvagetherapie" wird nach Versagen der konventionellen Induktionstherapie verabreicht, wobei häufig neuere Zytostatika zum Einsatz kommen. Die supportiven Therapiekonzepte (z.B. antiemetische Therapie, empirische antimikrobielle Therapie bei neutropenischem Fieber, Transfusion von Blutprodukten, Schmerztherapie, Prä- und Posthydratation kombiniert mit osmotischer Diurese bei Cisplatin) haben ebenso wie die Beachtung spezieller Organtoxizitäten und Einhaltung kumulativer Gesamtdosen (s. Tab. 27.2) wesentlich zur Reduktion der UAW der systemischen Tumortherapie und dadurch auch zur Akzeptanz durch die Patienten beigetragen (vgl. auch: Arzneimittelkommission der deutschen Ärzteschaft: Empfehlungen zur Therapie von Tumorschmerzen, Arzneiverordnung in der Praxis, Sonderheft, 3. Auflage, 2007). Zytoprotektive Substanzen gewinnen, insbesondere im Rahmen der Intensivierung der Standardchemotherapie und der Hochdosis-Chemotherapie, zunehmende Bedeutung. Als etablierte zytoprotektive bzw. Rescue-Substanzen, die normale Zellen, aber nicht Tumorzellen, vor zytotoxischen Effekten schützen, gelten hämatopoetische Wachstumsfaktoren, Mesna und Folinsäure sowie Dexrazoxan. Andere Substanzen (z.B. Amifostin) befinden sich noch in der klinischen Erprobung.

In den letzten Jahren wurde eine Reihe neuer Wirkstoffe in die Tumortherapie eingeführt, die eine spezifischere Therapie ermöglichen sollen, indem sie mit für die Tumorzelle essenziellen Zielstrukturen interagieren oder das Umfeld der Tumorzelle (Microenvironment) beeinflussen. In einigen Fällen haben diese meist sehr kostspieligen Medikamente entscheidende therapeutische Fortschritte erbracht (z.B. Imatinib bei CML, Rituximab bei CD20-positiven B-NHL), in anderen Fällen ist der Stellenwert und optimale Einsatz dieser Medikamente weit weniger gesichert. Zukünftige Entwicklungen werden voraussichtlich anhand klinischer Merkmale und insbesondere molekularer Marker (Biomarker) eine bessere Definition derjenigen Patientengruppen ermöglichen, bei denen diese neuen Arzneimittel erfolgversprechend eingesetzt werden können. Neben den neuartigen Wirkungsmechanismen weisen diese Substanzen auch Wirkstoffgruppen-spezifische UAW auf.

Für die Mehrzahl der Patienten mit soliden Tumore und viele Patienten mit hämatologischen Neoplasien liegen optimale Behandlungsangebote noch nicht vor. Es muss deshalb weiter nach effektiven und besser verträglichen Therapiestrategien gesucht werden. Ein kontinuierlicher Wandel des Behandlungsstandards ist dadurch vorgegeben. Das folgende Kapitel beschreibt etablierte supportive Therapiekonzepte und gibt in tabellarischer Form eine Übersicht über die in der Tumortherapie angwandten Substanzen.

Tabelle 27.1: Antineoplastische Substanzen (Zytostatika, Hormone/Antihormone, monoklonale Antikörper, Signaltransduktionshemmer und weitere Substanzen)

Arzneimittel	Handelsnamen (Beispiele)	Indikationen (Auswahl)
Alkylierende Substanzen Stickstoff-Lost-Derivate		
Cyclophosphamid	Endoxan	ALL, CLL, Hodgkin-Lymphom, NHL, Multiples Myelom, Ovarialkarzinom, Mammakarzinom, kleinzelliges Bronchialkarzinom, Neuroblastom, Ewing-Sarkom, Osteosarkom, Rhabdomyosarkom; Indikationen außerhalb Hämatologie/Onkologie: z.B. Autoimmunerkrankungen
Chlorambucil	Leukeran	CLL, NHL, M. Waldenström
Melphalan	Alkeran	multiples Myelom
Ifosfamid	Holoxan	Bronchialkarzinom, Hodenkarzinom, Mammakarzinom, Zervixkarzinom, Weichteilsarkome, Ewing-Sarkom, NHL, Hodgkin-Lymphom
Trofosfamid	Ixoten	NHL
Bendamustin	Ribomustin	NHL, multiples Myelom, CLL
Alkylsulfonate		
Busulfan	Myleran (nur Tbl.)	CML, Konditionierung bei allogener KMT
Treosulfan	Ovastat	Ovarialkarzinom
Nitrosoharnstoffe		
Carmustin	Carmubris	primäre Hirntumore, Multiples Myelom, maligne Lymphome, gastrointestinale Karzinome
Lomustin	Cecenu	Hodgkin-Lymphom, primäre und sekundäre Hirntumore, kleinzelliges Bronchialkarzinom, Melanom
Nimustin	ACNU	maligne Gliome
Weitere Alkylantien		
Dacarbazin	Detimedac	malignes Melanom, Hodgkin-Lymphom, Weichteilsarkome
Temozolomid	Temodal	Glioblastom, Astrozytom
Thiotepa	Thiotepa	Ovarialkarzinom, Mammakarzinom, Hodgkin-Lymphom, Harnblasenkarzinom (intravesikal)

27

Arzneimittel	Handelsnamen (Beispiele)	Indikationen (Auswahl)
Antimetaboliten		
Folsäure-Antagonisten		
Methotrexat	Methotrexat	ALL, intrathekal bei Meningeosis leucaemica, NHL, primäre ZNS-Lymphome, Mammakarzinom, Chorionepitheliom, Kopf- und Halstumore, Osteosarkom, Indikationen außerhalb der Onkologie: Psoriasis, rheumatoide Arthritis
Pemetrexed	Alimta	Pleuramesotheliom, nichtkleinzelliges Bronchialkarzinom
Purin-Analoga		
Mercaptopurin	Puri-Nethol	ALL
Pentostatin	Nipent	Haarzell-Leukämie
Fludarabin	Fludara	CLL
Cladribin	Leustatin (i.v.), Litak (s.c.)	Haarzell-Leukämie, NHL
Clofarabin	Evoltra	pädiatrische ALL
Nelarabin	Atriance	T-lymphoblastisches NHL, T-ALL
Pyrimidin-Analoga		
Cytarabin	Alexan	AML, ALL, hochmaligne NHL, Meningiosis leucaemica, CML
Cytarabin, liposomal	DepoCyte	Meningiosis lymphomatosa
Azacitidin	Vidaza	Myelodysplastische Syndrome, CMML, AML
Fluorouracil	5-FU „Lederle", Ribofluor	Mammakarzinom, Kolon- und Rektumkarzinom, Magenkarzinom, Pankreaskarzinom
Capecitabin	Xeloda	Kolonkarzinom, Mammakarzinom, Magenkarzinom
UFT (Tegafur/Uracil)	UFT	metastasierendes kolorektales Karzinom
Gemcitabin		Pankreaskarzinom, nichtkleinzelliges Bronchialkarzinom, Blasenkarzinom, Mammakarzinom, Ovarialkarzinom
Alkaloide und sonstige Naturstoffe		
Vinca-Alkaloide und Analoga		
Vinblastin	Vinblastinsulfat-Gry	maligne Lymphome, Hodenkarzinom, Histiocytosis X, Mammakarzinom, Kaposi-Sarkom
Vinorelbin	Navelbine	nichtkleinzelliges Bronchialkarzinom, Mammakarzinom
Podophyllotoxin-Derivate		
Etoposid	Vepesid	Bronchialkarzinom, Hodgkin-Lymphom, NHL, AML, Hodenkarzinom, Ovarialkarzinom

27

Arzneimittel	Handelsnamen (Beispiele)	Indikationen (Auswahl)
Taxane		
Paclitaxel	Taxol	Ovarialkarzinom, Mammakarzinom, nichtkleinzelliges Bronchialkarzinom
Docetaxel	Taxotere	Mammakarzinom, nichtkleinzelliges, Bronchialkarzinom, Prostatakarzinom, Magenkarzinom, Kopf- und Halstumore
Epothilone		
Andere Alkaloide und Naturstoffe		
Trabectedin	Yondelis	Anthrazyklin- und Ifosfamid-resistentes Weichteilsarkom
Zytotoxische Antibiotika		
Aktinomycine		
Dactinomycin	Lyovac-Cosmegen	Wilms-Tumor, Rhabdomyosarkom, Chorionkarzinom, Ewing-Sarkom, nichtseminomatöses Hodenkarzinom
Anthrazykline und verwandte Stoffe		
Doxorubicin	Adriblastin	kleinzelliges Bronchialkarzinom, Mammakarzinom, Ovarialkarzinom, Harnblasenkarzinom, Osteosarkom, Weichteilsarkome, Ewing-Sarkom, Hodgkin-Lymphom, NHL, akute Leukämien, multiples Myelom, Endometriumkarzinom, Wilms-Tumor, Schilddrüsenkarzinom, Magenkarzinom,
Doxorubicin, liposomal	Myocet	Mammakarzinom
Doxorubicin, liposomal, pegyliert	Caelyx	Mammakarzinom, Ovarialkarzinom, Kaposi-Sarkom, multiples Myelom
Daunorubicin	Daunoblastin	ALL; AML
Daunorubicin, liposomal	DaunoXome	Kaposi-Sarkom
Epirubicin	Farmorubicin	Mammakarzinom, Ovarialkarzinom, Magenkarzinom, kleinzelliges Bronchialkarzinom, Weichteilsarkome
Idarubicin	Zavedos	AML
Mitoxantron	Novantron	Mammakarzinom, NHL, AML, hormonresistentes Prostatakarzinom
Sonstige		
Bleomycin	Bleomycin	Hodentumore, Hodgkin-Lymphom, NHL, maligne Ergüsse
Mitomycin	Mitomycin	Blasenkarzinom, Magenkarzinom, Bronchialkarzinom, Pankreaskarzinom, kolorektale Karzinome, Mammakarzinom, Leberzellkarzinom, Zervixkarzinom, Ösophaguskarzinom, Karzinome im Kopf-Hals-Bereich

27

Arzneimittel	Handelsnamen (Beispiele)	Indikationen (Auswahl)
Sonstige Zytostatika		
Platinverbindungen		
Cisplatin	Platinex, Cisplatin	Bronchialkarzinom, Hodentumore, Ovarialkarzinom, Zervixkarzinom, Endometriumkarzinom, Karzinome des Kopf-Hals-Bereiches, Harnblasenkarzinom, Osteosarkom
Carboplatin	Carboplat	Ovarialkarzinom, kleinzelliges Bronchialkarzinom, nichtkleinzelliges Bronchialkarzinom
Oxaliplatin	Eloxatin	kolorektales Karzinom
Methylhydracine		
Procarbacin	Natulan	Hodgkin-Lymphom
Camptothecin-Derivate		
Irinotecan	Campto	Kolon- und Rektumkarzinom
Topotecan	Hycamtin	Ovarialkarzinom, kleinzelliges Bronchialkarzinom
Sonstige		
Amsacrin	Amsidyl	AML, ALL
Asparaginase	Asparaginase medac	ALL
Erwinia-Asparaginase	Erwinase	ALL
Hydroxycarbamid	Litalir	CML, essenzielle Thrombozythämie, Polycythämia vera
Miltefosin	Miltex	topische Anwendung bei Hautmetastasen eines Mammakarzinoms
Estramustin	Estracyt	hormonrefraktäres Prostatakarzinom
Hormone/Antihormone		
Antiöstrogene		
Tamoxifen	Tamoxifen	mammakarzinom (adjuvant, palliativ)
Fulvestrant	Faslodex	fortgeschrittenes Mammakarzinom
Toremifen	Fareston	Metastasierendes Mammakarzinom
Aromatasehemmer		
Letrozol	Femara	Mammakarzinom (adjuvant, palliativ)
Anastrozol	Arimidex	Mammakarzinom (adjuvant, palliativ)
Exemestan	Aromasin	Mammakarzinom (adjuvant, palliativ)
Gestagene		
Megestrolazetat	Megestat	Mammakarzinom (palliativ)

Arzneimittel	Handelsnamen (Beispiele)	Indikationen (Auswahl)
Antiandrogene		
Flutamid	Fugerel	hormonabhängiges Prostatakarzinom
Bicalutamid	Casodex	hormonabhängiges Prostatakarzinom
Cyproteronacetat	Androcur	hormonabhängiges Prostatakarzinom
GnRH-Analoga		
Goserelin	Zoladex	hormonabhängiges Prostatakarzinom, hormonabhängiges Mammakarzinom
Leuprorelin	Enantone	hormonabhängiges Prostatakarzinom
Buserelin	Profact Depot	hormonabhängiges Prostatakarzinom
Triptorelin	Decapeptyl	hormonabhängiges Prostatakarzinom
Monoklonale Antikörper		
Trastuzumab	Herceptin	HER-2/neu positives Mammakarzinom (adjuvant und metastasiert)
Rituximab	MabThera	großzellig diffuses B-NHL, follikuläres NHL (CD20+), CLL
Alemtuzumab	MabCampath	CLL
Bevacizumab	Avastin	metastasiertes Kolon- und Rektumkarzinom (bei K-Ras-Wildtyp), metastasiertes Mammakarzinom, nichtkleinzelliges Bronchialkarzinom (außer Plattenepithelkarzinom), metastasiertes Nierenzellkarzinom
Cetuximab	Erbitux	metastasiertes Kolon- und Rektumkarzinom (bei K-Ras-Wildtyp), Plattenepithelkarzinom im Kopf-Hals-Bereich
Eculizumab	Soliris	paroxysmale nächtliche Hämoglobinurie
Panitumumab	Vectibix	metastasierendes Kolon- und Rektumkarzinom bei K-Ras-Wildtyp
90Y-Ibritumomab	Zevalin	follikuläres B-NHL (Radioimmuntherapie)
Zytokine		
Interferone		
Interferon alpha	Roferon, Intron A	Haarzellenleukämie, CML, Plasmozytom, follikuläres Lymphon, mallignes Melanom, Nierenzellkarzinom
Interferon beta	Fiblaferon	undifferenziertes Nasopharyxkarzinom
Interleukine		
Aldesleukin		Nierenzellkarzinom

Arzneimittel	Handelsnamen (Beispiele)	Indikationen (Auswahl)
Signaltransduktionshemmer und weitere Substanzen		
Tyrosinkinaseinhibitoren		
Imatinib	Glivec	Ph+ CML, Ph+ ALL, MPS/MDS mit PDGF-Mutation, Hypereosinophilie-Syndrom mit PDGF-Mutation, gastrointestinaler Stromatumor (GIST)
Sorafenib	Nexavar	Nierenzellkarzinom, Leberzellkarzinom
Sunitinib	Sutent	gastrointestinaler Stromatumor (GIST), Nierenzellkarzinom
Lapatinib	Tycerb	HER2/neupositives Mammakarzinom
Dasatinib	Sprycel	Ph+ CML, Ph+ ALL
Nilotinib	Tasigna	Ph+ CML
Erlotinib	Tarceva	nicht kleinzelliges Bronchialkarzinom, Pankreaskarzinom
Sonstige		
Bortezomib	Velcade	multiples Myelom
Bexaroten	Targretin	kutanes T-Zell-Lymphon
Tretinoin	Vesanoid	akute Promyelozytenleukämie
Arsentrioxid	Trisenox	akute Promyelozytenleukämie
Thalidomid	–	multiples Myelom
Lenalidomid	Revlimid	multiples Myelom
Everolimus	Certican	Nierenzellkarzinom
Temsirolimus	Torisel	Mantelzelllymphon

27

27.3. Dosierung und unerwünschte Nebenwirkungen von Zytostatika

Die meisten Zytostatika weisen eine geringe therapeutische Breite auf. Bei Überdosierung besteht die Gefahr vermehrter, potenziell auch lebensbedrohlicher Toxizitäten, aber auch eine Unterdosierung ist zu vermeiden, um den erwünschten Therapieeffekt nicht zu gefährden. Von Ausnahmen abgesehen erfolgt die individuelle Dosierung der Zytostatika anhand der mittels Formeln aus Körpergewicht und Körpergröße errechneten Körperoberfläche (KOF). Eine generelle Dosisreduktion, z.B. Dosierung entsprechend einer KOF von 2,0 m^2 bei Patienten mit tatsächlich darüber liegender KOF, wird nicht empfohlen.

Die Häufigkeit und der Schweregrad der UAW werden von verschiedenen Faktoren bestimmt. Genaue Kenntnisse der pharmakokinetischen (insbesondere Biotransformation und Elimination) und pharmakodynamischen Eigenschaften der applizierten Zytostatika, aber auch die Berücksichtigung von Patientenmerkmalen (Organfunktionen, z.B. der Leber und Niere; Knochenmarkreserve; vorausgegangene Chemo- und/oder Strahlentherapie; Begleiterkrankungen; weitere Medikation; Allgemeinzustand) sind eine wichtige Voraussetzung für die Vermeidung bzw. Verringerung von UAW und somit für den sicheren Einsatz der Zytostatika in optimaler Dosierung. Prinzipiell sind viele UAW unvermeidbar, da sie aus den pharmakologischen Wirkungen resultieren (u.a. zytotoxische Effekte). Die UAW können anhand ihres zeitlichen Auftretens unterteilt werden in sofort, früh, verzögert auftretende UAW und Spätschäden, die sich in der Regel nach Monaten bis Jahren manifestieren (s. Tab. 27.2). Myelosuppression und Schädigung der Schleimhäute im Bereich der Mundhöhle (Stomatitis) bzw. des Gastrointestinaltraktes (Mukositis) sind Folge der antiproliferativen Wirkungen von Zytostatika auf normale Körperzellen mit hoher Teilungsrate. Schweregrad und Dauer dieser früh auftretenden UAW bestimmen die Intervalle, in denen Zytostatika verabreicht werden können, und sind abhängig von Wirkungsmechanismus und Angriffspunkt der Zytostatika im Zellzyklus. Bei den verzögert auftretenden UAW sind insbesondere toxische Effekte auf spezielle Organe (z.B. Kardio-, Neuro-, Nephro- und pulmonale Toxizität: s. Tab. 27.2) zu beachten, die neben der Myelosuppression häufig dosislimitierend sind und bei Überschreiten einer kumulativen Gesamtdosis schwere, mitunter irreversible Organschäden zur Folge haben. Bei allen Zytostatika muss aufgrund des Wirkungsmechanismus mit embryotoxischen Wirkungen gerechnet werden. Eine Chemotherapie im ersten Trimenon der Schwangerschaft sollte grundsätzlich vermieden und bei Tumorerkrankungen, bei denen primär eine Chemotherapie indiziert ist, erst vom zweiten Trimenon an begonnen werden. Um UAW früh zu erkennen und ggf. die Dosierung rechtzeitig individuell anpassen zu können, sind Kontrolluntersuchungen erforderlich. Sie umfassen die Bestimmung des Blutbildes, die Überprüfung von Leber- und Nierenfunktion sowie die Bestimmung von Elektrolyten, Harnsäure und ggf. auch von Gerinnungsparametern. Der Umfang begleitender Untersuchungen (z.B. Echokardiographie, Lungenfunktion, Audiometrie, neurologische Untersuchung) richtet sich nach der Art der Behandlung und der spezifischen Toxizität der Präparate.

27.4. Zytostatische Therapie bei Nieren- oder Leberinsuffizienz

Nephro- und hepatotoxische Zytostatika: s. Tab. 27.2.

Tabelle 27.2: Nebenwirkungen zytostatischer Medikamente und ausgewählter anderer antineoplastischer Substanzen

A. Sofort und früh auftretende Nebenwirkungen (während oder wenige Stunden bis Wochen nach Applikation)	
Organsystem/Symptomatik	Wirkstoffe
Blut/Knochenmark	
Leukopenie	fast alle Zytostatika, gering oder fehlend bei Vincristin, Bleomycin, L-Asparaginase
Thrombopenie	bei den meisten Zytostatika, gering bzw. fehlend bei Vincristin
Anämie	besonders bei Cisplatin, Topotecan; Temsirolimus
hämolytische Anämie	Fludarabin (selten)
Blutgerinnungs- und Fibrino-lysestörungen	L-Asparaginase
Gastrointestinaltrakt/Leber	
Übelkeit/Erbrechen	s. Kap. Gutartige Störungen der Blutbildung: Therapie der hämolytischen Anämie
Mukositis	Methotrexat, Cytarabin, Fluorouracil, Anthrazykline, Mitoxantron, Thiotepa, Etoposid, Dactinomycin, Bleomycin, Mitomycin C, Amsacrin, Capecitabin, UFT (Tegafur/Uracil), Oxaliplatin, Pemetrexed, Sunitinib
Diarrhoe	Melphalan (Hochdosis), Thiotepa, Azacitidin, Methotrexat, Fluorouracil (5-FU), Irinotecan, Capecitabin, UFT (Tegafur/Uracil), Anthrazykline, Mitoxantron, Etoposid, Dactinomycin, Cisplatin, Carboplatin, Irinotecan, Topotecan, Amsacrin, Estramustinphosphat, Sorafenib, Sunitinib, Lapatinib
abdominelle Schmerzen	Thiotepa, Vinca-Alkaloide, Dactinomycin, Cisplatin, Carboplatin, Topotecan, Fluorouracil, Capecitabin, UFT (Tegafur/Uracil)
Leberfunktionsstörung	Carmustin, Methotrexat, 6-Mercaptopurin, Dactinomycin, Idarubicin, Irinotecan (geringer Topotecan), Amsacrin, Estramustinphosphat, L-Asparaginase
„veno-occlusive disease" (VOD)	selten nach Cyclophosphamid, Melphalan oder anderen Alkylanzien, Busulfan, Carmustin, Mitomycin C
gastrointestinale Perforation	Bevacizumab
Niere und Harnwege	
Nephrotoxizität/ Niereninsuf-fizienz	Ifosfamid, Carmustin, Lomustin, Methotrexat, Cisplatin, Gemcitabin, Topotecan
Hämaturie, Proteinurie	Gemcitabin
mikroangiopathische hämolytische Anämie (MAHA)	Mitomycin C (bis Monate nach Therapie)
hämorrhagische Zystitis	Cyclophosphamid, Ifosfamid

A. Sofort und früh auftretende Nebenwirkungen (während oder wenige Stunden bis Wochen nach Applikation)	
Organsystem/Symptomatik	**Wirkstoffe**
Respirationstrakt	
interstitielle Pneumonitis	Methotrexat, Procarbazin
Lungenödem	Cytarabin
Lungenödem/ARDS	Gemcitabin
Herz-Kreislauf-System	
Hypotension	Etoposid, Topotecan
Hypertonie	Bevacizumab, Sorafenib, Sunitinib
Kardiotoxizität	Anthrazykline, Amsacrin, Estramustinphosphat, Fluorouracil, Capecitabin, Trastuzumab, Lapatinib
Herzrhythmusstörungen	Cyclophosphamid und Ifosfamid (hochdosiert), Pentostatin, Fluorouracil, Capecitabin, Gemcitabin, Vinca-Alkaloide, Taxane, Anthrazykline, Bleomycin, Cisplatin, Irinotecan, Amsacrin
Herzinsuffizienz	Ifosfamid
Flüssigkeitsretention, Ödeme	Docetaxel, Dasatinib
venöse Thrombosen, Embolien	Thalidomid, Lenalidomid
ZNS, neurologisch	
aseptische Meningitis	Methotrexat
Neurotoxizität	Cytarabin (Hochdosis), Pentostatin, Fludarabin, Cladribin
Enzephalopathie	Ifosfamid, Methotrexat, Fluorouracil (selten), L-Asparaginase
akutes zerebelläres Syndrom	Cytarabin (Hochdosis), Fluorouracil
zerebrale Krampfanfälle	Amsacrin
akute neurosensorische Manifestionen (laryngopharyngeale Dysästhesie)	Oxaliplatin
Kopfschmerzen	Topotecan
ZNS, psychiatrisch	
organisches Psychosyndrom	Ifosfamid (selten)
Metabolische und endokrine Störungen	
Hyperurikämie	Alkylantien, Anthrazykline, gelegentlich auch andere Zytostatika
Hyperglykämie	L-Asparaginase
Elektrolytstörungen ($Mg^2 + \downarrow$, $Ca^2 + \downarrow$, $Na + \downarrow$, $K + \downarrow$, Phosphat$\downarrow$)	Cisplatin
Salz- und Wasserretention	Estramustinphosphat

27

A. Sofort und früh auftretende Nebenwirkungen (während oder wenige Stunden bis Wochen nach Applikation)	
Organsystem/Symptomatik	**Wirkstoffe**
Sensorisches System	
Konjunktivitis	Cytarabin
Ototoxizität	Cisplatin, geringer auch Carboplatin
Geschmacksstörung	Docetaxel, Gemcitabin, Bleomycin
Haut	
Alopezie	Cyclophosphamid, Ifosfamid, Cytarabin (Hochdosis), Azacitidin, Vincristin, Vindesin, Vinorelbin, Etoposid, Paclitaxel, Docetaxel, Dactinomycin, Anthrazykline, Mitoxantron, Bleomycin, Mitomycin C, Topetecan, Irinotecan, Amsacrin
Hyperpigmentierung	Busulfan
Hand-Fuß-Syndrom	Capecitabine, Fluorouracil, lipsomales Doxorubicin, selten Cytarabin, Sorafenib, Sunitinib
Photosensibilität	Methotrexat, Pentostatin, Fluorouracil (selten)
Exanthem	Pentostatin, Cytarabin (Hochdosis), Gemcitabin, Fluorouracil, Docetaxel, Bleomycin, Sunitinib, Sorafenib, Lapatinib
akneähnliche Hauterschei-nungen	Cetuximab, Panitumumab, Erlotinib
Reaktion an Injektionsstelle*	Carmustin, Azacitidin, Cladribin, Vinorelbin, Estramustinphosphat
Allgemeinsymptome	
allgemeine Schwäche, Müdigkeit	Paclitaxel, Docetaxel, Procarbazin, Topetecan, Irinotecan; seltener Fludarabin, Azacitidin, Gemcitabin, Dactinomycin, Mitoxantron, Mitomycin C, Fluorouracil, Capecitabin, UFT (Tegafur/Uracil), Pemetrexed, Sunitinib, Sorafenib, Lapatinib
Fieber, Schüttelfrost	Bleomycin, Cladribin, Gemcitabin, Topotecan, L-Asparaginase
Ara-C-Syndrom	Cytarabin
akutes cholinerges Syndrom	Innotecan
Cytokine-Release-Syndrome	Rituximab, Alemtuzumab (v.a. bei i.v.-Gabe)
Knochenschmerzen, Myalgien/Arthralgien	Pentostatin, Cladribin, Gemcitabin, Paclitaxel, Docetaxel
Allergie/Anaphylaxie, Überempfindlichkeits-reaktionen	Paclitaxel, Docetaxel, Oxaliplatin, L-Asparaginase, Pentostatin, Vepesid
Alkoholintoleranz (Antabus-Effekt)	Procarbazin

*bei korrekter Injektion (kein Paravasat)

B. Verzögert auftretende Nebenwirkungen (Wochen bis Monate nach Applikation)

Organsystem/Symptomatik	Wirkstoffe
Blut/Knochenmark	
Leukopenie, Thrombopenie	verzögerte und evtl. anhaltende Myelosuppression bei Busulfan und Ibritumomab-Tiuxetan (Zevalin)
Anämie	Cisplatin
Gastrointestinaltrakt	
„veno-occlusive disease" (VOD)	selten nach Cyclophosphamid, Melphalan oder anderen Alkylantien, Busulfan, Carmustin, Mitomycin C
Respirationstrakt	
interstitielle Pneumonitis	Carmustin, Lomustin, Bleomycin, Mitomycin C, selten nach Melphalan, Chlorambucil und Cyclophosphamid
Lungenfibrose	Busulfan, Carmustin, Lomustin, Methotrexat (selten), Bleomycin; bes.: bei ersten Hinweisen auf pulmonale Toxizität Absetzen von Busulfan, Carmustin bzw. Bleomycin; nach Erreichen folgender kumulativer Gesamtdosis ist mit erhöhter pulmonaler Toxizität zu rechnen: Carmustin: 1.200–1.400 mg/m², Lomustin: 600–1.240 mg/m², Bleomycin: 400–500 mg/m²
Endokrine Störungen	
Hypothyreose	Sunitinib, Sorafenib, Interferon alpha
Hyperglykämie	Temsirolimus
Herz-Kreislauf-System	
Kardiomyopathie/ Herzinsuffizienz	Cyclophosphamid (Hochdosis), Doxorubicin, Daunorubicin, etwas seltener nach Epirubicin, Idarubicin und Mitoxantron; Trastuzumab, Lapatinib bes.: Anthrazykline/Mitoxantron: abhängig von der kumulativen Gesamtdosis, deren Grenzwerte nicht überschritten werden dürfen: Doxorubicin und Daunorubicin: 550 mg/m², Epirubicin: 900–1.000 mg/m², Idarubicin: 120 mg/m², Mitoxantron 160 mg/m²; Vermeidung toxischer Spitzenspiegel
ZNS, neurologisch	
periphere Polyneuropathie, autonome Neuropathie	Vincristin (häufig), Oxaliplatin (dosislimitierend), Paclitaxel, Procarbazin, Cisplatin, Bortezomib, Thalidomid; seltener: Vinblastin, Vindesin, Vinorelbin, Docetaxel, Carboplatin, Lenalidomid
ZNS, psychiatrisch	
Depression	Procarbazin, Interferon alpha
Reproduktives System	
Amenorrhoe, Ovarialdysfunktion	Cyclophosphamid, Melphalan, Busulfan, Thiotepa, Carmustin, Lomustin, Methotrexat, Procarbazin, Vinca-Alkaloide, Etoposid
Azoospermie	Cyclophosphamid, Chlorambucil, Procarbazin, Busulfan, Thiotepa, Carmustin, Lomustin, Methotrexat, Vinca-Alkaloide, Etoposid, Bleomycin
Immunsuppression	Cyclophosphamid, Chlorambucil und weitere Alkylantien, Methotrexat, 6-Mercaptopurin, Thioguanin, Pentostatin, Fludarabin, Cladribin, Cytarabin, Anthrazykline, Procarbazin bes: nach Fludarabin und Cladribin u.U. langfristige Suppression (z.T. mehrere Jahre) der zellulären Immunität (CD4-Zellzahl ↓), nach Cytarabin vorwiegend humorale Immunsuppression

27

C. Spätschäden (Monate bis Jahre nach Applikation)	
Organsystem/Symptomatik	**Wirkstoffe**
Gastrointestinaltrakt	
Leberfibrose	Methotrexat
Respirationstrakt	
Lungenfibrose	Busulfan, Carmustin, Lomustin, Methotrexat (selten), Bleomycin
Herz-Kreislauf-System	
Kardiomyopathie	Cyclophosphamid (Hochdosis), Doxorubicin, Daunorubicin, etwas seltener nach Epirubicin, Idarubicin und Mitoxantron
ZNS, neurologisch	
nekrotisierende Leukenzephalopathie	Methotrexat (Hochdosis oder intrathekale Gabe) bes.: verstärktes Auftreten bei Kombination mit ZNS-Bestrahlung
Haut	
Dermatopathie	Hydroxyurea
Reproduktives System	
Infertilität	Cyclophosphamid, Busulfan, Etoposid, Carmustin, Lomustin, Cisplatin, Procarbazin
Zweitneoplasien/Karzinogenität	
epitheliale Dysplasien	Busulfan
myelodysplastisches Syndrom (MDS)	Chlorambucil, Melphalan
akute myeloische Leukämie	Cyclophosphamid, Chlorambucil, Melphalan, Busulfan, Thiotepa, Lomustin, Etoposid, Doxorubicin, Epirubicin
Blasenkarzinom	Cyclophosphamid bes.: Risiko abhängig von der kumulativen Cyclophosphamid-Gesamtdosis
Hauttumoreb (Plattenepithelkarzinome)	Hydroxyurea
Karzinogen	Alkylantien, Etoposid, Teniposid, Dactinomycin, Anthrazykline, Mitoxantron, Cisplatin, Carboplatin, Procarbazin, Dacarbazin; geringer: Methotrexat, Purin-Analoge, Pyrimidin-Analoge; unbekannt: Gemcitabin, Vinca-Alkaloide, Taxane, Innotecan, Topotecan

27

27.4.1. Niereninsuffizienz

Die im Folgenden aufgeführten Zytostatika werden zu ≥ 30 % als aktive Ausgangssubstanz bzw. aktiver und/oder toxischer Metabolit renal ausgeschieden. Zur Dosisreduktion in Abhängigkeit von der Kreatinin-Clearance s. Kap. Arzneimitteldosierung bei Niereninsuffizienz. Altersbedingte Änderungen der Pharmakokinetik s. Kap. Arzneiverordnungen in der Pädiatrie:
Ifosfamid, Melphalan (i.v.), Carmustin, Lomustin, Nimustin, Methotrexat, Pemetrexed, Capecitabin, Pentostatin, Fludarabin, Cytarabin (1–3 g/m^2), Etoposid, Topotecan, Bleomycin, Plicamycin, Mitomycin C, Cisplatin, Carboplatin, Hydroxycarbamid, Dacarbazin.
Bei einer Kreatinin-Clearance ≤ 60 ml/Min. muss Dosisanpassung dieser Zytostatika erfolgen bzw. die Applikation unterbleiben (z.B. Cisplatin).

27.4.2. Leberinsuffizienz

Vor allem die Vinca-Alkaloide, Podophyllotoxin-Derivate und zytotoxisch wirksamen Antibiotika (Anthrazykline und verwandte Substanzen) akkumulieren bei eingeschränkter Leberfunktion und sind damit potenziell toxisch. Eine Dosisreduktion ist bei eingeschränkter Leberfunktion erforderlich, wobei als Parameter das Bilirubin, die GOT und die alkalische Phosphatase im Serum dienen. Die verminderte Metabolisierung und biliäre Ausscheidung sind allerdings schwer abschätzbar und korrelieren nicht obligat mit der Erhöhung des Bilirubins. Die folgenden Wirkstoffe werden hauptsächlich hepatisch eliminiert:
Chlorambucil, Melphalan, Carmustin, Lomustin, Nimustin, Vinblastin, Vincristin, Vindesin, Vinorelbin, Etoposid, Teniposid, Irinotecan, Docetaxel, Paclitaxel, Dactinomycin, Doxorubicin, Daunorubicin, Epirubicin, Idarubicin, Mitoxantron, Amsacrin, Estramustin.
Ebenfalls vorwiegend hepatisch eliminiert werden die Inhibitoren von Rezeptor- bzw. intrazellulären Tyrosinkinasen. Bei schweren Leberfunktionsstörungen muss u.U. die Dosis reduziert oder das Arzneimittel abgesetzt werden.

27

27.5. Supportive Therapiekonzepte

27.5.1. Hämatopoetische Wachstumsfaktoren

Lenograstim, Filgrastim und Pegfilgrastim (G-CSF)

Vergleichende Bewertung und Hinweise zur wirtschaftlichen Verordnung

Neutropenie und Infektionen sind wesentliche dosislimitierende UAW. Ausmaß und Dauer der Neutropenie sind abhängig von der Grundkrankheit bzw. Intensität der Chemotherapie und entscheidende Faktoren für die Häufigkeit von Infektionen und die Morbidität. Hämatopoetische Wachstumsfaktoren können die Dauer der Neutropenie sowie des stationären Aufenthaltes um einige Tage verkürzen und die Häufigkeit neutropenischer febriler Episoden, die Infektionsrate sowie den Antibiotikaverbrauch reduzieren. Neben den Originalpräparaten stehen seit Kurzem mehrere sogenannte Biosimilars zur Verfügung. Sie verfügen über den gleichen Angriffspunkt und das gleiche Wirkungsprinzip, sind strukturell ähnlich, aber nicht identisch und stellen eine wirtschaftliche Alternative zu den Originalpräparaten dar.

Die Gabe von G-CSF (Granulozyten-Kolonie-stimulierender Faktor) sollte sich an Empfehlungen für eine rationale Therapie mit hämatopoetischen Wachstumsfaktoren orientieren und potenziellen Nutzen sowie Kosten der Therapie kritisch abwägen. Derzeit gesicherte Indikationen sind in Tab. 27.3 zusammengefasst.

Die Primärprophylaxe sollte erfolgen, falls die Wahrscheinlichkeit infektiöser Komplikationen während der Neutropenie bei mindestens 20 % liegt. Empfohlenes Vorgehen:

- Beginn Tag 1 nach Chemotherapie
- Beendigung bei Wiederanstieg der Granulozyten > 2,0–3,0 x 10^9/l

Daneben ist die Gabe von G-CSF (1 x 5 µg/kg KG x d) bei akuter, medikamentös bedingter Agranulozytose (Neutrophile < 0,5 x 10^9/l) eine akzeptierte Indikation. Als Einzelfallindikationen bei Problempatienten (z.B. deutlich verminderte Knochenmarkreserve oder schwere Infektion nach vorausgegangener Chemotherapie trotz kurzer Neutropeniephase) gelten: primäre prophylaktische Gabe nach Chemo-/Strahlentherapie bei Infektionswahrscheinlichkeit < 20 %, additive (interventionelle) Gabe bei lebensbedrohlichen Infektionen.

Nicht gesichert ist der Nutzen von G-CSF (deshalb fehlende Indikation) bei afebrilen Patienten mit Neutropenie nach Standardchemotherapie, als additive (interventionelle) Gabe bei Patienten mit Fieber oder Infektion in Neutropenie oder als prophylaktische Gabe bei Patienten mit chronischer Neutropenie (z.B. myelodysplastisches Syndrom, aplastische Anämie).

Tabelle 27.3: Gesicherte Indikationen für die Behandlung mit G-CSF

Indikation	Substanz	Dosierung
primäre prophylaktische Gabe nach Chemo- **und/oder** Strahlentherapie bei Infektionswahrscheinlichkeit > 20 %	G-CSF	1 x 5 µg/kg KG x d 1 x 250 µg/m² x d
sekundäre prophylaktische Gabe nach infektiöser Komplikation trotz kurzer Neutropeniephase	G-CSF	1 x 5 µg/kg KG x d 1 x 250 µg/m² x d
kongenitale oder zyklische Neutropenie	G-CSF	0,1–8 µg/kg KG x d
Mobilisierung hämatopoetischer Vorläuferzellen nach Chemotherapie	G-CSF	1–2 x 5 µg/kg KG x d 1–2 x 250 µg/m² x d
Mobilisierung hämatopoetischer Vorläuferzellen zur allogenen Stammzelltransplantation	G-CSF	1–2 x 5 µg/kg KG x d
Mobilisierung von Leukozyten zur Herstellung von Leukozytenkonzentraten	G-CSF	1 x 5 µg/kg KG x d

Unerwünschte Arzneimittelwirkungen

Bei s.c.-Gabe von G-CSF treten bei etwa 20 % der Patienten Arthralgien, Myalgien, multilokuläre Knochenschmerzen, Kopfschmerzen, leichte Müdigkeit sowie vorübergehende Erhöhung der Harnsäure, LDH und alkalischen Phosphatase im Serum auf. Meist sind diese UAW durch symptomatische Maßnahmen gut zu behandeln. Beschrieben wurden auch Juckreiz, leichte Exantheme und lokale Reaktionen an den Injektionsstellen. Eine exzessive Leukozytose durch nichtrechtzeitiges Absetzen bleibt klinisch meist asymptomatisch. Fieberreaktionen und Belastungsdyspnoe, vermutlich aufgrund einer Sequestration von Granulozyten in der Lungenstrombahn, sind möglich.

Lenograstim

Wechselwirkungen

noch unbekannt

Pharmakokinetik

BV: 24 % (hohe Dosen) bis 62 % (niedrige Dosen) nach s.c.-Gabe
Elim.: Metabolismus; < 1 % unverändert renal
HWZ: 1–4 Std. (i.v.) bzw. 2,8–7,5 Std. (s.c.)

Dosierung

Lenograstim (rekombinantes G-CSF): 5 µg/kg KG/Tag s.c. (bzw. 150–250 µg/m²)

Filgrastim

Pharmakokinetik

HWZ: ca. 3,5 Std. (2–7 Std.)

Dosierung

Filgrastim (rekombinantes G-CSF): s. Lenograstim

Hinweise zur wirtschaftlichen Verordnung*

Die Kosten für eine Behandlung mit Filgrastim belaufen sich für eine 70 kg schwere Person für eine 5-tägige Behandlung auf: rund 1.100 Euro (Biosimilars), 1.108,25 Euro (Granulokine®), 1.146,48 Euro (Neupogen®).
Für eine 10-tägige Behandlung ergeben sich folgende Kosten:
2.200 Euro (Biosimilars), 2.216,50 Euro (Granulokine®), 2.292,96 Euro (Neupogen®).

Pegfilgrastim

Neben den G-CSF-Präparaten mit täglicher Verabreichung steht Pegfilgrastim, ein pegyliertes rekombinantes G-CSF mit stark verminderter renaler Clearance und entsprechend verlängerter Halbwertszeit, zur Verfügung. Aufgrund der veränderten Pharmakokinetik ist eine einmalige Gabe pro Chemotherapie-Zyklus ausreichend.

Vergleichende Bewertung und Hinweise zur wirtschaftlichen Verordnung

Der vereinfachten Anwendung stehen die Kosten von ca. 1.474,78 Euro/Chemotherapiezyklus gegenüber, sodass eine wirtschaftliche Anwendung insbesondere bei längerer zu erwartender Neutropenie (> 6–10 Tage) in Betracht kommt.

Wechselwirkungen

noch unbekannt

Pharmakokinetik

Elim.: überwiegend nichtrenal und nichthepatisch, Clearance durch neutrophile Granulozyten vermittelt
HWZ: gegenüber Filgrastim auf das 10-Fache verlängert; dadurch einmalige Gabe pro Therapiezyklus möglich

---

* Lauer-Taxe Stand 1.5.2009; keine Berücksichtigung gesetzlicher Pflichtrabatte von Apotheken und pharmazeutischen Unternehmern; grundsätzlich wurde die größte und preisgünstigste Packung zur Berechnung herangezogen

Dosierung

Pegfilgrastim (pegyliertes rekombinantes G-CSF): 6 mg s.c. pro Chemotherapiezyklus

Epoetin alfa, Epoetin beta und Darbepoetin alfa

(s. Kap. Gutartige Störungen der Blutbildung: Abschnitt 26.7. Erythropoese-stimulierende Arzneimittel)

27.5.2. Selektive antimikrobielle Prophylaxe (SOAP)

Indikationen für eine selektive antimikrobielle Prophylaxe (SOAP) sind
- Patienten, bei denen eine therapiebedingte Neutropenie von mehr als 10 Tagen (z.B. akute Leukämien) zu erwarten ist
- ernsthafte Infektionen in vorausgehenden Therapiezyklen trotz kurzer Neutropeniephase
- aplastische Anämie unter intensiver Immunsuppression
- keine SOAP-Indikation besteht bei kürzerer Neutropeniedauer, wie sie häufig im Rahmen der Chemotherapie solider Tumore auftritt

Antibakterielle Prophylaxe:
- Cotrimoxazol 2–3 x 960 mg/Tag plus Colistin 2 x 200 mg/Tag oder
- Ciprofloxacin 2 x 500 mg/Tag oder
- Levofloxacin 1 x 500 mg/Tag

Antimykotische Prophylaxe:
- Amphotericin B als Suspension 4 x 500 mg/Tag

Die SOAP sollte an Tag 1 (bei ausgeprägter Emesis unmittelbar nach Ende) der Chemotherapie begonnen und bei Wiederanstieg der Neutrophilen auf $> 1,0 \times 10^9$/l (in unkomplizierten Fällen bereits $> 0,5 \times 10^9$/l) beendet werden. Patienten nach allogener Knochenmarktransplantation sollten zusätzlich Fluconazol 2 x 200 mg/Tag oder Posaconazol 3 x 200 mg/Tag erhalten. Bei Patienten mit T-Zell-Defekten (z.B. HIV-Infektion als Begleit- oder Grunderkrankung, Zustand nach ausgedehnter Radiatio, Therapie mit Antilymphozytenglobulin, Alemtuzumab oder Nukleosidanaloga) sollte als Infektionsprophylaxe eine langfristige topische Antimykotikagabe, ggf. eine orale Gabe von Fluconazol und antivirale Prophylaxe mit Aciclovir (4 x 200–400 mg/Tag p.o.) erfolgen.

27.5.3. Empirische antimikrobielle Therapie

70–90 % aller Erwachsenen mit akuten Leukämien, hochmalignen Lymphomen oder vergleichbaren Erkrankungen entwickeln in der Phase der Neutropenie nach intensiver zytostatischer Polychemotherapie Fieber mit oder ohne weitere Zeichen einer Infektion. Ätiologisch ungeklärt bleiben 50 % dieser Episoden.

Als **Indikationen** für eine sofortige antibiotische und ggf. antimykotische Therapie gelten
- neutrophile Granulozyten $< 1,0 \times 10^9$/l
- orale Temperatur einmalig $\geq 38,3°$ C oder mehrfach innerhalb von 12 Std. $\geq 38,0°$ C
- kein Hinweis auf nichtinfektiöse Genese des Fiebers (u.a. vorherige Verabreichung von Blutprodukten, Zytostatika wie Bleomycin oder Zytokinen; Grunderkrankung mit Fieber als typischer B-Symptomatik, z.B. maligne Lymphome).

Für Niedrigrisiko-Patienten mit erwarteter Neutropeniedauer von maximal 5 Tagen ohne schweres Krankheitsbild kann eine ambulante orale Therapie mit einem Fluorchinolon plus Amoxicillin/Clavulansäure erwogen werden. Die empirische antimikrobielle Therapie ist in Abb. 27.1 dargestellt.

Therapeutisches Vorgehen

Bei ca. 50 % der neutropenischen Patienten mit Fieber lässt sich gleichzeitig mikrobiologisch und/oder klinisch eine Infektion sichern, die eine gezielte antimikrobielle Therapie erlaubt:

Haut- oder Venenkatheterinfektionen

- zusätzlich zur empirischen Initialtherapie Gabe eines Glykopeptid-Antibiotikums (Vancomycin 2 x 1.000 mg/Tag oder Teicoplanin 1 x 400 mg/Tag, innerhalb der ersten 24 Std. 2 x 400 mg)

Abdominelle und/oder perianale Infektionszeichen

- bei Gabe von Piperacillin und Tazobactam oder Carbapeneme keine zusätzlichen Antibiotika
- bei Initialtherapie mit Cephalosporin der 3. Generation oder Fluorochinolon zusätzlich Metronidazol 3 x 500 mg/Tag i.v. als Kurzinfusion
- bei Nachweis von Clostridium-difficile-Toxin und klinischer Symptomatik im Sinne einer Antibiotika-assoziierten (pseudomembranösen) Kolitis Metronidazol 3 x 500 mg/Tag p.o. oder in schweren Fällen Vancomycin 4 x 125 mg/Tag p.o.

Lungeninfiltrate

- zusätzlich empirische antimykotische Therapie mit Amphotericin B (1,0 mg/kg KG x d i.v.), dabei Beachtung der Kontraindikationen (z.B. schwere Leber- und Nierenfunktionsstörungen) sowie Einhaltung einer optimalen Begleitmedikation; nur bei gesicherter Unverträglichkeit von konventionellem Amphotericin B Umstellung auf liposomales Amphotericin B (Tagesdosis 1–3 mg/kg KG); bei nicht ausreichendem Ansprechen und hoher Wahrscheinlichkeit einer systemischen Mykose stehen als Reservemittel die Präparate Voriconazol und Caspofungin zur Verfügung
- bei Nachweis von Pneumocystis carinii unverzüglich Solfamethoxazol (100 mg/kg KG x d + Trimethoprim [20 mg/kg KG x d]) über 2–3 Wochen

Eine signifikante Überlegenheit der additiven (interventionellen) Gabe hämatopoetischer Wachstumsfaktoren gegenüber alleiniger antimikrobieller Therapie ist nicht gesichert.

Abbildung 27.1: Empirische antimikrobielle Therapie

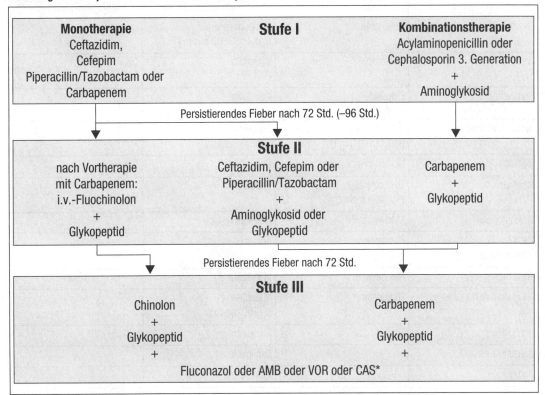

Bei Hochrisikopatienten mit Lungeninfiltraten Zusatz von Amophotericin B bereits ab Tag 1 der antimikrobiellen Therapie. Bei Hochrisikopatienten (Neutropeniedauer > 10 Tage und/oder andere individuelle Hochrisikofaktoren) mit Fieber unklarer Ursache: empirischer Einsatz parenteraler Antimykotika (vgl. Kap. Pilzinfektionen) bereits in Stufe II. *AMB: Amphotericin B, VOR: Voriconazol, CAS: Caspofungin

27.5.4. Antiemetische Therapie

Übelkeit und Erbrechen gehören zu den häufigsten und subjektiv am meisten belastenden UAW der Chemotherapie. Unterschieden werden 3 Formen:

- Akutes Erbrechen beginnt in der Regel 0–24 Std. nach Gabe des Zytostatikums und kann 6–24 Std. anhalten.
- Verzögertes Erbrechen beginnt > 24 Std. nach Gabe des Zytostatikums und kann bis zu 7 Tage andauern.
- Antizipatorisches Erbrechen setzt typischerweise vor Beginn der Zytostatikabehandlung ein und ist (in Häufigkeit und Dauer) abhängig vom Ausmaß des zuvor erlittenen akuten und/oder verzögerten Erbrechens.

Die antiemetische Therapie orientiert sich am Zeitpunkt des Auftretens von Übelkeit und/oder Erbrechen, dem emetogenen Potenzial der Zytostatika (abhängig von Zytostatikum, Dosis und Applikationsweg, s. Tab. 27.4). Zusätzlich sollten individuelle Risikofaktoren berücksichtigt werden (s. Tab. 27.5). Mit den derzeit verfügbaren Substanzen kann Erbrechen in den ersten 24 Std. nach Chemotherapie bei den meisten Patienten und während der ersten 5–7 Tage nach Chemotherapie bei etwa 45 % der Patienten vermieden werden.

Tabelle 27.4: Emetogenes Potenzial antineoplastischer Wirkstoffe

Gering < 10 %*	Mäßig 10–30 %	Intermediär/Hoch 31–90 %	Sehr hoch > 90 %
Bleomycin	Bendamustin	Carboplatin	Carmustin (> 250 mg/m²)
Busulfan	Bortezomib	Carmustin (≤ 250 mg/m²)	Cisplatin (≥ 50 mg/m²)
Chlorambucil (p.o.)	Capecitabine	Cisplatin (< 50 mg/m²)	Cyclophosphamid > 1.500 mg/m²
Cladribin	Cetuximab	Cyclophosphamid (p.o./< 1.500 mg/m²)	Dacarbazin
Erlotinib	Docetaxel	Cytarabin (> 1 g/m²)	Dactinomycin
Fludarabin	Etoposid	Azacitidin	
Hydroxycarbamid	5-Fluorouracil (< 1.000 mg/m²)	Daunorubicin	
Imatinib	Gemcitabin	Doxorubicin	
Melphalan	Methotrexat (50–250 mg/m²)	Epirubicin	
Mercaptopurin	Mitomycin	Idarubicin	
Methotrexat (≤ 50 mg/m²)	Paclitaxel	Ifosfamid	
Rituximab	Pemetrexed	Irinotecan	
Thioguanin (p.o.)	Topotecan	Methotrexat (> 250 mg/m²)	
Vinblastin	Trastuzumab	Mitoxantron	
Vincristin		Oxaliplatin	
Vindesin		Procarbazin	
Vinorelbin		Temozolomid	

* Angaben in Prozent Patienten, die bei Fehlen einer wirksamen antiemetischen Prophylaxe unter Erbrechen leiden

Tabelle 27.5: Prognosefaktoren zur Ermittlung des individuellen Emesisrisikos

Emesisrisikofaktoren	Punktzahl
Alter:	
> 50 Jahre	1
≤ 50 Jahre	2
Geschlecht:	
männlich	1
weiblich	2
Alkoholkonsum:	
ja	1
nein	2
Vorerfahrung von Übelkeit/Erbrechen:	
nein	1
ja	2
Individueller Score: ≤ 5 Punkte: günstige Emesisprognose, ≥ 6 Punkte: ungünstige Emesisprognose	

Therapeutisches Vorgehen

Bereits beim ersten Chemotherapiezyklus muss eine antiemetische Prophylaxe erfolgen. Unter Berücksichtigung des unterschiedlichen emetogenen Potenzials der Zytostatika (s. Tab. 27.4) und des individuellen Emesis-Risikoprofils (s. Tab. 27.5) kann für jeden Patienten eine individuelle, prophylaktische Therapie des akuten Erbrechens empfohlen werden. Bei einer Polychemotherapie sollte die prophylaktische Gabe von Antiemetika an das Zytostatikum mit dem höchsten emetogenen Potenzial angepasst und die entsprechende antiemetische Therapie an jedem Tag der Chemotherapie verabreicht werden. Die beste Prophylaxe des antizipatorischen Erbrechens ist das Vermeiden des akuten bzw. verzögerten Erbrechens nach vorangegangener Chemotherapie. Dem antizipatorischen Erbrechen liegen klassische Konditionierungsprozesse zugrunde, sodass neben einer 12 Std. vor Chemotherapie beginnenden Sedierung/Anxiolyse mit Benzodiazepinen (z.B. niedrigdosiertes Alprazolam) auch verhaltenstherapeutische Maßnahmen (z.B. Hypnose, Muskelentspannung) versucht werden sollten. Basisantiemetika und 5-HT$_3$-Antagonisten sind meist unwirksam. Die Empfehlungen zur antiemetischen Prophylaxe sind in der nachfolgenden Tabelle 27.6 zusammengefasst.

Tabelle 27.6: Empfehlungen zur antiemetischen Therapie bei eintägiger intravenöser Chemotherapie

Grad	Emesis-Risiko (%)	Antiemetische Therapie	
		vor Chemotherapie (Tag 1)	nach Chemotherapie
1	< 10 (minimal)	keine	keine
2	10–30 (gering)	Dexamethason oder Metoclopramid	keine
3	31–90 (mäßig bis hoch)		
Anthrazyklin + Cyclophosphamid		5-HT$_3$-Antagonist, Dexamethason und Aprepitant	Aprepitant Tage 2 und 3 oder Dexamethason Tage 2 und 3
andere Therapie		5-HT$_3$-Antagonist und Dexamethason	5-HT$_3$-Antagonist oder Dexamethason Tag 2 und 3
4	> 90 (sehr hoch)	5-HT$_3$-Antagonist, Dexamethason und Aprepitant	Dexamethason Tage 2–4 und Aprepitant Tage 2 und 3

Vergleichende Bewertung und Hinweise zur wirtschaftlichen Verordnung

Patienten, die Zytostatika mit minimalem emetogenen Potenzial erhalten, sollten nicht routinemäßig mit Antiemetika zur Prophylaxe des akuten Erbrechens, sondern nur bei Übelkeit und/oder Erbrechen während vorausgegangener Chemotherapie mit Dexamethason oder z.B. Metoclopramid p.o. behandelt werden. Patienten mit geringem Risiko für akutes Erbrechen erhalten Dexamethason oder Metoclopramid, evtl. in Kombination mit einem 5-HT$_3$-Antagonisten. Bei Patienten, die ein intermediäres bis hohes Risiko für akutes Erbrechen aufweisen, wird die kombinierte Gabe eines 5-HT$_3$-Antagonisten plus Dexamethason vor Chemotherapie empfohlen. Bei der Kombination Anthrazyklin/Cyclophosphamid ist die bessere Wirksamkeit einer zusätzlichen Gabe von Aprepitant, einem Antiemetikum mit neuartigem Wirkprinzip (Neurokinin-1-Rezeptorantagonist) durch eine größere Studie belegt. Vor Gabe hoch- und höchstemetogener Substanzen sollte ein 5-HT$_3$-Antagonist plus Dexamethason mit Aprepitant kombiniert werden. Wichtig für die Prophylaxe des verzögerten Erbrechens ist die Prophylaxe des akuten Erbrechens. Die Kombination von Dexamethason und einem 5-HT$_3$-Antagonisten oder Metoclopramid ist bei verzögertem Erbrechen nach sehr hochemetogener Chemotherapie (z.B. Cisplatin) nur beschränkt wirksam. Eine Kombination aus Dexamethason und einem 5-HT$_3$-Antagonisten mit Aprepitant führt zu einer verbesserten Wirkung. Auch aus Kostengründen sollte die niedrigste effektive Dosis verwendet und bei zuverlässigen Patienten mit intaktem Magen-Darm-Trakt die orale Applikation bevorzugt werden (s. Kap. Motilitätsstörungen des Verdauungstraktes). Basisantiemetika und 5-HT$_3$-Antagonisten sind meist unwirksam zur Prophylaxe des antizipatorischen Erbrechens.

27.5.4.1. Basisantiemetika

Als Basisantiemetika werden Dopamin-D$_2$-Antagonisten (s. auch Kap. Motilitätsstörungen des Verdauungstraktes) eingesetzt: Phenothiazine wie Haloperidol und Domperidon (nur peripher wirksam) und substituierte Benzamide wie Metoclopramid und Alizaprid.

Haloperidol

Wechselwirkungen, Pharmakokinetik

s. Kap. Psychosen und nichtpsychotische Erregungszustände

Dosierung

1–2 mg alle 8–12 Std. p.o., i.m. oder langsam i.v.

Domperidon

Wechselwirkungen, Pharmakokinetik

s. Kap. Motilitätsstörungen des Verdauungstraktes

Dosierung

10–20 mg alle 8 Std. p.o.

Metoclopramid

Wechselwirkungen, Pharmakokinetik

s. Kap. Motilitätsstörungen des Verdauungstraktes

Dosierung

- 20–50 mg alle 4–8 Std. p.o., i.v., rektal
- Hochdosistherapie: 2–4 mg/kg KG vor und 2 Std. nach Chemotherapie i.v. (Kurzinfusion in 250 ml Natriumchlorid-Lösung 0,9 % über 30 Min.)

Alizaprid

Pharmakokinetik

s. Kap. Motilitätsstörungen des Verdauungstraktes

Dosierung
- 50–100 mg alle 4–8 Std. p.o., i.m., i.v.
- Hochdosistherapie 6–10 mg/kg über 12–24 Std. Dauerinfusion

Weitere antiemetisch wirksame Substanzen

Benzodiazepine (vgl. Kap. Angst-, Panik- und Zwangsstörungen), wie Lorazepam, Diazepam, Alprazolam und Dikaliumclorazepat, und Glukokortikoide (vgl. Kap. Funktionsstörungen der Nebennieren) wie Dexamethason

Wirkstoffe und Dosierung
- **Lorazepam**:
  1,0–2,5 mg alle 8 Std. p.o., langsam i.v.
- **Diazepam**:
  5–10 mg alle 6–8 Std. p.o., i.m., rektal, langsam i.v.
- **Alprazolam**:
  0,25–0,5 mg alle 8 Std. p.o.
- **Dikaliumclorazepat**:
  10–20 mg alle 12 Std. p.o., 25 mg alle 12 Std. langsam i.v.
- **Dexamethason**:
  20 mg i.v. als Bolus bei Cisplatin-haltigen Regimen, ansonsten 8 mg p.o., i.m., i.v.

27.5.4.2. 5-HT$_3$-Antagonisten (Serotoninantagonisten)

(vgl. Kurzprofile im Anhang)
Vorteile gegenüber den Basisantiemetika sind die höhere antiemetische Wirksamkeit und insgesamt geringere UAW. Empfohlen wird für alle 5-HT$_3$-Antagonisten zur Prophylaxe bzw. Therapie des akuten Erbrechens eine einmalige Dosis vor Beginn der Chemotherapie mit hohem bzw. sehr hohem emetogenen Potenzial.

Wirkstoffe und Dosierung
- **Ondansetron**:
  8 mg/Tag oder 0,15 mg/kg KG/Tag i.v. (Kurzinfusion), 12–24 mg/Tag p.o.
- **Granisetron**:
  1 mg/Tag oder 0,01 mg/kg KG/Tag i.v. (Kurzinfusion), 2 mg/Tag p.o.
- **Tropisetron**:
  5 mg/Tag i.v. (Kurzinfusion), 5 mg/Tag p.o.
- **Dolasetron**:
  100 mg/Tag oder 1,8 mg/kg KG/Tag i.v. (Kurzinfusion),100 mg/Tag p.o.
- **Palonosetron**:
  250 µg i.v. Injektion/Therapiezyklus, lange Halbwertszeit, keine Wiederholung innerhalb von 7 Tagen

27.5.4.3. Neurokinin-1-Rezeptorantagonist (NK$_1$-Antagonist)

Für die Prävention des Erbrechens bei hochemetogener Therapie (Cisplatin) steht Aprepitant – ein selektiver NK$_1$-Antagonist ohne Affinität für 5-HT$_3$- oder D$_2$-Rezeptoren – zur Verfügung. Die Kombination von Aprepitant mit Dexamethason und einem 5-HT$_3$-Antagonisten ist zur Prophylaxe des akuten, insbesondere aber des verzögerten Erbrechens bei Chemotherapie mit hohem bis sehr hohem emetogenen Potenzial wirksamer als die Kombination Dexamethason plus 5-HT$_3$-Antagonist.

Aprepitant

Kontraindikationen
gleichzeitige Anwendung von Pimozid und Terfenadin; Hemmung des Isoenzyms CYP3A4 durch Aprepitant kann zu Erhöhung der Plasmaspiegel dieser Arzneimittel und zu möglicherweise lebensbedrohlichen Reaktionen führen

Unerwünschte Arzneimittelwirkungen

häufig Kopfschmerzen, Appetitlosigkeit, Müdigkeit, Obstipation oder Diarrhoe, Anstieg von GOT und GPT

Wechselwirkungen

- Aprepitant interferiert mit dem hepatischen Cytochrom-P450-System und ist Substrat, moderater Inhibitor und Induktor von CYP3A4
- darüber hinaus wird CYP2C9 induziert; daraus resultieren zahlreiche mögliche Medikamentenwechselwirkungen: u.a. mit Imidazol-Derivaten (Antimykotika), Benzodiazepinen, Cumarinderivaten, oralen Kontrazeptiva
- Aprepitant darf nicht gleichzeitig mit Pimozid, Terfenadin, Astemizol oder Cisaprid gegeben werden
- Kombination mit Irinotecan kann zu erhöhter Toxizität führen

Pharmakokinetik

BV: 59–67 %
Elim.: Metabolismus; Ausscheidung ca. 57 % über Urin und 45 % über Faeces
HWZ: 9–13 Std.

Wirkstoffe und Dosierung

- Aprepitant (in Kombination mit Dexamethason und 5-HT$_3$-Antagonisten):
  Tag 1: Aprepitant 1 x 125 mg, Dexamethason 12 mg und 5-HT$_3$-Antagonist;
  Tage 2 und 3: Aprepitant 1 x 80 mg, Dexamethason 8 mg

Hinweise zur wirtschaftlichen Verordnung

Die Kosten für eine 3-tägige Behandlung mit Apripetant + Dexamethason einschließlich der Spanne für die 5-HT$_3$-Antagonisten belaufen sich auf ca. 117 Euro + 17–23 Euro (5-HT$_3$-Antagonist, oral).

27.5.5. Chemotherapie-induzierte Diarrhoe (CID)

Verschiedene Zytostatika lösen Diarrhoen aus, die die Fortsetzung der Chemotherapie verzögern, die die Therapietreue (Adhärenz) vermindern und zu lebensbedrohlichen Komplikationen führen können. Insbesondere nach Fluorouracil plus Folinsäure und Irinotecan treten häufig klinisch schwere Diarrhoen auf. Die Behandlung orientiert sich am Schweregrad und umfasst neben diätetischen Maßnahmen bei nichtschwerer CID eine symptomatische Behandlung mit Loperamid (s. Kap. Motilitätsstörungen des Verdauungstraktes: Abschnitt 33.5.3.) oder bei schwerer CID mit Octreotid. Die optimale Dosis von Octreotid zur Behandlung der CID ist nicht bekannt.

Früh einsetzende Diarrhoen im Rahmen des nach Irinotecan häufigen akuten cholinergen Syndroms werden mit Atropin s.c. behandelt. Schwere, persistierende CID müssen, insbesondere bei Vorliegen von Risikofaktoren (z.B. ausgeprägte Dehydratation, Blut im Stuhl, abdominelle Schmerzen, vorausgegangene Bestrahlung des Abdomens oder Beckens), stationär abgeklärt und behandelt werden.

Loperamid

Wechselwirkungen, Pharmakokinetik

s. Kap. Motilitätsstörungen des Verdauungstraktes: Abschnitt 33.5.3.

Dosierung

- Anfangsdosis 4 mg (Kps. oder Lsg.)
- danach 2 mg nach jedem ungeformten Stuhl
- maximal 16 mg/Tag

Atropin

Dosierung

0,25 mg s.c. 27.4.6 Nieren-/Blasenprotektion

27.5.6. Nieren-/Blasenprotektion

27.5.6.1. Harnsäurenephropathie/Tumorlysesyndrom

Patienten mit rasch proliferierenden, chemosensitiven Tumore und/oder großer Tumormasse (z.B. akute Leukämien, maligne Lymphome, Keimzelltumore, kleinzelliges Bronchialkarzinom) sind besonders durch das Auftreten eines Tumorlysesyndroms gefährdet, welches durch Elektrolytstörungen (u.a. Hyperkaliämie) und einer Hyperurikämie charakterisiert ist. Mögliche Komplikation ist eine Nephropathie bis hin zum akuten Nierenversagen. Zur Prophylaxe wird neben ausreichender Flüssigkeitszufuhr (Ziel: Urinausscheidung von 3 l/Tag), Alkalisierung des Urins (Ziel: Urin-pH 7–8) zur Verbesserung der Harnsäurelöslichkeit Allopurinol (s. Kap. Gicht) zur Verringerung der Harnsäuresynthese durch Hemmung der Xanthinoxidase verabreicht. Zur Prophylaxe bei sehr hohem Risiko und zur Therapie des manifesten Tumorlysesyndroms steht heute gentechnisch hergestellte Rasburicase (rekombinante Uratoxidase) zur Verfügung, welche durch Harnsäureabbau zu einem schnellen Abfall des Serumspiegels führt.

Hinweise zur wirtschaftlichen Verordnung
Die Kosten sind hoch, sie belaufen sich auf 752 Euro/Tag (70 kg schwere Person, 0,20 mg/kg KG).

Allopurinol

Wechselwirkungen, Pharmakokinetik
s. Kap. Gicht

Dosierung
- initial 300–600 mg/Tag
- Beginn 2 Tage vor Therapie
- dann Dosis an Serumharnsäurewerte anpassen

 Cave: Dosisreduktion von 6-Mercaptopurin und Azathioprin (nicht von Thioguanin) um 65–75 % bei gleichzeitiger Gabe von Allopurinol.

Rasburicase

Unerwünschte Arzneimittelwirkungen
Fieber, Kopfschmerzen, gastrointestinale Störungen, allergische und anaphylaktische Reaktionen

Phamakokinetik und Dosierung
Elim.: Metabolismus über Peptidhydrolyse
HWZ: ca. 19 Std.

Dosierung
0,15–0,20 mg/kg KG/Tag i.v. (Kurzinfusion in 50-ml-Natriumchlorid-Lösung 0,9 % über 30 Min.)

27.5.6.2. Blasenschleimhautschäden

Ohne prophylaktische Maßnahmen kommt es nach Ifosfamid, höher dosiertem Cyclophosphamid (≥ 1.000 mg/m²) und Langzeittherapie mit diesen Vertretern der Oxazaphosphorine infolge der Ausscheidung des zytotoxisch aktiven Metaboliten Acrolein häufig zu einer sterilen hämorrhagischen Zystitis. Die Blasenschädigung ist dosisabhängig und kumulativ; Potenzierung durch vorausgegangene Bestrahlung des Beckens, Übergang in Fibrose mit Blasenwandstarre möglich. Prophylaxe mit Mesna (bindet und inaktiviert Acrolein) bei Standardtherapie mit Ifosfamid und Cyclophosphamid (Dosierung > 500 mg/m²).

Cave: Gleichzeitig auf ausreichende Flüssigkeitszufuhr achten (Urinausscheidung mind. 2 l/Tag).

Wechselwirkungen
Wirkung von Warfarin kann verstärkt werden (INR-Kontrollen)

Pharmakokinetik
BV: im Urin innerhalb 24 Std. nach Gabe 70 % der Dosis als freies Mesna
Elim.: im Serum Oxidation zur Disulfid-Verbindung, nach glomerulärer Filtration wieder Reduktion zur freien Thiolverbindung
HWZ: 0,6–2 Std. (Mesna) bzw. 1,2 Std. (Mesnadisulfid)

Dosierung
- 20 % der Dosis von Cyclophosphamid oder Ifosfamid (in mg) 15 Min. vor sowie 4 und 8 Std. nach Beginn der Zytostatikaapplikation i.v. (Kurzinfusion)
- bei kontinuierlicher Infusion von Ifosfamid wird Mesna wegen seiner kurzen HWZ (ca. 35 Min.) in 20 % der Gesamtdosis von Ifosfamid als Bolus i.v. vor Chemotherapie und anschließend in 40 % der Gesamtdosis von Ifosfamid als Dauerinfusion bis 12–24 Std. nach Ende der Ifosfamid-Gabe verabreicht
- bei hochdosierter zytostatischer Therapie mit Oxazaphosphorinen besondere Therapieschemata für die Applikation von Mesna beachten!

 Cave: Mesna nicht wirksam gegen Nephrotoxizität von Ifosfamid.

27.5.6.3. Prophylaxe der Nephrotoxizität von Cisplatin

Für Cisplatin ist die dosisabhängige, kumulative Nephrotoxizität wichtigste dosislimitierende UAW. Voraussetzungen für die Therapie mit Cisplatin sind
- Serumkreatinin im Normbereich, Kreatinin-Clearance > 60 ml/Min.
- Elektrolyte (einschließlich Calcium, Magnesium) im Normbereich
- keine manifeste Harnabflussbehinderung
- keine Begleiterkrankungen, die ausreichende Flüssigkeitszufuhr verhindern
- ausreichende Urinproduktion (100–200 ml/Std.).

Zur Prophylaxe bzw. Reduktion der Nephrotoxizität konsequente und ausreichende Flüssigkeitszufuhr vor und nach Gabe von Cisplatin (Flüssigkeitsmenge abhängig von Cisplatindosis) und forcierte Diurese mit Mannitol oder Furosemid. Während und nach Applikation von Cisplatin regelmäßige Flüssigkeitsbilanzierung und Gewichtskontrolle (2 x/Tag), tägliche Bestimmung von Kreatinin, Harnstoff und Elektrolyten.

27.5.7. Prophylaxe und Therapie der Mukositis

Zur Prophylaxe und Therapie der schweren Mukositis, insbesondere Stomatitis, im Rahmen einer Hochdosistherapie hämatologischer Neoplasien mit hämatopoetischer Stammzellgabe steht der humane Keratinozyten-Wachstumsfaktor Palifermin zur Verfügung. Der extrem hohe Preis, noch unbekannte Langzeitrisiken und das Auftreten einer schweren Mukositis trotz Gabe von Palifermin bei ca. zwei Drittel der Patienten stellen den klinischen Stellenwert infrage und beschränken den Einsatz dieses Wirkstoffes auf Therapien mit hoher Inzidenz schwerer Mukositiden.

Palifermin

Wechselwirkungen
nicht bekannt

Pharmakokinetik
HWZ: 4,5 Std.

Dosierung

- an 3 Tagen vor Hochdosistherapie 60 µg/kg KG/Tag i.v.
- Mindestabstand zur Chemotherapie 24 Std.
- nach Infusion der hämatopoetischen Stammzellen über 3 weitere Tage in gleicher Dosis

Hinweise zur wirtschaftlichen Verordnung
Es handelt sich um eine sehr teure Therapie, die Kosten der 3-tägigen Therapie belaufen sich auf ca. 2.991 Euro (70 kg schwere Person).

27.5.8. Prophylaxe der Kardiotoxizität von Anthrazyklinen

Die Prophylaxe der chronischen kumulativen Anthrazyklin-Kardiotoxizität, insbesondere nach Anthrazyklin-Vorbehandlung, ist mit Dexrazoxan möglich. Bedenken, dass die Verminderung der Kardiotoxizität durch Dexrazoxan auch mit einer Verminderung der Wirksamkeit der Therapie einhergeht, konnten noch nicht vollständig ausgeräumt werden.

Dexrazoxan

Wechselwirkungen
Verstärkung der Hämatoxizität möglich

Pharmakokinetik
HWZ: 2,2 Std.
Elim.: überwiegend unveränderte renale Ausscheidung

Dosierung
- intravenöse Infusion über 15 Min., ca. 30 Min. vor Anthrazyklin-Gabe, etwa in einer dem 20-Fachen (Doxorubicin) bzw. dem 10-Fachen (Epirubicin) der Dosis des entsprechenden Anthrazyklins entsprechenden Dosis

27.5.9. Antidote (Folinsäure)

Bei Therapie mit mittelhoch und hochdosiertem (> 1.500 mg/m^2) Methotrexat können die zytotoxische Wirkung der Folsäureantagonisten durch Folinsäure antagonisiert und deren UAW (insbesondere Myelosuppression, gastrointestinale Toxizität) abgeschwächt werden.

Folinsäure

Wechselwirkungen
- Wirkung von 5-Fluorouracil kann verstärkt werden
- Wirkung von Primidon, Phenobarbital bzw. Phenytoin kann abgeschwächt werden

Pharmakokinetik
BV: im Mittel 31 % (dosisabhängig)
Elim.: Metabolismus, aktive Metaboliten
HWZ: 6,2 Std. (alle aktiven Folate); bei Niereninsuffizienz kann Elimination von Methotrexat reduziert sein und höhere und/oder prolongierte Folinsäure-Dosen erfordern

Dosierung
- Beginn mit Folinsäure frühestens 6–8 Std., spätestens 24 Std. nach Ende der Methotrexatinfusion
- Dosierung und Dauer abhängig von verabreichter Dosis und Serumkonzentration von Methotrexat
- initial häufig 15 mg/m^2 p.o. alle 6 Std. oder bei unsicherer Therapietreue (Adhärenz) bzw. Erbrechen 15 mg/m^2 i.v. alle 3 Std.

27.5.10. Zytostatika-Paravasate

Folgende Zytostatika können bei Extra-/und/oder Paravasat Nekrosen und Ulzerationen auslösen: Fluorouracil (selten), Vinblastin*, Vincristin*, Vindesin*, Vinorelbin*, Etoposid, Teniposid, Paclitaxel, Dactinomycin*, Doxorubicin*, Daunorubicin*, Epirubicin*, Idarubicin*, Mitoxantron (selten), Bleomycin, Mitomycin C*, Cisplatin, Carboplatin, Amsacrin*, Dacarbazin (*Zytostatika mit starker Potenz für Ulzeration, Nekrosen).

Sofortmaßnahmen:
- bei Verdacht auf Extra-/Paravasat Injektion/Infusion sofort abbrechen, Nadel belassen, System erneuern
- 3–5 ml Blut aspirieren und verwerfen, um Restmengen des Zytostatikums lokal zu entfernen
- Versuch der Aspiration des Extra-/Paravasats sowie evtl. entstandener Blasen mit dünner Nadel
- lokale Gabe des Antidots und ggf. Kälte- bzw. Wärmeapplikation (s.u.)
- lokalen Druck vermeiden

Richtlinien für das Vorgehen bei Para-/Extravasaten basieren auf tierexperimentellen Daten und klinischer Erfahrung. Kontrollierte klinische Studien liegen nicht vor.

Empirische Empfehlungen für substanzabhängige Lokalmaßnahmen (nacheinander):

Doxorubicin, Daunorubicin, Epirubicin, Idarubicin, Mitomycin:
- DMSO (50–99 %) lokal alle 6–8 Std. für ca. 7 Tage
- intermittierende Kälteapplikation lokal (Kompressen) für mind. 24 Std.
- evtl. Hydrocortison 50–200 mg intradermal (Wirksamkeit nicht gesichert)
- Extremität hochlagern
- systemische intravenöse Infusion (1–2 Std.) von Dexrazoxan über 3 Tage beginnend spätestens 6 Std. nach Paravasat. Dosierung: Tage 1 und 2: 1.000 mg/m², am Tag 3: 500 mg/m²

Hinweise zur wirtschaftlichen Verordnung
Durch Anwendung des pharmakologisch identischen, jedoch nur für die Prophylaxe der Anthrazyklin-Kardiotoxizität zugelassenen Präparates Cardioxane® („Off-Label-Use") lassen sich etwa 80 % der Kosten des zugelassenen Arzneimittels Savene® einsparen:
- Cardioxane®: 2.765,40 Euro/3 Tage
- Savene®: 11.960,21 Euro/3 Tage.

Mitomycin:
- DMSO (50–99 %) lokal alle 6–8 Std. für ca. 7 Tage.
- Hyaluronidase mit isotonischer NaCl-Lösung auflösen und 150–900 I.E. einmalig s.c. (peri-, intraläsional) injizieren
- evtl. Wärmeapplikation lokal (warme Kompressen)
- **Cave: Keine Kälteapplikation lokal.**
- Evtl. Hyaluronidase mit isotonischer NaCl-Lösung auflösen und 150–900 I.E. einmalig s.c. (peri-, intraläsional) injizieren

Vinblastin, Vincristin, Vindesin, Vinorelbin

Etoposid, Teniposid, Mechlorethamin, Dacarbazin, Cisplatin
- Lokale (peri-, intraläsional) Injektion von 2–4 ml einer Mischung von 4 ml Natriumthiosulfat 10 % und 6 ml Aqua ad injectabile; evtl. Wiederholung nach mehreren Std.
- **Cave: Exakte Dokumentation des gesamten Vorganges ist unabdingbar. Extra-/Paravasatbereich sorgfältig beobachten und evtl. frühzeitig Chirurgen hinzuziehen.**

27.6. Hinweise zur wirtschaftlichen Verordnung

Aus **„Wirkstoff aktuell" Aromatasehemmer, 2007** (Herausgeber: Kassenärztliche Bundesvereinigung):

- Aromatasehemmer (AI) der 3. Generation verlängern im Vergleich zu Tamoxifen bei der adjuvanten Therapie des Mammakarzinoms das erkrankungs- und rezidivfreie Intervall. Eine signifikante Verlängerung des Gesamtüberlebens konnte bisher nicht zweifelsfrei nachgewiesen werden.
- Bei Kontraindikationen gegen Tamoxifen oder Unverträglichkeit sollten bei Patientinnen in der Postmenopause zur adjuvanten Behandlung des Hormonrezeptor-positiven Mammakarzinoms AI (Anastrozol, Letrozol) eingesetzt werden. Der Einsatz von AI sollte nur bei nachgewiesener Hormonrezeptor-Expression (ER und/oder PR) in Tumorgewebe bzw. Metastasen erfolgen.
- Eine sequenzielle Gabe von AI im Anschluss an eine zwei- bis dreijährige Therapie mit Tamoxifen hat einen günstigen Effekt auf das krankheitsfreie Überleben und kann eine geringe Verlängerung des Gesamtüberlebens bewirken.
- Bei der präoperativen neoadjuvanten endokrinen Therapie eines Hormonrezeptor-positiven Mammakarzinoms bei postmenopausalen Patientinnen führt Letrozol gegenüber Tamoxifen zu einer stärkeren Tumorreduktion. Eine generelle Gabe ist jedoch aufgrund der noch nicht ausreichenden Datenlage nicht gerechtfertigt.
- Eine erweiterte adjuvante Behandlung mit Letrozol nach vorheriger adjuvanter Standardtherapie mit Tamoxifen über fünf Jahre führt zu einer Verlängerung des krankheitsfreien Überlebens. Ein signifikant verbessertes Gesamtüberleben wurde bisher nur bei nodalpositiven Tumore beschrieben. Letrozol sollte in dieser Indikation nur bei Tumore mit hohem Rezidivrisiko und nach sorgfältiger Aufklärung über Nutzen und Risiken verordnet werden.
- Langzeittoxizität und Lebensqualität unter Behandlung mit AI der 3. Generation sind nicht eindeutig geklärt und abschließend untersucht.
- Bei der Abwägung der Therapieauswahl ist das unterschiedliche Nebenwirkungsprofil von AI (erhöhtes kardiovaskuläres und Frakturrisiko, Osteoporose, Beeinflussung des Lipidstoffwechsels) gegenüber Tamoxifen (erhöhtes Risiko für Vaginalblutungen und thromboembolische Ereignisse) und das Nebenwirkungsspektrum innerhalb der AI zu berücksichtigen.

Störungen des Immunsystems

28. Allergische Erkrankungen

28. Allergische Erkrankungen

Fazit für die Praxis

Die wichtigste hausärztliche Indikation unter den allergischen Erkrankungen ist neben dem allergischen Asthma (s. Kap. Asthma bronchiale und andere Atemwegserkrankungen) und der Urtikaria (s. Kap. Dermatologische Ratschläge) die allergische Rhinokonjunktivitis, die im Falle stärkerer Funktionsbeeinträchtigung der medikamentösen Behandlung bedarf. Hierfür kommen vor allem Antihistaminika infrage. Auch wenn vergleichende Studien mit harten Wirksamkeitsparametern zwischen verschiedenen Einzelwirkstoffen selten sind, so stellen doch aufgrund des günstigeren Nebenwirkungsprofils die Antihistaminika der 2. Generation, die auch als kostengünstige Generika verfügbar sind, heute die Mittel der Wahl dar. Ob die sogenannte 3. Generation der Antihistaminika zu einer relevanten Reduktion von unerwünschten Wirkungen führt, ist nicht geklärt. Sie sind im Schnitt teurer als die bisher verfügbaren Wirkstoffe. Bei ungenügender Wirksamkeit ist die regelmäßige Anwendung eines topischen Glukokortikoids indiziert. Die Applikation von Glukokortikoid-Kristall-Suspensionen ist obsolet.

Cromone sind topisch applizierten Glukokortikoiden in der Wirksamkeit deutlich unterlegen und daher nur bei leichter Symptomatik geeignet.

Die teure Therapie mit Montelukast kommt gelegentlich in Frage, wenn (seltene!) Kontraindikationen gegen Glukokortikoide vorliegen oder der Patient auf die therapeutischen Alternativen nicht anspricht.

Antihistaminika sind auch das Mittel der Wahl für die symptomatische Therapie des allergischen Angioödems. Glukokortikoide sind in Kombination mit Antihistaminika beim akuten Angioödem indiziert.

28.1. Wirkstoffübersicht

empfohlene Wirkstoffe	weitere Wirkstoffe
Beclometason	Azelastin
Budesonid	C1-Esterase-Inhibitor
Cetirizin	Cromoglicinsäure
Fexofenadin	Desloratadin
Flunisolid	Dexomethason
Fluticason	Doxepin
Loratadin	Ebastin
Mometasonfuroat	Ketotifen
Oxymetazolin	Levocetirizin
Xylometazolin	Mizolastin
	Mometason
	Montelukast
	Naphazolin
	Nedocromil
	Nifedipin
	Terfenadin
	Tramazolin
	Triamcinolon

28.2. Klinische Grundlagen

28.2.1. Definition

Der Begriff „Allergie" bezeichnet die veränderte Reaktionsbereitschaft gegen einen Fremdstoff (Antigen). Die Grundlage ist eine spezifische Sensibilisierung, die durch Antikörper oder Zellen vermittelt wird. Allergische Erkrankungen sind Funktionsstörungen, die aus der Auseinandersetzung mit dem Antigen resultieren. Als klassische Vertreter gelten die allergische Form von Rhinitis, Asthma und Urtikaria sowie der anaphylaktische Schock. Es handelt sich um lokale oder generalisierte Überempfindlichkeitsreaktionen, die durch IgE-Antikörper vermittelt werden.

Nachfolgend wird für die hausärztliche Praxis nur die Therapie der allergischen Rhinokonjunktivitis, des Angioödems und der Anaphylaxie besprochen. Zur Urtikaria s. Kap. Dermatologische Ratschläge; allergisches Asthma wird im Kapitel Asthma bronchiale und andere Atemwegserkrankungen abgehandelt.

28.3. Allergische Rhinokonjunktivitis

28.3.1. Therapie: allgemeine Gesichtspunkte

28.3.1.1. Therapieindikation

störende, die Alltagstätigkeit behindernde klinische Symptome

28.3.1.2. Nichtmedikamentöse Maßnahmen

Allergenkarenz bei Hausstaubmilben- und Tierhaarallergie effektiv, bei der häufigeren Pollenallergie nur bedingt möglich (Polleninformation)

28.3.1.3. Therapeutisches Vorgehen

Leichte Symptome sind gut mit Antihistaminika, in Einzelfällen auch mit Cromonen zu beeinflussen. Leukotrien-Rezeptorantagonisten scheinen ähnliche klinische Effekte wie Antihistaminika zu besitzen und können in sonst therapieresisten Fällen indiziert sein. Die Kombination ist additiv wirksam, bis zu einer endgültigen Empfehlung müssen jedoch die Ergebnisse noch laufender klinischer Studien abgewartet werden. Bei ungenügender Wirksamkeit ist die regelmäßige Anwendung eines topischen Glukokortikoids indiziert. In schweren Fällen kann auch eine orale Glukokortikoidtherapie notwendig sein. Die Applikation von Glukokortikoid-Kristallsuspensionen ist obsolet. Eine Alternative zur medikamentösen Behandlung ist die spezifische Immuntherapie. Die Wirkung ist mit dem Effekt von Antihistaminika bzw. Cromoglicinsäure/Nedocromil vergleichbar. Über Langzeitwirkungen, insbesondere auch über die angestrebte Verhinderung eines Etagenwechsels, liegen noch keine ausreichenden Daten vor. Schleimhautabschwellende Mittel sind nur für eine kurzfristige Anwendung geeignet.

28.3.2. Pharmakotherapie

28.3.2.1. H₁-Antagonisten (Antihistaminika)

(s. auch Kap. Dermatologische Ratschläge)

Vergleichende Bewertung und Hinweise zur wirtschaftlichen Verordnung

Antihistaminika stellen die Basis der Therapie der akuten Rhinokonjunktivitis dar. Vergleichende Studien zwischen verschiedenen Einzelwirkstoffen mit harten Wirksamkeitsparametern sind allerdings rar. Aufgrund des günstigeren Nebenwirkungsprofils stellen Antihistaminika der 2. Generation (z.B. Cetirizin, Loratadin) – die inzwischen generisch verfügbar und damit kostengünstig sind – heute die Mittel der Wahl dar. Die älteren Substanzen sollten im Allgemeinen nicht mehr eingesetzt werden. Ebenso kann Terfenadin wegen seines arrhythmogenen Potenzials nicht empfohlen werden.

Ob die 3. Generation der Antihistaminika (z.B. Desloratadin, Levocetirizin) zu einer relevanten Reduktion unerwünschter Wirkungen führt, ist nicht belegt. Die Therapie mit diesen Substanzen erhöht jedoch in jedem Fall die Behandlungskosten (vgl. Abschnitt 28.8. Hinweise zur wirtschaftlichen Verordnung).

Wirkungsmechanismus

Die über H₁-Rezeptoren von basophilen Granulozyten vermittelten Histaminwirkungen, wie Vasodilatation, gesteigerte Gefäßpermeabilität und Pruritus, werden gehemmt. Für neuere Antihistaminika der 2. (Cetirizin, Loratadin, Mizolastin, Terfenadin) und der 3. Generation (Fexofenadin, Levocetirizin, Desloratadin) wurden antiinflammatorische Wirkungsmechanismen auf Adhäsionsfaktoren (ICAM-1) und Zytokine (IL-1, IL-4, IL-13, TNF-alpha) in vitro und in vivo nachgewiesen.

Indikation(en)

Symptome der Rhinitis und Konjunktivitis (Juckreiz, nasale Sekretion, Tränenfluss, Fremdkörpergefühl)

Kontraindikationen

1. Trimenon der Schwangerschaft, generell zurückhaltende Verordnung während der Gravidität

Unerwünschte Arzneimittelwirkungen

- Sedierung, Konzentrationsschwäche, Koordinationsstörungen, Appetitsteigerung, Gewichtszunahme
- gelegentlich gastrointestinale Beschwerden
- selten intrahepatische Cholestase
- Vigilanz und Verkehrstüchtigkeit werden durch moderne Antihistaminika der 2. und 3. Generation deutlich weniger beeinträchtigt
- Loratadin bezüglich sedativer Effekte mit Placebo vergleichbar
- Cetirizin kann leichte Sedierung und psychomotorische Hemmungen verursachen, ist aber stärker wirksam als Loratadin
- zentraldämpfende Wirkung von Sedativa und Alkohol wird verstärkt
- anticholinerge UAW (Akkommodationsschwäche, Delir etc.) spielen im Allgemeinen keine große Rolle, können aber bei Kombination mit anderen anticholinerg wirksamen Pharmaka und im Falle der Anwendung bei multimorbiden älteren Patienten bedeutsam werden
- bei Terfenadin, Ebastin, Mizolastin und Loratadin muss an die Möglichkeit einer Arzneimittelinteraktion auf der Ebene des Cytochrom-P450 gedacht werden (s. Kap. Tabellen zum Metabolismus von Arzneimitteln durch Cytochrom-P450-Enzyme); Ebastin, Mizolastin und insbesondere Terfenadin können zu einer Verzögerung der myokardialen Erregungsrückbildung führen; ob Antihistaminika der 3. Generation, die entweder aktive Metaboliten (Fexofenadin von Terfenadin und Desloratadin von Loratadin) oder Enantiomere (Levocetirizin) darstellen, zu einer weiteren Reduktion von Nebenwirkungen beitragen, ist nicht geklärt

Wechselwirkungen

- Mizolastin, Loratadin und Terfenadin interagieren mit Wirkstoffen, die über das Cytochrom-P450-Enzymsystem metabolisiert werden (z.B. Nifedipin, orale Kontrazeptiva, Cimetidin, Ranitidin, Fluconazol, Ketoconazol, Phenytoin, Barbiturate, auch Inhaltsstoffe bestimmter Nahrungsmittel, z.B. Grapefruitsaft)
- insbesondere die Kombination dieser Wirkstoffe mit Mizolastin und Terfenadin gilt durch eine Verlängerung des QT-Zeit-Intervalls als Risikofaktor für das Auftreten kardiotoxischer UAW von H₁-Antagonisten

- eine Kombination mit anderen, zur Verlängerung des QT-Intervalls im EKG führenden Mitteln, wie Antiarrhythmika, Phenothiazinen, NSMRI-Antidepressiva, hochdosiertem Erythromycin, sollte nur unter entsprechenden Kontrollen erfolgen, da lebensgefährliche Herzrhythmusstörungen drohen
- diesbezüglich sicherer scheinen Cetirizin und wahrscheinlich auch Fexofenadin, Desloratadin und Levocetirizin zu sein

Azelastin

(s. Kurzprofil im Anhang)

Wechselwirkungen
s.o.; sedierende Wirkung anderer Arzneimittel und Alkohol kann verstärkt werden; Cimetidin (nicht Ranitidin) hemmt den Metabolismus von Azelastin

Pharmakokinetik
BV: 82 % (oral) bzw. 40 % (intranasal)
Elim.: hepatisch; aktiver Metabolit; Elimination von Azelastin und seinen Metaboliten zu 75 % biliär
HWZ: 22–25 Std. (Muttersubstanz), 36 Std. nach Mehrfachgabe bzw. 42–54 Std. (Metabolit)

Dosierung
2 x 2 mg/Tag p.o., 2 x 1 Sprühstoß (0,14 mg)/Nasenloch

Cetirizin

(s. auch Kap. Dermatologische Ratschläge)

Wechselwirkungen
Theophyllin kann die Clearance von Cetirizin reduzieren, s.a. Wechselwirkungen von Antihistaminika

Pharmakokinetik
BV: 70 %
Elim.: überwiegend unverändert renal
HWZ: 8 Std.; verlängert bei Niereninsuffizienz (vgl. Kap. Arzneimitteldosierung bei Niereninsuffizienz), im Alter (um 50 %) und bei Leberinsuffizienz (um 50 %)

Dosierung
1 x 10 mg/Tag p.o.; bei Nieren- und Leberinsuffizienz sowie im Alter Dosis halbieren

Ebastin

(s. Kurzprofil im Anhang)

Wechselwirkungen
CYP3A4-Enzyminhibitoren (z.B. Erythromycin, Ketoconazol) können die Wirkung von Ebastinin verstärken

Pharmakokinetik
BV: unbekannt, First-Pass-Metabolismus
Elim.: Metabolismus (CYP3A4), 97 % werden in den aktiven Metaboliten Carebastin metabolisiert, der zu 66 % renal eliminiert wird
HWZ: 15–19 Std. für den aktiven Metaboliten; bei Leber- und ausgeprägter Niereninsuffizienz Verlängerung der Halbwertszeit auf 23–27 Std.; schwere Leber- und Niereninsuffizienz wird daher als Kontraindikation angesehen

Dosierung
1 x 10 mg/Tag p.o.

Loratadin

(s. auch Kap. Dermatologische Ratschläge)

Wechselwirkungen
Loratadin verstärkt Wirkung anderer zentraldämpfender Substanzen; CYP3A4-Enzyminhibitoren (z.B. Erythromycin, Ketoconazol) können Wirkung verstärken

Pharmakokinetik
BV: unbekannt, First-Pass-Metabolismus
Elim.: Metabolismus (CYP3A4 und CYP2D6 sind beteiligt), 4-fach aktiverer Metabolit
HWZ: 12–15 Std. (Muttersubstanz) bzw. durchschnittlich 27 Std. (aktiver Metabolit) mit erheblichen interindividuellen Unterschieden; bei Leber- und ausgeprägter Niereninsuffizienz werden höhere Plasmakonzentrationen gefunden; deshalb wird empfohlen, anfangs niedrigere Dosen zu verwenden (5 mg/Tag oder 10 mg jeden 2. Tag bei Serumkreatinin > 2,7 mg/dl bzw. bei Leberinsuffizienz)

Dosierung
1 x 10 mg/Tag p.o.

Fexofenadin

(s. auch Kap. Dermatologische Erkrankungen)

Wirkungsmechanismus
aktiver Metabolit von Terfenadin, der aber nicht wie Terfenadin arrhythmogen wirkt

Dosierung
1 x 120 mg/Tag p.o.

Mizolastin

(s. Kurzprofil im Anhang)

Dosierung
1 x 10 mg/Tag p.o.

Levocetirizin

(s. Kurzprofil im Anhang)

Wirkungsmechanismus
Enatiomer des racemischen Cetirizin

Dosierung
1 x 5 mg/Tag, Dosisanpassung bei Patienten mit eingeschränkter Nierenfunktion

Desloratadin

(s. Kurzprofil im Anhang)

Wirkungsmechanismus
aktiver Metabolit von Loratadin mit doppelt so langer HWZ (27 vs. 12 Std.)

Dosierung
1 x 5 mg/Tag

28.3.2.2. Cromone

Vergleichende Bewertung
Cromoglicinsäue und Nedocromil sind schwach antiinflammatorisch wirksame Substanzen. Sie sind intranasalen Kortikosteroiden in der Wirksamkeit deutlich unterlegen und daher nur bei leichter Symptomatik geeignet. Verzögerter Wirkungseintritt.

Indikation(en)
nur als Mittel 2. Wahl für die leichte saisonale Allergie

Cromoglicinsäure

(s. Kurzprofil im Anhang)

Dosierung
- 4 x 1–2 Kps. bzw. Sprühstöße/Tag
- nasale Applikation mittels Pulverbläser bzw. Spray
- Nasenspray: 4 x 1 Sprühstoß/Nasenloch/Tag; Augentropfen: 4 x 1–2 Tr./Tag in den Bindehautsack

Nedocromil

(s. Kurzprofil im Anhang)

Dosierung
4 x 1 Sprühstoß/Nasenloch/Tag. Augentropfen 2–4 x 1 Tr./Tag in den Bindehautsack

28.3.2.3. Leukotrien-Rezeptorantagonisten

Vergleichende Bewertung und Hinweise zur wirtschaftlichen Verordnung
Die Therapie mit diesen Substanzen ist verglichen mit Antihistaminika, DNCG/Nedocromil oder intranasalen Glukosteroiden sehr teuer. Sie bleibt daher therapierefraktären Situationen vorbehalten. Bei den seltenen Kontraindikationen gegen Glukosteroide können sie eine Alternative darstellen (Vgl. Kap. Asthma bronchiale und andere Atemwegserkrankungen).

Montelukast

(s. Kurzprofil im Anhang)

Dosierung
- Jugendliche ab 15 Jahren und Erwachsene: 1 x 10 mg/Tag (Filmtablette)
- Kinder zwischen 6 und 14 Jahren: 1 x 5 mg/Tag (Kautablette)
- Kinder zwischen 6 Monaten und 5 Jahren: 1 x 4 mg/Tag (Granulat) jeweils am Abend vor dem Schlafengehen

28.3.2.4. Topische Glukokortikosteroide

Wirkungsmechanismus, Indikation(en), Kontraindikationen, unerwünschte Arzneimittelwirkungen

s. Kap. Asthma bronchiale

Beclometason

Wechselwirkungen

keine relevanten Wechselwirkungen nach inhalativer Applikation bekannt

Pharmakokinetik

BV: etwa 10–20 % der inhalierten Dosis von Beclometason-17,21-dipropionat (BDP) gelangen in die Lunge; dort wird es zu Beclometason-17-propionat (BMP), das stärker als BDP wirkt, umgewandelt; BMP wird langsam zu Beclometason-21-propionat umgeestert und nachfolgend zu Beclometason hydrolysiert; der Rest der inhalierten BDP-Dosis wird verschluckt, gastrointestinal resorbiert (90 % der verschluckten Menge) und unterliegt einem First-Pass-Metabolismus

Elim.: Metabolismus, überwiegend fäkale Elimination (36–67 %)

HWZ: 3 Std.

Dosierung

Nasenspray: 2 x 2 Sprühstöße/Nasenloch/Tag à 50 µg oder 21 Sprühstoß/Nasenloch/Tag à 100 µg; maximale Tagesdosis 400 µg

Budesonid

Dosierung

Nasenspray: 1–2 x 1–2 Sprühstöße/Nasenloch/Tag à 50 µg; maximale Tagesdosis 400 µg

Flunisolid

Wirkungsmechanismus

potentes, topisch wirksames Kortikosteroid mit ausgeprägter entzündungshemmender Wirkung

Indikation(en)

allergische Rhinitiden, ganzjährige und saisonale (Heuschnupfen)

Kontraindikationen

- unbehandelte virale, mykotische oder bakterielle Infektionen der Nasenschleimhaut
- 1. Trimenon der Schwangerschaft (strenge Indikationsstellung danach und in der Stillzeit)
- Kinder < 5 Jahre, da noch keine ausreichenden Erfahrungen vorliegen

Unerwünschte Arzneimittelwirkungen

- lokal: Reizung der Nasenschleimhaut, Nasenbluten, selten Änderungen des Geruchs- und Geschmackssinnes, Heiserkeit
- Auftreten neuer Infektionen
- bei längerer Anwendung Wundheilungsstörungen, Rückbildung der Nasenschleimhaut
- systemische Wirkungen können bei nasalen Kortikosteroiden auftreten, wenn hohe Dosen für längere Zeit verwendet werden
- bei längerfristiger Behandlung von Kindern wird die regelmäßige Kontrolle der Körpergröße empfohlen

Wechselwirkungen

hochdosierte, inhalativ oder systemisch applizierte Glukokortikoide: bei Kombination mit Flunisolid kann es zu einer Beeinträchtigung der Nebennierenrindenfunktion und/oder zum Auftreten eines Cushing-Syndroms kommen

Pharmakokinetik

BV: 49 % (intranasal)
Elim.: extensiver hepatischer Metabolismus zu 6-beta-Hydroxy-Flunisolid (kaum wirksam) sowie inaktiven Konjugaten von Flunisolid und 6-beta-Hydroxy-Flunisolid
HWZ: 1,7 Std. (Flunisolid) bzw. 3,9–4,5 Std. (6-beta-Hydroxy-Flunisolid)

Dosierung

- Erwachsene: pro Tag 2 x 2 Einzeldosen à 25 µg pro Nasenloch, d.h. Tagesgesamtdosis 200 µg; kann bei starken Beschwerden oder Exazerbation auf 300 µg gesteigert werden
- Kinder ab 5 Jahre: Pro Tag 3 x 1 Einzeldosen à 25 µg pro Nasenloch, d.h. Tagesgesamtdosis 150 µg

Fluticason

Wechselwirkungen

Wirkungsverstärkung infolge Abbauhemmung durch starke Inhibitoren von CYP3A4 (z.B. Ketoconazol, Ritonavir) möglich

Pharmakokinetik

BV: 30 % der Dosis eines inhalierten Aerosols erreichen den systemischen Kreislauf, nach Pulverinhalation 13,5 %, nach intranasaler Gabe einer Lösung 2 %, nach oraler Gabe nur < 1 % aufgrund eines ausgeprägten First-Pass-Metabolismus
Elim.: Metabolismus
HWZ: ca. 3 Std.

Dosierung

Nasenspray: 1–2 x 1–2 Sprühstöße/Nasenloch/Tag à 50 µg

Mometasonfuroat

Wechselwirkungen

keine relevanten WW nach inhalativer Applikation bekannt

Pharmakokinetik

BV: minimal bei Nasenspray
Elim.: Metabolisierung in der Leber
HWZ: 4,5 Std.

Dosierung

Nasenspray: 1 x 2–4 Sprühstöße/Nasenloch/Tag à 50 µg; maximale Tagesdosis 400 µg

28.3.2.5. Orale Kortikosteroide

Pharmakokinetik

s. Kap. Rheumatische Erkrankungen

Dosierung

intermittierende Gabe von 10–20 mg Prednisolonäquivalent in Abhängigkeit vom Schweregrad der Symptome

28.3.2.6. Schleimhautabschwellende Mittel

Vergleichende Bewertung und Hinweise zur wirtschaftlichen Verordnung
Alle Substanzen sind in der Akuttherapie wirksam und kosteneffektiv. Die Langzeitanwendung ist wegen chronischer Komplikationen (s.u.) zu vermeiden.

Wirkungsmechanismus
Stimulation von Alpha$_1$-adrenergen Rezeptoren bewirkt eine Vasokonstriktion

Indikation(en)
akute Rhinitis und Konjunktivitis

Kontraindikationen
- Engwinkelglaukom, Rhinitis sicca
- vorsichtige Anwendung bei Hypertonie, Thyreotoxikose, Phäochromozytom,, schweren Herzerkrankungen

Unerwünschte Arzneimittelwirkungen
- bei lang dauernder Anwendung Schleimhautreizung, selten Schleimhautatrophie
- zentrale Erregung, Herzklopfen, Herzrhythmusstörungen, pektanginöse Beschwerden, Kopfschmerzen

Besonderheiten
nur für kurzzeitige Anwendung geeignet

Naphazolin

Wechselwirkungen
MAO-Hemmer (mindestens 10 Tage vor Anwendung von Naphazolin absetzen); NSMRI-Antidepressiva können zu Hochdruckkrisen führen

Pharmakokinetik
BV: kann nach intranasaler Applikation von der Nasenschleimhaut sowie dem Gastrointestinaltrakt resorbiert werden und – vor allem bei exzessiven Dosen – systemische Wirkungen entfalten; deshalb Vorsicht vor allem bei älteren Patienten mit Herz-Kreislauf-Erkrankungen (z.B. Arrhythmien, Hypertonie); Wirkungsdauer ca. 6–8 Stunden; weitere pharmakokinetische Daten sind nicht bekannt

Dosierung
Nasenspray: 1–3 x 1 Sprühstoß/Nasenloch/Tag

Oxymetazolin

Wechselwirkungen
s. Naphazolin

Pharmakokinetik
BV: s. Naphazolin
Elim.: 2,1 % renal, ca. 1,1 % fäkal
HWZ: 35 Std. (nach intranasaler Applikation)

Dosierung
- Nasentropfen: 2–3 x 1–2 Tr./Nasenloch/Tag
- Nasenspray 2–3 x 1 Sprühstoß/Nasenloch/Tag

Tramazolin

Wechselwirkungen
s. Naphazolin

Pharmakokinetik
BV: keine Daten verfügbar; nach topischer Applikation auch vollständige Aufnahme
HWZ: 5–7 Std.

Dosierung
- Nasentropfen: bis zu 3 x 1–2 Tr./Nasenloch/Tag
- Nasenspray 3 x 1 Sprühstoß/Nasenloch/Tag

Xylometazolin

Wechselwirkungen, Pharmakokinetik
s. Naphazolin

Dosierung
- Nasentropfen: bis zu 3 x 1–2 Tr./Nasenloch/Tag
- Nasenspray: 3 x 1 Sprühstoß/Nasenloch/Tag

28

28.4. Allergisches Asthma

28.4.1. Definition

Charakteristisch für das allergische Asthma sind Atemnotepisoden durch Inhalation von Allergenen.

28.4.2. Therapeutisches Vorgehen

Im Vordergrund stehen die Identifizierung und Meidung der klinisch relevanten Allergene. Bei Pollenallergie kann eine spezifische Immuntherapie erwogen werden. Indikationsstellung und Durchführung erfordern allergologische Kenntnisse. Die Pharmakotherapie entspricht den Prinzipien der Asthmabehandlung: s. Kap. Asthma bronchiale und andere Atemwegserkrankungen.

28.5. Angioödem

28.5.1. Definition

Lokale Überempfindlichkeitsreaktionen der Haut, die bei der allergischen Form durch IgE-Antikörper vermittelt werden. Symptome entstehen durch Vasodilatation und gesteigerte Gefäßpermeabilität in der Haut (Urtikaria) oder im subkutanen Gewebe (angioneurotisches Ödem).

28.5.2. Therapieindikationen

Pruritus, Ödem des Gesichts, der Lippen oder der Zunge bzw. der Stimmbänder (selten)

28.5.3. Therapeutisches Vorgehen

Meiden des ursächlichen Agens (Medikamente). Symptomatische Therapie mit H_1-Antagonisten. Bei ungenügender Wirksamkeit kann die Kombination mit H_2-Antagonisten, Ketotifen, Nifedipin oder dem NSMRI-Antidepressivum Doxepin versucht werden. Gesicherte Daten existieren allerdings nicht. Glukokortikoide sind in Kombination mit Antihistaminika beim akuten Angioödem indiziert. Bei dem seltenen hereditären Angioödem durch C1-Inaktivatormangel wird eine Substitution empfohlen (C1-Esterase-Inhibitor).

C1-Esterase-Inhibitor vom Menschen

Indikation(en)
hereditäres Angioödem (akuter Schub oder Prophylaxe vor Operationen)

Dosierung
im akuten Anfall 500–1.000 E. langsam i.v.

28.6. Anaphylaxie

28.6.1. Definition

Maximalvariante einer IgE-vermittelten systemischen allergischen Sofortreaktion; entsprechende klinische Symptome können auch durch andere Pathomechanismen hervorgerufen werden (anaphylaktoide Reaktion)

28.6.2. Einteilung

Tabelle 28.1: Schweregrade allergischer (parallergischer) Reaktionen

Stadium	Symptome
Stadium 0	lokal begrenzte Reaktion
Stadium I	leichte allgemeine Reaktion, z.B. Flush, generalisierte Urtikaria, Pruritus
Stadium II	ausgeprägte Allgemeinreaktion mit Blutdruckabfall, Tachykardie, Dyspnoe
Stadium III	bedrohliche Allgemeinreaktion: Schock, Asthmaanfall, Bewusstseinstrübung bzw. -verlust, evtl. mit Stuhl-/Urinabgang
Stadium IV	vitales Organversagen, Atem- und Kreislaufstillstand

28.6.3. Notfallmaßnahmen bei anaphylaktischem Schock

- Lagerung: flach, Beine angehoben; Wärmeentzug bei Körpertemperaturen > 39° C
- Unterbrechung der Allergenzufuhr (z.B. sofortiger Abbruch einer Kontrastmittelgabe etc.)
- großlumiger venöser Zugang
- Epinephrin (Adrenalin 0,2–0,5 mg i.v., Wiederholung nach 1–2 Min. oder 0,5–1,0 mg intrabronchial (z.B. bei intubierten Patienten)
- ausreichende Volumenzufuhr: kolloidale Lösungen wie Hydroxyethylstärke, Dextran oder Gelatine, sofern diese nicht schock-auslösend waren, oder kristalloide Lösungen bis 2–3 l/Tag (s. auch Kap. Störungen des Elektrolyt-/Flüssigkeitshaushaltes)
- Glukokortikosteroide (100–250 mg Prednisolon oder Methylprednisolon), Wiederholung bei Bedarf nach 4–6 Std. (s. auch Kap. Rheumatische Erkrankungen)
- Antihistaminika wie Clemastin (2–4 mg i.v.)
- Sicherstellung der Atmung, ggf. Intubation und Beatmung
- bei Bronchospasmus Beta-2-Sympathomimetika wie Fenoterol, Salbutamol oder Reproterol als Dosieraerosol oder i.v. (s. auch Kap. Asthma bronchiale und andere Atemwegserkrankungen)
- Aminophyllin: 0,48–0,72 g als Kurzinfusion
- bei weiter bestehendem Schock: Katecholamine wie Dopamin und ggf. Dobutamin

28.7. Arzneimittel-induzierte Allergien

Zur echten **allergischen Reaktion** gehören definitionsgemäß immunologische Mechanismen, die für die auslösenden Substanzen typisch sind. Reaktionen, die die gleichen Symptome wie allergische Reaktionen zeigen, denen jedoch der spezifische immunologische Mechanismus fehlt, werden als **pseudoallergische Reaktionen** bezeichnet und benutzen die gleichen Effektorreaktionen, wie z.B. Freisetzung von Histamin und Leukotrienen. Abzugrenzen sind **pharmakologisch-toxische Manifestationen**, die dosisabhängig sind und auf einer direkten Interaktion zwischen Medikament und Zelle beruhen.

Die Diagnose einer UAW beruht in erster Linie auf einer detaillierten Anamnese des zeitlichen Zusammenhangs von Medikamenteneinnahme und Symptomeintritt.

Es werden bei der Überempfindlichkeit gegen einen Arzneistoff bzw. einen seiner Metaboliten unterschiedliche Pathomechanismen und Organmanifestationen unterschieden: IgE-vermittelte Reaktionen vom Soforttyp (Urtikaria, Anaphylaxie), zytotoxische Reaktionen mit Aktivierung des Komplementsystems (Transfusionsreaktion), Reaktionen durch IgG-Antikörper (Serumkrankheit, allergische Alveolitis, Vaskulitiden). Von besonderer klinischer Bedeutung sind Überempfindlichkeiten vom verzögerten Typ, vermittelt durch sensibilisierte Lymphozyten (Kontaktallergien der Haut, Transplantatabstoßung).

Liegt bereits eine Sensibilisierung durch eine frühere Einnahme ggf. auch einer chemisch verwandten Substanz vor, können allergische Symptome unmittelbar nach Reexposition auftreten. Bei Erstexposition ist je nach Allergietyp (Typ I–IV) mit einer Latenzzeit von 5–11 Tagen, in Einzelfällen bis zu 6 Wochen, bis zum Auftreten der UAW zu rechnen.

Um den Verdacht einer medikamentösen allergischen Nebenwirkung zu verifizieren, gibt es eine Reihe von In-vivo- und In-vitro-Testverfahren. In der Praxis werden als In-vitro-Verfahren vorwiegend RAST (Radio-Allergo-Sorbent-Test) zur Bestimmung von IgE-Antikörpern und LTT (Lymphozytentransformationstest) zum Nachweis spezifisch sensibilisierter T-Zellen eingesetzt. Bei allen In-vitro-Methoden ist zu berücksichtigen, dass die meisten Arzneimittel keine kompletten Antigene darstellen und als Hapten erst nach Bindung an einen Carrier (lösliche oder membranständige Proteine) als Neoantigen eine Immunreaktion induzieren. Somit kann trotz hochgradigem Verdacht nicht jede allergische Nebenwirkungsreaktion eindeutig nachgewiesen werden, zumal auch Metaboliten, Hilfsstoffe und eventuelle Kontaminationen Auslöser der UAW sein können.

In-vivo-Hauttests stellen eine Provokation im Mikromilieu dar. Kennzeichnend für den Hauttest ist, dass er in der Regel auch noch Jahre nach Auftreten der UAW positiv bleibt, während RAST nach 3–6 Monaten und LTT nach 4–6 Wochen negativ werden. Für eine ausführliche Darstellung wird auf die Speziallliteratur verwiesen.

Einheitliche Therapieempfehlungen können nicht gegeben werden. Die Hauptaufgabe besteht in der Identifizierung und Meidung des relevanten Allergens. Im Übrigen ist die Therapie symptomatisch.

Meldung entsprechender Beobachtungen an die Arzneimittelkommission der deutschen Ärzteschaft!

28.8. Hinweise zur wirtschaftlichen Verordnung

Berechtigterweise werden heutzutage primär die weniger sedierenden H_1-Antihistaminika (sog. 2./3. Generation) verordnet. Sie sind zur Linderung leichter Symptome der allergischen Rhinokonjunktivitis, nicht jedoch der infektiösen Rhinitis geeignet. Ein Großteil der Antihistaminika (z.B. Cetirizin, Loratadin) ist nicht verschreibungspflichtig und somit innerhalb der GKV nicht verordnungsfähig, weshalb ihr Verordnungsvolumen seit 2003 stark gesunken ist. Die rezeptpflichtigen Vertreter der sogenannten 3. Generation, wie Levocetirizin oder Desloratadin, sind deutlich teurer als die Ausgangssubstanzen und bieten keine relevanten Vorteile. Das Gleiche gilt für die ebenfalls noch patentgeschützten neueren Substanzen Fexofenadin und Ebastin. Es erscheint sinnvoll, dass die Indikationen auf der Ausnahmeliste nach § 34 Abs. 1 SGB V um die schwerwiegende allergische Rhinitis, bei der eine topische Behandlung mit Glukokortikoiden nicht ausreichend ist, erweitert wurden.

Unter den verfügbaren topischen Glukokortikoiden, die sich in ihrem klinischen Nutzen kaum unterscheiden, sind Budesonid-Generika vergleichsweise preiswert.

Schleimhautabschwellende Nasentropfen sind innerhalb der GKV nicht verordnungsfähig mit Ausnahme der Verordnung bei Kindern bis zu 12 Jahren.

Aus „Wirkstoff aktuell", Allergenpräparat aus Gräserpollen von Wiesenlieschgras zur sublingualen Anwendung (Grazax®), 2008 (Herausgeber Kassenärztliche Bundesvereinigung):

- Eine spezifische Immuntherapie (SIT) sollte nur durchgeführt werden bei nachgewiesener, IgE-vermittelter Sensibilisierung mit korrespondierender klinischer Symptomatik durch Allergene, bei denen eine Karenz nicht möglich und ein geeigneter Extrakt vorhanden ist. Die Mischung von mehr als drei oder vier Einzelextrakten ist abzulehnen, da die Verdünnung zu einer suboptimalen Dosierung der Allergenquellen führen kann. Diagnostik, Indikationsstellung und Auswahl der relevanten Allergene sollten grundsätzlich nur von Fachärzten mit entsprechenden allergologischen Kenntnissen (z.B. Zusatzweiterbildung Allergologie) vorgenommen werden. Die SIT setzt eine sorgfältige Aufklärung der Patienten über Durchführung, Art und Dauer der Behandlung, die erwarteten Wirkungen, eventuelle Risiken sowie mögliche Alternativen voraus.

- Die SIT gilt als einzige kausale Therapieform IgE-vermittelter allergischer Erkrankungen. Therapieform der Wahl einer SIT ist die subkutane spezifische Immuntherapie (SCIT). Wenngleich die Wirksamkeit der sublingualen Immuntherapie (SLIT) belegt ist (s.u.), fehlt im Gegensatz zur SIT noch der Nachweis einer über die Therapiedauer hinaus anhaltenden Toleranz gegenüber den eingesetzten Allergenen sowie einer prophylaktischen Wirkung im Hinblick auf Asthmaentwicklung und zukünftige Neusensibilisierungen.

- Die SLIT mit Grazax® sollte nur bei Erwachsenen mit klinischen Symptomen einer allergischen Rhinokonjunktivitis durch Gräserpollenallergene durchgeführt werden, deren Behandlung mit einer SCIT nicht infrage kommt (systemische Nebenwirkungen/ Anaphylaxie, kontraindizierte Medikation, Ablehnung der SCIT durch Patienten). Die Behandlung mit Grazax® sollte laut Fachinformation mindestens vier Monate vor Beginn der Allergiesaison beginnen und über sechs Monate fortgeführt werden.

- Bei allergischem Asthma durch Inhalationsallergene ist die SLIT keine wirksame Alternative für die SCIT. Eine Routineanwendung der SLIT bei Kindern und Jugendlichen wird aufgrund der aktuellen Datenlage bisher nicht empfohlen.

28

Aus Therapiehinweis (AMR, Anlage 4) zu Omalizumab (inkraft getreten mit Veröffentlichung im Bundesanzeiger am 16.4.2008):

Die Verordnung von Omalizumab ist nur bei Patienten wirtschaftlich, die kumulativ folgende Voraussetzungen erfüllen:
- schweres persistierendes allergisches Asthma
- reduzierte Lungenfunktion (FEV1 < 80 %)
- positiver Hauttest oder In-vitro-Reaktivität gegen ein ganzjährig auftretendes und vom Patienten nichtvermeidbares Aeroallergen
- das Asthma ist IgE-vermittelt mit IgE-Werten zwischen ≥ 76 und ≤ 700 I.E./ml vor Beginn der Behandlung
- häufig dokumentierte Symptome während des Tages oder nächtliches Erwachen
- trotz täglicher Therapie mit hochdosierten inhalativen Kortikosteroiden (entsprechend > 1.000 µg pro Tag Beclometason oder Äquivalent) und mindestens einem lang wirkenden inhalativen Beta-2-Agonisten als Controller traten
- in den letzten 12 Monaten mindestens zwei unabhängige, dokumentierte schwere Asthmaexazerbationen, die mit systemischen Kortikosteroiden behandelt wurden, oder
- eine Exazerbation, die systemische Kortikosteroidgabe notwendig machte und zur Krankenhausaufnahme bzw. Notfallbehandlung führte, auf
- Alter ≥ 12 Jahre
- Körpergewicht innerhalb der Grenzen der Dosierungstabelle, also ≥ 20 kg und ≤ 150 kg
- Nichtraucher

Die Dosierung erfolgt in Abhängigkeit vom Körpergewicht und dem Basis-IgE-Spiegel. Die empfohlene Maximaldosis beträgt 375 mg Omalizumab alle zwei Wochen und 300 mg alle vier Wochen, eine Überschreitung ist unwirtschaftlich.

Die Behandlung mit Omalizumab sollte nur durch einen Arzt mit Erfahrung in der Diagnose und der Behandlung von schwerem persistierenden Asthma begonnen werden.

Die Entscheidung zur Weiterbehandlung mit Omalizumab sollte auf einer merklichen Verbesserung der allgemeinen Asthmakontrolle basieren. Als ausreichende Verbesserung ist beispielsweise ein selteneres nächtliches Erwachen oder eine Verbesserung der Symptome über den Tag, die mit Wiederaufnahme von Tätigkeiten im Alltag einhergeht, oder eine Reduktion der Notfallmedikation anzusehen. Dies ist durch das sorgfältige Führen geeigneter Tagebücher durch den Patienten zu dokumentieren.

Die weitere Behandlungsnotwendigkeit sollte spätestens 16 Wochen nach Beginn der Therapie mit Omalizumab durch den Arzt überprüft werden.

Sollte eine Dosisreduktion des inhalativen Kortikosteroids auf eine mittlere bis niedrige Dosis möglich sein, ohne dass Exazerbationen auftreten, ist die Therapiestrategie zu überdenken, spätestens jedoch alle 12 Monate.

Omalizumab ist nicht angezeigt für die Behandlung akuter Asthmaexazerbationen, akuten Bronchospasmen oder eines Status asthmaticus.

Omalizumab wurde nicht untersucht bei Patienten mit Hyperimmunglobulin-E-Syndrom oder allergischer bronchopulmonaler Aspergillose oder zur Vorbeugung anaphylaktischer Reaktionen, einschließlich durch Nahrungsmittelallergien ausgelöster Anaphylaxien.

Ein im Juni 2000 gestellter Antrag auf Zulassung für die Behandlung der saisonalen allergischen Rhinitis und des Asthmas bei Erwachsenen und Kindern ab 6 Jahren ist aufgrund der negativen Bewertung durch die europäische Zulassungsbehörde vom Hersteller zurückgezogen worden. In diesen Anwendungsgebieten ist ein Off-Label-Use grundsätzlich durch die Rechtsprechung des Bundessozialgerichts ausgeschlossen.

Der generelle Nutzen des Arzneimittels ist zu hinterfragen. Die einzige doppelblind randomisierte Studie für die jetzt zugelassene Indikation ergab keine statistisch signifikante Überlegenheit für den primären Endpunkt der Asthmaexazerbationsrate. Nicht alle Patienten erhielten einen zusätzlichen Controller, wie es nach aktuellen Versorgungsleitlinien gefordert wird. Die Ergebnisse der Studien, die auch Patienten mit mittelschwerem Asthma aufnahmen, sind widersprüchlich im Hinblick auf die Rate der Asthmaexazerbationen. Außerdem ist die Inzidenz von Malignomen erhöht, sodass Vigilanzuntersuchungen behördlicherseits etabliert wurden.

Tabelle 28.2: DDD-Kosten für verordnungsrelevante Wirkstoffe des Jahres 2008

Wirkstoff	DDD-Kosten (Euro)
Cromone	
Cromoglicinsäure (nasal)	1,19
Cromoglicinsäure (inhalativ)	1,76
H_1-Antagonisten	
Azelastin (p.o.)	0,62
Desloratadin (p.o.)	0,83
Ebastin (p.o.)	0,67
Fexofenadin (p.o.)	0,69
Levocetirizin (p.o.)	0,79
Loratadin (p.o.)	0,26
Mizolastin (p.o.)	0,78
Terfenadin (p.o.)	0,59
Leukotrien-Rezeptorantagonisten	
Montelukast (p.o.)	2,06
Schleimhautabschwellende Mittel	
Oxymetazolin (nasal)	0,14
Xylometazolin (nasal)	0,08
Topische Glukokortikoide	
Beclometason (nasal)	0,64
Budesonid (nasal)	0,41
Flunisolid (nasal)	0,53
Fluticason (nasal)	0,72
Mometason (nasal)	0,87
Triamcinolon (nasal)	0,66

Quelle: GKV-Arzneimittelindex im Wissenschaftlichen Institut der AOK (WIdO)

Atemwege und Lunge

29. Asthma bronchiale und andere Atemwegserkrankungen

Fazit für die Praxis

In diesem Kapitel wird die Behandlung der akuten und chronischen Bronchitis inkl. der chronisch-obstruktiven Bronchitis (COPD = Chronic Obstructive Pulmonary Disease) und des Asthma bronchiale dargestellt.

Die akute Bronchitis ist in den allermeisten Fällen viral bedingt und bedarf nur bei eindeutigem Hinweis auf eine bakterielle Superinfektion einer antibiotischen Therapie (neuere Makrolide und Aminopenicilline). Bei Patienten mit Grunderkrankungen, wie z.B. Diabetes mellitus und generell bei älteren Patienten, kommen insbesondere auch Fluorchinolone infrage. Dieser Patientengruppe ist die Influenza-Impfung anzuraten.

Der chronische Nikotingebrauch ist der wichtigste Risikofaktor der chronischen Bronchitis. Die Beendigung des Zigarettenrauchens ist die primäre Therapie. Die chronisch-obstruktive Bronchitis ist durch eine ständige, nur wenig reversible und meist progressive Atemwegsobstruktion charakterisiert. Die einzige Maßnahme, die den Progress der Atemwegsobstruktion verhindern kann, ist der Verzicht auf das Rauchen (s. auch Kap. Abhängigkeitserkrankungen). Die Influenza-Impfung wird in jedem Fall empfohlen. Sichere Daten über den Nutzen einer Pneumokokken-Impfung liegen nicht vor. Zur medikamentösen Therapie werden im Stadium I bedarfsorientiert kurz wirksame Bronchodilatatoren (Beta-2-Sympathomimetika und Anticholinergika) eingesetzt, im Stadium II als Dauermedikation lang wirksame Beta-2-Sympathomimetika oder Thiotropiumbromid. Retardiertes Theophyllin kommt bei nicht ausreichendem Ansprechen auf die vorgenannte Medikation infrage.

Asthma ist eine entzündliche Erkrankung der Atemwege mit bronchialer Hyperreaktivität und variabler Atemwegsobstruktion. Als nichtmedikamentöse Maßnahmen beim Asthma sind vor allem Allergenkarenz, Verzicht auf Betablocker in jeder Darreichungsform (auch Augentropfen!) sowie auf ASS und weitere NSAR, sofern eine Überempfindlichkeit besteht, zu nennen. Die Kosten-Nutzen-Effektivität strukturierter, evaluierter zielgruppenspezifischer und qualitätsgesicherter Schulungsprogramme ist belegt. Nikotinkarenz und Vermeidung Nikotin-exponierter Luft stellen auch hier eine präventive Maßnahme dar.

Das Ziel der Therapie eines Asthma bronchiale besteht darin, den Status eines „kontrollierten" Asthma zu erreichen. Im Vergleich zu früheren Therapieempfehlungen hat sich somit das Therapiekonzept grundsätzlich geändert. Anstelle der bisher praktizierten, stadienorientierten Asthmatherapie richtet sich die moderne Behandlung nach der jeweiligen Asthmakontrolle (kontrolliertes Asthma – teilweise kontrolliertes Asthma – unkontrolliertes Asthma). Die bislang übliche Schweregradeinteilung ist nur noch für die prätherapeutische Klassifikation von Bedeutung.

Die medikamentöse Behandlung des Asthma bronchiale soll die Suppression der asthmatischen Entzündung sowie eine Verminderung der bronchialen Hyperreagibilität und der Atemwegsobstruktion erreichen. **Dementsprechend werden die Medikamente in sogenannte „Reliever" (Bedarfstherapeutika) und in „Controller" unterteilt.** Rasch wirkende Beta-2-Sympathomimetika sind die wichtigsten „Reliever" bei Atemnot. Ihr Verbrauch ist ein empfindlicher Indikator der Asthmakontrolle. **Bei persistierendem Asthma ist darüber hinaus eine inflammatorische Dauertherapie, primär mit inhalativen Glukokortikoiden, zwingend erforderlich.** Nur bei Kontraindikationen oder bei Unverträglichkeit von Glukokortikoiden können alternativ Leukotrien-Rezeptorantagonisten (LTRA) (Montelukast) zum Einsatz kommen. **Bei ungenügender Kontrolle der Symptome erfolgt primär immer die Kombination mit lang wirkenden Beta-2-Symathomimetika**, deren orale Anwendung eine schlechtere Wirksamkeit zeigt und nur in Ausnahmefällen infrage kommt. **Die regelmäßige Gabe von Theophyllin bei Asthma wird nicht mehr generell empfohlen.** Bei einer Therapie mit Beta-2-Sympathomimetika bewirkt die zusätzliche intravenöse Gabe von Theophyllin häufig keine weitere Bronchodilatation; jedoch wird das Risiko von UAW verstärkt. Theophyllin spielt keine nennenswerte Rolle mehr bei der Therapie des Asthma. Bei akuter Atemwegsobstruktion (Asthmaanfall, Bronchitisexazerbation) erscheint nur in Ausnahmefällen die orale oder parenterale Gabe einer Theophyllin-Lösung adäquat. **Die antiasthmatische Wirksamkeit von Cromonen ist geringer als die inhalativer Glukokortikoide.** Ihre Bedeutung im Erwachsenenalter ist umstritten. Auch im Kindesalter nimmt ihre Bedeutung wegen der schwachen Wirksamkeit ab. Montelukast als Vertreter der Leukotrien-Rezeptorantagonisten hat nach verschiedenen neueren Studien als Zusatzmedikation keinen zusätzlichen therapeutischen Effekt bzw. ist inhalativen Glukokortikoiden bzw. lang wirksamen Beta-2-Sympathomimetika unterlegen. Auch aufgrund des relativ hohen Preises kann Montelukast für die Primärtherapie nicht empfohlen werden.

Anticholinergika werden in neuerer Zeit wieder verstärkt verordnet, was vor allem auf den belegten klinischen Vorteil von Tiotropiumbromid im Vergleich zu Ipratropium zurückzuführen ist. Anticholinergika sind Mittel der 1. Wahl bei der COPD.

Die fixe Kombination von lang wirksamen Beta-2-Sympathomimetika mit inhalativen Glukokortikoiden ist in modernen Leitlinien etabliert. Andere fixe Kombinationen sind nur in Ausnahmefällen sinnvoll. Die durch die Verwendung von Hohlraumsystemen („Spacer") erreichte Verminderung der oropharyngealen Wirkstoffdeposition um das 7–20-Fache ist insbesondere bei der Inhalation topischer Glukokortikoide zur Vermeidung von UAW bedeutsam.

29.1. Wirkstoffübersicht

empfohlene Wirkstoffe	weitere Wirkstoffe
Beclometason	Acetylcystein
Budesonid	Ambroxol
Codein	Budesonid + Formoterol
Fenoterol	Bupropion
Fluticason	Ciclesonid
Formoterol	Cromoglicinsäure
Formoterol + Glukokortikoid	Dihydrocodein
Ipratropiumbromid	Hydrocodon
Nikotinpflaster	Ketotifen
Salbutamol	Magnesiumsulfat
Salmeterol + Glukokortikoid	Mometason
Tiotropiumbromid	Mometasonfuroat
	Montelukast
	Nedocromil
	Noscapin
	Omalizumab
	Prednisolon
	Terbutalin
	Theophyllin
	Vareniclin [2007; A/C]

29.2. Akute Bronchitis

29.2.1. Definition

Akute Entzündung des Bronchialsystems, oft begleitet von Rhinitis, Laryngitis und Tracheitis. Erreger sind meist Viren (u.a. RS-, Rhino-, Myxo-, REO-, ECHO- und Adenoviren

29.2.2. Therapeutisches Vorgehen

Die akute Bronchitis ist in über 90 % der Fälle meist viraler Genese, eine spezifische Therapie ist für die meisten Viren nicht bekannt. Üblicherweise limitiert sich die Erkrankung innerhalb einer Woche selbst. Nur bei eindeutigem Hinweis auf eine bakterielle Superinfektion (eitriges Sputum, länger als eine Woche bestehende Infektionszeichen) ist eine antibiotische Therapie gerechtfertigt, die sich am Schweregrad der Erkrankung, den Vorbehandlungen und der lokalen Resistenzsituation orientieren sollte. Geeignete orale Präparate sind neuere Makrolide und Aminopenicilline; bei schwerer Erkrankung stehen zusätzlich Fluorchinolone der Gruppen 3 und 4 zur Verfügung (vgl. Kap. Bakterielle Infektionen). Diese Empfehlung gilt insbesondere für Patienten mit Grunderkrankungen, wie z.B. Diabetes mellitus, Malignomen etc. und bei älteren Patienten (s. auch Abschnitt zu Impfungen in diesem Kapitel).

29.3. Chronische Bronchitis

29.3.1. Definition

Eine chronische Bronchitis liegt vor, wenn Husten und Auswurf über wenigstens 3 Monate in mindestens 2 aufeinander folgenden Jahren bestehen. Wichtigster Risikofaktor der chronischen Bronchitis ist der chronische Nikotinabusus.

29.3.2. Therapieindikation

Eine medikamentöse Therapie ist bei der chronischen Bronchitis nicht erforderlich. Husten und Auswurf bessern sich nach Ausschaltung exogener Noxen, insbesondere nach Beendigung des Zigarettenrauchens.

Chronischer Husten und Auswurf sind immer pathologisch und dürfen nicht bagatellisiert werden („Raucherhusten"). Wichtig: Lungenfunktionsprüfung zur Erkennung einer Atemwegsobstruktion. Ausschluss einer malignen oder interstitiellen Lungenerkrankung (Röntgen-Thorax) und einer kardialen Hustengenese. Raucherentwöhnung.

29.4. Chronisch-obstruktive Bronchitis: Langzeittherapie

29.4.1. Definition

Die chronisch-obstruktive Bronchitis ist durch eine ständige, nur wenig reversible, üblicherweise progressive Atemwegsobstruktion mit oder ohne Symptome charakterisiert. Sie wird von einer Überblähung und Zerstörung von Lungenparenchym begleitet (COPD = Chronic Obstructive Pulmonary Disease). Wichtigstes Symptom ist die Belastungsluftnot, gefolgt von Husten und Auswurf. Im Gegensatz zum Asthma sind nächtliche Atemwegssymptome selten. Mit zunehmender Lungenfunktionseinschränkung entwickeln Patienten mehr klinische Symptome.

Tabelle 29.1: Schweregradeinteilung der chronisch obstruktiven Bronchitis (COPD) (postbronchodilatatorische FEV_1)

Schweregrad	Symptome	Lungenfunktion
sehr schwer (IV)	Husten, Auswurf, Dyspnoe in Ruhe bzw. bei geringster Belastung	$FEV_1 < 30\ \%$ des Sollwerts $FEV_1/FVC < 70\ \%$ oder $FEV_1 < 50\ \%$ plus respiratorische Insuffizienz oder Cor pulmonale
schwer (III)	Husten, Auswurf, Dyspnoe möglich	FEV_1 30–50 % des Sollwerts
moderat (II)	Husten, Auswurf, Dyspnoe möglich	FEV_1 50–80 % des Sollwerts $FEV_1/FVC < 70\ \%$
mild (I)	Husten, Auswurf, Dyspnoe möglich	$FEV_1 > 80\ \%$ des Sollwerts $FEV_1/FVC < 70\ \%$
Risikogruppe	Husten, Auswurf	normal

29.4.2. Therapieindikation

Eine Indikation besteht nur bei Nachweis einer Atemwegsobstruktion. Da zurzeit keine wirklich kausale Therapie besteht, werden überwiegend Patienten mit klinischer Symptomatik behandelt.

29.4.3. Nichtmedikamentöse Maßnahmen

Verzicht auf inhalativen Tabakkonsum! Dies ist die einzige Maßnahme, die den Fortschreiten der Atemwegsobstruktion verhindern kann. Als Hilfsmaßnahmen stehen neben psychologischen Therapieverfahren pharmakologische Ansätze zur Verfügung wie der Nikotininhalator, Nikotinersatzpflaster, Nasenspray, Kaugummi und Lutschpastillen. Ergänzend können Antidepressiva wie Buproprion (UAW: Krampfanfälle, kardiovaskuläre Ereignisse) oder Vareniclin (UAW: Übelkeit, Kopfschmerzen, Erbrechen) versucht werden, die jedoch nur unter ärztlicher Aufsicht bei strenger Beachtung der Kontraindikationen zur Anwendung kommen sollten (vgl. Kap. Abhängigkeitserkrankungen).

Bereits bei Patienten mit chronischer Bronchitis (ohne Atemwegsobstruktion), mit Sicherheit jedoch bei Patienten, bei denen eine Atemwegsobstruktion messbar ist, reduziert eine jährlich durchgeführte **Influenzaimpfung** die Zahl mikrobieller Infektionen. Die Impfung wird daher in jedem Fall empfohlen. Sichere Daten über den Nutzen einer Pneumokokkenimpfung liegen nicht vor. Pneumokokken spielen jedoch eine wesentliche Rolle für die Exazerbation der COPD, ab Stadium III (bei häufiger Exazerbation schon ab Stadium II) sollte eine solche Impfung erwogen werden.

Ab Schweregrad II sollte eine Rehabilitationsbehandlung zur Verbesserung der Belastbarkeit erwogen werden.

Schweregrad IV: Bei mehrfach nachgewiesener chronischer Hypoxie ($pO_2 < 55$ mmHg) oder bei Vorliegen einer pulmonalen Hypertonie verbessert eine Sauerstofflangzeit-Heimtherapie die Prognose. Eine intermittierende nichtinvasive Beatmung hat sich zur Behandlung der COPD-Exazerbation bewährt, ihr Nutzen in der Therapie der chronischen Hyperkapnie ist nicht belegt. Operative Maßnahmen (Volumenreduktion, Transplantation) sind nur für spezielle – sehr schwer kranke – Patientenkollektive indiziert. Die Indikationsüberprüfung ist spezialisierten Zentren vorbehalten.

29.4.4. Therapieziele

mittelfristig: Verminderung der Symptome und Besserung der Belastbarkeit; langfristig: Vermeidung von Exazerbationen und Fortschreiten der Atemwegsobstruktion

29.4.5. Therapeutisches Vorgehen

Im Stadium I bedarfsorientiert kurz wirksame Bronchodilatatoren (Beta-2-Sympathomimetika und Parasympathikolytika). Im Stadium II regelmäßige Gabe lang wirksamer Bronchodilatatoren (Formoterol, Salmeterol als Beta-2-Sympathikomimetika und/oder Tiotropiumbromid als Anticholinergikum als Mittel der 1. Wahl, retardiertes Theophyllin bei unzureichender Wirkung der vorgenannten). Im Stadium III wie Stadium II, bei häufigen Exazerbationen ($\geq$ 2 pro Jahr) kann eine Dauertherapie mit inhalativen Glukokortikosteroiden versucht werden. Orale Glukokortikoide sind als Dauertherapie bis auf Ausnahmefälle obsolet. Im Stadium IV werden zusätzlich zur medikamentösen Therapie oben angeführte, nichtmedikamentöse Maßnahmen empfohlen.

29.5. Therapie der Exazerbation einer chronischen Bronchitis

29.5.1. Definition

Akute Verschlechterung der Symptome (vermehrte Luftnot, Vermehrung und Verfärbung des Auswurfs) und der Lungenfunktion bei chronisch Cor pulmonale obstruktiver Bronchitis (häufig aufgrund von Infektionen). Eine vital bedrohliche Situation besteht bei Hypoxämie, Hyperkapnie, Verschlechterung des neurologischen Status oder gleichzeitiger Alteration des Herz-Kreislauf-Systems.

29.5.2. Nichtmedikamentöse Maßnahmen

nasale Sauerstoffapplikation bei Hypoxämie (pulsoximetrisch bestimmt, evtl. arterielle Blutgase); bei Hyperkapnie ggf. intermittierende nichtinvasive Beatmung mit Nasen- oder Gesichtsmasken (nach Möglichkeit Intubation vermeiden)

29.5.3. Therapieziel

Verbesserung der Symptome und der Lungenfunktion, rasche Überwindung einer vital bedrohlichen Situation.

29.5.4. Therapeutisches Vorgehen

Antiobstruktion durch Intensivierung der Anwendung von Bronchodilatatoren (Kombination von Beta-2-Sympathomimetika und Anticholinergika inhalativ, gegebenenfalls Zugabe von Theophyllin in Abhängigkeit von der Vormedikation). Entzündungshemmung durch Applikation von Glukokortikoiden (parenteral oder oral, 50 mg Prednisolonäquivalent). Antibiotika sollten nur gegeben werden, wenn eine bakterielle Infektion nachgewiesen ist, im Zweifelsfalle bei Gelbgrün- bis Grünverfärbung des Sputums. Die Auswahl des Antibiotikums richtet sich nach der Schwere der Grunderkrankung.

29.6. Asthma bronchiale: Langzeittherapie

29.6.1. Definition

Asthma ist eine entzündliche Erkrankung der Atemwege mit bronchialer Hyperreaktivität und variabler Atemwegsobstruktion. Typische Symptome sind Husten und anfallsartige Atemnot, insbesondere nachts und am frühen Morgen, Giemen und glasigzähes Sputum.

29.6.2. Epidemiologie/Klassifikation/Einteilung nach Schweregraden

Die Prävalenz des Asthma wird für Deutschland auf ca. 10 % im Kindes- und Jugendalter und auch ca. 5 % im Erwachsenenalter geschätzt. Im Kindes- und Jugendalter besteht die häufigste Ursache in einer allergischen Sensibilisierung. Dagegen ist bei Erwachsenen in weniger als 50 % der Fälle eine allergische Ursache nachweisbar.
Eine Einteilung nach Symptomen kann nach dem Ausmaß der exspiratorischen Strömungsbehinderung vorgenommen werden (Tab. 29.2). Kenngrößen sind der Peak Flow (PEF) bzw. das forcierte Einsekundenvolumen (FEV_1).

Tabelle 29.2: Schweregrade des Asthmas

Bezeichnung		Symptome		FEV_1 bzw. PEF
		Tag	Nacht	% Sollwert
persistierend				
4	schwer	ständig	häufig	< 60 %
3	mittelgradig	täglich	> 1/Wo.	> 60; < 80 %
2	leichtgradig	< 1/Tag; > 1/Wo.	> 2/Mon.	> 80 %
1	intermittierend	< 1/Wo.	< 2/Mon.	> 80 %

29.6.3. Therapieindikation

Eine Indikation zur medikamentösen Therapie ist gegeben bei:
- Vorliegen asthmatischer Beschwerden
- Lungenfunktionseinschränkung
- Beeinträchtigung der körperlichen Belastbarkeit
- Auftreten von Asthmaexazerbationen
- ggf. bei ausgeprägter bronchialer Hyperreagibilität und normaler Lungenfunktion.

29.6.4. Nichtmedikamentöse Maßnahmen

Allergenkarenz, Verzicht auf Betablocker in jeder Darreichungsform (auch Augentropfen!) sowie auf Acetylsalicylsäure und weitere nichtsteroidale Antiphlogistika, sofern eine Überempfindlichkeit besteht (gefährdet: Patienten mit Nasenpolypen, Eosinophilie, Intrinsic-Asthma). Die Allergen-spezifische Immuntherapie ist bei Asthma bronchiale umstritten und sollte nur bei gleichzeitigem Vorliegen einer ausgeprägten Rhinokonjunktivitis angewendet werden.

Die Kosten-Nutzen-Effektivität strukturierter, evaluierter, zielgruppenspezifischer und qualitätsgesicherter Schulungsprogramme ist belegt. Jeder Asthmatiker soll zeitnah Zugang zu einem Schulungsprogramm bekommen.

Pneumologische Rehabilitation ist immer indiziert, wenn trotz adäquater ambulanter ärztlicher Behandlung beeinträchtigende Krankheitsfolgen drohen, bestehen oder persistieren.

Nikotinkonsum trägt zur Verschlechterung der Asthmaerkrankung bei und fördert Asthmaanfälle. Passive Nikotinexposition stellt einen kausalen Faktor für die Entwicklung des kindlichen Asthmas dar. Nikotinkarenz und Vermeidung nikotinexponierter Luft stellen daher eine präventive Maßnahme dar.

29.6.5. Therapieziele

Die Behandlung des Asthmas erstrebt folgende Ziele, wobei eine Heilung im eigentlichen Sinne nicht zu realisieren ist:

- Vermeidung akuter und chronischer Krankheitszeichen
- keine Entwicklungsbeeinträchtigung im Kindes- und Jugendalter
- bestmögliche körperliche/soziale Aktivitäten im Alltag
- bestmögliche Lungenfunktion
- Reduktion der Asthma-Letalität
- Vermeidung therapiebedingter UAW

29.6.6. Therapeutisches Vorgehen

Das Ziel der Therapie eines Asthma bronchiale besteht darin, den Status eines „kontrollierten" Asthmas zu erreichen. Im Vergleich zu früheren Therapieempfehlungen hat sich somit das Therapiekonzept grundsätzlich geändert. Anstelle der bisher praktizierten, stadienorientierten Asthmatherapie richtet sich die moderne Behandlung nach der jeweiligen Asthmakontrolle (kontrolliertes Asthma – teilweise kontrolliertes Asthma – unkontrolliertes Asthma).

Jeder Patient kann zu einem definierten Zeitpunkt nach dem Grad der Asthmakontrolle beurteilt werden. Die klinische Kontrolle des Asthmas wird wie folgt definiert:

- keine (2-mal oder weniger pro Woche) Symptome tagsüber
- keine Einschränkungen der täglichen Aktivitäten, einschließlich Anstrengung
- keine nächtlichen Symptome bzw. kein Erwachen infolge von Asthma
- kein (2-mal oder weniger pro Woche) Bedarf an Relievern
- normale oder nahezu normale Lungenfunktion
- keine Exazerbationen

Rasch wirkende Beta-2-Sympathomimetika sind die wichtigsten Reliever bei Atemnot.

Bei persistierendem Asthma ist darüber hinaus eine antiinflammatorische Dauertherapie zwingend erforderlich (vgl. Tab. 29.3). Inhalative Glukokortikoide haben dabei den höchsten Stellenwert. Nur bei Kontraindikationen oder bei Unverträglichkeit von Glukokortikoiden (z.B. ständige Heiserkeit) können alternativ Leukotrien-Rezeptorantagonisten (LTRA) zum Einsatz kommen. Die Dosierung wird dem Krankheitsverlauf angepasst. Bei ungenügender Kontrolle der Symptome erfolgt primär die Kombination mit lang wirkenden Beta-2-Sympathomimetika (primär inhalativ, orale Anwendung mit schlechterer Wirkung alternativ). Reicht dies nicht aus, können Theophyllin oder LTRA zusätzlich zum Einsatz kommen. Eventuell müssen Glukokortikoide systemisch angewandt werden. Bei akutem Asthma setzt die Behandlung auf Stufe 4 des Stufenplans ein und wird nach Maßgaben der erreichten Besserung reduziert („step down"). Angestrebt wird der Minimalbedarf. Die fixe Kombination von lang wirkenden Beta-2-Sympathomimetika mit inhalativen Glukokortikoiden ist etabliert; das IQWiG sieht allerdings den Zusatznutzen der fixen Kombination als nicht ausreichend belegt an. Andere fixe Kombinationen sind nur in Ausnahmefällen sinnvoll (s.u. Wirkstoffe und Dosierung).

Tabelle 29.3: Stufenplan für die Langzeittherapie des Asthma bronchiale

Stufe	Bedarfsmedikation	Dauermedikation
4	inhalatives, rasch wirkendes Beta-2-Sympathomimetikum (ggf. kurz wirksames Anticholinergikum)	wie Stufe 3, jedoch inhalative Glukokortikoide: hohe Dosis plus ggf. orale Glukokortikoide
3	inhalatives, rasch wirkendes Beta-2-Sympathomimetikum (ggf. kurz wirksames Anticholinergikum)	inhalative Glukokortikoide: niedrige bis mittlere Dosis plus lang wirkendes Beta-2-Sympathomimetikum plus alternativ Theophyllin und/oder LTRA* und/oder orales, lang wirkendes Beta-2-Sympathomimetikum und/oder Erhöhung der inhalativen Glukokortikoiddosis
2	inhalatives, rasch wirsames Beta-2-Sympathomimetikum (ggf. kurz wirksames Anticholinergikum)	inhalative Glukokortikoide: niedrige Dosis alternativ: Theophllin, evtl. LTRA*
1	inhalatives, rasch wirksames Beta-2-Sympathomimetikum	keine

*LTRA=Leukotrien-Antagonist

29.6.7. Aerosoltherapie

Besonderheiten inhalativer Applikationsformen: Bei obstruktiven Ventilationsstörungen ist die Aerosoltherapie von Glukokortikosteroiden und Beta-2-Sympathomimetika wegen der stärkeren lokalen und teilweise schnelleren Wirksamkeit sowie der geringeren systemischen Nebenwirkungen stets einer systemischen Arzneimitteltherapie vorzuziehen. Grundsätzlich werden 3 Typen von Aerosolgeneratoren unterschieden: Trockenpulverdosieraerosole (Dry Powder Inhaler: DPI), Treibgasdosieraerosole (Pressurized metered Dose Inhaler: pMDI), Düsen- und Ultraschallvernebler.

Treibgasgetriebene Dosieraerosole werden überwiegend als hand- oder druckausgelöste („press and breath") Inhalationssysteme eingesetzt. Das häufig beobachtete Koordinationsproblem zwischen Auslösung des Sprühstoßes und Beginn der Inspiration kann durch den Einsatz Atemzug-getriggerter Inhalationssysteme gelöst werden.

Die Düsen- und Ultraschallvernebler werden hauptsächlich im Kleinkindesalter eingesetzt.

Für die druckausgelösten Treibgasdosieraerosole stehen Inhalationshilfen (Spacer) zur Verfügung. Dabei werden kleinere Spacer, welche als Distanzhalter zur Verminderung der Aufprallgeschwindigkeit auf die Rachenhinterwand dienen, von großvolumigen Holding Chambers mit Inspirationsventil unterschieden. Die durch die Verwendung von Hohlraumsystemen erreichte Verminderung der oropharyngealen Wirkstoffdeposition um das 7–20-Fache ist insbesondere bei der Inhalation topischer Glukokortikoide bedeutsam. Für Glukokortikosteroide sind die endobronchialen Depositionsraten in Abhängigkeit vom Applikationssystem in Tabelle 29.4 dargestellt. Daraus wird deutlich, dass **nicht nur die glukokortikoide Wirkstoffstärke, sondern auch das Applikationssystem wichtige Determinanten der Dosis eines inhalativ applizierten Glukokortikoids** sind.

Die Wirkstoffdeposition im Bronchialsystem wird durch das Atemmanöver entscheidend beeinflusst. Dabei ist zu berücksichtigen, dass für die verschiedenen Inhalationssysteme unterschiedliche Inhalationsmanöver als optimal anzusehen sind:

- Treibgasgetriebene Dosieraerosole (MDI): langsame und tiefe Inhalation; langes Anhalten des Atems verbessert die Deposition
- Pulverdosieraerosole (DPI): rasche, tiefe Inspiration vom Residualvolumen aus (Vitalkapazitätsmanöver)
- Düsen- und Ultraschallvernebler: langsame und tiefe Inspiration mit nachfolgender kurzer Pause, normale Exspiration

29

Tabelle 29.4: Bronchiale Depositionsraten inhalativer Glukokortikosteroide in Abhängigkeit vom Applikationssystem[1]

	Bronchiale Deposition in %
konventionelles Treibgasdosieraerosol	4–15
Treibgasdosieraerosol mit Inhalationshilfe (Spacer)	25–35
Düsenvernebelung	< 15
Turbohaler (Inspirationsfluss 58 l/Min.)	28–32
Turbohaler (Inspirationsfluss 36 l/Min.)	15
Diskhaler	15
Treibgasdosieraerosol HFA-BDP[2]	56
Treibgasdosieraerosol Autohaler HFA-BDP[2]	59

1 mod. nach Barnes PJ, Pedersen S: Efficacy and safety of inhaled corticosteroids in asthma. Am Rev Respir Dis 1993; 148: 1–26.
2 BDP: Beclometasondipropionat; HFA: Hydrofluoralkan.

29.7. Therapie des akuten Asthmaanfalls

29.7.1. Definition

Akute Atemwegsobstruktion, oft ausgelöst durch Infekte, Allergenexpositionen oder unspezifische Reize, gelegentlich durch Medikamente. Anfallsdauer: Minuten bis einige Stunden, im Extremfall mehrere Tage (Status asthmaticus).

29.7.2. Therapeutisches Vorgehen

Beherrschung der leichteren obstruktiven Episoden durch ärztlich geführte Selbstmedikation: Inhalation von rasch wirkenden Beta-2-Sympathomimetika, orale Gabe von Glukokortikoiden nicht weniger effektiv als die parenterale Applikation. Gabe von Theophyllin bei Asthma umstritten und nicht generell empfohlen. Der schwere Anfall (Sprechdyspnoe, Atemfrequenz ≥ 25/Min., Herzfrequenz ≥ 110/Min.) muss bei fehlendem Ansprechen auf die Initialtherapie stationär versorgt werden. Die bereits angeführten Therapieoptionen können parenteral eingesetzt werden, daneben kommen inhalative Anticholinergika und unter Beachtung der Nebenwirkungen und des klinischen Zustands Theophyllin zum Einsatz. Magnesiumsulfat (2 g i.v.) kann die Lungenfunktion verbessern.

Tabelle 29.5: Stufenplan für leichten bis mittelschweren Asthmaanfall

Ambulante Behandlung
rasch wirkendes Beta-2-Sympathomimetikum: 2–4 Hübe möglichst mit Inhalationshilfe, falls erforderlich im Abstand von 10–15 Min. wiederholen
alternativ: Inhalation über einen Düsenvernebler mit einem Beta-2-Sympathomimetikum (jeweils 4–12 Tropfen), Wiederholung im Abstand von 20 Min. in Abhängigkeit vom klinischen Verlauf
individuelle Dosierung der Beta-2-Sympathomimetika unter Beachtung von Tremor, Unruhe, Puls und Palpitationen
1–2 mg/kg KG Prednisolonäquivalent p.o. oder i.v., bei i.v.-Gabe Wiederholung nach 4–6 Stunden

29

Tabelle 29.6: Behandlung des schweren Asthmaanfalls im Krankenhaus

Sofortbehandlung
• richtige Körperposition (z.B. Sitzen) mit Abstützen des Schultergürtels; „dosierte Lippenbremse", „Packgriff" o.ä.
• 2 mg/kg KG Prednisolonäquivalent als Bolus, später alle 6 Std. 1–2 mg/kg KG bis zur Besserung
• Inhalation von 2–8 Hüben eines Beta-2-Sympathomimetikums (Dosieraerosol), vorzugsweise mit Inhalationshilfe
• alternativ bzw. ergänzend: Inhalation über einen Düsenvernebler mit einem Beta-2-Sympathomimetikum (4–12 Tropfen), anfangs alle 20 Min., später alle 2–4 Std.; Herzfrequenz von 160–180/Min. tolerabel
• SaO_2-Überwachung
• Sauerstoffgabe 2–4 l/Min. über Nasensonde

Bei unzureichendem Behandlungserfolg
• initial ca. 5–6 mg/kg KG Theophyllin langsam i.v., Erhaltungsdosis 0,7–1,3 mg/kg KG/Std., Serumspiegel anfangs alle 2 Std. bestimmen, angestrebte Serumkonzentration ca. 15 µg/ml. Bei oraler Vorbehandlung: kein initialer Bolus
• zusätzliche Inhalation mit Ipratropiumbromid 4 x 20 Tropfen/Tag
• Beta-2-Sympathomimetikum parenteral: Salbutamol initial 1 µg/kg KG i.v. innerhalb 10 Min., Erhaltungsdosis ca. 5 µg/kg KG/Std.; Terbutalin 5–10 µg/kg KG s.c. alle 4–6 Std.
• Magnesiumsulfat 2 g i.v.
• ausreichende Flüssigkeitszufuhr 50–70 ml/kg KG/Tag
• Überwachung von Herzfrequenz, Blutdruck, arteriellen Blutgasen
• bei zunehmender respiratorischer Insuffizienz und Erschöpfung (klinischer Eindruck, z.B. $PaO_2 < 60$ mmHg trotz O_2-Zufuhr, $PaCO_2 > 65$ mmHg): Versuch mit Maskenbeatmung (NIPPV), ggf. Intubation, maschinelle Beatmung, Bronchialtoilette

29.8. Pharmakotherapie

29.8.1. Glukokortikosteroide

Vergleichende Bewertung und Hinweise zur wirtschaftlichen Verordnung

Glukokortikosteroide sind die wirksamsten Medikamente zur Behandlung des Asthma bronchiale. Inhalative Glukokortikoide sind die Mittel der Wahl für die Dauertherapie. Die langfristige Anwendung mittlerer Dosen ist auch für Kinder unbedenklich. Orale Glukokortikoide werden bei Asthma bronchiale überwiegend nur intermittierend eingesetzt. Eindeutige Evidenz für den Einsatz oraler Glukokortikoide bei COPD besteht nur im Rahmen von Exazerbationen. Der Nutzen inhalativer Glukokortikoide für die COPD-Langzeittherapie wird kontrovers diskutiert. Möglicherweise können sie teilweise die Häufigkeit von Exazerbationen vermindern und den Gesundheitsstatus des Patienten verbessern.

Mit der Weiterentwicklung der inhalativen Glukokortikoide hat sich die Nebenwirkungsrate bei erhaltener oder gar gesteigerter Wirkung reduziert. Allerdings sind die Behandlungskosten deutlich gestiegen. Wahrscheinlich ist die Tatsache, dass überhaupt mit inhalativen Steroiden therapiert wird, wichtiger als die Wahl einer bestimmten Substanz. Studien zu Langzeitnebenwirkungen verschiedener inhalativer Steroide fehlen. Fluticason besitzt möglicherweise eine stärkere NNR-supprimierende Wirkung. Von dem 2005 neu eingeführten Ciclesonid, einem Prodrug, wurde vom Hersteller eine bessere Verträglichkeit erwartet. Da die Substanz nur in der Lunge aktiviert wird, ist eine Verringerung lokal unerwünschter Wirkungen wie Candidiasis denkbar. Aufgrund des raschen Metabolismus des pulmonal-vaskulär resorbierten aktiven Ciclesonid-Metaboliten ist theoretisch die Wahrscheinlichkeit für das Auftreten unerwünschter systemischer Wirkungen wie der Suppression der Kortisolsekretion verringert. Aus den bislang publizierten Studien sind diese Aspekte jedoch nicht ausreichend belegt. Eine feste Kombination mit einem lang wirkenden Beta-2-Sympathomimetikum ist nicht erhältlich.

Auch für Mometason, dessen Preis weit über dem Festbetrag liegt, sodass der Patient eine erhebliche Zuzahlung leisten muss, ist ein klinischer Zusatznutzen nicht belegt.

Ob Kombinationspräparate, die die Inhalation von inhalativem Glukokortikoid und lang wirksamem Betasympathomimetikum aus einem Inhalations-Device ermöglichen, Vorteile gegenüber der Inhalation der Einzelsubstanzen aus 2 Inhalatoren bieten, ist offen. Ein Compliance-Vorteil ist nicht erwiesen und wird mit einer erheblichen Kostensteigerung erkauft. Die Tatsache, dass eine Mono-therapie mit Betamimetika (ohne inhalative Glukokortikosteroide) die Morbidität und Letalität von Asthma erhöht, könnte für die fixe Kombinationstherapie sprechen, da das Risiko einer Monotherapie ausgeschlossen wird. Das IQWiG sieht den Zusatznutzen der fixen Kombination nicht als ausreichend belegt an.

Mittlerweile wurde die fixe Kombination aus Budesonid und Formoterol auch als Notfalltherapie zugelassen, um eine Dauer- und Notfallbehandlung mit einem Medikament aus einem Inhalations-Device zu ermöglichen (sogenannte Symbicort Maintenance and Reliever Therapy = SMART). Für dieses Therapieprinzip sind jedoch ein gutes Verständnis und eine ausreichende Compliance des Patienten erforderlich, es ist nicht für alle Patienten geeignet.

Wirkungsmechanismus

molekularer Wirkungsmechanismus: s. Kap. Rheumatische Erkrankungen; Wirkung auf die Atemwege: Suppression der asthmati-schen Entzündungsreaktion, Hemmung der allergischen Spätreaktion, Verminderung der bronchialen Überempfindlichkeit, Vermin-derung des Schleimhautödems, Hemmung der Schleimbildung, Erhöhung der Dichte von Adrenozeptoren in der Bronchusschleim-haut (sog. permissive Wirkung)

Indikation(en)

inhalative Glukokortikosteroide: Asthma-Schweregrade II–IV; fraglich bei COPD; systemische Glukokortikoide: Asthma-Schweregrad IV, COPD-Exazerbationen, Asthmaanfall

Kontraindikationen

inhalative Glukokortikoide: keine; bei systemischer Gabe: s. Kap. Funktionsstörungen der Nebennieren

Unerwünschte Arzneimittelwirkungen

- inhalative Glukokortikoide: bei ca. 5 % der Patienten oropharyngeale Candidiasis und/oder Heiserkeit (dosisabhängig) (Prophylaxe durch Mundspülen nach der Inhalation und durch Anwendung von Inhalationshilfen)
- bei mittleren Tagesdosen von Dosieraerosolen auch bei Kindern keine klinisch relevanten UAW

Cave: Eine erhöhte Rate an Pneumonien ist bei Anwendung inhalativer Kortikosteroide als Monotherapie und für die Kombination mit lang wirksamen Betamimetika beschrieben worden. Bei Patienten mit erhöhter Infektneigung (vor allem bei COPD) sollte auf eine Steigerung der Infekthäufigkeit unter Therapie geachtet werden.

Besonderheiten

Systemische Anwendung: s. Kap. Rheumatische Erkrankungen: Glukokortikosteroide. Zu beachten ist, dass die bronchopulmonale Wirkstoffdeposition je nach verwendetem Inhalationssystem unterschiedlich ist. So betrug z.B. in einer Vergleichsuntersuchung die pulmonale Wirkstoffaufnahme bei Verwendung des Budesonid-Turbohalers 34,1 %, des Fluticason-pMDI 20,2 % und des Fluticason-Diskus 12,2 % (vgl. Tab. 29.4).

Fixe Kombinationen (s.u.) von Glukokortikosteroid und lang wirksamem Betasympathikomimetikum können sinnvoll sein. Bei der Formoterol-Kombination kann ein steigender Glukokortikoidbedarf durch Erhöhung der Anwendungsfrequenz gedeckt werden. Bei der Salmeterol-Kombination muss in diesem Fall auf ein Präparat mit höherem Glukokortikoidwirkstoffgehalt umgestellt werden.

Beclometason

s. Kap. Allergische Erkrankungen

Wechselwirkungen

wegen der niedrigen systemischen Plasmaspiegel kaum klinisch relevante Interaktionen

Dosierung

200 (–250)–2.000 µg/Tag (verteilt auf 1–4 Einzeldosen)

Fluticason

s. Kap. Allergische Erkrankungen

Dosierung

Fluticason: s. Beclometason
Salmeterol + Fluticason: fixe Kombination zu 50 µg/100 µg, 50 µg/250 µg, 50 µg/500 µg; Dosierung: 2 x 1 Hub/Tag

Budesonid

s. Kap. Allergische Erkrankungen

Wirkstoffe und Dosierung

Budesonid: s. Beclometason
Budesonid + Formoterol: fixe Kombination zu 80 µg/4,5 µg, 160 µg/4,5 µg, 320 µg/9 µg; Dosierung: 2 x 1–2 Hübe/Tag, maximal 2 x 4 Hübe/Tag

Ciclesonid

(s. Kurzprofil im Anhang)

Dosierung

320 µg „per Inhalation" einmalig/Tag

Mometasonfuroat

s. Kap. Allergische Erkrankungen

Dosierung

1 x 200–2 x 400 µg/Tag

29.8.2. Beta-2-Sympathomimetika

Vergleichende Bewertung und Hinweise zur wirtschaftlichen Verordnung
Wichtigste Stoffklasse zur symptomatischen Behandlung der Atemnot. Die Wirkung ist variabel, aber unabhängig von der Ursache eines Bronchospasmus. Die Anwendung der kurz wirkenden Beta-2-Sympathomimetika, wie z.B. Salbutamol bei Asthma ist nur bedarfsorientiert (Reliever). Die lange Wirkungsdauer von Formoterol und Salmeterol ist vorteilhaft, insbesondere bei Patienten mit nächtlichem Asthma und/oder mehrfachen obstruktiven Episoden tagsüber. Formoterol und Salmeterol sollen als Basismedikation nur in Verbindung mit topischen Steroiden verordnet werden. Diese fixe Kombination ist dann indiziert, wenn inhalierbare Steroide allein keine ausreichende Symptomkontrolle erbracht haben. Unter einer Monotherapie mit Beta-2-Sympathomimetika ist eine größere Zahl von Todesfällen beobachtet worden. Der FDA ist deshalb die Marktrücknahme von Formoterol und Salbutamol als Monopräparate empfohlen worden. Formoterol hat einen raschen Wirkungseintritt und ist daher auch als Bedarfsmedikament in Kombination mit einem Steroid geeignet. Die Gruppe der kurz wirksamen Substanzen und Formoterol werden daher heute auch als rasch wirksame Beta-2-Sympathikomimetika bezeichnet. Die Wirkung von Salmeterol tritt innerhalb von 15–20 Minuten ein. Fenoterol ist etwa wie Salbutamol zu bewerten.
Lang wirksame Substanzen sind teurer als kurz wirksame, reduzieren jedoch nachweisbar Notfallsituationen und Hospitalisationen und sind daher kosteneffektiv. Der höhere Preis von Formoterol wird dadurch kompensiert, dass der Patient bei Nutzung als Bedarfsmedikation weniger Hübe als von alternativen Substanzen benötigt.
Terbutalin spielt heutzutage in der Therapie kaum mehr eine Rolle.

Wirkungsmechanismus
- Tonusminderung glatter Bronchialmuskelfasern und Protektion gegenüber bronchokonstriktorischen Reizen
- allergische Sofortreaktion wird unterdrückt, die (entzündliche) Spätreaktion dagegen nicht beeinflusst
- weitere Effekte: eventuell Förderung des mukoziliären Transports durch erhöhte Schlagfrequenz der Zilien, Hemmung der Freisetzung von Mediatoren aus Mastzellen

Indikation(en)
- Atemnot durch Bronchospasmus jeglicher Genese
- Protektion gegen bronchokonstriktorische Reize
- Prophylaxe von Belastungsasthma
- Verbesserung der körperlichen Belastbarkeit bei chronischer Atemwegsobstruktion, sofern eine reversible Komponente nachgewiesen ist

Kontraindikationen
- systemische Gabe bei hypertropher obstruktiver Kardiomyopathie, Tachykardien und Tachyarrhythmien sowie bei Thyreotoxikose kontraindiziert
- inhalative Applikation muss sorgfältig überwacht werden

Unerwünschte Arzneimittelwirkungen
- häufig feinschlägiger Tremor
- seltener Agitiertheit, Nervosität; Palpitationen und Anstieg der Herzfrequenz, insbesondere bei Therapiebeginn
- in hoher Dosierung Gefahr der Hypokaliämie
- QT-Zeit-Verlängerung und damit Auslösung maligner ventrikulärer Herzrhythmusstörungen sind beschrieben

Vergiftung
Tachykardie, Palpitationen, Herzrhythmusstörungen, Hypertonie oder Hypotonie, Ruhelosigkeit, starker Tremor, Hypokaliämie; nach oraler Intoxikation gastrointestinale Beschwerden, Übelkeit und Erbrechen, Hypokaliämie und Hyperglykämie

Besonderheiten
Die inhalative Applikation ist grundsätzlich zu bevorzugen, da die Wirkung schneller eintritt. Es treten weniger UAW als bei systemischer Gabe auf. Die Wirkungsdauer der kurz wirksamen Substanzen beträgt 2–4 Stunden (Anwendung bei Bedarf), die der lang wirksamen Substanzen 8–12 Stunden. Lang wirksame Substanzen sind nur am Bronchus lang wirksam, resorbiert sind sie systemisch ebenfalls kurz wirksam. Ihr Nebenwirkungsprofil ist dadurch geringer als das der kurz wirksamen Vertreter.

Die derzeit noch häufigste Anwendungsform ist das Treibgasdosieraerosol. Die richtige Handhabung des Dosieraerosols sollte demonstriert und regelmäßig überprüft werden. Inhalationshilfen (Spacer) sollten, wann immer möglich, zur Anwendung kommen. Pulverinhalatoren sind in der Langzeitbehandlung als gleichwertig zu betrachten.

Die Applikation von Inhalationslösungen mit Düsenverneblern ist aufgrund der hohen Kosten nur in besonderen Fällen indiziert.

Die orale Gabe von Beta-2-Sympathikomimetika ist nur in Ausnahmefällen zweckmäßig. In Notfällen ist auch die parenterale Gabe (i.v., s.c.) adäquat.

Terbutalin

(s. Kurzprofil im Anhang)

Dosierung
Dosieraerosol, Inhalationspulver: 0,5 mg/Hub Terbutalinsulfat (= 0,410 mg Terbutalin)
- Asthma: 1–2 Hübe bei Bedarf; bei Tagesdosen über 10–12 Hüben sollte die Therapie überprüft und ggf. die antiinflammatorische Therapie intensiviert werden
- chronisch-obstruktive Bronchitis: in der Regel 4 x 2 Hübe

Fenoterol

Wechselwirkungen
s. Salbutamol

Pharmakokinetik
BV: 60 %, inhalativ minimal; Wirkungseintritt bei Inhalation nach 5–10 Min. (s.c. 15 Min., p.o. 30–60 Min.); Wirkungsdauer nach inhalativer Anwendung 3–5 Std. (s.c. 1 Std., p.o. 6–7 Std.)
Elim.: hepatischer Metabolismus zu inaktiven Konjugaten
HWZ: 7 Std.

Dosierung
Dosieraerosol: 0,1 mg/Hub Fenoterolhydrobromid (= 0,078 mg Fenoterol); inhalative Applikation s. Salbutamol

Salbutamol

Wechselwirkungen
Vorsicht bei gleichzeitiger Gabe von MAO-Hemmern, anderen Sympathomimetika, Theophyllin, systemisch wirksamen Anticholinergikum, NSMRI-Antidepressiva sowie Inhalationsnarkotika wegen verstärkter Wirkung auf Herz-Kreislauf-System; Hypokaliämie unter hohen Dosen möglich, daher Vorsicht bei Kombination mit anderen hypokaliämisierenden Substanzen und Digitalisglykosiden; verminderte Wirkung von Betablockern

Pharmakokinetik
BV: nach oraler Gabe 50–80 %; Wirkungseintritt nach 5–15 Min. (Inhalation), 15–180 Min. (oral); Wirkungsdauer ca. 4–6 Std. (oral 6–8 Std.)
Elim.: hepatischer Metabolismus in z.T. aktive Metaboliten; renale Elimination
HWZ: 3–6,5 Std.

Dosierung
Dosieraerosol: 0,2 mg/Hub; inhalative Applikation
- Asthma: 1–2 Hübe bei Bedarf; bei 10–12 Hüben/Tag sollte die Therapie überprüft und ggf. die antiinflammatorische Therapie intensiviert werden
- chronisch-obstruktive Bronchitis: in der Regel 4 x 2 Hübe/Tag

29.8.2.1. Lang wirksame Beta-2-Sympathomimetika

Formoterol

Wechselwirkungen
s. Salbutamol

Pharmakokinetik
BV: gute orale Bioverfügbarkeit; Wirkungseintritt nach 1–3 Min. (Inhalation), 20 Min. (oral); Wirkungsdauer ca. 8–12 Std. (oral 5–8 Std.)
Elim.: hepatischer Metabolismus in inaktive Metaboliten
HWZ: 2 Std.

Dosierung
Dosieraerosol, Pulverkapsel: 12 µg/Hub oder Kapsel Formoterolhemifumarat (= 9,8 µg Formoterol); Pulverinhalat (Turbohaler): 6 µg/Hub bzw. 12 µg/Hub; Dosierung: 2 x 1–2 x 2 Kps./Tag, 2 x 1–2 x 2 Hübe/Tag; bei Bedarf bis 72 µg/Tag

Salmeterol

Wechselwirkungen
s. Salbutamol

Pharmakokinetik
BV: Wirkungseintritt nach Inhalation in 10–20 Min., Wirkungsdauer ca. 12 Std.
Elim.: vorwiegend über Faeces; ausgeprägter hepatischer Metabolismus in inaktive Metaboliten
HWZ: 5,5 Std.

Dosierung
- Dosieraerosol: 0,025 mg/Hub; 2 x 2 Hübe/Tag, maximal 2 x 4 Hübe/Tag
- Inhalationspulver (Diskus): 0,05 mg/Hub; 2 x 1 Hub/Tag, maximal 2 x 2 Hübe/Tag

29.8.3. Anticholinergika

Vergleichende Bewertung und Hinweise zur wirtschaftlichen Verordnung

Hauptindikation ist die chronisch-obstruktive Bronchitis. Bei diesen Patienten ist ein erhöhter Vagotonus die wesentliche reversible Komponente der Atemwegsobstruktion. Man unterscheidet das kurz wirksame Anticholinergikum Ipratropiumbromid vom lang wirksamen Tiotropiumbromid (täglich einmalige Applikation ausreichend). Die Kombination mit einem niedrigdosierten Beta-2-Sympathomimetikum ist aufgrund der unterschiedlichen Wirkungsmechanismen grundsätzlich sinnvoll, weil additive Effekte bei reduzierten UAW erreicht werden.

Der Einsatz des im Vergleich zu Ipratropium teureren, lang wirksamen Tiotropiumbromids ist aufgrund des Rückgangs von Notfallbehandlungen und Hospitalisierungen kosteneffektiv. Sein Verordnungsvolumen innerhalb der GKV ist erheblich und weiter zunehmend.

Wirkungsmechanismus

Atropin, Ipratropiumbromid und Tiotropiumbromid hemmen ausschließlich die vagusvermittelte Reflexbronchokonstriktion. Entsprechend ist das Wirkspektrum schmaler als das der Betasympathomimetika. Zilienmotilität und Sekretion der Schleimdrüsen werden durch Atropin, nicht aber durch Ipratropiumbromid und Tiotropiumbromid gehemmt.

Indikation(en)

Langzeitbehandlung von Patienten mit chronisch-obstruktiver Bronchitis, Akutbehandlung der schweren Bronchialobstruktion (Asthma, COPD)

Kontraindikationen

Engwinkelglaukom, Blasenentleerungsstörung, Verstopfung

Unerwünschte Arzneimittelwirkungen

bitterer Geschmack, vereinzelt Mundtrockenheit; eine in einer Metaanalyse beobachtete Steigerung der kardiovaskulären Komplikationen (vor allem Schlaganfallhäufigkeit) konnte in einer randomisierten prospektiven 4-Jahresstudie nicht bestätigt werden, sodass keine Indikationseinschränkungen notwendig sind

Besonderheiten

Ipratropiumbromid und Tiotropiumbromid werden bei inhalativer Applikation kaum resorbiert. Beide Substanzen stehen deshalb nur zur Inhalation zur Verfügung. Die Wirkung tritt im Vergleich zu Beta-2-Sympathomimetika verzögert ein, bleibt aber länger bestehen (2–4[–6] Std. für Ipratropiumbromid, länger als 24 Std. für Tiotropiumbromid).

Ipratropiumbromid

Wechselwirkungen

additive Wirkung bei Gabe von Betaadrenergika, Theophyllin sowie anderen Anticholinergika

Pharmakokinetik

BV: systemisch nach Inhalation bzw. oraler Gabe sehr gering; Wirkungseintritt nach ca. 5 Min., Wirkungsdauer 4–8 Std.
Elim.: teilweise hepatischer Metabolismus zu inaktiven Metaboliten, Elimination vorwiegend biliär und wenig renal
HWZ: 2–4 Std.

Wirkstoffe und Dosierung

Ipratropiumbromid:
- Dosieraerosol: 0,02 mg/Hub, Dosierung: 3–4 x 1–2 Hübe/Tag, maximal 12 Hübe/Tag
- Pulverinhalat: 0,2 mg/Kps., Dosierung: 3 x 1 Kps./Tag, maximal 8 Kps./Tag
- Fertiginhalat: 0,25 bzw. 0,5 mg/Einzeldosis, Dosierung: 3–4 x 1 ED/Tag, maximal 8 ED/Tag
Ipratropiumbromid + Fenoterol:
- fixe Kombination zu 0,02 mg/0,05 mg (Dosieraerosol), 0,025 mg/0,05 mg (Inhalationslösung), 0,04 mg/0,1 mg (Inhalationspulver; Kapseln)
- Dosierung in der Regel 4 x 2 Hübe bzw. Kps./Tag

Tiotropiumbromid

Wechselwirkungen
s. Ipratropiumbromid

Pharmakokinetik
BV: systemisch nach Inhalation sehr gering. Wirkungseintritt nach ca. 20 Min., Wirkungsdauer länger als 24 Std.
Elim.: ausgedehnter hepatischer Metabolismus
HWZ: ca. 15–34 Std., unterschiedlich an verschiedenen muskarinen Rezeptoren

Dosierung
Kapsel mit Inhalationspulver: 22,5 µg/Kps. Tiotropiumbromid (= 18 µg/Kps. Tiotropium)

29.8.4. Theophyllin

Vergleichende Bewertung und Hinweise zur wirtschaftlichen Verordnung
In der Langzeitbehandlung des Asthma bronchiale ist ein Behandlungsversuch mit einem Theophyllin-Retardpräparat, wenn mit Beta-2-Sympathomimetika und topischen Glukokortikoiden die Kontrolle der Krankheit nicht erreicht wird, nicht empfehlenswert. Auch bei akuter Atemwegsobstruktion (Asthmaanfall, Bronchitisexazerbation) ist die orale oder parenterale Gabe einer Theophyllin-lösung nur selten indiziert. In der Langzeitbehandlung der chronisch-obstruktiven Bronchitis ist der Stellenwert von Theophyllin geringer als der von modernen, inhalativ applizierten Beta-2-Sympathomimetika oder Anticholinergika.
Wegen der engen therapeutischen Breite der Substanz und der unterschiedlichen Freisetzungskinetik diverser Retardformulierungen kann ein Präparateaustausch im Rahmen der Aut-idem-Regelung allgemein nicht empfohlen werden.
Theophyllin ist kostengünstig, jedoch sind die nebenwirkungsbedingten Folgekosten dieser Substanz hoch.

Theophyllin

Wirkungsmechanismus
Der molekulare Wirkungsmechanismus ist nicht völlig geklärt. Diskutiert wird u.a. die Hemmung der Phosphodiesterasen. Hauptwirkungen sind die Bronchodilatation und die Protektion gegen bronchokonstriktorische Reize. Zusätzlich besitzt Theophyllin bei Serumkonzentrationen weniger als 10 µg/ml immunmodulierende Wirkungen.

Indikation(en)
Langzeitbehandlung der COPD; akute Anfälle von Atemnot bei Asthma und bei COPD-Exazerbationen

Kontraindikationen
- relativ: bei frischem Myokardinfarkt, Tachyarrhythmie, obstruktiver hypertropher Kardiomyopathie, Hyperthyreose, Epilepsie; bei diesen Patienten ist ein sorgfältiges Drug-Monitoring erforderlich (erwünschte Theophyllinserumkonzentration 5–15 µg/ml)

Unerwünschte Arzneimittelwirkungen
- Völlegefühl, Übelkeit, Sodbrennen (Reflux-Symptomatik), Verstopfung
- Unruhe, Schlafstörungen, Kopfschmerzen
- bei Theophyllinserumkonzentration über 20 µg/ml: Sinustachykardie, tachykarde Herzrhythmusstörungen, Agitiertheit
- bei mehr als 50 µg/ml können Hyperthermie und generalisierte Krampfanfälle auftreten

29

Vergiftung

schwere Intoxikationen bei Überdosierung in suizidaler Absicht; bei bedrohlichen klinischen Symptomen ggf. Hämodialyse über Kohlefilter

Wechselwirkungen

- Erhöhung der Theophyllinkonzentration durch Allopurinol, Cimetidin, Famotidin, Ciprofloxacin und andere Fluorchinolone, Diltiazem, Verapamil, Disulfiram, Makrolidantibiotika, Fluvoxamin, Pentoxifyllin, Isoniazid, Mexiletin, orale Kontrazeptiva, Paroxetin, Ticlopidin
- Senkung der Theophyllinkonzentration durch Barbiturate, Carbamazepin, Felodipin, Phenytoin, Johanniskraut-Präparate (Hypericum), Rifampicin, Ritonavir und bei Rauchern
- Verminderung der Wirkung von Benzodiazepinen und Lithium; vermehrt Nebenwirkungen bei gleichzeitiger Gabe von Imipenem, Ketamin, Ephedrin und Halothan

Besonderheiten

Bei der Wahl der Dosis sind verschiedene Clearance-modifizierende Faktoren zu berücksichtigen. Therapeutisches Drug-Monitoring ist wichtig bei der Dosisfindung (auch angesichts der großen Zahl verfügbarer Präparate und der unzureichenden Informationen über deren Bioäquivalenz!), aber auch zur Überprüfung der Compliance anhand des Plasmaspiegels. Wegen der engen therapeutischen Breite der Substanz und der unterschiedlichen Freisetzungskinetik diverser Retardformulierungen kann ein Präparateaustausch im Rahmen der Aut-idem-Regelung für Theophyllinpräparate nicht empfohlen werden.

Pharmakokinetik

BV: wasserfreies Theophyllin wird rasch und vollständig resorbiert; Ausmaß und Dauer der Resorption jedoch von Darreichungsform und Galenik beeinflusst

Elim.: bei Erwachsenen in der Leber zu inaktiven Metaboliten verstoffwechselt (CYP1A2); bis zum 3 Lebensmonat 50 % renale Elimination; langsamere Elimination bei Rechtsherzinsuffizienz, Einschränkung der Leberfunktion, im Senium, auch bei Kindern im Rahmen viraler Infekte; raschere Elimination bei Rauchern

HWZ: Erwachsene 6–12 Std., unreife Neugeborene bis 75 Std.

Dosierung

- wasserfreies Theophyllin wird rasch und vollständig resorbiert; es besteht deshalb keine Notwendigkeit, vorzugsweise Theophyllinsalze einzusetzen
- intravenöse Gabe möglichst vermeiden, sonst nur als Kurzinfusion

 Cave: zu rasche Injektion!

Langzeitbehandlung:

- Kinder: 15–20 mg/kg KG/Tag (s. auch Kap. Arzneiverordnungen in der Pädiatrie); bei fieberhafter Infektion über 24 Std.: Dosis auf 50 % reduzieren
- Erwachsene: 600–900 mg/Tag als orales Retardpräparat; bei überwiegend nächtlichen Beschwerden kann die abendliche Einmaldosierung sinnvoll sein; alternativ: Dosisaufteilung ein Drittel morgens, zwei Drittel abends

29.8.5. Cromone

Vergleichende Bewertung und Hinweise zur wirtschaftlichen Verordnung
Die antiasthmatische Wirksamkeit von Cromoglicinsäure und Nedocromil ist geringer als die topischer Glukokortikoide. Ihre Bedeutung im Erwachsenenalter ist umstritten. Auf der Basis neuer Leitlinien können sie für die Primärtherapie nicht mehr empfohlen werden. Im Kindesalter nimmt die Bedeutung wegen der schwachen Wirksamkeit ebenfalls ab. Sie werden gelegentlich zur Prophylaxe der Anstrengungs-induzierten Bronchokonstriktion eingesetzt.
Insgesamt scheint der Einsatz von Cromonen im Vergleich zu inhalativen Glukokortikoiden nicht kosteneffektiv. Sie sind weitgehend durch Leukotrien-Antagonisten ersetzt worden, wenn insbesondere bei Kindern eine Steroidtherapie nicht erwünscht ist.

Wirkungsmechanismus
Der Wirkungsmechanismus von Cromoglicinsäure und Nedocromil ist noch nicht genügend bekannt. Diskutiert wird eine Stabilisierung der Mastzellen, sodass bronchokonstriktorische und proinflammatorische Mediatoren vermindert freigesetzt werden. Die Rekrutierung und Aktivierung von Entzündungszellen und nervale Reflexe werden gehemmt.

Cromoglicinsäure

(s. Kurzprofil im Anhang)

Indikation(en)
Basistherapie bei leichtem Asthma, insbesondere bei Kindern

Dosierung
Kinder und Erwachsene: 4 x 1 Pulverkapsel (Inhalation); 4 x 2 Hübe (Dosieraerosol)

Nedocromil

(s. Kurzprofil im Anhang)

Indikation(en)
Prophylaxe asthmatischer Beschwerden

Dosierung
Dosieraerosol: 2–4 x 2 Hübe à 2 mg Nedocromil-Dinatrium

29.8.6. Leukotrien-Rezeptorantagonisten

Vergleichende Bewertung und Hinweise zur wirtschaftlichen Verordnung

Leukotrien-Rezeptorantagonisten werden als antiinflammatorische Substanz vom Stadium I an eingesetzt. Die Wirksamkeit ist im Hinblick auf Besserung der Lungenfunktion, Reduktion der Atemwegsentzündung und der bronchialen Hyperreagibilität geringer als die inhalativer Glukokortikoide, sodass sie nur in Ausnahmefällen anstelle der Letzteren zum Einsatz kommen. Additiv zu Glukokortikoiden werden sie in den Stadien III und IV eingesetzt. Bei isoliertem Belastungs-induzierten Asthma ist die Wirkung gut, insbesondere bei Kindern und Jugendlichen. Keine Indikation besteht bei COPD. Sie kommen auch bei Patienten mit Steroid-verträglichkeit (z.B. Heiserkeit, „Sängerproblem") als Alternative infrage.

Aufgrund der hohen Kosten dieser Substanz ist eine strenge Indikationsstellung erforderlich. Für die Primärtherapie können sie nicht empfohlen werden.

Montelukast

(s. Kurzprofil im Anhang)

Wirkungsmechanismus

Gehemmt werden die proinflammatorischen Leukotriene C4, D4, E4 aus Mastzellen, eosinophilen und basophilen Leukozyten. Die Wirkung der Mediatoren auf glatte Muskelfasern, Gefäßendothelien und Schleimdrüsen wird modifiziert.

Dosierung

jeweils am Abend vor dem Schlafengehen
- Jugendliche ab 15 Jahren und Erwachsene: 1 x 10 mg/Tag (Filmtablette)
- Kinder zwischen 6 und 14 Jahren: 1 x 5 mg/Tag (Kautablette)
- Kinder zwischen 6 Monaten und 5 Jahren: 1 x 4 mg/Tag (Granulat)

29.8.7. Antibiotika

Vergleichende Bewertung und Hinweise zur wirtschaftlichen Verordnung

Asthmaexazerbationen werden mit Glukokortikosteroiden und Bronchodilatatoren behandelt. Antibiotika sind praktisch nie indiziert. COPD-Exazerbationen können bakteriell getriggert werden. Die Färbung des Sputums (gelbgrün bis grün) und der Nachweis neutrophiler Granulozyten im Atemwegsmaterial sind ein ausreichend sicherer Hinweis auf die bakterielle Infektion. Antibiotika der Wahl sind in den Stadien I und II der COPD Aminopenicilline und evtl. Makrolide, in den Stadien III und IV müssen gramnegativ breitwirksame Breitspektrumantibiotika (z.B. Fluorchinolone der Gruppe 3 und 4) angewandt werden.

Eine Behandlungsdauer von 5–7 Tagen ist ausreichend. Bei fehlender klinischer Besserung muss eine Pneumonie radiologisch ausgeschlossen werden. Vor dem Einsatz eines Antibiotikums sollte eine erweiterte Diagnostik angestrebt werden. Weitere Einzelheiten s. Kap. Bakterielle Infektionen.

29.8.8. Verschiedene Wirkstoffe (Antitussiva, Omalizumab)

Vergleichende Bewertung und Hinweise zur wirtschaftlichen Verordnung
Bei schwerem persistierenden Asthma kann in Ausnahmefällen der sehr teure neue Wirkstoff Omalizumab zum Einsatz kommen (s. Kurzprofil im Anhang sowie Details unter 29.17. Hinweise zur wirtschaftlichen Verordnung).
Bei ausgeprägter Einschränkung des Befindens durch Atemwegsinfektionen können symptomatische Maßnahmen wie lokale schleimhautabschwellende Nasensprays oder bei quälendem trockenen Husten Antitussiva, wie z.B. Codein, als Monopräparate, jedoch nicht in fixen Kombinationen eingesetzt werden. Noscapin (s. Kurzprofil im Anhang) hat im Gegensatz zu Codein keine obstipierende, aber auch keine analgetische Wirkung. Für die Verordnung sogenannter „Grippemittel", deren fantasiereiche Zusammensetzung meist nicht rationalen Prinzipien entspricht und die die Krankheitsdauer nicht abkürzen, gibt es ebenso wenig eine Notwendigkeit wie für die Anwendung sogenannter „Immunstimulantien". Die letztgenannten Mittel können jedoch gelegentlich auch schwere UAW erzeugen.
Vitamin C zeigt keine klinisch bedeutsame Wirksamkeit bei der Prophylaxe von Erkältungskrankheiten.
Der Einsatz von Antihistaminika bei akuten Atemwegsinfektionen ist nicht durch entsprechende Studien gesichert und im Hinblick auf mögliche UAW insbesondere bei Kindern nicht unbedenklich.
Der Einsatz von Sekretolytika, wie z.B. Acetylcystein in oraler Form, ist allenfalls gelegentlich bei der chronischen Bronchitis bzw. der chronisch-obstruktiven Bronchitis zur Verhinderung von Exazerbationen bzw. zur unterstützenden Therapie einer akuten Exazerbation indiziert. Die sehr moderate Wirksamkeit scheint etwas besser belegt zu sein als die von Ambroxol (s. Kurzprofil im Anhang).
Wichtig ist zur Beseitigung von Sekretstau vor allem eine ausreichende Flüssigkeitszufuhr.

29.8.8.1. Sekretolytika

Acetylcystein

Wirkungsmechanismus
Sekretolytika: postuliert wird eine reflektorische Wirkung durch Stimulation afferenter parasymphatischer Nervenfasern und eine direkte Wirkung auf Drüsenzellen mit dem Ergebnis, dass vermehrt ein dünnflüssiges Sekret gebildet wird

Indikation(en)
kurz dauernde Anwendung bei Hinweisen auf Sekretstau im Rahmen einer Bronchitisexazerbation; neue Studien legen Einsatz bei der idiopathischen Lungenfibrose nahe

Unerwünschte Arzneimittelwirkungen
keine klinisch bedeutsamen UAW

Wechselwirkungen
- wegen möglichen Sekretstaus Vorsicht bei gleichzeitiger Gabe von Antitussiva
- Gabe von Antibiotika sollte im 2-stündigen Abstand zeitversetzt erfolgen
- verstärkte Wirkung von Glyceroltrinitat; möglicherweise Erniedrigung des Carbamazepin-Spiegels

Pharmakokinetik
BV: maximal 10 %
Elim.: rasche hepatische und intestinale Deacetylierung zur Aminosäure Cystein und zu weiteren Disulfiden; renale Exkretion inaktiver Metaboliten
HWZ: Muttersubstanz ca. 2,2 Std., bei Leberzirrhose ca. 5 Std.

Dosierung
Kinder von 5–14 Jahren: 2 x 200 mg/Tag, Erwachsene: 2–3 x 300(–600) mg/Tag

29.8.8.2. Antitussiva

Wirkungsmechanismus

Unterdrückung des Hustenreflexes durch Hemmung des Hustenzentrums im Stammhirn und durch Blockade von „Hustenrezeptoren" in der Bronchialschleimhaut

Indikation(en)

hartnäckiger, schmerzhafter Reizhusten, Hustenanfälle; Indikation ist bei Hypersekretion durch drohenden Sekretstau eingeschränkt; Hydrocodon ist therapieresistenten und schweren Fällen, z.B. Hustenanfällen bei Bronchialkarzinom, vorbehalten

Kontraindikationen

keine bei kurz dauernder Anwendung

Unerwünschte Arzneimittelwirkungen

Obstipation (Codein)

Besonderheiten

Codein- und Dihydrocodeinrezepturen werden für die Substitutionstherapie bei Drogenabhängigen eingesetzt.

Codein

Wirkungsmechanismus

Opiatagonist; die Affinität von Codein an die Opioidrezeptoren ist sehr niedrig; an der antitussiven Wirkung scheinen spezifische Rezeptoren, die Codein selbst binden, beteiligt zu sein; die analgetische Wirkung beruht auf der Umwandlung in Morphin

Indikation(en)

symptomatische Therapie von Reizhusten (unproduktiver, trockener Husten)

Kontraindikationen

- Ateminsuffizienz, Atemdepression, Pneumonie, akuter Asthmaanfall
- Koma, tiefe Bewusstlosigkeit
- Kinder < 2 Jahre
- nahende Geburt, drohende Fehlgeburt

Unerwünschte Arzneimittelwirkungen

- allergische Reaktionen
- dosisabhängig leichte Somnolenz, Kopfschmerzen, Übelkeit, Erbrechen, Obstipation, Atemdepression, Euphorie
- Einzeldosen > 60 mg können den Tonus der glatten Muskulatur erhöhen
- Synkopen und Blutdruckabfall können bei hohen therapeutischen Dosen und bei Intoxikation auftreten
- Lungenödem bei Patienten mit vorbestehenden Lungenfunktionsstörungen
- physische und psychische Abhängigkeit entwickeln sich bei längerem und hochdosiertem Gebrauch

Relevante Wechselwirkungen

- andere zentraldämpfende Mittel: Verstärkung der sedierenden und atemdepressiven Wirkung
- Alkohol ist bei Codeinbehandlung zu meiden, da sich die psychomotorische Leistungsfähigkeit wesentlich vermindert
- NSMRI-Antidepressiva: Verstärkung einer codeinbedingten Atemdepression
- MAO-Hemmer (z.B. Tranylcypromin): Verstärkung der zentralnervösen Wirkungen und anderen Nebenwirkungen in nichtvorhersehbarem Ausmaß

Pharmakokinetik

BV: keine Angaben

Elim.: hepatischer Metabolismus (in interindividuell sehr variablem Ausmaß); Hauptmetabolite sind Morphin (die Umwandlung von Codein in Morphin erfolgt durch CYP2D6, d.h. die Umwandlung ist bei Ultrarapid Metabolizers verstärkt bzw. fehlt bei Poor Metabolizers), Norcodein (aktiv) sowie die Konjugate von Morphin und Codein; etwa 10 % Codein werden unverändert renal ausgeschieden

HWZ: 3–5 Std. für Codein bei gesunden Erwachsenen, verlängert bei Niereninsuffizienz auf 9–18 Std., verlängert auch im Alter

Wirkstoffe und Dosierung

Codeinphosphat: Einzeldosis 30 mg bis höchstens 100 mg, maximal 300 mg/Tag
Codein: Erwachsene und Jugendliche 2–3 x 15–44 mg/Tag oral, verlängertes Dosisintervall bei Nierensuffizienz

Dihydrocodein

(s. Kurzprofil im Anhang)

Wirkstoffe und Dosierung

Dihydrocodeinhydrogentartrat: 10 mg bzw. 35 mg (in Retardform) zur Nacht

Hydrocodon

(s. Kurzprofil im Anhang)

Indikation(en)

BtM; bei akuter Bronchitis nur selten indiziert (Hustenanfälle, die auf o.g. Substanzen nicht ansprechen)

Wechselwirkungen

s. Codein

Wirkstoffe und Dosierung

Hydrocodontartrat (Tablette), Hydrocodonhydrochlorid (Injektionslösung): maximal 30 mg/Tag!

29.9. Impfungen

Vergleichende Bewertung

Die jährlich durchzuführende Impfung gegen Influenzaviren ist die bisher einzig nachweislich wirksame Präventionsmaßnahme gegen akute Bronchitiden, Exazerbationen der COPD und ambulant erworbene Pneumonien. Der Nutzen der Influenzaimpfung ist gut belegt. Sie mildert den Krankheitsverlauf und verringert bei Menschen über 60 Jahren das Risiko von Pneumonien und Krankenhausaufnahmen sowie Tod während Influenzaepidemien um die Hälfte. Sie senkt außerdem bei Krankenhauspersonal unter 50 Jahren Infektionsrate und Krankheitstage. Tabelle 29.7 zeigt, welche Personengruppen gegen Influenza geimpft werden sollten. Die (alle 6 Jahre) durchzuführende Impfung gegen Streptococcus pneumoniae reduziert die Rate an Pneumokokkenbakteriämien, nicht jedoch an Pneumokokkeninfektionen. Nach den Empfehlungen der Ständigen Impfkommission (STIKO) am Robert Koch-Institut aus dem Jahr 2007 zählt die Impfung gegen Streptococcus pneumoniae zu den Standardimpfungen für Patienten ≥ 60 Jahren.

Tabelle 29.7: Zielgruppe für eine Influenzaimpfung

Personen mit erhöhtem Risiko für Komplikationen bei Influenza-Infektion
• Personen über 60 Jahre;
• Patienten mit chronischen Lungenerkrankungen
• Patienten mit chronischen Herz-Kreislauf-Erkrankungen
• Patienten mit chronischen Leber- und Nierenerkrankungen
• Patienten mit Diabetes mellitus und anderen Stoffwechselerkrankungen
• Patienten mit Immundefizienz, HIV-Infektion
• Heimbewohner
Personen mit erhöhtem Infektionsrisiko (Überträger auf Risikopatienten)
• z.B. medizinisches Personal
• Personen in Einrichtungen mit umfangreichem Publikumsverkehr

29.10. Hinweise zur wirtschaftlichen Verordnung

Sowohl beim Asthma als auch bei der COPD wird die bedarfsweise Inhalation eines Beta-2-Sympathomimetikums empfohlen. Bei Asthma ab Schweregrad II ist die regelmäßige zusätzliche Anwendung eines inhalativen Glukokortikoids indiziert. Die ärztlich angeleitete Psychoedukation der Patienten ist Basis jeder Asthmatherapie.

Unter den kurz wirksamen Sympathomimetika hat verordnungsmäßig Salbutamol den höchsten Stellenwert, gefolgt von Fenoterol. Terbutalin hat eine vergleichsweise geringe Bedeutung. Die DDD-Preisdifferenzen bei den Salbutamol-Präparaten sind erheblich (s. Tab. 29.8.). Unter den fixen Kombinationen hat die preiswerte Kombination Ipratropium/Fenoterol (Berodual/-N®) den höchsten Verordnungsanteil. Die Cromone, deren Wirksamkeit deutlich schwächer als die der Glukokortikoide ist, kommen praktisch nur noch als Alternativtherapie zu Glukokortikoiden bei Kindern in Betracht. Für den Nutzen einer Daueranwendung der Kombination Reproterol/Cromoglycinsäure gibt es keinen wissenschaftlichen Beleg.

Die lang wirksamen Beta-2-Sympathomimetika Formoterol und Salmeterol sind derzeit in Kombination mit inhalativen Glukokortikoiden die wirksamste Therapie des mittelschweren Asthma. Als Monotherapie ist ihre Anwendung beim Asthma heutzutage problematisch, da hierunter eine erhöhte Zahl von Todesfällen beobachtet wurde. Anders ist die Situation bei COPD, wo ihre Anwendung auch als Monotherapie in den Leitlinien empfohlen wird. Formoterol hat zudem eine Zulassung als Rescue-Therapie. Zwar ist es pro Hub teurer als Salbutamol, aber mehrere große Studien zeigen, dass man bei Nutzung von Formoterol als Bedarfsmedikation deutlich weniger Inhalationshübe braucht, sodass sich damit die Kosteneffektivität wiederum verbessert.

Anticholinergika haben ihre größte Bedeutung bei der Behandlung der COPD, beim Asthma kommen sie vor allem als Alternative für Patienten infrage, die inhalative Beta-2-Sympathomimetika nicht vertragen. Der Grund für ihre in den letzten Jahren steigende Verordnung liegt in der Neueinführung von Thiotropiumbromid im Jahr 2002, das durch seine längere Wirkungsdauer trotz des höheren Preises eindeutige Vorteile gegenüber Ipratropium besitzt.

Der sehr teure Leukotrien-Antagonist Montelukast ist als inflammatorische Substanz geringer wirksam als Glukokortikoide, sodass seine Verordnung nur in Ausnahmefällen, z.B. bei Steroidunverträglichkeit, infrage kommt.

Unter den Glukokortikoiden machen die Verordnungen von Budesonid und Beclometason den größten Teil aus. Die aus theoretischen Gründen erwartete bessere Verträglichkeit von Ciclesonid muss erst eindeutig klinisch belegt werden. Auch der klinische Zusatznutzen von Mometason, dessen Preis weit über dem Festbetrag liegt, ist nicht erwiesen.

Nur in Ausnahmefällen eines schweren persistierenden Asthmas kann einmal eine Indikation für den sehr teuren neuen IgE-Antagonisten Omalizumab gegeben sein (s.u.).

Anticholinergika:
Der Einsatz des im Vergleich zu Ipratropium teureren, lang wirksamen Tiotropiumbromids ist aufgrund des Rückgangs von Notfallbehandlungen und Hospitalisierungen kosteneffektiv. Sein Verordnungsvolumen innerhalb der GKV ist erheblich und weiter zunehmend.

Theophyllin ist kostengünstig, jedoch sind die nebenwirkungsbedingten Folgekosten dieser Substanz hoch. Seine Anwendung ist nur noch selten indiziert.

Aus **„Wirkstoff aktuell" Budesonid/Formoterol**, 2009 (Herausgeber Kassenärztliche Bundesvereinigung):

Bei der Behandlung des Asthma bronchiale ist die fixe inhalative Kombination eines topisch wirksamen Glukokortikosteroids mit einem lang wirksamen Beta-2-Agonisten in ihrer Wirksamkeit vergleichbar mit der der freien Kombination der Einzelwirkstoffe.

- Standardtherapie bei mittelgradigem und schwergradigem Asthma bronchiale (entsprechend den Stufen III–V des Stufenschemas medikamentöse Langzeittherapie des Asthmas) ist die Kombination inhalativer Glukokortikosteroide (ICS) und lang wirksamer Beta-2-Agonisten (LABA). Mit der Anwendung von lang wirksamen Beta-2-Agonisten kann beim Asthma bronchiale der Stufen III–V die Dosismenge an ICS reduziert werden, ohne dass häufigere Exazerbationen oder eine Verschlechterung der Krankheitskontrolle auftreten. In den Stufen III–V ist die Kombination aus ICS und LABA wirksamer als die Kombination ICS/Montelukast oder ICS/Theophyllin und auch wirksamer als die Dosiserhöhung des ICS.

- Standardtherapie bei leichtgradigem und mittelgradigem Asthma bronchiale (entsprechend den Stufen I–II des Stufenschemas medikamentöse Langzeittherapie des Asthmas) ist die bedarfsweise Anwendung eines kurz wirksamen Beta-2-Agonisten und in Stufe II die Dauerbehandlung mit einem niedrigdosierten ICS. Die Kombinationen von ICS plus LABA bringen keinen zusätzlichen Nutzen und sollten bei diesen Schweregraden des Asthma bronchiale nicht eingesetzt werden.

- Die fixe inhalative Kombination von Budesonid und Formoterol zeigt gegenüber der freien inhalativen Kombination beider Wirkstoffe keinen Zusatznutzen.

- Ein Unterschied im Nutzen der fixen inhalativen Kombination von Budesonid und Formoterol gegenüber der fixen inhalativen Kombination von Fluticason und Salmeterol oder Beclomethason und Formoterol ist nicht belegt.

Der Einsatz der fixen Kombination von ICS und LABA bringt gegenüber der freien Kombination beider Wirkstoffgruppen keine Kostenersparnis.

Aus Therapiehinweis (AMR, Anlage 4) zu Omalizumab (inkraft getreten mit Veröffentlichung im Bundesanzeiger am 16.4.2008):

Die Verordnung von Omalizumab ist nur bei Patienten wirtschaftlich, die kumulativ folgende Voraussetzungen erfüllen:
- schweres, persistierendes allergisches Asthma
- reduzierte Lungenfunktion (FEV$_1$ < 80%)
- positiver Hauttest oder In-vitro-Reaktivität gegen ein ganzjährig auftretendes und vom Patienten nicht vermeidbares Aeroallergen
- IgE-vermitteltes Asthma mit IgE-Werten zwischen ≥ 76 und ≤ 700 I.E./ml vor Beginn der Behandlung
- häufige dokumentierte Symptome während des Tages oder nächtliches Erwachen
- trotz täglicher Therapie mit hochdosierten inhalativen Kortikosteroiden (entsprechend > 1.000 µg pro Tag Beclometason oder Äquivalent) und mindestens einem lang wirkenden inhalativen Beta-2-Agonisten als Controller in den letzten 12 Monaten mindestens zwei unabhängige, dokumentierte schwere Asthmaexazerbationen, die mit systemischen Kortikosteroiden behandelt wurden, oder eine Exazerbation, die systemische Kortikosteroidgabe notwendig machte und zur Krankenhausaufnahme bzw. Notfallbehandlung führte, auf
- Alter ≥ 12 Jahre
- Körpergewicht liegt innerhalb der Grenzen der Dosierungstabelle, also ≥ 20 kg und ≤ 150 kg.
- Nichtraucher

Die Dosierung erfolgt in Abhängigkeit vom Körpergewicht und dem Basis-IgE-Spiegel. Die empfohlene Maximaldosis beträgt 375 mg Omalizumab alle zwei Wochen und 300 mg alle vier Wochen; eine Überschreitung ist unwirtschaftlich.

Die Behandlung mit Omalizumab sollte nur durch einen Arzt mit Erfahrung in der Diagnose und der Behandlung schweren persistierenden Asthmas begonnen werden.

Die Entscheidung zur Weiterbehandlung mit Omalizumab sollte auf einer merklichen Verbesserung der allgemeinen Asthmakontrolle basieren. Als ausreichende Verbesserung ist beispielsweise ein selteneres nächtliches Erwachen oder eine Verbesserung der Symptome über den Tag, die mit Wiederaufnahme von Tätigkeiten im Alltag einhergeht, oder eine Reduktion der Notfallmedikation anzusehen. Dies ist durch das sorgfältige Führen geeigneter Tagebücher durch den Patienten zu dokumentieren.

Die weitere Behandlungsnotwendigkeit sollte spätestens 16 Wochen nach Beginn der Therapie mit Omalizumab durch den Arzt überprüft werden.

Sollte eine Dosisreduktion des inhalativen Kortikosteroids auf eine mittlere bis niedrige Dosis möglich sein, ohne dass Exazerbationen auftreten, ist die Therapiestrategie zu überdenken, spätestens jedoch alle 12 Monate. Omalizumab ist nicht angezeigt für die Behandlung akuter Asthmaexazerbationen, akuten Bronchospasmen oder eines Status asthmaticus.

Omalizumab wurde nicht untersucht bei Patienten mit Hyperimmunglobulin-E-Syndrom oder allergischer bronchopulmonaler Aspergillose oder zur Vorbeugung von anaphylaktischen Reaktionen, einschließlich durch Nahrungsmittelallergien ausgelöster Anaphylaxien.

Ein im Juni 2000 gestellter Antrag auf Zulassung für die Behandlung der saisonalen allergischen Rhinitis und des Asthmas bei Erwachsenen und Kindern ab 6 Jahren ist aufgrund der negativen Bewertung durch die europäische Zulassungsbehörde vom Hersteller zurückgezogen worden. In diesen Anwendungsgebieten ist ein Off-Label-Use grundsätzlich durch die Rechtsprechung des Bundessozialgerichts ausgeschlossen.

Der generelle Nutzen des Arzneimittels ist zu hinterfragen. Die einzige doppelblind randomisierte Studie für die jetzt zugelassene Indikation ergab keine statistisch signifikante Überlegenheit für den primären Endpunkt der Asthmaexazerbationsrate. Nicht alle Patienten erhielten einen zusätzlichen Controller, wie es nach aktuellen Versorgungsleitlinien gefordert wird. Die Ergebnisse der Studien, die auch Patienten mit mittelschwerem Asthma aufnahmen, sind widersprüchlich im Hinblick auf die Rate der Asthmaexazerbationen. Außerdem ist die Inzidenz von Malignomen erhöht, sodass Vigilanzuntersuchungen behördlicherseits etabliert wurden.

Aus Therapiehinweis (AMR, Anlage 4) zu Montelukast (inkraft getreten mit Veröffentlichung im Bundesanzeiger am 15.11.2007):

Die Therapie der 1. Wahl des Asthmas ist im Erwachsenenalter die Kombination inhalativer Kortikosteroide (ICS) mit lang wirksamen Betasympathomimetika, wenn ICS in niedriger bis mittlerer Dosis beim mittelgradig persistierenden Asthma nicht ausreichend ist. Es stehen neben der Erhöhung der ICS-Dosis weitere Alternativen zur Verfügung. Die Auswahl richtet sich in erster Linie nach dem Nebenwirkungsprofil und nach dem Preis.

Montelukast verteuert die Therapie erheblich und ist von daher nur angezeigt, wenn keine der anderen Behandlungsoptionen in Betracht kommen. Der Einsatz ist nur wirtschaftlich in Kombination mit ICS, wenn eine Monotherapie mit ICS in niedriger bis mittlerer Dosis beim mittelgradig persistierenden Asthma nicht ausreichend ist. Montelukast ist im Erwachsenenalter weder zur Behandlung des Asthmas – auch nicht des Belastungsasthmas – noch der saisonalen allergischen Rhinitis allein Therapie der Wahl.

Der Einsatz von Montelukast als Monotherapie des Asthmas ist ab einem Alter von 15 Jahren nicht zugelassen. Gleiches gilt für schwergradiges persistierendes Asthma in allen Altersstufen und die chronisch-obstruktive Lungenerkrankung (COPD).

Vor dem Hintergrund, dass eine Überlegenheit gegenüber ICS bei Kindern nicht belegt ist und auch das Längenwachstum in der Regel bei ansonsten vergleichbaren Nebenwirkungen nur unerheblich verzögert wird, ist die Monotherapie mit Montelukast im Alter zwischen 2 und 14 Jahren mit leichtem persistierenden Asthma nur indiziert, wenn die Kinder nicht in der Lage sind, Kortikosteroide zu inhalieren oder Nebenwirkungen auftreten, die gegen den Einsatz von ICS sprechen – zum Beispiel ein erheblich verzögertes Längenwachstum. Dies entspricht der aktuellen Zulassung des Arzneimittels. Angesichts der heutigen Möglichkeiten zur Inhalation dürfte diese Ausnahme sehr selten sein.

Für alle Altersgruppen gilt, dass beim Belastungsasthma der hohe Preis nur gerechtfertigt ist bei Unverträglichkeit gegen inhalative, kurz wirksame Betasympathomimetika.

Tabelle 29.8: DDD-Kosten für verordnungsrelevante Wirkstoffe des Jahres 2008

folgende Seite >>

29

Tabelle 29.8: DDD-Kosten für verordnungsrelevante Wirkstoffe des Jahres 2008

Wirkstoff	DDD-Kosten (Euro)
29.8.1. Glukokortikosteroide	
Beclometason	0,76
Budesonid	0,65
Ciclesonid	0,63
Fluticason	1,14
29.8.2. Beta2-Sympathomimetika	
Fenoterol	0,33
Formoterol	1,28
Formoterol (in Kombination)	1,41
Salmeterol	1,89
Salmeterol (in Kombination)	2,67
Terbutalin	0,46
29.8.3. Anticholinergika	
Ipratropiumbromid	1,48
Tiotropiumbromid	1,94
29.8.4. Theophyllin	
Theophyllin	0,27
29.8.5. Cromone	
Cromoglicinsäure	1,76
29.8.6. Leukotrienrezeptorantagonisten	
Montelukast	2,06
29.8.8.1. Sekretolytika	
Acetylcystein	0,46
Ambroxol	0,50
29.8.8.2. Antitussiva	
Codein	2,63
Dihydrocodein	2,92
Noscapin	2,90

Quelle: GKV-Arzneimittelindex im Wissenschaftlichen Institut der AOK (WIdO)

29

30. Lungen-erkrankungen

Aus dem großen Spektrum der Lungenerkrankungen werden nachfolgend nur einige praktisch wichtige Beispiele ausgewählt. Kriterien sind Häufigkeit, das Vorkommen in der Praxis und Relevanz der medikamentösen Behandlung.
Die Therapie der Tuberkulose wird im Kap. Tuberkulose, die Chemotherapie des Bronchialkarzinoms im Kap. Malignome, Tumore abgehandelt.

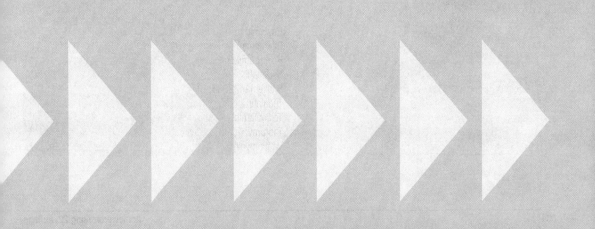

Fazit für die Praxis

Die Behandlung der **ambulant erworbenen Pneumonie** nach modernen Leitlinien-Vorgaben richtet sich nach den äußeren Behandlungsmodalitäten (z.B. ambulant oder stationär) und dem individuellen Risikoprofil des Patienten (z.B. höheres Alter, vorangegangener Aufenthalt in Ländern mit hohem Legionellose-Vorkommen, Vorbehandlung mit Steroiden etc.). Daraus ergeben sich 5 Risikostufen, die jeweils eine spezifische antibiotische Therapie implizieren (vgl. auch Kap. Bakterielle Infektionen). Bei niedrigem Risiko bleibt Amoxicillin Mittel der Wahl. Orale Cephalosporine werden nicht als primäre Therapie empfohlen. Auch der Nutzen von Fluorchinolonen und Aminoglykosiden ist umstritten.

Die Behandlung der **nosokomialen Pneumonie** orientiert sich ebenfalls an modernen Leitlinien (s. u.). In einer Niedrigresistenzregion wie Deutschland gilt generell, dass bei Infektionen von Patienten mit geringem Risiko eine kostengünstige, am erwarteten Keimspektrum orientierte Therapie möglich ist. Bei schweren Infektionen und bei Risikopatienten gilt der Grundsatz, dass eine hochdosierte, breitwirksame Therapie frühzeitig begonnen werden muss. Dabei ist oft der Einsatz kostengünstiger Generika möglich. Vor allem bei Resistenzproblemen lässt sich jedoch der Einsatz teurer Substanzen nicht immer vermeiden.

30.1. Wirkstoffübersicht

empfohlene Wirkstoffe	weitere Wirkstoffe
Amoxicillin	Ambrisentan
Amoxicillin/Clavulansäure	Amikamycin
Ampicillin	Azithromycin
Ampicillin/Sulbactam	Bosentan
Azathyoprin	Cefpodoxim
Cefepim	Ciprofloxacin
Cefotaxim	Clarithromycin
Ceftazidim	Doxycyclin
Ceftriaxon	Ertapenem
Cefuroxim	Erythromycin
Imipenem/Cilastatin	Fosfomycin
Meropenem	Gentamicin
Phenprocoumon	Iloprost
Piperacillin/Sulbactam	Levofloxacin
Piperacillin/Tazobactam	Linezolid
Prednisolon	Methotrexat
Sulbactam	Moxifloxacin
	N-Acetylcystein
	Pentoxifillin
	Resochin
	Rifampicin
	Roxithromycin
	Sildenafil
	Sitaxentan [2006; B]
	Tadalafil
	Teicoplamin
	Tobramycin
	Vancomycin

30.2. Pneumonien

30.2.1. Klinische Grundlagen

30.2.1.1. Definition

Pneumonien sind als eine akute mikrobielle Infektion des Lungenparenchyms und angrenzender Organe charakterisiert.

30.2.1.2. Einteilung

Nach dem Umfeld, in dem der Patient erkrankt, differenziert man zwischen ambulant erworbenen und im Krankenhaus erworbenen (nosokomialen) Pneumonien. Unter „ambulant erworben" werden dabei alle im privaten oder beruflichen Umfeld „zu Hause" erworbenen Pneumonien verstanden, während sich die klinische Symptomatik bei Vorliegen einer nosokomial erworbenen Pneumonie ab dem dritten Tag nach stationärer Aufnahme im Krankenhaus entwickelt haben muss. Pneumonien, die sich innerhalb der ersten 4 Wochen nach einem stationären Aufenthalt entwickeln, werden als nosokomial angesehen. Im angloamerikanischen Sprachraum hat sich für Patienten mit häufigem Kontakt zu Institutionen des Gesundheitswesens (Alten- und Pflegeheime, Dialysepatienten) der Begriff der „healthcare-associated pneumonia" etabliert, bei dem Erreger wie der Methicillin-resistente Staphylococcus aureus (MRSA) und gramnegative Bakterien eine wesentliche Rolle spielen, sodass eine Behandlung entsprechend der Richtlinien für nosokomiale Pneumonien gefordert wird. Für Europa und insbesondere für Deutschland haben sich die amerikanischen Erregerdaten nicht bestätigt, sodass an der alten Einteilung (ambulant erworben versus nosokomial) festgehalten wird.
Alte Einteilungen der Pneumonie (Broncho-, Lobär-, interstitielle Pneumonie bzw. typische und atypische Pneumonie) haben sich nicht bewährt, weil sie keine diagnostische oder therapeutische Relevanz haben.

30.2.1.3. Pathologie/Pathophysiologie

Die mikrobiellen Pathogene können über verschiedene Wege in die Lunge gelangen. Die meisten pulmonalen Pathogene stammen aus der oropharyngealen Flora. Die Aspiration solcher Pathogene stellt den häufigsten Infektionsweg bei einer Pneumonie dar. Zu verschiedenen Zeiten im Jahr trägt auch der Gesunde vorübergehend allgemeine, potenziell lungenpathogene Mikroorganismen wie Streptococcus pneumoniae, Streptococcus pyogenes, Mycoplasma pneumoniae, Haemophilus influenzae, Moraxella catarrhalis im Nasopharynxbereich. Ungefähr 50 % der gesunden Erwachsenen aspirieren während des Schlafs oropharyngeale Sekrete in den unteren Respirationstrakt.
Im Alter, bei Alkoholikern, Diabetikern, schweren Erkrankungen, Hospitalisierung oder auch fortschreitender Debilität steigt die Häufigkeit der Besiedlung des Nasopharynx mit gramnegativen aeroben Keimen, was bei Gesunden sehr selten ist (< 2 %).
Zweitwichtigster Infektionsweg ist die Deposition inhalierter Partikel im Respirationstrakt. Typische Pneumonien, die über solche infektiösen Aerosole übertragen werden, sind die Tuberkulose und Virusinfektionen wie Influenza.
Eine hämatogene Streuung aus extrapulmonalen Herden ist selten. Hier ist in erster Linie die Staphylococcus-aureus-Infektion zu nennen (nach intravenös verabreichten Drogen, Patienten mit einer rechts- oder linksventrikulären bakteriellen Endokarditis oder Patienten mit intravenösen Katheterinfektionen).

30.2.1.4. Diagnostik

Radiologie: Die Routinediagnostik für Pneumonie besteht in einer Thoraxröntgenaufnahme in 2 Ebenen, die allerdings keine Sensitivität von 100 % hat. Die hochauflösende Computertomographie (CT) zeigt gelegentlich Infiltrate bei Patienten mit unauffälliger Thoraxröntgenaufnahme. Besteht daher trotz unauffälliger Röntgenthoraxaufnahme ein begründeter klinischer Verdacht auf eine Pneumonie und zeigt sich keine Verbesserung des klinischen Zustands des Patienten, kann die Röntgenaufnahme nach 24–48 Stunden wiederholt oder eine CT durchgeführt werden. Andererseits ist nicht jede Verschattung auf einem Thoraxröntgenbild durch eine Pneumonie bedingt (s. Differentialdiagnostik).
Labor: Der Anstieg des C-reaktiven Proteins oder des Procalcitonin III (noch sehr teuer, zurzeit keine Routinediagnostik) ist wegweisend, wenn auch nicht infektionsbeweisend. Ein negatives Procalcitonin (< 0,1 ng/ml) schließt eine antibiotisch behandlungsbedürftige Pneumonie mit hoher Wahrscheinlichkeit aus. Bei bakteriellen Pneumonien liegt in der Regel eine Leukozytose mit Links-

verschiebung vor. Eine Leukopenie kann Zeichen einer bereits septisch verlaufenden Infektion sein und ist prognostisch ein schlechtes Zeichen.

Bei hospitalisierten Patienten, vor allem jedoch bei überwachungs- bzw. intensivpflichtigen Patienten, sollten immer auch Elektrolyte, Nierenfunktionswerte (Harnstoff, Kreatinin), Leberfunktionswerte (Bilirubin) und der Blutzucker bestimmt werden, um Organkomplikationen zu erkennen. Eine Blutgasanalyse oder zumindest eine pulsoximetrisch bestimmte Sauerstoffsättigung ist bei diesen Patienten zu fordern.

Mikrobiologische Diagnostik (bei Patienten im ambulanten Bereich **nicht** empfohlen):

Die mikrobiologische Diagnostik schnell wachsender Bakterien, wie Pneumokokken, Hämophilus, Moraxella, Staphylokokken, Enterobacteriaceae oder Pseudomonas aeruginosa, erfolgt über die Mikroskopie und die Kultur.

Geeignete Proben sind dabei Materialien aus den tiefen Atemwegen (Sputum, bronchoalveoläre Lavageflüssigkeit [BAL] und Biopsien), Pleuraflüssigkeit (bei Ergussnachweis durch Sonographie) und Blutkulturen.

- Bei Sputumproben muss darauf geachtet werden, dass wegen der häufigen Kontamination mit der physiologischen Flora des Mund-Rachen-Raums nur eitriges Sputum (> 25 Leukozyten, < 10 Plattenepithelien pro Gesichtsfeld) untersucht wird. Die Sputumprobe sollte vor Beginn einer antimikrobiellen Therapie gewonnen werden und umgehend – möglichst innerhalb von 2 Stunden – im Labor bearbeitet werden. Bei längeren Transportzeiten (> 4 Std.) ins Labor kommt es aufgrund der unterschiedlichen Überlebenszeiten pathogener Erreger außerhalb des Menschen zu Falschbefunden.
- Blutkulturen (anaerob und aerob) werden in 10–20 % der Fälle positiv (Pneumokokken) und sollten bei schwereren Infektionen immer durchgeführt werden.
- Bei Verdacht auf Legionelleninfektion (Auslandsaufenthalt, immunsupprimierter Patient, Alkoholabusus) ist eine Antigenbestimmung im Urin auf Legionella pneumophila zu empfehlen.
- Serologische Untersuchungen (Mykoplasmen, Chlamydien, Viren) werden zurzeit nicht routinemäßig empfohlen.
- Die Untersuchung eines durch Pleurapunktion gewonnenen Ergussmaterials sollte die Bestimmung des pH-Wertes und des Eiweißgehaltes, eine Gramfärbung und eine Bakterienkultur enthalten.

Bei Patienten mit Therapieversagen und problematischem klinischen Verlauf ist eine invasive Erregerdiagnostik erforderlich (bronchoalveoläre Lavage mit quantitativer Kultur, ggf. transbronchiale Lungenbiopsie).

30.2.2. Therapie

30.2.2.1. Therapeutisches Vorgehen

Die **Therapie der ambulant erworbenen Pneumonie** orientiert sich an den deutschen S3-Leitlinien (Chemotherapie Journal 2005; 14: 97–155). Ein Update der Leitlinien wird im Sommer 2009 erwartet.

Wesentlich für die Wahl des Antibiotikums sind dabei das Setting der Behandlung (ambulant, Normalstation, Überwachungs- oder Intensivstation) und das Risikoprofil des Patienten.

Grundsätzlich gilt:

1. Folgende Faktoren sind für die Risikoabschätzung notwendig: das krankheitsbedingte Auftreten einer Bewusstseinstrübung (C), eine Atemfrequenz $\leq$ 30/Min. (R), diastolischer Blutdruck $\geq$ 60 mmHg, systolischer Blutdruck < 90 mmHg (B) und ein Alter $\geq$ 65 Jahre (65). Weist ein Patient keinen dieser CRB-65 (Niedrigrisiko-Patient) auf, so kann bis auf Ausnahmen ambulant behandelt werden. Ist ein Faktor erfüllt, muss eine stationäre Aufnahme aufgrund anderer Risikofaktoren (Begleiterkrankungen, soziale Situation) erwogen werden, ab zwei Faktoren sollte stationär behandelt werden (Risikopatient).
2. Neben einem CRB-65-Score $\geq$ 2 sind eine schwere akute respiratorische Insuffizienz (PaO_2/FiO_2 < 250), multilobäre Infiltrate in der Röntgenthoraxaufnahme, eine Leukopenie, eine Thrombozytopenie, eine Hypertonie und ein erhöhter (> 20 mg/dl) Harnstoff-N) Zeichen einer schweren ambulant erworbenen Pneumonie. Eine Aufnahme auf eine Überwachungsstation ist notwendig. Bei Vorliegen eines Vasopressor-bedürftigen septischen Schocks oder bei Beatmungspflicht ist eine Intensivbehandlung notwendig.
3. Individuelle Risikofaktoren für einzelne Erreger erfordern eine spezifische Anpassung der Therapie:
   a. Antibiotika-Vortherapie in den letzten 1–3 Monaten: Selektierung für erhöhte Rate resistenter Erreger
   b. Reise in Länder mit hoher Legionellose-Prävalenz (Spanien, Italien) und/oder Exposition gegenüber Wasser aus speziellen Aufbereitungsanlagen
   c. Patienten über 65 Jahre, vor allem wenn Komorbiditäten vorliegen: vermehrt gramnegative Erreger

d. Patienten aus Alten- und Pflegeeinrichtungen: vermehrt Infektionen mit Enterobacteriaceae und Staphylococcus Aureus

e. chronische Lungenerkrankungen: vermehrt Haemophilus influenzae

f. Tierkontakte: mit Vögeln Chlamydia psittaci, mit Schafen Coxiella burnetii

g. Steroid-Vortherapie von mindestens 10 mg/Tag Prednisolonäquivalent über eine Dauer von mindestens 4 Wochen sowie strukturelle Lungenerkrankungen (COPD, Bronchiektasen, Mukoviszidose) und stationärer Aufenthalt in den letzten 30 Tagen: gehäuft Pseudomonas aeruginosa und Legionella spp.

h. spezifische Risikofaktoren für Pseudomonas aeruginosa: sind die pulmonale Komorbidität (strukturelle chronische Erkrankungen, wie COPD im Stadium IV nach GOLD, Bronchiektasen, Mukoviszidose), stationärer Aufenthalt über mehr als 2 Tage in den letzten 30 Tagen und eine Breitspektrum-Antibiotikatherapie über mehr als 7 Tage innerhalb des letzten Monats

Entsprechend der hier aufgeführten Grundbedingungen ergeben sich 5 Stratifikationen:

1. niedriges Risiko, keine zusätzlichen Risikofaktoren: Therapie der 1. Wahl ist Amoxicillin, bei Penicillinallergie oder anderen Kontraindikationen gegen Penicillinderivate alternativ Makrolidantibiotika oder Doxycyclin; Therapie ist in der Regel oral durchzuführen, Therapiedauer 5–7 Tage

2. niedriges Risiko, zusätzliche Risikofaktoren (Ausnahme: Pseudomonas): Therapie der 1. Wahl ist Amoxicillin/Clavulansäure, bei Penicillinallergie oder anderen Kontraindikationen gegen Penicillinderivate orale Cephalosporine (Cefpodoxim, Cefuroxim) oder neuere Fluorchinolone (Levofloxacin oder Moxifloxacin); Therapie oral, Therapiedauer 5–7 Tage

3. hospitalisierter Patient, keine schwere, ambulant erworbene Pneumonie: Therapie mit Amoxicillin/Clavulansäure oder Ampicillin/Sulbactam oder Cephalosporinen der 3. Generation (Ceftriaxon, Cefotaxim), evtl. in Kombination mit einem Makrolidantibiotikum; Alternativen bei Kontraindikationen gegenüber den genannten Substanzen sind neuere Fluorchinolone oder – in ausgewählten Fällen – das Carbapenem Ertapenem; Therapie sollte parenteral erfolgen; bei klinischer Besserung und zuverlässiger Nahrungsaufnahme kann nach 72 Stunden auf ein entsprechendes orales Präparat umgesetzt werden (Sequenztherapie); Therapiedauer 5–7 Tage

4. schwere ambulant erworbene Pneumonie, kein Risiko für multiresistente Erreger, insbesondere für Pseudomonas: Therapie mit Amoxicillin/Clavulansäure oder Ampicillin/Sulbactam, Cephalosporinen der 3. Generation (Ceftriaxon, Cefotaxim) oder Ertapenem, stets in Kombination mit einem Makrolidantibiotikum; Alternativen sind neuere Fluorchinolone; Therapiedauer 7–10 Tage

5. schwere ambulant erworbene Pneumonie, zusätzliche Risikofaktoren, insbesondere für Pseudomonas aeruginosa: Therapie mit Piperacillin/Sulbactam oder Tazobactam, Ceftazidim, Imipenem oder Meropenem; bei überwachungs- oder intensivpflichtiger Erkrankung Kombination mit Makrolidantibiotikum oder einem pseudomonaswirksamen Fluorchinolon (Ciprofloxacin, Levofloxacin); Therapie parenteral, Therapiedauer 7–14 Tage. Bei Ceftazidim muss wegen der schlechten Wirksamkeit im grampositiven Bereich ein pneumokokkenwirksames Antibiotikum ergänzt werden

Die **Therapie der nosokomialen Pneumonie** orientiert sich an den Richtlinien der amerikanischen Pneumologischen Gesellschaft (Am J Respir Crit Care Med 2005; 171: 388–416). Auch hier wird entsprechend dem oben aufgeführten Risiko für eine Pseudomonasinfektion stratifiziert. Entsprechend ergeben sich 2 Stratifikationen:

1. kein Risiko für Pseudomonas oder multiresistente Erreger (hohe Prävalenz von Multiresistenz im Krankenhaus oder Angehörige mit resistenten Erregern oder immunsuppressiver Therapie), Beatmungsdauer < 5 Tage: Ampicillin/Sulbactam oder Ceftriaxon, alternativ bei Unverträglichkeit neuere Fluorchinolone oder Ertapenem; Therapiedauer 7–10 Tage

2. Risiko für Pseudomonas oder multiresistente Erreger, Beatmungsdauer > 5 Tage: Therapie mit Piperacillin/Sulbactam oder Tazobactam, Ceftazidim, Imipenem oder Meropenem; bei schwerer Erkrankung Kombination mit einem pseudomonaswirksamen Fluorchinolon oder einem Aminoglykosid; Aminoglykoside werden heute in der Regel einmal täglich in einer Dosierung von 5–7(–10) mg/kg KG (Gentamicin, Tobramycin) gegeben; Therapiedauer jedoch für diesen Kombinationspartner auf 3–5 Tage begrenzt

3. bei Verdacht auf Infektion durch einen methicillinresistenten Staphylococcus aureus (MRSA) kann Glykopeptidtherapie (Vancomycin) nicht ausreichend wirksam sein; Kombination mit einem gewebsgängigen Antibiotikum (Rifampicin, Fosfomycin) ist möglich, allerdings nicht in Studien ausreichend belegt; Alternative für schwere Fälle ist Oxazolidinon Linezolid

Grundsätzlich kann durch jedes Antibiotikum eine Antibiotika-assoziierte Diarrhö mit Clostridium difficile ausgelöst werden. Wässrige Durchfälle bei einer Antibiotikatherapie über 5 Tage sollten Anlass sein, an eine solche Komplikation zu denken. Ein zweimaliger Nachweis von Clostridium-difficile-Toxin im Stuhl ist bei passender Klinik diagnostisch beweisend. Das Antibiotikum muss sofort abgesetzt werden und eine Therapie mit Metronidazol 4 x 400 mg/Tag (alternativ Vancomycin 4 x 250 mg/Tag p.o.) eingeleitet werden.

30

30.2.3. Pharmakotherapie

Vergleichende Bewertung
der Antibiotika: s. Kap. Bakterielle Infektionen
Nachfolgend werden nur die für die Pneumonie-Behandlung relevanten Aspekte dargestellt.

30.2.3.1. Betalaktame

Ampicillin/Amoxicillin

In Anbetracht der guten Resistenzlage weiterhin beste (und kostengünstige) Substanz bei ambulant erworbener Pneumonie, in Kombination mit Betalaktamasehemmer auch bei nosokomialer Pneumonie ohne Pseudomonas- und Resistenzrisiko einsetzbar.

Dosierung
< 70 kg: 3 x 0,75 g/Tag p.o.; ≥ 70 kg: 3 x 1 g/Tag p.o.

Piperacillin

Indikation(en)
ambulant erworbene Pneumonie mit Pseudomonas-Risiko und nosokomiale Pneumonie mit Risikofaktoren; bei nachgewiesener Pseudomonasinfektion kein Vorteil durch Betalaktamasehemmer; sonst jedoch Spektrumerweiterung durch den Inhibitor; grundsätzlich ist sowohl die freie Kombination von Piperacillin mit Sulbactam als auch die feste Kombination mit Tazobactam (deutlich teurer) möglich; möglicherweise Nachteile bei Kombination mit Sulbactam im Falle von Enterobacteriacae

Unerwünschte Arzneimittelwirkungen
s. Ampicillin

Dosierung
3 x 4 g/Tag, mit Inhibitor (Tazobactam) 3 x 4,5 g/Tag

30.2.3.2. Orale Cephalosporine

(s. Kap. Bakterielle Infektionen)

Die Bioverfügbarkeit der Cephalosporine ist gerade beim alten Menschen unklar. Sie werden deshalb nicht als Erstlinienantibiotikum bei Pneumonie empfohlen. Bei Patienten mit Risikofaktoren können sie bei Kontraindikationen gegen Penicillinderivate zum Einsatz kommen, es muss jedoch auf die Dosis geachtet werden.

Wirkstoffe und Dosierung
- Cefpodoxim: 2 x 0,2 g/Tag
- Cefuroxim: 2 x 0,5 g/Tag

30.2.3.3. Parenterale Cephalosporine

(s. Kap. Bakterielle Infektionen)

Indikation(en)
Cefuroxim und Ceftriaxon/Cefotaxim bei Risikopatienten mit ambulant erworbener Pneumonie, wenn kein Pseudomonasrisiko besteht und Patienten mit nosokomialer Pneumonie ohne Risiko resistenter Erreger; Cephalosporine der 3. Generation sind aktiver gegen Pneumokokken als Cephalosporine der 2. Generation (Cefuroxim); bei klinischer Besserung ist nach 72 Stunden Umsetzen auf orale Substanz möglich; Ceftazidim und Cefepim sind gut pseudomonaswirksam, Ceftazidim ist allerdings schlecht gegen Pneumokokken wirksam und deshalb bei ambulant erworbener Pneumonie nur als Kombinationspräparat einsetzbar

Wirkstoffe und Dosierung
- Cefuroxim: 3 x 1,5 g/Tag
- Ceftriaxon: 1 x 2 g/Tag
- Cefotaxim: 3 x 2 g/Tag
- Ceftazidim: 3 x 2 g/Tag
- Cefepim: 3 x 2 g/Tag

30.2.3.4. Carbapeneme

(s. Kap. Bakterielle Infektionen)

Ertapenem

Indikation(en)

ambulant erworbene Pneumonie bei Patienten mit Risikofaktoren, insbesondere bei resistenten gramnegativen Erregern (Breitspektrum-Betalaktamase-bildende Keime); Substanz wirkt gegen die wichtigsten Erreger der Pneumonie, allerdings keine wesentliche Wirksamkeit gegenüber Pseudomonas; Überlegenheit gegenüber dem deutlich billigeren Ceftriaxon ließ sich nicht zeigen; orale Form ist nicht verfügbar; ob 1-g-Dosis für schwerer kranke Patienten ausreicht, ist offen; insgesamt Nischenpräparat für besondere Indikationen

Dosierung

Ertapenem 1 x 1 g/Tag

Imipenem/Cilastatin; Meropenem

Indikation(en)

schwere ambulant erworbene und nosokomiale Pneumonie, Sepsis; diese beiden Substanzen haben das breiteste Wirkspektrum aller bekannten Antibiotika, insbesondere gute Wirkung gegen sonst resistente gramnegative Pathogene (Enterobacteriacae, Acinetobacter, Pseudomonas); keine Wirksamkeit bei Stenotrophomonas maltophilia; orale Form ist nicht verfügbar

Unerwünschte Arzneimittelwirkungen

s. Ertapenem; unter Imipenem können zentrale Krampfanfälle auftreten, daher Vorsicht bei Patienten mit entsprechender Anamnese

Wirkstoffe und Dosierung
- Imipenem/Cilastatin: 4 x 0,5–1 g/Tag
- Meropenem: 4 x 1 g/Tag

30.2.3.5. Makrolidantibiotika

(s. Kap. Bakterielle Infektionen)

Vergleichende Bewertung und Hinweise zur wirtschaftlichen Verordnung

Erythromycin als Muttersubstanz dieser Antibiotikagruppe kommt wegen der schlechten Verträglichkeit (Übelkeit/Erbrechen) und der venenreizenden Eigenschaften bei parenteraler Applikation nur noch selten zum Einsatz, ist allerdings in der oralen wie parenteralen Form preisgünstig (Gruppe 1). Die Wirksamkeit im gramnegativen Bereich ist schlechter als bei den neueren Makroliden Roxithromycin (300 mg/Tag, keine parenterale Form), Clarithromycin (initial 2 x 500 mg/Tag, nach 1–2 Tagen Reduktion auf 2 x 250 mg/Tag möglich) und Azithromycin (1 x 500 mg für 3 Tage; **!Cave: lange Halbwertszeit!**), die heute trotz des höheren Preises überwiegend eingesetzt werden. Aufgrund der steigenden Resistenz gegen Pneumokokken werden Makrolide heute als Reservepräparate geführt, haben jedoch eine Indikation bei Infektionen mit intrazellulären Erregern (Mykoplasmen, Chlamydien, Legionellen).

Unerwünschte Arzneimittelwirkungen

Leberfunktionsstörung, Pankreatitis; in Kombination mit Substanzen wie Rifampicin kann reversible Taubheit auftreten; ventrikuläre Arrhythmien (QT-Zeit-Verlängerung) sind möglich, daher Vorsicht bei Komedikation mit kardialen Medikamenten (z.B. Amiodaron)

30.2.3.6. Tetrazykline

(s. Kap. Bakterielle Infektionen)

Doxycyclin

Indikation(en)

ambulant erworbene Pneumonie ohne Risikofaktoren; aufgrund von Beeinflussungen des Knochen- und Zahnwachstums für Kinder und Jugendliche nicht geeignet

Besonderheiten

preiswertes Medikament, jedoch aufgrund der bakteriostatischen Wirkung und einer gewissen Resistenzentwicklung nur als Reservemedikament empfohlen; orale und parenterale Form vorhanden

Dosierung

1 x 200 mg/Tag

30.2.3.7. Fluorchinolone (Gyrasehemmer)

(s. Kap. Bakterielle Infektionen)

Ciprofloxacin

Indikation(en)

schwere nosokomiale Pneumonie, ambulant erworbene Pneumonie mit Nachweis von Pseudomonas aeruginosa; wegen der schnellen Resistenzentwicklung im gramnegativen Bereich als Monotherapie umstritten; die Pneumokokkenwirksamkeit von Ciprofloxacin ist schlecht, deshalb bei ambulant erworbenen Atemwegsinfektionen mit Ausnahme der oben aufgeführten Sonderindikation nicht empfohlen

Dosierung

2 x 500 mg/Tag p.o. bzw. 2–3 x 400 mg/Tag i.v.

Levofloxacin

Indikation(en)

s. Ciprofloxacin, allerdings deutlich bessere Pneumokokkenwirksamkeit; in USA steigende Resistenzentwicklung von Pneumokokken, daher keine Indikation bei Niedrigrisiko-Patienten

Dosierung

1–2 x 500 mg/Tag p.o. und i.v.

Moxifloxacin

Indikation(en)

sehr gute Wirksamkeit im grampositiven Bereich, insbesondere gegenüber Pneumokokken, sowie gramnegativ – Ausnahme Non-Fermenter wie Pseudomonas und Breitspektrum-Betalaktamase-bildende Erreger – wirksam (einschließlich Stenotrophomonas), daher für Risikopatienten mit ambulant erworbener und nosokomialer Pneumonie geeignet; allerdings schlechte Wirksamkeit bei Pseudomonas aeruginosa; tuberkulostatisch ähnlich wirksam wie Isoniazid

Aufgrund der Lebertoxizität hat die europäische Überwachungsbehörde (EMEA) eine Indikationseinschränkung für Moxifloxacin oral bei leichter Pneumonie verfügt (Ausnahme: wenn keine andere Therapieoption besteht). Möglicherweise wird diese Einschränkung auf andere Fluorchinolone erweitert.

Dosierung
400 mg/Tag p.o. und i.v.

30.2.3.8. Aminoglykoside

(s. Kap. Bakterielle Infektionen)

Indikation(en)
am ehesten als Kombinationspartner bei Pseudomonasnachweis, jedoch auf kurze Therapiedauer achten (3–5 Tage); Substanzen waren über Jahrzehnte Standardsubstanzen bei schwerer ambulant erworbener und nosokomialer Pneumonie; wegen der hohen Nebenwirkungsraten (Nephrotoxizität), der schlechten Penetration in die Lunge und daher fehlenden Effektivitätsnachweisen in mehreren Metaanalysen zurzeit umstritten; Aminoglykoside sind nur parenteral einsetzbar

Unerwünschte Arzneimittelwirkungen
Nephrotoxizität und Ototoxizität

Wirkstoffe und Dosierung
Die gebräuchlichsten Substanzen sind Gentamicin und Tobramycin (5–7 mg/kg KG/Tag in Abhängigkeit von der Nierenfunktion) sowie Amikacin (20–25 mg/kg KG/Tag).

30.2.3.9. Glykopeptide

(s. Kap. Bakterielle Infektionen)

Indikation(en)
Glykopeptide werden zur Behandlung methicillinresistenter Staphylokokken eingesetzt, die für nosokomiale Pneumonien einen zunehmenden Stellenwert gewinnen. In den USA und einigen europäischen Ländern sind diese Keime jetzt auch als Erreger schwerer nekrotisierender ambulant erworbener Infektionen aufgetaucht. Das Penetrationsverhalten von Glykopeptiden in die Lunge ist allerdings schlecht, als Monotherapie bei Pneumonie sind sie nicht geeignet. Hier sollten sie mit Substanzen wie Rifampicin (5 mg/kg KG/Tag, maximal 600 mg/Tag) oder Fosfomycin (2 x 3–5 g/Tag) kombiniert werden. Gute klinische Studien zur Wirksamkeit dieser Kombinationstherapie fehlen allerdings. Glykopeptide sind nur parenteral verfügbar, die orale Form wird nicht resorbiert. Als Sonderindikation kann sie zur Behandlung der Clostridium-difficile-Infektion genutzt werden.

Unerwünschte Arzneimittelwirkungen
hohe Nephrotoxizität (vor allem Vancomycin), allergische Reaktionen

Wirkstoffe und Dosierung
- Vancomycin: 2 x 1 g/Tag; Anpassung nach Nierenfunktion
- Teicoplanin: 1–2 x 400 mg/Tag; Anpassung nach Nierenfunktion

Linezolid

Vergleichende Bewertung und Hinweise zur wirtschaftlichen Verordnung
Aufgrund der großen Probleme mit resistenten Staphylokokken und Enterokokken ist eine Reihe neuer Substanzen für diese Indikation in Entwicklung. Diese sind und werden alle sehr teuer sein. Das Oxazolidinon Linezolid ist die erste Neuentwicklung mit guter Gewebepenetrabilität. Eine Indikation besteht bei therapierefraktären MRSA-Pneumonien und Pleuraempyem. Für sensible Staphylokokken ergibt sich keine Indikation. Aufgrund der Nebenwirkungen wurde die Therapiedauer von der Food and Drug Administration auf maximal 28 Tage festgesetzt.

Unerwünschte Arzneimittelwirkungen
Thrombozytopenie und Anämie bei Anwendung über 14 Tage, Polyneuropathie, reversibler Visusverlust

Dosierung
2 x 600 mg/Tag parenteral oder peroral

Vergleichende Bewertung zur Kosteneffektivität für die Pneumoniebehandlung
Morbidität und Letalität und damit auch die Gesamtkosten der Pneumonie hängen vom richtigen Einsatz der Antibiotika ab. Für ein Niedrigresistenzland wie Deutschland gilt generell, dass bei Infektionen von Patienten mit geringem Risiko eine kostengünstige, am zu erwartenden Keimspektrum orientierte Therapie möglich ist. Bei schweren Infektionen und bei Risikopatienten gilt der Grundsatz, dass eine hochdosierte, breitwirksame Therapie frühzeitig zu initiieren ist. Wie oben beschrieben ist auch dabei oft der Einsatz kostengünstiger Generika möglich. Vor allem bei Resistenzproblemen lässt sich jedoch der Einsatz teurer Substanzen nicht immer vermeiden.

30.3. Idiopathische Lungenfibrose

30.3.1. Klinische Grundlagen

30.3.1.1. Definition und Einteilung

Die interstitiellen Lungenerkrankungen stellen eine große Gruppe von Erkrankungen des Lungenparenchyms, also der Alveolen, des Alveolarepithels, des Kapillarendothels, der Räume zwischen diesen Strukturen sowie des perivaskulären und lymphatischen Gewebes dar. Diese heterogenen Erkrankungen werden aufgrund einer ähnlichen klinischen, radiologischen, physiologischen oder pathologischen Manifestation in einer Gruppe zusammengefasst. Gemeinsam ist diesen Erkrankungen außerdem, dass sie häufig eine beachtliche Morbidität und Letalität aufweisen. Für die meisten von ihnen gibt es nur ein geringes Einvernehmen bezüglich der besten Behandlungsweise.

Die Klassifizierung der interstitiellen Lungenerkrankungen ist schwierig, da mehr als 200 eigenständige Krankheitsbilder durch diffusen, parenchymatösen Lungenbefall charakterisiert sind, entweder als Primärerkrankung oder als bedeutender Teil einer Multiorganerkrankung, wie dies bei Kollagenosen der Fall sein kann. Ein sinnvoller Ansatz ist die Unterteilung der interstitiellen Lungenerkrankungen in 2 Gruppen entsprechend der zugrunde liegenden Histopathologie, und zwar in die mit
- führender Entzündung und Fibrose und
- führender granulomatöser Reaktion im Interstitium oder im Bereich von Gefäßen (s. Tab. 30.1).

Jede dieser Gruppen kann in Abhängigkeit von bekannter oder unbekannter Ursache weiter unterteilt werden. Jede interstitielle Lungenerkrankung weist in der Regel eine akute und gewöhnlich auch eine chronische Phase auf. Selten kommt es zu intermittierenden Verläufen mit asymptomatischen Phasen.

Die idiopathische Lungenfibrose („usual interstial pneumonia" = UIP) ist neben der Sarkoidose die häufigste interstitielle Lungenerkrankung unbekannter Ursache (ca. 3 Erkrankungen pro 100.000 Einwohner).

Tabelle 30.1: Hauptkategorien der alveolären und interstitiellen entzündlichen Lungenerkrankungen

Pulmonale Antwort mit Aveolitis, interstitieller Entzündung und Fibrose	
BEKANNTE URSACHE	
Asbest Rauch, Gase Arzneimittel (Antibiotika, Amiodaron, Gold) und Chemotherapeutika Bestrahlung Aspirationspneumonie Residuen eines ARDS (Zustand nach Schocklunge)	
UNBEKANNTE URSACHE	
Idiopathische interstitielle Pneumonien	**Alveolarproteinose**
Idiopathische Lungenfibrose (UIP) Desquamative interstitielle Pneumonie (DIP) Mit respiratorischer Bronchiolitis assoziierte interstitielle Lungenerkrankung Akute interstitielle Pneumonie (diffuse Alveolarschädigung) Kryptogene organisierende Pneumonie (Bronchiolitis obliterans mit organisierender Pneumonie) Unspezifische interstitielle Pneumonie	**Infiltrative lymphozytäre Störungen (mit Kollagenosen assoziierte lymphozytäre interstitielle Pneumonitis)**
	Eosinophile Pneumonien
	Lymphangioleiomyomatose
	Amyloidose
	Erbkrankheiten Tuberöse Sklerose, Neurofibromatose, Niemann-Pick-Krankheit, Taucher-Krankheit, Hermansky-Pudlak-Syndrom
	Gastrointestinale Erkrankungen und Lebererkrankungen (Morbus Crohn, primär biliäre Zirrhose, chronisch-aktive Hepatitis, Colitis ulcerosa)
Kollagenosen Systemischer Lupus erythematodes, rheumatoide Arthritis, ankylosierende Spondylarthritis, systemische Sklerose, Sjögren-Syndrom, Polymyositis-Dermatomyositis	**Graft-versus-Host-Erkrankung (bei Knochenmarktransplantation, Organtransplantation)**
Pulmonale Hämorrhagiesyndrome Goodpasture-Syndrom, idiopathische Lungenhämosiderose, isolierte pulmonale Kapillarentzündung	
Lungenantwort mit Granulombildung	
BEKANNTE URSACHE	
Exogen-allergische Alveolitis (organische Stäube) Lungenerkrankungen durch anorganische Stäube (Beryllium, Silikate)	
UNBEKANNTE URSACHE	
Sarkoidose Langerhanszellgranulomatose (eosinophiles Granulom, Histiozytose X)	
Granulomatöse Vaskulitiden Wegener-Granulomatose, allergische Granulomatose (Churg-Strauss-Syndrom)	
Bronchozentrische Granulomatose Lymphomatoide Granulomatose	

30

30.3.1.2. Pathologie/Pathophysiologie

Hauptkriterium für die Diagnose einer idiopathischen Lungenfibrose ist das heterogene Erscheinungsbild des Lungengewebes mit abwechselnden Bereichen von normalem Lungengewebe, solchen mit Fokus auf proliferierenden Fibroblasten, dichter Kollagenfibrose und honigwabenartigen Veränderungen. Diese histologischen Veränderungen sind im peripheren, subpleuralen Parenchym am stärksten ausgeprägt. Die interstitielle Entzündung ist normalerweise fleckig verteilt und besteht aus lymphoplasmazellulären Infiltraten in den Alveolarsepten in Verbindung mit einer Hyperplasie der alveolären Pneumozyten Typ II. Die fibrotischen Bereiche bestehen vorwiegend aus dichtem Kollagen, obwohl auch verstreute Foci mit proliferierenden Fibroblasten regelmäßig gefunden werden.

30.3.1.3. Diagnostik

Eine restriktive Ventilationsstörung und/oder eine Diffusionsstörung in der Lungenfunktion geben einen ersten Hinweis auf die Erkrankung. Im HRCT findet sich vor allem in fortgeschrittenen Stadien das typische Bild einer beidseits basalen, peripher betonten retikulären Veränderung mit Traktionsbronchiektasen und Honigwabenbildung. Meist ist das CT so eindeutig, dass sich eine histologische Sicherung erübrigt. In Zweifelsfällen sollte eine Histologie über eine offene Lungenbiopsie gewonnen werden; transbronchiale Biopsien sind in der Regel zu klein, um eine definitive Aussage zuzulassen. Bei Patienten mit respiratorischer Insuffizienz ist die offene Biopsie aufgrund einer nennenswerten Komplikationsrate nur in Ausnahmefällen indiziert.

30.3.2. Therapie

Therapeutisches Vorgehen
Der klinische Verlauf ist in der Regel rasch progredient. Die Fünf-Jahres-Überlebensrate nach Diagnosestellung beträgt 20–40 %. Eine gesicherte Therapieoption gibt es zurzeit nicht. In der Regel wird ein Therapieversuch mit Glukokortikoiden (1 mg/kg KG/Tag Prednisolonäquivalent für 6–12 Wochen) unternommen. Bei Ansprechen kann das Kortikoid auf eine niedrige Erhaltungsdosis reduziert und ein Zytostatikum (z.B. Azathioprin 2 x 50–75 mg/Tag) addiert werden. Zeigt sich kein therapeutischer Effekt, sollte die Medikation beendet werden. Für andere zytostatische Substanzen liegen nur Einzelfallberichte vor, ohne dass sich eine Therapieoption besonders empfohlen hätte. Studien mit antifibrotischen Medikamenten (z.B. Colchicin, Perfenidon oder Interferon gamma-1b), monotherapeutisch oder in Kombination mit Glukokortikoiden, erbrachten bisher keinen Hinweis auf eine Verbesserung des Überlebens oder der Lebensqualität.
Eine Studie zeigt eine Reduktion der Krankheitsprogredienz durch Einsatz hochdosierten N-Acetylcysteins (3 x 600 mg/Tag). Diese preiswerte Therapie kann – wenn nicht Übelkeit und gastrointestinale Nebenwirkungen auftreten – bei allen Patienten eingesetzt werden.
Bei respiratorischer Insuffizienz ist eine Langzeitsauerstofftherapie (über mehr als 16 Stunden) indiziert. Eine nichtinvasive Beatmungsmaßnahme kann als Bridging zur Lungentransplantation dienen, sonst ist der Erfolg dieser – teuren – Behandlung nicht belegt.
Eine Lungentransplantation sollte bei Patienten erwogen werden, deren Zustand sich trotz optimaler medizinischer Betreuung zunehmend verschlechtert aufweisen und die die etablierten Transplantationskriterien (unter 60 Jahren, keine wesentliche Begleiterkrankung) erfüllen.

30.3.3. Pharmakotherapie

Orale Glukokortikosteroide

s. Kap. Rheumatische Erkrankungen

Azathioprin

s. Kap. Rheumatische Erkrankungen

Acetylcystein

s. Kap. Asthma bronchiale und andere Atemwegserkrankungen

30.4. Sarkoidose

30.4.1. Klinische Grundlagen

30.4.1.1. Definition

Chronische Erkrankung unklarer Genese, die durch eine Ansammlung von T-Lymphozyten, mononukleären Phagozyten und nicht-verkäsende Epitheloidzellgranulome gekennzeichnet ist. Alle Organe können befallen sein, Hauptmanifestationsorte sind jedoch Lunge, Haut, Auge, Leber und Lymphknoten.

30.4.1.2. Pathophysiologie

Die gleichzeitige Ansammlung von T-Zellen, mononukleären Phagozyten und Granulomen ist das Kennzeichen der floriden Sarkoidose. Allerdings kommt es in frühen Krankheitsstadien nicht zu irreversiblen Umbauprozessen in den befallenen Organen. Erst bei Persistenz der Erkrankung über Jahre kommt es zu einer Fibroblastenaktivierung mit bindegewebigem Umbau des Organs.

30.4.1.3. Diagnostik

Die Diagnostik basiert auf der Kombination aus klinischen, radiologischen und histologischen Untersuchungsergebnissen. Dabei werden berücksichtigt:
- das typische klinisch-radiologische Bild mit Allgemeinsymptomen, Erythema nodosum und bihilärer Adenopathie
- das histologische Bild nichtverkäsender Granulome
- der Ausschluss anderer Erkrankungen mit ähnlichem Bild (Tuberkulose, Morbus Wegener etc.), aber pathognomischen Befunden.

Einen krankheitsspezifischen Labortest gibt es nicht. Weder das ACE noch der lösliche Interleukin$_2$-Rezeptor haben eine ausreichende Sensitivität und Spezifität; sie sind zudem teuer. In Ausnahmefällen können sie als Verlaufsparameter eingesetzt werden. Für die Diagnosesicherung sind sie nicht hilfreich.

Bei pulmonaler Sarkoidose ist eine Bronchoskopie mit bronchoalveolärer Lavage indiziert. Ein hoher Anteil an CD4-positiven T-Zellen (CD4/CD8 > 3,6) spricht für eine Sarkoidose, ist allerdings nicht beweisend.

Von älteren nuklearmedizinischen Verfahren wie die Gallium-67-Szintigraphie hat man aufgrund ihrer Unspezifität, ihrer Nebenwirkungen und der Kosten mittlerweile Abstand genommen.

30.4.2. Therapie

Therapeutisches Vorgehen

Die Prognose der Erkrankung ist gut. Mehr als 70 % der Patienten haben eine Spontanremission innerhalb von 1–3 Jahren. Bei Patienten mit einer Einschränkung der Lungenfunktion (restriktive Ventilationsstörung und/oder Diffusionsstörung), einer Beteiligung von Auge, Herz, ZNS und Leber (mit Anstieg der Transaminasen oder Beeinträchtigung der Synthesefunktion der Leber) und einer Hyperkalzämie ist eine orale Kortisontherapie (0,5–1 mg/kg KG/Tag für 6–12 Wochen, dann langsames Ausschleichen über 3–6 Monate) indiziert. Bei Haut-, Lymphknoten- und Parotisveränderungen kann eine solche Therapie eingeleitet werden. 70–90 % der Sarkoidosen zeigen eine Remission unter Glukokortikoidtherapie. Bei Rezidiven führt eine erneute Therapie mit diesen Substanzen in der Regel zum Erfolg. Inhalative Glukokortikoide haben bei pulmonaler Sarkoidose keinen überzeugenden Erfolg nachweisen können.

Eine etablierte Therapie kortisonrefraktärer Sarkoidosen gibt es nicht. Es kann ein Versuch mit Azathioprin (2 x 50–75 mg/Tag) unternommen werden. Bei persistierendem Augenbefall sind Therapieversuche mit Methotrexat, bei Hautbefall mit Resochin beschrieben worden. Pentoxifillin in hoher Dosierung wurde als erfolgreich beschrieben, hat sich jedoch aufgrund hoher Nebenwirkungsraten nicht durchgesetzt. Neuere Studien mit TNF-alpha-Inhibitoren brachten ebenfalls keine überzeugenden Erfolge. Therapieversuche mit neuen teuren Substanzen sollten nur im Rahmen multizentrischer Studien in erfahrenen Zentren durchgeführt werden.

30.5. Pulmonale Hypertonie

30.5.1. Klinische Grundlagen

30.5.1.1. Definition

Von einer pulmonalen Hypertonie spricht man ab einem pulmonal-arteriellen Mitteldruck über 25 mmHg in Ruhe. Unter einem Cor pulmonale wird eine Vergrößerung des rechten Ventrikels infolge einer Erkrankung des Lungenparenchyms, der Atemwege, des Thorax oder der Lungengefäße verstanden.

30.5.1.2. Einteilung

Pulmonale Hypertonien werden nach ihrer Ätiologie sowie unter therapeutischen Gesichtspunkten in 5 Gruppen unterteilt:
- pulmonal arterielle Hypertonie (idiopathisch, bei Bindegewebserkrankungen u.a.)
- pulmonale Hypertonie bei Linksherzerkrankungen
- pulmonale Hypertonie bei Lungenerkrankungen (v. a. COPD, Lungenfibrosen)
- chronisch thromboembolische pulmonale Hypertonie
- seltene andere Formen (z.B. bei Sarkoidose, Histiozytosis X u.a.).

30.5.1.3. Pathologie/Pathophysiologie

Pulmonale Vasokonstriktion, vor allem aber strukturelle pulmonal-vaskuläre Veränderungen führen zu einer Widerstandserhöhung im kleinen Kreislauf mit konsekutiver Rechtsherzbelastung. Bei Fortschreiten der Erkrankung entwickelt sich eine Rechtsherzinsuffizienz mit Rückwärtsversagen (Ödeme, Aszites, abdominelle Zirkulationsstörungen) und Vorwärtsversagen (abnehmendes Herzzeitvolumen).

30.5.1.4. Diagnostik

An die Diagnose einer pulmonalen Hypertonie wird häufig nicht oder zu spät gedacht. Wichtige Differentialdiagnose bei Dyspnoe unklarer Genese oder zunehmender Dyspnoe bei Patienten mit bekannten kardiopulmonalen Erkrankungen. Die Echokardiographie ist meistens richtungsweisend. Bildgebende Diagnostik insbesondere zum Ausschluss einer chronisch-thromboembolischen pulmonalen Hypertonie erforderlich (Perfusionsszintigraphie, Angio-CT, ggf. Pulmonalis-Angiographie). Rechtsherzkatheter bei potenziellen therapeutischen Konsequenzen (grundsätzlich nur in spezialisierten Zentren).

30.5.2. Therapie

Therapeutisches Vorgehen

Zunächst Linderung von Beschwerden, vor allem der Belastungsdyspnoe; ggf. kardiale Rekompensation. Mittelfristig Aufhalten der Krankheitsprogression und Verbesserung der Lebenserwartung.

Pulmonal arterielle Hypertonie (PAH): Rücksprache mit Experten oder Überweisung an spezialisiertes Zentrum vor Einleitung der Therapie! Antikoagulation mit Phenprocoumon o.ä. empfohlen (Ziel-INR 2,0–2,5). Diuretika und Sauerstoff nach klinischer Situation.

Für Patienten im funktionellen Stadium NYHA II werden derzeit Endothelin-Rezeptorantagonisten (ERA) oder Phosphodiesterase-5- (PDE-5-)Inhibitoren empfohlen. Zugelassen für die PAH im funktionellen Stadium NYHA II sind die ERA Bosentan und Ambrisentan. Patienten im funktionellen Stadium NYHA III werden ebenfalls primär mit ERA oder PDE-5-Inhibitoren behandelt. Zugelassen sind Bosentan, Sitaxentan und Ambrisentan sowie Sildenafil. Die Zulassung von Tadalafil wird im Sommer 2009 erwartet. Alternativ inhalatives Iloprost (in Deutschland nur für die idiopathische PAH zugelassen). Bei unzureichendem Ansprechen wird häufig eine Kombinationstherapie eingeleitet. Kommt es auch unter dieser Therapie nicht zu einem ausreichenden Therapieergebnis, sollte eine intravenöse Prostacyclin-Therapie (in Deutschland vorzugsweise mit Iloprost) erwogen werden.

Pulmonale Hypertonie bei Linksherzerkrankungen: keine spezielle Therapie der pulmonalen Hypertonie; Therapieprinzipien der Behandlung der Linksherzerkrankung

Pulmonale Hypertonie bei Lungenerkrankungen: Behandlung der Grunderkrankung, Sauerstofftherapie; nichtinvasive Beatmung bei respiratorischer Globalinsuffizienz oder Schlafapnoe-Syndrom, konsequente Therapie von Exazerbationen; unzureichende Datenlage für spezielle Therapiemaßnahmen (Prostanoide, Endothelin-Rezeptorantagonisten, Phosphodiesterase-5-Inhibitoren). Letztere nur bei schwerer pulmonaler Hypertonie, die in inadäquatem Verhältnis zum Ausmaß der Lungenerkrankung steht, indiziert. Nur in spezialisierten Zentren!

Chronisch-thromboembolische pulmonale Hypertonie (CTEPH): Vorstellung grundsätzlich in spezialisiertem Zentrum mit Erfahrung in der chirurgischen Therapie der CTEPH. Die proximale Form der Erkrankung sollte einer operativen Behandlung (pulmonale Endarteriektomie) zugeführt werden. Für die Behandlung der distalen Form gibt es keine ausreichende Datenlage; Therapie wie bei PAH (s.o.) wird von Experten empfohlen. Die Datenlage ist noch spärlich und die o.g. Arzneimittel sind für die CTEPH noch nicht zugelassen.

30.6. Hinweise zur wirtschaftlichen Verordnung

Vgl. die Hinweise zur wirtschaftlichen Verordnung im vorangehenden Text, insbesondere die Passagen zu den einzelnen Antibiotika-Klassen.

Magen, Darm, Leber, Pankreas

31. Erkrankungen des Ösophagus

Fazit für die Praxis

Gastroösophageale Refluxkrankheit

Die Refluxkrankheit ist eine Behandlungsindikation für Protonenpumpenblocker (PPI). Falls auch eine verdoppelte Standarddosis keinen nennenswerten Effekt auf die Symptomatik hat, ist eine Säure-induzierte Genese der Beschwerden unwahrscheinlich, alternative Diagnosen sind dann zu erwägen. In der täglichen Routine ist das kostengünstigere Omeprazol der wichtigste Vertreter der PPI, da die anderen PPI keine relevanten Vorzüge bieten. In speziellen Konstellationen kann Esomeprazol Vorteile haben (hohe Schweregrade wie Los-Angeles-Grade C und D, Sondenapplikation). Trotz vergleichbarer Ergebnisse über alle Wirkstoffe hinweg, profitieren einige wenige Patienten aufgrund höherer individueller Wirksamkeit von einem Präparatewechsel. H_2-Blocker haben nur einen geringen Stellenwert.

Andere Ösophagitiden

Infektiöse Ösophagitiden bedürfen der Identifikation des auslösenden Erregers, denn nur so kann eine zielgerichtete Therapie erfolgen.

Funktionelle Störungen

Die medikamentöse Behandlung funktioneller Störungen ist unbefriedigend. Bei hypermotilen Formen kann versucht werden, durch Pharmaka, die an der glatten Muskulatur wirken, zum Beispiel Nitrate und Calciumantagonisten, eine Besserung der Symptomatik herbeizuführen, jedoch sind die Therapieerfolge meist bescheiden. Eine Subgruppe der Patienten mit ösophagealer Hypermotilität profitiert von Antidepressiva. Soweit effektive Therapiealternativen zur Verfügung stehen (pneumatische Dilatation und Operation bei der Achalasie), sollten diese den Vorzug erhalten. Die Refluxkrankheit und ösophageale Motilitätsstörungen sind eine wichtige Differentialdiagnose des nichtkardialen Thoraxschmerzes.

31.1. Wirkstoffübersicht

empfohlene Wirkstoffe	weitere Wirkstoffe
Aciclovir	Amitriptylin
Fluconazol	Baclofen
Fluticason	Diltiazem
Ganciclovir	Esomeprazol
Omeprazol	Famciclovir
Prednisolon	Famotidin
Valaciclovir	Fluticason
Valganciclovir	Foscarnet
	Imipramin
	Isosorbiddinitrat
	Itraconazol
	Ketoconazol
	Lansoprazol
	Nifedipin
	Pantoprazol
	Rabeprazol
	Ranitidin
	Sucralfat
	Trazodon
	Valaciclovir

Die Speiseröhre hat im Wesentlichen Transportfunktion, indem sie unidirektional die Nahrung von der Mundhöhle in den Magen befördert.

31.2. Gastroösophageale Refluxkrankheit

31.2.1. Klinische Grundlagen

31.2.1.1. Definition

Die gastroösophageale Refluxkrankheit ist gekennzeichnet durch Symptome und/oder morphologische Veränderungen der Speiseröhre durch gastroösophagealen Reflux, die mit einer Einschränkung der Lebensqualität verbunden sind. Davon abzugrenzen sind (sporadische) Symptome durch Reflux ohne nennenswerte Beeinträchtigung der Lebensqualität (erfüllen nicht den Tatbestand der Refluxkrankheit). Unabhängig davon kommt es auch bei asymptomatischen Personen tagsüber zu Refluxepisoden, die aber nur kurz dauern und nicht zu Beschwerden führen (physiologischer Reflux).

31.2.1.2. Klassifikation

Nach der **Montreal-Klassifikation** wird zwischen ösophagealen und extraösophagealen Syndromen unterschieden. Typische Beschwerden, wie Sodbrennen und saure Regurgitation sowie der nichtkardiale retrosternale Schmerz, bilden die ösophagealen Syndrome, während Mukosadefekte der Schleimhaut unter Komplikationen zusammengefasst werden (Tab. 31.1). Die extraösophagealen Syndrome werden unterteilt in solche, bei denen der Zusammenhang zum Reflux wahrscheinlich ist und in die, wo er vermutet wird.

Ältere Klassifikationen zur Beschreibung des Schweregrades der Refluxösophagitis sind die Savary-Miller-Klassifikation und in den letzten Jahren vor allem die Los-Angeles-Klassifikation. Schließlich wurde zur Charakterisierung des Barrett-Ösophagus die CM- oder Prag-Klassifikation entwickelt. Diese endoskopischen Klassifikationen haben wenig Einfluss auf die Therapie der Refluxkrankheit.

Tabelle 31.1: Montreal-Klassifikation der Refluxkrankheit (nach Vakil et al., Am J Gastroenterol 2006)

Ösophageale Syndrome		Extraösophageale Syndrome	
Symptome	ösophageale Läsionen	etabliert	vermutet
typische ösophageale Symptome	Refluxösophagitis	Husten	Pharyngitis
	peptische Stenose	Laryngitis	Sinusitis
Reflux-Brustschmerz-Syndrom	Barrett-Ösophagus	Asthma	idiopathische Lungenfibrose
	Barrett-Adenokarzinom	Zahnerosionen	rezidivierende Otitis media

31.2.1.3. Pathologie/Pathophysiologie

Der Refluxkrankheit liegt eine multifaktorielle Genese zugrunde: Störungen im unteren Ösophagussphinkter sind gepaart mit verminderter propulsiver Peristaltik des distalen tubulären Ösophagus. Zudem ist der Verschlussmechanismus im gastroösophagealen Übergang oft durch eine Hiatushernie beeinträchtigt. Im Gefolge dieser Störungen tritt eine sowohl quantitativ größere als auch zeitlich längere Exposition des distalen Ösophagus mit Säure ein, wodurch die Symptome und/oder Schleimhautschäden entstehen. Das Ausmaß der Säureexposition korreliert nicht mit der Intensität der Beschwerden.

Davon abzugrenzen ist die sekundäre Refluxkrankheit, z.B. in der Schwangerschaft oder bei einer Magenausgangsstenose. Eine Sonderform stellt die alkalische Refluxösophagitis dar, die im Gefolge operativer Eingriffe am Magen durch Reflux von Duodenalsaft (Gallensäuren, Pankreasenzyme) zu den Läsionen führt.

31.2.1.4. Diagnostik

Die Anamnese hat eine zentrale Bedeutung: Symptome der Refluxkrankheit wie Sodbrennen (saures aufsteigendes Brennen hinter dem Brustbein, da unter dem Symptom in der Bevölkerung auch andere dyspeptische Symptome subsummiert werden), saure Regurgitation, epigastrischer Schmerz, aber auch ein mehr retrosternaler Schmerz (nichtkardialer Thoraxschmerz!) sollten gezielt erfragt werden, dazu extraösophageale Beschwerden wie Husten, Heiserkeit etc. Für die Abgrenzung zu funktionellen Beschwerden sollte nach Völlegefühl, Übelkeit, Stuhlunregelmäßigkeiten, Blähungen gefragt werden. Die probatorische Therapie mit einem PPI ergibt diagnostische Hinweise, auch wenn der Placebo-Effekt berücksichtigt werden muss. Bei unklarer Konstellation, insbesondere aber bei Alarmsymptomen (Dysphagie, Gewichtsabnahme etc.) sowie bei einer Anämie ist zur Bestätigung der Diagnose umgehend eine Endoskopie durchzuführen. Auf das Therapieregime hat der endoskopische Befund aber nur beschränkt Einfluss, da die Behandlungskonzepte sich bei der erosiven und der nichterosiven Form der Refluxkrankheit nicht wesentlich unterscheiden.

31.2.2. Therapie

31.2.2.1. Therapieindikationen

Eine symptomatische Refluxkrankheit soll immer behandelt werden. Auch eine durch Reflux hervorgerufene Eisenmangelanämie, die ohne wesentliche Beschwerden einhergeht, stellt eine Therapieindikation dar. Unklar ist noch, ob auch eine zufällig entdeckte, asymptomatische erosive Refluxösophagitis behandlungsbedürftig ist. Gleiches gilt für den asymptomatischen Barrett-Ösophagus. Zu beiden Indikationen fehlen eindeutige klinische Studien.

31.2.2.2. Therapieziele

Therapieziel ist primär die Beseitigung der Refluxsymptomatik bzw. deren Prophylaxe nach Therapie. Andere Therapieziele sind auf die Komplikationen (z.B. Eisenmangelanämie) ausgerichtet, wogegen die Heilung der Läsionen sekundär ist, auch wenn diese durch die Therapiemaßnahme meist parallel erreicht wird.

31.2.2.3. Therapeutisches Vorgehen

Die Behandlung der Refluxkrankheit erfolgt mit PPI. In der Akuttherapie sollten PPI-Standarddosen eingesetzt werden, unabhängig davon, ob es sich um eine erosive, nichterosive oder nichtendoskopierte Refluxkrankheit handelt. Durch interindividuelle Unterschiede in der Metabolisierung der PPI, aber auch anderer Faktoren, wie eine Helicobacter-Infektion, variiert das Ausmaß der Säuresuppression relativ stark; daher ist bei unzureichender klinischer Wirkung nach 4–8 Wochen ggf. die Dosis zu verdoppeln, verabreicht in geteilter Dosierung morgens und abends, jeweils vor den Mahlzeiten. Nur in Ausnahmefällen ist eine weitere Dosissteigerung erforderlich. Keinen zusätzlichen Nutzen bringt eine Kombination mit anderen Substanzen wie Metoclopramid oder Antazida, vorzuziehen ist bei unzureichendem Erfolg eine Erhöhung der PPI-Dosis. Die kombinierte Therapie von PPI und H_2-Rezeptorantagonisten, um den nächtlichen Säuredurchbruch („nocturnal acid breakthrough") wirksam zu behandeln, ist bis heute umstritten. Ein Erfolg lässt sich wohl ebenso effektiv durch Erhöhung der PPI-Dosis erreichen.

Da die Refluxkrankheit eine hohe Rezidivneigung aufweist, ist zumeist ein längerfristiges Therapieregime erforderlich. Bei der überwiegenden Zahl der betroffenen Patienten wird die PPI-Dosis so weit herabgesetzt, dass noch Beschwerdefreiheit besteht („step-down"). Im weiteren Verlauf wird sie von den Patienten selbst gesteuert „on demand". Während einige Patienten mit einem derartigen Vorgehen die Einnahme von PPI deutlich reduzieren können, bedürfen andere weiter einer täglichen PPI-Gabe, besonders bei höheren Schweregraden. Bei Verlaufsformen mit geringer Beschwerdeintensität bestehen häufig längere beschwerdefreie Intervalle ohne Behandlungsnotwendigkeit.

Prozedere: Nach erfolgreicher Akuttherapie und promptem Ansprechen der Symptomatik auf PPI soll versucht werden, die Dosis zu reduzieren, zunächst auf die halbe Dosis als Langzeitbehandlung, bei anhaltender Symptomfreiheit allerdings im weiteren Verlauf, indem die Intervalle verlängert werden (z.B. PPI-Gabe jeden 2. Tag). Kommt es nach Unterschreiten einer bestimmten Dosis wieder zu Beschwerden, erhöhen die Patienten die PPI-Dosis wieder auf die zuvor wirksame Höhe. PPI sind den H_2-Blockern eindeutig überlegen. Dennoch lässt sich bei (allerdings wenigen) Patienten ein befriedigendes Ergebnis auch mit H_2-Antagonisten erreichen; mitverantwortlich für die geringe Wirksamkeit dieser Substanzklasse dürfte auch der rasch einsetzende Wirkungsverlust aufgrund einer Tachyphylaxie sein.

31.2.2.4. Nichtmedikamentöse Verfahren

Allgemeinmaßnahmen umfassen so verschiedene Empfehlungen wie Erhöhung des Kopfendes um 20 cm (Klötze unter die Bettpfosten), Gewichtsreduktion, Meidung Reflux-auslösender Speisen wie Citrussäfte, säurehaltige Weißweine, zeitlicher Abstand zwischen Nahrungsaufnahme und Zubettgehen. Doch keine dieser Allgemeinmaßnahmen hat sich als nur annähernd gleichwertig mit einer wirksamen medikamentösen Therapie erwiesen; sie sind eher unterstützend angezeigt. Es kann im Einzelfall sinnvoll sein, Patienten mit voluminösem Reflux ein Intervall von mindestens 3–4 Stunden zwischen Nahrungsaufnahme und Schlafengehen nahezulegen. Es ist aber abzulehnen, die Verordnung einer wirksamen Therapie von der Einhaltung solcher Allgemeinmaßnahmen abhängig zu machen (z.B. von einer Gewichtsreduktion).

Weitere nichtmedikamentöse Verfahren sind die Antireflux-Operation und – noch rein experimentell – endoskopische Antireflux-Techniken. Die Operation sollte allerdings nur bei Patienten mit großvolumigem Reflux (meist assoziiert mit einer großen Hiatushernie) in Betracht gezogen werden, ebenso bei den wenigen Patienten mit reproduzierbaren Nebenwirkungen der PPI-Therapie. Eine endgültige Beurteilung der endoskopischen Techniken ist derzeit noch nicht möglich, es bestehen aber Zweifel, ob sich dieses Therapieregime als nachhaltig erweist.

31.2.2.5. Therapiekontrolle

Wenn Patienten primär einer Therapie zugeführt werden, kann bei promptem Ansprechen auf die PPI-Behandlung und Fehlen von Alarmsymptomen zunächst auf die Endoskopie verzichtet werden; zur Therapiesteuerung ist sie nicht erforderlich. Bei Folgen der Refluxkrankheit wie Eisenmangelanämie ist die Therapiesteuerung ohne endoskopische Kontrollen schwer zu bewerkstelligen. Wird durch eine PPI-Therapie die Symptomatik ungenügend beeinflusst und führt auch eine Dosissteigerung nicht zu einer nennenswerten Verbesserung des klinischen Bildes, sollte zur Klärung des Befundes endoskopiert werden. In erster Linie dient die Gastroskopie der Erkennung des Barrett-Ösophagus, und dieser ist ohnehin wesentlich besser zu diagnostizieren, wenn der Endoskopie eine PPI-Behandlung vorausgegangen ist. Bei Erreichen der Beschwerdefreiheit ist meist auch eine Heilung von vorbestehenden Läsionen eingetreten, weshalb regelmäßige Kontrollendoskopien nicht erforderlich sind.

31.2.3. Pharmakotherapie

31.2.3.1. Protonenpumpenblocker (PPI)

Vergleichende Bewertung und Hinweise zur wirtschaftlichen Verordnung

PPI sind die mit Abstand wirksamste Wirkstoffgruppe in der Behandlung der Refluxkrankheit und damit Mittel der 1. Wahl in der Therapie aller Schweregrade. Die Überlegenheit beruht auf der stärkeren Senkung der intragastralen Azidität und damit auch der Azidität des Refluates. Höhere Schweregrade, insbesondere die (heute nur noch seltenen) komplizierten Verlaufsformen mit einer peptischen Stenose oder Ulzeration, erfordern oft eine Erhöhung der Dosis über die üblicherweise verabreichten Standarddosen hinaus. Ein Wechsel auf weniger wirksame Substanzgruppen wie H_2-Blocker ist oft schwierig.

Die verschiedenen, auf dem Markt angebotenen PPI weisen keine klinisch relevanten Unterschiede auf, sie können daher in vergleichbar effektiver Weise eingesetzt werden. Allenfalls Esomeprazol hat bei den (eher selteneren) hohen Schweregraden der Refluxösophagitis (Los-Angeles-Grade C und D) eine tendenziell höhere Wirksamkeit gegenüber den anderen PPI. Eine Mikroverkapselung von Omeprazol und Esomeprazol erlaubt einen Einsatz bei Magensonden bzw. der perkutanen endoskopischen Gastrostomie und kann vor der Applikation in Flüssigkeit aufgeschwemmt und dann enteral über die Sonde gegeben werden. Omeprazol-Generika sind preislich günstiger als die PPI-Originalpräparate. Lediglich bei höheren Schweregraden kann die Verordnung von 20 mg Esomeprazol im Einzelfall günstiger sein, wenn zur wirksamen Beeinflussung der Symptomatik eine Omeprazoldosis von 40 mg erforderlich ist.

Indikation(en)

PPI sind Mittel der 1. Wahl bei allen Schweregraden der Refluxkrankheit.

Wirkungsmechanismus, Kontraindikationen, unerwünschte Arzneimittelwirkungen, Wechselwirkungen

s. Kap. Peptische Ulzera

Wirkstoffe und Dosierung (Standarddosen)

Initial sollte mit Standarddosen begonnen werden; im Verlauf ist bei den meisten Patienten eine Dosisreduktion möglich („step-down") und auch eine bedarfsadaptierte Therapiesteuerung durch den Patienten („on demand") anhand der Beschwerdeintensität.

- Omeprazol: 20 mg/Tag
- Esomeprazol: 20 mg/Tag
- Lansoprazol: 30 mg/Tag
- Pantoprazol: 40 mg/Tag
- Rabeprazol: 20 mg/Tag

Alle PPI sollten morgens nüchtern ca. 30–45 Min. vor dem Frühstück eingenommen werden; bei dominanter oder ausschließlich nächtlicher Refluxsymptomatik kann die Gabe auch abends **vor** dem Abendessen erfolgen (**nicht vor dem Schlafengehen!!**). Bei unzureichender Wirkung ist eine Verdopplung der Dosis mit 2-maliger täglicher Gabe (morgens und abends) empfehlenswert.

31.2.3.2. H_2-Rezeptorantagonisten

Vergleichende Bewertung

H_2-Rezeptorantagonisten sind deutlich schwächer wirksam als PPI. Zudem stellt die Toleranzentwicklung, d.h. die mit der Zeit abnehmende Wirksamkeit ein Problem dar. In der Therapie der Refluxösophagitis haben sie keinen Platz, können nur bei leichten Fällen Refluxsymptome günstig beeinflussen. Vertreter dieser Wirkstoffgruppe sind Ranitidin und Famotidin, die inzwischen auch in niedrigerer Dosierung als frei verkäufliche (OTC-)Präparate erhältlich sind.

H_2-Blocker kommen allenfalls für das sporadische Sodbrennen in Betracht (im eigentlichen Sinne keine Reflux**krankheit**), können hier aber auch günstiger sein als Antazida. Müssen H_2-Blocker regelmäßig und höher dosiert verabreicht werden, sind PPI eindeutig vorzuziehen.

Indikation(en)

H_2-Blocker sind nur indiziert beim sporadischen Sodbrennen oder prophylaktisch bei erwartetem postprandialen Sodbrennen.

Wirkungsmechanismus, Kontraindikationen, unerwünschte Arzneimittelwirkungen, Wechselwirkungen

s. Kap. Peptische Ulzera

Wirkstoffe und Dosierung

- Ranitidin: 300 mg/Tag, ggf. 2 x 150 mg/Tag; Dosissteigerung möglich, aber nicht sinnvoll (dann PPI-Therapie); OTC-Präparat 75 mg bei Bedarf
- Famotidin: 20–40 mg/Tag; OTC-Präparat 10 mg bei Bedarf

31.2.3.3. Antazida und Sucralfat

Vergleichende Bewertung

Antazida gehören zu den am häufigsten eingenommenen Pharmaka zur (Selbst-)Behandlung von Refluxsymptomen, da sie die Beschwerden kurzfristig günstig beeinflussen. Sie sind beim sporadischen Sodbrennen sinnvoll, nicht aber zur Behandlung einer Reflux**krankheit**. Eine Heilung der Refluxösophagitis unter Antazida ist nicht nachgewiesen. Zumindest die modernen Vertreter der Schichtgitter-Antazida können allerdings bei der rein alkalischen Refluxösophagitis (z.B. nach Gastrektomie) eine symptomatische Besserung bringen, da sie Gallensäuren binden.

Sucralfat, ein Komplex aus Saccharoseoctasulfat und Aluminiumhydroxyd, hat eine beschränkte Wirkung auf Symptome, spielt aber heute in der Therapie der Refluxkrankheit keine nennenswerte Rolle mehr.

Dosierung
s. Kap. Peptische Ulzera

31.2.3.4. Motilitätswirksame Pharmaka

Vergleichende Bewertung
Nachdem das Prokinetikum Cisaprid aufgrund kardialer Nebenwirkungen vom Markt genommen wurde, stehen keine in der Therapie der Refluxkrankheit wirksamen prokinetischen Substanzen zur Verfügung.
Für den Gaba-B-Agonisten Baclofen, der transiente Relaxationen im unteren Ösophagussphinkter hemmt, fehlen noch aussagekräftige Studien, die seine Rolle in der Therapie der Refluxkrankheit belegen.

31.3. Andere Ösophagitiden

31.3.1. Soorösophagitis

31.3.1.2. Klinische Grundlagen

Die Soorösophagitis kommt vor allem bei Patienten mit geschwächtem Immunsystem vor (HIV-Infizierte, Patienten unter Immunsuppression und Chemotherapie, Diabetiker). Begünstigend können eine Behandlung mit inhalativen Steroiden sowie längerfristig eine Antibiotikatherapie wirken, ebenso hypomotile Störungen der Speiseröhre (Achalasie, Kollagenosen). Klinisch stehen ösophageale Dysphagie und vor allem Odynophagie (Schmerzen beim Schlucken) im Vordergrund. Die Diagnose erfolgt endoskopisch mit Biopsie oder Bürstenabstrich. Wichtigster Erreger ist Candia albicans.

31.3.1.3. Therapieindikation

Die Soorösophagitis ist immer behandlungsbedürftig. Eine Soorstomatitis kann den Verdacht auf eine parallele Infektion des Ösophagus lenken, beide Infektionen sind aber nicht streng korreliert.

31.3.1.4. Therapieziele

Beseitigung der Symptomatik und der Ösophagitis

31.3.1.5. Therapeutisches Vorgehen

Die Behandlung erfolgt mit systemisch wirkenden Antimykotika. Auf die Behandlung mit topischen Antimykotika (Nystatin) sollte heute zugunsten von systemischen Azolderivaten verzichtet werden.

31.3.1.6. Pharmakotherapie

Vergleichende Bewertung
Antimykotika vom Typ der Azole sind lokal wirksamen Substanzen (Nystatin) überlegen und daher Mittel der 1. Wahl. Fluconazol ist dabei wirksamer als Ketoconazol. Itraconazol ist ebenso wirksam, hat aber aus anderen Gründen (Nebenwirkungen, Interaktionspotenzial) Einschränkungen. Die Dauer der Behandlung sollte 10–14 Tage betragen.

Kontraindikationen, unerwünschte Arzneimittelwirkungen, Wechselwirkungen
s. Kap. Pilzinfektionen

Wirkstoffe und Dosierung
- Fluconazol: 200 mg am 1. Tag, dann 100(–200) mg/Tag; verfügbar als Kapsel oder Saft
- Itraconazol: 200 mg/Tag; nur als Saft verwenden, da Bioverfügbarkeit dieser Zubereitung deutlich besser

31.3.2. Herpesösophagitis

31.3.2.1. Klinische Grundlagen

Die Infektion des Ösophagus mit Herpes simplex Virus Typ-1 (HSV-1) kommt zumeist bei Patienten mit ausgeprägter Immunsuppression vor (Organ- oder Knochenmarkstransplantation), seltener bei HIV-Infizierten (ca. 5 %). Gelegentlich treten HSV-1-Ulzera im Ösophagus auch bei Immungesunden auf. Leitsymptome sind Odynophagie und Dysphagie. Herpesinfektionen des Ösophagus imponieren meist als Ulzeration, da das Bläschenstadium in der Regel nicht mehr erfasst wird. Die Diagnose wird endoskopisch-bioptisch gestellt.

31.3.2.2. Therapieindikation(en)

Die symptomatische Herpesösophagitis soll behandelt werden, wenngleich die Erkrankung beim Immungesunden meist nach 1–2 Wochen spontan ausheilt; die klinische Besserung kann aber durch eine kurz dauernde Behandlung (1 Woche; Beendigung bei Symptomfreiheit) beschleunigt werden. Bei immunkompromittierten Patienten muss eine längere Behandlung erfolgen.

31.3.2.3. Therapieziel

Beseitigung der Schmerzen und der Infektion

31.3.2.4. Therapeutisches Vorgehen

Immungesunde werden bis zum Erreichen der Beschwerdefreiheit behandelt; alternativ können temporär Lokalanästhetika-haltige Antazida eingesetzt werden. Immungeschwächte Patienten bedürfen einer Virustatika-Therapie über 2–3 Wochen. Trotz geringer Resorptionsrate bei oraler Verabreichung ist einer Behandlung mit hochdosiertem Aciclovir der Vorzug zu geben vor einer Gabe von Aciclovirderivaten wie Valaciclovir bzw. Famciclovir, die zwar eine deutlich bessere Resorption aufweisen, aber deutlich teurer und weniger untersucht sind. Da die Herpesinfektion das Schlucken von Medikamenten erheblich beeinträchtigen kann, muss bei einem Teil der Fälle die Behandlung auf intravenösem Weg erfolgen.

Vergleichende Bewertung
Wird Aciclovir in der Behandlung der Herpesösophagitis eingesetzt, muss die Substanz in hoher Dosierung und 4–5-stündlichen Intervallen verabreicht werden. Bei unzureichendem Erfolg einer Aciclovirtherapie bzw. Aciclovir-resistenten HSV-1-Stämmen kann eine Behandlung mit Foscarnet erfolgen.

Wirkungsmechanismen, Kontraindikationen, unerwünschte Arzneimittelwirkungen, Wechselwirkungen, Pharmakinetik
s. Kap. Virusinfektionen

Wirkstoffe und Dosierung
- Aciclovir: 4–5 x 400 mg oral über 2–3 Wochen, alternativ (bei Schluckunfähigkeit) 3 x 5 mg/kg KG i.v. über 7–15 Tage
- Valaciclovir: 3 x 1 g
- Famciclovir: 3 x 250 mg
- Foscarnet: 3 x 60 mg/kg KG/Tag über 1–2 Std. als Infusion

31.3.3. Cytomegalievirus-Infektion des Ösophagus

31.3.3.1. Klinische Grundlagen

Die Infektion mit Cytomegalieviren (CMV) ist eine Erkrankung bei zumeist immuninkompetenten Patienten. Sie führt zu teils tiefen Ulzerationen im Ösophagus. Klinisch imponiert das Bild mit starken retrosternalen Schmerzen und Odynophagie, aber auch Fieber und Übelkeit. Die Diagnose wird endoskopisch-bioptisch gestellt.

31.3.3.2. Therapieindikation

Nachweis einer CMV-Ösophagitis

31.3.3.3. Therapieziel

Beseitigung der Symptome und Heilung der Läsionen

31.3.3.4. Therapeutisches Vorgehen

Die Behandlung besteht in einer gezielten virustatischen Therapie.

31.3.3.5. Pharmakotherapie

Vergleichende Bewertung und Hinweise zur wirtschaftlichen Verordnung
Für die Behandlung sind sowohl Ganciclovir als auch Foscarnet geeignet. Beide Substanzen müssen i.v. appliziert werden. Mit dem Valinester des Ganciclovir (Valganciclovir) werden ähnliche Plasmaspiegel wie bei intravenöser Infusion von Ganciclovir erreicht; Erfahrungen aus der Akutbehandlung liegen bisher aber nicht vor. Ob eine Langzeittherapie bei CMV-Infektionen speziell des Ösophagus erforderlich ist, wird kontrovers beurteilt. Alle Präparate sind teuer, schon deshalb ist der eindeutige Nachweis der CMV-Infektion absolute Voraussetzung für die Therapie. Ganciclovir ist preisgünstiger und weniger nephrotoxisch, Foscarnet dagegen bei präexistenter Thrombopenie sinnvoller.

Wirkungsmechanismus, Kontraindikationen, unerwünschte Arzneimittelwirkungen, Wechselwirkungen, Pharmakinetik
s. Kap. Virusinfektionen

Wirkstoffe und Dosierung
- Ganciclovir: 2 x 5 mg/kg KG/Tag als Infusion über 60 Min.
- Valganciclovir: 2 x 900 mg oral (Wirksamkeit noch nicht ausreichend belegt)
- Foscarnet: 2 x 90 mg/kg KG/Tag als Infusion über 60–120 Min.

31.3.4. Eosinophile Ösophagitis

31.3.4.1. Klinische Grundlagen

Die eosinophile Ösophagitis kann sowohl Kinder als auch Erwachsene betreffen. Im jugendlichen und Erwachsenen-Alter dominieren die Symptome der Dysphagie und Bolusverschlüsse, während Kleinkinder eher Ess-Störungen, Erbrechen und Bauchschmerzen angeben. Die Diagnose wird endoskopisch-bioptisch gestellt. Makroskopisch findet man häufig mehrere hintereinander angeordnete ringförmige Einschnürungen, vor allem im proximalen Ösophagus. Zudem können kleine weißliche Papeln imponieren.

31.3.4.2. Therapieindikation

Eine symptomatische eosinophile Ösophagitis sollte einer Behandlung zugeführt werden.

31.3.4.3. Therapieziele

Beschwerdefreiheit. Ob eine Reduktion der eosinophilen Infiltration von Bedeutung ist, bleibt unklar.

31.3.4.4. Therapeutisches Vorgehen

Es bestehen derzeit mehrere, nichtgesicherte Therapieansätze. Ein Behandlungsansatz – insbesondere bei kleinen Kindern – wird durch Verabreichung einer Elementardiät verfolgt, um so mögliche Allergene zu eliminieren. Darüber hinaus gibt es positive Studien über den Einsatz sowohl systemischer als auch topischer Kortikosteroide, wobei systemische Steroide den topischen Präparationen überlegen sind.

31.3.4.5. Pharmakotherapie

Vergleichende Bewertung
Eine subtile allergologische Untersuchung ist gerade bei Kleinkindern sinnvoll. Ein Therapieversuch mit Fluticason ist gerechtfertigt, wobei die Substanz **geschluckt** und nicht inhaliert werden muss. Die optimale Dosis ist nicht bekannt, empfohlen werden 2 Hübe pro Tag über 4–6 Wochen. Nach Applikation sollten die Patienten für 30–60 Min. nichts essen oder trinken, aber den Mund ausspülen (Soorgefahr). In schweren Fällen können auch systemische Steroide eingesetzt werden (Prednisolon 1 mg/kg KG, im Verlauf Dosisreduktion und Ausschleichen).

Wirkstoffe und Dosierung
- Fluticason: 2 x 250 µg (schlucken, anschließend Mund ausspülen); Dosierung bei Kindern entsprechend niedriger wählen

31.4. Funktionelle Störungen

31.4.1. Achalasie

31.4.1.1. Klinische Grundlagen

Die Erkrankung, die prinzipiell in jedem Lebensalter auftreten kann, beruht auf einer fehlenden schluckreflektorischen Erschlaffung des unteren Ösophagussphinkters, während im tubulären Ösophagus die propulsive Peristaltik verloren geht. Pathognomonisch ist die Dysphagie für feste **und** für flüssige Speisen. Tertiäre Kontraktionen können zudem schmerzhafte retrosternale Schmerzen auslösen. Aufgrund der Erweiterung des tubulären Ösophagus mit Retention von Nahrung treten nächtliche Aspirationen auf, es kommt intermittierend zum Erbrechen nichtsaurer unverdauter Nahrungsreste. Die Diagnose im fortgeschrittenen Stadium ist einfach (Anamnese, Endoskopie, Röntgen), die Frühformen sind oft nur manometrisch zu erfassen. Differentialdiagnostisch ist immer ein Tumor im Bereich des gastroösophagealen Überganges auszuschließen ("Pseudoachalasie").

31.4.1.2. Therapieindikation

Jede symptomatische Achalasie bedarf einer Therapie.

31.4.1.3. Therapieziele

Die Behandlung ist symptomatisch. Ziel ist die möglichst ungestörte Passage der Nahrung durch den Ösophagus in den Magen. Die therapeutischen Maßnahmen zielen auf eine Druckminderung des unteren Ösophagussphinkters, um so in aufrechter Körperposition einen passiven Übertritt von Flüssigkeit und Nahrung entsprechend der Schwerkraft zu ermöglichen. Häufig bleibt eine leichte bis mäßige Dysphagie bestehen.

31.4.1.4. Therapeutisches Vorgehen

Alle therapeutischen Bemühungen richten sich auf eine Druckminderung im unteren Ösophagussphinkter. Zum einen kann versucht werden, dies durch sublinguale Gabe von Sphinkter-relaxierenden Pharmaka vor der Nahrungsaufnahme (Calciumantagonisten, Nitrate) zu erreichen, zum anderen durch pneumatische Dilatation des Sphinkters, Injektion von Botulinum-Toxin in den Sphinkter sowie durch eine partielle chirurgische Durchtrennung der Sphinktermuskulatur (Myotomie). Die interventionellen Maßnahmen sind ungleich effektiver als die medikamentöse Therapie.

31.4.1.5. Therapiekontrolle

Der Therapieerfolg lässt sich an der Besserung der Dysphagie ablesen. Prognostisch ist die Senkung des Sphinkterdrucks der wichtigste Parameter. In der Regel wird die Indikation zur erneuten Therapie anhand der subjektiven Beschwerden gestellt.

31.4.1.6. Pharmakotherapie

Vergleichende Bewertung
Im Vergleich zur medikamentösen Therapie sind interventionelle bzw. chirurgische Therapie ungleich effektiver. Der Zeitpunkt für eine endoskopisch-interventionelle oder chirurgische Therapie sollte nicht unnötig durch eine medikamentöse Behandlung hinausgezögert werden. Die Wirkung der Nitrate hält aber nicht lange an, daher muss ggf. vor jeder Mahlzeit dosiert werden. Von den Calciumantagonisten liegen nur Erfahrungen für das Nifedipin vor. In jedem Fall muss die Gabe sublingual erfolgen (bei oraler Gabe zu lange Verweilzeit im Ösophagus).

Wirkungsmechanismus
Nitrate und Calciumantagonisten wirken über eine relaxierende Wirkung an der glatten Muskulatur.

31

Indikation(en)

Bei geringer Beschwerdesymptomatik ist ein Therapieversuch gerechtfertigt. Die Behandlung kann bei gutem Ansprechen auch fortgesetzt werden. Meist wird aber im Verlauf eine Dilatation erforderlich.

Kontraindikationen, unerwünschte Arzneimittelwirkungen, Wechselwirkungen, Pharmakinetik

s. Kap. Koronare Herzkrankheit bzw. Arterielle Hypertonie

Wirkstoffe und Dosierung
  - Isosorbiddinitrat: 5–10 mg perlingual vor der Mahlzeit
  - Nifedipin: 10–20 mg sublingual vor der Mahlzeit

31.4.2. Hypermotile Funktionsstörungen
(diffuser Ösophagusspasmus, Nussknacker-Ösophagus)

31.4.2.1. Klinische Grundlagen

Der **diffuse Ösophagusspasmus** und der **Nussknacker-Ösophagus** sind weitere funktionelle Störungen mit z.T. heftigen krampfartigen retrosternalen Schmerzen. Alle diese hypermotilen Erkrankungen der Speiseröhre werden manometrisch diagnostiziert, der diffuse Ösophagusspasmus führt auch zu typischen radiologischen Bildern in der Kontrastmitteldarstellung („Korkenzieher-Ösophagus"). Die hypermotilen Funktionsstörungen stellen eine Manifestationsart des nichtkardialen Thoraxschmerzes dar, während eine andere wichtige Ursache für dieses Symptom die Refluxkrankheit ist (s. Abschnitt Klinische Grundlagen der gastroösophagealen Refluxkrankheit).

31.4.2.2. Pharmakotherapie

Vergleichende Bewertung

Bei den hypermotilen ösophagealen Störungen kann versucht werden, die abnormen Kontraktionen medikamentös durch Calciumantagonisten oder Antidepressiva zu senken. So haben sich der Calciumantagonist Diltiazem sowie die Antidepressiva Imipramin und Trazodon als wirksam erwiesen bei Patienten mit mehr Schmerz-dominiertem Beschwerdebild. Insgesamt bleibt der Therapieerfolg aber häufig unbefriedigend.

Wirkstoffe und Dosierung
  - Diltiazem: 180–240 mg in 3–4 Einzeldosen
  - Imipramin: 25–50 mg
  - Amitriptylin: 10–50 mg

31.5. Hinweise zur wirtschaftlichen Verordnung

Tabelle 31.2: DDD-Kosten für verordnungsrelevante Wirkstoffe des Jahres 2008

Wirkstoff	DDD-Kosten (Euro)
H$_2$-Antagonisten	
Famotidin	0,38
Ranitidin	0,37
Protonenpumpeninhibitoren	
Esomeprazol	0,79
Lansoprazol	0,53
Omeprazol	0,62
Pantoprazol	0,66
Rabeprazol	0,63

Quelle: GKV-Arzneimittelindex im Wissenschaftlichen Institut der AOK (WIdO)

32. Peptische Ulzera

Fazit für die Praxis

Die wichtigsten Ursachen der peptischen Ulkuskrankheit sind die Helicobacter-pylori-Infektion (H.p.-Infektion) und die Einnahme nichtsteroidaler Antirheumatika (NSAR). Die Diagnose eines Ulkus erfolgt durch eine Ösophagogastroduodenoskopie, in deren Rahmen die Ureasereaktion und/oder Histologie zum Nachweis von H.p. durchgeführt werden sollte. Jedes Magenulkus muss zusätzlich biopsiert und die Abheilung dokumentiert werden. Die Ziele der Ulkustherapie sind eine rasche Ulkusheilung und rasche Beschwerdebefreiung sowie die Verhinderung von Komplikationen und Rezidiven. Mittel der Wahl in der Akut- und Erhaltungstherapie sind die Protonenpumpeninhibitoren (PPI), die über 4–6 Wochen verabreicht werden. Liegt begleitend eine H.p.-Infektion vor, erfolgt zusätzlich eine Eradikationstherapie im Sinne einer PPI-basierten Triple-Therapie über mindestens 7 Tage, bestehend aus einem PPI mit 2 der Antibiotika Amoxicillin, Clarithromycin und Metronidazol. Die Eradikation von H.p. führt in über 90 % bei Patienten mit Ulcus ventriculi oder duodeni zu einer dramatischen Senkung der Rezidivrate (unter 5 % gegenüber 50–80 % pro Jahr ohne H.p.-Therapie) und somit zu einer dauerhaften Heilung. Auch Patienten, die unter einer NSAR-Therapie ein peptisches Ulkus entwickeln und H.p.-positiv sind, profitieren von einer zusätzlichen Eradikationstherapie. Bei fortgesetzter NSAR-Einnahme bzw. selektiven COX-2-Hemmern empfiehlt sich jedoch zusätzlich eine Rezidivprophylaxe mit einem PPI entsprechend den H.p.-negativen peptischen Ulzera unter NSAR.

Insgesamt ist eine starke Überverordnung von PPI in der allgemeinen Praxis seit 1991 festzustellen, insbesondere bei nicht evidenzbasierten Indikationen.

32.1. Wirkstoffübersicht

empfohlene Wirkstoffe	weitere Wirkstoffe
Amoxicillin	Aluminiumhydroxid
Clarithromycin	Bismutnitrat
Esomeprazol	Calciumcarbonat
Levofloxacin	Cimetidin
Metronidazol	Famotidin
Omeprazol	Lansoprazol
	Magaldrat
	Magnesiumhydroxid
	Misoprostol (2006 vom Markt genommen)
	Pantoprazol
	Rabeprazol
	Ranitidin
	Sucralfat
	Tetracyclin

32.2. Klinische Grundlagen

32.2.1. Definition und Pathogenese der Ulkuserkrankung

Peptische Ulzera sind Schleimhautdefekte im oberen Gastrointestinaltrakt, die über die Mukosa hinaus in die Submukosa oder noch tiefere Areale reichen.

Die pathogenetischen Prinzipien der Ulkuserkrankung beinhalten mehrere Mechanismen:

- Infektion mit Helicobacter pylori (H.p.)
- Einnahme nichtsteroidaler Antirheumatika (NSAR)/Aspirin
- exzessive Säuresekretion als Folge eines Gastrin-produzierenden Tumors (Zollinger-Ellison-Syndrom) – seltene Ursache
- genuine oder idiopathische Ulzera

Ulzera, die nicht Folge einer H.p.-Infektion und auch nicht Folge einer Einnahme nichtsteroidaler Antirheumatika sind, nehmen zahlenmäßig zu. Die Häufigkeit dieser H.p.-negativen Ulzera ist regional sehr unterschiedlich und liegt zwischen 10 und 15 %, wobei das höhere Alter einen unabhängigen Risikofaktor darstellt. Ob diese Ulzera eine andere Rezidivrate haben als z.B. H.p.-positive Ulzera, ist unklar.

Der Ablauf der einzelnen Schritte, die zur H.p.-assoziierten Ulkusläsion führen, ist sehr komplex und multifaktoriell. Sie umfasst hierbei folgende Aspekte:

- Topographie der chronischen Gastritis
- Veränderung der Homöostase gastraler Hormone und Säuresekretion
- Interaktion von H.p. mit der Magenschleimhautbarriere
- unterschiedliche stammspezifische Virulenzfaktoren des H.p.
- genetische Prädisposition

Die Pathogenese der NSAR-induzierten Ulzera unterscheidet sich von der H.p.-assoziierten Ulkuskrankheit. NSAR akkumulieren im Magenepithel, hemmen die Cyclooxygenase und vermindern die Prostaglandinbildung. Die Folgen sind eine verminderte Schleim- und Bikarbonatsekretion, eine Reduktion der Mukosadurchblutung und eine verminderte Säurebildung. Die Mukosa verliert dadurch die schützende präepitheliale Mukusschicht und ist somit der Säure ausgesetzt.

Glukokortikoide hemmen überwiegend die Expression der COX-2 und verursachen allein kein erhöhtes Ulkusrisiko. Bei der Kombination von Glukokortikoiden mit NSAR ist die Ulkusrate jedoch höher als bei der Gabe von NSAR allein.

32.2.2. Epidemiologie

Im Laufe des Lebens erkranken ca. 5–10 % der Bevölkerung an einem Ulkus, die Punktprävalenz liegt bei 1 bis 2 %. Etwa 15–20 % aller H.p.-infizierten Personen entwickeln im Laufe ihres Lebens ein peptisches Ulkus. Nicht-steroidale Antirheumatika erhöhen das Risiko für ein Magenulkus um den Faktor 50, für das Duodenalulkus um den Faktor 10.

32.2.3. Diagnostik

Die Diagnose des Ulkusleidens setzt die Ösophago-Gastro-Duodenoskopie voraus, in deren Rahmen die Ureasereaktion und/oder Histologie zum Nachweis von H.p. durchgeführt werden sollte.

32.3. Therapie

32.3.1. Therapieindikation

Bei Nachweis eines Ulkus in Gegenwart von H.p. ist eine Eradikationstherapie durchzuführen. Die erfolgreiche Eradikationstherapie führt dabei nicht nur zur Abheilung des Geschwürs, sondern auch zur Ausheilung der Ulkuskrankheit. Eine Rückbildung einer eventuell intestinalen Metaplasie durch eine Eradikationstherapie ist bisher nicht belegt, dagegen konnte eine teilweise Rückbildung einer Magenschleimhautatrophie durch eine Eradikationstherapie nachgewiesen werden. Indikationen für eine Eradikationstherapie sind

- H.p.-positives Ulcus duodeni
- H.p.-positives Ulcus ventriculi
- Frühstadien des H.p.-assoziierten MALT-Lymphoms
- Primärprävention von NSAR-Ulzera bei Patienten mit einer H.p.-Infektion; in der Sekundärprophylaxe nach Blutung unter NSAR ist die H.p.-Eradikation der Gabe von Protonenpumpeninhibitoren unterlegen
- H.p.-Infektion bei Patienten unter niedrigdosierter Therapie mit Acetylsalicylsäure (Rezidivblutungsrate signifikant vermindert)
- Nachweis einer Infektion mit H.p. bei Verwandten ersten Grades von Magenkarzinom-Patienten.

32

32.3.2. Therapieziel

Die Eradikation von H.p. führt in über 90 % bei Patienten mit Ulcus ventriculi oder duodeni zu einer dramatischen Senkung der Rezidivrate (unter 5 % gegenüber 50–80 % pro Jahr ohne H.p.-Therapie) und somit zu einer dauerhaften Heilung. Bei H.p.-positiven peptischen Ulzera mit gastrointestinaler Blutung werden durch die Eradikation die Rezidivblutungsraten signifikant gesenkt.

Das kumulative Fünfjahresrisiko einer Blutung aus einem nicht behandelten Ulcus duodeni liegt bei 10–14 %. Patienten mit einer Ulkusblutung, die keine kurative Therapie erhalten, haben ein Rezidivblutungsrisiko von 40–50 % in den folgenden 10 Jahren. Nach H.p.-Eradikation liegt das Rezidivblutungsrisiko nur bei 1–2 % in 10 Jahren. Bei Dauertherapie mit antisekretorischen Substanzen (ohne durchgeführte Eradikationstherapie) liegt das Blutungsrisiko bei 5,6 %. Daraus folgt, dass bei allen Patienten mit Blutungen aus einem peptischen Ulkus und H.p.-Infektion eine Eradikationstherapie durchgeführt werden muss.

32.3.3. Therapeutisches Vorgehen

Geeignete Schemata zur Eradikationstherapie sind:

A. „Französische" Triple-Therapie
- Protonenpumpeninhibitoren: 2 x Standarddosis/Tag
- Amoxicillin 2 x 1.000 mg/Tag
- Clarithromycin 2 x 500 mg/Tag
- Therapiedauer: 7 Tage
- Eradikationsrate: 80–90 %

B. „Italienische" Triple-Therapie
- Protonenpumpeninhibitoren: 2 x Standarddosis/Tag
- Metronidazol 2 x 400 mg/Tag
- Clarithromycin 2 x 250 mg/Tag
- Therapiedauer: 7 Tage
- Eradikationsrate: 80–90 %

Alle im Handel verfügbaren Protonenpumpeninhibitoren können zur Eradikation eingesetzt werden. Die Standarddosen betragen für Omeprazol 20 mg, Lansoprazol 30 mg, Pantoprazol 40 mg, Rabeprazol 20 mg und Esomeprazol 20 mg.

Die Einnahme des Protonenpumpeninhibitors sollte vor dem Frühstück und vor dem Abendessen, die der Antibiotika mit den Mahlzeiten erfolgen. Auch auf die konsequente Einnahme der Eradikationstherapie über 7 Tage ist zu achten, da es ansonsten zu einem deutlichen Abfall der Eradikationsrate kommt. Eine mögliche Strategie für eine Steigerung der Eradikationsrate ist die Verlängerung der Therapiedauer auf 10 Tage.

32.4. Pharmakotherapie

32.4.1. Eradikationsbehandlung

Vergleichende Bewertung und Hinweise zur wirtschaftlichen Verordnung

Die Eradikationstherapie stellt ein einfaches und zuverlässiges Behandlungsverfahren für die Ulkuskrankheit dar, das nahezu immer zur Heilung der Erkrankung führt. Eine Überweisung der Patienten zum Gastroenterologen sollte erfolgen bei
- H.p.-positiven, therapierefraktären Ulzera
- H.p.-negativen Ulzera
- rezidivierenden Ulzera trotz erfolgreicher H.p.-Eradikation
- komplizierten Ulzera.

Eine mögliche primäre Resistenz gegen Metronidazol (35 %) hat Bedeutung für die Wahl eines Eradikationsschemas. Die Eradikationsraten bei Behandlung mit einem Protonenpumpeninhibitor, Clarithromycin und Metronidazol lagen bei Metronidazol-resistenten H.p.-Stämmen bei 79 % und bei Metronidazol-sensiblen H.p.-Stämmen bei 93 %. Daher ist in diesem Fall (anamnestisch Einnahme von Nitroimidazolen) der Einsatz der französischen Triple-Therapie zu empfehlen.

Vor dem Hintergrund zunehmender Resistenzen wurde in den letzten Jahren die sogenannte sequentielle Therapie, die sich aus einer 5-tägigen Dualtherapie mit PPI + Amoxicillin und einer sich anschließenden 5-tägigen Triple-Therapie mit PPI + Clarithromycin + Amoxicillin zusammensetzt, in der Primärbehandlung der H.p.-Infektion untersucht. In zahlreichen randomisierten Studien und Metaanalysen konnte bei gleicher Verträglichkeit eine signifikante Überlegenheit der sequentiellen Therapie gegenüber der Standard-Triple-Therapie gezeigt werden. Zudem scheint die hohe Effektivität der sequentiellen Therapie nicht durch eine primäre Resistenz des H.p. gegen Metronidzol oder Clarithromyin beeinträchtigt zu werden. Auf dieser Grundlage wird die sequentielle Therapie inzwischen in den deutschen Leitlinien als alternative Primärtherapie empfohlen.

Als eine weitere alternative First-Line-Therapie oder als Reservetherapie empfiehlt sich eine Levoloxacin-basierte Triple-Therapie: Neben dem Protonenpumpeninhibitor (2 x Standarddosis/Tag) werden über 7 Tage jeweils 2 x 250 mg Levofloxacin und 2 x 1.000 mg Amoxicillin verabreicht. Die Anwendung sollte aber restriktiv (nur in Fällen mit unverzichtbarer Indikation zur H.p.-Eradikation) gehandhabt werden. Die Quadruple-Therapie (Protonenpumpeninhibitor, Tetracyclin, Metronidazol, Wismutsalz) wird in Deutschland nicht mehr empfohlen. Die fixe Kombination ZacPac® (Pantoprazol, Amoxicillin, Clarithromycin) vermag zwar die Compliance der Patienten zu erhöhen, die Verschreibung der Einzelsubstanzen ist jedoch kostengünstiger und sollte daher bevorzugt werden.

32.4.2. Protonenpumpeninhibitoren

Vergleichende Bewertung und Hinweise zur wirtschaftlichen Verordnung

Protonenpumpeninhibitoren vom Benzimidazol-Typ sind die am häufigsten zur Säurereduktion eingesetzten Arzneimittel. Die Wirksamkeit der heute verfügbaren Protonenpumpeninhibitoren (Omeprazol, Esomeprazol, Lansoprazol, Pantoprazol und Rabeprazol) ist gut dokumentiert. Die Protonenpumpeninhibitoren sind wirksamer als die H_2-Antagonisten hinsichtlich Säuresuppression und Abheilungsraten peptischer Ulzera nach 2 und 4 Wochen. Nicht die Art des PPI, sondern Dosis und Therapiedauer beeinflussen den therapeutischen Erfolg.

Durch den Einsatz generischer Protonenpumpenhemmer ergibt sich ein Einsparpotential von 92 Millionen Euro in Deutschland (Quelle: Arzneiverordnungs-Report 2008).

Wirkungsmechanismus

Dosisabhängig vollständige Hemmung der Säuresekretion durch die irreversible Hemmung der für die Belegzelle spezifischen Wasserstoff-Kalium-ATPase, der sogenannten Protonenpumpe. Substituierte Benzimidazole wie Omeprazol und Esomeprazol sind nicht selbst wirksam, sondern Prodrugs. Sie werden im sauren Milieu der Belegzelle angereichert und in die aktive Form, ein Sulfenamid, umgewandelt. Das Maximum der Hemmung der Säuresekretion wird nach 3 bis 4 Tagen erreicht. Da Protonenpumpeninhibitoren nur die aktiv stimulierte Belegzelle hemmen, sollten sie vor oder mit einer Mahlzeit eingenommen werden. Bei Einnahme während langer Nüchternphasen sind sie vermindert wirksam. Dies gilt bei Omeprazol auch für die parenterale Anwendung. Die Wirksamkeit der Protonenpumpeninhibitoren wird neben anderen Faktoren vor allem durch den CYP2C19-Polymorphismus bestimmt. Bei Patienten, die den PPI über eine Ernährungssonde erhalten, ist ein PPI mit Mups-Galenik erforderlich (Omeprazol oder Esomeprazol mups), da nur bei dieser Galenik die Zerkleinerung der Tablette einen Wirkungsverlust vermeidet.

Indikation(en)

zur alleinigen Anwendung von Protonenpumpeninhibitoren sind
- H.p.-negative Ulkuserkrankung
- Ulzera unter der Einnahme von NSAR
- Prävention von NSAR-induzierten Ulzera und ihrer Komplikationen
- Ulzera bei Gastrin-produzierenden Tumoren
- Stressulkusprophylaxe
- Kurzeittherapie probatorisch bei funktioneller Dyspepsie.

Eine Indikation zur Langzeitbehandlung mit Protonenpumpeninhibitoren besteht beim H.p.-negativen, rezidivierenden Ulkusleiden, beim Zollinger-Ellison-Syndrom sowie bei der Refluxoesophagitis.

Stressinduzierte Ulzera werden gehäuft bei polytraumatisierten und schwer brandverletzten Patienten beobachtet und gehen nicht selten mit gastrointestinalen Blutungen einher. Nur für diese Patienten wird eine Säurehemmung mit z.B. PPI als effektive Ulkusprophylaxe empfohlen. Im Gegensatz dazu ist der häufig unsachgemäße Einsatz von PPI bei hospitalisierten Patienten nicht evidenzbasiert und sollte auch aus ökonomischen Gesichtspunkten unbedingt vermieden werden.

Protonenpumpeninhibitoren sind allein oder in Kombination mit antimikrobiell wirksamen Substanzen die Mittel der Wahl bei der peptischen Ulkuserkrankung.

Unerwünschte Arzneimittelwirkungen

selten: Kopfschmerzen, Diarrhoe, Bauchschmerzen, Müdigkeit, Schwindel;
intravenös dürfen PPI nur als Kurzinfusionen und nicht als Bolusinjektion verabreicht werden

Omeprazol

Wechselwirkungen
- Der Abbau von Diazepam bzw. Dikaliumclorazepat kann reduziert werden (Verstärkung bzw. Verlängerung der Wirkung des Benzodiazepins); auch der Abbau von Disulfiram, Phenytoin, Warfarin und anderen Vitamin K-Antagonisten sowie Fluvastatin kann verzögert werden (Wirkungsverstärkung). Für Ciclosporin-Konzentrationen wurden sowohl Erhöhungen als auch Erniedrigungen berichtet (Kontrollen). Clarithromycin, evtl. auch andere Makrolide, können die Plasmakonzentrationen von Omeprazol erhöhen und umgekehrt. Voriconazol (Inhibitor von CYP2C19 und CYP3A4) erhöht die Omeprazol-Plasmakonzentration.
- Clopidogrel: Nach einigen klinischen bzw. ex-vivo-Studien, jedoch nicht allen, war Omeprazol-Verwendung mit beeinträchtigtem Clopidogrel-Therapieerfolg bzw. verminderter Thrombozytenaggregationshemmung durch Clopidogrel assoziiert.
- Atazanavir: Die Plasmakonzentration von Atazanavir wird erniedrigt.
- Johanniskrautextrakt: Die gleichzeitige Anwendung sollte unterbleiben, da es die Wirkung von Omeprazol abschwächen kann.
- Durch die Erhöhung des Magen-pH-Wertes kann die Resorption von verschiedenen Arzneimitteln (z.B. Ampicillin, Eisen, Itraconazol, Ketoconazol) beeinträchtigt werden.

Pharmakokinetik
BV: 60 % (wiederholte Gabe) aufgrund präsystemischer Elimination bis nahezu 100 % bei chronischen Lebererkrankungen

Elim.: Metabolismus, teilweise über das polymorphe CYP2C19. Im Plasma vorhandene Metabolite sind Sulfon, Sulfid und Hydroxyomeprazol; sie haben keine wesentliche Wirkung auf die Säuresekretion. Die im Urin ausgeschiedenen Hauptmetabolite sind Hydroxyomeprazol und die entsprechende Carbonsäure.

HWZ: 40 Min. (im Plasma), verlängert bei poor metabolizers von CYP2C19, verlängert bei Leberfunktionsstörungen auf 3 Std.; die biologische Wirkung ist wegen der irreversiblen Bindung an die Protonenpumpe erheblich länger.

Dosierung
- 20 mg/Tag für Ulcera duodeni oder ventriculi inkl. Helicobacter-Eradikation bzw. Refluxösophagitis, kann in Einzelfällen auf 40 mg/Tag erhöht werden
- 10–20 mg/Tag zur Rezidivprophylaxe der Refluxösophagitis
- 20 mg/Tag zur Prophylaxe von NSAR-bedingten gastroduodenalen Ulcera
- 10–20 mg/Tag zur symptomatischen Behandlung der gastroduodenalen Refluxkrankheit

Lansoprazol

(s. Kurzprofil im Anhang)

Pantoprazol

(s. Kurzprofil im Anhang)

Rabeprazol

(s. Kurzprofil im Anhang)

Esomeprazol

Esomeprazol ist das S-Enantiomer des (racemischen) Omeprazols

Wechselwirkungen
s. Omeprazol

Pharmakokinetik
BV: 89 % (wiederholte Gabe)
Elim.: Metabolismus; s. Omeprazol
HWZ: 1,5 Std.

Dosierung
20 mg/Tag

32.4.3. Antibiotika

Clarithromycin

(s. Kap. Bakterielle Infektionen)

Wirkungsmechanismus
Makrolid-Antibiotikum; Bindung an die 50S-Untereinheit bakterieller Ribosomen, dadurch Hemmung der Proteinsynthese

Dosierung
- Erwachsene und Jugendliche ab 12 Jahren: 2 x 500 mg/Tag im Abstand von 12 Std., bei Nierenfunktionsstörung mit einer Kreatinin-Clearance von < 30 ml/Min. Dosisreduzierung um die Hälfte der Standarddosis. Bei gleichzeitiger Behandlung mit Ritonavir Reduktion der Clarithromycin-Dosis in Abhängigkeit von der Kreatinin-Clearance (Einzelheiten s. Fachinformation).
- Helicobacter-Eradikation: je nach Schema („französisches" bzw. „italienisches" Schema) s. oben
- Kinder bis 12 Jahre: 15 mg/kg/Tag, verteilt auf 2 Einzelgaben im Abstand von 12 Std., bei Frühgeborenen kann eine Erhöhung der Tagesdosis bis auf 30 mg/kg/Tag erforderlich sein.

Amoxicillin

(s. Kap. Bakterielle Infektionen)

Wirkungsmechanismus
halbsynthetisch gewonnenes Penicillinderivat; Hemmung der bakteriellen Zellwandsynthese

Dosierung
- Erwachsene und Kinder ab 12 Jahre: 1,5–3 g/Tag in 2–3(–4) Einzeldosen; Steigerung auf 4–6 g/Tag ist möglich; H.p.-Eradikation (‚französisches' Schema) 2 x 2 g/Tag
- Niereninsuffizienz: Reduktion auf zwei Drittel der Normdosis bei Kreatinin-Clearance 20–30 ml/Min. bzw. auf ein Drittel der Normdosis bei Kreatinin-Clearance < 20 ml/Min.

Levofloxacin

(s. Kap. Bakterielle Infektionen)

Wirkungsmechanismus
S-(-)-Enantiomer des Racemats Ofloxacin; Hemmung der DNA-Topoisomerasen, starke bakterizide Wirkung; Fluorchinolon mit breitem antibakteriellen Spektrum; Gruppe 3 nach Paul-Ehrlich-Gesellschaft

Dosierung
- 1–2 x 250–500 mg/Tag (bei normaler Nierenfunktion)
- reduzierte Erhaltungsdosis bei eingeschränkter Nierenfunktion: bei Kreatinin-Clearance 50–20 ml/Min., 125–250 mg/Tag bzw. bei Kreatinin-Clearance < 20 ml/Min. 125 mg alle 24–48 Std.
- Helicobacter-Eradikation: 2 x 250 mg/Tag über 7 Tage (s.o.)

32

Metronidazol

(s. Kap. Bakterielle Infektionen, Entzündliche Darmerkrankungen)

Dosierung
Helicobacter-Eradikation: 2 x 400 mg/Tag

32.4.4. H$_2$-Antagonisten

Vergleichende Bewertung
(Histamin-)H$_2$-Antagonisten führen zur raschen Schmerzlinderung und beschleunigen die Abheilung von Magen- und Zwölffingerdarmgeschwüren. Sie waren über lange Zeit Goldstandard in der Therapie des Ulkusleidens, sind den Protonenpumpeninhibitoren aber eindeutig unterlegen und sollten heute als Monosubstanzen zur Therapie des Ulkusschubes nur dann eingesetzt werden, wenn Kontraindikationen gegen Protonenpumpeninhibitoren bestehen. Bei einer Behandlungsdauer von 4 bis 6 Wochen liegen die Abheilungsraten zwischen 70 und 80 %. Auch eine Langzeitprophylaxe mit H$_2$-Antagonisten beim Ulkusleiden ist aufgrund der höheren Wirksamkeit der Protonenpumpeninhibitoren heute nicht mehr indiziert, zumal bei einer längeren Anwendung von H$_2$-Antagonisten die Wirksamkeit durch Tachyphylaxie nachlässt. Cimetidin hat gegenüber den übrigen H$_2$-Antagonisten deutliche Nachteile hinsichtlich unerwünschter Arzneimittelwirkungen und seiner Interaktionen und ist deshalb nicht mehr zu empfehlen. H$_2$-Antagonisten sind nicht ausreichend wirksam bei der Prävention und Abheilung von gastroduodenalen Läsionen, die unter der Einnahme von NSAR entstehen.

Wirkungsmechanismus
dosisabhängig reversible Hemmung sowohl der basalen als auch der stimulierten Magensäuresekretion

Indikation(en)
 - H.p.-negatives Ulcus duodeni
 - H.p.-negatives Ulcus ventriculi
 - H.p.-negatives Ulcus pepticum jejuni

Unerwünschte Arzneimittelwirkungen
Kopfschmerzen, Schwindel, Exantheme, Erhöhung des intraokularen Druckes, Bradykardie und selten Gynäkomastie

Ranitidin

(s. Kap. Erkrankungen des Ösophagus)

Famotidin

(s. Kurzprofil im Anhang)

32.4.5. Antazida

Vergleichende Bewertung
Ulcera duodeni und Ulcera ventriculi einschließlich der H.p.-positiven Ulzera heilen zwar unter Antazida-Einnahme innerhalb von 4 bis 8 Wochen ab. Zur Erzielung des optimalen Therapieerfolges ist es aber erforderlich, die Dosis auf mehrere tägliche Gaben zu verteilen. Wegen des komplexen Einnahmemodus und wegen der deutlich geringeren Heilungsraten im Vergleich zu Protonenpumpeninhibitoren sowie im Vergleich zu einer Eradikationstherapie besitzen Antazida in der Behandlung von peptischen Ulzera keinen Stellenwert.

Wirkungsmechanismus
Reduktion des Säuregehalts des Magens durch Neutralisation der Magensäure

Indikation(en)
ausschließlich zur symptomatischen Behandlung

Unerwünschte Arzneimittelwirkungen

Die UAW sind abhängig von der Zusammensetzung. Aluminiumhydroxid: Obstipation und Hypophosphatämie sowie bei längerer Anwendung Ablagerung von Aluminium im Gewebe (Knochen und Gehirn). Calciumcarbonat: Stimulation von Gastrin und Säure („acid rebound") sowie selten Hyperkalzämie. Magnesiumhydroxid: Diarrhoe, Hypermagnesiämie (bei hohen Dosen und Niereninsuffizienz).

Wechselwirkungen

Antazida hemmen die Resorption von Tetrazyklinen und Eisen durch Komplexbildung. Die Resorption der Fluorchinolone Ofloxacin, Levofloxacin, Ciprofloxacin, Enoxacin, von Azithromycin sowie von Ketoconazol und Itraconazol wird eingeschränkt; dies ist auch möglich für Bisphosphonate, Allopurinol, Atenolol, Captopril, Cefpodoxim, Chloroquin, Phenothiazinen, Digoxin, Fexofenadin, Isoniazid, Levothyroxin, Mycophenolatmofetil, Sotalol und Misoprostol. Die Bioverfügbarkeit von Acetylsalicylsäure, Levodopa, Metoprolol oder Naproxen kann zunehmen. Um Interaktionen bei der Resorption zu umgehen, ist ein Zeitabstand von 2 Stunden zwischen der Einnahme der Antazida und anderer Arzneimittel sinnvoll.
Die renale Elimination von Acetylsalicylsäure kann erhöht werden. Das Risiko von Hyperkalzämien ist bei gleichzeitiger Behandlung mit Thiaziddiuretika und kalziumhaltigen Antazida erhöht.

Wirkstoffe und Dosierung

Aluminiumhydroxid, Calciumcarbonat, Magaldrat, Calciumcarbonat + Magnesiumhydroxid, Aluminiumhydroxid + Magnesiumhydroxid: Einzeldosis zur symptomatischen Behandlung 30–40 mval Neutralisationskapazität; bis 4 Einzeldosen/Tag

32.4.6. Sucralfat

(s. Kurzprofil im Anhang)

Vergleichende Bewertung

Peptische Ulzerationen im Magen und Duodenum heilen zwar unter Sucralfat-Einnahme ab, die Heilungsraten sind jedoch im Vergleich zu Protonenpumpeninhibitoren deutlich geringer, sodass Sucralfat in der Behandlung von peptischen Ulzera keinen Stellenwert besitzt. Ein weiteres Indikationsgebiet von Sucralfat ist die Stressulkusprophylaxe bei Patienten auf der Intensivstation. In einer großen Multizenterstudie an 1.200 Patienten erwies sich jedoch hinsichtlich der Zahl klinisch relevanter Magenblutungen die Gabe eines H_2-Antagonisten (s.o.) der Sucralfatbehandlung als signifikant überlegen.

Wirkungsmechanismus

Die Wirkung entfaltet Sucralfat in saurer Umgebung, wo es zu einem geleeartigen Überzug der Magenschleimhaut wird. So wird insbesondere der Ulkusgrund vor Magensäure, Pepsin und Gallensäuren geschützt. Sucralfat ist nach oraler Gabe bis zu 24 Stunden als wandständiges Polymerisat nachweisbar, über 90 % der Substanz werden unverändert in den Faeces ausgeschieden.

32.4.7. Misoprostol

(s. Kurzprofil im Anhang)

Vergleichende Bewertung

Misoprostol (Cytotec®) ist ein E_1-Prostaglandin-Analogon, das für die Therapie und Primärpropyhlaxe von Ulcera ventriculi und duodeni zugelassen ist. Eine Reihe von Studien einschließlich einer Cochrane-Analyse hat gezeigt, dass die Verabreichung des Prostaglandin-E_1-Analogons die Inzidenz an NSAR-induzierten, endoskopisch erkennbaren Läsionen (Erosionen, Ulcera ventriculi et duodeni) signifikant reduziert. Die Verabreichung von Misoprostol führte aber bei einer Dosierung von 800 µg täglich zu einer hohen Rate (10–30 %) an Nebenwirkungen, wie z.B. Diarrhoe, Abdominalschmerzen und Refluxbeschwerden und dadurch bedingten Therapieabbrüchen. In 2 großen Studien waren PPI und Misoprostol in der Therapie von NSAR-induzierten Ulzera vergleichbar, jedoch waren die anschließenden Remissionsraten unter PPI signifikant höher als unter Misoprostol. Die Herstellerfirma hat 2006 Misoprostol wegen ausreichender alternativer Therapien vom Markt genommen.

Wirkungsmechanismus

Misoprostol ist ein E_1-Prostaglandin-Analogon, das die Säureproduktion des Magens hemmt und gleichzeitig die schützende Bicarbonat- und Schleimproduktion fördert.

32.5. Hinweise zur wirtschaftlichen Verordnung

- Dyspeptische Beschwerden sind keine zugelassene Indikation für den Einsatz von PPI.
- kein signifikanter Vorteil der teureren Esomeprazol und Pantoprazol gegenüber Omeprazol. Eine Rezidivprophylaxe bei erfolgreicher Eradikation ist nicht notwendig.
- Durch den Einsatz von PPI-Generika ergibt sich innerhalb der GKV ein Einsparpotential von 92 Mio. Euro (Stand 2008).
- Bei hospitalisierten Patienten wird eine häufigere, unsachgemäße Verordnung von PPI beobachtet, die auch aus ökonomischen Gründen nicht befürwortet werden kann.

Aus "Wirkstoff aktuell" Esomeprazol, 2006; Pantoprazol, 2007 (Herausgeber Kassenärztliche Bundesvereinigung):

Protonenpumpeninhibitoren (PPI) sind Mittel der 1. Wahl bei allen Formen der gastroösophagealen Refluxkrankheit (GERD). Die Behandlung sollte mit der Standarddosis (Pantoprazol 40mg/Tag, Omeprazol 20mg/Tag, Lansoprazol 30mg/Tag) beginnen, die bei ausbleibendem Therapieerfolg verdoppelt werden kann. Danach sollte sie unter stufenweiser Dosisreduzierung bis zur Symptomfreiheit durchgeführt werden.
Alle PPI sind bei der GERD bezüglich Wirksamkeit und Sicherheit gleichwertig. Hinsichtlich Nebenwirkungen und klinisch relevanter Interaktionen bestehen nur geringe Unterschiede. Dies gilt auch für die kostengünstigeren Omeprazol-Generika.
Die Langzeitbehandlung der GERD kann – mit gelegentlichen Auslassversuchen – mit PPI auch als „on demand" Therapie durchgeführt werden. Ein klinisch relevanter Wirksamkeitsunterschied zwischen den einzelnen PPI besteht auch bei diesem Therapiekonzept nicht.
Dyspeptische Beschwerden sind keine zugelassene Indikation für den Einsatz von PPI. Es besteht kein signifikanter Vorteil der teureren Esomeprazol und Pantoprazol gegenüber Omeprazol. Eine Rezidivprophylaxe bei erfolgreicher Eradikation ist nicht notwendig.

Tabelle 32.1: DDD-Kosten für verordnungsrelevante Wirkstoffe des Jahres 2008

Wirkstoff	DDD-Kosten (Euro)
32.4.1. Eradikationsbehandlung	
Pantoprazol, Amoxicillin und Clarithromycin	14,62
32.4.2. Protonenpumpeninhibitoren	
Esomeprazol	0,79
Lansoprazol	0,53
Omeprazol	0,62
Pantoprazol	0,66
Rabeprazol	0,63
32.4.3. H_2-Antagonisten	
Cimetidin	0,36
Famotidin	0,38
Ranitidin	0,37

Quelle: GKV-Arzneimittelindex im Wissenschaftlichen Institut der AOK (WIdO)

33. Motilitäts-störungen des Verdauungstraktes

33.1. Wirkstoffübersicht

empfohlene Wirkstoffe	weitere Wirkstoffe
Amitriptylin	Almiropan
Bisacodyl	Bierhefen-Extrakte
Citalopram	Butylscopolamin
Domperidon	Lactulose
Erythromycin	Leinsamen
Fluoxetin	Lubiproston
Glycerin	Mebeverin
Klysmen	Methylnaltrexon
Loperamid	Pfefferminzöl
Macrogol	«Probiotika»
Metoclopramid	Prucalopride
Metronidazol	Sennaglykoside
Natriumcitrat	Simeticon
Natriumhydrogencarbonat	STW5 (Gemisch verschiedener Pflanzenbestandteile, als Iberogast® im Handel)
Omeprazol	Sumatriptan
Pantoprazol	Weizenkleie
Paroxetin	
Picosulfat	
Plantago ovata Samenschalen	
Sorbit	
Vancomycin	

33.2. Funktionelle Dyspepsie

Fazit für die Praxis

Eine kausale Therapie der Erkrankung ist nicht bekannt. Bis zu 50 % der Patienten mit „Funktioneller Dyspepsie" erfahren unter einer Placebo-Therapie eine signifikante Verminderung ihrer Beschwerden. Die pharmakologische Therapie richtet sich nach den im Vordergrund stehenden Beschwerden.

Bei Patienten mit „Funktioneller Dyspepsie" und Ulkus-ähnlichen Beschwerden ist eine Therapie mit Protonenpumpeninhibitoren (PPI), z.B. Omeprazol, wirkungsvoller als Placebo. Darüber hinaus führt bei Patienten mit „Funktioneller Dyspepsie" mit Ulkus-ähnlichen Beschwerden und gleichzeitiger Helicobacter-pylori-Infektion eine Eradikation des Keims häufiger zu einer Symptomverbesserung als eine Placebo-Therapie.

Bei Dysmotilitätsbeschwerden im Rahmen einer „Funktionellen Dyspepsie" (postprandial rasches Sättigungsgefühl, unspezifisches Druckgefühl im Oberbauch, Übelkeit) sind Metoclopramid und Domperidon gering besser als Placebo. Darüber hinaus kann ein Phytopharmakon (STW5) eingesetzt werden.

33.2.1. Klinische Grundlagen

33.2.1.1. Definition/Pathophysiologie

Unter „Funktioneller Dyspepsie" („Reizmagen", früher auch „nichtulzeröse Dyspepsie") werden Symptome zusammengefasst, die auf das obere Abdomen projiziert werden und bei denen eine morphologisch oder biochemisch definierte Erkrankung ausgeschlossen sein muss. Für wissenschaftliche Untersuchungen wird häufig die Definition des Rom-III-Konsensus benutzt (Tabelle 33.1). Die Patienten klagen über rasches postprandiales Sättigungsgefühl, unspezifisches Druckgefühl im Oberbauch, Übelkeit („Funktionelle Dyspepsie vom Dysmotilitäts-Typ") oder epigastrisch lokalisierte Schmerzen („Funktionelle Dyspepsie vom Ulkus-Typ"). Die Beschwerden treten meist postprandial auf. Sodbrennen ist dagegen kein Symptom der „Funktionellen Dyspepsie", sondern macht das Vorliegen einer gastroösophagealen Refluxkrankheit wahrscheinlich. Ebenso sind Gewichtsverlust, klinische und/oder biochemische Zeichen einer gastrointestinalen Blutung, Dysphagie, Ikterus oder Fieber nicht mit der Diagnose einer „Funktionellen Dyspepsie" vereinbar und gelten als „Alarmsymptome", die eine schwerwiegende organische Erkrankung des Gastrointestinaltrakts anzeigen. Pathophysiologisch stehen Störungen der viszeralen Wahrnehmung durch die postprandiale Wanddehnung der Hohlorgane des oberen Gastrointestinaltrakts im Vordergrund. Dafür werden eine gestörte postprandiale Dehnbarkeit des Magenfundus, eine verlangsamte Magenentleerung, eine gestörte Koordination von antraler und duodenaler Motilität und eine veränderte zentralnervöse Verarbeitung sensorischer Reize aus dem oberen Gastrointestinaltrakt verantwortlich gemacht.

Tabelle 33.1: Rom III – Diagnostische Kriterien für die Diagnose der „Funktionellen Dyspepsie"
(Gastroenterology 2006; 130: 1466–1479)

1. Ein oder mehrere der folgenden Symptome:
   a. störendes postprandiales Völlegefühl
   b. frühe postprandiale Sättigung
   c. epigastrischer Schmerz
   d. epigastrisches Brennen
und

2. Kein Hinweis auf eine strukturelle Erkrankung, die die Beschwerden erklären könnte   (Ösophago-Gastro-Duodenoskopie notwendig) Die Kriterien müssen während der letzten 3 Monate vorhanden gewesen sein, wobei die Symptome wenigstens 6 Monate vor der Diagnosestellung begonnen haben müssen.

33.2.1.2. Klassifikation/Epidemiologie

Die meisten Patienten mit „Funktioneller Dyspepsie" klagen über Beschwerden vom „Dysmotilitäts-Typ" (s.o.). Deutlich seltener kommen Symptome vom „Ulkus-Typ" vor. Insgesamt ist die Erkrankung weit verbreitet. Bis zu 15 % der Bevölkerung in Deutschland geben Beschwerden einer „Funktionellen Dyspepsie" an. Bei wenigen sind die Symptome so gravierend, dass sie einen Arzt aufsuchen.

33.2.1.3. Diagnostik

Für die Diagnose der „Funktionellen Dyspepsie" existieren bis heute keine die Krankheit beweisenden objektiven Befunde. Anders als beim Reizdarm-Syndrom sind auch keine hilfreichen klinischen Scores evaluiert. Daher ist immer eine der individuellen Situation angepasste morphologische und biochemische Diagnostik zum Ausschluss einer organischen Erkrankung des oberen Gastrointestinaltrakts erforderlich.

33.2.2. Therapie: allgemeine Gesichtspunkte

33.2.2.1. Therapieindikation

Eine kausale Therapie der „Funktionellen Dyspepsie" ist bisher nicht bekannt. Das Ausmaß der vom Patienten beschriebenen Beeinträchtigungen der Lebensqualität bestimmt daher die Notwendigkeit zur Therapie. Da Spontanremissionen der Symptomatik jederzeit möglich sind und die Lebenserwartung der Patienten nicht reduziert ist, gilt für Therapie wie Diagnostik der Erkrankung „nil nocere" („niemals schaden!") als wichtiges Prinzip.

33.2.2.2. Therapieziel

Therapieziel ist die Reduktion von Häufigkeit und Intensität der Symptome der „Funktionellen Dyspepsie". Unrealistisch ist die Vorstellung, die Behandlung könne zu einem vollständigen und dauerhaften Verschwinden der Symptome führen.

33.2.2.3. Therapeutisches Vorgehen

Bis zu 50 % der Patienten mit „Funktioneller Dyspepsie" erfahren unter einer Placebo-Therapie eine signifikante Verminderung ihrer Beschwerden. Dieses Wirkprinzip sollte daher bei jedweder Therapie berücksichtigt werden.
Ähnlich wie beim Reizdarm-Syndrom existiert keine einheitliche Therapie für alle Symptome der „Funktionellen Dyspepsie". Die pharmakologische Therapie richtet sich daher nach den im Vordergrund stehenden Beschwerden.
Bei Patienten mit epigastrischen Schmerzen („Funktionelle Dyspepsie vom Ulkus-Typ") ist eine antisekretorische Therapie einer Behandlung mit Placebo überlegen. Größere Metaanalysen zeigen darüber hinaus, dass eine Helicobacter-pylori-Eradikation im Falle einer Infektion zu einer stärkeren Symptomverbesserung führt als eine Placebo-Therapie.
Bei Patienten mit verstärktem postprandialen Völlegefühl und/oder Übelkeit sowie Patienten mit unspezifischem (postprandialem) Druck im Oberbauch („Funktionelle Dyspepsie vom Dysmotilitäts-Typ") ist die Therapie besonders schwierig. Gastroprokinetika, die früher erfolgreich bei dieser Indikation eingesetzt wurden (z.B. Cisaprid), sind wegen kardialer Nebenwirkungen nicht mehr verfügbar. Die die Magenentleerung beschleunigenden Substanzen Metoclopramid und Domperidon haben eine um etwa 30 % höhere Ansprechrate als eine Placebo-Therapie bei den Symptomen der „Funktionellen Dyspepsie". Im klinischen Alltag ist der Effekt der beiden Substanzen häufig nicht für eine konsistente und dauerhafte Beschwerdelinderung ausreichend.
Probatorisch kann bei diesen Symptomen auch das Phytopharmakon STW5 u.a. mit Extrakten der Bitteren Schleifenblume angewendet werden. Sein Wirkungsmechanismus ist weitgehend unbekannt. Die schmerzhafte Wahrnehmung von Dehnungsreizen aus dem oberen Gastrointestinaltrakt wird durch die antinozizeptive Wirkung von Antidepressiva beeinflusst. Hierbei sind nichtselektive Monoamin-Wiederaufnahmehemmer (NSMRI) wie Amitriptylin und der selektive Serotonin-Wiederaufnahme-Inhibitor (SSRI) Paroxetin wirksam. Einzelne Untersuchungen zeigen darüber hinaus eine Wirksamkeit des ebenfalls mit den Serotoninrezeptoren des ENS interagierenden Sumatriptans. Eine gesicherte Therapieempfehlung für dieses Medikament besteht allerdings nicht. Schließlich liegen einzelne Studien zum Karminativum Simeticon bei dem die funktionelle Dyspepsie manchmal begleitenden, häufig als besonders belästigend empfundenen Symptom Meteorismus vor.
Das als Motilinantagonist wirksame Erythromycin, das in der Akutsituation die Magenentleerung deutlich beschleunigt, ist für die Langzeittherapie u.a. wegen seiner antibiotischen Wirkung nicht geeignet.

33.2.3. Pharmakotherapie

33.2.3.1. „Funktionelle Dyspepsie" mit Ulkus-ähnlichen Beschwerden Protonenpumpeninhibitoren (PPI)

Protonenpumpeninhibitoren (PPI)

(s. Kap. Peptische Ulzera, Abschnitt 32.4.2.)

Vergleichende Bewertung
s. 33.2.2.3.

Wirkungsmechanismus
PPI reduzieren die Magensäuresekretion dosisabhängig in signifikantem Ausmaß.

33.2.3.2. „Funktionelle Dyspepsie" mit Dysmotilitätsbeschwerden

In kontrollierten Untersuchungen erwies sich das Phytopharmakon STW5 bei dieser Indikation einer Placebo-Therapie überlegen. Der genaue Wirkungsmechanismus ist bisher nicht bekannt. Zu beachten ist der Gehalt von etwa 30 % Äthanol in der Tinktur.

33.2.3.2.1. Prokinetika

Vergleichende Bewertung
s. 33.2.2.3.

Metoclopramid

Wirkungsmechanismus
zentraler Dopamin-D2-Antagonist und Serotonin-5-HT$_3$-Antagonist, außerdem peripherer Serotonin-5-HT$_4$-Agonist (dadurch gesteigerte Freisetzung von Acetylcholin); antiemetische Wirkung sowie Beschleunigung der Magenentleerung

Indikation(en)
Motilitätsstörungen des oberen Magen-Darm-Traktes; Übelkeit, Brechreiz, Erbrechen; diabetische Gastroparese

Kontraindikationen
Epilepsie, extrapyramidalmotorische Störungen, prolaktinabhängige Tumoren, mechanischer Darmverschluss, Blutungen im Magen-Darm-Bereich, Phäochromozytom

Unerwünschte Arzneimittelwirkungen
- dystonisch-dyskinetische Störungen (häufiger bei Patienten unter 30 Jahren), Parkinsonismus (häufiger bei älteren Patienten), sehr selten malignes neuroleptisches Syndrom
- Prolaktinerhöhung, Gynäkomastie, Galaktorrhö
- Hautausschlag
- Durchfall
- Müdigkeit, Kopfschmerzen, Schwindel, Angst, Ruhelosigkeit

Relevante Wechselwirkungen
- Antipsychotika mit dopaminantagonistischer Wirkung: verstärkt extrapyramidale Störungen
- Serotonin-Wiederaufnahmehemmer: verstärktes Auftreten extrapyramidaler Symptome bis hin zu einem Serotonin-Syndrom
- Paracetamol, Antibiotika, Lithium (erhöhte Plasmakonzentrationen), Alkohol: beschleunigte bzw. erhöhte Resorption
- Anticholinergika: Verminderung der Wirkung von Metoclopramid
- Succinylcholin und andere Muskelrelaxantien: verlängerte Wirkung
- Atovaquon: Verminderung der Atovaquon-Plasmakonzentrationen

Pharmakokinetik
BV: 60–80 % (nach oraler Applikation), individuell unterschiedlicher First-Pass-Metabolismus; rektal 53 %
Elim.: Metabolismus durch Glukuronidierung bzw. Sulfatierung; 20 % unverändert renal
HWZ: 2,6–4,6 Std.

Dosierung
- Erwachsene: 3–4 x 10 mg/Tag, Dosisreduktion bei Leberinsuffizienz mit Aszites auf die Hälfte bzw. bei Niereninsuffizienz (15 mg/Tag bei Kreatinin-Clearance 11–60 ml/Min. bzw. 10 mg/Tag bei Kreatinin-Clearance bis 10 ml/Min.)
- Jugendliche: 2–3 x 5–10 mg/Tag
- Kinder 2–14 Jahre: 0,1 mg/kg KG als Einzeldosis und maximale Tagesdosis 0,5 mg/kg KG/Tag

Domperidon

Wirkungsmechanismus
- Dopamin-Antagonist, antiemetisch
- Mechanismus der motilitätssteigernden Wirkung nicht genau bekannt

Indikation(en)
symptomatische Behandlung von Übelkeit und Erbrechen, epigastrischem Völlegefühl, Oberbauchbeschwerden, Regurgitation von Mageninhalt

Kontraindikationen
Prolaktinom; mechanische Obstruktion oder Perforation im Gastrointestinaltrakt

Unerwünschte Arzneimittelwirkungen
- Magen-Darm-Beschwerden
- selten erhöhte Prolaktinkonzentrationen
- sehr selten extrapyramidalmotorische Störungen
- Urtikaria, Hautreaktionen

Relevante Wechselwirkungen
CYP3A4-Inhibitoren (z.B. Azol-Antimykotika, Makrolid-Antibiotika, HIV-Protease-Inhibitoren): erhöhte Domperidon-Plasmakonzentrationen

Pharmakokinetik
BV: 13–17 % aufgrund präsystemischer Elimination
Elim.: Metabolismus, überwiegend aromatische Hydroxylierung (über CYP3A4, CYP1A2 und CYP2E1) zu Hydroxydomperidon und oxidative N-Desalkylierung (über CYP3A4) zu 2,3-Dihydro-2-oxo-1H-Benzimadazol-1-Propionsäure); unverändert renal 1,7–2,4 % (nach i.v.-Applikation) bzw. ca. 0,3 % (nach oraler oder rektaler Applikation)
HWZ: 7–9 Std., verlängert bei schwerer Niereninsuffizienz auf 21 Std.

Dosierung
3–4 x 10–20 mg/Tag (15–30 Min. vor den Mahlzeiten), maximale Tagesdosis 80 mg/Tag

Amitriptylin

(s. Kap. Depressionen)

Paroxetin

(s. Kap. Depressionen)

33.3. Reizdarm-Syndrom

Fazit für die Praxis

Eine kausale Therapie des Reizdarm-Syndroms ist nicht bekannt. Therapieziel kann daher lediglich eine Linderung, nicht jedoch ein dauerhaftes Verschwinden der Symptome sein. Bei der Beurteilung einer spezifischen Therapiemaßnahme sind zusätzlich der Spontanverlauf der Erkrankung mit Phasen der Exazerbation und spontanen Phasen der weitgehenden Beschwerdearmut oder gar -freiheit ebenso wie Erfolge einer Placebo-Therapie von 30–50 % zu berücksichtigen. Die pharmakologische Therapie des Reizdarm-Syndroms richtet sich nach den Leitsymptomen: krampfartige abdominelle Schmerzen, Meteorismus, Obstipation oder Diarrhöen.

Beim Reizdarm-Syndrom und bei den im Vordergrund der Symptomatik stehenden krampfartigen abdominellen Schmerzen können Spasmolytika (Mebeverin, Butylscopolamin) krampflösend wirken. Mebeverin erwies sich allerdings nur als mäßig effektiv (Ansprechrate Mebeverin vs. Placebo: ~ 60 % vs. ~ 40 %). Das Medikament sollte daher erst nach Ausschöpfen der Möglichkeiten der nichtpharmakologischen Therapie (s. Text) eingesetzt und die Dauer der Therapie begrenzt werden. Phytopharmaka, wie z.B. Pfefferminzöl, haben keine über eine Placebo-Therapie hinausgehende Wirkung.

Antidepressiva sind zur Therapie bei ausgewählten Patienten mit Reizdarm-Syndrom geeignet in Dosierungen unterhalb der für eine zentralnervöse antidepressive Wirkung. Wegen ihrer spezifischen Nebenwirkungen sollten bei Patienten mit „Diarrhoe-dominantem Reizdarm-Syndrom" NSMRI-Antidepressiva vom Typ des Amitriptylins, beim „Obstipations-dominanten Reizdarm-Syndrom" selektive Serotonin-Wiederaufnahme-Inhibitoren (SSRI), z.B. Citalopram, Fluoxetin oder Paroxetin, eingesetzt werden.

In einzelnen Untersuchungen konnten meteoristische Symptome bei Patienten mit Reizdarm-Syndrom durch Simeticon oder durch Suspensionen – Bakterienpräparate reduziert werden. Konsistente Ergebnisse, die eine feste Therapieempfehlung rechtfertigen würden, liegen allerdings nicht vor.

33.3.1. Klinische Grundlagen

33.3.1.1. Definition/Pathophysiologie

Abdominelle Beschwerden, die gemeinsam mit Veränderungen der Stuhlgangstätigkeit auftreten, sind charakteristisch für das Reizdarm-Syndrom. Mit konventionellen Methoden muss eine morphologisch (Endoskopie, Radiologie) oder biochemisch definierte Erkrankung des Gastrointestinaltrakts ausgeschlossen sein. Allgemein als akzeptiert gilt die zuletzt 2006 als Rom-III-Konsens publizierte Erkrankungsdefinition (Tabelle 33.2).

Die Ursache der Erkrankung ist bis heute nicht eindeutig bekannt. Eine erhöhte Schmerzwahrnehmung (Perzeption) bei Dehnung der Darmwand (viszerale Hyperalgesie) und Veränderungen der gastrointestinalen Motilität scheinen die wichtigsten pathophysiologischen Prinzipien zu sein. Die Symptome können durch Magen-Darm-Infekte (postinfektiöses Reizdarm-Syndrom), durch Stress oder andere, bisher unbekannte Mechanismen ausgelöst werden. Sie führen im enterischen Nervensystem zu Veränderungen des Serotonin-(5-Hydroxytryptamin-)Stoffwechsels.

Tabelle 33.2: Rom III – Diagnostische Kriterien für die Diagnose des Reizdarm-Syndroms
(Gastroenterology 2006; 130: 1480–1491)

Wiederkehrende abdominelle Schmerzen oder abdominelles Unwohlsein für wenigstens 3 Tage pro Monat in den letzten 3 Monaten, verbunden mit 2 oder mehr der folgenden Befunde: 1. Besserung durch Defäkation 2. Beginn begleitet mit Veränderungen der Stuhlfrequenz 3. Beginn begleitet mit Veränderungen der Stuhlform Die Kriterien müssen während der letzten 3 Monate vorhanden gewesen sein, wobei die Symptome wenigstens 6 Monate vor der Diagnosestellung begonnen haben müssen.

33.3.1.2. Klassifikation/Epidemiologie

Klassifikation

Je nach den im Vordergrund stehenden Veränderungen des Stuhlgangs werden folgende Formen der Erkrankung unterschieden:
- Obstipations-Typ (am häufigsten)
- Diarrhoe-Typ (Frauen > Männer)
- Gemischter Typ (alternierend Obstipation und Durchfall)

Epidemiologie

Es handelt sich um eine der häufigsten gastroenterologischen Erkrankungen. Etwa 10–15 % der Bevölkerung der Bundesrepublik Deutschland berichten über Symptome des Reizdarm-Syndroms. Bei nicht schwerpunktmäßig gastroenterologisch tätigen Ärzten stellen Patienten mit Reizdarm-Syndrom die größte Patientengruppe mit abdominellen Symptomen dar. Die Erkrankung betrifft deutlich mehr Frauen als Männer.

Differentialdiagnosen

Die Diagnose des Reizdarm-Syndroms wird gestellt, wenn Patienten über die typischen Beschwerden berichten und der körperliche Untersuchungsbefund sowie eine individuell abgestimmte endoskopische, radiologische und laborchemische Diagnostik eine organische Erkrankung ausschließen lässt. Wenn meteoristische Beschwerden im Vordergrund stehen, ist insbesondere das Laktose-Malabsorptions-Syndrom eine wichtige Differentialdiagnose. Schmerzen im linken Unterbauch und Veränderungen der Stuhlfrequenz und Stuhlkonsistenz sind charakteristisch für die symptomatische Divertikelkrankheit des Colon sigmoideum. Bei Patienten über 50 Jahren muss ein Kolonkarzinom ausgeschlossen sein.

33.3.2. Therapie: allgemeine Gesichtspunkte

33.3.2.1. Therapieindikation

Die Schwere der Symptome und damit die Beeinträchtigung der Lebensqualität bestimmen Art und Umfang der Therapie.

33.3.2.2. Therapieziel

Eine kausale Therapie des Reizdarm-Syndroms ist bisher nicht bekannt. Realistisches und dem Patienten auch zu kommunizierendes Therapieziel kann daher lediglich eine Linderung, nicht jedoch ein dauerhaftes Verschwinden der Symptome sein. Dabei ist zu berücksichtigen, dass es sich um eine über Jahre verlaufende, chronisch-rezidivierende Erkrankung mit Phasen der Exazerbation und spontanen Phasen der weitgehenden Beschwerdefreiheit handelt. Beurteilungen von Behandlungserfolgen einzelner Therapiemaßnahmen müssen diesen Spontanverlauf der Erkrankung ebenso berücksichtigen wie Erfolge einer Placebo-Therapie in der Größenordnung von 30–50 %.

33.3.2.3. Therapeutisches Vorgehen

Vor Verordnung von Pharmaka ist der Patient über die Pathophysiologie, den Spontanverlauf und die quo ad vitam zwar harmlose, aber in Bezug auf die Lebensqualität mit erheblichen Beeinträchtigungen einhergehende Prognose der Erkrankung aufzuklären. Manchmal hilft bereits die Mitteilung, dass die Beschwerden nun einer definierten Erkrankung zuzuordnen sind und nicht als eingebildete Symptome gelten. Die Versicherung, dass die Erkrankung die Lebenserwartung nicht reduziere, ist dagegen für die meisten Patienten allein nicht ausreichend hilfreich. Früher wurden diese Prinzipien der allgemeinen Patientenführung als „Kleine Psychotherapie" zusammengefasst. Dazu zählt auch bei den Patienten mit offensichtlich stressassoziierten Symptomen die Entwicklung effektiver **Strategien für eine quantitative und qualitative Reduktion emotionaler Belastungssituationen**, ggf. auch im Rahmen einer Verhaltenstherapie.

Insbesondere bei Patienten, bei denen abdominelle Schmerzen und Meteorismus im Vordergrund ihrer Reizdarm-Symptomatik stehen, können **diätetische Maßnahmen** zur Linderung ihrer Beschwerden beitragen. Diese Patienten sollten kleine Mahlzeiten zu sich nehmen, die fett- und ballaststoffarm sein sollten. Die vielfach propagierte ballaststoffreiche Kost führt bei vielen der Patienten mit schmerzhaftem Reizdarm-Syndrom zu einer Verstärkung ihrer Symptome. Echte Nahrungsmittelallergien sind im Erwachsenenalter dagegen extrem selten und spielen als Angriffsort einer gezielten Behandlung des Reizdarm-Syndroms keine Rolle.

Die pharmakologische Therapie des Reizdarm-Syndroms ist auf die jeweiligen Leitsymptome gerichtet. Dies können sein: (krampf-artige) abdominelle Schmerzen, Meteorismus, Obstipation oder Diarrhoe. Über die Therapie von Obstipation und funktioneller Diarrhoe siehe unter 33.4 und 33.5.

Keine Wirksamkeit beim Reizdarm-Syndrom haben Antibiotika (früher empfohlen unter der Vorstellung einer bakteriellen Fehlbesied-lung des Dünndarms als Ursache der Beschwerden) sowie Kortikosteroide oder antiinflammatorische Substanzen (gegeben unter der Vorstellung einer gastrointestinalen Immun- oder Infektreaktion als Ursache der Beschwerden). Ebenso weisen Probiotika (z.B. E. coli-Nissle-Stamm, Bifidobakterium-Stämme) keine konsistente Wirkung auf die Symptome von Reizdarm-Syndrom Patienten auf.

33.3.3. Pharmakotherapie

33.3.3.1. Leitsymptom (postprandiale) krampfartige Bauchschmerzen: Spasmolytika

Wirkungsmechanismus
Spasmolytika wirken krampflösend, indem sie den Tonus der glatten Ringmuskulatur und dadurch den intraluminalen Druck im Gastrointestinaltrakt reduzieren. Sie wirken entweder direkt auf die glatte Muskulatur des Magen-Darm-Kanals (Mebeverin) oder durch Beeinflussung der nervalen Kontrolle des Muskeltonus (Anticholinergika: Butylscopolamin). Nur Mebeverin wurde in rando-misierten prospektiven Untersuchungen gegenüber Placebo überprüft. Dabei erwies es sich nur als mäßig effektiv (Ansprechrate Mebeverin vs. Placebo: ~ 60 % vs. ~ 40 %). Vergleichende Untersuchungen zwischen Mebeverin und Butylscopolamin liegen nicht vor. Ebenso fehlen Untersuchungen über die beste Applikationsart (Butylscopolamin: oral, transdermal als Pflaster oder rektal als Suppositorium), den besten Einnahmezeitpunkt (30 Min. präprandial?) oder die beste galenische Präparation der Medikamente (Mebeverin retardiert oder unretardiert?). Schließlich ist die Wirkstärke von Spasmolytika im Vergleich zu physikalischen spasmo-lytischen Maßnahmen (lokale Wärme) oder diätetischen Veränderungen (s.o.) unbekannt. Es erscheint unter wirtschaftlichen Gesichtspunkten daher sinnvoll, diese Medikamente erst nach Ausschöpfen der Möglichkeiten der nicht pharmakologischen Therapie (s.o.) einzusetzen und die Dauer der Therapie zu begrenzen. Dabei ist unbekannt, ob eine zeitlich begrenzte Dauermedi-kation (z.B. für 4–6 Wochen) einer diskontinuierlichen Bedarfsmedikation überlegen ist. Die Wirksamkeit einer Langzeittherapie (> 6–12 Wochen) mit Spasmolytika ist bei Patienten mit Reizdarm-Syndrom nicht belegt.

Auch Phytopharmaka, wie z.B. Pfefferminzöl, wurden als muskelrelaxierende Medikamente bei Reizdarm-Syndrom eingesetzt. Sie haben allerdings keine Wirkung gezeigt, die über eine Placebo-Therapie bei Reizdarm-Syndrom hinausgehen würde.

Eine Reihe neuer Wirkstoffe, die gezielt in den Serotonin-Stoffwechsel des enterischen Nervensystems eingreifen und daher als schmerzlindernde Behandlung bei Patienten mit Reizdarm-Syndrom wirksam sein könnten, befinden sich zurzeit in Entwicklung. Keines dieser Medikamente war bei Redaktionsschluss allerdings in Deutschland zugelassen.

Mebeverin

(s. Kurzprofil im Anhang)

Wirkungsmechanismus
synthetisches Anticholinergikum; Spasmolytikum mit selektiver Wirkung auf die glatte Muskulatur des Verdauungstraktes

Indikation(en)
Reizdarm-Syndrom, Krämpfe im Bereich der unwillkürlichen Muskulatur im Magen-Darm-Trakt

Dosierung
3 x 135 mg/Tag oder 2 x 200 mg/Tag als Retardpräparat

Butylscopolamin

(s. Kap. Erkrankungen der Leber und Gallenwege)

Wirkungsmechanismus
s.o.

33.3.3.2. Leitsymptom Bauchschmerzen: Antidepressiva

Antidepressiva haben unabhängig von ihren zentralnervösen Wirkungen antinozizeptive Wirkungen im Gastrointestinaltrakt und sind deshalb in Einzelfällen zur Behandlung von Patienten mit Reizdarm-Syndrom geeignet. Die dazu notwendigen Dosierungen liegen in der Regel unterhalb der Dosierungen für die antidepressive Wirkung, sodass ein unabhängiger Wirkungsmechanismus im enterischen Nervensystem des Darms unterstellt werden muss. Dabei scheinen NSMRI-Antidepressiva aufgrund ihrer anticholinergen Wirkungen eher bei Patienten mit Schmerzen und Diarrhoen im Rahmen eines Reizdarm-Syndroms, SSRI bei Patienten mit Obstipations-dominantem Typ des Reizdarm-Syndroms wirksam zu sein. Ihre Wirksamkeit erklärt sich durch einen bisher nicht näher bekannten Eingriff in den Serotoninstoffwechsel des enterischen Nervensystems. Über das Ausmaß der Beeinflussung der Beschwerden des Reizdarm-Syndroms beider Substanzgruppen ist bisher wenig bekannt. Insbesondere bezüglich der SSRI ist die Datenlage spärlich. Die Behandlung von Patienten mit Reizdarm-Syndrom mit Antidepressiva setzt voraus, dass Patienten zuvor über den postulierten Wirkungsmechanismus der Therapie, die häufigen Nebenwirkungen der Behandlung und die zeitliche Begrenzung einer derartigen Behandlung (etwa 6 Monate) aufgeklärt werden.

Indikation(en)
- Diarrhoe-dominantes Reizdarm-Syndrom: NSMRI-Antidepressiva: Amitriptylin
- Obstipations-dominantes Reizdarm-Syndrom: (SSRI-)Antidepressiva: Citalopram, Fluoxetin, Paroxetin

33.3.3.2.1. NSMRI-Antidepressiva

Amitriptylin

(s. Kap. Depressionen)

Wirkungsmechanismus
s.o.

Besonderheiten
Anfangsdosis 12,5–25 mg/Tag

33.3.3.2.2. SSRI-Antidepressiva

Citalopram, Fluoxetin, Paroxetin

(s. Kap. Depressionen)

33.3.3.3. Leitsymptom Meteorismus

Eine effektive Therapie des vermehrten Meteorismus, unter dem viele Patienten mit Reizdarm-Syndrom leiden, ist nicht bekannt. Diätetische Maßnahmen stehen bei der Behandlung im Vordergrund (s. 33.3.2.3.). In wenigen Studien konnten die meteoristischen Symptome bei Patienten mit Reizdarm-Syndrom durch Simeticon oder durch E.-coli Nissle–Bakterienpräparate reduziert werden. Konsistente Ergebnisse, die eine feste Therapieempfehlung rechtfertigen würden, liegen allerdings bisher nicht vor.

33.3.3.4. Leitsymptom Obstipation

s. unter 33.4.

33.3.3.5. Leitsymptom Diarrhoe

s. unter 33.5.

33.4. Obstipation

33.4.1. Klinische Grundlagen

Der Begriff Obstipation beschreibt den Eindruck, den Darminhalt nicht in ausreichender Häufigkeit, nicht in ausreichender Menge oder nur unter Beschwerden ausscheiden zu können. Es handelt sich um ein komplexes Beschwerdebild mit organischer und nichtorganischer Pathogenese.

33.4.1.1. Definition/Pathophysiologie

Weit mehr als 90 % der gesunden Bevölkerung haben Stuhlfrequenzen zwischen 3 pro Tag und 3 pro Woche. Da für viele Patienten nicht eine verminderte Stuhlfrequenz, sondern die mit der Defäkation verbundenen Beschwerden im Mittelpunkt der Symptome stehen, wird meist die Rom-Klassifikation für die Definition der Obstipation herangezogen, bei der eine verminderte Stuhlfrequenz eines von 6 Symptomen ist, die eine gestörte Defäkation begleiten.

33.4.1.2. Klassifikation/Epidemiologie

Die Prävalenz der Obstipation in der Allgemeinbevölkerung liegt bei Frauen bei 15 %, bei Männern bei 5 %. Sie steigt mit zunehmendem Alter an.

Es werden Obstipationsformen mit ungestörtem Transport von Darminhalt durch den Dickdarm (etwa 50 % aller Obstipationsfälle; häufig assoziiert mit Symptomen des Reizdarm-Syndroms), Obstipation mit verlangsamtem Transport durch den gesamten Dickdarm (Slow-Transit-Obstipation; etwa 20 %) und Obstipation durch eine Ausscheidungsstörung des Darminhalts im Bereich des Anorektums (Defäkationsstörung; etwa 30 %) unterschieden. Diese Klassifikation führt zu unterschiedlichen Therapiestrategien der Obstipation.

33.4.1.3. Diagnostik

Die Diagnostik hat zunächst zum Ziel, eine organische Erkrankung als Ursache der Beschwerden auszuschließen. Je älter der Patient, umso häufiger findet sich eine derartige organische Ursache. Obwohl Obstipation nicht als Leitsymptom eines Malignoms des Gastrointestinaltrakts gilt, muss bei Patienten über 50 Jahren immer ein Kolonkarzinom ausgeschlossen sein.

Nach Ausschluss einer organischen Ursache kann eine Funktionsstörung des Dickdarms als Ursache der Obstipation angenommen werden ("Funktionelle Obstipation"). Erweist sich diese als therapieresistent gegenüber einer Behandlung mit Ballaststoffen, sollte eine Dickdarmtransitzeitbestimmung (Hinton-Test) zur weiteren Klassifikation durchgeführt werden. Sie ermöglicht eine Einteilung der unterschiedlichen Obstipationsformen entsprechend der obigen Klassifikation (funktionelle Obstipation mit normaler Dickdarmtransitzeit, mit verlangsamter Dickdarmtransitzeit, Defäkationsstörung).

33.4.2. Therapie: allgemeine Gesichtspunkte

Obwohl Patienten mit Obstipation nicht generell weniger Ballaststoffe zu sich nehmen als nichtobstipierte Personen, hat sich bewährt, den Patienten zu Beginn der Behandlung eine Erhöhung der Ballaststoffmenge in ihrer Ernährung zu empfehlen. Zur spürbaren Veränderung des Stuhlgangsverhaltens muss allerdings der Ballaststoffgehalt der Nahrung deutlich erhöht werden, z.B. von etwa 15–20 g pro Tag (durchschnittliche Ballaststoffaufnahme mit der Nahrung in Mitteleuropa) auf etwa 30–40 g pro Tag. Viele Patienten tolerieren diesen erhöhten Ballaststoffgehalt ihrer Nahrung wegen Nebenwirkungen nicht und mehr als 50 % brechen die Behandlung ab. Auch die Flüssigkeitsaufnahme von Patienten mit Obstipation und ihre körperliche Aktivität entsprechen in etwa denen nichtobstipierter, gesunder Personen. Dennoch empfiehlt sich, insbesondere den älteren Patienten mit Obstipation zu einer ausreichenden Flüssigkeitsaufnahme und zu mehr körperlicher Aktivität zu raten.

Bei nichtausreichender Wirkung dieser Allgemeinmaßnahmen sind weitere therapeutische Schritte, einschließlich einer Pharmakotherapie der Obstipation notwendig. Dabei ist von besonderer Wichtigkeit, die Patienten darauf hinzuweisen, dass zur Besserung Obstipations-assoziierter Beschwerden eine Defäkation nicht täglich erfolgen muss. Stuhlgangsfrequenzen von 2–3 pro Woche sind dafür ausreichend. Eine medikamentöse Therapie der Obstipation sollte daher diskontinuierlich, also 2- oder 3-mal pro Woche und nicht täglich erfolgen.

33.4.2.1. Therapieindikation

Die Behandlung der Obstipation erfolgt bei Patienten, deren Beschwerden chronisch (> 3 Monate) sind und deren Lebensqualität durch die begleitenden Beschwerden deutlich beeinträchtigt ist.

33.4.2.2. Therapieziel

Die Therapie der funktionellen Obstipation hat nicht das Erreichen einer bestimmten Stuhlfrequenz, sondern die Reduktion der mit der gestörten Defäkation assoziierten Symptome zum Ziel.

33.4.2.3. Therapeutisches Vorgehen

Bei Patienten mit chronischen obstipationsassoziierten Beschwerden sollte zunächst die Wirksamkeit von nichtpharmakologischen Maßnahmen (Erhöhung des Ballaststoffgehalts der Nahrung auf etwa 30–40 g/Tag, ausreichende Flüssigkeitsaufnahme, Verstärkung der körperlichen Aktivität) abgewartet werden. Ist dies nicht erfolgreich und ist wegen einer deutlichen Einschränkung der Lebensqualität eine weitere Therapie erforderlich, sollte diese auf der Grundlage der Bestimmung der Dickdarmtransitzeit und der dadurch möglichen Klärung der Pathophysiologie der Obstipation erfolgen (Obstipation mit normaler Dickdarmtransitzeit, Slow-Transit-Obstipation, Outlet-Obstruktion).

Vielfach wird von den Patienten nach Versagen der oben genannten Allgemeinmaßnahmen eine empirische pharmakologische Laxantien-Therapie in Selbstmedikation durchgeführt. Es ist bisher unbekannt, ob diese zu besseren oder schlechteren Therapieergebnissen führt als die oben erwähnte, nach der zugrunde liegenden Pathophysiologie stratifizierende, differenzierte Therapie.

Bei Patienten mit Obstipationsbeschwerden und normaler Transportfunktion des Dickdarms reichen häufig die Erhöhung des Ballaststoffgehalts der Nahrung und eine Aufklärung über die normale Darmaktivität aus. Eine pharmakologische Therapie ist bei diesen Patienten meist nicht notwendig.

- Bei der Slow-Transit-Obstipation handelt es sich dagegen um eine generalisierte Motilitätsstörung des gesamten Dickdarms, nicht selten auch unter Einbeziehung weiterer Organe des Gastrointestinaltrakts, bei der dickdarmmotilitätsstimulierende Substanzen, Laxantien, zur Behandlung der häufig schwerwiegenden Symptome eingesetzt werden müssen.
- Bei Patienten mit einer Defäkationsstörung ist häufig eine lokale, nichtpharmakologische Therapie wirksam (z.B. Biofeedback-Therapie bei Syndrom des spastischen Beckenbodens, manchmal auch chirurgische Therapien bei internem Mukosaprolaps oder Rektozelen).
- Experimentelle Substanzen sind die Opiatantagonisten Almivopan und Methylnaltrexon, der 5-HT$_4$-Agonist Prucalopride sowie das Prostaglandinderivat Lubiproston.

33.4.3. Pharmakotherapie

33.4.3.1. Ballaststoffe

Wirkungsmechanismus
Ballaststoffe werden im Dünndarm nicht resorbiert und führen so zu einer stärkeren Füllung des Dickdarms. Dadurch sowie durch ihre wasserbindende Wirkung kommt es zu einer Dehnung der Dickdarmwand, die wiederum eine Stimulation einer propulsiven Dickdarmmotorik auslöst.

Besonderheiten
Wegen ihrer partiellen Degradation durch die Dickdarmbakterien können Ballaststoffe zu unterschiedlich stark ausgeprägten abdominellen Beschwerden, insbesondere zu Blähungsbeschwerden führen. Plantago-ovata-Samenschalen scheinen weniger mit diesen Nebenwirkungen behaftet zu sein als z.B. Weizenkleie oder Leinsamen.

Dosierung
Üblicherweise werden in Mitteleuropa etwa 15–25 g Ballaststoffe mit einer normal zusammengesetzten Nahrung aufgenommen; für einen zeitlich zu befristenden Behandlungsversuch bei Obstipation wird eine Verdoppelung der sonst üblichen Ballaststoffzufuhr von 15–25 g auf 30–40 g/Tag empfohlen. Für Plantago-ovata-Samenschalen gilt: 3–4 x 5 g/Tag.

33.4.3.2. Gleitmittel

Wirkungsmechanismus
Gleitmittel zur Erleichterung der Defäkation sollten nur lokal als Suppositorien, z.B. als Glycerin-Zäpfchen, eingesetzt werden. Eine orale Verabreichung von Gleitmitteln, z.B. als Paraffinöl, sollte u.a. wegen der Gefahr von Pneumonien bei versehentlicher Aspiration in die Luftwege (eine Gefahr, die insbesondere bei älteren bettlägerigen Patienten besteht) nicht erfolgen.

Dosierung
1–2 Zäpfchen bei Bedarf

33.4.3.3. Entleerungshilfen

Klysmen (enthaltend Natriumcitrat, Natriumdihydrogenphosphat, Natriummonohydrogenphosphat oder Sorbit) und Suppositorien (enthaltend Glycerol als Gleitmittel oder Natriumhydrogencarbonat zur lokalen CO_2-Freisetzung) werden zur Erleichterung der Defäkation eingesetzt. Sie wirken praktisch nur lokal und sind daher weitgehend frei von systemischen Nebenwirkungen.

Dosierung
1–2 Klysmen bzw. 1–2 Zäpfchen bei Bedarf; Wirkungseintritt nach etwa 15–20 Minuten

33.4.3.4. Osmotisch wirksame Laxantien

Wirkungsmechanismus
Osmotisch wirksame Laxantien werden im Dünndarm nicht degradiert oder resorbiert, gelangen so in unveränderter Form in den Dickdarm und führen durch einen Dehnungsreiz auf die Kolonwand zu einer Stimulation von propulsiver Dickdarmmotorik.

Kontraindikationen
Macrogol-Lösungen, die vielfach auch bei der orthograden Darmspülung zur Vorbereitung einer Koloskopie eingesetzt werden, sind kontraindiziert bei Patienten mit Verdacht auf Darmstenosen oder drohendem oder manifestem Ileus.

Besonderheiten
Lactulose (s. Kap. Erkrankungen der Leber und Gallenwege), ein synthetisches Disacchrid, wird wegen seines süßlichen Geschmacks von manchen Patienten abgelehnt. Es wird im Dickdarm von den dortigen Bakterien in signifikantem Ausmaß verstoff-

wechselt, wobei größere Mengen Gase (u.a. Wasserstoff) entstehen können. Zahlreiche Patienten klagen daher während einer Therapie mit Lactulose über Blähungsbeschwerden.

Macrogol-Lösungen werden in größeren Flüssigkeitsmengen gelöst getrunken. Da sie nicht resorbiert werden können, kommt es bereits im Magen und Dünndarm zu deutlichen Wanddehnungen, die mit Schmerzen, Übelkeit und Erbrechen einhergehen können.

Dosierung
- Lactulose: 5–20 g/Tag
- Macrogol-Lösung: 13–26 g/Tag

33.4.3.5. Motilitätsstimulierende Laxantien

Vergleichende Bewertung

Motilitätsstimulierende Laxantien induzieren propulsive Kontraktionen im Dickdarm durch Freisetzung von Acetylcholin im enterischen Nervensystem. Zusätzlich führen sie zu einer Sekretion von Flüssigkeit in das Darmlumen. Ihre defäkationsauslösende Wirkung ist daher häufig mit Darmkrämpfen und dem Absetzen von durchfällig-wässrigem Stuhl verbunden. Dosierungen, die zu mehreren Stuhlgängen täglich führen, bergen die Gefahr eines erheblichen Flüssigkeitsverlustes sowie einer begleitenden Hypokaliämie, die wiederum im Dickdarm motilitätshemmend wirkt. Die wichtigsten motilitätsstimulierenden Substanzen sind Bisacodyl, Picosulfat und Sennaglykoside.

Vermutungen, dass es beim chronischen Gebrauch motilitätsstimulierender Laxantien zu einer Wirkungsabschwächung und damit zur Notwendigkeit einer Dosissteigerung komme, haben keine wissenschaftliche Grundlage. Insbesondere trifft dies nicht bei dem empfohlenen diskontinuierlichen Gebrauch der Substanzen zu.

Bisacodyl

Wirkungsmechanismus
- Hydrolyse zu Bis-(p-hydroxyphenyl-)pyridyl-2-methan (BHPM) im Dünndarm, Resorption, Glukuronidierung in der Leber; Konjugate werden mit der Galle wieder in den Dünndarm ausgeschieden, können dort wegen Hydrophilie nicht resorbiert werden, gelangen in den Dickdarm und werden dort mikrobiell in die eigentliche Wirkform, das freie Diphenol, gespalten
- lokal wirksames Kontaktlaxans; Stimulation sensorischer Nervenendigungen im Kolon; auch antiresorptive und hydragoge Effekte sind beschrieben

Indikation(en)
- Obstipation
- bei Erkrankungen, die erleichterte Darmentleerung erfordern
- zur Vorbereitung von Operationen und diagnostischen Eingriffen

Kontraindikationen
- Darmobstruktion, Ileus oder akute Erkrankungen des Magen-Darm-Traktes (z.B. entzündliche Erkrankungen, akute Appendizitis)
- starke Bauchschmerzen im Zusammenhang mit Übelkeit oder Erbrechen, die Zeichen einer schweren Erkrankung sein können

Unerwünschte Arzneimittelwirkungen
- Überempfindlichkeitsreaktionen
- gastrointestinale Beschwerden, z.B. Bauchschmerzen, Bauchkrämpfe, Übelkeit, Durchfall
- Verlust von Wasser, Kalium und anderen Elektrolyten, bei zu langer und zu hoch dosierter Behandlung, dadurch Verstärkung der Darmträgheit

Relevante Wechselwirkungen
- Verstärkung des Kaliumverlusts durch andere Arzneimittel (z.B. Diuretika, Kortikosteroide)
- Milch oder Antazida sollten nicht zusammen mit oraler Gabe von Bisacodyl eingenommen werden, sondern frühestens eine halbe Stunde danach

Dosierung
5–10 mg als Dragee oder Zäpfchen; diskontinuierliche Therapie

Picosulfat

Wirkungsmechanismus
nach oraler Aufnahme erreicht Natriumpicosulfat das Kolon ohne nennenswerte Resorption; dort bakterielle Metabolisierung zu Bis-(p-hydroxyphenyl-)pyridyl-2-methan (BHPM), Anregung der Peristaltik, Förderung der Ansammlung von Wasser und Elektrolyten im Kolonlumen

Indikation(en)
Obstipation sowie bei Erkrankungen, die eine erleichterte Defäkation erfordern

Kontraindikationen
Ileus, Darmobstruktion, akute Bauchbeschwerden wie Appendizitis, akute entzündliche Erkrankungen des Magen-Darm-Traktes, starke Bauchschmerzen in Verbindung mit Übelkeit und Erbrechen, schwere Dehydratation

Unerwünschte Arzneimittelwirkungen
- gastrointestinale Beschwerden (z.B. Blähungen, Bauchschmerzen, Bauchkrämpfe, Durchfall)
- allergische Reaktionen
- Verluste von Wasser, Kalium und anderen Elektrolyten bei zu hoch dosierter Behandlung

Relevante Wechselwirkungen
Verstärkung des Kaliumverlusts durch andere Arzneimittel (z.B. Diuretika, Kortikosteroide)

Dosierung
Initialdosis 5 mg (~ 14 Tropfen) gegen 21.00 Uhr; Stuhlgang etwa 10 Std. später zu erwarten; diskontinuierliche Therapie!

Sennaglykoside

Dosierung
6–30 mg/Tag abends (Hydroxyanthracenglykoside, berechnet als Sennosid B)

33.5. (Funktionelle) Diarrhoe

Fazit für die Praxis

Akute Durchfallerkrankungen erfordern eine ausreichende orale Flüssigkeits- und Elektrolytsubstitution, bei Kindern und alten Patienten (besondere Gefährdung durch Dehydratation) oder bei Übelkeit und Erbrechen evtl. auch durch eine parenterale Substitution. Antidiarrhoika sind bei den in der Regel nach wenigen Tagen sich selbst limitierenden akuten Durchfallerkrankungen nicht angezeigt. Diese Art der akuten Durchfallerkrankung ist meist viral (z.B. Noroviren, Rotaviren) oder bakteriell bedingt (z.B. Campylobacter-Spezies, Salmonellen). Bei wenigen bakteriellen Diarrhoen sind Antibiotika notwendig, um den Krankheitsverlauf abzukürzen (Campylobacter-Enteritis: Erythromycin; pseudomembranöse Kolitis: Metronidazol, Vancomycin). Nach einer antibiotischen Therapie auftretende, nicht durch Clostridien bedingte Durchfälle klingen schneller mit einer Therapie mit Bierhefen-Extrakten ab.

Bei chronischen Diarrhoen wird eine symptomatische Therapie mit Antidiarrhoika nur durchgeführt, falls eine kausale Therapie der gastrointestinalen Grunderkrankung nicht ausreichend wirksam ist. Bei den in ihrer Ätiologie bisher nicht ausreichend geklärten chronischen Durchfallerkrankungen durch gastrointestinale Motilitätsstörungen ist die Pharmakotherapie mit Antidiarrhoika (Loperamid) gerechtfertigt, wenn die Beschwerden mit einer erheblichen Beeinträchtigung der Lebensqualität einhergehen.

33.5.1. Klinische Grundlagen

33.5.1.1. Definition/Epidemiologie

Üblicherweise produzieren Männer 100–200, Frauen 50–150 g Stuhl mit einem Wassergehalt von 60–80 % pro Tag. Eine Durchfallerkrankung liegt vor, wenn die Stuhlfrequenz > 3/Tag und das Stuhlgewicht unabhängig vom Geschlecht mehr als 200 g/Tag beträgt. Als „Pseudodiarrhoe" werden dagegen Durchfallepisoden mit erhöhter Stuhlfrequenz (> 3/Tag), aber normalem Stuhlgewicht (< 200 g/Tag) bezeichnet.

Akute erregerbedingte Durchfallerkrankungen stellen eine der häufigsten Todesursachen weltweit dar. Es wird geschätzt, dass täglich mehrere Tausend Kinder im Alter von unter 5 Jahren an einer akuten Durchfallerkrankung versterben.

33.5.1.2. Klassifikation/Pathophysiologie

Weltweit häufigste Ursache für akute Durchfallerkrankungen sind erregerbedingte **sekretorische Diarrhoen**. Charakteristisch dafür ist, dass sie bei Nahrungskarenz nicht sistieren. Sekretorische Diarrhoen können selten auch durch hormonproduzierende Tumoren (Beispiel: Karzinoid, VIPom) ausgelöst werden. **Osmotische Diarrhoen** dagegen verschwinden bei Nahrungskarenz. Sie werden ausgelöst durch ungewöhnlich große Mengen schlecht oder nicht resorbierbarer osmotisch wirksamer Substanzen im Darmlumen. Dafür sind Erkrankungen der für die Digestion und Absorption der Nahrung wichtigen gastrointestinalen Organe (exokrine Pankreasinsuffizienz, Sprue, bakterielle Fehlbesiedlung des Dünndarms) oder exogen zugeführte, osmotisch wirksame Substanzen (Lactose, Fruktose, Xylit oder osmotisch wirksame Laxantien, z.B. Mannit, Lactulose, Macrogol-Lösungen) verantwortlich. Durchfallerkrankungen können auch durch die Exudation von Schleim, Blut und Proteinen aus entzündlichen Geweben bei einer **chronisch-entzündlichen Darmerkrankung** (Colitis ulcerosa, Morbus Crohn) auftreten. **Funktionelle Diarrhoen** durch eine gestörte intestinale Motilität sind dagegen selten. Sie treten meist als schmerzlose Diarrhoen morgendlich und/oder postprandial, selten verbunden mit Schmerzen als diarrhoische Form des Reizdarm-Syndroms auf. Frauen sind deutlich häufiger betroffen als Männer. Oft handelt es sich um tageszeitlich begrenzte Durchfälle mit kleinen Stuhlvolumina („Pseudodiarrhoen", s.o.). Nächtliche durchfällige Stuhlgänge machen die Diagnose von funktionellen Diarrhoen unwahrscheinlich und müssen immer zur Suche nach einer organischen Ursache der Diarrhoen Anlass geben.

33.5.1.3. Diagnostik

Akute Durchfallerkrankungen sind meist erregerbedingt und sekretorischer Natur. Sie sistieren in der Regel nach 3–5 Tagen spontan. Diagnostische Maßnahmen (mikrobiologische Erregersuche) sind nur bei akuten blutigen Diarrhoen, bei Persistenz der akuten Durchfallerkrankung über mehr als 5 Tage oder bei Zeichen einer septischen Infektionserkrankung erforderlich.

Chronische Diarrhoen erfordern dagegen eine genaue biochemische, mikrobiologische, endoskopische und radiologische Diagnostik, da funktionelle chronische Durchfallerkrankungen ohne morphologisches Korrelat selten sind.

33.5.2. Therapie: allgemeine Gesichtspunkte

33.5.2.1. Therapieindikation

Akute Durchfallerkrankungen müssen behandelt werden, wenn eine eigene ausreichende orale Flüssigkeits- und Elektrolytsubstitution, z.B. wegen Übelkeit oder Erbrechen, nicht möglich ist, es sich um akute blutige Diarrhoen handelt oder die akute Durchfallerkrankung mit Fieber einhergeht. Kinder und alte Patienten sind besonders gefährdet bezüglich einer Dehydratation, weil sie die Symptome einer verminderten zerebralen Perfusion oder einer kritischen Verminderung der Nierenperfusion nicht oder erst sehr spät bemerken.

Bei chronischen Durchfällen steht die Beseitigung der Einschränkungen der Lebensqualität im Vordergrund.

33.5.2.2. Therapieziel

Bei akuten Durchfallerkrankungen besteht die Gefahr, dass durch den akuten und häufig massiven Flüssigkeits- und Elektrolytverlust die Perfusion und damit die Funktionstüchtigkeit lebenswichtiger Organe, insbesondere von Nieren oder Gehirn gestört wird. Die Therapie hat vordringlich diesen Flüssigkeits- und Elektrolytverlust auszugleichen.

Chronische Diarrhoen sistieren, wenn ihre meist organische Ursache gefunden und effektiv therapiert wird. Bei chronischen Diarrhoen durch Motilitätsstörungen des Gastrointestinaltrakts (chronische funktionelle Diarrhoen) ist eine ursächliche Therapie meist nicht möglich, sodass sich die Behandlung auf symptomatische Maßnahmen zur Reduktion der Stuhlfrequenz beschränken muss.

33.5.2.3. Therapeutisches Vorgehen

Bei akuten, nichtblutigen und nicht mit Fieber einhergehenden Diarrhoen wird ein oraler Flüssigkeits- und Elektrolytersatz durchgeführt. Dabei reicht die Zufuhr von salziger Brühe im Wechsel mit Zucker gesüßtem Tee in ausreichender Menge in der Regel aus. Die Zuckerbeimischung ist wichtig, da sie die bei sekretorischen Diarrhoen induzierte enterische Adenylatzyklase, die Wasser und Chlorid aus den Enterozyten in das Darmlumen ausschleust, hemmt. Der enterale Flüssigkeits- und Elektrolytverlust wird dadurch geringer. Wird die akute Durchfallerkrankung durch Übelkeit und Erbrechen begleitet, ist eine intravenöse Substitutionstherapie erforderlich. Antidiarrhoika sind bei den in der Regel nach wenigen Tagen sich selbst limitierenden akuten Durchfallerkrankungen nicht angezeigt. Möglicherweise verlängern sie sogar die Dauer der Erkrankung und der Keimausscheidung. Bei akuten Durchfallerkrankungen, die mit blutigen Durchfällen und/oder Fieber einhergehen, sind Antidiarrhoika generell kontraindiziert, da die Gefahr besteht, dass sie septischen, generalisierten Erkrankungen Vorschub leisten können. Diese Art der akuten Durchfallerkrankung ist meist bakteriell bedingt (z.B. durch Campylobacter-Spezies). Dabei sind in der Regel Antibiotika notwendig, um den Krankheitsverlauf abzukürzen.

Bei chronischen Diarrhoen sind in der Regel zunächst die Diagnose der üblicherweise zugrunde liegenden morphologischen gastrointestinalen Erkrankung und anschließend eine Therapie derselben notwendig. Eine symptomatische Therapie mit Antidiarrhoika kommt nur infrage, falls die kausale Therapie nicht ausreichend wirksam ist (Beispiel: chronisch-entzündliche Darmerkrankungen). Auch bei den in ihrer Ätiologie bisher nichtausreichend geklärten chronischen Durchfallerkrankungen durch gastrointestinale Motilitätsstörungen bleibt bei Fehlen einer kausalen Therapie nur die Pharmakotherapie mit Antidiarrhoika, wenn die Beschwerden mit einer erheblichen Beeinträchtigung der Lebensqualität einhergehen.

33.5.3. Pharmakotherapie

33.5.3.1. Antidiarrhoika

Vergleichende Bewertung
s. 33.5.2.3.

Loperamid

Wirkungsmechanismus
synthetisches Opioid; antiperistaltische Wirkung, antisekretorische Effekte durch Calmodulin-Hemmung und direkte Wirkung auf die Wand des Gastrointestinaltrakts durch lokale Interaktion mit cholinergen und nichtcholinergen neuronalen Mechanismen

Indikation(en)
symptomatische Behandlung von Diarrhöen, sofern keine kausale Therapie zur Verfügung steht
Kontraindikationen
- Ileus, Megacolon
- Loperamid sollte primär nicht angewendet werden bei Durchfällen mit Fieber und blutigem Stuhl (z.B. bei akuter Dysenterie), akutem Schub einer Colitis ulcerosa, bakterieller Enterokolitis durch invasive Mikroorganismen (z.B. Salmonellen, Shigellen und Campylobacter), pseudomembranöser Colitis

Unerwünschte Arzneimittelwirkungen
- Mundtrockenheit, Flatulenz, abdominelle Krämpfe und Koliken, Übelkeit, Erbrechen, Kopfschmerzen, Meteorismus, Megacolon
- allergische Reaktionen (vereinzelt)
- selten: Müdigkeit, Schwindel

Relevante Wechselwirkungen
- Hemmstoffe des P-Glykoprotein (für welches Loperamid ein Substrat ist) wie Ritonavir oder Chinidin: Anstieg der Loperamid-Plasmakonzentration

Pharmakokinetik
BV: sehr gering, hoher First-Pass-Metabolismus
Elim.: Metabolismus (oxidative N-Demethylierung und oxidative N-Desalkylierung); Ausscheidung mit dem Stuhl (ein Drittel unverändert und zu zwei Dritteln metabolisiert), < 2 % unverändert renal
HWZ: 7–15 Std.

Dosierung
bei akuten Durchfällen initial 4 mg und danach bei jedem ungeformten Stuhl 2 mg, maximale Tagesdosis 16 mg/Tag;
bei chronischen Durchfällen 4 mg/Tag

33.6. Hinweise zur wirtschaftlichen Verordnung

Tabelle 33.3: DDD-Kosten für verordnungsrelevante Wirkstoffe des Jahres 2008

Wirkstoff	DDD-Kosten (Euro)
33.2.3.1. Protonenpumpeninhibitoren	
s. Kap. 32	
33.2.3.2.1. Prokinetika	
Domperidon	1,17
Metoclopramid	1,27
33.3.3.1. Spasmolytika	
Butylscopolamin	2,38
Mebeverin	1,01
33.4.3.5. Motilitätsstimulierende Laxan	
Bisacodyl	0,43
Natriumpicosulfat	0,22
33.5.3.1. Antidiarrhoika	
Loperamid	2,31

Quelle: GKV-Arzneimittelindex im Wissenschaftlichen Institut der AOK (WIdO)

34. Erkrankungen der Leber und Gallenwege

34.1. Wirkstoffübersicht

empfohlene Wirkstoffe	weitere Wirkstoffe
Adefovir	Amilorid
Ampicillin	Budesonid
Azathioprin	Chenodeoxycholsäure
Butylscopolamin	Diclofenac
Ceftriaxon	Gammaglobulin
Ciprofloxacin	Hepatitis-B-Immunglobulin
Deferoxamin	Humanalbumin
Entecavir [2006; B]	Hymecromon
Furosemid	Interferon alfa-2a, -2b
Hepatitis-A-Impfstoff	Isosorbidmononitrat
Hepatitis-B-Impfstoff	Meropenem
Lamivudin	Paromomycin
L-Ornithin-L-Aspartat	Pentazocin
Metamizol	Piperacillin
Mezlocillin	Tazobactam
Octreotid	Tenofovir
pegyliertes Interferon alfa (-2a, -2b)	Trientine (in Deutschland nicht zugelassen)
Penicillamin	Zink
Pethidin	
Prednisolon	
Prednison	
Propranolol	
Ribavirin	
Spironolacton	
Sulbactam	
Telbivudin	
Terlipressin	
Triethylentetramin	
Ursodeoxycholsäure	
Vasopressin	

34

34.2. Virus-Hepatitis

Fazit für die Praxis

Für die Hepatitis A und B stehen effektive Impfstoffe zur Prävention zur Verfügung. Eine akute virale Hepatitis wird in der Regel nur symptomatisch behandelt außer bei Hepatitis C, welche aufgrund des hohen Chronizitätsrisikos antiviral behandelt werden sollte. Eine antivirale Therapie der chronischen Hepatitis B ist indiziert bei einer HBV-DNA > 2.000 I.E./ml und einer Transaminasenerhöhung größer 2-fach. Als Therapie können Interferon alfa (4–6 Monate) oder Nukleos(t)idanaloga (langjährig bis dauerhaft) eingesetzt werden. Bei einer chronischen Hepatitis C sollte bei HCV-RNA-Nachweis und Vorliegen weiterer Faktoren (Fibrose, Genotyp, individuelle Situation) eine antivirale Therapie mit pegyliertem Interferon alfa und Ribavirin durchgeführt werden.

34.2.1. Klinische Grundlagen

34.2.1.1. Definition/Pathologie/Pathophysiologie

Durch spezifische Viren (Hepatitisviren A–E) verursachte Entzündung der Leber. Das klinische Bild ist variabel. Inapparente Verläufe, unspezifische grippeähnliche Beschwerden oder ikterische Krankheitsbilder bis hin zum Leberversagen können auftreten. Die verursachenden Hepatitisviren lassen sich nicht anhand der Klinik erkennen. Während Hepatitis A und E immer akut verlaufen, können Hepatitis B, C und D chronisch werden. Ein chronischer Verlauf ist definiert als Viruspersistenz über mehr als 6 Monate.

34.2.1.2. Einteilung/Klassifikation/Epidemiologie

34.2.1.2.1. Hepatitis A

Das HAV ist weltweit verbreitet. Die Infektionen treten sporadisch, endemisch oder in Form von Epidemien auf. In Entwicklungsländern machen nahezu alle Menschen die Infektion bereits im Kindes- und Jugendalter durch. In den industriell entwickelten Ländern mit hohem Hygienestandard kam es in den letzten Jahrzehnten zu einem erheblichen Rückgang der Erkrankungshäufigkeit. 40–50 % aller in Deutschland gemeldeten Hepatitis-A-Fälle werden bei ungeimpften Reisenden gefunden. Die Übertragung erfolgt fäkal-oral durch Kontakt- oder Schmierinfektion.

34.2.1.2.2. Hepatitis B

Man unterscheidet eine akute und eine chronische HBV-Infektion. Während die Mehrzahl der Neuinfektionen im Erwachsenenalter ausheilt, nehmen perinatal oder im Kleinkindalter erworbene Infektionen sowie Infektionen unter Immunsuppression oder unter Chemotherapie häufig einen chronischen Verlauf. 50 % der Patienten mit chronischer Hepatitis B in Deutschland sind nicht deutscher Herkunft (Migranten). Die sexuelle Übertragung macht hierzulande einen Anteil von 60–70 % an den Neuinfektionen aus. Reservoir sind Blut und Körperflüssigkeiten.

34.2.1.2.3. Hepatitis C

Bei etwa 75 % der Infizierten verläuft die Infektion ohne auffällige klinische Symptomatik. 50–85 % der Infektionen gehen in chronische Formen über, die klinisch häufig uncharakteristisch und mild verlaufen und durch Müdigkeit sowie unspezifische Oberbauchbeschwerden gekennzeichnet sind. Langfristig entwickelt sich bei rund 20 % der chronisch Infizierten eine Leberzirrhose. Patienten mit HCV-induzierter Zirrhose haben ein hohes Risiko, ein Leberzellkarzinom zu entwickeln (jährliche Rate 1–5 %). Gesichert ist eine Übertragung des HCV auf parenteralem Weg durch Kontakt zu kontaminiertem Blut. Häufigster Übertragungsweg ist ein i.v.-Drogenabusus. Weitere Infektionswege können sein: sexueller Kontakt, Tatoos, Piercing oder Blutprodukte.

34.2.1.2.4. Hepatitis D

Eine Infektion mit dem Hepatitis D-Virus ist an das Vorhandensein des Hepatitis B-Virus gebunden, dessen Hülle es für die Virusreplikation benötigt. Die Infektion kann sowohl gleichzeitig mit einer Hepatitis B (Simultaninfektion) als auch als Infektion eines HBs-Ag-Trägers (Superinfektion) auftreten. Sie führt in 70–90 % der Fälle zu schweren chronischen Verläufen. Die Übertragung ist perkutan durch engen Kontakt, sexuell oder durch kontaminiertes Blut oder Blutprodukte möglich. Die Hepatitis D ist in Deutschland sehr selten.

34.2.1.2.1. Hepatitis E

Hepatitis E tritt als akut verlaufende Leberentzündung in den Ländern Südost- und Zentralasiens, im Nahen Osten, Nord- und Westafrika sowie in Mittelamerika auf. Das Hepatitis-E-Virus wird mit dem Stuhl ausgeschieden und meist über verunreinigtes Trinkwasser übertragen. In letzter Zeit wird verstärkt über sporadische Hepatitis-E-Infektionen berichtet, die auch in Deutschland erworben wurden.

34.2.1.3. Diagnostik der Virus-Hepatitis

Hepatitis A: Der Nachweis von anti-HAV-IgM im Serum ist beweisend für eine frische HAV-Infektion. Auch anti-HAV-IgG ist zu Beginn der Symptomatik bereits meist positiv; ansonsten zeigt der Nachweis von anti-HAV-IgG eine früher abgelaufene Infektion bzw. Impfung und somit Immunität an.

Hepatitis B: Für die Diagnose einer akuten HBV-Infektion ist der Nachweis von Anti-Hepatitis B-core-Antigen(HBc)-IgM und HBsAg charakteristisch; die Abgrenzung von einer chronischen Infektion mit erhöhter Virusaktivität, die ebenfalls Anti-HBc-IgM-positiv sein kann, ist allerdings nicht immer möglich. Eine chronische Hepatitis B wird diagnostiziert, wenn HBsAg länger als 6 Monate nachweisbar ist.

Hepatitis C: Die Basisdiagnostik einer Hepatitis C besteht im Nachweis spezifischer Antikörper gegen HCV-Proteine mittels ELISA. Ein Antikörpernachweis ist schon 6–8 Wochen nach einer HCV-Infektion möglich. Bei einem Anti-HCV-positiven Befund ist ein RNA-Nachweis mittels PCR angezeigt, um die Virämie zu bestätigen oder auszuschließen. Vor Therapieeinleitung ist zusätzlich die Bestimmung des HCV-RNA-Genotyps notwendig.

Hepatitis D: Der Nachweis einer akuten oder zurückliegenden HDV-Infektion erfolgt indirekt durch den Nachweis von Anti-HDV-Antikörpern. Eine fortbestehende HDV-Infektion wird durch den direkten Nachweis von HDV-RNA diagnostiziert. Eine chronische HDV-Infektion ist durch die Persistenz der HDV-RNA über mindestens 6 Monate definiert.

Die **Hepatitis E** wird durch Nachweis spezifischer Antikörper (HEV-AK) diagnostiziert.

34.2.2. Therapie der Virus-Hepatitis

34.2.2.1. Therapieindikation

Bei akuter Hepatitis A, B, D und E ist eine antivirale Therapie nicht indiziert. Die Therapie beschränkt sich auf allgemeine Maßnahmen (körperliche Schonung, Bettruhe, Alkoholkarenz). Bei akuter Hepatitis C sollten Patienten in die laufende „Akute HCV III Studie" eingeschlossen werden. Außerhalb von Studien ist aufgrund der hohen Chronizitätsrate der akuten Hepatitis C eine Indikation für eine Therapie mit pegyliertem Interferon gegeben. Sogenannte Leberschutzpräparate (Betaincitrat, Orotsäure, Thioctsäure, Silymarin) sind ohne Wirkung auf den Verlauf.
Zur Indikation für eine präventive Impfung siehe unter „Therapeutisches Vorgehen".
Bei chronischer Hepatitis B besteht eine Indikation für eine antivirale Therapie bei Patienten mit einer Viruslast ≥ 2.000 I.U./ml und einer GPT ≥ 2-fachen Norm, darüber hinaus bei allen HBV-DNA-positiven Patienten mit Leberzirrhose oder fortgeschrittener Fibrose.
Bei chronischer Hepatitis C besteht eine Indikation für eine antivirale Therapie bei Patienten mit positiver HCV-RNA und Bindegewebsvermehrung (Desmet-Grad > 1 in Histologie). Daneben kann die Indikation bei RNA-positiven Patienten individuell gestellt werden. Mögliche Einflussfaktoren sind u.a. günstiger Genotyp (2, 3), berufliche Tätigkeit, Alter, Infektionsdauer. Bei Leberzirrhose in den Child-Stadien B und C ist eine antivirale Therapie mit Interferon und Ribavirin kontraindiziert.

34.2.2.2. Therapieziel

Das primäre Ziel ist die Vermeidung einer Virushepatitis. Hierzu stehen Impfstoffe für Hepatitis A und B zur Verfügung.

Bei akuter Hepatitis B ist das Ziel die Verhinderung eines fulminanten Verlaufes. Hierzu können im Einzelfall Nukleosid-Analoga eingesetzt werden. Bei der akuten Hepatitis C ist das Ziel die Verhinderung eines chronischen Verlaufes.

Bei chronischer Hepatitis B ist das ultimative Ziel, eine Serokonversion zu Anti-HBs zu erreichen, was aber nur bei wenigen Patienten gelingt. Weitere nachgeordnete Ziele sind eine Serokonversion zu Anti-HBe (beim Wildtyp) mit dauerhafter Virussuppression ohne Medikamente (durch eine befristete Interferontherapie), eine Virussuppression mit Nukleos(t)idanaloga und die Verhinderung einer Zirrhose und eines hepatozellulären Karzinoms (HCC).

Bei chronischer Hepatitis C ist das ultimative Ziel, eine Ausheilung (HCV-RNA-negativ 24 Wochen nach Therapie [SVR = Sustained-viral-Response]). Nachgeordnete Ziele sind die Verhinderung einer Zirrhose und eines HCC.

34.2.2.3 Therapeutisches Vorgehen

34.2.2.3.1. Therapeutisches Vorgehen bei Hepatitis A

34.2.2.3.1.1. Therapie der akuten Hepatitis A

Eine spezifische Therapie gegen die Hepatitis A existiert nicht. Symptomatische Maßnahmen bestehen in Bettruhe und Behandlung der Allgemeinsymptome.

34.2.2.3.1.2. Prävention der Hepatitis A

Eine Indikation für eine Hepatitis-A-Impfung besteht in erster Linie für Reisende in Gebiete mit hoher Hepatitis-A-Prävalenz. Darüber hinaus wird die Impfung gemäß den Impfempfehlungen der Ständigen Impfkommission (STIKO) am Robert Koch-Institut (www.rki.de > Infektionsschutz > Impfen > Empfehlungen der STIKO) für einen definierten Personenkreis empfohlen.

Bei einer aktuellen Exposition von Personen, für die eine Hepatitis A ein besonderes Risiko darstellt, kann zeitgleich mit der ersten Impfung ein Immunglobulinpräparat gegeben werden.

Nach der ersten Impfdosis mit monovalentem Impfstoff sind bei mindestens 95 % der Geimpften HAV-Antikörper nachweisbar. Schützende Antikörper entstehen bei den meisten Geimpften 12–15 Tage nach der ersten Impfdosis. In Anbetracht der langen Inkubationszeit kann die Impfung daher auch noch kurz vor einer Reise und sogar kurz nach einer Exposition sinnvoll sein. Die Schutzdauer beträgt nach der 2. Impfung im Abstand von 6 Monaten wahrscheinlich 15–25 Jahre.

Kombinationsimpfstoffe gegen Hepatitis A und Hepatitis B sind verfügbar. Eine Schutzwirkung ist dann in der Regel allerdings erst nach der 2. Impfdosis vorhanden. Weiterhin ist ein Kombinationspräparat des Hepatitis-A-Impfstoffs mit einem Impfstoff gegen Typhus verfügbar.

34.2.2.3.2. Therapeutisches Vorgehen bei Hepatitis B

34.2.2.3.2.1. Therapie der chronischen Hepatitis B

Tabelle 34.1 gibt eine Übersicht über die zugelassenen Medikamente und deren Standarddosierung zur Behandlung der chronischen Hepatitis B.

Basierend auf der 2007 aktualisierten Hepatitis-B-Leitlinie (AWMF Register-Nr. 021/011) ist das therapeutische Vorgehen in Abbildung 34.1 schematisch zusammengefasst: Bei der Auswahl der Medikamente zur Therapie der Hepatitis B sollte zunächst geprüft werden, ob eine Interferontherapie möglich und sinnvoll ist. Gut geeignet sind Patienten mit Genotyp A, niedriger Viruslast und hohen Transaminasen (Tab. 34.2).

Die Auswahl von Nukleos(t)idanaloga sollte das Stadium der Lebererkrankung sowie die Höhe der HBV-Virämie berücksichtigen. Liegt eine Leberzirrhose vor, ist eine Substanz mit hoher genetischer Resistenzbarriere oder primär eine Kombinationstherapie zu bevorzugen. Kontrollen von HBV-DNA und GPT sollten alle 3–6 Monate unter Therapie durchgeführt werden. Als klinisch ausreichendes Ansprechen wird idealerweise eine Reduktion der HBV-DNA unter 1.000 Kopien/ml (200 I.U./ml) nach 6 Monaten angesehen. Alternativ kann die Therapie bei kontinuierlicher Abnahme der HBV-DNA bis Monat 12 fortgesetzt werden, auch wenn nach 6 Monaten noch eine HBV-DNA von größer 1.000 Kopien (200 I.U./ml) besteht.

Bei einer Ausgangsviruslast von < 10^6 Kopien/ml und Nichtvorliegen einer Leberzirrhose kann jedes zugelassene Medikament (also Lamivudin, Adefovir, Entecavir, Telbivudin) eingesetzt werden. Bei einer Ausgangsviruslast von > 10^6 Kopien/ml ist die Wahrscheinlichkeit des Auftretens einer Lamivudinresistenz hoch. Es wird daher primär ein stärker antiviral wirksames Medikament oder eine Substanz mit höherer Resistenzbarriere empfohlen (z.B. Entecavir oder Telbivudin). Eine oral antivirale Therapie ist zunächst dauerhaft durchzuführen. HBeAg-positive Patienten sollten nach erfolgter HBeAg-Serokonversion für mindestens 6–12 Monate weiterbehandelt werden (Abb. 34.2). Die Therapiedauer bei HBeAg-negativen Patienten ist nicht genau definiert, in der Regel ist eine Dauertherapie notwendig. Eine orale antivirale Therapie kann in jedem Fall beendet werden, wenn eine HBsAg-Serokonversion mit Ausbildung eines Anti-HBs-Titers von > 100 I.U./l erfolgt ist.

Tabelle 34.1: Medikamente für die Behandlung der chronischen Hepatitis B

Substanz	zugelassene Dosierung
Interferone	
Pegyliertes Interferon alfa-2a	180 µg 1 x wö. für 48 Wochen
Interferon alfa-2a	2,5–5 Mio. I.E./m² Körperoberfläche 3 x wö. für 4–6 Monate
Interferon alfa-2b	5–10 Mio. I.E. 3 x wö. (jeden 2. Tag) s.c. für 4–6 Monate
Nukleosidanaloga	
Lamivudin	100 mg einmal täglich
Entecavir	0,5 mg einmal täglich; 1,0 mg bei Patienten mit Lamivudin-Resistenz
Telbivudin	600 mg einmal täglich
Nukleotidanaloga	
Adefovir dipivoxil	10 mg einmal täglich
Tenofovir disoproxil	245 mg einmal täglich

Abbildung 34.1: Algorithmus zur Behandlung der chronischen Hepatitis B

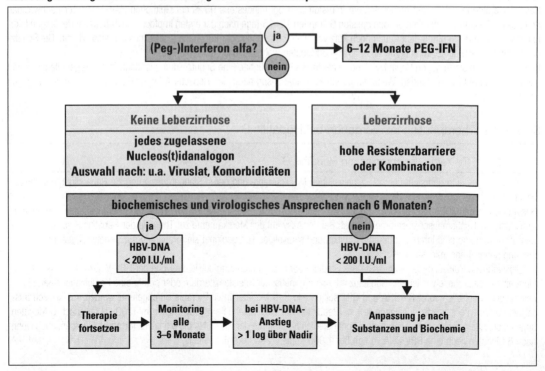

Tabelle 34.2: Faktoren, die mit gutem Interferonansprechen bei Hepatitis B assoziiert sind

• HBV-Genotyp A
• niedrige Viruslast (< 2 x 10⁵ I.E. /ml)
• mindestens 2-fach erhöhte Transaminasen (ideal mindestens 5-fach erhöhte Transaminasen)
• nichtvorbehandelte Patienten

Abbildung 34.2: Therapiedauer bei Nucleos(t)idanaloga-Therapie der Hepatitis B

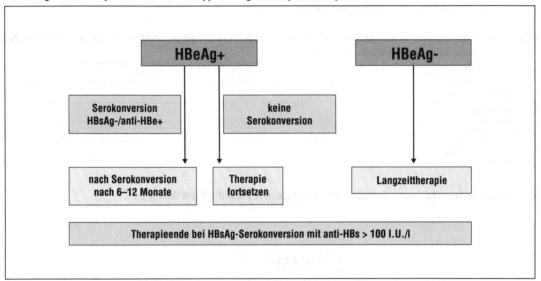

34.2.2.3.2.2. Prävention der Hepatitis B

Die Impfempfehlungen der STIKO beinhalten neben den Impfungen für Gruppen mit erhöhtem Infektionsrisiko eine Hepatitis-B-Grundimmunisierung im Säuglings- und Kleinkindalter. Eine Hepatitis-B-Impfung schützt auch vor einer Hepatitis-D-Virusinfektion. Die Grundimmunisierung besteht aus 3 Impfungen.

Zur Verhinderung einer perinatalen Übertragung erfolgen ein HBsAg-Screening der Schwangeren (laut Mutterschaftsrichtlinie) und eine HB-Simultanprophylaxe (aktive und passive Immunisierung) für die Neugeborenen von chronisch infizierten Frauen unmittelbar nach der Geburt. Damit können mehr als 90 % der Infektionen bei Neugeborenen verhindert werden.

Eine postexpositionelle Prophylaxe bei nichtimmunen Personen – beispielsweise nach Nadelstichverletzung – mit Impfstoff und spezifischem Hyperimmunglobulin sollte möglichst unmittelbar nach dem Expositionsereignis erfolgen.

Als erfolgreich gilt eine Immunisierung, wenn 4–8 Wochen nach der 3. Impfung ein Anti-HBs-Wert von 100 I.U./l oder höher erreicht wurde. Diese Personen sind für wenigstens 10 Jahre geschützt. Fällt die Anti-HBs-Bestimmung niedriger aus, sollte eine weitere Impfung durchgeführt und erneut eine Testung vorgenommen werden.

34.2.2.3.3. Therapeutisches Vorgehen bei Hepatitis C

Die Standardtherapie der chronischen Hepatitis C ist die Behandlung mit pegyliertem Interferon alfa (PEG-IFN-α) in Kombination mit Ribavirin über 24–72 Wochen (in Abhängigkeit vom HCV-Genotyp und Viruslast). Deshalb sind vor Therapieeinleitung die HCV-RNA-Viruslast und der Genotyp zu bestimmen.

Indikatoren für ein gutes Therapieansprechen sind Genotyp 2 und 3, niedrige Viruslast, fehlendes Übergewicht, fehlende Fibrose und gute Compliance (Tab. 34.3).

Bei Genotypen 2 und 3 beträgt die Therapiedauer 24 Wochen. Es werden 180 µg Peginterferon alfa-2a einmal wöchentlich s.c. und Ribavirin 800 mg täglich oder 1,5 µg/kg KG Peginterferon alfa-2b wöchentlich s.c. und Ribavirin 800 mg/Tag für Patienten < 65 kg KG, 1.000 mg/Tag für Patienten 65–85 kg KG, 1.200 mg/Tag für Patienten über 85 kg KG verabreicht.

Bei Genotypen 1 und 4 ist ein individualisiertes Vorgehen in Abhängigkeit von der Ausgangsviruslast und der Viruskinetik unter antiviraler Therapie empfehlenswert (Abb. 3). Hierzu ist die Viruslast nach 4, 12 und 24 Wochen zu bestimmen. Bei niedriger Ausgangsviruslast (< 6 bzw. 8 x 10^5 für PEG-IFN alfa-2a bzw. -2b) und negativer HCV-RNA nach 4 Wochen kann die Therapiedauer auf 24 Wochen verkürzt werden. Standardtherapiedauer für Genotypen 1 und 4 ist 48 Wochen. Für Slow Responder (HCV-RNA nach 12 Wochen um mehr als Faktor 100 gefallen, aber noch positiv und nach 24 Wochen negativ) ist eine 72-wöchige Therapie empfehlenswert.

Bei Genotyp 1 und 4 werden 180 µg Peginterferon alfa-2a einmal wöchentlich s.c. und Ribavirin 1.000 mg/Tag für Patienten < 75 kg KG, 1.200 mg/Tag für Patienten > 75 kg KG oder 1,5 µg/kg KG Peginterferon alpha-2b wöchentlich s.c. und Ribavirin 800 mg/Tag für Patienten < 65 kg KG, 1.000 mg/Tag für Patienten 65–85 kg KG, 1.200 mg/Tag für Patienten über 85 kg KG verabreicht. Die Interferontherapie sollte nach 3 Monaten nur fortgesetzt werden, wenn die HCV-RNA nicht mehr nachweisbar ist oder die Viruslast mindestens um 2 log-Stufen gefallen ist.

Tabelle 34.3: Faktoren, die mit gutem Ansprechen auf eine Therapie mit pegyliertem Interferon und Ribavirin bei chronischer Hepatitis C assoziiert sind

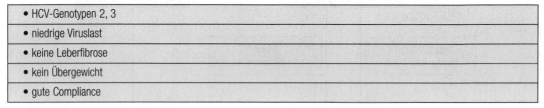

• HCV-Genotypen 2, 3
• niedrige Viruslast
• keine Leberfibrose
• kein Übergewicht
• gute Compliance

Abbildung 34.3: Algorithmus zur Behandlung der chronischen Hepatitis C mit Genotyp 1

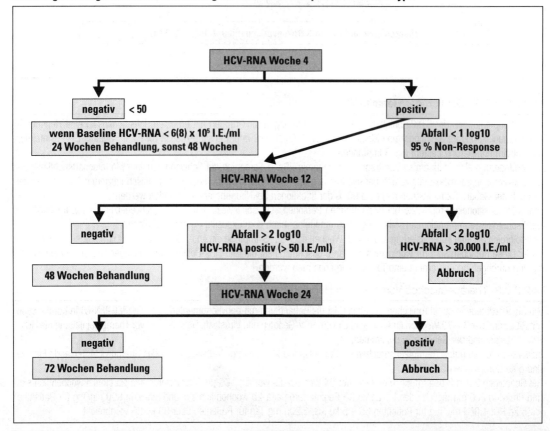

34.2.2.3.4. Therapeutisches Vorgehen bei Hepatitis D

Die wichtigste Prävention ist die Hepatitis-B-Impfung, da die HDV-Infektion nur bei HBsAg-positiven Patienten auftreten kann. Die Therapie der chronischen HDV-Infektion besteht in einer hochdosierten Therapie mit pegyliertem Interferon. Die Ansprechraten sind niedriger als bei Hepatitis B.

34.2.2.3.5. Therapeutisches Vorgehen bei Hepatitis E

Eine spezifische Therapie gegen die Hepatitis E existiert nicht. Symptomatische Maßnahmen bestehen in Bettruhe und Behandlung der Allgemeinsymptome.

34.2.3. Pharmakotherapie

34.2.3.1. Interferon

34.2.3.1.1. Interferon alfa-2a und -2b

(s. Kap. Virusinfektionen)

34.2.3.2. Nukleos(t)idanaloga

Der **Wirkungsmechanismus** der Nukleos(t)idanaloga besteht in der Interferenz mit den für die Nukleinsäuresynthese notwendigen Bausteinen.

Lamivudin

(s. Kap. Virusinfektionen)

Adefovir

(s. Kap. Virusinfektionen)

Entecavir [2006; B]

(s. Kap. Virusinfektionen)

Telbivudin

(s. Kap. Virusinfektionen)

Tenofovir

(s. Kap. Virusinfektionen)

Ribavirin

(s. Kap. Virusinfektionen)

34.2.3.3. Impfstoffe

Hepatitis-A-Impfstoff

(s. Kap. Impfungen)

Wirkungsmechanismus
inaktivierter Hepatitis-A-Impfstoff

Indikation(en)
erhöhtes Risiko für Hepatitis-A-Infektion

Kontraindikationen
- akut erkrankte sowie als inkubiert geltende und rekonvaleszente Personen
- bekannte schwere allergische Reaktionen auf die Bestandteile des Impfstoffes sowie auf Eier und Hühnerproteine

Unerwünschte Arzneimittelwirkungen
- lokale Reaktionen (Rötungen, Schwellungen, Schmerzen) an der Injektionsstelle
- Abgeschlagenheit, Müdigkeit, Arthralgie, Kopfschmerzen, Übelkeit, Anorexie, Fieber, gastrointestinale Störungen, Leberenzymanstiege
- allergische Reaktionen wie Pruritus und Urtikaria
- entzündliche Erkrankungen des zentralen und peripheren Nervensystems (z.B. Guillain-Barré-Syndrom)
- idiopathische thrombozytopenische Purpura

Relevante Wechselwirkungen
- getrennte (kontralaterale) Injektionsstelle verwenden, wenn andere Impfstoffe oder Immunglobuline simultan appliziert werden

Hepatitis-B-Impfstoff

Wirkungsmechanismus
enthält Hepatitis-B-Virus-Oberflächenantigen, rekombinant (HBsAg); löst die Bildung spezifischer humoraler Antikörper gegen das Oberflächenantigen des Hepatitis-B-Virus (Anti-HBsAg) aus

Indikation(en)
aktive Immunisierung gegen eine Infektion mit dem Hepatitis-B-Virus

Kontraindikationen
- akute und/oder mit hohem Fieber einhergehende Erkrankungen
- Übermpfindlichkeit gegen einen Bestandteil

Unerwünschte Arzneimittelwirkungen
- lokale Reaktionen an der Injektionsstelle
- Fieber, Müdigkeit, Arthralgie, Kopfschmerzen
- Übelkeit, Diarrhö
- allergische Reaktionen wie Pruritus und Urtikaria, Serumkrankheit
- Erkrankungen des zentralen und peripheren Nervensystems (z.B. Parästhesien, Guillain-Barré-Syndrom)
- Thrombozytopenie

Relevante Wechselwirkungen
- gleichzeitige Verabreichung mehrerer injizierbarer Impfstoffe oder Hepatitis-B-Immunglobulin stets an getrennten Impfstellen

Wirkungsmechanismus
Hepatitis-A-Virus (inaktiviert) und Hepatitis-B-Oberflächenantigen

Indikation(en)
erhöhtes Risiko für Hepatitis-A- wie Hepatitis-B-Infektion

Kontraindikationen
- bei akuter, mit hohem Fieber einhergehender Erkrankung sollte die Impfung verschoben werden
- Überempfindlichkeit gegen die Wirkstoffe oder einen der sonstigen Bestandteile oder Neomycin

Unerwünschte Arzneimittelwirkungen
- lokale Reaktionen an der Injektionsstelle
- Abgeschlagenheit, Müdigkeit, Myalgie, Arthralgie, Kopfschmerzen, Schwindel, Übelkeit, Fieber, gastrointestinale Störungen, Leberenzymanstiege
- allergische Reaktionen wie Pruritus
- entzündliche Erkrankungen des zentralen und peripheren Nervensystems (inkl. Guillain-Barré-Syndrom)
- Thrombozytopenie
- Lymphadenopathie

Relevante Wechselwirkungen
keine

34

34.3. Autoimmunhepatitis

Fazit für die Praxis

Bei akut beginnender Autoimmunhepatitis und bei chronischer Autoimmunhepatitis mit Symptomatik und/oder Fibrosierung in der Leber ist eine immunsuppressive Therapie indiziert. Die Standardtherapie besteht entweder in einer Monotherapie mit Prednisolon oder einer Kombinationstherapie von Prednisolon (in reduzierter Dosis) mit Azathioprin. Die Kortisondosis wird wöchentlich bis zu einer Erhaltungstherapie reduziert. Die minimale Therapiedauer beträgt 24 Monate.

34.3.1. Klinische Grundlagen der Autoimmunhepatitis

34.3.1.1. Definition/Pathologie/Pathophysiologie

Die Autoimmunhepatitis (AIH) ist eine chronische, überwiegend periportale Hepatitis, die gewöhnlich mit Hypergammaglobulinämie und Gewebsautoantikörpern einhergeht und die in den meisten Fällen auf eine immunsuppressive Behandlung anspricht.

34.3.1.2. Einteilung/Klassifikation/Epidemiologie

Die AIH kann sowohl chronisch als auch akut auftreten und ist für ca. 10–20 % aller Fälle einer chronischen Hepatitis verantwortlich. 70 % der Betroffenen sind junge Frauen. Dabei sind 50 % weniger als 40 Jahre alt. Bei 40 % der Patienten kommt es zu einem akuten Krankheitsbild zu Beginn der Erkrankung.

34.3.1.3. Diagnostik der Autoimmunhepatitis

Bei der AIH handelt es sich um eine Ausschlussdiagnostik. Eine virale, metabolische, toxische und andere autoimmune Genese müssen ausgeschlossen werden. Für eine AIH sind typisch: Erhöhung der GOT und GPT, > 1,5-fache Erhöhung von IgG, Autoantikörper (ANA, SMA, LKM, SLA/LP, pANCA), Histologie: chronisch aktive Hepatitis, Piecemealnekrosen und Ansprechen auf immunsuppressive Therapie.

34.3.2. Therapie der Autoimmunhepatitis

34.3.2.1. Therapieindikation

Eine absolute Behandlungsindikation besteht bei akutem Beginn der AIH oder bei fulminanter AIH, wenn der histologische Nachweis von Brückennekrosen oder multilokulären Nekrosen erbracht ist oder die Aminotransferasen das 5–0-Fache der Norm übersteigen. Die Behandlungsindikation ist kritisch abzuwägen, wenn die Aminotransferasen unter dem 5–10-Fachen der Norm liegen, eine Hepatitis ohne Fibrose vorliegt und die Patienten asymptomatisch sind. In diesen Fällen können die Steroidnebenwirkungen den geringen Therapieerfolg nicht aufwiegen, da die entzündlich-inaktive AIH ohne histologischen Nachweis einer Fibrose nur selten zur Zirrhose fortschreitet.

34.3.2.2. Therapieziel

Verhinderung einer Progression der chronischen Hepatitis zur Fibrose und Zirrhose. Als serologischer Surrogatparameter kann eine Normalisierung der Transaminasen herangezogen werden.

34.3.2.3. Therapeutisches Vorgehen bei der Autoimmunhepatitis

Die Behandlung wird beginnend mit 60 mg Predniso(lo)n pro Tag oder in Kombination mit 50 mg Azathioprin pro Tag angesetzt und nach einem festen Schema reduziert (Tab. 34.4), meist in Schritten von zunächst 10 mg Predniso(lo)n und später in kleineren Dekrementen. Das Beibehalten eines Schemas erhöht den Therapieerfolg, da die meisten Rezidive durch unsystematische Dosisveränderungen und das frühzeitige Beenden der Therapie verursacht werden. Die schnelle und frühzeitige Erzwingung einer Remission bringt für den Gesamterfolg der Behandlung keinen Vorteil. Die Dosisreduktion führt zur Festlegung einer Erhaltungsdosis. Man beachte, dass die histologische Besserung 3–6 Monate hinter der Normalisierung serologischer Parameter hinterherläuft. Daher muss die Therapie über die Normalisierung der Werte hinaus fortgeführt werden. Eine Predniso(lo)nmonotherapie oder die Kombination aus Predniso(lo)n und Azathioprin ist für die Induktion einer Remission gleich effektiv. Die Therapie wird über 24 Monate mit Predniso(lo)nerhaltungsdosen, die meist bis auf 10–2,5 mg reduziert werden können, durchgeführt.

Tabelle 34.4: Standardtherapie der Autoimmunhepatitis

A. Initialtherapie		
Predniso(lo)n-Monotherapie	60 mg/Tag	1 Woche
	40 mg/Tag	1 Woche
	30 mg/Tag	2 Wochen
	15–20 mg oder niedriger Erhaltung	
Predniso(lo)n-Kombinationstherapie	30 mg/Tag	1 Woche
	20 mg/Tag	1 Woche
	15 mg/Tag	2 Wochen
	10 mg oder niedriger Erhaltung	
plus		
Azathioprin*	50 mg/Tag	
B. Rezidivtherapie		
Wiederholung der Initialtherapie		
oder		
Predniso(lo)n	30 mg/Tag	4 Wochen
plus		
Azathioprin	150 mg/Tag	
oder		
Predniso(lo)n	60 mg/Tag	4 Wochen

*Eine Remissionserhaltungstherapie kann unter Steroideinsparung auch mit Azathioprin (2 mg/kg KG/Tag) erfolgen.
Eine Induktionstherapie mit einer Azathioprinmonotherapie ist nicht aussichtsreich.

34.3.3. Pharmakotherapie

34.3.3.1. Predniso(lo)n

(s. auch Kap. Rheumatische Erkrankungen)
Der **Wirkungsmechanismus** von Prednison beruht auf seiner immunsuppressiven Eigenschaft.

Prednison

Wirkungsmechanismus
s. Prednisolon

Indikation(en)
- Substitutionstherapie: bei Morbus Addison, Hypophysenvorderlappeninsuffizienz (Mittel der 1. Wahl sind Hydrokortison und Kortison), Stresszustände nach langfristiger Kortikoidtherapie, adrenogenitalem Syndrom (jenseits des Wachstumsalters)
- pharmakodynamische Therapie: bei bestimmten entzündlichen Erkrankungen verschiedener Organsysteme (s. dort), bei bestimmten neoplastischen und hämatologischen Erkrankungen (s. dort)

Kontraindikationen

s. Prednisolon

Unerwünschte Arzneimittelwirkungen

s. Prednisolon

Relevante Wechselwirkungen

s. Prednisolon

Pharmakokinetik

BV: ca. 92 %; bei der primären Leberpassage wird Prednison zu 80–100 % zu Prednisolon (aktiver Metabolit) metabolisiert
Elim.: Metabolismus, ca. 15 % als Prednisolon und 3 % als Prednison unverändert renal
HWZ: ca. 3 Std. (verlängert bei schweren Leberfunktionsstörungen); Prednisolon s. dort

Dosierung

pharmakodynamische Therapie: je nach Art und Schwere der Erkrankung (s. jeweils dortige Kapitel) sowie individuellem Ansprechen

34.3.3.2. Azathioprin

(s. auch Kap. Rheumatische Erkrankungen)

Wirkungsmechanismus

Immunsuppressivum; Antimetabolit; Azathioprin beeinflusst sowohl die Immunreaktion als auch das Tumorwachstum; Azathioprin ist ein Imidazolderivat von 6-Mercaptopurin (6-MP), in das es rasch umgewandelt wird; 6-MP wird intrazellulär in eine Anzahl von Purin-Thioanaloga, z.B. das aktive Hauptnukleotid Thioinosinsäure, umgewandelt; 6-MP wirkt als Purin-Antimetabolit; eine Rolle spielen möglicherweise auch die Blockade von SH-Gruppen durch Alkylierung, die Hemmung mehrerer Stufen der Nukleinsäure-Biosynthese und somit die Hemmung der Proliferation und Aktivität immunkompetenter Zellen (B- und T-Lymphozyten) und eine Schädigung der DNA durch Einbau von Purin-Thioanaloga

Indikation(en)
- Vorbeugung von Abstoßungsreaktionen nach allogener Transplantation (in Kombination mit anderen Immunsuppressiva)
- schwere Formen der aktiven rheumatoiden Arthritis (chronische Polyarthritis), die mit weniger toxischen DMARDs nicht kontrolliert werden können
- chronisch-entzündliche Darmerkrankungen (Morbus Crohn oder Colitis ulcerosa)
- Autoimmunhepatitis
- systemischer Lupus erythematodes
- Dermatomyositis
- Polyarteriitis nodosa
- Pemphigus vulgaris und bullöses Pemphigoid
- Morbus Behçet
- refraktäre autoimmune hämolytische Anämie, hervorgerufen durch IgG-Wärmeantikörper
- chronisch-refraktäre idiopathische thrombozytopenische Purpura
- schubförmige Multiple Sklerose, wenn eine immunmodulatorische Therapie angezeigt und eine Therapie mit Beta-Interferonen nicht möglich ist, oder unter einer bisherigen Therapie mit Azathioprin ein stabiler Verlauf erreicht wurde
- generalisierte Myasthenia gravis

Kontraindikationen
- Impfung mit Lebendimpfstoffen (insbesondere BCG, Pocken, Gelbfieber)
- Stillzeit
- **Schwangerschaft**
- FDA-Schwangerschaftskategorie D; es existieren Anhaltspunkte für ein erhöhtes Risiko für den Feten; das Nutzen-Risiko-Verhältnis kann – je nach Erkrankung und Situation sowie Dosis – akzeptabel sein; ein erfolgreicher Schwangerschaftsverlauf z.B. nach Transplantation solider Organe ist möglich; entsprechende Abwägung ist im Einzelfall

Unerwünschte Arzneimittelwirkungen
- Knochenmarksdepression (dosisabhängig, Risikofaktoren: Leber- bzw. Nierenfunktionsstörungen, genetisch bedingte TPMT-Defizienz, gleichzeitige Allopurinol-Therapie ohne adäquate Azathioprin-Dosisreduktion), daher Kontrolluntersuchungen erforderlich
- Infektionen (bei Transplantatempfängern in Kombination mit anderen Immunsuppressiva)
- Überempfindlichkeitsreaktionen (bis zum Stevens-Johnson-Syndrom, toxisch epidermale Nekrolyse)
- Pneumonitis (reversibel)
- Pankreatitis
- Durchfälle
- Leberschädigung, Cholestase, Lebervenenverschluss
- Haarausfall
- Beobachtungen über Neoplasieinduktion (vornehmlich lymphoproliferative Erkrankungen) sind besonders aus der Transplantationsmedizin bekannt, in ihrer Wertigkeit für die Langzeittherapie rheumatischer Erkrankungen zurzeit noch in der Diskussion

Relevante Wechselwirkungen
- Allopurinol: Allopurinol und seine Metabolite die Xanthinoxidase; Dosis von Azathioprin sollte auf ein Viertel der normalen Dosis reduziert werden; nach Möglichkeit nicht kombinieren
- Tubocurarin und andere nichtdepolarisierende Muskelrelaxantien: Verringerung der neuromuskulären Blockade; Succinylcholin und andere depolarisierende Muskelrelaxantien: Verstärkung der neuromuskulären Blockade
- Penicillamin, Zytostatika und andere Mittel mit myelosuppressiven Eigenschaften: Verstärkung der myelotoxischen Wirkungen; gleichzeitige Anwendung vermeiden
- Mesalazin, Olsalazin, Sulfasalazin oder andere Aminosalicylsäurederivate: erhöhtes Risiko für myelotoxische Wirkungen infolge Hemmung der Thiopurinmethyltransferase (TPMT)
- Cotrimoxazol, Indometacin, Captopril: erhöhtes Risiko für myelosuppressive Wirkungen
- Lebendimpfstoffe dürfen bei immunsupprimierten Patienten nicht gegeben werden; bei Impfstoffen aus abgetöteten Erregern oder Toxoiden ist eine verminderte Immunantwort wahrscheinlich, sodass der Impferfolg überprüft werden sollte
- Warfarin: evtl. Verminderung der gerinnungshemmenden Wirkung
- Ciclosporin: reduzierte Resorption von Ciclosporin möglich
- Intrauterinpessare: Azathioprin kann zum Versagen von Intrauterinpessaren führen, sodass andere oder zusätzliche Kontrazeptionsverfahren erwogen werden sollten

Pharmakokinetik
BV: ca. 44 %

Elim.: Metabolismus zum aktiven Metaboliten 6-Mercaptopurin (6-MP); bei genetisch bedingtem Mangel der Thiopurinmethyltransferase (TPMT), die 6-MP metabolisiert, besteht bei üblicher Dosierung ein stark erhöhtes Toxizitätsrisiko; Ausscheidung erfolgt größtenteils als 6-Thioharnsäure, zu 10 % unverändert; bei Nierenfunktionsstörungen kann die Ausscheidung der aktiven Metabolite reduziert sein, sodass bei Auftreten einer hämatologischen Toxizität die Dosis reduziert werden muss; bei Leberfunktionsstörungen ist der Abbau zu eliminierbaren Metaboliten vermindert; daher sind regelmäßige Leberfunktionstests und bei Auftreten einer hepatischen oder hämatologischen Toxizität eine Dosisreduktion erforderlich

HWZ: 4,5 Std. (Muttersubstanz) bzw. 1,5 Std. (6-Mercaptopurin)

Dosierung
je nach Indikation (Art, Schwere und Stadium der Erkrankung) und Begleitfaktoren (z.B. Komedikation wie Allopurinol, genetischer TPMT-Status, Nieren- und Leberfunktion)

34.4. Alkoholische und nichtalkoholische Steatohepatitis (ASH/NASH)

Fazit für die Praxis

Als Allgemeinmaßnahmen sind absolute Alkoholkarenz (bei ASH) und Beseitigung möglicher begünstigender Faktoren wie Übergewicht, Hyperglykämie, Dyslipoproteinämie und Medikamente (bei NASH) zu empfehlen. Lebensstiländerungen mit ausreichender körperlicher Aktivität und Gewichtsoptimierung wirken sich günstig aus. Eine etablierte medikamentöse Therapie gegen Fettleber und Steatohepatitis existiert nicht.

34.4.1. Klinische Grundlagen

34.4.1.1. Definition/Pathologie/Pathophysiologie

Eine Steatohepatitis ist definiert als Leberzellschaden (Verfettung, Ballonierung, Zelltod) in Verbindung mit entzündlichen Zellinfiltraten (neutrophile Granulozyten), induziert durch Alkohol (ASH) oder in Abwesenheit von Alkohol (NASH).

34.4.1.2. Einteilung/Klassifikation/Epidemiologie

NASH ist die häufigste Ursache für Erhöhungen der Aminotransferasen unklarer Genese. Die Prävalenz der alkoholischen Fettleber (ASH) in der Bevölkerung wird auf 20 % geschätzt, die der NASH auf 2–3 %.

34.4.1.3. Diagnostik der Steatohepatitis

Goldstandard ist die Leberbiopsie mit Nachweis der unter 34.4.1.1. beschriebenen Veränderungen. Diese ist jedoch in der Regel nicht indiziert, da meist keine therapeutische Konsequenz daraus resultiert. Hinweisend für eine NASH sind eine Erhöhung der GPT assoziiert mit den Zeichen eines metabolischen Syndroms, eines Typ-2-Diabetes-mellitus oder der Einnahme bestimmter Medikamente (z.B. Amiodaron, Tamoxifen, Methotrexat, Östrogene).

34.4.2. Therapie der Steatohepatitis

34.4.2.1. Therapieindikation

Der Nachweis einer Fibrose ist mit einem erhöhten Risiko für eine Progression der Erkrankung assoziiert und stellt daher eine Behandlungsindikation dar.

34.4.2.2. Therapieziel

Es ist das Ziel, eine Normalisierung des entzündlichen Infiltrates zu erreichen und die Progression in Richtung Zirrhose zu verhindern.

34.4.2.3. Therapeutisches Vorgehen bei der Steatohepatitis

Soweit bekannt, ist die zugrunde liegende Ursache zu beseitigen (z.B. Alkohol, Übergewicht, Hyperglykämie, Dyslipoproteinämie, Medikamente). Lebensstiländerungen mit ausreichender körperlicher Aktivität und Gewichtsoptimierung wirken sich günstig aus. Eine etablierte medikamentöse Therapie gegen Fettleber und Steatohepatitis existiert nicht. Die Anwendung sogenannter Leberschutzpräparate, lipotroper Substanzen, Leberhydrolysate sowie ungesättigter Fettsäuren ist ohne gesicherten Wert und sollte nicht empfohlen werden.

Bei schwerer Fettleberhepatitis mit ungünstiger Prognose (Enzephalopathie, hohes Bilirubin, hepatorenales Syndrom) haben Metaanalysen einen günstigen Effekt einer Kortisontherapie gezeigt. In diesen ausgewählten Fällen, die mit einer Letalität von 50–80 % einhergehen, können 40 mg/Tag Prednisolon verabreicht werden. Ein Therapieansprechen ist durch einen Abfall des Bilirubins innerhalb einer Woche erkennbar.

34.4.3. Pharmakotherapie

34.4.3.1. Predniso(lo)n

(s. auch Kap. Rheumatische Erkrankungen)
Der Wirkungsmechanismus von Prednison beruht auf seiner immunsuppressiven Eigenschaft.

34.5. Morbus Wilson

Fazit für die Praxis

Jeder neudiagnostizierte Morbus Wilson bedarf einer lebenslangen medikamentösen Therapie. Zur Initialtherapie wird Penicillamin und bei Unverträglichkeit oder insbesondere bei jungen Patienten Trientine (s. Abschnitt 34.5.2.3.) eingesetzt. Nach einer 4–6-monatigen Entleerung der Kupferspeicher schließt sich eine lebenslange Erhaltungstherapie an. In der Erhaltungstherapie kann bei Unverträglichkeit auch Zink eingesetzt werden.

34.5.1. Klinische Grundlagen

34.5.1.1. Definition/Pathologie/Pathophysiologie

Morbus Wilson (hepatolentikuläre Degeneration) ist eine seltene, autosomal rezessive Störung des Kupfermetabolismus. Die toxische Kupferakkumulation und die damit einhergehenden Funktionsstörungen betreffen beim Menschen insbesondere die Leber, das zentrale Nervensystem, die Augen und die Nieren. Das ATP7B-Gen wurde 1993 als Locus des Morbus Wilson identifiziert.

34.5.1.2. Einteilung/Klassifikation/Epidemiologie

Die Krankheit manifestiert sich in der Regel nicht vor dem 5. und selten nach dem 32. Lebensjahr. Der Altersgipfel der Erstmanifestation liegt in der 2. und 3. Lebensdekade. Die Prävalenz des Morbus Wilson in Deutschland liegt bei etwa 1 : 30.000.

34.5.1.3. Diagnostik des Morbus Wilson

Für den Morbus Wilson ist eine erhöhte Konzentration des freien Kupfers (> 50 µg/dl), eine erniedrigte Konzentration des Coeruloplasmin im Serum (< 20 mg/dl) und eine Erhöhung der Kupferausscheidung im Urin (> 100 µg/Tag) typisch (wichtigste Untersuchung). Sowohl das Kupfer im Serum als auch das Coeruloplasmin im Serum können jedoch im Normbereich sein. In unklaren Fällen liefert die Leberbiopsie mit einer Kupferkonzentration von mehr als 250 µg/g Trockengewicht die Diagnose.

34.5.2. Therapie des Morbus Wilson

34.5.2.1. Therapieindikation

Die Therapie sollte unmittelbar nach Diagnose unabhängig von den Symptomen eingeleitet und dauerhaft fortgeführt werden.

34.5.2.2. Therapieziel

Ziel einer Therapie des Morbus Wilson ist die konsequente Entfernung des überschüssigen Kupfers aus dem Körper und das Erreichen einer Homöostase des Kupferhaushaltes.

34.5.2.3. Therapeutisches Vorgehen bei Morbus Wilson

Bei der medikamentösen Behandlung werden eine Initial- und eine Erhaltungstherapie unterschieden. Die initiale Phase umfasst durchschnittlich 4–6 Monate und ist beendet, wenn die Serumkonzentration des freien Kupfers im Normbereich ist. Die 24-Stunden-Kupferausscheidung im Urin sollte weniger als 500 µg betragen. Bisher wurde in der Regel initial täglich 1 g Penicillamin per os, verteilt auf 1–2 Dosen, verabreicht. Da Penicillamin Wirkungen von Pyridoxin antagonisieren kann, sollten zusätzlich 25 mg Pyridoxin täglich gegeben werden.

Aufgrund von teilweise schwerwiegenden Nebenwirkungen von Penicillamin wird insbesondere bei jungen Patienten Trien, auch als Trientine, Triethylentetramin-Dihydrochlorid bezeichnet, empfohlen, das allerdings in Deutschland nicht zugelassen ist. Trientine ist ein oral verabreichbarer Chelator, der über die Europaapotheke zu beziehen ist. Bei der Einnahme von Trien wird eine Eisen-

supplementation empfohlen, da eine Eisenmangelanämie auftreten kann. Die verabreichte Dosis bei Erwachsenen liegt bei 750–1.250 mg, verteilt auf 2–4 Einnahmen pro Tag und wird individuell eingestellt. Trientine wird nüchtern gegeben.
In der Erhaltungstherapie kann bei Unverträglichkeit auch Zink eingesetzt werden. Zink ist nebenwirkungsarm und wirkt sowohl über die Hemmung der Kupferabsorption als auch über die Induktion des intestinalen Metallothionins, welches Kupfer bindet und hierdurch dessen Absorption verhindert. In einer Dosis von 150 mg pro Tag, verabreicht als Acetat oder Glukonat, ist die Einnahme von elementarem Zink eine effektive Erhaltungstherapie beim Morbus Wilson. Zink darf infolge möglicher Komplexbildungen nicht mit Trientine oder Penicillamin zusammen verabreicht werden.
Die Behandlung muss lebenslang erfolgen.

34.5.3. Pharmakotherapie

34.5.3.1. Penicillamin

Wirkungsmechanismus
Chelatbildner, daher Antidot bei Schwermetallintoxikationen und bei Morbus Wilson; Penicillamin führt zur Spaltung körpereigenen Disulfids; hierdurch kann es zur allmählichen Lösung von Cystinsteinen bei Cystinurie kommen; der Wirkungsmechanismus bei der Langzeitbehandlung der rheumatoiden Arthritis ist im Einzelnen unklar

Indikation(en)
- Morbus Wilson
- Vergiftungen mit Blei, Quecksilber, Kupfer und Zink
- chronische Polyarthritis rheumatica
- evtl. Sklerodermie
- Cystinurie

Kontraindikationen
- Nierenschädigungen
- Leberparenchymschäden
- Knochenmarkschäden
- systemischer Lupus erythematodes bzw. Nachweis von Zellkern-Antikörpern in höheren Titerstufen
- Penicillinallergie
- gleichzeitige Gold- oder Chloroquin-Therapie
- Schwangerschaft (s.u.), Stillzeit
- **Schwangerschaft**
  FDA-Schwangerschaftskategorie D; bei schwangeren Patientinnen mit rheumatoider Arthritis soll Penicillamin nicht eingesetzt werden; es wurden ernste Bindegewebsstörungen inkl. Cutis laxa, Hernien, Hüftluxationen und Wachstumsstörungen beobachtet; bei anderen Erkrankungen sollte die Behandlung mit Penicillamin in der Schwangerschaft nur weitergeführt werden, wenn keine andere Therapie mit diesbezüglich günstigerem Nutzen-Risiko-Verhältnis zur Verfügung steht

Unerwünschte Arzneimittelwirkungen
- Nierenschädigung (Immunkomplexnephritis) bis zum nephrotischen Syndrom
- Knochenmarkschädigungen (bis zur Agranulozytose)
- intrahepatische Cholestase
- lupusähnliches Syndrom, Auftreten antinukleärer Faktoren
- myasthenisches Syndrom
- allergisches Exanthem, Stomatitis, Pemphigus, Lungeninfiltrate, Polymyositis
- Geschmacksstörungen
- Vitamin-B_6-Mangelzustände

Relevante Wechselwirkungen
- eisen-, magnesium- oder aluminiumhaltige Präparate oder Sucralphat: Verringerung der Resorption von Penicillamin, deswegen mindestens 2 Stunden Zeitabstand einhalten
- Azathioprin: Verschlechterung der Verträglichkeit von Penicillamin
- goldhaltige Mittel in der Vorgeschichte: erhöhtes Risiko für Knochenmarksschädigung
- zytotoxische Mittel, Phenylbutazon bzw. Oxyphenbutazon: erhöhtes Risiko für Knochenmarks- und Nierenschädigung
- Indometacin: erhöhte Penicillamin-Plasmakonzentrationen

Pharmakokinetik
BV: 40–70 % (vermindert bei gleichzeitiger Nahrungsaufnahme)
Elim.: hepatischer Metabolismus zu Penicillamin-Disulfid und Cystein-Penicillamin-Disulfid; unverändert renal 1–24 %
HWZ: 4–6 (1–7,5) Std., bei Dauertherapie ansteigend auf 4–6 Tage

Dosierung
- Morbus Wilson: 10–20 mg/kg KG/Tag
- Schwermetallvergiftungen: initial 4 x 300 mg/Tag, bei längerer Anwendung nicht mehr als 40 mg/kg KG/Tag
- Rheumatoide Arthritis: 150 mg/Tag für die ersten 2 Wochen, 300 mg/Tag in der 3. und 4. Woche, 450 mg/Tag in der 5. und 6. Woche, 600 mg/Tag von der 7.–16. Woche; bei nichtausreichender Wirkung schrittweise Erhöhung der Tagesdosis nach der 16. Woche nach dem gleichen Schema alle 2 Wochen um 150 mg/Tag bis zu einer Höchstdosis von 900 mg/Tag, evtl. vorübergehend auch 1.200 mg/Tag
- Cystinurie: 4 x 225–525 mg/Tag, entsprechend der Cystinausscheidung

34.5.3.2. Trientine

(s. Kurzprofil im Anhang, in Deutschland nicht zugelassen)

Wirkungsmechanismus
Trientine wirkt wie Penicillamin als Chelator des Kupfers und kann wie Penicillamin in der initialen Therapie wie auch in der Dauertherapie des Morbus Wilson bei Erwachsenen und auch Kindern verabreicht werden.

Dosierung
750–1.250 mg/Tag in 2–4 Einzeldosen pro Tag; kann bis zu einem Maximum von 2 g/Tag gesteigert werden

34.5.3.3. Zink

(s. Kap. Substitution mit Vitaminen/Spurenelementen)

Wirkungsmechanismus
Zink hemmt die intestinale Kupferaufnahme durch kompetitive Hemmung sowie durch die Induktion des intestinalen Metallothionins; dieses wiederum bindet oral aufgenommenes Kupfer. Zink steht deshalb nur für die Erhaltungstherapie beim Morbus Wilson zur Verfügung.
Das Acetat- und Glutamatsalz des Zinks sind die bevorzugte Wahl. Zinkorotat könnte eventuell ein alternatives Zinkpräparat darstellen; es liegen damit aber bisher wenige Erfahrungen vor.

34.6. Genetisch bedingte Hämochromatose

Fazit für die Praxis
Nach Diagnosestellung sollte unabhängig von Symptomen eine Therapie eingeleitet und dauerhaft fortgeführt werden. Bei einer Hämoglobin-Konzentration > 10 g/dl ist die wöchentliche Aderlasstherapie die Therapie der Wahl, bis der Ferritinwert unter 50 ng/ml liegt. Wenn eine Anämie mit einem Hämoglobin-Wert < 10 g/dl vorliegt, sollte die Therapie mit einem Eisenchelator erfolgen. Nach Entleerung der Eisenspeicher ist lebenslang eine Erhaltungstherapie notwendig.

34.6.1. Klinische Grundlagen

34.6.1.1. Definition/Pathologie/Pathophysiologie

Die genetische Hämochromatose ist eine angeborene Eisenspeichererkrankung, die autosomal-rezessiv vererbt wird. Im Verlauf der Erkrankung steigt der Körpereisengehalt von etwa 5 auf 20–40 g an. Ursache ist eine auf das Doppelte erhöhte Eisenresorptionsrate. Überschüssiges Eisen wird vornehmlich in der Leber abgelagert.

34.6.1.2. Einteilung/Klassifikation/Epidemiologie

Die Hämochromatose ist die häufigste angeborene Stoffwechselerkrankung.
Bei den meisten Patienten ist das auf dem Chromosom 6 lokalisierte HFE-Gen mutiert. Die häufigsten HFE-Mutationen sind die C282Y- (Allelfrequenz 4 %) und die H63D-Mutation (Allelfrequenz 15 %). Eine homozygote C282Y-Mutation haben 95 % der Hämochromatosepatienten. Homozygote H63D- sowie heterozygote C282Y-Träger erkranken nicht, und Patienten mit Compound-Heterozygotie (heterozygote C282Y-Mutation und heterozygote H63D-Mutation) haben auch nur ein gering erhöhtes Krankheitsrisiko (Penetranz < 5 %).

34.6.1.3. Diagnostik der Hämochromatose

Bei erhöhten Transaminasen lenken die Kombination von Erhöhung des Ferritins (> 300 µg/l bei Männern bzw. > 200 µg/l bei Frauen) und eine Erhöhung der Transferrinsättigung (> 45 %) den Verdacht einer Hämochromatose. Dann sollte ein HFE-Gentest erfolgen. In unklaren Fällen (z.B. HFE-Gentest negative Hämochromatose) kann die Diagnose durch die Leberbiopsie anhand des hepatischen Eisenindexes (µmol/g Trockengewicht/Lebensalter in Jahren) gestellt werden. Dieser liegt bei Hämochromatosepatienten > 1,9.

34.6.2. Therapie der Hämochromatose

34.6.2.1. Therapieindikation

Die Therapie sollte unmittelbar nach Diagnose unabhängig von den Symptomen eingeleitet und dauerhaft fortgeführt werden, damit keine Eisenüberladung vorliegt.

34.6.2.2. Therapieziel

Ziel der Therapie ist die Entspeicherung der Eisenspeicher. Zielparameter sind die Absenkung des Serumferritinwertes auf < 50 ng/ml.

34.6.2.3. Therapeutisches Vorgehen bei Hämochromatose

Bei einer Hämoglobin-Konzentration > 10 g/dl ist die Aderlasstherapie die effektivste und nebenwirkungsärmste Behandlung. Pro Woche werden 500 ml Blut (entsprechend 250 mg Eisen) entzogen, bis der Ferritinwert unter 50 ng/ml liegt.

Wenn eine Anämie mit einem Hämoglobin-Wert < 10 g/dl vorliegt, sollte die Therapie mit dem Eisenchelator Deferoxamin erfolgen. Diese Therapie induziert die Eisenausscheidung in Urin und Stuhl. Dies gilt auch für die schweren Formen der Kardiomyopathie mit kardialer Dekompensation, bei denen eine Aderlasstherapie nicht durchgeführt werden kann. Deferoxamin soll mit Hilfe eines tragbaren Infusionssystems als subkutane Dauerinfusion über 12–24 Std. pro Tag an 5–7 Tagen pro Woche gegeben werden. Die Tagesdosis liegt zwischen 25 und 50 mg Deferoxamin oral pro kg KG. Bei Erreichen der angestrebten Ferritinkonzentration werden die Intervalle zwischen den Behandlungsphasen entsprechend verlängert. Durch Gabe von 100 mg Ascorbinsäure (2-mal täglich) kann die Mobilisierung des Gewebeeisens noch gesteigert werden. Bei eingeschränkter Nierenfunktion muss die Deferoxamindosis entsprechend der Reduktion der Kreatinin-Clearance herabgesetzt werden. Neu ist die perorale Therapieform mit dem Eisenchelatbildner Defasirox (Exjade®), der jedoch nur zugelassen ist zur Behandlung der chronischen Eisenüberladung einerseits polytransfundierter Patienten mit Beta-Thalassämiea major im Alter ab 6 Jahren oder andererseits bei Patienten mit anderen Anämien, Patienten im Alter zwischen 2 und 5 Jahren oder bei Patienten mit Beta-Thalassämiea major mit Eisenüberladung aufgrund seltener Transfusionen.

Die Behandlung muss lebenslang erfolgen.

34.6.3. Pharmakotherapie

34.6.3.1. Deferoxamin

Wirkungsmechanismus
Chelatbildner; bildet Komplexe vorwiegend mit dreiwertigen Eisen- und Aluminiumionen

Indikation(en)
- Behandlung der chronischen Eisenüberladung, z.B. Transfusionshämosiderosen (insbesondere bei Thalassämia major, sideroblastischer Anämie, autoimmunhämolytischer Anämie und anderen chronischen Anämien), bei primärer Hämochromatose bei Patienten, deren Begleiterkrankungen (z.B. schwere Anämie, Herzerkrankungen, Hypoproteinämie) einen Aderlass ausschließen, Eisenüberladung bei Patienten mit Porphyria cutanea tarda
- Behandlung der akuten Eisenüberladung
- Diagnose der Eisenüberladung

Kontraindikationen
keine, außer bekannter Überempfindlichkeit; während der Schwangerschaft, insbesondere in den ersten 3 Monaten, darf Deferoxamin nur unter strenger Nutzen-Risiko-Abwägung als lebensrettende Maßnahme gegeben werden

Unerwünschte Arzneimittelwirkungen
- Übelkeit, Erbrechen, Bauchkrämpfe
- Kopfschmerzen, neurologische Störungen, Hörstörungen, Sehstörungen
- Arthralgie, Myalgie
- Hypotonie
- Fieber, Urtikaria, Hautausschlag, anaphylaktische Reaktionen, Asthma oder (sehr selten) Atemnotsyndrom mit Dyspnoe (ARDS), Thrombozytopenie
- Nierenfunktionsstörungen
- Wachstumsverzögerungen und Knochenveränderungen
- lokale Schmerzen oder andere Reaktionen an der Injektionsstelle
- erhöhte Infektionsanfälligkeit, z.B. mit Yersinia enterocolitica und Yersinia pseudotuberculosis, sehr selten Mukormykose
- der ausgeschiedene Eisenkomplex kann den Urin rötlich-braun verfärben

Relevante Wechselwirkungen

Vitamin C (hohe Dosen, > 500 mg/Tag): reversible Verschlechterung der Herzfunktion, deshalb sollte eine Tagesdosis von 200 mg Vitamin (in Teildosen verabreicht) nicht überschritten und bei Herzinsuffizienz kein Vitamin C zusätzlich gegeben werden

Pharmakokinetik

BV: geringe Resorption nach oraler Gabe (< 2 %); rasche Resorption nach intramuskulärer Bolusinjektion oder langsamer, subkutaner Infusion
Elim.: Biotransformation durch Transaminierung, Oxidation, Decarboxylierung und N-Hydroxylierung
HWZ: 6 Std. (2., langsame Phase) nach intramuskulärer Injektion bei gesunden Probanden

Dosierung

- chronische Eisenüberladung: die durchschnittliche Tagesdosis liegt in der Regel zwischen 20 und 60 mg/kg KG (Einzelheiten: s. Fachinformation)
- akute Eisenüberladung: bis 80 mg/kg KG in 24 Stunden, bevorzugt in intravenöser Applikation mit Infusionsgeschwindigkeit 15 mg/kg KG/Std., die, sobald es die klinische Situation erlaubt, reduziert werden sollte; dies ist gewöhnlich nach 4–6 Stunden der Fall (Einzelheiten: s. Fachinformation)
- Diagnose der Eisenüberladung: 500 mg intramuskulär

34.7. Aszites bei Leberzirrhose

Fazit für die Praxis

Die Standardtherapie besteht aus einer Stufentherapie mit salzarmer Diät, Spironolacton und Furosemid. Bei Therapieversagen ist eine Parazentese von 4–6 l mit Albuminsubstitution indiziert. Bei ausgewählten Patienten kann durch einen TIPS (transjugulärer intrahepatischer portosystemischer Shunt) ein therapierefraktärer Aszites erfolgreich mobilisiert werden.

34.7.1. Klinische Grundlagen

34.7.1.1. Definition/Pathologie/Pathophysiologie

Aszites ist die Ansammlung freier Flüssigkeit in der Bauchhöhle als Folge des Pfortaderhochdrucks bei Leberzirrhose. Der Aszites bei Leberzirrhose entsteht beim Zusammentreffen einer lokalen Veränderung der Starling-Kräfte im Abdomen (Erhöhung des hydrostatischen und Verminderung des onkotischen Drucks durch Albuminmangel) mit Veränderungen der systemischen Hämodynamik, die zu einer gesteigerten renalen Reabsorption von Natrium führen.

34.7.1.2. Einteilung/Klassifikation/Epidemiologie

Etwa 60 % der Patienten mit einer kompensierten Leberzirrhose entwickeln einen Aszites innerhalb von 10 Jahren nach der Erstdiagnose.

34.7.1.3. Diagnostik des Aszites

Der Ultraschall des Abdomens ist das einfachste und sensitivste Verfahren zum Nachweis von Aszites. Eine weitere Differenzierung kann durch Aszitespunktion erfolgen (Zellzahl, Zytologie, Serum-Aszites-Albumingradient, Mikrobiologie).

34.7.2. Therapie des hepatischen Aszites

34.7.2.1. Therapieindikation

Vermeidung von Komplikationen, wie spontan bakterielle Peritonitis und v.a. bei größeren Aszitesmengen Schmerz, Atemnot und Hernienbildung

34.7.2.2. Therapieziel

Ziel der Therapie ist die sichere Ausschwemmung des Aszites ohne Induktion von Komplikationen wie hepatorenale Funktionsstörung oder Elektrolytentgleisungen.

34.7.2.3. Therapeutisches Vorgehen bei hepatischem Aszites

Ein Großteil der Patienten mit Leberzirrhose und Aszites lässt sich problemlos mit dem konventionellen Stufenschema aus salzarmer Diät, Spironolacton und Furosemid behandeln (Tab. 34.5). Eine forcierte Diurese ist besonders zu Beginn der Therapie zu vermeiden (Gewichtsabnahme nicht mehr als 500 g/Tag bei Fehlen peripherer Ödeme, bis 1.000 g bei peripheren Ödemen). Bei therapierefraktärem Aszites stellt die Parazentese mit gleichzeitiger Infusion von Humanalbumin (6–8 g/l entferntem Aszites) eine effektive Therapie dar. Ein transjugulärer intrahepatischer portosystemischer Shunt (TIPS) kann bei selektierten Patienten mit refraktärem Aszites (Billirubin < 3 mg/dl, Enzephalopathie < Grad II) Überleben und Lebensqualität verbessern.

Tabelle 34.5: Stufenplan der Aszitesbehandlung

Stufe I
• Natriumrestriktion (< 3 g/Tag) und Wasserrestriktion (1–1,5 l)
• Bettruhe
• bei Bedarf Kalium- und Albuminsubstitution
Stufe II
• Spironolacton 100 mg/Tag initial, steigerbar bis max. 400 mg/Tag, kombiniert mit Furosemid 40 mg/Tag initial, steigerbar bis max. 120 mg/Tag
• falls Spironolacton nicht vertragen wird: Amilorid 10–40 mg/Tag
• Kontrolle von Serumelektrolyten, -kreatinin, Urinnatrium und Enzephalopathiezeichen
Stufe III
• Parazentese (4–6 l) mit Albuminsubstitution (6–8 g/l Albumin) oder Plasmaersatzstoffe, falls S-Albumin > 25 g/l
• TIPS (falls Billirubin < 3 mg/dl, Enzephalopathie < Grad II, Erfolgsrate ca. 70 %)

34.7.3. Pharmakotherapie

34.7.3.1. Spironolacton

(s. Kap. Herzinsuffizienz bzw. Arterielle Hypertonie)

34.7.3.2. Furosemid

(s. Kap. Herzinsuffizienz bzw. Arterielle Hypertonie)

34.8. Hepatorenales Syndrom (HRS) bei Leberzirrhose

Fazit für die Praxis
Neue Therapiestrategien wie Terlipressin setzen an der peripheren Vasodilatation an. Die Ansprechrate auf Terlipressin beim HRS beträgt 58 %, bei einer mittleren Therapiedauer von 11 Tagen. Diese Therapie erscheint daher als eine sinnvolle Überbrückungsmaßnahme bis zu einer Lebertransplantation.

34.8.1. Klinische Grundlagen

34.8.1.1. Definition/Pathologie/Pathophysiologie

Zwei Formen des hepatorenalen Syndroms (HRS) werden unterschieden: Typ I mit rasch fortschreitender Abnahme der Nierenfunktion während einer Woche (Kreatinin-Clearance < 20 ml/Min.) und Typ II mit stabileingeschränkter Nierenfunktion über 4 Wochen (Kreatinin-Clearance < 40 ml/Min.). Typ II hat eine bessere Prognose. Beide Formen sind grundsätzlich reversibel.

34.8.1.2. Einteilung/Klassifikation/Epidemiologie

Typisch für beide Formen des HRS ist das fehlende Ansprechen auf Volumengabe, während sich das Diuretika-induzierte (prärenale) Nierenversagen dadurch bessert. Insgesamt ist das HRS selten, z.B. 2 % der Patienten mit Leberzirrhose auf einer Intensivstation, wenn andere Ursachen konsequent ausgeschlossen wurden.

34.8.1.3. Diagnostik des hepatorenalen Syndroms

Die diagnostischen Hauptkriterien gemäß dem International Aszites Club sind in Tabelle 6 aufgeführt.

Tabelle 34.6: Hauptkriterien des hepatorenalen Syndroms (Definition des International Aszites Club)

• Leberversagen mit portaler Hypertension
• Typ 1: Serumkreatinin > 2,5 mg/dL oder GFR < 20 ml/Min.
• (Anstieg innerhalb 2 Wochen um ≥ 50 % oder Abfall um 50 %)
• Typ 2: Serumkreatinin > 1,5 mg/dL oder GFR < 40 ml/Min. Ausschluss von Schock, floridër bakterieller Infektion, nephrotoxischen Medikamenten und Volumenmangel
• keine Besserung nach Absetzen der Diuretika und Gabe von 1.500 ml NaCl 0,9 % i.v.
• Proteinurie < 0,5 g/Tag, unauffällige Nierensonographie

34.8.2. Therapie des hepatorenalen Syndroms

34.8.2.1. Therapieindikation

Jedes HRS ist prognostisch ungünstig und bedarf einer sofortigen Therapie.

34.8.2.2. Therapieziel

Ziel der Therapie ist die Wiederherstellung der Nierenfunktion. Dies gelingt meist nur durch eine Lebertransplantation.

34.8.2.3. Therapeutisches Vorgehen bei hepatorenalem Syndrom

Neuere Strategien, die an der peripheren Vasodilatation ansetzen oder die das Ansprechen auf Vasokonstriktoren verbessern, können die Nierenfunktion bei Patienten mit HRS signifikant verbessern. Die Ansprechrate auf Terlipressin lag in einer großen retrospektiven Untersuchung bei 58 % der Patienten. Die durchschnittliche erforderliche Tagesdosis beträgt 6 mg verteilt auf 3–6 i.v.-Bolusgaben. Eine längere Therapiedauer (im Mittel 11 Tage) scheint mit einem besseren Ansprechen auf diese Therapie verbunden zu sein. Diese therapeutischen Ansätze erscheinen daher als eine sinnvolle Überbrückungsmaßnahme bis zu einer Lebertransplantation.

34.8.3. Pharmakotherapie

34.8.3.1. Terlipressin

Wirkungsmechanismus
Vasopressin-Analogon (Triglycyllysin-Derivat); Erhöhung des Tonus vasaler und extravasaler glatter Muskelzellen, Durchblutungsminderung im Bereich des Splanchnikus; Reduzierung des arteriellen Zuflusses führt zu Drucksenkung im Portalkreislauf; außerdem Kontraktion der Muskulatur der Ösophaguswand; im hypovolämischen Zustand steigende renale Durchblutung

Indikation(en)
- Ösophagusvarizenblutungen

Kontraindikationen
- septischer Schock
- Schwangerschaft (wegen Kontraktion der Uterusmuskulatur und Verringerung des uterinen Blutflusses)

Unerwünschte Arzneimittelwirkungen
- krampfartige Bauchschmerzen, Übelkeit, Diarrhö
- Hypertonie, periphere Ischämie, Hautblässe, lokale Hautnekrosen, myokardiale Ischämie
- Arrhythmien (inkl. Bradykardie, Tachykardie)
- Hyponatriämie
- Kopfschmerzen
- Uteruskontraktionen

Relevante Wechselwirkungen
- Bradykardie verursachende Mittel (z.B. Propofol, Sufentanil): schwere Bradykardie bei gleichzeitiger Gabe mit Terlipressin

Pharmakokinetik
Elim.: aus dem inaktiven Hormonogen Terlipressin wird das bioaktive Lysin-Vasopressin (Lypressin) protrahiert (über 4–6 Std.) freigesetzt; nahezu vollständiger Abbau durch Endo- und Exopeptidasen der Leber und Niere
HWZ: 50–80 Min. (Terlipressin) bzw. 6 Min. (Lypressin)

Dosierung
- initial 1,0–2,0 mg Terlipressinacetat intravenös
- Erhaltungsdosis je 1,0 mg im 4–6-stündigen Abstand
- Mindesttagesdosis 6 mg/Tag
- tägliche Maximaldosis 6 x 20 µg/kg KG/Std.
- Anwendungsdauer 2–3 Tage

34.9. Varizenblutung bei Leberzirrhose

Fazit für die Praxis

In der Primärprophylaxe sollte bei großen Varizen (> 5 mm) eine Behandlung mit einem nichtselektiven Betablocker (Propranolol) erfolgen. Bei Unverträglichkeit, fehlender Compliance oder Kontraindikationen sollten die Varizen endoskopisch ligiert werden. Bei der akuten Varizenblutung ist eine systemische Antibiotikatherapie bei allen Patienten Standard. Die akute Blutung erfordert zum einen eine direkte endoskopische Diagnostik und Therapie der Blutung, zum anderen eine medikamentöse Therapie zur hämodynamischen Stabilisierung und Pfortaderdrucksenkung. Zum Einsatz kommen die Substanzen Terlipressin und Somatostatin bzw. Octreotid. Eine Rezidivblutungsprophylaxe sollte unmittelbar im Anschluss an das Ende der Behandlung einer akuten Varizenblutung erfolgen. Für die nicht selektiven Betablocker Propranolol und Nadolol konnte sowohl eine Reduktion des Blutungsrisikos als auch der Mortalität gezeigt werden. Neben der medikamentösen Therapie ist die endoskopische Varizenligatur Standard und in der Rezidivprophylaxe der medikamentösen Therapie gleichwertig. Bei Therapieversagen ist die Anlage eines TIPS eine weitere Alternative mit hoher Effektivität.

34.9.1. Klinische Grundlagen

34.9.1.1. Definition/Pathologie/Pathophysiologie

Ruptur und Blutung von portal-venösen Kollateralgefäßen, insbesondere im unteren Drittel der Speiseröhre, an der Kardia, seltener im Bereich des Magenfundus als Folge einer portalen Hypertension bei Leberzirrhose

34.9.1.2. Einteilung/Klassifikation/Epidemiologie

Zwei Drittel aller Patienten mit Leberzirrhose entwickeln Ösophagusvarizen. Zirka ein Drittel bis die Hälfte aller Patienten mit Ösophagusvarizen erleidet im Laufe ihres Lebens eine akute Blutung. Bei ca. zwei Drittel der Patienten tritt nach beherrschter erster Blutung eine Rezidivblutung auf.

34.9.1.3. Diagnostik der Varizenblutung

Die Ösophago-Gastro-Duodenoskopie ist das Mittel der Wahl zur Diagnose einer Varizenblutung.

34.9.2. Therapie der Varizenblutung

34.9.2.1. Therapieindikation

Patienten mit hohem Blutungsrisiko (höhergradige Varizen (> 5 mm), Varizen mit „red colour signs", Lebervenenverschlussdruck (HPVVG > 12 mmHg) benötigen eine Primärprophylaxe. Jede akute Varizenblutung bedarf einer intensivmedizinischen Behandlung. Schon bei dem Verdacht auf eine akute Ösophagusvarizenblutung sollte eine medikamentöse Therapie zur Portaldrucksenkung eingeleitet werden. Nach jeder akuten Blutung ist eine Sekundärprophylaxe indiziert.

34.9.2.2. Therapieziele

1. Vermeidung der ersten Varizenblutung (Primärprophylaxe)
2. Behandlung der akuten Blutung
3. Verhinderung der Rezidivblutung (Sekundärprophylaxe)

34

34.9.2.3. Therapeutisches Vorgehen bei Varizenblutung

34.9.2.3.1. Primäre Blutungsprophylaxe

Bei großen Varizen (> 5 mm) sollte eine Behandlung mit einem nichtselektiven Betablocker (Propranolol) erfolgen, obwohl eine entsprechende Zulassung in Deutschland nicht vorliegt. Bei Unverträglichkeit, fehlender Compliance oder Kontraindikationen sollten die Varizen ligiert werden. Die Dosierung richtet sich nach der Herzfrequenz, angestrebt wird eine 25-prozentige Senkung des Ausgangswertes. Genauer ist die serielle invasive Bestimmung des lebervenösen Druckgradienten (HPVVG), wobei ein Druck unter 12 mmHg oder eine Reduktion des Ausgangsdruckes um 20 % angestrebt wird. Falls mit Propranolol kein ausreichender Effekt erreicht wird, kann mit Isosorbidmononitrat kombiniert werden.

34.9.2.3.2. Therapie der akuten Varizenblutung

Eine systemische Antibiotikatherapie ist bei allen Patienten Standard (z.B. Ciprofloxacin 2 x 500 mg). Die akute Blutung erfordert zum einen eine direkte endoskopische Diagnostik und Therapie der Blutung, zum anderen eine medikamentöse Therapie zur hämodynamischen Stabilisierung und Pfortaderdrucksenkung. Zum Einsatz kommen die Substanzen Vasopressin, Terlipressin und Somatostatin bzw. Octreotid. Beim Terlipressin handelt es sich um ein synthetisches Vasopressinanalogon mit deutlich weniger unerwünschten Wirkungen als bei der Vasopressingabe sowie einer längeren Halbwertszeit; es ist daher als Standard anzusehen. Es kann in Bolusform appliziert werden. Während die systemische vasokonstriktorische Wirkung sofort einsetzt, entfaltet sich der drucksenkende Effekt im Portalsystem durch die langsame Umwandlung in Vasopressin. Octreotid hat auch ein günstiges Sicherheitsprofil. Die Kombination von Terlipressin und Octreotid, die aus pathophysiologischen Erwägungen heraus sinnvoll erscheint, hat keinen Vorteil gegenüber der Gabe von Terlipressin alleine. Die Zeitdauer der medikamentösen Therapie sollte 5 Tage betragen.

34.9.2.3.3. Sekundäre Blutungsprophylaxe

Die Rezidivblutungsprophylaxe sollte unmittelbar im Anschluss an das Ende der Behandlung einer akuten Varizenblutung erfolgen, also etwa nach 5 Tagen. Für die unselektiven Betablocker Propranolol und Nadolol konnte sowohl eine Reduktion des Blutungsrisikos als auch der Mortalität gezeigt werden. Durch die zusätzliche Gabe eines Nitrats lässt sich dieser Effekt noch steigern. Entscheidend ist hierbei eine Reduktion des Lebervenenverschlussdruckgradienten (HVVPG) um mindestens 20 % bzw. unter 12 mmHg. Gelingt dies, ist eine Rezidivblutung sehr unwahrscheinlich.

Neben der medikamentösen Therapie ist die endoskopische Varizenligatur Standard und in der Rezidivprophylaxe der medikamentösen Therapie gleichwertig. In 2 Studien führte die Kombinationstherapie aus Ligatur und Betablocker zu einer geringeren Rezidivblutungsrate als die alleinige Ligatur. Die Kombination aus Ligatur und medikamentöser Therapie ist daher am effektivsten. Bei Therapieversagen ist die Anlage eines TIPS eine weitere Alternative mit hoher Effektivität (Voraussetzungen Bilirubin < 3 mg/dl, Enzephalopathie < 2. Grad).

34.9.3. Pharmakotherapie

34.9.3.1. Propranolol

(s. Kap. Arterielle Hypertonie: Betablocker)

Wirkungsmechanismus
nichtkardioselektiver Beta-Adrenozeptorenblocker („nichtselektiver Betablocker")

Dosierung
je nach Art und Schwere der Erkrankung und individuellem Ansprechen

34.9.3.2. Terlipressin

(s. Abschnitt 34.8.3.1)

34.9.3.3. Octreotid

Wirkungsmechanismus
synthetisches Octapeptid-Analogon des natürlichen Somatostatins mit wesentlich längerer Wirkungsdauer; es hemmt die Sekretion von Peptidhormonen des gastroenteropankreatischen (GEP) endokrinen Systems und von Wachstumshormon (GH)

Indikation(en)
- endokrin aktive Tumoren des Gastrointestinaltraktes (metastasierende Karzinoide, VIPome, Glukagonome): symptomatische Behandlung
- Akromegalie: zur Symptombehandlung und Senkung der Wachstumshormon- und Insulin-like-Groth-Factor-I-Plasmaspiegel, wenn eine chirurgische Behandlung, Radiotherapie oder eine Behandlung mit einem Dopaminagonisten keinen Erfolg zeigte
- nach Pankreaschirurgie: Prophylaxe postoperativer pankreatischer Komplikationen
- Ösophagusvarizenblutung (derzeit keine Zulassung für diese Indikation in Deutschland)

Kontraindikationen
entfällt

Unerwünschte Arzneimittelwirkungen
- lokale Reaktionen an der Einstichstelle
- Appetitlosigkeit, Übelkeit, Erbrechen, Bauchschmerzen, Flatulenz, Diarrhö, postprandiale Hyperglykämie
- Gallensteine
- Pankreatitis
- Hypothyreose

Relevante Wechselwirkungen
- Insulin: evtl. Abnahme des Insulinbedarfs
- Ciclosporin: Verminderung der Ciclosporin-Resorption
- Bromocriptin: erhöhte Bioverfügbarkeit von Bromocriptin

Pharmakokinetik
BV: schnelle und vollständige Resorption aus s.c.-Gabe
Elim.: hepatisch und renal
HWZ: 90–100 Min.

Dosierung
- hormonbildende Tumoren des Magen-Darm-Traktes: initial 0,05 mg s.c. 1–2-mal pro Tag; Dosierung kann schrittweise auf 3-mal 0,1–0,2 (ausnahmsweise 0,5) mg s.c. täglich gesteigert werden, je nach Wirkung und Verträglichkeit
- Akromegalie: 0,05–0,1 mg s.c. in Abständen von 8–12 Stunden; Dosisanpassungen je nach Wachstumshormon- und Insulin-like-Groth-Factor-I-Plasmaspiegel und klinischen Symptomen sowie nach Verträglichkeit; durchschnittliche Tagesdosis 0,3 mg/Tag; in Einzelfällen können bis zu 1,5 mg/Tag gegeben werden
- nach Pankreas-Chirurgie: 0,1 mg s.c. in 8-stündigen Intervallen

34.9.3.4. Isosorbidmononitrat

(s. Kurzprofil im Anhang sowie Kap. Koronare Herzkrankheit)

34.10. Hepatische Enzephalopathie

Fazit für die Praxis

Die Therapie der auslösenden Faktoren einer Hepatischen Enzephalopathie (HE) wie gastrointestinale Blutungen, Gewebsblutungen, proteinreiche Mahlzeiten, Infektionen, Obstipation, inadäquate Diuretikatherapie und Sedativa sind die erste Maßnahme. Zu den Therapien mit gesicherter Wirkung zählen pflanzliches Eiweiß, Laktuloseeinlauf, Ornithinaspartat, orale BCAA (Branched-chained Amino Acids: Leucin, Isoleucin, Valin) und bei fortgeschrittener Leberzirrhose die Transplantation. Eine Eiweißrestriktion ist im Intervall zu vermeiden.

34.10.1. Klinische Grundlagen

34.10.1.1. Definition/Pathologie/Pathophysiologie

Die HE wird als die Summe aller neurologisch nachweisbaren Funktionsstörungen des Gehirns angesehen, die bei akuten oder chronischen Lebererkrankungen auftreten können. Die HE ist reversibel.

34.10.1.2. Einteilung/Klassifikation/Epidemiologie

Bei der akuten HE handelt es sich um eine innerhalb von Stunden bzw. Tagen bis zu wenigen Wochen auftretende schwerste Beeinträchtigung der Leberfunktion ohne vorherige Lebererkrankung. Das Hauptproblem dieser Form der HE ist ein erhöhter Hirndruck. Dagegen ist eine vorbestehende chronische Leberzellschädigung Grundlage für die Entwicklung der chronischen Form der HE. Bei dieser Form treten unterschiedliche neurologische und psychische Störungen auf, deren Ursache ebenfalls ein Gliaödem ist, das im Gegensatz zu den akuten Formen in seiner Ausprägung jedoch geringgradig ist und das langsamer entsteht.

34.10.1.3. Diagnostik der hepatischen Enzephalopathie

Die Diagnose der manifesten HE erfolgt anhand des klinischen Bildes, mit Einschränkungen von Bewusstseinslage, Intellekt, Verhalten, neuromuskulärer Funktion und Neuropsychometrie.

34.10.2. Therapie der hepatischen Enzephalopathie

34.10.2.1. Therapieindikation

Die Allgemeinmaßnahmen (s.u.) sind bei manifester Leberzirrhose indiziert. Wichtig ist, dass eine Einschränkung der Eiweißzufuhr außer bei einer schweren Form der HE vermieden wird, da sonst ein kataboler Zustand entsteht.

34.10.2.2. Therapieziel

Ziel ist die Vermeidung einer HE bzw. die Normalisierung der neurologischen Funktionsstörung.

34.10.2.3. Therapeutisches Vorgehen bei hepatischer Enzephalopathie

Die Erkennung und die Therapie der auslösenden Faktoren einer HE ist die erste Maßnahme. Häufigste auslösende Ursachen sind gastrointestinale Blutungen, Gewebsblutungen, proteinreiche Mahlzeiten, Infektionen, Obstipation, inadäquate Diuretikatherapie und Sedativa. Zu den Therapien mit gesicherter Wirkung zählen pflanzliches Eiweiß, Laktuloseeinlauf, Ornithinaspartat, orale BCAA (Branched-chained Amino Acids: Leucin, Isoleucin, Valin) und bei fortgeschrittener Leberzirrhose die Transplantation.
Die orale Verabreichung von Laktulose hat sich in der klinischen Praxis sowohl bei akuter HE als auch bei chronischer oder latenter HE als Standard durchgesetzt, obwohl dies nicht durch EBM-Kriterien belegt ist. Die Dosierung wird so gewählt, dass 1–2 weiche Stühle pro Tag resultieren.

Ornithinaspartat gehört zu den wenigen Medikamenten, deren Wirksamkeit in kontrollierten Studien nachgewiesen werden konnte. Die wirksame intravenöse Dosierung liegt bei 20–40 g täglich. Auch bei oraler Applikation führt L-Ornithin-L-Aspartat in einer Dosierung von 3 x 3–6 g/Tag im Vergleich zu Placebo zu einer Besserung einer manifesten HE.

Die Wirksamkeit nichtresorbierbarer Antibiotika ist vergleichbar mit der von Laktulose. In der Akuttherapie wird Paromomycin (1–3 g/Tag) eingesetzt.

Mehrere placebokontrollierte Studien haben die Wirksamkeit von oral applizierten verzweigtkettigen Aminosäuren gezeigt. Als Zusatznahrung sind sie für proteinintolerante Patienten indiziert. Dagegen ist die Datenlage für die intravenöse Gabe von adaptierten Aminosäurelösungen mit erhöhtem Anteil verzweigtkettiger Aminosäuren widersprüchlich.

34.10.3. Pharmakotherapie

34.10.3.1. Ornithinaspartat

Wirkungsmechanismus
L-Ornithin-L-Aspartat verbessert u.a. die Ammoniumentgiftung durch Bereitstellung von Aspartat, das für die Glutaminsynthese in den perivenösen Leberzellen dient; zusätzlich wird mit Ornithin ein Intermediat des Harnstoffzyklus in den periportalen Hepatozyten zur Verfügung gestellt.

Indikation(en)
hepatische Enzephalopathie (latent und manifest)

Kontraindikationen
stärkere Nierenfunktionsstörungen (Richtwert: Serumkreatininkonzentration > 3 mg/dl)

Unerwünschte Arzneimittelwirkungen
- Übelkeit, Erbrechen, Magenschmerzen, Flatulenz, Diarrhö
- Gliederschmerzen

Relevante Wechselwirkungen
bislang keine bekannt

Pharmakokinetik
BV: nach der raschen Resorption Spaltung in Ornithin und Aspartat
Elim.: ein Teil des Aspartats erscheint unmetabolisiert im Urin
HWZ: 0,3–0,4 Std.

Dosierung
- oral: bis zu 3 x täglich 3–6 g/Tag
- intravenöse Infusion: 20(–40) g/Tag, max. Infusionsgeschwindigkeit 5 g/Std.

34.10.3.2. Paromomycin

(s. Kurzprofil im Anhang)

34.11. Gallenkolik bei Cholelithiasis

Fazit für die Praxis

Zur analgetischen Therapie der akuten Gallenkolik werden Spasmolytika, wie z.B. N-Butylscopolamin, kombiniert mit Analgetika, z.B. Metamizol oder Opiatderivate, benötigt. Am besten eignet sich Pethidin. Auch nichtsteroidale Antirheumatika (NSAR), wie z.B. Diclofenac, zeigen bei der biliären Kolik eine gute analgetische Wirksamkeit. Die laparoskopische Cholezystektomie ist die kausale Standardtherapie der symptomatischen Cholezystolithiasis. Die endoskopische Steinextraktion nach vorheriger Papillotomie stellt die Methode der Wahl für die Entfernung (symptomatischer) Gallengangssteine dar.

34.11.1. Klinische Grundlagen

34.11.1.1. Definition/Pathologie/Pathophysiologie

Akut einsetzende, gut erinnerliche Schmerzen im Epigastrium oder rechten Oberbauch, die länger als 15 Min., aber kürzer als 5 Stunden anhalten, häufig assoziiert mit vegetativer Symptomatik (Schweißausbruch, Brechreiz, Erbrechen)

34.11.1.2. Einteilung/Klassifikation/Epidemiologie

15–20 % unserer Bevölkerung haben Gallensteine. Allerdings werden nur etwa 2–4 Prozent der Gallensteinträger pro Jahr symptomatisch, jährlich werden in Deutschland mehr als 190.000 Cholezystektomien durchgeführt.

34.11.1.3. Diagnostik der Gallenkolik

Die akute Gallenkolik ist in erster Linie eine klinische Diagnose. Der Ultraschall des Abdomens ist die Methode der Wahl zum Gallensteinnachweis.

34.11.2. Therapie der Gallenkolik

34.11.2.1. Therapieindikation

Jede Gallenkolik erfordert eine rasche Schmerztherapie, zusätzlich sollte eine kausale Therapie des Steinleidens erfolgen. Asymptomatische Gallenblasensteine bedürfen keiner Therapie.

34.11.2.2. Therapieziele

Ziele sind die rasche Schmerzfreiheit und die Vermeidung von Komplikationen.

34.11.2.3. Therapeutisches Vorgehen bei Gallenkolik und Cholelithiasis

Bei der Behandlung der akuten Gallenkolik muss zwischen der unmittelbar erforderlichen Schmerztherapie und der elektiven kausalen Therapie unterschieden werden.

Zur analgetischen Therapie der akuten Gallenkolik werden Spasmolytika, wie z.B. N-Butylscopolamin (20–40 mg i.v.) kombiniert mit Analgetika eingesetzt. Schwächer wirksame Analgetika, wie z.B. Metamizol, (1 g i.v.) können ausreichen, oder aber es werden auch stark analgetisch wirksame Substanzen wie Opiatderivate benötigt. Am besten eignet sich Pethidin (50 mg i.v.). Eine Relaxation des Sphinkter Oddi wird durch Nitroglyzerin (0,8–1,2 mg als Zerbeißkapsel) erreicht dies kann alternativ zu N-Butylscopolamin bei leichteren Koliken versucht werden. Kürzlich konnte gezeigt werden, dass nichtsteroidale Antirheumatika (NSAR), wie z.B. Diclofenac; bei der biliären Kolik eine gute analgetische Wirksamkeit zeigen.

Die laparoskopische Cholezystektomie ist die kausale Standardtherapie der symptomatischen Cholezystolithiasis. Die endoskopische Steinextraktion nach vorheriger Papillotomie stellt die Methode der Wahl für die Entfernung (symptomatischer) Gallengangssteine dar.

Eine Litholyse mit Ursodeoxycholsäure (UDCA) kann in Einzelfällen bei symptomatischen nichtkalkhaltigen Gallenblasensteinen durchgeführt werden; zuvor muss der Patient insbesondere auf das hohe Rezidivsteinrisiko aufmerksam gemacht werden. Für die Litholyse mit UDCA eignen sich Patienten mit kleinen Steinen (< 5 mm) in einer sich ausweislich der sonographischen Untersuchung gut kontrahierenden Gallenblase. Als Dosis werden mindestens 10 mg UDCA/kg KG/Tag empfohlen. Die Therapie sollte nach sonographisch verifizierter Steinfreiheit noch für 3 Monate fortgesetzt werden.

34.11.3. Pharmakotherapie

34.11.3.1. N-Butylscopolamin

Wirkungsmechanismus
halbsynthetisches Derivat von Scopolamin; peripher wirkendes Anticholinergikum, hemmt die ganglionäre Übertragung und wirkt parasympatholytisch; spasmolytische Wirkung auf die glatte Muskulatur des Gastrointestinaltraktes, der Gallenwege und des Urogenitalsystems

Indikation(en)
Spasmen im Bereich von Magen, Darm (z.B. Reizdarmsyndrom), Gallenwegen und ableitenden Harnwegen sowie der weiblichen Genitale

Kontraindikationen
  - mechanische Stenosen des Magen-Darm-Traktes
  - Megakolon
  - Harnverhalt bei Prostataadenom
  - Engwinkelglaukom
  - tachykarde Herzrhythmusstörungen
  - Myasthenia gravis

Unerwünschte Arzneimittelwirkungen
  - Tachykardie
  - Hemmung der Speichelsekretion
  - Übelkeit, Erbrechen
  - Miktionsstörungen
  - Akkommodationsstörungen (insbesondere bei hyperopen Patienten), Glaukomanfall
  - Schwindel, Müdigkeit
  - Überempfindlichkeitsreaktionen

Relevante Wechselwirkungen
  - andere parasympatholytisch wirkende Stoffe (z.B. NSMRI-Antidepressiva): Verstärkung der Wirkung
  - Dopaminantagonisten (z.B. Metoclopramid): gegenseitige Abschwächung der Wirkung auf die Motilität des Magen-Darm-Traktes

Pharmakokinetik
BV: ca. 1 % nach oraler Gabe von Dragées; Resorption aus rektaler Applikation ca. 3 %
Elim.: 42–50 % unverändert renal nach intravenöser Gabe; Ausscheidung mit den Faeces (37 % der Radioaktivität nach i.v.-Gabe einer radioaktiv markierten Dosis, 90 % einer markierten oralen Dosis); einige (praktisch inaktive) Metabolite wurden identifiziert
HWZ: ca. 5 Std. (terminal, nach intravenöser Gabe)

Dosierung
  - oral (Dragées) oder rektal (Zäpfchen): Einzeldosis 10–20 mg, maximale Tagesdosis 60 mg
  - intravenös (langsam): Einzeldosis 20–40 mg, maximale Tagesdosis 100 mg/Std.

34.11.3.2. Metamizol

(s. Kap. Akute und chronische Schmerzen)

34.11.3.3. Opiatderivate

. (s. Kap. Akute und chronische Schmerzen)

34.11.3.3.1. Pethidin

Wirkungsmechanismus
Agonist an Opioidrezeptoren, starke Affinität zu my-Rezeptoren, geringe Affinität zu Kappa- und Delta-Rezeptoren; wirkt analgetisch, antitussiv, sedierend, atemdepressiv, senkt den Blutdruck und erhöht die Herzfrequenz

Indikation(en)
starke Schmerzen

Kontraindikationen
- gleichzeitige oder bis zu 14 Tage zurückliegende Behandlung mit MAO-Hemmern
- Kinder < 1 Jahr, bei Kindern und Jugendlichen < 16 Jahren **sollte** Pethidin nicht angewendet werden

Unerwünschte Arzneimittelwirkungen
- hypotensive Kreislaufreaktionen und Tachykardie, aber auch Bradykardie (häufiger als bei anderen Opioiden)
- Atemdepression
- Sedierung, Schwindel, Verwirrtheit
- nach rascher intravenöser Injektion: Bronchospasmus, Miosis, Übelkeit, Erbrechen
- Obstipation
- Miktionsbeschwerden
- Kontraktion der Gallenwege
- psychische Veränderungen: Euphorie, Dysphorie, Veränderungen der kognitiven und sensorischen Leistungsfähigkeit, Erregungszustände, Wahnvorstellungen, Halluzinationen
- Krampfanfälle (insbesondere bei höherer Dosierung oder Niereninsuffizienz oder vorbestehender erhöhter Krampfbereitschaft)

Relevante Wechselwirkungen
- Barbiturate bzw. Phenytoin können zu reduzierter analgetischer Wirkung (reduzierte Pethidin-Konzentrationen) und verstärkter ZNS-Toxizität (erhöhte Norpethidin-Konzentrationen) führen
- Alkohol oder zentraldämpfende Pharmaka: gegenseitige Verstärkung und Verlängerung der ZNS-Wirkungen
- MAO-Hemmstoffe: bei Vormedikation innerhalb der letzten 14 Tage vor Opioidapplikation sind lebensbedrohliche Wechselwirkungen auf ZNS, Atmungs- und Kreislauffunktion beobachtet worden (ein Syndrom, das durch Koma, Hyperpyrexie und kardiale Instabilität, Hypertonie, Exzitation und/oder Krampfanfälle charakterisiert ist); Morphin (in niedrigerer Dosierung) kommt alternativ in Betracht

Pharmakokinetik
BV: 48–63 % (First-Pass-Metabolismus), variabel
Elim.: hepatischer Metabolismus; Hauptmetabolite sind Norpethidin (aktiv) sowie die aus Pethidin bzw. Norpethidin durch hydrolytische Spaltung gebildeten Carbonsäuren (schwach aktiv, werden anschließend konjugiert); 0,5–5,2 % der Muttersubstanz werden unverändert renal eliminiert
HWZ: 3,2–8 Std.

Dosierung
- initial 25 mg (oral, Erwachsene)
- vorsichtigere Initialdosierung bei geriatrischen Patienten
- Tagesdosis oral: Einzeldosis (Erwachsene) 25–150 mg; maximale Tagesdosis 500 mg/Std.; rektal: Einzeldosis (Erwachsene) 100 mg; intravenös: Einzeldosis (Erwachsene) 50 mg; intramuskulär oder subkutan: Einzeldosis (Erwachsene) 25–150 mg
- bei Niereninsuffizienz sollte Pethidin möglichst nicht angewendet werden; wenn es angewendet wird, wird eine Verlängerung des Dosierungsintervalls empfohlen, da aufgrund der Kumulation von Norpethidin das Risiko von Krampfanfällen erhöht ist;

oder Reduktion der Einzeldosen bei GFR 10–50 ml/Min. auf 75 % der Normdosis bzw. bei GFR < 10 ml/Min. auf 50 % der Normdosis
- Leberinsuffizienz: Dosisreduktion bei akuter Virushepatitis, Vorsicht bei schwerer Leberfunktionsstörung (z.B. Leberzirrhose)

34.11.3.4. Ursodesoxycholsäure

Wirkungsmechanismus
Ursodeoxycholsäure (UDCA, Ursodiol) hemmt die Cholesterinresorption im Darm und senkt die Cholesterinsekretion in die Galle. Dadurch wird die Cholesterinsättigung der Galle vermindert. Vermutlich durch Dispersion des Cholesterins und Bildung von Flüssigkristallen erfolgt eine allmähliche Auflösung von Cholesteringallensteinen.
Bei Leber- und cholestatischen Erkrankungen ist der Wirkungsmechanismus nicht genau bekannt. Er beruht wahrscheinlich auf einem relativen Austausch lipophiler, detergenzienartiger, toxischer Gallensäuren gegen die hydrophile, zytoprotektive, untoxische Ursodeoxycholsäure, auf einer Verbesserung der sekretorischen Leistung der Leberzelle und auf immunregulatorischen und anti-apoptotischen Prozessen sowie Veränderungen der Membrantransportproteine.

Indikation(en)
- Cholezystolithiasis: zur Auflösung von Cholesteringallensteinen der Gallenblase
- primär biliäre Zirrhose (PBC): zur symptomatischen Behandlung, solange keine dekompensierte Leberzirrhose vorliegt
- Gallenrefluxgastritis

Kontraindikationen
- akute Entzündungen der Gallenblase und der Gallenwege
- Verschluss der Gallenwege (Choledochus- oder Zystikusverschluss)
- Schwangerschaft: FDA-Schwangerschaftskategorie B; es wird empfohlen, während der Schwangerschaft UDCA nicht anzu-wenden, es sei denn, dies ist eindeutig erforderlich; in der Behandlung der intrahepatischen Schwangerschaftscholestase hat UDCA einen Stellenwert erlangt

Unerwünschte Arzneimittelwirkungen
- breiförmige Stühle, Durchfall, rechtsseitige Oberbauchschmerzen
- Urtikaria

Relevante Wechselwirkungen
- Ciclosporin: erhöhte Ciclosporin-Resorption aus dem Darm, daher Ciclosporin-Konzentration im Blut bestimmen und ggf. Dosis anpassen
- Nitrendipin: Verminderung der Plasmaspitzenkonzentrationen sowie der Fläche unter der Konzentrations-Zeit-Kurve (AUC) von Nitrendipin
- vermutlich CYP3A4-Induktion durch UDCA, daher Vorsicht und ggf. Dosisanpassung bei Gabe von CYP3A4-Substraten
- Colestyramin, Colestipol, aluminiumhydroxidhaltige Antazida: binden jeweils UDCA im Darm und verhindern dessen Resorption, daher nicht gleichzeitig mit UDCA, sondern um > 2 Stunden versetzt einnehmen

Pharmakokinetik
BV: Resorptionsrate 60–80 %
Elim.: nach der Resorption wird die Gallensäure in der Leber fast vollständig mit Glycin und Taurin konjugiert und dann biliär aus-geschieden; im Darm erfolgt teilweise ein bakterieller Abbau zu 7-Keto-Lithocholsäure und Lithocholsäure; Lithocholsäure ist lebertoxisch; beim Menschen wird sie nur zu einem sehr geringen Teil resorbiert, dann sulfatiert und wieder biliär und schließlich fäkal ausgeschieden
HWZ: biologische HWZ 3,5–5,8 Tage

Dosierung
- Litholyse: > 10 mg/kg KG/Tag
- PBC: ca. 14 ± 2 mg/kg KG/Tag
- Gallenrefluxgastritis: 250 mg/Tag abends

34.12. Cholezystitis und Cholangitis

Fazit für die Praxis

Die akute konkrementbedingte Cholezystitis sollte frühelektiv, möglichst innerhalb von 72 Std. nach Diagnosestellung, in der Regel laparoskopisch operiert werden. Bei leichteren Verläufen der akuten Cholezystitis ist eine antibiotische Monotherapie ausreichend. Bei Choledocholithiasis ist die Papillotomie mit endoskopischer Steinextraktion kombiniert mit der antibiotischen Therapie Methode der Wahl.

34.12.1. Klinische Grundlagen

34.12.1.1. Definition/Pathologie/Pathophysiologie

Die akute kalkulöse (lithogene) Cholezystitis wird durch biliäre Schmerzen, die länger als 6 Stunden anhalten, Fieber bzw. Leukozytose und Gallenblasenwandödem (Ultraschall) in Kombination mit lokalem Druckschmerz (klinisches oder sonographisch-palpatorisches Murphy-Zeichen) definiert. Das klinische Bild der akuten steinbedingten obstruktiven Cholangitis ist geprägt durch die Charcot-Trias: Fieber, Ikterus, Oberbauchschmerz.

34.12.1.2. Einteilung/Klassifikation/Epidemiologie

Komplikationen der Cholezystolithiasis, wie Cholezystitis, treten gehäuft bei symptomatischer Cholelithiasis auf.

34.12.1.3. Diagnostik der Cholezystitis und Cholangitis

Der Ultraschall liefert zusammen mit der Klinik die Diagnose. Das Murphy-Zeichen hat einen positiven prädiktiven Wert von größer als 90 % eine konkrementbedingte akute Cholezystitis, wenn man gezielt mit der Ultraschallsonde die druckschmerzhafte Gallenblasenregion komprimiert. Für die Cholangitisdiagnostik sind zusätzlich die cholestaseanzeigenden Enzyme, Transaminasen und Bilirubin wichtig. Zum Steinnachweis im Choledochus sind die MRCP, die ERCP und der endoskopische Ultraschall geeignet.

34.12.2. Therapie der Cholezystitis und Cholangitis

34.12.2.1. Therapieindikation

Jede Cholezystitis und Cholangitis bedürfen einer antibiotischen und einer kausalen Therapie.

34.12.2.2. Therapieziele

Ziele sind die Heilung der akuten Entzündung und die Beseitigung der auslösenden Ursache (Steine bzw. Gallenblase mit Steinen).

34.12.2.3. Therapeutisches Vorgehen bei Cholezystitis und Cholangitis

Die akute konkrementbedingte Cholezystitis sollte frühelektiv, möglichst innerhalb von 72 Stunden nach Diagnosestellung, in der Regel laparoskopisch operiert werden. Antibiotisch ist bei leichteren Verläufen der akuten Cholezystitis ist eine Monotherapie (z.B. Mezlocillin 3 x 4 g i.v., Ampicillin/Sulbactam 3 x 3 g i.v., Ceftriaxon 1 x 2 g i.v.) ausreichend. Bei schwereren Verläufen sollte, um ein breiteres gramnegatives Keimspektrum ausreichend abdecken zu können, eine Kombinationstherapie aus einem Breitspektrumantibiotikum, wie z.B. Ampicillin oder Piperacillin und einem Beta-Lactamase-Inhibitor (z.B. Ampicillin/Sulbactam 3 x 3 g i.v.; Piperacillin/Tazobactam 3 x 4,5 g i.v.) oder Meropenem (3 Tage 3 x 1 g i.v., dann 3 x 0,5 g i.v.) durchgeführt werden. Bei Choledocholithiasis ist die Papillotomie mit endoskopischer Steinextraktion kombiniert mit der antibiotischen Therapie Methode der Wahl.

34.12.3. Pharmakotherapie

34.12.3.1. Mezlocillin

(s. Kap. Bakterielle Infektionen)

34.12.3.2. Ceftriaxon

(s. Kap. Bakterielle Infektionen)

34.12.3.3. Meropenem

(s. Kap. Bakterielle Infektionen)

34.13. Primär biliäre Zirrhose (PBC)

Fazit für die Praxis
Die Therapie der Wahl ist die möglichst frühzeitig begonnene Dauertherapie mit Ursodesoxycholsäure. Bei unzureichendem Ansprechen, bei autoimmunem Charakter der PBC oder bei Autoimmuncholangitis (AMA-negative PBC) kann eine Kombinationsbehandlung von UDCA mit Glukokortikoiden und/oder Azathioprin die Wirksamkeit verbessern. Die fortgeschrittene PBC ist eine Indikation zur Lebertransplantation.

34.13.1. Klinische Grundlagen

34.13.1.1. Definition/Pathologie/Pathophysiologie

Die PBC ist eine chronisch-destruierende, nichteitrige Entzündung der kleinen intrahepatischen Gallengänge unklarer Ätiologie. Die PBC ist durch eine frühzeitige Cholestase charakterisiert, die durch den Anstieg der Cholestaseenzyme (AP und Gamma-GT) im Serum erfasst wird. Eine Hyperbilirubinämie und ein Ikterus treten erst in späteren Stadien auf. 60 % der Patienten sind bei Diagnosestellung asymptomatisch.

34.13.1.2. Einteilung/Klassifikation/Epidemiologie

Die PBC tritt in über 90 % der Fälle bei Frauen auf. Der Altersgipfel liegt zwischen dem 40. und 60. Lebensjahr. Die Prävalenz liegt zwischen 4 und 15 Fällen pro 100.000 Personen.

34.13.1.3. Diagnostik der PBC

Die Diagnose wird gesichert durch den Nachweis antimitochondrialer Antikörper (AMA Typ M2), der mit einer Sensitivität von 95 % gelingt, und erhöhter IgM-Globuline. Bei bis zu 50 % der Patienten mit PBC sind auch antinukleäre Antikörper (ANA) nachweisbar. Eine Leberbiopsie ist zur Diagnosestellung nicht erforderlich, wird aber für die Stadieneinteilung benötigt.

34.13.2. Therapie der PBC

34.13.2.1. Therapieindikation

Jede gesicherte PBC im nichtfortgeschrittenen Stadium bedarf einer sofortigen Therapie mit UDCA.

34.13.2.2. Therapieziel

Möglichst frühe Therapie zur Verhinderung einer Krankheitsprogression und Entwicklung einer Leberzirrhose

34.13.2.3. Therapeutisches Vorgehen bei PBC

Aufgrund der ungeklärten Ätiopathogenese gibt es keine kausale Therapie der PBC. Die Therapie der Wahl ist die möglichst frühzeitig begonnene Dauertherapie mit Ursodesoxycholsäure in einer Dosierung von 13–15 mg/kg KG.
Bei unzureichendem Ansprechen auf die UDCA-Monotherapie, bei autoimmunem Charakter der PBC oder bei Autoimmuncholangitis (AMA-negative PBC) kann eine Kombinationsbehandlung von UDCA mit Glukokortikoiden (Prednisolon oder Prednison 10–15 mg/Tag, Budesonid 3-mal 3 mg/Tag) und/oder Azathioprin (50–100 mg/Tag) die Wirksamkeit verbessern, wobei eine Verminderung des Fibrosegrades noch nicht gesichert ist. Die fortgeschrittene PBC ist eine Indikation zur Lebertransplantation.

34.13.3. Pharmakotherapie

34.13.3.1. Ursodesoxycholsäure

(s. Abschnitt 34.11.3.4.)

34.13.3.2. Predniso(lo)n

(s. Abschnitt 34.3.3.1. und Kap. Rheumatische Erkrankungen)

34.13.3.3. Budesonid

(s. Kurzprofil im Anhang)

Der **Wirkungsmechanismus** von Budesonid beruht auf seiner immunsuppressiven Eigenschaft, wobei im Gegensatz zu Predniso-lon ein hoher First-Pass-Effekt in der Leber vorliegt.

34.13.3.4. Azathioprin

(s. Abschnitt 34.3.3.2. und Kap. Rheumatische Erkrankungen)

34.14. Primär sklerosierende Cholangitis (PSC)

Fazit für die Praxis
Als Mittel der Wahl in Früh- und Spätstadien der Erkrankung wird UDCA in der erhöhten Dosis von 15–20 mg/kg KG lebenslang eingesetzt. Unterbrechungen der Therapie führen in kurzer Zeit zur Befundverschlechterung. UDCA bewirkt eine Verbesserung der laborchemischen Cholestaseparameter, in einzelnen Fällen auch der Histologie, nicht aber der Überlebensrate und der Dauer des transplantatfreien Überlebens. Bei Vorliegen dominanter Gallengangsstrikturen führt die Kombination der UDCA-Therapie mit der endoskopischen Behandlung der Strikturen zur Verlängerung des transplantatfreien Überlebens. Die Lebertransplantation ist die einzige kausale Therapie.

34.14.1. Klinische Grundlagen

34.14.1.1. Definition/Pathologie/Pathophysiologie

Die PSC ist eine cholestatische Lebererkrankung, bei der eine progressive entzündliche Destruktion der Gallenwege zu intra- und extrahepatischen Strikturen und Gallengangsfibrosierungen führt, die von bakteriell ausgelösten Cholangitisschüben begleitet sind. Eine autoimmune Genese wird angenommen, ihre Ursache ist aber unbekannt.

34.14.1.2. Einteilung/Klassifikation/Epidemiologie

Die Prävalenz der PSC wird mit 1–6 Fällen pro 100.000 Personen angenommen. 90 % der Patienten leiden gleichzeitig an einer chronisch-entzündlichen Darmerkrankung, 80 % an einer Colitis ulcerosa. 70 % der Patienten sind Männer mit einem Durchschnittsalter von 40 Jahren.

34.14.1.3. Diagnostik der PSC

Die Methode der Wahl zur Diagnose der PSC ist die endoskopisch-retrograde Darstellung auch der kleinen intrahepatischen Gallengänge durch die ERC. Die MRCP ersetzt zunehmend die ERCP unter rein diagnostischer Intention. Eine Leberhistologie ist in der Regel nicht erforderlich.

34.14.2. Therapie der PSC

34.14.2.1. Therapieindikation

Obwohl durch Medikamente harte Endpunkte nicht verbessert werden, lässt sich durch UDCA eine symptomatische Besserung der Cholestase erreichen und wird daher auch empfohlen.

34.14.2.2. Therapieziel

Ziel ist die Verhinderung einer Krankheitsprogression und Entwicklung einer Leberzirrhose. Dies wird bisher nicht gesichert durch Medikamente erreicht.

34.14.2.3. Therapeutisches Vorgehen bei PSC

Obwohl eine kausale Therapie der PSC nicht existiert, legt die Cholestase mit Schädigung der Leber durch retinierte toxische Gallensäuren wie bei der PBC eine Behandlung mit UDCA nahe. Als Mittel der Wahl in Früh- und Spätstadien der Erkrankung wird UDCA in einer etwas erhöhten Dosis von 15–20 mg/kg KG lebenslang eingesetzt. Unterbrechungen der Therapie führen in kurzer Zeit zur Befundverschlechterung. UDCA bewirkt eine Verbesserung der laborchemischen Cholestaseparameter, in einzelnen Fällen auch der Histologie, nicht aber der Überlebensrate und der Dauer des transplantatfreien Überlebens. Bei Vorliegen dominanter Gallengangsstrikturen führt die Kombination der UDCA-Therapie mit der endoskopischen Behandlung der Strikturen zur Verlängerung des transplantatfreien Überlebens. Die Lebertransplantation ist die einzige kausale Therapie. Bei der Indikationsstellung ist das erhöhte Risiko für ein cholangiozelluläres Karzinom zu berücksichtigen.

34.14.3. Pharmakotherapie

34.14.3.1. Ursodesoxycholsäure

(s. Abschnitt 34.11.3.4.)

35. Chronisch entzündliche Darmerkrankungen

Fazit für die Praxis

Morbus Crohn und **Colitis ulcerosa** sind chronisch entzündliche Darmerkrankungen mit meist fluktuierendem, in 50 % eher blanden Verlauf und hoher Rezidivneigung, beim Morbus Crohn selbst nach resezierender Operation. Die Diagnostik der Ausbreitung beruht in erster Linie auf der Endoskopie, bei Morbus Crohn ergänzt durch röntgenologische Dünndarmdiagnostik.

Die Behandlung des **Morbus Crohn** ist standardisiert. Glukokortikosteroide sind die wirksamsten Therapeutika bei aktiver Erkrankung, sie werden in der Dosis über Wochen langsam reduziert. Sie spielen in der Rezidivprophylaxe keine Rolle. Topische Steroide wie Budesonid haben weniger UAW und werden besonders bei Ileozökalbefall eingesetzt, sind aber bei schweren Verlaufsformen häufig nicht ausreichend wirksam. Mesalazin ist bei aktivem Crohn nur in hohen Dosen wirksam, bei mildem Langzeitverlauf aber häufig ausreichend. Bei steroidabhängigen oder –refraktären Patienten sind Immunsuppressiva wie Azathioprin in Kombination mit Steroiden oder Methotrexat indiziert. Bei schwerem aktivem M. Crohn, bei dem es auch unter diesen Immunsuppressiva nicht zur Remission kommt, sind Infliximab oder Adalimumab zu erwägen, die mit seltenen, aber schwerwiegenden UAW einhergehen können. Eine weitere Indikation von Infliximab sind therapierefraktäre Fisteln. Sezernierende Fisteln können mit Metronidazol oder Ciprofloxacin behandelt werden.

Standardtherapeutika bei der **Colitis ulcerosa** sind 5-Aminosalicylate und Glukokortikosteroide. Bei Befall des distalen Kolon wird rektal therapiert. Mesalazin ist als 5-ASA-Präparat wegen geringerer UAW dem Sulfasalazin vorzuziehen. Bei distalem Befall wird 5-ASA als Einlauf appliziert, bei Proktitis durch Suppositorien. Bei fehlendem Ansprechen und/oder sehr hoher Aktivität sind Glukokortikosteroide Mittel der Wahl, bei distaler Kolitis als Klysma, bei Proctitis auch als Schaum. Klysmen mit Budesonid sind bei distaler Kolitis ebenso wirksam wie klassische Glukokortikosteroide. Bei refraktärer und steroidabhängiger Erkrankung ist Azathioprin in der Regel in Kombination mit Steroiden eine Alternative. Bei sehr schwerer Kolitis ist Ciclosporin zu erwägen, meist nur als Vorbereitung auf die operative Therapie durch totale Kolektomie.

35.1. Wirkstoffübersicht

empfohlene Wirkstoffe	weitere Wirkstoffe
Adalimumab	Balsalazid (in D nicht zugelassen)
Azathioprin	Mycophenolat
Betamethason	Olsalazin
Budesonid	Tacrolimus
Ciclosporin A	Ursodeoxycholsäure
Ciprofloxacin	
Colestyramin	
Hydrocortison	
Hydroxocobalamin	
Infliximab	
Mesalazin	
Methotrexat	
Methylprednisolon	
Metronidazol	
Prednisolon	
Sulfasalazin	

35.2. Klinische Grundlagen

35.2.1. Definition

Chronisch entzündliche Darmerkrankungen (Morbus Crohn und Colitis ulcerosa) sind lebenslange, sich meist im dritten Lebensjahrzehnt manifestierende Erkrankungen unbekannter Ätiologie, wobei als gesichert gilt, dass genetische und Umweltfaktoren eine Rolle spielen. Eine Störung der intestinalen Barriere wird allgemein als Ursache der Aktivierung des intestinalen Immunsystems angenommen. Führende Symptome bei Morbus Crohn sind Durchfälle und meist im rechten Unterbauch lokalisierte Schmerzen sowie perianale Veränderungen wie Fisteln und Abszesse. Bei Colitis ulcerosa stehen blutige Durchfälle im Vordergrund.

35.2.2. Epidemiologie, Einteilung

Der spontane Verlauf beider Erkrankungen ist oft fluktuierend und insgesamt sehr unterschiedlich: Etwa 50 % der Patienten haben einen eher blanden Verlauf und bedürfen keiner aggressiven Therapie. Unter einer Placebotherapie gelangen 35 % der Patienten mit Morbus Crohn und 30–50 % der Patienten mit Colitis ulcerosa in Remission. Mehrfache Rezidive weisen 90 % der Patienten auf, bei Morbus Crohn ist dies auch nach einer resezierenden Operation bei 50–75 % innerhalb eines Jahres der Fall. Die Colitis ulcerosa wird durch die totale Kolektomie geheilt. Das Überleben entspricht bei beiden Erkrankungen bei konsequenter Therapie dem der Normalbevölkerung. Bei Colitis ulcerosa treten gehäuft Karzinome auf, deren Inzidenz bei Patienten mit regelmäßigen Kontrollen und einer medikamentösen Rezidivprophylaxe jedoch sehr viel geringer ist als früher angenommen.

35.2.3. Diagnostik

Bei beiden Erkrankungen müssen Ausdehnung und Aktivität diagnostisch geklärt werden, da sich die Therapie daran orientiert (s. Tabelle 35.1). Der Morbus Crohn kann prinzipiell den ganzen Gastrointestinaltrakt befallen, am häufigsten ist aber der Ileozökalbereich betroffen. Die Colitis ulcerosa befällt in 20 % auch proximale Kolonanteile; immer liegt aber eine Proktitis oder Proktosigmoiditis vor. Die Therapie lässt sich entsprechend der Krankheitsaktivität einteilen in die Behandlung der aktiven Erkrankung, die Beherrschung der chronisch-aktiven oder refraktären Krankheitssituation und die Rezidivprophylaxe. Extraintestinale Symptome können ebenfalls für die Therapiewahl von Bedeutung sein.

35.3. Therapie

35.3.1. Therapieindikation, Therapieziel

Da angesichts der noch nicht sicher geklärten Ätiologie ein kurativer Therapieansatz fehlt, besteht bislang das Therapieziel in der Reduktion der Symptome („Ansprechen") oder deren Beseitigung („Remission"). Ein weiteres Ziel ist die Erhaltung der Remission bei durch Medikamente oder Operation symptomfreien Patienten.

35.3.2. Therapeutisches Vorgehen bei chronisch entzündlichen Darmerkrankungen

Tabelle 35.1: Therapieprinzipien bei chronisch entzündlichen Darmerkrankungen

Voraussetzungen der Therapie	• Klärung von Art, Ausdehnung, Aktivität und Komplikationen • Ausschluss von interkurrenten Erkrankungen (Infektionen) • Kenntnis bisheriger Therapieeffekte und UAW
Medikamente	• Glukokortikosteroide (systemisch und topisch) • 5-Aminosalicylsäure-Derivate (Mesalazin, Sulfasalazin, Olsalazin) Sondersituationen: Chronisch aktive oder refraktäre Erkrankung, Fisteln • Azathioprin • Methotrexat • Ciclosporin A • Infliximab • Adalimumab • Metronidazol • Ciprofloxacin
Anderes	• Operation (kurativ bei Colitis ulcerosa, Beseitigung von Komplikationen bei Morbus Crohn) • E. coli Nissle (Mutaflor®, zur Remissionserhaltung bei Colitis ulcerosa) • Ernährungstherapie (Morbus Crohn) • Substitution (Morbus Crohn) • Psychotherapie (additiv in Einzelfällen)

35.4. Morbus Crohn

35.4.1. Diagnostik

Mittels Endoskopie und Magnetresonanztomographie/Röntgendoppelkontrast (Dünndarm) wird die Ausdehnung erfasst. Die Aktivität wird anhand der Symptome und einiger Laborparameter (CRP, BSG, Blutbild, Thrombozyten) bestimmt.

35.4.2. Therapeutisches Vorgehen

Die Therapie ist relativ standardisiert und basiert auf der Gabe weniger Substanzen (Glukokortikosteroide, 5-Aminosalicylsäure, Immunsuppressiva, Antibiotika) und der Ernährungstherapie (nur bei aktiver Erkrankung). Chirurgische Maßnahmen sind bei Komplikationen (Stenosen, Perforationen, interenterische Fisteln) und bei therapierefraktärer Erkrankung, besonders des Kolons angezeigt. Die konservative Therapie bessert lediglich die Symptome, heilt aber nicht die Erkrankung (s. auch Abbildung 35.1).
Antikörper gegen Tumornekrosefaktor (Infliximab, Adalimumab) sind bei refraktären Erkrankungsformen wirksam. Bei sorgfältiger Patientenauswahl finden sich gute Ergebnisse, bei breiter Anwendung nur in 20–30 % Langzeitremissionen. UAW sind nicht häufig, aber im Einzelfall sehr schwerwiegend.
Weitere Immunsuppressiva, Hormone, Hemmer der Zelladhäsion und Wachstumsfaktoren werden erprobt; die Ergebnisse sind abzuwarten.

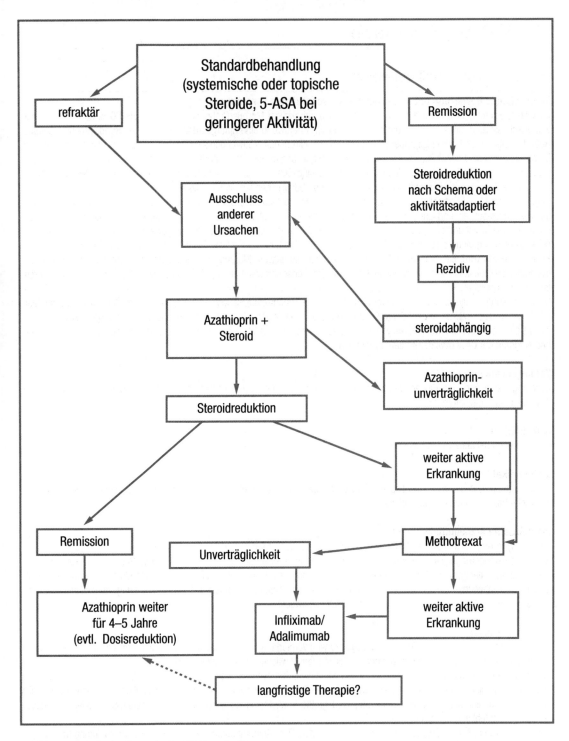

Abbildung 35.1: Stufentherapie des Morbus Crohn

35.4.3. Pharmakotherapie

35.4.3.1. Glukokortikosteroide

Vergleichende Bewertung und Hinweise zur wirtschaftlichen Verordnung
Glukokortikosteroide sind die wirksamsten Therapeutika bei aktivem Morbus Crohn, sie führen bei 60–80 % der Patienten zur Symptombesserung. Sie spielen bei der chronisch aktiven Erkrankung eine untergeordnete und bei der Rezidivprophylaxe keine Rolle. Prednisolon und bei ausgeprägten Eiweißstoffwechselstörungen Methylprednisolon stehen im Vordergrund. Resorption und Bioverfügbarkeit sind bei Morbus Crohn nicht in klinisch relevantem Ausmaß verändert. Die erforderlichen Dosen zur Beeinflussung der aktiven Erkrankung liegen deutlich über der Cushing-Schwelle (ca. 10 mg Prednisolonäquivalent). Sie werden schematisch oder entsprechend der symptomatischen Besserung über Wochen langsam reduziert.
Angesichts der nicht unerheblichen UAW ist die Zulassung der deutlich nebenwirkungsärmeren topischen Steroide wie Budesonid für diese Indikation ein Fortschritt. Budesonid ist ein modifiziertes Glukokortikoid, das eine deutlich höhere Rezeptoraffinität als Prednisolon aufweist und bei der ersten Leberpassage zu 90 % zu inaktiven Metaboliten umgewandelt wird. Es weist daher eine hohe lokale und geringe systemische Wirkung auf, wenn es durch geeignete Galenik im distalen Dünndarm und im proximalen Kolon freigesetzt wird. Bei Patienten mit mäßig bis mittelgradig aktivem Morbus Crohn des Ileozöcalbereichs ist Budesonid den systemischen Glukokortikoiden vorzuziehen. Bei refraktärem oder chronisch aktivem Morbus Crohn sollten Glukokortikoide durch Immunsuppressiva ersetzt werden.
Die Behandlung mit systemischen Glukokortikosteroiden (z.B. Prednisolon) ist kostengünstig (ca. 30 Euro/Monat). Angesichts der relativ hohen Rate an UAW ist der höhere Preis für das „topische" Kortikosteroid Budesonid, das deutlich weniger UAW aufweist, zu vertreten (ca. 160 Euro/Monat). Aufgrund der Daten ist eine längerfristige Therapie (> 3 Monate) in aller Regel nicht sinnvoll und aufgrund der UAW bzw. der Kosten abzulehnen.

Wirkungsmechanismus
Hemmung zahlreicher Funktionen verschiedener Entzündungszellen (Lymphozyten, Makrophagen, Neutrophile, Eosinophile, Mastzellen) und -mediatoren

Indikation(en)
Mittel der Wahl bei aktivem Morbus Crohn

Kontraindikationen
fortgeschrittene Osteoporose, aseptische Hüftkopfnekrose, Diabetes mellitus, steroidassoziierte Psychose oder Myopathie, chronische bakterielle oder virale Infektionen

Unerwünschte Arzneimittelwirkungen
Cushing-Syndrom, Osteoporose, Osteomalazie, Osteonekrosen, Manifestation eines Diabetes mellitus, Myopathien und psychische Veränderungen sind die häufigsten. Die Häufigkeit ist dosisabhängig, oberhalb der Cushing-Schwellen-Dosis von 10 mg Prednisolonäquivalent treten bei fast allen Patienten mit längerer Anwendung UAW auf. Die unter systemischer Therapie auftretende Nebennierenrindenatrophie erfordert unter Stresssituationen (Operation, andere schwere Erkrankung, Intensivtherapie) eine mehrtägige Behandlung mit etwa 50 mg/Tag Prednisolonäquivalent.

Wechselwirkungen
Die ulzerogene Wirkung nichtsteroidaler Antiphlogistika wird verstärkt. Kortikosteroide können die neuromuskuläre Blockade durch Muskelrelaxantien antagonisieren und zu verlängerter Muskelschwäche und Myopathie führen.
Der Kaliumverlust durch Diuretika oder Laxantien kann verstärkt werden. Dadurch kann – speziell auch bei digitalisierten Patienten – das Risiko kardialer Arrhythmien ansteigen. Bei Diabetes mellitus kann der Bedarf an Insulin bzw. oralen Antidiabetika ansteigen. Unter immunsuppressiver Dosierung wird größte Vorsicht mit der Anwendung von Lebendvirus- oder bakteriellen Impfstoffen empfohlen (Kontraindikation).
Enzyminduktoren (z.B. Carbamazepin, Phenobarbital, Primidon, Phenytoin, Rifampicin) können zu reduzierter Wirkung führen.
Enzyminhibitoren (z.B. Clarithromycin, Diltiazem, Itraconazol, Ketoconazol, Quinupristin) können zu verstärkter Wirkung führen.
Gleichzeitige Therapie mit Ciclosporin kann zu gegenseitiger Wirkungsverstärkung führen (Kontrolle des Ciclosporin-Spiegels).
Methylprednisolon kann den Metabolismus von Tacrolimus hemmen und zu erhöhten Konzentrationen führen (Kontrolle).

Besonderheiten

kein abruptes Absetzen systemischer Glukokortikoide wegen Gefahr der Nebennierenrindeninsuffizienz

Prednisolon

s. auch Kap. Rheumatische Erkrankungen

Dosierung

initial 1 mg/kg/Tag, wöchentliche Reduktion über 6–10 Wo. bis 10 mg/Tag; dann „Ausschleichen" (z.B. 10 mg jeden zweiten Tag für 2 Wochen, 5 mg jeden zweiten Tag für 2 Wochen)

Methylprednisolon

Pharmakokinetik

BV: 89 %
Elim.: Metabolismus; weniger als 10 % unverändert renal
HWZ: 2–3 Std.

Dosierung

in äquivalenter Dosierung

Budesonid

Pharmakokinetik

BV: 10 %, hoher First-Pass-Metabolismus; bei Leberzirrhose höhere Bioverfügbarkeit aufgrund des geringeren First-Pass-Metabolismus
Elim.: Metabolismus
HWZ: 2,7 Std.

Dosierung

3 x 3 mg/Tag oder 1 x 9 mg/Tag über 2 Monate, dann evtl. 2 x 3 mg/Tag über 4 Wochen

35.4.3.2. Mesalazin (5-Aminosalicylsäure)

Vergleichende Bewertung und Hinweise zur wirtschaftlichen Verordnung

Mesalazin ist bei aktivem Morbus Crohn nur in hohen Dosen (> 4 g/Tag) wirksam, aber dennoch den Glukokortikoiden unterlegen. Bei den 50 % der Patienten mit mildem Langzeitverlauf ist Mesalazin meist ausreichend. Bei üblichem Befallsmuster (terminales Ileum und proximaler Dickdarm) erreicht nur Mesalazin lokal entsprechende Konzentrationen, da Sulfasalazin und Olsalazin erst im Dickdarm bakteriell gespalten werden. In der Rezidivprophylaxe ist für Mesalazin eine mäßige Wirkung bei operativ, nicht aber bei durch Steroide erzielter Remission belegt; für Sulfasalazin und Olsalazin ist eine Wirkung für diese Indikation nicht belegt. Die Gabe von Mesalazin bei aktiver Erkrankung sollte sich auf Patienten mit mäßiger Aktivität und Ablehnung einer Glukokortikoidtherapie beschränken. Bei Patienten nach operativ induzierter Remission ist sie in Einzelfällen indiziert.
Angesichts der relativ hohen Kosten (ca. 150 Euro/Monat) und der begrenzten Wirksamkeit bei aktiver Erkrankung und im Rahmen der Rezidivprophylaxe muss die Indikation im Einzelfall abgewogen werden.

Wirkungsmechanismus

Hemmung zahlreicher Funktionen verschiedener Entzündungszellen und -mediatoren; es besteht bei aktiver Erkrankung eine eindeutige Dosisabhängigkeit bezüglich der symptomatischen Wirkung, wobei 1–2 g/Tag nicht besser sind als Placebo

Indikation(en)

- Patienten mit mäßiger oder moderater Aktivität des Morbus Crohn, wenn Glukokortikoide abgelehnt werden
- Rezidivprophylaxe nach Operation in Einzelfällen
- Die Therapie sollte 2 Wochen post operationem beginnen.

Kontraindikationen
bekannte Unverträglichkeit von Mesalazin, ausgeprägte Niereninsuffizienz

Unerwünschte Arzneimittelwirkungen
Pankreatitis, akute entzündliche Nierenerkrankungen, Perikarditis; UAW relativ selten

Wechselwirkungen
Die Toxizität von Methotrexat kann verstärkt werden. Die blutzuckersenkende Wirkung von Sulfonylharnstoffen kann verstärkt werden.

Besonderheiten
Kapseln sollten 30 Min. vor der Mahlzeit eingenommen werden, da sie ansonsten im Magen akkumulieren können.

Pharmakokinetik
BV: 44 % (Tabletten), 24 % (Suppositorien)
Elim.: Metabolismus; 25 % der resorbierten Menge werden unverändert renal eliminiert
HWZ: ca. 1 Std. (6 Std. für acetylierten Metaboliten)

Dosierung
bei aktiver Erkrankung 3 x 1,5 g/Tag p.o.; zur Rezidivprophylaxe 3–4 x 1 g/Tag p.o.

35.4.3.3. Immunsuppressiva

Vergleichende Bewertung und Hinweise zur wirtschaftlichen Verordnung
Azathioprin führt bei 60–70 % der Patienten, die kortikoidrefraktär oder -abhängig sind, zu einer Besserung, die das Absetzen der Glukokortikoide möglich macht. Azathioprin ist bei diesen Patienten Mittel der Wahl. Die Wirkung setzt in der Regel verzögert (6–12 Wochen) ein. Bei anamnestisch schwierig mit Glukokortikoiden zu behandelnden Patienten additiver Effekt von Azathioprin zur Glukokortikoidtherapie bei aktiver Erkrankung.
Methotrexat ist ebenfalls gesichert wirksam bei steroidabhängigen oder -refraktären Patienten, Vergleiche zu Azathioprin liegen nicht vor.
Der Tumornekrosefaktor-Antikörper Infliximab ist bei steroidrefraktären Patienten wirksam (40 % Remission, weitere 20 % Besserung) und führt bei Fisteln in 50–60 %, jedoch oft nur vorübergehend, zum Fistelverschluss. Vergleiche zu Azathioprin oder Methotrexat fehlen. Langzeitwirkung über ein Jahr ist gesichert (Remission 20–30 %), eine Reduktion der Wirkung mit der Zeit wird beobachtet. Die Ergebnisse von Adalimumab sind ähnlich, es finden sich seltener Antikörper.
Mycophenolat und Tacrolimus haben experimentellen Charakter, Ciclosporin ist nur bei Fisteln in Einzelfällen wirksam (s. auch Kap. Rheumatische Erkrankungen: DMARD mit immunsuppressiven Eigenschaften).
Die Gabe von Azathioprin bei steroidrefraktären oder -abhängigen Patienten ist aufgrund des Vermeidens der Steroidnebenwirkungen kosteneffektiv (ca. 85 Euro/Monat). Gleiches gilt für Methotrexat (ca. 20 Euro/Monat). Die Gabe von Infliximab ist auf die seltenen Fälle des Versagens der o. g. Medikamente, bei Fisteln auch nach Versagen chirurgischer Maßnahmen, zu beschränken. Die Dosis sollte 5 mg/kg nicht überschreiten (Kosten ca. 2.500–3.000 Euro/Behandlung). Bei fehlendem Ansprechen auf die Induktionstherapie (dreimal eine Infusionsbehandlung in den Wochen 0, 2 und 6) sollte auf weitere Infusionen verzichtet werden; bei Fisteln sind 3 Gaben (Wochen 0, 2 und 6) bereits initial indiziert. Die Gabe zur Remissionserhaltung (alle 8 Wochen) ist nur bei initialem Ansprechen nach Ausschöpfung der übrigen Maßnahmen zweckmäßig und kosteneffektiv.
Adalimumab wird initial mit 160 mg in Woche 0 und 80 mg in Woche 2, dann alle 2 Wochen mit 40 mg dosiert (Kosten initial 5.270 Euro).

Wirkungsmechanismus
- Azathioprin wirkt immunsuppressiv über komplexe Angriffspunkte; langsamer Wirkungseintritt
- Methotrexat wirkt ebenfalls immunsuppressiv, der Wirkungseintritt ist schneller.
- Infliximab bindet den potenten proinflammatorischen Mediator TNF-alpha und induziert Apoptose aktivierter Immunzellen; der letztgenannte Effekt erklärt die Wirkung bei Morbus Crohn.
- auch Azathioprin und Methotrexat induzieren Apoptose von aktivierten Lymphozyten

Indikation(en)

- Azathioprin und Methotrexat: Patienten, die trotz sachgerechter Glukokortikoidtherapie nicht in Remission kommen („steroid-refraktär") oder bei denen es nach Absetzen der Glukokortikoide immer wieder zum Aufflackern der Erkrankung kommt („steroidabhängig")
- Infliximab und Adalimumab: Patienten mit schwerem aktivem Morbus Crohn, bei denen trotz eines vollständigen adäquaten Therapiezyklus mit Kortikosteroiden und den o. g. Immunsuppressiva kein Therapieerfolg erzielt wurde oder die diese Therapie nicht vertragen. Bei Patienten mit Fisteln wird zusätzlich eine erfolglose Behandlung mit Drainage und Antibiotika vorausgesetzt.

Unerwünschte Arzneimittelwirkungen

- Azathioprin: Pankreatitis (3 %) initial, Knochenmarkdepression jederzeit während der Therapie (2 %), Allergien (2 %), Leber-schäden (3 %); insgesamt UAW bei 10 % der Patienten; selten Lymphome, fokal regenerierende Hyperplasie
- Methotrexat: Zytopenie (insbesondere in Kombination mit Steroiden), Leberfibrose
- Infliximab und Adalimumab: Abszesse (bei Fistelpatienten), Hypersensibilitätsreaktionen, Infekte (auch schwere, Tuberkulose), Herzinsuffizienz, Lymphome, in 0,5–1,0 % therapiebedingte Todesfälle

Kontraindikationen

- Azathioprin, Methotrexat: Zytopenie, anamnestische Unverträglichkeit (Pankreatitis, Leberschaden)
- Infliximab und Adalimumab: Tuberkulose, Sepsis, Abszesse, opportunistische Infekte, Herzinsuffizienz (NYHA Grad III/IV), COPD

Wechselwirkungen, Besonderheiten, Pharmakokinetik

s. Kap. Rheumatische Erkrankungen: DMARD mit immunsuppressiven Eigenschaften

Wirkstoffe und Dosierung

- Azathioprin: 2,5 mg/kg/Tag p.o., eventuell einschleichend über 1–2 Wochen dosieren; Dosissteuerung über Metabolitenspiegel bislang nicht gesichert; nach 2–3 Jahren Versuch der Dosisreduktion, Therapiedauer länger als 4 Jahre
- Methotrexat: 25 mg/Wo. i.m., später p.o., Langzeitdosen 12,5–20 mg/Wo., Therapiedauer unbekannt
- Infliximab: 5 mg/kg als Infusion; bei Fisteln 5 mg/kg i.v. initial, nach 2 und 6 Wochen; Wiederholung alle 8 Wochen zur Remissionserhaltung bei initialem Ansprechen
- Adalimumab: 160 mg in Woche 0, 80 mg in Woche 2, dann 40 mg alle 2 Wochen zur Remissionserhaltung

35.4.3.4. Antibiotika

Vergleichende Bewertung und Hinweise zur wirtschaftlichen Verordnung

Metronidazol ist zur Behandlung von sezernierenden Fisteln bei Morbus Crohn geeignet, bei 30–60 % der Patienten tritt unter länger dauernder Therapie (länger als 6 Wochen) Besserung ein. Metronidazol, über 3 Monate gegeben, vermag das postoperative endoskopische Rezidiv deutlich zu vermindern, Vergleiche zu Mesalazin liegen allerdings nicht vor.

Ciprofloxacin ist bei Einzelfällen von fistelndem Morbus Crohn zweckmäßig.

Die Behandlung mit Metronidazol (ca. 70 Euro/Monat) ist kostengünstig und daher der mit Ciprofloxacin (ca. 110 Euro/Monat) vorzuziehen.

Wirkungsmechanismus

Der exakte Mechanismus von Metronidazol ist unklar, bei Fisteln wohl antibakteriell (Anaerobier). Ciprofloxacin wirkt durch Beeinflussung der Darmflora als Trigger der perpetuierenden Entzündung.

Indikation(en)

bei sezernierenden Fisteln neben Drainage primär Therapieversuch mit Metronidazol über 6–8 Wochen

Kontraindikationen

für Metronidazol Schwangerschaft, Allergie

Unerwünschte Arzneimittelwirkungen

Allergien, Metallgeschmack (meist reversibel), Neuropathien bei länger dauernder Therapie

Wirkstoffe und Dosierung

- Metronidazol: 800–1.200 mg/Tag, nach Fistelverschluss oder Besserung versuchsweise Reduktion auf 500–800 mg/Tag, Behandlung keinesfalls länger als 3 Monate
- Ciprofloxacin: 750 mg/Tag, nach 3 Monaten Absetzversuch

35.5. Colitis ulcerosa

35.5.1. Diagnostik

Mittels Endoskopie wird die Ausdehnung erfasst. Die Aktivität der Erkrankung wird durch Symptome (Durchfall, Blutverlust), den endoskopischen Befund und wenige Laborparameter (Blutbild, BSG) bestimmt. Die Therapie ist standardisiert und abhängig von der Ausdehnung.

35.5.2. Therapieindikation, Therapieziel

Mangels ätiologisch begründeter Therapieansätze ist die Therapie symptomatisch. Therapieziele sind die Normalisierung der Stuhlfrequenz und die Beseitigung der Blutverluste sowie die Erhaltung dieses Zustandes über längere Zeit.

35.5.3. Therapeutisches Vorgehen

5-Aminosalicylsäure-Präparate und Glukokortikosteroide sind Standard. Bei Befall des distalen Kolon bis zur linken Flexur wird rektal therapiert, bei ausgedehnter Kolitis peroral und rektal oder bei schwerem Verlauf intravenös (Kortikosteroide). Kombination von oraler und rektaler Therapie ist vorteilhaft. Bei refraktärer Erkrankung ist die Kolektomie zu erwägen, die die Erkrankung heilt und gleichzeitig eine Karzinomprophylaxe darstellt (s. auch Abbildung 35.2).
Die Gabe von E. coli Nissle ist zur Remissionserhaltung als Alternative wirksam. Ciclosporin intravenös ist bei schwerer Kolitis effektiv. Infliximab ist ebenfalls wirksam, allerdings selten erforderlich. Die Langzeiteffekte sind begrenzt (20 % Remission).

35.5.4. Pharmakotherapie

35.5.4.1. 5-Aminosalicylsäure-Präparate (Mesalazin, Sulfasalazin, Olsalazin)

Vergleichende Bewertung und Hinweise zur wirtschaftlichen Verordnung

5-Aminosalicylsäure-Präparate sind Mittel der ersten Wahl bei mäßiger bis mittelschwerer aktiver Colitis ulcerosa. Sowohl Mesalazin als auch Sulfasalazin, Olsalazin und das in Deutschland nicht zugelassene Balsalazid sind als wirksam gesichert. Sulfasalazin weist mehr UAW auf. Bei distalem Befall erfolgt die Therapie durch Einläufe, bei Proktitis durch Zäpfchen. Die Substanzen sind zur Rezidivprophylaxe geeignet. Bezüglich der Wirksamkeit sind keine relevanten Unterschiede zwischen den verschiedenen galenischen Präparationen vorhanden.
Die orale Gabe von Sulfasalazin ist kostengünstiger (ca. 45 Euro/Monat) als die Therapie mit Mesalazin (ca. 120 Euro/Monat). Hier ist aber die erhöhte Nebenwirkungsrate zu beachten. Bezüglich der rektalen Therapie ist unter Kostenaspekten angesichts der fehlenden Effekte einer Dosissteigerung die Gabe von 1–2 x 1 g/Tag (ca. 180 Euro/Monat) ausreichend. Schäume werden oft besser toleriert, sind aber teurer (ca. 325 Euro/Monat).

Wirkungsmechanismus

s. Wirkstoffprofil Mesalazin; Sulfasalazin wird im Dickdarm bakteriell in 5-Aminosalicylsäure und Sulfapyridin (weitgehend ohne Wirkung) gespalten; Olsalazin besteht aus zwei 5-Aminosalicylsäure-Molekülen und wird ebenfalls im Dickdarm gespalten.

Indikation(en)

milde bis mittelschwere aktive Colitis ulcerosa (bei schwerer Form in Kombination mit Glukokortikoiden); Rezidivprophylaxe

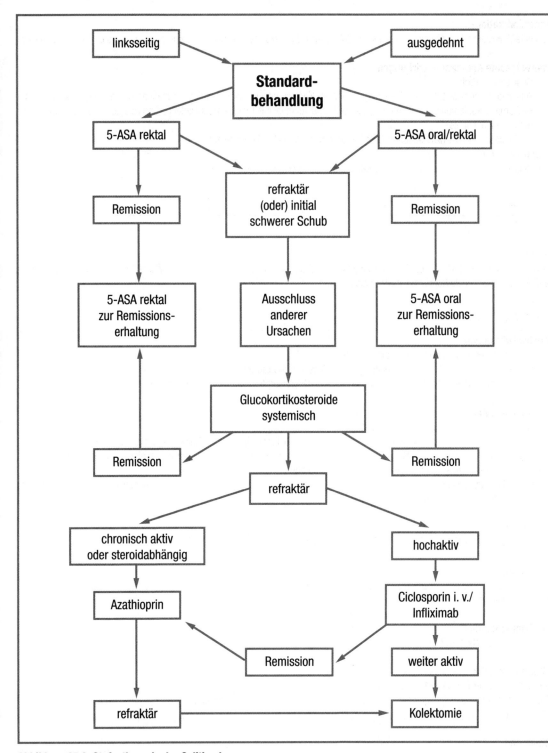

Abbildung 35.2: Stufentherapie der Colitis ulcerosa

Kontraindikationen

bekannte Unverträglichkeit, Allergien; Patienten mit Sulfasalazin-Unverträglichkeit können versuchsweise mit Mesalazin behandelt werden.

Unerwünschte Arzneimittelwirkungen

- Mesalazin: s. Profil
- Sulfasalazin: in etwa 20 % dosisabhängig Übelkeit, Kopfschmerzen; selten sind dosisunabhängig Knochenmarkdepression, Perikarditis, Pankreatitis, Oligospermie, hämolytische Anämie mit Heinz-Körper-Bildung, Cholestase, Folsäuremangel; sehr selten Lungenfibrose
- für Olsalazin sind die UAW seltener (6–8 %), zusätzlich kann aber Diarrhoe auftreten.

Besonderheiten

Sulfasalazin zur Verminderung dosisabhängiger UAW einschleichend dosieren

Mesalazin

s. auch Abschnitt 4.3.2.

Dosierung

aktive Erkrankung 3–4 g/Tag p.o., Rezidivprophylaxe 1,5 g/Tag p.o., Einmalgabe ausreichend.; rektal 1 x 1, 2 oder 4 g/Tag als Einlauf, 3 x 500 mg/Tag als Supp., 1 x 2 g/Tag als Schaum

Sulfasalazin

Wechselwirkungen

- Hemmung der Resorption von Folsäure
- Antibiotika können die bakterielle Spaltung von Sulfasalazin reduzieren
- die Ciclosporin-Plasmakonzentration kann abnehmen. Die Resorption von Digoxin kann reduziert werden.

Pharmakokinetik

BV: etwa ein Drittel einer Dosis wird resorbiert.

Elim.: der größte Teil gelangt unverändert ins Kolon, dort metabolische Spaltung in Sulfapyridin, das resorbiert und metabolisch (polymorphe Acetylierung, höhere Plasmakonzentrationen bei langsamen Acetylierern) eliminiert wird, und 5-Aminosalicylsäure (Mesalazin, s. Abschnitt 4.3.2.); resorbierte Menge wird unverändert renal eliminiert.

HWZ: 7,6 Std. (Muttersubstanz, wiederholte Gabe); bei Niereninsuffizienz wird Dosisreduktion empfohlen (wegen verlangsamter Elimination von Sulfapyridin)

Dosierung

aktive Erkrankung 3 g/Tag p.o. Rektal 3 x 500 mg als Supp.

Olsalazin

(s. Kurzprofil im Anhang)

Wechselwirkungen

s. Mesalazin (Abschnitt 4.3.2.)

Pharmakokinetik

BV: nur 1–3 % der Dosis werden resorbiert

Elim.: im Kolon fast vollständige bakterielle Spaltung in 5-Aminosalicylsäure (Mesalazin)

HWZ: 1 Std.

Dosierung

aktive Erkrankung 2 g/Tag p.o., zur Rezidivprophylaxe 0,5–2 g/Tag p.o.

35.5.4.2. Glukokortikosteroide

Vergleichende Bewertung und Hinweise zur wirtschaftlichen Verordnung
Bei fehlendem Ansprechen auf 5-Aminosalicylsäure-Derivate und/oder sehr hoher Krankheitsaktivität sind Glukokortikosteroide Mittel der ersten Wahl. Bei ausgedehnter Colitis ulcerosa hat die orale Gabe von Prednisolon bei mäßiger Aktivität eine Ansprechrate von 80 %, bei sehr schwerer Colitis ulcerosa von ca. 40–50 %. Bei distaler Colitis ulcerosa ist die rektale Applikation der oralen überlegen, sowohl Einläufe als auch Schäume sind wirksam. Letztere werden von den Patienten besser akzeptiert. Einläufe mit Budesonid sind gleich wirksam wie die mit anderen Glukokortikoiden und weisen weniger UAW auf. Diesbezüglich besteht aber kein Unterschied zwischen Budesonid- und Hydrocortison-Schaum.
Die orale Steroidtherapie ist preisgünstig (s. Morbus Crohn). Bezüglich der Einläufe und Schäume müssen Tolerabilität durch den Patienten und Nebenwirkungen bezüglich der Kosteneffektivität berücksichtigt werden.

Wirkungsmechanismus
s. Abschnitt Morbus Crohn: Glukokortikosteroide

Indikation(en)
aktive Colitis ulcerosa, die auf 5-Aminosalicylsäure-Präparate nicht anspricht oder initial sehr hohe Aktivität aufweist

Kontraindikationen, unerwünschte Arzneimittelwirkungen
s. Definition

Wirkstoffe und Dosierung
orale Gabe und intravenöse :
- Prednisolon: 1 mg/kg/Tag, dann Dosisreduktion nach Symptomatik über 4–8 Wochen
- Methylprednisolon in äquivalenter Dosierung
- bei schwerer Verlaufsform: Prednisolon: 100 mg/Tag i.v., bei Besserung dann Umsetzen auf orale Gabe
rektale Gabe:
- Betamethason: 1–2 x 5 mg/Tag als Einlauf, bei Besserung 1 x 5 mg/Tag bis 1 x 5 mg/alle 2 Tage
- Hydrocortison: 2 x 100 mg/Tag als Schaum, bei Besserung 1 x 100 mg/Tag, dann langsame Dosisreduktion: alle 2 Tage bis zweimal pro Woche 100 mg
- Budesonid als Einlauf oder als Schaum: 1 x 2 mg/Tag über 4 Wochen; bei Besserung langsame Dosisreduktion: alle 2 Tage bis einmal pro Woche 2 mg

35.5.4.3. Immunsuppressiva

Vergleichende Bewertung und Hinweise zur wirtschaftlichen Verordnung
Azathioprin ist bei refraktärer und steroidabhängiger Erkrankung zu erwägen. Eine positive Wirkung ist bei etwa 60 % der Patienten zu erwarten. Hier ist aber immer die kurative Alternative der Operation mit dem Patienten zu besprechen.
Ciclosporin ist bei sehr schwerer Colitis ulcerosa geeignet, kurzfristig (3–14 Tage) eine Remission und dadurch eine elektive Operationssituation zu erreichen. Ciclosporin-Einläufe sind nicht wirksam. Methotrexat und Tacrolimus sind Reservemedikamente. Infliximab kann alternativ zu Ciclosporin benutzt werden.
Die Gabe von Ciclosporin i.v. ist angesichts der Alternativen kostengünstig, 2 mg/kg/Tag sind ausreichend.

Indikation(en)
bei schwerer steroidrefraktärer Colitis ulcerosa Ciclosporin i.v., im Anschluss Operation oder Versuch mit Azathioprin; Ciclosporin p.o. als Langzeittherapie wegen UAW nicht zu empfehlen; bei chronisch aktiver bzw. glukokortikoidabhängiger Erkrankung Azathioprin über Jahre, wenn Patient Operation ablehnt

Kontraindikationen
- Ciclosporin: Niereninsuffizienz, unkontrollierte Hypertonie, maligne Tumoren, Epilepsie
- Azathioprin: s. Abschnitt Immunsuppressiva

Wirkstoffe und Dosierung
- Ciclosporin: 2 mg/kg/Tag i.v.; 5–8 mg/kg/Tag p.o. (Spiegelbestimmung)
- Azathioprin: 2,5 mg/kg/Tag
- Infliximab: s. Morbus Crohn

35.5.4.4. Probiotika

Vergleichende Bewertung und Hinweise zur wirtschaftlichen Verordnung
E. coli Nissle ist in der Remissionserhaltung Mesalazin gleichwertig und weist keine nennenswerten UAW auf.
Die Kosten einer Langzeittherapie mit E. coli Nissle (ca. 55 Euro/Monat) sind höher als die einer Rezidivprophylaxe mit Mesalazin (ca. 45 Euro/Monat) oder Sulfasalazin. Die Kosten werden derzeit nur bei Unverträglichkeit von Mesalazin erstattet.

35.6. Sonderfälle

35.6.1. Therapie in der Schwangerschaft

Therapeutisches Vorgehen
Die Therapie der aktiven Erkrankung erfolgt ebenfalls mit Glukokortikoiden bzw. Mesalazin. Bislang wurden keine vermehrten Schäden für Mutter und Kind beobachtet. Lediglich das Absetzen der Therapie und eine Zunahme der Krankheitsaktivität führen zu Problemen. Im Einzelfall wurde auch Azathioprin bei chronisch-aktiver Erkrankung weiter gegeben, ohne dass sich Hinweise auf unerwünschte Effekte ergaben. Infliximab und Adalimumab können ebenfalls benutzt werden. Methotrexat und Metronidazol sind kontraindiziert. In jedem Fall sind eine effektive Behandlung des Krankheitsschubes und wirksame Rezidivprophylaxe zu empfehlen.

35.6.2. Therapie bei Kindern

Therapeutisches Vorgehen
Es unterscheidet sich nicht von der bei Erwachsenen. Die Dosen sind an das Körpergewicht zu adaptieren, z.B. für Prednisolon 1 mg/kg/Tag initial bei aktiver Erkrankung, dann Reduktion analog zum Vorgehen bei Erwachsenen. Für Mesalazin sind Daten nicht bekannt, vermutlich ist eine ähnliche Umrechnung sinnvoll, z.B. 60 mg/kg/Tag bei aktiver Erkrankung, entsprechende Berechnung bei der Rezidivprophylaxe. Um langfristig ein normales Wachstum und eine adäquate Entwicklung zu gewährleisten, ist eine dauerhafte Remission Voraussetzung. Demnach wird die Indikation zur Operation oft anhand von Entwicklungsstörungen gestellt und eine additive Ernährungstherapie häufiger eingesetzt. Die Gabe von Azathioprin wird zunehmend angewandt, die begrenzten Daten sind positiv.

35.6.3. Notfälle

Sofortmaßnahmen
Bei toxischem Megakolon, einer lebensbedrohlichen Situation, kann für maximal 2–3 Tage eine intensive konservative Therapie versucht werden: Antibiose mit Metronidazol 3 x 500 mg, Cefotaxim 3 x 2 g, hochdosierte Glukokortikoide (Prednisolon 250 mg/Tag i.v. oder Hydrocortison 4 x 100 mg i.v.). Tritt innerhalb von drei Tagen keine Besserung ein oder verschlechtert sich der Zustand unter dieser Therapie, muss notfallmäßig operiert werden. Ein Therapieerfolg mit Ciclosporin ist nicht gesichert.

35.6.4. Extraintestinale Symptome und Mangelzustände

Therapeutisches Vorgehen
Bei nachgewiesener Vitamin B12-Malabsorption (Schilling-Test, pathologisch bei 30 % der Patienten mit Morbus Crohn, nicht bei Colitis ulcerosa) Substitution mit Hydroxocobalamin (1000 µg i.m. alle 3 Monate). Bei Nachweis eines Mangels fettlöslicher Vitamine parenterale Substitution von Vitamin A, D, E und K: Zink, Kalzium und Magnesium sind bei nachgewiesenem Mangel zu ersetzen. Bei chologener Diarrhoe (Gallensäurenmalabsorption) ist Colestyramin bis zu 4 x 4 g/Tag sinnvoll.

Steatorrhoe, Gallensteine und Nierensteine werden nicht medikamentös, sondern diätetisch behandelt (MCT-Fette, oxalatarme Diät). Extraintestinale Manifestationen an Gelenken, Haut und Augen werden analog zur Grunderkrankung und durch die Therapie derselben angegangen. Ausnahmen bilden Pyoderma gangraenosum (Azathioprin wie bei chronisch aktivem Morbus Crohn, selten Ciclosporin i.v. und p.o., vgl. Abschnitt Immunsuppressiva, Infliximab, lokale Antibiotika und Kortikosteroide), primär sklerosierende Cholangitis (Ursodeoxycholsäure 10–25 µg/kg/Tag) sowie ankylosierende Spondylitis (Physiotherapie, Methotrexat und evtl. Infliximab, s. Kap. Rheumatische Erkrankungen).

35.7. Hinweise zur wirtschaftlichen Verordnung

Die Behandlung mit systemischen Glukokortikosteroiden (z.B. Prednisolon) ist kostengünstig (ca. 30 Euro/Monat). Angesichts der relativ hohen Rate an UAW ist der höhere Preis für das „topische" Kortikosteroid Budesonid, das deutlich weniger UAW aufweist, zu vertreten (ca. 160 Euro/Monat). Aufgrund der Daten ist eine längerfristige Therapie (> 3 Monate) in aller Regel nicht sinnvoll und aufgrund der UAW bzw. der Kosten abzulehnen.

Die Gabe von Azathioprin bei steroidrefraktären oder -abhängigen Patienten ist aufgrund des Vermeidens der Steroidnebenwirkungen kosteneffektiv (ca. 85 Euro/Monat). Gleiches gilt für Methotrexat (ca. 20 Euro/Monat). Die Gabe von Infliximab ist auf die seltenen Fälle des Versagens der o. g. Medikamente, bei Fisteln auch nach Versagen chirurgischer Maßnahmen zu beschränken. Die Dosis sollte 5 mg/kg nicht überschreiten (Kosten ca. 2.500–3.000 Euro/Behandlung). Bei fehlendem Ansprechen auf die Induktionstherapie (dreimal eine Infusionsbehandlung in den Wochen 0, 2 und 6) sollte auf weitere Infusionen verzichtet werden; bei Fisteln sind 3 Gaben (Wochen 0, 2 und 6) bereits initial indiziert. Die Gabe zur Remissionserhaltung (alle 8 Wochen) ist nur bei initialem Ansprechen nach Ausschöpfung der übrigen Maßnahmen zweckmäßig und kosteneffektiv.

Adalimumab wird initial mit 160 mg in Woche 0 und 80 mg in Woche 2, dann alle 2 Wochen mit 40 mg dosiert (Kosten initial 5.270 Euro).

Die Kosten einer Langzeittherapie mit E. coli Nissle (ca. 55 Euro/Monat) sind höher als die einer Rezidivprophylaxe mit Mesalazin (ca. 45 Euro/Monat) oder Sulfasalazin. Die Kosten werden derzeit nur bei Unverträglichkeit von Mesalazin erstattet.

Angesichts der relativ hohen Kosten (ca. 120–150 Euro/Monat) und der begrenzten Wirksamkeit von Mesalazin bei aktiver Erkrankung und im Rahmen der Rezidivprophylaxe muss die Indikation im Einzelfall abgewogen werden.

Die orale Gabe von Sulfasalazin ist kostengünstiger (ca. 45 Euro/Monat) als die Therapie mit Mesalazin. Hier ist aber die erhöhte Nebenwirkungsrate zu beachten. Bezüglich der rektalen Therapie ist unter Kostenaspekten angesichts der fehlenden Effekte einer Dosissteigerung die Gabe von 1–2 x 1 g/Tag (ca. 180 Euro/Monat) ausreichend. Schäume werden oft besser toleriert, sind aber teurer (ca. 325 Euro/Monat).

Die Behandlung mit Metronidazol (ca. 70 Euro/Monat) ist kostengünstig und daher schon aus diesem Grund der mit Ciprofloxacin (ca. 110 Euro/Monat) vorzuziehen.

35

36. Pankreatitis und Pankreasinsuffizienz

Fazit für die Praxis

Die akute Pankreatitis ist überwiegend eine interstitiell-ödematöse Entzündung und hat eine gute Prognose. In der nekrotisierend-hämorrhagischen Verlaufsform weist sie wegen ihrer Komplikationen eine Letalität von < 20 % auf. Die milde ödematöse Verlaufsform ist zumeist rasch behebbar, die schwere Verlaufsform bedarf einer differenzierten intensivmedizinisch gestützten Therapie. Diese besteht aus Analgetika (Pethidin, Buprenorphin oder Morphin), Antibiotika (Mezlocillin, Metronidazol, Carbapenem/Imipenem oder Ciprofloxacin), früher enteraler Ernährung, ggf. Einsatz der Endoskopisch retrograde Cholangio-pankreatikographie (ERCP). Der Einsatz von Pankreasenzympräparaten ist nicht leitliniengestützt. In der Rekonvaleszenz kann bis zur Erzielung einer normalen Verdauungsfunktion eine additive Enzymsubstitution im Einzelfall sinnvoll sein.

Die chronische Pankreatitis verläuft schubweise und geht mit einem progredienten Verlust der exokrinen und endokrinen Organ-funktion sowie einem chronischen Schmerzsyndrom einher. Die Korrektur bzw. Substitution der exokrinen und endokrinen Organ-suffizienz ist ein zentraler Baustein der multimodalen Therapie.

Die Indikation zur Gabe von Pankreasenzymen besteht bei klinischer Manifestation der Maldigestion mit Gewichtsverlust von mehr als 10 % des Körpergewichts, Steatorrhö bzw. dyspeptischen Beschwerden mit Meteorismus und Diarrhö. Häufig wird die exokrine Pankreasinsuffizienz nicht ausreichend therapiert. Moderne Präparate sind durch ihre Galenik säurestabil geschützt, sie enthalten Mikrosphären mit einem Durchmesser von max. 2 mm und können so eine zeitgleiche Magenentleerung mit den Nahrungsbestandteilen gewährleisten. Mehrere kleinere und größere Mahlzeiten sind für Patienten mit manifester exokriner Pankreasinsuffizienz täglich empfohlen. Pro kleiner Mahlzeit sind 10.000–25.000 IU Lipase-Einheiten und pro größerer Mahlzeit 25.000–40.000 IU Lipase-Einheiten empfohlen. Die klinische Wirksamkeit wird über die Beendigung der Steatorrhö/Diarrhö und Zunahme des Körpergewichtes effizient kontrolliert. Die Zugabe säureblockierender Substanzen kann für die Wirksamkeit sinn-voll sein.

36.1. Wirkstoffübersicht

empfohlene Wirkstoffe	weitere Wirkstoffe
Buprenorphin	Aprotinin
Carbapenem	Calcitonin
Ciprofloxacin	Galexat-Mesilat
Clomipramin	Glucagon
Codein	Octreotid
Furosemid	Pentazocin
Humanalbumin	Procain-HCl
Hydroxyethylstärke	
Imipenem/Cilustatin	
Kaliumsalze	
Levomepromazin	
Mannitol	
Metamizol	
Metronidazol	
Mezlocillin	
Morphin	
Omeprazol	
Pankreasenzyme*	
Pantoprazol	
Paracetamol	
Pethidin	
Tramadol	

36.2. Pankreatitis

36.2.1. Definition, Pathologie, Pathophysiologie

Die **Ursache** der akuten Pankreatitis wird in ca. 60 % durch Gallensteine und in ca. 35 % durch nutritiv-toxische Schädigung begründet. Weitere seltene Ursachen sind Hyperkalziämien, Virusinfekte, unerwünschte Arzneimittelwirkungen (z.B. Mesalazin, Zytostatika, etc.), Dyslipidämien, besonders der Triglyceride, aber auch anatomische Besonderheiten. Eine interstitielle Entzündung mit Exsudation von Flüssigkeit in das Retroperitoneum wird als **ödematöse Pankreatitis** bezeichnet und hat eine gute Prognose (Letalität < 1 %). Die schwere Verlaufsform ist dagegen **nekrotisierend-hämorrhagisch** und weist aufgrund ihres komplizierten Verlaufes – führend durch Nierenversagen, Lungenversagen, Infektionen und Hypovolämie mit Schock bzw. Critical-Illness-Syndrome – eine Letalität von bis zu 20 % auf. Der limitierende Faktor bei dieser schweren Verlaufsform ist die Infektion von Pankreasnekrosen. Diagnostisch ist neben der eingehenden klinischen Untersuchung die Laborserologie, die Abdomensonographie und ggf. zur Abschätzung des Ausmaßes der Nekrosen ein Kontrastmittel-CT (> 72 Std. nach Beginn der Symptomatik) indiziert. Die Sicherung der Diagnose wird durch die typische klinische Symptomatik (plötzlicher Schmerzbeginn im Oberbauch und gürtelförmig ausstrahlend, aufgetriebener Leib mit Subileussymptomatik) und die wenigstens dreifach über Norm erhöhte Serumlipase gestützt.

36.2.2. Therapiekonzept

Die Therapieprinzipien gründen auf einer **standardisierten Basistherapie** und einer **problemorientierten Therapie** (s. Tab. 36.1 und 36.2) und sind als interdisziplinäre Leitlinien der Fachgesellschaften Deutsche Gesellschaft für Verdauungs- und Stoffwechselkrankheiten (DGVS) und Deutsche Gesellschaft für Chirurgie (DGC) etabliert (Rünzi M., Layer P., Büchler M.W. et al.: Therapie der akuten Pankreatitis, Gemeinsame Leitlinien, Z. Gastroenterol. 2000; 38: 571–581).

Tabelle 36.1: Standardisierte Basistherapie bei akuter Pankreatitis

• Primäre orale Nahrungskarenz, ggf. Magensonde
• Schockprophylaxe: parenterale Volumen-, Elektrolyt- und Kaloriensubstitution, Glukose-Elektrolyt-Lösung, mind. 3 l/Tag ZVD-gesteuert (6–10 mmH$_2$O)
• Tramadol, Buprenorphin oder Pethidin i.v.
• Antibiotika bei biliärer Pankreatitis/Cholangitis bzw. Prophylaxe bei schwerem nekrotisierenden Verlauf (Mezlocillin oder Cephalosporine [Gruppe 3] + Metronidazol; Carbapenem; Fluorchinolone)

Tabelle 36.2: Problemorientierte Therapie der Komplikationen bei akuter Pankreatitis

Problem	Therapeutische Maßnahmen
Schock	Flüssigkeit i.v. bis zu 10 l/Std. erforderlich, ZVD-adaptiert, ggf. Kolloide (z.B. Hydroxy-ethylstärke, Humanalbumin)
Hb-Hk-Abfall	Erythrozytenkonzentrate, Vollblut (Blutungsquelle lokalisieren!)
Hypokaliämie	Kalium i.v.
Hyperglykämie	Normalinsulin in kleinen Dosen bei BZ-Werten über 200 mg/dl
Hyperkalzämie	ggf. Humanalbumin, kein Kalzium i.v.
Fieber, Infektion	Mezlocillin, Cephalosporine (Gruppe 3) + Metronidazol, Carbapenem; Fluorchinolone

Problem	Therapeutische Maßnahmen
Respiratorische Insuffizienz	Bei pO_2 – Abfall < 70 mmHg oder um mehr als 15 mmHg vom Ausgangswert: Sauerstoffgabe über Nasensonde; relativ großzügige Indikation zur maschinellen Beatmung stellen bei Patienten > 60 Jahre, wenn pO2 < 60 mmHg, bei jüngeren, wenn pO_2 < 55 mmHg fällt
Akutes Nierenversagen	Versuch mit Mannitol (250 ml 25-prozentige Lösung i.v. in 30 Min.) oder Furosemid nach Effekt (bis 250 mg i.v.); bei mangelndem Erfolg: Hämodialyse (CVVHD) bei Kreatinin > 1,4 mg/dl sinnvoll
Stressulkusprophylaxe	Protonenpumpeninhibitor i.v.
Abszess	rasche Sanierung unter Antibiotikaschutz, radiologisch-interventionell oder operativ
Biliäre Pankreatitis mit Cholestase/ Choledocholithiasis/Cholangitis	Früh-ERCP und evtl. Papillotomie

36.2.3. Kritische Diskussion der Therapieprinzipien

Die Gültigkeit der interdisziplinären Leitlinie ist eingeschränkt, da sie bereits im Jahr 2000 erstellt wurde. Eine Aktualisierung dieser Leitlinie ist geplant.

• Analgetikagabe
Die intravenöse Gabe von Pethidin bzw. Buprenorphin und letztlich auch Morphin hat sich durchgesetzt und konnte in Studien die gesicherte Wirksamkeit belegen. Die Gabe von Morphin bzw. Opioiden beeinträchtigt nicht die Funktionsfähigkeit des Sphincter oddi an der Papilla vateri. Die Therapie mit Procainhydrochlorid 2 g/24 Std. als Dauerinfusion hat sich in aktuellen Studien als nicht überlegen erwiesen.

• Antibiotikatherapie
Die Studienlage zur Antibiotikatherapie bei schwerer nekrotisierender Verlaufsform ist uneinheitlich. Bei biliärer Pankreatitis besteht die Indikation zur frühzeitigen Gabe u.a. zur Therapie einer Cholangitis. Hierbei empfiehlt sich die Kombination von Mezlocillin 3 x 2–4 g i.v. plus Metronidazol 2 x 500 mg i.V., alternativ Cephalosporine (Gruppe 3) 2 g i.v. plus ggf. Metronidazol. Die frühe antibiotische Prophylaxe bei schwerem nekrotisierendem Verlauf kann ebenfalls mit Mezlocillin plus Metronidazol (s.o.) begonnen werden, eine Überlegenheit des Cabapenem/Imipenem (2 x 1 g i.v.) wurde in Studien gezeigt. Alternativ ist Ciprofloxacin (2 x 400 mg i.v.) in Kombination mit Metronidazol geeignet. Der Zeitpunkt des Beginns und die Dauer der prophylaktischen Antibiose sind in der Diskussion. Ein früher Beginn erscheint vorteilhaft, die Dauer wird mit 2–3 Wochen empfohlen.

• Frühe enterale Ernährung
Die frühzeitige enterale Ernährung, oral oder über eine gastroduodenale Sonde, ist insbesondere bei der milden Verlaufsform (interstitiell-ödematös) indiziert und der ausschließlich parenteralen Ernährung hinsichtlich Kosteneffizienz und Outcome überlegen. Bei der schweren nekrotisierenden Verlaufsform ist die enterale Ernährung bei sich abzeichnender Stabilität einzusetzen. Hierzu ist die endoskopische Anlage einer zunächst tiefduodenalen Sonde geeignet.

• Einsatz der ERCP
Bei der biliären akuten Pankreatitis mit Verdacht auf impaktierten Stein im Bereich der Papilla vateri bzw. des Sphinkters, bzw. bei akuter Cholangitis besteht die Indikation zur unverzüglichen ERCP mit ggf. Papillotomie und Spülung. Eine rein diagnostische ERCP ist in der Akutphase ohne Wert und sollte zur Klärung der Ursache der akuten Pankreatitis in Abwägung gegenüber einer MRCP im beschwerdefreien Intervall durchgeführt werden.

• Wirkungslose Substanzen
In zahlreichen Studien wurde die Wirkungslosigkeit von Calcitonin, Glucagon, Octreotid (Somatostatin), Aprotinin, Gabexat-Mesilat und auch sog. Radikalenfängern belegt.

36

36.3. Chronische Pankreatitis

36.3.1. Definition, Pathophysiologie, Diagnostik

Die chronische Pankreatitis wird am häufigsten durch chronischen Alkoholabusus verursacht. Neben der Schädigung des Pankreas durch Alkohol stellt die Hypertriglyzeridämie eine weitere metabolisch-toxische Ursache dar; Werte von > 500–1.000 mg/dl gelten als toxisch. Die ätiologisch nicht zu klassifizierenden Entzündungen werden als idiopathische chronische Pankreatitis zusammengefasst.

An genetischen Veränderungen sind die Mutationen bzw. genetischen Polymorphismen für das kationische (PRSS-1) und Trypsinogen-Gen (insbesondere Mutation R122H), den Trypsininhibitor SPINK-1 sowie das CFTR-Gen als Auslöser charakterisiert worden. Eine klassische hereditäre Pankreatitis als autosomal dominante Vererbung mit inkompletter Penetranz kann bereits im Kindesalter mit rezidivierenden Schüben einer akuten Pankreatitis beginnen und in eine chronische Pankreatitis mit starker Verkalkung des Parenchyms einhergehen. Die autoimmune Pankreatitis ist als eine Sonderform der chronischen Entzündung durch Ausbildung eines Pankreaspseudotumors, der den Pankreasgang und evtl. auch den Ductus choledochus komprimieren kann, charakterisiert worden.

Für die Diagnostik der chronischen Pankreatitis ist eine Kombination der klinischen Befunde und der morphologischen Veränderungen in der bildgebenden Diagnostik notwendig sowie eine Beurteilung der Pankreasfunktion. Als Basisdiagnostik gilt der transabdominelle Ultraschall, zusätzlich ist heute der endoskopische Ultraschall zur gleichzeitigen Beurteilung von Parenchym- und Gangveränderungen etabliert. Immer noch ist die ERCP der Goldstandard der invasiven Diagnostik und Schweregradeinteilung der chronischen Pankreatitis. Die MRCP als nichtinvasive Methode zur Beurteilung des Pankreasgangsystems sowie peripankreatischer Flüssigkeitsansammlungen ist hilfreich, kann aber milde Formen der chronischen Pankreatitis nicht erkennen. Die Kombination mit intravenöser Stimulation des Pankreas mit Sekretin kann die Sensitivität der MRCP erhöhen. Bei der ERCP findet eine Stadieneinteilung der chronischen Pankreatitis anhand von Veränderungen im Pankreasgangsystem analog der Cambridge-Klassifikation von Grad I bis IV statt.

Zur Bestimmung der Pankreasfunktion dienen die Pankreaselastase im Stuhl und die genauso aussagefähige Bestimmung der Chymotrypsinaktivität im Stuhl. Die Sensitivität der Pankreaselastase beträgt je nach Schwere der exokrinen Pankreasinsuffizienz 50–90 % bei einer Spezifität von 60–90 %. Insoweit kann auch diese Bestimmung milde bzw. moderate Funktionseinschränkungen nicht sicher belegen und ist durch eine Diarrhö unterschiedlichster Ursachen erheblich beeinträchtigt. Der Pankreolauryltest ist derzeit in Deutschland nicht mehr verfügbar.

36.3.2. Therapeutisches Konzept

Die Therapie der chronischen Pankreatitis folgt einem multimodalen und interdisziplinären Ansatz. Die Therapie erfolgt symptomorientiert und beinhaltet die Überwachung symptomfreier Patienten, die Korrektur der exokrinen und endokrinen Organinsuffizienz, eine suffiziente Schmerztherapie (vgl. Tab. 36.3 und 36.4), die Therapie rekurrenter akuter Schübe und letztlich eine effiziente endoskopische oder rechtzeitige chirurgische Sanierung der lokalen Komplikationen. Der Patient trägt durch eine dauerhafte Alkoholabstinenz ganz wesentlich zum Gelingen der Therapie bei. Zudem gilt die Beendigung eines eventuell bestehenden Nikotinkonsums, unabhängig von der Ätiologie, als entscheidend zur Verringerung des Risikos für die Entstehung eines Pankreaskarzinoms – insbesondere bei Patienten mit hereditärer Pankreatitis.

Die Therapieprinzipien der chronischen Pankreatitis werden durch die Leitlinie der DGVS zur „Therapie der chronischen Pankreatitis" in Kürze neu dargestellt.

Tabelle 36.3: Schmerztherapie bei chronischer Pankreatitis – WHO-Stufenschema

Stufe 1	Allgemeinmaßnahmen: • Ausschaltung der Noxe • Spezielle Therapie bei Alkoholkranken • Diätempfehlungen (kleine Mahlzeiten)
Stufe 2a	• Peripher wirkendes Analgetikum
Stufe 2b	• Peripher und schwach zentral wirkendes Analgetikum
Stufe 2c	• Peripher wirkendes Analgetikum und Psychopharmakon • Stufe 2a + Neuroleptikum, Stufe 2a + Antidepressivum
Stufe 3	• Wirksame Opioide, fakultativ ergänzt durch Stufe 2a
Stufe 4	• Operation bei Gefahr, bei Opiatabhängigkeit oder Versagen der medikamentösen Therapie

Tabelle 36.4: Analgetika und Ko-Analgetika bei chronischer Pankreatitis

Wirkstoff	Applikation	Tagesdosis	Maximale Dosis
Paracetamol	p.o.	3–4 x 500-1.000 mg	4.000 mg (6.000 mg)
Metamizol	p.o. i.v.	1–4 x 500–1.000 mg 1–4 x 1.000 mg 2 x 2.500 mg	4.000 mg (6.000 mg)
Paracetamol + Codein	p.o.	3–4 x 1–2 Tbl.	12 Tbl.
Tramadol	p.o. i.v.	8 x 50 mg 8 x 50 mg bzw. 4 x 100 mg	400 mg (600 mg)
Levomepromazin	p.o.	3 x 5–10 mg	(300 mg)
Clomipramin	p.o.	1 x 25–75 mg	
Buprenorphin	p.o. i.v.	3–4 x 0,2–0,4 mg 3–4 x 0,3 mg	3–5 mg (15–25 Tbl.) 3–4 x 9 µg/kg KG
Pentazocin	p.o. i.v.	6–8 x 50 mg 6–8 x 30 mg	600 mg 360 mg
Procain-HCl	i.v.	1.000–2.000 mg	

36

36.4. Enzymsubstitution bei Pankreasinsuffizienz

36.4.1. Indikation

Indikation für den Einsatz von Pankreasenzymen besteht bei nur klinisch manifester exokriner Pankreasinsuffizienz und Steatorrhö (fettig glänzende Stühle; Stuhlfettausscheidung > 7 g/Tag). Eine relevante Maldigestion entwickelt sich, wenn die Enzymausschüttung der Bauchspeicheldrüse unter 10 % des Normwertes fällt. Die Störung der Fettverdauung durch Mangel an Lipase steht hierbei im Vordergrund, die Verdauung von Kohlenhydraten und Proteinen kann teilweise durch extrapankreatische Enzymsysteme kompensiert werden. Der Mangel an Bikarbonat vermindert den pH-Wert im Duodenum so stark, dass noch vorhandene Lipase dort inaktiviert werden kann.

36.4.2. Präparate, Galenik

(vgl. Tab. 36.5)

Üblicherweise werden die derzeit eingesetzten Pankreasenzyme für die Substitutionstherapie aus dem Schweinepankreas gewonnen. Aufgrund der Säureinstabilität gibt es auch alternative Enzyme, die schon vor mehr als 40 Jahren in Extrakten aus dem Pilz Rhizopus arrhizus gewonnen wurden. Diese so genannten Rhizo-Lipase hat ebenfalls eine gute lipolytische Aktivität, wird aber durch Gallensäuren inaktiviert. Ein gesichertes verfügbares Präparat aus der Rhizo-Lipase liegt derzeit nicht vor.

Das Schweinepankreas enthält die höchsten Enzymaktivitäten für alle 3 Enzymklassen (Lipase, Amylase und Proteasen). Pro Gramm einer üblichen Pankreatin-Präparation sind dies im Mittel 55.000 Einheiten Lipase, 46.000 Einheiten Amylase und 2.850 Einheiten Protease. Das Pankreatin wird durch unterschiedliche Extraktionsverfahren in unterschiedlicher Ausbeute gewonnen, weshalb sich die einzelnen Präparate unterscheiden. Die meisten Enzympräparationen gibt es als Pulver, Kapseln oder Tabletten, eine Dispersion ist ebenfalls angedacht.

Zumeist werden Kapseln bevorzugt. Sie enthalten Mikrosphären, die mit dem sogenannten Pellet die kleinste Einheit säuregeschützter Enzyme darstellen. Die Größe des Pellets orientiert sich an der Partikelgröße der Nahrung, die physiologischerweise postprandial durch den Pylorus aus dem Magen entleert werden kann. Es ist nachgewiesen, dass über 25 % höhere Behandlungseffekte bei Präparaten mit Teilchengrößen von 1,0–1,2 mm im Vergleich zu Präparaten mit Teilchengrößen von 1,8–2,0 mm erzielt werden. Insoweit unterscheiden sich die hier genannten handelsüblichen magensäurestabilen Enzympräparate in Deutschland. Die Menge der substituierten Enzyme ist für die Korrektur der Maldigestion wichtig, wobei die Lipaseaktivität die wesentliche Rolle spielt.

36.4.3. Dosierung

Die Dosierung eines Pankreasenzympräparates ist individuell. Als Anfangsdosis sind 25.000–50.000 E. Lipase pro Hauptmahlzeit sinnvoll, müssen aber in der Dosierung dem klinischen Bild angepasst werden. Die Präparate müssen während der Nahrungsaufnahme zugeführt werden, dabei ist der Schutz vor dem inaktivierenden Einfluss des Magensaftes notwendig. Eine Kombination der Enzympräparate mit Säureblockern ist aber nur in therapierefraktären Fällen erforderlich, d.h. bei Patienten, bei denen eine Steigerung der Lipasedosis über 100.000 E. Lipase pro Hauptmahlzeit erfolglos blieb. Viele Präparationen haben eine spezielle Galenik, welche die Enzyme in magensaftresistenten Pellets beinhalten, die im Magen aus der primären Umhüllung freigesetzt werden. Diese unter 2 mm großen Partikel ermöglichen eine ungehinderte Magenentleerung und die adäquate Schnelligkeit der Enzymfreisetzung im Duodenum, die innerhalb von 30 Minuten erfolgen sollte.

Eine differenzierte Enzymsubstitution ist bei Patienten nach partieller bzw. totaler Gastrektomie erforderlich. Hier sind nichtmagensaftresistente Granulate zu wählen. Gegebenenfalls ist nach partieller Gastrektomie auf eine Säure-Restsekretion zu achten und entsprechend das Präparat zu wählen.

Zur Überprüfung der Medikamenteneinnahme durch den Patienten bzw. die optimale Einstellung soll der Chymotrypsingehalt im unteren Normbereich liegen.

Die Studienergebnisse zum Einsatz von Pankreasenzymen zur Schmerztherapie sind kontrovers, sodass keine generelle Empfehlung gegeben werden kann.

* Tabelle 36.5: Alphabetische Übersicht der erhältlichen magensäurestabilen Enzympräparationen (in Deutschland)

	Lipase	Amylase	Protease
Cotazym 10.000	10.000	6.250	375[1]
Cotazym 20.000	20.000	12.500	750[1]
Cotazym 30.000	30.000	18.750	1.125[1]
Cotazym 40.000	40.000	25.000	1.500[1]
Kreon 10.000	10.000	8.000	600[1]
Kreon 25.000	25.000	18.000	1.000[1]
Kreon 40.000	40.000	25.000	1.600[1]
Kreon für Kinder	5.000	3.600	200[1]
Kreon Granulat	20.800	20.800	1.250[1]
Ozym 10.000	10.000	9.000	500[2]
Ozym 20.000	20.000	18.000	1.000[2]
Pangrol 10.000	10.000	9.000	500[1]
Pangrol 20.000	20.000	12.000	900[1]
Pangrol 25.000	25.000	22.500	1.250[1]
Pankreatan 10.000	10.000	9.000	500[2]
Pankreatan 25.000	25.000	22.500	1.250[2]
Pankreatan 36.000	36.000	18.000	1.250[2]
Pankreatin 20.000 Laves	19.000	11.500	800[2]
Pankreatin Mikro-ratiopharm 20.000	20.000	18.000	1.000[2]
Pankreatin STADA	20.000	11.500	800[2]
Pankreon Granulat	36.000	27.000	2.400[1]
Panzynorm forte N	20.000	12.000	800[1]
Panzytrat 10.000	10.000	9.000	500[1]
Panzytrat 25.000	25.000	12.000	800[1]
Panzytrat 40.000	40.000	15.000	900[1]
Panzytrat ok	20.000	18.000	1.000[1]

1: in Ph.Eur.-Einheiten; 2: in F.I.P.-Einheiten

36.4.4. Ernährung

Eine spezifische Pankreasdiät gibt es nicht, die konsequente Alkoholabstinenz und die Einnahme von 4–6 kleineren Mahlzeiten pro Tag sind zu empfehlen. Eine Fettrestriktion sollte nicht erfolgen, wenn die exokrine Insuffizienz durch die Enzymgabe kompensiert ist. Das zusätzliche Kostangebot basierend auf mittelkettigen Triglyzeriden (MCT-Kost) ist nicht gesichert, geschmacklich kritisch und auch kostenintensiv. Die parenterale Substitution fettlöslicher Vitamine ist dagegen einzuplanen.

36.4.5. Enzymsubstitution bei schwerem nekrotisierenden Verlauf

In der Rekonvaleszenzphase eines schweren akuten Pankreatitisschubes, insbesondere bei nekrotisierendem Verlauf, ist eine vorübergehende Substitution mit Pankreasenzymen sinnvoll und in klinischen Studien abgesichert. Die Dosis wird mit 10–25.000 IU Lipaseeinheiten pro Mahlzeit empfohlen. Im Gegensatz zu früheren Erkenntnissen kommt es in bis zu 25 % nach nekrotisierender Pankreatitis zu einer Defektheilung, die eine individuelle Enzymsubstitution notwendig werden lässt.

36.5. Hinweise zur wirtschaftlichen Verordnung

Es kommen überwiegend Schweinepankreatin-Präparate zum Einsatz, deren Dosis-Wirkungs-Beziehung am besten in Studien evaluiert ist.
Die Tagestherapiekosten mit Pankreasenzymen liegen bei Gabe von 50.000 E. pro Hauptmahlzeit bei etwa 1,00 Euro. Pro Jahr muss also eine Summe von ca. 1.000 Euro veranschlagt werden.

Tabelle 36.6: DDD-Kosten für verordnungsrelevante Wirkstoffe des Jahres 2008

Wirkstoff	DDD-Kosten (Euro)
Cefpodoxim	4,74
Ciprofloxacin	4,00
Nitrofurantoin	0,81
Ofloxacin	3,92
Sulfamethoxazol und Trimethoprim	1,69
Trimethoprim	2,69

Quelle: GKV-Arzneimittelindex im Wissenschaftlichen Institut der AOK (WIdO)

Niere, Harnwege

37. Erkrankungen der Niere

Fazit für die Praxis

Chronisches Nierenversagen: Der Kreatininwert als Maß für den Verlust an Nierenfunktion steigt erst ab einer Verminderung der glomerulären Filtrationsrate (GFR) um mindestens 50 % an. Hierbei ist jedoch zu beachten, dass bei Kindern, schmächtigen Frauen und schlanken alten Menschen bereits bei noch normalen (nach den Laborgrenzen) Kreatininwerten eine leichte bis mittelgradige Einschränkung der GFR vorliegen kann. Die meisten Praxislabore bieten eine automatische Berechnung der GFR nach Schätzformeln an (z.B. MDRD s. Kapitel Arzneimitteldosierung bei Niereninsuffizienz); benötigt werden hierfür lediglich Alter, Geschlecht und Serumkreatininwert.

Die Behandlung der Grunderkrankung, z.B. mit Immunsuppressiva, kann die Nierenfunktion verbessern oder deren Verlust vorbeugen.

Bei jeder Art von Niereninsuffizienz ist eine gute Blutdruckeinstellung wichtig (< 130/80 mmHg). Bei großer Proteinurie und/oder diabetischer Nephropathie sind ACE-Hemmer oder bei Unverträglichkeit AT1-Blocker Arzneimittel der 1. Wahl. Nephrotoxische Arzneimittel sollten vermieden, andere Substanzen in ihrer Dosierung angepasst werden.

Bei Überwässerung werden Schleifendiuretika, evtl. in Kombination mit Thiaziden, bei renaler Anämie Wirkstoffe verabreicht, die die Erythropoese stimulieren. Zur Behandlung des sekundären Hyperparathyreoidismus sind calciumhaltige Phosphatbinder und orales Calcitriol sowie Alfacalcidol die Standardtherapie. Bei Unwirksamkeit dieser Behandlung wird in zunehmendem Maße das außerordentlich teure Cinacalcet eingesetzt.

Akutes Nierenversagen: Für das **prärenale Nierenversagen** ist die Volumengabe erste und wichtigste Maßnahme. Bei einer Sepsis scheint aggressive Volumengabe ebenfalls vorteilhaft für die Nierenfunktion zu sein. Bei Herzinsuffizienz ist der Mittelweg zwischen der gerade notwendigen Diuretikatherapie, um Rechts- und Linksherzinsuffizienz zu bekämpfen, und der ausschwemmenden Diuretikatherapie mit Flüssigkeitsrestriktion oft schwer zu finden. Insbesondere eine diuretische Kombinationstherapie (sequenzielle Nephronblockade) kann zu schweren, in diesem Ausmaß nicht gewollten Wasser- und Elektrolytverlusten führen. Angestrebt werden sollte ein täglicher Flüssigkeitsverlust von 500–1.000 ml/Tag.

Für das **intrarenale Nierenversagen** gibt es keine spezifische medikamentöse Behandlung; eine Erhöhung der Restausscheidung mit Schleifendiuretika verschlechtert die Prognose. Zur Kontrolle des Wasserhaushaltes gibt es zu einer diuretischen Therapie jedoch oft keine Alternative. Osmodiuretika sind kontraindiziert. Dopamin in „Nierendosis" ist obsolet.

Wegen der Gefahr der Hyperkaliämie sind kaliumhaltige Infusionslösungen sowie kaliumsparende Arzneimittel (z.B. Spironolacton) zu vermeiden. Ebenfalls nicht eingesetzt werden sollten Arzneimittel, die die Niere weiter schädigen können: NSAR, Coxibe, Cotrimoxazol, Aminoglykoside, Röntgenkontrastmittel usw.

Ein Überlebensvorteil der kontinuierlichen gegenüber den intermittierenden Nierenersatzverfahren konnte nicht bewiesen werden. Bei anurischen, hypotonen Patienten mit Katecholaminbedarf liegen jedoch die Vorteile der kontinuierlichen Verfahren in einer deutlich einfacheren und schonenderen Volumen- und Elektrolytkontrolle.

37.1. Wirkstoffübersicht

empfohlene Wirkstoffe	weitere Wirkstoffe
Alfacalcidol	Aluminiumchloridhydroxid-Komplex
Azathioprin	Aluminiumhydroxid-Gel
Calcitriol	Cinacalcet
Calciumacetat	Continuous Erythropoietin Receptor Activator (CERA)
Calciumcarbonat	Cyclophosphamid
Chlorambucil	Lanthancarbonat
Ciclosporin	Mycophenat-Mofetil
Darbepoetin	Paricalcitriol [2005; C]
Epoetin alfa	Rituximab
Epoetin beta	Sevelamer
Furosemid	
Methylprednisolon	
Natriumbicarbonat	
Prednisolon	
Torasemid	

37.2. Chronische Niereninsuffizienz

37.2.1. Klinische Grundlagen

37.2.1.1. Definition/Pathologie/Pathophysiologie

Eine chronische Niereninsuffizienz ist eine Verminderung der Nierenfunktion über mehr als 3 Monate und bedeutet Verlust von Nephronen. Die verbliebenen gesunden Nierenkörperchen reagieren mit einer Hyperfiltration, um so den Körper weiter entgiften zu können. Diese permanente Überbeanspruchung schädigt auf Dauer die verbliebenen Nephrone, sodass jede höhergradige Niereninsuffizienz selbst – unabhängig davon, ob die Schädigung der Nieren fortbesteht oder nicht – zu einem weiteren Verlust an Nierenkörperchen führt. Stoffwechselabbauprodukte werden vermindert ausgeschieden, es kommt zu Störungen im Wasser- und Elektrolythaushalt, zur verminderten Bildung von Erythropoetin und aktivem Vitamin D.

37.2.1.2. Einteilung/Klassifikation/Epidemiologie

Die häufigsten Ursachen einer chronischen Niereninsuffizienz sind Nephangiosklerose und diabetische Nephropathie. Weitere Ursachen sind Glomerulonephritiden, interstitielle Nephritiden, Zystennierenerkrankung u.a. Das Maß für die Nierenfunktion ist die glomeruläre Filtrationsrate (GFR). Die Niereninsuffizienz wird in verschiedene Stadien unterteilt (s. Tab. 37.1).

Tabelle 37.1: Einteilung der Niereninsuffizienz in Schweregrade (nach Dialysis Outcomes Quality Initiative, DOQI 2002)

Stadium	Beschreibung	GFR (ml/Min./1,73 m²)	in Deutschland gebräuchliche Einteilung
1	Nierenschaden mit normaler o. erhöhter GFR	≥ 90	Nierenschädigung ohne Niereninsuffizienz
2	Nierenschaden mit geringerniedrigter GFR	60–89	kompensierte Niereninsuffizienz
3	moderaterniedrigte GFR	30–59	kompensierte Niereninsuffizienz
4	starkerniedrigte GFR	15–29	präterminale Niereninsuffizienz
5	Nierenversagen	< 15 ml/Min.	terminale Niereninsuffizienz

37.2.1.3. Diagnostik

Anamnese, körperliche Untersuchung, Harnstoff i.S., Kreatinin i.S., Elektrolyte i.S., Phosphat i.S., kl. BB, Fe, Ferritin, Albumin i.S., intaktes Parathormon, alkalische Phosphatase, BGA, Harnstatus, Sediment, Kreatinin-Clearance, Mikroalbuminurietest, Albumin-Kreatinin-Ratio, Eiweiß-Kreatinin-Ratio im Morgenurin, Eiweiß im 24-Stundenurin, abdominelle Sonographie (inkl. Duplexsonographie), evtl. Spezialuntersuchungen zur Abklärung der Ursache der Niereninsuffizienz.

37.2.2. Therapie

37.2.2.1. Therapieindikation

Insbesondere bei rasch fortschreitendem Nierenfunktionsverlust wird versucht, die Grunderkrankung zu behandeln. Die Behandlung der Folgeerkrankungen richtet sich nicht nur nach den Symptomen, sondern auch nach Laborwerten, um weitere Folgeerkrankungen (z.B. renale Osteopathie) zu vermeiden. Da alle niereninsuffizienten Patienten auch kardiovaskuläre Risikopatienten sind, gelten besonders niedrige Grenzwerte zur Cholesterin- und Blutdrucksenkung (< 125/75 mmHg).

37.2.2.2. Therapieziele

Der weitere Nierenfunktionsverlust soll verhindert werden. Die Folgen der Niereninsuffizienz auf den Wasser-, Elektrolyt-, Säure-Basen- sowie Hormonhaushalt sollen vermindert oder ganz behoben werden.

37.2.2.3. Therapeutisches Vorgehen

Der weitere Nierenfunktionsverlust oder gar eine Verbesserung der Nierenfunktion kann durch eine Behandlung der Grunderkrankung erreicht werden. Einige Glomerulonephritiden lassen sich durch Steroide oder zytotoxische bzw. immunsuppressive Medikamente wie Cyclophosphamid, Ciclosporin, Chlorambucil, Mycophenolat-Mofetil oder Rituximab beeinflussen. Diese Medikamente kommen auch zur Behandlung von Systemerkrankungen, die die Niere befallen können, zum Einsatz (Morbus Wegener, Lupus erythematodes usw.).

Zur Behandlung der diabetischen Nephropathie ist eine besonders aggressive Blutdrucksenkung mit ACE-Hemmern oder AT_1-Blockern wichtig (< 130/80 mmHg). Wirksam ist auch eine sehr gute Blutzuckerkontrolle in den frühen Stadien.

Unabhängig von der Nierengrunderkrankung sollte der Blutdruck niedrig eingestellt werden. Bei einer Proteinurie über 1g/24 Std. besteht grundsätzlich die Indikation zur Gabe eines ACE-Hemmers oder bei Unverträglichkeit eines AT_1-Blockers.

Die Folgen der Niereninsuffizienz werden mit Schleifendiuretika (Überwässerung) in höheren Dosierungen (s. Kap.: Arzneimitteldosierung bei Niereninsuffizienz: Tab. „Medikamente für Herz und Kreislauf bei Niereninsuffizienz"), Natriumbikarbonat (metabolische Azidose), Erythropoetin (renale Anämie) und Phosphatbindern sowie Vitamin-D-Präparaten und neuerdings Calcimimetika (sekundärer Hyperparathyreoidismus) behandelt.

Schließlich sollten nephrotoxische Arzneimittel vermieden werden (z.B. nichtsteroidale Antirheumatika, Aminoglykoside, Röntgenkontrastmittel usw., s. Kap. Arzneimitteldosierung bei Niereninsuffizienz).

Zusammenfassung von Diagnostik und Therapie s. Tab. 37.2.

Eine leicht eiweißreduzierte Kost (0,8–1 g/kg KGTag) wird empfohlen, der Nutzen ist nicht sicher belegt. Nikotinkarenz verzögert die Progression der Niereninsuffizienz erheblich. Eine Flüssigkeitszufuhr von 2–3 l/Tag erscheint nur so lange sinnvoll, wie es nicht zur Ödembildung kommt. Dann ist die Einfuhr zu reduzieren. Eine Trinkmengenbeschränkung von 1–1,5 l/Tag kann in der Regel nur zusammen mit kochsalzbeschränkter Kost eingehalten werden.

Tabelle 37.2: Diagnostik und Therapie bei Niereninsuffizienz

Stadium	Beschreibung	GFR (ml/Min./1,73 m²)	Was ist zu tun?
	erhöhtes Risiko	≥ 90 (mit kardiovaskulären Risikofaktoren)	Screening, Senken der kardiovaskulären Risikofaktoren
1	Nierenschaden mit normaler o. erhöhter GFR	≥ 90	Diagnose und Behandlung, Behandlung der Nebenerkrankungen, Verminderung der Progression, Senken der kardiovaskulären Risikofaktoren
2	Nierenschaden mit geringerniedrigter GFR	60–89	Abschätzen der Progression
3	moderaterniedrigte GFR	30–59	Diagnose und Behandlung der Komplikationen
4	starkerniedrigte GFR	15–29	Vorbereitung der Nierenersatztherapie
5	Nierenversagen	< 15 ml/Min.	Nierenersatztherapie (falls Urämiesymptome)

37.2.3. Pharmakotherapie

37.2.3.1. Immunsuppressiva

Therapieschemata zu ausgewählten Glomerulonephritiden s. Tab. 37.3, zur speziellen Besprechung der Glukokortikoide s. Kap. Rheumatische Erkrankungen: Glukokortikosteroide; der Immunsuppressiva, Abschnitt Basistherapeutika mit immunsuppressiven Eigenschaften

Tabelle 37.3: Therapieschemata zu ausgewählten Glomerulonephritiden (GN)

Glomerulonephritis		Therapie
IgA-Nephropathie	bei Proteinurie > 1 g/24 Std., verminderter Nierenfunktion und Kreatinin < 2,8 mg/dl	Methylprednisolon 1 g i.v. für 3 Tage, Monate 1, 3, 5 sowie Prednisolon 0,5 mg/kg KG jeden 2. Tag über 6 Monate
		Prednisolon zunächst 40 mg/Tag p.o., reduzieren auf 10 mg im Zeitraum von 2 Jahren. Zusätzlich Cyclophosphamid 1,5 mg/kg KG/Tag über 3 Monate, dann umstellen auf Azathioprin 1,5 mg/kg KG/Tag über 2 Jahre
Minimal-Change		Prednisolon 1 mg/kg KG/Tag, Initialdosis über 4–8 Wochen; bei Remission „Ausschleichen" über 3 Monate
Fokal-segmental-sklerosierende		Prednisolon 1 mg/kg KG/Tag über maximal 6–8 Wochen, Erhaltungstherapie über 3 Monate
Membranöse	bei Nierenfunktionsverlust	Prednisolon 5 mg/Tag in Kombination mit Ciclosporin A 3–5 mg/kg KG/Tag (Zieltalspiegel 80–120 ng/ml)

Glomerulonephritis		Therapie
		Methylprednisolon 1g i.v. für 3 Tage, Monate 1, 3, 5 dann Methylprednisolon p.o. 0,5 mg/kg KG/Tag für den Rest des Monats im monatlichen Wechsel mit Chlorambucil 0,2 mg/kg KG/Tag p.o.
Rapid-progressive		Methylprednisolon 500–1.000 mg i.v. für 3 Tage, dann Prednisolon 1 mg/kg KG/Tag über 3–6 Monate mit schrittweiser Dosisreduktion und Cyclophosphamid 2 mg/kg KG/Tag oral, alternativ Cyclophosphamid als Stoßtherapie i.v. mit 750 mg/m² KO alle 4 Wochen
Bei allen Glomerulonephritiden: Thromboseprophylaxe bei nephrotischem Syndrom und Albumin i.S. < 2,5 g/dl), gute Blutdruckeinstellung, ACE-Hemmertherapie (bei Unverträglichkeit AT_1-Blocker) bei Proteinurie > 1 g/24 Std. auch ohne Hypertonie, CSE-Hemmertherapie bei Hypercholesterinämie, Schleifendiuretika bei Ödemen, Verminderung der Kochsalzzufuhr, Eiweißrestriktion 0,8 g/kg KG/Tag		

37.2.3.2. Antihypertensiva

Wichtig ist eine gute Blutdrucksenkung, Vorteile für ACE-Hemmer und AT_1-Blocker scheinen vor allem bei diabetischer Nephropathie und/oder Proteinurie > 1 g/24 Std. zu bestehen. Zur speziellen Besprechung der Antihypertensiva s. Kap. Arterielle Hypertonie. Zur Therapie der renalen Hypertonie sind bei einem Kreatininwert von 4 mg/dl im Schnitt vier verschiedene Antihypertensiva-klassen notwendig. Bei Volumenüberladung und bei nephrotischem Syndrom ist insbesondere an den Einsatz hochdosierter Schlei-fendiuretika, evtl. auch als sequenzielle Nephronblockade zu denken (s. Kap. Herzinsuffizienz: Diuretika).

37.2.3.3. Erythropoese-stimulierende Wirkstoffe (ESA)

(vgl. Kapitel Gutartige Störungen der Blutbildung)
Wesentliche Unterschiede der 3 auf dem Markt befindlichen Präparate (Erythropoetin alfa, beta und Darbepoetin) scheinen nicht zu bestehen. Die i.v.-Gabe wird wegen der Gefahr der Pure-Red-Cell-Aplasia (PRCA) empfohlen, ist aber nur bei Dialysepatienten praktikabel und steigert gering den Erythropoetinbedarf gegenüber der s.c.-Applikation (1–3 mal pro Woche). Darbepoetin kann wegen seiner langen Halbwertszeit in größeren Abständen gegeben werden (wöchentlich bis vierwöchentlich). Einige Biosimilars sind zugelassen worden, die Preise sinken. CERA, ein kontinuierlicher Erythropoetinrezeptor-Aktivator, hat im Juli 2007 eine EU-Zulassung erhalten.
Zielwerte des Hämoglobins liegen bei 10–12 g/dl, eine stärkere Anhebung ist kontraindiziert, da dadurch das kardiovaskuläre Risiko steigt.
Durch eine gute Eisensubstitution kann der ESA-Bedarf deutlich vermindert werden.

37.2.3.4. Phosphatbinder, Vitamin-D-Analoga und Cinacalcet

Aluminiumhaltige Substanzen (Aluminiumchloridhydroxid-Komplex, Aluminiumhydroxid-Gel) senken das Phosphat am besten, sollten jedoch wegen der Gefahr einer Aluminiumakkumulation möglichst nicht bei jüngeren Patienten über längere Zeiträume gegeben werden. **Calciumhaltige** Phosphatbinder (Calciumcarbonat, Calciumacetat) sind zurzeit die Standardtherapie, können jedoch bei längerem Einsatz in Kombination mit Vitamin-D-Analoga das Calciumphosphatprodukt zu stark erhöhen. **Sevelamer** (s. Kurzprofil im Anhang), ein nichtresorbierbarer Phosphatbinder, besitzt dieses Risiko nicht, ist jedoch weniger wirksam und liegt mit seinen Tagestherapiekosten 5–10-fach höher. **Lanthancarbonat** (s. Kurzprofil im Anhang) scheint Phosphat ebenfalls gut zu binden. Wegen der Verwandtschaft des Lanthans zu Aluminium besitzt es keine Zulassung für die Langzeittherapie und sollte nur nach sorgfältiger Nutzen-Risiko-Abwägung länger als 2 Jahre gegeben werden.
Calcitriol (s. Kap. Substitution mit Vitaminen) und seine Vorstufe **Alfacalcidol** (s. Kap. Substitution mit Vitaminen) sind in ihrer oralen Form die Standard-Vitamin-D-Analoga. Mit **Alfacalcidol i.v.** und **Paricalcitriol** soll sich eine bessere Suppression der Parathormonbildung bei geringerem Hyperkalzämierisiko erreichen lassen. Sie sind jedoch um ein Vielfaches teurer.

37.2.3.4.1. Cinacalcet

Vergleichende Bewertung und Hinweise zur wirtschaftlichen Verordnung
Sehr wirksame, aber auch sehr teure Therapie: Tagestherapiekosten liegen zwischen 8 und 44 Euro. Im englischen Gesundheitssystem wird daher die Behandlung mit Cinacalcet im Vergleich zu einer Parathyreoidektomie als nicht kosteneffektiv angesehen.

Wirkungsmechanismus
Calcimimetikum; senkt den Parathormonspiegel, indem es den Calciumsensor der Nebenschilddrüse für Calcium empfindlicher macht

Indikation(en)
Behandlung des sekundären Hyperparathyreoidismus bei dialysepflichtigen Patienten; Verminderung der Hyperkalzämie bei Patienten mit Nebenschilddrüsenkarzinom

Kontraindikation(en)
Überempfindlichkeiten gegen den Wirkstoff

Unerwünschte Arzneimittelwirkungen
Inappetenz, Übelkeit und Erbrechen (5 %); Hypokalzämie; gelegentlich: Krampfanfälle

Wechselwirkungen
wird teilweise über CYP3A4 metabolisiert und inaktiviert; Spiegelerhöhung des Cinacalcet daher durch Ketoconazol, Itraconazol, Voriconazol, Ritonavir, Telithromycin und wahrscheinlich auch andere potente CYP3A4-Inhibitoren (wie z.B. andere HIV-Protease-Inhibitoren, Erythromycin, Clarithromycin); Spiegelverminderung durch Rauchen (über CYP1A2), Rifampicin (CYP1A2- und CYP3A4-Induktor) und vermutlich auch andere CYP3A4-Induktoren (z.B. Johanniskraut, Phenobarbital, Phenytoin, Carbamazepin);
als potenter Inhibitor von CYP2D6 verursacht Cinacalcet bei extensiven Metabolisierern vielfache Spiegelerhöhungen von Medikamenten, die über CYP2D6 abgebaut werden: Dextromethorphan, Flecainid, Propafenon, Metoprolol, Desipramin, Nortriptylin, Clomipramin

Besonderheiten
anfangs häufige Calciumkontrollen, das intakte Parathormon (iPTH) sollte zum Nachweis der Wirksamkeit innerhalb weniger Monate um mindestens 30 % sinken; Abnahme der iPTH-Spiegel am besten vor der nächsten Tabletteneinnahme, frühestens jedoch 12 Std. nach der letzten Einnahme

Pharmakokinetik
orale Bioverfügbarkeit: 20–25 %, bei gleichzeitiger Nahrungsaufnahme 50–80 %; maximale Plasmakonzentrationen nach 6–8 Std., Plasmaeiweißbindung 97 %, Verteilungsvolumen hoch (14 l/kg KG); wird hauptsächlich über die Leber metabolisiert und zu inaktiven Metaboliten abgebaut

Dosierung
anfangs vorsichtige Auftitration mit 30 mg einmal täglich oral beginnend bis maximal 180 mg täglich

37.2.4. Sonderfälle

37.2.4.1. Notfälle

Akute Hyperkaliämie
falls konservativ nicht beherrschbar (s. Kap. Elektrolytstörungen): Notfalldialyse

Akute Überwässerung mit Lungenödem
falls kein Ansprechen auf maximale diuretische Therapie: Notfalldialyse

37.3. Akutes Nierenversagen

37.3.1. Klinische Grundlagen

37.3.1.1. Definition/Pathologie/Pathophysiologie

Das akute Nierenversagen (ANV) ist eine rasch (innerhalb von Stunden bis Tagen) auftretende Nierenfunktionsverschlechterung. Die Ursachen liegen entweder prärenal (am häufigsten), intrarenal oder postrenal. Je nach Ausscheidung kann ein oligo-anurisches (Urinproduktion < 400 ml/24 Std.) von einem normurischen (Urinproduktion > 400 ml/24 Std.) ANV unterschieden werden. Das ANV mit normaler Ausscheidung hat eine bessere Prognose.

37.3.1.2. Einteilung/Klassifikation/Epidemiologie

Prärenal: Eine Minderperfusion ohne direkte Parenchymschädigung führt zu einer Verminderung der glomerulären Filtrationsrate. Verbessert man die verminderte Durchblutung wieder, so ist diese Form des Nierenversagens rasch reversibel. Besteht diese Verminderung der Durchblutung längere Zeit, kann sie zu einer Parenchymschädigung führen (intrarenales Nierenversagen).
Intrarenal-akute Tubulusnekrose: Durch längere Minderperfusion und/oder nephrotoxische Substanzen kommt es zur Parenchymschädigung insbesondere der tubulären Strukturen. **Renoparenchymatös** ausgelöstes Nierenversagen: Durch eigenständige Nierenerkrankungen oder durch Systemerkrankungen mit Nierenbefall ausgelöst.
Postrenal: Durch eine Abflussbehinderung des Harnes kommt es zu einer Erhöhung des intraluminalen Druckes mit Vasokonstriktion der Nieren und Verminderung der glomerulären Filtrationsrate. Besteht diese länger als eine Woche, kann dies zu irreversiblem Nierenfunktionsverlust führen.
Jede der o.g. Formen des akuten Nierenversagens kann sich auf eine schon bestehende chronische Nierenerkrankung „aufpfropfen". Dies verschlechtert die Prognose der Nierenfunktion erheblich.

37.3.1.3. Diagnostik

Anamnese, körperlicher Untersuchungsbefund, Ultraschall der Harnwege, Kreatinin i.S., Harnstoff i.S., Elektrolyte i.S., BGA, Harnstatus, Sediment, spezifisches Gewicht i.U., Urinosmolalität, Na i.U., Kreatinin i.U.

37.3.2. Therapie

37.3.2.1. Therapieindikation

Absolute Indikationen zum Beginn einer Nierenersatztherapie sind die therapieresistente Hyperkaliämie, die therapierefraktäre Azidose, das Lungenödem. Nierenersatzverfahren werden insbesondere bei Anurie frühzeitig eingesetzt. Auf Symptome der Urämie wird im Gegensatz zur chronischen Niereninsuffizienz nicht gewartet.

37.3.2.2. Therapieziel

Beheben der Ursache des akuten Nierenversagens. Die Auswirkungen des akuten Nierenversagens auf Wasser-, Elektrolyt- und Säure-Basen-Haushalt werden so lange behandelt, bis sich die Nierenfunktion wieder erholt hat.

37.3.2.3. Therapeutisches Vorgehen

Eine spezifische medikamentöse Behandlung des akuten tubulären Nierenversagens besteht nicht. Schleifendiuretika können dessen Prognose eher verschlechtern. Ebenso ist der Dopaminperfusor in „Nierendosis" wirkungslos und scheint die Überlebenswahrscheinlichkeit der Patienten ungünstig zu beeinflussen. Potenziell nephrotoxische Medikamente sollten abgesetzt (z.B. nichtsteroidale Antirheumatika, Aminoglykoside usw.), hauptsächlich renal eliminierte Arzneimittel in ihrer Dosierung angepasst werden.

37.4. Hinweise zur wirtschaftlichen Verordnung

Chronische Niereninsuffizienz:

Hinter den ESA-Kosten stehen alle anderen Medikamentenausgaben weit zurück. 389 Mio. Euro betrug der Umsatz dieser Präparate 2007 allein in Deutschland. Bei durchschnittlichen Dosierungen von z.B. 6000 I.E. Epoetin alfa, beta oder delta oder 30 µg Darbepoetin/Woche ist mit TTK von 14 Euro zu rechnen. Eine großzügige Eisensubstitution kann diese Kosten deutlich senken (20–30 %).

Bei den Immunsuppressiva stellt sich die Frage, ob wirklich in jedem Fall Mycophenolat-Mofetil (MMF) besser wirksam und nebenwirkungsärmer ist als Azathioprin (AZA) (AZA: TTK: 1,20–2,40 Euro, MMF: 6,95–13,90 Euro).

Die Standardtherapie des sekundären HPT mit oralen Vitamin-D-Analoga und calciumhaltigen Phosphatbindern ist um ein Vielfaches preiswerter als die Gabe alternativer Phosphatbinder (Sevelamer: TTK: 4,95–9,90 Euro, Lanthancarbonat :TTK: 5,75–10,55 Euro). Cinacalcet scheint vielfach in der Lage, die Nebenschilddrüse noch wirksam zu supprimieren, wenn die übliche konservative Therapie versagt hat. Dem stehen jedoch TTK zwischen 8–44 Euro entgegen.

Aus „Wirkstoff aktuell" Sevelamer, 2005 (Herausgeber Kassenärztliche Bundesvereinigung):

Die bisher zur Therapie der Hyperphosphatämie bei einer dialysepflichtigen Niereninsuffizienz eingesetzten calciumhaltigen Phosphatbinder senken den Serumphosphatspiegel in klinischen Studien etwas besser als Sevelamer, können aber unerwünschterweise das Calciumphosphatprodukt anheben. Aluminiumsalze setzen Aluminiumionen frei und können so langfristig zu einer Aluminiumintoxikation führen. Ein besonderer Nutzen von Sevelamer in der Langzeitbehandlung hinsichtlich der Progression koronarer und anderer arterieller Kalzifikation sowie die Auswirkungen auf den Knochenstoffwechsel sind durch valide Studien derzeit nicht belegt. Dialysepatienten mit niedrigen Calciumspiegeln können effizient und kostengünstig mit calciumhaltigen Phosphatbindern behandelt werden. Bei niedrigen Parathormonspiegeln, stark erhöhtem Calciumphosphatprodukt bei Patienten, die längerfristig keine aluminiumhaltigen Phosphatbinder erhalten sollten, kann eine Indikation für Sevelamer bestehen. Für alle anderen Indikationen fehlen zurzeit noch gesicherte Daten, um den Langzeiteinsatz dieses teuren Arzneimittels empfehlen zu können.

Akutes Nierenversagen:

Die gute Vorbereitung vor Kontrastmittelgabe (ausreichende Wässerung ist die einzig nachgewiesenermaßen wirksame Methode), das Vermeiden potentiell nephrotoxischer Arzneimittelkombinationen bei Patienten mit Exsikkose und die aufmerksame Steuerung (Ziel: Flüssigkeitsverlust pro Tag vom 500 ml) einer diuretischen Therapie bei Herz- und Leberinsuffizienz können helfen, ein ANV zu verhindern.

Die kontinuierlichen Nierenersatzverfahren sind deutlich kosten- und personalintensiver als die intermittierenden. Da der Nachweis einer Prognoseverbesserung durch diese Methoden aussteht, wird sich ihre Anwendung auf hypotone Patienten mit hohem Katecholaminbedarf beschränken.

38. Harnwegs-infektionen

Fazit für die Praxis

Die akute unkomplizierte Harnwegsinfektion der Frau ist leicht am Beschwerdebild (Pollakisurie, Dysurie) und der Trübung des Urins zu erkennen. Die fast immer erfolgreiche Behandlung benötigt ein bis maximal drei Tage. Medikamente der Wahl sind Trimethoprim oder ein Fluorchinolon (z.B. Ofloxacin oder Ciprofloxacin). (Von der DEGAM wird für die Akuttherapie auch Nitrofurantoin empfohlen.) Eine eingehendere Diagnostik ist nur bei hartnäckigen Rezidiven erforderlich. Die Prophylaxe mit niedrigen Dosen Nitrofurantoin oder Trimethoprim (dauerhaft oder postkoital) ist oft erfolgreich. Länger mit Fluorchinolonen zu behandeln sind komplizierte Harnwegsinfekte, z.B. bei Steinen oder einem Diabetes. Katheter-assoziierte Bakteriurien werden nur behandelt, wenn sie auch symptomatisch werden, da sie immer nur vorübergehend zu beseitigen sind. Bei primär schweren Krankheitsbildern (Pyelonephritis oder komplizierte Harnwegsinfektionen) ist das Anlegen einer Urinkultur vor Beginn einer empirischen antibiotischen Therapie anzustreben, um bei einem Therapieversagen testgerecht auf das wirksame Antibiotikum wechseln zu können. E. coli ist der häufigste Erreger unkomplizierter Harnwegsinfektionen und fast immer auf ein Fluorchinolon häufig auch auf Trimethoprim empfindlich. Bei Therapieversagern können Enterokokken eine Rolle spielen, die regelhaft auf Flurochinolone resistent, aber auf Aminopenicilline (Amoxicillin) sensibel sind. Das Vorkommen von Harnwegsinfektionen mit Ciprofloxacin-resistenten Erregern wird im ambulanten Bereich zunehmend häufiger beobachtet.

38.1. Wirkstoffübersicht

empfohlene Wirkstoffe	weitere Wirkstoffe
Amoxicillin + Clavulansäure	Cefpodoxim
Ciprofloxacin	Co-trimoxazol
Nitrofurantoin	
Ofloxacin	
Trimethoprim	

38.2. Klinische Grundlagen

38.2.1. Definition

Der Harnwegsinfekt wird definiert als das Vorhandensein von Keimen oberhalb des Sphincter vesicae mit den Zeichen einer Entzündung. Ohne Symptome spricht man von einer asymptomatischen Bakteriurie.

38.2.2. Einteilung

Die Einteilung erfolgt nach Lokalisation, Symptomen und Vorhandensein oder Fehlen komplizierender Erkrankungen (z.B. Anomalien der Harnwege usw.):

- **Akute unkomplizierte Zystitis:**
  Frauen im gebärfähigen Alter mit Dysurie, Leukozyturie, Bakteriurie mit und ohne Fieber
- **Akute unkomplizierte Pyelonephritis:**
  Frauen im gebärfähigen Alter mit Dysurie, Leukozyturie, Bakteriurie mit Fieber und Flankenschmerzen
- **Komplizierte Harnwegsinfektionen:**
  Patienten mit funktionellen, metabolischen oder anatomischen Besonderheiten. Männer. Eine wichtige und schwer zu behandelnde Untergruppe bilden die Katheter-assoziierten Infektionen

38.2.3. Diagnostik

- **Anamnese:**
  Dysurie, Polakisurie, Hämaturie, Schmerzen im Unterleib, Flankenschmerzen, Fieber
- **Körperliche Untersuchung:**
  Flankenklopfschmerz, Druck im Unterbauch, Blasenhochstand
- **Labor:**
  Harnstatus, bei Unklarheiten auch Sediment und Abstrich (Chlamydien, Trichomonaden!), bei komplizierten oder wiederkehrenden Infektionen Uricult. Cave: Bei symptomatischen Patienten mit Dysurie schließt der fehlende Nachweis einer Leukozyturie (z.B. im Streifentest) eine Harnwegsinfektion nicht aus.
- **Ergänzende Untersuchungen:**
  Uroflow-Messung, Ultraschall der Blase und ableitenden Harnwege, evtl. Zystoskopie im infektfreien Intervall, Computertomografie, evtl. Ausscheidungsurogramm

38

38.3. Therapie

38.3.1. Therapieindikation

Schmerzen beim Wasserlassen, trüber Urin, Fieber und Entzündungszeichen im Urin und/oder Blut. Die asymptomatische Bakteriurie wird in der Schwangerschaft, bei transplantierten Patienten und vor urologischen Eingriffen behandelt.

38.3.2. Therapieziel

Keimfreiheit des Harns; Beschwerdefreiheit

38.3.3. Therapeutisches Vorgehen

Die Behandlung besteht in der Gabe von Antibiotika. Diese sollten immer gegen den wichtigsten Verursacher-Keim – E. coli – wirksam sein und hohe Harnspiegel bewirken, wie es etwa bei den Betalakatamen und den Fluorchinolonen der Fall ist. Um UAW und Resistenzentwicklung gering zu halten, sollte die Behandlung so kurz wie möglich sein, was enge Kontrollen voraussetzt (z.B. Urinkontrolle 3–4 Tage nach Beendigung der Therapie). Die nichtmedikamentöse Therapie besteht in allen Fällen in einer reichlichen Flüssigkeitsaufnahme („Durchspülen"). Beim ersten Rezidiv eines Harnwegsinfekts sollte immer eine Resistenztestung erfolgen.

38.4. Pharmakotherapie

38.4.1. Akute unkomplizierte Zystitis

Vergleichende Bewertung

1. Wahl:
Trimethoprim, 2 x 100 mg/Tag für höchstens 3 Tage. Die Behandlung mit der Monosubstanz statt mit der allgemein gern verwendeten Kombination Co-trimoxazol (Trimethoprim + Sulfamethoxazol) ist nicht weniger effektiv, hat aber den Vorteil, dass man das (unnötige und UAW-beladene) Sulfonamid vermeidet. Zugleich ist es die preiswerteste Therapie.

 Cave: Trimethoprim kann den Kaliumspiegel erhöhen, z.B. bei gleichzeitiger Gabe kaliumsparender Diuretika, ACE-Hemmer, Spironolacton. Kontraindikation: Schwangerschaft, Niereninsuffizienz!

2. Wahl:
Fluorchinolon (Gruppe I oder II) für 1–3 Tage. Vorteil: höchste Trefferquote, aber die Neurotoxizität der Chinolone kann sich auch bei kurzfristiger Behandlung manifestieren. Etwas teurer als Trimethoprim.

 Cave: Resistenzförderung durch allzu häufigen Gebrauch!

3. Wahl:
Amoxicillin + Clavulansäure, 500 mg + 125 mg, 1–3 Tage, 2 Tabletten tgl. oder Cefpodoxim 2 x 200 mg p.o.
Wegen des häufigen Exanthems bei Amoxicillin und häufiger Durchfälle letzte Alternative!
Bei einem Rückfall innerhalb von 2 Wochen: erneute Therapie über 10–14 Tage.
Bei erneuter Infektion (später als 2 Wochen): Suche nach prädisponierenden Faktoren und wieder Therapie für 1–3 Tage.

Hinweis: Bei resistentem E. coli ist Nitrofurantoin eine Alternative, die von der DEGAM auch zur Akuttherapie als Mittel 1. Wahl in ihren Leitlinien empfohlen wird. Freilich muss das spezielle UAW-Profil berücksichtigt werden.

38.4.2. Akute unkomplizierte Pyelonephritis

Vergleichende Bewertung

1. Wahl:
Fluorchinolon (Gruppe II oder III) für 10–14 Tage

2. Wahl:
Cephalosporin der Gruppe 2 oder 3a, Aminopenicillin + Betalaktamaseinhibitor
Intravenöser Behandlungsbeginn bei schwerem Erkrankungsverlauf, Übelkeit, Erbrechen

38.4.3. Komplizierte Harnwegsinfektionen

s. akute unkomplizierte Pyelonephritis.
Wenn immer möglich, Behandlung nach Ergebnis der Resistenztestung des Uricults. Die asymptomatische Bakteriurie wird nicht behandelt (Ausnahme: Schwangere, Kinder, Operationen im Bereich der ableitenden Harnwege), sondern nur die symptomatische Infektion, da z.B. bei Dauerkatheterträgern nach einer gewissen Zeit immer Bakterien im Urin nachzuweisen und auch immer nur vorübergehend zu beseitigen sind.

38.4.4. Rezidivierende unkomplizierte Harnwegsinfektionen

Zunächst sind bahnende Faktoren auszuschließen. Sind diese ausgeschlossen oder nicht zu beheben (z.B. Diabetes), besteht die Wahl zwischen einer sogenannten Minimal-, einer postkoitalen Prophylaxe oder einer fallweisen Selbstbehandlung.
Minimal- oder postkoitale Prophylaxe: 50 mg Nitrofurantoin oder Trimethoprim abends (ggf. auch postkoital). Gegen Nitrofurantoin wurden wegen seiner verschiedenen UAW Einwände erhoben, doch ist darauf hinzuweisen, dass die Minimalprophylaxe mit einem Sechstel der therapeutischen Dosis betrieben wird. Einzelne UAW, wie z.B. die sehr seltene Lungenfibrose, sind allerdings dosis-unabhängig. Es gibt bisher keine Berichte über eine Fehlbildung bei Einnahme in der Frühschwangerschaft. Dies ist ein wichtiger Aspekt, da es sich bei dem betroffenen Patientenkreis meist um geschlechtsaktive, gebärfähige Frauen handelt. Trimethoprim verändert im Gegensatz zu Nitrofurantoin die körpereigene Flora. Es erscheint zwar toxikologisch weniger bedenklich, darf jedoch keinesfalls während einer **Frühschwangerschaft** gegeben werden!
Aus Gründen, die bisher unbekannt sind, nimmt die Neigung zu solchen Harnwegsinfektionen nach 2–3 Jahren ab, sodass die Dauerprophylaxe im Allgemeinen nicht länger als 2 Jahre notwendig ist. Man sollte spätestens dann, in milderen Fällen auch schon nach einem halben Jahr, einen Auslassversuch machen.
Fallweise Selbstbehandlung: Sind die Rezidive nicht zu häufig, handelt es sich um eine einsichtige und kooperative Patientin und besteht eine Abneigung gegen die regelmäßige Einnahme eines Medikamentes, kann die fallweise Selbstbehandlung angezeigt sein. Grundvoraussetzung ist, dass die Patientin eine schriftliche Anweisung erhält, bei welcher Art von Beschwerden sie welches Medikament (Trimethoprim oder Fluorchinolon) in welcher Dosierung nehmen soll, welche UAW zu beachten sind und bei welchem Verlauf sie einen Arzt aufsuchen muss.

38.4.5. Wirkstoffe und Dosierung

Cephalosporine

s. Kap. Bakterielle Infektionen

Amoxicillin + Clavulansäure

s. Kap. Bakterielle Infektionen

Fluorchinolone

s. Kap. Bakterielle Infektionen

Trimethoprim/Co-trimoxazol

s. Kap. Bakterielle Infektionen

Nitrofurantoin

s. Kap. Bakterielle Infektionen

38.5. Sonderfälle

Harnwegsinfektion in der Schwangerschaft
In der Schwangerschaft müssen auch asymptomatische Bakteriurien antibiotisch behandelt werden, um einen aufsteigenden Harnwegsinfekt zu verhindern. Verwendet werden dürfen nur Betalaktamantibiotika (Amoxicillin, orale Cephalosporine der Klasse II oder III).
Bei Kindern kommen Fluorchinolone nicht infrage. Trimethoprim, Amoxicillin sowie Cephalosporine Klasse II oder III können verordnet werden.
In Notfällen, d.h. Zeichen einer beginnenden Urosepsis (hohes Fieber, Schüttelfrost), ist ein **Fluorchinolon hoch dosiert und unverzüglich** einzusetzen.

38.6. Hinweise zur wirtschaftlichen Verordnungsweise

Die Behandlung der unkomplizierten Harnwegsinfektion der Frau – in der Praxis eine der häufigeren Beratungsfälle – kann mit Trimethoprim sehr kostengünstig erfolgen. Auch eine Behandlung mit einem Fluorchinolon ist nicht sehr teuer, da die kleinste Packung verordnet werden kann (Therapiedauer nur 3 Tage). Das gleiche gilt für Nitrofurantoin.

Tabelle 38.1: DDD-Kosten für verordnungsrelevante Wirkstoffe des Jahres 2008

Wirkstoff	DDD-Kosten (Euro)
Cefpodoxim	4,74
Ciprofloxacin	4,00
Nitrofurantoin	0,81
Ofloxacin	3,92
Sulfamethoxazol und Trimethoprim	1,69
Trimethoprim	2,69

Quelle: GKV-Arzneimittelindex im Wissenschaftlichen Institut der AOK (WIdO)

39. Speicher- und Entleerungsstörungen der Harnblase

Fazit für die Praxis

Miktionsstörungen beruhen auf Speicher- oder Entleerungsstörungen der Harnblase oder auf Kombinationen derselben und weisen eine komplexe Pathophysiologie auf. Speicherstörungen äußern sich als Drangsymptomatik mit oder ohne Inkontinenz sowie, bei Verschlussinsuffizienz, als Belastungsinkontinenz. Entleerungsstörungen äußern sich u.a. als Veränderungen des Harnstrahls, durch Dysurie oder Nachträufeln. Die häufigste kombinierte Störung ist das benigne Prostatasyndrom (BPS) des Mannes.

Die therapeutische Effizienz der pharmakologischen Miktionsverbesserung ist relativ begrenzt. Nichtmedikamentöse Verfahren wie Beckenbodengymnastik oder Verhaltenstraining sind in klinischen Studien genauso effizient wie Arzneimittel, allerdings im Alltag mit einer begrenzten Compliance behaftet. Die meisten Pharmaka zielen auf die Innervierung des unteren Harntraktes. Bei Speicherstörungen kann der vorwiegend parasympathisch innervierte Harnblasenmuskel (Detrusor) bei Hypoaktivität stimuliert oder bei Drangsymptomatik durch Anticholinergika gehemmt werden. Zur Verbesserung des Harnröhrenverschlusses werden ebenfalls anticholinerg wirkende Medikamente eingesetzt. Das auch als Antidepressivum vermarktete Duloxetin muss seine Praxistauglichkeit erst noch unter Beweis stellen. Der Harnröhrenwiderstand während der Miktion wird durch die Hemmung von Alpha$_1$-Adrenozeptoren der glatten Muskulatur oder der quergestreiften Sphinktermuskulatur reduziert. Die einzelnen Vertreter dieser Wirkstoffklasse zeigen keine relevanten Unterschiede bezüglich der ohnehin sehr begrenzten Wirksamkeit und Verträglichkeit von in den Hormonmetabolismus eingreifenden Therapien des BPS mit 5-Alpha-Reduktasehemmern und führen zu einer Verkleinerung des Prostatavolumens. Ein klarer Vorteil eines Alpha$_1$-Rezeptorblockers gegenüber den anderen Vertretern dieser Wirkstoffklasse lässt sich nicht belegen. Gute Kenntnisse der Pathophysiologie und kompetente Diagnostik sind Voraussetzung für eine erfolgreiche Behandlung.

39.1. Wirkstoffübersicht

empfohlene Wirkstoffe	weitere Wirkstoffe
Alfuzosin	Botulinumtoxin
Baclofen	Darifenacin [2005; C]
Bethanechol	Duloxetin [2004; A/D]
Distigmin	Propiverin
Doxazosin	Solifenacin [2004; C]
Dutasterid	Tolterodin
Finasterid	
Oxybutynin	
Phenoxybenzamin	
Tamsulosin	
Terazosin	
Trospium	

39

39.2. Klinische Grundlagen

39.2.1. Definition/Pathophysiologie/Epidemiologie

Harnblase und Urethra erfüllen als funktionelle Einheit die Aufgaben der Speicherung und kontrollierten Entleerung des Harns. Während der Speicherphase dehnt sich die Blasenmuskulatur (Detrusor) durch die zunehmende Blasenfüllung aus, während die Muskelaktivität der Sphinkteren (glatte Harnröhrenmuskulatur sowie quergestreifte Sphinkter-Beckenbodenmuskulatur) als Verschlussmechanismus kontinuierlich zunimmt. Dies gewährleistet die Kontinenz in Ruhe und unter Belastung. Die Miktion besteht dagegen in einer Kontraktion des Detrusors mit simultaner Relaxierung der Harnröhrenverschluss- und Beckenbodenmuskulatur. Führendes Symptom der Harnspeicherstörungen ist die Drangsymptomatik bis hin zur Dranginkontinenz. Dieser kann eine neurogene oder nichtneurogene Hyperaktivität des Detrusors zugrunde liegen. Bei der Belastungsinkontinenz (früher: Stressinkontinenz) ist die Speicherfunktion der Harnblase aufgrund eines gestörten Harnröhrenverschlussmechanismus beeinträchtigt.

Die Prävalenzen weisen je nach untersuchter Population weite Streuungen auf: Harninkontinenz bei Frauen 4,5–53 %, bei Männern 1,6–24 %. Darunter tritt bei Frauen die Belastungsinkontinenz bei 50 % und Drang- bzw. gemischte Inkontinenz bei 20 % bzw. 30 % auf. Bei Männern dominiert mit ca. 73 % die Dranginkontinenz. Sie tritt mit zunehmendem Alter häufiger auf und ist meist mit dem benignen Prostatasyndrom (BPS) (s. u.) assoziiert.

Bei der Entleerung wirkt die Harnblasenmuskulatur als Energiequelle und die Urethra als Widerstand. Daher wird zwischen detrusorbedingten und subvesikalen Blasenentleerungsstörungen unterschieden.

Eine primäre Detrusorinsuffizienz findet sich meist bei neurogenen Störungen, meist im Bereich der efferenten parasympathischen motorischen Innervierung. Hierzu gehören Schädigungen der Beckenganglien, wie z.B. nach ausgedehnten chirurgischen Eingriffen im Beckenbereich (etwa radikale gynäkologische Operationen oder die abdomino-sakrale Rektumresektion). Als höher liegende Läsionen kommen Bandscheibenvorfall und Spinalmarkprozesse bis hin zur traumatischen Querschnittslähmung infrage.

Die Erhöhung des urethralen Widerstandes kann mechanische oder funktionelle Ursachen haben.

Störungen der Blasenauslassfunktion sind meist durch eine mechanische subvesikale Obstruktion (Harnröhrenstriktur, Blasenhalsenge, Prostatahyperplasie) bedingt, wobei die Harnflussrate reduziert und urodynamisch ein erhöhter Detrusordruck nachweisbar ist. Die Miktion wird anfangs durch Steigerung der Detrusorleistung mehr oder weniger suffizient kompensiert. Ohne Behandlung droht eine zunehmende Dekompensation des Detrusors (sekundäre Detrusorinsuffizienz) mit nachlassendem Harnstrahl und steigenden Restharnmengen. Bei funktionellen Obstruktionen ist aufgrund neurologischer Schädigung die Koordination von Detrusor und Sphinkter aufgehoben. Charakteristisch ist die unwillkürliche Kontraktion des Sphinkters bei der Detrusorkontraktion. Diese Störung kann auch ohne nachweisbare neurologische Ursache auftreten (Detrusor-Sphinkter-Dyskoordination).

39.2.2. Einteilung/Klassifikation

Die Einteilung der Symptome des unteren Harntraktes (Lower Urinary Tract Symptoms, LUTS) erfolgt entsprechend der Empfehlungen der International Continence Society (ICS) in die hier aufgelisteten Symptome, wobei klassische Kombinationen von Symptomen als Syndrome zusammengefasst werden.

Symptome der Harnspeicherung	Symptome während und nach der Blasenentleerung
Pollakisurie	Veränderungen des Harnstrahls
Nykturie	Nachträufeln
Imperativer Harndrang	Restharngefühl
Harninkontinenz	

Als überaktive Blase (Overactive Bladder, OAB) wird der Symptomenkomplex aus Drangsymptomatik (Pollakisurie > 8-mal/Tag, Nykturie > 2-mal/Nacht, imperativer Harndrang) bis hin zur Dranginkontinenz definiert. Die Prävalenz beträgt ca. 16 %. Die Ursachen sind vielfältig.

Ein zweiter Symptomenkomplex sind Miktionsbeschwerden bei vermuteter Blasenauslassobstruktion bei Männern, was in Deutschland als BPS definiert ist. Es ist der Überbegriff für die pathophysiologisch variable Relation von Symptomatik (LUTS), Prostatavergrößerung (Benign Prostatic Enlargement, BPE) und -obstruktion (Bladder Outlet Obstruction, BOO bzw. Benign Prostatic Obstruction, BPO). Die Bezeichnung „benigne Prostatahyperplasie" (BPH) bleibt der pathohistologischen Beschreibung der Prostata-

39

hyperplasie vorbehalten. Für eine rationale Therapie muss bei jedem Patienten das Verhältnis von LUTS, BOO, BPO und BPE geklärt werden. Mit zunehmendem Alter kommt es zu einer Größenzunahme der Prostata. Bei ca. 25 % der Männer über 50 Jahre treten die unter dem Begriff LUTS zusammengefassten Symptome auf. Die Krankheit ist progredient. Risikofaktoren für die Progression sind neben dem Lebensalter ein hoher IPSS (internationaler Prostata-Symptomen-Score) (> 20), eine niedrige maximale Harnflussrate (< 12 ml), höhere Restharnmengen (> 300 ml) sowie ein großes Prostatavolumen (> 40 ml). Als Surrogatmarker für ein erhöhtes Prostatavolumen gilt ein Serum-PSA (Prostata-spezifisches Antigen) > 2 ng/ml, bei höheren Werten muss ein Prostatakarzinom ausgeschlossen werden.

39.2.3. Diagnostik

Bei Frauen ist eine detaillierte **gynäkologische Anamnese** zu erheben. Weiterhin sind vorangegangene Operationen im Beckenbereich und zu neurologischen und metabolischen Erkrankungen zu erfragen. Da Pharmaka wie Antidepressiva, Alpha-Adrenozeptorblocker und Neuroleptika die Blasenfunktion beeinflussen können, ist eine **Medikamentenanamnese** unerlässlich. Validierte **Fragebögen** zur Erfassung des Schweregrades der Symptome und deren Einfluss auf die Lebensqualität sind fester Bestandteil der Diagnostik. Miktionskalender, **Miktionsprotokoll** bzw. Miktionstagebuch präzisieren die Angaben der Patienten.

Bei Männern mit BPS erfolgt die Bewertung des Schweregrades durch den IPSS. Werte unter 8 beschreiben eine geringgradige Symptomatik, Werte von 8–19 gelten als mäßiges und Werte von 20–35 als starkes Beschwerdebild.

Bei Frauen sind rektale und vaginale Untersuchungen angezeigt, bei Männern die Inspektion und Palpation des Genitals sowie die digitorektale Untersuchung der Prostata. Der Ausschluss einer Harnwegsinfektion sowie eine orientierende neurourologische Untersuchung sind unerlässlich. Die Blasensonographie gibt Aufschluss über Füllungszustand der Harnblase, Restharn nach Blasenentleerung und die Blasenwanddicke. Die Stärke des Harnstrahles wird mittels Uroflowmetrie gemessen. Bei komplizierten neurologischen Funktionsstörungen sind spezielle urodynamische Untersuchungen wie Zystometrie, Video-Urodynamik oder Beckenbodenelektromyographie angezeigt.

39.3. Therapie: allgemeine Gesichtspunkte

39.3.1. Therapieindikation

Die Indikation zur Therapie orientiert sich an der Symptomatik bzw. dem Leidensdruck. Dieser ist bei Speichersymptomen in der Regel höher als bei Entleerungsstörungen. Bei überaktiver Blase ist eine Therapienotwendigkeit gegeben ab einer Pollakisurie > 8-mal/Tag oder einer Nykturie > 2-mal, bei BPS ab einem IPSS > 7. Eine subjektiv belastende Dranginkontinenz ist in jedem Fall therapiepflichtig. Bei Blasenentleerungsstörungen ist die Indikation zur Therapie weniger von der Schwere der Symptomatik bestimmt als von der zugrunde liegenden Ursache oder dem Auftreten von Komplikationen wie rezidivierende Harnwegsinfekte, Steinbildung, Harnstauung, Retention harnpflichtiger Substanzen. Bei BPS gilt als ungefähre Therapieindikation ein Restharnvolumen > 100 ml.

39.3.2. Therapieziel

Ziele der Behandlung von Miktionsstörungen sind die Beseitigung von Symptomen, Verbesserung der Lebensqualität sowie die Verhinderung von Komplikationen.

39.3.3. Therapeutisches Vorgehen

Wenn möglich, sollte eine zugrunde liegende Störung geklärt werden, doch erschließt sie sich nicht in jedem Fall aus der Symptomatik. Hilfreich ist eine grobe Einschätzung, ob eine isolierte Speicher- oder Entleerungsstörung vorliegt. Bei den Speicherstörungen ohne begleitende Entleerungsstörung ist die Therapie von Symptomen der überaktiven Blase unproblematisch. Bei reiner Harninkontinenz ist vor allem bei Frauen die Abgrenzung einer Belastungsinkontinenz wichtig, da sich die Therapie unterscheidet. Die Therapie von Speicherstörungen, die auf Detrusor-Hypoaktivität beruhen und mit dem klinischen Bild einer Entleerungsstörung mit vermindertem Harnstrahl und Restharnbildung einhergehen, ist schwierig und erfordert die differentialdiagnostische Abgrenzung zur obstruktiven Blasenentleerungsstörung. Auch die Speicherstörungen mit Drangsymptomatik, die ihre Ursache in einer mechanischen oder funktionellen Blasenentleerungsstörung oder anderen lokalen Erkrankungen von Harnblase oder Harnröhre (chronische oder interstitielle Zystitis, Tumoren etc.) haben, erfordern eine fachärztliche Diagnostik. In diesen Fällen wird die Therapie der Ursache auch zur Besserung der symptomatisch dominanten Speicherstörung führen.

39.3.4. Nichtmedikamentöse Therapie

39.3.4.1. Speicherstörung

Durch Physio- und Verhaltenstherapie wurde in mehreren Studien eine Besserung der Belastungsinkontinenz um 50–80 % erreicht. Bestätigt wird dies durch 2 Cochrane-Reviews über 43 Studien zum Beckenbodentraining bei Belastungs- und gemischter Inkontinenz. Auch Elektrostimulation des Beckenbodens und Biofeedbacks sind bei Belastungsinkontinenz erfolgreich. Nichtmedikamentöse Verfahren gelten daher weiterhin als Therapie der 1. Wahl für die Belastungsinkontinenz. Allerdings ist davon auszugehen, dass in der Praxis nur ein Teil der Patientinnen von diesen Verfahren profitiert, vor allem aufgrund ungenügender Compliance.
Cochrane-Reviews von 7 Studien zeigen den Erfolg von Blasentraining auch bei Dranginkontinenz.
Bei erfolgloser konservativer Therapie der Dranginkontinenz bei überaktiver Blase und Ausschluss möglicher Ursachen wird seit Kurzem die transurethrale Applikation von Botulinumtoxin in die Harnblasenwand vorgeschlagen. Auch wenn dieser Ansatz in Einzelfällen guten Erfolg gezeigt haben mag, sollte angesichts der unbekannten Risiken diese Off-Label-Nutzung der Anwendung in kontrollierten Studien vorbehalten bleiben. Als ultima ratio können bei hohem Leidensdruck und Resistenz gegenüber allen anderen therapeutischen Verfahren aufwendige Operationen mit Entfernung der Harnblase und Maßnahmen zur Harnab- oder -umleitung indiziert sein.

39.3.4.2. Entleerungsstörung

Nichtmedikamentöse Therapien sind bei Entleerungsstörungen sinnvoll, wenn primär nur wenig wirksame Therapien zur Verfügung stehen (Detrusorhypokontraktilität), die Therapie hinsichtlich der Symptomverbesserung primär oder sekundär unwirksam ist oder sich eine Progredienz mit Ausbildung typischer Komplikationen wie Restharnbildung, rezidivierende Harnwegsinfekte, Steinbildung, Harnstauung oder Retention harnpflichtiger Substanzen zeigt. Bei Detrusorhypo- oder Akontraktilität ist die Wirksamkeit des intermittierenden Selbstkatheterismus nachgewiesen. Bei obstruktiven Blasenentleerungsstörungen ist die Beseitigung der Obstruktion mit endoskopisch-instrumentellen oder operativen Maßnahmen indiziert.

39.3.5. Pharmakotherapie

39.3.5.1. Speicherstörungen

39.3.5.1.1. Therapieprinzipien

Ziel der medikamentösen Therapie ist die Senkung der Überaktivität des Detrusors durch Blockierung oder Verminderung unwillkürlicher Kontraktionen. Domäne in der Therapie sind Muskarin-Rezeptorantagonisten (Anticholinergika). Bei der Belastungsinkontinenz ist die Speicherfunktion der Harnblase aufgrund eines gestörten Harnröhrenverschlussmechanismus bei normaler Detrusoraktivität beeinträchtigt. Die medikamentöse Therapie sucht hier die Funktion der urethralen Schließmuskulatur zu verbessern.

Primäre detrusorbedingte Blasenentleerungsstörungen werden medikamentös mit Parasympathikomimetika behandelt. Handelt es sich um eine sekundäre Detrusordekompensation, wird zuerst die Obstruktion therapiert. In den meisten Fällen tritt danach eine komplette oder partielle Rekompensation des Detrusors ein, sodass eine spezielle Medikation nicht erforderlich ist.

39.3.5.1.2. Anticholinergika

Allgemeines

Vergleichende Bewertung

Die antimuskarinen Substanzen dieser Indikationsgruppe weisen ein homogenes Spektrum erwünschter und unerwünschter Wirkungen auf, die sich aus den anticholinergen Effekten ableiten. So tritt **Mundtrockenheit** im therapeutischen Dosierungsbereich **fast immer und bei allen Substanzen** auf. **Der wissenschaftliche Nachweis des therapeutischen Nutzens dieser Gruppe ist aufgrund uneinheitlicher Studienlage bis heute unbefriedigend.** Diese zurückhaltende Einschätzung wird durch einen systematischen Review 61 publizierter Studien bestätigt: Die Autoren schließen, dass die Wirkung dieser Substanzen im Vergleich zu Placebo zwar statistisch sginifikant ist und dass sogar ein Effekt auf die Lebensqualität auszumachen ist. Das Ausmaß der Effekte ist jedoch relativ gering und über längere Zeiträume noch ungenügend untersucht. Wenn eine therapeutische Wirkung erreicht wird, ist sie in der Regel 2–4 Wochen nach Therapiebeginn zu beobachten. Die Entscheidung für oder gegen eine Fortführung der Behandlung nach diesem Zeitraum sollte daher auf einer kritischen Bewertung der klinischen Relevanz der erzielten Symptomveränderung basieren.

Während in einigen Studien zu dem als Standardsubstanz geltenden Oxybutynin eine signifikante Erhöhung der Blasenkapazität um 20–30 % beobachtet wurde, waren in anderen Studien keine signifikanten Unterschiede festzustellen. Die Inkontinenzhäufigkeit als Kernsymptom einer Detrusorinstabilität wurde nur in 2 von 7 placebokontrollierten Studien signifikant beeinflusst. In neueren Metaanalysen wurde Tolterodin und Oxybutynin eine Wirksamkeit im Vergleich zu Placebo bescheinigt und unter Tolterodin eine geringere Frequenz anticholinerger UAW als unter Oxybutynin konstatiert. Unklar ist dabei jedoch, ob dies auch mit einer geringeren Effizienz im Hinblick auf die Inkontinenz einhergeht. Dasselbe gilt für die zuletzt hinzugekommenen Substanzen Darifenacin und Solifenacin, die vorwiegend den M3-Subtyp des Acetylcholinrezeptors inhibieren. Die klinische Relevanz dieses theoretisch pharmakologischen Vorteils muss jedoch erst gezeigt werden. Die therapeutische Wirksamkeit von Solifenacin und Darifenacin wurde in den typischen Zulassungsstudien nachgewiesen, in denen sie Placebo signifikant überlegen waren. Der Effekt trat nach 2 Wochen ein. Auch sekundäre Endpunkte wie Miktionshäufigkeit, Blasenkapazität, Häufigkeit und Schwere des Harndrangs verbesserten sich in den Verum-Armen. Abgesehen von der täglichen Einmalgabe (gegenüber der 3-maligen täglichen Applikation von Oxybutynin) konnte jedoch für keine der Substanzen in ausreichend validen Vergleichsstudien eine Überlegenheit gegenüber Oxybutynin gezeigt werden. Die europäische Zulassungsbehörde betrachtet den Zusatznutzen der M3-Rezeptor-Selektivität von Darifenacin als nicht ausreichend belegt.

Trospium wird sowohl bei vegetativ bedingten Blasenfunktionsstörungen als auch zur Spasmolyse im Gastrointestinaltrakt eingesetzt.

Wirkungsmechanismus und Indikation(en)

Die Kontraktion des Detrusors wird durch Acetylcholin vermittelt, das von vegetativen Nervenendigungen freigesetzt wird und die muskarinergen M2- und M3-Rezeptoren der glatten Muskelzelle des Detrusors calciumanhängig stimuliert. Die pharmakologische Wirkung der Anticholinergika besteht in der kompetitiven Blockade von M2- bzw. M3-Rezeptoren. Bei einigen Substanzen wie Oxybutynin ist darüber hinaus auch eine direkte Hemmung der membranären Calciumkanäle zu beobachten. Die Substanzen dieser Gruppe werden vor allem zur Behandlung der Drangsymptomatik und des hyperaktiven Detrusors eingesetzt sowie adjuvant bei schmerzhaftem Harndrang nach operativen Eingriffen an Harnblase oder Prostata.

Kontraindikationen

Aufgrund des Wirkungsmechanismus gelten für alle Anticholinergika mehr oder weniger dieselben Kontraindikationen. Engwinkelglaukom, Blasenentleerungsstörung mit ausgeprägter Restharnbildung oder Harnverhaltung, funktionelle und mechanische Stenosen im Bereich des Gastrointestinaltraktes, schwere chronisch-entzündliche Darmerkrankung, Megakolon, Tachyarrhythmie, Pollakisurie/Nykturie kardialer und/oder renaler Genese, akutes Lungenödem, Myasthenia gravis. Strenge Indikationsstellung in Schwangerschaft und Stillzeit. Überempfindlichkeit gegenüber dem Wirkstoff oder einem der sonstigen Bestandteile gilt selbstverständlich bei allen Pharmaka als Kontraindikation.

Unerwünschte Arzneimittelwirkungen

Die UAW sind für alle Anticholinergika mehr oder weniger gleich sind. Bei den einzelnen Substanzen werden zusätzlich die hier nicht erwähnten Effekte beschrieben.

- in erster Linie anticholinerge Effekte wie Mundtrockenheit, Abnahme der Schweißdrüsensekretion (Wärmestau), Tachykardie und Akkommodationsstörungen
- typischerweise zentralnervöse Störungen, wie die Beeinträchtigung des Reaktionsvermögens
- entscheidend für die Nebenwirkungen einer bestimmten Substanz außerdem: die Resorptionsrate bzw. die Passage der Blut-Hirn-Schranke
- gute Resorption tertiärer Amine (Oxybutynin, Propiverin, Tolterodin) im Gastrointestinaltrakt mit anschließender Passage der die Blut-Hirnschranke
- schlechtere Resorption quarternärer Ammoniumverbindungen (Trospiumchlorid), kaum Passage der Blut-Hirn-Schranke, daher weniger zentrale Nebenwirkungen
- klinische Relevanz dieses auf pharmakologischen Überlegungen beruhenden möglichen Vorteils bisher nicht erwiesen

Wechselwirkungen

Verstärkung der anticholinergen Wirkung bei gleichzeitiger Gabe von Substanzen mit anticholinergem Effekt (z.B. Amantadin, Chinidin, NSMRI-Antidepressiva, Atropin und seine Derivate) und von CYP3A4-Inhibitoren (z.B. Erythromycin, Ketoconazol, Cimetidin); mögliche Beeinflussung der Resorption anderer Arzneimittel aufgrund der Reduktion der gastrointestinalen Motilität

 Cave: Kombination verschiedener urologischer Anticholinergika meiden! In der Regel empfiehlt es sich, das Umsetzen auf eine andere Substanz erst eine Woche nach Absetzen der ersten vorzunehmen.

Oxybutynin

Wirkungsmechanismus

Oxybutynin ist ein tertiäres Amin mit sowohl antimuskarinerger als auch direkter muskelrelaxierender und lokalanästhetischer Wirkung; Letztere ist nur bei intravesikaler Applikation von Bedeutung

Besonderheiten

Oxybutynin ist die Leitsubstanz dieser Gruppe mit den bisher weitaus am meisten durchgeführten klinischen Studien.

Pharmakokinetik

Die **Bioverfügbarkeit** beträgt lediglich 2–11 %. Nach First-Pass-Metabolisierung beruhen 90 % der Wirkung auf dem aktiven Metaboliten N-Desethyl-Oxybutynin. Die **Elimination** besteht aus einem biphasischen (Oxybutynin) und einem monophasischen (N-Desethyl-Oxybutynin) Anteil, die hepatische Elimination erfolgt vorwiegend über CYP3A4.

Die **Halbwertszeit** beträgt sowohl für den Arzneistoff als auch für den aktiven Metaboliten 2–3 Std. Eine Erhöhung von Halbwertszeit und Bioverfügbarkeit ist bei multimorbiden älteren Patienten zu erwarten, daher ist in diesen Fällen Dosisreduktion sinnvoll.

Dosierung

Erwachsene: 3 x 2,5–5 mg/Tag; Kinder (> 5 Jahre) 2 x 2,5–5 mg/Tag

Solifenacin [2004; C] und Darifenacin [2005; C]

(s. Kurzprofile im Anhang)

Wirkungsmechanismus

Von den 5 Subtypen der Acetylcholinrezeptoren soll für die Funktion der Blasenentleerung der Subtyp 3 am wichtigsten sein. Da er in Herz oder Hirn nahezu nicht vorkommt, sollen bei seiner selektiven Blockade weniger anticholinerge Nebenwirkungen auftreten. Darifenacin und Solifenacin inhibieren selektiv den M3-Acetylcholinrezeptor, weshalb ein günstigeres Nebenwirkungsprofil erwartet wurde. Dies hat sich jedoch in validen Studien bisher nicht gezeigt.

Dosierung

Therapiebeginn mit 7,5 mg Darifenacin bzw. 5,0 mg Solifenacin einmal täglich; nach 14 Tagen kann die Dosis verdoppelt werden. Die Retardtabletten werden zu den Mahlzeiten eingenommen.

Propiverin

(s. Kurzprofil im Anhang)

Wirkungsmechanismus

s. Anticholinergika; muskulotrope Spasmolyse durch Hemmung des Calciumeinstroms und Modulation des intrazellulären Calciums in der glatten Muskulatur der Harnblase; Hemmung der efferenten Bahnen des Nervus pelvicus durch anticholinerge Wirkung

Besonderheiten

In Studien mit Kindern traten Appetitlosigkeit, Schlafstörungen und Konzentrationsstörungen auf. Bei einer Langzeittherapie sollten die Leberenzyme kontrolliert werden, da reversible Leberenzymveränderungen auftreten können. Keine klinischen Daten liegen über die Anwendung von Propiverin bei Schwangeren und Stillenden vor. Tierexperimentelle Studien deuten jedoch Reproduktionstoxizität an, und Propiverin wurde in die Milch laktierender Säugetiere ausgeschieden.

Dosierung

- Erwachsene: 2–3-mal 15 mg/Tag
- Kinder: 2 x 0,4 mg/kg KG/Tag (durchschnittlich)
- bei Enuresis nocturna sind abends 1 x 0,4 mg/kg KG (durchschnittlich) angegeben

Tolterodin

(s. Kurzprofil im Anhang)

Wirkungsmechanismus

s. Allgemeines; aufgrund tierexperimentell vorgeschlagener höherer Selektivität für die Harnblase als für die Speicheldrüse sollen weniger UAW auftreten, was sich in klinischen Studien nicht überzeugend zeigen ließ; 5-Hydroxymethyl-Metabolit gleicht in seiner pharmakologischen Wirkung der Ausgangssubstanz. Wirkungseintritt innerhalb von 4 Wochen

Besonderheiten

Aufgrund von Reproduktionstoxizität in Tieruntersuchungen keine Anwendung während der Schwangerschaft; keine Daten zum Übergang in die Muttermilch, daher sollte Anwendung in der Stillzeit vermieden werden; Gleiches gilt für die Anwendung im Kindesalter

Dosierung

2-mal 1–2 mg/Tag (Filmtablette) oder 1–4 mg/Tag (retardierte Hartkapsel)

Trospiumchlorid

Wirkungsmechanismus
s. Allgemeines; Trospiumchlorid besitzt eine hohe Affinität zu den M1- und den M3-Rezeptoren und eine vergleichsweise etwas geringere Affinität zu den M2-Rezeptoren und bindet vernachlässigbar gering an nikotinischen Rezeptoren

Indikation(en)
Behandlung der Detrusor-Instabilität oder der Detrusor-Hyperreflexie mit den Symptomen Pollakisurie, imperativem Harndrang und Dranginkontinenz

Kontraindikationen
Trospiumchlorid sollte bei Patienten mit autonomer Neuropathie, Hiatushernie mit Refluxösophagitis, bei denen eine schnelle Herzfrequenz nicht erwünscht ist, koronarer Herzkrankheit und Herzinsuffizienz nur mit Vorsicht angewendet werden. Die Anwendung bei diesen Patienten mit eingeschränkter Leberfunktion wird nicht empfohlen.

Wechselwirkungen
- s. Allgemeines
- wegen potenzieller Beeinflussung der gastrointestinalen Motilität und Sekretion durch Trospiumchlorid; Möglichkeit der Resorptionsveränderung gleichzeitig eingenommener Medikamente
- evtl. geringere Resorption von Trospiumchlorid bei gleichzeitiger Einnahme von Medikamenten, die Stoffe wie Guar, Cholestyramin und Cholestipol enthalten
- stoffwechselbedingte Wechselwirkungen mit Trospiumchlorid wurden in vitro mit Cytochrom-P450-Enzymen, die am Medikamentenstoffwechsel beteiligt sind, durchgeführt (P450 1A2, 2A6, 2C9, 2C19, 2D6, 2E1, 3A4); dabei kein Einfluss von Trospiumchlorid auf deren metabolische Aktivität festgestellt; da Trospiumchlorid nur zu einem geringen Teil verstoffwechselt wird und eine Esterhydrolyse den einzigen relevanten Stoffwechselweg darstellt, keine Erwartung stoffwechselbedingter Wechselwirkungen

Pharmakokinetik
gleichzeitige Nahrungsaufnahme schränkt die Resorption ein; nach Mahlzeit mit hohem Fettanteil betragen C_{max} und AUC ein Fünftel des Wertes unter Nüchternbedingungen. Maximale Blutspiegelwerte (C_{max}) nach 4–6 Std.; variable **Eliminationshalbwertszeit** (6–18 Std.). Plasmaproteinbindung 50–80 %; renale Ausscheidung, überwiegend unverändert, zu ca. 10 % als Metabolit Spiroalkohol; bei schwerer Einschränkung der Nierenfunktion (Kreatinin-Clearance 8–32 ml/Min.) Verlängerung der AUC (4-fach) sowie von C_{max} und **Halbwertszeit** 2-fach; keine Daten zur geringgradigen Einschränkung der Nierenfunktion. Es wird dennoch eine vorsichtige Dosierung bei Patienten mit gering bis mäßig eingeschränkter renaler Clearance empfohlen.

Dosierung
3-mal täglich eine halbe Tablette oder morgens 1 und abends eine halbe Tablette; bei stark eingeschränkter Nierenfunktion Tagesdosis maximal 20 mg

39.3.5.1.3. Andere Wirkstoffe

Vergleichende Bewertung und Hinweise zur wirtschaftlichen Verordnung
Als Antidepressiva sind Serotonin-Noradrenalin-Rückaufnahme-Inhibitoren (SNRI) seit vielen Jahren im Handel. Duloxetin ist erster und bisher einziger Vertreter dieser Wirkstoffgruppe mit zusätzlicher Zulassung für die Belastungsinkontinenz der Frau. Aufgrund der Studienlage nützt es nur Frauen mit höhergradigen Inkontinenzproblemen, wenn andere Maßnahmen, wie Physio- und Verhaltenstherapie, keinen Erfolg zeigen. Die bekannte UAW Übelkeit tritt vergleichsweise häufig auf und führt bei einem erheblichen Teil der Patientinnen zum Therapieabbruch. Bei einschleichender Dosierung scheint das Problem weniger gravierend zu sein. Es bleibt abzuwarten, ob sich diese besonders teure Substanz im Praxisalltag bewährt. Ihre Verordnung hat 2007 im Vergleich zu den Vorjahren jedenfalls nicht zugenommen.

Duloxetin [2004; A/D]

(s. Kurzprofil im Anhang sowie Kap. Depressionen)

Wirkungsmechanismus
therapeutische Nutzung der indirekt anticholinergen Nebeneffekte eines Antidepressivums (SNRI); tierexperimenteller Nachweis einer erhöhten Konzentration von Serotonin und Noradrenalin im sakralen Rückenmark, gefolgt von Nervus-pudendus-Stimulation des quergestreiften Harnröhrenschließmuskels mit erhöhtem Urethratonus; mit diesem Mechanismus wird die Wirkung von Duloxetin auf die Belastungsinkontinenz von Frauen erklärt

Dosierung
2-mal 40 mg/Tag, bei beeinträchtigenden UAW (s.o.) Dosishalbierung; bis zu mittelgradiger Niereninsuffizienz keine Dosisanpassung erforderlich; ab einer einwöchigen Einnahmedauer nur ausschleichende Absetzung von Duloxetin

39.3.5.2. Entleerungsstörungen

39.3.5.2.1. Therapieprinzipien

Primär detrusorbedingte Blasenentleerungsstörungen werden medikamentös mit Parasympathikomimetika behandelt. Bei der sekundären Detrusordekompensation sollte zuerst die Obstruktion, wie die Prostatahyperplasie oder eine Harnröhrenstriktur, therapiert werden. In den meisten Fällen tritt eine komplette oder partielle Rekompensation ein, sodass eine spezielle Medikation nicht erforderlich ist. Bei funktionellen Obstruktionen (Detrusor-Sphinkter-Dyssynergie) ist aufgrund neurologischer Schädigung die Koordination von Detrusor und Sphinkter aufgehoben.
Dyssynergien sind mit Skelettmuskel-Relaxantien (Detrusor-Sphinkter-Dyssynergie) therapeutisch beeinflussbar (Baclofen, Diazepam).

39.3.5.2.2. Parasympathikomimetika

Parasympathomimetika stimulieren direkt oder indirekt Acetylcholinrezeptoren. Dies führt zur gewünschten Kontraktion des Harnleiters und des Detrusors (Harnblasenmuskulatur). Naheliegenderweise erfolgt auch eine Kontraktion der Gallenblase, und die Schweißsekretion steigt an. Am Auge sind Kontraktion des Ziliarmuskels, Miosis, Hemmung der Akkomodation sowie Abnahme des intraokulären Drucks zu beobachten, am Herzen Abnahme der Herzfrequenz und der Erregungsleitungsgeschwindigkeit, an den Bronchien Kontraktion der Muskulatur und Zunahme der Sekretion, im Gastrointestinaltrakt Zunahme von Enzymsekretion, Tonus und Peristaltik. In der Skelettmuskulatur kommt es bei geringer Stimulation zu Erregungszunahme (Faszikulationen), bei hohen Dosen zur Dauerdepolarisation (Lähmungen). Die Substanzen passieren die Blut-Hirn-Schranke normalerweise nicht, sodass zentralnervöse Wirkungen nur bei deren Störung auftreten. Ausschließlich detrusorbedingte Blasenentleerungsstörungen werden mit Parasympathikomimetika behandelt

Bethanecholchlorid

Wirkungsmechanismus
Bethanechol ist ein Parasympathomimetikum, das vorwiegend direkt die cholinergen Rezeptoren stimuliert und eine relativ selektive Wirkung auf die glatte Muskulatur der Harnblase besitzt. Bethanecholchlorid erhöht so die Spannung des Detrusors. Die verstärkte Muskelspannung steigert den hydrostatischen Blaseninnendruck, was die spontane Entleerung unterstützt.

Indikation(en)
Erkrankungen, bei denen eine Stimulation des Blasenmuskels angezeigt ist: postoperativer Harnverhalt durch Blasenatonie, neurogene Detrusorschwäche

Kontraindikationen
- Asthma bronchiale, Hypotonie, Hypertonie
- Bradykardie
- koronare Herzkrankheit

- AV-Überleitungsstörungen, Epilepsie
- Parkinsonismus
- externe Detrusor-Sphinkter-Dyssynergie, wenn nicht zugleich eine effektive Relaxation des Sphinker externus vorhanden ist
- nach gastrointestinalen Operationen wegen der Gefahr einer Nahtinsuffizienz, mechanischer Ileus oder andere Obstruktionen im Harn- bzw. Gastrointestinaltrakt
- Hyperthyreose
- ausgeprägter Vagotonus
- Peritonitis
- Ulkuskrankheit

Unerwünschte Arzneimittelwirkungen
- Verstärkung von Speichel- und Schweißbildung, verstärkter Harndrang, Hautrötung
- Hypothermie, Bradykardie < 60 Schläge/Min. Blutdruckabfall, Diarrhoe, Übelkeit und Vomitus, gastrointestinale Beschwerden
- orthostatische Hypotonie, besonders zu Beginn der Behandlung
- Schmerzen in der Brust, Hitze- und Spannungsgefühl, Kopfschmerzen, Aufstoßen, Symptome von Magen-Darm-Geschwüren, verstärkter Tränenfluss, Schleiersehen, Veränderung
- Adaptationsstörungen des Auges, Hautausschlag (Miliaria crist.)
- besonders bei Patienten mit Neigung zu Atembeschwerden: Krämpfe der Bronchialmuskulatur, erschwertes Atmen, Atempfeifen

Wechselwirkungen
- Anticholinergika (z.B. Atropin) sowie Chinidin und Procainamid vermindern die Wirkung von Bethanecholchlorid
- bei gleichzeitiger Gabe anderer Cholinergika, insbesondere von Cholinesterasehemmstoffen, kann sich eine Wirkungspotenzierung bis zur Toxizität ergeben
- gleichzeitige Gabe von Ganglienblockern kann zu kritischem Blutdruckabfall führen, dem meist schwere Bauchbeschwerden vorausgehen
- unerwünschte Wirkungen von NSMRI-Antidepressiva, wie Inaktivierung des Speichelflusses, Störung der Sexualität, Obstipation und reduzierte Blasenfunktion, können vermindert werden

Pharmakokinetik
Bethanecholchlorid wird aus dem Gastrointestinaltrakt schwach resorbiert; in therapeutischer Dosierung durchtritt es nicht die Blut-Hirn-Schranke. Seine Verteilung in andere Kompartimente sowie die Metabolisierungs- und Ausscheidungswege sind weitgehend unbekannt.
Die Wirkungen auf den Harntrakt treten manchmal bereits 30 Minuten, meist jedoch 60–90 Min. nach Verabreichung auf und halten für ca. 1 Std. an. Bei Verabreichung von 300 mg oder mehr kann die Wirkung bis zu 6 Std. anhalten.

Dosierung
Die Dosierung ist individuell in Abhängigkeit von Art und Schweregrad des Krankheitsbildes zu bemessen. Erwachsene nehmen 25–50 mg bis zu 4-mal täglich ein. Um Übelkeit und Erbrechen zu vermeiden, Einnahme der Tabletten nüchtern etwa 1 Std. vor oder 2 Std. nach einer Mahlzeit. Behandlungsbeginn mit niedriger Dosierung und Steigerung bis zum Erreichen der optimalen Wirkung.

Distigminbromid

Wirkungsmechanismus
indirekt wirkendes Parasympathomimetika vom Carbaminsäure-Typ; es inaktiviert die Acetylcholinesterase und hemmt dadurch die Spaltung von Acetylcholin, was dessen Effekt verstärkt und verlängert; die cholinergen Wirkungen entsprechen denen des Betanecholchlorids; in der Skelettmuskulatur kommt es in geringen Dosen zur Erregungszunahme (Faszikulationen), in hohen Dosen zur Dauerdepolarisation (Lähmungen)

Indikation(en)
neurogene Blasenentleerungsstörungen mit hypotonem Detrusor im Rahmen eines therapeutischen Gesamtkonzepts, postoperativer Darmatonie, Myasthenia gravis

Kontraindikationen

- absolut: bei Überempfindlichkeit gegenüber Distigminbromid oder einem der sonstigen Bestandteile, u.a. Brom; Obstruktions-ileus, Stenosen oder Spasmen des Darmtraktes, der Gallen- oder Harnwege, Asthma bronchiale, Iritis, Myotonie, Parkinsonis-mus, Thyreotoxikose sowie postoperativem Schock und Kreislaufkrisen
- relative Gegenanzeigen: bei Ulcus ventriculi sive duodeni, Epilepsie, Bradykardie, Hypotonie, frischem Myokardinfarkt, Herz-insuffizienz, Enteritis und Tetanie

Unerwünschte Arzneimittelwirkungen

Nebenwirkungen sind dosisabhängig und äußern sich vorwiegend in muskarinartigen, seltener in nikotinartigen Nebenwirkungen; mus-karinartige Effekte: Diarrhoe, Nausea, Erbrechen, Bradykardie, Schweißausbrüche, Funktionsstörungen der Augen, verstärkte Salivation, Bradykardien, Miosis, Tränenfluss, Enterospasmen, Hyperperistaltik, Hypotonie, Hypersekretion sowie selten Bronchialspasmen mit Hypersekretion, in Einzelfällen Herzstillstand; nikotinartige Nebenwirkungen: Muskelfaszikulationen, Spasmen, Schluckbeschwerden, Muskelschwäche, Lähmungen durch neuromuskulären Block; bei Frauen kann es zu vorübergehender funktioneller Amenorrhö kommen

Wechselwirkungen

Atropin und atropinartig wirkende Arzneistoffe vermindern die muskarinartigen, nicht aber die nikotinartigen Effekte; Dipyridamol, Antiarrhythmika, wie Chinidin und Procainamid sowie Glukokortikoide, vermindern die therapeutische Wirkung. Die Wirkung depo-larisierender Muskelrelaxantien (z.B. Suxamethonium) kann länger anhalten, während die curareartigen Muskelrelaxantien antago-nisiert werden. Da sich Esterasehemmer, die auch in vielen Insektiziden enthalten sind, mit Cholinergika potenzieren, soll die Möglichkeit dieser Wechselwirkung bei entsprechend exponierten Patienten berücksichtigt werden. Die gleichzeitige Anwendung mit anderer Parasympathomimetika kann bei Myasthenia gravis zu einer cholinergen Krise führen. Bei mit Betablockern vorbehan-delten Patienten kann es zu lang anhaltenden Bradykardien kommen.

Besonderheiten

Zur Anwendung in der Schwangerschaft liegen keine ausreichenden Erkenntnisse vor. Zwar wurden im Tierversuch keine tera-togenen Wirkungen beobachtet, dennoch sollte auf eine Anwendung, besonders im ersten Trimenon, verzichtet werden. Bei vitaler, zwingender Indikation erfolgt die kurzfristige Verwendung nach sorgfältiger Nutzen-Risiko-Abwägung. Da der Übergang in die Mut-termilch unklar ist, sollte der Wirkstoff während der Stillzeit nicht angewendet werden.

Pharmakokinetik

Die **Plasmahalbwertszeit** nach parenteraler bzw. oraler Gabe beträgt 65 bzw. 69 Std. Maximale Plasmaspiegel 30 Minuten nach Infusionsbeginn bzw. 45–180 Min. nach oraler Gabe. Ausscheidung nach intravenöser Gabe hauptsächlich renal (85 %), nach oraler Gabe jedoch vorwiegend über die Faeces (88 %). Die orale **Bioverfügbarkeit** Form beträgt unter 5 %. Bei der Anwendung sind der langsame Wirkungseintritt und die lange Wirkungsdauer sowie die individuelle Reaktion des Patienten zu beachten.

Dosierung

- Dosierung ist individuell (Körpergewicht und vegetative Ausgangslage) zu handhaben
- Anfangsdosis beim Erwachsenen durchschnittlich 1 Ampulle i.m.
- intravenöse Applikation, falls sehr rascher Wirkungseintritt erforderlich ist
- Wiederholung der Injektion frühestens nach 24 Stunden
- bei längerer Behandlungsdauer sind 2–3-tägige Dosierungsintervalle zur Erzielung einer anhaltenden Wirkung
- erforderlichenfalls Dosierung auf bis zu 0,01 mg/kg KG erhöhen
- geringere Dosen für Vagotoniker und alte Menschen erforderlich
- bei oraler Gabe therapeutische Wirkung durch Gabe von 1 x 1 Tablette pro Tag; je nach Reaktion Erhöhung auf 2 Tabletten täg-lich oder Reduktion auf 1 Tablette jeden 2. oder 3. Tag

39.3.5.2.3. Andere Wirkstoffe (Baclofen, Phenoxybenzamin)

Die Therapie mit Baclofen oder Phenoxybenzamin dient der Behandlung funktioneller Blasenentleerungsstörungen (Detrusor-Sphinkter-Dyssynergie-Dyskoordination). Dyssynergien sind je nach Lokalisation und Rezeptorstatus mit Sympatholytica (Detrusor-Blasenhals-Dyssynergie) oder Skelettmuskel-Relaxantien (Detrusor-Sphinkter-Dyssynergie) therapeutisch beeinflussbar. Aus prak-tischer Sicht kommt Baclofen heutzutage kaum noch zur Anwendung. Aufgrund der zu unterschiedlichen Wirkmechanismen erübrigt sich eine vergleichende Bewertung.

Baclofen

(vgl. Kap. Multiple Sklerose)

Wirkungsmechanismus

Baclofen ist als Derivat der Gamm-Aminobuttersäure (GABA) ein zentralwirksames Muskelrelaxans. Die myotonolytische Wirkung beruht auf einer Verstärkung der präsynaptischen Hemmung vorwiegend im Bereich des Rückenmarks, was die Erregungsübertragung dämpft. Dadurch kommt es zu einer Abnahme der tonischen Muskelkontraktion und – bei Spastik – der pathologischen Massenreflexe. Die neuromuskuläre Reizübertragung wird nicht beeinflusst.

Indikation(en)

Die Indikationen – Spastizität der Skelettmuskulatur zerebralen Ursprungs sowie aufgrund von Multipler Sklerose und Rückenmarkserkrankungen – schließen keine spezifische urologische Diagnose ein. Versuche, damit auch Blasenentleerungsstörungen zu behandeln, gehen bis in die 1970er-Jahre zurück. Die Aussagekraft der klinischen Studien ist jedoch aufgrund kleiner Patientenzahlen sehr begrenzt. Daher sollte die Anwendung von Baclofen klinischen Prüfungen oder allenfalls individuellen Heilversuchen in verzweifelten therapeutischen Situationen vorbehalten bleiben. Dies gilt schon aus medicolegalen Gründen, da einerseits Blasenentleerungsstörungen als Nebenwirkungen auftreten können und andererseits das Bestehen von Blasenentleerungsstörungen sogar als Kontraindikation gilt. Daher wird hier auf eine eingehendere Beschreibung verzichtet und auf das Kapitel Multiple Sklerose verwiesen.

Phenoxybenzamin

Wirkungsmechanismus

Phenoxybenzamin ist ein irreversibler $Alpha_1$- und $Alpha_2$-Adrenozeptorblocker. Nach kovalenter Bindung werden die Rezeptoren alkyliert, so dass keine kompetitive Verdrängung bzw. Stimulation durch Alpha-Sympathomimetika möglich ist. Die Wirkung endet erst nach 2–3 Tagen durch Neusynthese des Rezeptorproteins. Bei erhöhtem Alpha-adrenergem Tonus des Harnblasensphinkters vermindert Phenoxybenzamin den Blasenauslasswiderstand. Die Alpha-Adrenozeptorblockade führt aber auch zu der erwarteten Vasodilatation mit Abnahme des peripheren Gefäßwiderstandes. Die Senkung des arteriellen Mitteldruckes geht mit einer Reflextachykardie einher, die durch präsynaptische Noradrenalinfreisetzung ($Alpha_2$-Blockade) noch verstärkt wird.

Indikation(en)

neurogene Blasenentleerungsstörungen

Kontraindikationen

Koronare Herzkrankheit, Myokardinfarkt, manifeste Herzinsuffizienz, zerebrovaskuläre Insuffizienz, Niereninsuffizienz, Schwangerschaft und Stillzeit

Unerwünschte Arzneimittelwirkungen

- häufig: Schwindel, Benommenheit, orthostatische Hypotension und Reflextachykardie
- gelegentlich: ausgeprägte Hypotension
- häufig: Miosis und Schwellung der Nasenschleimhaut
- weitere Nebenwirkungen: Kopfschmerzen, Verwirrtheit, Müdigkeit, Antriebsarmut, Mundtrockenheit, Appetitlosigkeit, Diarrhoe, Übelkeit und Erbrechen sowie unspezifische Hautreaktionen
- durch Alpha-Rezeptorenhemmung im Hodengewebe kommt es fast immer zum Verlust der Ejakulationsfähigkeit bei erhaltender Potentia coeundi
- bei Frauen können unregelmäßige Menstruationsblutungen vorkommen
- insbesondere bei höherer Dosierung können zentralnervöse Nebenwirkungen wie Übelkeit, Erbrechen, Hyperventilation, motorische Unruhe und Krampfanfälle ausgelöst werden

Wechselwirkungen

Bei gleichzeitiger Anwendung von Antihypertensiva und Vasodilatatoren kann es zu einem verstärkten Blutdruckabfall kommen. Umgekehrt schwächt Phenoxybenzamin die blutdrucksteigernde Wirkung von Alpha-Sympathomimetika ab. Adrenalin verstärkt die blutdrucksenkende Wirkung, da es bei vorhandener Alpha-Rezeptorenblockade über die verbleibende Beta-sympathomimetische Stimulation selbst blutdrucksenkend wirkt ("Adrenalinumkehr").

Besonderheiten

Bei vorhandener oder unter Phenoxybenzamin auftretender Arrhythmie oder Tachykardie (100–120 Schläge/Min.) muss zusätzlich ein Betarezeptorenblocker verordnet werden. In Einzelfallberichten zur Anwendung von Phenoxybenzamin bei Schwangeren fanden sich keine Hinweise auf embryotoxische/fetotoxische Schädigungen. Es ist nicht bekannt, ob Phenoxybenzamin in die Muttermilch übergeht. Die Entscheidung über eine Anwendung von Phenoxybenzamin in Schwangerschaft und Stillzeit sollte nur nach strenger Nutzen-Risiko-Abwägung getroffen werden. Aufgrund experimenteller Mutagenitäts-/Kanzerogenitätsdaten sollte eine Langzeitbehandlung bei jüngeren Patienten nicht erfolgen.

Pharmakokinetik

Phenoxybenzamin wird enteral zu 20–30 % resorbiert. Aufgrund starker Lipidlöslichkeit tritt eine Kumulation im Fettgewebe ein. Mehr als 50 % werden innerhalb von 12 Std. und mehr als 80 % innerhalb von 24 Std. renal ausgeschieden. Das Wirkungsmaximum ist nach 1–2 Std. erreicht, die Wirkung endet ca. 12 Stunden nach einmaliger Gabe und 3–4 Tage nach wiederholter Gabe. Angaben zur absoluten und relativen **Bioverfügbarkeit** von Phenoxybenzamin liegen nicht vor.

Dosierung

Die Dosierung muss individuell ermittelt werden. Zur Behandlung neurogener Blasenentleerungsstörungen erhalten Erwachsene initial 10 mg/Tag, mit Dosissteigerung in wöchentlichen Abständen um jeweils 10 mg auf maximal 60 mg/Tag, verteilt auf 2–3 Einzeldosen. Bei Kindern beginnt die Behandlung mit 0,2–0,4 mg/kg KG pro Tag, die weiteren Dosierungen orientieren sich an Klinik und Blutdruckwerten.

39.3.5.3. Benignes Prostatasyndrom (BPS)

39.3.5.3.1. Therapieprinzipien

BPS-Beschwerden verlaufen meistens fluktuierend, aber progredient. Treten rezidivierende Harnverhaltungen, Makrohämaturie, Harnwegsinfekte, Nierenfunktionsverschlechterung oder Blasensteine auf, und zeigt eine medikamentöse Behandlung keine Wirkung, ist der operative Eingriff in der Regel unvermeidlich.
Als konservative Therapieoptionen stehen neben dem beobachtenden Zuwarten („watchful waiting") und diversen Phytotherapeutika im Wesentlichen 2 medikamentöse Behandlungsansätze mit klar umschriebener pharmakologischer Wirkung zur Verfügung, die Alpha-Adrenozeptorblocker und die 5-Alpha-Reduktasehemmer. Da beim BPS immer wieder beschwerdefreie Intervalle auftreten, ist bei Patienten mit einem IPSS von < 8 und fehlendem Leidensdruck zunächst ein abwartendes Verhalten angezeigt. Zuvor muss aber eine asymptomatische, aber doch signifikante Obstruktion ausgeschlossen werden. Therapieziele der medikamentösen Therapie sind die Symptomreduktion, und die Verlangsamung der BPS-Progression.

39.3.5.3.2. Alpha$_1$-Adrenozeptorantagonisten (Alpha$_1$-Blocker)

Die Obstruktion beim BPS beinhaltet neben der mechanischen (s.u., 5-Alpha-Reduktase-Inhibitoren) eine dynamische Komponente, die durch Alpha$_1$-Adrenozeptoren vermittelt wird. Dies ist der Angriffsort der Alpha$_1$-Adrenozeptoren dieser Indikation.

Vergleichende Bewertung

Vier verschiedene Alpha$_1$-Adrenozeptor-antagonisten (Alphablocker) stehen in Deutschland für die BPS-Behandlung zur Verfügung: Alfuzosin, Doxazosin, Tamsulosin und Terazosin. Sie unterscheiden sich pharmakologisch durch eine Selektivität für Subtypen von Alpha$_1$-Adrenozeptoren sowie durch kinetische Eigenschaften. Die aus diesen Unterschieden plausibel abgeleiteten unterschiedlichen Verabreichungsmodalitäten und Verträglichkeitsunterschiede bilden sich allerdings in validen klinischen Studien weniger ab. Fest steht, dass bei adäquater Dosierung alle Alphablocker ähnlich wirksam sind. Sie sind schnell wirksam und senken den Symptom-Score PSS um ca. 30–40 %. Die Verbesserung der objektiv gemessenen maximalen Harnflussrate ist dagegen gering ausgeprägt. Zusammengefasst haben Alphablocker keinen oder allenfalls einen geringen Einfluss auf die BPO, sie sind aber zur Symptomreduktion und Progredienzverlangsamung des BPS geeignet. Aus nicht wirklich nachvollziehbarem Grund wurde Tamsulosin als Leitsubstanz dieser Wirkstoffgruppe gewählt. Lediglich aus Metaanalysen ergibt sich ein günstigeres Nebenwirkungsprofil gegenüber Doxazosin. Alle Substanzen sind generisch verfügbar, aufgrund langer Eliminationshalbwertszeiten oder galenischer Retardierung stehen von allen Wirkstoffen Zubereitungen zur Verfügung, die eine tägliche Einmaldosierung erlauben.

Wirkungsmechanismus

Mechanismus ist die Antagonisierung der Alpha-Adrenozeptor-vermittelten Kontraktion der glatten Muskelzellen in Prostata, prostatischer Harnröhre und Blasenhals, was den Widerstand beim Harnabfluss verringert. Die Größe der Prostata wird nicht beeinflusst.

Indikation(en)

symptomatisch-funktionelle Behandlung subjektiver Beschwerden und Progressionshemmung der Symptomatik bei Patienten mit BPS

Kontraindikationen

- bekannte Überempfindlichkeit gegen Alpha-Adrenozeptorblocker
- bekannte Neigung zu orthostatischer Hypotonie, gleichzeitige Anwendung anderer Alpha-Adrenozeptorblocker
- BPH mit gleichzeitiger Obstruktion der oberen Harnwege, mit chronischem Harnwegsinfekt oder Blasensteinen
- Überlaufinkontinenz, Anurie oder fortgeschrittenes Nierenversagen aufgrund einer Blasenhalsobstruktion
- akute Herzbeschwerden wie Lungenödem durch Aorten- oder Mitralklappenstenose, High-Output-Herzinsuffizienz, Rechtsherzinsuffizienz durch Lungenembolie oder Perikarderguss, Linksherzinsuffizienz mit niedrigem Füllungsdruck
- schwere Niereninsuffizienz, daher Vorsicht bei Patienten über 65 Jahre, schwere Leberinsuffizienz; enthalten die oralen Arzneimittelformen Milchzucker, sollten Patienten mit der seltenen hereditären Galaktose-Intoleranz, Laktasemangel oder Glukose-Galaktose-Malabsorption die Präparate nicht einnehmen

Unerwünschte Arzneimittelwirkungen

- aus dem Wirkungsmechanismus der Alpha-Adrenozezeptorantagonisten (z.T. auch als Antihypertensiva zugelassen) erschließt sich als gemeinsame Nebenwirkung die unerwünschte Blutdrucksenkung
- problematisch und klinisch relevant ist diese, wenn sie als orthostatische Hypotonie auftritt; daher findet sich bei allen Substanzen außer Tamsulosin die Empfehlung einer einschleichenden Dosierung
- ebenfalls aus der Wirkung zu erklären sind Kraftlosigkeit, Müdigkeit, Schwächegefühl, rhinitische und grippeartige Symptome
- des Weiteren können auftreten Kopf-, Brust- und Rückenschmerzen, Herzrhythmusstörungen, Herzinfarkt, zerebrovaskuläre Ereignisse, Atembeschwerden, allergische Reaktionen, Schlaflosigkeit und Ängstlichkeit, psychische und neurologische Störungen, gastrointestinale Unverträglichkeit, muskuläre Symptome, Blasenstörungen; weitere UAW, die einzelne Wirkstoffe eher als andere kennzeichnen, s. bei deren Beschreibung

Wechselwirkungen

Begleitmedikationen zur Therapie der Hypertonie wie Diuretika, Beta-Adrenozeptorantagonisten, ACE-Hemmer oder Calciumkanalantagonisten bei einigen Alphablockern zur Verstärkung der kardiovaskulären Nebenwirkungen führen können. Beim Patienten mit BPS und Alpha-Blockertherapie ist die gleichzeitige Verabreichung anderer Alphablocker zur Hypertoniebehandlung kontraindiziert. Da Alphablocker nicht mehr zur Monotherapie der Hypertonie empfohlen werden, ist eine Hypertonie kein Kriterium für die Auswahl eines bestimmten Alphablockers zur Therapie des BPS.

Alfuzosin

Wirkungsmechanismus

Alfuzosin ist ein oral wirksames Chinazolin-Derivat; Alfuzosin ist ein selektiver, peripher wirkender Antagonist der postsynaptischen $Alpha_1$-Adrenorezeptoren

Indikation(en)

s.o.

Kontraindikationen

s.o.

Unerwünschte Arzneimittelwirkungen

s. $Alpha_1$-Adrenorezeptorenblocker. Generell wird das Auftreten von Priapismus allen Alphablockern zugeschrieben und kann daher auch hier nicht ausgeschlossen werden, auch wenn für diese Substanz nur Einzelfallberichte vorliegen. Ebenfalls berichtet werden abnorme Ejakulationen sowie verminderte Libido.

Wechselwirkungen

s.o.

Besonderheiten

Alfuzosin kann auch zur Therapie des BPS-assoziierten akuten Harnverhalts eingesetzt werden. Studien zeigten, dass die Wahrscheinlichkeit eines erfolgreichen Katheterauslassversuches mit Alfuzosin signifikant größer ist.

Die Retardtabletten sollen unzerteilt mit ausreichend Flüssigkeit eingenommen werden.

Die Tabletten dürfen weder gekaut, geteilt noch in irgendeiner Weise zerkleinert werden, da dieses zu einer ungünstigen Freisetzung und Resorption des Wirkstoffes und somit möglicherweise frühzeitig zu Nebenwirkungen führen kann.

Pharmakokinetik

Alfuzosin wird gut resorbiert und bindet zu 90 % an Plasmaproteine und ist daher nicht dialysierbar. Alfuzosin wird teilweise zum großen Teil metabolisiert und als pharmakodynamisch inaktive Metabolite überwiegend über Galle und Stuhl ausgeschieden. 11 % des Wirkstoffes Alfuzosin werden unverändert mit dem Harn ausgeschieden. Bei Patienten über 75 Jahre verläuft die Resorption schneller, was zu höheren Plasmakonzentrationen führt, während die Eliminationshalbwertszeit unverändert bleibt. Bei Patienten mit schwerer Nierenfunktionsstörung sind C_{max} und AUC in gleichem Ausmaß erhöht, die **Eliminationshalbwertszeit** ist ebenfalls leicht erhöht. Selbst eine höhergradige chronische Niereninsuffizienz (mit einer Kreatinin-Clearance zwischen 15 und 40 ml/Min.) wird durch Alfuzosin nicht verschlechtert. Bei Patienten mit schwerer Leberinsuffizienz verlängert sich die **Eliminationshalbwertszeit**, was eine bis zu 2-fache Erhöhung der C_{max}-Werte und eine 3-fache Erhöhung der AUC verursacht. Die Bioverfügbarkeit ist im Vergleich zu gesunden Probanden eher erhöht.

Die maximale Plasmakonzentration wird nach ungefähr 5 Stunden erreicht, die **Eliminationshalbwertszeit** liegt bei etwa 4–6 Stunden, bei höheren Dosen bis zu 12 Stunden.

Dosierung

Erwachsene (unter 65 Jahre) erhalten bei Behandlungsbeginn 5 mg einmal täglich, am besten am Abend vor dem Zubettgehen; je nach Wirksamkeit und Verträglichkeit wird die Dosis auf 2-mal täglich 5 mg retardiertes Alfuzosin gesteigert. Bei Patienten mit leichten bis mittelgradigen Leberfunktionsstörungen sollten niedriger dosierte, nichtretardierte Präparate eingesetzt werden.

Doxazosin

Wirkungsmechanismus

s.o.

Indikation(en)

s.o.

Kontraindikationen

s.o.

Unerwünschte Arzneimittelwirkungen

s.o.

Wechselwirkungen

s. Alpha$_1$-Adrenozeptorantagonisten; da keine Untersuchungen zu Wechselwirkungen mit den Leberstoffwechsel beeinflussenden Substanzen (z.B. Cimetidin) vorliegen, wird Vorsicht bei gleichzeitigem Einsatz von Doxazosin empfohlen; Doxazosin kann Plasma-Renin-Aktivität und die Ausscheidung der Vanillinmandelsäure im Harn erhöhen; dies ist bei der Interpretation von Labordaten zu berücksichtigen

Besonderheiten

Innerhalb der Wirkstoffgruppe ist die klinische Effektivität von Doxazosin am besten in kontrollierten klinischen Prüfungen gesichert, was allerdings auch für die Nebenwirkung der möglichen Blutdrucksenkung gilt. Doxazosin sollte nicht angewendet werden bei BPS mit gleichzeitiger Stauung der oberen Harnwege, chronischem Harnwegsinfekt oder Blasensteinen sowie Überlaufblase, Anurie oder fortgeschrittenem Nierenversagen.

Pharmakokinetik

Nach oraler Applikation wird Doxazosin gut resorbiert, Plasmaspitzenkonzentrationen werden etwa nach 2 Stunden erreicht. Doxazosin liegt zu 98,3 % in proteingebundener Form vor und ist damit nicht dialysierbar. Die Plasmaelimination verläuft biphasisch mit einer terminalen Halbwertszeit von 22 Stunden. Doxazosin wird zum größten Teil metabolisiert (O-Demethylierung und Hydroxylierung) und mit den Faeces ausgeschieden. Studien bei älteren Personen und Patienten mit Niereninsuffizienz zeigten keine relevanten pharmakokinetischen Unterschiede zu Patienten mit normaler Nierenfunktion. Doxazosin sollte daher bei Patienten mit veränderter Leberfunktion vorsichtig angewendet werden.

Dosierung

zu Beginn der Behandlung 1 x 1 mg/Tag; in Abhängigkeit von der Wirksamkeit individuelle Dosissteigerung jeweils nach 1–2 Wochen auf 2 mg, dann auf 4 mg bzw. 8 mg einmal täglich

Tamsulosin

Wirkungsmechanismus

Tamsulosin besitzt eine erhöhte Selektivität für den vorwiegend in der Prostata vorkommenden 1a-Subtyp der Alpha-Adrenozeptoren. Hinweise auf eine klinische Relevanz dieses mit Blick auf die Blutdruckeffekte theoretischen Vorteils ergaben sich bisher lediglich in einer Metaanalyse von Studien mit Doxazosin und Placebo als Vergleichssubstanz, nicht aber in einzelnen Studien mit aktiven Kontrollgruppen. Somit liegt der Schluss nahe, dass es sich allenfalls um einen marginalen Unterschied handeln kann.

Indikation(en)

s.o.

Kontraindikationen

s.o.

Wechselwirkungen

s.o.; jedoch keine Beschreibung von Wechselwirkungen bei gleichzeitiger Gabe von Tamsulosin und den Antihypertensiva Atenolol, Enalapril, Nifedipin sowie Theophyllin. Gleichzeitig gegebenes Cimetidin verringerte, Furosemid erhöhte dagegen die Plasmaspiegel von Tamsulosin; da aber die Spiegel im Normalbereich bleiben, ist keine Dosisanpassung nötig; In-vitro-Studien ergaben keine Anhaltspunkte für Wechselwirkungen P450-enzymabhängig metabolisierten Arzneimittel wie Amitriptylin, Salbutamol, Glibenclamid und Finasterid; Diclofenac und Warfarin können die Eliminationsrate von Tamsulosin erhöhen

Unerwünschte Arzneimittelwirkungen

s.o.; während Katarakt-Operationen bei Tamsulosin-behandelten Patienten wurde das sog. „intra-operative floppy iris syndrome" (IFIS), eine Variante des Syndroms der engen Pupille beobachtet; Priapismus, abnorme Ejakulationen sowie Libidominderung sind sehr seltene Nebenwirkungen

Besonderheiten

Auch unter der Behandlung mit Tamsulosin kann es (selten) zu Blutdruckabfällen kommen, die Synkopen nach sich ziehen können.

Pharmakokinetik

Die **Bioverfügbarkeit** beträgt 100 %, die Plasmaeiweißbindung ca. 99 % (alpha$_1$-saures Glykoprotein); die Halbwertszeit ca. 13 Std.

Dosierung

0,4 mg/Tag; die Tablette soll nach der ersten Mahlzeit des Tages eingenommen werden.

Terazosin

Wirkungsmechanismus

s.o.

Indikation(en)

symptomatische Behandlung von Blasenentleerungsstörungen infolge benigner Prostatahyperplasie (BPH); Behandlung der leichten bis mittelschweren Hypertonie (s. Kap. Arterielle Hypertonie)

Kontraindikationen

s.o.

Unerwünschte Arzneimittelwirkungen

s.o.; besonders nach Einnahme der ersten Dosis kann eine Hypotonie auftreten, die zu Schwindel und in schweren Fällen zu Synkopen führen kann; um eine Hypotonie zu vermeiden, sollte die Terazosinbehandlung mit einer Dosis von 1 mg vor dem Schlafengehen begonnen werden

Wechselwirkungen

s.o.

Pharmakokinetik

die **Bioverfügbarkeit** ist mit 78–96 % hoch; die **Elimination** erfolgt vorwiegend hepatisch über eine Hydrolyse der Amid-Bindung, eine O-Demethylierung und über eine Piperazinring-Spaltung sowie eine N-Desalkylierung (7 verschiedene Metaboliten nachgewiesen); etwa 40 % der verabreichten Substanzmenge werden über den Urin und 60 % über die Faeces ausgeschieden, die **Halbwertszeit** beträgt 8–14 Std.

Dosierung

wegen der Gefahr der Hypotonie einschleichende Therapie über Tage bis wenige Wochen (erste Tablette mit höherer Dosis abends vor dem Zubettgehen); therapeutischer Bereich in der Regel 2–5 mg/Tag

39.3.5.3.3. 5-Alpha-Reduktasehemmer

Vergleichende Bewertung

Als 5-Alpha-Reduktasehemmer sind Dutasterid und Finasterid verfügbar. Sie unterscheiden sich durch eine unterschiedliche Selektivität für Isoenzyme sowie – geringfügig – in ihren pharmakokinetischen Eigenschaften. Diese Unterschiede haben jedoch nach bisherigen Erkenntnissen keinen Einfluss auf die Wirksamkeit oder Verträglichkeit der einzelnen Präparate. Für beide Substanzen liegen randomisierte, placebokontrollierte klinische Studien über mindestens 2 Jahre vor.

5-Alpha-Reduktasehemmer reduzieren die BPS-Symptomatik, wobei allerdings die Unterschiede zu Placebo gering sind und in direkten Studienvergleichen noch kleiner als bei Alphablockern. Ebenfalls moderat ist die erreichte Verbesserung des Harnstrahls, eine klinisch relevante Abnahme der Obstruktion wurde nicht konsistent gezeigt. Charakteristisch für 5-Alpha-Reduktasehemmer ist jedoch die Abnahme des Prostatavolumens um durchschnittlich 25 % nach etwa einem halben Jahr; bei Fortführung der Therapie kommt es zur weiteren Prostatavolumenreduktion. Diese Effekte sind abhängig vom Ausgangsvolumen der Prostata, wobei besonders Patienten mit einem Prostatavolumen von über 30 ml von dieser Therapie profitieren. Die Reduktion von Symptomatik und Prostatavolumen hält bei fortgesetzter Behandlung über mehrere Jahre an, was die Notwendigkeit der chirurgischen Intervention hinauszögern kann.

Wirkungsmechanismus

Die Substanzen dieser Gruppe hemmen die 5-Alpha-Reduktase, die für die Umwandlung von Testosteron in das eigentlich die Wirkung vermittelnde Dihydrotestosteron (5-Alpha-DHT) verantwortlich ist.

Indikation(en)

5-Alpha-Reduktasehemmer sind zur Symptomreduktion bei Patienten mit BPE und zur Progressionshemmung hinsichtlich Symptomen und Komplikationen geeignet. Der Obstruktionsgrad ändert sich während der Therapie mit 5-Alpha-Reduktasehemmern jedoch nicht bedeutsam.

Kontraindikationen

Überempfindlichkeit gegen die Wirkstoffe, gegen andere 5-Alpha-Reduktasehemmer oder sonstige Bestandteile des Fertigarzneimittels. 5-Alpha-Reduktasehemmer sind weder bei Frauen noch bei Kindern indiziert.

Unerwünschte Arzneimittelwirkungen

- typisch: Impotenz und verringerte Libido; diese Wirkungen treten in der Regel zu Beginn der Behandlung auf und sind bei der Mehrzahl der Patienten bei fortgesetzter Behandlung vorübergehender Natur
- ebenfalls häufig treten auf: Ejakulationsstörungen, Gynäkomastie, einschließlich Brustvergrößerung und/oder schmerzhafter Druckempfindlichkeit der Brust
- selten bzw. gelegentlich: Hodenschmerzen sowie allergische Reaktionen einschließlich Hautausschlag, Juckreiz, Nesselsucht und lokaler Ödeme

Wechselwirkungen

s. Einzelsubstanzen

Besonderheiten

5-Alpha-Reduktasehemmer können auch zur Reduktion von BPS-assoziierter Hämaturie und zum Absenken des Blutungsrisikos im Rahmen einer TURP eingesetzt werden (Evidenz vornehmlich aus Studien mit Finasterid). Eine Präventionsstudie zum Prostatakarzinom (PCPT) mit Finasterid hat gezeigt, dass dieser 5-Alpha-Reduktasehemmer das Risiko sowohl für ein Prostatakarzinom als auch die Ausbildung von BPS-Komplikationen reduziert; dies scheint aber mit einer erhöhten Rate von höhergradigem Prostata-Ca und von sexueller Dysfunktion erkauft zu werden.

Wegen der Fähigkeit von 5-Alpha-Reduktasehemmern, die Umwandlung von Testosteron in Dihydrotestosteron zu hemmen, können diese Arzneimittel bei Verabreichung an eine schwangere Frau bei einem männlichen Feten Anomalien der äußeren Genitalen hervorrufen. Frauen, die schwanger sind oder schwanger werden könnten, sollten wegen der Möglichkeit einer Resorption von Finasterid und wegen des resultierenden potenziellen Risikos für einen männlichen Feten keine zerstoßenen oder zerbrochenen Finasterid-Tabletten berühren. Im Sperma von Probanden, die 5 mg Finasterid täglich erhielten, wurden kleine Mengen Finasterid nachgewiesen. Es ist nicht bekannt, ob ein männlicher Fetus, dessen Mutter mit dem Sperma eines mit Finasterid behandelten Patienten exponiert wird, Schaden nehmen kann. Die genetischen und epigenetischen Auswirkungen der Behandlung mit Finasterid auf das Sperma sind nicht bekannt. Aus diesem Grund sollte ein Patient, wenn seine Sexualpartnerin schwanger ist oder schwanger werden könnte, entweder die Exposition der Partnerin mit Sperma vermeiden oder die Behandlung mit Finasterid beenden.

Dutasterid

Wirkungsmechanismus

s.o., wobei beide Isoenzyme (Typ 1 und Typ 2) gehemmt werden

Indikation(en)

s.o.

Kontraindikationen

s.o., zusätzlich schwere Leberfunktionsstörung

Unerwünschte Arzneimittelwirkungen

s.o.

Wechselwirkungen

Die Elimination von Dutasterid erfolgt hauptsächlich metabolisch. In-vitro-Studien zeigen, dass dieser Stoffwechsel über CYP3A4 und CYP3A5 katalysiert wird. Direkte Interaktionsstudien mit starken CYP3A4-Inhibitoren liegen nicht vor. Allerdings waren in einer pharmakokinetischen Untersuchung die Serumkonzentrationen von Dutasterid bei Patienten, die gleichzeitig mit Verapamil bzw. Diltiazem als Inhibitoren von CYP3A4 und P-Glykoprotein behandelt wurden, im Durchschnitt bis 1,8-fach höher als bei den anderen Patienten. Die langfristige Kombination von Dutasterid mit starken CYP3A4-Hemmern, wie Ritonavir, Indinavir, Nefazodon, Itraconazol, Ketoconazol, kann die Dutasterid-Serumkonzentration erhöhen. Eine gesteigerte Hemmung der 5-Alpha-Reduktase ist dabei unwahrscheinlich; allerdings sollte bei Nebenwirkungen die Einnahmefrequenz von Dutasterid verringert werden. Dabei ist zu berücksichtigen, dass die lange Halbwertszeit von Dutasterid durch Interaktionen weiter verlängert werden kann und es mehr als 6 Monate dauern kann, bis ein neuer Steady State erreicht ist.

39

Besonderheiten

Bis zum befriedigenden Ansprechen der Behandlung können 6 Monate nach Therapiebeginn vergehen. Bei gesunden Männern wurden Auswirkungen auf Spermaeigenschaften (Reduktion von Spermienzahl, Ejakulatvolumen und Spermienmotilität) berichtet; die Möglichkeit einer reduzierten Fertilität des Mannes kann nicht ausgeschlossen werden.

Pharmakokinetik

Maximale Serumkonzentration von Dutasterid wird 1 bis 3 Stunden nach einmaliger Einnahme von 0,5 mg erreicht. Die absolute **Bioverfügbarkeit** liegt bei ca. 60 % und wird nicht durch Nahrungsaufnahme beeinflusst. Dutasterid hat, vermutlich aufgrund einer starken Plasmaproteinbindung (> 99,5 %), ein großes scheinbares Verteilungsvolumen (bis zu 500 l). Unter Dauerverabreichung von 0,5 mg täglich werden erst nach 6-monatiger Verabreichung Gleichgewichtskonzentrationen erreicht. In-vitro-Experimente zeigten eine von den Cytochromen P4503A4 und P4503A5 abhängige Metabolisierung. Im Urin sind nur sehr geringe Mengen unveränderten Dutasterids nachweisbar. Die dosisabhängige Elimination scheint auf 2 parallelen Wegen abzulaufen, wobei der eine Eliminationsweg bei klinisch relevanten Konzentrationen gesättigt sein kann, der andere nicht. Bei Serumkonzentrationen < 3 ng/ml erfolgt eine schnelle Clearance von Dutasterid sowohl über den konzentrationsabhängigen als auch über den konzentrationsunabhängigen Eliminationsweg. Bei Einzeldosen von maximal 5 mg beträgt die **Halbwertszeit** 3–9 Tage. Bei langfristig bestehenden therapeutischen Konzentrationen dominiert der langsamere lineare Eliminationsweg; es resultiert eine Halbwertszeit von bis zu 5 Wochen.

Dosierung

In der Dauertherapie 0,5 mg/Tag.

Finasterid

Wirkungsmechanismus

s.o., nur ein Isoenzym (Typ 1) wird gehemmt ; Finasterid hat keine Affinität zum Androgenrezeptor

Indikation(en)

Finasterid ist für die Behandlung und Kontrolle der benignen Prostatahyperplasie (BPH) indiziert; Finasterid sollte Patienten mit vergrößerter Prostata (Prostatavolumen oberhalb von etwa 40 ml) verabreicht werden

Kontraindikationen

s.o.

Unerwünschte Arzneimittelwirkungen

s.o.

Wechselwirkungen

Es wurden keine klinisch relevanten Arzneimittelwechselwirkungen nachgewiesen. Finasterid scheint keinen relevanten Einfluss auf das mit Cytochrom P450 zusammenhängende Arzneimittel-metabolisierende Enzymsystem zu haben. Die folgenden Arzneimittel wurden am Menschen untersucht, ohne dass klinisch relevante Wechselwirkungen beobachtet wurden: Propanolol, Digoxin, Glibenclamid, Warfarin, Theophyllin und Antipyrine. Es wurden keine bedeutsamen Wechselwirkungen beobachtet. Auch wenn keine speziellen Wechselwirkungsstudien vorgenommen wurden, wurde Finasterid in klinischen Studien gleichzeitig mit ACE-Hemmern, Alphablockern, Betablockern, Calciumantagonisten, kardialen Nitraten, Diuretika, H_2-Antagonisten, HMG-CoAReduktasehemmern, nichtsteroidalen Antirheumatika (NSAR) wie Aspirin und Paracetamol, Chinolonen und Benzodiazepinen verwendet, ohne dass es Hinweise auf klinisch relevante unerwünschte Wechselwirkungen gab.

Besonderheiten

Die PSA-Serumkonzentrationen korrelieren mit dem Alter des Patienten und mit dem Prostatavolumen, und das Prostatavolumen korreliert mit dem Alter des Patienten. Vor Beginn einer Behandlung mit Finasterid sowie in regelmäßigen Abständen während der Behandlung sollte eine digitale rektale Untersuchung und, falls erforderlich, eine Bestimmung des prostataspezifischen Antigens (PSA) im Serum erfolgen, um ein Prostatakarzinom auszuschließen. Die PSA-Spiegel zeigen bei Männern mit und ohne Prostatakarzinom eine starke Überlappung. Daher schließen bei Männern mit BPH PSA-Werte, die im Normbereich liegen, ein Prostatakarzinom unabhängig von einer Behandlung mit Finasterid nicht aus.

Finasterid vermindert bei Patienten mit BPH auch bei Vorliegen eines Prostatakarzinoms die PSA-Serumkonzentrationen um etwa 50 %. Diese Abnahme der PSA-Serumspiegel bei Patienten mit BPH, die Finasterid erhalten, sollte bei der Beurteilung der PSA-Daten berücksichtigt werden und schließt das gleichzeitige Vorliegen eines Prostatakarzinoms nicht aus. Die Abnahme der Konzentrationen ist über die gesamte Spanne der PSA-Werte vorhersagbar, kann aber beim einzelnen Patienten variieren. Bei Patienten, die über 6 Monate oder länger mit Finasterid behandelt wurden, sollten die PSA-Werte für den Vergleich mit den Normalbereichen unbehandelter Männer verdoppelt werden. Diese Anpassung bewahrt die Sensitivität und Spezifität des PSA-Assays und seine Fähigkeit, ein Prostatakarzinom nachzuweisen. Jeder anhaltende Anstieg der PSA-Spiegel bei mit Finasterid behandelten Patienten sollte sorgfältig untersucht werden, wobei auch an eine Non-Compliance mit der Finasterid-Therapie zu denken ist. Der prozentuale Anteil des freien PSA (Quotient aus freiem PSA und Gesamt-PSA) wird durch Finasterid nicht signifikant vermindert und bleibt auch unter dem Einfluss von Finasterid konstant. Wenn das freie PSA als Hilfe für den Nachweis eines Prostatakarzinoms herangezogen wird, ist keine Anpassung erforderlich.

Pharmakokinetik

Die **Bioverfügbarkeit** von Finasterid beträgt etwa 80 %. Maximale Plasmakonzentrationen werden etwa 2 Stunden nach oraler Einnahme erreicht, die Resorption ist nach 6–8 Stunden abgeschlossen. Die Bindung an Plasmaproteine liegt bei etwa 93 %. Mittlere Clearance und Verteilungsvolumen betragen 165 ml/Min. (70–279 ml/Min.) bzw. 76 l (44–96 l). Bei wiederholter Verabreichung wird eine Kumulation auch kleiner Finasteriddosen beobachtet. Unter täglich 5 mg ist eine Steady-State-Konzentration von mindestens 8–10 ng/ml zu erwarten. Finasterid wird hepatisch eliminiert, wobei es keinen relevanten Einfluss auf das Cytochrom-P450-Enzym-System hat. Zwei Metaboliten besitzen eine geringe Enzymhemmwirkung. Die Plasmahalbwertszeit beträgt (bei Männern bis 70 Jahre) ca. 6 Stunden. Bei Patienten mit eingeschränkter Nierenfunktion wurde keine Eliminationsänderung beobachtet. Finasterid passiert die Blut-Hirn-Schranke. Die Metaboliten werden renal und über die Faeces ausgeschieden. Patienten mit Niereninsuffizienz, die keine Hämodialyse erhalten, erhalten Finasterid in normaler Dosis. Die empfohlene Dosierung ist eine 5-mg-Tablette pro Tag. Auch wenn bereits kurze Zeit nach Therapiebeginn symptomatische Besserungen beobachtet werden können, ist in der Regel eine Behandlung über 6 Monate erforderlich, um das Ansprechen auf die Behandlung zu beurteilen.

39.3.5.3.4. Kombinationstherapie Alpha$_1$-Adrenozeptorantagonisten und 5-Alpha-Reduktasehemmer

Für Kombinationen mehrerer Medikamente in dieser Indikation (Alphablocker mit 5-Alpha-Reduktasehemmern und Alphablockern mit Muskarinrezeptorantagonisten) liegen mehrere Studien vor.

39.3.5.3.4.1. Alpha$_1$-Adrenozeptorantagonisten und 5-Alpha-Reduktasehemmer

Die langfristige Wirksamkeit von Doxazosin, Finasterid und ihrer Kombination ergab, dass die Kombinationsbehandlung bezüglich Symptomatik und Komplikationen den beiden Monotherapien überlegen ist. Dabei wird von Klasseneffekten ausgegangen. Vermutlich wirkt die Alphablockade vorwiegend auf die Symptomatik und die 5-Alpha-Reduktase. Hemmung vor allem auf die Reduktion von Komplikationen. Wie bei allen Behandlungen mit dem Ziel der Progressionsverlangsamung ist in der Regel eine mehrjährige Behandlung erforderlich.

Eine Kombinationsbehandlung hat allerdings nicht nur additive Wirkungen, sondern auch additive Nebenwirkungen. Deshalb ist eine Nutzen-Risiko-Abwägung erforderlich, für welche Patienten die Kombination sinnvoll ist. Derzeit wird davon ausgegangen, dass dies besonders bei Patienten mit einem hohen Progressionsrisiko der Fall ist (also solchen mit hohem Alter, starkausgeprägten Basalsymptomen und großer Prostata). Andererseits sind in dieser Gruppe operative Therapieverfahren als Alternative zu diskutieren. Eine Kombinationsbehandlung mit einem Alphablocker und 5-Alpha-Reduktasehemmer ist zur alleinigen Symptomreduktion nicht indiziert. Eine Kombinationsbehandlung ist zur Progressionshemmung des BPS geeignet und hierbei der Monotherapie überlegen.

39.3.5.3.4.2. Alpha$_1$-Adrenozeptorantagonisten und Muskarinrezeptorantagonisten

Studien mit Kombinationstherapie von Alphablockern und Muskarinrezeptorantagonisten für eine Studienzeit von maximal 12 Wochen bei Patienten mit BPS- und OAB-Symptomen liegen vor (Studien mit Doxazosin vs. Tamsulosin, Tolterodin vs. Propiverin). In allen Studien wurden die Effekte und Nebenwirkungen der Kombinationstherapie gegen die Monotherapie mit einem Alphablocker verglichen, aber nur eine dieser Studien hatte einen Placeboarm. Alle Studien zeigten, dass die Symptomatik (Miktionsfrequenz, Harndrang oder Harninkontinenz) signifikant besser mit der Kombinationsbehandlung therapiert werden kann als mit der Monotherapie aus Alphablocker, Anticholinergikum oder Placebo. Auch hier ist von additiven Nebenwirkungen auszugehen. Unabhängig von einer vorbestehenden BPO kam es in den meisten Studien mit der Kombinationstherapie zur geringfügigen Zunahme der Restharnmenge, ein Harnverhalt trat im Studienverlauf bei immerhin bis zu jedem 30. Patienten auf. Langzeitergebnisse existieren bisher nicht. Die routinemäßige Kombinationstherapie aus Alphablocker und Muskarinrezeptorantagonisten zur Behandlung der Symptome des BPS kann daher nicht empfohlen werden.

39.3.5.3.5. Phytotherapeutika

Vergleichende Bewertung

Phytotherapeutika zur Therapie des BPS enthalten Extrakte aus Wurzeln, Früchten, Blüten, Blättern oder Rinden von Pflanzen wie Serenoa repens (Sägezahnpalme), Brennnessel, Kürbis oder Roggenpollen. Obwohl eine Reihe verschiedener Mechanismen diskutiert wird, fehlen wissenschaftlich akzeptable Daten zu den eigentlichen Wirkstoffen, zur angenommenen Pharmakodynamik sowie zur Pharmakokinetik. Die publizierten Daten lassen keinen verlässlichen Schluss zu, da nur wenige Studien adäquat durchgeführt wurden. Oft fehlen Placebokontrollen oder die Studien waren zeitlich zu kurz angelegt. Einzelne Studien mit auffallend positiven Behandlungsergebnissen bedürfen einer Bestätigung. Die subjektive Symptomverbesserung einiger Extrakte differierte nicht wesentlich von der Größenordnung des Placeboeffektes. Weder in amerikanischen noch in europäischen oder deutschen Leitlinien urologischer Fachgesellschaften wird der Einsatz von Phytotherapeutika zur BPS-Behandlung empfohlen. Seit 2004 werden die Phytotherapeutika nicht mehr von der Gesetzlichen Krankenversicherung erstattet.

39.4. Sonderfälle

39.4.1. Therapie in der Schwangerschaft

s.detaillierte Hinweise in den Einzelwirkstoffbeschreibungen unter „Besonderheiten"

39.5. Hinweise zur wirtschaftlichen Verordnung

Über die vergangenen 10 Jahre ist eine 2–3-fache Vervielfachung des Verordnungsvolumens von urologischen Spasmolytika und Alpha$_1$-Rezeptorblockern zu verzeichnen.

Tabelle 39.1: DDD-Kosten für verordnungsrelevante Wirkstoffe des Jahres 2008

Wirkstoff	DDD-Kosten (Euro)
39.3.5.1.2. Anticholinergika	
Darifenacin	1,46
Oxybutynin	1,04
Propiverin	1,65
Solifenacin	1,46
Trospium	1,02
39.3.5.1.3. Andere Wirkstoffe	
Baclofen	0,93
Duloxetin	3,64
39.3.5.2.2. Parasympathikomimetika	
Bethanechol	0,79
Distigmin	1,64
39.3.5.3.2. Alpha$_1$-Adrenorezeptorantagonisten	
Alfuzosin	0,30
Doxazosin	0,69
Tamsulosin	0,29
Terazosin	0,55
39.3.5.3.3. 5-Alpha-Reduktasehemmer	
Dutasterid	1,37
Finasterid	0,77

Quelle: GKV-Arzneimittelindex im Wissenschaftlichen Institut der AOK (WIdO)

Wasser-/ Elektrolythaushalt

40. Störungen des Elektrolyt- und Flüssigkeitshaushaltes

Fazit für die Praxis

Wasser- und Natriumhaushalt sind immer gemeinsam zu betrachten. Keine Therapie von Laborwerten, sondern von Symptomen und daraus resultierenden Gefahren. Wenn möglich wird immer die Ursache der Störungen des Wasser- und Elektrolythaushaltes mitbehandelt, da der Ausgleich der Störung sonst nie von langer Dauer sein wird.

Unvermittelt auftretende Elektrolytentgleisungen werden schnell, chronische langsam ausgeglichen. Eine zu schnelle Normalisierung, z.B. des Natriums, birgt sonst die Gefahr lebensbedrohlicher Komplikationen (z.B. pontine Myelinolyse). Die Volumengabe bei älteren, ausgetrockneten Patienten kann oft durch eine begleitende Herzinsuffizienz kompliziert werden. Therapieinduzierte Hypo- und Hyperkaliämien sowie Hyponatri- und Hypochlorämien sind die häufigsten und auch die gefährlichsten Elektrolytstörungen in der hausärztlichen Praxis. Schleifendiuretika und vor allem ihre Kombination mit Thiaziden (sog. sequentielle Nephronblockade) bergen ein hohes Hypokaliämierisiko. Hyperkaliämien sind durch den zunehmenden Einsatz von Spironolacton bei herzinsuffizienten Patienten häufiger geworden: Bei gleichzeitiger Therapie mit ACE-Hemmern, AT1-Rezeptorantagonisten, Renininhibitoren, nichtsteroidalen Antirheumatika, Coxiben und Trimethoprim sind engmaschige Kaliumkontrollen erforderlich. Tückisch sind Hyponatriämien durch selektive Serotonin-Reuptake-Hemmer bei älteren Menschen, da sie sich unter dem Bild eines dementiellen Syndroms manifestieren können.

Bei Störungen des Säure-Basen-Haushaltes ist ebenfalls die Ursache für deren Beseitigung von wesentlicher Bedeutung für die notwendige Therapie. Die Gabe von intravenösem Natriumbicarbonat ist nur noch selten indiziert.

40.1. Wirkstoffübersicht

empfohlene Wirkstoffe	weitere Wirkstoffe
Calciumgluconat 10 %	Calcitonin
Desmopressin	Conivaptan
Glukose 5 %-Lösung	Satavaptan
Kaliumchlorid 7,45 % (Lagerung im Giftschrank)	Tolvaptan
Kaliumcitrat	
Kaliumhydrogencarbonat	
Magnesiumsulfat 10 %	
Magnesiumsulfat 50 %	
Natriumbikarbonat 8,4 %	
Natriumchlorid 0,9 %, physiologische Kochsalzlösung	
1/3 Elektrolytlösung	
Ringerlaktat (Vollelektrolytlösung)	

40.2. Hypovolämie

40.2.1. Klinische Grundlagen

40.2.1.1. Definition/Pathologie/Pathophysiologie

Störungen des Wasserhaushaltes führen zu Änderungen der Natriumkonzentration im Serum und/oder der Serumosmolalität. Änderungen des Gesamtkörpernatriums führen zunächst zu einer Veränderung des Extrazellulärraumes (EZR), ohne die Natriumkonzentration zu beeinflussen. Die Regulation des Wasserhaushaltes dient der Aufrechterhaltung einer bestimmten Osmolarität. Hypothalamische Rezeptoren messen die Serumosmolalität und versuchen, diese mit Hilfe von ADH-Freisetzung und Durstempfinden weitgehend konstant zu halten. Die Serumosmolalität ist vor allem von der Natriumkonzentration abhängig.

Hypovolämie bedeutet Volumendepletion (oder Volumenkontraktion), d.h. Verminderung des Extrazellulärvolumens.

Durch den Verlust von Natrium und die Hypovolämie wird das Renin-Angiotensin-System stimuliert, das atriale natriuretische Peptid vermindert, der Sympathikus und auch das ADH stimuliert.

40.2.1.2. Einteilung/Klassifikation/Epidemiologie

Einteilung nach den Ursachen:
- renaler Verlust von Natrium (Diuretika, Polyurie)
- extrarenaler Verlust von Natrium (Diarrhoe, Sequestration von Flüssigkeit in den dritten Raum bei Ileus).

Mangelnde Volumensubstitution geht meistens mit mangelnder Wasserzufuhr einher und führt dann zur Hypovolämie mit Hypernatriämie (s. dort).

40.2.1.3. Diagnostik

Anamnese (Diarrhoe, Erbrechen, Polyurie), Blutdruck, Puls, Hautturgor, Orthostase, Schleimhäute, Hb, Kreatinin, Harnstoff, Na, K i.S., evtl. BGA, Urinosmolalität. Andere Ursachen der Hypovolämie (z.B. Blutung) ausschließen.

40.2.2. Therapie: allgemeine Gesichtspunkte

40.2.2.1. Therapieindikation

Insbesondere bei Blutdruckabfall, Oligo-/Anurie und Verschlechterung der Nierenfunktion ist die Therapie dringlich.

40.2.2.2. Therapieziel

Beseitigung der Symptomatik der Hypovolämie und, wenn möglich, der Ursache der Volumendepletion

40.2.2.3. Therapeutisches Vorgehen

Milde Hypovolämie oral ausgleichen. Nicht zu rasche Normalisierung, da gerade bei älteren Patienten die Gefahr der Verschlechterung einer Herzinsuffizienz besteht. Orale Flüssigkeitszufuhr isotoner Lösungen (z.B. Mineralwasser, Tee mit Salzstangen; 2 Teelöffel Speisesalz + 2 Esslöffel Zucker in 1 l Wasser gelöst).

40.2.3. Pharmakotherapie

40.2.3.1. Kristalloide Lösungen

Vergleichende Bewertung
Infusion von isotoner Kochsalzlösung (0,9 % NaCl) oder Ringerlaktat. Therapie von Hypovolämie mit Hyper- oder (selten) Hyponatriämie (s. dort) (preiswerte Therapie). Physiologische Kochsalzlösung eignet sich auch zur subcutanen Infusion im Bereich der Streckseiten der Oberschenkel. Hiermit können 500–1.000 ml appliziert werden, wenn ein venöser Zugang nicht möglich ist und die orale Flüssigkeitsaufnahme nicht gelingt oder unzureichend ist. In der geriatrischen Pflege kann dadurch manche stationäre Einweisung aufgrund von Exsiccose vermieden werden.

40.2.3.2. Plasmaexpander

Plasmaexpander

40.3. Hyponatriämie

40.3.1. Klinische Grundlagen

40.3.1.1. Definition/Pathologie/Pathophysiologie

Serumnatrium (Na i.S.) < 135 mmol/l
Die Steuerung des Natriumhaushaltes dient der Volumenregulation, um die Perfusion der Gewebe zu erhalten. Dabei wird über Sensoren der großen Gefäße, afferenter Arteriolen und der Vorhöfe mit Hilfe von sympathischem Nervensystem, Renin-Angiotensin-System und der natriuretischen Peptide die Natriumausscheidung gesteuert.
Pathophysiologie nach Einteilung (s.u.):
zu 1. Stimulation von ADH infolge vermindertem EZR
zu 2. Stimulation von ADH bei vermindertem effektivem arteriellem Blutvolumen
zu 3. vermehrte Zufuhr von freiem Wasser, inadäquate ADH-Sekretion durch verschiedene Stimuli (z.B. Erbrechen postoperativ, Medikamente usw.)

40.3.1.2. Einteilung/Klassifikation/Epidemiologie

1. mit erniedrigtem EZR (renaler Natriumverlust: Diuretika, interstitielle Nierenerkrankungen; extrarenaler Natriumverlust: Erbrechen, Durchfall, Schweiß, Verlust in den 3. Raum)
2. mit erhöhtem EZR (Niereninsuffizienz, Herzinsuffizienz, Leberzirrhose, nephrotisches Syndrom) (wird am häufigsten beobachtet)
3. mit normalem oder gering erhöhtem EZR (Iatrogen, Syndrom der inadäquaten ADH-Sekretion (SIADH)), z.B. unter Einnahme von selektiven SSRI-Antidepressiva, Carbamazepin

40.3.1.3. Diagnostik

s.o. + Na i.U.: > 20 mmol/l: renaler Verlust, < 20 mmol/l: extrarenaler Verlust. Ausschluss einer Pseudohyponatriämie durch Bestimmung von Gesamteiweiß und Lipiden

40.3.2. Therapie: allgemeine Gesichtspunkte

40.3.2.1. Therapieindikation

Ursache feststellen, dann, wenn möglich, kausale Therapie (z.B. Therapie der Herzinsuffizienz, Behandlung des Durchfalls usw.)

40.3.2.2. Therapieziel

Ausgleichen der Hyponatriämie unter Beachtung der Tatsache, dass in aller Regel (also außer bei 1.) die Ursache nicht durch erniedrigtes Gesamtkörpernatrium, sondern durch Wasserüberschuss bedingt ist

40.3.2.3. Therapeutisches Vorgehen

Nicht zu rasches Anheben der Natriumkonzentration, in der Regel nicht mehr als 10 mmol/Tag, insbesondere bei langsam entstandenen Hyponatriämien. Rascher Ausgleich bei akut entstandenen Hyponatriämien mit bedrohlicher klinischer Symptomatik. Wenn gleichzeitig ein Kaliummangel vorliegt, Ausgleich der Hypokaliämie. Dies führt zu Na-Ausstrom aus den Zellen.
zu 1.: erniedrigter EZR: bei leichten asymptomatischen Formen: salzige Fleischbrühe, NaCl-Tabletten, NaCl 0,9 %
zu 2.: erhöhter EZR: Wasserrestriktion, bei lebensbedrohlichen zerebralen Symptomen hypertone NaCl-Lösung (3 %) + Schleifendiuretikum (bewirkt hypotonen Urin) unter engmaschigen Elektrolytkontrollen. Abschätzen des Wasserüberschusses:

0,6 x Gewicht (kg) x (1 - Na i.S. (mmol(l)/140). Bei lebensbedrohlichen Hyponatriämien häufige Na-Kontrollen (teilweise bis zweistündlich), um zu schnellen Ausgleich zu vermeiden (Gefahr der pontinen Myelinolyse)

zu 3.: normaler oder gering erhöhter EZR: Wasserrestriktion. Bei auf Wasserrestriktion nicht ansprechendem Syndrom der inadäquaten ADH-Sekretion in Zukunft auch ADH-Antagonisten (in Deutschland noch nicht im Handel). Berechnung des Na-Bedarfs: Na-Bedarf 0,6 x kg KG x (Na gewünscht – Natrium i.S.). Das gewünschte Natrium sollte nicht mehr als 10 mval/24 Std. über dem Ist-Natrium liegen.

40.3.3. Pharmakotherapie

40.3.3.1. Elektrolytlösungen

0,9 % NaCl. Folgende Lösungen mit NaCl sind 1 molar, d.h. 1 ml entspricht 1 mmol Na: NaCl 5,85 %, Natriumlactat 11,20 %, Natriumbicarbonat 8,4 %. Nie unverdünnt i.v., sondern als Elektrolytzusatz oder aber über zentralen Zugang (Natriumbicarbonat). Dosierung s.o.

40.3.3.2. Schleifendiuretika

s. Kap. Herzrhythmusstörungen

40.3.3.3. ADH-Antagonisten (Conivaptan, Tolvaptan, Satavaptan)

Vergleichende Bewertung
Conivaptan wegen der i.v.–Gabe nur stationär. Nachweis der Prognoseverbesserung hinsichtlich des Überlebens steht für die aufgeführten Substanzen noch aus.

Wirkungsmechanismus
Antagonisiert die Wirkung von ADH

Indikation(en)
2. erhöhter EZR. 3. normaler oder gering erhöhter EZR

Kontraindikation(en)
Hyponatriämie mit vermindertem EZR (1.)

Wechselwirkungen
Metabolisierung über CYP3A4

Unerwünschte Arzneimittelwirkungen
Conivaptan: Venenreizung bei bis zu 50 %; Gefahr des zu schnellen Anstiegs des Serumnatriums; starker Durst, daher meist ohne Flüssigkeitsrestriktion (auch um zu abrupten Natriumanstieg zu vermeiden)

Besonderheiten
Conivaptan nur für i.v. Gebrauch zugelassen, wegen der Gefahr einer Hypotension, da dies ein unselektiver ADH (= Vasopressin)-Antagonist ist, der auch Vasodilatation induzieren kann

Pharmakokinetik
Conivaptan 20–40 mg/Tag i.v.
Tolvapatan 15–60 mg/Tag p.o.
Satavaptan 12,5–50 mg/Tag p.o.

40.3.4. Hinweise zur wirtschaftlichen Verordnung

Die Therapie mit ADH-Antagonisten wird wahrscheinlich sehr teuer werden. Bislang steht der Nachweis eines größeren Nutzens gegenüber der kostengünstigeren Standardtherapie noch aus.

40.4. Hypernatriämie

40.4.1. Klinische Grundlagen

40.4.1.1. Definition/Pathologie/Pathophysiologie

- Natrium im Serum > 150 mmol/l
- vermindertes Durstempfinden bei älteren oder bewusstseinsgestörten Patienten
- Es wird weniger Wasser aufgenommen als verloren (Diuretika, Fieber), die Natriumkonzentration steigt.
- Es wird mehr Wasser ausgeschieden als aufgenommen: Diarrhoe, ADH-Mangel (Diabetes insipidus), vermindertes Ansprechen auf ADH (Medikamente, insbesondere Lithium, tubuläre Nierenschäden), osmotische Diurese (Hyperglykämie, Mannitol).
- zu hohe Natriumbicarbonatzufuhr oder aber von Medikamenten mit hohem Natriumanteil (z.B. Na-Penicillin)

40.4.1.2. Einteilung/Klassifikation/Epidemiologie

1. durch Wasserverlust
2. durch hohe Salzzufuhr

40.4.1.3. Diagnostik

s.o. + Urinosmolalität, ADH-Bestimmung in den meisten Fällen unnötig, Desmopressin zur Unterscheidung zentraler oder nephrogener Diabetes insipidus.

40.4.2. Therapie: allgemeine Gesichtspunkte

40.4.2.1. Therapieindikation

Bei akut aufgetretener Störung mit Symptomen (Blutdruckabfall, Oligo-/Anurie, Somnolenz) rasche intravenöse Therapie

40.4.2.2. Therapieziel

Wiederauffüllen des Volumenstatus und Wiederherstellen der Gewebeperfusion

40.4.2.3. Therapeutisches Vorgehen

Wasserdefizit = 0,5–0,6 x kg KG x (Na i. S. /140 -1). Langsame Normalisierung des Plasmanatriums über 48 Std., da sonst die Gefahr eines Hirnödems besteht.

40.4.3. Pharmakotherapie

40.4.3.1. Elektrolytlösungen

Isotonische Kochsalzlösung (NaCl 0,9 %) bei niedrigem Blutdruck, dann NaCl 0,9 % und Glucose 5 % im Verhältnis 1:2 bis 1:4 je nach Wasserbedarf und Senkung der Natriumkonzentration.

40.4.3.2. Glucoselösungen

5-prozentige Glucoselösung: Infusionsgeschwindigkeit unter 8–10ml/Min., da sonst die tubuläre Rückresorptionskapazität überschritten und eine osmotische Diurese ausgelöst wird. BZ-Kontrollen!

40.4.3.3. ADH-Analoga

bei zentralem Diabetes insipidus 10–20 µg Desmopressin (0,1–0,2 ml Desmopressin) intranasal

Desmopressin

Wirkungsmechanismus
Als synthetisches Analogon des ADH führt es zu erhöhter Permeabilität der Sammelrohre und damit zur Wasserrückresorption mit geringerer blutdrucksteigernder Wirkung als das körpereigene Hormon.

Indikation(en)
zentraler Diabetes insipidus

Kontraindikation(en)
Psychogene Polydypsie, Polydypsie bei Alkoholismus, Überempfindlichkeiten gegen Desmopressin

Wechselwirkungen
Antidepressiva, SSRI, Chlorpromazin und Carbamazepin verstärken die Wirkung. Loperamid erhöht die Plasmakonzentration (bis 3-fach). Nichtsteroidale Antirheumatika können ebenfalls zu Wasserretention führen.

Unerwünschte Arzneimittelwirkungen
Wasserretention, Hyponatriämie, Hypertonie, Übelkeit, Erbrechen

Besonderheiten
wenig Erfahrungen in Schwangerschaft und Stillzeit, bisher keine nachteiligen Wirkungen bekannt

Pharmakokinetik
BV: bei oraler Gabe 0,08–0,16 %, verminderte Resorption bei Nahrungsaufnahme; bei intranasaler Gabe BV 5 %
Elim.: 65 % der aufgenommenen Menge werden über den Urin unverändert ausgeschieden
HWZ: 1–3 Stunden, Wirkdauer bis zu 8–10 Stunden, individuell sehr unterschiedlich

Dosierung
Desmopressin intranasal (5 ml enthalten 500 µg entsprechend 50 Sprühstöße):
1–4 Sprühstöße vor dem Zubettgehen (10–40 µg/Tag)
Desmopressin 0,1/0,2 mg Tabletten 2–3 x tgl. 0,1–0,2 mg
Desmopressin Infektionslösung (Amp. zu 4 µg) 1–4 µg/Tag aufgeteilt auf 1–2 Tagesdosen i.v., s.c. oder i.m.

40

40.4.4. Hinweise zur wirtschaftlichen Verordnung

Elektrolytlösungen sind preiswert, teurer ist die „Überdiagnostik" (ADH-Bestimmung). Desmopressin ist ebenfalls teuer (DDD-Kosten 3,89 Euro) und kann evtl. bei zentralem Diabetes insipidus in Kombination mit Carbamazepin gegeben werden. Thiaziddiuretika helfen beim nephrogenen Diabetes insipidus ebenso wie nichtsteroidale Antirheumatika.

40.5. Hypokaliämie

40.5.1. Klinische Grundlagen

40.5.1.1. Definition/Pathologie/Pathophysiologie

Kalium im Serum < 3,5 mmol/l i.S.
98 % des Gesamtkörperkaliums (~ 3.500 mmol) befinden sich intrazellulär, 2 % extrazellulär (70 mmol). Diese ungleichmäßige Verteilung wird durch Na-K-Pumpen an der Zellmembran sowie durch passiven Ausstrom von Kalium aus der Zelle aufrechterhalten. Säure-Basen-Haushalt, Hormone, aber auch Plasmaosmolalität und Arzneimittel haben Einfluss auf den internen Kaliumhaushalt. Der externe Kaliumhaushalt wird durch orale Zufuhr, intestinale Sekretion und Absorption und die renale Ausscheidung bestimmt. Hypokaliämien sind vorwiegend durch renale oder intestinale Verluste bedingt. Mindestzufuhr an Kalium beträgt pro Tag 40–50 mmol. Ursache von schweren renalen Verlusten können Schleifendiuretika in Kombination mit Thiaziden sein (sequentielle Nephronblockade).

40.5.1.2. Einteilung/Klassifikation/Epidemiologie

Unterschieden werden Störungen der internen Kaliumbilanz (Verteilung zwischen Extra- und Intrazellulärraum) oder der externen Kaliumbilanz (Änderung der Zufuhr oder der Ausscheidung).
Einteilung nach Kaliumkonzentration (K i.S.):
- leicht: 3,0–3,5 mmol/l
- mäßig: 2,5–3,0 mmol/l
- schwer: < 2,5 mmol/l

40.5.1.3. Diagnostik

Anamnese (Medikamente? Erbrechen?), RR und Volumenstatus, Na, K, Cl, Kreatinin, Glucose evtl. Ca und Mg i.S., Säure-Basen-Status, Urinstatus. Evtl. Renin, Aldosteron, Elektrolyte i.U. , Anionenlücke und osmotische Lücke. EKG.

40.5.2. Therapie: allgemeine Gesichtspunkte

40.5.2.1. Therapieindikation

K i.S. < 3,0 mmol/l; evtl. bei kardialen Erkrankungen, Neigung zu Rhythmusstörungen und oder Digitalistherapie K i.S. < 4 mmol/l. Bei schwerer Azidose kann auch bei normalem Kalium i.S. ein Ausgleich nötig sein, da bei Beheben der Azidose Kalium in die Zellen verschoben wird und so eine Hypokaliämie entsteht.

40.5.2.2. Therapieziel

Behebung der zugrunde liegenden Störung (z.B. Behandlung des Durchfalls), Ausgleich der Hypokaliämie. Bei akuten Zuständen Verhindern von Herzrhythmusstörungen.

40.5.2.3. Therapeutisches Vorgehen

Bei schweren lebensbedrohlichen Hypokaliämien Kaliumsubstitution intravenös über zentralen Zugang, maximal 10–20 mmol/Std. unter Monitorkontrolle. **Cave: Nicht in glucosehaltigen Lösungen infundieren, da Gefahr des Kaliumeinstroms in die Zelle!** Bei leichteren Hypokaliämien, wenn möglich, orale Zufuhr als Kaliumchlorid (beseitigt zusätzlich die Alkalose), 20 mmol/Tag zur Vorbeugung, 40–100 mmol/Tag zur Substitution.

Evtl. Kochsalzrestriktion (meist schwer einzuhalten). Ausgleich des Kaliummangels über Nahrung oft nicht möglich, da Nahrungskalium an Phosphat als Anion gebunden ist und meistens auch ein Chloridmangel vorliegt (Diuretika, Erbrechen).

Kaliumreiche Kost (Trockenobst, Nüsse, Kartoffeln, Gemüsesaft usw.) allein ist oft nicht ausreichend. In leichten Fällen orale Therapie mit Kaliumchlorid. Kaliumhydrogencarbonat/Kaliumcitrat bei Hypokaliämie mit begleitender Azidose (renal tubuläre Azidose, Karboanhydrasehemmer-Therapie). Insbesondere bei älteren Patienten besteht bei vermindertem Nachtrinken die Gefahr von Schleimhautulzera. Für die chronischen Hypokaliämien sollte man den Einsatz von kaliumsparenden Diuretika (z.B. Spironolacton 12,5–25 mg) überlegen. Die Gabe ist allerdings bei Niereninsuffizienz kontraindiziert (GFR < 30 ml/Min.).

40.5.3. Pharmakotherapie

40.5.3.1. Kaliumsalze

Allgemeines

Vergleichende Bewertung
Kaliumchlorid besonders bei Alkalose (**!Cave: Ulcera; viel trinken**), Kaliumcitrat und Kaliumhydrogencarbonat besonders bei Azidose.
Intravenös in NaCl 0,9 % (nicht mehr als 60 mval/l) oder bei Hypervolämie als Perfusor der einmolaren Lösung über ZVK mit maximal 10–20 mmol/Std. unter Monitorkontrolle.

Wechselwirkungen
Glucoselösung kann zur vermehrten intrazellulären Aufnahme von Kalium führen, deswegen möglichst nicht gleichzeitig geben. Ein Mg-Mangel kann den Ausgleich erschweren, eine Mg-Gabe kann insbesondere bei durch Diuretika ausgelöster Hypokaliämie die Substitution erleichtern.

Unerwünschte Arzneimittelwirkungen
bei oraler Gabe Schleimhautulzera; bei i.v. Gabe Herzrhythmusstörungen

Besonderheiten
Kaliumchlorid-Ampullen sollten streng getrennt von NaCl-Ampullen, am besten im Giftschrank, aufbewahrt werden. Es kann sonst zu tödlichen Verwechslungen kommen. Orale Einnahme immer nach dem Essen mit reichlich Flüssigkeit.

Pharmakokinetik
Kaliumchlorid als Tabl. und Kapseln zu je 8–10 mmol, als Granulat zu 13,4 mmol, 2–3 x 1–2 Tabl. oder Kapseln, Kaliumcitrat/Kaliumhydrogencarbonat-Brausetabletten zu 40 mmol, 1–3 Brausetabletten/Tag, Kaliumchlorid 7,45 %-Ampullen (= einmolare Lösung, d.h. 1 ml entspricht 1 mmol Kalium)

Dosierung
s. Therapeutisches Vorgehen

40.6. Hyperkaliämie

40.6.1. Klinische Grundlagen

40.6.1.1. Definition/Pathologie/Pathophysiologie

Serumkalium (K i.S.) > 5,5 mmol/l

 Cave: Pseudohyperkaliämie bei problematischer Blutentnahme, Thrombozytose, zu langer Lagerung oder Transport der Probe

Ursachen: s. Einteilung. Hyperkaliämie führt über eine Abnahme des Ruhemembranpotenzials zu Lähmungen der quergestreiften Muskulatur („schwere Beine") und EKG-Veränderungen mit hohen spitzen T-Wellen. Später Verbreiterung der QRS-Komplexe und schließlich Sinuswellenmuster.

40.6.1.2. Einteilung/Klassifikation/Epidemiologie

Störungen der internen Kaliumbilanz (Azidose, Arzneimittel, z.B. Succinylcholin, Beta-Rezeptorenblocker) oder verminderte Ausscheidung bei Niereninsuffizienz. Eine Hyperkaliämie kann bei normaler Nierenfunktion durch orale Kaliumgabe nicht hervorgerufen werden. Weiterhin kann eine verminderte Kaliumausscheidung durch Arzneimittel verursacht werden, die die tubuläre Ausscheidung von Kalium herabsetzen, z.B. Spironolacton, ACE-Hemmer, AT1-Rezeptorantagonisten, Reininhibitoren, kaliumsparende Diuretika und Trimethoprim.

40.6.1.3. Diagnostik

Anamnese, Blutdruck und körperliche Untersuchung (Zeichen einer Exsiccose oder Überwässerung), Medikamenten-Anamnese; EKG, Blutbild, Na, K, Cl, Kreatinin und Glucose i.S., evtl. Ca, Mg, Säure-Basen-Haushalt, Urinstatus. Evtl. Renin, Aldosteron, Cortisol, Elektrolyte i.U.

40.6.2. Therapie: allgemeine Gesichtspunkte

40.6.2.1. Therapieindikation

nach Symptomen (Bradykardie?), EKG (spitze T-Wellen, QRS-Verbreiterung) und Serumkaliumwert

40.6.2.2. Therapieziel

Behandlung der zugrunde liegenden Störung, Beheben der akut lebensbedrohlichen EKG-Veränderungen, Senken der Hyperkaliämie.

40.6.2.3. Therapeutisches Vorgehen

Bei lebensbedrohlicher Hyperkaliämie (K i.S. > 6,5–7,0 mmol/l) mit Herzrhythmusstörungen: akute aggressive Therapie durch Notfalldialyse oder, falls nicht schnell möglich, akute Änderung der internen Kaliumbilanz (Glukose/Insulin), Wiederherstellen der Membranerregbarkeit (Calciumgluconat i.v.), renale Ausscheidung (Schleifendiuretika). Bei stark eingeschränkter Nierenfunktion, Anurie oder Hyperkaliämie bei Rhabdomyolyse: Notfalldialyse unumgänglich.
Bei chronischer Hyperkaliämie: kaliumarme Kost (Vermeiden von Obst, Trockenfrüchten, kaliumhaltigen Ersatzsalzen), Absetzen kaliumsparender Medikamente.
Therapiekontrolle mit EKG, Monitor, Kalium i.S.

40.6.3. Pharmakotherapie

Vergleichende Bewertung therapeutisch hier eingesetzter Substanzen

Sicherste und beste Möglichkeit bei drohendem myokardialem Versagen (K i.S. > 7,0 mmol/l) ist die Notfalldialyse. Wo nicht vorhanden oder nur mit starker zeitlicher Verzögerung einsetzbar: Calciumgluconat i.v. als Notfallmaßnahme, dann Glucose/Insulin i.v. und Ionenaustauscherharze oral (schmecken sehr schlecht) oder auch als Einlauf. Auch Beta2-Sympathomimetika sind wirksam, meist jedoch nur in sehr hohen Dosen und für kurze Zeit (i.v. oder inhalativ). Schleifendiuretika (s. Kapi. Herzinsuffizienz) erhöhen die renale Ausscheidung. Natriumbicarbonat ist meist nur bei begleitender Azidose gut wirksam.

Pharmakokinetik

Calciumgluconat 10 % 10 ml langsam i.v über 10 Min., Wiederholung nach 2–5 Min. maximal 30 ml

> **!** **Cave: gleichzeitige Digitalistherapie**

Altinsulin: 50 IE in 500 ml 20-prozentiger Glucose über zentralvenösen Zugang in 60 Min. (engmaschige BZ-Kontrollen!).
Terbutalin: 1 Amp. (enthält 1 ml, entspricht 0,5 mg) in 50 ml NaCl 0,9 % als Perfusor mit 1 ml/Min.
Salbutamol: 10 mg vernebelt innerhalb 10 Min.
Polystyroldivinylbenzolsulfonsäure: 1–3-mal tgl. 20 g, (verstopft sehr, mit Laxantien kombinieren). Als Einlauf 50 g in 200 ml Lösung mit langer Verweilzeit (30–60 Min.)

40.6.4. Hinweise zur wirtschaftlichen Verordnung

Dialyse ist die teuerste und wirkungsvollste Möglichkeit zur raschen notfallmäßigen Senkung des Serumkaliums. Bei chronischer Hyperkaliämie ist die Senkung der Zufuhr (kaliumarme Kost und Absetzen kaliumerhöhender Arzneimittel, z.B. ACE-Hemmer, AT$_1$-Blocker oder Spironolacton) die wichtigste Maßnahme.

40.7. Hypokalzämie

40.7.1. Klinische Grundlagen

40.7.1.1. Definition/Pathologie/Pathophysiologie

Serumcalcium (Ca i.S.) < 2,2 mmol/l (gesamt) oder 1,1 mmol/l (ionisiert)
Etwa 1 % des Calciums befinden sich im Extrazellulärraum, 99 % im Knochengewebe. 50 % des Serumcalciums liegt in ionisierter Form vor. Azidose steigert den ionisierten Anteil, respiratorische Alkalose (Hyperventilationstentanie) erhöht die Bindungsfähigkeit des Albumins, der freie (ionisierte) Anteil an Calcium sinkt. Bei erniedrigtem Gesamteiweiß wird zwar ein erniedrigter Calciumspiegel i.S. gemessen, der Anteil an ionisiertem Calcium ist aber normal. Einfluss auf den Calciumstoffwechsel haben Parathormon, Vitamin D und Calcitonin. Eine verminderte Aufnahme findet sich bei Vitamin D-Mangel, verminderter Zufuhr (z.B. Anorexia nervosa), Malabsorptions-Syndromen, Niereninsuffizienz und Hypoparathyreoidismus. Verminderte Mobilisation aus Knochen kommt vor bei Hypoparathyreoidismus und Pseudohypoparathyreoidismus. Vermehrt renal ausgeschieden wird Calcium bei einer renalen tubulären Azidose und der Gabe von Diuretika. Eine Absenkung des Calciumplasmaspiegels kann durch Calciumablagerungen bei einer akuten Pankreatitis sowie bei einer Hyperphosphatämie vorkommen. Ein erniedrigter Calciumspiegel führt zu erhöhter neuromuskulärer Erregbarkeit: Es treten Muskelkrämpfe und Faszikulationen auf, die QT-Zeit verlängert sich.

40.7.1.2. Einteilung/Klassifikation/Epidemiologie

Hypokalzämie mit erhöhtem oder mit erniedrigtem Phosphatspiegel

40.7.1.3. Diagnostik

Ca i.S., Gesamtweiß i.S., Phosphat i.S., evtl. Parathormon, Vitamin D, ionisiertes Ca, EKG.

> **!** **Cave: falsch niedriger Wert für Gesamtcalcium i.S. bei Hypalbuminämie**

40.7.2. Therapie: allgemeine Gesichtspunkte

40.7.2.1. Therapieindikation

bei akuten Symptomen (s.o.) rasch

40.7.2.2. Therapieziel

- Beheben der akuten Symptome
- Verhinderung von Laryngospasmus und Krampfanfällen
- langfristig: Ausgleich der Hypokalzämie je nach Ursache

40.7.2.3. Therapeutisches Vorgehen

Bei symptomatischer Hypokalzämie Gefahr des Laryngospasmus und Krampfanfalles; daher intravenöse hochdosierte Therapie, z.B. Calciumgluconat 10 % i.v. über 10–15 Min.(**!Cave: Digitalistherapie**)
Monitoring: Ca i.S. und klinische Symptome (z.B. periorale Paraesthesien), Calciumausscheidung i.U. (Hyperkalziurie bedeutet Überdosierung)

40.7.3. Pharmakotherapie

s. Kap. Osteoporose und andere Knochenerkrankungen

40.8. Hyperkalzämie

40.8.1. Klinische Grundlagen

40.8.1.1. Definition/Pathologie/Pathophysiologie

Ca i.S. > 2,7 mmol/l oder 1,2 mmol/l (ionisiert)
Vermehrte Zufuhr, vermehrte intestinale Absorption (M. Boeck, Vitamin D-Überdosierung), vermehrte Mobilisierung aus Knochen (Hyperparathyreoidismus, paraneoplastisch), verminderte renale Ausscheidung (Thiazide). Eine Hyperkalzämie führt zu neuromuskulären Symptomen, Verwirrtheit, Muskelschwäche, Polyurie, Polydipsie, Nephrolithiasis, QT-Verkürzung, Hypertonie und Gewebsverkalkungen.

40.8.1.2. Einteilung/Klassifikation/Epidemiologie

Nach dem jeweiligen Wert für Ca i.S. wird der Schweregrad definiert als:
- leicht: 2,8–3 mmol/l
- schwer: 3–3,8 mmol/l
- lebensbedrohlich: > 3,8 mmol/l

40.8.1.3. Diagnostik

Ca i.S., Gesamtweiß i.S., Phosphat i.S., Alkalische Phosphatase, Calcium i. U. evtl. Parathormon, Vitamin D, PTH-related Protein (paraneoplastische Hyperkalzämie)

40.8.2. Therapie: allgemeine Gesichtspunkte

40.8.2.1. Therapieindikation

bei schwerer Hyperkalzämie rasch und intravenös; bei lebensbedrohlicher Hyperkalzämie (> 3,8mmol/l): Dialyse.

40.8.2.2. Therapieziel

- Beheben der Ursache
- Beheben des Volumenmangels
- Senken des Calciumspiegels i.S.

40.8.2.3. Therapeutisches Vorgehen

Auffüllen des Volumenmangels, Verminderung der Resorption, Erhöhung der renalen Ausscheidung (Schleifendiuretika), Hemmung der Mobilisation aus dem Knochen, Dialyse. Kalziumarme Diät. Überwachung von Ca. i.S., Nierenfunktion, Volumenstatus

40.8.3. Pharmakotherapie

Bisphosphonate: s. Kap. Osteoporose und andere Knochenerkrankungen
Schleifendiuretika: s. Kap. Herzinsuffizienz

40.8.4. Hinweise zur wirtschaftlichen Verordnung

Schleifendiuretika (s. Kap. Herzinsuffizienz) und NaCl i.v. sind Eckpfeiler der Therapie. Obgleich teuer sind die Biphosphonate (s. Kap. Osteoporose und andere Knochenerkrankungen) oral oder i.v. wegen ihrer guten Wirksamkeit kaum noch wegzudenken. Calcitonin (s. Kap. Osteoporose und andere Knochenerkrankungen) ist daher in seiner Bedeutung stark eingeschränkt. Kortikosteroide wirken bei M. Boeck, Vitamin D-Überdosierung und Tumorhyperkalzämie. Die Notfalldialyse bleibt den lebensbedrohlichen Ausnahmesituationen vorbehalten.

40.9. Hypomagnesiämie

40.9.1. Klinische Grundlagen

40.9.1.1. Definition/Pathologie/Pathophysiologie

- Serummagnesium (Mg i.S.) < 0,7 mmol/l
- verminderte Zufuhr oder erhöhter Verlust (renal oder gastrointestinal), interne Bilanzstörung (z.B. Aufnahme in den Knochen) führen zu vermehrter neuromuskulärer Erregbarkeit, Herzrhythmusstörungen. Magnesium-Mangel tritt selten isoliert auf.

40.9.1.2. Diagnostik

Anamnese (Alkoholismus?), Mg i.S., Mg i.U., Kreatinin i.S.

40.9.2. Therapie: allgemeine Gesichtspunkte

40.9.2.1. Therapieindikation

Bei schwerer symptomatischer Hypomagnesiämie (insbesondere ventrikuläre Arrhythmien) intravenöse Therapie. Orale Therapie bei chronischen Mangelzuständen.

40.9.2.2. Therapieziel

- Beheben der Ursache
- Vermeiden von Symptomen

40.9.2.3. Therapeutisches Vorgehen

Magnesiumhaltige Diät (Obst, Nüsse, Gemüse). Intravenöse Therapie ist nur bei nachgewiesenem Mangel an Magnesium und darauf zurückzuführenden Symptomen erforderlich. Die orale langfristige Substitution ist ebenfalls nur bei nachgewiesenem Magnesiummangel indiziert, keinesfalls zur generellen Behandlung von Wadenkrämpfen und Befindlichkeitsstörungen bei normaler Magnesiumserumkonzentration.

40.9.3. Pharmakotherapie

40.9.3.1. Magnesiumsalze

Allgemeines

Kontraindikation(en)
Myasthenia gravis, AV-Blockierungen

Wechselwirkungen
Muskelrelaxantien vom Curaretyp verstärken die Magnesiumwirkung an der motorischen Endplatte. Orale Gabe: Hemmung der Eisen- und Tetrazyklinresorption

Unerwünschte Arzneimittelwirkungen
Orale Gabe: Diarrhoe, Alkalose; i.v. Gabe: Hitzegefühl, Bradykardie, Verminderung der Atemfrequenz

Besonderheiten
Bei Überdosierung Calciumgluconat als Antidot. **Vorsicht bei Niereninsuffizienz, da Magnesium weitgehend über die Nieren ausgeschieden wird.**

Pharmakokinetik
Magnesiumsulfat: 1 Ampulle 10-prozentiger Injektionslösung entspricht 4,05 mmol, 8,11 mval. 8–16 mmol Magnesiumsulfat in 100 ml 5-prozentiger Glucoselösung i.v. in 15–20 Min., dann 40 mmol in 500 ml über die nächsten 5 Std.
1 Amp 50-prozentiger Infusionslösungskonzentrat (10 ml) entspricht 20,25 mmol, 40,5 mval Magnesium. Darf nicht unverdünnt angewandt werden, z.B. 2 Amp. in 480 ml Glukose 5 % gelöst.
Für die orale Therapie stehen Magnesiumsulfat, -chlorid, -oxid, -citrat, -hydroxid, -gluconat,
-lactat zur Verfügung. Wesentliche Unterschiede in Wirksamkeit und Verträglichkeit sind nicht belegt.

Dosierung
ca. 25 mmol (50 mval)/Tag

40.9.4. Sonderfälle

Therapie in der Schwangerschaft

Bei Abort- oder Frühgeburtsneigung wird Magnesium intravenös in hohen Dosierungen gegeben, dann auf Überdosierung achten, da intravenös zugeführtes Magnesium ausschließlich renal eliminiert wird.

40.10. Hypermagnesiämie

40.10.1. Klinische Grundlagen

40.10.1.1. Definition/Pathologie/Pathophysiologie

- Serummagnesium (Mg i.S.) > 1,6 mmol/l
- Durch vermehrte Zufuhr (Antazida, Mg-Therapie) oder verminderte Ausscheidung (insbesondere Niereninsuffizienz) werden Calciumkanäle blockiert, ein curareähnlicher Effekt kann auftreten. Dies kann zu verminderter neuromuskulärer Erregbarkeit, Atemdepression, kardiovaskulären Symptomen (Hypotonie, Bradykardie) sowie Übelkeit, Brechreiz führen.

40.10.1.2. Einteilung/Klassifikation/Epidemiologie

Entsprechend dem Wert des Mg i. S. werden folgende Schweregrade unterschieden:
- leicht: 2–3 mmol/l
- mittel: 3–5 mmol/l
- schwer: > 5 mmol/l

40.10.1.3. Diagnostik

Anamnese (Medikamente?), Mg i.S., Kreatinin i.S.

40.10.2. Therapie: allgemeine Gesichtspunkte

40.10.2.1. Therapieindikation

Je nach Schwere der Symptome, bei schwerer Niereninsuffizienz evtl. Dialyse

40.10.2.2. Therapieziel

- Beheben der Symptome
- Senken des Mg-Spiegels

40.10.2.3. Therapeutisches Vorgehen

Bei vitaler Bedrohung Calciumgluconat 10 %-Injektionslösung à 10 ml langsam i.v über 10 Min., evtl. Dialyse. NaCl 0,9 % und Schleifendiuretika zur Förderung der renalen Ausscheidung

40.11. Störungen des Säure-Basen-Haushaltes

40.11.1. Klinische Grundlagen

40.11.1.2. Definition/Pathologie/Pathophysiologie

Störungen der Puffersysteme, die den pH-Wert (d.h. die Wasserstoffionenkonzentration) des Blutes konstant halten sollen. Durch verschiedene Puffersysteme wird der pH-Wert des Blutes in engen Grenzen konstant gehalten. Die größte Menge an Säure, die im Organismus anfällt, ist Kohlensäure. Sie wird durch Lunge und Nieren ausgeschieden. Eine vermehrte Atmung führt durch Abatmen des CO_2 zu einer Alkalose, verminderte Atmung zu einer Azidose. Störungen der Atmung versucht der Körper metabolisch, Störungen des Metabolismus respiratorisch zu kompensieren.

40.11.1.3. Einteilung/Klassifikation/Epidemiologie

Einteilung in metabolisch oder respiratorisch bedingte Störungen des Säure-Basen-Haushaltes sowie Mischformen

40.11.1.4. Diagnostik

Atmung, Zyanose, Blutdruck, pH, pO_2, pCO_2, Standardbicarbonat, Na i. S., Chlorid i. S. (zur Berechnung der Anionenlücke).

40.11.2. Therapie: allgemeine Gesichtspunkte

40.11.2.1. Therapieindikation

- akute metabolische Azidose: pH < 7,2, Standardbicarbonat < 15 mmol/l: akute Lebensgefahr bei Standarbicarbonat < 8 mmol/l
- chronische metabolische Azidose: Standardbicarbonat < 18 mmol/l
- leichte metabolische Alkalose (pH < 7,6, Standardbicarbonat < 40 mmol/l: lediglich Behandlung der Ursache (oft Diuretikatherapie!)
- respiratorische Alkalose und Azidose: s. Kap. Lungenerkrankungen

40.11.2.2. Therapieziel

Therapie der Grundkrankheit und Beheben der akuten Lebensgefahr (bei zu niedrigem pH-Wert des Blutes verlieren Katecholamine ihre Wirkung, es tritt eine Vasodilatation ein)

40.11.2.3. Therapeutisches Vorgehen

Beseitigung der Grundstörung (Ursache der metabolischen Azidose, Verbesserung der Atmung bei respiratorischer Azidose, Stopp der Hyperventilation bei respiratorischer Alkalose). Bei metabolischer Azidose muss nicht der gesamte Bicarbonatbedarf ausgeglichen werden, es reichen ca. 50 % innerhalb der ersten 2–4 Stunden oder das Anheben auf ca. 12 mmol/l Standardbicarbonat.

Natriumbicarbonat 8,4 % (= einmolare Lösung) mit 50 ml/Std. Berechnung der Menge: Erwünschte Zunahme der Bicarbonatkonzentration in mmol/l x 50 % KG. Wird jedoch immer zurückhaltender eingesetzt, da eine kausale Therapie von größerer Bedeutung ist.

Kontrolle des Säure-Basen-Haushaltes

!Cave: Hypokaliämie bei Ausgleichen der Azidose, !Cave: Natriumüberladung bei Natriumhydrogencarbonat-Gabe

Bei der oralen Therapie chronischer Störungen muss die zusätzliche erhebliche Natriumbelastung bedacht werden. Man sollte daher die Indikation streng stellen.

40

40.11.3. Pharmakotherapie

Natriumhydrogencarbonat

Allgemeines

Indikation(en)
chronische metabolische Azidose bei Niereninsuffizienz

Kontraindikation(en)
Alkalose, Hypokaliämie und Hypernatriämie; Überempfindlichkeit gegenüber Natriumhydrogencarbonat, Soja, Erdnuss

Unerwünschte Arzneimittelwirkungen
Blähungen, Bauchschmerzen, Blutdruckerhöhung

Pharmakokinetik
Natriumhydrogencarbonat-Kapseln zu 0,5 oder 0,84 g

Dosierung
dreimal täglich 1–2 Kapseln

Stoffwechsel und Endokrinium

41. Diabetes mellitus

Fazit für die Praxis

Die Klassifikation der Weltgesundheitsorganisation (WHO) unterscheidet 4 Typen, darunter die folgenden zwei: Typ-1-Diabetes ist Folge eines absoluten Insulinmangels. Beim Typ-2-Diabetes liegt primär eine Insulinresistenz in Verbindung mit einer gestörten Insulinsekretion vor. Diese Patienten sind ganz überwiegend (> 90 %) übergewichtig/adipös. Adipöse oder ehemals adipöse Diabetiker haben meist ein metabolisches Syndrom (s.u.). Die Manifestation erfolgt in der Regel schleichend und symptomarm, sodass die Erkrankung oft mehrere Jahre unerkannt bleibt. Bei einem kleinen Teil der neu diagnostizierten „Typ-2-Diabetiker" dürfte es sich um einen verkappten Typ-1-Diabetes (LADA, s.u.) handeln.

Die Klassifizierung kann in der Regel aufgrund der Klinik erfolgen. Im Zweifelsfall ist die Bestimmung von Immunmarkern hilfreich. Seltenere spezifische Formen aufgrund von genetischen Defekten, Krankheiten des exokrinen Pankreas, Endokrinopathien, Arzneimitteln bzw. Chemikalien oder Infektionen werden unter Kategorie 3 „other types" zusammengefasst, die 4. Kategorie stellt der häufige Gestationsdiabetes dar.

Jeder Diabetes ist behandlungsbedürftig. Das therapeutische Konzept hängt vom Diabetestyp und der Höhe der Blutglukose sowie von einer Vielzahl von Begleitumständen ab, insbesondere vom Vorliegen einer Adipositas und dem Fettverteilungstyp, von Fettstoffwechselstörungen, Hypertonie, Lebensstilfaktoren. Auch spielen das Vorhandensein einer Retinopathie, Nephropathie, Makroangiopathie der zentralen und peripheren arteriellen Gefäße (insbesondere der Koronarien), Neuropathie, eines diabetischen Fußes und weiterer Behinderungen sowie nicht zuletzt das Alter und die vermutliche Lebenserwartung eine Rolle.

Übergeordnete Ziele der Therapie sind Beschwerdefreiheit, Besserung der Lebensqualität, auch im Hinblick auf eventuelle Diabetesbedingte psychische Probleme, sowie die Vermeidung akuter und chronischer Diabeteskomplikationen und der Übersterblichkeit.

Die Ernährung soll einer normalen Mischkost entsprechen. Sie soll viel Obst und Gemüse enthalten. Sie soll kohlenhydratreich und ballaststoffreich sein, höchstens 30–35 % der Gesamtenergie als Fett enthalten. Die Eiweißaufnahme sollte den Bedarf von 0,8 g/kg KG nicht wesentlich überschreiten. Der Alkoholkonsum sollte 2 Portionen alkoholische Getränke pro Tag bei 2–3 alkoholfreien Tagen pro Woche nicht überschreiten. Körperliche Aktivität steigert in der Regel die Glukoseverwertung und senkt den Blutglukosespiegel.

Auf Dauer ist bei Typ-1-Diabetes stets Insulin erforderlich. Die Monotherapie mit oralen Antidiabetika ist kontraindiziert. Die konventionelle Insulintherapie sollte bei Typ-1-Diabetes nur noch in seltenen Ausnahmen angewandt werden.

Die intensivierte konventionelle Insulintherapie (ICT) versucht, die physiologische Insulinsekretion zu imitieren. Sie ist bei Typ-1-Diabetes die Methode der Wahl.

Die kontinuierliche subkutane Insulinzufuhr bietet in ausgesuchten Fällen zusätzliche Vorteile der flexiblen Lebensgestaltung, ist aber an die Betreuung in spezialisierten (Praxis-)Zentren gebunden. **Bei der Neueinstellung auf Insulin werden Humaninsuline eingesetzt.** Patienten, die mit Schweineinsulinen gut eingestellt sind, können damit prinzipiell weiter behandelt werden, müssen dies jedoch aus dem Ausland beziehen. **Für Insulinanaloga, die in der praktischen Anwendung manche Vorteile bieten, liegen bislang keine Langzeitstudien mit harten Endpunkten vor,** sodass wesentliche Kriterien der evidenzbasierten Medizin für den Nachweis des Therapienutzens nicht erfüllt sind. Demgegenüber stehen höhere Preise für die Insulinanaloga und einige Fragezeichen bezüglich der Langzeitsicherheit.

Der Typ-2-Diabetes kann anfänglich in etwa einem Drittel der Fälle mit nichtpharmakologischen Therapiemaßnahmen (Ernährungsumstellung und körperliche Bewegung) ausreichend behandelt werden, nach den neuen deutschen und internationalen Leitlinien ist jedoch sofort bei Diagnosestellung zusätzlich Metformin zu geben (wenn keine Kontraindikation oder Unverträglichkeit besteht). Bei Typ-2-Diabetes im Rahmen eines metabolischen Syndroms gelingt es manchmal, durch diabetesgerechte Ernährung, Gewichtsreduktion und körperliche Aktivierung die Stoffwechselstörung wieder in ein latentes, präklinisches Stadium zurückzudrängen. Patienten mit Typ-2-Diabetes besitzen ein hohes kardiovaskuläres Risiko, das vermutlich durch die Gabe von Antidiabetika nicht gesenkt wird, wohl aber durch die Behandlung eines Bluthochdrucks von Fettstoffwechselstörungen und durch Änderung der Lebensweise. Eine primäre Insulinmonotherapie ist bei Typ-2-Diabetes nicht zu empfehlen. Wenn bei Typ-2-Diabetes die Basistherapie in Verbindung mit einer Kombination oraler Antidiabetika nicht ausreicht, um die Therapieziele zu erreichen, ist Insulin als Zusatztherapie indiziert. **Acarbose** wirkt antihyperglykämisch, besitzt bei Monotherapie kein Hypoglykämierisiko und bei richtiger Anwendung wenige UAW. Wegen der (vergleichsweise harmlosen, aber unangenehmen) Nebenwirkungen ist die Abbruchrate der Therapie hoch. Acarbose ist deutlich teurer als Metformin.

Sulfonylharnstoffe sind bei Typ-2-Diabetes indiziert, wenn eine Pharmakotherapie erforderlich, aber Metformin kontraindiziert ist. Substanz der Wahl war bislang Glibenclamid; seit es preisgünstige Generika gibt, wird zunehmend Glimepirid eingesetzt, obwohl relevante Endpunktstudien nicht vorliegen (s.u.). Gegebenenfalls muss bei nicht ausreichend gesenktem HbA_{1c} leitliniengerecht (vgl.: Arzneimittelkommission der deutschen Ärzteschaft: Empfehlungen zur antihyperglykämischen Therapie des Diabetes mellitus Typ 2. Arzneiverordnung in der Praxis [Sonderheft], 2. Auflage, 2009) kombiniert werden. Neue Langzeitstudien stützen den HbA$_{1c}$-Zielwert von 6,5 % im Hinblick auf geringere Mortalität und Infarktrate. Dies gilt jedoch nicht für ältere multi-morbide Patienten sowie solche mit hohem kardiovaskulärem Risiko. Schwere Hypoglykämien und starke Gewichtszunahme sind zu vermeiden.

Glinide (= SH-Analoga) bewirken eine Senkung der Blutglukose über eine von der SH-Bindungsstelle unterschiedliche Struktur des SH-Rezeptors der Betazellen und führen so zur Insulinsekretion. Bezüglich des Hypoglykämierisikos besteht kein gesicherter Vorteil gegenüber länger bis lang wirkenden Sulfonylharnstoffen. Auch wenn die pharmakologischen Eigenschaften dieser Substanzgruppe sinnvoll und erwünscht erscheinen, konnte ihr klinischer Nutzen im Sinne der evidenzbasierten Medizin bisher noch nicht in Langzeitstudien mit harten Endpunkten nachgewiesen werden. Die Glinide sind etwa 5-mal teurer als Sulfonylharn-stoffe. **Nur in besonderen Fällen wird die gewünschte Stoffwechseleinstellung nicht ohne Glinide gelingen. In allen anderen Fällen können Glinide deshalb nicht als Arzneimittel der 1. Wahl angesehen werden.**

Glitazone aktivieren zahlreiche Gene, deren Produkte am Glukose- und Lipidmetabolismus beteiligt sind, was ein breites Wirkungs- und Nebenwirkungsspektrum erwarten ließ. In Deutschland sind Rosiglitazon und Pioglitazon zugelassen für die Mono-therapie, wenn Metformin nicht gegeben werden kann, sowie zur Kombinationsbehandlung. **Auch wenn die Kombination von Glitazonen mit z.B. Metformin eine stärkere Absenkung von Blutglukose und HbA1c bewirkt, gibt es keinen zureichen-den Beleg für einen signifikanten Vorteil eines Glitazons hinsichtlich klinisch bedeutsamer Endpunkte. Bisher abge-schlossene Endpunktstudien für Rosiglitazon zeigen ungünstige kardiovaskuläre und andere Effekte.** Die Medikation ist deutlich teurer als die mit anderen oralen Antidiabetika. Aus diesem Grund sowie wegen der Sicherheitsprobleme, insbesondere von Rosiglitazon, **können Glitazone aus Sicht der AkdÄ nicht empfohlen werden**.

Inkretinmimetika und DPP-4-Hemmer stimulieren die endogene Insulinsekretion auch dann noch, wenn Sulfonylharnstoffe bei Typ-2-Diabetes nicht mehr wirksam sind. Sie sind in der EU zur Kombinationstherapie mit (anderen) oralen Antidiabetika zuge-lassen, wenn diese allein nicht mehr ausreichend wirken. Der DPP-4-Hemmer Sitagliptin kann jetzt in der EU zur Monotherapie bei Metformin-Kontraindikation oder -unverträglichkeit eingesetzt werden. Beide Substanzgruppen führen nicht zu Hypoglykä-mien. Der 2. Vorteil ist die fehlende Gewichtszunahme bzw. Gewichtsabnahme. Diesen Vorteilen stehen ein hoher Preis aber auch Sichersbedenken gegenüber.

41.1. Wirkstoffübersicht

empfohlene Wirkstoffe	weitere Wirkstoffe
Acarbose	Exenatid [2007; A/C]
Glibenclamid	Insulinaspartat
Gliclazid (Retard)	Insulindetemir [2004; C]
Glimepirid	Insulinglargin
Gliquidon	Insulinglulisin [2004; C]
Metformin	Insulinlispro
Mischinsuline	Liraglutid [2009; B]
Normalinsulin	Miglitol
NPH-Insulin	Nateglinid
	Pioglitazon
	Repaglinid
	Rosiglitazon
	Sitagliptin [2007; A/C]
	Saxagliptin [2009]
	Vildagliptin [2008; C]

41.2. Klinische Grundlagen

41.2.1. Definition

Diabetes mellitus ist eine durch unzureichende Insulinsekretion und/oder Insulinwirkung bedingte, häufig vorkommende chronische Erkrankung des Gesamtstoffwechsels. Leitparameter ist die Hyperglykämie. Akute Symptome können sein: Polyurie, Polydipsie, Gewichtsabnahme, Ketose und Bewusstseinsstörungen bis hin zum Koma. Chronische Folgeerkrankungen sind vor allem die diabetische Makroangiopathie, Mikroangiopathie und Neuropathie, die zur Einschränkung der Lebenserwartung, der Lebensqualität und der Leistungsfähigkeit führen. Der Diabetes mellitus ist ein wesentlicher Kostenfaktor in unserem Gesundheitssystem.

41.2.2. Einteilung

Der Diabetes mellitus tritt auf der Grundlage einer genetischen Krankheitsbereitschaft bei Einwirkung entsprechender exogener Faktoren auf. Die Klassifikation der Weltgesundheitsorganisation (WHO) unterscheidet 4 Typen: **Typ-1-Diabetes** ist Folge eines Insulinmangels. Wichtige Merkmale sind die meist rasche Manifestation mit klassischen Diabetessymptomen und das Vorliegen von Immunmarkern (Antikörper gegen Inselzellen, Glutaminsäuredekarboxylase, Protein-Tyrosin-Phosphatase, Insulin). Ein Diabetes, der vor dem 30. Lebensjahr manifest wird, ist meist ein Typ-1-Diabetes. Die Manifestation in höherem Lebensalter schließt aber einen Typ-1-Diabetes nicht aus, wie auch ein Typ-2-Diabetes im Jugendalter beobachtet werden kann. Beim **Typ-2-Diabetes** liegt primär eine Insulinresistenz in Verbindung mit einer gestörten Insulinsekretion vor. Diese Patienten sind ganz überwiegend (> 90 %) übergewichtig/adipös. Adipöse oder ehemals adipöse Diabetiker haben meist ein metabolisches Syndrom (s.u.). Die Manifestation erfolgt in der Regel schleichend und symptomarm, sodass die Erkrankung oft mehrere Jahre unerkannt bleibt. Bei einem kleinen Teil der neudiagnostizierten „Typ-2-Diabetiker" dürfte es sich um einen verkappten Typ-1-Diabetes („latent autoimmune diabetes of adults" [LADA], s.u.) handeln. Diese Personen sind oft relativ jung, schlank oder nur wenig übergewichtig und allein durch Basistherapie und Monotherapie mit oralen Antidiabetika nur wenige Monate gut einstellbar, sodass bei erforderlicher Pharmakotherapie heute zumeist Insulin eingesetzt wird. Die Klassifizierung kann in der Regel aufgrund der Klinik erfolgen. Im Zweifelsfall ist die Bestimmung von Immunmarkern hilfreich. Seltenere spezifische Formen aufgrund genetischer Defekte, Krankheiten des exokrinen Pankreas, Endokrinopathien, Arzneimitteln bzw. Chemikalien oder Infektionen werden unter Kategorie 3 **Other Types** zusammengefasst, die 4. Kategorie stellt der häufige **Gestationsdiabetes** dar.

41.2.3. Epidemiologie

In Mitteleuropa wird die Prävalenz des Diabetes auf 5–8 % der Bevölkerung geschätzt, wobei eine Dunkelziffer von mindestens 2–3 % vermutet wird. Etwa 90 % der Diabetiker werden dem Typ 2 zugerechnet. Es wird jedoch angenommen, dass es sich bei etwa 10–15 % der neudiagnostizierten Typ-2-Diabetiker um einen LADA handelt, der definitionsgemäß dem Typ 1 zuzurechnen ist. Die Inzidenz des Typ-1-Diabetes ist bei Kindern unter 15 Jahren am größten. Sie liegt in Mitteleuropa bei 10–20 Fällen pro 100.000 Personenjahren. Die meisten Typ-2-Diabetiker werden nach dem 60. Lebensjahr diagnostiziert. Die Prävalenz des Typ-2-Diabetes liegt bei 65–75-Jährigen mit über 15 % am höchsten. Inzidenz und Prävalenz steigen in Deutschland und weltweit deutlich an. Die Lebenserwartung lag bisher um etwa ein Drittel niedriger als bei Nicht-Diabetikern. Dafür waren vor allem ischämische Herzerkrankungen und Schlaganfälle verantwortlich.

41.2.4. Pathologie/Pathophysiologie

Beim Typ-1-Diabetes tritt der Insulinmangel bei Verlust von mehr als 80 % der Insulin-produzierenden B-Zellen infolge einer Autoimmuninsulitis oder selten idiopathisch auf. Die Ursachen der Insulitis sind noch nicht bekannt. Manifestationsfördernde Faktoren des Typ-2-Diabetes sind vor allem zunehmendes Lebensalter, das metabolische Syndrom vor allem mit Überernährung und körperlicher Inaktivität, aber auch eine genetische Prädisposition. Das metabolische Syndrom ist unter anderem durch die Assoziation von Adipositas, Insulinresistenz mit Glukoseintoleranz bzw. Typ-2-Diabetes, Dyslipoproteinämie und Hypertonie charakterisiert. Der Insulinspiegel im Blut ist zunächst noch normal oder sogar erhöht, jedoch erfolgt sein Anstieg nach Nahrungsaufnahme verzögert, und er bleibt zu lange erhöht. Diese Sekretionsstörung und die periphere Insulinresistenz sind hauptsächlich verantwortlich für die postprandiale Hyperglykämie. Die hepatische Insulinresistenz hat eine gesteigerte Glukoseproduktion der Leber zur Folge. Diese ist die Hauptursache der Nüchternhyperglykämie.

41.2.5. Diagnostik

Die Vorschläge eines Expertenkomitees zur Diagnostik und Klassifikation des Diabetes mellitus von 1997 und 2003 sind von der amerikanischen Diabetes-Gesellschaft übernommen worden und heute weltweit anerkannt. Demnach besteht ein Diabetes mellitus, wenn bei Vorliegen von Symptomen bei wiederholter Messung die Plasmaglukosekonzentration nüchtern $\geq$ 126 mg/dl (7,0 mmol/l) oder zu einem beliebigen Zeitpunkt nach der Nahrungsaufnahme $\geq$ 200 mg/dl (11,1 mmol/l) liegt. Fehlen typische Symptome, müssen diese Werte an zwei verschiedenen Tagen nachgewiesen werden. In Zweifelsfällen, besonders zum sicheren Ausschluss eines Diabetes, kann die Diagnose auch aufgrund eines oralen Glukosetoleranztestes (OGTT; Belastung mit 75 g Glukose bzw. Glukoseäquivalent) gestellt werden. Ein Diabetes liegt vor, wenn dabei ein Zwei-Stunden-Wert der Plasmaglukose $\geq$ 200 mg/dl (11,1 mmol/l) gemessen wird. Wenn im OGTT die Glukosewerte nicht normal, aber auch nicht diagnostisch für Diabetes sind, spricht man von gestörter Glukosetoleranz. Diese liegt vor bei Plasmaglukosewerten 2 Std. nach Belastung von 140–200 mg/dl (7,8–11,1 ml/dl). Von einer „gestörten Nüchternglukose" spricht man bei Plasmawerten zwischen 110 und 125 mg/dl (5,6–7,0 mmol/l). Bei Glukosemessung im venösen Blutplasma oder im Kapillarblut gelten etwas andere Werte (Tabelle 41.1). Gestörte Glukosetoleranz und gestörte Nüchternglukose sind als Risikofaktoren eines zukünftigen Diabetes und kardiovaskulärer Erkrankungen anzusehen. Der HbA$_{1c}$-Wert ist unverzichtbar für die Verlaufskontrolle der Diabeteseinstellung. Vom internationalen Expertenkomitee der DF, ADA und EASD wird der HbA$_{1c}$ seit 2009 auch zur Diagnosestellung des Diabetes empfohlen: normal bis 6,0%, 6–6,5% entsprechend gestörter Glukosetoleranz und gestörter Nüchternglukose, $\geq$ 6,5% Diabetes mellitus.

41.3. Therapie: allgemeine Gesichtspunkte

41.3.1. Therapieindikation

Jeder Diabetes ist behandlungsbedürftig. Das therapeutische Konzept hängt vom Diabetestyp und der Höhe der Blutglukose sowie von einer Vielzahl von Begleitumständen ab, insbesondere vom Vorliegen einer Adipositas und dem Fettverteilungstyp, von Fettstoffwechselstörungen, Hypertonie, Lebensstilfaktoren und dem sozioökonomischen Umfeld. Auch spielen das Vorhandensein einer Retinopathie, Nephropathie, Makroangiopathie der zentralen und peripheren arteriellen Gefäße (insbesondere der Koronarien), Neuropathie, eines diabetischen Fußes und weiterer Behinderungen sowie nicht zuletzt das Alter und die vermutliche Lebenserwartung eine Rolle.

41.3.2. Therapieziele

Übergeordnete Ziele der Therapie sind Beschwerdefreiheit, Besserung der Lebensqualität einschließlich eventueller Diabetesbedingter psychischer Probleme sowie die Vermeidung akuter und chronischer Diabeteskomplikationen und der Übersterblichkeit. Von sehr großer Bedeutung ist es, die Kompetenz der Patienten im Umgang mit ihrer Erkrankung zu verbessern und dadurch die allgemeine Leistungsfähigkeit zu erhalten oder sogar zu steigern. Wichtige Voraussetzung für das Erreichen der übergeordneten Ziele ist das Nahziel einer normnahen Einstellung des Stoffwechsels unter Vermeidung von Hypoglykämien und eines normalen Blutdrucks (Tabelle 41.2). Deren essenzielle Bedeutung für die Vermeidung von Komplikationen und Übersterblichkeit ist belegt. Für die Makroangiopathie spielen auch Fettstoffwechselstörungen und Lebensstilfaktoren eine wesentliche Rolle. Wenn die normnahe Einstellung nur mit unverhältnismäßigem Aufwand möglich ist und noch keine Komplikationen vorliegen, können – unter Umständen vorübergehend – weniger normnahe Werte toleriert werden. Das Therapieziel muss generell individuell festgelegt werden. Dies ist auch vertretbar, wenn z.B. wegen eingeschränkter Lebenserwartung oder im Vordergrund stehender anderer Erkrankungen die Vermeidung von Diabeteskomplikationen nicht von vorrangiger Bedeutung ist. Es ist aber zu berücksichtigen, dass der Diabetiker auch bei akuten Zusatzerkrankungen sehr häufig von einer guten Stoffwechseleinstellung profitiert. Die speziellen Therapieziele sind die Normalisierung der Blutglukose und pathologischer Lipoproteine, die Senkung eines erhöhten Blutdrucks und des Körpergewichts und ein gesunder Lebensstil. Dazu gehören eine gesundheitsfördernde Ernährung, körperliche Aktivität, völliger Rauchverzicht und mäßiger Alkoholkonsum. Auch wenn der Vorteil einer straffen Blutzuckereinstellung (HbA$_{1c}$ $\leq$ 6,5 %) hinsichtlich der Reduktion von Myokardinfarktinzidenz und Mortalität belegt ist, gilt doch bei Patienten mit kardiovaskulärem Risiko bzw. älteren multimorbiden Patienten: Eine HbA$_{1c}$-Senkung darf nicht erkauft werden durch gehäufte Hypoglykämien, Gewichtszunahme oder eine Kombination von mehr als 2 oralen Antidiabetika.

Die Therapieziele müssen gemeinsam mit dem Patienten individuell festgelegt werden und wurden bisher meist im „Gesundheitspass Diabetes" der Deutschen Diabetesgesellschaft (DDG) dokumentiert. Das Disease-Management-Programm (DMP) für Typ-2-Diabetes schreibt die Dokumentation für teilnehmende Patienten und deren Ärzte vor. Die Therapiemaßnahmen sollen den Patienten nicht unnötig belasten. Sie müssen sich an den Zielen orientieren.

Tabelle 41.1: Labordiagnostische Grenzwerte für Blutplasma und Vollblut

(nach European Diabetes Policy Group 1999 und American Diabetes Association, 2004)

		Plasmaglukose				Vollblutglukose			
		venös		kapillar		venös		kapillar	
		mmol/l	mg/dl	mmol/l	mg/dl	mmol/l	mg/dl	mmol/l	mg/dl
nüchtern	„Diabetes"	≥ 7,0	> 125	≥ 7,0	> 125	> 6,0	≥ 110	> 6,0	≥ 110
	„IFG"	> 6,0	≥ 110	> 6,0	≥ 110	> 5,5	≥ 110	> 5,5	≥ 110
oGTT 2-Std.	„Diabetes"	> 11,0	≥ 200	≥ 12,2	≥ 220	≥ 10,0	≥ 180	> 11,0	≥ 200
	„IFG"	≥ 7,8	≥ 140	≥ 8,9	≥ 160	≥ 6,7	≥ 120	≥ 7,8	≥ 140

oGTT: Oraler Glukose-Toleranztest (75 g Glukose in 300 ml Wasser über 3–5 Minuten)
IFG: Gestörte Nüchternglukose (Impaired Fasting Glucose)
IGT: Gestörte Glukosetoleranz (Impaired Glucose Tolerance)

zur diagnostischen Wertigkeit von HbA$_{1c}$ s. 41.2.5.

Tabelle 41.2: Therapeutische Zielgrößen für erwachsene Diabetiker

Indikator	Zielwertbereich
Blutglukose (kapillar)	
nüchtern/präprandial	90–120 mg/dl (5,0–6,7 mmol/l)
1–2 Std. postprandial	130–160 mg/dl (7,2–8,9 mmol/l)
vor dem Schlafengehen	110–140 mg/dl (6,1–7,8 mmol/l)
HbA$_{1c}$	6,5 %
Lipide*	LDL-C < 100 mg/dl (2,5 mmol/l)
	sekundäre Lipid-Ziele:
	HDL-C > 40 mg/dl (> 1,0 mmol/l) NüTG < 150 mg/dl (< 1,7 mmol/l)
Body-Mass-Index	< 25 kg/m²
Blutdruck	systolisch ≤ 130 mmHg diastolisch ≤ 80 mmHg

* LDL-C: Low-Density-Lipoprotein-Cholesterin; HDL-C: High-Density-Lipoprotein-Cholesterin; NüTG: Nüchtern-Triglyzeride

41.3.3. Therapeutisches Vorgehen (inkl. nichtmedikamentöse Maßnahmen)

Für eine effektive Diabetestherapie sind ein partnerschaftliches Verhältnis und die Kooperation zwischen Arzt und Patient erforderlich. Voraussetzung dafür sind Schulung und Motivation. Die Ernährung soll einer normalen Mischkost entsprechen. Sie soll viel Obst und Gemüse enthalten und positiv zur Lebensqualität und dem Erreichen eines normalen Körpergewichtes beitragen. Sie soll kohlenhydratreich (mindestens 50 % der Energie) und ballaststoffreich sein, höchstens 30–35 % der Gesamtenergie als Fett enthalten, dabei höchstens 10 % der Energie als gesättigte (tierische) Fette. Die Eiweißaufnahme sollte den Bedarf von 0,8 g/kg KG nicht wesentlich überschreiten. Der Alkoholkonsum sollte 2 Portionen alkoholische Getränke pro Tag bei 2–3 alkoholfreien Tagen pro Woche nicht überschreiten. Körperliche Aktivität steigert in der Regel die Glukoseverwertung und senkt den Blutglukosespiegel. Besonders stoffwechselwirksam ist eine tägliche Dauerbelastung von 20–30 Minuten, bei der man zum Schwitzen aber nicht außer Atem kommt. Unter Umständen ist ein Sportmediziner wegen der Belastbarkeit zurate zu ziehen. Bei ausgeprägtem Insulinmangel und erschöpfender Belastung mit Stressreaktion kann es zu einem paradoxen Blutglukoseanstieg kommen. Diese Effekte müssen besonders von Diabetikern, die Insulin spritzen oder Sulfonylharnstoffpräparate einnehmen, beachtet werden.

41.3.4. Therapiekontrolle

Alle Diabetiker, die körperlich und geistig in der Lage sind, Selbstkontrollen durchzuführen und aus den Ergebnissen richtige Schlüsse zu ziehen (z.B. „Es kann alles so bleiben." oder „Ich muss selber die Arzneimitteldosierung ändern." oder „Ich muss möglichst bald/sofort den Arzt fragen."), sollten dies erlernen und praktizieren. Dazu gehören die Bestimmung des Blutzuckers und des Blutdrucks sowie des Körpergewichts unter standardisierten Bedingungen, Durchführung des Ketontests im Urin, evtl. auch des Glukosetests im Urin, Körperinspektion, besonders der Füße und Insulininjektionsstellen. Alle Befunde sollten im Diabetikerprotokollbuch dokumentiert werden. Die Häufigkeit der Selbstkontrollen richtet sich nach der Art der Therapie, der Stabilität bzw. Labilität des Stoffwechsels und des Lebenswandels, dem Fehlen bzw. Vorliegen auffälliger Befunde oder Komplikationen. Wenn der Patient zu diesen Maßnahmen nicht in der Lage ist, muss der Arzt sie für ihn durchführen. Die Selbstkontrolle des Patienten entbindet den Arzt nicht von eigenen Kontrolluntersuchungen wie Ganzkörperuntersuchung, neurologischem Status, Augenhintergrunduntersuchung, EKG und weiterführenden Untersuchungen sowie Laboruntersuchungen wie HbA_{1c}, Lipoproteine, Kreatinin und Albuminausscheidung im Urin. Diese Kontrollen sollen vierteljährlich, einige einmal jährlich erfolgen und sind in den DMPs festgelegt.

41.4. Pharmakotherapie

41.4.1. Pharmakotherapie des Diabetes mellitus Typ 1

41.4.1.1. Therapeutisches Vorgehen

Auf Dauer ist bei Typ-1-Diabetes stets Insulin erforderlich. Die Monotherapie mit oralen Antidiabetika ist kontraindiziert. Wesentlich ist die Begleitung der Insulintherapie durch Allgemeinmaßnahmen, besonders Typ-1-Diabetes-gerechte Schulung, Blutglukose-Selbstkontrolle, Therapieanpassung und Ernährung.
Es gibt folgende Grundformen der Insulintherapie:
- konventionelle Insulintherapie (CT)
- intensivierte, konventionelle, d.h. mittels Injektion durchgeführte Insulintherapie (ICT)
- kontinuierliche subkutane Insulininfusion (CSII) mittels Insulinpumpen.

Die insbesondere bei Typ-1-Diabetes obsolete konventionelle Insulintherapie (CT) war gekennzeichnet durch eine vorgegebene Therapie und Therapiekontrollen überwiegend durch den Arzt. Sie erfolgte mit Verzögerungsinsulinen, häufiger mit Mischinsulinen, in konstanter Dosierung. In der Regel wurden dabei zwei Drittel des Tagesbedarfs morgens vor dem Frühstück, ein Drittel abends vor dem Abendessen appliziert. Der Diätplan war unflexibel und sollte sicherstellen, dass die Nahrungszufuhr an das Wirkungsprofil des Insulins angepasst war. Dies erforderte eine starre zeitliche Regelung der Nahrungsaufnahme und Lebensweise.

Die konventionelle Insulintherapie sollte bei Typ-1-Diabetes nur noch in seltenen Ausnahmen angewandt werden.

Die intensivierte konventionelle Insulintherapie (ICT) versucht, die physiologische Insulinsekretion zu imitieren. **Sie ist bei Typ-1-Diabetes die Methode der Wahl.** Sie erfordert intensive Mitarbeit des Patienten, ermöglicht aber eine optimale Einstellung des Diabetes bei großer Freiheit der Lebensgestaltung und Lebensqualität. Die ICT wird nach dem Basis-Bolus-Konzept mit s.c.-Injektionen durchgeführt. Die Zufuhr des Basalinsulins dient der Deckung des von der Nahrungsaufnahme unabhängigen Insulinbedarfs. Sie erfolgt mittels Verzögerungsinsulinen in einer oder mehreren Einzeldosen. Die Gesamtdosis des Basalinsulins sollte 50 % des Tagesbedarfs nicht überschreiten. Bolusgaben dienen der Kompensation des postprandialen Blutglukoseanstiegs und der Korrektur erhöhter Blutglukosewerte. Sie werden mahlzeitenbezogen mit Normalinsulin oder kurz wirksamen Analoginsulinen vor der Hauptmahlzeit gegeben, wobei das Wirkprofil der humanen Normalinsuline meist einen Spritz-Ess-Abstand von 30 Minuten und auch eine kleine Zwischenmahlzeit nach 2,5–3 Stunden erfordert und abdeckt. Die sehr schnell und kürzer wirkenden Insulinanaloga Insulinlispro, Insulinaspart und Insulinglulisin können unmittelbar vor der Mahlzeit gespritzt werden, gelegentlich wird aber ein ca. 10–15-minütiger Spritzabstand erforderlich sein. Die kurz wirkenden Analoga können jedoch notfalls auch nach der Mahlzeit injiziert werden. Meist kann bei diesen Insulinanaloga auf eine Zwischenmahlzeit verzichtet werden. Um die zur Korrektur der aktuellen Stoffwechsellage erforderliche Dosis zu ermitteln, muss vor der Bolusinjektion die Blutglukose bestimmt werden. Korrekturdosis (nach „Korrekturfaktor") und prandiale Dosis (nach „BE-Faktor") werden gemeinsam gegeben. Es sind täglich mindestens drei, in der Regel vier Selbstbestimmungen der Blutglukose (vor den Mahlzeiten und vor dem Schlafengehen) erforderlich. Bei der intensivierten Therapie gewinnt der Patient hinsichtlich der körperlichen Aktivität sowie der Menge und dem Zeitpunkt der Nahrungsaufnahme große Freiheit.
Die kontinuierliche s.c.-Insulinzufuhr (CSII) ist eine intensivierte Therapie, bei der die kontinuierliche basale Insulinzufuhr ebenso wie die Bolusgaben als humanes Normalinsulin oder schnell wirkendes Insulinanalog mittels einer externen Pumpe in das subkutane Gewebe erfolgen. Die CSII bietet in ausgesuchten Fällen zusätzliche Vorteile der flexiblen Lebensgestaltung, ist aber an die Betreuung in spezialisierten Zentren gebunden. Sie wird heute wieder verstärkt propagiert.

41.4.1.2. Insuline

Vergleichende Bewertung und Hinweise zur wirtschaftlichen Verordnung

Insulin ist bei Typ-1-Diabetes lebensrettend und lebenserhaltend. Der Nutzen einer Insulintherapie mit dem Ziel der normnahen Stoffwechseleinstellung ist in kontrollierten Langzeitstudien mit harten Endpunkten bewiesen. Bei der Neueinstellung auf Insulin werden Humaninsuline eingesetzt, die s.c. injiziert werden. Patienten, die mit Schweineinsulinen gut eingestellt sind, können damit prinzipiell weiter behandelt werden, müssen dies jedoch aus dem Ausland beziehen. Insulinpräparate liegen überwiegend in einer Konzentration von 100 I.E./ml vor. Es gibt jedoch auch einige Präparate mit 40 I.E./ml. Man kann die Insuline nach ihrer Pharmakokinetik (Bioverfügbarkeit) differenzieren. Zu den schnell wirkenden Insulinen gehören das humane Normalinsulin sowie die besonders schnell und kurz wirkenden Insulinanaloga Insulinlispro, Insulinaspart und Insulinglulisin. Intermediärwirkende Verzögerungsinsuline sind die NPH-Insuline. Deren Mischung mit schnell wirkenden Insulinen (Mischinsuline) vereinen die rasch einsetzende und die verzögert abklingende Kinetik. Sie sind bei Typ-1-Diabetes obsolet, ihr Einsatz ist nur in Sonderfällen gerechtfertigt. Lang wirkende Insulin sind die Insulinanaloga Insulinglargin und Insulindetemir (s. Tab. 41.3). Die Zinkinsulinsuspensionen Monotard und Ultratard sind seit 2008 nicht mehr im Handel.

Wenn eine rasche Stoffwechselregulierung erforderlich ist (diabetisches Koma oder Präkoma, schwere Operationen), wird Normalinsulin eingesetzt, das in diesen Fällen bevorzugt i.v. zugeführt wird. Kurz wirkende Insulinanaloga (s.o.) sind ähnlich gut wirksam. Im Rahmen des Basis-Bolus-Konzeptes werden als Basis-Insulin NPH-Insulin oder die lang wirkenden Insulinanaloga eingesetzt. Eine gute intraindividuelle Reproduzierbarkeit der Pharmakokinetik ist eine wesentliche Voraussetzung für eine stabile Stoffwechseleinstellung. Die wichtigste und am meisten gefürchtete UAW ist die Hypoglykämie.

Für die Insulinanaloga liegen bislang noch keine Langzeitstudien mit harten Endpunkten (z.B. Tod, Erblindung, Amputation) vor, sodass wesentlich Kriterien der evidenzbasierten Medizin für den Nachweis des Therapienutzens nicht erfüllt sind. Unter Studienbedingungen und aus Sicht der Patienten besitzen die Insulinanaloga gegenüber der Behandlung mit herkömmlichen Insulinen Vorteile. Dem gegenüber stehen höhere Preise für die Insulinanaloga und einige Fragezeichen bezüglich der Langzeitsicherheit. Sowohl unabhängige Literatur-Reviews wie auch das IQWiG sind zum Ergebnis gekommen, dass sowohl schnell wie langsam wirkende Insulinanaloge bei Patienten mit Typ-1- oder Typ-2-Diabetes nur marginale oder keine zureichend belegten Vorteile gegenüber konventionellen Insulinen (NPH-Insulin) besitzen. Dies gilt sowohl für die Behandlung im Rahmen einer intensivierten Insulintherapie wie auch für die Behandlung im Rahmen einer konventionellen Insulintherapie. In Studien zur basalunterstützten Therapie war die geforderte und in der Praxis akzeptierte Anpassung der Injektionshäufigkeit von NPH-Insulin an individuelle Gegebenheiten nicht möglich, nur in Studien, in denen NPH-Insulin einmal täglich abends gegeben wurde, ergibt sich bei der gemeinsamen Betrachtung von nichtschweren nächtlichen Hypoglykämien und langfristiger Blutzuckersenkung ein Hinweis bzw. ein Beleg für eine Überlegenheit von Insulinglargin. Neue experimentelle Ergebnisse sprechen dafür, dass im Vergleich zu konventionellem Insulin und anderen Insulinanaloga Insulinglargin eine besonders starke zellmitogene Aktivität besitzt.

Angesichts dieser Fakten bleiben herkömmliche Humaninsuline die Mittel 1. Wahl. Insulinanaloga sind besonderen Problemfällen vorbehalten, bei denen mit herkömmlichen Mitteln die Therapieziele, also auch Vermeidung von (nächtlichen) Hypoglykämien und Gewichtszunahme nicht erreicht werden. Insulinanaloga werden mangels ausreichender Erfahrungen in der Schwangerschaft nicht empfohlen. Für Insulinlispro liegen mittlerweile jedoch große Zahlen für deren Unbedenklichkeit in der Schwangerschaft vor.

Wirkungsmechanismus

Insulin wirkt anabol, antikatabol und wachstumsfördernd (mitogen). Die wichtigsten Zielgewebe sind Muskel, Leber und Fettgewebe. Insulin fördert die Aufnahme von Glukose und Aminosäuren in die Zelle, den Glukoseabbau sowie die Synthese von Glykogen, Lipiden und Proteinen. Es hemmt die Glukoneogenese, die hepatische Glukoseproduktion, die Lipolyse und Proteolyse. Sekundäreffekte sind Steigerung der zellulären Kaliumaufnahme, Hemmung der Ketogenese und Besserung symptomatischer Fettstoffwechselstörungen. Die Wachstumsförderung ist bei undifferenzierten Zellen, wie z.B. Präadipozyten, besonders ausgeprägt.

Indikation(en)

- Diabetes mellitus, sofern die Behandlung mit Insulin erforderlich ist
- vital indiziert bei Coma diabeticum und bei Diabetes mellitus Typ 1
- indiziert bei Diabetes in der Schwangerschaft
- bei unzureichender Stoffwechseleinstellung des Typ 2 unter oraler Therapie und bei Kontraindikation der oralen Therapie

Kontraindikationen

Überempfindlichkeit; Hypoglykämie

Unerwünschte Arzneimittelwirkungen

Die wichtigsten UAW sind Hypoglykämien.

Das Risiko steigt allgemein an, je normnäher der Stoffwechsel eingestellt ist. Die Warnsymptome sind individuell unterschiedlich und hängen auch von der Art des Insulins ab. Hypoglykämien müssen unverzüglich behandelt werden. Bei leichter Hypoglykämie (Warnzeichen ohne Einschränkung der Handlungsfähigkeit) Zufuhr von 10–30 g schnell resorbierbaren Kohlenhydraten mit Flüssigkeit. Bei schwerer Hypoglykämie (der Patient ist auf Fremdhilfe angewiesen) mit erhaltener Schluckfähigkeit 20–40 g gelöste Glukose (5–10 Stück Traubenzucker) oral, anderenfalls 10–50 g Glukose i.v. oder 1 mg Glucagon i.m. Die kurze Wachphase nach Glucagon zur oralen Glukosezufuhr nutzen und nachbeobachten.

Nach lang anhaltender, schlechter Stoffwechsellage kann es bei rascher Rekompensation durch Insulin zu Sehstörungen (Refraktionsanomalien) und zu Insulinödemen kommen (innerhalb von 2 Wochen spontan reversibel). Besonders bei Insulinen tierischer Herkunft können allergische Lokal- und Allgemeinreaktionen und Lipodystrophien an langfristig benutzten Injektionsstellen auftreten. Lipohypertrophie kommt auch bei Humaninsulin vor, wenn die Injektionsstelle nicht gewechselt wird. UAW treten abgesehen von der Lipohypertrophie unter modernen Humaninsulinen nur selten auf; antikörperbedingte Insulinresistenzen werden nicht mehr beobachtet. Sehr selten kommen generalisierte Überempfindlichkeitsreaktionen vor.

Wechselwirkungen

Verstärkung der hypoglykämischen Wirkung (dadurch ggf. verminderter Insulinbedarf) durch Alkohol, ACE-Hemmer (nicht bei allen Patienten), Octreotid, Acetylsalicylsäure (hohe Dosen), Fibrate, Cyclophosphamid, MAO-Hemmer; Fluoxetin, Sulfonamid-Antibiotika, Pentoxifyllin, Propoxyphen, additive Wirkungen durch orale Antidiabetika. Die Blutzuckererholung nach insulinbedingter Hypoglykämie kann durch Propranolol (weniger durch kardioselektive Betablocker) beeinträchtigt werden. Maskierung einiger Hypoglykämie-Symptome durch nichtkardioselektive Betablocker und durch Clonidin.

Abschwächung der Wirkung (dadurch ggf. erhöhter Insulinbedarf) durch Danazol, Schilddrüsenhormone, Glukokortikosteroide, Isoniazid, Chlorpromazin (> 100 mg/Tag), Thiaziddiuretika, atypische Antipsychotika (z.B. Clozapin, Olanzapin), Proteaseinhibitoren. Beta-2-Sympathomimetika (bei i.v.-Gabe) wie z.B. Salbutamol und Terbutalin bzw. orale Kontrazeptiva erhöhen den Blutzuckerspiegel. Somatostatin-Analoga (Octreotid, Lanreotid) können den Insulinbedarf sowohl senken (s.o.) als auch erhöhen.

Besonderheiten

Schwangerschaften, bei denen die Frauen mit Insulinanaloga behandelt werden, sind besonders streng zu überwachen. Es gibt bislang keine Hinweise auf vermehrte Anomalien im Schwangerschaftsverlauf, wenn die Mütter mit Insulinlispro, Insulinaspart, Insulinglulisin, Insulinglargin oder Insulindetemir behandelt wurden. Experimentelle Hinweise auf ein besonderes mitogenes Potenzial betreffen vor allem Insulinglargin. Es besteht kein erhöhtes Retinopathierisiko bei der Therapie mit Insulinglargin. Eine i.m.-Injektion ist nur bei Initialtherapie des (Prä-)Coma diabeticum indiziert, wenn die i.v.-Infusion nicht gelingt. Die chronische intravenöse und die intraperitoneale Zufuhr sind besonderen Formen der Insulinresistenz vorbehalten.

Pharmakokinetik

s. auch Tab. 41.3

BV: Bioverfügbarkeit hängt bei s.c.-Injektion von der Absorptionsgeschwindigkeit ab; diese ist in der Bauchregion schneller als am Oberschenkel oder Arm, bei Injektion in Narbengewebe oder Lipohypertrophien langsamer; sie wird durch die Bildung von Insulin-Dimeren und -Hexameren am Injektionsort verzögert; durch Verwendung amorpher oder kristallinet Insulinpartikel, Zusatz von Zink oder insulinbindenden Substanzen wie Protaphan wird die Absorptionsgeschwindigkeit stark verlangsamt

Elim.: Metabolismus (50 % hepatisch, 30 % renal, Rest in Muskulatur und Fettgewebe), ca. 1,5 % unverändert renal; bei Niereninsuffizienz sinkt der Insulinbedarf, bei Serumkreatininwerten von 1,6–8 mg/dl um ca. 25 %, bei Serumkreatininwerten > 8 mg/dl um etwa die Hälfte

HWZ: 5–7 Minuten (Normalinsulin bei i.v.-Applikation); die HWZ ist bei hohen Dosen verlängert

Wirkstoffe und Dosierung

Die Dosierung des Insulins erfolgt in Abhängigkeit vom individuellen Bedarf und kann nicht standardisiert werden. Bei Dauertherapie ist ein ständig bestehender Basalbedarf vom mahlzeitenabhängigen Bedarf sowie vom Bedarf für akute Stoffwechselkorrekturen zu unterscheiden (Bolusbedarf). Der Basalbedarf ist abhängig von endogenen Faktoren (möglicherweise genetisch bedingt oder vegetativ gesteuert) und antiinsulinären Einflüssen (Adipositas, Hypertriglyzeridämie, antiinsulinäre Hormone, körperliche Inaktivität, Begleitkrankheiten, Gluko- und Lipotoxizität infolge anhaltender hyperglykämischer Stoffwechselentgleisung) und unterliegt zirkadianen Rhythmen.

Regelbedarf:	0,7–1,0 I.E./Std.
prandialer Bedarf:	1,1–1,4 I.E./10 g Kohlenhydrate (1 BE)
Richtwerte:	1 I.E. senkt Blutglukose um 30–40 mg/dl,
	1 BE hebt Blutglukose um 30–40 mg/dl

Diese Richtwerte können abhängig von der Insulinsensitivität und der vorherrschenden Stoffwechsellage nach unten und oben abweichen. Wenn keine Vorkenntnisse über den Insulinbedarf vorliegen, sollte die Insulindosierung auf der Grundlage dieser Richtwerte begonnen und dann zügig dem individuellen Bedarf angepasst werden.
Zum Zeitprofil der Wirkung wichtiger Insulinpräparationen s. Tab. 41.3.

Tabelle 41.3: Zeitprofil der Wirkung von Insulinen

Art	Wirkung nach s.c.-Injektion (Std.) (dosisabhängig)		
	Beginn	Maximum	Dauer
Insulinlispro Insulinaspart Insulinglulisin	0–0,25	0,5–1,5	3–5
Normalinsulin	0,25–0,5	1–5	5–8
NPH-Insulin	0,5–2	2–12	12–24
Insulindetemir	0,5–2	2–10	16–18 (20)
Insulinglargin	1–2	4–24	ca. 24
Mischinsuline*			
Normalinsulin + NPH	0,25–1	2–12	8–24
Insulinlispro + NPH	0–0,25	2–12	8–24
Insulinaspart + NPH			

* abhängig vom Mischungsverhältnis des jeweiligen Mischinsulins (s. Fachinformation)

41.4.1.3. Neuere Insuline

Vergleichende Bewertung
s. 41.4.1.2.

Schnell wirkende Insulinanaloga
Die schnelle Absorption von Insulinlispro, Insulinaspart und Insulinglulisin wird durch die Verhinderung einer festeren Bildung von Insulin-Dimeren und -Hexameren erreicht. Diese Insuline können nicht mit Insulinglargin und Insulindetemir gemischt werden. Insulinlispro, Insulinaspart und Insulinglulisin ähneln in der metabolischen und mitogenen Potenz dem humanen Insulin. Es gibt keine Hinweise auf besondere mitogene oder mutagene Wirkungen dieser Analoga. Der postprandiale Blutglukoseanstieg wird bei s.c.-Injektion unmittelbar oder nur kurz vor der Mahlzeit besser kontrolliert als mit humanem Normalinsulin s.c. 30 Min. vor der Mahlzeit. Das Hypoglykämierisiko ist vermindert. Die Insulinanaloga sind in Bezug auf die therapeutisch erreichten HbA_{1c}-Werte den Humaninsulinen nicht überlegen. Kurz wirkende Analoga lösen keine spezifischen Immunreaktionen aus. Sie sind bei Ketoazidose bei s.c.-Injektion ähnlich wirksam wie intravenöses Humaninsulin.
In einer umfangreichen retrospektiven Untersuchung mit Schwangeren, bei denen die Frauen mit Insulinlispro behandelt wurden, waren schwere kongenitale Anomalien nicht häufiger als bei Behandlung mit Humaninsulin. Insulinaspart und Insulinglulisin sind in der Schwangerschaft nicht zugelassen, aber auch nicht kontraindiziert.

Lang wirkende Insulinanaloga
Insulinglargin und Insulindetemir sind Basalinsuline zur Behandlung des Typ-1-Diabetes nach dem Basis-Bolus-Konzept (ICT) sowie zur Behandlung des Typ-2-Diabetes bei Versagen der oralen Antidiabetika. Sie besitzen eine Langzeitwirkung ohne ausgeprägteres

41

Wirkungsmaximum. Dies beruht bei Insulinglargin auf der Bildung komplexer Insulinpartikel, die im neutralen pH der Subkutis aus der sauren Lösung herauspräzipitieren, bei Insulindetemir auf der Bindung des acylierten Insulins an Albumin. Insulindetemir wirkt bei Gabe von 0,4 E/kg KG s.c. ca. 20 Std., bei höheren Dosierungen länger. Insulinglargin wirkt länger als Insulindetemir, weshalb letzteres öfter 2-mal täglich gespritzt werden muss. Die intraindividuelle Reproduzierbarkeit der Pharmakokinetik ist bei den Insulin-analoga besser als bei Humaninsulin in der Reihenfolge Insulindetemir > Insulinglargin > humanes NPH-Insulin. Dies könnte die Therapie berechenbarer und die Stoffwechsel stabiler machen. Bei Typ-1-Diabetes mit gleicher metabolischer Kontrolle (HbA$_{1c}$) sind bei Therapie nach dem Basis-Bolus-Konzept bei Anwendung von Insulinanaloga nächtliche Hypoglykämien signifikant seltener und die Nüchternglukosewerte niedriger als bei Humaninsulin. Unter Insulindetemir ist die Gewichtszunahme geringer als unter NPH-Insulin. Bei Durchführung des Basis-Bolus-Konzeptes mit lang und kurz wirkenden Analoga wurden niedrigere HbA$_{1c}$- und Blutglukosewerte im Profil sowie weniger Hypoglykämien während der Nacht und auch über Tag gemessen als unter humanem Normal- und NPH-Insulin. Dennoch ergeben sich aus den gegenwärtig vorliegenden Studiendaten bei kritischer Sichtung keine zwingenden Argumente für eine generelle Bevorzugung von Insulinanaloga vor konventionellen Insulinen (vgl. 41.4.1.2.). Zudem sprechen tierexperimentelle Ergebnisse für ein deutlich höheres mitogenes Potenzial von Insulinglargin. Die Frage, ob ein höheres karzinogenes Risiko im Vergleich zu anderen Insulinen vorliegt, ist auch nach neuesten Studien nicht eindeutig zu beantworten. Insulinglargin darf nicht mit anderen Insulinen gemischt oder verdünnt werden und nicht i.v. gespritzt werden.

41.4.2. Pharmakotherapie des Diabetes mellitus Typ 2

41.4.2.1. Therapeutisches Vorgehen

Der Typ-2-Diabetes kann anfänglich in zwar etwa einem Drittel der Fälle mit nichtpharmakologischen Therapiemaßnahmen (Ernä-hurngsumstellung und körperliche Bewegung) ausreichend behandelt werden. (Nach den neuen deutschen (2008) und interna-tionalen Leitlinien soll sofort zusätzlich Metformin gegeben werden, falls keine Kontraindikation oder Unverträglichkeit besteht). Bei Typ-2-Diabetes im Rahmen eines metabolischen Syndroms gelingt es manchmal, durch diabetesgerechte Ernährung, Gewichtsreduktion und körperliche Aktivierung die Stoffwechselstörung wieder in ein latentes, präklinisches Stadium zurückzu-drängen. Dabei sind die Typ-2-Diabetes-gerechte Schulung und Motivation besonders wichtig.

Patienten mit Typ-2-Diabetes besitzen ein hohes kardiovaskuläres Risiko, das vermutlich durch die Gabe von Antidiabetika nicht gesenkt wird, wohl aber durch die Behandlung eines Bluthochdrucks, von Fettstoffwechselstörungen und durch Änderung der Lebensweise.

Eine primäre Insulinmonotherapie ist bei Typ-2-Diabetes nicht zu empfehlen. Der Typ-2-Diabetes tendiert zu einer progredienten Verschlechterung der Stoffwechseleinstellung. Bei primärem oder im 1. Therapiejahr einsetzendem Versagen der OAD besteht der Verdacht, dass ein „verzögerter Typ-1-"Diabetes (LADA) vorliegt. Werden die Therapieziele bei oraler Monotherapie nicht mehr erreicht, ist eine Kombination von OAD mit additiven Wirkungen oder eine Kombination von OAD mit Insulin angezeigt.

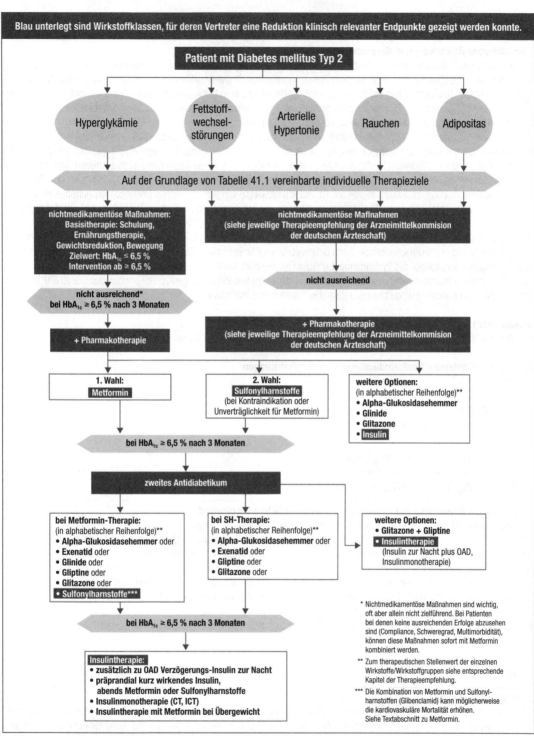

Abbildung 41.1: Grundzüge der Behandlung eines Patienten mit Typ-2-Diabetes-mellitus
(mod. nach: Nationale Versorgungsleitlinie Diabetes mellitus, 2003)

Anm.: Siehe hierzu auch 41.4.2.1. Therapeutisches Vorgehen

41.4.2.2. Insuline

Vergleichende Bewertung und Hinweise zur wirtschaftlichen Verordnung

Insulin ist bei Typ-2-Diabetes lebensrettend, wenn eine schwere hyperglykämische Stoffwechselentgleisung mit Koma vorliegt. Der Nutzen einer Insulinlangzeittherapie mit dem Ziel der normnahen Stoffwechseleinstellung ist durch kontrollierte Studien mit harten Endpunkten bewiesen. Wenn bei Typ-2-Diabetes die Basistherapie in Verbindung mit einer Zweierkombination von oralen Antidiabetika nicht genügt, um die Therapieziele zu erreichen, ist Insulin als Zusatztherapie indiziert (Kombinationstherapie). Mit Insulin gelingt es praktisch immer, die Blutglukose in den Zielbereich zu senken. Insulin-Monotherapie führt regelhaft zur Gewichtszunahme, manchmal auch zum Anstieg von Blutdruck und Lipoproteinen. Diese UAW können meistens durch eine Kombinationstherapie (s.u.) vermieden werden. Ziel ist es, auf diese Weise einerseits die körpereigene Insulinproduktion vorteilhaft zu nutzen, andererseits Insulindefizite auszugleichen. Eine möglichst niedrige Insulindosis ist anzustreben. Wenn mehr als 20 I.E. Insulin oder wenn 2 Injektionen pro Tag erforderlich sind, ist nur die Kombination mit Metformin, Pioglitazon oder Acarbose sinnvoll. Die Entscheidung, ob Insulin erforderlich ist, muss unabhängig von wirtschaftlichen Überlegungen getroffen werden.

Insulinanaloga bieten hinsichtlich des Hypoglykämierisikos und der postpranidalen Stoffwechseleinstellung keine überzeugenden Vorteile im Vergleich zu NPH-Insulin.

Die Tagestherapiekosten mit den Insulinanaloga sind um etwa ein Drittel höher als mit Humaninsulinen. Allerdings wurden nach der Ablehnung der Kostenübernahme durch die gesetzlichen Krankenkassen Rabattverträge zwischen Kassen und Pharmaindustrie geschlossen, sodass das Preisargument entfallen ist. Dennoch sollten sie zurzeit Problemfällen vorbehalten bleiben, die mit herkömmlichen Insulinen nicht zu lösen sind oder bei denen andere Behandlungen zu risikoreich sind. Das IQWIG hat kurz wie lang wirksamen Insulinanalogen keinen relevanten Zusatznutzen zuerkannt.

Indikation(en)

Patienten mit Diabetes mellitus, die Insulin zur Aufrechterhaltung eines normalen Glukosehaushaltes benötigen

Wirkungsmechanismus, Kontraindikationen, Wechselwirkungen

s. Abschnitt 41.4.1.2.

Pharmakokinetik

s. Abschnitt 41.4.1.2. und Tab. 41.3

41.4.2.3. Orale Antidiabetika (OAD)

41.4.2.3.1. Alpha-Glukosidase-Inhibitoren

Vergleichende Bewertung und Hinweise zur wirtschaftlichen Verordnung

Acarbose ist ein Alpha-Glukosidase-Inhibitor und hemmt die Digestion komplexer Kohlenhydrate, deren Absorption dadurch verzögert wird. Acarbose wirkt unabhängig von Insulin antihyperglykämisch, nicht blutglukosesenkend, besitzt bei Monotherapie kein Hypoglykämierisiko und bei richtiger Anwendung wenig UAW. Acarbose kann mit anderen oralen Antidiabetika, wie Sulfonylharnstoffen oder Biguanid sowie mit Insulinen kombiniert werden. Über Miglitol, ebenfalls ein Glukosidase-Inhibitor, liegen begrenzte klinische Erfahrungen vor. Wegen der (vergleichsweise harmlosen, aber unangenehmen) Nebenwirkungen ist die Abbruchrate der Therapie hoch. Eine prospektive Studie ergab eine Risikoreduktion klinischer Endpunkte bei gestörter Glukosetoleranz, eine Metaanalyse auch bei Typ-2-Diabetikern.

Acarbose ist mit Tagestherapiekosten von ca. 1,28 Euro deutlich teurer als Metformin (Tagestherapiekosten ca. 0,41 Euro).

Acarbose

Wirkungsmechanismus

Acarbose wirkt im Darm durch kompetitive reversible Hemmung der Kohlenhydrat-spaltenden Enzyme des Bürstensaumes. Dadurch wird die Freisetzung von Glukose aus Poly-, Oligo- und Disacchariden und damit die Kohlenhydratabsorption verzögert. Der Blutglukoseanstieg wird verlangsamt und der postprandiale Insulinbedarf vermindert. Die postprandialen und mittleren Blutglukosewerte sowie der HbA_{1c}-Wert werden gesenkt. Bei Monotherapie kommt es weder zu Hypoglykämien noch zu einem Gewichtsanstieg.

Indikation(en)
Zusatztherapie bei Typ-2-Diabetes in Verbindung mit Diät

Kontraindikationen
- Darmerkrankungen mit Digestions- und Absorptionsstörungen sowie Hernien, interstitielle Stenosen und Fisteln
- wegen mangelnder Erfahrung Kontraindikation bei Schwangeren, Stillenden und Kindern

Unerwünschte Arzneimittelwirkungen
- gastrointestinale Beschwerden, insbesondere Flatulenz, sind dosisabhängig und reversibel, meist vermeidbar durch einschleichende Dosierung, klingen meist innerhalb von 2 Wochen ab
- selten Anstieg der Leberenzyme, reversibel

Wechselwirkungen
- Colestyramin, Darmadsorbenzien und Verdauungsenzympräparate können die Wirkung von Acarbose herabsetzen
- hypoglykämische Wirkung von Insulin bzw. oralen Antidiabetika kann verstärkt werden
- im Einzelfall kann Plasmakonzentration von Digoxin erniedrigt werden

Besonderheiten
Bei Kombinationstherapie mit Insulin oder Sulfonylharnstoffen Risiko von Hypoglykämien. Als Gegenmaßnahme muss Glukose gegeben werden, da die Digestion von Di- und Polysacchariden verzögert wird und deshalb der Anstieg der Blutglukose zu langsam erfolgt.

Pharmakokinetik
BV: 1–2 %; nach Abbau durch Darmbakterien zu den Zuckereinheiten können bis zu 35 % der Dosis resorbiert werden
Elim.: Acarbose wird im Darm durch bakterielle und Verdauungsenzyme abgebaut; 51 % der Aktivität werden in 96 Std. fäkal ausgeschieden
HWZ: 2 Std.

Dosierung
- mit der niedrigsten Dosis beginnen, zunächst 50 mg morgens
- Dosierung richtet sich nach dem Therapieerfolg
- Dosis erst steigern, wenn die bisherige Dosis gut vertragen wird
- empfohlene Maximaldosis 3 x 100 mg/Tag
- Einnahme zu Beginn der Mahlzeiten

41.4.2.3.2. Metformin

Vergleichende Bewertung und Hinweise zur wirtschaftlichen Verordnung
Das Biguanid Metformin ist unter Beachtung der Kontraindikationen (!) bei Typ-2-Diabetes das Mittel 1. Wahl, sowohl bei Vorliegen eines metabolischen Syndroms (mit Übergewicht als auch bei Normalgewichtigen). Signifikant günstige Effekte einer Metformin-Therapie bei Typ-2-Diabetes mit Übergewicht auf diabetische Komplikationen, besonders diabetesbedingte Todesfälle, Gesamtmortalität und Myokardinfarkt, sind nachgewiesen.
Metformin hemmt die Glukoseproduktion in der Leber, steigert die periphere Insulinempfindlichkeit und erhöht den Glukoseabstrom aus dem Blut in die Muskelzellen. Möglicherweise verzögert es die Magenentleerung und Glukoseabsorption im Darm. Dadurch werden die Blutglukosewerte nüchtern und im Tagesverlauf sowie der HbA$_{1c}$-Wert gesenkt. Metformin führt nicht zu Hypoglykämie und nicht zum Gewichtsanstieg, jedoch besteht, insbesondere bei Fehlanwendung bzw. Nichtbeachtung der Kontraindikationen, das Risiko schwerer UAW. Es wirkt als schwacher Lipidsenker. Die Substanz kann mit Acarbose, Sulfonylharnstoffen, Gliniden, Glitazonen, DPP-4-Hemmern und Insulin kombiniert werden. Bei der Insulintherapie verringert die gleichzeitige Gabe von Metformin die andernfalls zu erwartende Gewichtszunahme. Bei Metformin bestehen zum Teil Wissenslücken hinsichtlich seines molekularen Wirkungsmechanismus und seines Stoffwechsels. Bei Typ-2-Diabetes ist eine günstige Wirkung auf chronische Diabeteskomplikationen, diabetesbezogene kardiovaskuläre Letalität und Gesamtletalität nachgewiesen; besonders günstig ist der Wirkstoff bei Typ 2 mit Adipositas.

Die Leitlinie der deutschen Fachgesellschaft empfiehlt neuerdings die Verordnung von Metformin sofort bei Diagnosestellung zusätzlich zur Ernährungstherapie. Desweiteren soll, wenn 3 Monate lang der HBA$_{1c}$ weiter ansteigt bis zu einem Wert von 7,5%, aus Sicht der Fachgesellschaft ein weiteres orales Antidiabetikum eingesetzt werden, bei darüberliegenden Werten aber sofort Insulin.
Die Therapiekosten sind günstig (Tagestherapiekosten ca. 0,41 Euro).

Wirkungsmechanismus
Die Wirkung beruht wahrscheinlich auf 3 Mechanismen: Senkung der hepatischen Glukoseproduktion durch Hemmung der Gluko-neogenese und der Glykogenolyse, Erhöhung der Insulinempfindlichkeit in der Muskulatur und damit Verbesserung der peripheren Glukoseaufnahme und -verwertung, Hemmung der intestinalen Glukoseabsorption. Überdies besitzt es eine anorektigene Wirkung.

Indikation(en)
Diabetes mellitus Typ 2, insbesonder bei Übergewicht, wenn allein durch Diät und körperlicher Betätigung keine ausreichende Einstellung des Blutzuckerspiegels erreicht wurde. Bei Erwachsenen als Monotherapie oder in Kombination mit anderen Antidiabetika bzw. Insulin anwendbar.

Kontraindikationen
!Cave: Metformin hemmt den Abbau von Laktat und Ketonkörpern. Es ist daher bei allen Zuständen mit dem Risiko einer gesteigerten Laktat- oder Ketonkörperbildung oder deren gestörtem Abbau kontraindiziert (periphere Hypoxie infolge kardialer oder respiratorischer Insuffizienz, Fieber, Schock, Sepsis, geplante Vollnarkose, erschöpfende Muskelarbeit, Alkoholabusus, bei ausgeprägtem Insulinmangel, Reduktionskost mit Ketose, Leber- und Niereninsuffizienz mit Kreatinin-Clearance < 60 ml/Min., außerdem bei intravaskulärer Gabe iodhaltiger Kontrastmittel (s. Wechselwirkungen).
Patientinnen mit Diabetes, die schwanger sind oder schwanger werden möchten, sollten nicht mit Metformin behandelt werden. Studien aus dem Jahr 2008 ergaben keinen schädigenden Einfluss von Metformin in der Schwangerschaft auf Kind oder Mutter. Bei schweren chronischen Diabeteskomplikationen und hohem biologischem Alter bzw. ab dem 80. Lebensjahr sollte Metformin nicht gegeben werden.

Unerwünschte Arzneimittelwirkungen
Metformin hemmt den Metabolismus von Laktat. Es begünstigt damit die Entstehung einer **Laktatazidose** (stets potenziell lebens-bedrohlich). Durch Hemmung des Abbaus von Ketonkörpern wird eine bestehende Ketose verstärkt. Gastrointestinale Beschwerden sind häufig, aber rasch reversibel. **!Cave: Zur Vermeidung von UAW sollte die Nierenfunktion häufig kontrolliert werden.**

Wechselwirkungen
- Metformin verstärkt die Blutzuckersenkung durch Insulin, orale Antidiabetika oder größere Mengen Alkohol (bei Letzterem auch erhöhtes Risiko einer Laktatazidose)

 Cave: kontraindiziert bei der intravasalen Anwendung iodhaltiger Röntgenkontrastmittel (Risiko von Laktat-azidose und/oder akutem Nierenversagen), daher Metformin in diesem Fall aussetzen (vor und bis 48 Std. nach Kontrastmittelgabe, Metformin erst wieder beginnen, wenn Nierenfunktion normal)

- auch 2 Tage vor einer Narkose ist bei Wahloperationen Metformin abzusetzen
- ACE-Hemmer können zu einer Senkung der Blutzuckerspiegel führen und eine Reduktion der Metformin-Dosis erfordern
- Glukokortikoide, Beta-2-Sympathomiketika und Diuretika können aufgrund ihrer intrinsischen hyperglykämischen Aktivität eine Anpassung der Metformindosis erfordern

Pharmakokinetik
BV: 50–60 %
Elim.: vollständig unverändert renal (**!Cave: Nierenfunktion!**)
HWZ: ca. 6,5 Std.; terminal, nach einer oralen Dosis, verlängert bei Niereninsuffizienz

Dosierung
- Metformin kann als Monotherapie oder gemeinsam mit Acarbose, Sulfonylharnstoffen, Insulin, Gliniden, Glitazonen, Inkretin-mimetika und DPP-4-Hemmer gegeben werden
- einschleichend dosieren, beginnend mit 1 x 500 mg Metformin zur Abendmahlzeit

- bei guter Verträglichkeit kann Dosis nach Bedarf gesteigert werden
- maximale Einzeldosis 1.000 mg, maximale Tagesdosis 2.000(–3.000) mg
- Abenddosis ist am wichtigsten
- optimale Wirkung tritt erst nach mehrtägiger Therapiedauer ein
- nach 2–3-wöchiger erfolgreicher Therapie ist der Versuch einer Dosisreduktion, ggf. bis zum Auslassversuch (unter Stoffwechselkontrolle) angezeigt

41.4.2.3.3. Insulinotrope Substanzen (SH-Stoffe, Glinide, Glitazone)

41.4.2.3.3.1. Sulfonylharnstoffe (SH)

Vergleichende Bewertung und Hinweise zur wirtschaftlichen Verordnung
Sulfonylharnstoffe sind bei Typ-2-Diabetes indiziert, wenn eine Pharmakotherapie erforderlich, aber Metformin kontraindiziert ist. Substanz der Wahl war bislang Glibenclamid; **seit es preisgünstige Generika gibt, wird zunehmend Glimepirid eingesetzt, obwohl relevante Endpunktstudien nicht vorliegen (s.u.). Insofern ist dieser Wechsel der Verordnungsgewohnheiten fragwürdig.** Sulfonylharnstoffe führen durch Stimulation der endogenen Insulinsekretion zur Senkung der postprandialen und Nüchternglukosewerte und des HbA$_{1c}$. Die günstigen Effekte auf mikrovaskuläre Komplikationen sind signifikant, die günstigen Effekte auf das kardiovaskuläre Risiko dagegen nicht. Nachbeobachtungen nach 10 Jahren (UKPDS 2008) ergaben jedoch auch eine signifikante Senkung von Herzinfarkt und Mortalität. Studien, die die Auswirkungen auf klinisch relevante Endpunkte untersuchen, liegen nur für Glibenclamid vor. Es besteht das Risiko für Hypoglykämien, die protrahiert verlaufen können, insbesondere bei bereits mäßiggradiger Niereninsuffizienz mit kompensierter Retention. Hier ist das akkumulationsbedingte Hypoglykämierisiko bei Verwendung des biliär ausgeschiedenen Gliquidon vermindert. Ein überzeugender Beweis für eine geringere Hypoglykämierate von Glimepirid liegt nicht vor. Fettstoffwechselstörungen werden meist nicht gebessert. Die im natürlichen Krankheitsverlauf kontinuierliche Gewichtszunahme scheint unter Glimepirid schwächer als unter Glibenclamid zu sein. Mit einem Versagen der Wirkung von Sulfonylharnstoffen im Laufe der Behandlung ist zu rechnen. Die Kombination mit Acarbose, Metformin und Glitazonen oder Insulin ist möglich.
Zur Wirtschaftlichkeit vgl. Abschnitt 41.6.

Wirkungsmechanismus
Sulfonylharnstoffe binden an den SH-Rezeptor der Betazellen, schließen dadurch deren K$^+$-Kanal und öffnen in Folge den Ca^{++}-Kanal. Das in die Betazelle einströmende Calcium führt zur Insulinsekretion. Ihre Wirksamkeit setzt also funktionierende B-Zellen voraus. Extrapankreatische Wirkungen sind umstritten.

Indikation(en)
- Diabetes mellitus Typ 2, wenn andere Maßnahmen wie konsequente Einhaltung der Diabetes-Diät, Gewichtsreduktion bei Übergewicht, ausreichende körperliche Betätigung, nicht zu einer befriedigenden Einstellung des Blutglukosespiegels geführt haben
- Glibenclamid kann als Monotherapie oder in Kombination mit Metformin verwendet werden

Kontraindikationen
- Überempfindlichkeit gegen Sulfonylharnstoffe, Sulfonamide, Sulfonamid-Diuretika und Probenecid, da Kreuzreaktionen möglich sind
- folgende Fälle des Diabetes mellitus, in denen Insulin erforderlich ist: insulinabhängiger Typ-1-Diabetes-mellitus, bei komplettem Versagen der Glibenclamid-Therapie bei Typ-2-Diabetes-mellitus, bei azidotischer Stoffwechsellage, bei Präkoma oder Coma diabeticum, Pankreasresektion
- schwere Leberfunktionsstörungen
- schwere Einschränkung der Nierenfunktion
- relative Kontraindikation: Niereninsuffizienz
- Schwangerschaft und Stillperiode; nach einer großen Studie aus dem Jahre 2000 sind aber SH während der Schwangerschaft unbedenklich
- Einsatz bei ausgeprägten makroangiopathischen Komplikationen war lange umstritten
- Bedenken bestehen heute nur bei akuter Myokardischämie

Unerwünschte Arzneimittelwirkungen

- Hypoglykämien und Gewichtszunahme bei allen Sulfonylharnstoffen häufig
- andere UAW extrem selten, nur vereinzelt wurden bei Glibenclamid, Glibornurid, Gliclazid, Glimepirid und Gliquidon gastrointestinale Beschwerden, Anstieg der Leberenzyme, Alkoholintoleranz, Wasserretention und Hyponatriämie beschrieben, sehr selten allergisch-toxische Reaktionen (Exantheme, Blutbildstörungen etc.)
- bei Niereninsuffizienz für die meisten Sulfonylharnstoffe das Risiko der Akkumulation
- Dosisreduktion oder Wechsel des Präparates bei Serumkreatinin über 1,5 mg/dl erwägen
- Wirkungsdauer bei Gliquidon 4–6 Std., bei Glibornurid, Glimepirid und Glibenclamid > 24 Std

Glibenclamid

Wechselwirkungen

- hypoglykämische Reaktionen als Ausdruck einer Wirkungsverstärkung können auftreten bei Zufuhr von Alkohol oder gleichzeitiger Behandlung mit oralen Antidiabetika und Insulin, ACE-Hemmern, anabolen Steroiden und männlichen Sexualhormonen, Antidepressiva (wie z.B. Fluoxetin, MAO-Hemmer), Betarezeptorenblockern, Chinolon-Derivaten, Chloramphenicol, Clofibrat und Analoga, Kumarin-Derivaten, Disopyramid, Fenfluramin, Miconazol, Paraaminosalicylsäure, Pentoxifyllin parenteral hochdosiert, Perhexilin, Pyrazolonderivaten, Probenecid, Salicylaten, Sulfonamiden (inkl. Cotrimoxazol), Tetrazyklinen, Tritoqualin, Zytostatika vom Cyclophosphamid-Typ
- unter Betarezeptorenblockern, Clonidin, Guanethidin und Reserpin kann die Wahrnehmung der Warnzeichen einer Hypoglykämie beeinträchtigt werden
- hyperglykämische Reaktionen als Ausdruck einer Wirkungsabschwächung können auftreten bei gleichzeitiger Behandlung mit Acetazolamid, Betarezeptorenblockern (insbesondere Propranolol, weniger durch kardioselektive Betablocker), Barbituraten, Diazoxid, Diuretika (hier außerdem erhöhtes Hyponatriämierisiko), Glucagon, Isoniazid, Kortikosteroiden, Nicotinaten, Phenothiazin-Derivaten, Phenytoin, Rifampicin, Schilddrüsenhormonen, weiblichen Sexualhormonen (Gestagene, Östrogene), Sympathomimetika
- Histamin-H_2-Rezeptorantagonisten, Clonidin und Reserpin können sowohl eine Abschwächung als auch eine Verstärkung der blutzuckersenkenden Wirkung verursachen
- Pentamidin kann in Einzelfällen zu schwerer Hypoglykämie oder Hyperglykämie führen
- Wirkung von Kumarin-Derivaten kann verstärkt oder abgeschwächt werden

Pharmakokinetik

BV: 80 %
Elim.: überwiegend hepatischer Metabolismus; verschiedene Metaboliten, die bei Niereninsuffizienz verzögert renal eliminiert werden, haben Restaktivität
HWZ: 2 Std. (kann bei Diabetes auf 10 Std. verlängert sein); verlängert bei Leberdysfunktion; Wirkungsdauer > 20 Std.

Dosierung

1,75/0/0 mg/Tag bis 7,0/0/3,5 mg/Tag

Gliclazid

(in Deutschland nur als Retardform zugelassen)

Kontraindikationen

Behandlung mit Miconazol

Wechselwirkungen

s. Glibenclamid

Besonderheiten

bei einmaliger Gabe morgens mindestens ebenso wirksam wie Glimepirid, das Hypoglykämierisiko ist jedoch geringer als bei Glimepirid

Pharmakokinetik
BV: unbekannt (80 % resorbiert)
Elim.: Metabolismus; bis 20 % unverändert renal
HWZ: 12 Std. (im Alter auf 20,5 Std. verlängert)

Dosierung
Gliclazid ist in Deutschland nur als Retardform im Handel; 30/0/0 mg/Tag bis 120/0/0 mg/Tag

Glimepirid

Wechselwirkungen
s. Glibenclamid

Besonderheiten
- einmalige, tägliche Gabe ist ausreichend
- überzeugender Nachweis eines geringeren Hypoglykämierisikos im Vergleich zu Glibenclamid liegt nicht vor
- im Unterschied zu anderen Sulfonylharnstoffen (z.B. Glibenclamid) keine Hinweise auf eine Risikosteigerung durch akute kardiovaskuläre Komplikationen

Pharmakokinetik
BV: 100 %
Elim.: Metabolismus; CYP2C9 ist beteiligt
HWZ: 5–9 Std.

Dosierung
1–6 mg/Tag

Gliquidon

Wechselwirkungen
s. Glibenclamid

Pharmakokinetik
BV: 95 %
Elim.: Metabolismus; biliäre Ausscheidung
HWZ: 5 Std; bei mäßiggradiger Niereninsuffizienz (kompensierte Retention); kein Risiko der Akkumulation

Dosierung
15/0/0 mg/Tag bis 60/30/30 mg/Tag

41.4.2.3.3.2. Glinide (= SH-Analoga)

(s. Kurzprofile im Anhang)

Vergleichende Bewertung und Hinweise zur wirtschaftlichen Verordnung
Glinide bewirken eine Senkung der Blutglukose über an eine von der SH-Bindungsstelle unterschiedliche Struktur des SH-Rezeptors der Betazellen und führen so zur Insulinsekretion (s. Abschnitt 41.4.2.3.3.1.). Diese Wirkung tritt durch eine andere Bindungskinetik als für SH vergleichsweise schneller ein und klingt schneller wieder ab. Dadurch wird eine bessere Imitation des physiologischen Insulinprofils erreicht als mit Sulfonylharnstoffen. Eine mahlzeitenbezogene Therapie ist möglich, die tägliche mehrmalige Gabe ist in der Regel erforderlich, Zwischenmahlzeiten sind meist entbehrlich. Die Blutglukose- und HbA$_{1c}$-senkende Wirkung ist ähnlich gut wie bei den Sulfonylharnstoffen. Zwar sind Glinide prinzipiell mit Acarbose, Metformin, Glitazonen und Insulin kombinierbar, jedoch sind bestimmte Kombinationen nur in bestimmten Ländern zugelassen. Die besonderen Eigenschaften der Präparate erscheinen sinnvoll und erwünscht. Sie werden von Patienten überwiegend als vorteilhaft wahrgenommen. Ihr klinischer Nutzen im Sinne der evidenzbasierten Medizin konnte jedoch bisher noch nicht in Langzeitstudien mit harten Endpunkten nachgewiesen werden.
Die Glinide sind etwa fünfmal teurer als Sulfonylharnstoffe. Nur in besonderen Fällen wird die gewünschte Stoffwechseleinstellung nicht ohne Glinide gelingen. In allen anderen Fällen können Glinide deshalb nicht als Arzneimittel der 1. Wahl angesehen werden.

Wirkungsmechanismus
Carbamoylmethyl-Benzoesäurederivate (CMBS), die durch Stimulation der Insulinsekretion Blutglukose-senkend wirken. Die stimulatorische Wirkung beruht auf einer Hemmung der ATP-sensitiven Kaliumkanäle der B-Zelle. Sie ist glukoseabhängig. Repaglinid scheint bei Mono- und Kombinationstherapie stärker blutzuckersenkend zu wirken als Nateglinid.

Repaglinid

(s. Kurzprofil im Anhang)

Dosierung
0,5–16 mg/Tag, maximale Einzeldosis 4 mg, maximale Tagesdosis 16 mg

Nateglinid

(s. Kurzprofil im Anhang)

Dosierung
(3 x 60 mg bis) 3 x 120 mg/Tag; 30 Min. vor den Mahlzeiten; maximale Einzeldosis 180 mg, maximale Tagesdosis darf 3 x 180 mg nicht überschreiten; bei mäßiggradiger Einschränkung der Nierenfunktion ist keine Dosisanpassung erforderlich

41.4.2.3.3.3. Glitazone (Thiazolidindione, Insulinsensitizer)

(s. Kurzprofile im Anhang)

Vergleichende Bewertung und Hinweise zur wirtschaftlichen Verordnung

Glitazone wirken als Liganden des Kernrezeptors PPAR-gamma (Peroxisomen-Proliferator-aktivierter Rezeptor gamma) und aktivieren auf diese Weise zahlreiche Gene, deren Produkte am Glucose- und Lipidmetabolismus beteiligt sind. Dies lässt ein breites Wirkungs-, aber auch Nebenwirkungsspektrum erwarten: Leberfunktionsstörungen, Flüssigkeitsretention, Herzinsuffizienz, Gewichtsanstieg, erhöhtes Frakturrisiko etc. Unter Rosiglitazon wurde zusätzlich eine Erhöhung des LDL-Spiegels berichtet. Sie steigern die insulinstimulierte Neusynthese und Translokation von Glucosetransportern (GLUT) in die Zellmembran. Es kommt zur Steigerung der Insulinempfindlichkeit (Insulinsensitizer) in Muskel, Leber und Fettgewebe mit Senkung von Blutglukose und HbA$_{1c}$-Werten. Die maximale Wirkung tritt im Laufe einiger Wochen ein. Glitazone können mit Sulfonylharnstoffen, Metformin und DPP-4-Hemmern kombiniert werden und sind auch für die Kombination mit Insulin zugelassen. In Deutschland sind Rosiglitazon und Pioglitazon zugelassen für die Monotherapie, wenn Metformin nicht gegeben werden kann, sowie zur Kombinationsbehandlung. Metaanalysen für Rosiglitazon erbrachten negative kardiovaskuläre Effekte, sodass für Rosiglitazon Warnhinweise und auch Kontraindikationen, z.B. beim akuten Koronarsyndrom, von der FDA und EMEA publiziert wurden (s. aber RECORD-Studie. Weitere Untersuchungen sind notwendig.). Unter Rosiglitazon und Pioglitazon wurde ein erhöhtes Frakturrisiko, insbesondere bei Frauen, beobachtet.

Die Medikation ist deutlich teurer als die bei anderen oralen Antidiabetika. Aus diesem Grund sowie wegen der Sicherheitsprobleme, insbesondere von Rosiglitazon und des fraglichen Zusatznutzens, werden Glitazone von der AkdÄ nicht empfohlen.

In der praktischen Anwendung der Glitazone ist vor allem die Flüssigkeitsretention mit Ödemen häufig und schränkt die Anwendung ein.

Wirkungsmechanismus

Durch die Bindung an PPAR-gamma wird vermutlich die Expression zahlreicher Gene beeinflusst, von denen erst ein Teil der Funktionen bekannt ist, z.B. Insulinrezeptorkinasen, Differenzierung verschiedener Zelltypen wie Tumorzellen und Präadipozyten, Expressionshemmung von Leptin und TNF-alpha, Stimulation der Synthese von Lipoproteinlipase und Glucosetransportern. Dadurch werden die Glucoseaufnahme und Glykogensynthese im Muskel gesteigert und die Glucoseproduktion der Leber gehemmt. Außerdem werden freie Fettsäuren und Triglyzeride im Blut gesenkt, insbesondere durch Pioglitazon, wodurch es zum Anstieg des HDL-Cholesterins kommt. Da diese Blutglukose-senkenden Wirkungen synergistisch zu denen anderer oraler Antidiabetika sind, kommt es bei der Kombination mit Sulfonylharnstoffen, DPP-4-Hemmern oder Metformin zu günstigen antidiabetischen Effekten.

Rosiglitazon

(s. Kurzprofil im Anhang)

Dosierung

Es wird generell empfohlen, die Therapie mit 4 mg/Tag einzuleiten. Bei Kombination mit Metformin kann die Dosis bei Bedarf nach 8 Wochen auf 8 mg/Tag erhöht werden. Bei Kombination mit Sulfonylharnstoffen liegen keine Erfahrungen mit mehr als 4 mg Rosiglitazon vor. Für die Kombination mit Metformin steht ein Kombinationspräparat zur Verfügung.

Pioglitazon

(s. Kurzprofil im Anhang)

Dosierung

15–30 mg/Tag als Einmalgabe; Maximaldosis 45 mg/Tag

41.4.2.3.4. Inkretinmimetika und DPP-4-Hemmer

(s. Kurzprofile im Anhang)

Vergleichende Bewertung und Hinweise zur wirtschaftlichen Verordnung
Die als Inkretinmimetika bezeichneten Glucagon-like peptide-1-Analoga (GLP-1-Analoga) und die Dipeptidylpeptidase-4-Hemmer (DPP-4-Hemmer) stimulieren die endogene Insulinsekretion auch dann noch, wenn Sulfonylharnstoffe bei Typ-2-Diabetes nicht mehr wirksam sind. Zusätzlich unterdrücken sie die Glukagonsekretion. Sie sind in der EU zur Kombinationstherapie mit (anderen) oralen Antidiabetika zugelassen, wenn diese allein nicht mehr ausreichend wirken. Sitagliptin kann seit 2009 in der EU als Monotherapie eingesetzt werden, wenn Metformin nicht geeignet ist. GLP-1-Analoga sind als Peptide 1- oder 2-mal täglich subkutan zu injizieren (Liraglutid bzw. Exenatid), DPP-4-Hemmer entweder 1-mal (Sitagliptin und Saxagliptin) oder 2-mal täglich (Vildagliptin) oral zu nehmen.
Beide Substanzgruppen führen als – in der EU nur zum Teil zugelassene – Monotherapie nicht zu Hypoglykämien, da sie nur bei erhöhtem Blutzucker insulinotrop sind. Gleiches gilt bei Kombination mit nichthypoglykämischen oralen Antidiabetika, wie z.B. Metformin. Bei Kombinationstherapie mit SH ist mit Auftreten von Hypoglykämien zu rechnen. Über das Auftreten akuter Pankreatitiden wurde berichtet. Die häufigste UAW ist für die GLP-1-Analoga – nicht für die DPP-4-Hemmer – Übelkeit/Erbrechen, wobei bislang nicht gesichert ist, inwiefern dies zum beobachteten Gewichtsverlust beiträgt. Auch wenn die antihyperglykämische Wirkung von Exenatid und Liraglutid gut belegt ist, fehlen doch Langzeitdaten zu Wirksamkeit und Sicherheit. 2009 neu auf den Markt kam Liraglutid, das eine längere HWZ als Exenatid besitzt. Eindeutige Vorteile gegenüber Exenatid sind aus bisherigen Studien nicht abzuleiten. Die Verträglichkeit scheint nicht besonders gut zu sein. Sicherheitsbedenken bestehen wegen kanzerogener Wirkung im Tierversuch. Für die Primärtherapie können diese Substanzen auch angesichts des hohen Preises nicht empfohlen werden.

Wirkungsmechanismus
Das **GLP-1-Analog Exenatid**, s.c. zu injizieren, im Speichel des Reptils Gila Monster gefunden, stimuliert die endogene Insulinsekretion und supprimiert das endogene Glukagon. Zusätzlich hemmt es die Magenentleerung und wirkt über das Sättigungszentrum im Gehirn anorektigen. Endogenes GLP-1 aus den L-Zellen des Dünndarms wird durch eine Dipeptidylpeptidase, die DPP-4, sehr rasch inaktiviert. Dieses Enzym kann durch die oral zu gebenden **DPP-4-Hemmer** Sitagliptin und Vildagliptin inhibiert werden, sodass endogenes GLP-1 länger wirken kann. DPP-4-Hemmer sind in Monotherapie sowie in Kombination mit Metformin ebenfalls nicht hypoglykämisch und gewichtsneutral.

Exenatid [2007; A/C]

(s. Kurzprofil im Anhang)

41.4.2.4. Kombinationstherapie

Unter Kombinationstherapie im engeren Sinne versteht man die Behandlung einer Gesundheitsstörung mit mehr als einer Substanz. Beim Diabetes mellitus ist das operative Nahziel die Senkung der Blutglukose in den Zielbereich (s. Abschnitt Therapie). Im erweiterten Sinne kann man auch die gleichzeitige Behandlung diabetesassoziierter bzw. diabetesbedingter Krankheiten (z.B. Hypertonie, Fettstoffwechselstörungen) als Kombinationstherapie bezeichnen. Dennoch muss hier nachdrücklich darauf hingewiesen werden, dass der Diabetespatient, insbesondere mit Typ 2 heute nicht „glukozentrisch" behandelt werden darf, sondern in einem „multimodalen" Konzept alle Aspekte zu berücksichtigen sind. Dazu wurde 2008 auch eine gemeinsame Leitlinie der Europäischen Gesellschaft für Diabetologie und Kardiologie publiziert. Aufgrund von Langzeitbeobachtungen ist bekannt, dass die metabolischen Therapieziele nur über eine begrenzte Zeit (Monate bis wenige Jahre) durch Monotherapie zu erreichen sind. Für die dann notwendig werdende Kombinationstherapie kommen z.B. zusätzlich orale Antidiabetika oder Insulin infrage. Die Wahl der Kombination von oralen Antidiabetika erfolgt aufgrund pathophysiologischer Überlegungen. Ziel ist die Kombination von Substanzen mit synergistischen Wirkungsmechanismen (s. Tab. 41.4). Der Erfolg wird anhand des Surrogatparameters HbA_{1c}, des Risikos von UAW und der Lebensqualität der Behandelten beurteilt. Es gibt keine kontrollierten prospektiven Therapiestudien mit harten Endpunkten zu den verschiedenen Kombinationstherapien, die den Ansprüchen der evidenzbasierten Medizin genügen. Trotzdem gibt es gute Gründe, nicht auf die Kombinationstherapie zu verzichten, da die Alternative einer intensivierten Insulintherapie aufwändig und auch nicht ohne Risiken und UAW ist. Bei der früher oft eingesetzten Kombinationstherapie von Insulin mit den B-Zell-stimulierenden Sulfonylharnstoffen und Gliniden wird das Prinzip synergistischer Wirkungsmechanismen verlassen. Es sind zahlreiche Therapieregime vorgeschlagen worden, die in Abhängigkeit von der persönlichen Erfahrung ähnlich erfolgreich sein können. Die bevorzugte Kombinationstherapie besteht heute aus Metformin (2 x tgl. 1.000 mg) und abendlichem Langzeitinsulin. Es ist zu erwarten, dass Nüchternglukose und HbA_{1c} abfallen, das Hypoglykämierisiko nur wenig ansteigt und die Gewichtszunahme gering ist oder ausbleibt. Wenn die Blutglukose unter Metformintherapie vor allem postprandial erhöht ist, kann man mit einer präprandialen Gabe von 4–8 I.E. eines Normalinsulins beginnen.

Daneben gibt es viele weitere Varianten. Letztlich entscheidet über das Vorgehen der therapeutische Erfolg.

41.4.2.5. Diabetes in der Schwangerschaft

Wegen des Fehlbildungsrisikos sollte der Stoffwechsel möglichst bereits präkonzeptionell normnahe eingestellt sein. Sobald eine Schwangerschaft vorliegt, gelten besonders strenge Einstellungskriterien. Die Blutglukose sollte zwischen 60 und 120 mg/dl und im Tagesmittelwert bei 85 mg/dl liegen, der Urin sollte stets frei von Zucker und Aceton sein, der HbA_{1c}-Wert keinesfalls 6,5 % überschreiten. Diese von Bundesland zu Bundesland freilich unterschiedlichen Einstellungskriterien gelten auch bei Gestationsdiabetes. Da der HbA_{1c}-Wert einen Zeitraum von ca. 3 Monaten wiederspiegelt, ist er aber zur Einstellung in der Schwangerschaft nur bedingt sinnvoll. Gewichtsreduktion ist in der Gravidität auch bei Gestationsdiabetes nicht angezeigt. Wenn die Kriterien der guten Stoffwechseleinstellung mit allgemeinen Therapiemaßnahmen innerhalb kürzester Zeit nicht erreicht werden, ist Insulin erforderlich. Obwohl größere Studien die Unbedenklichkeit von Sulfonylharnstoffen und Metformin belegt haben und diese Substanzen von vielen Diabetologen aller Länder auch gegeben werden, wird in Deutschland i.d.R. Insulin verabreicht. In der Regel ist dann eine intensivierte Insulintherapie zu empfehlen, die durch 5–7 tägliche Blutglukoseselbstkontrollen überwacht wird. Die Therapie kann konventionell mit multiplen Injektionen oder mit der Pumpe durchgeführt werden. Die Betreuung sollte in Zentren erfolgen, in denen die Kooperation von Diabetologe, Geburtshelfer und Neonatologe gewährleistet ist.

41.5. Sonderfälle

41.5.1. Hyperglykämische Stoffwechselentgleisung

Sofortmaßnahmen

Die schwere diabetische Stoffwechselentgleisung, ketoazidotisches oder hyperosmolares Koma bzw. Präkoma sind stets ein bedrohlicher Zustand, bei dem aus vitaler Indikation sofort und konsequent behandelt werden muss. Im Vordergrund stehen Flüssigkeits-, Insulin- und Elektrolytzufuhr. Sobald die Diagnose durch Bestimmung von Blutglukose, Harnaceton und klinischem Befund gesichert worden ist, sollte die sofortige Therapie noch vor der Krankenhausaufnahme veranlasst werden. Man beginnt sofort mit einer vorläufigen Therapie: physiologische Kochsalzlösung i.v., initial ca. 1l/Std., später ggf. nach zentralvenösem Druck i.d.R. viele Liter („Faustregel": bis zu 10 % des Körpergewichts in den ersten 24 Std.). Wenn innerhalb von 30 Min. eine stationäre Aufnahme möglich ist, reicht diese Maßnahme aus, sonst gibt man 15 I.E. Normalinsulin i.v., hilfsweise i.m., aber nicht s.c.). Die vorsichtige i.v.-Infusion von Bicarbonat (nur noch in der Klinik, **!Cave: Hirnödem!**) ist zurückhaltend nur bei einem Blut-pH-Wert unter 7,1 oder, falls dieser nicht gemessen werden konnte, bei Kussmaul-Atmung indiziert. Falls keine Elektrolytbestimmung möglich ist, empfiehlt sich bei einem Blutglukoseabfall von mehr als 100 mg/dl die prophylaktische Kaliumsubstitution in der Größenordnung von 10 mval/Std. Im Krankenhaus erfolgt die Behandlung unter Berücksichtigung der Differentialdiagnose nach den Regeln der Intensivmedizin.

41.6. Hinweise zur wirtschaftlichen Verordnung

Die Tagestherapiekosten mit den **Insulinanaloga** sind um etwa ein Drittel höher als mit Humaninsulinen. Allerdings wurden nach der Ablehnung der Kostenübernahme durch die gesetzlichen Krankenkassen Rabattverträge zwischen Kassen und Pharmaindustrie geschlossen, sodass das Preisargument entschärft zu sein scheint. Dennoch sollten sie zurzeit Problemfällen vorbehalten bleiben, die mit herkömmlichen Insulinen nicht zu lösen sind oder bei denen andere Behandlungen zu risikoreich sind. Das IQWIG hat kurz wie lang wirksamen Insulinanalogen keinen Zusatznutzen zuerkannt.

Die Tagestherapiekosten von Acarbose sind deutlich höher als diejenigen von Metformin.

Die **Glinide** sind etwa 5-mal teurer als Sulfonylharnstoffe. Nur in besonderen Fällen wird die gewünschte Stoffwechseleinstellung nicht ohne Glinide gelingen. In allen anderen Fällen können Glinide deshalb nicht als Arzneimittel der 1. Wahl angesehen werden.

Glitazone: Die Medikation ist deutlich teurer als die bei anderen oralen Antidiabetika. Aus diesem Grund sowie wegen der Sicherheitsprobleme insbesondere von Rosiglitazon können Glitazone nicht als Arzneimittel 1. Wahl empfohlen werden.

Aus „Wirkstoff aktuell" Sitagliptin, 2007 (Herausgeber Kassenärztliche Bundesvereinigung):

- Bezüglich der Senkung der HbA_{1c}-Werte (0,6 %–0,8 % gegenüber Placebo) zeigt das teure Sitagliptin für die Therapie des Typ-2-Diabetikers nur einen geringen Nutzen gegenüber der Insulintherapie oder anderen oralen Antidiabetika. Hypoglykämien scheinen unter Sitagliptin seltener vorzukommen. Bei Niereninsuffizienz (GFR < 50 ml) ist Sitagliptin kontraindiziert.
- Bei der Kombination von Sitagliptin mit glitazonhaltigen Arzneimitteln ist zu beachten, dass Glitazone ein erhöhtes Frakturrisiko aufweisen.
- Sitagliptin sollte nicht mit Rosiglitazon kombiniert werden, da Rosiglitazon per se das Herzinfarktrisiko und die kardiovaskuläre Mortalität erhöht.
- Zu Sitagliptin fehlen Daten zum Langzeitnutzen (bisher keine Endpunktstudien zur Reduktion makro- und mikrovaskulärer Folgekomplikationen) und zur Langzeittoxizität.
- Das Potenzial für unerwartete unerwünschte Arzneimittelwirkungen für Sitagliptin, einen Dipeptidyl-Peptidase-4-Inhibitor, ist erhöht, da eine Hemmung dieses Enzyms den Stoffwechsel immunologisch wirksamer Proteine beeinflussen könnte.

Aus „Wirkstoff aktuell" Exenatid, 2007:

- Zu Exenatid fehlen Endpunktstudien zur Prävention diabetischer Komplikation ebenso wie Studien zu Effekten auf kardiovaskuläre Erkrankungen sowie Angaben zur Letalität. Aus diesen Gründen können zum jetzigen Zeitpunkt noch keine genauen Kriterien, für welche Patienten Exenatid geeignet sein könnte, angegeben werden. Vorstellbar wären Einzelfälle von Patienten mit starkem Übergewicht, deutlicher Gewichtszunahme nach Beginn einer Insulintherapie oder schwerer postprandialer Hyperglykämie.
- Bis heute fehlen Daten zur Langzeitsicherheit von Exenatid.
- Exenatid senkt die Nüchternglukose und die postprandialen Glukosewerte. Die Zusatztherapie mit Exenatid senkt das HbA_{1c} bei oral behandelten Diabetikern um durchschnittlich 0,5–1,5 % ähnlich stark wie die Zusatztherapie mit Insulin. Auch nach mehrmonatiger Behandlung weisen mehr als die Hälfte der behandelten Patienten einen HbA_{1c} > 7 % auf.
- Exenatid kann das Körpergewicht senken. Die Vorteile einer Gewichtsreduktion sind gegen die Mehrkosten der Therapie sorgfältig abzuwägen.
- In Kombination mit Sulfonylharnstoffen kann Exenatid bei der Behandlung des Typ-2-Diabetes zu schweren Hypoglykämien führen; diese sind auf die Sulfonylharnstoffwirkung zurückzuführen und nehmen dementsprechend bei Niereninsuffizienz zu. Bei Kombination mit Metformin ist die Hypoglykämieinzidenz nicht erhöht.
- Die erhöhte Inzidenz von Übelkeit und Erbrechen schränkt die Anwendung von Exenatid ein. Im Vergleich zu Insulin war die Therapieabbruchrate etwa doppelt so hoch.
- In drei placebokontrollierten Studien wurden bei 38 % der Patienten niedrige Titer von Antikörpern gegen Exenatid nachgewiesen, bei 6 % hohe Titer. Bei der Hälfte der Patienten mit hohen Titern zeigte Exenatid keine offensichtliche Verbesserung der glykämischen Stoffwechselkontrolle. Bei anhaltend schlechter Blutzuckereinstellung kann deshalb ein Wechsel auf einen anderen Wirkstoff notwendig werden.

Aus Therapiehinweis (AMR) zu Sitagliptin
(inkraft getreten mit Veröffentlichung im Bundesanzeiger am 29.07.2008):

Sitagliptin ist ein orales Antidiabetikum, welches zur Wirkstoffklasse der Dipeptidyl-Peptidase-4-(DPP-4-)Inhibitoren gehört.
Zur Monotherapie ist Sitagliptin in Europa nicht zugelassen.[1] Die Zulassung umfasst die Kombinationstherapie mit Metformin, einem Sulfonylharnstoff oder einem Glitazon, sofern die Patienten für eine Therapie mit Glitazonen geeignet sind.
Die Gabe von Sitagliptin ist auf die Fälle zu beschränken, bei denen die vorhandenen kostengünstigeren Alternativen aufgrund von Kontraindikationen nicht eingesetzt werden können, unverträglich sind oder nicht zu einer adäquaten Blutzuckerkontrolle führen. Metformin und Sulfonylharnstoffe sind bei belegtem Langzeitnutzen und günstigen Kosten orale Antidiabetika der 1. Wahl.
Wenn Glitazone unter Berücksichtigung ihrer Risiken in der Second-Line-Therapie nicht infrage kommen und die Insulintherapie noch nicht angezeigt ist, kann Sitagliptin eine Alternative sein.
In zugelassenen Indikationen ist eine moderate Effektivität von Sitagliptin belegt (mittlere absolute Reduktion des HbA_{1c}-Wertes 0,65–0,74 Prozentpunkte).
In einer Vergleichsstudie wurde die Nichtunterlegenheit gegenüber einem Sulfonylharnstoff nach Auffassung der Europäischen Zulassungsbehörde (EMEA) nicht zweifelsfrei nachgewiesen.
Die sich aus der Zulassung ergebenden Kombinationstherapien von Sitagliptin führen zu einer Verteuerung der medikamentösen Behandlung des Typ-2-Diabetes-mellitus. Gegenüber der preiswertesten Kombination oraler Antidiabetika (OAD) Metformin/ Glibenclamid verteuert der Einsatz der Kombination Sitagliptin/Metformin die Therapie um das Vierfache. Die Kosten der Kombination Sitagliptin/Metformin entsprechen den Kosten der Kombination Glitazon/Metformin. Der Einsatz der kostenintensiven Kombination Sitagliptin/Glitazon ohne Vorliegen einer Metformin-Unverträglichkeit bzw. Kontraindikation ist weder mit der Zulassung der Glitazone noch mit Leitlinienempfehlungen vereinbar und darüber hinaus unwirtschaftlich.
Die durch die Zulassungserweiterung ermöglichte kostenintensive Dreifachkombination mit Metformin und einem Sulfonylharnstoff ist in nur einer publizierten Studie untersucht.

Die Hypoglykämierate lag in Kombination mit Metformin bzw. Glitazonen auf Placeboniveau. In Kombination mit einem Sulfonylharnstoff traten mehr Hypoglykämien auf als unter Monotherapie mit einem Sulfonylharnstoff (12,2 % vs. 1,8 %). Ein signifikanter Effekt auf das Körpergewicht wurde in Kombination mit Metformin bzw. Glitazonen nicht beobachtet. In Kombination mit einem Sulfonylharnstoff kam es zu einer signifikanten, moderaten Gewichtszunahme gegenüber Placebo (1,1 kg in 24 Wochen).
Angesichts fehlender Studien zum Langzeitnutzen und zur Sicherheit einer langfristigen Hemmung der Dipeptidyl-Peptidase-4 ist der Stellenwert von Sitagliptin in der Therapie des Diabetes mellitus unklar.

1 Seit 2009 ist in der EU die Monotherapie mit Sitagliptin möglich, wenn Metformin nicht geeignet ist.

Tabelle 41.4: DDD-Kosten für verordnungsrelevante Wirkstoffe des Jahres 2008

Wirkstoff	DDD-Kosten (Euro)
41.4.2.2. Insuline	
Insulin (human)	1,25
Insulin aspart	1,69
Insulin detemir	2,00
Insulin glargin	2,02
Insulin glulisin	1,69
Insulin lispro	1,67
41.4.2.3.1. Alpha-Glukosidaseinhibitoren	
Acarbose	1,45
Miglitol	1,56
41.4.2.3.2. Metformin	
Metformin	0,31
41.4.2.3.3.1. Sulfonylharnstoffe	
Glibenclamid	0,23
Glimepirid	0,18
Gliquidon	0,75
41.4.2.3.3.2. Glinide	
Nateglinid	1,78
Repaglinid	1,25
41.4.2.3.3.3. Glitazone	
Pioglitazon	1,88
Rosiglitazon	1,73
41.4.2.3.4. DPP-4-Hemmer	
Sitagliptin	1,97
41.4.2.3.4. GLP-1-Analoga	
Exenatid	3,28

Quelle: GKV-Arzneimittelindex im Wissenschaftlichen Institut der AOK (WIdO)

41

42. Adipositas

Fazit für die Praxis

Die vitalen Grundbedürfnisse, wie Hunger, Durst, Atmung, Sexualität und Reaktionsfähigkeit auf die Umwelt, sind evolutionsbiologisch als fundamentale genetische Verankerungen entstanden. Sie halten die Bilanz von Bedarf und Verbrauch ausgeglichen. Verhaltensänderungen und auch Verhaltensstörungen des Individuums sind das Entscheidende bei der Entwicklung einer Ess-Störung mit Adipositas. Ihre Ursachen (z.B. psychische, soziale, körperliche Gründe) müssen erkannt und sollten wegen ihres Risikos behandelt werden. Oft sind notwendige Änderungen des Lebensstils und des Essverhaltens nur unzureichend zu erzielen. Daher wäre ein zusätzlicher medikamentöser Ansatz in der Therapie der Adipositas angesichts des wachsenden Problems wünschenswert. Zurzeit fehlen aber für alle verfügbaren Medikamente Studien, die einen langfristigen Nutzen hierfür zugelassener Medikamente auf Morbidität und Mortalität belegen. Die medikamentöse Adipositastherapie führt zu einer allenfalls moderaten Gewichtsreduktion, wobei die vorliegenden Studiendaten den langfristigen Therapieerfolg aufgrund hoher Abbruchraten und kurzer Studiendauer eher überschätzen. Aufgrund des erheblichen Nebenwirkungsprofils und der Kosten ist eine medikamentöse Adipositastherapie nicht zu empfehlen. Lebensstilveränderungen sind der medikamentösen Therapie überlegen und bleiben die vorrangige Therapieoption bei Adipositas. Patienten sollten vor der Verwendung im Internet erhältlicher „pflanzlicher" oder „chinesischer" Schlankheitspillen gewarnt werden, denn diese enthalten nicht selten undeklariert und somit illegal Beimischungen von z.B. Sibutramin.

42.1. Wirkstoffübersicht

empfohlene Wirkstoffe	im Kapitel genannte Wirkstoffe
	Orlistat
	Rimonabant [2006; A/C] (Zulassung ruht)
	Sibutramin

42.2. Klinische Grundlagen

42.2.1. Definition/Pathologie/Pathophysiologie

Die Adipositas ist definiert als eine über das Normalmaß hinausgehende Vermehrung körpereigenen Fetts. Nach Definition der WHO ist die Adipositas eine chronische Krankheit mit eingeschränkter Lebensqualität und erhöhtem Morbiditäts- und Mortalitätsrisiko. Die pathophysiologischen Ursachen der Adipositas sind komplex und multifaktoriell, wobei grundsätzlich eine positive Energiebilanz des Körpers mit relativem Ungleichgewicht zwischen hoher Energiezufuhr und zu geringem Energieverbrauch im Vordergrund steht.

Ursachen von Übergewicht:
1. genetische Ursachen, familiäre Disposition, frühkindliche Fehlerziehung des Essverhaltens
2. erlernte Fehl- und Überernährung
3. primär psychische Ursachen des Fehlverhaltens beim Essen („Frustessen", kompensatorisches Essen bei intra- und extrapsychischen Konflikten, suchthaftes Fehlverhalten u.a.)
4. reduzierter Energieverbrauch (vor allem Bewegungsmangel, auch durch körperliche Immobilität, Behinderungen, Alter);
5. Stress (konsekutiv-metabolisch und verhaltensbedingt-adipogen)
6. andere Ursachen (endokrine Erkrankungen, Medikamente – z.B. Antidepressiva, Neuroleptika, Antidiabetika, Glukokortikoide – sowie Nikotinverzicht)

42.2.2. Einteilung/Klassifikation/Epidemiologie

Berechnungsgrundlage für die Gewichtsklassifikation ist der Körpermassenindex (Body-Mass-Index, BMI). Der BMI ist der Quotient aus Gewicht und Körpergröße (kg/m^2). Übergewicht ist definiert als ein BMI $\geq$ 25 kg/m^2, Adipositas als größer 30 kg/m^2 (s. Tab. 42.1). Neben dem Ausmaß des Übergewichts bestimmt das Fettverteilungsmuster das metabolische und kardiovaskuläre Gesundheitsrisiko. Die viszerale Fettmasse korreliert besonders eng mit kardiovaskulären Risikofaktoren. Ein einfaches anthropometrisches Maß zur Beurteilung der viszeralen Fettdepots ist die Messung des Taillenumfangs. Bei einem Taillenumfang $\geq$ 88 cm bei Frauen bzw. $\geq$ 102 cm bei Männern liegt eine abdominelle Adipositas vor.

Die Prävalenz der Adipositas nimmt in Deutschland seit vielen Jahren kontinuierlich zu. Derzeit sind etwa 50 % der erwachsenen Männer mit einem BMI $\geq$ 25 übergewichtig und ca. 18 % mit einem BMI $\geq$ 30 adipös. Bei den erwachsenen Frauen sind etwa 35 % übergewichtig und knapp 20 % adipös. Auch bei Kindern und Jugendlichen wird in den letzten Jahren ein Anstieg der Prävalenz beobachtet.

Tabelle 42.1: BMI und Risiko durch Begleiterkrankungen

Befund	BMI (kg/m²)	Risiko durch Begleiterkrankungen bei Übergewicht
Untergewicht	$\leq$ 15,0 > 15,0–18,5	vitales Risiko hoch, stationäre Behandlung erforderlich mit zunehmender Gewichtszunahme abnehmendes bis niedriges Risiko
Normalgewicht	> 18,5–24,9	durchschnittliches Risiko
Übergewicht Präadipositas Adipositas Grad I Adipositas Grad II Adipositas Grad III	$\geq$ 25,0 > 25,0–29,9 > 30,0–34,9 > 35,0–39,9 $\geq$ 40,0	durchschnittliches Risiko geringerhöhtes Risiko erhöhtes Risiko hohes Risiko sehr hohes Risiko

42.2.3. Diagnostik

Anamnestische Angaben
Familienanamnese, Gewichtsanamnese, Faktoren des Lebensstils (Bewegungsaktivität, berufliche Aktivität und Ernährung, soziales Umfeld). Die spezifische Erfassung der Ernährungsgewohnheiten, Ernährungsfrequenz, Ess-Störungen sowie soziale und psychische Faktoren

Untersuchungen
Körpergröße und Gewicht, Taillenumfang, Blutdruck, Nüchternglukose und ggf. OGTT, Lipoproteine, Harnsäure, TSH, ggf. erweiterte endokrinologische Untersuchungen. Albumin im Urin, EKG, ggf. erweiterte kardiologische Diagnostik; Schlaflabor, Oberbauchsonographie

Individuelle Diagnostik möglicher Komorbiditäten
- Störungen des Kohlenhydratstoffwechsels (z.B. Insulinresistenz, Diabetes mellitus), andere metabolische Störungen (Fettstoffwechsel, Hämostasestörungen)
- chronische Inflammation (z.B. erhöhtes CRP)
- Malignome
- hormonelle Störungen (Hyperandrogenämie bei Frauen, polyzystisches Ovarsyndrom, Testosteronmangel bei Männern)
- pulmonale Komplikationen, z.B. restriktive Ventilationsstörungen, Hypoventilation und Schlafapnoesyndrom
- gastrointestinale Erkrankungen, z.B. Cholezystolithiasis, akute und chronische Zystitis, Fettleber, nicht-alkoholische Fettleber, Hepatitis (Nash)
- degenerative Erkrankungen des Bewegungsapparates
- neurologische Ausfälle (z.B. Paresen nach Apoplex, MS)
- psychosoziale Störungen (Psychosomatosen, Depressionen, Angststörung etc)

42.3. Therapie: allgemeine Gesichtspunkte

42.3.1. Therapieindikation

Bei einem BMI von 25–30 kg/m² sollte eine Gewichtsstabilisierung bzw. eine mäßige Gewichtssenkung angestrebt werden, um die Entwicklung von Komorbiditäten und Adipositas zu verhindern. Eine Behandlung mit zugelassenen Medikamenten ist optional zu erwägen bei einem BMI ≥ 30 kg/m² oder bei BMI ≥ 27 kg/m², sofern zusätzlich gravierende Risikofaktoren und/oder Komorbiditäten vorliegen, wie z. B.:

1. abdominelles Fettverteilungsmuster
2. Adipositas-bedingte Gesundheitsstörungen, wie arterielle Hypertonie, verminderte Glukosetoleranz, Erkrankungen des Bewegungsapparates usw.
3. Erkrankungen, die durch die Adipositas progredient sein könnten
4. psychosozialer Leidensdruck

42.3.2. Therapieziele

Die Behandlungsziele sind den individuell alltagsbedingten und sozialen Lebens- und Verhaltensbedingungen realistisch anzupassen. Da die Adipositas eine chronische Erkrankung mit hoher Rezidivneigung ist, muss über die eigentliche Phase der Gewichtsreduktion hinaus eine langfristige Gewichtskontrolle angestrebt werden. Dabei sollte eine Stabilisierung des Gewichtes bzw. eine mäßige, aber nachhaltige Gewichtssenkung dem Bestreben nach Ideal- oder Normalgewicht mit rascher ausgeprägter Gewichtsabnahme vorgezogen werden. Insbesondere sind wiederholte Diäten und konsekutive Gewichtszunahmen („weight cycling") zu vermeiden. Individuell kann dies zur Vermeidung einer weiteren Gewichtszunahme und im Verlauf als therapeutischer Erfolg gewertet werden.

Folgende Behandlungsziele können im Einzelnen definiert werden:

1. langfristige Senkung des Körpergewichtes in kleinen Schritten
2. Verbesserung Adipositas-assoziierter Risikofaktoren und Krankheiten
3. Verbesserung des gesundheitsrelevanten Alltagsverhaltens (Qualität und Energie der Ernährung, regelmäßige Bewegung); körperliche Bewegung und Fitness reduzieren deutlich das Gewichts-assoziierte Risiko, auch wenn das Körpergesamtgewicht nicht gesenkt wird
4. Reduktion von Arbeitsunfähigkeit und vorzeitiger Berentung
5. Steigerung der Lebensqualität
6. Erhöhung der Selbstwirksamkeit und verbessertes Stressmanagement.

Voraussetzung für eine erfolgreiche Therapie der Adipositas ist die Motivation und Selbstwirksamkeit des Patienten. Hierbei muss eine ausführliche und auf den Patienten abgestimmte Information über die Adipositas, ihre Komplikationen und die Therapiemöglichkeiten mit einer Förderung der Eigenkompetenz und Selbstwirksamkeit mit Hilfe eines ressourcenorientierten Krankheitsmanagements ergänzt werden. Eigenverantwortlichkeit und Motivation können durch Implementierung eines salutogenetischen Vorgehens gefördert werden. Interdisziplinär können Ärzte, Psychologen, Diät- und Ernährungsberater, Ökotrophologen und Physiotherapeuten in einem therapeutischen Team zusammenarbeiten.

Für einen langen Zeitraum ist eine langsame Gewichtsreduktion anzustreben (z.B. 1–2 kg/Monat) mit dem initialen Therapieziel einer Reduktion des Ausgangsgewichtes um 5–10 %. Die erreichte Reduktion soll langfristig aufrechterhalten werden bzw. dann eine weitere fortgeführte Gewichtsreduktion erfolgen.

42.3.3. Therapeutisches Vorgehen
inkl. nichtmedikamentöser Maßnahmen

A. Nichtmedikamentöse Maßnahmen

Basisprogramm
Grundlage jedes Gewichtsmanagements sollte ein Basisprogramm sein, das die Komponenten Ernährungs-, Bewegungs- und Verhaltenstherapie umfasst. Ein Programm zum Gewichtsmanagement sollte 2 Phasen beinhalten. In der 1. Phase steht die Gewichtsreduktion im Vordergrund. Die 2. Phase dient der Gewichtserhaltung und langfristigen Ernährungsumstellung mit einer ausgewogenen vollwertigen Mischkost mit einem Energiegehalt, der eine Stabilisierung des Körpergewichts ermöglicht.

Ernährungstherapie
Die Ernährungstherapie umfasst verschiedene Stufen bzw. Strategien. Das soziale Umfeld sollte möglichst in die Ernährungsumstellung einbezogen werden, um die Adhärenz zu verbessern. Der Patient muss über die Prinzipien der Ernährungsumstellung gut informiert werden. Das erwünschte Energiedefizit kann über folgende Stufen erreicht werden:

- alleinige Reduktion des Fettverzehrs
Das tägliche Energiedefizit sollte ca. 500 kcal betragen. Die Fettaufnahme wird auf ca. 60 g pro Tag verringert bei nichtbegrenztem Verzehr von Kohlenhydraten. Damit ist eine Gewichtssenkung von durchschnittlich 3,2–4,3 kg in einem Zeitraum von 6 Monaten möglich. Der Gewichtsverlust ist umso größer, je höher das Ausgangsgewicht und der vorherige Fettverzehr sind.

- mäßig energiereduzierte Mischkost
Es wird ein Energiedefizit von 500–800 kcal pro Tag angestrebt. Neben einer Fettbegrenzung wird auch der Verzehr von Kohlenhydraten und Eiweiß reduziert. Durch gesteigerten Verzehr von pflanzlichen Produkten wird eine Senkung der Energiedichte bei Erhalt der Sättigung erreicht. Damit gelingt eine Gewichtsreduktion von im Mittel 5 kg über ein Jahr. Diese Ernährungsform ist weitgehend nebenwirkungsfrei und gilt als Standardtherapie.

- Formuladiäten, „very low calorie diet" und therapeutisches Fasten
Formulaprodukte können im Rahmen einer Mahlzeitenersatzstrategie flexibel eingesetzt werden. Dabei werden 1–2 Hauptmahlzeiten pro Tag durch Formulaprodukte (definierte Eiweißgetränke) ersetzt. Bei einer täglichen Energiezufuhr von 1.200–1.600 kcal ist nach 3 Monaten ein Gewichtsverlust von durchschnittlich 6 kg zu erwarten. Langfristig ist eine Ernährungsumstellung auf eine vollwertige Mischkost zu erreichen.
Formuladiäten mit einer Gesamtenergiemenge von 800 bis 1.200 kcal/Tag ermöglichen einen Gewichtsverlust von 0,5–2 kg/Woche über einen Zeitraum von bis zu 12 Wochen.
Sehr niedrig kalorische Kostformen und sogenannte „very low calorie diets" (450–800 kcal/Tag) kommen nur bei Personen mit BMI ≥ 30 kg/m² infrage, die aus medizinischen Gründen kurzfristig Gewicht abnehmen sollen. Eine Formuladiät sollte stets von Bewegungssteigerung begleitet sein. Spätestens nach 12 Wochen sollte eine Umstellung auf eine mäßighypokalorische Mischkost zur Gewichtserhaltung erfolgen. Eine Mitbetreuung durch Spezialisten ist wegen des erhöhten Nebenwirkungsrisikos angezeigt. Auf eine Trinkmenge von mindestens 2,5 l pro Tag ist unbedingt zu achten.
Totales Fasten zur Gewichtsreduktion ist obsolet. Ein initiales modifiziertes Fasten oder therapeutisches Fasten mit einer Energiezufuhr von 250–500 kcal/Tag durch Säfte oder Eiweißgetränke kombiniert mit einer stationären verhaltenstherapeutischen Intervention kann eine nachhaltige Ernährungsumstellung erleichtern. Therapeutisches Fasten sollte nur unter Mitbetreuung von Spezialisten durchgeführt werden.

- andere Kostformen zur Gewichtsreduktion
Kohlenhydrat-arme und damit fettreiche Kostformen, z.B. die Atkins-Diät, ermöglichen eine rasche Gewichtsabnahme mit anfänglich guter Compliance. Wegen der begrenzten Lebensmittelauswahl und fehlenden Langzeitdaten bezüglich des kardiovaskulären Risikos ist dieses Konzept nicht für eine langfristige Gewichtsabnahme geeignet.
Diäten mit niedrigem glykämischen Index (GI) fokussieren auf den vermehrten Verzehr langsam resorbierbarer Kohlenhydrate mit niedrigem postprandialen Blutzucker- und Insulinanstieg. Sie sind ein geeigneter ergänzender ernährungstherapeutischer Ansatz.

Bewegungstherapie

Durch einen erhöhten Energieverbrauch trägt jede vermehrte körperliche Aktivität zur Gewichtsabnahme und noch stärker zur Gewichtserhaltung bei. Dieser Effekt ist dem Energieverbrauch weitgehend proportional. Um messbar das Gewicht zu reduzieren, ist ein zusätzlicher Energieverbrauch von > 2.000 kcal/Woche erforderlich. Eine Steigerung der Alltagsaktivität hat einen ähnlich günstigen Effekt auf die Gewichtsstabilisierung wie ein strukturiertes Bewegungsprogramm.

Verhaltenstherapie

Verhaltenstherapeutische Ansätze sind vor allem für die Langzeiterfolge eine vorrangige Maßnahme. Die wichtigsten Elemente sind die Selbstbeobachtung des Ess-, Trink- und Bewegungsverhaltens, z.B. mit einem Ernährungstagebuch und einem Bewegungsprotokoll, und die Einübung eines flexibel kontrollierten Essverhaltens. Von Bedeutung sind darüber hinaus grundsätzliche Aspekte einer gesunden Esskultur, wie langsames Essen und bewusstes Genießen von Speisen.

Chirurgie

Die Indikation für eine chirurgische Therapie kann nach Scheitern einer konservativen Therapie bei Patienten mit Adipositas Grad III (BMI ≥ 40) oder Adipositas Grad II (BMI ≥ 35) mit erheblichen Komorbiditäten gestellt werden. Methoden der Wahl sind das anpassbare Magenband und die vertikale Gastroplastik. Dem laparoskopischen Zugang ist, wenn möglich, der Vorzug zu geben. Die Indikationsstellung sollte streng (insbesondere wegen des erhöhten Operationsrisikos) und interdisziplinär erfolgen. Die lokale Fettabsaugung (Liposuktion) ist nicht zur Gewichtsreduktion geeignet.

B. Eine Pharmakotherapie erfolgt ausschließlich adjuvant und kann unter folgenden Voraussetzungen in Einzelfällen versucht werden:

- Patienten mit BMI ≥ 30, die mit dem Basisprogramm keinen ausreichenden Erfolg hatten
- Patienten mit BMI ≥ 27, die zusätzliche gravierende Komorbiditäten aufweisen und bei denen die Basistherapie nicht erfolgreich war
- Fortsetzung der medikamentösen Therapie nur, wenn innerhalb der ersten 4 Wochen Gewichtsabnahme von wenigstens 2 kg gelingt

Die 2 verfügbaren Substanzen sind Sibutramin und Orlistat. Für Rimonabant wurde wegen des nichtakzeptablen Nutzen-Risiko-Verhältnisses das Ruhen der Zulassung angeordnet. Sibutramin ist verschreibungspflichtig, für Orlistat wurde die Verschreibungspflicht Ende 2008 aufgehoben. Beide Medikamente sind nicht erstattungsfähig. In früherer Zeit verwendete Wirkstoffe, insbesondere aus der Gruppe der ZNS-wirksamen Substanzen, haben wegen ihrer Risiken keinen Stellenwert in der Therapie der Adipositas. Ebenso können die als Medizinprodukte vermarkteten Sättigungshilfen wegen fehlendem Wirksamkeitsnachweis und unklarer Sicherheit nicht empfohlen werden. Eine gewisse Rolle kommt der differenzierten Auswahl von Komedikationen im Hinblick auf andere Erkrankungen zu (u.a. Antidiabetika, Antidepressiva, Neuroleptika, Antiepileptika), die ihrerseits unerwünschte oder erwünschte Begleitwirkungen auf Appetit und Körpergewicht haben. **Zu warnen ist vor der missbräuchlichen Verwendung bestimmter Arzneimittel zur Gewichtsreduktion. Am häufigsten werden Schilddrüsenhormone, Diuretika, Laxantien und zuletzt auch Antiepileptika wie Topiramat missbräuchlich verwendet.**

42.4. Pharmakotherapie

Vergleichende Bewertung

Die zur Gewichtsreduktion bislang eingesetzten Medikamente sind Sibutramin, Orlistat und Rimonabant. Wegen eines ungünstigen Nutzen-Risiko-Verhältnisses ruht seit Ende 2008 die Zulassung für Rimonabant. Bei allen 3 Substanzen zeigte sich in Studien eine hohe Abbrecherquote. Verglichen mit Placebo ist die durchschnittliche Gewichtsreduktion unter Orlistat −2,9 kg, unter Sibutramin −4,2 kg und unter Rimonabant −4,7 kg. Nach Absetzen der Medikation kommt es jeweils zum Wiederanstieg des Gewichtes, sodass eine Dauertherapie notwendig erscheint. Langzeitstudien zur Sicherheit fehlen jedoch. Sibutramin hat im Vergleich zu Orlistat aufgrund kardiovaskulärer unerwünschter Wirkungen ein ungünstiges Nutzen-Risiko-Verhältnis. Für die endgültige Bewertung von Sibutramin sind die Ergebnisse laufender Outcome-Studien abzuwarten. Im Vergleich zu Sibutramin und Rimonabant sind ernsthafte UAW bei Orlistat selten, jedoch ist auch die Wirksamkeit geringer.

Rimonabant zeichnete sich durch eine etwas stärkere Gewichtsreduzierung und additiv günstigere Wirkungen auf metabolische Risikomarker im Vergleich zu Sibutramin und Orlistat aus. Das bereits in den Zulassungsstudien erkennbare erhebliche psychiatrische Risikoprofil führte jedoch zur vorläufigen Marktrücknahme des Medikamentes. Die Ergebnisse noch laufender Outcome-Studien bleiben abzuwarten. **Im Vergleich zu nichtpharmakologischen Methoden kommt der medikamentösen Therapie damit eine grundsätzlich nachgeordnete Rolle zu.**

Die Anwendung der derzeit verfügbaren Wirkstoffe Orlistat und Sibutramin sollte Einzelfällen vorbehalten bleiben. **Die im folgenden Text genannten „Indikationen" sind solche, die sich im Zulassungstext finden, sind aber nicht als Empfehlung der AkdÄ zu verstehen.**

Sibutramin

(s. auch Kurzprofil im Anhang)

Allgemeines

Randomisierte kontrollierte Studien belegen, dass Sibutramin eine dosisabhängige Gewichtsreduktion bewirkt, die bei adipösen Patienten im Mittel −4,2 kg für einen Interventionszeitraum von 12 Monaten beträgt. Es existieren keine Studien mit langfristigen Gewichtsverläufen oder Studien, die eine günstige Beeinflussung von Adipositas-assoziierter Morbidität oder Mortalität belegen. Nach Absetzen von Sibutramin kommt es zum Wiederanstieg des Gewichtes. Die Langzeitsicherheit von Sibutramin über eine Therapiedauer von 2 Jahren hinaus ist unbekannt. Seit der Markteinführung wurden international zahlreiche kardiovaskuläre Todesfälle und schwerwiegende kardiovaskuläre Ereignisse in Verbindung mit Sibutramin dokumentiert. Wegen schwerwiegender kardiovaskulärer Ereignisse wurde wiederholt die Marktrücknahme von Sibutramin gefordert. Im Rahmen eines Begutachtungsverfahrens wurde von der EMEA die weitere Abklärung des kardiovaskulären Risikos von Sibutramin gefordert, eine entsprechende Langzeit-Outcome-Studie hierzu wird derzeit durchgeführt.

Wirkungsmechanismus

Hemmung der Wiederaufnahme von Serotonin und Noradrenalin, dadurch zentrale Beeinflussung des Sättigungsgefühls; zusätzlich wird eine Erhöhung der Thermogenese diskutiert

Indikation(en)

Adipositas mit einem BMI $\geq$ 30 kg/m^2 oder $\geq$ 27 kg/m^2, falls zusätzlich gravierende Risikofaktoren und/oder Komorbiditäten vorliegen, wobei jeweils die Basistherapie nicht erfolgreich war

Kontraindikationen

Ess-Störungen, psychiatrische Erkrankungen, gleichzeitige Therapie mit MAO-Hemmern, Antidepressiva, Neuroleptika, Glaukom, bestehende KHK, Herzinsuffizienz, Tachykardie, Herzrhythmusstörungen, nichteingestellte Hypertonie (> 145/90 mmHg), schwere Leber- oder Nierenfunktionsstörungen, benigne Prostatahypertrophie, Schilddrüsenfunktionsstörungen, Schwangerschaft und Stillzeit, Jugendliche, Alter > 65 Jahre

Unerwünschte Arzneimittelwirkungen
Übelkeit, trockener Mund, Obstipation, Schwindel, Schlafstörungen, Kopfschmerzen, Herzrhythmusstörungen, außerdem Anstieg der Blutdruckwerte (bei 5 % der Einnehmer Anstieg des systolischen Blutdrucks um mehr als 10 mmHg im Vergleich zu Placebo) und der Herzfrequenz von 3–5 Schlägen

Wechselwirkungen
Vorsicht bei gleichzeitiger Einnahme von CYP3A4-verstoffwechselten Wirkstoffen. Inhibitoren wie Ketoconazol, Itraconazol, Clarithromycin, Erythromycin können zu Interaktionen mit Wirkungsverstärkung führen. Vorsicht ebenso bei gleichzeitiger Anwendung serotonerger Wirkstoffe. Da Sibutramin ein Serotonin-Reuptake-Hemmer ist, können Kombinationen mit ähnlich wirkenden Substanzen, wie Sumatriptan, Ergotaminen, Dextromorphan, Pentazozin, Fentanyl, Tryptophan und Lithium, zu einem seltenen, aber gefährlichen Serotonin-Syndrom führen. Ähnlich können Sibutramin und MAO-Hemmer, wie Selegilin und Moclobemid, in Kombination mit Fluoxetin, Fluoxamin, Paroxetin, Sertralin und Venlafaxin wirken. Auch sollten Patienten, die mit Wirkstoffen behandelt werden, die zu Tachykardien oder Hypertonie führen können, eng überwacht werden.

Pharmakokinetik
BV: 77 % (um 24 % erhöht bei mittelgradiger Leberfunktionsstörung)
Elim.: hepatischer Metabolismus, CYP3A4 ist wesentlich beteiligt; es entstehen zunächst 2 aktive Metabolite
HWZ: 1,1 Std.

Dosierung
1 x 10 mg/Tag, falls nach 4 Wochen kein Gewichtsverlust > 2 kg, Erhöhung auf 1 x 15 mg/Tag; falls nach 4-wöchiger Behandlungsdauer kein Gewichtsverlust > 2 kg, Therapie beenden; Dosis maximal: 10 mg/Tag

Orlistat

(s. auch Kurzprofil im Anhang)

Allgemeines
Randomisierte kontrollierte Studien belegen eine signifikante, aber nur moderate Gewichtsabnahme unter Orlistat. Die mittlere Gewichtsreduktion über ein Jahr beträgt −2,9 kg im Vergleich zu Placebo. Es existieren keine Studien mit langfristigen Gewichtsverläufen. Bei Patienten mit gestörter Glukosetoleranz reduziert Orlistat die Konversion zum Typ-2-Diabetes (19 vs. 29 % nach 4 Jahren). Es wird über 2 Jahre bei etwa 20 % der Patienten ein Gewichtsverlust von mehr als 10 % (im Vergleich zu 8 % unter Placebo) erreicht. Es gibt keine Studien, die eine günstige Beeinflussung von Adipositas-assoziierter Morbidität oder Mortalität belegen. Orlistat ist nur mäßig verträglich, ernsthafte UAW sind aber selten. Aufgrund des zweifelhaften langfristigen Nutzens, der eingeschränkten Verträglichkeit und der Kosten ist eine Verwendung zur Therapie der Adipositas nicht zu empfehlen.

Wirkungsmechanismus
Die selektive Hemmung der gastrointestinalen Lipasen durch kovalente Bindung an den aktiven Serinrest der gastrischen und pankreatischen Lipase führt zu einer Hemmung der Hydrolyse von Triglyceriden der Nahrung. Annähernd ein Drittel des mit der Nahrung zugeführten Fettes wird damit wieder ausgeschieden. Der Gewichtsverlust wird in Verbindung mit einer hypokalorischen Kost (häufig verhaltensbedingt, um die Nebenwirkungen zu vermeiden) erreicht.

Indikation(en)
Adipositas mit einem BMI $\geq$ 30 kg/m² oder $\geq$ 27 kg/m², falls zusätzlich gravierende Risikofaktoren und/oder Komorbiditäten vorliegen und die Basistherapie nicht erfolgreich war. Die Therapie muss von einer hypokalorischen Diät begleitet sein. Therapieabbruch, wenn nach 12 Monaten nicht mindestens 5 % Gewichtsverlust erreicht wurde. Die maximale Therapiedauer beträgt 2 Jahre. Die europäische Arzneimittelbehörde hat Ende 2008 empfohlen, Orlistat von der Verschreibungspflicht zu entheben.

Kontraindikationen
chronische Malabsorptionssyndrome, Cholestase, Schwangerschaft und Stillzeit

Unerwünschte Arzneimittelwirkungen

Die UAW sind im Wesentlichen durch den Wirkungsmechanismus bedingt und beziehen sich auf den Verdauungstrakt. Häufig sind Stuhldrang, Flatulenz, Übelkeit, Diarrhö, Bauchschmerzen sowie Fettstühle und erhöhte Stuhlfrequenz, die unter den UAW einen Anteil von bis zu 50 % haben. Selten sind Pankreatitis und Leber-Gallen-Veränderungen (Leberenzym-Erhöhung, Hepatitis).

Wechselwirkungen

erhöhte Plasmakonzentrationen von Pravastatin; verminderte Resorption fettlöslicher Vitamine (A, D, E und K); mögliche Wechselwirkungen mit Acarbose, Anorektika, Biguaniden, Digoxin, Fibraten, oralen Kontrazeptiva, Nifedipin, Phenytoin, Phenprocoumon und Warfarin

Besonderheiten

Der Wirkstoff muss wegen seines Wirkungsmechanismus zusammen mit den Mahlzeiten eingenommen werden.

Pharmakokinetik

BV: nur minimale Resorption (5 % oder weniger)

Elim.: Metabolismus wahrscheinlich vor allem in der Darmwand; 2 wahrscheinlich unwirksame Hauptmetaboliten – M1 (in Position 4 hydrolysierter Lactonring) und M3 (M1 nach Abspaltung der N-Formyl-Leucin-Gruppe) – wurden identifiziert, die annähernd 42 % der Gesamtplasmakonzentration darstellten. Ungefähr 97 % der verabreichten Dosis werden mit dem Stuhl ausgeschieden, 83 % davon als unverändertes Orlistat. Die kumulative renale Ausscheidung aller Orlistat-assoziierten Substanzen beträgt < 2 % der applizierten Dosis. Sowohl Orlistat als auch M1 und M3 werden biliär ausgeschieden.

HWZ: 1–2 Std., terminal etwa 16 Std.

Dosierung

120 mg zu den Hauptmahlzeiten; maximale Dosis 3 x 120 mg/Tag

42.5. Sonderfälle

42.5.1. Therapie in der Schwangerschaft

Eine medikamentöse Therapie der Adipositas in der Schwangerschaft ist kontraindiziert. Dennoch gibt es Berichte, in welchen der Verdacht geäußert wird, dass kardiovaskuläre und neurologische Fehlbildungen bei Neugeborenen auf die Einnahme von Sibutramin in der Schwangerschaft zurückzuführen seien.

42.5.2. Therapie bei Kindern

Eine pharmakologische Therapie der Adipositas bei Kindern ist nicht indiziert.

42.6. Hinweise zur wirtschaftlichen Verordnung

Für die durchschnittlichen Monatstherapiekosten in Deutschland auf der Basis der in den Studien angegeben Dosierungen ergaben sich im Jahr 2007 folgende Vergleichszahlen: Die Einnahme von 20 mg Rimonabant täglich kostete 86 Euro/Monat, 10 mg Sibutramin 47 Euro/Monat und 3 x 120 mg Orlistat 96 Euro/Monat).

43. Fettstoffwechsel-störungen

Fazit für die Praxis

Die häufigste Fettstoffwechselstörung in Deutschland ist die Hypercholesterinämie. Die Therapieindikation richtet sich in erster Linie nach dem kardiovaskulären Gesamtrisiko (u.a. abhängig von Alter, arterieller Hypertonie, HDL-Cholesterin, Nikotinkonsum, Diabetes mellitus, positiver Familienanamnese) und damit dem zu erwartenden klinischen Nutzen für den Patienten.

Die Therapie der Fettstoffwechselstörungen erfolgt vorzugsweise diätetisch und durch vermehrte körperliche Aktivität. Das individuelle Risiko des Patienten bestimmt, ob zusätzlich eine Arzneitherapie erfolgen muss. Bei Letzterer geht es weniger um die Korrektur der meist asymptomatisch erhöhten Lipidwerte als vielmehr um die Absenkung des mit den erhöhten Lipidwerten in Zusammenhang stehenden kardiovaskulären Risikos. Diese Risikoreduktion ist für die Statine und hier für Simvastatin mit Abstand am besten dokumentiert. Der Vorschlag der Verordnung einer Standarddosis eines Statins (z.B. Simvastatin 20–40 mg/Tag, einmal abends eingenommen) ohne weitere Kontrollen oder Dosisanpassungen („Fire-and-forget"-Strategie) erscheint nach der gegenwärtigen Datenlage als pragmatischer und sinnvoller Ansatz. Allerdings ist das konkrete Vorgehen der Behandlung, insbesondere die Orientierung der Therapie an bestimmten Zielwerten, Gegenstand intensiver Diskussion (s.u.). In der Primärprävention (also ohne bestehende kardiovaskuläre Krankheitsmanifestationen) wird die Behandlungsindikation in Abhängigkeit vom kardiovaskulären 10-Jahres-Gesamtrisiko gestellt, das über 10–15 % liegen sollte. Hingegen besteht bei Patienten in der Sekundärprävention (d.h. mit bereits manifesten kardiovaskulären Erkrankungen) eine Indikation unabhängig vom Cholesterinausgangswert. Auch bei Patienten mit primären Hypercholesterinämien ist eine Langzeittherapie uneingeschränkt indiziert.

43.1. Wirkstoffübersicht

empfohlene Wirkstoffe	weitere Wirkstoffe
Atorvastatin	Bezafibrat
Fluvastatin	Colestipol
Lovastatin	Colestyramin
Pravastatin	Etofibrat
Simvastatin	Etofyllinclofibrat
	Ezetimib
	Fenofibrat
	Gemfibrozil
	Rosuvastatin [2009; C]

43.2. Klinische Grundlagen

Unter dem Begriff Fettstoffwechselstörung werden eine Reihe definierter, genetisch bedingter Stoffwechselerkrankungen und zahlreiche multifaktoriell bedingte Befundkonstellationen hinsichtlich der Serumlipide und Lipoproteine subsumiert. Insbesondere bei den Letzteren ist es eigentlich nicht gerechtfertigt, von einer „Störung" zu sprechen, da die Grenzwerte zwischen Normalbefund und krankhafter Abweichung auf Basis älterer epidemiologischer Beobachtungen mit einer gewissen Willkür festgelegt wurden und eine Abweichung von diesen sogenannten „Normalwerten" nicht ausreichend sensitiv für das Vorliegen einer Erkrankung ist. Die in den folgenden Abschnitten angegebenen konventionellen Grenzwerte müssen daher kritisch hinterfragt werden. Die Datenlage aus großen klinischen Studien mit klinisch relevanten Endpunkten legt nahe, die Indikation für eine medikamentöse Lipidsenkung eher nach dem kardiovaskulären Gesamtrisiko und damit dem zu erwartenden klinischen Benefit für den Patienten als nach Grenzwerten des klinischen Labors zu stellen.

43.2.1. Definition/Pathologie/Pathophysiologie

Bei den Fettstoffwechselstörungen unterscheidet man zwischen Hyper- und Dyslipoproteinämien. Eine **Hyperlipoproteinämie** bezeichnet eine Erhöhung der Lipide (Cholesterin und/oder Triglyceride) im Serum. Bei einer **Dyslipoproteinämie** ist das Verhältnis von Lipiden zu Lipoproteinen oder das Verhältnis der Lipoproteinklassen untereinander gestört.

Cholesterin

Cholesterin (oder besser Cholesterol, da es sich um einen Alkohol handelt) kann mit der Nahrung aufgenommen oder endogen aus Acetyl-CoA synthetisiert werden. Täglich werden in der Leber etwa 0,8–1 g Cholesterin gebildet. Das Schlüsselenzym der Biosynthese ist die HMG-CoA-Reduktase. Je nach Nahrungszusammensetzung werden 0,3–1 g Cholesterin von außen zugeführt, wovon jedoch nur etwa 50 % resorbiert werden. Der größere Anteil des Cholesterins im menschlichen Körper stammt also aus der endogenen Produktion.

Die Elimination von Cholesterin ist dem menschlichen Körper nur in sehr beschränktem Umfang möglich. Täglich wird in der Leber etwa 1 g Cholesterin in Gallensäuren umgewandelt. Etwa 20 g Gallensäuren werden pro Tag in die Galle sezerniert. Davon werden 19 g im enterohepatischen Kreislauf reabsorbiert.

Eine Hypercholesterinämie kann sowohl durch eine gesteigerte Aufnahme aus dem Darm als auch durch eine vermehrte endogene Produktion entstehen. Zu Letzterer kommt es vor allem bei einer Fehlfunktion der Aufnahme von LDL in den Hepatozyten. Dies führt zu einem intrazellulären Abfall der Cholesterinkonzentration, was eine Verminderung der Produkthemmung der HMG-CoA-Reduktase und damit eine Steigerung der De-novo-Synthese von Cholesterin bewirkt.

Triglyceride

Die Triglyceride oder Neutralfette bestehen aus 3 Fettsäuren und dem Alkohol Glycerin. Sie sind wichtige Energieträger. Ihre Fettsäuren können bei der Muskelarbeit verbrannt werden. Im Fettgewebe werden sie als Energiereserve gespeichert. Für die Triglyceride gibt es wie für das Cholesterin einen exogenen und einen endogenen Stoffwechselweg. Der exogene Weg führt vom Darm über die Chylomikronenbildung und deren Delipidierung zur Aufnahme von Triglyceriden in Leber und Fettgewebe. Der endogene Weg transportiert Triglyceride über die VLDL-Bildung von der Leber zum Fettgewebe. Der Abbau der Triglyceride erfolgt durch die lipolytische Spaltung in freie Fettsäuren und Glycerin.

Hypertriglyceridämien können durch eine Steigerung der VLDL-Produktion der Leber oder durch einen verminderten Abbau bedingt sein.

43.2.2. Einteilung/Klassifikation/Epidemiologie

Man teilt die Fettstoffwechselstörungen deskriptiv in 3 Klassen ein (jeweils nüchtern gemessene Werte):
- Hypercholesterinämie: Cholesterin > 200 mg/dl, Triglyceride < 150 mg/dl
- Hypertriglyceridämie: Triglyceride > 150 mg/dl, Cholesterin < 200 mg/dl
- kombinierte Hyperlipidämie: Cholesterin > 200 mg/dl und Triglyceride > 150 mg/dl

43.2.2.1. Hypercholesterinämie

Legt man die genannten, auf Basis epidemiologischer Daten mit einer gewissen Willkür gewählten Grenzwerte zugrunde, ist die Hypercholesterinämie außerordentlich häufig. In Deutschland weisen 72,6 % der erwachsenen Männer und 74,9 % der Frauen einen Cholesterinspiegel > 200 mg/dl auf. Diese Zahlen machen deutlich, dass es wenig sinnvoll ist, die Hypercholesterinämie in dieser Weise zu definieren. Selbst sehr hohe Cholesterinspiegel verursachen keine Beschwerden und eine Assoziation zwischen erhöhtem Cholesterinspiegel und dem Risiko einer kardiovaskulären Erkrankung liegt auch bereits bei niedrigeren Werten vor. Die Höhe des individuellen Risikos ist aber neben dem Cholesterinspiegel von vielen weiteren Faktoren abhängig. Eine Therapieindikation lässt sich also allenfalls bei Extremwerten im Falle einer seltenen genetischen Störung (s.u.) aus dem Cholesterinspiegel alleine ableiten. In den allermeisten Fällen hängt die Therapieindikation vom kardiovaskulären Gesamtrisiko ab.

In den meisten Fällen sind „erhöhte" Cholesterinspiegel polygen determiniert. Begünstigend wirken eine fettreiche Ernährung (besonders gesättigte Fettsäuren) und mangelnde körperliche Aktivität. Neben dieser polygenen Hypercholesterinämie werden eine Reihe primärer Störungen unterschieden, die in Tabelle 43.1 dargestellt sind.

Bei Hypothyreose, nephrotischem Syndrom, Cholestase, Anorexia nervosa und anderen Erkrankungen kann es zu einer sekundären Hypercholesterinämie kommen.

Tabelle 43.1: Primäre Hypercholesterinämien

Erkrankung	Häufigkeit	Ursache	Lipidwerte	Symptome und Risiko	Alter für klinische Manifestation
familiäre Hypercholesterinämie	heterozygot 1:500, homozygot 1:1.000.000	autosomal-dominant vererbter LDL-Rezeptor-defekt (Mutationen auf Chromosom 19, mind. 5 genetische Typen bekannt)	Cholesterin meist > 300 mg/dl, LDL-Cholesterin > 250 mg/dl, Triglyceride normal	Sehnenxanthome, Arcus lipoides, Xanthelasmen, sehr hohes Atheroskleroserisiko	Kindesalter
familiär defektes Apolipoprotein B 100	heterozygot 1:750	Punktmutation des Apolipoprotein B mit verminderter Bindungsfähigkeit an den LDL-Rezeptor	Cholesterin > 250 mg/dl, LDL-Cholesterin > 200 mg/dl, Triglyceride normal	deutlich erhöhtes Atheroskleroserisiko	frühes Erwachsenenalter
Apolipoprotein E4/4	selten	homozygot vorliegende Punktmutation des Apolipoprotein E	Cholesterin > 200 mg/dl, LDL-Cholesterin > 160 mg/dl, Triglyceride normal	deutlich erhöhtes Atheroskleroserisiko	Erwachsenenalter

43.2.2.2. Hypertriglyceridämie

Verlässliche epidemiologische Daten zur Hypertriglyceridämie liegen für Deutschland nicht vor. In den USA wurde im National Health and Nutrition Survey 1999–2000 bei einem Grenzwert von 150 mg/dl eine Prävalenz von 35,6 % bei erwachsenen Männern und von 29,9 % bei Frauen dokumentiert. Ähnlich wie bei der Hypercholesterinämie liegt nur in seltenen Fällen eine definierte Krankheitsentität zugrunde. In den meisten Fällen sind die „erhöhten" Spiegel polygen und durch Ernährungsverhalten bedingt. Es besteht eine deutliche Assoziation zum metabolischen Syndrom und zu Übergewicht. Nur in seltenen Fällen handelt es sich um echte primäre Hypertriglyceridämien. Diese Krankheitsbilder zeigt Tabelle 43.2.

Tabelle 43.2: Primäre Hypertriglyceridämien

Erkrankung	Häufigkeit	Ursache	Lipidwerte	Symptome und Risiko	Alter für klinische Manifestation
familiäre Hypertri-glyceridämie	1:500	autosomal-dominant erblich, Defekt nicht bekannt	Triglyceride > 200 mg/dl, Cholesterin normal, oft niedriges HDL-Cholesterin	oft im Rahmen eines metabolischen Syndroms, fraglich erhöhtes Athero-skleroserisiko, Exazerbation zum Chylomikronämie-syndrom möglich	junges Erwachsenenalter
familiäre Chylomikronämie	sehr selten	Lipoproteinlipase-mangel oder Apolipoprotein-CII-Mangel	Triglyceride > 1.500 mg/dl, Cholesterin normal	Chylomikronämiesyndrom (Pankreatitis, Angina abdo-minalis, Hyperviskositäts-syndrom), kein erhöhtes Atheroskleroserisiko	Kindesalter

Alkoholkonsum, Medikamente (Kortikosteroide, Thiaziddiuretika) und Niereninsuffizienz mit Hämodialyse können zu einer sekundären Hypertriglyceridämie führen.

43.2.2.3. Kombinierte Hyperlipidämie

Legt man die oben genannten Grenzwerte und Prävalenzen von Hypertriglyceridämie und Hypercholesterinämie zugrunde, ist auch mit einer sehr hohen Prävalenz einer kombinierten Hyperlipidämie zu rechnen. Exakte Prävalenzzahlen hierzu liegen jedoch nicht vor. In seltenen Fällen ist eine der in Tabelle 43.3 dargestellten primären Störungen Ursache einer kombinierten Hyperlipidämie.

Tabelle 43.3: Primäre kombinierte Hyper- und Dyslipoproteinämien

Erkrankung	Häufigkeit	Ursache	Lipidwerte	Symptome und Risiko	Alter für klinische Manifestation
familiär-kombinierte Hyperlipidämie	heterozygot 1:400	autosomal-dominant erbliche Überpro-duktion von Apolipo-protein B, Defekt nicht bekannt	Cholesterin > 250 mg/dl Triglyceride > 250 mg/dl oft niedriges HDL-Cholesterin, wechselnd hohes LDL-Cholesterin	wahrscheinlich hohes Atheroskleroserisiko, Herzinfarkt oft vor dem 50. Lebensjahr	junges Erwachsenenalter
familiäre Dysbetalipo-proteinämie	1:5.000	homozygot vorlie-gende Punktmutati-on des Apolipopro-tein E (E-2/2)	Cholesterin > 300 mg/dl Triglyceride > 300 mg/dl Cholesterin liegt als IDL-Cholesterin vor, LDL-Cholesterin niedrig oder normal	plane Xanthome, tuberöse Xanthome an den Streckseiten der Gelenke, hohes Atheroskleroserisiko	Erwachsenenalter

Sekundäre kombinierte Hyperlipidämien kommen beim nephrotischen Syndrom vor.

42

43.2.3. Diagnostik

Die Diagnostik der Hyperlipidämien besteht in erster Linie in der Bestimmung von Cholesterin und Triglyceriden im Serum. Ergänzend kann das HDL-Cholesterin bestimmt und das LDL-Cholesterin mit Hilfe der Friedewald-Formel (LDL-Cholesterin = Cholesterin – Triglyceride/5 – HDL-Cholesterin) errechnet werden, um die Abschätzung des kardiovaskulären Risikos zu präzisieren. Dabei ist zu beachten, dass die Friedewald-Formel bei Triglyceridwerten > 400 mg/dl und bei der familiären Dysbetalipoproteinämie falsche Werte ergibt und daher in diesen Fällen nicht angewendet werden kann.

Familienanamnese, eventuell vorliegende Symptome und Befunde (Chylomikronämiesyndrom, Sehnenxanthome) und sehr hohe Werte (s. Tabellen 43.2/43.4) ergeben Hinweise auf primäre Störungen.

Eine weitere Labordiagnostik ist nur selten erforderlich.

Die genetischen Defekte bei der familiären Hypercholesterinämie oder beim familiär defekten Apolipoprotein B sind durch Spezialuntersuchungen nachweisbar – in der Regel ist dies aber nicht erforderlich, da die Patienten meist aufgrund ihrer hohen LDL-Werte und der positiven Familienanamnese identifiziert werden können.

43.3. Therapie: allgemeine Gesichtspunkte

Im Vordergrund der Therapie der Fettstoffwechselstörungen stehen diätetische Maßnahmen und vermehrte körperliche Aktivität. Auch wenn es (abgesehen von wenigen Ausnahmen, wie z.B. Pankreatitisprophylaxe, durch diätetische Therapie der Chylomikron-ämie) keinen zweifelsfreien wissenschaftlichen Beleg für den Effekt einer solchen Vorgehensweise gibt, ist sie im Rahmen der metabolischen Gesamtbetrachtung als Allgemeinmaßnahme angeraten. Ob zusätzlich eine Arzneitherapie erfolgen muss, wird in erster Linie durch das individuelle Risiko des Patienten bestimmt.

43.3.1. Therapieindikation, Therapieziel, therapeutisches Vorgehen

Therapieindikation, Therapieziel und therapeutisches Vorgehen hängen entscheidend von der Art der Stoffwechselstörung und deren Auswirkung auf das gesundheitliche Risiko für den Patienten ab. Zunächst muss hier zwischen den seltenen primären, den sekundären und den polygenen/ernährungsbedingten Formen unterschieden werden.

43.3.1.1. Hypercholesterinämie

Primäre Hypercholesterinämie
Sowohl die familiäre Hypercholesterinämie (LDL-Rezeptor-Defekt) als auch das familiäre defekte Apolipoprotein B und die Apo-E-4/4-Hypercholesterinämie sind mit einem erheblichen Arterioskleroserisiko behaftet. Die Penetranz ist allerdings unvollständig, sodass sich für den Patienten nicht sicher voraussagen lässt, wie hoch das individuelle kardiovaskuläre Risiko ist. Die gängigen Risikorechner (z.B. SCORE, ARRIBA, PROCAM) sind nicht anwendbar, da die Erkrankungen zu selten sind, um sich in den Ergebnissen der Kohortenstudien, die den multivariaten Risikoformeln zugrunde liegen, niederzuschlagen. Eine positive Familienanamnese (z.B. ein Myokardinfarkt im Alter unter 50 Jahren) gibt hier möglicherweise einen wichtigen Hinweis auf ein hohes Risiko. Wahrscheinlich profitieren die meisten Patienten von einer frühzeitig einsetzenden Dauertherapie mit Statinen. Studien mit klinisch-relevanten Endpunkten liegen für diese Indikation aufgrund der geringen Fallzahlen allerdings nicht vor. Eine diätetische Therapie zeigt beim LDL-Rezeptor-Defekt und beim defekten Apo B meist nur eine geringe Wirkung (maximale LDL-Cholesterinsenkung um ca. 10 %).

Sekundäre Hypercholesterinämie
Bei den sekundären Hypercholesterinämien (z.B. infolge von Hypothyreose, nephrotischem Syndrom, Cholestase, Anorexie) steht die Behandlung der Grundkrankheit im Vordergrund. Persistieren diese Hypercholesterinämien trotz Behandlung der Grunderkrankung, sind sie wie die polygenen Formen zu behandeln.

Polygene Hypercholesterinämie
Der Begriff der polygenen Hypercholesterinämie ist eigentlich inadäquat, da bei dem üblichen Grenzwert von 200 mg/dl 70 % der Bevölkerung zu Patienten würden. Diese Lipidstoffwechselsituation ist nur bei einem erhöhten kardiovaskulären Gesamtrisiko behandlungsbedürftig. Dieses Risiko sollte in der Primärprävention unter Berücksichtigung weiterer kardiovaskulärer Risikofaktoren (Alter, arterielle Hypertonie, HDL-Cholesterin, Nikotinkonsum, Diabetes mellitus, positive Familienanamnese) und unter Zuhilfenahme eines Risikorechners (z.B. SCORE, ARRIBA, PROCAM) abgeschätzt werden. Eine Statintherapie kann das kardiovaskuläre Risiko um etwa 20 % senken. Allerdings ist dies eine relative Risikoreduktion. Daher ist eine Therapie erst ab einem Ausgangsrisiko von mindestens 10–15 % sinnvoll, da sonst die absolute Risikoreduktion mit 2–3 % in einen wenig relevanten Bereich sinkt. In der Sekundärprävention (manifeste Arteriosklerose) sollten hingegen alle Patienten mit einem Statin behandelt werden, da von einem Rezidivrisiko von über 20 % in 5 Jahren auszugehen ist.
Gegenstand andauernder Diskussionen ist die Rolle von Zielwerten. Verschiedene Fachgremien (z.B. Adult Treatment Panel III) empfehlen das Titrieren des LDL-Wertes in Abhängigkeit von der Risikokonstellation, bis hin zum Einsatz hoher Statindosen bzw. zusätzlicher Medikamente. Mit diesem Behandlungsregime sollen Hochrisikopatienten ein LDL-Cholesterin von 100 bzw. 70 mg/dl erreichen, Personen mit einem mittleren Risiko 130 mg/dl.
Allerdings beruht diese Betrachtungsweise auf einer Extrapolation von epidemiologischen Daten und von Ergebnissen früherer kontrollierter Studien an Patienten mit sehr viel höheren Lipid-Ausgangswerten. Sie wird dagegen nicht von aktuellen Studien mit unterschiedlichen medikamentösen Regimes zur Lipidsenkung unterstützt. Auch die Daten der aktuellen ENHANCE-Studie, in der die zusätzliche Gabe von Ezetimib zu Simvastatin geprüft wurde, sprechen gegen eine möglichst geringe LDL-Werte anstrebende medikamentöse Lipidsenkung. Der fehlende Einfluss auf das klinische Outcome der die Lipidwerte senkenden Fibrate (s.u.) weckte

Zweifel an der Hypothese eines unabhängigen kardiovaskulären Risikos nicht exzessiv erhöhter Lipidwerte. Somit legt die aktuelle Studienlage eine breitere Perspektive für die Behandlung nahe. Wirkungen der Statine jenseits der Lipidsenkung und andere Mechanismen der Risikoreduktion wie die Thrombozytenaggregationshemmung oder die Blutdrucksenkung sind darin zu berücksichtigen. Diese Überlegungen zur Wirksamkeit, aber auch Zweifel an der grundsätzlichen Implementierbarkeit einer streng Zielwert-orientierten Vorgehensweise führten zum Vorschlag der „Fire-and-forget"-Strategie, nach der Hochrisikopatienten die Standarddosis eines Statins ohne weitere Kontrollen oder Dosisanpassungen erhalten. Für eine solche Therapie spricht, dass die großen Interventionsstudien weitgehend mit festen Statindosen durchgeführt wurden.

Es sei hervorgehoben, dass die Lipidkonzentration im Blut als wichtiger Risikofaktor damit nicht infrage gestellt wird. Es gibt lediglich bisher keinen schlüssigen Beweis dafür, dass mit komplexen, fehlerträchtigen und ressourcenintensiven Titrationsstrategien ein größerer präventiver Effekt für die Bevölkerung zu erreichen ist als mit einer einfachen und gut praktikablen, am Gesamtrisiko orientierten Festdosisbehandlung. Dies gilt sowohl für die Primär- als auch für die Sekundärprävention.

43.3.1.2. Hypertriglyceridämie

Primäre Hypertriglyceridämie
Die familiäre Hypertriglyceridämie ist häufig schlecht von sekundären und polygenen Formen abzugrenzen. Sie wird daher wie die polygene Hypertriglyceridämie behandelt (s.u.).

Die familiären Chylomikronämiesyndrome (Lipoproteinlipase- und Apo-CII-Mangel) erfordern eine lebenslange diätetische Therapie, um die Folgen des chylomikronenbedingten Hyperviskositätssyndroms (Pankreatitis, Angina abdominalis, eruptive Xanthome, Polyneuropathie) zu vermeiden. Das Nahrungsfett (vorzugsweise in Form mittelkettiger Fettsäuren) sollte auf 20 g täglich beschränkt werden. Eine medikamentöse Therapie ist nicht erfolgversprechend.

Sekundäre Hypertriglyceridämie
Da die häufigste Ursache einer sekundären Hypertriglyceridämie exzessiver Alkoholkonsum ist, besteht die Behandlung in erster Linie in der Alkoholkarenz. Desgleichen müssen auch alle anderen sekundären Formen vorrangig durch eine Behandlung ihrer Ursache therapiert werden. Ist hierdurch keine Normalisierung der Triglyceridwerte zu erreichen, ist wie bei den polygenen, ernährungsbedingten Formen vorzugehen (s.u.).

Polygene, ernährungsabhängige Hypertriglyceridämie
Bislang galt als erwiesen, dass die asymptomatische, mäßiggradige Hypertriglyceridämie per se nicht mit einem kardiovaskulären Risiko für den Patienten verbunden ist. Jüngste Metaanalysen stellen dies jedoch infrage. Unklar bleibt allerdings nach wie vor, ob eine isolierte Hypertriglyceridämie medikamentös behandlungsbedürftig ist.

Häufig treten erhöhte Triglyceridwerte im Zusammenhang mit Komponenten des metabolischen Syndroms auf, das als Risikofaktor für die Entwicklung eines Typ-2-Diabetes-mellitus und einer frühzeitigen Arteriosklerose angesehen wird. Bei einem hohen Gesamtrisiko ist es wahrscheinlich sinnvoll (neben einer Beeinflussung des Lebensstils, wie Reduktion gesättigter Fettsäuren und von Kalorien, regelmäßige körperliche Betätigung, und ggf. eine Therapie mit z.B. Thrombozytenaggregationshemmern, Betablockern bzw. ACE-Hemmern), mit einem Statin zu behandeln (dessen Nutzen für eine Reduktion der koronaren und Gesamtmortalität belegt ist). Bei niedrigem Gesamtrisiko ist der Nutzen einer Arzneitherapie jedoch nicht erwiesen. Für die bei Hypertriglyceridämie häufig eingesetzten Fibrate konnte auch in mehreren Langzeitstudien kein überzeugender Wirksamkeitsnachweis für patientenrelevante Endpunkte erbracht werden; ASS, evtl. auch Betablocker und/oder ACE sind deshalb eine plausible Alternative, um kardiovaskuläre Risiken zu reduzieren.

43.4. Pharmakotherapie

Bei der Pharmakotherapie der Fettstoffwechselstörungen ist das Ziel die Absenkung des mit erhöhten Lipidwerten in Zusammenhang stehenden kardiovaskulären Risikos. Diese Risikoreduktion ist für die Statine mit Abstand am besten dokumentiert. Die Verringerung der erhöhten Lipidwerte ist ein wichtiger pharmakologischer Mechanismus der Statine, vermutlich tragen aber auch andere Mechanismen zu ihrer therapeutischen Wirkung bei.

Die wichtigsten, heutzutage verwendeten Wirkstoffe zur Lipidsenkung sind in Tabelle 43.4 dargestellt. Ihre kritische Bewertung erfolgt nachstehend. Austauscherharze und Nikotinsäure haben heutzutage für diese Indikation keine Bedeutung mehr.

Tabelle 43.4: Wirkstoffe zur Lipidsenkung

	Statine	Fibrate	Resorptionshemmer
Wirkungsmechanismus	Hemmung des Schlüsselenzyms der Cholesterinbiosynthese	Hemmung der VLDL-Sekretion	Verhinderung der Cholesterinresorption im Dünndarm
Substanzen	Simvastatin Pravastatin Lovastatin Fluvastatin Atorvastatin Rosuvastatin (2009 zugelassen)	Bezafibrat Fenofibrat Gemfibrozil	Ezetimib

43.4.1. Statine

Nach jahrzehntelanger Diskussion über das Für und Wider einer medikamentösen Senkung des Cholesterinspiegels in den 1970er- und 1980er-Jahren gelang zu Beginn der 1990er-Jahre der Nachweis, dass Statine sowohl die kardiovaskuläre Morbidität als auch die koronare bzw. Gesamtsterblichkeit senken können. Dies gilt sowohl für die Primär- als auch für die Sekundärprävention.

43.4.1.1. Allgemeines

Seit der Einführung des ersten Statins – Lovastatin – wurden mittlerweile 5 weitere Präparate aus dieser Gruppe zugelassen. Eines dieser Präparate (Cerivastatin) musste, nachdem es zu Todesfällen bei gleichzeitiger Einnahme des in den USA freiverkäuflichen Gemfibrozils gekommen war, vom Markt genommen werden.

Vergleichende Bewertung und Hinweise zur wirtschaftlichen Verordnung
Die beste Evidenz hinsichtlich klinisch relevanter Endpunkte liegt für Simvastatin vor. Daneben gibt es Wirksamkeitsdaten für Pravastatin, Atorvastatin, Lovastatin und Fluvastatin. Lediglich für das in Deutschland neu zugelassene Rosuvastatin liegen bisher keine zuverlässigen Endpunktdaten vor. Im Gegensatz zu anderen Statinen besitzt Rosuvastatin bislang keine Zulassung für die Prävention von Herz-Kreislauf-Erkrankungen. Die Substanz ist fast 4-mal teurer als Simvastatin als Generikum. Ob Rosuvastatin im Vergleich zu anderen Statinen eine höhere Nephrotoxizität besitzt, ist derzeit noch nicht beurteilbar.

Wirkungsmechanismus
Statine hemmen kompetitiv das Schlüsselenzym der Cholesterinbiosynthese, die HMG-CoA-Reduktase. Durch das Absinken der intrazellulären Cholesterinkonzentration im Hepatozyten kommt es zu einer gesteigerten Transskription des LDL-Rezeptor-Gens und damit zu einer vermehrten LDL-Aufnahme aus der Blutbahn. Der LDL-Spiegel sinkt dosisabhängig um bis zu 50 %. Die Triglyceride können ebenfalls leicht abfallen. Das HDL-Cholesterin steigt um bis zu 10 % an.

Indikation(en)

Statine werden zur Verminderung des kardiovaskulären Risikos eingesetzt. Bei Patienten mit primären Hypercholesterinämien besteht eine uneingeschränkte Indikation zur Langzeittherapie. Bei Patienten in der Sekundärprävention liegt eine Indikation unabhängig vom Cholesterinausgangswert vor. In der Primärprävention wird die Indikation in Abhängigkeit vom kardiovaskulären Gesamtrisiko gestellt. Dieses sollte über 10–15 % in Jahren liegen. Im individuellen Fall ist mit dem Patienten in einem Prozess partizipativer Entscheidungsfindung die Indikation zu stellen.

Kontraindikationen

Statine können zu einem Anstieg der Transaminasen und Cholestaseparameter führen und sind daher bei aktiven Lebererkrankungen sowie bei persistierend erhöhten Transaminasen und auch bei cholestatischen Störungen kontraindiziert. Bekannte Myopathien stellen ebenfalls eine Kontraindikation dar. In der Schwangerschaft und Stillzeit dürfen Statine nicht angewendet werden.

Wechselwirkungen

Die Wechselwirkungen der Statine sind substanzabhängig und werden daher unter den jeweiligen Substanzen besprochen.

Unerwünschte Arzneimittelwirkungen

Nicht selten kommt es zu leichteren gastrointestinalen Störungen. Auch ein (reversibler) Anstieg der Transaminasen und der Kreatinkinase ist gelegentlich zu beobachten. In seltenen Fällen kommt es zu Muskelschmerzen und sehr selten zu einer ausgeprägten Myopathie mit Rhabdomyolyse und der Gefahr eines akuten Nierenversagens (Crush-Niere durch Myoglobin). Bei Hinweisen auf eine Myopathie müssen Statine daher sofort abgesetzt werden.

Weitere seltene Nebenwirkungen sind allergische Reaktionen, Sehstörungen (reversible hintere Schalentrübung der Augenlinse), Schlafstörungen, Geschmacksstörungen und neurologische Symptome.

Ein Unterschied zwischen den verschiedenen Statinen hinsichtlich der Häufigkeit unerwünschter Wirkungen konnte bisher nicht belegt werden.

Besonderheiten

Zwar empfehlen Hersteller, vor Therapiebeginn Transaminasen und CK zu bestimmen; dies und die Kontrolle der Werte im weiteren Verlauf ohne entsprechende Symptome sind jedoch durchaus strittig. Wichtiger ist die Instruktion jedes Patienten, bei Muskelschmerzen oder dunkel verfärbtem Urin einen Arzt aufzusuchen.

Simvastatin

Für die Effektivität von Simvastatin sind eindrucksvolle wissenschaftliche Belege sowohl in der Primär- als auch Sekundärprävention publiziert.

Wirkungsmechanismus

s.o.

Indikation(en)

s.o.

Kontraindikationen

s.o.

Wechselwirkungen

Simvastatin wird über CYP3A4 abgebaut. Es verzögert daher den Abbau anderer Medikamente, die der Biotransformation durch dieses Enzym unterliegen. Gleichermaßen wird der Abbau von Simvastatin durch CYP3A4-Hemmer gestört. Durch diese Interaktion kann es sowohl zu einer Akkumulation von Simvastatin als auch von anderen CYP3A4-nutzenden Substanzen kommen (z.B. Azolantimykotika, Makrolidantibiotika, SSRI-Antidepressiva, Verapamil, Diltiazem, Phenprocoumon, Digoxin). Besondere Aufmerksamkeit ist bei antikoagulierten Patienten erforderlich.

Grapefruitsaft ist ein starker CYP3A4-Inhibitor und kann zur Steigerung der Toxizität von Simvastatin führen. Induktoren von CYP3A4 (z.B. Phenytoin, Barbiturate) führen hingegen zu Wirkungsabschwächung.

Unerwünschte Arzneimittelwirkungen

s.o.

Besonderheiten

Simvastatin sollte abends eingenommen werden, da die HMG-CoA-Reduktase nachts ihr Wirkmaximum hat und die Halbwertszeit der aktiven Metaboliten nur 2 Stunden beträgt.

Pharmakokinetik und Dosierung

Simvastatin wird nach oraler Applikation als lipophile Substanz fast vollständig resorbiert. Die **Bioverfügbarkeit** ist unabhängig von gleichzeitiger Nahrungszufuhr. Die Plasmaeiweißbindung beträgt 95 %. In der Leber erfolgt die Aktivierung zum aktiven Metaboliten. In den großen Kreislauf gelangen nur 5 % der applizierten Dosis. Die maximale Plasmakonzentration wird nach 2 Stunden erreicht. Der Abbau erfolgt mit einer **Halbwertszeit** von 2 Std. über das CYP3A4-System in der Leber. Die Ausscheidung der Metaboliten erfolgt biliär und renal. Die in Endpunktstudien evaluierte **Standarddosis** beträgt 20–40 mg/Tag – die Zulassung reicht von 5 mg bis zu 80 mg/Tag als abendliche Einmalgabe. Bei Niereninsuffizienz muss die Dosis reduziert werden.

Pravastatin

Pravastatin unterscheidet sich von Simvastatin, Lovastatin und Atorvastatin durch seine Hydrophilie. In mehreren Endpunktstudien ist seine Wirkung gut dokumentiert.

Wirkungsmechanismus

s.o.

Indikation(en)

s.o.

Kontraindikationen

s.o.

Wechselwirkungen

Pravastatin weist geringere Interaktionen mit anderen Arzneimitteln auf, da es nicht über CYP3A4 verstoffwechselt wird. Werden neben Statinen andere Medikamente angewendet, die ebenfalls über das CYP450-System verstoffwechselt werden, könnten sich für Pravastatin Vorteile ergeben. In der wissenschaftlichen Literatur wurde jedoch über Einzelfälle von Myopathien bei gleichzeitiger Einnahme von Ciclosporin, Erythromycin und Gemfibrozil berichtet.

Unerwünschte Arzneimittelwirkungen

s.o.

Besonderheiten

s. Wechselwirkungen

Pharmakokinetik und Dosierung

Pravastatin wird trotz seiner Hydrophilie gut resorbiert. Allerdings wird die **Bioverfügbarkeit** durch gleichzeitige Nahrungszufuhr um bis zu 37 % reduziert. Eine Aktivierung in der Leber ist nicht erforderlich, da Pravastatin bereits in der aktivwirksamen Form vorliegt. Allerdings wird die Substanz biliär eliminiert. Pravastatin findet sich im Gegensatz zu den anderen Statinen in höherer Konzentration in extrahepatischen Organen wieder. Die **Standarddosis** liegt zwischen 20 und 40 mg. Eine Dosisanpassung bei Niereninsuffizienz ist nicht erforderlich.

42

Lovastatin

Wirkungsmechanismus
s.o.

Indikation(en)
s.o.

Kontraindikationen
s.o.

Wechselwirkungen
s.o.

Unerwünschte Arzneimittelwirkungen
s.o.

Besonderheiten
keine

Pharmakokinetik und Dosierung
Lovastatin wird wie Simvastatin fast vollständig resorbiert. Die **Bioverfügbarkeit** wird durch gleichzeitige Nahrungszufuhr um bis zu 50 % gesteigert. Der Transport im Plasma erfolgt zu 95 % an Eiweiß gebunden. Wie Simvastatin muss auch Lovastatin durch Spaltung eines Laktonrings in die aktive Substanz überführt werden. 5 % der applizierten Dosis gelangen in den großen Kreislauf. Die **Halbwertszeit** beträgt 3 Stunden. Auch Lovastatin wird über CYP3A4 metabolisiert und die Metaboliten werden biliär sowie renal eliminiert. Die **Standarddosis** beträgt 20–80 mg. Die Einnahme sollte abends erfolgen.

Fluvastatin

Wirkungsmechanismus
s.o.

Indikation(en)
s.o.

Kontraindikationen
s.o.

Wechselwirkungen
Fluvastatin wird im Gegensatz zu den anderen Statinen vornehmlich über CYP2C9 verstoffwechselt. Interaktionen wie bei Simvastatin, Lovastatin und Atorvastatin sind daher weniger zu befürchten. Dies ist insbesondere bei Transplantationspatienten mit der nötigen Immunsuppressiva-Dauertherapie von Vorteil. Das generelle Nebenwirkungsprofil allerdings ist gegenüber den anderen Substanzen nicht signifikant unterschiedlich.

Unerwünschte Arzneimittelwirkungen
s.o.

Besonderheiten
s. Pravastatin

Pharmakokinetik und Dosierung

Fluvastatin wird trotz seiner Hydrophilie gut resorbiert. Die **Bioverfügbarkeit** wird durch gleichzeitige Nahrungszufuhr um bis zu 22 % beeinträchtigt. Fluvastatin stellt wie Pravastatin bereits die aktive Substanz dar. Eine Aktivierung in der Leber entfällt daher. Die **Elimination** erfolgt biliär. Die übliche **Dosierung** liegt zwischen 20 und 80 mg. Eine Dosisanpassung bei Niereninsuffizienz ist nicht erforderlich.

Atorvastatin

Atorvastatin hat von allen zugelassenen Statinen die größte cholesterinsenkende Potenz. Hinsichtlich der klinischen Endpunkte unterscheidet es sich aber nicht von Simvastatin und Pravastatin.

Wirkungsmechanismus

s.o.

Indikation(en)

s.o.

Kontraindikationen

s.o.

Wechselwirkungen

s.o.

Unerwünschte Arzneimittelwirkungen

s.o.

Besonderheiten

Aufgrund der langen Eliminationshalbwertszeit der aktiven Metaboliten ist eine abendliche Einnahme nicht zwingend erforderlich.

Pharmakokinetik und Dosierung

Gleichzeitige Nahrungsaufnahme vermindert die **Bioverfügbarkeit** um etwa 10 %. In der Leber erfolgt durch First-Pass-Metabolismus die Umwandlung in 2 aktive Metaboliten, die eine **Eliminationshalbwertszeit** von 30 Std. aufweisen. Der Abbau erfolgt über CYP3A4, die Elimination renal und biliär. Die **Standarddosis** beträgt 10–20 mg. Eine Hochdosistherapie bis 80 mg ist möglich. Bei Nieren- und Leberinsuffizienz muss eine Dosisreduktion erfolgen.

Rosuvastatin [2009; C]

(s. Kurzprofil im Anhang)

43.4.2. Fibrate

(s. Kurzprofile im Anhang)

Vor der Statinära stellten die Fibrate die wirksamsten lipidsenkenden Substanzen dar. Allerdings konnte nie ein Effekt auf die Mortalität nachgewiesen werden. Der Nutzen in Bezug auf koronare Ereignisse ist bescheiden. Zudem führen Fibrate nach vorliegenden Daten häufiger als Statine zu unerwünschten Wirkungen. Die Fibrate sind daher in den letzten 15 Jahren fast vollständig von den Statinen verdrängt worden und stellen heute im Wesentlichen Reservepräparate bei Statinunverträglichkeit dar.

43.4.2.1. Allgemeines

Von den zahlreichen Substanzen dieser Klasse werden derzeit fast nur noch Fenofibrat, Gemfibrozil und Bezafibrat eingesetzt. Clofibrat ist in Deutschland nicht mehr im Handel. Etofibrat und Etofyllinclofibrat sind zwar noch verfügbar, haben jedoch in der Therapie der Fettstoffwechselstörungen keinen Stellenwert mehr. Daher wird auf eine differenzierte Darstellung der Einzelsubstanzen verzichtet.

Vergleichende Bewertung

Für keines der Fibrate konnte in den großen Endpunktstudien ein positiver Effekt hinsichtlich der Gesamt- oder der kardiovaskulären Mortalität nachgewiesen werden. Für Clofibrat lag die Mortalität in der Gruppe der Behandelten höher als in der Placebogruppe. Die anderen 3 Fibrate, für die Endpunktstudien vorliegen (Gemfibrozil, Bezafibrat, Fenofibrat), unterschieden sich nicht wesentlich voneinander.

43.4.3. Cholesterinresorptionshemmer

(Ezetimib, s. Kurzprofil im Anhang)

Ezetimib ist derzeit der einzige Cholesterinresorptionshemmer auf dem Markt.

43.4.3.1. Allgemeines

Für Ezetimib konnte vor allem in der Kombinationstherapie mit Statinen ein cholesterinsenkender Effekt nachgewiesen werden. Ob dieser Effekt auch zu einer Beeinflussung klinischer Endpunkte führt, ist bislang unklar. Studien mit den Endpunkten Mortalität und kardiovaskuläre Morbidität wurden bisher nicht publiziert. Die aktuelle ENHANCE-Studie, in der Ezetimib zusätzlich zu Simvastatin gegeben wurde, zeigte in den gewählten Endpunkten eher Nach- als Vorteile der zusätzlichen Lipidsenkung.

Vergleichende Bewertung

Im Gegensatz zu den Statinen ist ein therapeutischer Nutzen für den Patienten durch die Einnahme von Ezetimib nicht belegt. Eine Empfehlung zum Einsatz von Ezetimib kann derzeit daher nicht ausgesprochen werden. Ausnahmen können Situationen mit exzessiv erhöhten Lipidwerten darstellen, oder wenn eine Lipidsenkung unbedingt erforderlich erscheint, Statine aber kontraindiziert sind.

43.5. Sonderfälle

43.5.1. Therapie in der Schwangerschaft

Da es sich bei allen Indikationen für lipidsenkende Medikamente um eine Langzeitindikation zur Arterioskleroseprophylaxe handelt, sollte in der Schwangerschaft generell von einer lipidsenkenden Therapie abgesehen werden.

43.5.2. Therapie bei Kindern

Bei Kindern liegen nur Daten zum Einsatz von Statinen vor. Endpunktstudien fehlen. Der Einsatz ist allenfalls bei schwersten Formen genetisch bedingter Hypercholesterinämien gerechtfertigt.

43.5.3. Notfälle

Eine medikamentöse „Notfalltherapie" von Fettstoffwechselstörungen ist nie erforderlich. Der einzige lipidologische Notfall ist das Hyperviskositätssyndrom mit Pankreatitis bei der Chylomikronämie. Die Behandlung erfolgt hier durch parenterale Flüssigkeitszufuhr, Nahrungskarenz und Kalorienrestriktion, aber nicht durch lipidsenkende Medikamente. Es gibt Fallberichte über eine erfolgreiche Plasmapheresetherapie zur Elimination der Chylomikronen.

43.6. Hinweise zur wirtschaftlichen Verordnung

Substanz	Präparat	Tagesdosis (mg)	Tagestherapiekosten (Euro)
Simvastatin	Simvastatin-Generika	40	ca. 0,44
Pravastatin	Pravastatin-Generika	40	ca. 0,49
Atorvastatin	Sortis®	10	ca. 1,05

Da sich die Preise für Statingenerika kurzfristig verändern können, sind die Angaben zu den Therapiekosten nur als grobe Anhaltspunkte zu verstehen (zudem sind Statine regelmäßig Gegenstand von Rabattverträgen zwischen Krankenkassen und Herstellern, deren Konditionen nicht öffentlich gemacht werden). Da der Preis von Sortis® über der Festbetragsgrenze liegt, müssen Patienten der gesetzlichen Krankenkassen den Mehrpreis aus eigener Tasche begleichen. Legt man den Wissensstand in Bezug auf Langzeitstudien und den Preis zugrunde, ist für eine wirtschaftliche Verordnung in erster Linie Simvastatin (und ggf. Pravastatin) vorzuziehen.

44. Gicht

Fazit für die Praxis

Genetische Disposition und Ernährung sind die entscheidenden Risikofaktoren für eine Hyperurikämie und einen Gichtanfall. Die symptomlose oder symptomarme moderate Hyperurikämie ist keine Indikation für eine medikamentöse Behandlung. Übergewicht und erheblicher Alkoholkonsum sind die entscheidenden Ursachen für die symptomatische Gicht. Ernährungsberatung ist somit die Basis jeder Gichttherapie. Dies gilt insbesondere bei bekannter familiärer Disposition. Aus einigen Studien ergeben sich Hinweise, dass höhere Vitamin-C-Dosen (500–1.500 mg/Tag) zumindest bei Männern die Inzidenz der Gicht präventiv reduzieren können.

Die Behandlung des akuten Gichtanfalls erfolgt primär mit nichtsteroidalen Antiphlogistika, in zweiter Linie mit Colchicin oder Glukokortikoiden. Eine Normalisierung des Harnsäureblutspiegels auf 5–6 mg/dl ist bei symptomatischer Gicht und erhöhten Harnsäurewerten zur Auflösung von Uratablagerungen im Gewebe, besonders auch in der Niere, lebenslang notwendig. Hierzu kommt vor allem das Urikostatikum Allopurinol infrage, dessen Dosierung sich nach der renalen Kreatinin-Clearance richten muss. Alternativ zu Allopurinol kann das neu eingeführte Febuxostat eingesetzt werden, das den Vorteil besitzt, hepatisch eliminiert zu werden. Sein besonderes UAW-Profil ist zu beachten. Nur in Ausnahmefällen ist die Verordnung des Urikosurikums Benzbromaron indiziert. Seine Kombination mit Allopurinol bringt im Allgemeinen keinen Vorteil. Von fixen Kombinationen ist abzuraten.

44.1. Wirkstoffübersicht

empfohlene Wirkstoffe	weitere Wirkstoffe
Allopurinol	Allopurinol/Benzbromaron
Benzbromaron	Febuxostat [2008]
Colchicin	Kalium-Natrium-Hydrogencitrat
Diclofenac	Phenylbutazon
Ibuprofen	
Indometacin	
Prednisolon	

44.2. Klinische Grundlagen

44.2.1. Definition/Pathophysiologie/Epidemiologie

Gicht (Arthritis urica) ist in den meisten Fällen die klinische Manifestation der familiären Hyperurikämie. Gichtniere mit Hypertonie sowie Uratnephrolithiasis sind weitere klinische Äußerungen dieser Stoffwechselstörung. Ursache der familiären (primären) Hyperurikämie ist die Störung der tubulären Sekretion der Harnsäure, des Endproduktes des Purinstoffwechsels. In nur einem Prozent der Fälle besteht eine vermehrte endogene Harnsäuresynthese infolge von Enzymdefekten des Purinstoffwechsels. Eine sekundäre Hyperurikämie besteht bei vermehrter Harnsäurebildung im Rahmen anderer Krankheiten und Störungen (z.B. bei Blutkrankheiten, zu Beginn einer zytostatischen Therapie) bzw. bei verminderter renaler Ausscheidung (z.B. bei Niereninsuffizienz, unter dem Einfluss von Saluretika, bei Reduktionsdiäten). Es können auch beide Faktoren zusammen wirksam sein (z.B. bei übermäßigem Alkoholgenuss). Die Hyperurikämie ist zunächst symptomlos. Kristalline Harnsäure-Ausfällungen in der Gelenksynovia und immunologische Gewebsreaktionen (Tophi) induzieren den schmerzhaften Gichtanfall. In der Niere bilden sich Uratsteine. Vor dem ersten Gichtanfall sind Tophi oder Nierensteine selten nachweisbar. Die häufigste Ursache für einen Gichtanfall sind bei älteren Patienten und Frauen die Einnahme von Diuretika.

Die Häufigkeit der Hyperurikämie und Gicht ist in hohem Maße von der Ernährung abhängig. Daraus ergibt sich die große Bedeutung einer primär diätetischen Behandlung.

44.2.2. Diagnostik

Die Diagnose einer Gicht beruht auf der Feststellung der typischen Schmerzsymptomatik und -lokalisation im Zusammenhang mit einer Hyperurikämie (Harnsäure-Plasmakonzentration > 6 mg/dl). Akute Gichtanfälle kommen jedoch auch bei normalen Harnsäurekonzentrationen vor!

44.3. Akuter Gichtanfall

44.3.1. Therapieziele

Ziel der Behandlung ist die innerhalb von 6–24 Std. eintretende und anhaltende Beseitigung der durch eine kristallinduzierte Entzündung bedingten Schmerzen, die teilweise sehr stark sein können.

44.3.2. Therapeutisches Vorgehen

Der akute Gichtanfall ist wegen der starken Schmerzen immer medikamentös behandlungsbedürftig. Mittel der Wahl sind nichtsteroidale Antirheumatika (NSAR) und, falls hierfür Kontraindikationen bestehen, als 2. Wahl Colchicin. Es existieren keine wissenschaftlichen vergleichenden Studien zu Vor- und Nachteilen dieser beiden Behandlungsmodi. Falls die Letzteren nicht erfolgreich oder nicht indiziert sind, kommen auch systemische Glukokortikoide infrage.

44.3.3. Pharmakotherapie

44.3.3.1. Nichtsteroidale Antirheumatika (NSAR)

Vergleichende Bewertung
Zur Behandlung des Gichtanfalls eignen sich in erster Linie nichtsteroidale Antirheumatika in relativ hoher Anfangsdosierung, z.B. Indometacin, Diclofenac, Ibuprofen.
Gelegentlich ist unter strikter Berücksichtigung seines speziellen Risikoprofils und seiner langen Halbwertszeit auch Phenylbutazon indiziert.
Generika verwenden!

Wirkungsmechanismus, Kontraindikationen, unerwünschte Arzneimittelwirkungen, Pharmakokinetik
s. Kap. Rheumatische Erkrankungen bzw. Akute und chronische Schmerzen

Wirkstoffe und Dosierung
Indometacin
in den ersten 3 Behandlungstagen 200–250 mg/Tag, dann abfallend auf die normalen Tagesdosen für entzündliche Gelenkerkrankungen
Diclofenac
anfangs 200–250 mg/Tag, abfallend auf 100 mg/Tag
Ibuprofen
2.400 mg/Tag, abfallend auf 1.200 mg/Tag

Phenylbutazon

(s. Kurzprofil im Anhang)

❗ Cave: Agranulozytose, Nephropathie!

am ersten Tag 1.000 mg i.m. und an den folgenden Tagen abfallende Dosen oder zu Beginn 200 mg p.o., dann alle 3 Std. 100 mg bis zur Tagesgesamtdosis von 800 mg; an den darauffolgenden Tagen dann ebenfalls abfallende orale Dosen (400 mg, 200 mg)

44.3.3.2. Kortikosteroide

Vergleichende Bewertung
Bei Kontraindikationen gegen NSAR oder Colchicin werden auch Glukokortikoide mit gutem Erfolg eingesetzt, wenngleich ihre Wirksamkeit wissenschaftlich nicht gut belegt ist.

Indikation(en)
sehr schwerer Gichtanfall oder „therapieresistenter", nicht mehr frischer Gichtanfall, sowie bei Kontraindikationen für NSAR

Wirkungsmechanismus, Kontraindikationen, unerwünschte Arzneimittelwirkungen, Pharmakokinetik
s. Kap. Rheumatische Erkrankungen

Wirkstoffe und Dosierung
Prednisolon (s. Kap. Rheumatische Erkrankungen)
am ersten Tag 50 mg, dann abfallende Dosen (40 mg/Tag, 20 mg/Tag, 10 mg/Tag)

44.3.3.3. Colchicin

Vergleichende Bewertung
Colchicin kann zur Behandlung des Gichtanfalls nicht mehr als das Mittel der 1. Wahl empfohlen werden. Es wirkt nicht streng spezifisch. Die Ansprechquote ist nicht höher als bei NSAR. Außerdem führt es in der notwendigen Dosierung regelmäßig zu Durchfällen. (Akzeptiert ist aber seine Verwendung zu Beginn einer harnsäuresenkenden Therapie, vgl. 44.4.2.)

Wirkungsmechanismus
hemmt Phagozytose und andere in der Pathogenese der granulozytären Entzündung relevante Funktionen der Leukozyten

Indikation(en)
Behandlung des akuten Gichtanfalls

Kontraindikationen
Schwangerschaft

Unerwünschte Arzneimittelwirkungen
Diarrhoe, Übelkeit, Erbrechen, abdominelle Schmerzen, Benommenheit, Myoneuropathie, Störung der Blutbildung (selten Agranulozytose, aplastische Anämie), Alopezie, Nierenschäden; Juckreiz, Hautbrennen, Hautblutungen, Störung des Nagelwachstums; allergische Reaktionen möglich

Wechselwirkungen
Ciclosporin: Myopathie (auch Rhabdomyolyse in Einzelfällen), Nephrotoxizität und Leberfunktionsstörungen, möglicherweise infolge reduzierter Colchicin-Elimination durch Ciclosporin-induzierte P-Glykoprotein-Inhibition
Makrolid-Antibiotika (Erythromycin, Clarithromycin): erhöhte Colchicin-Toxizität (Einzelfälle), möglicherweise durch Hemmung von CYP3A4

Pharmakokinetik
BV: 25–50 %
Elim.: Metabolismus; enterohepatischer Kreislauf; 14–40 % unverändert renal
HWZ: 0,5 Std. Dosisreduktion bei Niereninsuffizienz (Halbierung bei Serumkreatinin > 1,6 mg/dl, Vermeiden bei Serumkreatinin > 8 mg/dl bzw. bei gleichzeitiger Leber- und Niereninsuffizienz)

Dosierung
In den ersten 4 Stunden 1 mg/Std. (also zunächst 4 mg), dann 0,5 mg/ Std. bis zur eindeutigen Besserung oder bis zum Eintritt nicht mehr tolerierbarer UAW vonseiten des Gastrointestinaltraktes oder bis zum Erreichen einer Gesamtdosis von 8 mg in den ersten 24 Std.; im Falle einer Besserung wird in den darauffolgenden Tagen schrittweise reduziert (4 mg, 3 mg, 2 mg)

44.4. Normalisierung der Serumharnsäurekonzentration

44.4.1. Therapieindikation

Bei klinisch manifester Gicht (Anamnese eines Gichtanfalls, akute und chronische Gichtarthritis, Uratnephrolithiasis) ist eine Senkung der Serumharnsäure auf Werte zwischen 5,0 und 6,0 mg/dl lebenslang erforderlich. Strittig ist die Frage, ob bzw. ab wann eine asymptomatische Hyperurikämie behandlungsbedürftig ist. Nach physikochemischen Gesichtspunkten besteht eine Hyperurikämie bei einem Wert von > 6,5 mg/dl. Je höher der Harnsäurewert, desto größer ist die Wahrscheinlichkeit einer Gicht. Bei einem Wert über 9 mg/dl kommt es nach einem entsprechenden Zeitintervall nahezu sicher zur Gichtmanifestation.

44.4.2. Therapieziel

Ziel der Senkung der Harnsäureblutkonzentration auf Werte < 6 mg/dl ist die Auflösung bestehender und die Prävention neuer Uratablagerungen.

44.4.3. Nichtmedikamentöse Maßnahmen

Zu empfehlen ist eine Senkung des Harnsäurespiegels bei asymptomatischer Hyperurikämie mit einem Wert > 8,5 mg/dl in erster Linie durch diätetische Maßnahmen. Dazu gehören die Normalisierung des Körpergewichtes bei Übergewicht, Verzicht auf den Verzehr von Innereien, Reduktion von Fleisch- und Wurstkonsum, Verzicht auf Alkohol in größeren Mengen.

Die Erfahrung, dass bei einer effektiven medikamentösen Senkung der Serumharnsäure in den ersten 4–6 Behandlungsmonaten häufig Rezidivattacken auftreten, hat eine Gichtfallprophylaxe zur Regel gemacht. Mittel der Wahl ist Colchicin (s.o.) in einer Dosierung von 1,0–1,5 mg/Tag für diese Zeit.

44.4.4. Pharmakotherapie

44.4.4.1. Urikostatika

Vergleichende Bewertung
Unter den innerhalb der GKV verordneten „Gichtmitteln" stellen Allopurinolverordnungen den weitaus größten Teil dar. Die Monotherapie ist Standard. Nur bei besonderen Indikationen (z.B. schnelle Senkung extrem hoher Harnsäurespiegel) kann die Kombination mit einem Urikosurikum (Benzbromaron, s.u.) angebracht sein. Eine interessante Alternative zu Allopurinol ist das erst 2008 zugelassene Febuxostat, ein Nicht-Purin-Xanthinoxidase-Hemmer, dessen Langzeit-Toxizität und -Wirksamkeit noch geprüft werden muss.

Allopurinol

Wirkungsmechanismus
Allopurinol reduziert die Harnsäuresynthese durch kompetitive Hemmung des Enzyms Xanthinoxidase.

Indikation(en)
primäre und sekundäre Hyperurikämie, spezielle Indikation bei Gichtniere, Uratnephrolithiasis, Enzymdefekt mit Harnsäureüberproduktion

Unerwünschte Arzneimittelwirkungen
allergische Reaktionen, makulopapulöse Hautausschläge, schwere Hautreaktionen (Stevens-Johnson-Syndrom, toxische epidermale Nekrolyse), Vaskulitis, besonders bei gleichzeitiger Anwendung von Ampicillin und bei Niereninsuffizienz (ohne die gebotene Dosisanpassung). **!Cave: Allopurinol ist in Europa die häufigste Ursache für ein Stevens-Johnson-Syndrom bzw. eine toxisch epidermale Nekrolyse.** Gastrointestinale Störungen, granulomatöse Hepatitis; bei Dosen über 300 mg/Tag nimmt die Toxizität deutlich zu.

Wechselwirkungen

Bei gleichzeitiger Gabe von Allopurinol und Azathioprin sowie von 6-Mercaptopurin muss die Dosis der immunsuppressiven Substanzen erheblich (ca. auf ein Viertel) reduziert werden (Plasmaspiegelbestimmungen!), da eine schwere Myelosuppression droht. Auch der Abbau von Ciclosporin und Cyclophosphamid bzw. Vidarabin wird gehemmt (verstärkte Toxizität). Die Wirkung von Kumarinderivaten (INR-Kontrollen) bzw. Theophyllin (Plasmakonzentrationsbestimmungen) kann verstärkt werden. Captopril erhöht die Gefahr einer Leukozytopenie. Hautausschläge treten bei Kombination mit Amoxicillin bzw. Ampicillin häufiger auf. Die Kombination von Allopurinol mit Urikosurika reduziert die Allopurinolwirkung. Die Elimination von Probenecid wird gehemmt.

Pharmakokinetik

BV: 80–90 %

Elim.: Metabolismus; 45–76 % werden als aktiver Metabolit (Oxipurinol) renal eliminiert

HWZ: 1–2 Std. (Allopurinol) bzw. 15–25 Std. (aktiver Metabolit); Dosisreduktion bei Niereninsuffizienz (s. Tab. 44.1; vgl. Kap. Arzneimitteldosierung bei Niereninsuffizienz)! Im Alter entsprechend der reduzierten Nierenfunktion Dosisanpassung ratsam

Dosierung

initial meist 300 mg/Tag; dann entsprechend dem jeweiligen Harnsäurewert (meist 100 mg/Tag); maximale Tagesdosis 800 mg/Tag

Tabelle 44.1: Dosisreduktion von Allopurinol bei Niereninsuffizienz*

Kreatinin-Clearance (ml/Min.)	Serumkreatinin (mg/dl)	Allopurinol-Erhaltungsdosis
0		100 mg alle 3 Tage
10	8,00	100 mg alle 2 Tage
20	4,00	100 mg/Tag
40	2,00	150 mg/Tag
60	1,33	200 mg/Tag
80	1,00	250 mg/Tag
≥ 100	0,80	300 mg/Tag

* nach Cameron JS, Simmonds HA. BMJ 1987; 294, 1504–05

44.4.4.2. Urikosurika

Vergleichende Bewertung

Urikosurika, an erster Stelle Benzbromaron, sind indiziert, wenn Allopurinol nicht toleriert wird oder in Kombination mit Allopurinol, wenn eine besonders schnelle Senkung extrem hoher Harnsäurespiegel notwendig erscheint. De facto ist diese Kombination freilich problematisch (s. Abschnitt 44.4.4.3.). Von fixen Kombinationen ist abzuraten. Möglicherweise kann der Harnsäurespiegel (präventiv) auch durch höhere Dosen von Vitamin C niedrig gehalten werden. Die Wirkung der Urikosurika besteht in einer Hemmung der tubulären Transportfunktion der Harnsäure, was eine vermehrte renale Harnsäureausscheidung zur Folge hat. Probenecid führt ebenfalls zu einer Senkung der Harnsäurespiegel, ist aber als Urikosurikum obsolet.

Benzbromaron

Wirkungsmechanismus

vermehrte renale Harnsäureausscheidung

Indikation(en)

Hyperurikämie, Gicht bei Unverträglichkeit von Allopurinol

Kontraindikationen
Nierenfunktionsstörungen (unterhalb einer Kreatinin-Clearance von 20–25 ml/Min. ist keine Wirksamkeit mehr zu erwarten), Nephrolithiasis

Unerwünschte Arzneimittelwirkungen
allergische Reaktionen, Magen-Darm-Störungen

Wechselwirkungen
Wirkungsabschwächung durch Salicylate; Dosisbedarf von Warfarin ist reduziert

Besonderheiten
In der initialen Behandlungsphase für ausreichende Diurese (2 l/Tag) sorgen, evtl. Neutralisierung des Harns

Pharmakokinetik
BV: 50 %
Elim.: Metabolismus
HWZ: 3 Std. (Muttersubstanz) bzw. 17–20 Std. (Metaboliten)

Dosierung
50–100 mg/Tag

Probenecid

(s. Kurzprofil im Anhang)

Wirkungsmechanismus
Probenecid erhöht die Ausscheidung von Harnsäure im Urin und führt zu einer Senkung der Harnsäurekonzentration im Serum. Es ist als Urikosurikum obsolet.

Indikation(en)
Hyperurikämie, Gicht

Dosierung
1–3 g/Tag

44.4.4.3. Kombination von Urikosurikum und Urikostatikum

Vergleichende Bewertung und Hinweise zur wirtschaftlichen Verordnung
Wirkung entsprechend den oben genannten Wirkungsprinzipien, wobei die Wirkung von Allopurinol teilweise durch Benzbromaron reduziert wird. Oxipurinol, das Oxidationsprodukt von Allopurinol, welches ebenfalls für die Hemmung der Xanthinoxidase verantwortlich ist, wird unter dem Einfluss des Urikosurikums verstärkt renal ausgeschieden. Die fixe Kombination bietet daher keinen Vorteil und ist teurer als ein Allopurinol-Monopräparat.

44

44.5. Alkalisierung (Neutralisierung) des Harns

Zur gleichzeitigen Behandlung der Uratnephrolithiasis bei Gicht und zur Prophylaxe von Harnsäurekonkrementen bzw. renalen Harn-säurekristallausfällungen werden neben einer reichlichen Diurese durch vermehrte Flüssigkeitsaufnahme Alkalicitrat-Gemische verordnet.

Wirkstoffe und Dosierung
  Kalium-Natrium-Hydrogencitrat
  unter Wirkungskontrolle (Harn-pH) dosieren; mittlere Tagesdosis: morgens und mittags je 1 g, abends 2 g Granulat

44.6. Hinweise zur wirtschaftlichen Verordnung

Tabelle 44.2: DDD-Kosten für verordnungsrelevante Wirkstoffe des Jahres 2008

Wirkstoff	DDD-Kosten (Euro)
Allopurinol	0,25
Allopurinol, Kombinationen	0,23
Benzbromaron	0,17
Colchicin	1,08

Quelle: GKV-Arzneimittelindex im Wissenschaftlichen Institut der AOK (WIdO)

45. Osteoporose und andere Knochenerkrankungen

Fazit für die Praxis

Zur Therapie der Osteoporose steht eine Reihe verschiedener Substanzen zur Verfügung, die nachweislich das Frakturrisiko um im Schnitt die Hälfte senken können. An erster Stelle stehen die oral oder i.v. applizierbaren Bisphosphonate und alternativ die selektiven Östrogenrezeptor-Modulatoren (SERM). In speziellen Fällen kann gelegentlich auch Strontiumranelat zum Einsatz kommen. Die Differentialtherapie wird geleitet von der patientenbezogenen Kontraindikation, vom Nebenwirkungsprofil und dem gewünschten Einnahmemodus.

Ein spezielles Risiko der Bisphosphonat-Behandlung stellt die Entstehung von Kiefernnekrosen dar; ggf. muss deshalb vor Behandlungsbeginn ein präziser Zahnstatus erstellt werden. Basistherapie der Osteoporose ist eine ausreichende Calcium- und Vitamin-D-Versorgung, die ggf. supplementiert werden sollte. Die Therapie anderer Knochenerkrankungen greift auf diese osteotropen oder den Calciumhaushalt regulierenden Substanzen zurück, z.T. in anderen Dosierungen: Z.B. wird bei dem Hypoparathyreoidismus eine 10–50-fach höhere Dosis von Vitamin D appliziert.

45.1. Wirkstoffübersicht

empfohlene Wirkstoffe	weitere Wirkstoffe
Alendronsäure	Cinacalcet [2004; A]
Alfacalcidol	Clodronsäure
Calcitonin	Estradiol
Calcitriol	Etidronsäure
Calciumcarbonat	Pamidronsäure
Calciumglukonat	Sevelamer
Calciumlaktat	Strontiumranelat [2004; A]
Calciumlaktoglukonat	Teriparatid
Colecalciferol	Thiazid
Dihydrotachysterol	Tiludronsäure
Furosemid	
Ibandronsäure	
Parathormon	
Raloxifen	
Risedronsäure	
Zoledronsäure	

45

45.2. Klinische Grundlagen

45.2.1. Definition und Pathophysiologie

Die Osteoporose ist eine systemische Skeletterkrankung, die mit niedriger Knochenmasse und Verschlechterung der Knochenge-webestruktur mit konsekutiv erhöhter Knochenbrüchigkeit und erhöhtem Frakturrisiko einhergeht.

Der Knochen ist ein zentrales Stoffwechselorgan der Calciumhomöostase und Bewahrer der statischen Integrität des Organismus. Der spongiöse Knochen wird in etwa 4 Jahren, der kompakte in etwa 8 Jahren mit Hilfe des Zusammenspiels von Osteoblasten und Osteoklasten umgebaut. Zwischen dem 20. und 30. Lebensjahr erreicht der Mensch unter Einfluss seiner Sexualhormone seine höchste Knochenmasse („peak bone mass"), danach beträgt der jährliche Knochendichteverlust 0,5 %. Verzögerte Pubertät oder sekundäre Amenorrhoe mit Östrogenmangel führt zu einer verminderten „peak bone mass". Der Substanzverlust wird durch verschiedene Einflüsse (z.B. genetische Determinierung, Mangelzustände an Calcium, Vitamin D, Östrogenen etc.) vor allem bei Frauen in der Postmenopause über etwa 10 Jahre beschleunigt. Frauen haben wegen des menopausalen Östrogenentzugs bzw. wegen der damit verbundenen Veränderung des Zytokinstoffwechsels eine höhere Osteoporosegefährdung mit häufiger und früher auftretenden Wirbelkörper- und Radiusfrakturen. Im höheren Alter (> 75 Jahre) spielen unabhängig vom Geschlecht ein erhöhtes Sturzrisiko und ein zunehmender Mangel an Calcium und Vitamin D eine entscheidende Rolle für die in diesem Alter häufige Schen-kelhalsfraktur.

45.2.2. Einteilung

Man fasst die postmenopausale (Frauen in der Menopause bis 75 Jahre) und senile Osteoporose (Frauen über 75 Jahre) zur primären Osteoporose zusammen und trennt sie von einer sekundären Osteoporose, bei der auslösende Ursachen eindeutig ersichtlich sind, z.B. Glukokortikoid-induzierte Osteoporose. Während die postmenopausale Osteoporose durch Wirbelkörperfrak-turen gekennzeichnet ist, spielt bei der senilen Osteoporose die Schenkelhalsfraktur eine entscheidende Rolle.

Die WHO hat folgende Einteilung der Osteoporose unter Zugrundelegung der Knochendichtemessung (Dual-X-Ray-Absorptiometrie = DXA) vorgegeben (osteodensitometrische Definition der Osteoporose):

- **Normal**: Die Knochendichte liegt im Normbereich, d.h. nicht niedriger als eine Standardabweichung (SD) unterhalb des Mittels für junge Erwachsene (T-Wert oberhalb von -1 SD).
- **Osteopenie**: Der Patient hat eine erniedrigte Knochendichte (T-Wert zwischen -1 und -2,5 SD).
- **Osteoporose**: Die Knochendichte ist erniedrigt (T-Wert mehr als -2,5 SD unterhalb des Mittelwertes).

Hat der Patient eine Fraktur durch ein inadäquates Trauma (Sturz aus dem Stand) erlitten, spricht man von einer klinisch mani-festen Osteoporose. Bei relevanten anderen Risikofaktoren schließt eine normale Knochendichte ein Frakturrisiko keinesfalls aus.

45.2.3. Diagnostik

Da kein gesichertes Instrument für das Osteoporose-Screening zur Verfügung steht, sollte nach den Patienten mit dem höchsten Frakturrisiko gefahndet werden. Dazu gehören Patienten mit folgendem Risikoprofil: nach einem Bagatelltrauma aufgetretene fri-sche oder anamnestisch gesicherte periphere- oder Wirbelkörperfraktur, niedriges Körpergewicht (BMI < 20 kg/m²), ein Elternteil mit Schenkelhalsfraktur, Nikotingenuss, erhöhtes Sturzrisiko (2 Stürze in den letzten 6 Monaten) und Immobilität. Alter und Geschlecht sind per se ein Risikofaktor, Frauen haben bei vergleichbarem Alter und T-Wert der Knochendichte ein 50 % höheres Risiko. Mit jeder Lebensdekade verdoppelt sich das Frakturrisiko.

Bei Vorliegen eines dieser Risikofaktoren sollten nach klinischer Untersuchung einige grundlegende Laborparameter bestimmt werden (BSG, Blutbild, Calcium und Phosphat im Serum, alkalische Phosphatase, YGT, Kreatinin, TSH, Immunelektrophorese). Diese sind bei der primären Osteoporose nicht verändert, jedoch richtungsweisend für eine sekundäre Osteoporose (z.B. Hyperkalzämie bei primärem Hyperparathyreoidismus, Tumorhyperkalzämie). Bei Verdacht auf Fraktur sollte zunächst eine native Röntgenauf-nahme gemacht werden, bei gesicherter Fraktur und/oder Risikofaktoren ist dann eine Knochendichtemessung mittels dualer Röntgenabsorptiometrie (DXA) an Wirbelsäule (< 75 Jahre) und/oder Schenkelhals (> 75 Jahre) anzuschließen.

45.3. Therapie: allgemeine Gesichtspunkte

45.3.1. Therapieindikation

Die Indikation zur Therapie besteht schon bei Nachweis von Risikofaktoren für eine Osteopenie/Osteoporose, da die Erkrankung weiter fortschreitet und sich – zu spät oder unbehandelt – eine schmerzhafte, behindernde und Folgekosten verursachende manifeste Osteoporose entwickeln kann.

45.3.2. Therapieziele

- **bei Osteoporoserisiko**: Risikominimierung und (Primär-)Prävention
- **bei Osteopenie/präklinischer Osteoporose**: (Sekundär-)Prävention einer osteoporotischen Fraktur alters- und geschlechtsabhängig
- **bei klinisch manifester Osteoporose**: Verhinderung weiterer osteoporotischer Frakturen, (Tertiär-)Prävention, Therapie der Fraktur und Schmerzbekämpfung

45.3.3. Therapeutisches Vorgehen

Basis der Osteoporosetherapie ist eine ausreichende Versorgung mit Calcium (1.200–1.500 mg/Tag) und Vitamin D (800–2.000 E/Tag)* durch die Nahrung. Bei älteren Menschen, Nahrungsmittelunverträglichkeiten oder unzureichender Nahrungszufuhr werden diese Empfehlungen zumeist nicht realisiert, sodass eine Nahrungsmittelergänzung mit Calcium und/oder Vitamin D erforderlich wird. Zur Prävention und Basistherapie gehören auch die Stärkung der Muskelkraft und ein Balancetraining zur Vermeidung von Stürzen sowie Einstellung des Nikotingenusses, selbstverständlich auch eines Alkoholabusus. Diese Basismaßnahmen werden ergänzt durch eine Schmerztherapie bei Fraktur. Die spezifische medikamentöse Therapie der Osteoporose kommt bei allen nachgewiesenen osteoporotischen Frakturen sowie bei erhöhtem Risiko für Wirbelkörper und Schenkelhalsfraktur zum Einsatz.

Osteoporoserisiko: Bekämpfung und/oder Beseitigung der Risikofaktoren (z.B. Bewegungsmangel, ernährungsbedingter Calciummangel, Rauchen etc.) durch adäquate calciumreiche Ernährung (Milch und Milchprodukte, grüne Gemüse, Kräuter, calciumhaltige Mineralwässer), körperliche Aktivität im Sinne eines isometrischen Muskeltrainings und gesunder Lebensführung; bei vorzeitiger Menopause mit nichtbeherrschbaren Wechseljahrsbeschwerden unter Nutzen-Risiko-Abschätzung Abwägen einer Hormonsubstitution

Osteopenie/Osteoporose (ohne Fraktur): Bekämpfung von Risikofaktoren (s.o.), isometrische Übungen, gezielte Mobilisation, Balancetraining, Calcium- und Vitamin-D-Supplementierung (wenn durch Ernährung nicht auszugleichen s.o.), bei deutlicher Reduzierung der Knochendichte (T < -2,5) oder unter Glukokortikoidgabe über mindestens 3 Monate und einem T-Wert < -1,5) antiresorptive oder osteoanabole Arzneimittel, die auch bei der manifesten Osteoporose Anwendung finden

Manifeste Osteoporose (mit Fraktur): Im Akutstadium bei Frakturen zur Schmerzreduktion neben nichtsteroidalen Antiphlogistika zentralwirkenden Analgetika, Muskelrelaxantien entsprechend der WHO-Empfehlung; bei frischer und therapieresistenter, sehr schmerzhafter Fraktur kann Vertebroplastie und Ballonkyphoplastie nach interdisziplinärer Diskussion erwogen werden

Langfristig: Bekämpfung von Risikofaktoren (s.o.), Krankengymnastik, Supplementierung von Calcium und Vitamin D.

Als osteospezifische Medikamente werden als Mittel der 1. Wahl antiresorptive (Bisphosphonate, selektive Östrogenrezeptor-Modulatoren) oder Osteoblasten-stimulierende Substanzen wie Parathormon oder Strontiumranelat, das gleichzeitig antiresorptiv wirkt, eingesetzt.

---

* neue DVO-Leitlinie 2009: Vitamin D 800–2.000 E

Tabelle 45.1: Empfehlung für eine spezifische medikamentöse Therapie[1,2]

ohne WK-Fraktur bei Lebensalter (Jahre)		T-Wert (nur anwendbar auf DXA-Werte)				
Frau	Mann	-2,0 bis -2,5	-2,5 bis -3,0	-3,0 bis -3,5	-3,5 bis -4,0	< -4,0
50–60	60–70	nein	nein	nein	nein	ja
60–65	70–75	nein	nein	nein	ja	ja
65–70	75–80	nein	nein	ja	ja	ja
70–75	80–85	nein	ja	ja	ja	ja
> 75	> 85	ja	ja	ja	ja	ja
mit WK-Fraktur		ja – rasche Therapie wichtig, da hohes akutes Folgerisiko für WK-Frakturen				

1 Bei Vorliegen eines oder mehrerer Risikofaktoren (periphere Fraktur, Schenkelhalsfraktur bei einem Elternteil, Nikotinabusus, multiple Stürze, Immobilität) wird eine maximal um einen T-Wert höher liegende Therapieschwelle empfohlen, in Abhängigkeit von der klinischen Gesamtsituation, z.B. Lebenserwartung und Akzeptanz des Patienten, ist eine max. einen T-Wert niedriger liegende Therapieschwelle möglich.
2 nach DVO-Leitlinien 2006, 2009

Die Therapieentscheidung ist im Einzelfall unter Berücksichtigung von Lebensalter, Geschlecht, Menopausenalter, Risikofaktoren, klinischem Stadium und Knochenstoffwechselsituation der Osteoporose zu fällen. Nach Leitlinien gehört die Verordnung von Calcium und Vitamin D zur Basistherapie jeder Osteoporose. Dem Therapieziel Frakturverhinderung werden mit hoher Evidenz vor allem die Bisphosphonate, alternativ die selektiven Östrogenrezeptor-Modulatoren (SERM, z.B. Raloxifen) oder Strontiumranelat, gerecht. Eine Therapie mit Bisphosphonaten kann auch bei Patienten mit Osteopenie durchgeführt werden, wenn die Knochendichte trotz Basistherapie mit Calcium und Vitamin D weiter abfällt, z.B. unter Glukokortikoiden. Bei ausgeprägter manifester Osteoporose mit multiplen Frakturen und unter einer Langzeitglukokortikoid-Medikation kann Parathormon (Teriparatid) eingesetzt werden. Es gibt keinen Beleg für eine präferenzielle Fraktur-senkende Wirkung einer der o.g. Substanzen bei bestimmten Patientengruppen. Für die individuelle Auswahl der Medikamente sollten die möglichen Nebenwirkungen und die Einnahmemodalitäten in die Überlegung einbezogen werden. Eine Hormontherapie zur Primärprophylaxe osteoporotischer Frakturen kann postmenopausalen Frauen nicht generell empfohlen werden. Im Einzelfall ist die Verordnung weiblicher Sexualhormone (sequenziell, kontinuierlich) seit Juli 2004 nur zugelassen, wenn ein hohes Risiko für Knochenbrüche besteht und andere zu diesem Zweck angewendete Arzneimittel nicht vertragen oder nicht angewendet werden dürfen. Eine möglichst niedrigdosierte und eher kurzfristige Hormongabe ist auch denkbar bei nichtbeherrschbaren Wechseljahresbeschwerden. Erhöhtes kardiovaskuläre, Thrombose- und Mammakarzinom-Risiken sollten vorher ausgeschlossen werden (vgl. Kap. Weibliche Sexualhormone).

Die Therapiekontrolle zur Frage der Verträglichkeit sollte anfänglich alle 3–6 Monate erfolgen; jährliche bis zweijährliche Knochendichtemessung, ggf. Röntgenkontrolle bei Verdacht auf neue Fraktur.

45.4. Pharmakotherapie

45.4.1. Therapieprinzipien

Die medikamentöse Behandlung der Osteoporose besteht in einer Basistherapie, der Bereitstellung optimaler Calcium- und Vitamin-D-Mengen und einer spezifischen Fraktur-senkenden Therapie. Bei Osteoporose-Patienten, insbesondere im höheren Lebensalter, besteht häufig ein Calcium- und Vitamin-D-Mangel, der durch das Nahrungscalcium nicht ausgeglichen werden kann. Ein Ausgleich erfolgt durch Calciumgabe, am besten in Kombination mit Vitamin D.

45.4.2. Calciumsalze

Vergleichende Bewertung
Der minimale, durchschnittliche tägliche Calciumbedarf beträgt ca. 20 mmol = 800 mg Calcium, nach Leitlinien-Empfehlungen 1.200–1.500 mg. Bei calciumarmer Ernährung (keine Milch und Milchprodukte) oder malabsorptionsbedingtem Calciummangel sowie Osteoporose und Hypoparathyreoidismus sind Calciumpräparate (0,5–1,2 g/Tag) als Ausgleich eines Calciummangels – sinnvollerweise in Kombination mit Vitamin D (oder Calcitriol bzw. Alfacalcidol bei Niereninsuffizienz) – angebracht (vgl. Hinweise zur wirtschaftlichen Verordnung am Ende des Kapitels).

Wirkungsmechanismus
Die Calciumresorption unterliegt einer degressiven Kinetik, d.h. je höher die Calciumzufuhr, desto geringer die relative Calciumresorption und somit die Gefahr der Hyperkalzämie (vgl. Kap. Störungen des Elektroylt- und Flüssigkeitshaushaltes). Das überschüssige Calcium wird über die Niere ausgeschieden (Steigerung der Calciumausscheidung).

 Cave: Calciumnephrolithiasis

Indikation(en)
Prävention und Therapie der Osteoporose, in der Regel gemeinsam mit Vitamin D als Basistherapie; Hypoparathyreoidismus, kalzipenische Rachitis, Osteomalazie, renale Osteopathie zusammen mit Vitamin D bei ungenügendem Calciumangebot

Kontraindikationen
Erkrankungen mit nachgewiesener oder möglicher Hyperkalzämie, rezidivierende Calciumnephrolithiasis, Vorsicht bei Niereninsuffizienz

Vergiftung
Calciumgesamtmengen bis 2,0 g/Tag sind bei ausgeschlossenen Störungen der Calciumhomöostase und Nierenfunktion unbedenklich. Extrem hohe Calciumdosen können in Verbindung mit Alkalien zur Hyperkalzämie (Milch-Alkali-Syndrom) führen. Vor allem die Kombination mit unkontrolliert hohen Vitamin-D-Dosen beim Hypoparathyreoidismus kann eine toxische Hyperkalzämie induzieren.

Wechselwirkungen
Vitamin D steigert die Resorption von Calcium. Tetrazykline, Fluorchinolone (z.B. Ciprofloxacin, Norfloxacin), Fluoride und Estramustin-Präparate werden bei gleichzeitiger Gabe mit Calcium schlechter resorbiert. Die Resorption und damit auch die Toxizität von Aluminium- und Wismutsalzen werden im Beisein von Calcium gesteigert. Die Empfindlichkeit gegenüber Digitalisglykosiden wird bei Hyperkalzämie erhöht. Es kann deshalb zu Herzrhythmusstörungen kommen. Diuretika vom Thiazidtyp vermindern die renale Calciumausscheidung.

Pharmakokinetik
BV: Calcium wird hormonabhängig aufgenommen, bei zunehmender Dosis und zunehmendem Alter nimmt die relative Resorption ab, während sie bei Hypokalzämie zunimmt

Elim.: die Ausscheidung erfolgt renal; bei Nierengesunden werden 98 % des filtrierten Calciums tubulär rückresorbiert

Wirkstoffe
Calciumcarbonat, Calciumglukonat, Calciumlaktat, Calciumlaktoglukonat

Dosierung

Tabelle 45.2: Optimales Calciumangebot (NIH Consensus Statement 1994)

Altersgruppe	Calcium (mg/Tag)
Kleinkinder	
Geburt bis 6 Monate	400
6 Monate bis 1 Jahr	600
Kinder	
1–5 Jahre	800
6–10 Jahre	800–1.200
Adoleszente/junge Erwachsene	
11–24 Jahre	1.200–1.500
Männer	
25–65 Jahre	1.000
über 65 Jahre	1.500
Frauen	
25–50 Jahre	1.000
über 50 Jahre (postmenopausal)	
– unter Östrogensubstitution	1.000
– ohne Östrogensubstitution	1.500
über 65 Jahre	1.500
in Schwangerschaft und Stillzeit	1.200–1.500

45.4.3. Vitamin D₃ und Metaboliten

(vgl. Kap. Substitution mit Vitaminen)

Vergleichende Bewertung und Hinweise zur wirtschaftlichen Verordnung

Genuines Vitamin D (Colecalciferol) muss in der Leber (25-Hydroxylierung) und in der Niere (1alpha-Hydroxylierung) zum aktiven 1,25-Dihydroxycolecalciferol (Calcitriol) umgewandelt werden, bevor es aktiv wird. Calcitriol besitzt Hormoncharakter. Es steigert die Calcium- und Phosphatabsorption im Darm, aktiviert im Knochen Osteoblasten und Mineralisation, supprimiert die Nebenschilddrüsen, beeinflusst die renale Calcium- und Phosphatexkretion. Bei normaler Nieren- und Leberfunktion ist keine Beeinträchtigung der Hydroxylierung zu erwarten.

Die teureren Metaboliten sind nicht erforderlich, und somit ist eine kostengünstige Therapie mit genuinem Vitamin D₃ möglich. Bei eingeschränkter Nierenfunktion sollten anstelle von Colecalciferol Calcitriol oder Alfacalcidol (1alpha-Hydroxy-Vitamin D₃) verwendet werden.

Beim Hypoparathyreoidismus sind zur Anhebung des Serumcalciumspiegels deutlich höhere Gaben von Vitamin D erforderlich (20.000–40.000 I.E./Tag, begründet auch mehr), die häufig erst nach Wochen wirksam sind. Die therapeutische Breite von Vitamin D ist gering, eine Intoxikation mit wochenlanger, schwer zu therapierender Hyperkalzämie eine gefürchtete Komplikation. Die Tetanien zwingen zu einem schnelleren Wirkprinzip mit Calcitriol, welches innerhalb von 24–48 Stunden den Calciumspiegel in den gewünschten unteren Normbereich anhebt, eine kurze Halbwertszeit hat und nicht kumuliert. Die höheren Kosten sind jedoch in begründeten Fällen wegen der flexibleren Handhabe und der geringeren Nebenwirkungen gerechtfertigt.

Kräftig zugenommen hat die Verordnung von Paricalcitol, einem Derivat von Vitamin D₂, das 2005 in Deutschland zunächst zur parenteralen Anwendung eingeführt wurde, seit April 2008 aber auch als Tablette im Handel ist. Es hat ähnliche Indikationen wie Calcitriol, ist aber auch mit der aktualisierten WHO-DDD von 2 µg (bisher 4 µg) immer noch erheblich teurer als die oralen Calcitriolpräparate. Paricalcitol wurde mit dem Anspruch propagiert, bei einem Hypoparathyreoidismus im Gefolge einer schweren Niereninsuffizienz neben der Senkung der Parathormonkonzentration keine erhöhten Calciumwerte im Serum durch eine verstärkte enterale Resorption zu bewirken. Ein erhöhtes Serumcalcium wird als Ursache der bei Dialysepatienten häufig vorkommenden vaskulären Schädigung mit erhöhter Mortalität angesehen. Bisher gibt es keine Evidenz für einen therapeutischen Zusatznutzen von Paricalcitol im Vergleich zu Calcitriol.

Dihydrotachysterol ist ein Vitamin-D-Derivat, das schon 1933 auf den Markt kam und seit jeher bei idiopathischem oder postoperativem Hypoparathyreoidismus mit mangelnder Calciummobilisierung und Tetanieneigung eingesetzt wird. Ziel ist die Steigerung der Calciumkonzentration im Blut durch gesteigerte enterale Calciumaufnahme und erhöhte Calciummobilisation aus dem Knochen.

Wirkungsmechanismus

fördert die Calciumresorption aus dem Darm, hebt den Calciumspiegel, fördert den Einbau von Calcium in den Knochen

Indikation(en)

Osteoporoseprophylaxe und Osteoporosetherapie in Verbindung mit Calcium als Basistherapeutikum und begleitend zu den anderen Osteoporosetherapeutika; Hypokalzämien, phosphopenische Rachitis, Hypoparathyreoidismus

Unerwünschte Arzneimittelwirkungen

Vitamin-D-Exzess kann osteolytisch wirken und zur Hyperkalzämie führen; Einzelheiten s. Kap. Substitution mit Vitaminen

Wechselwirkungen

Wirkungsverstärkung durch gleichzeitige Anwendung von Vitamin D und seinen Abkömmlingen; daher monotherapeutische Anwendung; Colestyramin kann die Aufnahme von Calcitriol aus dem Darm stören; Glukokortikoide schwächen die Wirkung von Calcitriol über eine Aufnahmehemmung ab; in Kombination mit Thiaziddiuretika besteht die Möglichkeit einer Hyperkalzämie; bei gleichzeitiger Gabe von Digitalisglykosiden können über den erhöhten Calciumspiegel i.S. Herzrhythmusstörungen ausgelöst werden

Besonderheiten

Die Dauertherapie bedarf der regelmäßigen Überwachung und der quartalsweisen Kontrolle des Serumcalciumspiegels und gegebenenfalls der Calciumausscheidung im Urin.

Colecalciferol

(vgl. Kap. Substitution mit Vitaminen)

Wechselwirkungen
s. Calcitriol; Barbiturate oder Phenytoin können die Wirkung von Colecalciferol beeinträchtigen; wegen der additiven Wirkung nur in Ausnahmefällen und unter Kontrolle des Serumcalciums mit Metaboliten oder Analoga des Colecalciferols kombinieren

Pharmakokinetik
BV: ausgeprägt hohe Speicherung im Fettgewebe
HWZ: lange biologische Halbwertszeit; Colecalciferol-bedingte Hyperkalzämien können über Wochen anhalten

Dosierung
s.u.

Calcitriol

(vgl. Kap. Substitution mit Vitaminen)

Pharmakokinetik
BV: schnelle Resorption mit Spitzenspiegeln nach 3–6 Std.
Elim.: renale und fäkale Ausscheidung
HWZ: 8 Min.

Dosierung
s.u.

Alfacalcidol

Wechselwirkungen
s. Calcitriol. Darüber hinaus sollte die Kombination mit magnesiumhaltigen Antazida oder Laxantien wegen der Gefahr einer Hypermagnesiämie vermieden werden.

Pharmakokinetik
BV: Prodrug für 1α-25-Dihydroxycolecalciferol; rasche hepatische 25-Hydroxylierung auch bei Patienten mit Niereninsuffizienz; maximale Plasmaspiegel 8 Std. nach oraler Einnahme

Dosierung
s.u.

Dihydrotachysterol

Wechselwirkungen
- gleichzeitige Gabe mit Thiaziddiuretika kann zu Hyperkalzämien führen; wegen additiver Wirkung Kombination mit Colecalciferol (Vitamin D_3) und dessen Metaboliten als nicht sinnvoll vermeiden

Pharmakokinetik
BV: maximale Plasmakonzentrationen nach Gabe von 1 mg nach 6–8 Stunden, maximale Serumcalciumspiegel bei oraler Gabe nach 7 Tagen
HWZ: 16–18 Std.

Indikation(en) und Dosierung von Vitamin D und Derivaten

Colecalciferol (Vitamin D_3): 1.000 I.E. = 0,025 mg

Prophylaxe der Osteoporose

Colecalciferol: 800–2.000 I.E./Tag (bei latentem oder manifestem Mangel), gleichzeitig Optimierung der Calciumzufuhr (s. Abschnitt Calcium)

Manifeste Osteoporose

- begleitend zur Therapie mit Bisphosphonaten, Calcitonin, Östrogenen, SERM, Fluoriden, Strontiumranelat: 1.000 I.E./Tag
- Colecalciferol gemeinsam mit Calcium
- bei Therapie der Osteoporose mit Vitamin-D-Metaboliten: 0,5 µg/Tag Calcitriol oder 1 µg/Tag Alfacalcidol
- unter Parathormon bzw. Teriparatid können Hyperkalzämien auftreten, sodass Dosis unter Calciumkontrolle individuell angepasst werden sollte

Bei langfristiger Glukokortikoidtherapie

- bis 1.000 I.E./Tag Colecalciferol

Hypoparathyreoidismus

- Dosis muss individuell ermittelt werden
- Erfahrungswerte des Bedarfs: Colecalciferol (Vitamin D_3) 0,5–2,5 mg/Tag, Dihydrotachysterol 0,5–1,5 mg/Tag, Calcitriol 0,5– 1,5 µg/Tag

Kalzipenische Rachitis/Osteomalazie

- höher dosierte Vitamin D-Therapie bis zur Ausheilung erforderlich, danach präventive Erhaltungsdosen in Abhängigkeit von der Grunderkrankung
- bei ungenügender Calciumzufuhr mit der Nahrung müssen Calciumpräparate verordnet werden
- Kinder mit akuter Erkrankung: 3.000–5.000 I.E./Tag Colecalciferol über 3 Wochen, anschließend Prophylaxe mit 500 I.E./Tag p.o., Erwachsene: 5.000–10.000 I.E./Tag Colecalciferol über 3 Wochen, anschließend Prophylaxe mit 1.000 I.E./Tag zumeist ausreichend
- bei Erreichen des Normbereiches der alkalischen Phosphatase: Versuch der Dosisreduktion
- zu Beginn der Therapie kann die alkalische Phosphatase ansteigen

Malabsorption (z.B. Sprue)

- Zufuhr von Colecalciferol parenteral in entsprechenden Dosen, z.B. 10.000 I.E./Woche

Phosphopenische Rachitis/Osteomalazie

- Calcitriol in Kombination mit Phosphaten
- Ursachenabklärung – mögliche onkogene phosphopenische Osteomalazie
- zum Dosisvergleich s. Tab.45.3.

Tabelle 45.3: Vergleich der Wirksamkeit von Vitamin D (= Colecalciferol) und seinen Metaboliten

	Vitamin D Colecalciferol	Dihydrotachysterol	25-OH-Vitamin D Calcidiol	1,25-(OH)$_2$-Vitamin D Calcitriol
Erhaltungsdosis/Tag (µg)	500–2.500	250–1.500	50–200	0,5–2,0
Potenz (bezogen auf Vitamin D)	1	2–3	10–15	1.000–1.500
Dauer bis zum Erreichen der Normokalzämie (in Wochen)	4–8	2–4	1–2	0,5–1
Dauer des Abklingens einer Hyperkalzämie (in Wochen)	6–18 (bis viele Monate!)	3–12	1–12	0,5–1

45.4.4. Östrogene (und Gestagene), selektive Östrogenrezeptor-Modulatoren

Vergleichende Bewertung

Die Östrogen-(Gestagen-)Therapie spielt bei der postmenopausalen Osteoporose keine Rolle mehr, da das Nutzen-Risiko-Verhältnis bei erhöhtem kardiovaskulärem Risiko und einem erhöhten Risiko bezüglich des Mammakarzinoms ungünstig ist (vgl. Kap. Weibliche Sexualhormone). Sollte man sich wegen gleichzeitiger menopausaler Beschwerden doch dazu entschließen, müssen bei vorhandenem Uterus Gestagene zum Schutze vor einer Endometriumproliferation und zur Verhinderung eines späteren Endometriumkarzinoms zugegeben werden. Auswirkungen auf die Knochen zeigen nur konjugierte Östrogene ab einer Tagesdosis von 0,625 mg bzw. Estradiol-Präparate ab 1 mg. Estriol-Präparate sind unwirksam (Wirkstoffe und Dosierung: s. Kap. Weibliche Sexualhormone). Dagegen stellen selektive Östrogenrezeptor-Modulatoren ohne Östrogenwirkung an Brust und Uterus (Raloxifen) eine gute Alternative gegenüber Bisphosphonaten zur Therapie der Osteoporose dar. Eine Senkung des Frakturrisikos an der Wirbelsäule ist gesichert, jedoch wurden vereinzelt tödliche Apoplexie beobachtet.

Raloxifen

Wirkungsmechanismus
Selektiver Östrogenrezeptor-Modulator (SERM)

Indikation(en)
Osteoporose (Prävention und Behandlung) bei postmenopausalen Frauen

Kontraindikationen
- venöse thromboembolische Ereignisse (bestehende oder in der Anamnese aufgetretene)
- eingeschränkte Leberfunktion inkl. Cholestase
- schwere Nierenschädigung
- ungeklärte Uterusblutungen
- Endometriumkarzinom

Unerwünschte Arzneimittelwirkungen
- Thrombosen bzw. Thromboembolien
- periphere Ödeme
- Vasodilatation (Hitzewallungen)
- Wadenkrämpfe
- grippeähnliche Symptome

Relevante Wechselwirkungen
- Colestyramin (oder andere Anionen-Austauscherharze): Hemmung der Resorption und des enterohepatischen Kreislaufes von Raloxifen; daher Kombination meiden
- Warfarin oder andere Kumarinderivate: leichte Verkürzung der Prothrombinzeit möglich; daher Prothrombinzeit überwachen, wenn gemeinsame Gabe

Pharmakokinetik
BV: 2 % (aufgrund ausgeprägter präsystemischer Glukuronidierung)
Elim.: hepatische Glukuronidierung überwiegend mit den Faeces
HWZ: 27,7 Std. (aufgrund enterohepatischen Kreislaufes); < 0,2 % unverändert renal

Dosierung
60 mg/d 1x tgl.

45.4.5. Bisphosphonate

Vergleichende Bewertung und Hinweise zur wirtschaftlichen Verordnung
Bisphosphonate haben eine hohe Affinität für die Mineralphase des Knochens, hemmen in therapeutischen Dosen die Tätigkeit der Osteoklasten und damit den vermehrten Abbau und die Zerstörung der Mikroarchitektur (Vernetzung der Knochenbälkchen). Dies führt bei fortlaufender Knochenneubildung zum Zugewinn an Knochenmasse. Die neueren Bisphosphonate (Clodronsäure, Pamidronsäure, Alendronsäure, Tiludronsäure, Risedronsäure, Ibandronsäure, Zoledronsäure) wirken in therapeutischen Dosen osteoklastenhemmend. Die Wirksamkeit ist abhängig von der Affinität zum Knochen und der Hemmung der Farnesylsynthetase. Bisphosphonate (außer Clodronsäure, Pamidronsäure und Tiludronsäure – andere Indikation) sind die Mittel der 1. Wahl bei der spezifischen Osteoporosetherapie (vgl. auch Hinweise zur wirtschaftliche Verordnung am Ende des Kapitels).
Die Wirksamkeit von Alendronsäure, Risedronsäure, Ibandronsäure und Zolendronsäure im Hinblick auf die Verhinderung weiterer Wirbelkörperfrakturen bei postmenopausalen Frauen ist gut belegt, ähnlich der von Raloxifen. Bezüglich nichtvertebraler Frakturen gilt das gleiche für die Bisphosphonate Alendronat, Risedronat und Zoledronat, jedoch nicht für Raloxifen; bei der Osteoporose des Mannes sind Alendronat 10 mg/Tag und Risedronat 35 mg/Woche und Zoledronat 5 mg/1x pro Jahr zugelassen. Zulassungen für die Glukokortikoid-induzierte Osteoporose liegen vor für Alendronat und Risedronat. Risedronsäure hat individuell, auch in Abhängigkeit von der Korrektheit der Einnahmemodalität, weniger gastrointestinale Nebenwirkungen als Alendronsäure. Ibandron-säure kann auch parenteral verabfolgt werden und Zoledronsäure wird ausschließlich parenteral verabfolgt. Nach 1–3 Tagen kommt es gelegentlich, insbesondere nach der ersten Injektion bzw. Infusion, zu einer Fieberreaktion. Die Auswahl des Bisphosphonates sollte daher vor allem von dem Nebenwirkungsprofil, Kontraindikationen und dem gewünschten Einnahme-modus abhängig gemacht werden. Die Therapiedauer richtet sich nach dem klinischen Ansprechen und der Knochendichte, The-rapie über 3–5 Jahre ist üblich, in Einzelfällen länger. Nach Therapiepause kann es erneut nach 1–2 Jahren zu Verschlechterung der Knochendichte kommen, ggf. sollte dann ein erneuter Therapiezyklus begonnen werden. Bei schnellerem Progress der Erkran-kung kann eine Überprüfung von Diagnose und Therapiekonzept sinnvoll sein.

Wirkungsmechanismus
Hemmung der Osteoklastentätigkeit

Indikation(en)
Osteoporose (Alendronsäure, Etidronsäure, Risedronsäure, Ibandronsäure, Zoledronsäure), Morbus Paget (Pamidronsäure, Risedronsäure, Tiludronsäure, Zoledronsäure), Knochenmetastasen, Hyperkalzämien (Pamidronsäure, Clodronsäure, Ibandronsäure, Zoledronsäure); wegen UAW strenge Indikationsstellung

Kontraindikationen
Schwangerschaft, Stillzeit; besondere Vorsicht bei Niereninsuffizienz

45

Unerwünschte Arzneimittelwirkungen

Bisphosphonate sind stark saure Stoffe und können lokale Schleimhautschäden erzeugen, weshalb sie (insbesondere Alendronsäure) mit viel Flüssigkeit (z.B. Leitungswasser) und im Stehen eingenommen werden müssen, mit anschließender Nahrungskarenz von 30 Minuten. Ösophagitis, Ösophagus- und Magenblutungen, Abdominalschmerzen, perforierende Ulcera ventriculi und Erbrechen wurden in Einzelfällen beschrieben. Wegen des Risikos von Kiefernekrosen, vorrangig, aber nicht ausschließlich bei Tumorerkrankungen und Chemotherapie unter parenteraler Bisphosphonatapplikation sollte möglichst noch vor Therapiebeginn ein Zahnstatus erhoben werden und ggf. eine Zahnsanierung erfolgen. Unter der oralen Bisphosphonatapplikation zur Behandlung von Osteoporose sind Kiefernekrosen selten beobachtet worden (s. Kasten).

Drei Fragen zum Risiko von Kiefernnekrosen bei Bisphosphonaten:

Frage:
Ist vor Einleitung jeglicher Bisphosphonat-(BP-)Therapie ein Zahnstatus bzw. eine zahnärztliche/kieferchirurgische Untersuchung zu fordern?

Antwort:
Nein, es ist aber anamnestisch und mit einem Blick auf den Zahnstatus eine Entscheidung zu treffen:

(1a) Der Patient verneint Zahnprobleme, der Blick in den Mund zeigt ein saniertes Gebiss und keine lokalen Entzündungszeichen (diese Befunde bitte dokumentieren) und die Therapie ist niedrigdosiert und oral bei Osteoporose vorgesehen. Das Kiefernekroserisiko ist niedrig (0,00038 %), Zusatzuntersuchungen beim Spezialisten sind entbehrlich.

(1b) Der Patient soll BPs intravenös und hochdosiert wegen Knochenmetastasen erhalten, hat nicht adäquat sanierte Zähne und/oder Zeichen der aktiven Entzündung: Hier sollte die Therapieentscheidung zusammen mit dem für die Zähne verantwortlichen Kollegen gefällt werden. Wesentlich ist also eine individuelle Risikoabschätzung, basierend auf anamnestischem und klinischem Zahnbefund. Bleiben Fragen offen, sollte der Zahnarzt zur Beurteilung des Status hinzugezogen werden.

Frage:
Ist diesbezüglich eine Differenzierung zwischen den einzelnen Substanzen vorzunehmen?

Antwort:
Stickstoffhaltige BPs sind vermutlich mit einem etwas höheren Risiko behaftet – dies dürfte aber z.B. bei Osteoporose und oraler Therapie keine Rolle spielen (s. 1a). Bei der Tumormetastasentherapie kommt man um die potenten stickstoffhaltigen BPs kaum herum, daher nicht selten um die Notwendigkeit, den Zahnarzt zu involvieren. Bisher liegen keine ausreichenden Daten für die intravenöse BP-Therapie 1-mal pro Jahr bei Osteoporose vor. Hier ist bis auf Weiteres eine Zusammenarbeit mit dem Zahnarzt in jedem Zweifelsfall zu empfehlen.

Frage:
Ist diesbezüglich eine Differenzierung zwischen oral- und intravenös verabreichten Bisphosphonaten möglich?

Antwort:
Die intravenöse BP-Gabe erhöht vermutlich das Nekroserisiko, und ihre Anwendung sollte daher in die Risikoabschätzung einbezogen werden.

Dosierung

s. Fachinformationen und Hinweise in diesem Kapitel zu einzelnen Erkrankungen (Osteoporose, M. Paget, Hyperkalzämien, Plasmozytom, Knochenmetastasen); wegen der Komplexbildung mit Kalzium müssen Biphosphonate getrennt von den Mahlzeiten eingenommen werden. Siehe auch Kurzprofile im Anhang.

Alendronsäure

Wechselwirkungen
Calcium und Antazida können die Resorption beeinträchtigen. Ebenso können calciumhaltige Getränke und Nahrung die Aufnahme von Alendronsäure beeinträchtigen. Höher dosierte Gabe von Alendronsäure in Kombination mit Acetylsalicylsäure-haltigen Arzneimitteln führt gehäuft zu Beschwerden des oberen Gastrointestinaltraktes. Daher aufrechte Körperhaltung bei der Einnahme und über 30 Minuten danach.

Pharmakokinetik
BV: bei Frauen 0,7 %, bei Männern 0,6 %; Plasmaproteinbindung ca. 78 %
Elim.: rasche renale Ausscheidung von nicht an den Knochen gebundenem Alendronat-Mononatrium
HWZ: terminale Halbwertszeit > 10 Jahre

Dosierung
Osteoporose: 1 x 10 mg/Tag p.o. oder 70 mg/Woche morgens auf nüchternen Magen mit einem Glas Leitungswasser im Sitzen oder Stehen und mindestens 30 min. vor jeglichem Essen/Trinken und vor der Einnahme anderer Arzneimittel. Mindestens 30 min. nach der Einnahme nicht hinlegen, um das Risiko von Speiseröhrenschäden zu mindern. Tabletten weder kauen noch im Mund zergehen lassen.

Etidronsäure

(s. Kurzprofil im Anhang)

Pamidronsäure

(s. Kurzprofil im Anhang)

Risedronsäure

Wechselwirkungen
keine klinisch relevanten Wechselwirkungen mit anderen Arzneimitteln, gleichzeitige Einnahmen von Calcium, Magnesium oder Eisen beeinträchtigen die Resorption von Risedronsäure

Pharmakokinetik
BV: 0,63 %, Plasmaproteinbindung ca. 24 %
Elim.: die Hälfte der resorbierten Dosis wird innerhalb von 24 Std. unverändert mit dem Urin ausgeschieden
HWZ: terminale Halbwertszeit 20 Tage

Dosierung
s. u. Osteoporose: 1 x 5 mg/Tag oder 1 x 35 mg p.o./Woche. Zu den Einnahmemodalitäten s. unter Alendronsäure.

Tiludronsäure

(s. Kurzprofil im Anhang)

Clodronsäure

(s. Kurzprofil im Anhang)

45

Ibandronsäure

Wechselwirkungen
Es liegen keine Daten aus klinischen Prüfungen vor. Wie bei Clodronsäure muss bei zusätzlicher Anwendung von Aminoglykosiden mit einer Hypokalzämie und Hypomagnesiämie gerechnet werden.

Pharmakokinetik
BV: sehr niedrige Bioverfügbarkeit, parenteral 100 % (Plasmaproteinbindung 99 %)
Elim.: unveränderte renale Ausscheidung
HWZ: terminale Halbwertszeit 10–16 Std.

Dosierung
Osteoporose: 1 x 150 mg p.o./Monat. Zu den Einnahmemodalitäten s. Alendronsäure.

Zoledronsäure

Wechselwirkungen
Spezifische Arzneimittel-Interaktionsstudien sind mit Zoledronsäure nicht durchgeführt worden. Zoledronsäure wird nicht systemisch metabolisiert. Da Zoledronsäure nicht stark an Plasmaproteine gebunden wird (ca. 43–55 % gebunden), sind Interaktionen als Folge der Verdrängung hochgradig Protein-gebundener Arzneimittel unwahrscheinlich.

 Vorsicht ist angezeigt, falls Zoledronsäure zusammen mit Arzneimitteln angewendet wird, welche die Nierenfunktion wesentlich beeinflussen können (z.B. Aminoglykoside oder Diuretika, die eine Dehydratation bewirken können).

Pharmakokinetik
BV: parenterale Applikation 100 %. Die Elimination der Zoledronsäure erfolgt durch renale Ausscheidung. Bis zu einer Kreatiniclearance von $\geq$ 35ml/min ist eine Dosisanpassung nicht erforderlich.

Dosierung
Osteoporose: parenteral 1 x 5 mg/Jahr. Im übrigen s.o.

45.4.6. Calcitonin

Vergleichende Bewertung
Calcitonin hemmt den Knochenabbau durch Hemmung der Osteoklasten. Darüber hinaus besitzt es eine zentralnervöse analgetische Wirkung, die auch therapeutisch genutzt wird (Kurzzeittherapie für 6–8 Wochen, z.B. nach frischen Wirbelkörperfrakturen). Es liegen keine ausreichenden Daten zur Fraktursenkung bei Osteoporose vor, sodass Calcitonin nur das Arzneimittel für begründete Ausnahmen bei Osteoporose darstellt. Auch bei der Therapie des Morbus Paget ist es den potenteren Bisphosphonaten unterlegen.

Wirkungsmechanismus
Calcitonin hemmt die Osteoklasten, der Knochenabbau wird gebremst. Der Knochenanbau kann zuvor entstandene Defekte ausfüllen. Die analgetische Wirkung kommt vermutlich über die Induktion von Endorphinen zustande.

Indikation(en)
Kurzzeittherapie (6–8 Wochen) der schmerzhaften osteoporotischen Wirbelfraktur, Morbus Paget, Hyperkalzämien (primärer Hyperparathyreoidismus, Tumorhyperkalzämie)

Unerwünschte Arzneimittelwirkungen
Flush, Übelkeit und Erbrechen, selten Durchfälle; abendliche Injektion sinnvoll! Calcitonin vom Lachs fördert Entwicklung neutralisierender Antikörper, sodass bei Verlust der Wirksamkeit auf humanes Calcitonin gewechselt werden muss

Wechselwirkungen

Durch Änderungen in der Elektrolythomöostase kann es zu einer Modifikation der Wirkung von Digitalisglykosiden kommen. Bei gleichzeitiger Anwendung von Calcitonin und Bisphosphonaten ist die verstärkte Absenkung des Serumcalciumspiegels möglich.

Pharmakokinetik

Elim.: renale Metabolisierung und Elimination
HWZ: 15 Min.

Dosierung
- zwischen 100 I.E./Tag s.c. bis 3 x 50 I.E./Woche
- bei drohender hyperkalzämischer Krise, bei Tumorhyperkalzämien: 4 x 100 I.E./Tag s.c. (200–500 I.E./Tag)
- alternativ: anstatt 100 I.E./Tag s.c. 200 I.E./Tag intranasal (Calcitonin-Nasenspray)
- Wirkungsverlust durch Antikörperbildung möglich
- Dosis und Dosierungsintervalle richten sich nicht nach Blutspiegelbereich, sondern nach Therapieindikation und Behandlungseffekt

45.4.7. Parathormon, Teriparatid

Vergleichende Bewertung und Hinweise zur wirtschaftlichen Verordnung

Parathormon (1–84) führt bei intermittierender Anwendung (1-mal/Tag s.c per Pen) zu einer knochenaufbauenden Wirkung im Gegensatz zur kontinuierlichen Wirkung beim primären Hyperparathyreoidismus. Das rekombinante Parathormonfragment 1–34 (Teriparatid) führt bei Patienten mit manifester Osteoporose zu einer Senkung der Frakturrate.
Limitiert wird der Einsatz von Teriparatid durch den Preis und gelegentlich die Notwendigkeit der Selbstinjektion durch den Patienten (Erleichterung durch Applikation s.c. per Pen). Eine Wirksamkeit bei der Osteoporose des Mannes und Glukokortikoid-induzierter Osteoporose wurde kürzlich nachgewiesen (vgl. den Therapiehinweis zu Periparatid am Ende dieses Kapitels).

45.4.8. Strontiumranelat

Vergleichende Bewertung

Strontiumranelat bewirkt infolge einer gleichzeitigen Hemmung des Knochenabbaus (antiresorptive Wirkung) und einer Stimulation des Knochenanbaus eine Abnahme osteoporotischer Frakturen. Die parallele Zunahme der Knochendichte beruht zumindest teilweise auf der Strontiumeinlagerung im Knochengewebe. Die Indikation zur Gabe von Strontiumranelat (2 g/Tag p.o.) besteht insbesondere bei Unverträglichkeit von Bisphosphonaten und/oder SERM und beim Auftreten weiterer Frakturen (vgl. die Empfehlungen zur wirtschaftlichen Verordnungsweise am Ende des Kapitels).

45.5. Andere Osteopathien und Calciumstoffwechselstörungen

45.5.1. Osteodystrophia deformans Paget

45.5.1.1. Definition, Pathophysiologie, Diagnostik

Die Osteodystrophia deformans (Morbus Paget) ist eine lokalisierte Erkrankung des Skelettsystems mit hochgradig gesteigertem Knochenumbau, ausgelöst durch pathologische Riesenosteoklasten mit stark erhöhter Resorptionsaktivität. Der im hypervaskularisierten Knochen verstärkte Knochenab- und -anbau vermindert die mechanische Stabilität. Asymmetrischer, mono- oder polyostotischer Befall, am häufigsten im Bereich des Beckens und auch in abfallender Reihenfolge an Femur, Tibia, Schädel (auch Schädelbasis; Schwerhörigkeit) und LWS. Die resultierende Knochenstruktur ist aufgetrieben und mechanisch minderbelastbar, sie neigt zu Verbiegungen und Frakturen. Die Ätiologie ist unklar, es wird eine Slow-Virus-Infektion vermutet, eine familiäre Häufung wird beschrieben. Die Diagnose ergibt sich aus dem typischen Röntgenbefund (osteolytische, osteosklerotische Bezirke und Volumenzunahme des Knochens), dem Knochenszintigramm (Mehrspeicherung), dem Laborbefund (erhöhte alkalische Phosphatase, erhöhte Ausscheidung von Pyridinolinen im Urin) und ggf. der Knochenhistologie (Mosaikstruktur).

45.5.1.2. Therapie des Morbus Paget

45.5.1.2.1. Therapieindikation

Absolute Indikation zur medikamentösen Therapie: Nervenkompression (Befall der Schädelbasis) und Deformierung besonders mechanisch belasteter Areale wie Tibia und Femur. Relative Indikation: Schmerzen, Überwärmung des befallenen Knochenareals und deutlich erhöhte biochemische Aktivität (alkalische Phosphatase > 500 E/l).

45.5.1.2.2. Therapieziele

Suppression der erhöhten Knochenumbauaktivität, damit Hemmung der Schmerzen und Verhinderung von zukünftigen Komplikationen (Verbiegungen)

45.5.1.2.3. Therapeutisches Vorgehen

Bisphosphonate und Calcitonin hemmen die überaktiven Paget-Osteoklasten. Der überstürzte Knochenabbau normalisiert sich, zu messen am Ausmaß und der Dauer der Normalisierung biochemischer Aktivitätsparameter (Resorptionsmarker, z.B. Pyridinoline, nach 10–20 Tagen Formationsmarker, alkalische Phosphatase, erst nach 3–6 Monaten). Dosierung und Therapiedauer der Einzelpräparate sind noch empirisch. Bei ausgeprägtem Befall ist eine initiale Infusionsbehandlung mit Bisphosphonaten zur schnellen und sicheren Hemmung der Aktivität sinnvoll. Selten sind operative Eingriffe zur Achsenkorrektur notwendig.
Zur Therapiekontrolle dient die Bestimmung der alkalischen Phosphatase (knochenspezifische alkalische Phosphatase) und der Pyridinolinausscheidung im Urin alle 3–6 Monate.

45.5.1.2.4. Pharmakotherapie des Morbus Paget

Die Hemmung der Knochenaktivität wird am schnellsten durch Bisphosphonate erreicht, Calcitonin spielt nur noch eine untergeordnete Rolle.

Wirkstoffe und Dosierung
- Bisphosphonate: Tiludronsäure 2 x 200 mg/Tag p.o. (für 3 Monate)
- Etidronsäure 2 x 200 mg/Tag p.o. (für max. 6 Monate); besitzt nicht die Wirksamkeit der potenteren Bisphosphonate der 2. und 3. Generation

- Risedronsäure 30 mg/Tag p.o. (für 2 Monate)
- Pamidronsäure 30–60 mg/Tag i.v. in 100–500 ml NaCl 0,9 % über 1–4 Std. (2–6 Tage oder einmal wöchentlich über 3–6 Wochen); Zieldosis pro Zyklus 90–240 mg je nach Schweregrad
- Zoledronsäure 5 mg i.v. über 15 Min. führt zu einer nachhaltigen und länger andauernden Senkung der Knochenaktivität, sodass es wegen der Gefahr der Hypokalziämie sinnvoll sein kann, zusätzlich für 2–3-Wochen 1.000 mg Calcium pro Tag zu verordnen
- üblicherweise wird man mit einer oralen Therapie beginnen und bei unzureichender Wirkung, nicht Normalisierung der alkalischen Phosphatase, eine i.v.-Therapie erwägen
- Calcitonin (human) 1,5 mg/Tag s.c.; Calcitonin (Lachs 50–100 I.E./Tag s.c. oder alle 2 Tage bzw. 200–400 I.E./Tag intranasal
- Calcitonine entfalten nicht die Wirkung der potenteren Bisphosphonate der 2. und 3. Generation.

45.5.2. Hyperkalzämische Erkrankungen

(vgl. Kapitel Störungen des Elektrolyt- und Flüssigkeitshaushaltes)
Milde Formen einer hyperkalzämischen Erkrankung (Hyperkalzämie > 2,65–3,0 mmol/l) sind abklärungs- und ggf. nur beobachtungsbedürftig. Hyperkalziämien > 3 mmol/l bedürfen der energischen symptomatisch calciumsenkenden Therapie bis zur Klärung der Ursache.

45.5.2.1. Primärer Hyperparathyreoidismus

45.5.2.1.1. Definition, Pathophysiologie, Diagnostik

Definitionsgemäß ist der primäre Hyperparathyreoidismus eine autonome Mehrproduktion von Parathormon durch ein autonomes Adenom (bzw. selten ein Karzinom) oder eine Hyperplasie der Nebenschilddrüsen. Entsprechend der Klinik (z.B. Nephrolithiasis) und der Höhe des Serumcalciumspiegels erfolgt die Einteilung:
- asymptomatische Form (Calcium i.S. < 2,85 mmol/l)
- symptomatische Form (Organmanifestation und/oder Calcium i.S. > 2,85 mmol/l)
- parathyreotoxische Krise (Eintrübung, Niereninsuffizienz, Calcium i.S. meist > 3,5 mmol/l).
Der Nachweis eines erhöhten Serumcalciumspiegels bei erhöhtem intaktem Parathormon ist nahezu beweisend für einen primären Hyperparathyreoidismus. Es sind insbesondere postmenopausale Frauen betroffen.

45.5.2.1.2. Therapie

45.5.2.1.2.1. Therapieindikation

Der asymptomatische primäre Hyperparathyreoidismus kann, der symptomatische muss operiert werden. Die medikamentöse Therapie dient zur Senkung des Calciums i.S. und zur Überbrückung der Zeit bis zur Operation. Bei Calciumblutspiegeln bis 3 mmol/l sind Maßnahmen wie Erhöhung der Trinkmenge auf 3 Liter meist ausreichend.

45.5.2.1.2.2. Therapieziele

Normalisierung des Calciumblutspiegels durch Exstirpation der überaktiven Nebenschilddrüse(n).

45.5.2.1.2.3. Therapeutisches Vorgehen

Die medikamentöse Therapie besteht in einer symptomatischen Senkung des Serumcalciumspiegels bis zur Entscheidung über eine definitive Therapie (Operation) durch Hemmung der Osteoklastenaktivität (Bisphosphonate, Calcitonin), Förderung der Calciumausscheidung (Flüssigkeit, Furosemid). In Erprobung stehen Kalzimimetika wie Cinacalcet.
Sofortmaßnahmen bei parathyreotoxischer Krise: Rehydratation, Diurese.

Wirkstoffe und Dosierung
- Calcitonin 200–500 I.E./Tag (Wirkung erschöpft sich rasch)
- Furosemid 20–500 mg/Tag
- Clodronsäure 300 mg/Tag i.v., 400–3.200 mg/Tag p.o. über Tage bis Wochen oder Pamidronsäure 15–60 mg/Tag i.v. oder Ibandronsäure 1–4 mg/Tag i.v. (s. Profil)

45

45.5.2.2. Maligne Osteopathien

45.5.2.2.1. Definition

Zu den tumorassoziierten Störungen des Knochenstoffwechsels gehört die Tumorhyperkalzämie, bedingt durch Osteolysen direkt durch Knochenmetastasen oder indirekt durch paraneoplastisch sezernierte Mediatoren (z.B. Parathormon-related Peptid).

45.5.2.2.2. Therapie

45.5.2.2.2.1. Therapieindikation

Indikationen zur medikamentösen Therapie sind neben der Hyperkalzämie auch die pathologische Fraktur und Knochenmetastasen ohne Hyperkalziämie.

45.5.2.2.2.2. Therapieziele

Verminderung der Knochenkomplikationen (pathologische Frakturen, Knochenschmerzen, Hyperkalzämien) und Verbesserung der Lebensqualität.

45.5.2.2.2.3. Therapeutisches Vorgehen

Tumorhyperkalzämie: Wichtig ist eine ausreichende Flüssigkeitszufuhr zur Rehydratation und Forcierung der Calciumausscheidung. Bisphosphonate können sicher und zuverlässig den Calciumblutspiegel innerhalb von 2–6 Tagen normalisieren. Sie sind im Vergleich zu Calcitonin wirksamer, jedoch tritt unter Calcitonin (z.B. 4 x 100 I.E. s.c.) der Erfolg innerhalb von Stunden ein. Die Zeit bis zum Eintritt der Bisphosphonatwirkung kann mit Calcitonin überbrückt werden (**!Cave: UAW Übelkeit, Erbrechen!**). Bisphosphonate sind nach dem Schweregrad der Hyperkalzämie zu dosieren, können bei Persistenz oder Rezidiv der Hyperkalzämie wiederholt appliziert werden.
Dosis-Wirkungs-Beziehung zwischen der Dosis von Pamidronsäure und Änderung des Serumcalciumspiegels: 90 mg Pamidronsäure i.v. bei initialem Serumcalciumspiegel > 4 mmol/l; 30 mg bei initialem Serumcalciumspiegel < 3 mmol/l. Pamidronsäure ist über 2–6 Stunden zu infundieren (maximale Geschwindigkeit 15 mg/Std.).

Knochenmetastasen: Für die Knochenschmerzen und/oder die pathologische Fraktur stehen lokale radiotherapeutische und operative Verfahren sowie systemische Therapieformen wie Chemo- und/oder Hormontherapie des Tumorleidens zur Verfügung. Bei der Tumorhyperkalzämie kann diese Therapie mit einer antiosteolytischen Therapie kombiniert werden.
Unter Bisphosphonaten bleibt das Wachstum osteolytischer Metastasen meist unverändert, die Anzahl der ossären Komplikationen und häufig auch die Schmerzsymptomatik nehmen ab. Für Zoledronat ist auch bei osteoblastischen Metastasen (z.B. Prostatakarzinom) ein Einfluss auf die Schmerzen nachgewiesen. Die prophylaktische Gabe von Bisphosphonaten (bei Mammakarzinomen unter antihormoneller Therapie (Aromatasehemmer) führt zu einer Verlangsamung der Abnahme der Knochendichte.
Osteolytische Metastasen (z.B. Mammakarzinom): Clodronsäure bis 1.600 mg/Tag p.o., Pamidronsäure bis 90 mg i.v. alle 4 Wochen. Ibandronsäure 2–4 mg i.v. alle 4 Wochen, Zoledronsäure 4 mg i.v. alle 4 Wochen.
Dosis, Dauer sowie Art der Behandlung (kontinuierlich, intermittierend) und Applikationsart (i.v., p.o.) variieren in den Studien sehr, sodass generelle Therapieschemata noch nicht verfügbar sind.

Bisphosphonate sind bei Knochenläsionen des **Plasmozytoms** Mittel der Wahl (vorrangig parenteral), z.B. Pamidronsäure 60–90 mg i.v. einmal monatlich.

45.5.3. Hypokalzämische Erkrankungen

(Vgl. Störungen des Elektrolyt- und Flüssigkeitshaushaltes)

45.5.3.1. Hypoparathyreoidismus

45.5.3.1.1. Definition

Der Hypoparathyreoidismus ist ein Parathormonmangel, bedingt durch Anlagedefekt (konnatal), operative Entfernung der Nebenschilddrüse (postoperativer Hypoparathyreoidismus) oder durch Autoimmunerkrankung der Nebenschilddrüse, der mit einer Hypokalzämie und meist einer Hyperphosphatämie verbunden ist.
Der Nachweis von erniedrigtem Serumcalcium, erhöhtem Serumphosphat und erniedrigtem Parathormon ist richtungsweisend.

45.5.3.1.2. Therapie

45.5.3.1.2.1. Therapieindikation

Indikation zur Therapie sind die nicht immer auftretenden tetanischen Beschwerden und die meist später im Laufe der Erkrankung auftretenden paradoxen Verkalkungen (Augenlinse, Basalganglien).

45.5.3.1.2.2. Therapieziele

Anhebung des Serumcalciumspiegels in den unteren Normbereich. Dazu ist die alleinige Gabe von Calcium nicht ausreichend; Vitamin-D-Präparate sind praktisch immer erforderlich. Milch und Milchprodukte sind wegen des gleichzeitigen Phosphatangebots kein optimaler Ersatz.

45.5.3.1.2.3. Therapeutisches Vorgehen

Geringe Symptomatik: 1.000 mg Calcium und einschleichend mit langsam steigenden Dosen von Vitamin D (20.000–40.000 E/Tag; bedarfsweise mehr, s.u.) oder Calcitriol (0,25–1,5 µg/Tag).

Akuter tetanischer Anfall: Zugrunde liegt meist eine Hyperventilationstetanie, seltener eine Hypokalzämie. In beiden Fällen ist Calcium i.v. das Mittel der Wahl: 1 Ampulle 10-prozentige Calciumlösung (Calciumglukonat/Calciumlactobionat = 90 mg Ca^{2+}) über mehrere Minuten intravenös bis zum Wirkungseintritt, ggf. Wiederholung nach 10–30 Minuten (**!Cave: bei paravenöser Injektion ausgedehnte Nekrosen!**) Vor der Calciuminjektion Blut für die spätere Calciumbestimmung aus der Vene entnehmen! Digitalisierung erfordert besonders langsame Calciuminjektion.

Status tetanicus: Calciuminfusion über 24 Stunden, insgesamt 10–20 Ampullen 10 % Calciumlösung (Calciumglukonat/Calciumlactobionat = 900–1.800 mg Ca^{2+}). Die Hypokalzämie muss zuvor gesichert sein!

45.5.3.1.2.4. Therapiekontrolle

In der Einstellphase wöchentliche Serumcalcium- und -phosphatkontrollen, ggf. Urincalcium später alle 3 Monate.

45.5.3.2. Sekundärer Hyperparathyreoidismus bei Rachitis oder renaler Osteopathie

45.5.3.2.1. Definition

Bei ernährungsbedingten Vitamin-D-Mangelzuständen, gastrointestinalen Störungen und Niereninsuffizienz kann es über einen Mangel an Vitamin-D-Hormon (1,25-Dihydroxycolecalciferol = Calcitriol) und/oder durch eine Hyperphosphatämie zu einem Abfall des Calciumspiegels i.S. in den unteren Normbereich bzw. zu leichterniedrigten Werten und reaktiv zu einem Anstieg des Parathormons kommen (sekundär-reaktiver Hyperparathyreoidismus).

45.5.3.2.1. Therapie

45.5.3.2.1.1. Therapieindikation

Indikation zur Therapie sind Knochenbeschwerden, biochemische Veränderungen oder radiologische Veränderungen des Knochens.

45.5.3.2.1.2. Therapieziel

Normalisierung des Parathormon-Spiegels im Blut

45.5.3.2.1.3. Therapeutisches Vorgehen

Rachitis/Osteomalazie: Beim Krankheitsbild der Rachitis (Kind) oder der Osteomalazie (Erwachsener) sollte neben der Behandlung des Grundleidens eine symptomatische Förderung der Mineralisation durch orale und/oder parenterale Gabe von Vitamin D plus Calcium erfolgen. Therapieeffekt ist unter Colecalciferol (Vitamin D_3) erst nach 3–4 Wochen, bei Calcitriol innerhalb von 2–7 Tagen zu erwarten.

Renale Osteopathie: Die klinischen Symptome werden wesentlich vom Grundleiden und durch die Osteomalazie/Fibroosteoklasie (sekundärer Hyperparathyreoidismus) bestimmt. Reduktion der oralen Phosphatzufuhr, Hemmung der Phosphatresorption (z.B. Calciumcarbonat 1,5–3,0 g/Tag oder bei unzureichender Wirkung: Sevelamer (teuer!), Gabe von Calcitriol 0,25–0,50 µg/Tag oder 1–2 x 2–4 µg/Woche und/oder Cinacalcet 30 mg/Tag.

45.5.3.2.1.4. Therapiekontrolle

Serumcalcium und -phosphat zu Beginn der Therapie wöchentlich, später alle drei Monate zusammen mit dem Parathormonspiegel (bei Rachitis/Osteomalazie Kontrolle der alkalischen Phosphatase)

45.6. Hinweise zur wirtschaftlichen Verordnung

Calciumpräparate

Aus dem Arzneiverordnungs-Report 2008 (Hrsg.: Schwabe U., Paffrath D.; Springer Medizin Verlag):
„Die Verordnung der rezeptfreien Calciumpräparate hat sich im Jahr 2004 halbiert. Eine leichte Erholung hat 2005 stattgefunden. Hier dürfte eine Unsicherheit der Verschreiber mitbeteiligt sein, in welchen Fällen Calcium bei der Osteoporosetherapie unverzichtbar ist. Denn die Präparate stehen auf der Ausnahmeliste gemäß § 34 Abs. 1 SGB V und sind daher bei der Behandlung der manifesten Osteoporose weiterhin verordnungsfähig. Nach den gültigen Empfehlungen begleitet die Basistherapie aus Calcium und Vitamin D alle anderen differenzierten Medikamente, seien es Raloxifen (SERM), Bisphosphonate, Calcitonine, Fluoride, Teriparatid, Strontiumranelat oder unter speziellen Bedingungen auch Östrogene. Nachdem allein die Verordnungen für Bisphosphonate, Fluoride Raloxifen und Strontiumranelat bei nahezu 200 Mio. DDD liegen, ist zu befürchten, dass die notwendige begleitende Basistherapie nur eingeschränkt erfolgt. **Die Verordnungen von „nur" 112 Mio. DDD an Calciumpräparaten, die ja auch noch die Fälle einschließen, bei denen Calcium/Vitamin D ohne weiteres Antiosteoporotikum eingesetzt wird (Osteoporose Typ II), lassen auf ein echtes Versorgungsdefizit schließen.** Zwar kann in einem Teil der Behandlungsfälle durch eine diffizile Ernährungsanamnese und den Verweis auf Nahrungsquellen bzw. ausreichende Besonnung etc. ein gröberes Defizit vermieden werden. Ob dieses Potenzial aber entsprechend differenziert (und zeitraubend!) ausgeschöpft wird, bleibt zu belegen."

Vitamin D_3 und Metaboliten

(vgl. Kap. Substitution mit Vitaminen)
Genuines Vitamin D (Colecalciferol) muss erst in der Leber (25-Hydroxylierung) und in der Niere (1alpha-Hydroxylierung) zum aktiven 1,25-Dihydroxycolecalciferol (Calcitriol) umgewandelt werden, bevor es aktiv wird. Calcitriol besitzt Hormoncharakter. Bei normaler Nieren- und Leberfunktion ist keine Beeinträchtigung der Hydroxylierung zu erwarten.
Die teureren Metaboliten sind nicht erforderlich, und somit ist eine kostengünstige Therapie mit genuinem Vitamin D_3 möglich. Bei eingeschränkter Nierenfunktion sollten anstelle von Colecalciferol Calcitriol oder Alfacalcidol (1alpha-Hydroxy-Vitamin D_3) verwendet werden.
Beim Hypoparathyreoidismus sind zur Anhebung des Serumcalciumspiegels deutlich höhere Gaben von Vitamin D erforderlich. Die Tetanien zwingen zu einem schnelleren Wirkprinzip mit Calcitriol, welches innerhalb von 24–48 Stunden den Calciumspiegel in den gewünschten unteren Normbereich anhebt. Die höheren Kosten sind in begründeten Fällen wegen der flexibleren Handhabe und der geringeren Nebenwirkungen gerechtfertigt.
Kräftig zugenommen hat die Verordnung von Paricalcitol, ein Derivat von Vitamin D_2, das 2005 in Deutschland zunächst zur parenteralen Anwendung eingeführt wurde, seit April 2008 aber auch als Tablette im Handel ist. Es hat ähnliche Indikationen wie Calcitriol, ist aber auch mit der aktualisierten WHO-DDD von 2 µg (bisher 4 µg) immer noch erheblich teurer als die oralen Calcitriolpräparate. Paricalcitol wurde mit dem Anspruch propagiert, bei Vorliegen eines Hypoparathyreoidismus im Gefolge einer schweren Niereninsuffizienz neben der Senkung der Parathormonkonzentration keine erhöhten Calciumwerte im Serum durch eine verstärkte enterale Resorption zu bewirken. Ein erhöhtes Serumcalcium wird als Ursache der bei Dialysepatienten häufig vorkommenden vaskulären Schädigung mit erhöhter Mortalität angesehen. **Bisher gibt es keine Evidenz für einen therapeutischen Zusatznutzen von Paricalcitol im Vergleich zu Calcitriol.**

Bisphosphonate

Die Wirksamkeit ist abhängig von der Affinität zum Knochen, und Bisphosphonate (außer Clodronsäure, Pamidronsäure und Tiludronsäure – andere Indikation) sind die Mittel der 1. Wahl bei der spezifischen Osteoporosetherapie.
Die Auswahl des Bisphosphonates sollte vor allem von dem Nebenwirkungsprofil, den Kontraindikationen und dem gewünschten Einnahmemodus abhängig gemacht werden.

45

Parathormon, Teriparatid

Parathormon (1–84) hat bei intermittierender Anwendung eine knochenaufbauende Wirkung im Gegensatz zu einer kontinuierlichen Wirkung beim primären Hyperparathyreoidismus. Das rekombinante Parathormonfragment 1–34 (Teriparatid) führt bei Patienten mit manifester Osteoporose zu einer Senkung der Frakturrate.

Limitiert wird der Einsatz von Teriparatid durch den Preis und gelegentlich die Notwendigkeit der Selbstinjektion durch den Patienten. Die Wirksamkeit bei der Osteoporose des Mannes und Glukokortikoid-induzierter Osteoporose wurde kürzlich belegt.

Aus „Wirkstoff aktuell" Zoledronsäure, 2008; Strontiumranelat, 2009 (Herausgeber Kassenärztliche Bundesvereinigung):

Zoledronsäure:

- Zur Behandlung der Osteoporose des Mannes und der Glukokortikosteroid-induzierten Osteoporose ist Zoledronat nicht geprüft und auch nicht zugelassen. Bei einem Off-Label-Use sind die haftungs- und sozialrechtlichen Konsequenzen zu beachten.*
- Zur antiresorptiven Therapie bei Osteoporose sollten vorrangig die kostengünstigeren Generika der oralen Bisphosphonate eingesetzt werden. Ein zusätzlicher Nutzen für das teurere, intravenös zu applizierende Zoledronat ist nicht erwiesen. Bei Patientinnen mit z.B. Erkrankungen des Ösophagus oder Unverträglichkeit der oralen Bisphosphonate kann Zoledronat Mittel der Reserve sein. Begleitend ist die übliche Basistherapie (Calcium, Vitamin D) zu verabreichen.
- Bei der Verordnung von Zoledronat ist zu beachten, dass Daten sowohl zur Langzeitsicherheit (u.a. Inzidenz von Kiefernekrosen, Mikroschäden am Knochen) als auch zum Langzeitnutzen bisher nicht zur Verfügung stehen. Zoledronat sollte deshalb nur für die Dauer verordnet werden, für die kontrollierte Studien (drei Jahre) vorliegen.

Strontiumranelat:

- Im Gegensatz zu Strontiumranelat führen Bisphosphonate bei postmenopausalen Frauen nicht nur zu einer Reduktion der Inzidenz vertebraler Frakturen, sondern auch der Schenkelhalsfrakturen (bei seltener Inzidenz). Für einen besonderen Nutzen von Strontiumranelat aufgrund der den Knochenanbau stimulierenden Wirkung und dem daraus theoretisch resultierenden verlangsamten Knochenumbau sind in den Studien bisher keine Belege erbracht worden. Head-to-Head-Vergleiche von Strontiumranelat mit Bisphosphonaten fehlen.
- Mögliche Langzeitrisiken von Strontiumranelat wie Osteomalazie oder pathologische Frakturen sind noch nicht abschließend beurteilbar. Unter Behandlung von Strontiumranelat ist eine höhere jährliche Inzidenz von thromboembolischen Komplikationen und eine Zunahme von ZNS-Störungen (Krampfanfälle, Bewusstseins- und Gedächtnisstörungen) im Vergleich zu Placebo beobachtet worden.

Aus Therapiehinweis Nr. 14 (AMR) zu Strontiumranelat
(inkraft getreten mit Veröffentlichung im Bundesanzeiger am 6.12.2008):

Für Strontiumranelat wird ein dualer Wirkmechanismus am menschlichen Knochen vom Hersteller beansprucht: Reduktion des Knochenabbaus (antiresorptiv) und Stimulation des Knochenanbaus (anabol). Letzteres wird begründet mit Knochenumbauparametern. Allerdings gelten Knochenbiopsien am Menschen als validere Belege. In diesen konnte bisher nicht abschließend gezeigt werden, dass der Wirkstoff die Knochenstruktur anabol beeinflusst, sodass die europäische Zulassungsbehörde dafür keine ausreichenden Belege sieht. In der Fachinformation findet sich dementsprechend nur der Hinweis, dass in klinischen Studien keine nachteiligen Effekte auf Knochenqualität oder Mineralisierung beobachtet wurden. Publizierte direkt vergleichende Studien zu etablierten Therapien, insbesondere zu Bisphosphonaten fehlen. Bisphosphonate gelten weiterhin als Therapie der 1. Wahl. Grundsätzlich kommen bei Unverträglichkeit und nichtausreichendem Ansprechen Parathormone und für postmenopausale Frauen auch selektive Östrogenrezeptor-Modulatoren (SERM) und Strontiumranelat in Betracht. Die schwerwiegendsten Nebenwirkungen der Behandlung mit Strontiumranelat sind thrombembolische Ereignisse, die mit einer jährlichen Inzidenz von zirka 0,7 % auftreten. Im Vergleich liegt diese bei dem SERM Raloxifen bei 0,8 %. Im Gegensatz zu SERM konnten Risikogruppen für die Entstehung thrombembolischer Ereignissen nicht identifiziert werden. Es wurden Fälle schwerwiegender Überempfindlichkeit unter Strontiumranelat, einschließlich DRESS (Drug Rash with Eosinophilia and Systemic Symptoms), berichtet, die zum Teil

---

* Kürzlich erfolgte aufgrund einer Studie die Zulassung auch für die hier genannte Indikation, obwohl sich bezüglich des Endpunkts „Zahl der Frakturen" kein Vorteil gegenüber Risedronat gezeigt hat!

tödlich verliefen. Darüber hinaus sind die in den älteren Beobachtungen gefundenen Nebenwirkungen am Knochen letztlich nur durch langfristige Beobachtungen auszuschließen. Als anabole Substanzen stehen Parathormone zur Verfügung. Die Empfehlungen zur wirtschaftlichen Verordnung im Therapiehinweis zu Teriparatid sind zu beachten (Bekanntmachung vom 17. Oktober 2006, BAnz. 2007 S. 439; Deutsches Ärzteblatt, Heft 15, vom 13. 4. 2007). Unter Parathormonen und SERM sind die bei Strontium-ranelat beobachteten zentralnervösen Nebenwirkungen nicht beschrieben. Unter Raloxifen ist gezeigt worden, dass die histomor-phometrische Knochenqualität im Vergleich zu Östrogenen am Knochen histologisch normal, ohne einen Hinweis auf Minerali-sationsdefekte, Faserknochen oder Knochenmarksfibrose, ist. Für Männer ist die Therapie nicht zugelassen. Strontium führt zu einer höheren Absorption von Röntgenstrahlen als Calcium, sodass es messtechnisch zu einer Zunahme der Knochendichte kommt. Dieser Effekt kann bis zu 50 % des Knochendichtewerts ausmachen. Die Knochendichtemessung ist zur Verlaufsbeur-teilung bei der Behandlung mit Strontiumranelat bereits aus diesem Grund nicht geeignet. Auch die kolorimetrische Bestimmung von Calcium in Blut und Urin ist durch Strontium beeinflusst. Bei entsprechenden Bestimmungen ist es notwendig, dem Labor die Behandlung mit Strontium zwecks Bestimmungsmodifikation mitzuteilen.

Letztlich ist ein Zusatznutzen durch Strontiumranelat in direktvergleichenden Untersuchungen nicht belegt. Zu extravertebralen Frakturen von klinischer Relevanz wird das Ergebnis einer gepoolten Metaanalyse beider Studien von der Zulassungsbehörde als nicht überzeugend gewertet. Erst Post-hoc-Analysen kleiner Subgruppen in gepoolten Auswertungen, die in biometrischer Hin-sicht nicht ausreichend belastbar sind, zeigen zu Hüftfrakturen nach Ansicht der Behörde ebenfalls Effekte in einer zu Bisphosphonaten vergleichbaren Größenordnung. Studien zur sequenziellen Therapie mit anderen Wirkstoffen, die in der Osteo-porosetherapie eingesetzt werden, fehlen.

In Zusammenschau mit den beschriebenen Risiken und Unklarheiten ist eine Umstellung der Behandlung auf Strontiumranelat allenfalls nach mindestens zwei Frakturen in den letzten 18 Monaten unter adäquater Vorbehandlung mit Bisphosphonaten bei Abwägung therapeutischer Alternativen (Parathormon/SERM) in Erwägung zu ziehen.

Aus Therapiehinweis (AMR) zu Teriparatid
(inkraft getreten mit Veröffentlichung im Bundesanzeiger am 6.12.2008):

Teriparatid ist zur Behandlung der manifesten Osteoporose bei postmenopausalen Frauen nur ein Mittel der 2. Wahl. Die Verord-nung bleibt lediglich definierten Ausnahmefällen vorbehalten. Hinsichtlich der Frakturrate hat Teriparatid gegenüber anderen Osteoporosemitteln, insbesondere Bisphosphonaten, keine nachgewiesene Überlegenheit. Die Inzidenz von mit hoher Morbiditäts-last verbundenen Hüftfrakturen wird nicht signifikant reduziert (s. Fachinformation). Teriparatid ist wegen der im Vergleich zu Bisphosphonaten bis zu 35-fach höheren Tagestherapiekosten in der Regel unwirtschaftlich. Unter folgenden kumulativen Bedin-gungen ist eine Verordnung von Teriparatid möglich:

- nur bei manifester Osteoporose mit mindestens 2 neuen Frakturen in den letzten 18 Monaten und
- kein ausreichendes Ansprechen auf eine direkte und adäquate Vorbehandlung über mindestens 1 Jahr oder
- nach Absetzen der Bisphophonatbehandlung aufgrund von Unverträglichkeiten (z.B. ösophageale Ulcera, Erosionen oder Strikturen oder entsprechende schwere gastrointestinale Symptome) oder
- bei Kontraindikationen oder Unverträglichkeiten gegen Raloxifen (s. entsprechenden Therapiehinweis)

Die maximal zugelassene Behandlungsdauer von 18 Monaten darf nicht überschritten werden (s. Fachinformation). Im amerika-nischen Pflichttext wird der Hinweis gegeben, dass Teriparatid wegen der unsicheren Relevanz der Befunde von Osteosarkomen bei der Ratte für den Menschen nur für solche Patienten verordnet werden sollte, bei denen der mögliche Nutzen die möglichen Risiken überwiegt. Während der Behandlung mit Teriparatid sollte für eine ausreichende Calcium- und Vitamin-D-Auf-nahme gesorgt werden. Die parallele Kombination mit anderen Arzneimitteln zur Osteoporosetherapie ist unwirtschaftlich.

Tabelle 45.4: DDD-Kosten für verordnungsrelevante Wirkstoffe des Jahres 2008

Wirkstoff	DDD-Kosten (Euro)
45.4.2. Calcium	
Calciumcarbonat	0,46
45.4.3. Vitamin D3 und Metaboliten	
Alfacalcidol	1,49
Calcitriol	2,55
Colecalciferol	0,05
Dihydrotachysterol	1,46
45.4.4. Selektive Östrogenrezeptor-Modulatoren	
Raloxifen	1,50
45.4.5. Bisphosphonate	
Alendronsäure	0,94
Clodronsäure	11,47
Ibandronsäure	4,06
Pamidronsäure	184,69
Risedronsäure	1,42
Zoledronsäure	16,56
45.4.6. Calcitonin	
Calcitonin (Lachs, synthetisch)	6,53
45.4.7. Parathormon und Derivate	
Teriparatid	20,43
45.4.8. Strontium	
Strontiumranelat	1,70

Quelle: GKV-Arzneimittelindex im Wissenschaftlichen Institut der AOK (WIdO)

46. Substitution mit Vitaminen und Spurenelementen

Fazit für die Praxis

Vitamine und Spurenelemente sind essentielle Nahrungsbestandteile. Bei ausgewogener Ernährung entstehen normalerweise keine Mangelzustände (s. auch Abschnitt 46.2.1. und 46.4.3.). Der Begriff Vitamin wurde 1912 für Vitamin B_1, d.h. einen lebensnotwendigen Wirkstoff mit einer Aminogruppe, vorgeschlagen. Dieser Begriff wurde bis heute beibehalten, auch wenn die meisten der später entdeckten Vitamine keine Aminogruppen aufweisen.

Die wasserlöslichen Vitamine sowie die fettlöslichen Vitamin E und K sind aufgrund des geringen Nebenwirkungspotentials rezeptfrei erhältlich. Die fettlöslichen Vitamine A und D sind dosisabhängig mit unterschiedlichen Nebenwirkungen verbunden, weshalb für diese bei Dosierungen deutlich oberhalb des nutritiven Bereichs Rezeptpflicht besteht.

Für den gesunden Menschen empfiehlt die Deutsche Gesellschaft für Ernährung (DGE) alters- und geschlechtsspezifische Aufnahmemengen, die durch physiologische Sonderbedingungen wie Schwangerschaft und Stillzeit noch eine Zufuhrsteigerung erfahren. Dieser Dosisbereich gilt im Großen und Ganzen auch für die Prävention. Für die Therapie von Vitaminmangelzuständen (-erkrankungen) sind oft deutlich höhere Dosierungen erforderlich (s. Einzelvitamine).

Bei den zur Prophylaxe und Therapie erforderlichen Spurenelementen handelt es sich ebenfalls um lebensnotwendige Nahrungsstoffe, die nur in Spuren vorkommen und benötigt werden.

Einige Vitamine und Spurenelemente, wie z.B. Selen, wirken „antioxidativ" („Radikalfänger"). Eine irreführende Werbung behauptet, dass sie als so genannte Nahrungsergänzung in größeren Mengen eingenommen den Körper „schützen" und sogar Krebs verhindern können. Hierfür gibt es keinen wissenschaftlichen Beleg. Jedoch muss aufgrund größerer Studien vermutet werden, dass die längere Einnahme von hoch dosiertem Vitamin E oder Vitamin C zu körperlichen Schäden führt. Auch Raucher haben von der Einnahme von Vitamin C oder Vitamin E keinen Nutzen. Regelmäßige Einnahme erhöhter Selen-Mengen impliziert möglicherweise ein erhöhtes Risiko von Diabetes.

46.1. Wirkstoffübersicht

empfohlene Wirkstoffe	weitere Wirkstoffe
wasserlösliche Vitamine	
Ascorbinsäure (Vitamin C)	Biotin
Benfotiamin	
Cyanocobalamin bzw. Hydroxocobalamin (Vitamin B_{12})	
Folsäure	
Nicotinamid (syn. Niacinamid)	
Pantothensäure	
Pyridoxin (Vitamin B_6)	
Riboflavin (Vitamin B_2)	
Thiamin (Vitamin B_1)	
fettlösliche Vitamine	
Alfacalcidol	Paricalcitol
Calcitriol	
Colecalciferol (Vitamin D_3)	
Phytomenadion (Vitamin K_1)	
Retinol (Vitamin A)	
Tocopherol (Vitamin E)	
Spurenelemente	
Fluor	Selen
Jod	
Zink	

Tabelle 46.1: Von der Deutschen Gesellschaft für Ernährung (Jahr 2000) empfohlene Tageszufuhr an Vitaminen für Gesunde[1]

Bezeichnung nach IUPAC-IUB*	Vitamin	Mengeneinheit	Säuglinge	Kinder	Jugendliche und Erwachsene	Schwangere[1]	Stillende[1]
Retinol	A	mg RÄ[2]	0,5–0,6	0,6–1,1	0,8–1,1	1,1	1,5
Cholecalciferol[3]	D	µg	10	5	5	5	5
α-Tocopherol	E	mg TÄ[4]	3–4	5–14	11–15	13	17
Phytomenadion	K	µg	4–10	15–50	60–80	60	60
Thiamin	B$_1$	mg	0,1–0,4	0,6–1,4	1,0–1,3	1,2	1,4
Riboflavin	B$_2$	mg	0,3–0,4	0,7–1,6	1,2–1,5	1,5	1,6
Pyridoxin	B$_6$	mg	0,1–0,3	0,4–1,4	1,2–1,6	1,9	1,9
Niacin		mg NÄ[5]	2–5	7–18	13–17	15	17
Folsäure		mg FÄ[6]	0,06–0,08	0,2–0,4	0,4	0,6	0,6
Cyanocobalamin	B$_{12}$	µg	0,4–0,8	1–3	3	3,5	4
Ascorbinsäure	C	mg	50–55	60–100	100	110	150

* Internationale Nomenklatur der Vitamine (International Union of Pure and Applied Chemistry – International Union of Biochemistry)
1 Bei den Retinol Bereichsangaben sollten noch altersabhängige und geschlechtsspezifische Details Berücksichtigung finden; ebenso gibt es für Schwangere und Stillende zusätzliche Hinweise.
2 1 mg Retinoläquivalent = 6 mg all-trans-β-Carotin = 12 mg andere Provitamin-A-Carotinoide = 1,15 mg all-trans-Reniylacetat; 1 IE = 0,3 µg Retinol
3 1 µg = 40 IE
4 1 mg RRR-α-Tocopherol-Äquivalent = 1 mg RRR-α-Tocopherol = 1,1 mg RRR-α-Tocopherolacetat = 2 mg RRR-β-Tocopherol = 4 mg RRR-γ-Tocopherol = 100 mg RRR-δ-Tocopherol = 3,3 mg RRR-α-Tocotrienol = 1,49 mg all-rac-α-Tocopherolacetat
5 1 mg Niacinäquivalent aus 60 mg Trytophan
6 Gesamtfolat (Summe folatwirksamer Verbindungen in der üblichen Nahrung, 1 µg Folat-Äquivalent = 1 µg Nahrungsfolat = 0,5 µg synthetische Folsäure)

46

46.2. Klinische Grundlagen

46.2.1. Definition/Pathologie/Pathophysiologie

Mit Vitaminmangelerscheinungen ist nur unter besonderen Umständen zu rechnen: Bei unzureichender oder einseitiger Ernährung vor allem älterer Menschen, bei extrem zusammengesetzten Diäten (z.B. zur Abmagerung oder bei Verzicht auf alle tierischen Produkte), bei Anorexia nervosa und bei Alkoholabusus. Weitere Ursachen sind: Malabsorptionszustände verschiedener Genese, besonders bei eingeschränkter Funktion des Pankreas, Störungen der intestinalen Flora durch längere Antibiotikagabe oder Medikamente, die die Vitaminaufnahme oder -wirkung hemmen. Ein gesteigerter Vitaminbedarf kann bei längerem Fieber und gesteigertem Stoffwechsel, schweren konsumierenden Erkrankungen, unter Strahlentherapie, bei Hypothyreose, während der Schwangerschaft und Stillperiode sowie durch erhöhte Verluste (z.B. Hämodialyse) auftreten. Bei ausschließlich parenteraler oder Sondenernährung muss für adäquate Vitaminsubstitution gesorgt werden.

46.2.2. Diagnostik

Vitaminkonzentrationen im Plasma etc. können vielfach gemessen werden. Oft sind solche Messungen nicht hilfreich, weil die Halbwertszeit der Vitamine im Biosystem bei bestehenden oder nicht bestehenden Depots extrem unterschiedlich sein kann (z.B. Vitamin B_1 wenige Tage, Vitamin B_{12} jedoch 1–2 Jahre). Die Diagnose wird meist durch die oft typischen Symptome und den Verlauf unter der Therapie gestellt.

46.3. Therapie: Allgemeine Gesichtspunkte

46.3.1. Therapieindikation

Als Indikationen für Vitamine gelten ganz allgemein alle Mangelzustände, mit denen evtl. gerechnet werden muss (Prävention), und bereits eingetretene Mangelzustände (Therapie). Grundsätzlich besteht die Möglichkeit des Vitaminmangels bei allen einseitigen Ernährungsformen und insbesondere bei Alkoholismus. Antidot-Funktion besteht bei Hydroxocobalamin (früher zeitweise Indikation bei CN-Vergiftung) und bei Vitamin K (Antagonisierung der Kumarinwirkung).

Derzeit lässt sich aus epidemiologischen Befunden keine Indikation für eine generelle, präventive Einnahme von Vitaminen herleiten! Ähnliche Überlegungen gelten bis auf Jod auch für die meisten Spurenelemente. Für jedes Spurenelement gelten besondere Erkenntnisse und nur selten Therapieindikationen.

46.3.2. Therapieziel

Beseitigung oder Prävention eines klinisch relevanten Mangels an Vitaminen oder Spurenelementen.

46.3.3. Therapeutisches Vorgehen

Nach Möglichkeit werden Vitamine oral verabreicht, gelegentlich ist aber die parenterale Gabe notwendig, wenn Resorptionsstörungen vorliegen (häufig z.B. bei Vitamin B_{12} wegen Mangels an „intrinsic factor"). Selbstverständlich ist eine ausgewogene Ernährung immer zu empfehlen. Vielfach werden zu hohe Vitamindosen verabreicht, obwohl die diesbezügliche Datenlage gering ist, d.h. die Dosierungsempfehlungen sind manchmal nur historisch gewachsen. Im Prinzip gilt das auch für viele Spurenelemente.

46.4. Pharmakotherapie

46.4.1. Wasserlösliche Vitamine

Hierzu gehören die Vitamine der B-Gruppe einschließlich Folsäure sowie Vitamin C.

Diese Vitamine gehören ganz unterschiedlichen Stoffklassen an und haben vielfache Coenzym-Funktionen. Mit Ausnahme von Vitamin B_{12} (Jahre) und Folsäure (Monate) werden sie im Körper nicht gespeichert.

Vergleichende Bewertung

Die erhöhte Zufuhr von Folsäure (0,4–0,8 mg/Tag) ist präkonzeptionell und im ersten Trimenon zur Vorbeugung von Neuralrohr-defekten und anderen fetalen Fehlbildungen indiziert.

Vitamin B_{12} wird als Cyanocobalamin zur initialen und dauerhaften parenteralen Therapie sowie zur oralen Dauertherapie der perniziösen Anämie eingesetzt. Andere Indikationen sind sehr selten. Bei nicht hämatologischen Indikationen ist eine therapeutische Wirkung nicht belegt!

Kontrovers beurteilt wird die Senkung einer Hyperhomocysteinämie als Risikofaktor der Arteriosklerose durch die kombinierte Gabe der Vitamine B_6, B_{12} und Folsäure. Neuere Studien zu Homocystein bewerten die Hyperhomocysteinämie nur als geringen Risikofaktor für kardiovaskuläre Ereignisse. Der Einsatz bei dieser Indikation ist strittig und die therapeutische Wirkung nicht belegt, obwohl die Konzentration von Homocystein im Blut abgesenkt werden kann.

Eine Pyridoxin-Monotherapie ist nur bei seltenen hereditären Stoffwechselstörungen (Homocysteinurie, Cysteinurie, primäre Oxalose Typ I) indiziert.

 Vit. B_6: Vorsicht im Hochdosisbereich > 200 mg/Tag, da Gefahr schwerer sensorischer Neuropathie besteht (Dosisangaben schwanken).

Thiamin (Vitamin B_1) (älteres Synonym Aneurin) und Benfotiamin

Wirkungsmechanismus

Thiamin in Form von Pyrophosphat hat vielfache Coenzym-Funktionen. Benfotiamin ist ein lipidlösliches Thiamin-Analogon, das bei oraler Gabe besser resorbiert wird. Es soll insbesondere bei der schwer zu behandelnden diabetischen Neuropathie erfolgreicher sein als das genuine Vitamin.

Indikation(en)

Therapie oder Prävention von klinischen Vitamin B_1-Mangelzuständen: Die klassische Thiamin-Mangelerkrankung wird Beri-Beri genannt. Gesteigerter Bedarf besteht bei Mangel- und Fehlernährung, chronischem Alkoholismus (insbesondere Verdacht auf Wernicke-Encephalopathie), diabetischer Ketoazidose, Schwangerschaft/Laktation.

Kontraindikationen

keine

Wechselwirkungen

Thiamin wird durch 5-Fluorouracil inaktiviert. Bei Langzeitbehandlung mit Furosemid kann ein Thiamin-Defizit durch vermehrte renale Ausscheidung entstehen.

Unerwünschte Arzneimittelwirkungen

Eine Überdosierung ist selten. (**!Cave: eingeschränkte Nierenfunktion!**): Möglich sind dann Schweißausbruch, Tachykardie, Hautreaktionen mit Juckreiz und Urtikaria. Bei i.v.-Injektion in Einzelfällen Überempfindlichkeitsreaktionen (z.B. Exantheme, Atemnot, Schock).

Pharmakokinetik
Thiamin
BV: 5,3 %
Elim.: überschüssiges Thiamin wird renal teilweise fast unverändert oder als Spaltprodukte eliminiert
HWZ: 1 Std. (?, variable Angaben)

Dosierung
Prophylaxe:
- 5–10 mg/Tag p.o.
Therapie:
- initial 100 mg/Tag p.o., in seltenen Fällen mehr, anschließend 50–100 mg/Tag in mehreren Einzeldosen
- parenteral: 50–100 mg/Tag i.m. oder i.v. über 1–2 Wochen; bei parenteraler Ernährung 3–4 mg/Tag
- bei Verdacht auf Wernicke-Encephalopathie sofort, spätestens ab Ausnüchterung 100 mg i.v. oder i.m. 1x pro Tag für 3 Tage, danach 300 mg p.o.
- bei alkoholischer Polyneuropathie: 100 mg/Wo. in 1. Woche, 2 x 100 mg/Wo. in 2.–4. Woche, danach 1 x 100 mg/Wo.
- Die teilweise sehr hohen Dosen können wegen der geringen BV gerechtfertigt sein.

Benfotiamin
BV: nach oraler Gabe erfolgt im Darm Dephosphorylierung zu S-Benzoylthiamin (SBT); SBT wird resorbiert und später enzymatisch zu Thiamin (s. o.) debenzoyliert

Dosierung
- Prophylaxe: 1–2 x 50 mg/Wo. p.o.
- Therapie: 1–3 x 50 mg/Tag p.o.; in seltenen Fällen höhere Dosierung

Riboflavin (Vitamin B₂)

Wirkungsmechanismus
Riboflavin dient als Flavin-Mononucleotid (FMN) oder als Flavin-Adenin-Dinucleotid (FAD) vielfach als Coenzym.

Indikation(en)
Therapie oder Prävention von klinischen Riboflavinmangelzuständen: Bei der Vielzahl der biochem. Reaktionen sind Ausfallerscheinungen nicht klar zu umgrenzen, genannt werden Läsionen der Haut und Schleimhäute, z.B. Rhagaden der Mundwinkel oder chronische Entzündungen der Dünndarmschleimhaut.

Wechselwirkungen
Probenecid kann die Bioverfügbarkeit von Riboflavin reduzieren.

Unerwünschte Arzneimittelwirkungen
Intoxikationserscheinungen sind nicht bekannt.

Pharmakokinetik
BV: Riboflavin kommt in der Nahrung vorwiegend als proteingebundenes FAD und FMN vor; im Intestinum erfolgt die Abspaltung, De- und Rephosphorylierung sowie Resorption
Elim.: die Ausscheidung erfolgt renal als Riboflavin oder FMN
HWZ: 1,2 Std., terminal 14 Std.

Dosierung
Prophylaxe:
- 1–2 mg/Tag p.o.
- bei Phototherapie der Neugeborenen-Hyperbilirubinämie: 0,2 mg/kg
Therapie:
- 10–20 mg/Tag p.o.
- zur parenteralen Applikation stehen Kombinationspräparate (mit anderen Vitaminen) zur Verfügung

Nikotinsäure (syn. Niacin) und Nicotinamid (syn. Niacinamid)

Wirkungsmechanismus

Nicotinamid ist Bestandteil der Pyridinnucleotid-Coenzyme NAD^+ bzw. $NADP^+$; Nikotinsäure ist gleichwertig. Diese Coenzyme sind an allen Oxidoreduktase-Reaktionen beteiligt.

Ein großer Teil des Nicotinamid-Bedarfs wird aus dem Tryptophan-Stoffwechsel gedeckt, nur der kleinere Teil muss von außen zugeführt werden.

Indikation(en)

Therapie und Prophylaxe von klinischen Nicotinamid-Mangelzuständen: Die klassische Erkrankung in voller Ausprägung heißt Pellagra mit Dermatitis und Diarrhoe sowie ZNS-Symptomatiken. Eiweißmangel in der Nahrung ist meist ursächlich bei Fehl- und Mangelernährung, Malabsorption, z.B. beim seltenen genetisch bedingten Hartnup-Syndrom (u.a. Störung der Resorption von Tryptophan). Nicotinamid-Mangel kann auch im Rahmen der Arzneimitteltherapie vorkommen, z.B. mit Isoniazid (INH), Analgetika, Antirheumatika, Diazepam, Antiepileptika.

Wechselwirkungen

Hohe Dosen können die Carbamazepin-Clearance (Plasmaspiegel bestimmen!) und die Elimination von Primidon reduzieren (s. auch unter Indikationen).

Unerwünschte Arzneimittelwirkungen

Pruritus, Flush, gastrointestinale Störungen, Verschlechterung der Glukosetoleranz, Hyperurikämie, cholestatischer Ikterus; die akute Toxizität ist gering (s. auch Lipidstoffwechsel, Abschnitt Nikotinsäure, mit viel höheren Dosen!)

Pharmakokinetik

BV: unbekannt, gute Resorption
Elim.: Hauptausscheidungsformen im Harn sind ein Methylderivat von Nicotinamid und dessen Oxidationsprodukt
HWZ: 10 Std. (Stammsubstanz)

Dosierung

Prophylaxe:
- 8–40 mg/Tag p.o.

Therapie:
- 200 mg/Tag p.o. (bei Pellagra auch mehr), Kinder die Hälfte
- zur parenteralen Applikationen stehen Kombinationspräparate (mit anderen Vitaminen) zur Verfügung

Pyridoxin (Vitamin B_6)

Wirkungsmechanismus

Pyridoxin, Pyridoxamin und Pyridoxal sind Vorläufer des Pyridoxal-5-Phosphats, das als Coenzym vieler Enzyme fungiert, z.B. auch beim Tryptophanstoffwechsel (Bereitstellung von Nicotinamid, s.o.) und beim Abbau von Homocystein zu Glutathion

Indikation(en)

Therapie oder Prävention von klinischen Vitamin B_6-Mangelzuständen: Wegen der zahlreichen biochem. Wirkungen ist das Krankheitsbild diffus. Schäden an Haut sowie Schleimhaut kommen vor, weiterhin neurologische Symptome.

Eine Mangelversorgung wird relativ häufig durch Arzneimitteltherapie verursacht, z.B. durch Isoniazid (INH), Hydralazin, D-Penicillamin, Levodopa (Aldehydgruppe von Pyridoxal bindet Amino- oder Hydrazingruppen). Auch Kontrazeptiva können einen Vitaminmangel herbeiführen.

Pyridoxin ermöglicht die Metabolisierung von Homocystein zu Glutathion. Seit etlichen Jahren wird es deshalb zusammen mit Folsäure und Vitamin B_{12} zur Senkung der Homocystein-Konzentration eingesetzt (s. auch unter Vitamin B_{12} und Folsäure). Diese Indikation ist aber bezüglich ihres Einflusses auf Morbidität und Mortalität umstritten.

Wechselwirkungen

Pyridoxin kann die Effekte von Levodopa bei M. Parkinson antagonisieren und die antikonvulsiven Effekte von Phenytoin und Barbituraten abschwächen.

Unerwünschte Arzneimittelwirkungen

bei Überdosierung (u.a. durch hohe Dosen von nicht indizierten, freiverkäuflichen Präparaten): periphere Neuropathie mit atak-tischen Gang- und Bewegungsstörungen sowie Sensibilitätsstörungen der Beine möglich, ebenfalls hypochrome Anämie; neuro-toxische UAW auch bei längerer Einnahme (2 Monate) in Dosen über 200 mg/Tag

Pharmakokinetik

BV: Details unbekannt, gute Resorption aller Vitaminformen der Pyridoxingruppe
Elim.: im Harn wird vorwiegend Pyridoxinsäure ausgeschieden
HWZ: 15–20 Tage

Dosierung

Prophylaxe:
- 15–25 mg/Tag p.o.

Therapie:
- 25-300 mg/Tag p.o. (in Einzelfällen auch höher); bei Vitamin B_6-Mangel- bedingten Krämpfen im Neugeborenen- und Säuglingsalter: 0,5–4 mg/kg; parenteral: bis zu 300 mg/Tag i.m. oder i.v.

Pantothensäure

Wirkungsmechanismus

Der Name nimmt Bezug auf die weite Verbreitung von Pantothensäure im Tier- und Pflanzenreich. Panthothensäure (Vorstufe Dexpanthenol) ist Bestandteil von Coenzym A.

Indikation(en)

Mangelzustände (extrem selten); parenterale Gabe: Prophylaxe und Therapie der postoperativen Darmatonie (sehr umstritten, ein Monopräparat zur parenteralen Anwendung, steht in Deutschland nicht zur Verfügung), Pantothensäuremangel durch Resorptions-störungen; lokal auch als Epithelisierungsmittel (Salben) empfohlen

Pharmakokinetik

BV: unbekannt, gute Resorption nach oraler Gabe
Elim. bzw. Metabolismus: Dexpanthenol wird zu Pantothensäure umgewandelt; Metabolismus zum aktiven Coenzym A

Dosierung

Dexpanthenol steht vorwiegend zur lokalen Anwendung als Monosubstanz oder in Kombinationspräparaten (mit anderen Vitaminen) zur Verfügung.

Folsäure

Wirkungsmechanismus

Die wirksame Form der Folsäure ist Tetrahydrofolat (THF = FH_4), das als Coenzym aktiv ist und die Übertragung von C1–Einheiten ermöglicht. Durch Zusammenwirken von THF und Cobalamin (Vit. B_{12}) wird einerseits Thymidylat gebildet (nachfolgend DNA-Synthese) und andererseits THF regeneriert. Die Reaktion ist u.a. für die Zellteilung (u.a. **Erythropoese**) entscheidend. Zusammen mit Vitamin B_{12} und B_6 ist Folsäure für den Abbau von Homocystein verantwortlich.

Indikation(en)

Die Folatversorgung wird in Deutschland als kritisch angesehen, da in weiten Teilen der Bevölkerung nur unzureichend Obst und Gemüse verzehrt werden. Unzureichende Zufuhr bei einseitiger Ernährung, auch Alkoholismus, Störung der Resorption, z.B. auch bei Sprue oder nach Darmresektionen. Megaloblastische Anämie (allein nach Folsäure-Mangel sehr selten) oder entzündliche Darmerkrankungen können resultieren. Cobalaminmangel kann sekundär auch Folsäuremangel verursachen (s.o.).

Eine besondere Bedeutung hat die ausreichende Supplementierung präkonzeptionell und in der Frühschwangerschaft. Ein Mangel an Folsäure kann u.a. Neuralrohrschäden verursachen (Spina bifida). Der Haupteinsatz von Folsäure in der Praxis ist mittlerweile die orale Gabe am Tag nach der Methotrexat-Gabe in der Basistherapie der rheumatoiden Arthritis, um die Verträglichkeit von Methotrexat zu verbessern.

Wechselwirkungen
Folsäure-Antagonisten, z.B. auch Methotrexat, verhindern die Bildung von THF. Antiepileptika wie Phenytoin, Primidon und auch Barbitursäurederivate stören u.a. die Resorption von Folsäure.

Kontraindikationen
Leukämie (Ausnahme Folsäuremangel nach Behandlung mit Folsäureantagonisten)

Unerwünschte Arzneimittelwirkungen
Überdosierungen beim Menschen sind Raritäten. (Früher bei extrem hoher Dosierung bis 100 mg/Tag Schlafstörungen, gastrointestinale Störungen, Erregung, Depression, vereinzelt allergische Reaktionen).

Pharmakokinetik
s. Kap. Gutartige Störungen der Blutbildung

Dosierung
Prophylaxe:
- 0,4 mg/Tag p.o. Prävention eines Neuralrohrdefektes: 0,4– 0,8 mg/Tag p.o.; wurde bereits ein Kind mit Neuralrohrdefekt zur Welt gebracht, Prophylaxe mit 4 mg/Tag

Therapie:
- 5–20 mg/Tag p.o. Makrozytäre Anämien immer kombiniert mit Vitamin B_{12} und Folsäure behandeln
- zur Senkung erhöhter Homocysteinspiegel: 0,8 mg/Tag; Dialysepatienten: 5–15 mg während der Dialyse direkt über den Shunt
- parenteral: 1–5 mg/Tag i.v. oder i.m. bei längerer parenteraler Ernährung und bei Resorptionsstörungen; bei akuter Vergiftung mit Folsäureantagonisten (Zytostatika, Antimetaboliten): 6–12 mg reduzierte Folsäure (5-Formyl-Tetrahydrofolsäure, Folinsäure) i.v. oder i.m., gefolgt von 3 x 12 mg in 6-stündigen Abständen

Cyanocobalamin, Hydroxocobalamin (Vitamin B_{12})

(s. auch Gutartige Störungen der Blutbildung)

Wirkungsmechanismus
Zum Zusammenspiel von Vitamin B_{12} mit der Folsäure s. oben; die Folge des Cobalamin-Mangels ist eine Megaloblasten-Anämie. Die haematologischen Symptome der perniciösen Anaemie sind identisch, beruhen jedoch primär auf Fehlen von „intrinsic factor" und nur sekundär auf (intermediärem) Cobalaminmangel. Weiterhin führt Cobalamin das Homocystein in Methionin über, das für Methylierungen gebraucht wird (Folge des Cobalamin-Mangels ist in diesem Fall eine Störung der Bildung von Membranphospholipiden im ZNS; es kann eine funikuläre Myelose resultieren).

Indikation(en)
Prävention und Therapie von klinischen Vitamin B_{12}-Mangelzuständen: streng vegetarische Ernährung, Malabsorption, Mangel an „intrinsic factor" mit nachfolgender hyperchromer makrozytärer Megaloblastenanämie und funikulärer Spinalerkrankung; Arzneimitteltherapie z.B. mit Protonenpumpeninhibitoren

Unerwünschte Arzneimittelwirkungen
bei parenteraler Gabe in Einzelfällen Akne, ekzematöse und urtikarielle sowie anaphylaktische bzw. anaphylaktoide Reaktionen

Pharmakokinetik
s. Kap. Gutartige Störungen der Blutbildung

Dosierung

Prophylaxe:
- 3–10 µg/Tag p.o. (Cyanocobalamin) zur Verhütung von Mangelsyndromen durch jahrelange Fehlernährung, bei Vorliegen chronischer Gastritiden auch höher (10–100 µg/Tag)

Therapie:
- (parenteral): in den ersten Wochen nach Diagnose 100 µg/Tag, bei nachgewiesener Vitamin B_{12}-Resorptionsstörung anschließend lebenslang 100 µg/Mon. (in der Regel i.m., kann aber auch i.v. oder s.c. appliziert werden)
- zur Dauertherapie gibt es Depotpräparate (Cyanocobalamin: 0,5–1 mg/Mon. i.m. bzw. Hydroxocobalamin: 0,5–1 mg/3 Mon. i.m.) als auch hoch dosierte orale Präparate

Vitamin C (Ascorbinsäure)

Wirkungsmechanismus
Vitamin C spielt als Elektronendonator im Redox-Gleichgewicht des Biosystems eine zentrale Rolle und ist an zahllosen enzymatischen wie nicht-enzymatischen Prozessen beteiligt. Es wirkt auch als Antioxidans und Radikalfänger.

Indikation(en)
Therapie oder Prävention von klinischen Vitamin C-Mangelzuständen und bei gesteigertem Bedarf (Schwangerschaft, Stillzeit, Raucher, Dialyse). Skorbut (besonders infolge Störung der Kollagensynthese) ist die klassische Erkrankung bei Vitamin C-Mangel. Evidenzbasierte Daten zur therapeutischen Anwendung bei zahllosen beanspruchten Indikationen, z.T. in Megadosen (z.B. bei respiratorischen Virusinfektionen), bei Karzinomen oder bei banalen Erkältungen liegen nicht vor. Kosten und Risiken einer hoch dosierten Therapie stehen in keinem vertretbaren Verhältnis.

Kontraindikationen
Oxalaturolithiasis, Eisenspeichererkrankungen (Thalassämie, Hämochromatose) sind relative Kontraindikationen.

Wechselwirkungen
Bei chronischer Behandlung mit hohen Dosen von Acetylsalicylsäure (ASS) ist der Vitamin C-Bedarf erhöht, weil ASS mit der Resorption und der zellulären Aufnahme von Ascorbinsäure interferiert. Konzentrationserhöhung von Salicylaten im Blut, Interferenz mit Antikoagulantientherapie. Die Resorption von Eisen aus der Nahrung wird erleichtert (eine physiologische Rolle), auch die Resorption von Aluminium bei bestimmungsgemäßem Gebrauch.

Unerwünschte Arzneimittelwirkungen
normalerweise keine UAW; Risiken einer hoch dosierten Therapie sind z.B. Nierensteinbildung bei disponierten Personen infolge erhöhter Oxalatausscheidung unter Vitamin C, Störung der Absorption von Vitamin B_{12}, Anstieg von exogen zugeführten Östrogenen bei Frauen, „Rebound"-Skorbut bei Neugeborenen, deren Mütter während der Schwangerschaft regelmäßig hohe Dosen Vitamin C eingenommen haben, Hämolyse bei Patienten mit Glukose-6-Phosphat-Dehydrogenasemangel, Stimulation der Eisenresorption, Diarrhoe, Verfälschung von Laborwerten (falsch positive Uringlukose, abhängig von der Nachweismethode)

Pharmakokinetik
BV: Resorption 60–70 % (bei Dosis 1 g) bzw. 40 % (bei Dosis 3 g)
Elim.: der nicht resorbierte Anteil einer oral eingenommenen Menge wird im Kolon bakteriell metabolisiert (zu CO_2 und organischen Säuren); überschüssige Ascorbinsäure wird renal eliminiert

Dosierung
Prophylaxe:
- 150 mg/Tag p.o., Kinder bis 8 Jahre die Hälfte; Mehrbedarf bei Rauchern, Dialyse-Patienten: 100–200 mg/Tag

Therapie:
- 300–500 mg/Tag p.o., parenteral: 100–300 mg/Tag i.v. (bzw. i.m.); bei parenteraler Ernährung 100–300 mg/Tag
- bei akuter, toxisch bedingter Methämoglobinämie bei Erwachsenen einmalig 1000–3000 mg i.v., bei Kindern 500–1000 mg i.v., u.U. Wiederholung

46.4.2. Fettlösliche Vitamine

Die natürlichen fettlöslichen Vitamine sind in den Nahrungsfetten gelöst. Ihre Resorption ist an die Fettverdauung gekoppelt. Deren Störung kann grundsätzlich eine Hypo-Vitaminose zur Folge haben.

Vergleichende Bewertung und Hinweise zur wirtschaftlichen Verordnung
Colecalciferol wird zur Rachitisprophylaxe bei Säuglingen am häufigsten verordnet und ist mit DDD-Tageskosten von ca. 0,05 Euro sehr günstig. Vielfach gibt es Kombinationspräparate mit Natriumfluorid zur Kariesprophylaxe, (**!Cave: Fluoridüberdosierung!**). Berücksichtigt werden sollte, dass industriell gefertigte Säuglingsnahrung z.T. Vitamin D enthält.
Die Vitamin D_3-Metabolite Alfacalcidol und Calcitriol, vor allem zur Behandlung renaler Osteodystrophie bei chronischer Niereninsuffizienz indiziert, sind mit DDD-Tageskosten zwischen 1,50 und 2,60 Euro relativ teuer. Neu hinzugekommen ist Paricalcitol, ein Vitamin D_2–Derivat zur Behandlung der renalen Osteopathie bei Hämodialyse mit sekundärem Hyperparathyreoidismus. Es ist wesentlich teurer als Calcitriol ohne allgemein überzeugenden Nachweis des Vorteils bisher.
Eine protektive Wirkung bei Gefäßerkrankungen und Krebs durch das antioxidative Vitamin E, aber auch durch Vitamin C und Betacarotin ist nicht belegt. Auf der anderen Seite weisen neuere Studien auf die Möglichkeit von Schäden durch Zufuhr höherer Dosen von Vitamin E hin.

Retinol (Vitamin A)

Wirkungsmechanismus
Es gibt zahlreiche chemisch verwandte Substanzen, deren Bezeichnungen oft zur Verwirrung beitragen.
1.) Provitamine sind mehrere in Pflanzen vorkommende Substanzen, die unter dem Oberbegriff Carotinoide zusammengefasst werden (insbesondere Beta-Carotin).
2.) Im tierischen wie menschlichen Biosystem (besonders Leber) vorkommende Formen von Vitamin A sind Retinol, Retinal, Retinylester, Retinsäure und glukuronidierte Verbindungen. Retinol ist die Alkoholform (im Folgenden als Bezeichnung für Vitamin A verwendet).
3.) Retinoide sind Derivate zur Anwendung in der Dermatologie (Akne und Psoriasis, s. dort).
Retinol und die verwandten Verbindungen sind für Wachstum, Sehvermögen (Namensgebung!) und Epithelfunktionen notwendig. Vitamin A und Carotinoide wirken auch als Antioxidantien. Eine therapeutische Bedeutung dieses Effektes für viele Erkrankungen (bis hin zu Krebs und Arteriosklerose) ist immer wieder behauptet, aber nie wissenschaftlich belegt worden. Eine ausgewogene Versorgung mit Carotinoiden ist sinnvoll, da sie in physiologischer Dosis untoxisch sind und bedarfsabhängig in Vitamin A überführt werden können.

Indikation(en)
Die in unterentwickelten Ländern relativ häufige Mangelversorgung kann im Extremfall zu schwersten Augen-Störungen (Nachtblindheit, Keratomalazie, Xerophthalmie) und diversen Schleimhautschäden führen. Dies kann in Zentraleuropa auch bei Malabsorption verschiedenster Ursache oder unzureichender parenteraler Ernährung vorkommen.

Kontraindikationen
Im ersten Trimenon sind Spontanaborte und Fehlgeburten nach mehrwöchiger Zufuhr von 6 mg/Tag Retinol bzw. Retinoläquivalenten oder Retinylester nicht sicher auszuschließen. Frauen, bei denen eine Schwangerschaft vorliegen könnte, sollten nicht wiederholt mehr als 3 mg Retinol (= 10.000 I.E.) aufnehmen. Da Vitamin A in der Leber gespeichert wird, sollten Schwangere auf den Verzehr von Leber verzichten.

Wechselwirkungen
Hohe Dosen können die Wirkung von Antikoagulantien vom Kumarintyp verstärken. Tetrazykline können in Kombination mit Vitamin A zu einer Hirndrucksteigerung führen. Colestyramin, Colestipol oder Neomycin können die Resorption von Vitamin A reduzieren.

Unerwünschte Arzneimittelwirkungen
A-Hypervitaminose kann besonders bei Kindern nach unkontrollierter Gabe von Retinol vorkommen. Komplikationen: Haut- und Haarschädigungen, Hepatosplenomegalie, Fieber, Anstieg des intrakraniellen Drucks, Hyperostosen. Während der Schwangerschaft Fehlbildungen insbesondere durch die Retinsäure (Endprodukt des Vitamin A-Stoffwechsels und noch mehr durch die Retinoide, s. dort).

Chronische Vitamin A-Einnahme kann zu psychischen Veränderungen (Depressionen, Reizbarkeit) führen. Bei Säuglingen dürfen Mengen von 2–3 mg/Tag nur unter ärztlicher Überwachung über längere Zeit gegeben werden. Bei Erwachsenen gilt dasselbe für Tagesdosen über 15 mg. Zur Vermeidung einer A-Hypervitaminose behandlungsfreie Tage einschalten.

Pharmakokinetik

BV: unbekannt; aber gute Resorption, dabei Esterbildung in der Mukosa
Elim.: Retinylester sind die Speicherform von Vitamin A (vorwiegend Leber); Metabolismus: CYP-abhängige Hydroxylierung, anschließende Glukuronidierung
HWZ: Tage (sehr variabel)

Dosierung

- Hinweis: 3 mg Retinol = 10000 I.E. (die Mengenangabe in I.E. ist nur noch in der Pharmazie üblich)
- empfohlene Zufuhr für junge Erwachsene: 1 mg/Tag Retinol
- in Schwangerschaft und Stillzeit bis zu 50 % höherer Bedarf
- zur Behandlung von Nachtblindheit 15 mg/Tag Retinol als Retinolpalmitat oder Retinolacetat für 2–3 Wochen; bei parenteraler Ernährung 1,8 mg/Tag Retinolpalmitat

Colecalciferol (Vitamin D_3) und Metabolite, Paricalcitol

(s. auch Kap. Osteoporose und andere Knochenerkrankungen: Abschnitt Vitamin D)
Hinweis: Colecalciferol wird auch unter dem Einfluss von UV-Licht (Sonnenstrahlung) in der Haut gebildet.
Colecalciferol wird routinemäßig zur Rachitisprophylaxe einerseits und bei der Osteoporose als adjuvante Therapie andererseits verordnet, in beiden Fällen zur Förderung der intestinalen Resorption von Kalzium.

Indikation(en)

Therapie und Prophylaxe von Vitamin D-Mangelzuständen; bei älteren Menschen besteht ein erhöhter Bedarf

Kontraindikationen

Hyperkalzämie; Vorsicht bei Nierensteinanamnese, Sarkoidose und Gravidität

Wechselwirkungen

(s. auch Kap. Osteoporose und andere Knochenerkrankungen: Abschnitt Vitamin D)

Unerwünschte Arzneimittelwirkungen

D-Hypervitaminose: Häufigste Ursache ist die unkritische Gabe durch die Eltern sowie auch die unkritische Behandlung des Hypoparathyreoidismus und der renalen Osteopathie. Abhängig von Dosis und Behandlungsdauer kann eine schwere und lang anhaltende Hyperkalzämie mit ihren akuten Folgen (Herzrhythmusstörungen, Übelkeit, Erbrechen, psychische Symptome, Bewusstseinsstörung) und chronischen Folgen (Polyurie, Polydipsie, Inappetenz, Gewichtsverlust, Nierensteinbildung, Nephrokalzinose, Niereninsuffizienz, extraossäre Verkalkungen) auftreten. In Einzelfällen wurden tödliche Verläufe beschrieben. Bei Überdosierung besteht ein teratogenes Risiko (körperliche und geistige Retardierung, Hypoparathyreoidismus, besondere Formen der Aortenstenose).

 Cave: Die Vitamin D-Intoxikation führt zu Hyperkalzämie, ggf. Nierenversagen und Exitus. Das Risiko beginnt ab Tagesdosen von 20.000 I.E.

Pharmakokinetik

(s. Kap. Osteoporose und andere Knochenerkrankungen: Abschnitt Vitamin D)

Dosierung

Hinweis: 10 µg Colecalciferol = 400 I.E.
(Substanzen mit Vitamin D-Aktivität haben eine geringe therapeutische Breite und müssen deshalb sorgfältig dosiert werden.)
Säuglinge und Kleinkinder werden mit dem Vitamin substituiert, da der Gehalt der Muttermilch häufig unzureichend ist.
- Säuglinge sollten pro Tag 12,5 µg (entspr. 500 I.E.) oral bekommen.

46

- Mehr als 25 µg/Tag Colecalciferol dürfen nicht ohne gezielte Indikation und regelmäßige Kontrolle von Kalzium (Plasma, Urin) gegeben werden.
- Bei Erwachsenen besteht die Gefahr der Überdosierung bei dauernder Zufuhr über 500 µg/Tag Colecalciferol.
- Prophylaxe bei Malabsorption: 100 µg/Tag Colecalciferol
- Therapie von Rachitis und Osteomalazie durch Vitamin D-Mangel: 25–125 µg/Tag Colecalciferol p.o. über ein Jahr, zur Einleitung der Behandlung können bei Erwachsenen je 5 mg/Tag für 3 Tage Colecalciferol gegeben werden
- Bei Vitamin D-resistenter Rachitis ist Calcitriol (0,25(–1) µg/Tag) indiziert.
- einschleichend beginnen, Kalzium und Phospat im Plasma kontrollieren
- renale Osteodystrophie bei Patienten mit chronischer Niereninsuffizienz unter Dialyse mit Calcitriol oder Paricalcitol (s.o.) behandeln
- unterstützende Therapie bei Osteoporose: s. Kap. Osteoporose und andere Knochenerkrankungen
- Therapie bei Hypoparathyreoidismus und Pseudohypoparathyreoidismus: s. Kap. Osteoporose und andere Knochenerkrankungen; Dosisanpassung entsprechend den Serumkalziumwerten
- bei parenteraler Ernährung: 5 µg/Tag Colecalciferol

Alfacalcidol, Calcitriol, Paricalcitol

(s. Kap. Osteoporose und andere Knochenerkrankungen: Abschnitt Vitamin D)

Tocopherol (Vitamin E)

Wirkungsmechanismus

Natürlich vorkommende Substanzen mit Vitamin E-Aktivität sind 4 Tocopherole und 4 Tocotrienole, die mit griechischen Anfangsbuchstaben markiert werden. Die Verbindungen bewirken einen Schutz der Zellmembranlipide vor Sauerstoff-Radikalen (lipophiles Antioxidans). Darüber hinaus hat das Vitamin auch eine hemmende Wirkung auf die Oxidation von mehrfach ungesättigten Fettsäuren und damit vermindernden Einfluss auf die Bildung von Eicosanoiden.
Im Tierversuch führt Vitamin E-Mangel zur Resorption von Embryonen.

Indikation(en)

Ein therapeutischer oder präventiver Nutzen für die hämolytische Anämie des Frühgeborenen ist nachgewiesen. Beim Erwachsenen kann zurzeit bei fehlender Evidenz die früher propagierte Anwendung als „protektiver Radikalfänger" z.B. bei Atherosklerose, koronarer Herzkrankheit, Krebs, Diabetes mellitus, neurodegenerativen und rheumatischen Erkrankungen nicht empfohlen werden. Auch die altersbedingte Makula-Degeneration (AMD) stellt keine ausreichend belegte Indikation dar. Bei Zufuhr mehrfach ungesättigter Fettsäuren muss der Peroxidbildung durch mindestens 0,5 mg Tocopherol/g ungesättigter Fettsäuren entgegengewirkt werden! Vitamin E-Mangelzustände sind sehr selten (Abetalipoproteinämie, Malabsorptionsstörungen, Frühgeborene).

Wechselwirkungen

Lang andauernde, hoch dosierte Anwendung steigert die Wirkung oraler Antikoagulantien vom Kumarintyp. Orlistat bzw. Colestyramin können die Resorption reduzieren.

Unerwünschte Arzneimittelwirkungen

- bei Überdosierung Kopfschmerzen und Übelkeit
- in hohen Dosen kann Vitamin E antagonistisch zu Vitamin K wirken und die Prothrombinzeit verlängern, daher kann auch eine Wirkungsverstärkung der Antikoagulantien eintreten
- langfristige Gabe von hohen Dosen (= 400 mg/Tag) erhöht möglicherweise die Sterblichkeit
- parenteral zugeführtes Vitamin E kann bei Frühgeborenen Hepatosplenomegalie, cholostatischen Ikterus und Thrombozytopenie verursachen

Pharmakokinetik

Elim.: die Resorption erfolgt wie bei den anderen fettlöslichen Vitaminen; es folgt dem Metabolismus der Fette; Elimination der Metabolite überwiegend biliär

Dosierung

- 100–200 mg/Tag p.o. alpha-Tocopherol
- bei parenteraler Ernährung: 20-40 mg Tocopherol-Äquivalente/Tag (1 mg RRR-alpha-Tocopherol-Äquivalent = 1 mg RRR-alpha-Tocopherol = 1,49 I.E.)

Phytomenadion (Vitamin K₁)

Wirkungsmechanismus

Zu den K-Vitaminen gehören pflanzliches Phytomenadion (Vitamin K_1) und Menachinon (Vitamin K_2) aus Darmbakterien. Nur das erste findet Verwendung zur Therapie. Vitamin K ist u.a. ein Kofaktor bei der enzymatischen Aktivierung von Gerinnungsfaktoren (Antihämorrhagicum). Ein Mangel führt zu einer Senkung der Blutkonzentration an Prothrombin und damit zu Störungen der Blutgerinnung (vgl. Kap. Gerinnungs- und Hämostasestörungen).

Indikation(en)

Eine gesicherte Indikation besteht zur Prävention von Vitamin K-Mangelzuständen und zur Therapie von Vitamin K-Mangelblutungen. Vitamin K-Mangel kann auftreten bei Störungen der Fettabsorption und bei lang dauernder Antibiotikatherapie mit Schädigung der Darmflora. Der Mangel ist bewiesen, wenn sich abnormale Laborwerte des Gerinnungssystems nach Vitamin K-Gabe normalisieren (Koller-Test). Eine bevorzugte Indikation ist der Einsatz als Antidot bei der Therapie mit Kumarinderivaten (Vitamin K-Antagonisten, insbesondere Phenprocoumon), s. dort. Die Antidot-Wirkung erfolgt nicht sofort, sondern erst nach beginnender Neusynthese von Gerinnungsfaktoren.

Wechselwirkungen

Vitamin K antagonisiert die Wirkung oraler Antikoagulantien vom Kumarintyp (s.o.). In diesem Sinne ist der Hinweis wichtig, dass auch mit der Nahrung (z.B. Sauerkraut, Spinat, Salat) wegen des Gehalts an Vitamin K die Phenprocoumon-Wirkung gehemmt werden kann. Salicylate antagonisieren die Vitamin K-Wirkung durch Hemmung des Carboxylase-Reduktase-Systems.

Unerwünschte Arzneimittelwirkungen

- nach rascher i.v.-Injektion Flush, Dyspnoe, Brustschmerzen, schockartige Zwischenfälle, vereinzelt Todesfälle
- eine i.m-Injektion bei Gabe als Antidot ist zu vermeiden
- bei vorbestehender Lebererkrankung zusätzliche Leberschädigung möglich
- große Mengen von Vitamin K können die Wirkung von oralen Antikoagulantien blockieren und nach Gabe an Schwangere einen Neugeborenenikterus verursachen

Besonderheiten

Intravenöse Injektionen grundsätzlich sehr langsam und nur bei lebensbedrohlichen Blutungen infolge Überdosierung von Kumarinderivaten verabreichen.

Pharmakokinetik

BV: 50 %
Elim.: Metabolismus und Elimination über Galle/Faeces und Harn
HWZ: 2 Std. (26–193 Std. bei Neugeborenen)

Dosierung

Vitamin K-Prophylaxe bei Neugeborenen unmittelbar nach der Geburt: einmalig 1 mg i.m. am ersten Lebenstag, alternativ 2 mg p.o. am ersten und fünften Lebenstag und in der vierten und sechsten Lebenswoche. In den ersten Lebenstagen 5 mg/Tag nicht überschreiten. Frühgeborene unter 1500 g erhalten Vitamin K parenteral in einer Dosierung, die dem geminderten Körpergewicht angepasst ist, jedoch nicht weniger als 0,5 mg. Säuglinge mit gestörter Vitamin K-Resorption (z.B. bei Mukoviszidose, Hepatitis, Gallengangsatresie, chronischen Diarrhoen) bedürfen einer individuell angepassten Vitamin K-Prophylaxe unter Kontrolle des Quick- bzw. INR-Wertes, in der Regel reicht 1 mg/Mon. parenteral aus.
Vitamin K-Prophylaxe für das Neugeborene durch Vitamin K-Gabe an die Schwangere, wenn sie Antikonvulsiva, Tuberkulostatika oder Kumarinderivate eingenommen hatte: 10–20 mg p.o. oder 2–5 mg i.m. 48 Std. bis einige Stunden vor der Entbindung.
Therapie bei Vitamin K-Mangelblutungen: Dosierung nach Wirkung. Bei leichteren Blutungen genügt orale Dosis von 1–5 mg bei Säuglingen und Erwachsenen. Bei Patienten mit Resorptionsstörungen (z.B. Malabsorption, Cholestase, Pankreaserkrankung)

parenterale Gabe, Dosierung wie oral. Kommt es innerhalb von 3–6 Std. nicht zur Erhöhung des Quick-Wertes auf ca. 30 % oder nicht zum Stillstand der Blutung, ist eine zweite, evtl. höhere Dosis Vitamin K_1 zu geben. Bei lebensbedrohlichen Blutungen muss Vitamin K_1 besonders langsam intravenös (1–10 mg) verabreicht werden.

Vitamin K-Mangelblutungen infolge Überdosierung von Kumarinderivaten: Bei leichteren Blutungen genügt meistens das Absetzen der Antikoagulantien. Bei mittelschweren Blutungen führen meist 5–10 mg Vitamin K_1 peroral einen Anstieg des Prothrombinkomplexes herbei. Bei lebensbedrohlichen Blutungen neben Vitamin K_1 (10 mg parenteral) Prothrombinkomplexpräparate. Bei parenteraler Ernährung 100–150 µg/Tag Vitamin K_1.

46.4.3. Spurenelemente

(Hinweis: Eisen wird im Kap. Gutartige Störungen der Blutbildung aufgeführt.)

Zink

Wirkungsmechanismus
Zink ist im Körper mit etwa 2 g gleichmäßig verbreitet, aber nicht frei verfügbar, sondern in Form von u.a. Metallo-Enzymen. Über 300 Enzyme benötigen Zink, z.B. Carboanhydrase und Alkoholdehydrogenase. Zink spielt auch eine Rolle bei der Biomembran- und DNA/RNA- Stabilisierung. Täglicher Bedarf bei Erw.: 12–20 mg.

Indikation(en)
Für Zink scheint es keinen spezifischen Speicher im Körper zu geben. Deshalb kann eine Reduktion der alimentären Zufuhr rasch zum Mangel führen. Mangel an Zink kann bei Malabsorptionssyndromen, Alkoholabusus, Behandlung mit Chelatbildnern, großflächigen Verbrennungen und gegen Ende der schnellen Wachstumsperiode im Säuglingsalter bei einseitiger Ernährung (z.B. extrem lakto-vegetabil) vorkommen. Eine Substitution von Zink erfolgt mit 15 mg/Tag p.o. bzw. 5 mg/Tag i.v. (Zinkaspartat bzw. –glukonat stehen u.a. zur Verfügung).

Acrodermatitis enteropathica ist eine seltene genetische (autosomal recessive) Störung der Zink-Kinetik, die eine höher dosierte Therapie erfordert.

Kontraindikationen
schwere Nierenschäden

Wechselwirkungen
Bei längerfristiger Anwendung von Zink sollte auch Kupfer labordiagnostisch überwacht werden. Die Resorption von Antibiotika kann vermindert werden. Phytinsäure aus pflanzlicher Nahrung (Getreideprodukte, Hülsenfrüchte, Nüsse) hemmt die Zink-Resorption (Zink-Kalzium-Phytat-Komplexe).

Unerwünschte Arzneimittelwirkungen
Vergiftungsfälle nach Verzehr von Nahrungsmitteln aus Zinkgefäßen sind beschrieben.

Pharmakokinetik
Die Resorption von Zink erfolgt vor allem im Jejunum. Die Exkretion erfolgt vorwiegend über die Faeces.

Jod

(vgl. Kap. Erkrankungen der Schilddrüse)

Wirkungsmechanismus
Ziel ist die ausreichende Bildung von T_3 und T_4. Deren vielfältige Einflüsse auf KH-, Protein- und Fettstoffwechsel etc. sind bekannt. Jod-Ionen haben darüber hinaus einen antiproliferativen Effekt auf die Schilddrüse.

Indikation(en)

Jodmangel kann u.U. zur euthyreoten Struma führen. Deutschland ist jetzt kein ausgesprochenes Jodmangelland mehr, allerdings haben wir erst das untere Versorgungsniveau erreicht, d.h. die von der Deutschen Gesellschaft für Ernährung (DGE) empfohlene Jodzufuhr von 180–200 µg pro Tag für Erwachsene wird oft noch nicht erfüllt. Schwangere und Stillende haben höheren Bedarf, auch Kinder erfordern besondere Aufmerksamkeit. Neben jodreicher Nahrung (z.B. Seefisch) wird jodiertes Speisesalz („Jodsalz") empfohlen. Es enthält Na- oder K-Jodat (der Jodgehalt beträgt 15–25 mg/kg, d.h. im Mittel 20 µg/g). Daneben ist Jodsalz im Handel, das zusätzlich noch Na- oder K-Fluorid und Folsäure enthält. Im Hinblick auf die Verwendung von Jodsalz in vielen Lebensmitteln könnte damit der Tagesbedarf knapp gedeckt werden. Jodmangel ist dennoch möglich. Kaliumjodid-Tabl. stehen zur Verfügung (100 oder 200 µg Jod).

Besondere Indikation

Minimierung der Einlagerung von radioaktivem Jod sowie Jodgabe in extrem hohen Dosen als Thyreostatikum

Kontraindikationen

Hyperthyreose, autonome Areale der Schilddrüse (Gefahr der Hyperthyreose), Autoimmunerkrankungen und Karzinom der Schilddrüse

Wechselwirkungen

Iod-Ionen in größerer Menge können Radiojod-Diagnostik und -Therapie unmöglich machen.

Unerwünschte Arzneimittelwirkungen

Hyperthyreose bei Vorliegen autonomer Knoten

Pharmakokinetik

nach oraler Gabe vollständige Resorption und Anreicherung u.a. in der Schilddrüse mit einer HWZ von etwa 7 Wochen; Ausscheidung renal

Fluor

Wirkungsmechanismus

Der Zahnschmelz wird gehärtet und Osteoblasten aktiviert (Knochenstruktur wird beeinflusst). Eine tägliche Aufnahme von 2–4 mg bei gesunden Erwachsenen ist physiologisch.

Indikation(en)

Es gibt keine gesicherte kurative Wirkung von Fluorid, die prophylaktische Wirkung iaber ist anerkannt..

Prophylaxe systemisch: An Standorten mit niedriger Fluoridversorgung (< 0,3 mg Fluorid/l Trinkwasser) wird zur **Kariesprophylaxe** die Gabe von Fluorid empfohlen. Bei mehr als 0,7 mg Fluorid/l ist eine zusätzliche Gabe nicht notwendig. Die Höhe der Supplemente reicht von 0,25 mg/Tag bei Säuglingen über 0,5 mg bei 4- bis 7-jährigen Kindern bis zu 1 mg/Tag Fluorid bei 7-jährigen Kindern bis zu Erwachsenen. Diese Supplemente sind bei einem Fluoridgehalt von 0,3–0,7 mg/l Trinkwasser zu halbieren. (Eine Trinkwasser-Fluoridierung ist in Deutschland nicht erlaubt.)

Prophylaxe lokal: Seit einigen Jahren wird die topische Einwirkung von Fluorid auf den Zahnschmelz höher eingeschätzt als der systemische Effekt. Fluorid-Tabl. werden dann empfohlen, wenn die Zahnpflege nicht mit fluoridhaltiger Zahnpasta durchgeführt werden kann (Kleinkinder, Dosierung unsicher und Gefahr des Verschluckens) und auch kein fluoridhaltiges Speisesalz verwendet wird.

Kontraindikationen

bereits ausreichende Fluoridzufuhr durch z.B. fluoridiertes Speisesalz, Trink-, Mineral- oder Tafelwasser

Wechselwirkungen

Hemmung der Resorption durch gleichzeitige Einnahme u.a. von Kalzium-Salzen, z.B. in der Milch oder in Milchprodukten

Unerwünschte Arzneimittelwirkungen

Mehr als 0,1 mg Fluor/kg KG kann bei Kindern in den ersten 8 Lebensjahren zu Zahnschmelz-Fluorose führen; bei noch höherer Zufuhr drohen Knochen-Fluorose, Störungen von Muskel- und Nierenfunktion.

Besonderheiten
Jodiertes Speisesalz mit Zusatz von Fluorid enthält je nach Produzent etwa 0,05 % bis 0,06 % NaF bzw. 0,06 bis 0,09 % KF.

Pharmakokinetik
nach oraler Gabe fast vollständige Resorption mit schneller Aufnahme in Knochen und Zahnschmelz; zur Dosierung als Karies-prophylaxe s.o.

Selen

Wirkungsmechanismus
Selen ist in Form von Selenocystein struktureller Bestandteil zahlreicher Enzyme, insbesondere von Glutathion-Peroxidasen und Deiodasen. Selen hat also Einfluss auf die antioxidative Kapazität einerseits und andererseits auf die Regulation des Schilddrüsen-hormon-Stoffwechsels.

Indikation(en)
Mangelzustände können evtl. bei parenteraler Ernährung oder strikt vegetarischer Ernährung auftreten. Denn die meisten Früchte und Gemüsesorten sind arm an Selen (abhängig vom Gehalt im Acker). Schätzwerte für eine angemessene Selenzufuhr liegen bei 30–70 µg/Tag. Sie werden in der Regel durch eine normale Ernährung erfüllt. Selen kommt in tierischen Nahrungsmitteln vor (bes. Fleisch, Fisch, Eier). Eine Zufuhr von mehr als 100 µg/Tag wird nicht empfohlen. Selbstmedikation ist abzulehnen. Insgesamt gibt es nur wenige Patienten, die eine Verordnung von Selen benötigen. Es gibt auch keine Belege für den Nutzen bei geriatrischen Patienten mit unterschiedlichsten Erkrankungen. Diabetesfälle sollen sogar vermehrt auftreten.
Sehr spezielle Indikationen sind die in China früher häufigeren Fälle der Kashin- (bes. Osteoarthitis) und Keshan-Krankheit (bes. Kardiomyopathie). Möglicherweise war Proteinmangel ursächlich involviert.
Neuere Studien zur Pathogenese der Hashimoto-Autoimmun-Thyreoiditis weisen auf einen möglichen Zusammenhang dieser Erkrankung mit einem Selen-Defizit hin. In der Tat wurde unter einer mehrmonatigen Therapie mit 50–200 µg Selen ein Absinken der Antikörpertiter bei diesen Patienten berichtet.

Wechselwirkungen
nicht bekannt

Unerwünschte Arzneimittelwirkungen
Selen ist ein potentiell toxisches Mineral. Die therapeutische Breite ist sehr gering. Bereits bei einer Zufuhr von 800 µg/Tag wer-den beim Erwachsenen chronische Vergiftungen beobachtet (Grenze möglicherweise schon bei 400 µg/Tag).

Pharmakokinetik
Selenverbindungen werden im Intestinaltrakt resorbiert.
Zur Behandlung der Hashimoto-Autoimmun-Thyreoiditis werden 50–200 µg/Tag über mehrere Monate empfohlen.

46.5. Sonderfälle

46.5.1. Therapie in der Schwangerschaft

(s. Tab. 46.1)

46.5.2. Therapie bei Kindern

(s. Tab. 46.1)

46.6. Hinweise zur wirtschaftlichen Verordnung

Seit 2004 sind nicht-verschreibungspflichtige Arzneimittel, zu denen insbesondere auch viele Vitamine und Spurenelemente gehören, im Rahmen des GKV-Modernisierungsgesetzes von der vertragsärztlichen Versorgung ausgeschlossen. Ausgenommen sind Verordnungen an Kindern bis zu 12 Jahren und Arzneimittel der Ausnahmeliste, zu denen auch einige Vitamine gehören. Freilich durften Vitamine nach den Arzneimittelrichtlinien ohnehin nicht zu Lasten der GKV verordnet werden, ausgenommen bei nachgewiesenen schwerwiegenden Vitaminmangelzuständen sowie als Antidot und bei Dialyse-Patienten.

Bei der Verordnung von Vitamin D sollte Colecalciferol bevorzugt werden. Alfacalcidol und Calcitriol, die wesentlich teurer sind, kommen nur für spezielle Indikationen in Betracht (s. Abschnitt Vitamin D). Ein therapeutischer Zusatznutzen des sehr teuren Paricalcitol im Vergleich zu Calcitriol ist nicht belegt.

46

47. Funktionsstörungen der Hypophyse

47.1. Wirkstoffübersicht

empfohlene Wirkstoffe	weitere Wirkstoffe
Bromocriptin	Buserelin
	Conivaptan (in D nicht zugelassen)
Cabergolin	Demeclocyclin
Cyproteronacetat	Deslorelin
Desmopressin (DDAVP)	Fludrocortison
Hydrocortison	Goserelin
Leuprorelin	Histelinacetat
Levothyroxin	Lanreotid
Lisurid	Lixivaptan (in D nicht zugelassen)
Oestrogen/Gestagen	Nafarelinacetat
Quinagolid	Octreotid (LAR)
Somatropin (STH)	Pegvisomant
Triptorelin	Satavaptan (in D nicht zugelassen)
	Testosteron
	Tolvaptan (in D nicht zugelassen)

47.2. Unterfunktion der Hypophyse

Fazit für die Praxis

Unterfunktion der Hypophyse:
Die Substitution der Hypophysenunterfunktion erfolgt nach vorhergehender Sicherung der Insuffizienz der Hormonachsen. Die Substitution erfolgt entweder direkt durch Gabe der hypothalamisch-hypophysär sezenierten Hormone oder indirekt mit den jeweiligen periphären Hormonen.

47.2.1. Klinische Grundlagen

47.2.1.1. Definition, Pathologie, Pathophysiologie

Im Hypophysenvorderlappen (HVL) werden die Proteohormone STH (Somatotropes Hormon, Wachstumshormon), PRL (Prolaktin), ACTH (Adrenocorticotropes Hormon), die Gonadotropine LH (Luteinisierendes Hormon) und FSH (Follikelstimulierendes Hormon) sowie TSH (Thyreotropes Hormon) gebildet. Das Hypothalamus-Neurohypophysen-System produziert und sezerniert Vasopressin und Oxytocin. Die verschiedenen Erkrankungen können sich individuell variabel durch eine Mehrsekretion eines HVL-Hormons (selten kombiniert) bei endokrin aktiven Tumoren, eine mangelnde Funktionsreserve bei Destruktion der gesunden Resthypophyse und durch lokale Symptome der Raumforderung (Kopfschmerzen, Chiasma-Syndrom u.a.) äußern. Bei der globalen Hypophysen-insuffizienz sind sowohl die Hormone des Hypophysenvorderlappens (HVL) als auch die des Hypothalamus-Neurohypophysen-Systems ausgefallen. Daneben gibt es den Ausfall isoliert einer, mehrerer oder aller Hormonachsen des HVL wie auch den isolierten Diabetes insipidus centralis. Häufigste Ursache einer hypophysären Funktionsstörung sind Hypophysentumore und hypophysennahe Raumforderungen einschließlich Metastasen sowie damit zusammenhängende therapeutische Interventionen. Seltener kann der Gewebsuntergang entzündlich (Autoimmunhypophysitis, Sarkoidose, Tuberkulose) oder ischämisch (z.B. Sheehan-Syndrom infolge postpartalen hämorrhagischen Schocks) bedingt sein. Schließlich kommen auch eine hypothalamische Läsion (z.B. Kallmann-Syndrom) in Betracht sowie somatische Mutationen hypophysärer Entwicklungsfaktoren wie z.B. PIT1 oder PROP1.

47.2.1.2. Einteilung, Klassifikation, Epidemiologie

Unterschieden werden eine Hypophysenvorderlappeninsuffizienz von einer Hypophysenhinterlappeninsuffizienz, die gemeinsam, aber auch völlig getrennt auftreten können. Bei der Hypophysenvorderlappeninsuffizienz reicht das Spektrum vom Ausfall einer Hypophysenachse bis zum vollständigen Funktionsverlust (komplette Hypophysenvorderlappeninsuffizienz). Vasopressinmangel führt zum Krankheitsbild des Diabetes insipidus centralis mit Polyurie und Polydipsie. Der permanente Diabetes insipidus tritt besonders nach Erkrankungen im Hypothalamus-Hypophysen-Bereich oder auch idiopathisch (meist autoimmun bedingt) auf, seltener kongenital.

47.2.1.3. Diagnostik

Sämtliche Hypophysenhormone können heute im Blut gemessen werden, wobei in der Regel der Nachweis einer ungenügenden Funktionsreserve mittels spezifischer Stimulationsteste zu belegen ist. Die zweifelsfreie Sicherung des Hormonmangels ist unerlässlich, da öfter nur partielle Ausfälle bestehen und bei gezieltem medikamentösem Einsatz unnötige und teilweise teure Behandlungen vermieden werden können.

47.2.2. Therapie: Allgemeine Gesichtspunkte

47.2.2.1. Therapieindikation

Als Therapieindikation gilt jeder gesicherte klinisch relevante Hormonmangel.

47.2.2.2. Therapieziele

Eventuell Behandlung der Grunderkrankung (z.B. Tumoroperation). Beseitigung der klinischen Zeichen des Hormonmangels, normale Leistungsfähigkeit. Langfristig Vermeidung einer Stoffwechseldekompensation bei interkurrenten Erkrankungen, Normalisierung der Lebenserwartung, Vermeidung kardiovaskulärer und anderer Spätkomplikationen.
Leitsymptom des Wachstumshormonmangels bei Kindern ist der Kleinwuchs, Therapieziel dementsprechend ein adäquates Wachstum. Auch bei Erwachsenen mit STH-Mangel ist die Substitution unter Beachtung der Empfehlungen der Deutschen Gesellschaft für Endokrinologie prinzipiell zugelassen. Die klinische Symptomatik sollte allerdings praktische Relevanz haben und positive Therapieeffekte für den Betroffenen signalisieren (Lebensqualität, vermindertes Risiko für Osteoporose, protektive kardiale Effekte).
Ein Oxytocinmangel im Rahmen einer Hypophyseninsuffizienz hat keine klinische Bedeutung, so dass eine Dauersubstitution nicht durchgeführt wird. Substituiert wird bei Vasopressinmangel in erster Linie mit Desmopressin zur nasalen Anwendung, selten oral oder parenteral. Wichtige Differentialdiagnose ist die primäre Polydipsie, bei der die Behandlung mit Desmopressin kontraindiziert ist.

47.2.2.3. Therapeutisches Vorgehen

Die gezielte Substitution erfolgt in Abhängigkeit vom gesicherten Ausfall und der klinischen Relevanz entweder direkt (Vasopressin, STH, in speziellen Fällen Gonadotropine) oder indirekt mit den jeweiligen peripheren Hormonen (Glukokortikoide, Schilddrüsenhormon, Sexualsteroide). Eventuell ergeben sich aus der Grunderkrankung Konsequenzen (insbesondere die medikamentöse, operative oder radiologische Therapie von Hypophysentumore). Nichtmedikamentöse Alternativen bestehen nicht. Feineinstellungen der Dosierung richten sich in erster Linie nach klinischen Kriterien. Die STH-Therapie beim wachsenden Menschen muss mit der evtl. Substitution anderer Hypophysenachsenhormone abgestimmt werden (Zurückhaltung in der Dosierung von Glukokortikoiden und Sexualsteroiden). Die Therapiekontrolle berücksichtigt grundsätzlich bei allen Achsen zunächst die klinische Symptomatik. Zusätzlich: thyreotrope Insuffizienz: freies T4 und freies T3 im Serum (Ziel: Anhebung des freien T4 in das obere Drittel des Normbereichs); gonadotrope Insuffizienz bei Männern: Testosteron im Serum (Ziel: Anhebung in den mittleren Normbereich); Wachstumshormonmangel: IGF-1 (Serumkonzentration von Insulin-like Growth Faktor 1, Ziel: Anhebung in den mittleren Normbereich). Zur Therapiekontrolle des Diabetes insipidus werden Flüssigkeitsumsatz, Serum-Natrium-Konzentration, spezifisches Gewicht/Osmolalität des Urins bestimmt (Ziel: Normbereich).

47.2.3. Pharmakotherapie

47.2.3.1. Ausfall der kortikotropen Partialfunktion (sekundäre Nebennierenrinden-Insuffizienz)

Unabhängig vom Ort der Läsion des adrenokortikotropen Regelkreises wird mit genuinen Glukokortikoiden substituiert. CRH (Corticotropin-Releasinghormon) und ACTH haben keine therapeutische Relevanz. Die Regeln der Substitution folgen dem Vorgehen beim Morbus Addison (s. Kap. Funktionsstörungen der Nebennieren: Primäre Nebennierenrindeinsuffizienz). Allerdings liegt die Substitutionsdosis meist mit 10–20 mg/Tag Hydrocortison niedriger, morgens etwa zwei Drittel und mittags ein Drittel der Tagesdosis. Gelegentlich genügt die alleinige morgendliche Gabe. Andere Patienten profitieren von einer Verteilung auf 3 Dosen. Das hypophysenunabhängig gesteuerte Aldosteron muss nicht substituiert werden. In Situationen körperlichen Stresses (Infekt, Unfall, Operation) ist eine vorübergehende Steigerung der Substitutionsdosen auf das 2- bis 10-fache der Erhaltungsdosis je nach klinischen Erfordernissen vorzunehmen. Bei Frauen kann die Verminderung der adrenalen Androgene infolge des ACTH-Mangels zu einer Substitutionsbedürftigkeit führen, erkennbar z.B. am Verlust der Sekundärbehaarung.

Merke: Ein Notfallausweis ist obligatorisch.

47.2.3.2. Ausfall der thyreotropen Partialfunktion (sekundäre Hypothyreose)

Nach Ausfall des hypothalamischen TRH oder des hypophysären TSH erfolgt die Substitution des TSH-Ausfalls mit Levothyroxin nach ähnlichen Prinzipien wie bei der primären Hypothyreose (s. Kap. Erkrankungen der Schilddrüse).

47.2.3.3. Ausfall der gonadotropen Partialfunktion (sekundärer Hypogonadismus)

Präparate der zentralen Hormone der Gonadenachse (LHRH = GnRH sowie LH, FSH)* dienen der Klärung diagnostischer Fragen. Therapeutisch werden sie phasenweise eingesetzt, um die Chancen für eine Fertilität beim hypogonadotropen Hypogonadismus zu nutzen (s. Kap. Männliche Sexualhormone und Weibliche Sexualhormone). Die Substitution der fehlenden peripheren Eierstockhormone erfolgt mit Östrogen/Gestagen-Präparaten altersgerecht nach den Prinzipien der Substitutionstherapie bei primärer Ovarialinsuffizienz (s. Kap. Weibliche Sexualhormone). Beim männlichen Geschlecht werden nach Ausfall der Gonadotropine die klinischen Folgen des Sexualhormonmangels durch die Substitution mit Testosteron behandelt (s. Kap. Männliche Sexualhormone).

47.2.3.4. Ausfall der somatotropen Partialfunktion (Wachstumshormonmangel, hypophysärer Kleinwuchs)

Somatropin (STH)

Vergleichende Bewertung und Hinweise zur wirtschaftlichen Verordnung
Da es sich bei allen auf dem Markt befindlichen STH-Präparaten um gentechnisch gewonnenes humanes Wachstumshormon handelt, bestehen keine Unterschiede in Dosierung und Wirkung. Die Auswahl kann sich insofern ausschließlich nach dem Preis richten.

Wirkungsmechanismus
Somatropin beschleunigt das Körperwachstum bis zum Schluss der Epiphysenfugen. Beim Erwachsenen trägt es zur Steigerung der Muskelkraft, zur Stabilität des Knochengerüstes, zur Optimierung des Lipoprotein- und Glukosestoffwechsels und zur Besserung der psychophysischen Leistungsfähigkeit bei.

Indikation(en)
Als Behandlungsindikation ohne Wachstumshormonmangel im Kindesalter ist die Therapie mit STH beim durch Chromosomenanalyse gesicherten Ullrich-Turner-Syndrom, beim Prader-Willi-Syndrom und bei renalem Kleinwuchs anerkannt.

* GnRH: Gonadotropin-Releasing-Hormon; FSH: follikelstimulierendes Hormon; LH: luteinisierendes Hormon; LHRH: luteinisierendes Hormon Releasing Hormon

Kontraindikationen

- bei Anzeichen einer Tumoraktivität oder bei nicht abgeschlossener Tumorbehandlung
- bei Kindern mit geschlossenen Epiphysenfugen
- Prader-Willi-Syndrom mit schwerer respiratorischer Störung oder ausgeprägter Adipositas
- Komplikationen infolge einer akuten kritischen Erkrankung nach operativen Eingriffen am offenen Herzen bzw. im Abdominalbereich infolge von Polytrauma, akuter respiratorischer Insuffizienz oder ähnlichen Komplikationen

Unerwünschte Arzneimittelwirkungen

- Nebenwirkungen durch Wasserretention wie periphere Ödeme, Steifheit in den Extremitäten, Arthralgie, Myalgie und Parästhesie
- Insulinresistenz, Hyperglykämie (in Einzelfällen), Diabetes mellitus Typ II (seltene Fälle)
- benigne intrakranielle Hypertension
- Leukämie (sehr seltene Fälle, ≤ 1/10.000)
- Karpaltunnelsyndrom (bei Erwachsenen)
- lokale Hautreaktionen an der Injektionsstelle

Wechselwirkungen

- Antidiabetika bzw. Insulin: ggf. ist eine Dosisanpassung des Antidiabetikums bzw. Insulins erforderlich
- Thyroxin-Substitutionstherapie: eine leichte Hyperthyreose kann unter Somatropin auftreten; Kontrollen der Schilddrüsenfunktion werden nach Beginn der Behandlung mit Somatropin und nach Dosisänderung empfohlen
- die Clearance von Mitteln, die über CYP3A4 metabolisiert werden (z.B. Sexualsteroide, Kortikosteroide, Antikonvulsiva, Ciclosporin), kann unter Somatropin beschleunigt werden; die klinische Bedeutung ist unbekannt

Pharmakokinetik

BV: 80 % nach subkutaner Gabe
Elim.: über den üblichen Proteinkatabolismus in Leber und Nieren
HWZ: ca. 0,4 Std. nach intravenöser Gabe bei Erwachsenen mit Wachstumshormonmangel; 3 Std. nach subkutaner Gabe

Dosierung

- rekombinantes humanes Wachstumshormon (rhGH) Somatropin, meist mit praktischen Injektionshilfen
- Kinder und Jugendliche: 0,15–0,25 mg/kg/Wo. Somatropin, entsprechend 4–5 mg/m2/Wo., in tgl. abendlichen Gaben
- Ullrich-Turner-Syndrom: 0,3 mg/kg/Wo., entsprechend 8 mg/m2/Wo.
- Erwachsene: initial 0,15 mg/Tag, nach 4–6 Wochen Dosis-Titration nach IGF-1-Werten (Ziel: 50. Perzentile der Altersnorm)

Besonderheiten

Abendliche Applikation, um den physiologischen Nacht-/Tag-Rhythmus nachzuahmen. Ziel und Kriterien der Therapiekontrolle sind eine Besserung der klinischen Zeichen des STH-Mangels und IGF-1-Werte im mittleren Normbereich. Je älter der Patient, umso kleinere STH-Dosen sind in der Regel erforderlich.

47.2.3.5. Diabetes insipidus centralis

Desmopressin (DDAVP)

Vergleichende Bewertung
Es existiert nur ein Desmopressin-Präparat auf dem Markt.

Wirkungsmechanismus

Desmopressin ist ein synthetisches Analog zum natürlichen, humanen L-Arginin-Vasopressin und unterscheidet sich von diesem formal dadurch, dass die Aminogruppe des Cysteins in Position 1 entfernt und das L-Arginin durch das stereoisomere D-Arginin ausgetauscht ist. Durch diese Veränderungen geht die vasopressorische Wirkung weitgehend verloren, während die antidiuretische Wirkung um ein Vielfaches gesteigert und prolongiert wird.

Desmopressin erhöht in den distalen Nierentubuli und den Sammelrohren der Niere die Permeabilität für Wasser und damit die Wasserrückresorption aus dem Primärharn.

Indikation(en)
- Polyurie und Polydipsie bei Vorliegen eines passageren ADH*-Mangels
- Enuresis nocturna
- zentraler Diabetes insipidus
- als Nasenspray auch zur Differentialdiagnose des Diabetes insipidus bzw. zum Kurztest zur Bestimmung der Nierenkonzentrationsfähigkeit

Kontraindikationen
- primäre oder psychogene Polydipsie oder Polydipsie bei Alkoholikern
- schweres klassisches von-Willebrand-Jürgens-Syndrom (Typ IIb), Patienten mit 5 % Faktor-VIII-Aktivität, Faktor VIII-Antikörper
- Hyponatriämie
- leichte oder schwere Niereninsuffizienz (Kreatinin-Clearance < 50 ml/Min.)

Unerwünschte Arzneimittelwirkungen
- Wasserretention/Hyponatriämie (wenn die Behandlung mit Desmopressin ohne gleichzeitige Einschränkung der Flüssigkeitszufuhr erfolgt), in schweren Fällen Hirnödem; daher auf ausgewogene Wasserbilanz achten
- Übelkeit, Erbrechen
- Kopfschmerzen, Magenschmerzen, abdominale Krämpfe
- allergische Reaktionen

Wechselwirkungen
- Stoffe, die ein Syndrom der inadäquaten ADH-Sekretion (SIADH) induzieren (wie z.B. Chlorpromazin, NSMRI-Antidepressiva, SSRI, Carbamazepin), NSAIDs, Clofibrat: zusätzlicher antidiuretischer Effekt, damit erhöhtes Risiko der Wasserretention/ Hyponatriämie; daher Blutdruck, Plasma-Natrium und Harnausscheidung überwachen
- Loperamid: 3-fache Erhöhung der Desmopressin-Plasmakonzentration, damit erhöhtes Risiko der Wasserretention/Hyponatriämie
- Oxytocin: Erhöhung des antidiuretischen Effekts und Abschwächung der Uterusdurchblutung
- Glibenclamid, Lithium: Abschwächung der antidiuretischen Wirkung

Besonderheiten
Die Vasopressin-Analoga führen zu einer starren Antidiurese, welche von den Patienten im Alltag berücksichtigt werden muss. Gravierendste akute Nebenwirkung ist die Wasserintoxikation, ausgelöst durch Flüssigkeitsexzesse (z.B. gesteigerter Bierkonsum im Rahmen von Festen) mit den lebensbedrohlichen Folgen einer Verdünnungshyponatriämie und Hypervolämie.

Pharmakokinetik
BV: oral ca. 0,08-0,16 %, nasal ca. 10 %
Elim.: renal
HWZ: 2-3 Std. nach nasaler Applikation, 1-3 Std. nach oraler Gabe

Dosierung
- Desmopressin als Nasenspray (10 µg/Sprühstoß): 1–4 Hübe/Tag
- als Lsg. (0,1 ml in Rhinyle 10 µg): 1–4 Applikationen/Tag intranasal
- als Tbl. (0,1 oder 0,2 mg/Tbl.): 2–6 Tbl./Tag; als Amp. (14 µg/ml): 1–4 µg/Tag parenteral
- bei Kindern entsprechend weniger, z.B. 5–20 µg/Tag intranasal
- beim Säugling mit 1 µg/Tag intranasal beginnend
- Dosiskontrolle durch Messung der Trink- und Harnmenge und der Serum-Natrium-Konzentration

---

* ADH: Anti-diuretisches Hormon

47.3. Überfunktion der Hypophyse

Fazit für die Praxis

Überfunktionen sind fast immer durch Hypophysentumore bedingt. Abgesehen von möglichen lokalen Symptomen der Raumforderung im Sellabereich führen Überfunktionszustände von Hypophysenhormonen zu spezifischen Krankheitsbildern: Für ACTH-produzierende Tumore (zentrales Cushing-Syndrom) und Gonadotropin-produzierende Tumore bestehen keine medikamentösen Behandlungsmöglichkeiten. Beim Prolaktinom stellen die Dopaminagonisten die Behandlung der ersten Wahl dar, da hierdurch sowohl eine Kontrolle des Hormonexzesses als auch eine Tumorkontrolle regelhaft gelingt. Bei der Akromegalie ist Therapie der Wahl die selektive neurochirurgische Tumorentfernung. Ist hierdurch keine Kontrolle von Wachstumshormon/IGF-1 zu erzielen, werden in aufsteigender Wirkstärke und in aufsteigenden Kosten Dopaminagonisten, Somatostatinanaloga und Wachstumshormonrezeptor-Antagonisten eingesetzt.

47.3.1. Klinische Grundlagen

47.3.1.1. Definition, Pathologie, Pathophysiologie

- Prolaktin: Prolaktinom: Sonderformen eines Hypogonadismus mit geschlechtsspezifischen Symptomen und bei Frauen oft mit einer Galaktorrhoe.
- Wachstumshormon: Somatotropinom. Großwuchs (vor Schluss der Epiphysenfugen) bzw. Akromegalie.
- ACTH: Zentrales Cushing-Syndrom (= Morbus Cushing).
- LH/FSH: Gonadotropinom. Klinisch als endokrin inaktive Tumore meist mit Zeichen des Hypogonadismus imponierend. Manche Tumore sezernieren nur die Alpha-Subunits (ASU) der Gonadotropine.
- TSH: Thyreotropinom mit zentraler Hyperthyreose.

47.3.1.2. Einteilung, Klassifikation, Epidemiologie

Die Einteilung und Klassifikation von aktiven Hypophysenadenomen folgt gängigen Prinzipien der Hormondiagnostik. Die häufigsten Hypophysentumore sind Prolaktinome (ca. 35 %), gefolgt von endokrin-inaktiven Hypophysentumore (ca. 25–30 %), Wachstumshormon-produzierende Tumore mit Akromegalie (ca. 20 %), Gonadotropinomen (5–10 %), ACTH-produzierenden Hypophysentumore (ca. 5 %) und den seltenen TSH-produzierenden Adenomen. Es werden Mikroadenome (< 10 mm im Durchmesser) von Makroadenomen (>10 mm im Durchmesser) unterschieden.

47.3.1.3. Diagnostik

Die Diagnose ist bei bekanntem Hypophysentumor mit dem Nachweis der hohen bzw. in Suppressionstests nicht hemmbaren Hormonspiegel in dem betreffenden Regelkreis einfach. Im Einzelfall kann die Differentialdiagnostik allerdings sehr anspruchsvoll sein. Der Tumornachweis erfolgt bildmorphologisch durch die MRT.

Prolaktinom: Einer ausgeprägten Hyperprolaktinämie (> 10-fach) liegt fast ausnahmslos ein Makroprolaktinom zugrunde, bei Mikroprolaktinomen (< 10 mm Durchmesser) sind die Prolaktinwerte oft nur mäßig erhöht. Differentialdiagnostisch auszuschließen sind vor allem medikamentöse Einflüsse (z.B. durch Dopaminantagonisten), Stress, endokrin inaktive Hypophysentumore mit Begleithyperprolaktinämie, die sog. Makroprolaktinämie und eine primäre Hypothyreose (mit hohem endogenen TRH).

Akromegalie: Der Nachweis der Erkrankung ist mittels altersbezogener erhöhter IGF-1-Werte und STH-Bestimmung (basal der Erhöhung und ungenügender Suppression durch Glukose) zweifelsfrei zu führen.

47.3.2. Therapie: Allgemeine Gesichtspunkte

47.3.2.1. Therapieindikation

Jeder endokrin aktive Hypophysentumor ist behandlungsbedürftig. Therapieoptionen sind Operation, unterschiedliche Formen der Bestrahlung und die medikamentöse Therapie. Beim Prolaktinom stellen Dopaminagonisten die Therapie der ersten Wahl dar.

47.3.2.2. Therapieziele

Kontrolle des Hormonexzesses, Normalisierung bzw. Minderung der klinischen Symptomatik, Normalisierung der Lebensqualität, lokale Tumorkontrolle, d.h. Verkleinerung (oder Vermeidung einer Progredienz) des Hypophysentumors, Normalisierung der Lebenserwartung.

47.3.2.3. Therapeutisches Vorgehen

Prolaktinom: In der Mehrzahl der Fälle ist mit Dopaminagonisten eine Normalisierung des Prolaktinspiegels möglich. Meist sistiert hierdurch auch das Tumorwachstum. In einem beträchtlichen Teil der Fälle verkleinert sich das Prolaktinom. Eine Heilung scheint nach mehrjähriger Behandlung zumindest beim Mikroprolaktinom möglich (Auslassversuch!). Es sind jedoch stets weitere Verlaufskontrollen erforderlich. Gemessen wird der Erfolg an der Normalisierung der Prolaktinwerte und der Gonadenfunktion sowie dem Wachstumsverhalten des Hypophysenadenoms. Auch bei Hyperprolaktinämien anderer Genese können neben der Behandlung der Grundkrankheit Dopaminagonisten (s.u.) mit gutem Erfolg eingesetzt werden. Während einer Gravidität ist bei Mikroprolaktinomen (relevante Größenzunahme äußerst unwahrscheinlich) eine Therapiepause zu empfehlen. Bei Makroprolaktinomen ist die Fortführung der Therapie angebracht, insbesondere für Bromocriptin und Cabergolin haben die umfangreichen Daten bisher keine embryonale Schädigung belegt. Bei Chiasma-nahen Prolaktinomen ist bei Kinderwunsch die Operation zu erwägen.

Akromegalie: Therapie der Wahl bei Akromegalie ist die selektive neurochirurgische Tumorentfernung. Präoperativ kann über 2–4 Monate ein Somatostatinpräparat appliziert werden, das die Operationsbedingungen verbessern kann. Eine biochemische Kontrolle wird belegt durch den Abfall des IGF-1 in den altersbezogenen Normbereich und eine Suppression des STH im oralen Glukose-Belastungs-Test in den Assay-spezifischen Normbereich gesunder Probanden ($< 1,0$ ng/ml). Sind postoperativ STH- und IGF-1-Werte weiterhin erhöht, ist zunächst eine Reoperation in einem erfahrenen Zentrum zu überprüfen. Ist dieses Vorgehen nicht aussichtsreich, ist zunächst ein Behandlungsversuch mit Dopaminagonisten sinnvoll. Sie sind eine kostengünstige Behandlungsalternative, wirken aber nur bei 20–30 % aller Patienten. Ausnahme: gemischt STH und Prolaktin-produzierenden Tumore, bei denen sie die Therapie der Wahl darstellen. Bei Krankheitspersistenz werden als nächste Stufe zur Hemmung der STH-Sekretion und Tumorkontrolle Somatostatinanaloga eingesetzt, und zwar in niedriger Anfangsdosierung mit langsamer Dosissteigerung mindestens in monatlichen Abständen bis zur Erreichung des Therapieeffektes (sachgerechte Dosissteigerung vermeidet Nebenwirkungen und Kosten). Bei Versagen von Somatostatinanaloga wird ein STH-Analogon (Wachstumshormonrezeptorantagonisten) eingesetzt. Diese Therapieform hat eine sehr hohe Effektivität, ist aber auch mit großen Kosten verbunden. Eine Strahlentherapie wird wegen der Langzeitfolgen nur noch selten eingesetzt.

47.3.3. Pharmakotherapie

47.3.3.1. Dopaminagonisten

(s. Kap. Idiopathisches Parkinson-Syndrom)

Vergleichende Bewertung
Zu den Dopaminagonisten sind Bromocriptin, Lisurid, Cabergolin und Quinagolid zu zählen, die über vergleichbare Wirkungen verfügen und sich vor allem in ihren pharmakokinetischen Eigenschaften unterscheiden.
Cabergolin ist zurzeit das am besten verträgliche Medikament bei Hyperprolaktinämie, aber deutlich teurer als Bromocriptin. Cabergolin mit der Indikation Morbus Parkinson (Cabaseril®) kostet nur ca. 20 % des Präparates mit der Indikation Hyperprolaktinämie (Dostinex®).

Wirkungsmechanismus
Die Sekretion des Prolaktins ist dopaminerg gesteuert im Sinne einer tonischen Hemmung durch endogenes Dopamin. Dopaminerge Substanzen bewirken den Rückgang einer erhöhten Prolaktinsekretion und bei Prolaktinomen häufig deren Verkleinerung.

Besonderheiten
Für alle Präparate gilt: Niedrige Initialdosis mit langsamer Steigerung ("Dosistitration"). Kriterien sind die Prolaktinwerte, die Besserung der klinischen Symptome, das Auftreten von UAW und mittelfristig das Wachstumsverhalten des Adenoms.

Bromocriptin

Wirkungsmechanismus
Bromocriptin ist ein Peptid-substituiertes Ergotalkaloid-Derivat mit Dopamin-agonistischer Wirkung und hoher Affinität zu den D_2-Rezeptoren, die nicht an das Adenylatcyclase-System gekoppelt sind. Es hemmt die Prolaktin-Sekretion. Bei Akromegalie-Patienten kann eine Senkung der Wachstumshormon-Spiegel durch die Stimulierung der Dopamin-Rezeptoren erreicht werden. Im nigrostriatalen System führt Bromocriptin zur postsynaptischen Dopamin-Rezeptor-Stimulation, insbesondere dann, wenn die Parkinson-Patienten initial auf Levodopa angesprochen haben, aber nicht befriedigend eingestellt werden konnten.

Indikation(en)
- primäres und sekundäres Abstillen; Milchstauung nach der Geburt, wenn andere Maßnahmen nicht zur Entleerung der Brüste geführt haben, beginnende Mastitis in der Stillperiode; Hemmung der Laktation nach Abort; Galaktorrhoe-Amenorrhö-Syndrom; Amenorrhö und Galaktorrhoe als Folge der Anwendung bestimmter Medikamente, die eine Prolaktin-Erhöhung verursachen (z.B. Psychopharmaka)
- Akromegalie
- Idiopathische und postenzephalitische Parkinson-Krankheit (s. dortiges Kapitel)

Kontraindikationen
- Schwangerschaftstoxikose
- unkontrollierte Hypertonie, Hochdruckerkrankungen während der Schwangerschaft bzw. nach der Geburt und im Wochenbett
- koronare Herzerkrankung und arterielle Verschlusskrankheit
- schwere psychische Störungen
- Bei Verabreichung hoher Bromocriptin-Dosen Vorsicht auch bei Magen- und Zwölffingerdarmgeschwüren sowie gastrointestinalen Blutungen (auch in der Vorgeschichte). Vorsicht auch bei Lebererkrankungen.

Unerwünschte Arzneimittelwirkungen
- Kopfschmerzen, Schwindel, Müdigkeit (Reaktionsvermögen!), plötzliche Schlafanfälle, Schlafstörungen, Benommenheit, Angst, Nervosität, Dyskinesie, Ataxien, depressive Verstimmung, psychomotorische Unruhe, Halluzinationen und Psychosen (bei hoher Dosierung), Sehstörungen
- Übelkeit, Erbrechen, Verstopfung, Diarrhö, Oberbauchkrämpfe, Magengeschwür bzw. gastrointestinale Blutungen (selten)

- Retroperitonealfibrose (selten, nach mehrjähriger Behandlung), Herzklappenfibrose (sehr selten), Perikarderguss, Pleuraerguss, Pleurafibrose, Lungenfibrose (selten)
- orthostatischer Blutdruckabfall, Synkope, Angina-pectoris-Anfälle, Arrhythmien
- vasospastische bedingte Durchblutungsstörungen, reversible kälteinduzierte Blässe der Finger und Zehen
- Muskelkrämpfe in den Beinen und Füßen
- Miktionsbeschwerden
- allergische Hautreaktionen, periphere Ödeme

Relevante Wechselwirkungen
- Alkohol: verminderte Verträglichkeit von Bromocriptin
- Antihypertensiva: Verstärkung der Wirkung
- Bromocriptin ist sowohl Substrat als auch Inhibitor von CYP3A4; z.B. kann Bromocriptin die Elimination von Ciclosporin oder Tacrolimus reduzieren (Spiegelkontrollen, ggf. Dosisreduktion); CYP3A4-Hemmstoffe (z.B. Erythromycin, Clarithromycin) können die Wirkung von Bromocriptin verstärken; Wechselwirkungen sind auch z.B. mit Azolantimykotika oder HIV-Protease-Inhibitoren möglich
- Dopaminantagonisten (z.B. Antipsychotika, Metoclopramid, Domperidon): Abschwächung oder Aufhebung der Wirkung von Bromocriptin
- Octreotid: Erhöhung der Bioverfügbarkeit und Verstärkung der Wirkung von Bromocriptin

Pharmakokinetik
BV: 4,4 % aufgrund eines hohen First-pass-Metabolismus
Elim.: hepatischer Metabolismus; die Elimination erfolgt überwiegend als Metabolite biliär; renale Ausscheidung 2,5 bis 5,7 %; bei Leberfunktionsstörungen kann die Elimination verlangsamt und eine Dosisanpassung erforderlich sein
HWZ: ca. 38 Std. (β-Phase)

Dosierung
1,25 mg/Tag bis max. 20(–30) mg/Tag (Dosisangabe für Ausnahmesituationen in Klammern); bei Therapiebeginn mit 1,25 oder 2,5 mg: eine Tagesdosis abends oder je eine halbe Tagesdosis abends und morgens

Cabergolin

Wirkungsmechanismus
dopaminerges Ergolinderivat; Stimulation der D_2-dopaminergen Rezeptoren an den lactotropen Zellen der Hypophyse, zusätzlich zentraler dopaminerger Effekt

Indikation(en)
- primäres Abstillen
- hyperprolaktinämische Störungen, prolaktinbildende Hypophysenadenome
- M. Parkinson (Mittel der zweiten Wahl; s. dort)

Kontraindikationen
- fibrotische Veränderungen in der Vorgeschichte an Lunge, Herzbeutel oder im Retroperitonealraum, vor Beginn einer Langzeitbehandlung Nachweis einer Herzklappenerkrankung
- schwere Leberinsuffizienz
- Präeklampsie bzw. post partum Hypertonie
- Vorsicht bei Vorgeschichte mit psychotischen Erkrankungen, Herzerkrankungen, Raynaud-Syndrom, Magengeschwüren, gastrointestinalen Blutungen

Unerwünschte Arzneimittelwirkungen
- Übelkeit, Dyspepsie/Gastritis, abdominelle Krämpfe
- nach längerer Anwendung: fibrotische und seröse entzündliche Erkrankungen (wie Pleuritis, Retroperitonealfibrose, Fibrose der Herzklappen, Perikarditis (vor und unter Therapie TTE, zunächst innerhalb von 3-6 Monaten, dann mindestens alle 6–12 Monate)

- gelegentlich reversible, kälteinduzierte Durchblutungsstörungen der Akren (Raynaud-Syndrom)
- Verwirrtheit, psychomotorische Unruhe, Halluzinationen und Dyskinesien bei Hochdosierung
- Schwindel, Hypotonie (bei wenigen Patienten, hauptsächlich in den ersten Therapiewochen)
- plötzliches Einschlafen (gelegentlich)

Relevante Wechselwirkungen
- Dopaminantagonisten (wie Phenothiazine, Thioxanthene, Butyrophenone, Metoclopramid): Herabsetzung der Wirksamkeit von Cabergolin
- CYP3A4-Hemmstoffe (z.B. Erythromycin): Erhöhung der Bioverfügbarkeit von Cabergolin und Verstärkung seiner Nebenwirkungen
- Blutdrucksenkende Mittel: Blutdruckabfälle

Pharmakokinetik
BV: keine Angaben
Elim.: ausgeprägter hepatischer Metabolismus (Hydrolyse der Acylharnstoff-Bindung oder des Harnstoff-Teils, in geringerem Ausmaß Oxidation mit Verlust der 3-Dimethylaminopropyl-Gruppe und Dealkylierung des Piperidin-Stickstoffs. Hauptmetabolit im Urin ist 6-Allyl-8b-caboxy-ergolin (4-6 % der verabreichten Dosis)
HWZ: 63-115 Std.

Dosierung
- zum primären Abstillen 1,0 mg innerhalb der ersten 24 Std. nach der Geburt
- zur Behandlung von hyperprolaktinämischen Störungen initial 0,5 mg pro Woche (verteilt auf wöchentlich 1 oder 2 Gaben)
- therapeutische Dosis in der Regel 1 mg pro Woche (therapeutische Breite 0,25 bis 2 mg pro Woche); es wurden bis 4,5 mg pro Woche gegeben
- bei Parkinson-Krankheit Eindosierung beginnend mit 0,5 mg/d, Dauertherapie 2–3 mg/Tag
- Dosisanpassung bei schwerer Leberinsuffizienz

Quinagolid

Wirkungsmechanismus
selektiver Dopamin-D_2-Rezeptoragonist; chemisch weder ein Mutterkornalkaloid noch eine Ergolin-Verbindung; spezifischer Hemmer der Prolaktin-Sekretion

Indikation(en)
Hyperprolaktinämie unbekannter Ursache oder als Folge eines Prolaktin-sezernierenden Miro- oder Makroadenoms der Hypophyse

Kontraindikationen
eingeschränkte Leber- und Nierenfunktion; Vorsicht bei psychotischen Störungen in der Vorgeschichte

Unerwünschte Arzneimittelwirkungen
Übelkeit, Erbrechen, Kopfschmerzen, Schwindel, Müdigkeit/Somnolenz, orthostatische Hypotonie, sehr selten akute Psychose

Relevante Wechselwirkungen
Alkohol: verminderte Verträglichkeit von Quinagolid

Pharmakokinetik
BV: keine Angaben
Elim.: hepatischer Metabolismus zu N-Desethyl-Quinagolid (aktiv) und zu den zirkulierenden Hauptmetaboliten Sulfat- und Glucuronid-Konjugaten
HWZ: terminal 11,5 Std. (Einzelgabe) bzw. 17 Std. (im Steady State)

Dosierung
Quinagolid: 25/50/75/150(–300 oder höher) µg/Tag; Dosis für Ausnahmesituationen in Klammern

Lisurid

Wirkungsmechanismus
halbsynthetisches Ergot-Derivat; Anti-Serotonin-, antihistaminische und zentrale dopaminerge (insbesondere D_2-) Aktivität

Indikationen
- Parkinson-Syndrom (mit Ausnahme der medikamentös bedingten Form)
- primäres und sekundäres Abstillen
- Galaktorrhoe
- prolaktinbedingte Amenorrhö
- prolaktinbedingte Infertilität der Frau – soweit durch Hypophysentumor verursacht, erst nach mikrochirurgischem Eingriff
- Akromegalie

Kontraindikationen
- Schwangerschaft

Unerwünschte Arzneimittelwirkungen
- Übelkeit, Erbrechen, Müdigkeit, Somnolenz, Schlafstörungen, Benommenheit, Schwindelgefühl, Kopfschmerzen, Schwitzen, Mundtrockenheit
- plötzlicher Blutdruckabfall (in einzelnen Fällen bis zum orthostatischen Kollaps)
- Alpträume, Halluzinationen, paranoide Reaktionen
- Gewichtszunahme
- Perikarditis und Perikarderguss (sehr selten)
- in Einzelfällen pleuropulmonale Erkrankung (Fibrose, Erguss) oder retroperitoneale Fibrose
- sehr selten allergische Haut- oder Schleimhautreaktionen und Ödeme

Relevante Wechselwirkungen
- Dopaminantagonisten (z.B. Haloperidol, Sulpirid, Metoclopramid, Chlorpromazin): wechselseitige Wirkungsabschwächung
- andere zentral dämpfende Mittel: verstärkte Sedierung
- Vorsicht bei gleichzeitiger oder vorheriger Einnahme von Antihypertensiva

Pharmakokinetik
BV: sehr variabel, durchschnittlich 10-20 %; ausgeprägter First-pass-Metabolismus, dosisabhängig

Elim.: hauptsächlich durch oxidativen Metabolismus, u.a. durch N'-Desalkylierung von Ethylgruppen, Hydroxylierung des Benzolringes sowie Monooxygenierung und Oxidation von Doppelbindungen, Hauptmetabolit im Urin ist die 2-Keto-3-hydroxy-Form des Lisurids, wirksame Metabolite sind nicht bekannt, nur minimal renale Ausscheidung als unveränderte Muttersubstanz

HWZ: 10 Std., geringe Anteile der Dosis ca. 23 Std.

Dosierung
- Parkinson-Syndrom: initial 0,1 mg abends, wöchentliche Steigerung um 0,1 mg, bis ein klinischer Effekt deutlich wird; die Tagesdosis liegt im Allgemeinen zwischen 0,6 und 2 mg/Tag, in Einzelfällen können jedoch auch höhere Dosen erforderlich sein; ülicherweise wird die Tagesdosis auf 3-4 Einzelgaben verteilt
- primäres Abstillen: möglichst sofort nach der Entbindung 2-3 x 0,2 mg/Tag für 14 Tage
- sekundäres Abstillen: 3 x 0,2 mg/Tag (am 1. Tag nur abends, am 2. Tag mittags und abends je 0,2 mg) bis 4 Tage nach Versiegen des Milchflusses
- Galaktorrhoe, prolaktinbedingte Amenorrhö, prolaktinbedingte Infertilität der Frau: 3 x 0,1 mg/Tag (am 1. Tag nur abends, am 2. Tag mittags und abends je 0,1 mg)
- Akromegalie: wie bei Galaktorrhoe; je nach Wirkung und Verträglichkeit kann die Dosis auch weiter, bis maximal 2 mg/Tag erhöht werden

47.3.3.2. Somatostatinanaloga

Vergleichende Bewertung und Hinweise zur wirtschaftlichen Verordnung

Die beiden auf dem Markt befindlichen Somatostatinanaloga, Octreotid und Lanreotid, haben eine in etwa gleiche Wirksamkeit. In unkontrollierten oder einzentrigen Studien zeigte sich bei etwa 60–70 % aller Patienten eine biochemische Kontrolle der Akromegalie (STH < 2,5 ng/ml; IGF-1 Normalisierung). Kontrollierte Studien sprechen für eine geringere Kontrollrate der Akromegalie von 40–50 % partiellem (IGF-1 oder STH normal) und vollständigem (IGF-1 und STH normal) Ansprechen. Randomisierte Studien mit einem direkten Vergleich beider Substanzen sind bisher nicht durchgeführt worden. Im Preis bestehen keine wesentlichen Unterschiede.

Wirkungsmechanismus

Somatostatin und seine Analoga hemmen die normale und gesteigerte STH-Sekretion. Im Vergleich zu der nur sehr kurzen HWZ des Somatostatin ist das Analogon Octreotid über mehrere Stunden wirksam, so dass häufig 2–3 Tagesdosen einen therapeutischen Effekt ermöglichen. Bei Langzeittherapie ist die i.m-Injektion eines Depot-Präparates alle 2–4 Wochen indiziert.

Octreotid

(s. Kurzprofil im Anhang)

Lanreotid

47.3.3.3. Wachstumshormonrezeptor-Antagagonisten

Pegvisomant

Vergleichende Bewertung und Hinweise zur wirtschaftlichen Verordnung

Pegvisomant ist der einzige Vertreter seiner Klasse, es stehen keine Alternativpräparate zur Verfügung. Es handelt sich um eine sehr kostenintensive Therapie mit hoher Wirksamkeit.

Wirkungsmechanismus

pegyliertes Analogon des Wachstumshormons mit selektiver Bindung an Wachstumshormonrezeptoren (GHR) und kompetitiver Hemmung des Wachstumshormoneffektes führt zu einer Minderung der Spiegel der Wachstumshormon-abhängigen Proteine (insbesondere IGF-1, IGF-BP 3 und die "acid labile subunit" ALS)

47.3.3.4. Andere Hypophysentumore

M. Cushing: Beim Vorliegen eines zentralen Cushing-Syndroms ist die zumeist transsphenoidale Operation des zugrunde liegenden Hypophysenadenoms in einem ausgewiesenen neurochirurgischen Zentrum die Behandlung der Wahl (Remissionsrate 65–90 %). Nach erfolgloser Operation bestehen verschiedene Therapieoptionen: erneute transsphenoidale Operation (Remissionsrate < 50 %) oder beidseitige Adrenalektomie (Remissionsrate 100 %, aber dauerhafte Nebenniereninsuffizienz und Nelson-Tumor-Risiko bis 15 %). Nur in Ausnahmefällen kommen medikamentöse Therapieversuche in Betracht, die primär adrenal oder hypophysär (Versuch mit Dopaminagonisten oder Somatostatinanaloga möglich, s.o.) wirken. Ein Somatostatinalalogon mit verbesserter Wirkung (Pasireotide) befindet sich in Phase-3-Studien.

Thyreotropinome: Therapie der Wahl ist die neurochirurgische Operation. Bei Ineffektivität ist ein Behandlungsversuch mit Dopaminagonisten und/oder Somatostatinanaloga gerechtfertigt (s.o.).

47.4. Pubertas praecox (vera)

Fazit für die Praxis

Die Pubertas praecox ist eine seltene endokrinologische Störung, die nur in spezialisierten Zentren behandelt werden sollte. Therapie der Wahl bei zentraler Pubertas praecox sind GnRH-Analoga, die die hypophysäre Gonadotropinsekretion supprimieren. Die Behandlung verhindert das Auftreten von Zyklusblutungen und die Endgröße wird bei Behandlungsbeginn vor dem 6. Lebensjahr positiv beeinflusst.

47.4.1. Klinische Grundlagen

47.4.1.1. Definition, Pathologie, Pathophysiologie

Unter Pubertas praecox versteht man das vorzeitige Auftreten sekundärer Geschlechtsmerkmale – bei Mädchen im Alter von unter 8 Jahren und bei Jungen im Alter von unter 9 Jahren. Die Folge ist die Verringerung der Endgröße durch vorzeitigen Epiphysenfugenschluss.

47.4.1.2. Einteilung, Klassifikation, Epidemiologie

Die Inzidenz liegt zwischen 1:5.000 und 1:10.000. Mädchen sind 10-mal mehr als Jungen betroffen. Gonadotropin-abhängige, zentrale Formen müssen von den Gonadotropin-unabhängigen, peripheren Formen abgegrenzt werden. Bei der zentralen Pubertas praecox kommt es zu vorzeitiger Aktivierung der Hypothalamus-Hypophysen-Gonaden-Achse. Die Ursache ist in den meisten Fällen idiopathisch, trotzdem sind ZNS-Läsionen bei 20 % der Mädchen und bei 50 % der Jungen nachweisbar. Die Ursache der Gonadotropin-unabhängigen peripheren Formen liegt gonadal, adrenal, ektopisch (hCG-produzierender Tumor) oder ist exogen. Eine Variante der Pubertas praecox ist die prämature Thelarche, typischerweise bei Mädchen zwischen 6 Monaten und 2 Jahren.

47.4.1.3. Diagnostik

Typisch für Pubertas praecox ist ein Wachstumsspurt sowie eine Akzeleration der Knochenreifung (Knochenalterbestimmung anhand eines Röntgenbildes der Hand). Bei der zentralen Form kommt es zu einem typischen Anstieg der Gonadotropine im GnRH-Test. Liegt eine zentrale Pubertas praecox vor, muss obligat eine Kernspintomografie des Schädels zum Ausschluss einer organischen Ursache erfolgen. Deutet der GnRH-Test auf eine periphere Pubertas praecox, folgt als erstes die Sonografie von Ovarien und Nebennieren. Ergänzend werden Östradiol und Testosteron bestimmt. Wird ein AGS vermutet, sollte eine Bestimmung von 17-Hydroxyprogesteron im Serum basal und nach ACTH durchgeführt werden.

47.4.2. Therapie: Allgemeine Gesichtspunkte

47.4.2.1. Therapieindikation

gesicherte zentrale Pubertas praecox

47.4.2.2. Therapieziele

Therapieziel ist, den weiteren Verlauf der eingetretenen Pubertät zu stoppen bzw. zu verlangsamen und die Größenprognose zu verbessern.

47.4.2.3. Therapeutisches Vorgehen

Bei zentraler Pubertas praecox ist heute das Mittel der Wahl ein GnRH-Analogon. Die Therapie muss zur Erhaltung einer günstigen Wachstumsprognose so rasch wie möglich eingeleitet werden. Dadurch kommt es zu einer Rückbildung der Pubertätssymptome, wodurch sich die Wachstumsgeschwindigkeit normalisiert. Bei spätem Beginn nach dem 6. Lebensjahr ist kein positiver Effekt mehr vorhanden. GnRH-Analoga bewirken eine Unterdrückung der Gonadotropinsekretion und in deren Folge der Sexualhormone. Bei Gonadotropin-unabhängiger, vorzeitiger Pubertät mildern Androgengegenspieler, beispielsweise Spironolacton oder Cyproteronacetat, die Auswirkungen des überschüssigen Androgens. Therapiekontrolle: Klinische Zeichen von Wachstum und Entwicklung, Knochenalter, LH, FSH, Sexualsteroide.

47.4.3. Pharmakotherapie

47.4.3.1. GnRH-Analoga

Vergleichende Bewertung
Verfügbare Substanzen sind Deslorelin, Histrelinacetat, Nafarelinacetat. Seit einigen Jahren sind in Deutschland Leuprorelin und Triptorelin zur Behandlung der zentralen Pubertas praecox zugelassen. Besonders wirksam sind GnRH-Analoga mit Depotwirkung wie Triptorelin, Leuprorelin oder Buserelin. Die Therapie gehört in erfahrene Hände.

Triptorelin

Wirkungsmechanismus
Triptorelin ist ein synthetisch hergestelltes Decapeptidanalogon des natürlichen Gonadotropin Releasing Hormons (GnRH)

Indikation(en)
- nachgewiesene zentrale Pubertas praecox
- symptomatischer Uterus myomatosus als präoperative Maßnahme
- Endometriose (symptomatisch, laparoskopisch gesichert), wenn eine Suppression der ovariellen Hormonbildung angezeigt ist, sofern die Erkrankung nicht primär einer chirurgischen Therapie bedarf
- fortgeschrittenes hormonabhängiges Prostatakarzinom

Kontraindikationen
- Kinder: progressive Hirntumore
- Frauen: Schwangerschaft, Stillzeit, klinisch manifeste Osteoporose
- Männer: hormonunabhängiges Prostatakarzinom, als alleinige Behandlung bei Prostatakarzinompatienten mit Rückenmarkskompression oder bei Rückenmarkskompression, nach Orchiektomie (im Fall chirurgischer Kastration bewirkt Triptorelin keine weitere Absenkung der Testosteron-Serumspiegel)

Unerwünschte Arzneimittelwirkungen
- lokale Reaktionen an der Einstichstelle
- je nach Anwendungsgebiet, Behandlungsdauer und in unterschiedlicher Häufigkeit können z.B. auftreten: Hitzewallungen, Libidoverlust/Impotenz, Gynäkomastie depressive Stimmungen, Müdigkeit, Schlafstörungen, Knochenschmerzen, leichter trabekulärer Knochenverlust (im Allgemeinen 6–9 Monate nach Behandlung reversibel), Myalgie, Arthralgie, Gewichtszunahme

Relevante Wechselwirkungen
Während der Behandlung mit Triptorelin sollten keine östrogenhaltigen Arzneimittel angewendet werden.

Pharmakokinetik
BV: 38,3 % in den ersten 13 Tagen aus intramuskulärem Depot
Elim.: in der Hypophyse Inaktivierung über N-terminale Spaltung durch Pyroglutamylpeptidase und eine neutrale Endopeptidase; in der Leber und den Nieren Abbau zu biologisch inaktiven Peptiden und Aminosäuren
HWZ: 0,5 – 2,8 Std.

Leuprorelin

Wirkungsmechanismus

Leuprorelinacetat ist ein synthetisches Analogon des natürlich vorkommenden hypothalamischen „Releasing-Faktors" LHRH. LHRH-Agonist. Im Gegensatz zum physiologischen LHRH, das pulsatil vom Hypothalamus freigesetzt wird, blockiert Leuprorelinacetat bei therapeutischer Daueranwendung die LHRH-Rezeptoren der Hypophyse kontinuierlich und verursacht nach einer initialen, kurzfristigen Stimulation deren Desensibilisierung („down regulation"). Als Folge kommt es zu einer reversiblen hypophysären Suppression der Gonadotropin-Freisetzung mit nachfolgendem Abfall der Estradiol(E2)- bzw. Testosteron-Spiegel.

Indikation(en)

- idiopathische oder neurogene Gonadotropin-abhängige Pubertas praecox vera
- symptomatische Behandlung des fortgeschrittenen hormonabhängigen Prostatakarzinoms
- Diagnostik: Prüfung der Hormonempfindlichkeit eines Prostatakarzinoms zur Beurteilung der Notwendigkeit von hormonsupprimierenden/hormonablativen Maßnahmen

Kontraindikationen

- Schwangerschaft, Stillzeit
- bei nachgewiesener Hormonunabhängigkeit des Prostatakarzinoms ist die Behandlung mit Leuprorelinacetat nicht indiziert
- nach chirurgischer Kastration bewirkt Leuprorelinacetat keine weitere Absenkung der Testosteron-Serumspiegel
- Patienten mit drohenden neurologischen Komplikationen, Wirbelsäulenmetastasen sowie Harnwegsobstruktionen sollten während der ersten Behandlungswochen unter ständiger, möglichst stationärer Überwachung stehen

Unerwünschte Arzneimittelwirkungen

- allergische Reaktionen (sehr selten), lokale Reaktionen an der Einstichstelle
- je nach Anwendungsgebiet, Behandlungsdauer und in unterschiedlicher Häufigkeit können z.B. auftreten: Appetitverminderung, Veränderung einer diabetischen Stoffwechsellage (Erhöhung oder Senkung von Blutzuckerwerten), Kopfschmerzen, emotionale Labilität, depressive Verstimmung, Hitzewallungen, Libidoverlust/Impotenz, Gynäkomastie, vermehrtes Schwitzen, Blutdruckveränderungen (Hypertonie oder Hypotonie), Bauchschmerzen, Durchfall, Gewichtszunahme, Myalgie, Arthralgie, Akne, Osteoporose (bei Langzeittherapie)

Relevante Wechselwirkungen

sind nicht bekannt geworden

Pharmakokinetik

Elim.: Metabolite (alle inaktiv) sind Pentapeptid (Hauptmetabolit), Dipeptid und Tripeptide
HWZ: 3 Std.

Dosierung bei Pubertas praecox

- **Triptorelin**: Dosis bei Behandlungsbeginn ist abhängig vom KG; eine Injektion Triptorelin sollte an Tag 0, 14 u. 28 s.c. od. i.m. verabreicht werden, anschließend alle 4 Wochen eine Injektion; bei unzureicheichender Wirkung kann eine Injektion alle 3 Wochen gegeben werden; KG < 20 kg: 1,875 mg (½ Dos.); KG 20–30 kg: 2,5 mg (2/3 Dos.); KG > 30 kg: 3,75 mg (gesamte Dos.)
- **Leuprorelin**: bei Kindern mit: KG ≥ 20 kg: 1-mal monatlich 3,75 mg Leuprorelinacetat., suspendiert in 1 ml Suspensionsmittel, s.c. applizieren; bei KG < 20 kg: 1-mal monatlich eine gebrauchsf. Suspension. mit 3,75 mg Leuprorelinacetat u. 1 ml Suspensionsmittel herstellen und von dieser Suspension 0,5 ml (1,88 mg Leuprorelinacetat) s.c. applizieren

47.5. Syndrom der inadäquaten Adiuretinsekretion (SIADH; Schwartz-Bartter-Syndrom)

Die Hauptaufgabe des ADH-Systems besteht einerseits in der Kontrolle der Serum-Osmolarität (und damit des Serum-Natriums) und andererseits in der Aufrechterhaltung der Kreislaufhomöostase. Die biologische Wirkung des aus dem Hypophysen-Hinterlappen freigesetzten Anti-diuretischen Hormons (ADH) wird über Arginin-Vasopressin-Rezeptoren vermittelt. Diese werden in 3 Rezeptor-Subtypen V1a, V1b und V2 unterteilt, die primär an Gefäßen (V1a), in der Hypophyse (V1b) und in der Niere (V2) lokalisiert sind. Die 2 wichtigsten ADH-Wirkungen bestehen daher in einer Vasokonstriktion und einer über die Sammelrohrzellen der Niere vermittelten Wasserresorption mit einer daraus resultierenden Antidiurese. Beim SIADH handelt sich um eine hyponatriämische Hyperhydratation, nicht selten mit dramatischem klinischem Verlauf und u.U. vital bedrohlich infolge inadäquat hoher ADH-Sekretion bei verschiedenen Tumoren, bei Erkrankungen des ZNS oder medikamentös induziert (z.B. ADH-Derivate, Carbamazepin, SSRI). Die ungenügende Substitution einer Hypophysenvorderlappen-Insuffizienz (Hydrocortison, Thyroxin) oder hydropische Zustände (Dekompensation einer Herzinsuffizienz, Leberzirrhose oder Niereninsuffizienz) bedürfen spezifischer Therapiemaßnahmen. Nach Ausschluss anderer Ursachen erfolgt die Therapie in der Akutsituation mittels Flüssigkeitsrestriktion, ggf. mit hypertoner NaCl-Infusion (Langsam! Nicht schneller als 0,5 mmol/Stunde, Beendigung bei Serum-Natrium von $\geq$ 120 mmol/L: **!Cave: zentrale pontine Myelinolyse!**), Demeclocyclin (3 x 250 mg/Tag, in Deutschland nicht zugelassen) und einer Behandlung der Grundkrankheit. ADH-Antagonisten mit unterschiedlicher Spezifität für V1a- und V2-Rezeptoren befinden sich in klinischer Entwicklung (Phase 3). Die bisher in großen klinischen Studien untersuchten Verbindungen, subsumiert unter der Bezeichnung "Vaptane", heißen Tolvaptan, Lixivaptan, Satavaptan und Conivaptan. Die primäre Intention für den Einsatz dieser Substanzklasse ist, die Wasserresorption in der Niere über Blockade der V2-Rezeptoren zu hemmen und damit eine Wasserdiurese ohne Natriurese zu erzielen. Sowohl Satavaptan als auch Lixivaptan und Tolvaptan wurden bei Patienten mit SIADH erfolgreich eingesetzt. Mit allen 3 Substanzen konnte eine Normalisierung des Serum-Natriums innerhalb kurzer Zeit erzielt werden.

48. Funktionsstörungen der Nebennieren

48.1. Wirkstoffübersicht

empfohlene Wirkstoffe	weitere Wirkstoffe
Cyproteronacetat	Dehydroepiandrosteron (DHEA)
Fludrocortison	Dexamethason
Hydrocortison	Etomidat (in D nicht zugelassen)
Mitotan [2004, A/D]	Ketoconazol
Phenoxybenzamin	Metyrapon (in D nicht zugelassen)
Prednisolon	Pasireotide (in Entwicklung)
Spironolacton	

48.2. Primäre Nebennierenrindeninsuffizienz

Fazit für die Praxis
Die Substitution der primären Nebenniereninsuffizienz erfolgt durch die Gabe des physiologischen Glukokortikoids Hydrocortison in einer Dosis von 10 mg pro m² Körperoberfläche aufgeteilt in 2 bis 3 Tagesdosen des lang wirksamen Mineralokortikoids Fludrocortison (Standarddosis 0,1 mg pro Tag als Einmalgabe). In Situationen eines erhöhten physischen Stresses (Operation, Fieber, schwerer Allgemeinerkrankung) muss die Glukokortikoiddosis auf das 2- bis 10-fache erhöht werden. Eine entsprechende Schulung des Patienten sowie die Ausstellung eines entsprechenden Glukokortikoid-Notfallausweises gehört zum Standard der Behandlung. Das Ziel der Behandlung einer weitgehend normalen Lebensqualität und guten Leistungsfähigkeit wird durch die individuelle Dosisanpassung unter Vermeidung einer Über- und Untersubstitution erreicht.

48.2.1. Klinische Grundlagen der Nebenniereninsuffizienz

48.2.1.1. Definition/Pathologie/Pathophysiologie

In der Nebennierenrinde werden Glukokortikoide, Androgene und Mineralokortikoide gebildet. Die Hormone der Nebennierenrinde werden einerseits gezielt bei Funktionsausfall mit klassischem klinischem Bild als Substitutionstherapie verabreicht, andererseits im Sinne einer pharmakodynamischen Therapie verwendet unter Ausnutzung typischer Hormonwirkungen jenseits normaler Blutspiegel, verbunden mit dem Risiko von UAW. Bei einer primären Nebennierenrindeninsuffizienz sind alle Steroidgruppen von der ungenügenden Sekretion betroffen, es entsteht das klassische klinische Bild des Morbus Addison. Die häufigste Ursache in Deutschland ist eine Autoimmun-Adrenalitis (ca. 90 %), z.T. im Zusammenhang mit einer polyglandulären Autoimmuninsuffizienz. Selten sind Tuberkulose, AIDS, Adrenoleukodystrophie, beidseitige Nebennierenmetastasen und andere Ursachen einer Nebenniereninsuffizienz.

48.2.1.2. Einteilung/Klassifikation/Epidemiologie

Die primäre Nebennierenrindeninsuffizienz wird auch als Morbus Addison bezeichnet. Die Inzidenz liegt bei 5,6/1.000.000 pro Jahr. Abzugrenzen ist die primäre Nebennierenrindeninsuffizienz gegen die sekundäre Nebennierenrindeninsuffizienz im Rahmen hypothalamisch-hypophysärer Störungen, bei der die Mineralokortikoidsekretion regelhaft normal ist.

48.2.1.3. Diagnostik

Voraussetzung für die Einleitung der lebenslangen Substitution der Glukokortikoide und Mineralokortikoide ist die Sicherung der Diagnose. Sie erfolgt durch Bestimmung der trophischen Hormone ACTH (adrenocorticotropic hormone) und Renin in Kombination mit den untergeordneten Hormonen Kortisol und Aldosteron. Bei charakteristischer Befundkonstellation mit Erhöhung von

ACTH/Renin bei niedrig normalen oder erniedrigten untergeordneten Hormonen wird zur Diagnosesicherung ein ACTH-Stimulationstest durchgeführt (Tetracosactid 250 µg i.v., stimuliertes Kortisol <18 µg/dL). Eine ursächliche Klärung ist unerlässlich, um eventuelle Möglichkeiten einer kausalen Therapie (z.B. bei Tuberkulose) oder etwa der Behandlung weiterer assoziierter Erkrankungen wie z.B. einer Automimmunthyreopathie bei polyglandulärer Autoimmuninsuffizienz oder eines Hypogonadismus bei Adrenoleukodystrophie nutzen zu können.

Zur akuten Entgleisung (Addison-Krise) kann es bei einer bis dato unerkannten Nebennierenrinden(NNR)-Insuffizienz oder bei bereits bekannter und behandelter Erkrankung infolge interkurrenter Infekte oder Operationen kommen, wenn keine adäquate Dosiserhöhung der Glukokortikoide erfolgt. Klinisch präsentiert sich die Addsion-Krise als lebensbedrohliches Krankheitsbild mit Hyperkaliämie, Hyponatriämie, Hypovolämie und Kreislaufinsuffizienz. Sie wird mit sofortiger hoch dosierter Hydrocortison-Substitution und einem Volumenersatz (isotone Kochsalzlösung) intensivmedizinisch behandelt. Eine initiale Blutentnahme für die Kortisol- und ACTH-Messung erlaubt im Nachhinein die Sicherung der Diagnose durch die entsprechenden Untersuchungen.

48.2.2. Therapie: allgemeine Gesichtspunkte

48.2.2.1. Therapieindikation

Jede gesicherte Nebennierenrindeninsuffizienz.

48.2.2.2. Therapieziele

Beseitigung der klinischen Zeichen des Hormonmangels, normale Lebensqualität, Vermeidung einer Übersubstitution, normale Lebenserwartung, Prophylaxe einer Stoffwechseldekompensation bei interkurrenten Erkrankungen.

48.2.2.3. Therapeutisches Vorgehen

Individuelle Dosierung (Hydrocortison, Standarddosis 10 mg pro m² Körperoberfläche bzw. 15–25 mg pro Tag), Beachtung des Tag-Nacht-Rhythmus, Dosissteigerung bei besonderen Belastungen (ggf. auch bei Schwangerschaft), bei interkurrenten Erkrankungen oder Operationen zur Vermeidung einer kritischen Stoffwechselentgleisung. Nichtmedikamentöse Möglichkeiten bestehen nicht.

 Cave: Notfallausweis ist obligatorisch.

48.2.3. Pharmakotherapie

48.2.3.1. Glukokortikosteroide

Vergleichende Bewertung
Die Glukokortikoidsubstitution erfolgt möglichst physiologisch mit dem genuinen Kortisol (Hydrocortison). Hydrocortison hat erst ab einer Dosis von 50 mg pro Tag eine gewisse eigene Mineralokortikoidwirkung, weshalb das Mineralokortikoiddefizit bei Substitution mit Hydrocortison zusätzlich ausgeglichen werden muss. Das früher gebräuchliche Cortisonacetat ist auf dem europäischen Markt nicht mehr verfügbar. Die chemisch abgewandelten Glukokortikoide (z.B. Prednisolon) mit höherer Wirksamkeit und reduzierter Mineralokortikoidwirkung bieten bei der Substitutionstherapie keinen Vorteil, könnten aber in begründeten Fällen verwendet werden. Der Nachteil von Hydrocortison ist seine kurze HWZ, weshalb es 2- bis 3-mal täglich gegeben werden muss. Die physiologisch hohen Glukokortikoid-Konzentrationen in den frühen Morgenstunden können hierdurch aber nicht imitiert werden, weshalb sich augenblicklich Slow-Release-Präparationen für die nächtliche Einnahme in klinischer Prüfung befinden. Adäquate Dosierungen helfen, Komplikationen durch eine langfristige Übersubstitution zu vermeiden.

Hydrocortison (Kortisol)

Wirkungsmechanismus

natürliches Glukokortikoid; molekularer Wirkungsmechanismus, s. Prednisolon

Indikation(en)

- Substitutionstherapie: primäre Nebennierenrindeninsuffizienz (z.B. M. Addison, Z.n. Adrenalektomie), sekundäre Nebennieren-rindeninsuffizienz (z.B. Sheehan-Syndrom, Z.n. Hypophysektomie)
- Hemmtherapie: Adrenogenitales Syndrom (AGS)

Kontraindikationen

bei korrekter Indikation und richtiger Dosierung keine

Unerwünschte Arzneimittelwirkungen

- s. Prednisolon
- mit einem iatrogenen Cushing-Syndrom ist bei sachgerechter Durchführung nicht zu rechnen

Relevante Wechselwirkungen

s. Prednisolon

Besonderheiten

In Situationen von körperlichem Stress (z.B. Operation, Unfall, schwerer Infekt) muss die Kortisolsubstitution je nach Schwere der Belastung auf das 2- bis 10-fache gesteigert werden. (Sinnvoll ggf. auch als Hydrocortisoninfusion.) Bei Erbrechen muss rektal oder parenteral substituiert werden. Bei kritischer Entgleisung (Addison-Krise) erfolgt eine initiale Kurzinfusion von 100 mg Hydrocorti-son, gefolgt von einer Dauerinfusion von 200 mg/Tag bis zur Beherrschung des akuten Krankheitsbildes. Nachfolgend wird eine langsame Dosisreduktion bis auf die Haltungsdosis durchgeführt. Die immer initial bestehende Dehydrierung wird durch die Gabe von 2 Litern physiologische Kochsalzlösung initial ausgeglichen.

Therapiekontrolle

In erster Linie klinisch (Befinden, Leistungsfähigkeit; Blutdruck, Hautkolorit, Gewichtsverlauf, Fettverteilung). ACTH- und insbe-sondere Kortisolspiegel sind infolge der schnellen Sekretionsdynamik und der kurzen HWZ des ersten und des „breiten" Norm-bereiches des letzten Hormons keine optimalen Parameter, werden häufig überinterpretiert und verursachen unnötige Kosten. Gleiches gilt für die Bestimmung der Ausscheidung des freien Kortisols im 24 Stunden-Urin.

Pharmakokinetik

BV: 96% (dosisabhängig)
Elim.: hepatischer Metabolismus zu inaktiven Metaboliten, die glukuronidiert bzw. sulfatiert werden
HWZ: 1,5 Std. (die biologische Wirkdauer ist länger, s. Wirkungsmechanismus)

Dosierung

10 mg pro m^2 Körperoberfläche entsprechend 15–25 mg/Tag (physiologischen Tag-Nacht-Rhythmus beachten, z.B. morgens 15 mg, nachmittags 10 mg bzw. morgens 10 mg, mittags und abends je 5 mg o.ä.)

Prednisolon

Wirkungsmechanismus

- nichtfluoriertes Glukokortikoid zur systemischen Therapie
- antiinflammatorische Wirkung
- Kortikosteroide binden an Glukokortikoid-Rezeptoren im Zytoplasma, die dann als Komplex in den Zellkern wandern und dort über die Bindung an die „glucocorticoid response elements" (GREs) antiinflammatorische Gene (z.B. Lipocortin) hochre-gulieren
- Lipocortin hemmt die Aktivität der Phospholipase A2 und der Cyclooxygenase 2; dadurch wird die Bildung von Prostaglandinen und Lipoxygenase-Produkten unterdrückt

- außerdem werden im Zytosol am Entzündungsgeschehen beteiligte Transkriptionsfaktoren (z.B. NFκB und das Aktivierungs-protein-1) inaktiviert
- zusätzlich zu diesen ‚genomischen' Wirkungen werden ‚schnelle' Effekte ausgelöst, die z.B. bei der intravenösen Applikation genutzt werden

Indikation(en)
- Substitutionstherapie: bei M. Addison, Hypophysenvorderlappeninsuffizienz (Mittel der ersten Wahl sind Hydrocortison und Cortison), Stresszustände nach langfristiger Kortikoidtherapie
- pharmakodynamische Therapie: bei bestimmten entzündlichen Erkrankungen verschiedener Organsysteme (s. dort), bei bestimmten neoplastischen und hämatologischen Erkrankungen (s. dort)

Kontraindikationen
- akute Virusinfektion (z.B. Herpes simplex, Herpes zoster, Poliomyelitis, Varizellen)
- HbsAG-positive chronisch-aktive Hepatitis
- ca. 8 Wochen vor bis 2 Wochen nach Schutzimpfungen
- Lymphadenitis nach BCG-Impfung
- außerdem relative Kontraindikationen, die sich aus den potentiellen unerwünschten Wirkungen (s. dort) ergeben, je nach deren Beherrschbarkeit und Nutzen-Risiko-Verhältnis der Kortikoid-Behandlung und der Dringlichkeit der Indikation

Unerwünschte Arzneimittelwirkungen
je nach Dosis und Behandlungsdauer
- Osteoporose
- Schwächung der Immunabwehr, Maskierung von Infektionen
- Hypokaliämie (**!Cave: Herzrhythmusstörungen!**)
- Natrium- und Flüssigkeitsretention mit Ödembildung, Hypertonie
- verminderte Glukosetoleranz, Diabetes mellitus
- Inaktivität bzw. Atrophie der Nebennierenrinde
- Depressionen, Euphorie
- Muskelatrophie, aseptische Knochennekrosen
- Striae rubrae, Petechien, Ekchymosen, Steroidakne, verzögerte Wundheilung, Vollmondgesicht, Stammfettsucht
- gastrointestinale Ulzera (in Verbindung mit anderen Faktoren inkl. Stress; ob Kortikoid-Behandlung allein, d.h. ohne gleich-zeitige andere ulzerogene Risikofaktoren, das Ulkusrisiko erhöht, ist nach epidemiologischen Daten fraglich)
- Pankreatitis
- mäßige Leukozytose, Lymphzytopenie, Eosinopenie, Polyglobulie
- Glaukom, Katarakt
- Wachstumsverzögerung bei Kindern, Störungen der Sexualhormonsekretion

Relevante Wechselwirkungen
- nichtsteroidale Antiphlogistika: Kortikosteroide potenzieren deutlich die Gefahr gastrointestinaler Ulzera und Blutungen (Kombination möglichst meiden; wo die Kombination unvermeidlich ist, ist Magenschutz indiziert)
- Saluretika bzw. Laxanzien: verstärkte Hypokaliämieneigung, darunter auch verstärkte Digitaliswirkung und Toxizität (**!Cave: Herzrhythmusstörungen!**)
- orale Antidiabetika und Insulin: verminderte Blutzuckersenkung
- Kumarin-Derivate: abgeschwächte Gerinnungshemmung
- östrogenhaltige Kontrazeptiva: verstärkte Kortikoidwirkung
- ACE-Hemmstoffe: erhöhtes Risiko von Blutbildveränderungen
- Enzyminduktoren wie Rifampicin, Phenytoin, Barbiturate, Primidon: verminderte Kortikoidwirkung
- Praziquantel: erniedrigte Praziquantel-Konzentrationen möglich
- Chloroquin, Hydroxychloroquin, Mefloquin: erhöhtes Risiko von Myopathien, Kardiomyopathien
- Protirelin: verminderter TSH-Anstieg
- Somatotropin: Wirkung bei Langzeittherapie vermindert
- Ciclosporin: erhöhte Gefahr zerebraler Krampfanfälle durch Erhöhung der Ciclosporin-Blutspiegel

Pharmakokinetik

BV: 85–100 %

Elim.: hepatischer Metabolismus, insbesondere Glukuronidierung und Sulfatierung; nur minimal unverändert renal

HWZ: 2–4 Std., kürzer (ca. 1,3 Std.) bei Kindern mit lymphoblastischer Leukämie, verlängert bei schweren Leberfunktionsstörungen; die Wirkungsdauer ist erheblich länger (s. Wirkungsmechanismus) als die Verweilzeit im Serum und beträgt im mittleren Dosisbereich 18–36 Std.

Dosierung

- Substitionstherapie: 2,5 bis 5 mg/Tag als Einzeldosis morgens
- pharmakodynamische Therapie: je nach Art und Schwere der Erkrankung (s. jeweils dortige Kapitel) sowie individuellem Ansprechen

48.2.3.2. Mineralokortikoide

Vergleichende Bewertung

Fludrocortison (9-Fluor-Cortisol) wird als Mineralokortikoid für die Substitution genutzt. Die morgendliche Einnahme ist ausreichend. In Akutsituationen (Addison-Krise) deckt eine deutlich erhöhte Kortisoldosis (> 50 mg/Tag) auch den Mineralokortikoidbedarf, um den Zeitraum bis zum Eintritt des Therapieeffektes zu überbrücken. Andere nichtmedikamentöse Möglichkeiten gibt es nicht.

Besonderheiten

In der Gravidität muss mit einem erhöhten Mineralokortikoidbedarf durch die antimineralokortikoide Wirkung der Gestagene gerechnet werden. Die Fludrocortisondosis muss im zweiten und vor allem im dritten Schwangerschaftsviertel auf das eineinhalb bis zweifache der Ausgangsdosis erhöht werden. In einer Addison-Krise ist oft eine zusätzliche parenterale NaCl-Substitution zum Ausgleich des Flüssigkeitsdefizits erforderlich. In dieser Situation sind die Mineralokortikoideffekte des Hydrocortisons hilfreich.

Therapiekontrolle

Klinisch (Befinden, Blutdruck), Serumkalium-, Reninspiegel (Zielbereich: oberer Normwert). Erhöhte Kalium- und Reninspiegel signalisieren die Notwendigkeit einer Dosissteigerung. Eine Erniedrigung des Serumkaliums bzw. eine Suppression des Renins eine Überdosierung.

Fludrocortison

Wirkungsmechanismus

potentes Mineralokortikoid, hat auch gewisse Glukokortikoid-Aktivität

Indikation(en)

- Substitutionstherapie bei M. Addison oder Salzverlustsyndrom
- Kurzzeittherapie der schweren behandlungsbedürftigen hypoadrenergen orthostatischen Hypotension (Dysautonomie), falls allgemeine und physikalische Maßnahmen nicht ausreichen

Kontraindikationen

- Hypertonie
- Hypokaliämie
- metabolische Alkalose
- Krankheiten, für die eine Blutdrucksteigerung oder eine Ödemneigung ein erhöhtes Risiko darstellen
- Hypotonie aufgrund organischer Herzerkrankungen
- Patienten > 65 Jahre (gilt nicht für die Substitutionstherapie)

Unerwünschte Arzneimittelwirkungen
- Ödeme, Gewichtszunahme
- Hypokaliämie
- Hypertonie
- kardiale Hypertrophie
- Kopfschmerzen

Relevante Wechselwirkungen
- Herzglykoside: Wirkungsverstärkung bei Hypokaliämie
- Saluretika, Laxantien: Verstärkung der Hypokaliämieneigung
- Kumarin-Derivate: ihre Wirkung kann beeinflusst werden, daher engmaschige Kontrolle
- Rifampicin, Phenytoin, Barbiturate, Primidon: Wirkung von Fludrocortison kann vermindert werden
- Östrogene: Wirkung von Fludrocortison kann verstärkt werden

Pharmakokinetik
BV: 100 %
Elim.: hepatischer Metabolismus
HWZ: 3,5 Std. (1 Std. nach intravenöser Gabe)

Dosierung
0,05–0,2 mg/Tag

48.2.3.3. Nebennieren-Androgene

Bei Morbus Addison ist die Konzentration von Dehydroepiandrosteron (DHEA) und seines Sulfatesters (DHEAS) extrem niedrig. Bei Frauen, besonders nach der Menopause, können sich unter Substitution mit 25–50 mg DHEA pro Tag das Allgemeinbefinden und die oft reduzierte Libido deutlich verbessern. Auch bei Männern mit reduziertem Allgemeinbefinden trotz ausreichender Gluko- und Mineralokortikoidsubstitution kann ein Therapieversuch mit 25–50 mg DHEA gemacht werden. Bessert sich das Befinden nach einer 3-6-monatigen Therapie nicht, sollte sie beendet werden. DHEA kann aus dem Ausland (z.B. USA) bezogen werden, wo es als Nahrungsergänzungsmittel erhältlich ist. Die Qualität der zu beziehenden Produkte ist unterschiedlich (s. a. Kap. Anti-Aging). Da der Patentschutz von DHEA längst abgelaufen ist, hat bisher keine Pharmafirma in Europa einen Antrag auf Zulassung als Medikament gestellt, obwohl dies wünschenswert wäre.

48.3. Überfunktion der Nebennierenrinde

Fazit für die Praxis

Der endogene Hyperkortisolismus (Cushing-Syndrom) wird primär kausal (neurochirurgisch) behandelt. Eine prä- oder postoperative medikamentöse Therapie stellt praktisch immer eine vorübergehende Maßnahme dar. Die hierbei eingesetzten Medikamente werden außerhalb der zugelassenen Indikation (Heilversuch) verabreicht. Die Therapie sollte ausschließlich in spezialisierten Zentren erfolgen.

48.3.1. Hyperkortisolismus, Cushing-Syndrom

48.3.1.1. Klinische Grundlagen

48.3.1.1.2. Definition/Pathologie/Pathophysiologie

Eine lang anhaltende, inadäquate Erhöhung der Plasma-Glukokortikoide führt zum Cushing-Syndrom. Der endogene Hyperkortisolismus ist in ca. 85 % der Fälle ACTH-abhängig (75 % zentrales Cushing-Syndrom = Morbus Cushing, weniger als 10 % ektopes, paraneoplastisches Cushing-Syndrom), in 25 % der Fälle liegt eine primär adrenale Ursache vor (Adenom, Karzinom, bilateral mikro- oder makronoduläre NN-Hyperplasie).

48.3.1.1.3. Einteilung/Klassifikation/Epidemiologie

Die Inzidenz des Cushing-Syndroms liegt bei 2–5/1.000.000 pro Jahr. Das ACTH-abhängige, sekundäre Cushing-Syndrom entsteht auf dem Boden des zentralen Cushing-Syndrom (Morbus Cushing) oder des paraneoplastischen ACTH-Syndroms (ektopes Cushing-Syndrom). Das primäre, adrenale Cushing-Syndrom ist ACTH-unabhängig.

48.3.1.1.4. Diagnostik

Bei begründetem klinischem Verdacht (typisch rumpfbetonter Adipositas, Facies lunata, Striae distensae, Hautatrophie, Hypogonadismus, Osteoporose) erfolgt die Sicherung der Diagnose durch einen Nachweis erhöhter, nicht suppressibler Plasmaglukokortikoide (Dexamethason Suppressionstest, 24 Std. Sammelurin auf Kortisol, auf gehobener Kortisoltagesrhythmik). Nach diagnostischer Sicherung erfolgt die Differentialdiagnostik zunächst biochemisch durch das Plasma ACTH; bei im oberen Normbereich gelegenen ACTH oder erhöhten ACTH-Werten liegt ein ACTH-abhängiges Cushing-Syndrom vor, welches durch biochemische Testverfahren und Bildgebung weiter abgeklärt wird. Die Differentialdiagnose zwischen zentralem und paraneoplastischem Cushing-Syndrom bei okkultem Tumor kann sehr schwierig sein.

48.3.1.2. Therapie: allgemeine Gesichtspunkte

Angestrebt wird die kausale (neuro-)chirurgische Behandlung. Medikamentöse Therapieversuche (auch präoperativ) werden nur ausnahmsweise praktiziert, z.B. mit Metyrapon (in Deutschland nicht im Handel), Ketoconazol oder Etomidat. Ein Somatostatin-Analogon mit verstärkter Wirkung am Somatostatin-Rezeptor 5 befindet sich augenblicklich in klinischer Prüfung (Pasireotide). Bei Nebennierenrindenkarzinomen mit Cushing-Syndrom ist neben der operativen und radiologischen Therapie ein Behandlungsversuch mit Mitotan indiziert.

48

48.3.2. Primärer Hyperaldosteronismus

Fazit für die Praxis

Der primäre Hyperaldosteronismus existiert in einer seltenen, hypokaliämischen und einer sehr viel häufigeren normokaliämischen Variante. Dem normokaliämischen Hyperaldosteronismus liegt zumeist eine bilaterale Nebennierenhyperplasie zugrunde, welche mit einer niedrig dosierten Spironolocaton-Therapie (25–50 mg pro Tag) häufig suffizient behandelbar ist. Die bei der Herzinsuffizienz vermehrt beobachtete Hypokaliämieneigung ist beim primären Hyperaldosteronismus eine sehr seltene Komplikation. Limitierend wirkt bei Männern die antiandrogene Wirkung von Spironolacton mit Gynäkomastie und Potenzstörungen.

48.3.2.1. Klinische Grundlagen

48.3.2.1.1. Definition/Pathologie/Pathophysiologie

Beim primären Hyperaldosteronismus besteht eine inadäquate Mehrsekretion von Aldosteron.

48.3.2.1.2. Einteilung/Klassifikation/Epidemiologie

Diese klassische Erkrankung einer endokrinen Hypertonie ist häufiger als bisher angenommen. Die moderne Diagnostik ermöglicht zunehmend auch die Identifikation der normokaliämischen Variante. Bei Hypokaliämie ist die häufigste Ursache ein NNR-Adenom (ca. 70 %). Beidseitige NNR-Hyperplasien werden zunehmend häufiger entdeckt. Normokaliämische Formen sollen in 1–12 % der Hypertoniefälle (je nach Auswahl der Untersuchten und Genauigkeit der Diagnostik) vorkommen. Alle anderen Formen eines Mineralokortikoid-Hochdrucks sind sehr selten.

48.3.2.1.3. Diagnostik

Die Bestimmung des (erhöhten) Aldosterons und des (supprimierten) Renins basal, die Berechnung des Aldosteron-Renin-Quotienten und Funktionstests (fehlende Suppression nach intravenöser oder oraler Kochsalzzufuhr, Fludrocortison-Suppressionstest, Captopril-Test) erlauben meist die Sicherung der biochemischen Diagnose. Neben der bildgebenden Diagnostik (CT und MRT der Nebenniere) ist insbesondere die selektive Venenblutentnahme aus beiden Nebennierenvenen für die kausale Zuordnung wichtig.

48.3.2.2. Therapie: allgemeine Gesichtspunkte

48.3.2.2.1. Therapieindikationen

Primärer Hyperaldosteronismus.

48.3.2.2.2. Therapieziel

Normalisierung des Serumkaliumspiegels und des Blutdrucks, Reduktion der kardiovaskulären Morbidität und Mortalität.

48.3.2.2.3. Therapeutisches Vorgehen

Beim Aldosteron-produzierenden Adenom (APA) ist das Mittel der Wahl die Adrenalektomie auf der erkrankten Seite. Nur in Ausnahmefällen (Ablehnung, Kontraindikation) erfolgt eine medikamentöse Langzeitbehandlung. Die Domäne der Aldosteron-Antagonisten ist neben der Operationsvorbereitung die beidseitige NNR-Hyperplasie; beim sehr seltenen familiären Glukokortikoid-suppressiblen Hyperaldosteronismus ist eine Dexamethason-Therapie in adäquater Dosierung Therapiestandard.

48.3.2.2.4. Therapiekontrolle

Klinische Symptome, Blutdruckeinstellung und Kaliumspiegel, Reninspiegel.

48.3.2.3. Pharmakotherapie

Spironolacton

Wirkungsmechanismus
kompetitiver Aldosteron-Rezeptor-Antagonist, damit kaliumsparendes Diuretikum; Antiandrogen

Indikation(en)
- primärer Hyperaldosteronismus (Conn-Syndrom)
- Ödeme und/oder Aszites bei sekundärem Hyperaldosteronismus
- chronische systolische Herzinsuffizienz ab Stadium III NYHA (keine explizite Zulassung für diese Indikation)

Kontraindikationen
- Schwangerschaft, Stillzeit
- Hyponatriämie
- Hyperkaliämie, kaliumsparende Diuretika, Kaliumsubstitution
- Niereninsuffizienz mit Kreatinin-Serumkonzentrationen > 1,8–2 mg/dl bzw. einer Kreatinin-Clearance < 30 ml/Min., akutes Nierenversagen, Anurie
- Hypovolämie, Dehydratation

Unerwünschte Arzneimittelwirkungen
- Hyperkaliämie, u.U. bedrohlich, hyperchlorämische metabolische Azidose, Hyponatriämie
- Gynäkomastie, Impotenz (bei Männern), Hirsutismus (bei Frauen), Menopausenblutungen, Amenorrhoe, Mastodynie, Vertiefung der Stimmlage (bei Frauen), Zwischenblutungen
- Blutbildveränderungen: Eosinophilie, Thrombozytopenie, Agranulozytos
- Anstieg stickstoffhaltiger harnpflichtiger Stoffe, Erhöhung des Harnsäure-Spiegels
- Absinken des Blutdrucks
- Hepatitis (sehr selten)
- Diarrhoe, Gastritis, Magen-Darm-Unverträglichkeiten, Erbrechen, Ulcera des Magen-Darm-Trakts, Blutungen der Magenschleimhaut
- Alopezie (sehr selten), Hautreaktionen (sehr selten), Erythema anulare (sehr selten), Lupus erythematodes- und Lichen ruber planus-ähnliche Hautveränderungen (sehr selten)

Relevante Wechselwirkungen
- Hyperkaliämie-Neigung verstärkt bei gleichzeitiger Gabe von ACE-Inhibitoren, AT1-Antagonisten, nichtsteroidalen Antiphlogistika (Cyclooxygenase-Hemmern), Triamteren, Amilorid, Trimethoprim, Kaliumsalzen, Ciclosporin, Tacrolimus; bei Hyperkaliämie Wirkungsverminderung von Herzglykosiden möglich
- Lithium: erhöhte Lithium-Konzentrationen

Besonderheiten
Aufgrund seiner anti-androgenen Wirkungen ist Spironolacton in der Schwangerschaft kontraindiziert, eine zuverlässige Antikonzeption ist Therapievoraussetzung.

Pharmakokinetik
BV: ca. 73 %
Elim.: hepatische und renale Metabolisierung (Ausmaß nicht angegeben) in aktive Metabolite (s. unten), renale (ca. 50 %, als Metabolite, keine unveränderte Muttersubstanz) und biliäre Elimination (als Metabolite); Dosisanpassung bei Nieren- und Leberinsuffizienz nötig
HWZ: 1–2 Std. (Muttersubstanz) bzw. ca. 15 Std. (Metabolite, s.unten)

Aktive Metabolite:
1) 7-alpha-Thiomethyl-Spironolacton; HWZ 13,8 Std.
2) Canrenon; HWZ 8,9-23 Std.
3) 6b-Hydroxy-7-alpha-Thiomethyl-Spironolacton; HWZ 10,1–15 Std.

Dosierung
- Therapiebeginn mit 1 x 25 mg/Tag
- Dosissteigerung entsprechend Blutdruck nach 6–8 Wochen auf 50 (bis 75) mg/Tag
- dauerhaft verträglich sind bei Männern meist nur Dosen von 25–50 mg/Tag
- oft benötigen Patienten mit primärem Hyperaldosteronismus deshalb zusätzlich andere Antihypertensiva
- bei chronischer systolischer Herzinsuffizienz: 12,5–25 mg/Tag, ggf. 50 mg/Tag

48.3.3. Hyperandrogenämie

Fazit für die Praxis
Die häufigste Ursache der funktionellen Hyperandrogenämie ist das Syndrom der polyzystischen Ovarien (PCOS). Cyproteronacetat induziert einerseits eine kompetitive Hemmung am Androgenrezeptor, andererseits in Kombination mit Östrogenen eine Suppression des hypophysären Gondotrophen. Hierdurch lässt sich eine ca. 50-prozentige Abnahme der Androgenwirkung an Hautanhangsgebilden erreichen.

48.3.3.1. Klinische Grundlagen

48.3.3.1.1. Definition/Pathologie/Pathophysiologie

Diese heterogene Gruppe von Erkrankungen bei Frauen mit dem klinischen Bild des Hirsutismus mit mehr oder weniger ausgeprägten Regelanomalien und evtl. weiteren Virilisierungserscheinungen verlangt vor allem die exakte diagnostische Differenzierung zwischen adrenaler und ovarieller Genese (soweit möglich) und insbesondere die möglichst frühe Erkennung eines Tumors.

48.3.3.1.2. Einteilung/Klassifikation/Epidemiologie

Die häufigste adrenale Ursache ist das Late-Onset Adrenogenitale Syndrom (AGS). Hier besteht als therapeutische Option die Möglichkeit einer adrenal-suppressiven Therapie mit Glukokortikoiden analog zum AGS im Kindesalter, einer Antiandrogentherapie (altersgemäß mit einem Östrogen kombiniert) und ggf. von kosmetischen Maßnahmen.

48.3.3.1.3. Diagnostik

Sicherung der Hypoandrogenämie bei klinischem Verdacht durch Bestimmung von Gesamttestosteron, SHBG (Sexual Hormone-Binding Globuline), ggf. Androstendion, DHEAS. Differentialdiagnose zwischen PCOS und adrenaler Ursache durch Bestimmung von LH, FSH, Ovarial-Sonographie, 17-Hydroxyprogesteron im Serum basal und nach ACTH-Stimulation. Da bei PCOS häufig ein metabolisches Syndrom vorliegt, ist entsprechende weiterführende Diagnostik nach klinischer Maßgabe sinnvoll. Der Umfang der abdominellen Bildgebung ist abhängig von den Ergebnissen der oben genannten biochemischen Testverfahren und der Klinik.

48.3.3.2. Therapie: allgemeine Gesichtspunkte

48.3.3.2.1. Therapieindikation

Hyperandrogenämie

48.3.3.2.2. Therapieziel

Verringerung der Androgeneffekte

48.3.3.2.3. Therapeutisches Vorgehen

Bei adrenalem Enzymdefekt im Sinne eines AGS besteht das Behandlungsprinzip darin, durch eine dem Effekt angepasste Glukokortikoidgabe den relativen Kortisolmangel auszugleichen und auf diese Weise die ACTH-Sekretion und damit die Aktivierung der Androgensynthese zu vermindern. Anders als bei der Substitution ist zur effektiven Suppression der Androgensynthese eine Verteilung der Dosierung über 24 Std. erforderlich. Hierbei werden gezielt lang wirksame Glukokortikoide wie Dexamethason (z.B. 0,25 mg zur Nacht) eingesetzt. Antiandrogene werden bei adrenalen Enzymdefekten als Substanz der zweiten Wahl eingesetzt, immer in Kombination mit Glukokortikoiden. Beim PCOS sollten zunächst nicht pharmakologische Maßnahmen zur Kontrolle des Hirsutismus (Epilation und andere Haarentfernungsmethoden) bzw. Lebensstilmodifikation zur Behandlung des häufig mit bestehenden metabolischen Syndroms ausgenutzt werden. Bei nicht zureichendem klinischem Effekt bestehen pharmakologische Ansätze in der Unterdrückung der Ovarialfunktion durch Ovulationshemmer und die Androgenrezeptorblockade. Antiandrogene werden zumeist in Kombination von Östrogenen in Form von Ovulationshemmern gegeben. Eine hochdosierte, zusätzliche Antiandrogenbehandlung sollte erst nach Ausnutzung aller oben genannten Maßnahmen durchgeführt werden, unter sorgfältiger Abwägung von Risiken und Effekten der Behandlung. Nicht zugelassene Alternativen zur antiandrogenen Therapie sind Spironolacton, Flutamid und Metformin.

48.3.3.3. Pharmakotherapie

Cyproteronacetat

(s. auch Kap. Weibliche Sexualhormone; Antiandrogene)

Dosierung
1.–10. (14.) Zyklustag: 2 x 50 mg/Tag; initial höhere Dosierung, Dosisanpassung an Schweregrad und Therapieeffekt, langfristige Kontrollen! Applikation immer zyklisch in Kombination mit Ethinylestradiol von Tag 1–21 im Sinne einer konsequenten Ovulationshemmung, sofern keine Uterusexstirpation erfolgte; nach der Menopause kann Cyproteronacetat in angemessener Dosis kontinuierlich verabreicht werden, ggf. kombiniert mit Estradiol

48.4. Nebennierenrindenkarzinom

Fazit für die Praxis

Das Nebennierenrindenkarzinom ist ein seltener maligner Tumor mit ungünstiger Prognose. Die Patienten präsentieren sich charakteristischerweise mit den Zeichen des Steroidhormonexzesses oder der abdominalen Raumforderung. Die chirurgische Resektion ist die Therapie der Wahl. Trotz scheinbar vollständiger Resektion kommt es meist im Verlauf zum Lokalrezidiv oder zu Fernmetastasen. Bei Risikopatienten sollte daher eine adjuvante Therapie (Mitotan/Tumorbett-Bestrahlung) erwogen werden. Rezidive werden, soweit möglich, operativ entfernt. Bei metastasierter Erkrankung ist Mitotan Ersttherapie, wobei Messungen der Serumkonzentration zum Therapiemonitoring erforderlich sind.

48.4.1. Klinische Grundlagen

48.4.1.1. Definition/Pathologie/Pathophysiologie

Beim Vorliegen eines großen NN-Tumors (> 6 cm) in Kombination mit Lokalbeschwerden und/oder einer Hormonexzess-Symptomatik (Cushing-Syndrom, Androgenexzess, Östrogenexzess, Mineralokortikoidexzess) muss frühzeitig an ein NNR-Karzinom gedacht werden. Die Diagnosesicherung erfolgt durch die Operation unter Beachtung tumorchirurgischer Kriterien.

48.4.1.2. Einteilung/Klassifikation/Epidemiologie

Das NNR-Karzinom ist mit einer jährlichen Inzidenz von 0,5–1,0 Fälle/1.000.000 Einwohner selten, macht aber 0,2 % aller Krebstodesfälle aus. Unterschieden werden endokrininaktive NNR-Karzinome von steroidproduzierenden Tumoren mit entsprechender Klinik.

48.4.1.3. Diagnostik

Vor Operation jedes NN-Tumors muss eine endokrine Diagnostik zum Ausschluss oder Nachweis eines Hormonexzesses erfolgen, auch wenn keine suspekte Klinik besteht. Obligat sind Dexamethason-Hemmtest und Messung von Testosteron, DHEAS und 17β-Östradiol. Ein Phäochromozytom muss ggf. ausgeschlossen werden. Wird aufgrund der Primärdiagnostik schon präoperativ ein Malignomverdacht geäußert, sollten ergänzende bildgebende Verfahren zum Staging eingesetzt werden (Thorax-CT, ggf. Kernspintomographie des Abdomens). Die FDG-PET Untersuchung hat die höchste Sensitivität zum Nachweis von Malignität und Metastasen.

48.4.2. Therapie: allgemeine Gesichtspunkte

48.4.2.1. Therapieindikation

Therapie des NNR-Karzinoms nach Ausschöpfen der chirurgischen Behandlungsmöglichkeiten.

48.4.2.2. Therapieziel

Remission des NNR-Karzinoms, Tumorkontrolle.

48.4.2.3. Therapeutisches Vorgehen

Die chirurgische Resektion ist die Therapie der Wahl in den nicht-metastasierten Tumorstadien. Da es trotz vollständiger Resektion im Verlauf meist zu Lokalrezidiven oder zu Fernmetastasen kommt, sollte bei Risikopatienten eine adjuvante Therapie durch Mitotan erwogen werden. Rezidive werden, soweit möglich, operativ entfernt. Mitotan ist die einzig verfügbare spezifisch-adrenotoxische Substanz, die seit mehr als 30 Jahren in der Behandlung des NN-Karzinoms eingesetzt wird. Seit 2004 ist Mitotan europaweit zugelassen. Die Startdosis liegt bei 2–4 g pro Tag, die Maximaldosis bei 12 g. Die Therapie wird prinzipiell durch Messung der Blutspiegel überwacht (Zielkonzentration: 14–20 mg/L). Die Therapie ist mit spezifischen und vielfältigen Nebenwirkungen assoziiert und darf deshalb nur in entsprechenden Zentren eingesetzt werden. Die bedeutsamsten Nebenwirkungen umfassen Übelkeit, Diarrhoe, Müdigkeit und Ataxie. Die adrenotoxische Wirkung führt obligat zur NNR-Insuffizienz, weshalb eine frühzeitige Glukokortikoid-Substitution erforderlich ist.

48.4.3. Pharmakotherapie

Mitotan [2004, A/D]

Vergleichende Bewertung

Mitotan ist seit 2004 europaweit für die Behandlung des Nebennierenkarzinoms zugelassen. Es handelt sich um eine spezifisch-andrenotoxische Substanz, die nur bei dieser Tumorentität zum Einsatz kommt. Aufgrund der Seltenheit des NN-Karzinoms fehlen bisher randomisierte placebokontrollierte Studien. Das spezifische Wirkungsprofil und die im Einzelfall zu beobachtenden Vollremissionen bei ausgedehnter Metastasierung machen Mitotan trotz seines ausgedehnten Nebenwirkungsspektrums zum Therapeutikum der ersten Wahl.

Wirkungsmechanismus

Mitotan hemmt verschiedene Steroid-Biosyntheseenzyme und führt zur oxidativen Schädigung der Nebennierenzellen mit nachfolgender Zellnekrose.

Indikation(en)

symptomatische Behandlung des fortgeschrittenen (nichtresezierbaren, metastasierenden oder rezidivierenden) Nebennierenrindenkarzinoms

Kontraindikationen
- gleichzeitige Anwendung von Spironolacton
- Schwangerschaft (außer bei zwingender Indikation)

Unerwünschte Arzneimittelwirkungen
- verlängerte Blutungszeit
- Blutbildveränderungen (Leukopenie, Thrombozytopenie, Anämie)
- Fettstoffwechselstörungen
- Anorexie, Asthenie, Myasthenie, Paraesthesie, Polyneuropathie, Verwirrung, Beeinträchtigung des Reaktionsvermögens, Vertigo, Schläfrigkeit, Ataxie, Schwindelgefühl, Kopfschmerzen, Bewegungsstörungen
- Übelkeit, Oberbauchschmerzen, Diarrhoe, Erbrechen
- Mukositis, Hautausschläge, Gynäkomastie
- erhöhte Leberenzymwerte, Leberschädigung

Relevante Wechselwirkungen
- Spironolacton: blockiert die Wirkung von Mitotan (s. Kontraindikationen)
- Warfarin und Antikoagulantien des Kumarin-Typs: Mitotan beschleunigt den Metabolismus von Warfarin; dadurch erhöhter Dosierungsbedarf von Warfarin
- durch Cytochrom P450 verstoffwechselte Substanzen: Mitotan ist Leberenzym-Induktor, die Plasmakonzentrationen dieser Substanzen können modifiziert werden
- ZNS-dämpfende Mittel: Mitotan kann zu ZNS-Nebenwirkungen führen und die Wirkung dieser Mittel modifizieren

Besonderheiten

Die adrenotoxische Wirkung betrifft auch die gesunde Nebennierenrinde und führt zu NNR-Insuffizienz. Eine frühzeitige Glukokortikoid-Substitution ist erforderlich. Da Mitotan den Kortisolmetabolismus steigert, ist eine höhere Hydrokortison-Substitution (35–50 mg pro Tag) indiziert. Unter anderem durch den therapiebedingten Anstieg verschiedener Hormonbindungsglobuline kommt es zu Störungen weiterer Hormonsysteme. Regelmäßige Kontrollen der Schilddrüsen- und Gonadenfunktionen sind deshalb nötig.

Pharmakokinetik
BV: 40 %
Elim.: überwiegend hepatisch, biliär 1–17 %, 10 % renal
HWZ: 18–159 Tage

Dosierung
Dosisanpassung nach Mitotanspiegel im Plasma 14-20 mg/l

48.5. Erkrankungen des Nebennierenmarks

Fazit für die Praxis

Die ausreichend dosierte präoperative Alphablockade vor Resektion eines Phäochromozytoms des interdisziplinären Behandlungskonzeptes. Sie sollte in einem Zentrum durchgeführt werden.

48.5.1. Klinische Grundlagen

48.5.1.1. Definition/Pathologie/Pathophysiologie

Katecholamine sezernierende Nebennierenmark-Tumore. Symptome sehr variabel (fast symptomlos oder Dauerhypertonie oder paroxysmale Hypertonie mit Kopfschmerz, Schwitzen, Herzrhythmusstörungen).

48.5.1.2. Einteilung/Klassifikation/Epidemiologie

In etwa 10 % ist mit maligner Entartung zu rechnen, ca. 25 % der Fälle sind hereditären Ursprungs (molekulargenetisch geklärt, MEN 2, von Hippel-Lindau-Syndrom, Paragangliom-Syndrome), ca. 10 % der Phäochromozytome sind extraadrenal lokalisiert.

48.5.1.3. Diagnostik

Üblicherweise Messung der freien Katecholamine und Metanephrine im 24-Stunden-Urin, ggf. im Plasma. Gelegentlich gelingt der Nachweis nur während oder nach einer paroxysmalen Sekretion mit anfallsartiger kritischer Blutdruckentgleisung. Im positiven Fall ist die bildgebende Lokalisationsdiagnostik erforderlich (Sonographie, CT/MRT, MIBG-Szintigraphie). Immer muss eine genetische Erkrankung durch molekulargenetische Diagnostik ausgeschlossen werden. Deren Nachweis zieht die Suche nach anderen assoziierten Erkrankungen (z.B. medulläres Schilddrüsenkarzinom bei der MEN 2) bei dem Betroffenen und eine Vorsorgeuntersuchung bei Blutsverwandten nach sich.

48.5.2. Therapie: allgemeine Gesichtspunkte

48.5.2.1. Therapieindikation

Phäochromozytom

48.5.2.2. Therapieziel

kausale Blutdruckbehandlung, Vermeidung von Blutdruckkrisen während der Operation

48.5.2.3. Therapeutisches Vorgehen

Adrenalektomie nach 10–14-tägiger medikamentöser Vorbehandlung mit einem Alpharezeptorenblocker (Phenoxybenzamin) in dem Blutdruck angepasster Dosierung, bei gleichzeitigen Tachykardien ausreichender Gabe eines Betarezeptorenblockers. Im Ausnahmefall bei Inoperabilität ist eine medikamentöse Dauerbehandlung mit Phenoxybenzamin oder mit Calciumantagonisten zu versuchen.

Blutdruckkrisen lassen sich in der Regel mit Urapidil (initial i.v.-Injektion, dann Dauerinfusion) beherrschen; (Näheres s. unter „Hypertensive Notfälle" im Kap. Arterielle Hypertonie).

48.5.3. Pharmakotherapie

Phenoxybenzamin

Wirkungsmechanismus
irreversibel wirkender $Alpha_1$- und $Alpha_2$-Rezeptorenblocker

Indikation(en)
- Phäochromozytom (vor operativen oder diagnostischen Eingriffen) und inoperables Phäochromozytom
- kurzzeitige Behandlung urodynamisch gesicherter neurogener Blasenentleerungsstörungen mit erhöhtem Blasensphinkter-tonus, – wenn andere therapeutische Maßnahmen nicht ausreichend wirksam oder nicht möglich sind

Kontraindikationen
- koronare Herzkrankheit, Myokardinfarkt
- manifeste Herzinsuffizienz
- zerebrovaskuläre Insuffizienz
- Niereninsuffizienz

Unerwünschte Arzneimittelwirkungen
- Reflextachykardie
- Hypotension (orthostatisch)
- Schwellung der Nasenschleimhaut
- Schwindel, Benommenheit
- motorische Unruhe

Relevante Wechselwirkungen
- andere Antihypertensiva und Vasodilatanzien: verstärkter Blutdruckabfall

Pharmakokinetik
BV: 10–20 %
Elim.: hepatisch, hauptsächlicher Metabolit ist N-Benzyl-N-(p-hydroxyphenoxyisopropyl)-amin
HWZ: 24 Std.

Dosierung
präoperativ Phenoxybenzaminhydrochlorid von 3 x 5 mg/Tag innerhalb von 4–6 Tagen (begründet auch mehr) bis zu 3 x 40 mg/Tag (bedarfsweise auch höher) steigern; Dauertherapie nur mit kleineren Dosen möglich, da hohe Dosen fast immer orthostatische Hypertension verursachen, was vor der Operation aber in Kauf genommen werden muss (Bettruhe)

Besonderheiten
Grundsätzlich darf eine Betablockade erst nach ausreichender Alphablockade durchgeführt werden, da andernfalls durch die Hemmung vasodilatatorisch wirkende Betarezeptoren ein paradoxer und kritischer Blutdruckanstieg hervorgerufen werden kann. Aufgrund der Halbwertzeit erfolgt die letzte Gabe von Phenoxybenzamin am Abend vor der Operation, um die therapeutische schwierig beeinflussbare Hypotonie nach Entfernung des Phäochromozytoms zu reduzieren. Die Operation kann erst erfolgen, wenn eine vollständige Unterdrückung hypertensiver Krisen bei gleichzeitiger Normotonie erreicht ist.

48

49. Erkrankungen der Schilddrüse

Fazit für die Praxis

Erkrankungen der Schilddrüse sind häufig und generell gut behandelbar. Die Therapie sollte pathogenetisch ausgerichtet sein und differenziert erfolgen.

Die **euthyreote Jodmangelstruma** lässt sich präventiv und im frühen Stadium ihrer Entstehung auf einfache Weise und am besten mit Iodid therapieren. Die Behandlung der diffusen Struma ist wirksamer als die der Knotenstruma und des Schilddrüsenknotens. Bei begleitender Funktionsstörung (z.B. bei relativ kleinem Schilddrüsenrest mit erhöhtem TSH > 2 mU/l nach vorausgegangener Strumaoperation) oder unzureichender Wirksamkeit stehen Iodid-Levothyroxin-Kombinationspräparate zur Verfügung. Nach erfolgreicher Strumatherapie wird eine Ioddauerprophylaxe erforderlich, solange der Jodmangel in Deutschland nicht flächendeckend beseitigt ist.

Von der Jodmangelstruma sind Strumen anderer Genese, Autoimmunthyreopathien, Funktionsstörungen und Schilddrüsenmalignome diagnostisch abzugrenzen.

Bei **Autoimmunerkrankungen der Schilddrüse** wird generell kein Jod gegeben. In neuester Zeit wird die Gabe von Selen propagiert; teilweise wurde darunter ein Absinken der Antikörpertiter berichtet.

Die **Hypothyreose** wird bereits im subklinischen Stadium mit Levothyroxin substituiert.

Bei der Levothyroxin-Therapie wird folgende Einstellung des TSH angestrebt:

- zur Strumaverkleinerung in die unter Hälfte des Normbereichs (0,5–1,5 mU/l), zur Substitution der Hypothyreose weniger streng in den Referenzbereich (0,5–2,5 mU/l). Die Feineinstellung wird dabei nicht allein am Laborwert (Euthyreose), sondern auch an der klinischen Beurteilung (Wohlbefinden) ausgerichtet. Unbedingt zu vermeiden ist eine nebenwirkungsreiche TSH-suppressive Überbehandlung, die heute in der Therapie benigner Erkrankungen keinen Platz mehr hat.
- zur Behandlung der **Hyperthyreose** werden antithyreoidale Medikamente (Thyreostatika) eingesetzt, bevorzugt Thiamazol, weniger häufig Carbimazol und Propylthiouracil. Thyreostatika werden als Langzeittherapie (üblicherweise 1 Jahr) bei Morbus Basedow, nur kurzzeitig bis zum Erreichen der Euthyreose und der Ermöglichung einer definitiven Therapiemaßnahme (Radiojodtherapie oder Operation) bei der Autonomie der Schilddrüse angewendet. Eine Hyperthyreose im Rahmen einer Thyreoiditis ist hingegen meist selbstlimitierend und eine Thyreostatikagabe in der Regel nicht indiziert.

Wegen der erhöhten Nebenwirkungsrate bei Dosiseskalation wird mit Ausnahme sehr schwerer und jodinduzierter Hyperthyreosen ein Niedrigdosiskonzept empfohlen. Die Dosis ist individuell einzustellen und im Verlauf durch regelmäßige Kontrolluntersuchungen anzupassen.

Der Therapieansatz beim differenzierten **Schilddrüsenkarzinom** ist in den meisten Fällen kurativ und beinhaltet die Thyreoidektomie (Ausnahme papilläres Mikrokarzinom), die nachfolgende Radiojodtherapie und die medikamentöse Therapie mit Levothyroxin, die im Gegensatz zu den benignen Erkrankungen in TSH-suppressiver Dosierung (bei peripherer Euthyreose) durchgeführt wird (Ausnahmen einer weniger strengen Einstellung bei niedriger Risikogruppe pT1-2, N0, M0 nach dokumentierter erfolgreicher Ablation und papillärem Mikrokarzinom). Die Prognose des Schilddrüsenkarzinoms ist für eine maligne Erkrankung überwiegend sehr gut.

49.1. Wirkstoffübersicht

empfohlene Wirkstoffe	weitere Wirkstoffe
Iodid	Carbimazol
Iodid/Levothyroxin	Liothyronin
Levothyroxin	Liothyronin/Levothyroxin
Propylthiouracil	Perchlorat
Thiamazol	Rekombinantes humanes TSH
	Selen

49

49.2. Struma

49.2.1. Klinische Grundlagen

49.2.1.1. Definition/Pathologie/Pathophysiologie

Die Struma als Vergrößerung der Schilddrüse ist objektiv sonographisch definiert und bei Überschreiten der alters- und geschlechtsspezifischen Grenzvolumina (erwachsene Frau > 18 ml und erwachsener Mann > 25 ml) diagnostisch gesichert.

Hauptursache der Struma ist der alimentäre Jodmangel in Verbindung mit weiteren disponierenden Faktoren (u.a. genetische Veranlagung bei familiärer Strumahäufung, hormonelle Einflüsse, Schwangerschaft, Nikotingenuss). In Abhängigkeit von der Jodversorgung werden in der Schilddrüse lokale Wachstumsfaktoren gebildet. Bei Jodmangel kommt es zu einer durch diese Lokalfaktoren vermittelten Hyperplasie und zu einer TSH-induzierten Hypertrophie der Thyreozyten, die klinisch als Organvergrößerung in Erscheinung treten.

Das intrathyreoidale Jodmangelmilieu und die damit verbundene verstärkte Proliferation führen weiterhin zum vermehrten Auftreten von Mutationen (TSH-Rezeptormutationen, Mutationen in der G-Protein-alpha-Untereinheit), die im Jodmangelgebiet eine Autonomie der Schilddrüse begründen. Die autonome unregulierte Wachstums- und Funktionssteigerung kann dabei dissoziieren und klinisch als hyperfunktioneller „warmer" (oder „heißer") oder hypofunktioneller „kalter" Schilddrüsenknoten in Erscheinung treten. Die Knotenbildung kann sowohl parallel mit einer Strumaentwicklung einhergehen, als auch ohne begleitende Struma auftreten. Die Entstehung der Autonomie der Schilddrüse stellt eine veränderte Qualität und neue Entität dar, die im Gegensatz zur jodresponsiven Struma mit einer Jodintoleranz (Gefahr der Auslösung einer jodinduzierten Hyperthyreose) verbunden ist. Die Prävention oder Frühbehandlung der Struma diffusa eines Jugendlichen stellt daher auch klinisch eine andere therapeutische Situation als die Therapie eines langbestehenden Knotenkropfes eines älteren Menschen dar.

Jodmangelstruma, -knoten und Autonomie sind chronisch progrediente Krankheitsbilder mit langsamer Wachstumstendenz (messbare Größenprogredienz der Hälfte der Knoten nach ca. 3 Jahren), die daher eine langfristig angelegte Therapiestrategie erfordern. Klinisch bedeutsam ist weiterhin die Unterscheidung der Jodmangelstruma und des durch Jodmangel verursachten Schilddrüsenknotens von Strumen anderer Ätiologie (z.B. Hashimoto-Thyreoiditis, Morbus Basedow) und von Schilddrüsenknoten maligner Genese - Erkrankungen, bei denen im Gegensatz zur Jodmangelstruma therapeutisch keine Jodmedikation zum Ausgleich des Jodmangels indiziert ist.

49.2.1.2. Einteilung/Klassifikation/Epidemiologie

Die frühere klinische Stadieneinteilung der WHO hat nur noch orientierenden Charakter. Sie wurde durch die obligate Angabe des sonographisch bestimmten Schilddrüsenvolumens (s. Definition) ersetzt.

Man unterscheidet eine Struma diffusa und eine Struma nodosa. Jedoch wird diese Einteilung der jüngsten Entwicklung – Rückgang der Struma und relative Zunahme der Häufigkeit des isolierten Schilddrüsenknotens ohne Struma – nicht mehr gerecht. Die Strumahäufigkeit wird nach neueren Daten in Deutschland auf ca. 20 % bei jüngeren Menschen unter 40 Jahren und bis zu 50 % bei älteren Personen geschätzt, mit rückläufiger Tendenz in den letzten Jahren – vor allem in den jüngeren Altersgruppen. Einen Schilddrüsenknoten – mit oder ohne Vergrößerung der Schilddrüse – weist jeder vierte bis fünfte Deutsche auf. Einer Vielzahl von benignen Schilddrüsenknoten stehen nur wenige Schilddrüsenkarzinome gegenüber.

49.2.1.3. Diagnostik

Die Diagnostik der Struma stützt sich in Ergänzung zur Anamnese und der klinischen Untersuchung entscheidend auf die Sonographie als Basismethode. Die Sonographie erlaubt die auch im Verlauf einfach zu wiederholende Volumetrie, Beurteilung des Echomusters, Erkennung (ab einer Größe von 3 mm) und Ausmessung von Knoten in 3 Dimensionen, die Beurteilung der Vaskularisation (Duplexsonographie, die ein unverzichtbarer diagnostischer Bestandteil geworden ist) und die Mitbeurteilung der Nachbarstrukturen der Schilddrüse (Lymphknoten, Nebenschilddrüsen).

Eine Technetium-Pertechnetat-Schilddrüsenszintigraphie (Gamma-Kamera zur quantitativen Messung der aufgenommenen Aktivität und der regionalen Verteilung) wird bedarfsweise (Knoten > 1 cm, Differenzierung warmer und kalter Knoten) ergänzt, bei kalten Knoten > 1 cm, insbesondere bei Vorliegen einer Echoarmut, unscharfer Begrenzung oder vermehrter Binnenvaskularisation

49

in der Sonographie, zusätzlich eine Feinnadelpunktion (Sensitivität und Spezifität der Malignomerkennung 70–90 %) empfohlen. Die Schilddrüsenfunktionsdiagnostik kann sich bei klinisch euthyreotem Eindruck auf ein TSH-Screening beschränken. Sie wird ergänzt durch fT4 bei V.a. Hypothyreose, fT4 und fT3 bei V. a. Hyperthyreose und die Bestimmung der TPO- oder TSH-Rezeptor-Antikörper bei Anhaltspunkten (z.B. einem auffällig echoarmem Schallmuster) für eine Autoimmunerkrankung der Schilddrüse (Autoimmunthyreoiditis, Hashimoto-Thyreoiditis, Morbus Basedow). Bei V. a. eine hypophysäre/hypothalamische Erkrankung ist im Gegensatz zu einer primären Schilddrüsenerkrankung in jedem Fall die kombinierte Interpretation von TSH, fT3 und fT4 erforderlich, da bereits ein scheinbar normales, noch im Referenzbereich liegendes TSH bei erniedrigtem oder erhöhtem fT4 inappropriat und ein Hinweis auf eine sekundäre Hypothyreose oder Hyperthyreose sein kann. Ein TRH-Test kann gelegentlich bei diesen seltenen Fällen einer zentralen Genese hilfreich sein, ansonsten ist er obsolet.

49.2.2. Therapie

49.2.2.1. Therapieindikation

Grundsätzlich begründen die Diagnosen einer euthyreoten Struma diffusa, Struma nodosa oder eines Schilddrüsenknotens eine Therapieindikation.

Die Erfolgsaussichten der medikamentösen Behandlung sind entscheidend mit einem Behandlungsbeginn zu einem möglichst frühen Zeitpunkt verknüpft. Im Kindes- und Jugendalter ist die Struma noch am besten rückbildungsfähig, im späteren Lebensalter muss oftmals die Verhinderung der weiteren Progression bereits als Erfolg eingestuft werden oder ist bei Entwicklung einer Autonomie der Schilddrüse die Behandlung wenig aussichtsreich oder sogar kontraindiziert (im Falle einer bereits eingetretenen endogenen TSH-Suppression durch die Autonomie der Schilddrüse). Bei fehlender medikamentöser Therapierbarkeit ist zu entscheiden, ob der Patient gut mit dem Status quo leben kann oder wegen der Lokalbeschwerden, einer Funktionsstörung oder eines Malignomverdachts eine definitive Behandlungsmaßnahme (Operation oder Radiojodtherapie) angezeigt ist.

Nicht zu vergessen ist eine dauerhafte Rezidivprophylaxe nach der erfolgreichen Strumabehandlung jedweder Art.

49.2.2.2. Therapieziele

Ziele der Strumatherapie sind
- die weitmöglichste Rückbildung der Struma und der dadurch bedingten subjektiven Beschwerden des Patienten
- die Verhinderung eines weiteren Strumawachstums und/oder Knotenwachstums
- die Verhinderung der Bildung neuer Schilddrüsenknoten und/oder
- die Prävention der Struma und Vermeidung der Folgeerkrankungen des Jodmangels als Primär- und Rezidivprophylaxe.

49.2.2.3. Therapeutisches Vorgehen

Die Therapie berücksichtigt die unterschiedliche Pathogenese und den Ausprägungsgrad der Struma. Bei oftmals gegebener alternativer Anwendbarkeit verschiedener Therapieoptionen kommen neben einer Nutzen-Risiko-Abwägung auch Präferenzen des Behandlers und Behandelten hinzu.

Eine große Struma von raumforderndem Charakter und/oder große kalte malignitätsverdächtige Schilddrüsenknoten stellen einen grundsätzlich operationswürdigen Befund dar. Eine uni- oder multifokale Autonomie mit latenter oder manifester Hyperthyreose bei kleiner Struma ohne kalte Knotenbildung eignet sich in hervorragender Weise für eine Radiojodtherapie. Die konservative medikamentöse Therapie der euthyreoten Struma bietet 3 Therapiemodalitäten vergleichbarer Wirksamkeit (s. Tab. 49.1):

die Iodidtherapie, Levothyroxintherapie oder die kombinierte Iodid-/Levothyroxinbehandlung. Die Iodidtherapie ist als kausaler und pathogenetisch orientierter Therapieansatz anerkannt und eine Jodkomponente wird bei der Jodmangelstruma als unverzichtbar angesehen. Eine alleinige Behandlung der Jodmangelstruma mit Levothyroxin erscheint daher nach heutigem Stand nicht angebracht. Andererseits wird zur Therapie der immunogenen Nichtjodmangelstuma im Rahmen einer Hashimoto-Thyreoiditis wiederum kein Jod (wegen des möglichen Risikos einer Verschlechterung des Autoimmunprozesses mit TPO-Antikörperanstieg), sondern nur reines Levothyroxin verwendet (Ausnahme in der Schwangerschaft, Gabe von Iodid 100 µg/Tag im Jodmangelgebiet aus kindlicher Indikation erlaubt).

Die nicht medikamentöse Prävention oder Behandlung durch eine jodreiche Ernährung ist grundsätzlich möglich. Da jedoch meist keine sichere individuelle Abschätzung der Jodaufnahme gelingt, ist die kontrollierte medikamentöse Jodsubstitution vorzuziehen, solange der Jodmangel in Deutschland zwar gebessert, aber nicht sicher beseitigt ist.

Eine Jodaufnahme aus anderen Quellen, wie nicht verschreibungspflichtigen Nahrungsergänzungsmitteln, gilt es zu beachten, um eine Überdosierung des Spurenelements zu vermeiden.

49.2.2.4. Therapiekontrolle

Sonographische Verlaufskontrollen mit Volumetrie von Schilddrüse und der Ausmessung von Schilddrüsenknoten in 3 Ebenen sollten initial nach 3–6 Monaten, später in Jahresabständen durchgeführt werden.
Funktionskontrollen können sich im Wesentlichen auf die TSH-Bestimmung beschränken. Nur bei pathologischem Ausfall oder speziellen Fragestellungen wird die Labordiagnostik erweitert.

49.2.3. Pharmakotherapie

Tabelle 49.1: Medikamentöse Therapie der Struma

Iodid - Strumaprophylaxe, Prophylaxe der Schilddrüsenknotenbildung - Struma im Kindes- und Jugendalter - Struma des Erwachsenen nach Ausschluss einer relevanten Autonomie
Levothyroxin - Struma mit latenter oder manifester Hypothyreose bei Autoimmunerkrankung der Schilddrüse
Kombination Iodid/Levothyroxin - Strumarezidivprophylaxe nach Schilddrüsenoperation, insbesondere bei kleinem Restgewebe und hoch normalem oder erhöhtem TSH - Therapieversuch bei unzureichender Wirksamkeit der alleinigen Iodidtherapie

49.2.3.1. Iodid, Levothyroxin, Kombination Iodid/Levothyroxin

49.2.3.1.1. Iodid

Vergleichende Bewertung und Hinweise zur wirtschaftlichen Verordnung
Jod ist ein unverzichtbares Element für die Aufrechterhaltung der Lebensvorgänge. Obgleich sich die Jodversorgung der Bevölkerung in Deutschland in den letzten Jahren deutlich verbessert hat, ist der Jodmangel nicht flächendeckend beseitigt und muss bei Risikogruppen durch eine Jodsubstitution die Kropfbildung verhindert werden. Dabei sollte eine Ausscheidung von 150 µg Jod pro g Kreatinin erreicht werden (Forderung der WHO). Auf der anderen Seite ist von einer zu hohen Jodaufnahme durch unkritischen Gebrauch jodhaltiger Präparate oder Nahrungsergänzungsmittel zu warnen (vgl. Kap. Substitution mit Vitaminen/Spurenelementen).
Gegenüber Levothyroxin weist Jod den Vorteil eines kausal begründeten und nicht nur symptomatisch wirksamen Therapieansatzes auf.
Die frühzeitig eingeleitete Iodidtherapie ist bei Weitem kostengünstiger als die Therapie späterer Folgeschäden des lang bestehenden chronischen Jodmangels.

Wirkungsmechanismus
Die Zugabe von Iodid gleicht den alimentären Jodmangel aus. Die intrathyreoidale Aufnahme und Anreicherung des Spurenelementes erfolgt über einen regulierten, aktiven Transportmechanismus (Natriumiodidsymporter).

Indikation(en)
Prävention einer Jodmangelstruma; Prävention der Entstehung von Schilddrüsenknoten; Therapie der euthyreoten Struma diffusa et nodosa

Kontraindikationen
subklinische oder manifeste Hyperthyreose, klinisch relevante funktionelle Autonomie bei Euthyreose

Wechselwirkungen

Therapie mit Lithiumsalzen führt zur Hemmung der Jodaufnahme; Jod hebt die Wirkung der Thyreostatika (kompetitiver Wirkmechanismus) teilweise auf.

Unerwünschte Arzneimittelwirkungen

bei Substitutionstherapie in niedrigen Dosen sehr selten Anstieg oder Auftreten von Schilddrüsenautoantikörpern (TPO-Antikörpern, Tg-Antikörpern), Akne, Verschlechterung einer Dermatitis herpetiformis Duhring; nur in höheren Dosen und bei vorbestehender Schilddrüsenerkrankung (Autonomie, Morbus Basedow) Gefahr einer Verschlechterung bzw. Auslösung einer Hyperthyreose; eine Unverträglichkeit oder Allergie gegen jodhaltige Röntgenkontrastmittel ist nicht auf den freien Jodanteil zurückzuführen (keine Jodallergie)

Besonderheiten

In der Schwangerschaft wird wegen des erhöhten Bedarfs generell eine Iodid-Prophylaxe (zusätzlich zum Nahrungsjod: 100 bis maximal 150 µg/Tag, 100 µg/Tag auch bei euthyreoter Autoimmunerkrankung aus kindlicher Indikation) empfohlen.

Pharmakokinetik

BV: 20 % in Schilddrüse verfügbar; Jod wird als Spurenelement schnell und effektiv von der Schilddrüse aufgenommen; in der Schwangerschaft erhöhte renale, maternale Verluste an Jod und erhöhter Bedarf durch Mitversorgung des Kindes

Elim.: 90 % renal

Dosierung

- Strumaprophylaxe: Kinder und Erw. 100 µg/Tag
- Strumatherapie: initial bei Kindern 100 µg/Tag, bei Erw. 100–200 µglTag; nach einjähriger Behandlung Evaluierung des Therapieerfolgs und Weiterführung der Behandlung als Rezidivprophylaxe

49.2.3.1.2. Levothyroxin

(s. auch 49.4.3.1.1.)

Vergleichende Bewertung

In der Behandlung der Hypothyreose wird Levothyroxin kausal und substitutiv eingesetzt, zur Strumatherapie rein symptomatisch. Zur Therapie benigner Erkrankungen (Hypothyreose, Struma) ist – im Gegensatz zum differenzierten Schilddrüsenkarzinom – keine TSH-suppressive Einstellung erforderlich und indiziert.

Die Einstellung des TSH erfolgt in die untere Normhälfte (0,5–1,5 mU/l) zur Strumaverkleinerung und weniger streng in den Referenzbereich (0,5–2,5 mU/l) zur reinen Substitution der Hypothyreose.

Das Wirkstoffprofil von Levothyroxin findet sich unter 49.4. „Hypothyreose".

49.2.3.1.3. Iodid/Levothyroxin-Kombinationen

Vergleichende Bewertung

Die Iodid-Schilddrüsenhormon-Kombination umfasst unterschiedliche therapeutische Ansatzpunkte der Iodidkomponente (Zellhyperplasie) und des Levothyroxinanteils (Zellhypertrophie). Es stehen feste Kombinationen mit einem Jodanteil von 100 oder 150 µg und einem Levothyroxinanteil von 50, 75, 100, 125 oder 150 µg zur Verfügung. Zusätzlich ist die freie Kombination der Einzelsubstanzen möglich. Eine grundsätzliche Überlegenheit in der Strumarückbildung der Kombination gegenüber einer reinen Iodid- oder Levothyroxintherapie konnte jedoch erst kürzlich nachgewiesen werden. Zur Strumabehandlung ist keine TSH-suppressive Einstellung erforderlich und indiziert. Die Einstellung des TSH erfolgt in die untere Normhälfte (0,5–1,5 mU/l).

Nähere Angaben finden sich unter den jeweiligen Einzelsubstanzen.

49.3. Hyperthyreose

49.3.1. Klinische Grundlagen

49.3.1.1. Definition/Pathologie/Pathophysiologie

Die Hyperthyreose wird als eine verstärkte Wirkung der zumeist (jedoch nicht obligat) erhöhten Schilddrüsenhormonkonzentrationen auf den Organismus definiert.
Ätiologisch ist in Deutschland (im Gegensatz zu anderen Ländern) aufgrund der Jodmangelsituation die Autonomie der Schilddrüse (unifokale oder multifokale Autonomie, selten disseminierte Autonomie) die führende Ursache einer Hyperthyreose. Zweithäufigste Ursache ist eine Autoimmunerkrankung der Schilddrüse (Morbus Basedow). Beiden Erkrankungen liegt eine Fehlregulation der Schilddrüse zugrunde, die sich der physiologischen hypophysären Steuerung entzieht. Bei der Autonomie führen Mutationen im TSH-Rezeptor oder dem nachgeschalteten G-Protein zur konstitutiven Daueraktivierung und anhaltenden Funktionssteigerung. Beim Morbus Basedow wird der TSH-Rezeptor antigenes Ziel eines autoaggressiven Immunsystems. Durch eine antikörpervermittelte Rezeptorstimulation (TSH-Rezeptor-Ak) wird die Überfunktion der Schilddrüse hervorgerufen. Andere Ursachen sind selten, aber wegen eines unterschiedlichen therapeutischen Zugangs wichtig zu differenzieren (z.B. Thyreoiditis, jodinduzierte Hyperthyreose, amiodaroninduzierte Hyperthyreose, sekundäre Hyperthyreose und Hyperthyreosis factitia).

49.3.1.2. Einteilung/Klassifikation/Epidemiologie

Wir unterscheiden eine subklinische (latente) Hyperthyreose (TSH-Erniedrigung bei unauffälligen peripheren Schilddrüsenhormonkonzentrationen) und eine manifeste Hyperthyreose (TSH-Suppression in Verbindung mit erhöhten Serumspiegeln von fT3 und/oder fT4).
Die Prävalenz der manifesten Hyperthyreose liegt in Deutschland im Bereich von 1–2 % und der subklinischen Form von 5 %.

49.3.1.3. Diagnostik

Die Diagnose der Hyperthyreose stützt sich auf die klinische Beurteilung (Anamnese und Untersuchung) und Laborparameter (TSH, fT3 und fT4). Die Ultraschalluntersuchung der Schilddrüse ist häufig diagnostisch und differentialdiagnostisch wegweisend. Eine diffuse Echoarmut des Schilddrüsenparenchyms und Hypervaskularisation des Organs weisen auf einen Morbus Basedow hin, der Befund eines echoarmen randvaskularisierten Knotens auf eine Autonomie. Der sonographische Befund ist allerdings für sich alleine nicht pathognomonisch (Differentialdiagnosen: immunogene Hypothyreose, kalter Schilddrüsenknoten). Der klinische Befund einer begleitenden endokrinen Orbitopathie und/oder der laborchemische Nachweis von Autoantikörpern (TSH-R-Ak, TPO-Ak) erlaubt/erlauben die sichere Einordnung einer immunogenen Hyperthyreose. Die Autonomie der Schilddrüse lässt sich im Szintigramm darstellen und belegen. Die Diagnose der Autonomie hat eine frühzeitige definitive Therapie (Radiojodtherapie oder Operation) bereits im Stadium der subklinischen Hyperthyreose zur Konsequenz. Autonomie und Morbus Basedow können gelegentlich gemeinsam in derselben Schilddrüse auftreten (Marine-Lenhart-Syndrom). Therapeutisch wichtig ist Unterscheidung und Abgrenzung anderer, insbesondere selbstlimitierender Hyperthyreoseformen (z.B. Thyreoiditiden, amiodaroninduzierte Hyperthyreose Typ 2), die nicht mit antithyreoidalen Medikamenten behandelt werden.

49.3.2. Therapie

49.3.2.1. Therapieindikation

Nicht nur die manifeste Hyperthyreose, sondern auch die länger bestehende, sich nicht spontan zurückbildende subklinische Hyperthyreose stellen eine Therapieindikation dar.

49.3.2.2. Therapieziel

Ziel der Therapie ist die symptomatische Beseitigung der Hyperthyreose, da eine kausale Therapie nicht zur Verfügung steht. Beachte: Selbstlimitierende Hyperthyreoseformen (z.B. Thyreoiditis, Schwangerschaftshyperthyreose im Gegensatz zu Morbus Basedow in der Schwangerschaft) sind nicht oder nur kurzzeitig zu behandeln. Begleitkomponenten (Struma, endokrine Orbitopathie) sind therapeutisch einzubeziehen.

49.3.2.3. Therapeutisches Vorgehen

Zur medikamentösen Therapie der Hyperthyreose werden antithyreoidale Substanzen (Thyreostatika) eingesetzt. Man unterscheidet eine kurzzeitige Anwendung (4–8 Wochen) zur Einstellung einer euthyreoten Stoffwechsellage als vorbereitende Maßnahme auf eine Schilddrüsenoperation oder eine Radiojodtherapie und eine Langzeittherapie (ca. 1 Jahr), die die Zeitspanne bis zur Remission der Autoimmunerkrankung überbrücken soll. Die Dauerbehandlung mit Thyreostatika wird nur in Ausnahmefällen (multimorbide Patienten, bei denen keine definitive Therapie möglich ist) empfohlen.

Bei der Hyperthyreose infolge einer Thyreoiditis greift das Wirkprinzip der Thyreostatika (Hemmung der Neusynthese von Schilddrüsenhormonen) nicht. Die Syntheseblocker können die durch Follikeldestruktion im Rahmen der Entzündung bedingte Ausschüttung an Schilddrüsenhormonen nicht unterbinden. Bei Thyreoiditiden ist aus diesem Verständnis heraus in der Regel keine thyreostatische Therapie, sondern eine symptomatische Behandlung mit Betarezeptorenblockern angezeigt. Nach Entleerung der Vorräte geht die Thyreoiditis meist spontan – und dadurch selbstlimitierend – im Verlauf von Wochen von ihrer initial hyperthyreoten Erstphase in die hypothyreote substitutionspflichtige Zweitphase über.

Bei Morbus Basedow lässt sich nach einer einjährigen antithyreoidalen Therapie bei etwa der Hälfte der Patienten eine Remission der Erkrankung erreichen. Prognostisch günstige Faktoren sind eine fehlende oder nur kleine Struma, negative TSH-Rezeptorantikörpertiter zum Zeitpunkt des Absetzens der Medikation und ein normaler TSH-Spiegel 4 Wochen nach Beendigung der Medikation.

Häufige Therapiefehler sind ein zu früher Therapieabbruch (nach Erreichen der Euthyreose) und eine fehlende Dosisanpassung der antithyreoidalen Medikation im Therapieverlauf. Kommt es nach der medikamentösen Therapie zu einem Rezidiv der Hyperthyreose, ist eine definitive und ablative Therapie indiziert. Die Radiojodtherapie bietet sich bei kleinen Strumen an. Die chirurgische Sanierung (Restgewebe < 2 g) wird bei großen stark beeinträchtigenden Strumen und zusätzlichen kalten Knoten bevorzugt und sollte bereits frühzeitig erfolgen, da eine thyreostatische Langzeittherapie in diesem Falle nur eine geringe Erfolgschance aufweist.

Allgemeine zusätzliche Therapieempfehlungen stellen die Nikotinkarenz (Risikofaktor für ein Rezidiv der Basedow-Hyperthyreose und eine Verschlechterung der endokrinen Orbitopathie) und Stressreduktion (Psychohygiene, Coping) dar.

Bei der Autonomie der Schilddrüse besteht keine Aussicht auf eine Remission oder Heilung der Erkrankung durch Thyreostatika (Spontanremissionsraten < 5 %). Anzustreben ist daher, wenn immer möglich, eine frühzeitige definitive Behandlung (Radiojodtherapie oder Operation), die im Stadium der subklinischen Hyperthyreose ohne die Notwendigkeit einer thyreostatischen Vorbehandlung und bei manifester Hyperthyreose nach kurzzeitiger (1–2-monatiger) antithyreoidaler Medikation bis zum Erreichen der Euthyreose durchgeführt wird. Für ein operatives Vorgehen sprechen große raumfordernd wirkende Strumen oder Knoten und zusätzlich vorhandene kalte Knoten, die einer Radiojodtherapie nicht zugänglich sind. Auch bei der thyreotoxischen Krise wird heute frühzeitig (innerhalb von 48 Std.) eine Entscheidung zur totalen Thyreoidektomie nach kurzer konservativer Vorbehandlung (hochdosierte Thyreostase und intensivmedizinische Maßnahmen) getroffen.

Bei der Amiodaron-induzierten Hyperthyreose unterscheidet man einen Typ 1 (iodinduzierte Hyperthyreose nach kurzer Anwendungszeit [Wochen] bei meist vorbestehender Autonomie oder Morbus Basedow) und einen Typ 2 (medikamenteninduzierte Thyreoiditis, meist nach Langzeitgabe [Jahre] ohne Schilddrüsenvorerkrankung), die unterschiedlich behandelt werden: Typ 1 mit Thiamazol (40-60 mg/Tag) in Kombination mit Perchlorat (3 x 300 mg/Tag) und bei Versagen der medikamentösen Therapie durch Thyreoidektomie, Typ 2 in milder Form mit Betablocker, bei schweren Formen mit Steroiden (Prednisolon 1 mg/kg KG, Dosisabbau über 2–3 Monate). Dabei ist ein abruptes Absetzen von Amiodaron wegen der monatelangen Halbwertszeit des lipophilen Medikamentes mit Persistenz des Iodexzesses sowie dessen T3-antagonistischer Schutzwirkung gegenüber hyperthyreoseinduzierten Herzrhythmusstörungen zu vermeiden. Beim Typ 2 ist ein Absetzen von Amiodaron auch häufig gar nicht notwendig.

49.3.2.4. Therapiekontrolle

Die Überwachung der Schilddrüsenfunktion, des Strumawachstums und ggf. weiterer Laborparameter (Blutbild, Leberwerte) wird unter der antithyreoidalen Medikation initial alle 2 Wochen, später alle 2–3 Monate und nach ablativen Maßnahmen in zumindest jährlichen Intervallen als lebenslange Nachsorge empfohlen.

49.3.3. Pharmakotherapie

49.3.3.1. Thyreostatika

Vergleichende Bewertung

Thionamide werden bevorzugt eingesetzt, Thiamazol oder Carbimazol (das freilich zu Thiamazol verstoffwechselt wird). Bei Unverträglichkeit wird auf Propylthiouracil gewechselt. Perchlorat wird in Kombination mit Thionamiden in der Prophylaxe und Therapie der jodinduzierten Hyperthyreose eingesetzt. Ansonsten dient es nur als Ausweichpräparat bei Unverträglichkeit von Thionamiden und Propylthiouracil. Unter Perchlorat ist die Durchführung einer Radiojodtherapie nicht möglich.
Bei Morbus Basedow (nicht bei Autonomie) kann zur Erleichterung der Einstellung eine kombinierte Behandlung mit Levothyroxin durchgeführt werden. Die Zugabe von Levothyroxin sollte allerdings erst nach Erreichen einer stabilen Euthyreose (basales TSH > 0,3 ml U/l) und bei niedrigem Thyreostatikabedarf (5–10 mg Thiamazol) erfolgen. Der Vorteil der kombinierten Behandlung liegt in der Reduktion der Schwankungsbreite der Schilddrüsenhormonspiegel, der Verringerung der Gefahr einer Überdosierung des Thyreostatikums mit Strumawachstum und der Verlängerung der Kontrollintervalle bei nur geringgradig gesteigertem Thyreostatikabedarf. In ihrer Wirksamkeit unterscheiden sich die Mono- und Kombinationstherapie nicht.
Die Wirksamkeit der Thyreostatika wird abgesehen von der Dosierung durch den intrathyreoidalen Jodgehalt beeinflusst. Bei Jodmangel ist daher nur eine niedrigere Dosierung erforderlich als bei ausreichender Jodversorgung. Die zuletzt gebesserte Jodversorgung in Deutschland bedingt einen geringfügig erhöhten Thyreostatikabedarf. Die jodinduzierte Hyperthyreose erfordert eine hochdosierte Thyreostatikagabe in Kombination mit Perchlorat, zumindest in der Anfangsphase. Thionamide hemmen nicht die Freisetzung der bereits synthetisierten Schilddrüsenhormone, woraus sich eine Latenz der vollen klinischen Wirkung von mehreren Wochen ergibt. Der aus einem mangelnden pathophysiologischen Verständnis resultierende Fehler einer nebenwirkungsreichen zu frühen Dosiseskalation ist zu vermeiden. Auch die relativ langen Halbwertszeiten von T3 und T4 von ca. 3 bzw. 7 Tagen (bei Hyperthyreose etwas kürzer) sind zu berücksichtigen.
Eine Dauertherapie mit Thyreostatika ist generell nicht indiziert, bei der Autonomie ist nach Erreichen der Euthyreose, bei Morbus Basedow nach einjähriger Behandlung im Rezidivfalle eine definitive, ablative Therapiemaßnahme (Radiojodtherapie oder Operation) zu empfehlen (s.o.).

Wirkungsmechanismus

Thiamazol, Carbimazol und Propylthiouracil hemmen die Neusynthese von Schilddrüsenhormonen, indem sie über einen kompetitiven Mechanismus die Schilddrüsenperoxidase blockieren.
Perchlorat hemmt die Iodidaufnahme durch den Natriumiodidsymporter in die Schilddrüse.
Beim Morbus Basedow lässt sich durch die Medikamenteneinnahme der Zeitraum bis zum Eintreten einer möglichen Spontanremission der Autoimmunerkrankung (ca. 50 % nach einem Jahr) überbrücken, bei der Autonomie der Schilddrüse nur die Hyperthyreose während der Einnahmezeit unterdrücken. Thyreostatika kommen daher bei Autonomie nur als vorbereitende Maßnahme in Betracht, um eine bei euthyreoter Stoffwechsellage risikoärmere definitive Behandlung (Radiojodtherapie oder Operation) zu ermöglichen. Vor dem Zeitpunkt der Radiojodtherapie wird die Gabe von Thyreostatika meist einige Tage unterbrochen, kann aber bei Bedarf fortgeführt werden und bis zum vollen Wirkungseintritt der Behandlung (3–6 Monate) weiterhin angezeigt sein.

Indikation(en)

- Therapie der Hyperthyreose: relative Indikation bei subklinischer Hyperthyreose (supprimiertes TSH bei normalen peripheren freien Schilddrüsenhormonkonzentrationen); als Prophylaxe Perchlorat vor Gabe jodhaltiger Kontrastmittel
- Morbus Basedow: ca. 12(–18)-monatige Behandlung mit an die Stoffwechsellage adaptierter Dosierung; im Anschluss erfolgt ein Auslassversuch; kommt es dabei zum Rezidiv (ca. 50 %), ist meist nach kurzfristiger erneuter thyreostatischer Vorbehandlung eine weiterführende Therapiemaßnahme angezeigt; ein Absetzen der thyreostatischen Behandlung bereits nach Erreichen der euthyreoten Stoffwechsellage wird bei immunogener Hyperthyreose wegen der hohen Rezidivgefahr nicht empfohlen;

49

bei hohem Rezidivrisiko (z.B. Stuma > 40 ml, hohe TSH-Rezeptor-Antikörpertiter > 10 U/l, schwere begleitende endokrine Orbitopathie, Raucher) ist eine vorgezogene definitive Therapie (Radiojod, Operation) bereits nach Erreichen der Euthyreose zu erwägen
- Autonomie: kurzzeitige antithyreoidale Medikation bis zum Erreichen der peripheren Euthyreose, frühzeitige definitive Behandlungsmaßnahme bereits bei subklinischer Hyperthyreose; Prophylaxe bei subklinischer Hyperthyreose: Perchlorat beginnend 24 Std. bis spätestens 2–4 Std. vor der Gabe jodhaltiger Kontrastmittel über einen Zeitraum von 7–14 Tagen, 3 x 300 mg/Tag (3 x 20 Trpf./Tag)

Kontraindikationen
gravierende frühere Unverträglichkeitserscheinungen unter thyreostatischer Behandlung (Agranulozytose)

Wechselwirkungen
- prinzipiell: Jodmangel erhöht und Jodüberschuss (jodhaltige Medikamente oder Kontrastmittel) vermindert das thyreostatische Ansprechen; beschleunigter Abbau von Prednisolon; Verminderung der Wirkung von Cumarinen; bei gleichzeitiger Gabe von Amiodaron schwer einschätzbare Veränderung der Schilddrüsenstoffwechsellage durch den hohen Jodanteil in Amiodaron
- zu beachten sind auch sich durch den Verlauf der Hyperthyreose selbst ergebende und bedingte Veränderungen einer diabetischen Stoffwechsellage und von Medikamentenwirkungen (beschleunigter Metabolismus von Medikamenten durch die hyperthyreote Stoffwechsellage), sodass ggf. die nicht schilddrüsenspezifischen Medikamente in ihrer Dosierung im Verlauf anzupassen sind

Unerwünschte Arzneimittelwirkungen
selten Agranulozytose (0,1-0,6 %), aplastische Anämie, ausgeprägte Thrombozytopenie, Panzytopenie, Cholestase, allergische Vaskulitis und pANCA-positive Vaskulitis, Medikamenten-induzierter Lupus erythematodes, Hypoglykämie (Anti-Insulin-Antikörper); bei höherer Dosierung häufig Leukopenie; relativ häufig (ca. 15 %) sind allergisches Exanthem, Pruritus, Urtikaria, seltener leichte Erhöhungen der Leberenzyme, der alkalischen Phosphatase, Gelenk- und Muskelschmerzen, Arzneimittelfieber, Geschmacks- und Geruchsstörungen, Polyneuropathie, gastrointestinale Beschwerden, Kopfschmerzen und Lymphknotenschwellungen; Strumawachstum durch Überdosierung (erhöhtes TSH!) ist durch korrekte Dosierung und Überwachung der Therapie vermeidbar;
bei ernsthaften UAW Thyreostatikum unverzüglich absetzen, eine alternative Behandlung ist wegen möglicher Kreuzallergien problematisch; die Therapie erfolgt alternativ symptomatisch mit Beta-Rezeptorenblockern (Propranolol: 3 x 10–40 mg/Tag), ggf. Gabe eines Granulozytenstimulationsfaktors (G-CSF: 300 µg/Tag s.c.); frühzeitige, nahezu totale Thyreoidektomie, allerdings erst nach Erholung der Leukozytenzahl; bei weniger gravierenden UAW Umstellung auf Propylthiouracil (ca. zehnfache Äquivalenzdosis), einer Alternativsubstanz zu Thiamazol oder Carbimazol, oder ausnahmsweise Perchloral; der Austausch von Carbimazol und Thiamazol ist nicht sinnvoll, da Carbimazol zu Thiamazol metabolisiert wird

> **!** **Cave: Wichtig ist die Aufklärung des Patienten über die mögliche Agranulozytose und ihre typische Symptomatik (Fieber, Rachenschmerzen, Tonsillenbelag/-abszess). Bei Auftreten derartiger Symptome muss der Patient unverzüglich seinen behandelnden Arzt aufsuchen. Die routinemäßige Blutbildkontrolle und Leberwertkontrolle empfehlen sich in der Anfangsphase einer thyreostatischen Therapie in zweiwöchentlichen Abständen, später alle 2–3 Monate.**

Besonderheiten
Bei der selbstlimitierenden HCG-induzierten, häufig milden oder subklinischen Schwangerschaftshyperthyreose besteht meist keine Therapieindikation. Bei der Hyperthyreose im Rahmen eines Morbus Basedow ist auch in der Schwangerschaft die Therapie indiziert, da sonst die mütterlichen und kindlichen Komplikationsraten erhöht sind (Frühgeburt, Aborte, Fehlbildungen). In der Schwangerschaft wird eine Monotherapie (keine Kombination mit Levothyroxin) in möglichst niedriger Dosierung durchgeführt. Anzustreben ist eine Einstellung der freien peripheren Schilddrüsenhormonwerte in den oberen Normbereich an der Grenze zur Hyperthyreose. TSH sollte supprimiert bis niedrig-normal gehalten werden. Nach Expertenmeinung wird in der Schwangerschaft Propylthiouracil (2–4 x 50 mg/Tag) gegenüber Thiamazol (10–20 mg/Tag) wegen der seltenen Thiamazol-Embryopathie (Aplasia cutis, Coanalatresie) der Vorzug gegeben. Auch das Stillen ist unter einer niedrigen Dosis von Thiamazol (< 20 mg/Tag) oder Propylthiouracil (< 150 mg/Tag) unbedenklich möglich, bei höheren Dosen ist ggf. die Schilddüsenfunktion des Kindes zu überprüfen.

Carbimazol

(s. Kurzprofil im Anhang)
Carbimazol wird rasch zu Thiamazol verstoffwechselt.

Dosierung
s. Tab. 49.2

Thiamazol

Pharmakokinetik
BV: nach oraler Gabe werden maximale Serumkonzentrationen innerhalb von 1–3 Std. erreicht
Elim.: 70 % renal (24 Std.); bei Niereninsuffizienz Verringerung der Dosis oder Verlängerung des Dosierungsintervalls
HWZ: Plasma-HWZ 2–8 Std., Wirkdauer fast 24 Std./Einzeldosis; die Wirkdauer ist wegen der intrathyreoidalen Anreicherung länger als die Serumhalbwertszeit

Dosierung
s. Tab. 49.2
- bei schwerwiegenden und jodinduzierten Hyperthyreosen ist eine erhöhte Dosierung (40–80 mg/Tag) erforderlich, die thyreotoxische Krise erfordert eine hochdosierte parenterale Applikation (80–240 mg i.v.)
- die Initialdosis wird nach Erreichen einer euthyreoten Stoffwechsellage (4–6 Wo.) stufenweise auf die Erhaltungsdosis reduziert.
- die Einstellung erfolgt individuell, sodass die peripheren Schilddrüsenhormone im euthyreoten Bereich liegen und ein TSH-Anstieg nach Möglichkeit über 1 mU/l (auf alle Fälle über 2,5 mu/l) vermieden wird
- bei Überdosierung kommt es häufig zur Strumaentwicklung, daher sind regelmäßige Kontrolluntersuchungen zur Dosisanpassung erforderlich
- Kinder: mittlere Initialdosis für Thiamazol ca. 0,5 mg/kg KG
- für Schwangere gelten spezielle Dosierungen (s.o.).

Propylthiouracil

Pharmakokinetik
BV: 60–80 %; maximale Serumspiegel werden bei oraler Gabe nach 1–2 Std. erreicht
Elim.: 90 % werden hepatisch metabolisiert (60 % glukuronidiert) und ca. 90 % renal ausgeschieden
HWZ: 1–4 Std. Wirkdauer durch Akkumulation in der Schilddrüse bei 6–8 Std.

Dosierung
s. Tab. 49.2.; Kinder (Initialdosis): Propylthiouracil 4–6 mg/kg KG

Tabelle 49.2: Dosierungen von Thyreostatika

Wirkstoff	Initialdosis (mg/Tag)	Erhaltungsdosis (mg/Tag)
Thiamazol	10–30	2,5–10
Carbimazol	15–50	5–15
Propylthiouracil	150–300	50–200
Natriumperchlorat	900–1.200 mg 40–50 Tropfen	300 mg 20 Tropfen

49.4. Hypothyreose

49.4.1. Klinische Grundlagen

49.4.1.1. Definition/Pathologie/Pathophysiologie

Die Hypothyreose ist als verminderte Wirkung der zumeist (jedoch nicht obligat) erniedrigten Schilddrüsenhormonkonzentrationen auf den Organismus definiert.

Die häufigste Ursache einer Hypothyreose ist eine destruierende Autoimmunerkrankung der Schilddrüse, Autoimmunthyreoiditis ohne Struma oder Hashimoto-Thyreoiditis mit begleitender Struma. Die Autoimmunthyreoiditis verläuft überwiegend gering entzündlich, schmerzlos und langsam progredient, sodass ein schleichender, klinisch uneindrucksvoller und unbemerkter Funktionsverlust im Vordergrund steht. Abweichende atypische Verlaufsformen sind bekannt. Sie kann im Initialstadium eine hyperthyreote Funktionsstörung induzieren. Eine weitere wichtige Ursachengruppe umfasst Zustände nach ablativen therapeutischen Maßnahmen (Operation, Radiojodtherapie). Genetische Schilddrüsenhormonresistenzsyndrome sind selten, ebenso sekundäre Hypothyreosen bei HVL-Insuffizienz.

49.4.1.2. Einteilung/Klassifikation/Epidemiologie

Klinisch unterscheiden wir eine subklinische (latente) Hypothyreose (TSH-Erhöhung bei unauffälligen peripheren Schilddrüsenhormonkonzentrationen) und eine manifeste Hypothyreose (TSH-Erhöhung in Verbindung mit einem erniedrigten freien Thyroxin-Serumspiegel [fT4]). Ein niedriges FT4 in Verbindung mit einem normalen oder erniedrigten TSH weist auf die seltene sekundäre Hypothyreose (hypophysäre oder hypothalamische Insuffizienz) oder ein Niedrig-T3-T4-Syndrom hin.

Die Prävalenz der manifesten Hypothyreose liegt im Bereich von 1–3 %, die der subklinischen Hypothyreose von 5–10 %. Eine Autoimmunthyreoiditis mit oder ohne Funktionsstörung kommt bei bis zu 15 % der Erwachsenen mit Bevorzugung des weiblichen Geschlechts vor.

49.4.1.3. Diagnostik

Die Diagnostik der Hypothyreose stützt sich auf die klinische Beurteilung (Anamnese und Befund) und die biochemische Schilddrüsenfunktionsdiagnostik (TSH und fT4). Anamnestische Angaben und Antikörperbestimmungen (TPO-Ak) erlauben die ätiologische Einordnung. Die Sonographie der Schilddrüse ist häufig richtungsweisend (kleiner Schilddrüsenrest, auffällige Echoarmut und Inhomogenität des Parenchyms).

49.4.2. Therapie

49.4.2.1. Therapieindikation

Eine Indikation zur Schilddrüsenhormonsubstitution stellt die subklinische oder manifeste Hypothyreose dar.

49.4.2.2. Therapieziel

Ziele der Behandlung der Hypothyreose sind
- die symptomatische Beseitigung der Hypothyreose
- die gute medikamentöse Einstellung (Substitution) zur Erreichung einer objektiv belegten und subjektiv empfundenen Euthyreose und
- die Rückbildung einer begleitenden Struma, soweit möglich.

49.4.2.3. Therapeutisches Vorgehen

Bei nachgewiesener Hypothyreose ist in jedem Fall eine Schilddrüsenhormontherapie indiziert, bei benigner Erkrankung als Substitutionstherapie mit dem Ziel einer TSH-Normalisierung und bei differenziertem Schilddrüsenkarzinom als TSH-suppressive Maßnahme unter der Vorstellung einer Verhinderung des Karzinomwachstums. Als Medikament wird in der Regel reines Levothyroxin bevorzugt. Bei kleinem funktionellem Schilddrüsenrest nach langjährig abgelaufenem Autoimmunprozess oder nach therapeutischen Eingriffen ist eine Dauersubstitution erforderlich, bei passageren Hypothyreosen im Rahmen von Thyreoiditiden nur ein vorübergehender Hormonersatz. Häufige Fehler sind eine TSH-suppressive nebenwirkungsbehaftete Überdosierung des Hormonpräparates bei benignen Schilddrüsenerkrankungen, eine Levothyroxinmonotherapie bei der Jodmangelstruma und eine mangelhafte Feineinstellung und Dosisadjustierung innerhalb des Referenzbereiches bei der Behandlung der Hypothyreose. Beim Myxödemkoma sind initial höhere und parenterale Hormongaben erforderlich. Neuere Publikationen berichten über eine Senkung der Antikörpertiter bei Hashimoto-Thyreoiditis nach Einnahme von 50–200 µg/Tag Selen über 6 Monate.

49.4.2.4. Therapiekontrolle

Unter der substitutiven Medikation ist eine lebenslange Überwachung der Schilddrüsenfunktion und des Schilddrüsenwachstums erforderlich. Initial werden häufigere, später halbjährliche bis jährliche Kontrollintervalle empfohlen.

49.4.3. Pharmakotherapie

49.4.3.1. Schilddrüsenhormone Levothyroxin (T4) und Liothyronin (T3)

Vergleichende Bewertung

Generell wird die Monotherapie mit Levothyroxin bevorzugt. Für Kombinationspräparate aus Levothyroxin und Liothyronin (Triiodthyronin) konnte in klinischen Studien gegenüber einer Levothyroxinmonotherapie keine Überlegenheit nachgewiesen werden (Ausnahme bei Vorliegen einer seltenen Konversionsstörung). Liothyronin wird zur Substitution/TSH-Suppression als kurzfristige Überbrückung der Levothyroxinkarenz vor Radiojoddiagnostik/-therapie des differenzierten Schilddrüsenkarzinoms (standardisiertes Nachsorgeprogramm) eingesetzt.
Levothyroxin-Iodid-Kombinationen werden zur Behandlung der Struma eingesetzt (s. dort).

> **!** **Cave: Die Galenik und Resorptionsrate von Schilddrüsenhormonpräparaten können bei Generika nachgewiesenermaßen verändert sein, sodass eine Umstellung oder Aut-idem-Verordnung nicht problemlos möglich ist. Wirkstoffidentität bedeutet nicht Wirkungsgleichheit. Jeder Präparatewechsel erfordert eine Neueinstellung und Anpassung der Medikamentendosis. Aus diesem Grunde wird von einem unnötigen Präparatewechsel dringend abgeraten.**

Wirkungsmechanismus

Levothyroxin (T4) ist ein Prohormon, das durch Dejodierung in den peripheren Geweben zum biologisch aktiven Liothyronin (T3) konvertiert wird. Die übliche morgendliche Einnahme 10–30 Minuten vor dem Essen bietet bei guter Resorption (80 %) die Möglichkeit einer stabilen Stoffwechseleinstellung durch tägliche Einmalgabe. Die abendliche Gabe vor dem Schlafengehen wäre grundsätzlich ebenfalls möglich und wurde sogar in einigen wenigen präliminären Studien als noch wirksamer berichtet.

Indikation(en)
- bei Schilddrüsenerkrankungen mit nachgewiesenem Schilddrüsenhormonmangel und zur TSH-suppressiven Behandlung des differenzierten Schilddrüsenkarzinoms
- ggf. bei euthyreoter Struma und zur Rezidivprophylaxe nach Strumaoperation (in Kombination mit Iodid) sowie begleitend zur thyreostatischen Behandlung des Morbus Basedow
- zur Substitution der bereits manifesten Hypothyreose erfolgt eine individuelle Dosierung (einschleichend); die optimale Einstellung wird an der Normalisierung des TSH-Spiegels und der Beurteilung des Befindens des Patienten ausgerichtet; eine Ausnahme ist die sekundäre Hypothyreose, bei der der TSH-Spiegel nicht verwertbar ist und sich die Einstellung zusätzlich an der Normalisierung der fT3-Konzentrationen orientiert, da die fT4-Spiegel nach Einnahme von Levothyroxin vorübergehend erhöht sein können

- bei der Autoimmunthyreoiditis i.d.R. dauerhafte, d.h. lebenslange Substitutionstherapie der subklinischen oder manifesten Hypothyreose; bei euthyreoter Stoffwechsellage bedarf es nach überwiegender Datenlage grundsätzlich noch keiner Hormontherapie (Ausnahmen möglich, z.B. unerfüllter Kinderwunsch mit einem TSH > 2,5 mU/l); ein Auslassversuch sollte nach einem halben bis einem Jahr bei passageren Hypothyreosen (Postpartum-Thyreoiditis, Thyreoiditis de Quervain) vorgenommen werden
- bei kongenitaler Hypothyreose ist die frühzeitige Substitutionstherapie für das Wachstum und die Entwicklung des Kindes entscheidend
- bei Patienten, die wegen eines differenzierten Schilddrüsenkarzinoms nach totaler Thyreoidektomie mit Levothyroxin behandelt werden, wird eine TSH-suppressive Dosierung (TSH < 0,1 mU/l) bei noch peripher euthyreoten Hormonkonzentrationen zur Hemmung des Tumorwachstums gewählt. Die strenge Einstellung kann nach den aktuellen Empfehlungen der European Thyroid Association (ETA) gelockert werden (TSH 0,5–1 mU/l), wenn es sich um eine Niedrigrisikokonstellation (pT1-2, N0, M0) handelt und die erfolgreiche Ablation durch einen negativen Tg-Spiegel nach TSH-Stimulation belegt ist

Kontraindikationen
- relativ: bei tachykarden Herzrhythmusstörungen, Myokarditis, frischem Myokardinfarkt, KHK
- bei Levothyroxinmangel (nachgewiesener Hypothyreose) ist die Anwendung aber prinzipiell immer möglich, nur in vorsichtigerer Dosierung

Wechselwirkungen
- Levothyroxin kann die blutzuckersenkende Wirkung von Antidiabetika vermindern
- der gerinnungshemmende Effekt von Cumarinen kann verstärkt werden
- Colestyramin hemmt die Resorption
- schnelle intravenöse Gabe von Phenytoin kann zu erhöhten Plasmaspiegeln von Levothyroxin führen
- Rifampicin kann die Wirkung von Levothyroxin verringern
- eine Helicobacter-pylori-Infektion des Magens kann die Resorption vermindern; dies können auch antazide Medikamente wie Protonenpumpeninhibitoren und Kalziumpräparate (die erst im Abstand von mehreren Stunden zu Levothyroxin eingenommen werden sollten)

Unerwünschte Arzneimittelwirkungen
- Auslösung oder Verschlechterung einer Angina pectoris bei vorbestehender koronarer Herzerkrankung infolge einer Erhöhung des Sauerstoffverbrauchs (Dosisreduktion und vor erneuter Dosissteigerung Einleitung einer medikamentösen antianginösen Therapie und invasiven kardiologischen Diagnostik mit möglicher Intervention)
- vermeidbar sind durch Überdosierung hervorgerufene UAW im Sinne einer Thyreotoxicosis factitia wie Nervosität, Tachykardie, Schlafstörungen, Gewichtsabnahme, Durchfälle – durch Einstellung eines normalen, nicht supprimierten TSH; sehr selten Unverträglichkeiten gegen Hilfsstoffe
- Vergiftung: nur bei extrem hohen Dosen sind Therapiemaßnahmen erforderlich; in Abhängigkeit von den klinischen Symptomen Beta-Rezeptorenblockade, selten Plasmapherese (wenig wirksam)

Besonderheiten
In der Schwangerschaft besteht ein erhöhter Thyroxinbedarf. Mit Bekanntwerden der Schwangerschaft wird eine Dosissteigerung von ca. 30 % bei Hypothyreose empfohlen, mit weiterer Anpassung der Dosis im Verlauf anhand des TSH-Wertes.

49.4.3.1.1. Levothyroxin (T4)

Pharmakokinetik
BV: zwischen 50–80 %; maximale Plasmaspiegel werden nach oraler Gabe nach 6 Std. erreicht;
Levothyroxin stellt ein Prohormon dar, das auf zellulärer Ebene in das stoffwechselaktivere Liothyronin konvertiert wird
Elim.: 50 % renal
HWZ: 5–9 Tage, abhängig von der Schilddrüsenstoffwechsellage

Dosierung
- 100–200 µg/Tag (ca. 1,5–2 µg/kg)

- individuelle Dosiseinstellung anhand des Zielkriteriums einer Normalisierung des basalen TSH-Wertes (0,5–2,5 mU/l) und des klinisch beurteilten Wohlbefindens des Patienten bei der Hypothyreose bzw. Suppression des TSH (< 0,03 mU/l) bei peripherer Euthyreose beim differenzierten Schilddrüsenkarzinom
- beim seltenen hypothyreoten Koma werden initial 500 µg Levothyroxin i.v. und anschließend 100 µg/Tag i.v. für weitere 7–10 Tage verabreicht, in Verbindung mit einer hochdosierten Hydrocortisongabe (Dauerinfusion 100 mg/24 Std.)

49.4.3.1.2. Liothyronin (T3)

(s. Kurzprofil im Anhang)

Dosierung
- 60–80 ug/Tag p.o.
- individuelle Dosiseinstellung, wie für Levothyroxin oben beschrieben
- Hauptanwendung ist die Umstellungsphase vor Radioiodtherapie bei Schilddrüsenkarzinom (s.o.)

49.4.3.2. Selen

(s. Kap. Substitution mit Vitaminen/Spurenelementen)

49.5. Schilddrüsenkarzinom

49.5.1. Klinische Grundlagen

49.5.1.1. Definition/Pathologie/Pathophysiologie

Die molekulare Pathogenese ist für das medulläre Schilddrüsenkarzinom (C-Zellkarzinom) aufgeklärt (Mutationen des RET-Protoonkogens) und wird auch für das differenzierte papilläre und follikuläre Schilddrüsenkarzinom (BRAF-Mutationen) zunehmend besser verstanden.

49.5.1.2. Einteilung/Klassifikation/Epidemiologie

Das Schilddrüsenkarzinom ist ein insgesamt seltener Tumor (4–5 Erkrankungen pro 100.000 Personen pro Jahr), dessen Diagnostik jedoch vor dem Hintergrund der häufigen benignen Schilddrüsenknoten in Deutschland erschwert wird.

49.5.1.3. Diagnostik

Der klinische Verdacht (rasch progredienter oder harter, schlecht schluckverschieblicher Knoten, neu aufgetretener Knoten in der Jugendzeit und im hohen Alter, Heiserkeit), die Schilddrüsensonographie (echoarme, irregulär konfigurierte, unscharf begrenzte, verkalkte, stark rand- und binnenvaskularisierte Knoten) und Szintigraphie (kalte Knoten) einschließlich einer Feinnadelpunktion mit Aspirationszytologie leiten die Patientenselektion zur operativen Abklärung/Therapie mit Histologiegewinnung (s. Struma).

49.5.2. Therapie

49.5.2.1. Therapieindikation

Die Therapieindikation wird durch den Verdacht oder Nachweis eines Schilddrüsenkarzinoms begründet.

49.5.2.2. Therapieziel

Beim Schilddrüsenkarzinom besteht überwiegend ein kurativer Therapieansatz.

49.5.2.3. Therapeutisches Vorgehen

Zur Therapie des differenzierten Schilddrüsenkarzinoms der Thyreozyten stehen im Rahmen eines multimodalen Therapiekonzeptes aus Thyreoidektomie, Radiojodtherapie und TSH-suppressiver medikamentöser Einstellung hervorragende Therapiemöglichkeiten zur Verfügung. Die Prognose für die Patienten ist für ein malignes Tumorleiden überwiegend sehr günstig.
Die Operation wird bei vorbekanntem Malignom als totale Thyreoidektomie mit zentraler Lymphknotendissektion durchgeführt. Bei erst post operationem histologisch gesichertem Malignom wird ein komplettierender Zweiteingriff erforderlich. Nur im Ausnahmefall eines unifokalen papillären Mikrokarzinoms (pT1 < 1 cm, N0, M0) kann darauf verzichtet werden. Postoperativ wird bis zum Erhalt der Histologie eine Jodgabe oder Hormonsubstitution zurückgestellt. Nach Thyreoidektomie schließt sich beim differenzierten papillären oder follikulären Schilddrüsenkarzinom im Abstand von 3–6 Wochen nach Eintritt einer Hypothyreose unter hohem TSH-Stimulus (> 30 mu/l) eine 131I-Ganzkörperradiojoddiagnostik/-therapie (meist in einem Arbeitsschritt) zur Ablation von Restgewebe oder Filiae an. Alternativ kann heute synthetisches rekombinantes humanes TSH (rhTSH) anstelle der subjektiv belastenden endogenen Hypothyreose zum Einsatz kommen. Die Radiojodtherapie wird bedarfsweise im Abstand von einigen Monaten oder bei einem späteren Rezidiv wiederholt. Im T4-Stadium oder beim nicht radiojodspeichernden anaplastischen oder onkozytärem Schilddrüsenkarzinom kommt eine perkutane Strahlentherapie in Betracht. Allgemein sind Schilddrüsenkarzinome jedoch wenig strahlensensibel. Eine Chemotherapie ist nur selten indiziert, beim nicht (mehr) jodspeichernden Schilddrüsenkarzinom als palliative Maßnahme im Endstadium, bei inoperablem medullärem Schilddrüsenkarzinom mit ansteigenden Tumormarkern (Calcitonin, CEA). Medikamentös wird der Patient im Anschluss an die Radiojodtherapie auf Levothyroxin in einer beim differenzierten Schilddrüsenkarzinom TSH-suppressiv wirksamen Dosierung eingestellt, da TSH einen Proliferationsfaktor darstellt. Die Prognose wird durch den Tumortyp, das Tumorstadium, das Patientenalter und die Primärtherapie beeinflusst.

49.5.2.4. Therapiekontrolle

Die Nachsorge beschränkt sich nicht auf die sonst üblichen 5 Jahre, sondern erfolgt lebenslang. Nach fünf Jahren sind jährliche Kontrollintervalle bei niedrigem Risikoprofil ausreichend, ansonsten werden halbjährliche Kontrollintervalle empfohlen. Obligater Bestandteil des Nachsorgeprogramms sind die klinische Untersuchung, Halssonographie (Beurteilung des Schilddrüsenbettes und der Halslymphknoten), Überprüfung der hormonellen Einstellung (fT3, fT4, TSH) und die Tumormarkerbestimmung (humanes Thyreoglobulin beim differenzierten Schilddrüsenkarzinom und Calcitonin/CEA beim medullären Schilddrüsenkarzinom). Das Untersuchungsprogramm wird ggf. durch ein Ganzkörperszintigramm mit I-131, 18FDG-PET, CT-Thorax, Abdomensonographie oder MRT ergänzt.

49.5.3. Pharmakotherapie

49.5.3.1. Levothyroxin und Liothyronin

Vergleichende Bewertung
Levothyroxin wird bei differenziertem papillärem bzw. follikulärem Schilddrüsenkarzinom in TSH-suppressiver Dosierung eingesetzt, beim medullärem Schilddrüsenkarzinom in nicht suppressiver Weise (s. Hypothyreose). Beim differenzierten Schilddrüsenkarzinom kann bei niedrigem Risikoprofil (pT1-2, N0, M0) nach Dokumentation der erfolgreichen Ablation gemäß jüngsten Empfehlungen der ETA die TSH-suppressive (< 0,1 mU/l) Einstellung zugunsten einer moderaten TSH-Absenkung (0,5–1 mU/l) verlassen werden.
4–6 Wochen vor einer geplanten Radjodtherapie ist das Medikament abzusetzen, um eine Therapie in Hypothyreose (TSH > 30 mU/l) zu ermöglichen. Eine Umstellung auf Liothyronin und Absetzen 14 Tage vor Therapie ist bei Patienten, die unter der Hypothyreose in der Therapiepause leiden, möglich. Vermeidbar wird die Therapiepause durch Einsatz von rekombinantem humanem TSH (rhTSH) zur exogenen Stimulation der Radiojodaufnahme.
Pharmakologisches Profil: s. Hypothyreose.

49.5.3.2. Rekombinantes humanes Thyreoidea-stimulierendes Hormon (rhTSH; Thyrotropin alfa)

(s. Kurzprofil im Anhang)

Vergleichende Bewertung
Die Anwendung von rekombinantem humanem TSH (rhTSH; Thyrotropin alfa) als generellem Ersatz der endogenen TSH-Stimulation stellt eine teure Alternative dar und ist in ihrer klinischen Äquivalenz zur bisherigen Methode für die Diagnostik, nicht aber für die Therapie, ausreichend validiert und gesichert.

Wirkungsmechanismus
rhTSH stimuliert, ähnlich wie auch das endogene Hormon, die Jodaufnahme der Schilddrüse und die Freisetzung von Thyreoglobulin, sofern noch residuales Schilddrüsen- bzw. Tumorgewebe vorhanden ist.

Indikation(en)
Eine gesicherte Indikation zur bevorzugten Anwendung von rekombinantem humanem TSH gegenüber der endogenen TSH-Stimulation bei Hypothyreose stellen
- ein ungenügender TSH-Anstieg (Hypophysenerkrankung, hormonaktive Resttumoren oder Metastasen) oder schwerwiegende Auswirkungen der Hypothyreose nach Absetzen des Schilddrüsenhormons und die
- Verbesserung der Sensitivität des Tumormarkers humanes Thyreoglobulin durch Stimulation mit rhTSH und Vorbereitung zur Radiojoddiagnostik (Ganzkörperszintigraphie) dar.

Kontraindikationen
gravierende frühere Unverträglichkeitserscheinungen gegenüber rhTSH

 Cave: KI bei koronarer Herzerkrankung und relevantem Restgewebe

Wechselwirkungen
prinzipiell möglich, bislang noch geringe Datenlage

Unerwünschte Arzneimittelwirkungen
- häufig (5–10 %): Kopfschmerzen und Übelkeit
- seltener: grippeähnliche Symptome, Fieber, Schüttelfrost, Schwindel, Erbrechen

49.6. Hinweise zur wirtschaftlichen Verordnung

Tabelle 49.4: DDD-Kosten für verordnungsrelevante Wirkstoffe des Jahres 2008

Wirkstoff	DDD-Kosten (Euro)
Carbimazol	0,34
Iodide	0,04
Levothyroxin-Natrium	0,24
Liothyronin-Natrium	0,59
Propylthiouracil	0,58
Thiamazol	0,21

Quelle: GKV-Arzneimittelindex im Wissenschaftlichen Institut der AOK (WIdO)

50. Männliche Sexualhormone*

---

* weitgehend unveränderter, jedoch gekürzter Nachdruck aus der 21. Auflage der „Arzneiverordnungen"

50.1. Wirkstoffübersicht

empfohlene Wirkstoffe	weitere Wirkstoffe
Buserelin	Clomifen
Choriongonadotropin	Flutamid
Cyproteron	Goserelin
Gonadorelin	Leuprorelin
Menotropin	Tamoxifen
Testosteronenantat	
Testosteronundecanoat	
Triptorelin	

50.2. Hypogonadismus des Mannes einschließlich Infertilität

50.2.1. Klinische Grundlagen

50.2.1.1. Definition

Hypogonadismus umfasst alle Störungen der Hodenfunktion, also sowohl Störungen der Hormon- als auch der Samenproduktion. Während Störungen der Spermiogenese auch ohne Störungen der Testosteronsynthese möglich sind, führt eine höher gradige Störung der Sexualhormonproduktion der Hoden auch zur Fertilitätsstörung.

Infertilität ist definiert als ungewollte Kinderlosigkeit eines Paares trotz ungeschützten, regelmäßigen Geschlechtsverkehrs über ein Jahr.

50.2.1.2. Diagnostik

Anamnese und körperliche Untersuchung werden durch 2–3 Ejakulatanalysen im Verlauf von 2–3 Monaten nach einer Karenz von 2–7 Tagen und eine endokrinologische Funktionsdiagnostik ergänzt. Letztere umfasst im Wesentlichen die Messung von luteinisierendem Hormon (LH) und Testosteron zur Bestimmung der inkretorischen Hodenfunktion und von follikelstimulierendem Hormon (FSH) als wichtigem Parameter der Spermatogenese.

Nur nach ausreichender endokrinologischer Diagnostik dürfen Hormone zur therapeutischen Anwendung kommen.

Der Erfolg jeder therapeutischen Maßnahme auf die Spermatogenese muss kontrolliert werden. Hierbei ist zu beachten, dass die normale Entwicklung eines Spermiums 64 Tage dauert.

50.2.2. Therapie

50.2.2.1. Gonadorelin (GnRH, Luteinisierungshormon-Releasing-Hormon [LHRH])

Vergleichende Bewertung
Gonadorelin ist indiziert bei hypothalamischer Ursache eines hypogonadotropen Hypogonadismus und im Rahmen der weiterführenden endokrinologischen Funktionsdiagnostik.

Wirkungsmechanismus

Gonadorelin ist ein Hormon aus dem Hypothalamus, das die Synthese und Sekretion von LH und FSH aus dem Hypophysenvorderlappen stimuliert

Indikation(en)

- diagnostisch: Überprüfung der gonadalen Partialfunktion des Hypophysenvorderlappens bei hypogonadotropem Hypogonadismus und bei allen Formen vermuteter endokriner Störungen im Hypothalamus-Hypophysenvorderlappen-Bereich
- therapeutisch: hypothalamisch bedingter Hypogonadismus (z.B. Kallmann-Syndrom), wenn Fertilität angestrebt wird, Hodenhochstand, Pubertas tarda; nach Sicherung der Diagnose eines hypogonadotropen Hypogonadismus wird primär eine Testosterontherapie zum Ausgleich des Androgenmangels eingeleitet; bei bestehendem Kinderwunsch erfolgt dann die Umstellung auf Gonadorelin; dabei muss die Therapie meist für zumindest ein Jahr durchgeführt werden; die Erfolgsrate der Behandlung ist gut
- bei starkem Leidensdruck bei Pubertas tarda ist eine Therapie angezeigt, womit auch das Erreichen einer möglichst hohen Knochendichte gewährleistet sein sollte (s. auch unter 50.2.2.2. und Kap. 50.2.2.3.); alternativ: Behandlung mit HCG oder Testosteron (s. auch unter 50.2.2. und 50.2.3.)

Wechselwirkungen

bisher sind WW mit anderen Medikamenten nicht beschrieben

Besonderheiten

Die Therapie mit GnRH muss pulsatil erfolgen, da eine konstante Gabe zur Desensitivierung der Hypophyse und zum weiteren Abfall der Testosteronsekretion führen würde.

Pharmakokinetik

BV: bei nasaler Anwendung Maximum der Resorption in 15 Min.; maximale Plasmaspiegel nach 1–3 (i.v.) bzw. 20–30 Min. (s.c.)
Elim.: hepatorenaler Abbau zu Oligopeptiden mit sich anschließender renaler Ausscheidung
HWZ: Serum-HWZ 5 Min.

Dosierung

- diagnostisch: Gonadorelin: 0,1 mg i.v. (Blutabnahme für LH und FSH vor sowie 30 Min. nach Injektion)
- therapeutisch: z.B. Pubertas tarda oder Kallmann-Syndrom alle 120 Min. stoßweise Injektion von 5–20 µg Gonadorelin über eine Spezialpumpe; bei Hodenhochstand: Gonadorelin nasal 3-mal täglich 2 Sprühstöße über 4 Wochen

50.2.2.2. Gonadotropine (LH und FSH)

Vergleichende Bewertung
Gonadotropine sind indiziert bei hypophysärer Ursache eines hypogonadotropen Hypogonadismus, während bei normalem, besonders aber erhöhtem FSH durch Gonadotropine kein Effekt auf die Infertilität zu erwarten ist.

Wirkungsmechanismus

Gonadotropine stimulieren beim Mann die in- und exkretorische Hodenfunktion; Gonadotropinpräparate setzen sich aus den Bestandteilen LH und FSH zusammen; HMG-Präparate (human menopausal gonadotropin) bestehen zu gleichen Teilen aus LH- und FSH-Aktivität, die HCG-Präparate (C = chorionic) weisen ausschließlich eine LH-Wirkung auf

Indikation(en)

- diagnostisch: zur Beurteilung der inkretorischen Hodenfunktion
- therapeutisch: Fertilitätswunsch bei hypogonadotropem Hypogonadismus; seltener auch bei Pubertas tarda; nach Sicherung der Diagnose eines Gonadotropinmangels erfolgt zunächst eine Behandlung mit Testosteron, um den Androgenmangel auszugleichen; bei bestehendem Kinderwunsch wird die Therapie auf Gonadotropine bis zur Erfüllung des Kinderwunsches umgestellt; danach erneute Umstellung auf Testosteron; Effekte auf die Spermatogenese sind frühestens nach 3 Monaten zu erwarten; Behandlungszeiträume von einem Jahr sind nicht unüblich; die Erfolgsrate ist gut

Menotropin

Wechselwirkungen
WW mit anderen Medikamenten sind noch nicht beschrieben

Pharmakokinetik
BV: Menotropin (HMG, mit FSH und LH als Wirkkomponenten): oral unwirksam, daher i.m.- oder s.c.-Injektion; maximaler FSH-Serumspiegel nach 6–48 Std. (i.m.) bzw. 6–36 Std.
Elim.: überwiegend renale Ausscheidung
HWZ: 56 Std. (i.m.) bzw. 51 Std. (s.c.)

Dosierung
- therapeutisch: es existieren verschiedene Therapieschemata, z.B. in Anlehnung an Lunenfeld: Choriongonadotropin (HCG) 3 x 2000–2500 I.E./Wo. über 6 Wochen, dann zusätzlich (im Wechsel mit HCG i.m. geben) Menotropin (HMG) 3 x 150 I.E./Wo.
- diagnostisch: 1(–3) x 5000 I.E. HCG i.m. (Blutentnahme zwecks Testosteronbestimmung vorher und nach 48 sowie 72 Std.; Anstieg von Testosteron im Plasma gesunder Probanden etwa um den Faktor 2)

Choriongonadotropin

Wechselwirkungen, Dosierung
s. Menotropin

Pharmakokinetik
BV: maximaler Plasmaspiegel nach 6 Std. (i.m.)
Elim.: ausschließlich renale Ausscheidung
HWZ: bei einmaliger i.m.-Gabe nach 72 Std. im Plasma nicht mehr nachweisbar

Gonadotropine bei Kindern und Jugendlichen
bei weiblichen Jugendlichen (und Frauen): s. Kap. Weibliche Sexualhormone

Indikation(en)
- Hodenhochstand: Kryptorchismus (Hoden liegt intraabdominal), Retentio testis inguinalis (Hoden liegt im Inguinalkanal), Gleithoden (Hoden liegt im Inguinalkanal, ist herunterdrückbar); gelegentlich bei Pubertas tarda
- diagnostisch: bei Verdacht auf Anorchie

Dosierung
Hodenhochstand (Therapie über 6 Wochen):
- 1-2-jährige Knaben: Choriongonadotropin (HCG) 2 x 250 I.E./Wo. i.m.
- 3-4-jährige Knaben: HCG 2 x 500 I.E./Wo. i.m.
- über 5 Jahre: HCG 2 x 1000 I.E./Wo. i.m.
- Pubertas tarda: HCG 1 x 1000 I.E./Wo. i.m. über 3 Monate, dann Pause (danach oft Einsetzen der Pubertät); Alternative: Behandlung mit Testosteron (s. Abschnitt 50.2.3.); Ausschluss von Anorchie: HCG: 3 x 1000 I.E./Wo. i.m. über 2 Wochen (Messung von Testosteron vor und nach HCG-Gabe)

Besonderheiten
Bei Lageanomalien der Testes ist eine frühzeitige Behandlung unbedingt erforderlich, da sonst eine bleibende Schädigung der Hodenfunktion zu erwarten ist. Ist ein Descensus des (der) Hoden nach Therapie nicht eingetreten, kann das gleiche Schema wiederholt werden (2-mal). Ist die Behandlung weiterhin erfolglos: sofortige Operation. Eine orthotope Hodenlage sollte am Ende des 2. Lebensjahres gewährleistet sein. Die Pubertas tarda verlangt eine sehr genaue endokrinologische/internistische Abklärung, bevor ein Behandlungsversuch mit HCG unternommen wird.

50.2.2.3. Testosteron und synthetische Androgene

Vergleichende Bewertung

Testosteron ist das wichtigste männliche Androgen. Zur Behandlung der Infertilität ist es durch seinen Eingriff in den gonadalen Regelkreis mit Suppression von LH und FSH nicht geeignet. Bei Mangel an Androgenen wird es jedoch zur Behandlung des Hypogonadismus und zur Aufrechterhaltung der Potentia coeundi appliziert. Da es sich um eine Substitutionstherapie handelt, kann die Effektivität der Behandlung direkt an der Testosteronkonzentration im Serum abgelesen werden, die im Normalbereich liegen sollte. Bei sehr vielen Männern ist mit zunehmendem Lebensalter ein Rückgang der Testosteronproduktion nachweisbar. Die Indikation zur Testosteronbehandlung ist individuell zu stellen und sollte abhängig gemacht werden vom Vorliegen von Störungen (z.B. Osteopenie), die durch die Therapie gebessert werden könnten.

Testosteron kann auch transdermal verabreicht werden, womit es möglich ist, physiologische Testosteron-Serumspiegel zu erzielen. Es steht ein nichtskrotales transdermales Applikationssystem zur Verfügung. Zur Dauersubstitution ist die tägliche Erneuerung des Systems erforderlich. Außerdem steht auch ein Testosteron-Gel zur Verfügung, welches eine physiologische und individuelle Substitution ermöglicht, deren positiver Effekt auf den Calcium-Phosphat-Stoffwechsel nachgewiesen wurde.

Das bei der Behandlung der Infertilität früher häufig verwendete Mesterolon ist in üblicher Dosierung ein so gering androgen wirkendes Hormon, das es nicht zur Gonadotropinsuppression führt. Entsprechend sollte es nicht zur Testosteron-Substitutionsbehandlung eingesetzt werden.

Wirkungsmechanismus

Substitution des natürlichen Testosterons

Indikation(en)

Substitution bei primärem (= testikulärem) und sekundärem (= hypothalamisch-hypophysärem) Hypogonadismus; nicht indiziert zur Behandlung von Fertilitäts- und den meisten Potenzstörungen (endokrinologische Abklärung erforderlich!); neben der kontinuierlichen Substitutionstherapie kann zur Behandlung der Pubertas tarda die initiale Gabe von 100–250 mg Testosteronenantat alle 3-4 Wochen über 3 Monate bzw. eine vorübergehende transdermale Gabe erwogen werden

Kontraindikationen

Prostatakarzinom

Unerwünschte Arzneimittelwirkungen

Infertilität (Azoospermie), selten Ödeme, Hautirritationen bei transdermaler Applikation mit Permeationsverstärkern (nichtskrotale Applikation)

Besonderheiten

Bei der üblichen Applikationsform (i.m.) bestimmt u.a. die Länge des aliphatischen Restes des Testosteronesters die Wirkdauer, wobei die Ester (Enantat, Propionat) in vivo gespalten werden. Da auch die so genannten Depotformen von Testosteron (z.B. Testosteronenantat) schon am ersten Tag nach der Injektion einen hohen Testosteronspiegel im Plasma bewirken, sind Kombinationen von kurz wirkenden (z.B. Testosteronpropionat) und lang wirkenden Testosteronestern nicht sinnvoll.

Zur besseren Resorption sollten die Kapseln bei oraler Substitution zusammen mit der Nahrung aufgenommen werden. Die orale Substitution ist besonders geeignet, wenn noch eine gewisse Testosteronproduktion der Hoden vorliegt.

Testosteronenantat

Wechselwirkungen

Phenytoin, Phenylbutazon und Östrogene können bei gleichzeitiger Gabe zu einer Dosiserhöhung führen; bei gleichzeitiger Gabe Wirkungsverstärkung von Vitamin K-Antagonisten (regelmäßige Kontrolle der INR-Werte!); Phenobarbital steigert den Abbau von Steroidhormonen in der Leber, Dosisanpassung

Pharmakokinetik

BV: vollständige systemische Verfügbarkeit bei parenteraler Gabe; Plasmaeiweißbindung 99 %; Abbau wie endogenes Testosteron; nach i.m.-Gabe über 10–20 Tage wirksame Plasmaspiegel beobachtet

Elim.: renale Ausscheidung zu 80–90 %

50

Testosteron transdermal:

- nichtskrotale Pflasterapplikation: kontinuierliche Freisetzung über 24 Std.; normale morgendliche Testosteron-Serumspiegel bereits nach der ersten Applikation; nach nichtskrotaler Pflasterentfernung sinkt der Testosteronspiegel in 24 Std. auf den Ausgangswert des hypogonadalen Bereiches
- HWZ: 7,8 Std.
- Testosteron-Gel: Applikation erfolgt auf sauberer, gesunder Haut beider Schultern oder beider Arme oder des Bauches; ungefähr am zweiten Tag der Anwendung erreichen die Testosteron-Serumspiegel ein Steady State

Dosierung

- Testosteronenantat: 250 mg i.m. alle 2–3 Wochen
- nichtskrotales Testosteron-Transdermalsystem: 1 x/Tag abendliche (ca. 22.00 Uhr) Aufbringung von 2 Pflastern auf nichtskrotale Hautareale
- Dosierung für Gel-Applikation: 50 mg/Tag

Testosteronundecanoat

Wechselwirkungen
s. Testosteronenantat

Pharmakokinetik
BV: oral bioverfügbar; Schutz mittels Chylomikronenbildung vor der enzymatischen Inaktivierung in der Dünndarmwand, Aufnahme über den Lymphweg; maximale Testosteronkonzentrationen 4 Std. nach oraler Einnahme von 100 mg;
vollständige systemische Verfügbarkeit bei i.m.-Gabe; wirksame Plasmaspiegel über bis zu 3 Monaten beobachtet
Elim.: Hydrolyse zu Testosteron und Metabolisierung zu Dehydrotestosteron im Zielgewebe; renale Ausscheidung nach Glukuronidierung; Pflasterapplikation: s. Testosteronenantat
HWZ: Testosteron-Ausgangskonzentrationen nach 18 Std.

Dosierung

- Testosteronundecanoat: initial 120–160 mg/Tag für 2–3 Wochen, dann 40–160 mg/Tag p.o. entsprechend dem Testosteronspiegel
- Testosteronundecanoat in öliger Lösung: 1000 mg (entspr. 631 mg Testosteron in 4 ml) alle 3 Monate i.m.
- Testosteron-Transdermalsystem: s. Testosteronenantat

50.2.2.4. Testosteron und synthetische Androgene bei Kindern und Jugendlichen

Indikation(en)
neben Spezialindikationen für synthetische Androgene (z.B. aplastische Anämie, angioneurotisches Ödem) werden hier nur Testosteron und seine Ester zur Substitution eines Hypogonadismus (beginnend mit der Pubertät), zur Unterdrückung eines übermäßigen Längenwachstums bei männlichen Jugendlichen (gelegentlich) und bei Pubertas tarda zur Induktion der Pubertät eingesetzt

Kontraindikationen
nicht bei Mädchen anwenden

Unerwünschte Arzneimittelwirkungen
Gynäkomastie (beim Klinefelter-Syndrom fast regelmäßig; evtl. Operation); Wachstumsverzögerung/-stillstand

Besonderheiten
Testosteronester bei männlichen Jugendlichen bevorzugen, Epiphysenfugenschluss beachten

Dosierung
initial ⅓–½ der Erw.-Dosierung von Testosteronenantat, im Verlauf von 1–2 Jahren Steigerung auf die Enddosis; bei der Behandlung des übermäßigen Längenwachstums: über etwa ein Jahr z.B. 250 mg/Wo. i.m. Testosteronenantat

50.2.2.5. Antiöstrogene

Vergleichende Bewertung

Da Östrogene auch beim Mann die negative Rückkopplung im gonadalen Regelkreis an Hypothalamus und Hypophysenvorderlappen induzieren, hat es nicht an Versuchen gefehlt, durch die Gabe von Antiöstrogenen (Clomifen, Tamoxifen) eine erhöhte Stimulation der Spermatogenese zu erreichen. Die positiv berichteten Ergebnisse, insbesondere mit Tamoxifen, sind als höchst fraglich einzustufen.

Bei noch nicht länger als 3 Monate bestehender, insbesondere schmerzhafter Gynäkomastie ist allerdings ein Behandlungsversuch mit Tamoxifen durchaus indiziert.

50.3. Antihormone gegen männliche Sexualhormone

Vergleichende Bewertung

Bei unerwünschter psychischer wie somatischer Wirkung endogener männlicher Sexualhormone finden so genannte Antihormone ihre Anwendung. Antihormone sind Substanzen, die eine antagonistische Wirkung zu endogenen Sexualhormonen aufweisen. Die meiste Erfahrung liegt mit Cyproteron vor, das kompetitiv die Wirkung männlicher Sexualhormone in den peripheren Zellen hemmt, ein starkes Gestagen ist und darüber hierdurch einen supprimierenden Effekt auf die Gonadotropine ausübt. Flutamid ist ein nichtsteroidales Antiandrogen, das den Androgenrezeptor blockiert. Buserelin, Goserelin, Leuprorelin und Triptorelin sind LHRH-Analoga, die aufgrund ihrer langen HWZ hypophysäre Rezeptoren desensitivieren. LHRH-Analoga sind zur Triebdämpfung beim Mann einsetzbar; ihren besonderen Stellenwert haben sie aber bei der Pubertas praecox.

Beim Einsatz von Antiandrogenen entwickelt sich beim erwachsenen Mann das Bild des Hypogonadismus mit Hitzewallungen, Libido- und Potenzverlust etc.

Cyproteron

(s. Kap. Weibliche Sexualhormone)

Indikation(en)

Cyproteron wird beim Mann zur Triebdämpfung bei Sexualdeviation, bei der Frau zur Behandlung von ausgeprägtem Hirsutismus, androgenetischer Alopezie (oder Akne, Seborrhoe) eingesetzt (s. Kap. Weibliche Sexualhormone: Gestagene); bei der Pubertas praecox vermindert Cyproteron in Dosierungen von 75–150 mg/m²/Tag bei Jungen und Mädchen den Anstieg von LH nach LHRH-Gabe, und eine Weiterentwicklung der sekundären Geschlechtsmerkmale kann meist verhindert werden

Dosierung

bei Pubertas praecox: 75–150 mg/m²/Tag

Buserelin

Wechselwirkungen

Wirkung von Antidiabetika kann abgeschwächt werden

Pharmakokinetik

BV: Buserelin wird enteral nicht resorbiert; BV 70 % (subkutane Gabe) bzw. 1–3 % (nasale Applikation; ausreichend hohe Plasmaspiegel); Plasmaproteinbindung 15 %

Elim.: renale und biliäre Ausscheidung

HWZ: 50–80 bzw. 80 Min. (nach intravenöser bzw. subkutaner Gabe), 1–2 Std. nach intranasaler Gabe

Dosierung

über 14 Tage 10–30 μg/kg/Tag s.c. in 2 Dosen, danach Umstellung auf intranasale Applikation (600–1.200 μg/Tag), entsprechend 3–6-mal täglich ein Sprühstoß in jedes Nasenloch

Wechselwirkungen

bisher nicht beschrieben

Pharmakokinetik

BV: ca. 100 % (i.v., s.c.); systemische BV 38 % (i.m., Depot-Gabe) bzw. 27 % (s.c., Depot-Gabe); maximaler Plasmaspiegel nach 1 Std. (i.m., Depotpräparat) mit anschließendem biexponenziellem Abfall der Plasmakonzentration in 24 Std. und 2. Maximum am 4. Tag mit biexponenziellem Abfall in 44 Tagen unter die Nachweisgrenze; nach s.c.-Gabe prinzipiell gleicher Verlauf, aber Verschwinden unter die Nachweisgrenze erst nach 65 Tagen

Dosierung

Beginn mit 3-maliger i.m.-Gabe von 75 µg/kg im Abstand von 14 Tagen; danach Fortführung der Therapie einmal pro Monat

50.4. Hinweise zur wirtschaftlichen Verordnung

Tabelle 50.1: DDD-Kosten für verordnungsrelevante Wirkstoffe des Jahres 2008

Wirkstoff	DDD-Kosten (Euro)
Antihormone gegen männliche Sexualhormone	
Buserelin	6,08
Cyproteron	2,43
Flutamid	1,04
Goserelin	6,25
Leuprorelin	5,03
Triptorelin	6,14
Antiöstrogene	
Clomifen	0,38
Tamoxifen	0,23
Gonadotropine	
Choriongonadotrophin	0,73
Testosteron und synthetische Androgene	
Testosteron	1,53

Quelle: GKV-Arzneimittelindex im Wissenschaftlichen Institut der AOK (WIdO)

50

51. Erektile Dysfunktion

Fazit für die Praxis

Mittlerweile gibt es ein breites Spektrum an Möglichkeiten, die erektile Dysfunktion zu therapieren. Allerdings kann die erektile Dysfunktion nicht kausal angegangen werden, alle Arzneimittel sind Hilfsmittel zur Erzeugung einer Erektion. Unter dieser Prämisse sind bei Beachtung der Kontraindikationen die Phosphodiesterase-Hemmer – als oral verfügbare Substanzen mit gutem Wirkungsprofil – als Therapie der ersten Wahl anzusehen. Die intracavernöse oder intraurethrale Anwendung von Alprostadil zeigt ebenfalls gute Ergebnisse bei allerdings deutlich umständlicherer Handhabung. Als alternative Therapieform sollte immer auch die Vakuumtherapie diskutiert werden. Operative Verfahren bleiben Männern nach Versagen aller konservativen Therapieformen und hohem Leidensdruck vorbehalten.

51.1. Wirkstoffübersicht

empfohlene Wirkstoffe	weitere Wirkstoffe
Alprostadil	Apomorphin
Sildenafil	Papaverin
Tadalafil	Regitin
Vardenafil	Yohimbin

51.2. Klinische Grundlagen

Die erektile Dysfunktion ist definiert als wiederholte (in mindestens 75 % der Versuche) oder dauerhafte Unfähigkeit, eine für sexuelle Aktivitäten ausreichende Erektion zu erreichen.

Es liegt in der Natur der Erkrankung, dass repräsentative Daten über die Häufigkeit der erektilen Dysfunktion in der Literatur selten zu finden sind. Übereinstimmend konnte jedoch gezeigt werden, dass die Häufigkeit der erektilen Dysfunktion mit dem Alter ansteigt. Weitere Risikofaktoren sind Hypertonie, Diabetes mellitus, Hyperlipidämie, Adipositas, Nikotinabusus sowie Medikamenteneinnahme. Eine Auswahl von Arzneimitteln, die mit der Auslösung oder Verstärkung von Erektionsstörungen in Verbindung gebracht wird, ist in Tabelle 51.1 dargestellt (hier besonders Antihypertonika). Ein weiteres Kollektiv stellen die Patienten dar nach radikalchirurgischen Eingriffen im Becken (radikale Prostatektomie, radikale Zystektomie, kolorektale Chirurgie).

Tabelle 51.1: Medikamentös induzierte Erektionsstörungen

1. Antihypertonika:
Betablocker, Alpha-Methyldopa, Clonidin, Reserpin, Ca-Antagonisten, ACE-Hemmer, Angiotensin II-Antagonisten, Thiazide, Spironolacton, Alpha-Rezeptorenblocker

2. medikamentös induzierte Störungen des Hormonstoffwechsels:
Betablocker, Thiazide, Metoclopramid, H_2-Blocker, Antimykotika, Allopurinol, Antiepileptika, Psychopharmaka (Phenothiazine, Thioxanthene, Butyrophenone), Opiate, Sedativa, Hypnotika (Barbiturate, Benzodiazepine), Antiandrogene, Glycoside, Cholesterinsynthesehemmer (Simvastatin, Lovastatin, Pravastatin, Atorvastatin), 5-Alpha-Reduktasehemmer, LHRH-Analoga

3. medikamentös induzierte Hyperprolaktinämien:
Neuroleptika, NSMRI-Antidepressiva, Opioide, Antiemetika, Antihypertonika, Antihistaminika, Hormone

4. diverse medikamentös induzierte Erektionsstörungen:
Muskelrelaxantien, Lipidsenker, Migränemittel (Methysergid, Dihydroergotamin), Antidiabetika (Glibenclamid), MAO-Hemmer, SSRI-Antidepressiva; selten: Heparin, Phenprocoumon, nichtsteroidale Antiphlogistika

Pathogenetisch wird die Erektionsfunktion beeinträchtigt durch eine Schädigung der versorgenden somatischen oder autonomen Nerven (Polyneuropathie) oder durch eine Form der Angiopathie (meist Mikroangiopathie der Penisarterien). Seltener findet sich ein venöses Leck im Sinne eines vermehrten Blutabstroms aus dem Penis.

Die Diagnostik basiert vorwiegend auf den Angaben des Patienten, wobei die Verwendung standardisierter Fragebögen hilfreich ist. Obligat ist dann eine körperliche Untersuchung, entsprechende Labordiagnostik und Schwellkörper-Pharmakotestung mit Dopplersonographie. Fakultativ kommen die Cavernosometrie/-graphie, Penisangiographie und nächtliche penile Tumeszenzmessungen zum Einsatz.

51.3. Therapie

51.3.1. Therapieindikation

Eine Therapieindikation besteht, wenn eine erektile Dysfunktion nach den o.g. Kriterien diagnostiziert worden ist und der Patienten einen Therapiewunsch hat. Eine besondere Gruppe sind solche Patienten mit einer erektilen Dysfunktion nach operativen Eingriffen, da hierbei – zumindest teilweise – die Krankenkassen die Therapiekosten übernehmen.

51.3.2. Therapieziel

Mit dem Patienten sollte besprochen werden, dass in der Regel eine ursächliche Therapie der erektilen Dysfunktion nicht möglich ist und dass eine Erektion nur durch „Hilfsmittel" erreicht werden kann. Das Therapieziel besteht darin, dem Patienten in einer für ihn akzeptablen Art zu einer Erektion zu verhelfen.

51.3.3. Therapeutisches Vorgehen

Es stehen verschiedene Hilfen zur Verfügung, mit denen eine Erektion erzeugt werden kann. Die am wenigsten aufwendige Methode ist der Einsatz der **Phosphodiesterase-Hemmer**, die oral verabreicht werden können. Voraussetzungen hierfür sind:
- keine Kontraindikationen
- eine intakte periphere Nervenversorgung des Penis
  (z.B. **nicht** nach radikaler Prostatektomie ohne Nerverhalt).
Im nächsten Schritt kommen die **transurethrale Pharmakotherapie** oder **Schwellkörperinjektionstherapie** zum Einsatz. Beide sind vorwiegend von der Bereitschaft des Patienten abhängig, diese durchzuführen.

Eine wenig invasive Methode, die allerdings etwas manuelles Geschick erfordert, ist die **Vakuumtherapie**. Hierfür stehen in medizinischen Fachgeschäften qualitativ gute Vakuumpumpen zur Verfügung. **Operative Eingriffe** stellen die letzte Stufe dar. Während gefäßchirurgische Eingriffe aufgrund schlechter Ergebnisse nur noch ausnahmsweise durchgeführt werden, können durch Implantation von Penisprothesen durchaus zufriedenstellende Resultate erreicht werden. Nachteilig ist hierbei jedoch neben dem operativen Trauma die irreversible Zerstörung der Schwellkörper sowie die begrenzte Funktionsdauer der Prothesen.

51.4. Pharmakotherapie

Yohimbin

(s. Kurzprofil im Anhang)

Vergleichende Bewertung
Insbesondere im Vergleich zu den Phosphodiesterase-Hemmern ist die Wirkung eher als gering einzustufen. Eine vertretbare Indikation besteht bei Männern mit einer überwiegend psychogen beeinflussten erektilen Dysfunktion ohne gravierende organische Einflüsse.

Wirkungsmechanismus

zentraler Alpha$_2$-Rezeptor-Antagonist, dadurch Verstärkung erektionsfördernder Efferenzen, evtl. auch in der Peripherie parzieller Antagonismus bei der Noradrenalin-vermittelten Kontraktion der glatten kavernösen Muskulatur

Apomorphin

(s. Kurzprofil im Anhang)

Vergleichende Bewertung

Apomorphin zeigt dosisabhängig eine gute Wirkung, insbesondere bei vorwiegend psychogen verursachter erektiler Dysfunktion. Die Compliance und damit die Wirkung werden jedoch erheblich eingeschränkt durch das Nebenwirkungsprofil, insbesondere Übelkeit und Erbrechen werden in bis zu 40 % der Fälle beobachtet.

Wirkungsmechanismus

gemischter D$_1$/D$_2$-Dopamin-Rezeptor-Agonist, Stimulation von Neuronen im Nucleus paraventricularis, dadurch Freisetzung von Oxytocin aus den Nervenendigungen im Rückenmark

Phosphodiesterase-Inhibitoren

Vergleichende Bewertung

Die Einführung der Phosphodiesterase-Hemmer war ein Meilenstein in der Therapie der erektilen Dysfunktion. Mittlerweile stehen drei Einzelvertreter zur Verfügung: Sildenafil und Vardenafil sind bezüglich Wirkung und Nebenwirkung als etwa gleichwertig einzustufen. Entscheidend für den Einsatz ist der subjektive Eindruck des Patienten hinsichtlich des gewünschten Erfolgs. Beide Substanzen haben ein nur kurzes Zeitfenster für die Wirkung (max. 60 Minuten). Dagegen hat Tadalafil ein wesentlich längeres Wirkfenster, durch die Substanz ausgelöste Erektionen werden in bis zu 24 Stunden nach der Einnahme beschrieben ("Wochenendpille"). Bei der Verordnung der Phosphodiesterase-Hemmer sollte zunächst ein sorgfältiger Ausschluss der Kontraindikationen erfolgen (besonders Medikamentenanamnese, kardiopulmonales Risikoprofil, Retinitis). Danach ist der Patient über die Einnahmevorschriften aufzuklären, im speziellen darüber, dass Phosphodiesterase-Hemmer nur unter sexueller Stimulation ihre Wirkung entfalten. Hierbei ist eine intakte periphere nervale Versorgung notwendig, damit erklärt sich auch die fehlende Wirkung nach operativen Eingriffen mit Zerstörung der Nervenbahnen (z.B. radikale Prostatektomie ohne Nerverhalt).
Als Substanzen mit gefäßerweiternder Wirkung (relaxierende Wirkung auf die glatte Muskulatur) haben die Phosphodiesterase-Inhibitoren ein spezifisches kardiovaskuläres Risikoprofil. Obwohl sich die Häufigkeit schwerwiegender kardiovaskulärer Ereignisse unter der Einnahme von Phosphodiesterase-Inhibitoren nicht erhöht, sollte Männern mit kurzem zeitlichem Abstand zu schwerwiegenden kardiovaskulären Ereignissen (z.B. Myokardinfarkte < 3 Monate) und unkontrollierter Hypo- und Hypertension von der Einnahme zunächst abgeraten werden. Hier ist eine enge Kooperation zwischen dem verschreibenden Arzt und dem behandelnden Hausarzt/Kardiologen erforderlich und im Zweifelsfall eine kardiologische Risikoabklärung und Stellungnahme einzuholen.

Wirkungsmechanismus

selektive Phosphodiesterase-5-Hemmung (PDE-5-Inhibition), dadurch Hemmung des cGMP-Abbaus, dadurch Relaxation der glatten kavernösen Muskulatur

Indikation(en)

erektile Dysfunktion

Kontraindikationen

- Patienten, die aufgrund einer nicht-arteriitischen anterioren ischämischen Optikusneuropathie (NAION) ihre Sehkraft auf einem Auge verloren haben, erblich bedingte degenerative Retinaerkrankung, unabhängig davon, ob der Sehverlust mit einer vorherigen Einnahme eines PDE-5-Hemmers in Zusammenhang stand oder nicht; bekannte erblich bedingte degenerative Retinaerkrankungen wie Retinitis pigmentosa
- schwere Herz-Kreislauf-Erkrankungen wie schwere Herzinsuffizienz (Schweregrad NYHA II oder höher), kürzlich (innerhalb der letzten 6 Monate) erlittener Schlaganfall oder akutes Koronarsyndrom, unkontrollierte Arrhythmien,
- schwere Leberinsuffizienz
- Hypotonie (Blutdruck < 90/50 mmHg), unkontrollierte Hypertonie

- gleichzeitige Verwendung von Nitraten oder anderen Stickstoffmonoxid-Donatoren (z.B. Amylnitrit) (s. Wechselwirkungen)
- zusätzlich für Vardenafil: gleichzeitige Anwendung der starken CYP3A4-Inhibitoren Itraconazol und Ketoconazol (orale Darreichungsform) (bei >75 Jahren) und Ritonavir und Indinavir (s. Wechselwirkungen)
- zusätzlich für Vardenafil: terminale Niereninsuffizienz mit Dialysepflicht (wegen fehlender Daten)

Unerwünschte Arzneimittelwirkungen (als Gruppe)
- Flush, Kopfschmerzen, Schwindel
- Hypotonie (auch orthostatisch), Synkope, Hypertonie
- Dyspepsie, gastro-ösophagealer Reflux, Übelkeit, Erbrechen
- Palpitationen, Tachykardie, ventrikuläre Arrhythmie, bei Vardenafil mögliches Risiko von Torsades-de-pointes (s. www.qtdrugs.org)
- akutes Herzsyndrom, plötzlicher Herztod
- transitorische ischämische Attacke, zerebrovaskuläre Blutungen
- erhöhte Lichtempfindlichkeit, Sehstörungen, unscharfes Sehen, Gesichtsfeld-Defekte, Chromatopsie und Veränderungen des Farbensehens, nicht-arteriitische anteriore ischämische Optikusneuropathie (NAION), Verschluss von Netzhautgefäßen, Augenrötung, Augenschmerzen, blutunterlaufene Augen
- verstopfte Nase, Nasenbluten
- prolongierte Erektion, Priapismus
- Exanthem, Überempfindlichkeitsreaktionen, bei Vardenafil Photosensibilität
- Muskelschmerzen, Rückenschmerzen

Wechselwirkungen
- Die gleichzeitige Gabe von PDE-5-Inhibitoren mit jeglichen Nitraten oder anderen Stickstoffmonoxid-Donatoren (inkl. Amylnitrit, „Poppers") ist kontraindiziert (s. Kontraindikationen), da starke Blutdruckabfälle drohen (Todesfälle wurden beschrieben).
- Inhibitoren von CYP3A4 können die Elimination von PDE-5-Inhibitoren verzögern und ihre Wirkung verstärken. Daher sollte die parallele Anwendung entweder ganz unterbleiben (für Sildenafil in jedem Fall bei Ritonavir) bzw. die Sildenafil-Anfangsdosis auf 25 mg begrenzt werden (z.B. bei Ketoconazol, Itraconazol, Erythromycin). Mit einer Wirkungsverstärkung ist ferner zu rechnen bei Saquinavir, Grapefruitsaft. Vardenafil ist bei gleichzeitiger Therapie mit Indinavir oder Ritonavir kontraindiziert, die Kombination mit Grapefruitsaft sollte vermieden werden; starke CYP3A4-Inhibitoren wie z.B. Itraconazol und Ketoconazol (orale Darreichungsform) sind bei Männern > 75 Jahre kontraindiziert. Bei Erythromycin kann eine Anpassung der Vardenafil-Dosis notwendig sein.
- Die Blutdrucksenkung durch Alpha-Rezeptorenblocker (z.B. Doxazosin) kann verstärkt werden. Die Kombination von Tadalafil mit Alpha-Rezeptorenblockern wird nicht empfohlen.
- zusätzlich für Vardenafil: Die gleichzeitige Anwendung von Antiarrhythmika der Klasse IA (z.B. Chinidin, Procainamid) oder der Klasse III (z. B. Amiodaron, Sotalol) sollte möglichst vermieden werden.

Besonderheiten
Das Wirkungsspektrum und die leichte Verfügbarkeit der Phosphodiesterase-Hemmer hat dazu geführt, dass ein beträchtlicher Anteil dieser Substanzen ohne ärztliche Verordnung eingenommen wird. Immer wieder wird Sildenafil den im Internet erhältlichen „pflanzlichen Potenzmitteln" undeklariert, also illegal, zugemischt. Bei Einsatz der Substanzen als „Partydroge" ist insbesondere in Verbindung mit Alkohol oder Drogen (Kokain!) mit einer erheblichen Verstärkung der Nebenwirkungen zu rechnen. Während beispielsweise ein Priapismus bei Einnahme entsprechend den Vorschriften nicht auftritt, wird dieser gehäuft in Verbindung mit Drogen gesehen.
Ein weiteres Problem bei der Verordnung stellen sexuelle Deviationen dar. Vor der Verordnung sollte daher durch eine sorgfältige Sexualanamnese ausgeschlossen werden, dass die Substanzen zur Auslebung sexuell abartiger Neigungen verwendet werden sollen (Pädophile, Vergewaltiger). Im Zweifel sollte ein Partnergespräch erfolgen oder auch eine psychologische Begutachtung eingeholt werden.

Pharmakokinetik
s. Tab.51.2.

Tabelle 51.2: Phosphodiesterase-5-Inhibitoren: Pharmakokinetik und Dosierung

	Sildenafil	Vardenafil	Tadalafil
BV:	41 % (25–63 %)	15 %	absolute BV bisher nicht ermittelt; gute Resorption
Elim.:	hepatischer Metabolismus (Hauptweg über CYP3A4, Nebenweg über CYP2C9); nach oraler oder intravenöser Applikation wird Sildenafil nach Metabolisierung hauptsächlich über die Faeces (rund 80 % der verabreichten oralen Dosis) und in geringerem Maße renal (rund 13 % der verabreichten oralen Dosis) ausgeschieden; es wird ein aktiver Metabolit N-Desmethyl-Sildenafil (die PDE-5-Hemmwirkung beträgt ca. 50 % der Muttersubstanz) mit Plasmakonzentrationen bei ca. 40 % der für Sildenafil beobachteten Werte gebildet; N-Desmethyl-Sildenafil wird weiter verstoffwechselt	Metabolisierung überwiegend durch CYP3A4, in geringerem Maße auch durch CYP3A5 und CYP2C9; es entsteht ein aktiver Metabolit (Desethyl-Vardenafil) mit etwa 28 % der Aktivität (PDE-5-Inhibition) der Muttersubstanz, hat etwa 7 % Anteil an der Gesamtwirkung	hepatischer Metabolismus, vorwiegend durch CYP3A4
HWZ:	3–5 Std. (Muttersubstanz) bzw. ca. 4 Std. (N-Desmethyl-Sildenafil)	4–5 Std. (terminal, Muttersubstanz und Desethyl-Vardenafil)	etwa 17,5 Std.
Dosierung:	50 mg oder, je nach Wirksamkeit und Verträglichkeit, 100 mg oder 25 mg; die Einnahme darf nicht häufiger als einmal täglich erfolgen	initial 10 mg, maximal 20 mg; bei mäßiger Leberinsuffizienz (Child-Pugh B) initial 5 mg, maximal 10 mg; Dosis nicht häufiger als einmal täglich	im Allgemeinen 10 mg; bei Fehlen einer entsprechenden Wirkung können 20 mg versucht werden; maximale Dosis 20 mg (bzw. 10 mg bei schwerer Nierenfunktionsstörung); wegen der > 1 Tag anhaltenden Wirkung wird von einer regelmäßigen täglichen Einnahme abgeraten

51.4.1. Schwellkörperinjektionstherapie

Vergleichende Bewertung

Die Schwellkörperautoinjektionstherapie ist die älteste wirklich wirksame Therapieform der erektilen Dysfunktion. Derzeit wird als Komplettpackung nur das Alprostadil angeboten, weitere vasoaktive Substanzen (z.B. Papaverin, Regitin) werden auf Anfrage erfahrener Andrologen von ausgewählten Apotheken zur Verfügung gestellt.
Die Injektion von Alprostadil hat bei allen Formen der erektilen Dysfunktion mit Ausnahme ausgeprägter venöser Abflussstörungen eine gute Wirkung. Voraussetzung für die Anwendung ist die Bereitschaft des Patienten (und der Partnerin!), die Injektion durchzuführen. Aufklärungsbedürftig sind Schmerzen bei der Injektion, fibrotische Veränderungen der Tunica albuginea und eine prolongierte Erektion bis hin zum Priapismus.
Die gleichzeitige Einnahme von Antikoagulantien stellt keine prinzipielle Kontraindikation dar.

Wirkungsmechanismus
Erhöhung der cAMP-Konzentration, dadurch Senkung der intrazellulären Kalzium-Konzentration, dadurch Relaxation der glatten kavernösen Muskulatur

Indikation(en)
(1) erektile Dysfunktion (intrakavernöse Injektion in den Penisschwellkörper oder transurethrale Applikation als MUSE)
(2) chronische arterielle Verschlusskrankheit im Stadium III und IV (intraarterielle oder intravenöse Infusion)

Kontraindikationen
(1a) bei **intrakavernöser Injektion** in den Penisschwellkörper:
 - Erkrankungen mit Neigung zu Priapismus (Sichelzellanämie, Multiples Myelom, Leukämie)
 - anatomische Deformationen des Penis (z.B. Penisdeviation, Schwellkörperfibrosierung, Induratio penis plastica – Peyronie-Krankheit), Patienten mit Penisprothesen
(1b) bei **transurethraler** Applikation:
 - anormale Penisanatomie (Harnröhrenstriktur, schwere Hypospadie oder starke Krümmung), Balanitis, akute oder chronische Urethritis
 - Zustände mit erhöhtem Risiko für das Auftreten eines Priapismus (Sichelzellanämie oder entsprechende Erbanlage, Thrombozytämie, Polyzythämie, multiples Myelom, Neigung zu Venenthrombosen) oder rezidivierendem Priapismus in der Vorgeschichte
 - bei einer bestehenden oder möglichen Schwangerschaft der Partnerin muss in Verbindung mit der transurethralen Anwendung von Alprostadil immer ein Kondom benutzt werden
(2) bei **intraarterieller oder intravenöser Infusion**:
 - bei vorgeschädigtem Herzen, Zustand nach Herzinfarkt innerhalb der letzten 6 Monate, nicht hinreichend behandelte koronare Herzerkrankung, nicht hinreichend behandelter Herzinsuffizienz, höhergradige Mitral- oder Aortenklappenstenosen und -insuffizienzen, Lungenödem (Verdacht), nicht hinreichend behandelte Herzrhythmusstörungen
 - Lungeninfiltration (Verdacht), schwere chronisch obstruktive oder venoocclusive Lungenerkrankung
 - erhöhte Transaminasen oder Gamma-GT, Leberschädigung
 - Polytrauma
 - frische Magen-Darm-Geschwüre
 - Schwangerschaft, Stillzeit

Unerwünschte Arzneimittelwirkungen
(1a) bei **intrakavernöser** Applikation:
 - Schmerzen im Penis, Penisfibrosen, Hämatome und Ecchymosen an der Injektionsstelle (häufig; bedingt durch Injektionstechnik)
 - lokale Rötungen und Ödeme am Penis, Balanitis, Blutungen, Juckreiz, Schwellungen, Blutungen aus der Harnröhre
 - verlängerte Erektionen, Priapismus
(1b) bei **transurethraler** Applikation:
 - Brennen in der Harnröhre, geringe Harnröhrenblutung
 - Penisschmerz, Hodenschmerz
 - verlängerte Erektionen, Priapismus, Penisfibrosen
 - Hypotonie, Synkope
 - Kopfschmerzen, Schwindelgefühl
 - geschwollene Beine
 - Exantheme und Urtikaria
 - vaginale Reaktionen (Brennen, Jucken) bei der Partnerin
(2) bei **systemischer** Applikation:
 - Blutbildveränderungen (selten; Leukopenie, Leukozytose, Thrombozytopenie)
 - Schmerzen, Erytheme und Ödeme an der infundierten Extremität
 - Flush-Reaktionen
 - Kopfschmerzen, Verwirrtheitszustände, zerebrale Krampfanfälle
 - Blutdruckabfall, Tachykardie, Stenokardien, Arrhythmien, Globalinsuffizienz des Herzens, akutes Lungenödem
 - gastrointestinale Beschwerden, z.B. Übelkeit, Erbrechen, Durchfall

- Gelenkbeschwerden, Hyperostosen der langen Röhrenknochen (sehr selten)
- Anstieg der Leberwerte (Transaminasen)
- Fieber, Schüttelfrost, Schweißausbrüche
- allergische bis anaphylaktische Reaktionen

Wechselwirkungen
- Verlängerung der Wirkung anderer Substanzen, die ebenfalls zu einer Erektion führen (z.B. Papaverin, Alpha-Rezeptoren-blocker) (Kombination meiden)
- Die Wirkung von Antihypertensiva und Vasodilatoren kann verstärkt werden. Dies gilt auch für Arzneimittel zur Behandlung der koronaren Herzkrankheit. Bei gleichzeitiger systemischer Applikation von Alprostadil und diesen Substanzen muss eine intensive Herz-Kreislauf-Überwachung erfolgen. Ein erhöhtes Blutungsrisiko durch Kombination mit Antikoagulantien und Thrombozytenfunktionshemmern ist möglich.
- Bei transurethraler Applikation sind systemische Wechselwirkungen unwahrscheinlich.

Pharmakokinetik
BV: transurethrale Applikation: 80 % werden innerhalb von 10 Min. durch die Harnröhrenschleimhaut resorbiert.

Elim.: systemische Applikation: Metabolismus in der Lunge (ca. 80–90 % bei einer Lungenpassage); dabei entstehen 3 primäre Metabolite, die ihrerseits einem weiteren überwiegend oxidativen Abbau unterliegen und zu 88 % über den Urin und zu 12 % über die Faeces ausgeschieden werden; die Elimination ist nach 72 Std. vollständig.

HWZ: nach systemischer Applikation 5–10 Min. (zweiphasig: Alpha-Phase ca. 0,2 Min., Beta-Phase 8 Min.); nach transurethraler Applikation < 10 Min.

Dosierung
(1) **erektile Dysfunktion**:
(1a) **intrakavernöse Injektion** in den Penisschwellkörper: initial 1,25 µg (neurogene Ursachen) bzw. 2,5 µg (vaskuläre, psychogene oder gemischte Ursachen); maximal 5 µg (neurogene Ursachen) bzw. 5–10 µg (vaskuläre, psychogene oder gemischte Ursachen), Einzelheiten s. Fachinformation
(1b) **transurethrale Applikation (MUSE)**: Anfangsdosis 250 µg, je nach Therapieerfolg stufenweise Titrierung auf 500 bis 1000 µg oder Verringerung auf 125 µg
(2) **chronische arterielle** Verschlusskrankheit im Stadium III und IV:
(2a) **intraarterielle Infusion**: 10–20 µg Alprostadil über 60–120 Min. mittels Infusionspumpe einmal täglich; bei Infusion mit Verweilkatheter empfiehlt sich in Abhängigkeit von der Verträglichkeit und vom Schweregrad der Erkrankung eine Dosierung von 0,1–0,6 ng/kg KG/Min. über 12 Std. mittels Infusionspumpe.
(2b) **intravenöse Infusion**: 40 µg Alprostadil wird in 50–250 ml physiologischer Natriumchloridlösung gelöst und über 2 Std. zweimal täglich infundiert; alternativ können auch einmal täglich 60 µg Alprostadil in 50–250 ml physiologischer Natriumchlorid-lösung über 3 Std. i.v. infundiert werden.
Bei Patienten mit eingeschränkter Nierenfunktion (Niereninsuffizienz mit Kreatinin-Serumkonzentration >1,5 mg/Tag) sollte die intravenöse Therapie mit zweimal täglich 20 µg Alprostadil über 2 Stunden begonnen werden; entsprechend dem klinischen Gesamtbild kann die Dosis innerhalb von 2–3 Tagen auf die o.g. Normaldosierung gesteigert werden; bei niereninsuffizienten Patienten sollte ebenso wie bei kardial gefährdeten Patienten das Infusionsvolumen auf 50–100 ml/Tag begrenzt und mittels Infusionspumpe appliziert werden.

51.4.2.   Transurethrale Injektionstherapie

Bei der transurethralen Pharmakotherapie wird Alprostadil in hoher Dosierung in einem semisoliden Pellet auf etwa 5 mm zusammengepresst und in der Spitze eines Einmal-Applikators untergebracht. Damit wird das Pellet in die Harnröhre eingebracht; wo es sich auflöst und seine Wirkung entfaltet (MUSE = Medicated Urethral System for Erection).

Vergleichende Bewertung
Über diverse Rezeptoren kann Alprostadil auch durch die intraurethrale Injektion eine Erektion vermitteln. Entscheidend für den Erfolg und die Verträglichkeit ist die gute Befeuchtung von Meatus und Urethra (Anwendung unmittelbar nach der Miktion). Bei entsprechender Beachtung der Vorschriften ist damit eine Erektion bei bis zu 70 % der Anwender zu ermitteln. Neben der gewöhnungsbedürftigen technischen Durchführung limitiert besonders die induzierte Schmerzsymptomatik in Penis und Harnröhre (bis 40 %) den Einsatz von MUSE.

52. Weibliche Sexualhormone

Fazit für die Praxis

Östrogene und Gestagene werden sowohl in den Ovarien als auch in den Nebennieren und in der Plazenta gebildet. Die therapeutisch genutzten Östrogene sind entweder Estradiol in veresterter oder mikronisierter Form. Ferner werden konjugierte Estrogene zur Substitutionstherapie verwandt.

Eine Östrogentherapie (mit Gestagen bei erhaltenem Uterus) ist bei primärer Ovarialinsuffizienz (z.B. Turner-Syndrom) bis zum natürlichen Menopausenalter (um die 50 Jahre) sinnvoll. Hitzewallungen sowie genitale Trockenheit können Indikationen einer Östrogentherapie sein, sofern seitens der Frauen eine Behandlungsnotwendigkeit aufgrund stark eingeschränkter Lebensqualität gesehen wird.

Antiandrogene verdrängen Androgene vom Rezeptor am Zielorgan und heben somit die biologische Wirkung der Androgene auf. In diese Gruppe gehört Cyproteron, welches zusätzlich gestagene Eigenschaften besitzt, aber auch hepatotoxisch wirkt und während der Schwangerschaft streng kontraindiziert ist. Zur Therapie von Akne, Seborrhoe und des leichten Hirsutismus bei Frauen kann ein Kombinationspräparat mit Ethinylestradiol empfohlen werden.

Antiöstrogene werden zur Ovulationsauslösung bei Kinderwunsch und bei ovariellen Funktionsstörungen eingesetzt. Zu den wichtigsten Antiöstrogenen zählen Clomifen und Tamoxifen. Tamoxifen wird bei der adjuvanten Therapie von Patientinnen mit Mammakarzinom empfohlen. Clomifen kommt zum Einsatz bei ovariellen Funktionsstörungen wie normogonadotroper Amenorrhoe, Corpus-luteum-Insuffizienz und anovulatorischem Zyklus.

Zur hormonalen Kontrazeption sind synthetische Östrogene (Ethinylestradiol) in Kombination mit Gestagenen oder Gestagene allein geeignet. Ethinylestradiol ist etwa 10-mal wirksamer als Estradiol. Die Gestagenkomponente besteht aus Abkömmlingen des 19-Nortestosterons.

Als Mikropille können alle Gestagen-Östrogen-haltigen oralen Kontrazeptiva mit weniger als 40 µg Ethinylestradiol verstanden werden. Ergänzend zu den seit Jahrzehnten bewährten oral verabreichten Kontrazeptiva gibt es jetzt neue Applikationsformen: Als transdermales Pflaster wirkt eine Kombination aus Ethinylestradiol und Norelgestromin. Als weiteres transdermales System zur Kontrazeption steht jetzt ein Vaginalring mit kontinuierlicher Hormonfreisetzung zur Verfügung.

Bei Gestoden- oder Desogestrel-haltigen Kombinationspräparaten gilt ein höheres Risiko für thrombotische Ereignisse im Vergleich zu anderen oralen Kontrazeptiva als gesichert.

52.1. Wirkstoffübersicht

empfohlene Wirkstoffe	weitere Wirkstoffe
Bromocriptin	Danazol (in D nicht mehr zugelassen)
Cabergolin	Desogestrel
Chlormadinonacetat	Drospirenon
Clomifen	Ethinylestradiol + Drospirenon
Cyproteron	Gestoden
Dydrogesteron	Gonadotropin-Releasing-Hormon (GnRH)
Estradiol	Medroxyprogesteronacetat
Estradiol + Hydroxyprogesteron	Norethisteronacetat
Estradiol + Prasteron	
Estradiolvalerat	
Estriol	
Ethinylestradiol	
Ethinylestradiol + Chlormadinon	
Ethinylestradiol + Cyproteronacetat	
Ethinylestradiol + Desogestrel	
Ethinylestradiol + Dienogest	
Ethinylestradiol + Levonorgestrel	
Ethinylestradiol + Lynestrenol	
Ethinylestradiol + Norethisteron	
Ethinylestradiol + Norgestimat	
Ethinylestradiol + Norgestrel	
Humane Menopausengonadotropine	
Hydroxyprogesteroncaproat	
Levonorgestrel	
Lisurid	
Lynestrenol	
Medrogeston	
Megestrolacetat	
Mestranol + Chlormadinon	
Norethisteron	
Progesteron	
Tamoxifen	
Tibolon	

52

52.2. Klinische Grundlagen

52.2.1. Definition

Zu den Sexualhormonen gehören die Hormone der Ovarien und Hoden (Gonaden).

52.2.2. Einteilung

Bei den Hormonen der weiblichen Gonaden wird unterschieden zwischen Östrogenen (wörtlich übersetzt: „Brunst-erzeugende" Stoffe) und Gestagenen (Schwangerschafts-erhaltende Stoffe). Chemisch handelt es sich um Steroidhormone. Östrogene und Gestagene werden sowohl in den Ovarien als auch in den Nebennieren und in der Plazenta gebildet.

Therapeutisch werden Ovarialhormone zur Substitution bei endogenem Hormondefizit sowie zur gegengeschlechtlichen Therapie bei sexualhormonsensitiven Neoplasien eingesetzt. Sie können oral, parenteral oder transdermal verabreicht werden. Östrogene werden auch als orale Kontrazeptiva eingesetzt (vgl. Abschnitte Hormonale Kontrazeptiva und Hormontherapie im Klimakterium).

52.3. Östrogene

Vergleichende Bewertung und Hinweise zur wirtschaftlichen Verordnung

Die therapeutisch genutzten Östrogene sind entweder Estradiol in veresterter oder mikronisierter Form. Ferner werden konjugierte Estrogene zur Substitutionstherapie verwandt. Östrogenkonjugate werden zum Teil aus dem Urin trächtiger Stuten gewonnen und enthalten überwiegend Estronsulfat. Ferner wird Estriol in freier oder veresterter Form therapeutisch genutzt.

Eine Östrogentherapie (mit Gestagen bei erhaltenem Uterus) ist bei primärer Ovarialinsuffizienz (z.B. Turner-Syndrom) bis zum natürlichen Menopausenalter (um die 50 Jahre) sinnvoll.

Hitzewallungen sowie genitale Trockenheit können Indikationen einer Östrogentherapie sein, sofern seitens der Frauen eine Behandlungsnotwendigkeit aufgrund stark eingeschränkter Lebensqualität gesehen wird.

Estrogen-Gestagen-Therapie bzw. Estrogenmonotherapie für hysterektomierte Frauen ist die effektivste Behandlung (70 %) von vasomotorischen Beschwerden in den Wechseljahren. Die Symptome unterliegen jedoch großen Spontanschwankungen, sodass nicht jeder Effekt substanzgebunden ist. In einem systematischen Review verbesserten sich die vasomotorischen Beschwerden auch in den Placebogruppen in 58 %. Die Estrogen-Gestagen-Behandlung soll so niedrig wie möglich dosiert werden und so kurz wie möglich durchgeführt werden. Die Entscheidung muss von den Frauen aktiv mitgetragen werden. Nach dem Absetzen der Hormontherapie treten bei 50 % der Frauen erneut vasomotorische Beschwerden auf, auch bei älteren Frauen über 60 Jahre.

Hormontherapie verbessert nur vasomotorische Beschwerden und deren Auswirkungen (z.B. Schlafstörungen) sowie Beschwerden durch vaginale Atrophie. Sie hat in den meisten Studien keinen Einfluss auf andere Lebensqualitätsparameter.

Hormontherapie ist nicht indiziert zur Prävention von Erkrankungen, da der potenzielle Schaden (Risiko für Schlaganfälle, Thrombose/Embolie, Brustkrebs, Herzinfarkte) den potenziellen Nutzen (Reduktion der Frakturrate und kolorektaler Karzinome) übersteigt.

Ein Zusatznutzen einer Östrogen-Gestagen-Therapie besteht in der Senkung des Risikos kolorektaler Karzinome. Eine begleitende Gestagentherapie ist nötig, wenn die Protektion des Endometriums erforderlich ist. Zur Therapie klimakterischer Beschwerden s. Abschnitt Hormonale Kontrazeptiva.

Über folgende Risiken ist zu beraten: Thrombose, Embolie, Schlaganfall, Herzinfarkt, Brustkrebs, Endometriumkarzinom. Die Entscheidung über eine Therapie kann nur von den Patientinnen nach eingehender Beratung zu Nutzen und Risiken getroffen werden. Die Information der Patientinnen muss auch die Option „keine Pharmakotherapie" und eine Beratung zu evidenzbasierten Maßnahmen der Prävention von Erkrankungen, die bei Frauen mit dem Alter häufiger werden, einschließen.

Östrogenmangelzustände können unter anderem zur ausgeprägten atrophischen Kolpitis mit Dyspareunie führen. Eine Lokalbehandlung mit estradiol- oder estriol-haltigen Präparaten führt rasch zur Besserung. Bei Anwendung einer estriolhaltigen Medikation im Genitalbereich ist im Allgemeinen bei normaler Dosierung nur von einer topischen Wirksamkeit und nicht von einer systemischen Wirkung auszugehen.

Es sollte die am niedrigsten zum therapeutischen Erfolg führende Dosis verwendet werden. Preisgünstigen Präparaten ist dabei der Vorzug zu geben.

Estradiol, Estradiolvalerat, Estriol, Ethinylestradiol

Wirkungsmechanismus

Östrogene wirken über eine rezeptorvermittelte Bindung in ihren spezifischen Erfolgsorganen (Vagina, Uterus, Brustdrüse, Hypothalamus, Hypophyse). Daneben sind extragenitale Wirkungen am Skelettsystem, am Gefäßsystem, am vegetativen Nervensystem, im Cholesterinstoffwechsel und im Wasser- und Elektrolythaushalt bekannt. Ethinylestradiol und andere oral verabreichte Östrogene wirken auf die Blutgerinnung, indem sie eine gesteigerte Thrombophilie verursachen und zu einem erhöhten Thromboserisiko führen können.

Indikation(en)

- Östrogenmangelzustände (Zyklusirregularitäten, eindeutig behandlungsbedürftige klimakterische Beschwerden)
- klare Indikation ist die zyklusgerechte Substitution mit Östrogenen und Gestagenen bei primärer Ovarialinsuffizienz (WHO III), Gonadendysgenesie und bei der hypogonadotropen Form der Ovarialinsuffizienz (gestagennegative Amenorrhoe). Die Substitution ist besonders im Hinblick auf die Ausreifung des Skelettsystems wichtig, da es sich in der Regel um Adoleszentinnen handelt. Bei gestagenpositiven Amenorrhoen und normalen Östrogenspiegeln ist eine zyklische Substitution mit Gestagenen sinnvoll, um lang anhaltenden verstärkten Blutungen vorzubeugen; ggf. kann man hier nach Ausschluss von Risikofaktoren auch orale Kontrazeptiva empfehlen. Eine eindeutige Indikation zur Substitution ist auch beim Climacterium praecox, beim vorzeitigen Ausfall der Ovarialfunktion durch Ovarektomie oder Strahlenkastration gegeben. Auch die aggressive Chemotherapie bei Hämoblastosen kann zum vorzeitigen Untergang der Ovarialfunktion führen. Dann besteht eine klare Indikation zur Substitution mit Sexualsteroiden.

Zur Osteoporoseprophylaxe und -behandlung werden Arzneimittel zur Hormonersatztherapie in der Regel als nicht mehr vertretbar angesehen (Mitteilung des BfArM vom 5.12.2003). Diese Mittel (d.h. Östrogene, meistens in Kombination mit einem Gestagen) sollen nur noch im Ausnahmefall zur Vorbeugung gegen Osteoporose eingesetzt werden (Mitteilung des BfArM vom 12.05.2004), d.h. wenn eine Unverträglichkeit oder Kontraindikation gegenüber anderen zur Osteoporoseprävention zugelassenen Arzneimitteln vorliegt.

Kontraindikationen

- nichthysterektomierte Frauen (für Estrogenmonotherapie)
- entgleister Diabetes mellitus, schwere Fettstoffwechselstörungen, bestehende oder vorausgegangene Pankreatitis, falls diese mit schwerer Hypertriglyceridämie assoziiert ist
- erstmaliges Auftreten migräneartiger oder gehäuftes Auftreten ungewohnt starker Kopfschmerzen, Migräne mit fokalen neurologischen Symptomen in der Vorgeschichte (Migraine accompagnée), akute sensorische Ausfälle (z.B. Seh- oder Hörstörungen), Otosklerose mit Verschlechterung in vorangegangenen Schwangerschaften, motorische Störungen (insbesondere Paresen), Zunahme epileptischer Anfälle
- schwer einzustellender Hypertonus
- schwere Depressionen
- bestehender oder früherer Brustkrebs bzw. ein entsprechender Verdacht, estrogenabhängiger maligner Tumor bzw. ein entsprechender Verdacht (v.a. Endometriumkarzinom), nicht abgeklärte Blutung im Genitalbereich, unbehandelte Endometriumhyperplasie
- frühere idiopathische oder bestehende venöse thromboembolische Erkrankungen (v.a. tiefe Venenthrombose, Lungenembolien)
- bestehende oder erst kurze Zeit zurückliegende arterielle thromboembolische Erkrankung (z.B. Myokardinfarkt, Schlaganfall)
- akute Lebererkrankung oder zurückliegende Lebererkrankungen, solange sich die relevanten Leberenzymwerte nicht normalisiert haben, Porphyrie, vorausgegangene oder bestehende Lebertumoren (gut- oder bösartig)

Unerwünschte Arzneimittelwirkungen

entsprechen den auch durch die natürliche Östrogenproduktion ausgelösten, z.B. Übelkeit, Brustspannung, Varizenschmerzen etc.:

- erhöhtes Risiko für Endometriumhyperplasie und -karzinom bei längerfristiger Estrogenmonotherapie; bei nichthysterektomierten Frauen wird dieses Risiko durch die zusätzliche Gabe eines Gestagens für mindestens 10 Tage pro Zyklus weitgehend reduziert
- erhöhtes Risiko für Brustkrebs: für Anwenderinnen einer Estrogenmonotherapie beträgt die geschätzte Anzahl zusätzlicher Fälle zwischen 0 und 3 bei 5-jähriger bzw. zwischen 3 und 7 bei 10-jähriger Anwendung; für Anwenderinnen einer kombinierten Estrogen-Gestagen-Substitutionstherapie zwischen 5 und 7 bei 5-jähriger bzw. zwischen 18 und 20 bei 10-jähriger Anwendung
- venöse Thromboembolie (VTE): unter 1.000 gesunden Frauen, die Arzneimittel zur Hormonsubstitutionstherapie über einen Zeitraum von 5 Jahren anwenden, treten schätzungsweise zusätzlich 2–6 VTE-Fälle in der Altersgruppe von 50–59 Jahren bzw. 5–15 VTE-Fälle in der Altersgruppe von 60–69 Jahren auf

- möglicherweise gering erhöhtes Risiko für Schlaganfall (aufgrund der Daten der Women's Health Initiative [WHI]-Studie) wird geschätzt, dass 0–3 zusätzliche Fälle von Schlaganfall bei 1.000 Frauen im Alter von 50–59 Jahren, die konjugierte equine Estrogene und Medroxyprogesteron 5 Jahre anwenden, auftreten bzw. 1–9 zusätzliche Fälle von Schlaganfall bei Frauen im Alter von 60–69 Jahren)
- möglicherweise erhöhtes Risiko kardiovaskulärer Morbidität im ersten Jahr der Anwendung
- Erkrankungen der Gallenblase
- Flüssigkeitsretention
- Lebertumoren (selten, noch seltener bösartige)
- starker Triglyceridanstieg (selten) mit Pankreatitis
- Erhöhung des thyroxinbindenden Globulins (TBG), des Kortikoid-bindenden Globulins (CBG) und des Sexualhormon-bindenden Globulins (SHBG)
- freie oder biologisch aktive Hormonkonzentrationen bleiben unverändert

Wechselwirkungen
- Arzneimittel, die mikrosomale Leberenzyme (CYP3A4) induzieren (z.B. Barbiturate, Rifampicin, Rifabutin, Phenytoin, Carbamazepin, Topiramat, Felbamat, Johanniskrautextrakt, Nevirapin, Efavirenz, Ritonavir, Nelfinavir) können den Metabolismus von Östrogenen beschleunigen und damit deren Wirksamkeit verringern
- Hemmstoffe metabolisierender Enzyme (z.B. Ketoconazol) können die Plasmakonzentration von Östrogenen erhöhen
- Ausscheidung von Ciclosporin kann vermindert und damit seine Plasmakonzentration erhöht werden
- veränderte Darmflora durch Einnahme von Antibiotika (z.B. Ampicillin, Tetrazyklin) kann zu einer Verringerung der Östrogen-Plasmakonzentration führen; eine Veränderung der Glukosetoleranz durch Östrogene kann den Bedarf an Insulin/oralen Antidiabetika beeinflussen

Besonderheiten
Gelegentlich auftretende schmerzhafte Schwellung der Brustdrüsen kann ein Hinweis auf Überdosierung sein; vor Hormonsubstitution bei primärer oder sekundärer Amenorrhoe ist eine gynäkologisch-endokrinologische Abklärung erforderlich.

Pharmakokinetik
Oral applizierte Östrogene sind aufgrund eines ausgeprägten First-Pass-Metabolismus nur gering bioverfügbar. Die Umgehung der Leberpassage durch transdermale Applikation (z.B. Pflaster) führt zu konstanteren Plasmaspiegeln. Topische Applikation (Vagina) kann bei hoher Dosierung zu systemisch wirksamen Östrogenkonzentrationen führen. Estradiol (HWZ 1 Std.) wird in der Leber zu Estron, Estriol und deren Konjugaten (Glukuronid, Sulfat) verstoffwechselt. Eine enterale Rückresorption konjugierter Estrogene erfolgt nach Dekonjugation in tieferen Darmabschnitten. Durch Einfügen einer Ethinylgruppe an C-17 entsteht Ethinylestradiol, das in der Leber sehr langsam metabolisiert wird und daher oral gut wirksam ist (orale BV 40–60 %, HWZ 10–24 Std.).

Dosierung
oral:
- mikronisiertes Estradiol: 1–2 mg/Tag
- Estradiol (Estradiolvalerat):   1–4 mg/Tag
- Ethinylestradiol: 0,02–0,1 mg/Tag
- Estriol: 1–8 mg/Tag
- Östrogenkombinationen, z.B. Estradiol (Estradiolvalerat) + Estriol

transdermal:
- Estradiol: 0,025–0,1 mg/Tag

lokal:
- Estriol: 0,1–1,0 mg/Tag Creme
- Dosis: **Initial**phase: je nach Präparat 1–3 Wochen; danach **Erhaltungs**phase mit niedrigerer Dosis

parenteral:
- Estradiol (Estradiolvalerat): 4 mg, 5 mg
- Östrogen-Gestagen-Kombinationen, z.B. Estradiolvalerat + Prasteron: s. Kap. Männliche Sexualhormone

Tibolon

(s. Abschnitt 52.12.4.4. in Hormontherapie im Klimakterium)

52

52.4. Gestagene

Vergleichende Bewertung und Hinweise zur wirtschaftlichen Verordnung

Progesteron wird im Corpus luteum des Ovars und in der Plazenta gebildet und spielt als Intermediärprodukt in der Steroidbiosynthese aller Steroidhormone eine zentrale Rolle.

Estradiol führt zur zunehmenden Proliferation des Endometriums. Es induziert seinen eigenen Rezeptor, die Bildung von Wachstumsfaktoren und die Synthese des Progesteronrezeptors. Erst nach Einwirkung von Estradiol wird das Endometrium Progesteronsensitiv. Progesteron supprimiert die Synthese von Östrogenrezeptoren und kann als ein natürliches Antiöstrogen betrachtet werden. Bei den oral wirksamen synthetischen Gestagenen sind im Wesentlichen zu unterscheiden: Gestagene, die sich vom 19-Nortestosteron ableiten, besitzen eine geringe androgene Partialwirkung und können in geringem Umfang zu Östrogen-wirksamen Metaboliten verstoffwechselt werden. Gestagene, die vom 17alpha-Hydroxyprogesteron abstammen, haben in hohen Konzentrationen eine Glukokortikoid-ähnliche Partialwirkung. Eine stärker ausgeprägte östrogene oder antiöstrogene/androgene Wirkung einiger Gestagene kann bei Kombination mit Östrogenen das Risiko venöser Thromboembolien erhöhen. Für die meisten Indikationen werden Gestagene in Kombination mit Östrogenen eingesetzt.

Gestoden und **Desogestrel** haben als Vertreter der sogenannten 3. Substanzgeneration **ein höheres Risikopotenzial für die Entstehung der seltenen tiefen Beinvenenthrombosen** im Vergleich zu Gestagenen der 2. Generation (Levonorgestrel und Kombinationen).

Die Verordnung von Gestagenen sollte nach entsprechendem Preisvergleich auch unter wirtschaftlichen Aspekten erfolgen. Das neue Drospirenon mit antimineralokortikoider und antiandrogener Wirkung wird in Kombination mit Ethinylestradiol zur Kontrazeption eingesetzt. Der Preis liegt dabei um 40–100 % höher im Vergleich zu klassischen Gestagen-Östrogen-Kombinationen.

Chlormadinon, Danazol, Desogestrel, Drospirenon, Dydrogesteron, Hydroxyprogesteroncaproat, Levonorgestrel, Lynestrenol, Medrogeston, Medroxyprogesteron, Megestrolacetat, Norethisteron, Progesteron

Indikation(en)

- dysfunktionelle Blutungen (Anwendung jeweils in der 2. Zyklushälfte); Abklärung einer primären oder sekundären Amenorrhoe (Gestagentest)
- bei Dysmenorrhoe sind Gestagene sinnvoll; orale Kontrazeptiva (s. Abschnitt Hormonale Kontrazeption) sind zur Behandlung der primären Dysmenorrhoe besonders geeignet
- bei Mastopathie und Mastodynie können Gestagene aller Art eingesetzt werden (Medikation vorwiegend vom 12.–26. Zyklustag); zur Lokalbehandlung der Mastopathie und Mastodynie hat sich Progesteron bewährt; in Einzelfällen wurde in früheren Jahren auch Danazol (200–400 mg/Tag) empfohlen; unter dieser Therapie ist mit einem Rückgang des Brustdrüsenvolumens zu rechnen; aufgrund seines ungünstigen Nutzen-Risiko-Verhältnisses wird Danazol jedoch in Deutschland nicht mehr vermarktet
- zur Behandlung der Endometriose stehen zur Verfügung:
    1. oral wirksame Gestagene in steigender Dosierung
    2. Kontrazeptiva
    3. GnRH-Agonisten wie Triptorelin, Leuprorelin, Buserelin, Goserelin
- auch das fortgeschrittene Endometriumkarzinom stellt eine Indikation für Gestagene dar; dabei wird eine Behandlung über mindestens 2 Jahren empfohlen. Tagesdosis 30 mg Megestrol, 50 mg Medrogeston bzw. 100 mg Medroxyprogesteron oral; bei parenteraler Gabe 500 mg Medroxyprogesteronacetat 2-mal wöchentlich i.m.
- bei der idiopathischen Pubertas praecox kommen GnRH-Agonisten als Mittel der Wahl infrage
- der zyklisch auftretende Migräneanfall in der perimenstruellen Phase kann in Einzelfällen eine Indikation zur Anwendung von Depotgestagenen sein (in der Folge häufig Zyklusunregelmäßigkeiten)

Unerwünschte Arzneimittelwirkungen

Progesteronderivate können folgende unerwünschte Wirkungen verursachen:
- gastrointestinale Beschwerden
- Appetitzu- oder -abnahme
- Gewichtszunahme

- Wasserretention bis zu Ödemen
- Akne
- Chloasmen
- allergische Hautreaktionen
- depressive Reaktionen
- gelegentlich Gynäkomastie
- Libidoveränderungen
- Haarverlust, Hirsutismus
- Schlaflosigkeit
- Kopfschmerzen
- unregelmäßige Regelblutungen
- selten auch Ikterus

Norethisteronderivate sind wie die oralen Kontrazeptiva zu beurteilen
- UAW entsprechen teilweise denen der Progesteronderivate
- Spotting und Durchbruchblutungen treten häufiger auf, auch eine Amenorrhoe, vor allem beim Absetzen der oralen Kontrazeptiva
- des Weiteren besteht ein erhöhtes Risiko für thromboembolische Komplikationen und Herz-Kreislauf-Erkrankungen, die aber bei den neueren niedrigdosierten seltener als bei den älteren höher dosierten Präparaten auftreten

> **Cave: Besonders gefährdet ist die Altersgruppe der über 35-jährigen Frauen. Der Raucherstatus wirkt risiko-erhöhend.**

- weitere UAW: Hypertonie, und benignen Lebertumoren

Wechselwirkungen
- Induktoren mikrosomaler Leberenzyme wie Barbiturate, Rifampicin, Phenytoin können den Metabolismus von Gestagenen beschleunigen
- bei Anwendung von GnRH-Agonisten auf verringerte Wirkung von Antidiabetika achten
- Levonorgestrel-haltige Intrauterinpessare sollten sofort bei folgenden Konstellationen entfernt werden: unregelmäßige und verstärkte Menstruationsblutungen erheblichen Ausmaßes, anhaltende und krampfartige Unterbauchschmerzen, schwerwiegende Infektionen im Bereich des Uterus oder des kleinen Beckens, Uterusperforation

Pharmakokinetik
- Progesteron unterliegt einem hohen First-Pass-Metabolismus und ist daher oral nur gering bioverfügbar; nach transdermaler Applikation gelangen dagegen ca. 10 % der Progesteronmenge in den Körperkreislauf
- Hydroxyprogesteroncaproat ist aufgrund des ebenfalls hohen First-Pass-Effekts nur in parenteraler Darreichungsform auf dem Markt; durch weitere Veränderungen an C6 und C7 konnten oral verfügbare Hydroxyprogesteronderivate gebildet werden, die auch eine deutlich verlängerte HWZ (Medroxyprogesteronacetat: 30–45 Std., Megestrolacetat: 15–20 Std., Medrogeston: 13 Std.) aufweisen
- Derivate des 19-Nortestosteron wie Norethisteron sind oral gut bioverfügbar
- GnRH-Agonisten liegen als Injektionspräparat und als Nasenspray vor

Dosierung
Dosis jeweils diagnosebezogen, s. auch unter Indikation(en)

52.5. Antiandrogene

Cyproteronacetat

Wirkungsmechanismus
kompetitive Hemmung von Testosteron bzw. Androgenen am Androgenrezeptor; Cyproteronacetat hat außerdem starken progestagenen Effekt und kann als Gestagen in oralen Kontrazeptiva fungieren; Anwendung von Cyproteronacetat bei Frauen im gebärfähigen Alter nur bei gleichzeitiger Kontrazeption, um Intersexualität bei männlichen Föten zu vermeiden

Indikation(en)
- Behandlung von Virilisierungserscheinungen (Akne, Alopezie, Hirsutismus: in Kombination mit Ethinylestradiol bei gleichzeitigem Kontrazeptionswunsch) bei der Frau
- Androgenisierungserscheinungen (schwere bis sehr schwere) bei der Frau
- Prostatakarzinom, (palliative Therapie bei metastasierender oder lokal fortgeschrittener inoperabler Erkrankung)
- Triebdämpfung bei Hypersexualität und Sexualdeviationen beim Mann

Kontraindikationen
- Schwangerschaft und Stillzeit, Jugendliche vor Abschluss der Pubertät und Kinder
- thromboembolische Ereignisse (vorausgegangene oder bestehende)
- Lebertumoren, (vorausgegangene oder bestehende) Leberkrankheiten, Dubin-Johnson- soder Rotor-Syndrom, Schwangerschaftsikterus in der Anamnese
- maligne Erkrankungen
- schwere chronische Depressionen
- schwerer Diabetes mellitus mit Gefäßveränderungen
- Sichelzellenanämie

Unerwünschte Arzneimittelwirkungen
- depressive Verstimmung
- Libidominderung
- Gynäkomastie
- Leberreaktionen, Lebertumoren
- thromboembolische Ereignisse

Relevante Wechselwirkungen
- orale Antidiabetika oder Insulin: evtl. erhöhter Dosisbedarf der blutzuckersenkenden Mittel, da Cyproteronacetat die Glukosetoleranz beeinträchtigen kann
- CYP3A4-Hemmer (z.B. Azol-Antimykotika, Ritonavir): Hemmung des Metabolismus von Cyproteronacetat möglich
- CYP3A4-Induktoren (z.B. Rifampicin, Phenytoin, Johanniskrautextrakt): Beschleunigung des Metabolismus von Cyproteronacetat möglich
- Statine mit hauptsächlichem Abbau durch CYP3A4 (Simvastatin, Lovastatin, Atorvastatin): evtl. erhöhtes Risiko einer Statin-bedingten Myopathie oder Rhabdomyolyse

Pharmakokinetik

BV: keine Angaben zur absoluten BV; rasche und vollständige Resorption

Elim.: Metabolismus über verschiedene Abbauwege, u.a. über Hydroxylierungs- und Konjugationsschritte; Hauptmetabolit im Serum ist 15beta-Hydroxycyproteronacetat; ein Teil der Dosis wird unverändert biliär ausgeschieden, der überwiegende Teil jedoch in Form von Metaboliten über Urin und Faeces

HWZ: 2,3 Tage (terminal)

Dosierung

- 1.–10. (14.) Zyklustag: 2 x 50 mg/Tag
- initial höhere Dosierung, Dosisanpassung an Schweregrad und Therapieeffekt
- langfristige Kontrollen!
- Applikation immer zyklisch in Kombination mit Ethinylestradiol von Tag 1–21 im Sinne einer konsequenten Ovulationshemmung, sofern keine Uterusexstirpation erfolgte
- nach der Menopause kann Cyproteronacetat in angemessener Dosis kontinuierlich verabreicht werden, ggf. kombiniert mit Estradiol

Chlormadinon

Indikation(en)

s.o.

Kontraindikationen

schwere Lebererkrankungen, cholestatischer Ikterus, vorausgegangene oder bestehende Lebertumoren, verhaltener Abort, Blasenmole, ungeklärte vaginale Blutungen

Unerwünschte Arzneimittelwirkungen

- Akne
- Kopfschmerzen erstmals migräneartig oder häufiger ungewohnt stark (Grund zum sofortigen Absetzen der Therapie)
- gastrointestinale Störungen (z.B. Übelkeit, Erbrechen, Durchfall, Verstopfung)
- übermäßige Gewichtszunahme
- prämenstruelle Spannungen, Dysmenorrhoe, Zwischenblutungen, vaginale Blutungen, Mastopathie
- Libidoveränderungen, Nervosität, depressive Verstimmungen
- Blutdruckanstieg

Relevante Wechselwirkungen

- Barbiturate, Rifampicin, Barbexaclon, Carbamazepin, Phenytoin, Primidon: Metabolisierung der Gestagene beschleunigt
- Breitbandantibiotika (z.B. Ampicillin, Tetrazyklin): Wirkungsminderung der Gestagene (Schädigung der Darmflora)
- Antidiabetika: Veränderung der Kohlenhydrattoleranz

Pharmakokinetik

BV: hoch, da nahezu vollständige Resorption und kein First-Pass-Metabolismus

Elim.: Metabolismus über verschiedene Reduktions- und Oxidationsprozesse sowie Konjugation zu Glukuroniden und Sulfaten zu einer Vielzahl von Metaboliten; die Hauptmetaboliten im Plasma sind 3alpha- und 3beta-Hydroxychlormadinonacetat (beide weisen ähnliche antiandrogene Aktivität wie Chlormadinonacetat auf); Chlormadinonacetat und seine Metaboliten werden sowohl über die Nieren als auch über die Faeces in ungefähr gleichen Mengen ausgeschieden

HWZ: 36–39 Std. (nach Mehrfachdosen)

Dosierung

Chlormadinonacetat: 2 mg/Tag

52

52.6. Östrogen-Gestagen-Kombinationen

Vergleichende Bewertung und Hinweise zur wirtschaftlichen Verordnung

Bei den Östrogen-Gestagen-Kombinationen unterscheidet man Einphasenpräparate (fixe Kombination) und Zweiphasenpräparate mit einer Östrogen- und einer Gestagenphase. Östrogene kommen natürlich vor (Estradiol und konjugierte Estrogene) und sind 17-alkyliert (wie Ethinylestradiol). Letzteres ist aufgrund seiner Struktur und seiner festeren Bindung an den Rezeptor wesentlich wirksamer als die natürlichen Östrogene. Zahlreiche orale Kontrazeptiva sind Östrogen-Gestagen-Kombinationspräparate (vgl. Abschnitt Hormonale Kontrazeptiva).

> **!** **Cave: Unter den Gestagenen haben Gestoden und Desogestrel als Vertreter der sogenannten 3. Substanzgeneration ein höheres Risikopotenzial für die Entstehung der seltenen tiefen Beinvenenthrombosen im Vergleich zu Gestagenen der 2. Generation (Levonorgestrel und Kombinationen). Vor entsprechender Verordnung sollte durch eine gezielte Anamnese ermittelt werden, ob ein Thromboembolierisiko vorliegt.**

Die Verordnung von Östrogen-Gestagen-Kombinationen sollte nach entsprechendem Preisvergleich auch unter wirtschaftlichen Aspekten erfolgen. Drospirenon-haltige Präparate haben eine antiandrogene und antimineralokortikoide Partialwirkung und sind deutlich teurer als konventionelle Präparate mit und ohne Antiandrogenwirkung.

Estradiol + Hydroxyprogesteron

Estradiol + Prasteron

Ethinylestradiol + Desogestrel

Ethinylestradiol + Lynestrenol

Ethinylestradiol + Norethisteron

Ethinylestradiol + Drospirenon

52.6.1. Einphasentherapie

Die Gabe von Einphasenpräparaten ist bei dysfunktionellen Blutungen angezeigt. Hierher gehört auch die Corpus-luteum-Insuffizienz. Dabei handelt es sich in jedem Fall um symptomatische Therapieformen. Mit Einphasenpräparaten (Östrogen-Gestagen-Kombinationspräparate) lässt sich auch eine Menstruationsverschiebung in begründeten Einzelfällen herbeiführen. Dabei sollte 3–5 Tage vor dem erwarteten Einsetzen der Menstruation mit der Behandlung begonnen werden. Bei der Hypermenorrhoe, die durch den Abgang von Blutkoageln gekennzeichnet ist, sollte zunächst eine organische Ursache ausgeschlossen werden.

52.6.2. Zweiphasentherapie

Die Indikation zur Anwendung von Zweiphasenpräparaten ist beispielsweise beim Climacterium praecox gegeben (vgl. Abschnitt Östrogene).
Zur Zyklusregelung sind Sequenzpräparate weniger geeignet. Hier ist im Allgemeinen die Gestagentherapie in der 2. Zyklushälfte erfolgreicher.

52.7. Antiöstrogene

Vergleichende Bewertung und Hinweise zur wirtschaftlichen Verordnung

Antiöstrogene werden zur Ovulationsauslösung bei Kinderwunsch und bei ovariellen Funktionsstörungen eingesetzt. Zu den wichtigsten Antiöstrogenen zählen Clomifen und Tamoxifen. Tamoxifen wird bei der adjuvanten Therapie von Patientinnen mit Mammakarzinom empfohlen. Es sind zahlreiche Tamoxifenpräparate im Handel. Diese unterscheiden sich in erster Linie in der Pharmakokinetik, weniger in der Pharmakodynamik. Zur wirtschaftlichen Verordnung ist ein Preisvergleich unbedingt erforderlich. Clomifen kommt zum Einsatz bei ovariellen Funktionsstörungen, wie normogonadotroper Amenorrhoe, Corpus-luteum-Insuffizienz und anovulatorischem Zyklus. In der Regel beginnt man mit einer niedrigen Dosis von 50 mg/Tag vom 3.–8. Zyklustag und steigert die Dosis in Abhängigkeit vom therapeutischen Effekt. Gelingt es nicht, mit Clomifen Ovulationen auszulösen, ist eine Indikation zur Gonadotropinbehandlung gegeben. Bei gestagennegativer Amenorrhoe sind Antiöstrogene wirkungslos.

Clomifen

Indikation(en)
Ovulationsauslösung bei Kinderwunsch, ovarielle Funktionsstörungen

Unerwünschte Arzneimittelwirkungen
Clomifen führt in 10–15 % zu deutlicher ovarieller Überstimulation. In Ausnahmefällen kommt es zum Übergang in das ovarielle Überstimulationssyndrom. Es können größere Ovarialzysten und mehrere Follikel heranwachsen (polyfollikuläre Reaktion), sodass die Wahrscheinlichkeit einer Mehrlingsschwangerschaft erhöht wird. Zwillingsschwangerschaften werden nach einer Clomifen-Behandlung 8–10-mal häufiger als nach Spontankonzeption gesehen. Weitere wesentliche UAW sind Sehstörungen mit Flimmern vor den Augen und Hitzewallungen. Diese sind nach Absetzen reversibel.

Wechselwirkungen
kein Hinweis auf klinisch relevante WW

Pharmakokinetik
BV: gute Resorption nach oraler Gabe
Elim.: enterohepatischer Kreislauf, Ausscheidung vorwiegend über Faeces
HWZ: 5 Tage

Dosierung
Clomifencitrat: 50–100 mg/Tag vom 3.–8. Zyklustag

Tamoxifen

Wirkungsmechanismus
Antiöstrogen; Tamoxifen hemmt kompetitiv die Bindung von Östrogenen an zytoplasmatische Hormonrezeptoren; es hemmt die Expression Östrogen-regulierter Gene, wie z.B. die von Wachstumsfaktoren und Promotoren der Angiogenese; außerdem existieren Hinweise auf eine direkte Apoptoseinduktion

Indikation(en)
- adjuvante Therapie nach Primärbehandlung des Mammakarzinoms
- metastasierendes Mammakarzinom

Kontraindikationen
Schwangerschaft, Stillzeit, Kindesalter

Unerwünschte Arzneimittelwirkungen
- Blutbildveränderungen (Neutropenie, vorübergehende Thrombozytopenie bzw. Anämie)
- Benommenheit und Kopfschmerzen

- Sehstörungen (nur z.T. reversibel) durch Katarakte (Risiko steigt mit der Dauer der Tamoxifeneinnahme) und/oder Retinopathien, optische Neuropathie und Optikusneuritis
- Übelkeit, Erbrechen
- Hautausschlag (sehr selten als Erythema multiforme, Stevens-Johnson-Syndrom oder bullöser Pemphigus), Alopezie
- ischämische zerebrovaskuläre Ereignisse, thromboembolische Ereignisse (Häufigkeit venöser Thromboembolien ist bei gleichzeitiger Chemotherapie erhöht)
- Hyperkalzämie bei Patientinnen mit Knochenmetastasen
- Flüssigkeitsretention
- Hypertriglyceridämie
- Hitzewallungen
- Änderung der Leberenzymaktivitäten, Fettleber, Hepatitis, Cholestase
- Fluor vaginalis, Zyklusveränderungen bis hin zur völligen Unterdrückung der Menstruation in der Prämenopause, vaginale Blutungen, Vergrößerung von Uterusmyomen, proliferative Veränderungen am Endometrium, mit zunehmender Behandlungsdauer steigendes Risiko eines Endometriumkarzinoms (auf das 2–4-Fache gegenüber nicht mit Tamoxifen therapierten Frauen)
- mögliches Risiko von Torsades-de-Pointes (www.azcert.org)

Relevante Wechselwirkungen
- während der Behandlung mit Tamoxifen sollten keine Hormonpräparate, insbesondere keine östrogenhaltigen (z.B. orale Kontrazeptiva) eingenommen werden, da eine gegenseitige Wirkungsminderung möglich ist
- Letrozol: Minderung der Letrozol-Plasmakonzentrationen um 37 %
- Thrombozytenaggregationshemmer: zusammen mit Tamoxifen keine Thrombozytenaggregationshemmer verabreichen, um Blutungsgefahr während einer möglichen thrombozytopenischen Phase nicht zu erhöhen
- Antikoagulantien vom Kumarintyp: die Prothrombinzeit kann verlängert werden; daher sorgfältige Überwachung des Gerinnungsstatus (vor allem bei Behandlungsbeginn)
- Inhibitoren von CYP2D6 führen zu reduzierten Plasmakonzentrationen von Endoxifen und möglicherweise zu reduzierter Wirkung von Tamoxifen; von der gleichzeitigen Behandlung mit CYP2D6-Inhibitoren (z.B. Paroxetin, Duloxetin u.a.) wird daher abgeraten
- gleichzeitige Gabe mehrerer Arzneimittel, die das QT-Intervall verlängern können bzw. ein Risiko von Torsade-de-Pointes beinhalten, wird mit einem erhöhten Torsades-de-Pointes-Risiko in Verbindung gebracht

Pharmakokinetik
BV: keine Angaben zur BV, gute Resorption
Elim.: Tamoxifen ist Substrat von CYP3A, CYP2C9 und CYP2D6. Hauptmetabolit ist N-Desmethyltamoxifen, das etwa gleiche antiöstrogene Aktivität wie Tamoxifen hat; die Metabolite 4-Hydroxytamoxifen und 4-Hydroxy-N-Desmethyltamoxifen (Endoxifen) haben stärkere antiöstrogene Aktivität als Tamoxifen (das als Prodrug angesehen werden kann); Aktivität bzw. Genotyp von CYP2D6 (polymorph) sind für die Bildung von Endoxifen wesentlich und beeinflussen den Erfolg der Tamoxifentherapie; außerdem werden Glukuronide und andere Konjugate gefunden
HWZ: Tamoxifen 7 Tage (terminal), N-Desmethyltamoxifen 14 Tage

Dosierung
20–40 mg/Tag

52.8. Gonadotropine

Vergleichende Bewertung und Hinweise zur wirtschaftlichen Verordnung

Gonadotropine (HMG-Präparate: humane Menopausengonadotropine) werden aus dem Urin von Frauen nach der Menopause extrahiert und enthalten Follikel-stimulierende (FSH-) sowie luteinisierende (LH-)Aktivität. HCG (Humanes Choriongonadotropin) wirkt biologisch wie LH, da es an den gleichen Rezeptoren bindet, allerdings mit wesentlich höherer Affinität.

HMG- und FSH-Präparate werden zur Follikelreifung bei ovariellen Funktionsstörungen eingesetzt. Durch HCG lässt sich die Corpus-luteum-Funktion stimulieren. Die HMG-/HCG-Behandlung wird auch in der technisch-assistierten Reproduktionsmedizin (ivF, GIFT, ICSI) eingesetzt. Es existieren verschiedene Behandlungsregimes mit unterschiedlichen Kosten.

Vor Beginn einer Gonadotropintherapie sollte ein Preisvergleich der verschiedenen Substanzen und Regimes erfolgen, um eine wirtschaftliche Verordnung zu gewährleisten.

52.9. Gonadotropin-Releasing-Hormon (GnRH)

Vergleichende Bewertung und Hinweise zur wirtschaftlichen Verordnung

Das Dekapeptid GnRH, das die Synthese und Ausschüttung von luteotropem Hormon LH (= ICSH) und Follikel-stimulierendem Hormon FSH stimuliert, wird diagnostisch zur Prüfung der hypophysären Reservekapazität angewendet. Therapeutisch wird es bei der hypothalamischen hypogonadotropen Amenorrhoe in pulsatiler Form mit Hilfe der Zyklomat-Hormonpumpe gegeben. Ferner wird GnRH zur Behandlung des Kryptorchismus eingesetzt.

Nach nichtpulsatiler Gabe von GnRH-Agonisten kommt es zu einer Desensitivierung der Hypophyse und damit zur ovariellen Funktionsruhe, meist mit allen Symptomen des Klimakteriums. Die Behandlungsdauer sollte 6 Monate nicht übersteigen, da es danach zum messbaren Verlust der Knochenmasse kommt. Die vasomotorischen Symptome, die mit GnRH-Agonistenbehandlung einhergehen, wie Hitzewallungen und Schweißausbrüche, lassen sich durch die gleichzeitige Gabe eines Estriolpräparates ausgleichen. Neu ist jetzt eine Applikation mit 3-monatiger Wirkungsdauer.

Diese ist kostengünstiger als die entsprechenden monatlichen Applikationen.

52.10. Prolaktinhemmer (Dopaminagonisten)

Vergleichende Bewertung

Prolaktin wird aus dem Hypophysenvorderlappen (HVL) ausgeschüttet. Es hat mammotrope und laktotrope Eigenschaften und unterliegt einer inhibitorischen dopaminergen Kontrolle. Eine verminderte Dopaminwirkung am HVL führt zur Hyperprolaktinämie. In ca. 10 % der Fälle liegt der Hyperprolaktinämie ein Prolaktin-produzierendes Adenom zugrunde. Hyperprolaktinämien finden sich auch in Verbindung mit der primären Hypothyreose. Die Hyperprolaktinämie führt, abhängig von ihrem Ausmaß, zu ovariellen Funktionsstörungen, die von der Corpus-luteum-Insuffizienz bis zur Amenorrhoe reichen. Diese Störungen können mit einer Galaktorrhoe assoziiert sein. Bei hyperprolaktinämisch bedingten Amenorrhoen ist eine neuroendokrinologische Abklärung angezeigt.

Zur Behandlung hyperprolaktinämischer Zustände sind die Dopaminagonisten Bromocriptin, Lisurid und Cabergolin Mittel der Wahl.

Bromocriptin, Lisurid, Cabergolin

Indikation(en)

Normalisierung des peripheren Prolaktinspiegels; genutzt zum Abstillen, bei Mastitis und beim Galaktorrhoe-Amenorrhoe-Syndrom

Unerwünschte Arzneimittelwirkungen

initial Übelkeit, Erbrechen, Schwindelzustände und Müdigkeit; bei zu hoher Dosis Unruhe, Verwirrtheitszustände, Dyskinesie, periphere Durchblutungsstörungen; daher mit niedriger Dosis beginnen und langsam steigern

Bromocriptin

(s. Kap. Funktionsstörungen der Hypophyse)

Dosierung

- primäres oder sekundäres Abstillen in begründeten Fällen: über 10 Tage morgens und abends mit den Mahlzeiten je 2,5 mg/Tag Bromocriptin
- Mastitis puerperalis: über 3 Tage je 2 x 2,5 mg/Tag Bromocriptin; nach Abklingen der inflammatorischen Zeichen kann der Dopaminagonist abgesetzt und die Laktation wieder aufgenommen werden
- hyperprolaktinämische Zyklusstörungen: Dosis in Abhängigkeit von der Höhe des Prolaktinwertes titrieren, bis die Erhaltungsdosis gefunden ist; Therapieziel ist Normalisierung der Ovarialfunktion

Lisurid

(s. Kap. Funktionsstörungen der Hypophyse)

Dosierung

- primäres oder sekundäres Abstillen in begründeten Fällen: über 10 Tage morgens und abends mit den Mahlzeiten je 0,2 mg Lisurid
- Mastitis puerperalis: 2 x 0,2 mg/Tag Lisurid; nach Abklingen der inflammatorischen Zeichen kann der Dopaminagonist abgesetzt und die Laktation wieder aufgenommen werden
- hyperprolaktinämische Zyklusstörungen: s. Bromocriptin

Cabergolin

(s. Kap. Funktionsstörungen der Hypophyse)

Dosierung

primäres oder sekundäres Abstillen in begründeten Fällen: 2 x 0,5 mg/Woche

52.11. Hormonale Kontrazeptiva

Vergleichende Bewertung und Hinweise zur wirtschaftlichen Verordnung

Zur hormonalen Kontrazeption sind synthetische Östrogene (Ethinylestradiol) in Kombination mit Gestagenen oder Gestagene allein geeignet. Dabei werden als zentrale Wirkung die Ovulationshemmung, als periphere Wirkungen die Verschlechterung der Nidationsbedingungen im Endometrium, die herabgesetzte Penetrierbarkeit des Zervixschleims für Spermien und die veränderte Tubenmotilität nutzbar gemacht. Ethinylestradiol ist aufgrund seiner höheren Affinität zum Östrogenrezeptor etwa 10-mal wirksamer als Estradiol. Die Gestagenkomponente besteht aus Abkömmlingen des 19-Nortestosterons (Desogestrel, Gestoden, Levonorgestrel, Lynestrenol, Norethisteronacetat, Norgestrel, Norgestimat) oder des 17alpha-Hydroxyprogesterons (Cyproteron, Chlormadinon, Medroxyprogesteron).

Als Mikropille können alle Gestagen-Östrogen-haltigen oralen Kontrazeptiva mit weniger als 40 µg Ethinylestradiol verstanden werden. Ergänzend zu den seit Jahrzehnten bewährten, oral verabreichten Kontrazeptiva gibt es jetzt neue Applikationsformen: Als transdermales Pflaster wirkt eine Kombination aus Ethinylestradiol und Norelgestromin. Die Vorteile dieses Konzepts liegen einerseits in der niedrigen verabreichten Dosis, andererseits in der Umgehung des First-Pass-Effektes der oral applizierten Kontrazeptiva. Ein weiterer Vorteil liegt darin, dass die Einnahme nicht vergessen werden kann. Als weiteres transdermales therapeutisches System zur Kontrazeption steht jetzt ein Vaginalring mit kontinuierlicher Hormonfreisetzung (Ethinylestradiol/Etonogestrel) zur Verfügung. Die Auswahl des am besten geeigneten Kontrazeptivums richtet sich nach individuellen Aspekten der verhütenden Frau und der ärztlichen Erfahrung mit entsprechenden Präparaten.

Angesichts der Vielzahl der hormonellen Verhütungsmöglichkeiten ist ein Preisvergleich erforderlich, auch wenn es sich bei der Verordnung zumeist um eine Selbstzahlerleistung handelt.

52.11.1. Orale Kontrazeptiva

Zur oralen Kontrazeption stehen verschiedene Hormonkombinationen zur Verfügung.

Einphasenpräparate enthalten eine gleichbleibende Östrogen- und Gestagenkombination während des gesamten Einnahmezyklus. Zweistufenpräparate enthalten auf der ersten Stufe Östrogene zusammen mit einer niedrigen Gestagendosis, auf der zweiten Stufe die üblichen Östrogen-Gestagen-Kombinationen.

Bei den Dreistufenpräparaten wird auf der ersten Stufe eine niedrige Östrogen-Gestagen-Dosis, auf der zweiten Stufe eine erhöhte Östrogen-Gestagen-Dosis und auf der dritten Stufe wieder eine erniedrigte Östrogen- sowie eine nochmals erhöhte Gestagendosis gegeben.

Zweiphasenpräparate (Sequenzpräparate) enthalten während der ersten 7 Einnahmetage lediglich Östrogene, anschließend eine Östrogen-Gestagen-Kombination in üblicher Dosis.

Ethinylestradiol + Chlormadinon

Ethinylestradiol + Cyproteronacetat

Ethinylestradiol + Dienogest

Ethinylestradiol + Levonorgestrel

Ethinylestradiol + Lynestrenol

Ethinylestradiol + Norethisteron

Ethinylestradiol + Norgestimat

Ethinylestradiol + Norgestrel

Ethinylestradiol + Drospirenon

Mestranol + Chlormadinon

Indikation(en)
hormonale Kontrazeption

Kontraindikationen
s. Estradiolvalerat (für Östrogene) bzw. Chlormadinonacetat (für Gestagene)

Unerwünschte Arzneimittelwirkungen
- erhöhtes Thromboembolierisiko
- erhöhtes Schlaganfallrisiko
- erhöhtes Herzinfarktrisiko
- Bildung gutartiger Lebertumoren

All diese UAW stellen seltene Ereignisse dar.

 Cave: Es ist zwingend geboten, vor der Verschreibung oraler Kontrazeptiva zusätzliche Risikofaktoren auszuschließen.

Hierzu gehören belastende Familienanamnese, Übergewicht, Rauchen.
Selten wird ein Erythema exsudativum multiforme beobachtet. **Bei Gestoden- oder Desogestrel-haltigen Kombinationspräparaten gilt im Vergleich zu anderen oralen Kontrazeptiva ein höheres Risiko für thrombotische Ereignisse** als gesichert.

Wechselwirkungen
Der Einfluss von Induktoren des Arzneistoffmetabolismus wie Barbiturate, Primidon, Rifampicin, Phenytoin, Carbamazepin, Lamotrigin, Johanniskrautextrakt usw. kann zu einem beschleunigten Abbau und damit Wirkungsverlust hormonaler Kontrazeptiva (= verminderte kontrazeptive Sicherheit) führen.

Pharmakokinetik
BV: Östrogen- und Gestagenderivate mit ausreichender oraler BV; Östrogen Mestranol ist Vorstufe von Ethinylestradiol; Gestagene Lynestrenol und Desogestrel sind Prodrugs des Norethisteron bzw. Etonogestrel

52.11.2. Niedrigdosierte Gestagene („Minipille")

Die kontinuierliche Gabe eines niedrigdosierten Gestagens zur Kontrazeption ist mit einer relativ hohen Versagerquote und einer unbefriedigenden Zykluskontrolle vergesellschaftet. Diese Nachteile erklären sich aus einer unvollständigen Ovulationshemmung. Während der Laktation ist die „Minipille" jedoch zur hormonalen Kontrazeption geeignet, da die Stillleistung nicht beeinträchtigt wird. Darüber hinaus bietet sie den Vorteil einer nichterhöhten Inzidenz venöser Thrombosen.

Levonorgestrel

Wechselwirkungen
Eine Beeinflussung der Wirkung durch Induktoren des Arzneistoffmetabolismus ist bei niedrigdosierten Gestagenen besonders zu beachten.

Pharmakokinetik
BV: 100 %
HWZ: ca. 24 Std.

Dosierung
Levonorgestrel: 0,03 mg/Tag

Lynestrenol

Wechselwirkungen
s. Levonorgestrel

Pharmakokinetik
BV: 60 %; Lynestrenol ist Prodrug des Norethisteron

Dosierung
Lynestrenol: 0,5 mg/Tag

Norethisteron

Wechselwirkungen
s. Levonorgestrel

Pharmakokinetik
BV: 60 %
HWZ: 7–9 Std.

Dosierung
Norethisteron: 0,35 mg/Tag

52.11.3. Depotgestagene („Dreimonatsspritze")

Bei der sogenannten Dreimonatsspritze wird ein Gestagen, z.B. 150 mg Medroxyprogesteronacetat, vierteljährlich i.m. injiziert. Aus dem Depot wird täglich ca. 1 mg des Gestagens freigesetzt. Diese Menge reicht zur Ovulationshemmung für 2–3 Monate. Häufig kommt es jedoch zu unkontrollierten Durchbruchsblutungen, oft auch zum Eintritt einer länger anhaltenden, bis zu 6 Monate dauernden Amenorrhoe. Daher hat sich die Gabe von Depotgestagenen zur Kontrazeption als Routinemaßnahme nicht durchsetzen können. Sie hat jedoch klare Indikationen bei unzuverlässiger Einnahme oraler Kontrazeptiva.

Dosierung
150 mg Medroxyprogesteronacetat oder 200 mg Norethisteronenantat i.m. zunächst 3-mal in 8-wöchentlichen Abständen, danach alle 3 Monate

52.11.4. Postkoitale Kontrazeption

Die postkoitale Kontrazeption ist ausschließlich „Notfällen" vorbehalten. Anwendung zur postkoitalen Schwangerschaftsverhütung (Interzeption) innerhalb von 48 Std. nach ungeschütztem Geschlechtsverkehr oder Versagen mechanischer Verhütungsmethoden: 2 x 2 Tbl. Levonorgestrel à 0,25 mg in Kombination mit Ethinylestradiol à 0,05 mg. Wegen geringerer UAW ist ein Präparat zu bevorzugen, das 2 Tabletten à 750 µg Levonorgestrel enthält. Die Schwangerschaftsraten nach postkoitaler Kontrazeption liegen zwischen 1 und 3 Prozent. In Fällen des frustranen Einsatzes der postkoitalen Kontrazeption ist bei Austragen der Schwangerschaft nicht mit einer embryonalen Schädigung zu rechnen. Ein Abort wird bei Anwendung der postkoitalen Kontrazeption nicht induziert. Risiken für eine zum Zeitpunkt der Medikation bestehende Gravidität sind nicht zu befürchten. Insbesondere angesichts der wachsenden Zahl ungewollter Schwangerschaften bei Minderjährigen sollte an die Möglichkeit dieser Methode gedacht werden. Hierzu ist die Bereitschaft zur Verordnung durch Ärztinnen und Ärzte im stationären oder ambulanten Nacht- und Notdienst erforderlich.

52.12. Hormontherapie im Klimakterium

Fazit für die Praxis

Estrogen-Gestagen-Therapie bzw. Estrogenmonotherapie für hysterektomierte Frauen ist die effektivste Behandlung (70 %) vasomotorischer Beschwerden in den Wechseljahren. Die Symptome unterliegen jedoch großen Spontanschwankungen, so dass nicht jeder Effekt Substanz-gebunden ist. In einem systematischen Review verbesserten sich die vasomotorischen Beschwerden auch in den Placebogruppen in 58 %. Die Estrogen-Gestagen-Behandlung soll so niedrig wie möglich dosiert werden und so kurz wie möglich durchgeführt werden. Die Entscheidung muss von den Frauen aktiv mitgetragen werden. Nach dem Absetzen der Hormontherapie treten bei 50 % der Frauen erneut vasomotorische Beschwerden auf, auch bei älteren Frauen über 60 Jahre.

Die Hormontherapie verbessert nur vasomotorische Beschwerden und deren Auswirkungen (z.B. Schlafstörungen) sowie Beschwerden durch vaginale Atrophie. Sie hat in den meisten Studien keinen Einfluss auf andere Lebensqualitätsparameter. (Im Hinblick auf die kontroverse Diskussion zu Nutzen und Risiken der Hormontherapie wird nachfolgend auch auf einzelne Studien Bezug genommen.)

Hormontherapie ist nicht indiziert zur Prävention von Erkrankungen, da der potenzielle Schaden (Risiko für Schlaganfälle, Thrombose/Embolie, Brustkrebs, Herzinfarkte) den potenziellen Nutzen (Reduktion der Frakturrate und kolorektaler Karzinome) übersteigt.

52.12.1. Wirkstoffübersicht*

empfohlene Wirkstoffe	weitere Wirkstoffe
Chlormadinonacetat	
Dihydrogesteron	
Estradiol	
Estradiol + DG	
Estradiol + Drospirenon	
Estradiol + NETA	
Estradiol Gel	
Estradiol(valerat)	
Estradiolvalerat + Dienogest	
Estradiolvalerat + Estriol + LNG	
Estradiolvalerat + MPA	
Estradiolvalerat + NETA	
Estriol	
Intrauterinpessar mit LNG	
konjugierte equine Estrogene	
konjugierte equine Estrogene + MG	
Lynestrenol	
MPA	
NETA	
Progesteron	
Tibolon	

DG = Dihydrogesteron, LNG = Levonorgestrel, MG = Mechogeston, MPA = Megestrolacetat, NETA = Norethisteronacetat

* Es werden alle genannten Substanzen von der AkdÄ empfohlen, was aufgrund des kritischen Tenors im nachstehenden Text erstaunen mag. Zu interpretieren ist dies so, dass, wenn tatsächlich bei kritischer Wertung der individuellen Patientensituation eine Indikation gegeben sein sollte, es bezüglich der auszuwählenden Substanz oder Kombination keine grundsätzlichen Unterschiede bzw. Vorzüge eines Wirkstoffes gegenüber anderen im Hinblick auf Wirksamkeit und Risiken gibt. Auch Tibolon ist von dieser Einschätzung nicht auszunehmen.

52.12.2. Klinische Grundlagen

52.12.2.1. Definition

Das Klimakterium (Wechseljahre) ist keine behandlungsbedürftige Krankheit, sondern eine natürliche Lebensphase, die den Zeitpunkt der letzten uterinen Blutung (Menopause) einschließt (s. Tab. 52.1). Sie geht bei 50–70 % der Frauen mit charakteristischen Körperreaktionen wie Hitzewallungen und Schweißausbrüchen einher. Ob die Zeit der hormonellen Umstellung mit Symptomen verbunden ist, die Krankheitswert annehmen, ist von der Frequenz und Intensität der vasomotorischen Reaktionen, von körperlichen und psychischen Begleiterscheinungen sowie von den Bewältigungsmöglichkeiten der Frau abhängig.

Tabelle 52.1: Definitionen

Menopause	Zeitpunkt der letzten Menstruation; Mittelwert 51. Lebensjahr; feststellbar nur retrospektiv nach 12 blutungsfreien Monaten
Perimenopause	Zeitraum von 1–2 Jahren vor und nach der Menopause
Menopausaler Übergang	Zeitraum von 1–2 Jahren vor und nach der Menopause
Prämenopause	Zeitraum von 1–2 Jahren vor der Menopause oder Zeitraum der gesamten reproduktiven Phase vor der Menopause
Postmenopause	Zeitraum nach der Menopause
Vorzeitige (prämature) Menopause	Eintritt der Menopause vor dem 40. Lebensjahr
induzierte Menopause	Eintritt der Menopause durch bilaterale Ovarektomie (mit oder ohne Hysterektomie) oder Ausschaltung der Ovarialfunktion durch Chemotherapie oder Radiatio

52.12.2.2. Physiologie

Altersbedingte Verminderung der ovariellen Durchblutung kann die Follikelreifung, den Eisprung und die Corpus-luteum-Entwicklung auf unterschiedliche Weise verändern.

Die Abnahme der heranreifenden Follikel ist mit niedriger Estradiol- und Inhibinsekretion verbunden. Das negative Feedback der FSH-Sekretion in der Hypophyse wird dadurch teilweise aufgehoben, sodass intermittierend erhöhte FSH-Spiegel resultieren. Sie können die Follikelreifung stimulieren, sodass eine Phase hoher Estradiol- und Inhibinspiegel folgt und die FSH-Werte wieder supprimiert werden.

Gleichzeitig wird durch Abnahme der Anzahl heranreifender Follikel weniger GnSAF („Gonadotropine-Surge-Attenuating-Factor") in den Primordialfollikeln gebildet. GnSAF unterdrückt in der reproduktiven Lebensphase die hypophysäre LH-Sekretion bis zum mittzyklischen LH-Peak. Wenn in der ersten Zyklushälfte keine suffiziente LH-Suppression gewährleistet ist, kommt es zu prämaturem LH-Peak, d.h. zu vorzeitiger Ovulation und damit zu kurzen Zyklen. Bei abgeschwächtem LH-Peak bleiben Ovulationen aus. Die Zyklen können verlängert oder verkürzt sein, die Blutungen stärker oder schwächer, als die Frau es gewöhnt war.

In der prämenopausalen Phase ist die Fruchtbarkeit der Frau eingeschränkt, aber nicht aufgehoben. Auch nach längerer Amenorrhoe können wieder ovulatorische Zyklen auftreten und die Frau ist empfängnisbereit. Gerade durch die aufgehobene Regelhaftigkeit des Zyklus wird die Fruchtbarkeit schwer kalkulierbar.

Wenn Frauen unter den schwankenden Hormonspiegeln leiden, ist es oft die Östrogendominanz, die mit Brustspannen, Schwellungs- und Anspannungsgefühlen sowie mit Hypermenorrhoe bzw. Menorrhagie einhergeht. Starke Blutungen führen zu Eisenmangelanämien und Erschöpfung, die von den Frauen selbst oft schwer eingeschätzt werden, weil sie sich schleichend entwickeln.

Als Ursache einer prämaturen Menopause (POF = „Premature-ovarian-Failure") kommen exogene (Radiatio, Chemotherapie und andere toxische Schäden), endogene (chromosomale Störungen, postinflammatorische Veränderungen, Gonadotropinresistenz, Autoimmunprozesse) und unbekannte Faktoren in Betracht.

52

52.12.2.3. Diagnostik

Die Diagnose „Wechseljahre" kann in den meisten Fällen gestellt werden auf der Basis des Alters der Frau (meistens zwischen 45 und 55 Jahren), der Zyklusanamnese (unregelmäßige oder ausbleibende Blutungen) sowie vasomotorischer Körperreaktionen, wie verstärkte Wärmeentwicklung, Hitzewallungen, Schweißausbrüche, häufig nachts, sodass die Schläferin dadurch geweckt wird. Manche Frauen haben Herzklopfen und/oder Schwindelgefühle.

Eine Hormonanalyse (FSH und Estradiol) ist nur notwendig bei prämaturer Menopause oder bei unklarer Symptomatik, wenn die Zyklusanamnese nach Hysterektomie nicht zur Klärung beitragen kann.

52.12.3. Therapie: allgemeine Gesichtspunkte

52.12.3.1. Therapieindikation

In der Prämenopause müssen Blutungsstörungen, wie Hypermenorrhoe und Menorrhagien, behandelt werden, wenn Frauen dadurch in eine Eisenmangelanämie und Erschöpfung geraten. Differentialdiagnostisch sind Uterusmyome, Adenomyosis oder Endometriumpolypen auszuschließen bzw. ggf. einer operativen Abklärung und Behandlung zuzuführen.

Hitzewallungen und Schweißausbrüche treten gerade in der Prämenopause meistens nur kurzfristig für wenige Tage bis Wochen auf und verschwinden von alleine wieder. In der frühen Postmenopause können sie über längere Phasen anhalten, jedoch meistens auch in unterschiedlicher Intensität.

Eine Hormonbehandlung ist indiziert, wenn Frauen es zu ihrer Erleichterung wünschen. Die Motive, warum Frauen bereit sind, Hormone einzunehmen, sind unterschiedlich zu bewerten:

- Mit Hitzewallungen verbundene Schlafstörungen können zur Erschöpfung führen.
- Häufige und intensive Hitzewallungen können Frauen in ihrem Wohlbefinden stören, in ihrer Konzentrationsfähigkeit beeinträchtigen, als anstrengend und erschöpfend erlebt werden, in ihren Sozialkontakten irritieren und behindern, ihr Körper- und Selbstwertgefühl verschlechtern sowie mit ihrem Bedürfnis nach Selbstkontrolle und -regulationsfähigkeit in Konflikt geraten.
- Vaginale Atrophie verbunden mit Scheidentrockenheit führt bei 30 % der Frauen zu Dyspareunie und/oder unangenehmen genitalen Empfindungen.
- Irrationale Wünsche nach Erhalt der Jugendlichkeit, glatter Haut, sexueller Spannung können durch eine Hormonbehandlung nicht erfüllt werden.
- Auch zur allgemeinen vorbeugenden Gesunderhaltung ist eine Hormontherapie nicht geeignet.
- Depressive Verstimmung und Angstzustände müssen einer psychiatrischen Behandlung zugeführt werden. Hyperthyreose muss ausgeschlossen werden.

52.12.3.2. Therapieziele

- bei Hypermenorrhoe und Menorrhagien nach Malignomausschluss große Blutverluste und Schwächung der Frau durch Anämie vermeiden.
- Wohlbefinden und Leistungsfähigkeit von Frauen in den Wechseljahren gewährleisten
- Beeinträchtigung der sexuellen Funktion und des sexuellen Erlebens durch vaginale Atrophie verhindern

52.12.3.3. Therapeutisches Vorgehen

- Hormonell bedingte Hypermenorrhoe und Menorrhagie können wirksam behandelt werden mit einer LNG-Spirale. Zyklische Gestagensubstitution ist nicht so wirksam. Eine kontinuierliche Gestagenbehandlung mit Auslösung einer Gestagenamenorrhoe (z.B. mit einer höher dosierten Minipille) ist eine risikoärmere Option als die Behandlung mit Gestagen-betonten Ovulationshemmern, aber es treten häufiger Durchbruchblutungen auf als unter Ovulationshemmern. Letztere können als Langzeitzyklen Blutverluste minimieren, sind aber mit einem Thrombose/Embolie- und weiteren kardiovaskulären Risiken verbunden, sodass nicht jede perimenopausale Frau für diese Behandlung geeignet ist. Eine nichthormonale Behandlungsoption stellen die Fibrinolytika dar, z.B. Tranexamsäure, die in Metaanalysen wirksamer sind als Hormonbehandlungen, abgesehen von der LNG-Spirale. Sie werden in Deutschland wenig verschrieben, vielleicht weil sie nicht so bekannt oder weil sie teuer sind.

- Die niedrigste ausreichende Dosis eines Sequenzpräparates oder eines Kombinationspräparates soll herausgefunden werden. Gradmesser sind die subjektiven Beschwerden. **Wenn die Frau über die großen Spontanschwankungen von Beschwerden aufgeklärt und ermutigt wird, nicht Symptomfreiheit, sondern eine guttolerable Symptomarmut anzustreben, lernt sie, Körperreaktionen zu deuten und selbst zu entscheiden, wann sie die Hormontherapie wieder absetzen oder auch schrittweise reduzieren kann.** Auf diese Weise kann bei einem großen Teil der Frauen vermieden werden, dass die Beschwerden nur hinausgeschoben werden. Denn eine aktuelle Studie zeigt, dass bei 50 % der Frauen die vasomotorischen Beschwerden nach dem Absetzen wieder auftreten. Sequenzpräparate mit Abbruchblutungen in der Pause gewährleisten bei prämenopausalen Frauen eine gute Zyklusstabilität. Kontinuierlich eingenommene Kombinationspräparate sind für postmenopausale Frauen geeignet, die keine Abbruchblutungen wünschen. Hysterektomierte Frauen werden wegen des günstigeren Risikoprofils mit Estrogenmonopräparaten behandelt.
- Die Behandlung von Beschwerden, die durch vaginale Atrophie erklärbar sind, ist risikoarm bei niedrigdosierter Lokalbehandlung mit Estriol. Als Erhaltungsdosis reicht oft ein Estriol Ovulum pro Woche. Studien mit derart niedrigen Dosierungen liegen nicht vor.

52.12.3.4. Therapiekontrolle

Die Behandlungsdauer soll so kurz wie möglich gehalten werden. Im Gespräch muss immer wieder die Frage nach der Tolerierbarkeit milder Symptome geklärt werden. Es müssen differentialdiagnostische Überlegungen, z.B. nach behandlungsbedürftigen Depressionen und Angstzuständen, thematisiert werden, und es müssen Kontraindikationen und ungünstige Auswirkungen der Hormontherapie (z.B. Brustkrebsrisiko, Myomwachstum) bedacht werden. Manche Frauen sind aus unterschiedlichen Gründen nicht zum Absetzen einer Hormontherapie zu bewegen. Dann gilt es, die niedrigste akzeptierte Dosis und Wirkstoffgruppe (z.B. Estriol) zu verordnen.

Für naturheilkundliche Behandlungsverfahren liegen weder gesicherte Wirkungsnachweise vor, noch sind Behandlungsrisiken sicher ausgeschlossen. Die Nutzen-Schaden-Abwägung Hormontherapie vs. alternative Behandlungen kann dennoch gelegentlich für einige naturheilkundliche Methoden sprechen. Am besten untersucht wurde Cimicifuga racemosa (Traubensilberkerze). Johanniskraut hilft nachweislich gegen leichte und mittlere Depressionen, unabhängig davon, ob sie in den Wechseljahren auftreten oder nicht (vgl. Kap. Depressionen). Phytotherapeutika sollten nicht langfristig eingenommen werden. Sie sollten nicht aus prophylaktischen Gründen verordnet werden und nicht dazu führen, dass eine vorhandene sichere und notwendige Behandlungsmethode versäumt wird. Veränderung von Lebensstilfaktoren (Sport, Ernährung, Entspannungsmethoden) verbessern zwar nicht nachweislich die vasomotorische Beschwerden, wohl aber die Lebensqualität sowie Risikofaktoren für Herzgefäßkrankheiten, Osteoporose etc.

52.12.4. Pharmakotherapie

Vergleichende Bewertung und Hinweise zur wirtschaftlichen Verordnung

Viele, zum Teil sehr umfangreiche prospektive, randomisierte, placebokontrollierte, doppelblinde Studien zeigen, dass mit oralen und parenteralen Östrogenen bzw. Östrogen-Gestagen-Kombinationen Hitzewallungen abhängig von der Östrogendosis zu etwa 70 % verringert werden können. Es ist zu berücksichtigen, dass auch in Placebogruppen eine erhebliche, klinisch relevante Reduktion von Hitzewallungen gezeigt werden konnte (58 %). Tibolon, ein Steroid, das weder zur Gruppe der Östrogene noch der Gestagene gehört, ist ebenfalls effektiv zur Linderung bis Beseitigung von Hitzewallungen. Gleichzeitig verdoppelte sich aber das Auftreten von Schlaganfällen.

Die Tagestherapiekosten für orale Präparate unterschreiten die transdermaler Präparate. Die Tagestherapiekosten für Tibolon übersteigen die von Östrogen-/Östrogen-Gestagen-Präparaten.

52.12.4.1. Estrogenmonopräparate

Sie kommen nur in Betracht bei hysterektomierten Frauen. Das Nebenwirkungs- und Risikoprofil (Schlaganfälle, Thrombose/Embolie, Brustkrebs, Gallenwegserkrankungen) ist geringer als bei Estrogen-Gestagen-Kombinationen. Die Wirkung auf vasomotorische Beschwerden und vaginale Atrophie ist gleich gut.

Tabelle 52.2: Estrogenmonopräparate (Auswahl*)

	Darreichungsform/geringste verfügbare Tagesdosis	Applikationsschema
Estradiol	transdermal: 25 µg	sequenziell, kontinuierlich
konjugierte equine Estrogene	oral: 0,3 mg	sequenziell, kontinuierlich
Estradiol(valerat)	oral: 1 mg	sequenziell, kontinuierlich
Estriol	oral: 1 mg	sequenziell, kontinuierlich
Estradiol Gel	0,5 mg	sequenziell, kontinuierlich

* Auswahl unter Berücksichtigung der häufigsten Verordnungen in Deutschland

52.12.4.2. Estrogen-Gestagen-Kombinationen

Kombinationspräparate sind erforderlich bei allen Frauen, die nicht hysterektomiert sind, um das Endometriumkarzinomrisiko nicht zu erhöhen.

Tabelle 52.3: Estrogen-Gestagen-Kombinationen (Auswahl*)

	Darreichungsform/geringste verfügbare Tagesdosis	Applikationsschema**
Estradiolvalerat + NETA	oral: 1 mg + 1 mg	sequenziell
Estradiol + NETA	oral: 1 mg + 05 mg	kontinuierlich
Estradiol + NETA	transdermal: 50 µg + 250 µg	sequenziell
Estradiol + NETA	transdermal: 25 µg + 125 µg	kontinuierlich
konjugierte equine Estrogene + MG	oral: 0,3 mg + 5 mg	sequenziell
Estradiol + DG	oral: 1 mg + 10 mg	sequenziell
Estradiolvalerat + Estriol + LNG	oral: 1 mg + 2 mg + 0,25 mg	sequenziell
Estradiolvalerat + MPA	oral: 1 mg + 2,5 mg	kontinuierlich
Estradiolvalerat + MPA	oral: 1/1,25 mg + 5 mg	sequenziell
Estradiol + DG	oral: 1 mg + 5 mg	kontinuierlich
Estradiolvalerat + Dienogest	oral: 1 mg + 2 mg	kontinuierlich
Estradiol + Drospirenon	oral: 1 mg + 2 mg	kontinuierlich

* Auswahl unter Berücksichtigung der häufigsten Verordnungen in Deutschland
** kontinuierliche Anwendung Östrogen + Gestagen: bei Frauen, die keine Entzugsblutungen akzeptieren

52

Wirkungsmechanismus

Verminderung bis Beseitigung der Beschwerden und Symptome;
Eintritt der Verminderung von Hitzewallungen innerhalb von Tagen

Indikation(en)

Beseitigung bzw. Reduktion klimakterischer Beschwerden, in erster Linie vasomotorische Symptome: Hitzewallungen, Schweißausbrüche, damit assoziierte Schlafstörungen und daraus folgende Einschränkungen der Befindlichkeit sowie vaginale Atrophisierung

Kontraindikationen

Mammakarzinom oder andere östrogenabhängige Tumoren (Endometriumkarzinom), Lebertumoren oder schwere Leberfunktions- bzw. Stoffwechselstörungen. Bestehende oder anamnestisch bekannte Venenthrombosen, Thromboembolien, Zustand nach Herzinfarkt oder Schlaganfall. Angeborene Fettstoffwechselstörungen; Otosklerose, Schwangerschaft und Stillzeit. Nichtabgeklärte Uterusblutungen, Endometriose.

Eine Östrogentherapie (außer der vaginalen Behandlung mit Estriol) macht eine Kombination mit Gestagenen bei Frauen mit Gebärmutter erforderlich.

Unerwünschte Arzneimittelwirkungen

endometriale Blutungen, Mastodynie; Übelkeit; Zunahme von Migräneattacken bei Frauen mit Migräne, Kopfschmerzen; Ödeme, Gewichtszunahme, Blutdruckerhöhung, erhöhtes Auftreten von Thromboembolien (wahrscheinlich weniger bei transdermaler Anwendung); Risiko für Herzinfarkt und Schlaganfall erhöht; depressive Verstimmung; Leberfunktionsstörungen, Gallenwegserkrankungen, erhöhtes Risiko für Lebertumoren, Mammakarzinom, Endometriumkarzinom

Wechselwirkungen

Wirkungsverminderung gerinnungshemmender Kombinationen, antidiabetisch wirkender Medikamente und von Schilddrüsenhormonen; Verminderung der Östrogenwirkung durch Enzyminduktoren (z.B. Carbamazepin, Phenytoin, Rifampicin) möglich.

52.12.4.3. Gestagene

Tabelle 52.4: Auswahl von Therapeutika*

	Darreichungsform/geringste verfügbare Tagesdosis	Applikationsschema*
Gestagene* (Monopräparate, nur oral verfügbar)		
Chlormadinonacetat	2 mg	sequenziell, kontinuierlich
Dydrogesteron	10 mg	sequenziell, kontinuierlich
Lynestrenol	5 mg	sequenziell, kontinuierlich
MPA	2,5 mg	sequenziell, kontinuierlich
NETA	1 mg	sequenziell, kontinuierlich
Progesteron	100 mg	sequenziell, kontinuierlich
Gestagen-haltiges Intrauterinpessar		
Intrauerinpessar mit LNG	52 mg	intrauterine Anwendung bis 5-jährige Liegezeit

* Auswahl unter Berücksichtigung der häufigsten Verordnungen in Deutschland
** bei Frauen mit Uterus erforderlich; mindestens 10, besser 12–14 Tage/Behandlungsmonat (oder Zyklus) oder jeden Tag (kontinuierlich)

52.12.4.4. Tibolon

Vergleichende Bewertung

Das synthetische Steroid Tibolon besitzt über seine Metaboliten östrogene, gestagene und geringe androgenanabole Wirkungen. Tibolon ist zur Behandlung klimakterischer Beschwerden als Folge des natürlichen und therapeutischen Eintritts der Menopause zugelassen. Gegenüber den natürlichen Steroiden besitzt es keine belegten Vorteile. Die tägliche Dosierung beträgt 2,5 mg. Die Behandlung mit Tibolon sollte vorzugsweise nicht früher als zwölf Monate nach der letzten natürlichen Menstruationsblutung beginnen. Bei frühzeitigerer Einnahme kann das Risiko irregulärer Blutungen erhöht sein. Die Therapiedauer einer ausschließlich symptomatisch orientierten Behandlung menopausaler Beschwerden und damit auch von Tibolon sollte so kurz wie möglich gehalten werden.

Wirkungsmechanismus

Metabolisch entstehen 3 Verbindungen, die alle zum pharmakologischen Profil beitragen. 2 dieser Metaboliten (3-alpha-OH-Tibolon und 3-beta-OH-Tibolon) weisen estrogenartige, der 3. Metabolit (ein delta-4-Isomer von Tibolon) Gestagen- und Androgen-artige Aktivität auf.

Indikation(en)

Estrogenmangelsymptome bei postmenopausalen Frauen, bei denen die Menopause > 1Jahr zurückliegt

Kontraindikationen

- bestehender oder früherer Brustkrebs bzw. ein entsprechender Verdacht
- estrogenabhängiger maligner Tumor bzw. ein entsprechender Verdacht (z.B. Endometriumkarzinom), unbehandelte Endometriumhyperplasie
- nicht-abgeklärte Blutung im Genitalbereich
- frühere idiopathische oder bestehende venöse thromboembolische Erkrankungen (z.B. tiefe Venenthrombose, Lungenembolie)
- jegliche bestehende oder anamnestisch bekannte arterielle thromboembolische Erkrankung (z.B. Angina pectoris, Myokardinfarkt, Schlaganfall, transitorische ischämische Attacke)
- akute Lebererkrankung oder Lebererkrankungen in der Vorgeschichte, solange sich die relevanten Leberenzymwerte nicht normalisiert haben
- Porphyrie
- Schwangerschaft und Stillzeit

Unerwünschte Arzneimittelwirkungen

- erhöhtes Risiko für Endometriumkrebs (0,8 zusätzliche Diagnosen bei 1.000 Frauen, die in der LIFT-Studie 1 Jahr lang Tibolon einnahmen) bzw. Brustkrebs (zwischen 0 und 3 zusätzliche Fälle pro 1.000 Frauen bei 5-jähriger Anwendung bzw. zwischen 3 und 7 zusätzliche Fälle pro 1.000 Frauen bei 10-jähriger Anwendung, vergleichbar einer Estrogenmonotherapie zur HT)
- erhöhtes Risiko für Rezidive eines chirurgisch behandelten Brustkrebses (Hazard-Ratio 1,4; LIBERATE-Studie, Kenemans P et al., Lancet Oncol 10, 135–146, 2009)
- erhöhtes Risiko für Schlaganfall (für 5-jährige Einnahme schätzungsweise zusätzlich 4 pro 1.000 Frauen im Alter von 50–59 Jahren bzw. zusätzlich 13 pro 1.000 Frauen im Alter von 60–69 Jahren); LIFT-Studie (Cummings SR et al., N Engl J Med 359, 697–708, 2008) wurde wegen erhöhten Schlaganfallrisikos (Relative-Hazard 2,19) vorzeitig gestoppt
- venöse Thromboembolie (schätzungsweise bei 5-jähriger Anwendung einer HRT mit Estrogenen oder Estrogen-Gestagen-Kombinationen zusätzlich 2–6 Fälle bei 1.000 Frauen im Alter von 50–59 Jahren bzw. 5–15 bei 1.000 Frauen im Alter von 60–69 Jahren), möglicherweise erhöhtes Risiko für Myokardinfarkt
- Unterbauchschmerz, Scheidenausfluss, genitaler Pruritus, Vulvovaginitis, vaginale Candidiasis, Vaginalblutung, zervikale Dysplasie, Brustspannung
- Schwindel, Sehstörungen, Depressionen, Kopfschmerzen und Migräne, Myalgie und Arthralgie
- Hautausschlag, Juckreiz, seborrhoische Dermatitis, Akne, Erytheme, Hirsutismus
- veränderte Leberfunktionsparameter
- Ödeme, Gewichtszunahme

Relevante Wechselwirkungen

- Antikoagulantien: Verstärkung der Wirkung durch Erhöhung der fibrinolytischen Aktivität im Blut

Pharmakokinetik
BV: keine Angaben
Elim.: Ausscheidung überwiegend in Form der Metabolite 3-alpha-OH-Tibolon, 3-beta-OH-Tibolon und delta-4-Isomer von Tibolon
HWZ: 3-alpha-OH-Tibolon 5,8 Std. (Einzeldosis) bzw. 7,7 Std. (Mehrfachdosis), 3-beta-OH-Tibolon 5,9 Std. (Einzeldosis)

Dosierung
2,5 mg/Tag

52.12.4.5. Risiken und potenzieller Nutzen einer Östrogen-Gestagen-Therapie: WHI-Studie

In der WHI-Studie (Women's Health Initiative Randomized Controlled Trial; Publikationen seit 2002) wurden 0,6 mg konjugierte equine Estrogene kombiniert mit 2,5 mg Medroxyprogesteronacetat (Östrogen-Gestagen-Arm; kombiniert kontinuierliche Anwendung) sowie 0,6 mg konjugierte equine Estrogene (Östrogen-Arm) jeweils mit einem Placebo verglichen (prospektiv, randomisiert, doppelblind). Eine ausführliche Darstellung dieser bisher umfangreichsten Studie mit Hormontherapiepräparaten bei überwiegend als gesund anzusehenden postmenopausalen Frauen und anderer kontrollierter Studien findet sich in den Empfehlungen der AkdÄ zur Hormontherapie im Klimakterium (Arzneimittelkommission der deutschen Ärzteschaft: Empfehlungen zur Therapie mit Östrogenen/Östrogen-Gestagen-Kombinationen im Klimakterium – Nutzen-Risiko-Abwägung. Arzneiverordnung in der Praxis [Sonderheft], 1. Auflage, 2003).
Derzeit wird, obwohl vergleichbare klinische Studien mit anderen Östrogenen/Gestagenen (hinsichtlich Typ des Östrogens/Gestagens, Anwendungsform, Dosis) fehlen, von einer Vergleichbarkeit der Effekte innerhalb der Gruppe der Östrogene und der Gruppe der Östrogen-Gestagen-Kombinationen ausgegangen.

52.12.4.5.1. Schlaganfall

Sowohl eine Östrogen- als auch eine Östrogen-Gestagen-Kombination erhöhen das relative Risiko (WHI-Studie). Die meisten Schlaganfälle sind ischämischen Ursprungs.

52.12.4.5.2. Mammakarzinom

Eine Hormontherapie, insbesondere eine Östrogen-Gestagen-Kombination, geht mit einem erhöhten Risiko für invasives Mammakarzinom einher. Dieses Risiko steigt mit der Länge der Therapie. Auch Behandlungszeiträume von wenigen Jahren sind nicht risikofrei. Die Hazard-Ratio betrug am Ende der Studie 1,26. Bereits 2,5 Jahre nach dem Abbruch der Studie hatte sich das Risiko wieder normalisiert. Die Karzinome, die unter Therapie mit einer Östrogen-Gestagen-Kombination diagnostiziert wurden, waren häufiger in einem fortgeschritteneren Stadium als in der Kontrollgruppe (WHI-Studie). Das relative Risiko bei Östrogen-Monotherapie war nicht signifikant von dem der Kontrollgruppe verschieden.

52.12.4.5.3. Kolorektale Karzinome

Eine Östrogen-Gestagen-Kombination, nicht eine Östrogenmonotherapie, senkt das relative Risiko. Die Karzinome waren häufiger in einem fortgeschritteneren Stadium als in der Kontrollgruppe (WHI-Studie; Östrogen-Gestagen-Kombination).

52.12.4.5.4. Endometriumkarzinom

Es besteht keine Erhöhung des relativen Risikos (Östrogen-Gestagen-Kombination) im Vergleich zur Kontrollgruppe. Eine umfangreiche epidemiologische Studie zeigt ein erhöhtes Risiko für Tibolon (Million Women Study).

52.12.4.5.5. Koronare Herzerkrankung

Eine Östrogen-Gestagen-Kombination erhöht das relative Risiko, eine Östrogenmonotherapie hat keinen Einfluss (WHI-Studie 2002, 2004). Bisher vorliegende Daten zeigen keinen Nutzen. Zu Behandlungsbeginn ist das Risiko kardiovaskulärer Morbidität bei der Östrogen-Gestagen-Kombination erhöht.

52

Es wurde diskutiert, ob jüngere Frauen (Frauen, die zu Studienbeginn zwischen 50 und 59 Jahre alt waren bzw. Frauen, deren Menopause weniger als 10 Jahre zurückliegt) doch von einer Hormontherapie profitieren können. Denn kumulierte Daten dieser Untergruppe aus beiden WHI-Armen (Estrogenmonotherapie und kombinierte Estrogen-Gestagen-Therapie) zeigen kein erhöhtes Risiko für Herzinfarkte bzw. eine Risikoreduktion. Zum einen lässt aber die Kumulation der Daten aus den 2 Armen methodisch keine gesicherte Aussage zu, zum anderen sind die Ergebnisse nicht signifikant. Eine Zusatzstudie mit den Frauen aus dem Arm der Estrogen-Monotherapie mehr als 1 Jahr nach Abschluss der WHI-Studie wird als weiterer Beleg der „Zeit-Hypothese" angeführt. Es wurden die Koronararterien der Frauen, die zu Beginn der Studie zwischen 50 und 59 Jahre alt waren, untersucht. In der Estrogengruppe sollen die Verkalkungen geringer ausgeprägt gewesen sein als in der Placebogruppe. Diese Daten sind deswegen als Beleg nicht geeignet, weil es keine Vergleiche mit Untersuchungen der Koronararterien vor Studienbeginn gibt und weil es sich um einen Surrogatparameter handelt.

Die Diskussion ändert nichts an der Bewertung, dass Östrogene mit oder ohne Gestagen zur Primär- und Sekundärprävention kardiovaskulärer Erkrankungen nicht geeignet sind.

52.12.4.5.6. Lebensqualität

Eine Verbesserung der Lebensqualität fand sich weder bei Frauen, die keine klimakterischen Symptome mehr hatten, noch in der Altersgruppe der unter 60-Jährigen mit Hitzewallungen. Zur Anwendung kamen Instrumente aus der Lebensqualitätsforschung. Davon getrennt zu betrachten ist die belegte Effektivität der in der WHI-Studie verwendeten Hormonpräparate hinsichtlich des Symptoms Hitzewallungen.

52.12.4.5.7. Kognition

Eine umfangreiche, weitgehend parallel zur WHI-Studie durchgeführte placebokontrollierte Studie (WHIMS) zeigte, dass eine Östrogen-Gestagen-Therapie (gleiches Medikament wie in der WHI-Studie) nicht zu einer Verbesserung kognitiver Partialfunktionen und damit zu einer Verminderung des relativen Risikos für Morbus Alzheimer führt, sondern die Wahrscheinlichkeit der Diagnose Morbus Alzheimer erhöht wurde. Im Östrogenarm dieser Studie wurden keine Reduktion von Demenzdiagnosen und keine Verbesserung kognitiver Fähigkeiten im Vergleich zur Placebogruppe ermittelt.

52.12.4.5.8. Osteoporose

Die Prävention einer Osteoporose bei postmenopausalen Frauen mit hohem Frakturrisiko ist nur noch angezeigt, wenn die Patientin eine Unverträglichkeit oder Kontraindikation gegenüber anderen, zur Osteoporoseprävention zugelassenen Arzneimitteln aufweist. Für Tibolon oder Phytoöstrogene liegen weder Wirksamkeitsbelege zur Frakturreduktion vor, noch sind sie zur Prävention oder Therapie der Osteoporose zugelassen.

52.12.4.5.9. Keine Anwendungsgebiete für Hormontherapie im Klimakterium

Erkenntnisse aus der Versorgungsforschung legen nahe, dass Sexualhormone zur Behandlung einer Reihe von Symptomen in Deutschland angewendet werden, für die keine gesicherte Evidenz hinsichtlich der Effektivität einer Gabe von Östrogenen bzw. einer Östrogen-Gestagen-Kombination besteht. Dazu zählen Harninkontinenz, Verminderung der Libido, Demenz, die Absicht, Alterungsvorgänge zu verlangsamen oder eine allgemeine Verbesserung von Lebensqualität herbeizuführen (unabhängig von der belegten Wirksamkeit bei vasomotorischen Beschwerden, s.o.). Vaginale Estrogenbehandlung kann rezidivierende Harnwegsinfekte vermindern.

52.12.4.5.10. Hormonbehandlung bei Frauen nach Brustkrebs bzw. unter Antiöstrogentherapie

Frauen mit induzierter Menopause durch eine Brustkrebsbehandlung (Chemotherapie, Ovarektomie) oder unter Antiöstrogentherapie mit Tamoxifen oder Aromatasehemmer leiden oft stärker unter vasomotorischen Beschwerden als gesunde Frauen mit spontaner Menopause. Das Behandlungsdilemma ist umso größer, als die effektivste Maßnahme, nämlich Estrogenbehandlung, kontraindiziert ist, um die Überlebensprognose nicht zu verschlechtern. Folgende Medikamente haben nachweislich das Potenzial, Hitzewallungen zu lindern: Clonidin, Venlafaxine und Gabapentin. Hingegen ist der Wirkungsnachweis für Vitamin E, Cimicifuga racemosa, Isoflavone und Fluoxetin nicht erbracht.

52.13. Hinweise zur wirtschaftlichen Verordnung

Tabelle 52.5: DDD-Kosten für verordnungsrelevante Wirkstoffe des Jahres 2008

Wirkstoff	DDD-Kosten (Euro)
Antiandrogene	
Chlormadinon	0,53
Cyproteron	2,43
Antiöstrogene	
Clomifen	0,38
Tamoxifen	0,23
Gestagene	
Desogestrel	0,38
Dydrogesteron	0,44
Hydroxyprogesteron	0,34
Medroxyprogesteron	0,32
Norethisteron	0,34
Progesteron	1,44
Östrogene	
Estradiol	0,29
Estriol	0,41
Ethinylestradiol	0,45
Östrogen-Gestagen-Kombination	
Drospirenon und Estrogen	0,72
Prolaktinhemmer	
Bromocriptin	1,16
Cabergolin	8,03

Quelle: GKV-Arzneimittelindex im Wissenschaftlichen Institut der AOK (WIdO)

53. „Anti-Aging"-Präparate

Fazit für die Praxis

Altern ist ein universeller Prozess aller Lebensformen. Die Suche nach einer Quelle ewiger Jugend findet sich bereits in der Antike, hat jedoch in einer alternden Gesellschaft mit ständig steigender Lebenserwartung besondere Bedeutung gewonnen. Da einige Hormone (z.B. Dehydroepiandrosteron, DHEA, Wachstumshormon, GH) mit zunehmendem Alter geringer produziert werden und viele Alterungsprozesse ein ähnliches Bild wie das eines pathologischen Hormondefizits hervorrufen (z.B. Umverteilung von Fett- und Muskelmasse, Sarkopenie), besteht eine attraktive Hypothese darin, dass ein Hormonersatz im Alter diese Prozesse rückgängig machen kann. Anhand der bisherigen Datenlage lässt sich diese Hypothese jedoch nicht eindeutig bestätigen, sodass nur bei pathologischem Hormondefizit eine entsprechende Hormonsubstitution erfolgen sollte. Auch anderweitige Wirkstoffe, mit denen der Alterungsprozess per se aufgehalten werden soll (z.B. Resveratrol), müssen ihre Wirksamkeit zunächst noch beweisen und können zum jetzigen Zeitpunkt nicht empfohlen werden. Nach wie vor bestätigen sich als die effektivsten Maßnahmen letztlich nicht medikamentöse Maßnahmen wie regelmäßige körperliche Betätigung mit Vermeidung von Übergewicht und Einhalten einer gesunden Ernährung.

Bezüglich der äußerlichen, insbesondere kosmetischen Folgen des Alterungsprozesses gibt es eine Reihe von Präparaten, die im klinischen Alltag eingesetzt werden können. Zur Behandlung des Haarverlustes sind Finasterid beim Mann und Minoxidil mittlerweile bei beiden Geschlechtern einsetzbar. Eine der beliebtesten kosmetischen Maßnahmen zur Glättung von Hautfalten im Gesichtsbereich sind lokale Injektionen mit Botulinumtoxin. Empfohlen ist der Einsatz primär zur Glättung der Glabellarfalte. Die Substanz befindet sich in langjährigem therapeutischem Einsatz. Systematisch dokumentierte Daten zur Langzeitanwendung liegen jedoch kaum vor, sodass bei älteren Patienten mit zusätzlich vorliegenden Begleiterkrankungen eine individuelle Risikoabschätzung vor dem kosmetischen Einsatz erfolgen muss.

53.1. Wirkstoffübersicht

empfohlene Wirkstoffe	weitere Wirkstoffe
	Botulinumtoxin A (Clostridium botulinum Toxin Typ A)
	Dehydroepiandrosteron (DHEA)
	Finasterid
	Melatonin
	Minoxidil
	Resveratrol
	Wachstumshormon (GH)

53.2. Wirkstoffe, die die physiologische Leistungsfähigkeit erhalten bzw. erhöhen sollen

53.2.1. Definition

Wirkstoffe, die den allgemeinen Alterungsprozess günstig beeinflussen sollen.

Vergleichende Bewertung

Altern ist ein physiologischer Prozess und kein Krankheitszustand. Auch durch normales und gesundes Altern kommt es zwangsläufig zu einer Abnahme der jugendlichen Leistungsfähigkeit und zu einer Beeinträchtigung körperlicher und geistiger Funktionen. In unserer Gesellschaft, die Jugendlichkeit, Grenzenlosigkeit und uneingeschränkte Leistungsfähigkeit zum Primat erhoben hat, ist die Versuchung groß, das gesunde Altern aufhalten oder umkehren zu wollen. Es gibt jedoch keine wirksamen Mittel, mit denen dies erreicht werden kann. Dennoch wird eine Unzahl von Präparaten beworben und ohne ärztliche Kontrolle vertrieben, was sich in den letzten Jahren auch durch das Internet zu einem nicht zu unterschätzenden weltweiten Wirtschaftsfaktor entwickelt hat. Im Mittelpunkt stehen hier sog. Antioxidantien (s. Kap. Arzneitherapie im Alter), aber auch Vitamine, Spurenelemente sowie Hormone, insbesondere solche, bei denen physiologischerweise die zirkulierenden Konzentrationen mit fortschreitendem Lebensalter absinken. Keiner dieser Wirkstoffe, die wir nachstehend kritisch bewerten, kann zur Anwendung als „Anti-Aging"-Mittel empfohlen werden.

53.2.2. Verwendete Wirkstoffe

Dehydroepiandrosteron (DHEA)

Wirkungsmechanismus

DHEA und das im Blut in wesentlich höherer Konzentration zirkulierende DHEA-Sulfat (DHEA-S) wird hauptsächlich in der Nebennierenrinde (NNR) synthetisiert. DHEA ist das zentrale Vorläuferhormon der menschlichen Sexualsteroidsynthese, d.h. aus DHEA werden sowohl männliche als auch weibliche Hormone gebildet. Ein spezifischer DHEA-Rezeptor ist bislang nicht bekannt. In Abhängigkeit vom Geschlecht des behandelten Patienten und vom Zielgewebe der Anwendung werden nach Gabe von DHEA androgenartige oder östrogenartige Wirkungen gesehen.

Bei Männern führt eine DHEA-Gabe nach Konversion in peripheren Geweben vor allem zum Anstieg der zirkulierenden Östrogene. In einzelnen Organen wie der Prostata werden aber durchaus in hohen Konzentrationen Androgene aus DHEA generiert. Bei Frauen führt die Gabe von DHEA zu einem Anstieg der zirkulierenden männlichen Hormone. DHEA wird in Abhängigkeit vom Lebensalter unterschiedlich sezerniert. Unmittelbar nach der Geburt sind als Folge der DHEA-Produktion der fetalen Nebenniere sehr hohe Spiegel nachweisbar. Im ersten Lebensjahr sinken diese jedoch rasch auf die Nachweisbarkeitsgrenze ab und steigen erst wieder ab dem 6. bis 10. Lebensjahr an, ein Phänomen, das als Adrenarche bezeichnet wird und regelhaft mit dem Auftreten der ersten Schambehaarung (Pubarche) einhergeht. Das intraindividuelle Sekretionsmaximum wird um das 25. bis 30. Lebensjahr erreicht. Danach kommt es zu einem kontinuierlichen Abfall der DHEA-Sekretion mit einem Absinken der DHEA- und DHEA-S-Spiegel auf 10–20 % der Maximalkonzentrationen um das 70. Lebensjahr. Dieser Vorgang wird etwas unpräzise als Adrenopause bezeichnet, unpräzise, da die beiden anderen Nebennierenrindenhormone, Kortisol und Aldosteron, keinen altersbedingten Abfall aufweisen. Dieser altersbedingte Abfall hat zu der Annahme geführt, dass ein unmittelbarer Zusammenhang mit dem Alterungsprozess bestehen müsse und als Konsequenz eine intensive Bewerbung von DHEA als Anti-Aging-Hormon vor allem auf dem US-amerikanischen Markt und im Internet ausgelöst. Dies wird pseudowissenschaftlich gestützt durch Querschnittsanalysen, die eine negative Korrelation von DHEA-Spiegeln und dem Auftreten einer alterungsassoziierten Morbidität erbrachten und durch Tierversuchsergebnisse, die angeblich positive DHEA-Effekte auf Tumorerkrankungen, Adipositas, koronare Herzkrankheit (KHK) und allgemeine Alterungsprozesse nachweisen. Besonders zu beachten ist hier, dass die Nebennieren von Ratten und Mäusen physiologischerweise keinerlei DHEA produzieren, sodass eine Übertragbarkeit dieser Versuche auf die Situation beim Menschen äußerst fraglich ist.

Patienten mit NNR-Insuffizienz infolge einer Erkrankung der Nebennieren oder der Hypophyse weisen einen absoluten DHEA-Mangel auf. Diese Patienten haben hundertmal niedrigere DHEA-Serumspiegel als ältere Menschen mit einem physiologischen DHEA-Abfall im Blut. Eine DHEA-Substitutionstherapie bei NNR-Insuffizienz hat signifikant positive Effekte auf Wohlbefinden und Lebensqualität der Patienten. Weibliche Patienten mit NNR-Insuffizienz leiden als Folge des DHEA-Mangels auch an einem ausgeprägten Androgenmangel mit trockener, juckender Haut und oft auch Libidoverlust. Beides kann durch eine DHEA-Substitution positiv beeinflusst werden (s. Kap. Funktionsstörungen der Nebennieren).

Enttäuscht hat der DHEA-Einsatz bei gesunden perimenopausalen Frauen sowie bei Männern und Frauen fortgeschrittenen Lebensalters. Mittlerweile liegen Daten aus großen klinischen Studien vor, die keine relevanten positiven Wirkungen auf das subjektive Wohlbefinden, den Metabolismus, die physische oder mentale Leistungsfähigkeit oder das Verhältnis von Körperfett- bzw. Muskelmasse durch eine DHEA-Einnahme bei sonst gesunden älteren Personen nachweisen konnten.

Indikation(en)

> **Es gibt keine zugelassene Indikation für den Einsatz von DHEA und entsprechend kein behördlich anerkanntes Präparat.**

Derzeit anerkannte Indikation ist der Einsatz von DHEA bei Patienten mit NNR-Insuffizienz, insbesondere bei eingeschränkter Lebensqualität und Leistungsmangel. Die Indikation NNR-Insuffizienz ist von der europäischen Regulationsbehörde EMEA als Orphan-Drug-Indikation anerkannt. Das weitere Zulassungsverfahren wird aber auf sich warten lassen, da wegen des mangelnden Patentschutzes das Interesse der pharmazeutischen Industrie gering ist. Keinerlei Indikation für DHEA besteht zum Ausgleich des relativen DHEA-Abfalls im Rahmen des physiologischen Alterungsprozesses.

Unerwünschte Wirkungen

Bei supraphysiologischer Dosierung und manchmal auch initial-vorübergehend bei physiologischer Dosierung kann es bei Frauen zu Androgenisierungserscheinungen, wie fettiger Haut, vermehrter Körperbehaarung und Kopfhaarausfall, kommen. Ebenso kann eine Überdosierung eine Störung des Menstruationszyklus bedingen.

DHEA kann prinzipiell in Zielorganen der Sexualsteroidwirkung in potente Sexualsteroide umgewandelt werden, das schließt Brust und Prostata ein. Deswegen ist eine mögliche Assoziation chronisch supraphysiologischer Konzentrationen mit einer vermehrten Inzidenz sexualhormonabhängiger Tumorerkrankungen wie Brust- und Prostatakrebs denkbar. Dies ist allerdings schwierig nachzuweisen, da DHEA zwar in den USA von Hunderttausenden als „food supplement" eingenommen wird, jedoch ohne jede ärztliche Kontrolle und Überwachung.

> **!** Cave: Es gibt kein DHEA-Präparat, das nach Kriterien der Good Pharmaceutical Practice (GPP) hergestellt wird, da es weltweit keine offiziell zugelassene Präparation gibt. In den USA wird DHEA als Nahrungsergänzungsmittel und nicht als Arzneistoff angesehen und kann daher unkontrolliert produziert und vertrieben werden. Untersuchungen von in den USA frei im Handel verfügbaren Präparaten haben gezeigt, dass manche keinerlei Wirkstoff enthalten und manche bis zu fünfmal mehr als ausgewiesen. Die Herstellung vor Ort durch den Apotheker hat den Nachteil, dass keine pharmakokinetischen Charakteristika verfügbar sind, und für DHEA ist gezeigt worden, dass die Bioverfügbarkeit in Abhängigkeit von der Galenik erheblich variieren kann.

Wachstumshormon (GH)

Wirkungsmechanismus

Wachstumshormon (Human Growth Hormone: GH oder auch somatotropes Hormon: STH) wird aus den somatotropen Zellen der Hypophyse freigesetzt. Es wirkt über den Wachstumshormonrezeptor direkt und indirekt durch Stimulation der Synthese von Insulin-like Growth Factor I (IGF-I) in der Leber. Über IGF-I werden die meisten, wenn auch nicht alle Wachstumshormonwirkungen vermittelt. Die Wachstumshormonsekretion hängt vom Lebensalter ab und erreicht um das 20. Lebensjahr ihr Maximum. Mit fortschreitendem Alter kommt es zu einem Abfall der GH-Produktion, im Durchschnitt um 10–15 % der Maximalproduktion pro Lebensdekade, was auch als „Somatopause" bezeichnet wird. Parallel dazu kommt es zu einem Abfall der IGF-I-Serumspiegel, weswegen für IGF-I altersspezifische Normbereiche etabliert worden sind. Der relative Abfall von GH und IGF-I im Alter ist jedoch nicht so ausgeprägt wie der totale GH-Sekretionsverlust bei hypothalamisch-hypophysären Erkrankungen mit Hypophysenzerstörung. Der schwere pathologische GH-Mangel führt bei Kindern zum Stillstand des Längenwachstums. Bei Erwachsenen mit absolutem GH-Mangel kommt es jedoch ebenfalls zu charakteristischen Folgen, insbesondere zu einer Zunahme speziell der abdominellen Fettmasse (Adipositas) sowie einer Abnahme der Muskelmasse (Sarkopenie). Da diese Veränderung der Körperzusammensetzung in abgemilderter Form auch im Rahmen des normalen Alterungsprozesses beobachtet wird, ist GH intensiv als Anti-Aging-Therapie beworben worden. Ein relativer GH-Abfall im Alter kann aber nicht dem hochgradigen Sekretionsverlust bei Hypophysenerkrankungen gleichgesetzt werden.

Durch die Substitution wird bei Kindern mit pathologischem GH-Mangel ein normales Längenwachstum erreicht. Bei Erwachsenen mit absolutem GH-Mangel im Rahmen hypothalamisch-hypophysärer Erkrankungen kann durch GH-Substitution eine signifikante, wenn auch nicht vollständige Verbesserung der durch die Erkrankung veränderten Körperzusammensetzung erreicht werden, mit Abnahme der abdominellen Fettmasse und Zunahme der Muskelmasse.

Indikation(en)

Der Einsatz von GH zum Ausgleich der relativen Abnahme der GH-Sekretion im Alter ist in keiner Form indiziert und kann gefährliche Nebenwirkungen haben (s.u.). Zugelassen ist eine GH-Substitutionstherapie zur Therapie des schweren Wachstumshormonmangels bei hypothalamisch-hypophysären Erkrankungen (s. Kap. Funktionsstörungen der Hypophyse).

Unerwünschte Arzneimittelwirkungen

Nebenwirkungen der GH-Therapie sind periphere Ödembildung, Carpaltunnel-Syndrom, Arthralgien, gestörte Glukose-Toleranz bis hin zum manifesten Typ-2-Diabetes und arterielle Hypertonie. GH-Therapie beim gesunden älteren Menschen, die prinzipiell meist supraphysiologische GH- und IGF-I-Spiegel zur Folge hat, kann kardiale Hypertrophie verursachen. Prinzipiell kann Tumorwachstum gefördert werden.

Besonderheiten

GH wird als einmal tägliche subkutane Injektion appliziert. Besonderes Charakteristikum des „Internet-Marktes" ist, dass oft orale GH-Präparate zu ähnlich hohen Preisen wie die subkutan anwendbaren Präparationen angeboten werden. GH ist jedoch ein Peptid, das im Magen sofort gespalten wird, bevor es überhaupt resorbiert wird, d.h. orale GH-Präparate sind zwar sehr teuer, aber absolut wirkungslos.

Melatonin

Wirkungsmechanismus und Indikation(en)

Melatonin wird in der Zirbeldrüse aus Serotonin gebildet. Seine Synthese wird durch Lichteinfall gehemmt. Die höchsten Melatonin-Serumkonzentrationen finden sich während der ersten drei Lebensjahre, wonach es zum Abfall auf zwanzigmal niedrigere Werte im jungen Erwachsenenalter kommt. Mit fortschreitendem Lebensalter kommt es zu einem weiteren Abfall der Melatonin-Produktion, und das nächtliche Sekretionsmaximum tritt im Alter ein bis zwei Stunden früher auf. Prinzipiell hat Melatonin eine gesicherte schlafanstoßende Wirkung, und erste Studien legen positive Effekte bei altersassoziierten Schlafstörungen nahe. Melatonin hat offensichtlich eine wichtige Funktion beim Erhalt des Schlaf-Wach-Rhythmus. Deswegen ist Melatonin versuchsweise bei Blinden und autistischen Patienten mit aufgehobenem Schlaf-Wach-Rhythmus eingesetzt worden und hat teilweise gute Erfolge gezeigt. Eine weitere Anwendung ist die Korrektur des Schlaf-Wach-Rhythmus durch gezielte Melatonin-Einnahme zur Vermeidung des Jetlag-Syndroms. Hier gibt es eine Wirksamkeit von Melatonin. Dosiserfordernisse und Einnahmeschemata sind jedoch umstritten. In der Regel kommen Dosen von 1–3 mg zum Einsatz.

Melatonin vermittelt seine Wirkung durch die Melatonin-Rezeptoren (MT$_1$ und MT$_2$), die sich nicht nur im Gehirn, sondern auch in der Peripherie, wie z.B. im Gefäßsystem, dem Gastrointestinaltrakt, dem Ovar und T-Lymphozyten finden. Die periphere Funktion von Melatonin ist unklar, und es ist möglich, dass andere Substanzen an die peripheren Melatonin-Rezeptoren binden. Die viel beworbene sog. Antioxidantien-Wirkung von Melatonin ist beim Menschen nicht belegt.

Melatonin ist in keiner Weise indiziert zur allgemeinen „Anti-Aging"-Therapie, die vorgibt, sich auf die beim Menschen nicht belegte und in ihrer Relevanz unklare fraglich antioxidative Wirkung von Melatonin zu stützen. Bezüglich des Einsatzes von Melatonin bei altersbedingten Schlafstörungen s. Kap. Schlafstörungen.

Besonderheiten

Melatonin ist nur auf zwei Wegen erhältlich: Zum einen durch den Erwerb eines Präparates vom US-amerikanischen Markt (Internet, internationale Apotheke), wo Melatonin wie DHEA als Nahrungsergänzungsmittel und nicht als Arzneimittel angesehen wird. Dementsprechend ist die Herstellung nicht überwacht und Reinheit und Gehalt der Wirksubstanz sind ungesichert. Zweite Möglichkeit ist die Herstellung eines Präparates durch den Apotheker, wobei hier die Reinheit von der Importquelle der Wirksubstanz abhängt und prinzipiell keine pharmakokinetischen Daten verfügbar sind.

Resveratrol

Wirkungsmechanismus

Resveratrol (3,5,4'-Trihydroxystilben) gehört zur Gruppe der Polyphenole. Die Substanz kommt natürlich u.a. in der Weintraubenschale vor und lässt sich auch in einer Reihe weiterer Nahrungspflanzen nachweisen.

Biologisch wirkt das Molekül als Bestandteil des pflanzeneigenen Immunsystems und ist für den Schutz vor Infektionen sowie vor schädlichen Umwelteinflüssen verantwortlich.

Für die Wirkung von Resveratrol wurden mehrere Effekte beschrieben, die es als „Anti-Aging"-Präparat interessant machen. Es wurden u.a. ausgeprägte antioxidative Eigenschaften nachgewiesen. Weiterhin soll die Substanz über eine Modulation des NFκ-b-(nuclear factor kappa b-)Weges antiinflammatorische Eigenschaften aufweisen. Karzinoprotektive Effekte von Resveratrol wurden auf experimenteller Ebene gezeigt, wobei Resveratrol sich als potenter Apoptose-Induktor bei Tumorzellen erwies. Tierexperimentelle Daten weisen zudem auf eine Verbesserung der Insulinsensitivität hin.

Resveratrol zählt zu den sog. CR-(Calorie-Restriction-)Mimetika, d.h. zu einer Substanzgruppe, die eine ähnliche lebensverlängernde Wirkung haben soll, wie dies bei verschiedenen Tierspezies durch eine anhaltende Kalorienrestriktion nachgewiesen werden konnte.

Der Mechanismus, über den diese Wirkung erfolgen soll, besteht in einer Form des »gene silencing«. CR bewirkt in erster Linie eine Aktivierung sog. Sirtuine (SIR). Unter deren Einfluss kommt es in der Zelle zu einer vermehrten DNA-Reparatur mit Verlängerung der Lebensdauer der einzelnen Zelle. In der Folge verlängert sich die Lebensspanne auch des Gesamtorganismus. Der Sirtuin-Mechanismus konnte mittlerweile auch an Humanzellen nachgewiesen werden. Die Übertragbarkeit auf den Menschen ist bislang jedoch ungeklärt.

53

Indikation(en)

Insgesamt basieren alle bisherigen Erkenntnisse auf in vitro- und tierexperimentellen Daten. Klinische Daten, die einen positiven Effekt beim Menschen bestätigen, sind bislang nicht verfügbar. Eine offizielle Indikation zum Einsatz dieses Präparates existiert nicht, ebenso existiert kein offiziell zugelassenes, nach GPP-Kriterien hergestelltes Präparat.

Resveratrol-Präparate werden in den USA als Nahrungsergänzungsmittel im freien Verkauf angeboten. Weiterhin sind solche Präparate auch über das Internet erhältlich.

53.3. Wirkstoffe, die die physischen Folgen des Alterns vermindern sollen

Vergleichende Bewertung

Ein weiterer Aspekt des „Anti-Aging"-Marktes sind Präparate, die die äußerlichen Folgen des Alterns beeinflussen und umkehren sollen. Neben der Zunahme der Fettmasse und der Abnahme der Muskelmasse sowie möglichen sexuellen Funktionsbeeinträchtigungen sind dies vor allem kosmetische Zielpunkte wie der Verlust des Haupthaars durch Glatzenbildung beim Mann sowie die Faltenbildung insbesondere im Gesichtsbereich. Für diese Aspekte sind Präparate mit beschränkter Wirksamkeit verfügbar, über deren Charakteristika nachfolgend kurz informiert wird. Keines dieser Arzneimittel wird zur Behandlung in der hier zur Diskussion stehenden Indikation empfohlen (eng begrenzte Ausnahmen werden definiert).

53.3.1. Verwendete Wirkstoffe

Finasterid

(vgl. Kap. Speicher-/Entleerungsstörungen der Harnblase)

Wirkungsmechanismus

Finasterid ist ein 5-Alpha-Reduktase-Hemmer, d.h. es hemmt die Konversion von Testosteron zu 5-Alpha-Dihydrotestosteron (DHT) und wird aus diesem Grund in der Behandlung der Prostatahyperplasie eingesetzt.

Indikation(en)

Eine relative Indikation für Finasterid (1 mg/Tag) stellt die frühzeitige Glatzenbildung dar, wobei dieser Prozess nur in bescheidenem Umfang verlangsamt, aber nicht vollständig aufgehalten und in keinem Fall umgekehrt werden kann. Effekte zeigen sich bei einem größeren Prozentsatz, aber keinesfalls bei allen behandelten männlichen Patienten. Finasterid hat keinen nennenswerten Effekt bei der Behandlung der androgenetischen Alopezie der Frau.

Unerwünschte Arzneimittelwirkungen

Als unerwünschte Wirkungen werden Erektionsstörungen und Libidoverlust bei ca. 1 % der behandelten Patienten beobachtet. Stärkere Androgenmangelerscheinungen wie Gynäkomastie wurden bei der Behandlung der frühzeitigen Glatzenbildung mit Finasterid nicht beobachtet, im Gegensatz zu seinem Einsatz bei der Prostatahyperplasie, der mit einer höheren Tagesdosis (5 mg/Tag) erfolgt.

Minoxidil

Wirkungsmechanismus und Indikation(en)

Minoxidil ist eine die Gefäßrelaxation beeinflussende Substanz und wird oral zur Behandlung der schweren arteriellen Hypertonie verwendet. Minoxidil hat bei rein topisch-äußerlicher Anwendung zur Behandlung des Haarausfalls einen bescheidenen, aber nachweisbaren Effekt über einen unklaren Wirkungsmechanismus.

Es ist zur Therapie der androgenetischen Alopezie beim Mann und in reduzierter Dosierung (Lösung mit 2 % statt 5 % Minoxidilgehalt) mittlerweile auch bei der Frau zugelassen.

Minoxidil-haltige Präparate werden in Form einer Tinktur 1–2 x/Tag auf die behaarte Kopfhaut aufgetragen. Ein Wirkeintritt ist nach ca. 8–12 Wochen zu erwarten.

Botulinumtoxin A (Clostridium botulinum Toxin Typ A)

Wirkungsmechanismus

Botulinumtoxin A (Clostridium botulinum Toxin Typ A) ist ein Neurotoxin, das vom Erreger des Botulismus, Clostridium botulinum, gebildet wird. Botulinumtoxin blockiert die Freisetzung von Acetylcholin aus präsynaptischen Nervenendigungen und führt dadurch zu einer Hemmung der Weiterleitung von Nervenimpulsen. Entsprechend kommt es therapeutisch durch gezielte Injektion zum Einsatz, um eine lokale, vorübergehende Muskelrelaxation zu erreichen.

Indikation(en)

Die Zulassung von Botulinumtoxin A umfasst folgende Indikationen: Blepharospasmus, hemifazialer Spasmus, idiopathische rotatorische zervikale Dystonie (Torticollis spasmodicus), fokale Spastizität (z.B. Spitzfuß) sowie starke axilläre Hyperhidrosis mit Beeinträchtigung der Aktivitäten des täglichen Lebens. Eine Zulassung wurde mittlerweile für den kosmetischen Einsatz von Botulinumtoxin A zur Behandlung mimischer Gesichtsfalten erteilt.

Die Wirkungsdauer der lokalen Injektionen beträgt 3–9 Monate. Die Behandlung kann ggf. wiederholt werden, wonach häufiger eine längere Wirksamkeit beobachtet wird.

Unerwünschte Arzneimittelwirkungen

Botulinumtoxin A befindet sich seit den 80er-Jahren im therapeutischen Einsatz. Bislang sind keine unerwünschten Langzeiteffekte bekannt. Histologische Veränderungen im Bereich der motorischen Funktionseinheiten konnten nicht nachgewiesen werden. Systematisch dokumentierte Daten zur Langzeitanwendung liegen jedoch kaum vor.

Die beim kosmetischen Einsatz verwendeten Dosen sind sehr gering. Vorübergehende Nebenwirkungen sind leichte Injektionsschmerzen, Kopfschmerzen, grippeähnliche Symptome. Wird vom empfohlenen Injektionsschema abgewichen, so kann es zur vorübergehenden fokalen Lähmung der Gesichtsmuskulatur kommen. Darüber hinaus wurden Antikörperbildungen gegen das Toxin beobachtet, die im längerfristigen Verlauf den Behandlungserfolg beeinträchtigen können.

Hinweise zur Arzneitherapie in speziellen Fachgebieten

54. Oto-rhino-laryngologische Ratschläge

Fazit für die Praxis

Im HNO-Bereich spielen in der allgemeinmedizinischen Grund- und Akutversorgung insbesondere entzündliche Krankheitsbilder eine wichtige Rolle. Die Behandlung der Gehörgangsentzündungen und der Ohrekzeme stützt sich in erster Linie auf eine lokale Therapie. Bei Patienten mit akuter Otitis media und Sinusitis acuta ist eine strenge Indikationsstellung der antibiotischen Therapie (Befunde! Klinik!) sinnvoll.

Komplikationen entzündlicher HNO-Erkrankungen gehören stets – ebenso wie Patienten mit chronischer Otitis media, Rhinosinusitis chronica und einer länger als 3 Wochen bestehenden Heiserkeit – in die Hand des HNO-Facharztes.

Gerade im Kopf-Hals-Bereich ist eine ausreichend hohe Dosierung verordneter Antibiotika und eine ausreichend lange Behandlungsdauer bei bakteriell bedingten Krankheitsbildern von entscheidender Bedeutung für den Therapieerfolg.

Es werden im Folgenden nur diejenigen Krankheitsbilder erwähnt, die in der allgemeinmedizinischen Grund- und Akutversorgung bedeutungsvoll sind. Viele der angeführten Erkrankungen sind nur durch ausreichende Beherrschung der speziellen HNO-Untersuchungstechniken zu diagnostizieren und bedürfen deshalb der fachärztlichen Behandlung.

54.1. Ohrerkrankungen

54.1.1. Erysipel der Ohrmuschel

s. Erysipel der äußeren Nase

54.1.2. Otitis externa

Diffuse Entzündungen des äußeren Gehörgangs sind vorwiegend durch Pseudomonas aeruginosa und weniger häufig durch Staphylococcus aureus oder Enterobakterien bedingt. Selten Virus- oder Pilzgenese.

Therapeutisches Vorgehen

Zunächst Ausschluss einer Trommelfellperforation. Sorgfältige Säuberung des Gehörgangs und Ausschaltung verursachender Noxen. Grundsätzlich genügt die Lokalbehandlung, deren Art sich nach dem Ausmaß der Gehörgangsschwellung richtet:

- ohne Schwellung: Kombination Antibiotikum + Kortikosteroid als Tropfen oder Salbe; häufig genügt jedoch die Behandlung mit Alkohol- bzw. Glyzerin-Alkohol-Tropfen oder -Streifen (**!Cave: Ototoxizität bei Trommelfellperforation!**)
- mit Schwellung: Kombination Antibiotikum + Kortikosteroid als lösungs- oder salbengetränkter Gazestreifen
- bei Diabetikern, Fieber, deutlicher Schwellung der regionären Lymphknoten, Auftreten einer Phlegmone bzw. Perichondritis oder in Fällen, in denen eine Mittelohrentzündung vorliegt; systemische Antibiotikagabe;. eine oft bestehende Mischflora verfälscht zumeist die Ergebnisse von Ausstrichen bzw. Grampräparaten; geeignete Antibiotika: Fluorchinolone, z.B. Ciprofloxacin, hochdosiert oral bzw. ein Aminopenicillin + Betalaktamase-Inhibitor oder Cephalosporin, z.B. Cephalexin oder Cefuroxim, und Cotrimoxazol (Wirkstoffe: s. Kap. Bakterielle Infektionen).

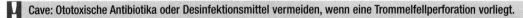 **!** Cave: Ototoxische Antibiotika oder Desinfektionsmittel vermeiden, wenn eine Trommelfellperforation vorliegt.

54.1.3. Mykosen

vorwiegend durch Aspergillus, seltener durch Candida; Reinigung und Applikation von Gentianaviolettlösung (Methylrosaniliniumchlorid)

! Cave: Ototoxizität im Falle einer Trommelfellperforation oder von gegen Aspergillus und Candida wirksamen Breitbandantimykotika-Tropfen auf Streifeneinlagen, z.B. Clotrimazol, Miconazol, Amphotericin B, Bifonazol, Ciclopirox-Cremes. Für Solutio Castellani besteht ein negatives Nutzen-Risiko-Verhältnis.

bei Candida-Infektionen Nystatin-, Natamycin- oder Amphotericin-B-Suspensionen oder -Salben ausreichend; Tropfen bevorzugen; zur Vermeidung von Rezidiven Behandlung bis zu 14 Tagen nach vollständiger Abheilung; in schwereren Fällen auch Fluconazol p.o. (s. Kap. Pilzinfektionen)

Wirkstoffe
- Farbstoffe: Methylrosaniliniumchlorid
- desinfizierend/antibiotikahaltig: Chlortetracyclin, Gentamicin, Ciprofloxacin, Povidon-Iod
- Kombinationen: Polymyxin B + Dexamethason+ Neomycinsulfat
- Antimykotika: Clotrimazol, Miconazol, Bifonazol, Ciclopirox, Nystatin, Natamycin, Amphotericin B, Fluconazol
  (s. auch Kap. Pilzinfektionen)
- systemische Therapie: Ciprofloxacin, Amoxicillin + Clavulansäure, Cefalexin, Cefuroxim; s. Kap. Bakterielle Infektionen

54.1.4. Gehörgangsfurunkel (Otitis externa circumscripta)

Therapeutisches Vorgehen
Im Anfangsstadium sollte eine antibiotikahaltige Streifeneinlage plus ggf. Analgetika, z.B. Acetylsalicylsäure (3 x 0,5–1 g/Tag) oder Paracetamol (3 x 0,5–1g/Tag) zum Einsatz kommen. Bei fehlender Befundrückbildung oder auftretenden Komplikationen (prä- und retroaurikuläre Schwellung) sollten systemische Antibiotika + antibiotikahaltige Streifeneinlage + Analgetika gegeben werden. Bei bereits beginnender Einschmelzung sollte eine Ammoniumbituminosulfonat-Streifeneinlage zur Förderung der Einschmelzung, ggf. Stichinzision bei reifem Furunkel gegeben werden. Bei schweren Formen empfiehlt sich die systemische Gabe von Penicilli-nase-festen Penicillinen, z.B. Flucloxacillin, Dicloxacillin (3 x 1 g/Tag p.o.) oder Oral-Cephalosporinen, z.B. Cefalexin, Cefadroxil (3 x 0,5–1 g/Tag p.o.) oder im Falle einer Penicillinallergie Clindamycin (3 x 300 mg/Tag p.o.), Cotrimoxazol (2 x 960 mg/Tag p.o.) oder Doxycyclin (am 1. Tag 2 x 100 mg, dann 1 x 100 mg/Tag p.o.).

Wirkstoffe
Acetylsalicylsäure, Paracetamol (s. Kap. Akute und chronische Schmerzen), Ammoniumbituminosulfonat, Flucloxacillin, Dicloxacillin, Cefalexin, Cefadroxil, Clindamycin, Ciprofloxacin

54.1.5. Ohrekzem

Therapeutisches Vorgehen
kortikosteroidhaltige Salben oder Tropfen bei trockenem Ekzem; wässrige Kortikoidlösungen oder Gentianaviolett-Lösung bei nässendem Ekzem oder bei bakterieller Superinfektion (s. Abschnitt Otitis externa und Kap. Dermatologische Ratschläge); vielfach gutes Ansprechen auf 2-prozentige Harnstoffcreme

54.1.6. Otitis externa maligna

nekrotisierende, granulierende Schläfenbeinosteomyelitis älterer Diabetiker durch Pseudomonas aeruginosa; HNO-fachärztliche Betreuung mit hochdosierter systemischer Antibiotikabehandlung, Optimierung der Diabeteseinstellung

54.1.7. Perichondritis

Die Ohrmuschelperichondritis sollte, wenn möglich, zur mikrobiellen Diagnostik und systemischen Antibiotikabehandlung veran-lassen. Die häufigsten Erreger sind Pseudomonas aeruginosa und Staphylococcus aureus sowie Enterobakterien. In Anbetracht der möglichen Spätfolgen („Blumenkohlohr") frühzeitige fachärztliche Behandlung.

Therapeutisches Vorgehen

In schweren Fällen oder bei Verdacht auf Pseudomonas (z.B. nach Operationen oder Verbrennungen) erfolgt zusätzlich eine hochdosierte orale Therapie mit einem Fluorchinolon, z.B. Ciprofloxacin, bzw. eine parenterale Therapie (stationäre Behandlung!) mit Piperacillin oder Ceftazidim. Bei Staphylokokkennachweis wird ein Staphylokokken-wirksames Penicillin (Dicloxacillin, Flucloxacillin) oder Cephalosporin (Cefadroxil) bzw. Clindamycin oder Cotrimoxazol angewandt. Kalte, feuchte Umschläge (für jeweils maximal 15 Min., um Mazeration der Haut zu vermeiden) im Wechsel mit Gentamicin-Salbenanwendung.

Wirkstoffe
- **systemisch**: Ciprofloxacin, Dicloxacillin, Flucloxacillin, Cefadroxil, Clindamycin, Cotrimoxazol, Piperacillin, Ceftazidim
        (s. auch Kap. Bakterielle Infektionen)
- **lokal**: Gentamicin, Pyolysin

54.1.8. Tubenmittelohrkatarrh

Therapeutisches Vorgehen

bei der akuten Form zunächst abschwellende Nasentropfen (s. Kap. Allergische Erkrankungen: hier schleimhautabschwellende Mittel) und Wärme; Valsalva-Manöver erst nach Inspektion des Nasen-Rachen-Raums; bei gleichzeitig vorliegender eitriger Rhinopharyngitis zusätzlich Antibiotikatherapie (s. auch Abschnitt Akute Otitis media); erst nach abgeklungenem Befund Valsalva-Manöver und bei kindlichem Paukenerguss Luftinsufflation mittels Nasenballon zur Verbesserung der Tubenbelüftung

Bei einseitigem Tubenkatarrh des Erwachsenen Tumor im Nasopharynx ausschließen!

54.1.9. Akute Otitis media

Pneumokokken und Haemophilus influenzae sind die Leitkeime, seltener sind Moraxella catarrhalis, Streptokokken und Staphylokokken verursachend. Die akute Otitis media ist eine der häufigsten Infektionskrankheiten im Kindesalter und tritt während oder kurz nach einem viralen Infekt des oberen Respirationstrakts auf. Bei Neugeborenen und immundefizienten Kindern ist besonders mit den Leitkeimen Escherichia coli, Pseudomonas aeruginosa und Staphylococcus aureus zu rechnen.

Fachärztliche Behandlung bei Komplikationszeichen (z.B. Facialisparese, Innenohrbeteiligung mit Schwindel, Verdacht auf Mastoiditis oder Meningitis). Bei Kindern mit rezidivierender Otitis media an adenoide Vegetationen denken; Indikationen zur Parazentese und Mastoidektomie beachten

Therapeutisches Vorgehen

Eine routinemäßige Antibiotikagabe ist wegen der relativ hohen Selbstheilungsrate weder zweckmäßig noch notwendig. Patienten mit mildem Krankheitsverlauf und geringausgeprägtem Trommelfellbefund können bei engmaschigen ärztlichen Kontrollen (nach 24 und 48 Std.) rein symptomatisch behandelt werden. Eine akute Otitis media beim Kind sollte bei ausgeprägter Symptomatik und klinischem Vollbild der Erkrankung für 7 Tage antibiotisch behandelt werden.

Symptomatische Therapie: Für 5–7 Tage abschwellende Nasentropfen (z.B. Xylometazolin) oder nasale Applikation physiologischer Kochsalzlösung. Zumindest in den ersten Tagen der Erkrankung sind in der Regel antipyretisch und analgetisch wirksame Medikamente (z.B. Paracetamol oder Ibuprofen) indiziert. Ohrentropfen sind nicht indiziert.

Antibiotikatherapie: Amoxicillin ist für die kalkulierte Therapie Mittel der Wahl, Pneumokokken und Haemophilus influenzae als häufigste Erreger werden bei der derzeitigen Resistenzsituation zuverlässig erfasst (Anteil der Betalaktamasebildner bei H. influenzae ca. 3 %). Cephalosporine der 2. Generation (z.B. Cefuroxim) und bei Penicillinallergie Makrolide (Roxithromycin, Clarithromycin) sind Alternativen, in schweren Fällen Aminopenicillin-Betalaktamase-Inhibitor-Kombinationen (Amoxicillin + Clavulansäure, Ampicillin + Sulbactam).

Bei der seltenen Otitis media acuta des Erwachsenen kann mit einem Oral-Penicillin wie Propicillin oder Phenoxymethylpenicillin therapiert werden, da bei diesen Patienten Pneumokokken die weitaus häufigsten bakteriellen Erreger sind.

Wirkstoffe und Dosierung

s. Kap. Bakterielle Infektionen

54.1.10. Gehörgangsfremdkörper

Entfernung kugeliger Fremdkörper mit Ohrsauger oder Ohrhäkchen. Entfernung kleiner, nichtkugeliger Gegenstände mit Ohrsauger oder Ohrzängelchen unter ohrmikroskopischer Sicht. Falls Entfernung durch o.g. Maßnahmen nicht möglich, operative Entfernung unter Narkose (Kinder) oder Lokalanästhesie (Erwachsene). Keine Pinzette zur Entfernung von Gehörgangsfremdkörpern benutzen!

54.1.11. Mastoiditis

Stets Operationsindikation! Medikamentöse Therapie dieser Hauptkomplikation der akuten Otitis media nur begleitend zur Operation.

54.1.12. Chronische Otitis media

Therapeutisches Vorgehen
Die chronische Schleimhauteiterung (chronisch-mesotympanale Otitis media) und die chronische Knocheneiterung (chronisch-epitympanale Otitis media, Cholesteatom) bedürfen der fachärztlichen Behandlung und sind eine Domäne der Mikrochirurgie. Eine gezielte antibiotische systemische Behandlung nach Antibiogramm spielt nur bei akuten entzündlichen Exazerbationen und ggf. zur Operationsvorbehandlung, bei Nichtoperabilität bzw. infizierter Radikalhöhle eine Rolle. Häufigste Keime sind: Pseudomonas aeruginosa, Staphylokokken und Proteus.
Antibiotikatherapie mit oralen Fluorchinolonen, z.B. Ciprofloxacin, die sowohl gegen Pseudomonas und Staphylococcus als auch gegen Proteus wirksam sind. Bei Vorliegen von Staphylococcus aureus Isoxazolylpenicillin, Clindamycin, Aminopenicillin-Betalaktamase-Inhibitor-Kombination oder Cotrimoxazol. Die beiden letzten Antibiotika wirken auch gegen Proteus.
Lokalbehandlung: s. Otitis externa.

 Cave: ototoxische Antibiotika und Desinfizientien

Wirkstoffe und Dosierung
s. Kap. Bakterielle Infektionen

54.1.13. Hörsturz

Therapeutisches Vorgehen
Akute einseitige sensorineurale Hörminderung ohne eruierbare Ursache. Spontanremissionen sind möglich. Die nachfolgend angeführten medikamentösen Maßnahmen sind zwar von fragwürdigem Erfolg; bei ausgeprägtem Hörverlust, oft auch in Verbindung mit akut aufgetretenen Ohrgeräuschen, besteht jedoch vielfach ein Therapiewunsch der Patienten. Es handelt sich trotz häufiger Spontanremissionen um einen vorwiegend stationär zu behandelnden Notfall (Ruhigstellung des Patienten).
Es wird eine Hämodilution mit Hydroxyethylstärke (HES) bzw. niedermolekularem Dextran oder physiologischer Kochsalzlösung mit Pentoxifyllin (s. Kap. Arterielle Durchblutungsstörungen, venöse Thromboembolien und Lymphödem) durchgeführt. Ebenso fragwürdig ist die hochdosierte Gabe von Prednisolon: ergänzend in den ersten 5 Tagen Prednisolon in täglich absteigender Dosierung, beginnend mit 250 mg i.v. als Bolus morgens. Da die Wirksamkeit dieser Behandlungen nicht durch kontrollierte Studien belegt ist, muss die Aufklärung des Patienten besonders ausführlich sein.
Die Therapie des **akustischen Traumas** erfolgt nach den gleichen Prinzipien.
Als Differentialdiagnose sind der Herpes zoster oticus (Therapie mit Aciclovir 5 mg/kg KG/Tag i.v. über 5 Tage bzw. Famciclovir) und die Neuroborreliose (Liquordiagnostik, Therapie mit Ceftriaxon 1 x 2 g/Tag i.v. über 2–3 Wochen) zu beachten.

54.1.14. Tinnitus

Tinnitus ist ein Symptom und keine Diagnose! Eine fachärztliche Betreuung (HNO-Arzt, ggf. Neurologe, bei chronischem Tinnitus ggf. stützende Mitbetreuung durch Hausarzt oder Psychotherapeuten) ist erforderlich.

54.1.15. Morbus Menière

Therapeutisches Vorgehen

Bei Verdacht auf Morbus Menière HNO-fachärztliche Untersuchung und befundabhängige Klinikeinweisung! Parenterale Gabe von Dopaminantagonisten (s. Kap. Motilitätsstörungen des Verdauungstraktes), wie Metoclopramid, Domperidon, Triflupromazin, von Sulpirid oder H_1-Antihistaminika wie Dimenhydrinat. Infusionen mit HES oder niedermolekularem Dextran oder physiologischer Kochsalzlösung mit vasoaktiven Substanzen für ca. 10 Tage oder eine Dehydratationstherapie mit Acetazolamid zunächst i.v. und ab dem 4. Tag p.o. In der Intervallphase Langzeittherapie mit dem H_1-Antagonisten Betahistin p.o.

Wirkstoffe und Dosierung

- Metoclopramid, Domperidon, Triflupromazin: s. Kap. Motilitätsstörungen des Verdauungstraktes
- Sulpirid: 2 x 100 mg/Tag i.m. oder langsam i.v.
- Dimenhydrinat: 50 mg p.o. oder 150 mg rektal alle 4–6 Std.,s. Kap. Motilitätsstörungen des Verdauungstraktes
- Hydroxyethylstärke, Dextran
- Acetazolamid: s. Kap. Ophthalmologische Ratschläge

Betahistin

Wirkungsmechanismus

fragliche Gefäß-erweiternde Wirkung der vertebrobasilären Strombahn und des Innenohrs; H_1-Antagonist

Indikation(en)

Morbus Menière, Ohrgeräusche, vestibulärer Schwindel

Kontraindikationen

Phäochromozytom, peptisches Ulkus, Asthma bronchiale, Gravidität

Unerwünschte Arzneimittelwirkungen

Magenunverträglichkeit, Kopfschmerzen

Pharmakokinetik

BV: unbekannt; gute Resorption
Elim.: Metabolismus
HWZ: 3,5 Std.

Dosierung

initial 3 x 6–16 mg/Tag p.o., nach Besserung 3 x 6–12 mg/Tag p.o.

54.1.16. Neuropathia vestibularis, akuter einseitiger Vestibularisausfall

Therapeutisches Vorgehen

HNO-fachärztliche Untersuchung, in der Regel stationäre Einweisung, symptomatische Therapie mit Antivertiginosa (s. Abschnitt Morbus Menière) und/oder Sedativa. Infusionstherapie s. Kap. Motilitätsstörungen des Verdauungstraktes. Bei heftigem Erbrechen evtl. Elektrolytersatz.

54

54.2. Idiopathische Fazialisparese (Bell-Lähmung)

Therapeutisches Vorgehen

Entweder Prednisolon (beginnend mit 30 mg, Dosisreduktion in 5-mg-Schritten alle 2 Tage) plus Reizstrom oder (umstritten) Kombinationsbehandlung aus HES (6-prozentig) oder niedermolekularen Dextranen mit Pentoxifyllin (s. Kap. Arterielle Durchblutungsstörungen, venöse Thromboembolien und Lymphödem) und Hydrocortison (s. Kap. Funktionsstörungen der Nebennieren) analog zur Therapie des Hörsturzes (s. Abschnitt Hörsturz). Differentialdiagnose: Mononeuritis bei Neuroborreliose.

54.3. Nasenerkrankungen

54.3.1. Nasenfurunkel

Therapeutisches Vorgehen

Solange eine einfache Follikulitis besteht, ist die lokale Behandlung ausreichend, z.B. eine Abdeckung mit Ammoniumbituminosulfonat-20-%-Salbe oder Oxytetracyclin-Salbe nebst Kühlen und Ruhigstellung der Mundpartie sowie Unterlassen aller Manipulationen. Gegebenenfalls Kürzen der Haare im Vestibulum nasi.

Bei abszedierender Follikulitis mit Ausbreitungstendenz (Lippen-, Wangen-, Lidödem): Penicillinase-feste Penicilline (Dicloxacillin, Flucloxacillin, Oxacillin), Oral-Cephalosporine (z.B. Cefalexin, Cefadroxil). Bei Penicillinallergie: Clindamycin oder Cotrimoxazol (s. Kap. Bakterielle Infektionen). Aufklärung des Patienten über die möglichen Komplikationen!

Druckschmerz über der Vena angularis! Bei Progredienz unter der Therapie: Klinikeinweisung. Jede Manipulation bei Nasen- oder Oberlippenfurunkeln sollte unterbleiben.

Wirkstoffe und Dosierung

Ammoniumbituminosulfonat (Salbe); Dicloxacillin, Flucloxacillin, Oxacillin, Cefalexin, Cefadroxil, Clindamycin, Cotrimoxazol: s. Kap. Bakterielle Infektionen

54.3.2. Nasenfremdkörper

Gegenstand-ähnlich wie bei Gehörgangsfremdkörper – mit Häkchen oder anderen geeigneten Instrumenten entfernen, ggf. zuvor Abschwellen der Nasenschleimhäute (HNO-Arzt)

54.3.3. Erysipel der äußeren Nase

Therapeutisches Vorgehen

Benzylpenicillin parenteral oder Phenoxymethylpenicillin p.o. über 8–10 Tage (s. Kap. Bakterielle Infektionen). Lokale Behandlung mit Povidon-Iod (10-prozentige Salbe) und ggf. Sanierung der Eintrittspforte auch zur Rezidivprophylaxe. Bei Penicillinallergie Cephalosporine oder Makrolide.

Wirkstoffe und Dosierung

Benzylpenicillin (Penicillin G), Phenoxymethylpenicillin (Penicillin V), Clarithromycin: s. Kap. Bakterielle Infektionen, Povidon–Iod (10-prozentige Salbe)

54.3.4. Akute Rhinitis (Schnupfen; „common cold")

Ursachen: Infektion mit Rhinoviren (auch Corona-, Myxo-, Adeno-, Enteroviren u. a.)

Therapeutisches Vorgehen
Symptomatisch mit abschwellenden alpha-sympathomimetischen Nasentropfen oder -sprays (s. Kap. Allergische Erkrankungen), Sole-Inhalationen (1 Esslöffel NaCl ohne Jodid auf 1 l Wasser), Kochsalzspülungen der Nase und Schwitzkuren.

> **Cave: Keine Kamille wegen der allergisierenden Wirkung! Ist die akute Rhinitis in 8–10 Tagen nicht abgeheilt, muss an eine Sinusitis gedacht werden.**

54.3.5. Allergische Rhinitis

saisonales Auftreten bei Pollinose (Heuschnupfen), Auftreten ganzjährig, z.B. bei Hausstaubmilben-, Tierhaar-, Tierfeder- und Nahrungsmittelallergie

Therapeutisches Vorgehen
Allergenkarenz in Abhängigkeit von Anamnese und Allergietestung, Hyposensibilisierungsbehandlung. Bei akuter Symptomatik: Sympathomimetika-haltige abschwellende Nasensprays (s. Kap. Allergische Erkrankungen, hier Schleimhaut-abschwellende Mittel; **!Cave: Anwendungsdauer!**) oder Antihistaminika-haltige Nasensprays, Cromoglicinsäure-haltige Nasensprays (s. Kap. Allergische Erkrankungen, hier Cromone); nasale Glukokortikoidgabe als Dosierspray (Beclometason, Budesonid, Fluticason: s. Kap. Allergische Erkrankungen, hier Topische Glukokortikosteroide). Die häufige Anwendung von Nasensprays oder Nasentropfen kann zur Schädigung der Nasenschleimhaut sowie zur Blutungsneigung führen. Orale Gabe nichtsedierender H_1-Antihistaminika (s. Kap. Allergische Erkrankungen). Eventuell kurzfristige orale Kortikosteroidmedikation. Die Applikation schwersteuerbarer Depotformen von Glukokortikosteroiden ist abzulehnen.

Wirkstoffe und Dosierung
s. Kap. Allergische Erkrankungen

54.3.6. Vasomotorische Rhinitis

unspezifische Überempfindlichkeitsreaktion der Nasenschleimhaut auf exogene (Temperaturschwankungen, Rauch, Alkohol, Staub, trockene Luft) und/oder endogene Störungen (z.B. orthostatisch, hormonell, psychogen)

Therapeutisches Vorgehen
Ausschaltung erkennbarer Ursachen; roborierende Maßnahmen, abschwellende Nasensprays nur kurzfristig. Frühzeitig fachärztliche Untersuchung. Topisch wirksame Kortikoid-, Antihistaminika- oder cromoglicinsäure-haltige Nasensprays (s. Allergische Rhinitis). Zur Therapie der Rhinorrhoe: Ipratropiumbromid als Nasenspray (s. Kap. Asthma bronchiale und andere Atemwegserkrankungen: Anticholinergika). **Bradykardie, AV-Block, Rhinitis sicca. In schweren Fällen auch orale H_1-Antihistaminika (s. Kap. Allergische Erkrankungen: H_1-Antagonisten) und orale Kortikosteroide (s. Kap. Erkrankungen der Schilddrüse), ggf. auch operative Maßnahmen.**

Wirkstoffe und Dosierung
Ipratropiumbromid als Spray 2–3 x 1 Hub/Tag zu je 0,02 mg nasal

54.3.7. Medikamentöse Rhinopathie

Abusus abschwellender Nasentropfen oder -sprays („Privinismus") führt zu einer blassen und lividen Schwellung der Nasenschleimhäute.

Therapeutisches Vorgehen

Entwöhnen durch Absetzen der abschwellenden Nasentropfen oder -sprays, ggf. zunächst auf einer Nasenseite, pflegende Nasensalben oder -tropfen (z.B. Dexpanthenol), übergangsweise kortikosteroidhaltige Nasensprays (s. Kap. Allergische Erkrankungen: Topische Glukokortikosteroide) oder evtl. ein H_1-Antihistaminikum (s. Kap. Allergische Erkrankungen: H_1-Antagonisten) bzw. ein Kortikosteroid per os.

Frühzeitiges fachärztliches Konsil. Das Symptom einer „verstopften Nase" oder das klinische Bild einer vasomotorischen Rhinitis (s. Vasomotorische Rhinitis) kann durch zahlreiche Medikamente ausgelöst werden, z.B. durch Rauwolfia-Alkaloide, Guanethidin, Methyldopa, Phenothiazine, hormonale Kontrazeptiva, Acetylsalicylsäure, Antidepressiva, aber auch Tabakrauch bei starken Rauchern.

54.3.8. Akute Sinusitis

Sie entsteht meist rhinogen im Anschluss an eine oftmals virusbedingte Rhinitis, selten dentogen, sehr selten hämatogen. Erreger sind meist Pneumokokken oder Haemophilus influenzae, seltener A-Streptokokken, Moraxella catarrhalis oder Staphylokokken, bei Kindern mit Mukoviszidose überwiegend Pseudomonas aeruginosa. Die Sinusitis acuta zeigt ein ähnliches Erregerspektrum wie die Otitis media acuta. Im Gegensatz zur chronischen Sinusitis spielen Anaerobier eine geringe Rolle. Bei unkompliziertem Verlauf und bei immunkompetenten Patienten ist kein Erregernachweis notwendig.

Therapeutisches Vorgehen

Routinemäßige Antibiotikagabe ist nicht gerechtfertigt. Die akute Sinusitis zeigt eine nichtgeringe Selbstheilungsrate. Die Indikation zur antibiotischen Behandlung ergibt sich aus der Schwere des Krankheitsbildes (Fieber, starke Schmerzen, purulente Rhinorrhoe über Tage). Therapieziel ist die Wiederherstellung von Ventilation und Drainage, um einen Übergang in eine chronische Sinusitis und Komplikationen (häufigste: orbitale Komplikation) zu verhindern; bei Verdacht auf Sinusitis frontalis und in schweren Fällen: fachärztliche Mitbehandlung. Auf die seltene, aber gefährliche Sinusitis sphenoidalis sei hingewiesen.

Symptomatische Therapie: Infrage kommen abschwellende Nasentropfen oder -sprays (s. Kap. Allergische Erkrankungen: Schleimhautabschwellende Mittel); Sekretolyse (s. Kap. Asthma bronchiale und andere Atemwegserkrankungen), Sole-Inhalationen, evtl. Überwärmung, Schwitzkur, Mikrowelle, Lichtkasten und Rotlicht.

Antibiotikatherapie: Die antibiotische Therapie sollte in der Regel über 8–10 Tage durchgeführt werden. Antibiotikum der Wahl ist Amoxicillin. Alternativen sind die Cephalosporine der 2. Generation, z.B. Cefuroxim oder Makrolide (Roxithromycin, Clarithromycin) und Cotrimoxazol. Bei Komplikationen werden die Kombination Aminopenicillin + Betalaktamase-Inhibitor, wie z.B. Amoxicillin + Clavulansäure oder Ampicillin + Sulbactam oder Fluorchinolone, bevorzugt. Bei röntgenologisch nachgewiesenem Kieferhöhlenempyem sollte eine Kieferhöhlenspülung durchgeführt werden. Bei Stirnhöhlenempyem, Orbitaödem: Klinikeinweisung, ggf. sanierende Nasennebenhöhlenoperation.

Wirkstoffe

Amoxicillin, Cefaclor, Cefuroxim, Clarithromycin, Cotrimoxazol, Amoxicillin + Clavulansäure, Ampicillin + Sulbactam, Phenoxymethylpenicillin, Roxithromycin: s. Kap. Bakterielle Infektionen

54.3.9. Chronische Sinusitis

Therapeutisches Vorgehen

Fachärztliche Betreuung, um evtl. Indikationen zur endonasalen Chirurgie zu eruieren. Besonders bei vorbehandelten Patienten mit akuter Exazerbation – wenn möglich – Grampräparat und Antibiogramm. Beachtung der stärkeren Beteiligung von Staphylokokken und Anaerobiern.

Die Antibiotikatherapie sollte 8 Tage über das Abklingen jeglicher Beschwerden hinausgehen. Eine Aminopenicillin-Betalaktamase-Inhibitor-Kombination (z.B. Amoxicillin + Clavulansäure) ist die Therapie der 1. Wahl. Cephalosporine (z.B. Cefuroxim oder Cefpodoxim) bzw. Amoxicillin, Clindamycin, Makrolide (Roxithromycin, Clarithromycin, Azithromycin), Cotrimoxazol oder Doxycyclin gelten als Alternativen. Weitere Alternativen sind Fluorchinolone, wie z. B. Ciprofloxacin.

Wirkstoffe

Amoxicillin + Clavulansäure, Cefuroxim, Clarithromycin, Clindamycin, Cotrimoxazol, Doxycyclin, Ciprofloxacin, Roxithromycin: s. Kap. Bakterielle Infektionen

54.4. Mund- und Rachenerkrankungen

54.4.1. Cheilitis diffusa

Diffuse bakterielle Lippenentzündung, ausgehend von kleinen Rhagaden, bei Streptokokkeninfektion klinisch als Erysipel verlaufend

Therapeutisches Vorgehen

Oral-Penicillin (s. Kap. Bakterielle Infektionen), lokale Salbenbehandlung (z.B. Pyolysin®, Povidon-Iod 10 %)

54.4.2. Oberlippenfurunkel

s. Nasenfurunkel

54.4.3. Herpes labialis

Herpes-simplex-Infektion mit schmerzhaften Bläschen und kleinen Ulzera; Rezidive häufig

Therapeutisches Vorgehen

Im Frühstadium empfiehlt sich das mehrmals tägliche, kurzzeitige Aufdrücken eines Äther-getränkten Wattebauschs (feuergefährlich!). Der Versuch einer virustatischen Behandlung mit 5 x 200 mg Aciclovir p.o. oder Aciclovir-, Foscarnet- oder Penciclovir-Creme ist nur im Frühstadium sinnvoll. Zur Pflege der Wundränder mit fettenden Salben s. Kap. Dermatologische Ratschläge: Virale Erkrankungen und Bakterielle Infektionen der Haut.

Wirkstoffe

Aciclovir, Foscarnet, Penciclovir (Creme), s. auch Kap. Virusinfektionen

54

54.4.4. Verbrühungen und Verätzungen von Mundhöhle, Rachen und Speiseröhre

54.4.4.1. Sofortmaßnahmen

Verdünnung oder Neutralisierung der Säure oder Lauge durch Spülung mit Wasser oder Milch; sofortige Klinikeinweisung unter Beachtung der notwendigen Erstmaßnahmen (Schockprophylaxe)

Ätzmittel in die Klinik mitgeben. Frühzeitig endoskopisch den Grad der Beteiligung der Speiseröhre abklären, da unabhängig vom Schleimhautbefund von Mund und Rachen eine Ösophagusverätzung vorliegen kann.

54.4.5. Stomatitis simplex (Gingivostomatitis)

bakterielle, mykotische oder virale Infektion bei ungenügender Mundhygiene

Therapeutisches Vorgehen

Bekämpfung der Ursachen, Mundspülungen mit Salbei oder einer desinfizierenden Lösung (z.B. mit Hexetidin), Linderung der Beschwerden durch anästhesierende (z.B. Lidocain- oder Benzocain- bzw. Lidocain-Prilocain-haltige) Gels, Lutschtabletten oder Sprays.

54.4.6. Gingivostomatitis aphthosa (Stomatitis herpetica, Mundfäule)

Infektion mit dem Herpes-simplex-Virus, meist bei 1–3-jährigen Kindern.; gegebenenfalls Klinikeinweisung, da Kinder wegen der starken Schmerzen oft die Nahrungsaufnahme verweigern

Therapeutisches Vorgehen

Spülungen mit antiphlogistischen, desinfizierenden und anästhesierenden Lösungen (s. Stomatitis simplex). In schweren Fällen oder bei begleitender Immunschwäche Injektion von Gammaglobulinen oder Aciclovir; bei Kindern unter 3 Jahren Aciclovir als Suspension zum Verteilen in der Mundhöhle unter Beachtung der altersbezogenen Dosierung.

Wirkstoffe und Dosierung

Aciclovir: s. Kap. Virusinfektionen

54.4.7. Chronisch-rezidivierende Aphthen (habituelle Aphthen)

Therapeutisches Vorgehen

Desinfizierende Mundspülungen (s. Stomatitis simplex), Kortikosteroid-Haftsalbe, Ätzen mit 10-prozentiger Lösung von Argentum nitricum (Silbernitrat).

54.4.8. Angulus infectiosus (Faulecke, Perlèche)

Infektion mit Candida albicans, evtl. auch bakterielle Infektion.; prädisposition bei Diabetes mellitus und reduziertem Allgemeinzustand, Zinkmangel- und Eisenmangelzuständen

Therapeutisches Vorgehen

Lokalbehandlung mit Argentum nitricum (1-, 2- oder 5-prozentig) bzw. Pyoctanin-Lösung (1–2-prozentig). Roborierende Maßnahmen oder Nystatin (s. Kap. Pilzinfektionen) als Lösung bzw. Salbe bei Verdacht auf Pilzinfektion oder Oxytetracyclin als Salbe bei Verdacht auf bakteriellen Infekt oder Povidon-Iod-Salbe (10 %) bei ätiologischer Unsicherheit (s. Kap. Dermatologische Ratschläge).

Wirkstoffe

Nystatin (Lösung bzw. Salbe), Oxytetracyclin (Salbe), Povidon-Iod (Salbe)

54.4.9. Soor der Mundhöhle

Therapeutisches Vorgehen

Sorgfältige Mundhygiene, Nystatin (s. Kap. Pilzinfektionen) oder Amphotericin B als Lösung oder Lutschtabletten und evtl. lokale und allgemeine Schmerzlinderung. Bei Therapie- und/oder Krankheits-induzierter Immunsuppression oft Mitbefall der ösophagealen Schleimhaut, dann ggf. Therapie mit Fluconazol lokal und systemisch. Bei einer schweren Soorerkrankung der Mundhöhle an maligne Lymphome, Leukämien, Malignome anderer Genese, AIDS und Diabetes mellitus denken.

> **!** **Cave: Soor als Folge systemischer oder lokaler Glukokortikoidtherapie, bei hochdosierter Antibiotikabehandlung und bei onkologischer Therapie sollte bei Krankenhausentlassungen besonders beachtet werden.**

Wirkstoffe und Dosierung

Nystatin (Lsg.)
Amphotericin B (Lsg.): s. Kap. Pilzinfektionen
Fluconazol:　　　　　s. Kap. Pilzinfektionen

54.4.10. Akute Tonsillitis, akute Pharyngitis

Neben viraler Genese (bis zu 70 % der Fälle) meist betahämolysierende Streptokokken der Gruppe A. Goldstandard des Streptokokkennachweises ist die Kultur aus einem Tonsillenabstrich. Die sogenannten Streptokokken-Schnelltests haben eine Spezifität von knapp über 90 %, die Sensitivität liegt jedoch bei maximal 72–86 %.

Therapeutisches Vorgehen

Symptomatisch: Rachenspülungen mit z.B. Salbei oder Kamille; Rauchverbot, Meiden heißer, saurer und scharfer Speisen, sparsamer Einsatz lokaler oder allgemeiner Analgetika bzw. Antiphlogistika.

Antibiotikatherapie: Sie dient bei Streptokokkeninfektionen der Verhinderung nichteitriger Folgeerkrankungen (akutes rheumatisches Fieber, akute Glomerulonephritis, Chorea minor). Ferner kann die Häufigkeit lokal-eitriger Komplikationen (Peritonsillarabszess) vermindert und die akute Symptomatik abgekürzt werden. Eine lokale antibiotische Therapie ist bei akuter Tonsillitis kontraindiziert! Mittel der Wahl bei Streptokokken-Tonsillitis ist die 10-tägige Gabe von Phenoxymethylpenicillin oder Propicillin. Wesentlich für den Therapieerfolg ist die ausreichend hohe Dosierung des Oral-Penicillins (Kinder: 100.000 I.E./kg KG/Tag, Erwachsene: 3–4,5 Mio. I.E./Tag; s. Kap. Bakterielle Infektionen). Eine Alternative bei schlechter Compliance oder Schluckstörung kann ein intramuskulär appliziertes Depotpenicillingemisch (z.B. Benzylpenicillin-Natrium, -Procain, -Benzathin: Erwachsene 2 x 1,2 Mio. I.E. i.m. im Abstand von 2 Tagen) sein.

Lediglich bei Therapieversagen sind Cephalosporine, alternativ Makrolide, indiziert. Bei Penicillinallergie Ausweichen auf ein Makrolid oder Clindamycin. Bei Kieferklemme an Peritonsillitis und Peritonsillarabszess denken. Ein Retrotonsillarabszess kann ohne Kieferklemme einhergehen. Klinikeinweisung!

> **!** **Cave: Bei akuter Tonsillitis bzw. Pharyngitis, hinter der sich auch eine infektiöse Mononukleose verstecken kann, keine Gabe eines Aminopenicillins wegen Exanthemprovokation.**

> **!** **Cave: Bei ausgeprägter akuter Tonsillitis keine Acetylsalicylsäure, die durch Thrombozytenaggregationshemmung eine ggf. notwendige Infekttonsillektomie erschwert.**

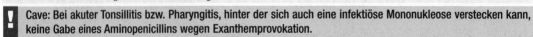

Auch bei einer rezidivierenden Tonsillitis gilt ein Oral-Penicillin als Antibiotikum der 1. Wahl. Zur größeren Therapiesicherheit kann jedoch ein Oral-Cephalosporin der ersten Generation, ein Makrolid oder Clindamycin angewandt werden.

Scharlach ist eine Sonderform der Streptokokken-A-Infektion mit Bildung eines erythrogenen Exotoxins. Die Behandlung entspricht der Therapie der Streptokokken-Tonsillitis.

Wirkstoffe und Dosierung

s. Kap. Bakterielle Infektionen

54.4.11. Infektiöse Mononukleose (Monozytenangina, Pfeiffer-Drüsenfieber)

Bei der infektiösen Mononukleose handelt es sich um eine Epstein-Barr-Virus-Infektion.

Therapeutisches Vorgehen

Symptomatisch; gelegentlich wird eine antibiotische Therapie zur Bekämpfung einer bakteriellen Superinfektion, z.B. mit einem Oral-Penicillin, empfohlen.

❗ Cave: Kein Aminopenicillin wegen des hohen Exanthemrisikos.

Bei stark protrahiertem Verlauf oder bei Patienten mit Dyspnoe (Tonsillenhyperplasie!) kann eine Infekttonsillektomie indiziert sein.

54.4.12. Echte Herpangina

Coxsackie-A- oder ECHO-Virus-Infektion

Therapeutisches Vorgehen

Lokale, symptomatische Behandlung (s. Stomatitis simplex).

54.4.13. Plaut-Vincent-Angina

Mischinfektion mit Borrelia vincenti und Fusobacterium fusiforme; klinisch meist ein einseitiges Tonsillenulkus nachweisbar

Therapeutisches Vorgehen

Zunächst Mundpflege plus Touchieren des Ulkus mit Argentumnitricum- oder Pyoctanin-Lösung; wenn unwirksam, orale Gabe von Phenoxymethylpenicillin (s. Kap. Bakterielle Infektionen) für 4–6 Tage.

Wirkstoffe und Dosierung

Phenoxymethylpenicillin (Penicillin V): s. Kap. Bakterielle Infektionen

54.5. Kehlkopferkrankungen

54.5.1. Akute Laryngitis des Erwachsenen

Entzündung der Kehlkopfschleimhaut meist im Rahmen eines viralen Infekts der oberen und/oder unteren Luftwege

Therapeutisches Vorgehen

Symptomatisch: Stimmruhe, Rauchverbot, Mukolytika, Inhalation mit Sole (NaCl ohne Iodid), orale Antibiotikatherapie bei Verdacht auf bakterielle Infektion (bei Rhinopharyngitis, Sinusitis oder eitriger Tracheobronchitis), z.B. mit einem Aminopenicillin (s. Akute Sinusitis). Alternativen sind Aminopenicillin + Betalaktamase-Inhibitor oder ein Cephalosporin der 2. oder 3. Generation.

54.5.2. Laryngitis subglottica acuta (Pseudokrupp-/Krupp-Syndrom)

Akute virale Infektion (Parainfluenzaviren, RS-Viren, Adenoviren) mit subglottischer Schleimhautschwellung; Kinder im Vorschul–alter sind am häufigsten befallen, Jungen 2,5-mal häufiger als Mädchen

Therapeutisches Vorgehen

Leichte Formen: Beruhigung des Kindes und der Eltern (keine sofortige Trennung von der Mutter), reichlich Flüssigkeit, Zuführen von Frischluft bzw. Anfeuchten der Atemluft, sorgfältige Überwachung, Fiebersenkung. Prednison 2–3 x 5–20 mg/kg KG/Tag als Supp., evtl. Prednisolon 2–4 mg/kg KG i.v. oder Dexamethason 0,6 mg/kg KG i.v., ggf. Sauerstoffgabe und leichtes Sedativum.
Schwere Formen bzw. zunehmende Atembeschwerden trotz Therapie: Sofortige Klinikeinweisung, insbesondere bei Mitbeteiligung der Trachea (ebenso bei leichten Formen, wenn ausreichende häusliche Überwachung nicht gewährleistet ist).

Wirkstoffe und Dosierung

Prednison, Prednisolon: Dosierung s.o.
Dexamethason: 0,6 mg/kg KG i.v.

54.5.3. Akute Epiglottitis im Kindesalter

Hochfieberhafter, klassischerweise durch Haemophilus influenzae Typ B verursachter Infekt des Kehldeckels mit starken Halsschmerzen, Schluckbeschwerden, kloßiger Sprache und inspiratorischem Stridor, jedoch ohne Heiserkeit; viel seltener als akute subglottische Laryngitis (1:20), jedoch wesentlich gefährlicher; seit Einführung der Impfung gegen H. influenzae Typ B hat Inzidenz deutlich abgenommen, deshalb jedoch auch mit anderen Erregern rechnen, insbesondere mit betahämolysierenden Streptokokken und Staphylococcus aureus

Sofortmaßnahmen

Bei klinischem Verdacht sofort Glukokortikoidzäpfchen oder i.v.-Gabe von Glukokortikoiden und Cefotaxim oder Aminopenicillin + Betalaktamase-Inhibitor (Amoxicillin + Clavulansäure, Ampicillin + Sulbactam) sowie sofortige Klinikeinweisung in ärztlicher Begleitung (Intubationsbereitschaft!). Frischluftbehandlung bzw. Anfeuchten der Luft, ggf. Sauerstoff- und Sympathikomimetika-Inhalation, evtl. Intubation.

 Cave: Keine Manipulationen im Rachenraum ohne Intubationsbereitschaft!

54.5.4. Chronische Laryngitis

Jede Heiserkeit, die länger als 3 Wochen besteht, muss laryngoskopisch abgeklärt werden. Behandlung durch den HNO-Arzt. Noxenkarenz (Nikotin, Staub, Stimmbelastung etc.).

54.5.5. Larynxödem

Atemnot durch ödematöse Schwellung, besonders des Kehlkopfeingangs, im Rahmen einer akuten Entzündung, eines Zungengrund- oder Epiglottisabszesses, einer Verletzung (z.B. Insektenstich, Verätzung), einer allergischen Reaktion, eines Quincke-Ödems (auch Angioödem durch ACE-Hemmer) oder einer Strahlenbehandlung im Kopf-Hals-Bereich

Therapeutisches Vorgehen

Kortikosteroidtherapie. Bei hochgradigem Ödem mit Atemnot: Sauerstoff und Intubationsbereitschaft sowie Epinephrin (Adrenalin) lokal. Stationäre Einweisung und ggf. Intubation oder Tracheotomie.

 Cave: Bei Nichtansprechen auch an Angioödem durch ACE-Hemmer oder das seltene hereditäre angioneurotische Ödem (C1-Esterase-Inhibitor-Therapie, s. Kap. Dermatologische Ratschläge: Urtikaria und Angioödem) denken!

55. Ophthalmologische Ratschläge

Fazit für die Praxis

Die korrekte Diagnose der meisten Augenerkrankungen setzt eine hoch spezialisierte Untersuchungstechnik und Erfahrung voraus, sodass in der Regel eine Überweisung zum Augenarzt erforderlich wird. Zwingende Kontraindikationen zu häufigen Medikationen (z.B. topische Kortikosteroide bei „rotem Auge") sind nur biomikroskopisch erkennbar (z.B. herpetische Keratitis, Hornhautgeschwür, Hornhautverletzungen, Fremdkörper). Diese Facharztkompetenz ist auch für die Indikationsstellung zur ophthalmochirurgischen Intervention unerlässlich. Manche ophthalmologischen Notfälle (z.B. Kalkverätzungen, akutes Winkelblockglaukom, Zentralarterienverschluss) sowie einige Lid- und Bindehauterkrankungen lassen sich jedoch durch die typische Anamnese oder mittels einfacher Untersuchungstechniken auch vom Nichtspezialisten diagnostizieren, sodass eine Therapie eingeleitet werden kann.

55.1. Erkrankungen des Tränenapparates und der Lider

Fazit für die Praxis
Diese Erkrankungen werden häufig durch Staphylokokken verursacht, sodass Antibiotika mit einem entsprechenden Spektrum indiziert sein können.

55.1.1. Tränenapparat

Therapeutisches Vorgehen
Sowohl bei Dakryoadenitis (Paragraphenform des Lides, Druckschmerz unter der temporalen Orbitakante) als auch bei Dakryozystitis (Exprimat aus dem Tränensack) ist oft ein systemisches Antibiotikum notwendig. Bei der Dakryozystitis können ein topisches Antibiotikum als Augentropfen und desinfizierende Umschläge unterstützend wirken. Tritt eine Abszessbildung ein, sollte eine chirurgische Inzision erfolgen.
Beachte: Die akute Dakryoadenitis ist häufig durch eine Virusinfektion (Mumps) entstanden. Hier ist keine antibiotische Therapie indiziert. Die chronische Dakryoadenitis kann bei Sarkoidose vorkommen.

55.1.2. Lider

55.1.2.1. Lidphlegmone

Therapeutisches Vorgehen
Topische Antibiotika penetrieren nicht tief genug; vielmehr muss mit systemischen Antibiotika die Entwicklung einer Orbitalphlegmone verhindert werden. HNO-Konsil zum Ausschluss einer Sinusitis. Temperaturkontrollen erforderlich.

55.1.2.2. Hordeolum

Therapeutisches Vorgehen
In der kaum sicht-, eher tastbaren Frühphase: Antibiotische Augensalbe. Falls bereits Hauptphase mit Rötung und Schwellung (Miniabszess): Kein Antibiotikum, lokale Wärmehyperämie (Rotlicht), evtl. zusätzlich das Antiseptikum Bibrocathol.

 Cave: Rezidivierende Entzündungen dieser Art können auf Diabetes hinweisen und sind oft Ausdruck asthenopischer Beschwerden.

Wirkstoffe und Dosierung
- Bibrocathol   3–5 x tgl. Salbe
- Oxytetracyclin   3–5 x tgl. Salbe (nicht bei Kindern unter 8 Jahren)
- Ofloxacin   3–4 x tgl. Salbe

55.1.2.3. Chalazion

Therapeutisches Vorgehen

Das Chalazion ist eine granulomatöse Fremdkörperreaktion des Lidknorpelgewebes auf die Inhaltsstoffe der Meibomdrüsen. Es ist keine bakterielle Entzündung. Eine topische antibiotische Therapie (s.o.) ist nur indiziert, wenn eine Begleitinfektion vermutet wird. Therapie der Wahl ist die chirurgische Entfernung (mit histologischer Untersuchung wegen der seltenen, aber tödlichen Verwechslungsmöglichkeit mit dem Meibomdrüsenkarzinom).

55.1.2.4. Blepharitis

Definition

Seborrhoe mit Schuppen- und Lipidablagerungen, häufig mit zusätzlich chronischer, bakterieller Infektion.

 Cave: Seborrhoischer Hauttyp und/oder atopische Disposition.

Therapeutisches Vorgehen

Morgens und abends mechanische Reinigung der Lidränder mit feuchtem Watteträger. Bei Exazerbation topische Antiinfektiosa (Desinfizientien, Antibiotika, s.a. Bakterielle Konjunktivitis) Zusätzlich kann bei trockenem Auge Rotlicht versucht werden.

 Cave: Bei Kindern, aber auch bei Erwachsenen häufig Asthenopieproblem.

55.1.2.5. Allergisches Lidödem

Therapeutisches Vorgehen

Nach Beseitigung des Allergens meist spontane Rückbildung innerhalb weniger Tage. Bei starker Ausprägung vorübergehend Anwendung kortikosteroidhaltiger Augensalbe (die rein äußerlich auf die Haut der Lider und nicht in den Bindehautsack zu erfolgen hat). Siehe Kontraindikationen für Kortikosteroide: Herpes corneae superficialis, bakterielle Infektionen am Auge, Augenmykose, Augentuberkulose, Verletzung und ulzeröse Prozesse an der Hornhaut.

Wirkstoffe und Dosierung
- Hydrocortisonacetat: 2–3 x tgl.; 1 cm Salbe auf das äußere Lid
- Prednisolon: 2–5 x tgl.; 0,5 cm Salbe auf das äußere Lid

55.2. Bindehauterkrankungen

Fazit für die Praxis

Die Behandlung erfordert eine sorgfältige Differentialdiagnose (Abgrenzung gegenüber anderen Entzündungen des Vorderabschnittes, Unterscheidung der ätiologisch völlig heterogenen Konjunktivitisformen). Dazu gehört neben gezielter Anamnese auch die biomikroskopische Untersuchung des Vorderabschnittes mit der Spaltlampe. Eine Verletzung dieses Prinzips führt in vielen Fällen zu überflüssigen (kostenaufwendigen) und u.U. zu gefährlichen Konsequenzen. Daher gehört – abgesehen von Notfallsituationen – jede „Konjunktivitis" in augenärztliche Behandlung.

55.2.1. Trockenes Auge, Sicca-Syndrom

Therapeutisches Vorgehen

Konjunktivitis (ohne primär bakterielle oder virale Genese) und Keratitis sicca gehören klinisch und therapeutisch zusammen. Die Tränenflüssigkeit ist quantitativ und/oder qualitativ (Mucinanteil) vermindert. An Allgemeinerkrankungen sollten Kollagenosen, insbesondere das Sjögren-Syndrom, Vitamin A- sowie Androgen- und Östrogenmangel ausgeschlossen bzw. therapiert werden, aber auch an medikamentöse Ursachen (z.B. durch Betablocker) oder vorausgegangene refraktive Laserbehandlung der Hornhaut (z.B. LASIK) muss gedacht werden. Ursächliche Therapie ist meist nicht möglich. Klinisch und therapeutisch lassen sich ein trockenes Auge, bei dem mehr subjektive Symptome (Druckgefühl, Fremdkörpergefühl) im Vordergrund stehen, und eine schwere Verlaufsform (Sicca-Syndrom, Keratoconjunctivitis sicca) mit trophischen Hornhautveränderungen voneinander abgrenzen. Bei beiden Erkrankungsformen sollte auf Tropfen zurückgegriffen werden, die keinerlei Konservierungsstoffe enthalten, da diese das Hornhautepithel zusätzlich schädigen können. Symptomatische Basistherapie des trockenen Auges mit künstlichen Tränenersatzpräparaten je nach Bedarf. Tränenpunktverschluss mit Silikonstöpsel ist zu erwägen.

Wirkstoffe und Dosierung

In den Bindehautsack einzubringen:
- Carbomer: 5 x 1 Tr./Tag oder häufiger
- Dexpanthenol + Polyvinylalkohol: bis zu 6 x 1 Tr./Tag
- Dextran + Hypromellose: je nach Bedarf 1 Tr.
- Hypromellose: 3 x 1 Tr./Tag oder häufiger
- Povidon: 4–5 x 1 Tr./Tag
- Retinol: 3 x 1 Tr./Tag oder 1 Tr. alle 3 Std.
                                     (s. Kap. Substitution mit Vitaminen)
- Hyaluronsäure (Augengel):   3–4 x 1 Tr./Tag

55.2.2. Allergische Konjunktivitis

Therapeutisches Vorgehen

Bei bekannter Pollenallergie können prophylaktisch Mastzellstabilisatoren wie Cromoglicinsäure oder duale antihistaminische und Mastzell-stabilisierende Wirkstoffe wie Olopatadin, Epinastin getropft werden. Ansonsten lokale H_1-Antihistaminika wie Diphenhydramin, Levocabastin. Im akuten Stadium Antazolin-, Naphazolin-, Oxymetazolin-, Tramazolin-, Tetryzolin- oder Xylometazolin-haltige Augentropfen, auch in Kombination miteinander. Adstringierende und vasoaktive Präparate sind nur kurzzeitig und bei jüngeren Patienten zu empfehlen, weil mit der Behandlungsdauer die UAW (reaktive Hyperämie, Epithelschäden) zunehmen. Bei Typ-I-Allergien (z.B. saisonale und perenniale Konjunktivitis) sind die lokal applizierten Medikamente Bestandteil einer Stufentherapie, bestehend aus Allergen-Karenz (1. Stufe), Tetryzolin, Mastzellstabilisatoren, H1-Antihistaminika (2. Stufe) und der Hyposensibilisierung (3. Stufe). Bei Langzeittherapie sollte eine konservierungsstofffreie Form gewählt werden.
Topische Kortikosteroide möglichst vermeiden, da sie auch zur Trockenheit der Bindehaut führen. Die Applikation topischer nichtsteroidaler Antiphlogistika kann über wenige Wochen versucht werden (Flurbiprofen, Diclofenac, Ketorolac).

55.2.2.1. Topische steroidfreie Antiallergika und Vasokonstriktiva

Wirkungsmechanismus
vorübergehende Vasokonstriktion (Naphazolin, Tetryzolin, Phenylephrin, Adrenalin); Hemmung der Mastzelldegranulation (Cromoglicinsäure, Olopatadin, Epinastin) und der Einwanderung eosinophiler Granulozyten (Lodoxamid). H_1-Rezeptorantagonismus (Levocabastin, Epinastin, Olopatadin)

Indikation(en)
nichtinfektiöse Konjunktivitis (Ursachenabklärung!) wie die unspezifische (Conjunctivitis simplex) und die vorwiegend IgE-vermittelte allergische Konjunktivitis (saisonal und perennial), auch bei Hornhautbeteiligung

Kontraindikationen
Überempfindlichkeit, Engwinkelglaukom, vasokonstriktorisch wirkende Sympathomimetika bei schweren kardiovaskulären Schäden und arterieller Hypertonie, Schwangerschaft und Stillzeit

Unerwünschte Arzneimittelwirkungen
reaktive Hyperämie, Epithelschäden, Augenbrennen, Fremdkörpergefühl, ggf. Kontaktlinse vorübergehend vom Auge nehmen, selten Mydriasis (Sympathomimetika)

Wirkstoffe und Dosierung
Mastzellstabilisatoren (Auswahl):
- Cromoglicinsäure: 4 x 1 Tr./Tag
                        (s. Kap. Allergische Erkrankungen, Asthma bronchiale)

H_1-Antagonisten (Antihistaminika, Auswahl):
- Levocabastin: 2–4 x 1 Tr./Tag Suspension

Dualer Mastzellstabilisator/ H_1-Antagonist (Auswahl):
- Olopatadin: 2 x 1 Tr./Tag

Vasokonstriktorisch und adstringierend wirkende Substanzen (Auswahl):
- Naphazolin: 2 Tr. mehrmals tgl.
- Phenylephrin: 3–5 x 1 Tr./Tag
- Tramazolin: 3–5 x 1 Tr./Tag

 Cave: Abusus oder längerzeitige Applikation führen zum Krankheitsbild des trockenen Auges!

55.2.2.2. Topische nichtsteroidale Antiphlogistika

Vergleichende Bewertung und Hinweise zur wirtschaftlichen Verordnung
Seit 20 Jahren bilden die nichtsteroidalen Antiphlogistika einen festen Bestandteil verschiedener entzündungshemmender Behandlungskonzepte auch in der postoperativen Phase am Auge und können in Mono- oder Kombinationstherapie eine gleichwertige Alternative zur lokalen Steroidgabe sein, jedoch nicht ohne UAW-Risiko. Nichtselektive Cyclooxygenasehemmer können bei längerdauernder lokaler Applikation das Hornhaut- und Bindehautepithel schädigen und zu Augenbeschwerden und der Ausbildung von Epitheldefekten (**Cave: Ulkusbildung!**) führen.
Im Hinblick auf die nicht generell eindeutig belegten Vorteile dieser Wirkstoffklasse ist bei etwa doppelt so hohen Tagestherapiekosten im Vergleich zu Steroiden im Zweifelsfall die Verordnung dem Augenfacharzt zu überlassen.

Wirkungsmechanismus
nichtselektive Cyclooxygenasehemmer (Indometacin, Flurbiprofen, Ketorolac), teilweise mit „preferentieller" selektiver Hemmung der Cyclooxygenase II (Diclofenac und Meloxicam)

Indikation(en)
Behandlung chronischer nichtinfektiöser Entzündungen des vorderen Augenabschnittes, gleichzeitig schmerzlindernd (Diclofenac), auch prä- und postoperativer Einsatz sowie antiallergisch wirksam (z.B. Ketorolac-Trometamol)

Kontraindikationen
Überempfindlichkeit, frische oder rezidivierende gastrointestinale Ulzerationen, Schwangerschaft, Stillzeit; Vorsicht bei Kontaktlinsenträgern

Unerwünschte Arzneimittelwirkungen
Brennen und Rötung der Augen

> **Cave: Hornhautepithelschäden, Verstärkung einer bestehenden Blutungsneigung (Flurbiprofen), selten Blutdruckanstieg.**

Wechselwirkungen, Pharmakokinetik
s. Kap. Rheumatische Erkrankungen

Wirkstoffe und Dosierung (Auswahl)
- Diclofenac: 3–5 x 1 Tr./Tag
- Indometacin: 3–5 x 1 Tr./Tag

55.2.3. Bakterielle Konjunktivitis

Therapeutisches Vorgehen
In der Regel liegt ein selbstlimitierender Verlauf von 10–14 Tagen vor. Es stehen Antiseptika und Antibiotika als Augentropfen oder Augensalbe zur Verfügung. Wenn ein Lokalantibiotikum verordnet wird, sollte zuvor ein Bindehautabstrich abgenommen werden. Die Sensibilisierungsrate auf topische Antibiotika ist nicht unerheblich, ebenso die Resistenzentwicklung der Keime. Daher lokal zunächst ein Antiseptikum verordnen.
Bei topischen Antibiotika bevorzugt Mittel verordnen, die systemisch nicht oder selten gegeben werden, möglichst ohne Konservierungsmittel. Antibiotika reduzieren die Hornhautepithelregeneration. Die Therapie sollte spätestens nach ca. 10 Tagen abgeschlossen sein. Das Absetzen muss abrupt erfolgen, da ein „Ausschleichen" resistenzfördernd sein kann.

55.2.3.1. Topische Antiseptika

Wirkungsmechanismus
durch chemische Desinfektion Abtötung oder Inaktivierung aller Krankheitserreger wie Bakterien, Pilze, Viren, Protozoen einschließlich der Sporen bildenden Formen und Bakteriensporen

Indikation(en)
chronische Blepharitis, Blepharokonjunktivitis und Hordeolosis: Hier sind Antiseptika Bestandteil einer intensiven, langfristigen Lidrandhygiene

Kontraindikationen
1. Trimenon der Schwangerschaft (Basisches Bismutgallat oder Zinkborat + Naphazolin)

Unerwünschte Arzneimittelwirkungen
lokale Epitheltoxizität mit Brennen und Stechen

Wirkstoffe und Dosierung

- Bibrocathol:	3 x tgl. ca. 0,5 cm Salbe
- Salicylsäure:	4 x 1 Tr./Tag; bei chronischer Blepharitis: 1–2-mal pro Woche mit einem Watteträger in die Lidränder einreiben (Lokalanästhesie!)
- Zinksulfat + Phenylephrin:	3 x 1 Tr./Tag

55.2.3.2. Topische Antibiotika

Vergleichende Bewertung und Hinweise zur wirtschaftlichen Verordnung

Als Erreger der bakteriellen Konjunktivitis kommen vor allem Staphylokokken, Pneumokokken und Haemophilus in Betracht. Die üblichen Antibiotika gelten als gut hornhautdurchgängig. Die bakterizid wirkenden Gyrasehemmer zeigen eine gute lokale Penetration (Levofloxacin und Moxifloxacin). Sie sind wie das Makrolid-Antibiotikum Azithromycin auch für oberflächliche Infektionen prädestiniert (s.a. Kap. Bakterielle Infektionen).Empirisch sollte die lokale Behandlung mit einem Breitspektrumantibiotikum begonnen werden. Alternativ ist eine Kombination nur lokal anwendbarer Antibiotika (Polymyxin B, Bacitracin, Gramicidin, Neomycin u.a.) möglich. Für die breit angewendete – und Diagnostik sowie Therapie u.U. vereinfachende – lokale Kombination von Antibiotika und Steroiden müssen neben den Vorteilen der etwa halbierten Tagestherapiekosten und Compliancesteigerung auch mögliche UAW berücksichtigt werden.

Wirkungsmechanismus

- Es liegt kein universelles Antibiotikum vor. Die empfohlenen Wirkstoffe kontrollieren in der Regel die Infektion rasch, verfügen im Einzelnen jedoch über Vor- und Nachteile.
- Aminoglykoside (Gentamicin Kanamycin und Tobramycin): sehr gute Wirksamkeit gegen gramnegative Keime und Staphylococcus aureus, gering gegen Streptokokken, Resistenzentwicklung (Gentamicin etwa 20 %)
- Fluorochinolone (Gyrasehemmer): sehr breites Wirkungsspektrum grampositiver und gramnegativer Keim
- Erythromycin (hohe Resistenzrate, Tetracyclin und Gyrasehemmer: wirksam u.a. bei Chlamydieninfektionen

Indikation(en)

bakterielle, Chlamydien- und Mischinfektionen der vorderen Augenabschnitte sowie Prävention posttraumatischer und postoperativer Infektionen; Grundregel: maximal 14-tägige Anwendung, abrupt absetzen

Kontraindikationen

strenge Indikationsstellung in Schwangerschaft und Stillzeit

Unerwünschte Arzneimittelwirkungen

gelegentlich lokale Überempfindlichkeitsreaktionen; in der Regel keine systemischen toxischen Reaktionen; lokale Epitheltoxizität mit Brennen und Stechen der Augen möglich

Wirkstoffe und Dosierung (Auswahl)

- Gentamicin:	4-stdl. 1 Tr. oder 3 x tgl. 1 cm Salbe
- Levofloxacin:	2-stdl. 1–2 Tr. (1. u. 2. Tag), 4 x tgl. 1–2 Tr. (3.–5. Tag) für 5 Tage
- Tobramycin:	4-stdl. 1 Tr. oder 3 x tgl. 1,5 cm Salbe
- Moxifloxacin:	3 x tgl 1 Tr. für 5-7 Tage
- Oxytetracyclin:	3-6 x tgl. 1 cm Salbe
- Neomycin + Bacitracin + Polymyxin B:	3–5 x tgl. 0,5 cm Salbe
- Neomycin+ Gramicidin + Polymyxin B:	1–3-stdl. 1 Tr.
- Azithromycin:	2 x tgl. 1 Tr. für 3 Tage

55.2.4. Chlamydienbedingte Konjunktivitis

Therapeutisches Vorgehen

Da Chlamydien meist auch den Nasen-Rachen-Raum (aufsteigende Infektion) und den Genitalbereich befallen haben, sollten eine topische und systemische Therapie mit Tetracyclin und ggf. eine Mitbehandlung des Partners erfolgen. Alternativ zu Tetracyclin sind auch Doxycyclin und Erythromycin systemisch wirksam. Die topische Therapie mit Tetrazyklinen ist bei Kindern durch die mögliche systemische Resorption kontraindiziert und unter anderem durch Azithromyvin zu ersetzen.

55.3. Hornhauterkrankungen

Fazit für die Praxis

Die Diagnostik erfordert wegen der direkten Gefährdung des Visus die Spaltlampenmikroskopie. In Notfallsituationen (z.B. Hornhautverätzung) sofortiger Behandlungsbeginn und Fortsetzen der Therapie bis zur Übernahme durch den Augenarzt.

55.3.1. Keratitis photoelectrica

Typische Anamnese. Erhebliche Schmerzen mit unerträglicher Blendempfindlichkeit. Symptomeintritt erst nach 3–4 Std. Latenz.

 Cave: Häufig werden zusätzliche Hornhautfremdkörper übersehen oder die Symptome in diesem Sinne fehlinterpretiert.

Therapeutisches Vorgehen

Einmalig Oberflächenanästhetikum (Oxybuprocain) zur Untersuchung, dann Behandlung mit Dexpanthenol- oder Panthenol-Augensalbe. Es ist eine reine Gleitmittelwirkung beabsichtigt. Kein Oberflächenanästhetikum rezeptieren!

Wirkstoffe und Dosierung

Oxybuprocain: 1-2 Tr. vor Untersuchungsbeginn
Dexpanthenol: 2–3 x tgl. 1 cm Salbe, 4 x tgl. 1 Tr. Augengel

55.3.2. Bakterielle Keratitis

Therapeutisches Vorgehen

Lokalantibiotika (nach Antibiogramm). Bis dahin Levofloxacin, Moxifloxacin, Gentamicin, Tobramycin oder Kombinationspräparate mit Neomycin, Polymyxin B und Gramicidin als Augentropfen. Möglichst Substanzen ohne Konservierungsmittel (Gewebetoxizität!) verwenden, z.B. Moxifloxacin-Augentropfen beim Ulcus corneae Dosierung halbstündlich; damit werden wesentlich höhere Gewebsspiegel als bei systemischer Gabe des Antibiotikums erzielt. Evtl. zusätzlich mildere Zykloplegie durch Scopolamin oder Cyclopentolat. Engmaschige Kontrolle mittels Spaltlampenmikroskopie.

 Cave: Das Ulcus corneae kann sich auf dem Boden eines Sicca-Syndroms entwickeln. Gehäuftes Auftreten bei polymorbiden und älteren Patienten sowie bei eitriger Dakryozystitis (Exprimat aus dem Tränensack). Ursachen suchen!

 Cave: Kontaktlinsenträger sind stärker gefährdet!

Wirkstoffe und Dosierung

Tobramycin und Gentamicin:
- bei Ulcus corneae z.B. im Wechsel 5–7 x 1 Tr./Tag (am 1. Tag ½–1-stdl. 1 Tr.)
Levofloxacin und Neomycin + Gramicidin + Polymyxin B:
- 1. Tag ½–1-stdl. 1 Tr.; ab 2. Tag 2-stdl. 1 Tr.

55.3.2.1. Mydriatika

Wirkungsmechanismus

Als stärkstes Parasympatholytikum erreicht Atropin eine maximale Mydriasis nach 30–40 Min. (bis 10 Tage anhaltend!). Während Tropicamid als kurzwirksames Mydriatikum (Wirkdauer etwa 20 Min.) nur für Untersuchungszwecke eingesetzt wird, kann Cyclopentolat (Wirkdauer ca. 1 Tag) außer bei der Refraktionsmessung auch zur therapeutischen Mydriasis genutzt werden. Sympathomimetika (z.B. Phenylephrin) führen zu einer kurzzeitigen Pupillenerweiterung.

Indikation(en)

Ruhigstellung von Iris und Ziliarkörper bei Entzündungen des Augeninneren

Kontraindikationen

drohendes Winkelblockglaukom, Tachykardie, Harnverhalt, Verwirrtheitszustand, schwere organische Herz- und Gefäßerkrankungen; Kinder mit Down-Syndrom sind besonders anfällig für systemische UAW

Unerwünschte Arzneimittelwirkungen

topisch:

Akkommodationsstörungen, Mydriasis und erhöhte Blendungsempfindlichkeit; Auslösung eines Glaukomanfalls! Reaktive Bindehautrötung und -reizung (Phenylephrin); allergische Reaktionen

systemisch:

Blutdruckanstieg, Tachykardie, pektanginöse Beschwerden, Schwitzen und Müdigkeit (Phenylephrin); Mundtrockenheit, Hautrötung (Parasympatholytika), delirante psychische Störungen besonders nach Scopolamingabe

Wirkstoffe und Dosierung

- Atropin (0,5–1 %):   1–2 x 1 Tr./Tag
- Cyclopentolat (0,5–1 %):   6–8-stdl. 1 Tr.
- Phenylephrin (5–10 %):   1–2 x 1 Tr./Tag
- Scopolamin (0,3 %):   1–2 x 1 Tr./Tag
- Tropicamid (0,5 %):   1–2 Tr. in Abständen von 6–12 Min.

55.3.3. Mykotische Keratitis

Diagnose und Therapie sind besonders schwierig und erfordern spezielle Kenntnisse und klinische Erfahrungen.

55.3.4. Epitheliale Herpeskeratitis

Die Herpeskeratitis neigt zum ständigen Rezidiv und führt oft zur narbigen Eintrübung der gesamten Kornea.

Therapeutisches Vorgehen

Aciclovir als Augensalbe oder Trifluridin als Augentropfen. Kortikosteroide sind kontraindiziert. Zwingend fachärztliche Behandlung unter spaltlampenmikroskopischer Kontrolle.

Wechselwirkungen, Pharmakokinetik

s. Kap. Virusinfektionen

Wirkstoffe und Dosierung

- Aciclovir: 3–5 x tagsüber 4-stdl. 0,5 cm Salbe;
                 Behandlung nach Abheilung noch mindestens 3 Tage weiterführen
- Trifluridin: 3-stdl. tagsüber 1 Tr.

55.3.5. Keratitis e lagophthalmo

Therapeutisches Vorgehen

Dexpanthenol-, Bibrocathol-Augensalben- oder/und Uhrglasverbände oder Tränenersatzflüssigkeiten (s. 3.1.) je nach Befund.

 Cave: Schädigung durch Konservierungsstoffe vermeiden. Ggf. sollte ein Neurologe zurate gezogen werden und die operative Korrektur mit dem Ziel des Lidschlusses erfolgen.

55.3.6. Hornhautverätzung

❗ Cave: Die Hornhautverätzung stellt eine Notfallsituation dar!

Vergleichende Bewertung

Oberflächenanästhetika dürfen auch bei stärksten Beschwerden nie rezeptiert werden, da bei längerer Anwendung Epithelschäden mit schweren Hornhautulzera auftreten können!

Lokale Kortikosteroide werden seit Jahrzehnten eingesetzt und haben gegenüber nichtsteroidalen Antiphlogistika (Cyclooxygenasehemmer) deutlich niedrigere Tagestherapiekosten. Sie dürfen nur bei klarer Indikation verordnet werden (Ausnahme: Erste Hilfe bei Verätzungen). Sie wirken antiproliferativ sowie infektionsmaskierend (Pilzinfektion!) und führen bei bis zu 40 % der Patienten zur Erhöhung des Augeninnendruckes. Selten kann sich bei jahrelanger Anwendung eine Kortisonkatarakt entwickeln. Hydrokortisone und Fluorometholon penetrieren schlechter nach intraokular. Sie zeigen die o.g. Komplikationen weniger, sind aber auch weniger antiphlogistisch wirksam.

Prednisolonacetat penetriert die Hornhaut deutlich besser als Dexamethasonphosphat, hat aber im Vergleich eine wesentlich geringere antiphlogistische Potenz.

Sofortmaßnahmen

Noch am Unfallort Spülung mit Wasser bzw. bei ungelöschtem Kalk zunächst trockene Entfernung von Kalkstaub mit Öl (z.B. Salatöl) und Wattetupfer, dann Spülung wie oben (meist nur mit Hilfe eines Lokalanästhetikums, z.B. Oxybuprocain, möglich). In der Praxis bzw. Klinik nach Ektropionieren mechanische Entfernung des Ätzmittels mit feuchtem Wattetupfer oder Blutzuckerlanzette und Spülung mit hyperosmolarer Diphoterine- oder Ringer-Lactat- oder physiologischer NaCl-Lösung halbstündlich. Zwischendurch Einträufeln von Antibiotika (z.B. Levofloxacin), Kortikosteroiden (z.B. Dexamethason) und Natriumascorbat 10 %. 2 x 1 g Ascorbinsäure p.o./Tag. Überweisung zum Augenarzt. Möglichst Informationen über die ätzende Chemikalie mitbringen. Fortsetzen der Behandlung auf dem Transport.

Wirkstoffe und Dosierung (Auswahl)

- Oxybuprocain: vor Untersuchungsbeginn   1–2 Tr.
- Dexamethason: 1-stdl. 1-2 Tr.
- Prednisolon: 1-stdl. 1-2 Tr.
- Fluorometholon: 1-stdl. 1-2 Tr.
- Levofloxacin: 1-stdl. 1–2 Tr.
- Neomycin+ Gramicidin + Polymyxin B: 1-stdl. 1-2 Tr.
- Natriumascorbat: 1-stdl. 1-2 Tr.
- Ascorbinsäure: 2 x 1 g tgl. p.o.
- Ringer-Lactat-Lösung: Erstspülung 15 Min.!, danach halbstündlich 5–10 Min.

55.4. Endophthalmitis

55.4.1. Bakterielle Endophthalmitis

Definition
Häufig saprophytäre Keime aus dem Bindehautsack bzw. vom Lidrand nach intraokularen Eingriffen oder Verletzungen (Staph. epidermidis, Propionibacterium acnes, Staph. aureus), selten durch endogene Erregeraussaat oder aufgrund lokal fortgeleiteter Infektionen. Symptome: Schwere gemischte Injektion mit starken Schmerzen. Schnelle Sehschärfereduktion.

Sofortmaßnahmen
Maximale antibiotische Therapie intravenös mit Betalaktamase-Inhibitoren (z.B. Flucloxacillin), Gyrasehemmern (z.B. Levofloxacin) und Aminoglykosiden (z.B. Amikacin) oder in schwersten Fällen Imipenem oder Ceftazidim plus Vancomycin. Einweisung zur Vitrektomie in eine Augenklinik. Ein Antibiogramm kann wegen der Schnelligkeit der Zerstörung der Augengewebe in der Regel nicht abgewartet werden.

Wirkstoffe und Dosierung
s. Kap. Bakterielle Infektionen

55.4.2. Mykotische Endophthalmitis

Meist durch Candida sp. bedingt.

Therapeutisches Vorgehen
Amphotericin B topisch und systemisch sowie Fluconazol, Miconazol, Ketoconazol, Flucytosin systemisch.

Wirkstoffe und Dosierung:
s. Kap. Pilzinfektionen

55.5. Uveitis

Therapeutisches Vorgehen
Die Uveitis mit ihren Unterformen Uveitis anterior (Iritis und Iridozyklitis), intermediäre Uveitis, Uveitis posterior und Panuveitis wird je nach Ursache gezielt und/oder symptomatisch immunsuppressiv, u.a. mit Kortikosteroiden topisch bzw. systemisch behandelt. Da bei schweren Formen eine Langzeittherapie notwendig sein kann, sollte zur Reduktion der systemischen Kortikosteroid-UAW mit internistischer Hilfe eine Kombination mit anderen Immunsuppressiva erwogen werden. Bei uveitischer Erkrankung der vorderen Augenabschnitte ist die topische Tropfentherapie pharmakokinetisch günstiger als die systemische, bei Erkrankung in den hinteren Augenabschnitten umgekehrt. Subkonjunktivale, parabulbäre, retrobulbäre oder intravitreale Kortikosteroide können indiziert sein.

55.6. Glaukome

Fazit für die Praxis

Früherkennung, Diagnose, Behandlung und Kontrolle aller Glaukomformen sowie psychische Führung des Glaukomkranken sind augenärztliche Aufgaben. Zum Glaukom gehören ätiologisch verschiedene Krankheiten mit individuell zu hohem Augeninnendruck und nachfolgender Sehnerven- und Gesichtsfeldschädigung bis hin zur irreversiblen Erblindung. Beim akuten Winkelblockglaukom ist als Notfallmaßnahme die Therapie durch den einweisenden Arzt einzuleiten.

Therapeutisches Vorgehen

Die meisten Patienten werden mit lokaler medikamentöser Therapie behandelt. Zu den bisherigen drei Wirkstoffgruppen Betablocker, Beta-Sympathomimetika (Adrenalinderivate) und direkte Parasympathomimetika (Pilocarpin) sind zur lokalen Behandlung hinzugekommen: Lokale Carboanhydrasehemmer, Prostaglandinderivate und Alpha$_2$-Agonisten. Die hohe Zahl der Glaukompatienten und mögliche systemische Auswirkungen einer lokalen Therapie erfordern die Kenntnis dieser Medikamente auch beim hausärztlich betreuenden Arzt und die enge Kooperation mit dem Augenarzt (s. Tabelle 55.1). Der akute Glaukomanfall ist ein Notfall, der sofort versorgt werden muss. Der Hausarzt soll ihn erkennen und die Therapie bereits einleiten.

55.6.1. Chronisches Offenwinkelglaukom

Ziel der Behandlung ist die Verhinderung der Progression von Papillen- und Gesichtsfeldschäden durch Senkung des meist über die Norm erhöhten intraokularen Drucks (IOD) und Anheben der Durchblutung von Sehnerv und Netzhaut. Eine lokal wirksame Substanz senkt langfristig den IOD um ca. 20–25 %. Mittel der Wahl sind Betablocker (z.B. Timolol), lokale Carboanhydrasehemmer, Prostaglandinderivate und Alpha2-Agonisten. Pilocarpin und Dipivefrin sind weitgehend durch neuere Lokaltherapeutika ersetzt worden. Ist eine Monotherapie nicht ausreichend wirksam, muss eine Mehrfachtherapie eingesetzt werden. Verschiedene fixe Wirkstoffkombinationen sind verfügbar. Eine Limitierung der medikamentösen Behandlung ergibt sich oft durch Kontraindikationen und UAW. Eine Übersicht gibt Tabelle 55.1.

55.6.2. Akutes Winkelblockglaukom (akuter Glaukomanfall)

Definition

Beim akuten Winkelblockglaukom handelt es sich um einen **Notfall**, weil höchste Gefahr für das Sehen besteht. Symptome: Rotes Auge, weite, entrundete und lichtstarre Pupille, Schmerzen, Übelkeit, Erbrechen und Nebelsehen, palpatorisch harter Bulbus oculi. Oft als Erstmanifestation!

Sofortmaßnahmen

Rasche medikamentöse Senkung des intraokularen Druckes. Die allgemeine medikamentöse Therapie mit Acetazolamid soll durch den einweisenden Arzt eingeleitet werden.
Im Anfall 500 mg i.v.; Wirkungseintritt sofort. Tabletten: initial 2 x 250 mg p.o.; alternativ: Diclofenamid 3 x 50 mg/Tag p.o. Gleichzeitig Beginn mit Pilocarpin als 2-prozentige Augentropfen alle 10 Min., bis weiteres Procedere mit dem Augenarzt abgesprochen ist.

 Cave: Kaliumverlust, daher Kontrolle und Substitution notwendig.

Acetazolamid

Unerwünschte Arzneimittelwirkungen
Sulfonamid-UAW wie Knochenmarkdepression, Störung des Elektrolythaushaltes

 Cave: Hypokaliämie und damit erhöhtes Arrhythmierisiko, fragliche Teratogenität

Wechselwirkungen
Die Blutdrucksenkung durch Antihypertonika kann verstärkt werden. Die Wirkung von Antidiabetika wird abgeschwächt. Salizylate können die Acetazolamid-Konzentration erhöhen und zentralnervöse Nebenwirkungen (z.B. Lethargie, Somnolenz, Tinnitus) verursachen; daher diese Kombination meiden. Die Phenytoin-Plasmakonzentration kann erhöht werden. Glukokortikoide: Verstärkung der Kaliumausscheidung. Die Elimination basischer Arzneistoffe (z.B. NSMRI-Antidepressiva, Chinidin) kann verringert und dadurch deren Wirkung verstärkt werden.

Pharmakokinetik
Elim.: unverändert renal
HWZ: 4–8 Std., verlängert bei Niereninsuffizienz, deshalb Dosisintervall verlängern (6 Std. bei Serumkreatinin bis 1,6 mg/dl bzw. 12 Std. bei Serumkreatinin 1,6–8 mg/dl; keine Therapie mit Acetazolamid bei Serumkreatinin > 8 mg/dl)

Pilocarpin

Unerwünschte Arzneimittelwirkungen
Miosis mit „Lichthunger", herabgesetzte Dunkelanpassung, Verstärkung der Myopie (mit verschwommenem Sehen), Akkommodationsstörungen, Ziliarkörperspasmus, allergische Reaktion, Irisrandzysten, hintere Synechien

Wechselwirkungen
Die bradykardisierende Wirkung von Digitalisglykosiden kann verstärkt werden.

Pharmakokinetik
BV: gute Resorption nach topischer Applikation
HWZ: ca. 1 Std.

Tabelle 55.1: Typische Kontraindikationen und unerwünschte Arzneimittelwirkungen lokaler Glaukommedikamente

Substanzgruppe	Kontraindikationen	UAW
Direkte Parasympatho-mimetika: Pilocarpin, Carbachol	Überempfindlichkeit, Iritis, dekompensierte Herzinsuffizienz, Asthma bronchiale, Harnwegsobstruktion	**lokal:** Miosis, Myopisierung, Sehen bei schlechter Beleuchtung erheblich erschwert **systemisch:** Cholinerge Reaktionen wie Bronchospasmus, Bradykardie, Übelkeit , Erbrechen, Tenesmen, Speichelfluss, Schwitzen, Blutdrucksteigerung
Beta-Sympathomimetika: Dipivefrin	Überempfindlichkeit, Engwinkelglaukom, schwere Herz-Kreislauf-Erkrankungen	**lokal:** Reaktive Hyperämie, Allergie, Makulaödem, Pigmentablagerungen **systemisch:** Arterielle Hypertonie, Tachykardie, Herzrhythmusstörungen, pektanginöse Beschwerden, zentrale Erregung, Kopfschmerzen
Betablocker: Timolol, Metipranolol, Levobunolol	Asthma bronchiale, Bradykardie < 50/Min., AV-Block II. und III. Grades, SA-Block, Sinusknotensyndrom, Herzinsuffizienz NYHA III und IV	**lokal:** Trockenes Auge, lokalanästhetischer Effekt, Bindehautreizungen **systemisch:** Bronchospasmus, Bradykardie, SA- und AV-Blockierung, Verschlechterung einer Herzinsuffizienz, Blutdrucksenkung, Sedierung, Maskierung einer Hypoglykämie, bei Neugeborenen und Kleinkindern Gefahr von Apnoe und Krämpfen
Lokale Carboanhydrase-hemmer: Dorzolamid, Brinzolamid	Überempfindlichkeit, schwere Nierenfunktionsstörung	**lokal:** Verschwommensehen, Stechen und Jucken, Bindehaut- und Lidrandentzündungen, Allergien, Hornhautödem **systemisch:** Kopfschmerzen, Müdigkeit, allergische Reaktion einschließlich Angioödem, selten Bronchospasmus, bitterer Geschmack, Übelkeit, Urolithiasis
Alpha$_2$-Agonisten: Clonidin, Apraclonidin, Brimonidin	Überempfindlichkeit, Hypotonie (Clonidin), schwere Herz-Kreislauf-Erkrankungen	**lokal:** Allergien, Vasokonstriktion, Oberlidretraktion **systemisch:** Hypotonie, Orthostase, Bradykardie, Sedierung, Schlafstörung, Depressionen, Potenzstörungen, allergische Reaktionen (Apraclonidin 30 % Allergierate!), Mundtrockenheit. Wirkungsverstärkung von Digitalis, Betablockern, Vasodilatatoren, Rebound-Phänomen nach plötzlichem Absetzen von höherer Dosis möglich. Verstärkung der zentraldepressiven Wirkung von Antihistaminika, Hypnotika, Sedativa
Prostaglandinderivate: Latanoprost, Travoprost, Bimatoprost	Überempfindlichkeit, Kontakt-linsenträger, Asthma bronchiale, Schwangerschaft und Stillzeit, eingeschränkte Leber-, Atem- u. Nierenfunktion, Kinder und Jugendliche (Bimatoprost),	**lokal:** Bindehauthyperämie, Wimpernwachstum (reversibel), verstärkte Irispigmentierung, okulärer Pruritus, **systemisch:** Vorsicht bei Asthma bronchiale (Latanoprost u. Travoprost), Kopfschmerzen, erhöhte Leberfunktion, Hypertension (Bimatoprost)

55

55.7. Altersabhängige Makuladegeneration (AMD)

Fazit für die Praxis

Wichtige Hinweise auf das Vorliegen einer altersabhängigen Makuladegeneration sind die Angabe eines zentralen grauen Schattens oder/und von Verzerrtsehen (Metamorphopsie) des angeblickten Objektes. Die genaue Bewertung der AMD erfordert eine hoch spezialisierte Untersuchungstechnik und kann deshalb nur durch einen erfahrenen Augenarzt erfolgen. Unverzichtbar sind die Prüfung der Sehschärfe, des Gesichtsfeldes sowie die Untersuchung der vorderen Augenabschnitte (ggf. Tensionsmessung!) und des Augenhintergrundes (binokulare biomikroskopische Funduskopie bei dilatierter Pupille). Hiervon ist die Entscheidung zur Fluoreszenzangiographie abhängig zu machen. Die Behandlungsmöglichkeiten sind auf die verschiedenen Stadien der AMD abgestimmt.

Definition

Die altersabhängige Makuladegeneration ist in den Industrieländern die häufigste Erblindungsursache, in Deutschland ist sie verantwortlich für ca. 50 % aller Erblindungen. Die Störung des Sehens entwickelt sich nach dem 50. Lebensjahr und betrifft das zentrale Sehvermögen und die Lesefähigkeit. Die isolierten pathologischen Prozesse am zentralen Augenhintergrund beziehen die Photorezeptoren, das retinale Pigmentepithel, die Bruchsche Membran und die Aderhaut ein. Die anfänglich trockene Form der Erkrankung kann später in die schwere „feuchte" exsudative und neovaskuläre AMD übergehen.

Therapeutisches Vorgehen

Für eine wirksame konservative Therapie liegen bisher wenige Belege vor. In mehreren Langzeitstudien gibt es aber Hinweise für die Wirksamkeit bestimmter Nahrungsergänzungsmittel oder einer Diät bei bestimmten Stadien der trockenen AMD. Dies betrifft die Kombination von Lutein und Zeaxanthin oder von Vitamin C und E, Beta-Karotin, Zink und Kupfer. Über mögliche Nebenwirkungen oder Einschränkungen (z.B. Nikotinanamnese) bei hochdosierten Langzeitgaben sollte konsequent aufgeklärt werden. Bisher waren die Behandlungsmöglichkeiten der feuchten exsudativen und neovaskulären AMD auf die thermische Laserkoagulation und die photodynamische Therapie (PDT) mit Verteporfin begrenzt. Neuerdings sind bei der feuchten AMD medikamentöse Therapieansätze hinzugekommen, die auf eine Inhibition der biologischen Wirkung des Vascular Endothelial Growth Factor (VEGF), einer der wesentlichen Mediatoren bei der Entwicklung von Neovaskularisationen, abzielen.

Derzeit sind das die spezifischen VEGF-A-Antikörper bzw. Antikörperfragmente Pegaptanib, Ranibizumab und Bevacizumab, die unter sterilen Bedingungen direkt in den Glaskörper appliziert werden.

Ein Therapiewechsel oder die Kombination verschiedener Therapieformen kann bei Befundänderungen im Verlauf des Monitorings sinnvoll sein.

Wirkstoffe und Dosierung

Pegaptanib:
   0,3 mg pro Injektion, Injektion alle 6 Wochen (9 Injektionen pro Jahr)

Ranibizumab:
   0,5 mg pro Injektion, initial 3 Injektionen in monatlichen Abständen, danach individuelle Fortführung

Bevacizumab:
   Anwendung im „Off-label"-Gebrauch: üblicherweise 1,25 mg/0,5 ml pro Injektion

55

56. Dermatologische Ratschläge

Die dermatologischen Ratschläge beziehen sich auf Dermatosen, die häufiger in der Allgemeinpraxis zur Behandlung bzw. Mitbehandlung anstehen. Die Therapie von Erkrankungen mit nicht streng auf die Haut begrenzten pathogenetischen Prinzipien (z.B. nichthautassoziierte Allergien, Autoimmunerkrankungen, Malignome) wird hier nicht berücksichtigt. Hinweise für die dabei indizierten systemischen Therapien finden sich in den entsprechenden Kapiteln.

Fazit für die Praxis

Bei der topischen Dermatotherapie sind 2 Aspekte besonders zu bedenken:
1. die vorhandene oder fehlende Permeation eines Wirkstoffes durch die Haut
2. kontaktallergische Reaktionen gegen Wirkstoffe und Hilfsstoffe.

Eine Permeation kann zu systemisch wirksamen Blutspiegeln führen, insbesondere bei großflächiger und lang dauernder dermaler Applikation (z.B. bei topischen Glukokortikoiden). Eine Permeation unzureichender Wirkstoffmengen kann zur Wirkungseinschränkung führen (z.B. bei topischen Virustatika).

Eine Reihe von Wirkstoffen (z.B. topisch applizierte Antibiotika, aber [selten] auch Glukokortikoide) sowie Hilfsstoffe in topischen Präparaten (Konservierungsmittel, Duftstoffe) können allergische Kontaktekzeme hervorrufen. Bei vermuteter „Therapieresistenz" sollte an derartige UAW gedacht werden.

Bei der systemischen Dermatotherapie ist zu bedenken, dass hier zum Teil hochpotente Therapieprinzipien zum Einsatz kommen (z.B. Immunsuppressiva, „Biologica"), die mit dem Risiko schwerer UAW belastet sind. Diese Therapien erfordern eine große ärztliche Erfahrung.

Untersuchungen haben gezeigt, dass die „Adhärenz" dermatologischer Patienten nicht sehr gut ist, sodass eine dementsprechend angepasste Führung des Patienten erforderlich ist.

56.1. Infektionskrankheiten der Haut

56.1.1. Virale Erkrankungen

Hinsichtlich der Häufigkeit stehen Virusinfektionen durch die Herpes-simplex-Viren I und II (Herpes labialis und Herpes genitalis), Varicella-Zoster-Virus (Varizellen und Zoster) und humane Papillomaviren (Condylomata acuminata, Verrucae vulgares, und Verrucae planae juveniles) im Vordergrund.

56.1.1.1. Antivirale Therapeutika (Herpes simplex, Varicella Zoster)

Therapeutisches Vorgehen

Bei Virusinfektionen aus der Herpesgruppe Herpes simplex, Varizellen, Zoster sollte lokal antiseptisch (Antiseptika; s. Abschnitt Bakterielle Infektionen der Haut) und exsikkierend (z.B. mit Zinkschüttelmixturen) behandelt werden. Ein relevanter antiviraler Effekt der Virustatika-Externa (z.B. Aciclovir, Idoxuridin, Penciclovir) ist nicht zu erwarten und nicht belegt. Zudem sind Kontaktallergien beschrieben worden, die wegen ihrer Symptome (Bläschen) schwerer als UAW zu erkennen sind, vor allem häufig bei Tromantadin. In besonderen Fällen (z.B. Neurodermitiker mit Ekzema herpeticatum, immunsupprimierte Patienten, schwere Verläufe, häufig rezidivierender Herpes genitalis, Zoster im Kopf-Hals-Bereich ((N. trigeminus, N. ophthalmicus, N. opticus) ist im Frühstadium eine **systemische Behandlung** (p.o. oder i.v.) indiziert mit dem schon länger verfügbaren und bewährten Aciclovir oder mit neueren Virustatika, die sich durch eine bessere Pharmakokinetik, Bioverfügbarkeit und einfachere Applikation auszeichnen sollen wie den Aciclovirverwandten Famciclovir und Valaciclovir oder Foscarnet (bei Nukleosidresistenz) sowie Brivudin (nicht bei HSV2) (s. Kap. Virusinfektionen). Auch zur Mitbehandlung oder Vorbeugung des bei über 50-jährigen Patienten häufigeren und ausgeprägteren Zosterschmerzes ist eine möglichst frühzeitige systemische antivirale Therapie sinnvoll (s. Kap. Virusinfektionen).

Die Behandlung des Zosterschmerzes, vor allem der sich über Jahre chronifizierenden Zosterneuralgie, erfolgt stufenweise, beginnend mit Paracetamol bzw. Ibuprofen, dann ergänzt um ein schwaches (z.B. Tramadol) oder stärker wirksames (z.B. Buprenorphin) Opioid. Zusätzlich zu den ersten beiden Stufen werden bei der Behandlung der Neuralgie auch Carbamazepin, Gabapentin oder Antidepressiva und Neuroleptika eingesetzt (vgl. Kap. Akute und chronische Schmerzen).

Aciclovir

(s. Kap. Virusinfektionen)

Anmerkung: Die Dosierungen für HSV und VZV sind unterschiedlich:
- systemische Gabe bei HSV-Infektionen: 200 mg 5 x tagsüber im Abstand von 4 Stunden bis 4 x 400 mg/Tag (Kinder unter 2 Jahren halbe Dosis, bzw. 200 mg 2 x tagsüber im Abstand von 12 Stunden bei schwerer Niereninsuffizienz mit Kreatinin-Clearance < 10 ml/Min./1,73 m²)
- systemische Gabe bei VZV-Infektionen: 800 mg Einzeldosis 5 x tagsüber im Abstand von 4 Stunden (800 mg 3 x tagsüber im Abstand von 8 Stunden bei Niereninsuffizienz mit Kreatinin-Clearance 10–25 ml/Min./1,73 m² bzw. 800 mg 2 x tagsüber im Abstand von 12 Stunden bei Kreatinin-Clearance < 10 ml/Min./1,73 m²)
- zur Prophylaxe niedrigere Dosen als zur Behandlung geben; empfohlene Dosierung richtet sich nach dem Risiko, insbesondere der Stärke einer etwaigen Immunsuppression (Einzelheiten s. Fachinformation).

56.1.1.2. Warzentherapeutika

Therapeutisches Vorgehen

Bei der Therapie von Infektionen durch humane Papillomaviren (HPV), vor allem Condylomata acuminata und Verrucae vulgares, stehen die Möglichkeiten der chirurgischen Therapien (Elektrokaustik, Laser, Kryochirurgie) im Vordergrund. Aufgrund der hohen Spontanremission bei kindlichen Warzen, insbesondere der Verrucae planae, sollten nur milde Warzenmittel angewendet werden. Warzenmittel wirken überwiegend keratolytisch (Salicylsäure) oder ätzend (Milchsäure, Trichloressigsäure). Lediglich Fluorouracil wird lokal als Virustatikum in Kombination mit Salicylsäure erfolgreich bei der Behandlung vulgärer und plantarer Warzen eingesetzt (ggf. erst nach vorheriger physikalischer oder keratolytischer Behandlung). Condylomata acuminata können mit Podophyllotoxin (den Podophyllin-Extrakten vorzuziehen) lokal behandelt werden.

⚠ Cave: Podophyllotoxin und Fluorouracil wirken auf der umgebenden, gesunden Haut ätzend.

Der Immunmodulator Imiquimod zeichnet sich durch eine relativ gute Wirkung nicht nur bei Kondylomen, sondern auch bei Mollusken, vulgären und juvenilen Warzen aus, allerdings verbunden mit einer sehr langen Behandlungsdauer (über 8 Wochen).

Salicylsäure

Pharmakokinetik
BV: 9–25 % (–60 %) Resorption aus lokaler Applikation
Elim.: Metabolismus

Dosierung
10–60 % (als Zusatz in Lösung bzw. als Pflaster)

Imiquimod

Pharmakokinetik
BV: nach topischer Anwendung kaum Resorption (weniger als 0,9 %)
Elim.: rasche renale und fäkale Ausscheidung

Dosierung
Die Anwendungshäufigkeit und die Dauer der Therapie mit Imiquimod sind bei den jeweiligen Anwendungsgebieten unterschiedlich.

Podophyllotoxin

Wechselwirkungen
Alkoholgenuss kann zu verstärkten UAW führen.

Pharmakokinetik
BV: teilweise Resorption
HWZ: 1–4,5 Std.

Dosierung
Podophyllotoxin 0,5 %

Wirkstoffkombinationen
Salicylsäure + Milchsäure + Polidocanol
Eisessig + Oxalsäure + Salpetersäure + Milchsäure
Fluorouracil (0,5 %) + Salicylsäure + DMSO

56.1.2. Bakterielle Infektionen der Haut

Therapeutisches Vorgehen

Die antibakterielle lokale Therapie ist indiziert bei oberflächlichen Hautläsionen (z.B. „Hautabschürfungen"), Pyodermien, Hautulzera oder auch superinfizierten Dermatosen. Grundsätzlich sollte der Anwendung von Antiseptika/Desinfizientien der Vorzug gegeben werden. Die dermatologischen Grundregeln der topischen Therapie (z.B. „feucht auf feucht") sind bei der Wahl der Grundlagen zu beachten. Beispiele für antimikrobiell wirksame Magistralrezepturen finden sich in: Der Hautarzt 56: 752–758 (2005). Zu beachten ist bei großflächiger Anwendung die Gefahr der Resorption. Bei Povidon-Iod kann es zu Störungen der Schilddrüsenfunktion kommen. Durch das Risiko der Resorption größerer Jodmengen kann (besonders bei Anwendung in Wundhöhlen) bei Kindern und Schwangeren und auch bei einer gleichzeitigen Behandlung mit Lithium eine vorübergehende Hypothyreose induziert werden. **Auf Quecksilber-haltige Antiseptika sollte ganz verzichtet werden.** Triphenylmethanfarbstoffe (z.B. Methylviolett) oder Acridinfarbstoffe (z.B. Ethacridin) sind wirksam, werden aufgrund der Verfärbung der Haut und Wäsche im außerstationären Bereich schlecht akzeptiert und daher hier nicht berücksichtigt. Bei Verbrennungen kommt Sulfadiazin-Silber zum Einsatz. **Bei der lokalen Anwendung von Antibiotika ist grundsätzlich die Wirksamkeit gegenüber den UAW** (Resistenzentwicklung und Kontaktallergien) **abzuwägen.** Sollte nach Antibiogramm ihr Einsatz ausnahmsweise (!) indiziert sein, können wegen ihres relativ geringeren Sensibilisierungspotenzials Makrolidantibiotika zum Einsatz kommen. Penicillinderivate werden wegen des hohen Sensibilisierungsrisikos extern nicht mehr eingesetzt, und vom lokalen Einsatz der Aminoglykoside (vor allem Neomycin und Framycetin) sollte aus dem gleichen Grund gänzlich Abstand genommen werden.

Eine systemische Antibiotikatherapie (s. Kap. Bakterielle Infektionen) ist indiziert bei ausgedehnten Pyodermien, schweren Akneformen und bei externen Therapien nichtzugänglicher Infektionen, wie z.B. Furunkel, Abszesse, Erysipel (in der Regel durch Streptokokken verursacht, zu behandeln mit den entsprechend wirksamen Antibiotika; s. Kap. Bakterielle Infektionen) oder Borreliose (Erythema chronicum migrans; zu behandeln mit Cephalosporinen oder Tetrazyklinen). Geschlechtskrankheiten wie Syphilis und Gonorrhoe erfordern eine dem jeweiligen Stadium angepasste Therapie, wobei im Unterschied zu Neisseria gonorrhoeae der Erreger der Syphilis (Treponema pallidum) bisher keine Resistenzen gegenüber Benzylpenicillin (Penicillin G) ausgebildet hat.

56.1.2.1. Zur antiinfektiösen Lokalbehandlung einsetzbare Antiseptika

An erster Stelle sind zu empfehlen:
- Docosanol
- Hexachlorophen
- Octenidin.

Nachrangig seien genannt:
- Chlorhexidin
- quaternäre Ammoniumverbindungen (z.B. Cetylpyridiniumchlorid, Benzethoniumchlorid, Dequaliniumchlorid)
- Triclosan.

56.1.3. Pilzinfektionen der Haut

Therapeutisches Vorgehen

Die meisten Pilzinfektionen der Haut können topisch behandelt werden (vgl. Kap. Pilzinfektionen). Die Wirksamkeit ist belegt für die fungistatischen Azolantimykotika, Allylamine, Ciclopirox und Amorolfin. Lokal fungizid wirken Ciclopirox, Terbinafin, aber auch Povidon-Iod. Bei ausgedehnten Formen, bei der (proximalen) Onychomykose oder Befall der Haare sowie bei immundefizienten Patienten im weiteren Sinne ist meist eine zusätzliche interne Therapie erforderlich. **Wegen der teilweise schweren Neben- und Wechselwirkungen mit anderen Medikamenten, die mit der systemischen antimykotischen Therapie verbunden sein können, ist eine sorgfältige Nutzen-Risiko-Abwägung erforderlich, vor allem bei der Indikation Onychomykose**, die bei einem Befallsgrad von < 50 % ohne Matrixbefall durchaus nur topisch behandelt werden kann (systemische Pilztherapie, s. Kap. Pilzinfektionen). **Gegenüber dem als erstes entwickelten Clotrimazol bieten die übrigen Azolexterna kaum Vorteile.** Falscher und/oder zu langer Gebrauch kann zur gramnegativen bakteriellen Überwucherung führen. Die Präparate werden in Form von Pasten, Pudern, Salben, Cremes, alkoholischen Lösungen, Lacken, Mundgelen, Genitalcremes und Ovula angeboten. Die Auswahl des richtigen Vehikels nach dermatologischen Prinzipien potenziert die Wirkung des Verums erheblich. (s.a. Kap. Pilzinfektionen).

Gegen Dermatophyten, Hefen und Schimmelpilze:
- topische Azolantimykotika (Amorolfin, Bifonazol, Clotrimazol, Econazol, Tioconazol, Miconazol, Sertaconazol u.a.)
- Allylamine (Terbinafin, Naftifin), Ciclopirox, Amorolfin bzw. Terbinafin: s. Kap. Pilzinfektionen

Vorwiegend gegen Hefen:
- Nystatin: s. Kap. Pilzinfektionen

Clotrimazol

Wirkungsmechanismus

Azolantimykotikum vom Imidazoltyp. Hemmung der Ergosterolsynthese der Pilze

Indikation(en)

Pilzinfektionen der Haut und Schleimhaut durch Dermatophyten, Hefen, Schimmelpilze und andere wie Malassezia furfur, sowie Hautinfektionen durch Corynebacterium minutissimum; Anwendung auch bei Candida-Vulvitis und Candida-Balanitis

Kontraindikationen
- Überempfindlichkeit
- im 1.–3. Schwangerschaftsmonat keine intravaginale Anwendung der Creme
- während der Stillzeit keine Anwendung an der milchgebenden Brust

Unerwünschte Arzneimittelwirkungen
- Hautreaktionen (Rötung, Brennen, Stechen)

Relevante Wechselwirkungen
- Amphotericin und andere Polyenantibiotika (z.B. Nystatin, Natamycin): verminderte Wirksamkeit durch Clotrimazol

Pharmakokinetik

BV: aus dermaler Applikation werden < 2 %, aus vaginaler Applikation 3–10 % der Dosis resorbiert
Elim.: aus dem resorbierten Teil der Dosis werden 5 Metabolite, die renal und biliär ausgeschieden werden, gebildet
HWZ: 3,5–5 Std.

Dosierung
- Creme, Tropflösung, Spray, Puder (jeweils 10 mg/g): 1–3 x tgl. lokale Anwendung
- Vaginaltablette (100 mg) bzw. Vaginalzäpfchen (100 oder 200 mg) bzw. Vaginalcreme (10 mg/g): 1 x abends

56.1.4. Infestationen (Skabies, Pedikulose)

Therapeutisches Vorgehen

Die Skabies (Krätze) kommt in allen Altersklassen und auch in Bevölkerungskreisen vor, die unter optimalen hygienischen Verhältnissen leben, wird aber besonders bei älteren Menschen (z.B. in Altersheimen) gelegentlich zu einem epidemiologischen Problem (vgl. Kap. Parasitosen). Da sie zumeist durch intensiven Körperkontakt übertragen wird, muss die Therapie (Vernichtung des Erregers) nicht nur dem Patienten gelten, sondern auch Kontaktpersonen, Bettwäsche und Kleidung (täglicher Wechsel bzw. chemische Reinigung) einschließen. Als wirksames Antiskabiesmittel hat sich Permethrin (5 % in Cremegrundlage) bewährt. Als Alternative kommt das weniger wirksame Crotamiton in Betracht. In neuerer Zeit wird auch das systemisch verabreichte Ivermectin erfolgreich eingesetzt (in Deutschland allerdings noch nicht zur Behandlung am Menschen zugelassen). Gelegentlich erfordert das sekundäre Exanthem, das wegen (bakteriell superinfizierter) Kratzspuren (starker Juckreiz; häufig einziges Symptom) einem Ekzem ähnlich sieht („postskabiöses Ekzem"), eine Therapie mit antiseptischen (s.o.) und antipruriginösen Wirkstoffen (z.B. Polidocanol). Während die Kleiderläuse keine große Bedeutung mehr haben und nur unter schlechten hygienischen Verhältnissen beobachtet werden, kommen Kopf- und Filzläuse auch heutzutage durchaus häufiger vor (z.B. in Schulklassen), wobei intensiver Körperkontakt für die Übertragung der Filzläuse entscheidend ist. Die Behandlung erfolgt mit natürlichen oder synthetischen Pyrethrinen (z.B. Permethrin) und mechanischer Säuberung. (Wichtig: geduldiges Auskämmen der Haare mit speziellem Läusekamm). Aus dem Ausland wird Resistenzentwicklung gegenüber synthetischen Pyrethroiden berichtet (vgl. Kap. Parasitosen).

Wirkstoffe und Dosierung

Permethrin (s. Kap. Parasitosen)

Crotamiton

Wirkungsmechanismus

unbekannt

Indikation(en)

Skabies

Kontraindikationen

akute exsudative Dermatitis

Unerwünschte Arzneimittelwirkungen

Rötung und Wärmegefühl (vorübergehend), Überempfindlichkeitsreaktionen (Einzelfälle), durch Hilfsstoffe Hautreizungen (z. B. Kontaktdermatitis); nicht mit der Augenbindehaut in Berührung bringen und Schleimhäute aussparen

Dosierung

1 x täglich dünn auf die befallenen Hautpartien auftragen

Pyrethrumextrakt + Piperonylbutoxid + Chlorocresol

Wirkungsmechanismus

Pyrethrumextrakt (Auszug aus Blüten von Chrysanthemum cinerariaefolium) wirkt ähnlich wie DDT auf die neuronalen Membranen der Parasiten; Piperonylbutoxid wird als Synergist hinzugegeben; es hemmt den Metabolismus von Pyrethrumextrakt in den Parasiten.

Indikation(en)

Kopf-, Filz- und Kleiderläuse und ihre Nissen

Kontraindikationen

Anwendung auf großflächig erkrankter Haut, Schleimhäuten, im Augenbereich

Unerwünschte Arzneimittelwirkungen

selten lokale Hautreizungen, Juckreiz, Rötung; sehr selten Kontaktsensibilisierung; bei täglich mehrfacher Anwendung Hauttrockenheit, Juckreiz, Rötung, Schuppenbildung

Dosierung

Das Haar der befallenen Körperteile durchtränken und 30–45 Min. einwirken lassen. Danach wie ein Shampoo mit Wasser ausspülen.

56.2. Akne und Rosazea

Therapeutisches Vorgehen

Neben der Aknetoilette und oberflächlichem Chemopeeling (Alpha-Hydroxysäuren/Fruchtsäuren), ggf. in Zusammenarbeit mit einer medizinischen Kosmetikerin, sollte bei leichten Formen der **Akne** den lokalen Therapeutika zunächst der Vorzug gegeben werden. Bei der meist vorhandenen Seborrhoe wird als Grundlage eine Creme, ein Gel oder eine Lösung gewählt. Die Wirkstoffe setzen jeweils an verschiedenen Faktoren der Pathogenese an (die Hyperplasie der Talgdrüsen mit Hyperseborrhoe und die follikuläre Hyperkeratose, die beide zur Mikrokomedobildung führen, dann die mikrobielle Besiedlung mit Propionibakterium und schließlich die reaktive Entzündung). Komedolytisch und antientzündlich wirken vor allem Retinoide (Derivate der Vitamin-A-Säure). Als topisches Retinoid hat sich Tretinoin bewährt, angeboten werden aber auch Isotretinoin und Adapalen, ein Retinoid der dritten Generation mit besonderer Wirkung auf die Retinoidrezeptoren der Haut. Benzoylperoxid hat einen starken antimikrobiellen, aber auch komedolytischen Effekt. Compliance-Probleme treten allerdings wegen der häufigen Hautirritationen unter höher dosiertem Benzoylperoxid (BPO) auf. Da BPO zu Benzoesäure abgebaut wird, kann es auch in der Schwangerschaft verordnet werden. Azelainsäure hat nicht nur einen komedolytischen, antimikrobiellen und mäßigantientzündlichen Effekt, sondern beugt (wie die Retinoide) auch der Neubildung von Komedonen vor. Der Einsatz von lokalen Antibiotika (z.B. Clindamycin, Erythromycin, Tetracyclin, Nadifloxacin), die durchaus einen guten Effekt auf die entzündliche Komponente haben, wird wegen der damit verbundenen Resistenzentwicklung zu Recht zunehmend kritisch gesehen.

Bei mittelschweren und schweren Formen der Akne, (z.B. Acne conglobata, ausgedehnte papulopustulöse Formen), aber auch in Fällen mit hoher psychosozialer Belastung kommen systemische Medikamente zum Einsatz, wobei insbesondere **Isotretinoin** ein hoher Stellenwert zukommt. Da Isotretinoin in erster Linie auf die Talgdrüsen wirkt, hat diese Substanz eine Wirkung, die auch nach Absetzen des Präparates bestehen bleibt. Als Dosierung werden 0,5 mg/kg KG/Tag bis zu einer optimalen kumulativen Gesamtdosis von 120–150 mg/kg KG empfohlen. Deutlich bessere Ergebnisse werden allerdings mit höheren Dosen erzielt (0,8–1mg/kg KG/Tag). Mit Isotretinoin in niedriger Dosierung (20 mg/Tag) kann die Acne conglobata erfolgreich behandelt werden, wenn zusätzlich eine 0,05-prozentige Tretinoincreme eingesetzt wird. Sehr niedrigdosiertes Isotretinoin (2,5–5 mg/Tag) ist auch wirksam bei ausgeprägter Seborrhoe. Zu beachten sind die zahlreichen UAW (auch ZNS!), die erforderlichen Blutuntersuchungen und vor allem die **Teratogenität** der Substanz und die damit verbundene Forderung nach Einhaltung eines strikten Konzeptionsschutzes bei Frauen auch über den Abschluss der Therapie hinaus (schriftliche Aufklärung, Vorlage eines negativen Schwangerschaftstests, auch Stillen eines Neugeborenen sollte bei systemischer Therapie mit Retinoiden vermieden werden). Isotretinoin soll nur von Ärzten verordnet werden, die damit spezielle Erfahrung haben.

Bei Frauen mit Kontrazeptionswunsch oder -indikation (z.B. unter Isotretinointherapie) können hormonelle Kontrazeptiva mit antiandrogenen Komponenten eingesetzt werden, da von diesen durch die Wirkung des Antiandrogens auf die Talgdrüsen ein eindeutiger sebosuppressiver Effekt ausgeht. Die antiandrogene Therapie ist ansonsten weiblichen Patienten mit Hyperandrogenismus und Akne (z.B. im Rahmen des Syndroms des polyzystischen Ovars) vorbehalten, d.h. die antiandrogene Therapie ist keine primäre Monotherapie einer Akne. Mit diesem Vorbehalt und unter Erwägung weiterer diskutierter UAW (Kanzerogenität, Thrombembolierisiko) sollen als wirksame Kombinationen genannt werden: Cyproteronacetat/Ethinylestradiol, Drospirenon/Ethinylestradiol, Desogestrel/Ethinylestradiol (s. auch Kap. Weibliche Sexualhormone). Ebenfalls bei schweren Formen der Akne können zwischenzeitlich Antibiotika eingesetzt werden, wobei sich aufgrund der guten Lipophilie und der Anreicherung in den Talgdrüsen besonders die Tetrazykline Minocyclin und Doxycyclin bewährt haben (s. Kap. Bakterielle Infektionen). Von einer monatelangen Niedrigdosistherapie wird eher abgeraten, eine kurzfristige Behandlung ist jedoch außerordentlich effektvoll. Sie sollte ergänzt werden um topische Therapeutika (Retinoid und/oder Benzoylperoxid). Unter Tetrazyklinen sind Blutkontrollen erforderlich. Tetrazykline sind kontraindiziert in der Schwangerschaft, hier kann Erythromycin (2–3 x 500 mg/Tag) eine wertvolle Alternative sein.

Bei der Behandlung der **Rosazea**, die als chronische vasomotorische zentrofaziale Durchblutungsstörung mit sekundärer akneiformer Entzündung (daher die falsche Bezeichnung „Acne rosacea") aufgefasst wird, sollten im Frühstadium (Erythem, Teleangiektasien) zunächst Zinkpasten oder Lotionen zum Einsatz kommen, bei deren Applikation der gleichzeitigen Gesichts-massage (Ausstreichen der Paste von zentral nach peripher) eine Bedeutung zukommt. Bei der Rosazea ist die Wirksamkeit Metronidazol-haltiger Externa und der Azelainsäure belegt. Vor dem Einsatz topischer Kortikosteroide ist ausdrücklich zu warnen, da bei der Chronizität der Erkrankung fast zwangsläufig örtliche Nebenwirkungen zu erwarten sind („Steroidrosazea"). Schwere Formen können mit Tetrazyklinen (Minocyclin, Doxycyclin) und Isotretinoin systemisch behandelt werden. Die Wirksamkeit von „Magentherapeutika" (Enzympräparaten, Protonenpumpen-Inhibitoren), die wegen vermuteter Assoziationen zwischen Rosazea und gastrointestinalen Dysfunktionen eingesetzt wurden, ist nicht belegt.

Wirkstoffe und Dosierung

Externe Therapie:
An erster Stelle sind zu nennen:
- Benzoylperoxid
- Tretinoin
- Metronidazol
  (s. Kap. Bakterielle Infektionen).

Nachrangig seien genannt:
- Azelainsäure
- Adapalen
- Erythromycin: 1–2-% in Salben und Lösung
- Clindamycin: 1-prozentig in wässrig-alkoholischer Lösung.

Für die interne Therapie kommen infrage::
- Minocyclin: 50–200 mg/Tag für 4 Wochen
- Doxycyclin: 100–200 mg/Tag
- Erythromycin: 2–3 x 500 mg/Tag
  (s. Kap. Bakterielle Infektionen)
- Isotretinoin.

Isotretinoin

Wirkungsmechanismus

Isotretinoin (13-cis-Retinsäure) ist ein Stereoisomer von Tretinoin (All-trans-Retinsäure). Retinoide stimulieren der epidermalen Zellumsatz und reduzieren die Keratinisierung durch Verminderung der Hornzellenkohäsion. Isotretinoin führt zusätzlich zu einer Talgdrüsenatrophie.

Indikation(en)

schwere Formen der Akne (wie Acne nodularis oder Acne conglobata oder Akne mit dem Risiko einer permanenten Narbenbildung), die sich gegenüber adäquaten Standardtherapiezyklen mit systemischen Antibiotika und topischer Therapie als resistent erwiesen haben

Kontraindikationen

- Schwangerschaft (wegen starker teratogener Wirkung) und Frauen im gebärfähigen Alter, es sei denn, dass alle Bedingungen des Schwangerschaftsverhütungsprogramms (s. Fachinformation) eingehalten werden; Behandlung bei Frauen sorgfältig über-legen; soll Behandlung durchgeführt werden, muss ein Monat vor, während und bis zu einem Monat nach Abschluss der Behandlung wirksame Empfängnisverhütung schriftlich belegt werden; lokale Therapie: Tretinoin, Isotretinoin, Adapalen: lokale Anwendung und orale Gabe von Vitamin-A-Säure bezüglich Embryotoxizität/Teratogenität sind theoretisch gleich zu beurteilen; bei Schwangerschaftseintritt die externe Therapie mit Retinoiden absetzen; bis dahin bei lokaler Anwendung kein Fall einer sogenannten Retinoid-Embryopathie bekannt. **Systemische** Therapie: s. Isotretinoin
- Stillzeit
- Leberinsuffizienz
- Vorsicht bei Niereninsuffizienz (s. u.)
- übermäßig erhöhte Blutfettwerte

- Hypervitaminose A
- gleichzeitige Tetrazyklinbehandlung

Unerwünschte Arzneimittelwirkungen
- starke teratogene Wirkung (schwere Retinoidembryopathie)
- Anämie, BSG-Beschleunigung, Neutropenie, Thrombozytopenie, Thrombozytose
- allergische Hautreaktionen, Hautverdünnung mit erhöhter Verletzlichkeit, Erythema nodosum, Cheilitis
- bei Atopikern selten Bronchospasmus oder Asthmaanfälle
- Depression, Suizidalität
- Blepharitis, Konjunktivitis, Epistaxis, trockene Nasen- und Mundschleimhaut
- Arthralgie, Tendinitis, Sehnenverkalkung, Myalgie, CK-Erhöhung
- Verschlimmerung der Akne, Hirsutismus
- Erhöhung der Triglyceride bzw. des Cholesterins, HDL-Erniedrigung
- Transaminasenerhöhung
- daher müssen die Leberwerte und die Serumlipide (Nüchternwerte) vor der Behandlung, 1 Monat nach Beginn der Behandlung und danach in mindestens 3-monatigen Intervallen kontrolliert werden, bei klinischer Indikation häufiger; Dosisreduktion bzw. Abbruch der Behandlung bei anhaltender klinisch relevanter Transaminasenerhöhung
- Pankreatitis
- Diabetes mellitus, Hyperurikämie
- Pseudotumor cerebri (Fälle wurden berichtet, einige davon bei gleichzeitiger Anwendung von Tetrazyklinen, s. Wechselwirkungen)

Relevante Wechselwirkungen
Fachinformation beachten!
- Hormonale Kontrazeptiva: Pharmakokinetische und pharmakodynamische Veränderungen bei Östrogenen und Gestagenen sind klein, aber sehr variabel und unvorhersehbar; Fälle von Schwangerschaft wurden berichtet bei Frauen, die kombinierte orale Kontrazeptiva oder topische, injizierbare, implantierte bzw. eingeführte hormonale Kontrazeptiva verwendet haben; solche Berichte waren häufiger bei Frauen, die eine einzelne Kontrazeptionsmethode verwendet haben; Pillen mit ausschließlich mikrodosiertem Gestagen erhöhen Risiko eines Kontrazeptionsversagens bei gleichzeitiger Behandlung mit Isotretinoin; sogenannte „Minipille" nicht zur Kontrazeption verwenden
- Tetrazykline: gleichzeitige Behandlung vermeiden, da Fälle eines Pseudotumor cerebri berichtet wurden
- Vitamin A: gleichzeitige Einnahme vermeiden, da Hypervitaminose A droht

Pharmakokinetik
BV: nicht bestimmt, aber vermutlich variabel und relativ gering
Elim.: wichtige UAW sind: Teratogenität (s. Text), Hyperlipidämie, Transaminasenanstieg; Laborkontrollen empfohlen (Ausgangswert, nach 4 Wochen und dann alle 8 Wochen); Metabolismus zu drei aktiven Hauptmetaboliten (4-oxo-Isotretinoin, Tretinoin und 4-oxo-Tretinoin), Isomerisierung verläuft umkehrbar zu Tretinoin (reversibel) und Glukuroniden; enterohepatische Zirkulation
HWZ: durchschnittlich 19 Std. (Isotretinoin) bzw. 29 Std. (4-oxo-Isotretinoin)

Dosierung
systemisch:
- initial 0,5 mg/kg KG/Tag über 4 Wochen (bei schwerer Niereninsuffizienz niedrigere Initialdosis, z.B. 10 mg/Tag)
- bei ungenügender Wirksamkeit Erhöhung auf 1,0 mg/kg KG/Tag
- Behandlungsdauer in der Regel 12–16 Wochen; nach Pause evtl. Wiederholung
topisch:
- 0,05 % als Gel, 0,05–0,1 % als Salbe
- Tretinoin (All-trans-Retinsäure, Vitamin-A-Säure)

Wechselwirkungen
Ketoconazol erhöht Tretinoinkonzentrationen; zu möglichen Interaktionen mit anderen CYP-Inhibitoren (z.B. Ciclosporin, Erythromycin, Diltiazem, Verapamil bzw. Enzyminduktoren (z.B. Phenobarbital, Rifampicin) liegen keine Untersuchungen vor

56

Pharmakokinetik

BV: bei lange andauernder Verabreichung werden etwa 6 % des topisch in Salbenform applizierten Wirkstoffs resorbiert; gute Resorption nach oraler Gabe

Elim.: Metabolismus (umkehrbare Isomerisierung zu Isotretinoin, s. dort, sowie Oxidation und Glukuronidierung)

HWZ: 0,5–2 Std.

Dosierung

topisch:
- 0,05–1 % in Salbe oder Lösung

oral:
- Erwachsene 45 mg/m^2 Körperoberfläche, d.h. ca. 80 mg/Tag, aufgeteilt auf 2 gleiche Einzeldosen

56.3. Psoriasis

Therapeutisches Vorgehen

Dem klinischen Bild der Psoriasis liegt eine Hyperproliferation der Keratinozyten (Zellzyklus um das 8-Fache beschleunigt) mit begleitender Entzündungsreaktion und Gefäßvermehrung zugrunde. Es besteht ein deutlicher genetischer Einfluss, insbesondere bei der „Typ-I-Psoriasis", mit frühem Erkrankungsbeginn zwischen dem 20. und 30. Lebensjahr. Die lange gültige Vorstellung von einer primären Störung der Keratinozytenproliferation wurde verlassen. Diese wird heute u.a. mit einer fehlregulierten Immunantwort erklärt, bei der Th1-Lymphozyten und Entzündungsmediatoren (Zytokine wie TNF-alpha, Interferon gamma, die Interleukine 1, 2, 8 und 18), Zelladhäsionsmoleküle und Endothelwachstumsfaktoren eine entscheidende Rolle spielen. Bekannte Provokationsfaktoren sind Infektionen mit Streptokokken, Medikamente (Betablocker, Chloroquin, Lithium, Interferon alfa) und Traumata der Haut. Weiter wurden psychogene Faktoren („Stress") und Alkoholkonsum als Triggerfaktoren genannt. Nicht in allen Fällen lassen sich die Provokationsfaktoren in das pathogenetische Verständnis von einer Autoimmunerkrankung einordnen. Bei dem wichtigsten Provokationsfaktor der Typ-I-Psoriasis allerdings, der Streptokokkeninfektion, soll die T-Zell-vermittelte Immunantwort auf einer molekularen „Mimikry" beruhen: Epitope von Streptokokkenantigenen und Keratinozytenproteinen weisen streckenweise eine strukturelle Übereinstimmung auf. Die Infektion durchbricht die Toleranz autoreaktiver T-Lymphozyten, die sich wie bei anderen Autoimmunerkrankungen dann gegen körpereigene Strukturen richten.

Die unterschiedlichen Therapeutika zielen ab auf den epidermal-hyperproliferativen Charakter der Psoriasis und auf die zytokingesteuerte Entzündung der Haut.

Die Ausprägung der Psoriasis vulgaris kann mit Indizes wie dem Prozentsatz der betroffenen Körperoberfläche (Body Surface Area; BSA) oder, noch detaillierter, mit dem PASI (Psoriasis Area and Severity Index) erfasst werden. Bei leichten Formen der Psoriasis (BSA < 10 %; PASI < 10 P.) reicht in der Regel eine topische Therapie, bei mittelschweren und schweren Formen ist eine systemische Therapie angezeigt. Dies ist bei etwa 20 % der zur behandelnden Patienten der Fall. Sowohl bei der topischen als auch bei der systemischen Therapie bestehen mehrere Therapieoptionen (Abb. 56.1 in Anlehnung an die S3-Leitlinie zur Therapie der Psoriasis vulgaris der DDG und des BVDD). Es kann sich bei unzureichendem Therapieerfolg, z.B. einer Minderung des PASI von < 50 %, die Notwendigkeit zum Wechsel des Therapieregimes ergeben.

Einzelne Psoriasisherde können lokal behandelt werden. Hierzu sind lokale Kortikosteroide mindestens der Klasse II, besser der Klassen III und IV (s. Tab. 56.1) sehr gut geeignet. Neben der Tachyphylaxie kann auch eine Verschlechterung der Psoriasis nach anfänglichem Erfolg eintreten. Bei Besserung empfiehlt sich zur Vermeidung eines ‚Rebound' ein Ausschleichen über mehrere Wochen, wobei das Intervall wöchentlich von täglich auf jeden 2. bzw. jeden 3. Tag gestreckt wird. Die Wirksamkeit wird gesteigert durch eine Kombination mit 5 % Salicylsäure. Die Kombination mit Vitamin-D_3-Derivaten führt ebenfalls zu verbesserten Remissionsraten. UAW auf Kortikoide korrelieren mit der verwendeten Wirkstärke und sind abhängig von der Dauer und der behandelten Lokalisation. Lange Anwendung hochwirksamer Kortikoide kann Atrophien auslösen, während mittelstarke und schwache Kortikoide auch über einen längeren Zeitraum vertragen werden. Unproblematisch ist die Anwendung an den Händen, Füßen und an der Kopfhaut. Das Gesicht (UAW: periorale Dermatitis, Rosazea), Genitale und Intertrigines (UAW: Hautatrophien, Superinfektionen) reagieren besonders empfindlich. Bei diesen Lokalisationen reichen kurzzeitig angewendet niedrigpotente Kortikoide. Bei längerer und großflächiger Anwendung besteht das Risiko einer systemischen Wirkung mit einer Suppression der Nebennierenrindenfunktion. Es wurde versucht, die Beziehung zwischen Wirkung und UAW in einem therapeutischen Index darzustellen (S1 Leitlinie der DDG; www.awmf-online.de). Die weitverbreitete Kortikoidphobie in der Bevölkerung wie aber auch die neuerliche Betonung der Kortikoid-UAW im Zusammenhang mit der Einführung neuer therapeutischer Vorgehensweisen (z.B. Biologics) erscheint übertrieben. Schwerwiegende UAW gibt es in der Induktionsphase der Kortikoidtherapie nicht.

Aufgrund seines engen therapeutischen Fensters und der Verfärbung an Haut und Kleidung wird das an sich wirksame **Dithranol ambulant kaum noch angewendet.** Milde und umschriebene Formen (insbesondere bei Begrenzung auf das Kapillitium) wurden mit Teerderivaten (Liqour carbonis detergens) behandelt. Die Wirksamkeit ist allerdings schlecht belegt. **Aufgrund ihrer sauberen und einfachen Anwendbarkeit, der nachgewiesenen Wirksamkeit und des begrenzten Spektrums an UAW setzen sich die lokal applizierten Vitamin-D_3-Abkömmlinge (Calcipotriol, Tacalcitol) bei der milden und mittelschweren Psoriasis zu Recht immer mehr durch** (vgl. Kap. Substitution mit Vitaminen). Eine Kombination mit einem Kortikoid erhöht noch die Wirksamkeit, wohingegen salicylathaltige Externa zur Inaktivierung der Vitamin-D_3-Derivate führen. In der Behandlung von schwerer erkrankten Patienten zeigt eine topische Therapie mit Vitamin-D_3-Derivaten synergistische Effekte mit einer UV-Lichttherapie (**!Cave: allerdings kein Auftragen vor einer UV-Bestrahlung!**) und einer systemischen Therapie mit Ciclosporin. Um Störungen des Kalziumstoffwechsels zu vermeiden, sollte bei Calcipotriol eine tägliche Applikationsmenge von 15 g (bzw. wöchentliche Menge von 100 g) und bei Tacalcitol die täglich anzuwendende Menge von 10 g nicht überschritten werden. Allergische Kontaktekzeme auf die beiden Vitamin-D-Abkömmlinge sind mehrfach beschrieben worden.

Tretinoin (s.o.) dringt nur in geringen Mengen in die Haut ein und spielt deshalb in der Psoriasistherapie keine Rolle. Mit Tazaroten steht aber ein Vitamin-A-Abkömmling (Retinoid) auch zur lokalen Behandlung zur Verfügung. Tazaroten ist ein Prodrug und wird in der Haut durch Esterspaltung in das wirksame Retinoid umgewandelt. Auch hier ist die teratogene Wirkung auf das ungeborene Leben nicht auszuschließen und deshalb unbedingt zu beachten.

Retinoide und Vitamin-D_3-Analoge haben u.a. vielfältige immunologische Effekte (etwa auf die Expression von pathogenetisch bedeutsamen Zytokinen). Sie fördern die Zelldifferenzierung und mindern die Zellproliferation. Retinoide wirken in höheren Konzentrationen auch keratolytisch. Eine wesentliche UAW der topischen Retinoide ist die dosisabhängige Hautirritation mit Juckreiz, Brennen und Rötung an den Applikationsorten. Dieser UAW kann durch zweizeitige Anwendung eines topischen Kortikoids begegnet werden (z.B. morgens Kortikoid, abends Tazaroten). Mit einer solchen Kombination wird außerdem der therapeutische Effekt optimiert.

Unterstützend wirken abschuppende Bäder mit Salzlösungen und Harnstoff- und Salicylsäure-haltige Externa. Bei Salicylsäure sind die neurotoxische Wirkung bei großflächiger Anwendung, insbesondere bei Kindern und Schwangeren, sowie die Interaktion mit Vitamin-D_3-Analoga zu beachten. Bei Psoriasis capitis erfolgt nach Abschuppung mit 5–10-prozentiger Salicylsäure in Olivenöl oder einer hydrophilen Cremegrundlage die Behandlung mit Kortikosteroidlösungen der Klassen III und IV. An der Kopfhaut treten die bekannten UAW selten auf. Es stehen auch die Vitamin-D_3-Analoga als Lösung zur Verfügung. Bei mittelschweren Formen der Psoriasis eignen sich Balneophoto- bzw. Balneophotochemotherapie sowie Helio- und Thalassotherapie. Der Umgang mit Lichtsensibilisatoren, wie z.B. den Psoralenen (5-Methoxy-, 8-Methoxy- und Trimethoxypsoralen) und den Teeren, sollte dem Facharzt vorbehalten bleiben. Es gibt Hinweise dafür, dass nach häufigen PUVA-Therapien (Gesamtdosis > 1.500 J/cm²), insbesondere bei nachfolgender immunsuppressiver Therapie mit Ciclosporin das Risiko für die Entstehung von Plattenepithelkarzinomen erhöht ist.

Für schwere chronisch-stationäre Formen der Psoriasis sowie deren pustulösen Varianten, für die psoriatrische Erythrodermie und die Psoriasis arthropathica stehen systemische Medikamente zur Verfügung. Acitretin als orales Vitamin-A-Säure-Derivat unterliegt bei der Frau im gebärfähigen Alter strikten Auflagen in Bezug auf Konzeptionsschutz, auch noch 2 Jahre (!) nach dem Absetzen des Medikamentes. Die systemische Behandlung mit Methotrexat (vgl. Kap. Rheumatische Erkrankungen) Ciclosporin (vgl. Kap. Rheumatische Erkrankungen) und Fumarsäureestern sollte dem Facharzt vorbehalten bleiben. Ihr Einsatz kann phasenspezifisch erfolgen, z.B. mit einer kurzzeitigen Induktion mit Ciclosporin und einer Erhaltungstherapie mit Retinoiden. Das von Substanz zu Substanz durchaus unterschiedliche Spektrum der durch diese Substanzen hervorgerufenen UAW ist nicht unerheblich: Kumulative Nierentoxizität und Hypertonie (Ciclosporin), Blut- und Lebertoxizität (Methotrexat), Teratogenität (Retinoide), häufige gastrointestinale Beschwerden, Lymphozytopenie, dosisabhängige Nephrotoxizität (Fumarsäureester). Auch hinsichtlich einer Immunsupression mit einem erhöhten Risiko für Infektionen und Malignome unterscheiden sich die systemisch eingesetzten Therapeutika: Sind diese bei Ciclosporin und Methotrexat durchaus von Belang, spielen diese Effekte keine Rolle bei Retinoiden und Fumarsäureestern. Diese Therapieformen erfordern eine große Erfahrung und exakte Überwachung. Diese Vorbehalte werden in Zukunft besonders für die zunehmende Zahl von „Biologika" gelten, die für die Behandlung u.a. der Psoriasis entwickelt wurden. Es handelt sich um Substanzen, die gezielt zur Beeinflussung einer übersteigerten Immunantwort konzipiert wurden. Ihr Einsatz ist allerdings erst dann indiziert, wenn etablierte und kostengünstigere Therapieformen entweder unwirksam waren, nicht verfügbar oder kontraindiziert sind oder wegen einer UAW nicht verabreicht werden können. Es wird empfohlen, diese Bedingungen und die sich daraus ergebenden Entscheidungen schriftlich zu dokumentieren. Zu nennen sind Infliximab, Etanercept, Adalimumab und Efalizumab. Diese teils hochwirksamen Substanzen (Infliximab) sind aber auch mit einem erhöhten Risiko häufiger, auch schwerer UAW belastet. Die Langzeitsicherheit der Therapie mit diesen Neuentwicklungen kann noch nicht endgültig beurteilt werden. Das Beispiel der Ciclosporin-assoziierten Malignomentwicklung hat gezeigt, dass auch dieser Aspekt der Arzneimittelsicherheit nicht zu vernachlässigen ist. Die Europäische Arzneimittelbehörde (EMEA) empfahl im Februar 2009 das Ruhen der Zulassung von Efalizumab, da das Nutzen-Risiko-Profil nicht länger als günstig eingestuft wurde. Hintergrund dieser Bewertung waren Fälle von progressiver multifokaler Leukenzephalopathie (PML) sowie anderer schwerwiegender unerwünschter Arzneimittelwirkungen, die im Zusammenhang mit der Gabe von Efalizumab berichtet wurden.

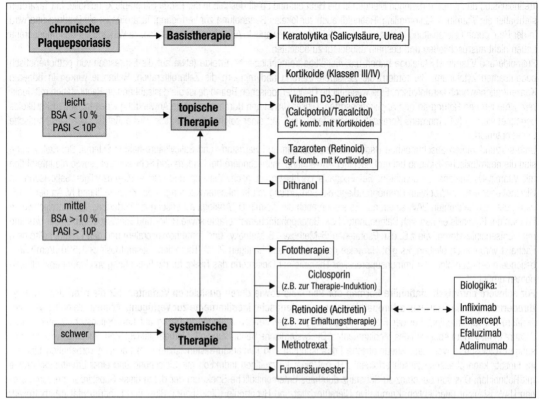

Abbildung 56.1: Therapieoptionen bei der Psoriasis vulgaris entsprechend der S3-Leitlinie der DDG und des BVDD; modifiziert (JDDG 4: [Suppl. 2] 2006). Die systemische Therapie sollte wegen der Komplexität der Maßnahmen vor und während der Therapie sowie des Risikos teils schwerer UAW den Fachkreisen vorbehalten bleiben.

Wirkstoffe und Dosierung

lokal:
- Salicylsäure 3–5 %
  (!Cave: Intoxikation bei großflächiger Anwendung durch Resorption über die Haut!)
- Harnstoff 5–20 %

empfohlene topische Glukokortikoide der Klassen III und IV:
- Betametasondipropionat
- Mometasonfuroat
- Clobetasol-17-preopionat

Calcipotriol, Tacalcitol

Wirkungsmechanismus
antiproliferativ über Vitamin-D_3-Rezeptoren der Keratinozyten; immunmodulatorische Effekte

Kontraindikationen
schwere Leber- oder Nierenerkrankungen, Störung des Kalziumstoffwechsels; Kinder und Jugendliche unter 18 Jahren

Unerwünschte Arzneimittelwirkungen
Hautreizungen, Hyperkalziurie mit Gefahr der Nierensteinbildung; Hyperkalzämie

Calcipotriol

Pharmakokinetik
BV: 5–6 % werden resorbiert
Elim.: Metabolismus

Dosierung
Calcipotriol auf maximal 30 % der Körperoberfläche; maximal 15 g/Tag und 100 g/Woche

Tacalcitol

Pharmakokinetik
BV: < 0,5 % werden resorbiert

Dosierung
Tacalcitol auf maximal 30 % der Körperoberfläche; maximal 10 g/Tag der Salbe bzw. 70 ml/Woche der Emulsion

Tazaroten

Kontraindikationen
Schwangerschaft (im Tierversuch Hinweise auf embryotoxische/teratogene Wirkung); Kinder und Jugendliche unter 18 Jahren

Pharmakokinetik
BV: ca. 5 % werden resorbiert (Okklusivbedingungen, normale Haut)
Elim.: Metabolismus (aktiver Metabolit)
HWZ: 18 Std. (dermale Applikation) bzw. bei i.v.-Applikation ca. 6 Std. (Metabolit 14 Std.)

Dosierung
Gel (0,05 % und 0,1 %) einmal täglich abends, maximal 10–20 % der Körperoberfläche

Dithranol

(s. Kurzprofil im Anhang)

56.4. Ekzeme

Therapeutisches Vorgehen

Mit dem (nosologisch eher unscharfen) Begriff „Ekzem" werden Erkrankungen der Haut zusammengefasst, bei denen eine Entzündung der Epidermis und oberen Dermis vorliegt und die sich in ihrer akuten Phase mit einem Erythem, Papeln und Juckreiz, fakultativ auch mit Bläschen (Papulovesikel) und Nässen der Haut manifestieren. Das „klassische" Ekzem ist (kontakt-)allergischer oder irritativ-toxischer Genese. Als häufige Ursachen sind die Kontaktallergene Nickel, verschiedene Duftstoffe oder Konservierungsmittel, als relevante Irritantien Detergentien, Flächendesinfektionsmittel und generell Feuchtarbeit zu nennen. Das **allergische Kontaktekzem** wird entweder durch direkten Hautkontakt oder durch systemische Aufnahme des Allergens verursacht. Im letzteren Fall gelangt das Allergen also quasi „von innen" in die Haut und löst dann ein generalisiertes Ekzem aus. Systemisch verfügbar werden Kontaktallergene durch Permeation durch die Haut, durch orale Aufnahme (z.B. Antibiotika) oder – bisher eher selten beschrieben – durch Inhalation (z.B. Antiasthmatika). Das allergische, vor allem aber das irritativ-toxische Ekzem wird bei weiter bestehender Noxenexposition chronisch, ändert sein morphologisches Erscheinungsbild (Hyperkeratose, Lichenifikation, Rhagaden) und ist therapeutisch schwerer zu beeinflussen. Ein irritatives Kontaktekzem erleichtert die Permeation von Kontaktallergenen und stimuliert deren immunologische Prozessierung. Damit kommt dieser Ekzemform eine über seine akute Erscheinung hinausgehende Bedeutung zu.

Das **atopische Ekzem** (atopische Dermatitis, Neurodermitis) ist als kutane Manifestation des Atopiesyndroms (Neurodermitis, Asthma, Rhinitis allergica) eine chronisch-ekzematöse Hauterkrankung mit einem komplexen genetischen Hintergrund. Entsprechend finden sich bei Patienten mit atopischem Ekzem hohe IgE-Antikörperspiegel („extrinsischer" Form), die mit höhermolekularen Allergenen (z.B. Nahrungsmittel, Hausstaubmilbe, Pollen) reagieren und damit nicht nur für die Entzündung der Haut (zellulär-immunologische Reaktion vom Spättyp auf IgE!) verantwortlich sind, sondern nicht selten auch gleichzeitig die Rhinokonjunktivitis und Asthma hervorrufen (Soforttypreaktionen auf IgE). Bei etwa 20 % der Patienten mit atopischem Ekzem fehlt aber die Erhöhung von IgE-Antikörpern („intrinsischer" Typ). Während also der extrinsische Typ pathogenetisch als gut untersucht betrachtet werden kann, ist dies vom intrinsischen Typ noch nicht zu sagen. Ungeachtet dessen spielen weitere Faktoren (u.a. Umwelt, Wetter, Psyche) eine wichtige Rolle, wobei insbesondere eine Störung der Permeabilitätsbarriere mit einer vom Normalen abweichenden (genetisch bedingten?) Biochemie der Hautlipide hervorzuheben ist. Nicht nur, dass dies alleine schon komplexe Entzündungsreaktionen in der Haut hervorruft, sondern dadurch (Barrierestörung und Entzündung) gelangen hochmolekulare Allergene in die Haut, die ansonsten nicht in sie einzudringen vermögen.

Oberstes Gebot der Behandlung von Ekzemen ist die Identifizierung und Meidung der Noxe (Irritans, Allergen). Für den Behandlungserfolg der Ekzemgruppe – allergische und toxische, akute und chronische Kontaktdermatitis atopische Dermatitis (Synonym: Neurodermitis, endogenes Ekzem), hämatogenes Kontaktekzem u.a. – ist die Auswahl der richtigen Salbengrundlage besonders wichtig. Prinzipiell gilt für die lokale Ekzemtherapie:

Akutes Stadium (Bläschen, Nässen, Krusten): Austrocknend, „feucht auf feucht", also Umschläge, Lotiones

Subakutes Stadium (Seropapeln, Schuppenkruste, Rötung, Ödem): Öl-Wasser-Emulsionen, Pinselungen, weiche Pasten

Chronisches Ekzem (Lichenifikation): Wasser-Öl-Emulsionen, Salben, Fettsalben

Für die Behandlung akuter Stadien hat sich die Wirkstoffklasse der Kortikoidexterna (s. Abschnitt Kortikosteroidexterna) bewährt. Bei chronischen Formen wurden auch Teerpräparate erfolgreich eingesetzt. Die symptomatische Therapie kann weiterhin auch juckreizstillende Substanzen (Antipruriginosa) umfassen. Nichtseltene bakterielle Superinfektionen erfordern den Einsatz von Antiseptika (s. Abschnitt Bakterielle Infektionen der Haut). Bei einer ausgedehnten Herpes-simplex-Infektion bei atopischer Dermatitis (Ekzema herpeticatum) ist der Einsatz systemisch verabreichter Antivirusmittel (z.B. Aciclovir) angezeigt.

Chronische Handekzeme, die auf topische Kortikoidzubereitungen nicht angesprochen haben, können seit Kurzem mit dem Retinoid Alitretinoin oral behandelt werden.

> ❗ **Cave: Alitretinoin ist bei Frauen im gebärfähigen Alter kontraindiziert, es sei denn, es werden alle Bedingungen des Schwangerschaftsverhütungsprogramms erfüllt.**

Die Behandlung des **atopischen Ekzems** erfordert ein differenziertes und mehrstufiges Vorgehen. Rückfettende Maßnahmen sind als Bestandteil der Basistherapie unverzichtbar. (z.B. harnstoffhaltige Salben und Ölbäder). Angesichts der eindeutigen pathogenetischen Bedeutung der Permeabilitätsbarriere beim atopischen Ekzem (s.o.) wäre die Umschreibung solcher Maßnahmen mit „Hautpflege" abwegig und kontraproduktiv. Darüber hinaus sollte die Exposition gegenüber Irritantien (Detergentien, häufiges Waschen, Feuchtarbeit) in Grenzen gehalten werden. Eine allergologische Abklärung (u.a. Nachweis spezifischer IgE-Antikörper, Pricktests) ist erforderlich. Spezifische Allergenmeidungsstrategien sollten sich anschließen. Zur Behandlung leichterer Formen können juckreizstillende Substanzen (Polidocanol) eingesetzt werden. Als antiinflammatorische Prinzipien wäre (auch in Abhängigkeit von der Lokalisation, die die therapeutische Wirkung beeinflusst) zunächst an nichthalogenierte und in Position 16, (17) und 21 größer molekular veresterte Kortikosteroide zu denken, z.B. Prednicarbat, Methylprednisolonaceponat oder Hydrocortison-17-butyrat. Bei schwereren Fällen (und therapieresistenteren Lokalisationen) können kurzfristig halogenierte Kortikosteroide (z.B. Mometasonfuroat oder Betametasondipropionat) eingesetzt werden. Schwere Formen des atopischen Ekzems bedürfen der systemischen Therapie mit Glukokortikoiden, oder „immunmodulatorisch" wirkenden Substanzen (z.B. Ciclosporin). Diese Therapien (ebenso wie verschiedene Formen der Fototherapie) sollten in der Regel Fachkreisen vorbehalten sein. Der oft ausgeprägte Juckreiz kann mit sedierenden Antihistaminika (vgl. Kap. Allergische Erkrankungen) behandelt werden. (Zur Behandlung des Juckreizes s.u.). Seit Kurzem stehen zur Behandlung des atopischen Ekzems auch topische Immunmodulatoren (TIMS) zur Verfügung (die Calcineurininhibitoren Tacrolimus und Pimecrolimus. Die immunologischen Wirkmechanismen sind komplex. Ihr Einsatz würde sich bei leichten bis mittelschweren Fällen und dabei zur Behandlung von „Kortikoidproblemlokalisationen" (Hals, Gesicht, Körperfalten) anbieten. Der Einsatz sollte sich strikt auf die zugelassene Indikation beschränken. Die Langzeitrisiken sind offen (Vgl. hierzu die Warnhinweise bzw. Stellungnahmen der amerikanischen [FDA] und der europäischen [EMEA] Arzneimittelbehörden). Eine langfristige, „proaktive" Behandlung kann deshalb (noch) nicht empfohlen werden. Einer häufigen Verwendung dieser Stoffe steht der hohe Preis entgegen. Bei akuten Neurodermitisschüben bleiben die (erwähnten modernen) topischen Kortikosteroide nach wie vor Substanzen der 1. Wahl.

56.4.1. Kortikosteroidexterna

Vergleichende Bewertung
Lokale Kortikosteroide bleiben für die Ekzemtherapie Mittel der Wahl. Kortikosteroide wirken antiphlogistisch, antiexsudativ, antipruriginös und hemmen mehr oder weniger intensiv die Hyperproliferation der Haut. Die hervorragenden Wirkungen werden bei chronischem Gebrauch mit hohen UAW wie Hautatrophie, Teleangiektasien, Striae u.a. erkauft. Selten werden auch Kontaktallergien beobachtet, z.B. nach Hydrocortison-17-butyrat. Zur Vermeidung dieser UAW empfehlen sich Therapieschemata, die von einem anfänglich starkwirksamen Kortikosteroid rasch auf ein schwächer wirkendes übergehen oder aber eine Intervalltherapie, bei der sich lokale Kortikosteroide mit einer indifferenten Salbengrundlage abwechseln. Damit wird auch das Risiko der Tachyphylaxie vermieden. Als Penetrationsbeschleuniger gelten Salicylsäure und Harnstoff (Urea). In Deutschland hat sich die Einteilung der topischen Kortikosteroide nach der Stärke ihrer antientzündlichen Wirkung etabliert (s. Tab. 56.1). Die schwachen topischen Kortikosteroide der Wirkstärkeklasse I sind auf die Therapie entzündlicher Dermatosen ohne proliferativen Anteil beschränkt, da sie kaum einen antiproliferativen Effekt aufweisen. Zur Ekzemtherapie kommen Substanzen der Klasse II in Betracht (z.B. Prednicarbat, Hydrocortison-17-butyrat, zur Lokaltherapie der Psoriasis solche der Klassen III und IV (z.B. Betametason-dipropionat, Mometasonfuroat oder Clobetasol-17-propionat).

Tabelle 56.1: Einteilung der topischen Kortikosteroide

Gruppe	Stärke	Wirkstoff
I	mild	0,5–2,5 % Hydrocortison
II	mäßigstark	0,25 % Prednicarbat
		0,1 % Hydrocortison-17-butyrat
		0,1 % Methylprednisolonaceponat
III	stark	0,1 % Betamethason-dipropionat
		0,1 % Mometasonfuroat
		0,05 % Fluticasonpropionat
IV	sehr stark	0,05 % Clobetasol-17-propionat
		0,3 % Diflucortolon-21-pentanoat

56.4.2. Weitere Antipruriginosa

Vergleichende Bewertung

Der Pruritus ist ein Symptom, das bei einer Reihe entzündlicher (z.B. atopischer Dermatitis) und nichtentzündlicher, („unsichtbarer") Hautkrankheiten, aber auch bei internistischen und neurologischen Erkrankungen auftreten kann. Darüber hinaus kann Pruritus auch als UAW durch eine Reihe von Medikamenten verursacht werden (vgl. auch Leitlinie der DDG; www.awmf-online.de). Der häufige Juckreiz, z.B. bei der Altershaut, ist oft durch Hauttrockenheit bedingt und kann durch fettende Externa behoben bzw. vermieden werden. Hilfreich sind Zusätze von Polidocanol und Harnstoff (Urea).

Die äußerst schwache Wirkung bei Bufexamac ist gegenüber der nichtseltenen Sensibilisierung (mit der Induzierung eines von der Grundkrankheit schwer unterscheidbaren allergischen Kontaktekzems) sehr kritisch zu werten. Angesichts vorhandener Alternativen ist der Einsatz dieser Substanz nicht mehr zu rechtfertigen. Auch werden Zinkpasten bzw. Zinkschüttelmixturen bei chronischen Ekzemen und mit starkem Juckreiz einhergehenden Hauterkrankungen eingesetzt. Bevorzugt werden Cremes eingesetzt, die Capsaicin oder einen Cannabinoid-Rezeptor-Agonisten (Pamithoylethanolamin) enthalten.

Bei der symptomatischen, systemischen Behandlung des Juckreizes sei auf die Einführung nichtsedierender (oder bei Beeinträchtigung des Schlafes auch sedierender) oraler H_1-Antagonisten (s. Allergische Erkrankungen: H_1-Antagonisten) verwiesen. Ihre Wirkung auf den Juckreiz des atopischen Ekzems ist allerdings umstritten. Die Rolle des Histamins ist bei den verschieden verursachten Pruritusarten unterschiedlich bzw. begrenzt. Grundsätzlich muss bei der Behandlung von Juckreiz, wie bei allen Symptomen, versucht werden, die Ursache zu finden und zu bekämpfen, sei es die Entzündung bei atopischem Ekzem, die trockene Haut (z.B. bei alten Menschen), etwa vorhandene Hämorrhoiden bei Pruritus ani oder gar die Infektion (bei Superinfektionen oder Skabies). Für die Fälle, bei denen eine kausale Therapie nicht möglich oder nicht erfolgreich ist (z.B. Lebererkrankungen, Nierenerkrankungen, therapieresistente Hauterkrankungen) können auch nicht nur traditionelle H_1-Antagonisten (ggf. mit einer sedierenden Komponente wie Dimetindenmaleat oder Clemastin) und moderne (Leukotrien-antagonisierende) „Antihistaminika", sondern auch eine UVB-Fototherapie sowie Neuropsychopharmaka (z.B. Hydroxyzin, Doxepin, Ondansetron, Naltrexon, Gabapentin) hilfreich sein.

Wirkstoffe und Dosierung

Harnstoff (Urea):
- 3–10 % in Cremes

Polidocanol:
- 3–5 % in Salben

Steinkohlenteer:
- 5 % in Vaseline

56.5. Urtikaria

Fazit für die Praxis

Die Symptome der Urtikaria beruhen letztlich auf einer Histaminausschüttung, die vielfältige (immunologische und nichtimmunologische) Ursachen haben kann. Nach Ausschaltung möglicher Triggerfaktoren ist die rein symptomatische Therapie mit modernen H_1-Antihistaminika wie Cetirizin oder Loratadin indiziert. Mögliche Wechselwirkungen (z.B. mit Macrolidantibiotika oder Antimykotika) sind genauso zu bedenken wie mögliche arrhythmogene Wirkungen bei kardial vorgeschädigten Patienten.

Definition

Urtikaria (abgeleitet von urtica = Brennnessel) ist ein Hautausschlag juckender Quaddeln, die am gesamten Integument mit unterschiedlicher Größe – millimeter- bis tellergroß – auftreten können, sich in der Regel rasch wieder zurückbilden, um an beliebiger anderer Stelle neu zu erscheinen. Dem liegt eine erhöhte Gefäßpermeabilität zugrunde, verursacht durch Mediatoren aus degranulierten Mastzellen. Bei wenigstens der Hälfte besteht zusätzlich ein Angioödem der Augenlider, Lippe, Zunge oder Pharynx. 15 %–20 % haben Angioödeme ohne Urtikaria. Allgemeinsymptome sind selten. Umgekehrt ist eine Urtikaria ein häufiges Begleitsymptom anaphylaktischer oder anaphylaktoider Reaktionen.

Klinische Subtypen der Urtikaria

a) spontane Urtikaria (akut bei bis zu 6 Wochen, chronisch bei länger als 6 Wochen rezidivierend auftretenden Quaddeln)
b) physikalische Urtikaria (z.B. durch Druck oder Wärme/Kälte induziert)
c) Sonderformen: u.a. anstrengungsinduzierte und cholinergische Urtikaria, Kontakt-Urtikaria, z.B. durch Latexhandschuhe; Urtikaria vascultitis.

Die Dauer der Quaddelpersistenz kann als Hinweis für die jeweiligen Subtypen dienen: spontane Urtikaria: 2–24 Std.; physikalische Urtikaria: 1 Std.; Kontakt-Urtikaria 2 Std., Urtikaria vascultits und Angioödem: mehrere Tage.

Ätiologie

In vielen Fällen wird die Ursache der Urtikaria nicht aufgeklärt ("idiopathisch"). Andererseits lässt sich durchaus die Rolle immunologischer oder nichtimmunologischer Mechanismen identifizieren: Histaminfreisetzende Autoimmunantikörper, Immunkomplexe, C1-Esterase-Inhibitormangel. Bei chronischer Urtikaria ist eine IgE-vermittelte Überempfindlichkeit auf exogene Allergene allerdings eine Rarität. Oder (im zweiten Fall) Mastzellen-degranulierende Substanzen (z.B. Opiate), Acetylsalicylsäure, andere NSAIDs, Nahrungsmittel (z.B. Farbstoffe), ACE-Hemmer.
Als ätiologische Kofaktoren kommen u.a. (okkulte) Infekte (Helicobacter pylori, Streptokokken, Staphylokkoken) und assoziierte internistische Erkrankungen (z.B. der Schilddrüse) infrage. Eine gezielte Fokussuche (z.B. im HNO-Bereich) kann hier weiterhelfen. Mit der Therapie dieser Erkrankungen bessert sich auch die Urtikaria.

Therapeutisches Vorgehen

Die wesentliche und evidenzbasierte Therapie der akuten wie der chronischen Urtikaria stützt sich nach Ausschaltung identifizierter Triggerfaktoren auf moderne H_1-Antihistaminika (Azelastin, Cetirizin, Desloratadin, Ebastin, Fexofenadin, Levocetirizin, Loratadin, Mizolastin; vgl. Kap. Allergische Erkrankungen). Daneben haben sich klassische H_1-Antihistaminika wie Dimetindenmaleat und Clemastin in jahrzehntelanger Anwendung bewährt, deren Einsatz bei einer gewünschten Sedierung erwogen werden kann. Bei unzureichendem Ansprechen auf diese Therapie sollte die Dosis erhöht werden unter Berücksichtigung potenzieller Nebenwirkungen bis auf das 4-Fache der vom Hersteller empfohlenen Dosis. Auch der Wechsel auf ein anderes Antihistaminikum kann zum Erfolg führen. **Besonders zu beachten ist bei der Auswahl des Antihistaminikums das damit möglicherweise verbundene Risiko** (Sedierung, Metabolisierung über CYP450) und damit Interferenz mit anderen Medikamenten (s. Kap. Tabellen zum Metabolismus von Arzneimitteln durch Cytochrom-P450-Enzyme, sowie QT-Zeit-Verlängerung. Die durchaus unterschiedliche Zeit bis zum Wirkungseintritt und die unterschiedliche Wirkungsdauer können weitere Kriterien bei der Auswahl sein. Paradoxerweise können H_1-Antihistaminika (selten) selbst Ursache einer Urtikaria sein. Qualitativ hochwertige Vergleichsstudien existieren nicht – die Unterschiede zwischen den einzelnen Präparaten dürften aber eher marginal sein.
Die sehr wirksamen Glukokortikosteroide sollten nur kurzfristig eingesetzt werden. Bei Sonderformen (z.B. Autoimmun-Urtikaria; ASS-Intoleranz) mögen zusammen mit H_1-Antihistaminika Leukotrienantagonisten (Montelukast, vgl. Kap. Asthma bronchiale) indiziert sein. Bei therapieresistenten Verläufen einer chronischen (Autoimmun-) Urtikaria kann sich der Einsatz von Ciclosporin als erfolgreich erweisen. Dapson und Chloroquin wären weitere Optionen. Topische Antihistaminika, Mastzellstabilisatoren (z.B. Ketotifen, Oxatomid), **H_2-Antihistaminika und Cromoglicinsäure sind kaum oder gar nicht wirksam.**

Vergleichende Bewertung

In Deutschland sind H1-Antihistaminika die einzigen Wirkstoffe, die für die Therapie der chronischen Urtikaria zugelassen sind. Dabei handelt es sich um Desloratadin 5 mg (Sirup ab dem 1. Lebensjahr, Loratadin (10 mg [Brausetablette ab dem 2. LJ], Levocetirizin 5 mg. Cetirizin 10 mg (Tropfen ab dem 2. LJ), Fexofenadin 180 mg (ab 12. LJ), Mizolastin (ab 12. LJ), Ebastin [ab 12 LJ]. Cetirizin ist der aktive Metabolit des Sedativums Hydroxyzin und könte bei höheren Dosierungen sedierend wirken (!**Cave: Fahrtüchtigkeit!**), es kann außerdem zu Kopfschmerzen, Schwindel und Übelkeit führen sowie Bronchospasmen auslösen. Saft und Tropfen sollten nicht bei Paragruppenallergie angewendet werden. Cetirizin braucht die kürzeste Zeit, um die maximale Konzentration zu erreichen. Levocetirizin ist der enantiomerselektive Wirkstoff des racemischen Cetirizin, bietet allerdings keine klinisch relevanten Vorteile.

Desloratadin ist der aktive Metabolit von Loratadin und hat eine längere Halbwertszeit (27 Std.) als Loratadin (12 Std.). Da aber Loratadin in der Leber ohnehin fast vollständig in Desloratadin umgewandelt wird, ergibt sich aus der längeren Pharmakokinetik kein therapeutischer Vorteil. Desloratadin ist lediglich als Analogpräparat zu bewerten. Loratadin macht auch müde, ist weniger sedierend als Cetirizin, es kann zu Kopfschmerzen und Trockenheit von Mund und Nase führen.

Fexofenadin ist der aktive Metabolit des Terfenadin und wurde eingeführt wegen der problematischen arrhythmogenen Wirkung von Terfenadin (potenziell gefährliche QT-Zeit-Verlängerung) sowie wegen Interaktionen durch CYP3A4-Hemmer (z.B. das Makrolid Erythromycin). Vom Einsatz des Terfenadin wird abgeraten.

Azelastin, Mizolastin, und Ebastin sind verschreibungspflichtige und kostenintensive Entwicklungen, deren Überlegenheit gegenüber Cetirizin und Loratadin bisher noch nicht überzeugend gezeigt werden konnte, und die zudem nicht frei von problematischen UAW sind.

Cetirizin

(s.a. Kap. Allergische Erkrankungen und Arzneiverordnungen in der Pädiatrie)

Wirkungsmechanismus
potentes H1-selektives Antihistaminikum

Indikation(en)
symptomatische Behandlung bei Urtikaria (mit Beschwerden, wie z.B. Juckreiz, Quaddelbildung, Hautrötung), chronischem allergischen Schnupfen, Heuschnupfen

Kontraindikationen
schwere Nierenerkrankungen

Unerwünschte Arzneimittelwirkungen
Kopfschmerzen, Schwindel, Benommenheit, Schläfrigkeit, Agitiertheit, Müdigkeit, Mundtrockenheit, gastrointestinale Beschwerden; vereinzelt Überempfindlichkeitsreaktionen (Hautreaktionen, Quincke-Ödem), reversible Leberfunktionsstörungen, Krampfanfälle, Thrombozytopenie, Palpitationen, Tachykardie, Synkopen, Gewichtszunahme, bei Kindern und Jugendlichen okulogyre Krise (Blickkrampf)

Relevante Wechselwirkungen
Vorsicht bei gleichzeitiger Anwendung von zentraldämpfenden Mitteln bzw. Alkohol; Cetirizin muss 3 Tage vor Durchführung eines Allergietests abgesetzt werden

Pharmakokinetik
BV: 70 % (aus der Lösung)
Elim.: hauptsächlich (70 %) unverändert renal, daneben Metabolismus zu O-dealkyliertem Metabolit (inaktiv), 10 % mit den Faeces
HWZ: 7,4–9 Std., kürzer (4,9 Std.) bei Kindern < 4 Jahre, um 50 % verlängert bei geriatrischen Patienten bzw. bei chronischen Lebererkrankungen; 19–21 Std. bei milder bis mäßiger Niereninsuffizienz; Dosisanpassung kann bei diesen Patienten erforderlich sein

Dosierung
10 mg/Tag bei Jugendlichen und Erwachsenen, halbe Dosis bei Niereninsuffizienz

Loratadin

(s. a. Kap. Allergische Erkrankungen)

Wirkungsmechanismus
trizyklisches Antihistaminikum mit selektiver peripherer H_1-Rezeptor-Aktivität

Indikation(en)
symptomatische Therapie der allergischen Rhinitis und der chronischen, idiopathischen Urtikaria

Unerwünschte Arzneimittelwirkungen
Kopfschmerzen, Schwindel, Nervosität, Appetitsteigerung, Leberfunktionsstörungen, Hautausschlag

Relevante Wechselwirkungen
- Ketoconazol bzw. Erythromycin: Erhöhung der Loratadinkonzentrationen
- Amiodaron: ein Fall einer QT-Verlängerung und Torsade-de-pointes bei gemeinsamer Anwendung mit Loratadin berichtet; daher Vorsicht bei dieser Kombination; falls Kombination erforderlich ist, EKG-Kontrollen vor und während der gemeinsamen Anwendung

Pharmakokinetik
BV: absolute BV unbekannt. Ausgeprägter First-Pass-Metabolismus
Elim.: Metabolismus, wahrscheinlich über CYP3A4 und CYP2D6, aktiver Metabolit Desloratadin (Descarboethoxyloratadin ist 4 x potenter als die Muttersubstanz); Desloratadin wird über Hydroxylierung inaktiviert und mit dem Urin ausgeschieden; erhebliche interindividuelle Variabilität der pharmakokinetischen Eigenschaften
HWZ: 15–15 Std. (Muttersubstanz) bzw. 28 Std. (Desloratadin), Letzteres kann bei älteren Patienten (11–38 Std., durchschnittlich 17,5 Std.) bzw. bei chronischer alkoholischer Lebererkrankung (durchschnittlich 37 Std.) verlängert sein

Dosierung
10 mg/Tag (Erwachsene und Kinder ab 2 Jahre KG > 30 kg);
bei Niereninsuffizienz (Kreatinin-Clearance < 30 ml/Min.) oder Leberinsuffizienz niedrigere Initialdosis (10 mg jeden zweiten Tag)

Fexofenadin

(s.a. Kap. Allergische Erkrankungen)

Wirkungsmechanismus
spezifischer H_1-Rezeptoren-Antagonist; Fexofenadin ist der wirksame Metabolit von Terfenadin

Indikation(en)
chronische idiopathische Urtikaria, saisonale allergische Rhinitis

Unerwünschte Arzneimittelwirkungen
gelegentlich Kopfschmerzen, Schläfrigkeit, Schwindel, selten Überempfindlichkeitsreaktionen

Wechselwirkungen
- Erythromycin, Ketoconazol, Itraconazol, Lopinavir, Ritonavir, Quercetin: Erhöhung der Fexofenadinkonzentrationen (möglicherweise aufgrund Inhibition von P-Glykoprotein)
- Grapefruitsaft, Orangensaft, Apfelsaft: um 60–80 % reduzierte Bioverfügbarkeit von Fexofenadin, wahrscheinlich aufgrund Inhibition des Organic Anion Transporting Polypeptide 1A2 (OATP1A2)

Pharmakokinetik

BV: nicht untersucht

Elim.: überwiegend biliär, bis 10 % unverändert im Urin, kaum (5 %) Metabolismus zum Methylester (inaktiv)

HWZ: 11–15 Std. (terminal, bei Mehrfachgabe)

Dosierung

chronische idiopathische Urtikaria:
- 180 mg einmal täglich (Erwachsene und Kinder ab 12 Jahre)

saisonale allergische Rhinitis:
- 120 mg einmal täglich (Erwachsene und Kinder ab 12 Jahre) bzw. 2 x 30 mg/Tag (Kinder 6–11 Jahre)

56.6. Photosensibilisierende Arzneimittel

Photosensibilisierungen der Haut können nach systemischer Gabe folgender Wirkstoffe bzw. Wirkstoffgruppen auftreten:

- Nichtsteroidale Analgetika/Antirheumatika
- Tetrazykline (Doxycyclin, Minocyclin)
- Neuroleptika (besonders Promethazin)
- Antidepressiva
- Sulfonamidderivate
- Amiodaron
- Griseofulvin
- Kontrazeptiva
- Captopril
- Zytostatika (z.B. Fluorouracil, Vinblastin, Dacarbazin)
- Fluorchinolone (Gyrasehemmer)
- Hypericin-haltige Präparate (Johanniskraut).

56.7. Hinweise zur wirtschaftlichen Verordnung

Aus „Wirkstoff aktuell" **Pimecrolimus/Tacrolimus**, 2007 (Herausgeber Kassenärztliche Bundesvereinigung):

- Topische Kortikosteroide (TCS) gelten als Mittel der Wahl bei der antiinflammatorischen Therapie der atopischen Dermatitis (AD).
- Die topischen Calcineurininhibitoren (TCI) Pimecrolimus und Tacrolimus führen bei der Behandlung der AD zu keinem besseren Therapieergebnis, ihre fehlende Atrophie-erzeugende Potenz kann bei bestimmten Lokalisationen (z.B. Gesicht, Nackenbereich) ein Behandlungsvorteil sein.
- Pimecrolimus und Tacrolimus sind den starkwirksamen TCS **in der Wirksamkeit** bei AD **unterlegen**. Die unerwünschten Wirkungen dieser TCS sind gegen den Einsatz von TCI abzuwägen. Diese starkwirksamen TCS sollten bei AD zurückhaltend verwendet werden und eine Therapie mit TCS, wie z.B. Hydrocortison (HC) 1 %, und TCI im Wechsel bevorzugt werden.
- Die Anwendung sollte wegen unzureichender Kenntnisse über Langzeitsicherheit (erhöhtes Malignitätsrisiko) nur kurz (bis zu sechs Wochen) im Wechsel mit anderen Therapiealternativen (z.B. HC 1 %) und bei Kindern (> 2 Jahre) nur nach strenger Indikationsstellung erfolgen. **Bei leichten und mittelschweren Formen der AD** können Pimecrolimus und Tacrolimus bei Therapieversagen oder Kontraindikationen (z.B. Glaukom, Überempfindlichkeit) **Mittel der Reserve** sein.
- Die Behandlung mit Pimecrolimus und Tacrolimus sollte ausschließlich von Ärzten eingeleitet und überwacht werden, die Erfahrungen in der Diagnose und Behandlung des AD haben.
- Pimecrolimus und Tacrolimus sollten trotz nachgewiesener Wirksamkeit bei anderen Dermatosen nicht außerhalb des zugelassenen Indikationsgebietes eingesetzt werden, da ein „Off-Label-Use" bei Auftreten unerwünschter Wirkungen von haftungsrechtlicher Relevanz sein kann.

56

Arzneitherapie unter besonderen Bedingungen

57. Arzneiverord-nungen in der Pädiatrie

Fazit für die Praxis

Die Arzneimittelverordnung in der Pädiatrie stellt einen komplexen Prozess dar, der die individuelle Entwicklung des Kindes und sein soziales Umfeld zu berücksichtigen und mit den pharmakologischen Parametern des Arzneistoffes und seiner Darreichungsform in Einklang zu bringen hat. Die extreme Variabilität von Kindern aller Altersklassen ist mit einer Vielzahl von pharmakologischen Problemen verbunden. Besonders aus diesem Grund erfordert sie klare Indikationen und konsequente Durchführung.

Der klinischen Beobachtung und Erfahrung des verordnenden Arztes kommt dabei eine zentrale Bedeutung zu. Folgende Fragen sollten vor der Verordnung geprüft werden:

- Wie ist der eigene Erfahrungsstand mit dem Arzneimittel?
- Ist das Arzneimittel zugelassen für Alter und Indikation?
- Ist die optimale Dosierungsgrundlage bekannt?
- Ist eine Aufklärung ausreichend und ggf. auch über den Zulassungsstatus erfolgt?
- Nimmt das Kind evtl. weitere Arzneimittel im Rahmen von Selbstmedikation und „Nachbarschaftshilfe"?
- Sind Dosis, Handhabung und wichtige Arzneimittelinformationen mit betreuenden Personen besprochen?
- Ist eine Form der Rückkopplung über die Arzneimittelwirkung mit den betreuenden Personen abgesprochen?

57.1. Arzneiverordnung – ein Prozess

Die Verordnung eines Arzneimittels setzt die begründete Erwartung voraus, dem Patienten zu nutzen, seinen Zustand nachhaltig zu verbessern und ihm möglichst nicht zu schaden. Die Geschichte der Arzneimittelentwicklung zeigt anhand tragischer Erfahrungen wie Stilben, Thalidomid oder Chloramphenicol, dass die kindliche Entwicklung eine besondere Sorgfalt im Umgang mit Arzneistoffen erfordert. Natürlich haben aber auch Kinder Anspruch auf wirksame Arzneimittel und die Teilhabe am entsprechenden Fortschritt.

Die Anwendung eines Arzneimittels beginnt mit der rationalen Indikationsstellung, schließt die Bestimmung einer therapeutischen Dosis ein, erfordert die Auswahl einer für das Kind geeigneten Arzneiform und die Information und Einweisung der Kinder und betreuenden Personen. All diese Schritte haben das breite Altersspektrum vom Frühgeborenen bis zu Jugendlichen oder jungen Erwachsenen und auch die interindividuelle Variabilität der Entwicklung zu berücksichtigen und erfordern letztlich individuelle Entscheidungen für jeden Patienten.

Erst wenn der Erfolg sich eingestellt hat oder unerwünschte Wirkungen die Einnahme beenden lassen, ist der Prozess abgeschlossen.

Schritte einer rationalen Arzneimittelverordnung

- Indikation?
- Wirkstoff?
- Dosierung?
- Applikationsweg?
- Arzneiform?
- Präparat?
- Aufklärung/Einverständnis
- Einweisung in die Anwendung
- Therapieüberwachung
- Wirkung eingetreten?
- Nebenwirkungen?
- Bewertung

Obwohl das Krankheitsspektrum bei Kindern praktisch das gesamte Indikationsspektrum verfügbarer Arzneimittel abdeckt, müssen zwischen 20 % und 90 % der Verordnungen außerhalb des Zulassungsrahmens, also Off-Label, erfolgen. In den Gebrauchsinformationen findet sich das Kindesalter immer noch regelmäßig unter Kontraindikationen oder Warnhinweisen. Verfügbare Tabletten müssen geteilt, Lösungen evtl. verdünnt werden.

Die Arzneimitteltherapie von Kindern muss daher den Verzicht auf eine indizierte medikamentöse Therapie ebenso vermeiden wie eine unkritische Polypharmazie.

57.2. Entwicklung physiologischer und pharmakologischer Parameter

Von der Resorption über die Verteilung im Gewebe bis zur Elimination und pharmakologischen Wirkung berührt die Arzneitherapie eine Vielzahl physiologischer Prozesse, die während der Kindheit ständiger altersabhängiger Entwicklung und interindividueller Variabilität unterliegen.

Entwicklungspharmakologie[1]:

Resorption:
- Magen-Darm-Passage
- pH
- Aufnahme über die Haut

Verteilung:
- Körperzusammensetzung
- Kompartimente
- Blut-Hirn-Schranke

Elimination:
- renal: tubulär und glomerulär
- hepatisch: Phase I und II

Wirkung:
- Zielstrukturen
- Rezeptorexpression
- hormonelle Situation
- sensible Organe

Schon die gastrointestinale, intramuskuläre oder perkutane Resorption variiert altersabhängig. Auch ein Blick auf die Körperzusammensetzung vom unreifen Frühgeborenen (FG) mit z.B. 600 g bis zum übergewichtigen Jugendlichen mit evtl. 100 kg Körpergewicht zeigt eine Variabilität, die selbstverständlich auch für viele andere Parameter gegeben ist.

Der Fettgehalt des Körpers variiert innerhalb der ersten zwei Lebensjahre von Frühgeborenen und Kleinkindern zwischen 2 % und ca. 30 % und geht mit zunehmendem Alter dann wieder zurück. Der Körper jüngerer Kinder hat andererseits aber einen höheren Wasseranteil mit einer Verschiebung hin zu höherem Anteil des extrazellulären Flüssigkeitsvolumens.

Die Resorption beeinflusst die Bioverfügbarkeit, die Körperzusammensetzung das Verteilungsvolumen einer Substanz und beide damit das Anfluten des Arzneimittels im Körper. Für die therapeutische Breite ist aber nicht nur die Maximalkonzentration, sondern der Konzentrations-Zeit-Verlauf entscheidend, der wesentlich auch durch die Eliminationsphase gekennzeichnet wird.

Die hepatische Elimination über Phase I und II Metabolisierung ist zum Zeitpunkt der Geburt weit weniger leistungsfähig als beim Erwachsenen. Am bekanntesten ist dabei die verminderte Glukuronidierung, die nicht nur für Arzneistoffe wie Paracetamol oder Sulfonamide eine Rolle spielt, sondern auch die Elimination physiologischer Moleküle wie Bilirubin vermittelt.

Der „unreifen" Metabolisierung ist vor allem in den ersten Lebensmonaten Aufmerksamkeit zu widmen. Oxidative Prozesse können bei generell eingeschränkter Kapazität im Säuglingsalter vermindert oder generell verschoben sein (z.B. Theophyllin zu Coffein). Bei einzelnen Substanzen und oxidativen Prozessen können Kinder unterschiedlichen Alters aber sogar effektiver metabolisieren als Erwachsene. Dieses komplexe Bild wird noch dadurch verstärkt, dass die Kapazität und Reifung verschiedener P450-Isoenzyme unterschiedlich schnell verläuft.

Die renale Exkretion ist ebenfalls postnatal funktionell unreif und die glomeruläre Filtrationsrate sowie die tubuläre Exkretion und Resorption entwickeln sich weitgehend im ersten Lebenshalbjahr. Bei Klein- und Schulkindern kann die renale Clearance danach sogar gegenüber Erwachsenenwerten erhöht sein.

Aber nicht nur Aufnahme, Verteilung und Elimination stellen altersabhängige Variablen dar, sondern auch die Pharmakodynamik unterliegt Entwicklungsprozessen.

---

1 Promoting safety of medicines for children – 1. Pharmaceutical preparations – administration and dosage. 2. Child. 3. Infant, 4. Safety. 5. Drug monitoring. 6. Adverse drug reaction reporting systems. 7. Guidelines. I. World Health Organizations. ISBN 978-92-4-156343-7 (NLM classification: WS 366).

Die biologischen Besonderheiten pädiatrischer Erkrankungen, ausreifende Rezeptorsysteme, hormonelle Regelkreise, Veränderungen der Blut-Hirn-Schranke bieten spezifisch pädiatrische Aspekte in der Arzneiverordnung und bedingen, dass z.B. bei unreifen Kindern das ZNS besonders vulnerabel ist.

Der viel zitierte und banale Satz „Kinder sind keine kleinen Erwachsenen" stellt daher eine ziemlich vereinfachte Zusammenfassung des Problemkreises dar, der eigentlich bedeutet, dass sich auch nicht ein Kind mit dem nächsten Kind direkt gleichsetzen lässt und die Behandlung immer individuelle Rahmenbedingungen zu berücksichtigen hat.

Wie lässt sich trotz dieser Problematik der Therapieanspruch von Kindern umsetzen?

57.3. Indikation, Wirkstoff und Dosierung

Auf die Frage der Indikationsstellung soll an dieser Stelle nicht weiter eingegangen werden. Diagnose und Indikationsstellungen sind deutlich mehr als pharmakologische Fragen Gegenstand von Fortbildungen, und es stehen über die Fachbücher und Leitlinien der Deutschen Gesellschaft für Kinder- und Jugendmedizin (DGKJ) zahllose Informationsquellen zur Verfügung. Wenn aber eine Indikation gestellt und ein Wirkstoff zur Behandlung identifiziert wurde, muss als nächstes die Festlegung der Dosis für das Kind folgen.

Dosierungsgrundlagen für die Pädiatrie:
  - Angaben in der Fachinformation?
  - Empirische Dosistabelle?
  - Therapiehandbuch?
  - Datenbank?
  - Empfehlung der Fachkreise?
Auf Basis von:
  - Körperoberfläche?
  - Körpergewicht?
  - Altersklassen?
  - Angaben zu Nierenfunktion?
  - sonstige spezifische Hinweise?

Unterschiedliche Umrechnungsfaktoren und Dosiskalkulationsformeln sollen näherungsweise Dosierungen für Kinder berechnen. Die Formeln beziehen meist das Körpergewicht, das Alter und/oder die Körperlänge ein.

Die o.g. Reifungsprozesse der kindlichen Entwicklung verlaufen aber nicht parallel, und es kommt ihnen für jeden Arzneistoff je nach dessen physikochemischen Eigenschaften auch eine andere Bedeutung zu.

Die generellen und formalisierten Dosiskalkulationen müssten daher eigentlich für jeden Wirkstoff einzeln validiert werden. Dosierungen für Substanzen, die sich überwiegend in wässrigen Kompartimenten verteilen und renal ausgeschieden werden, können eher über die Körperoberfläche normiert werden, da diese eng mit dem Extrazellularvolumen korreliert. Primär renale Elimination eines Wirkstoffes muss aber im Säuglingsalter wegen der eingeschränkten Nierenfunktion zu verlängerten Dosierungsintervallen führen.

Oft ist aber durch gegenläufige Entwicklungen der Körperzusammensetzung, der Metabolisierung und/oder der renalen Exkretion eine einheitliche Festlegung der Dosis kaum möglich. Für einzelne Substanzen werden Clearance-bezogene Dosiskalkulationen empfohlen. Bei derartigen Berechnungen kommt es immer wieder zu Berechnungsfehlern, da die Angaben für die Clearance in Publikationen, Empfehlungen und Labors unterschiedlich standardisiert ist und Angaben entweder absolut oder auf den Quadratmeter Körperoberfläche oder auf den Standarderwachsenen mit 1,73 m² Körperoberfläche bezogen werden. Hier ist in jedem Fall Vorsicht geboten und der unkritische Einsatz von angebotenen Berechnungsschiebern sehr kritisch zu sehen.

Welche Grundlage der Dosiskalkulation einschließlich des Dosierungsintervalls danach sinnvoll ist, ist eine Frage, die kindliche Entwicklungsparameter genauso berücksichtigen muss wie substanzabhängige Parameter. Generelle Empfehlungen z.B. einer gewichtsbezogenen Dosierung für Säuglinge und ggf. darüber hinaus zu diskutierenden Dosisreduktion berücksichtigen sicher auch die hohe Organempfindlichkeit der Säuglinge, bilden aber eben nicht eine grundsätzliche Rationale für alle Arzneistoffe. Empfohlene Erhebungen der renalen und hepatischen Clearance sind in der Realität meist nicht praktikabel.

Eine Verordnung muss daher prüfen, welche Kalkulation im speziellen Fall eine Rationale hat oder empfohlen wird.

Als Informationsquelle kommt hier natürlich als Erstes die **Fachinformation des Präparates** in Frage. Leider finden sich dort bei den Off-Label-Therapien in der Regel allenfalls ein Warnhinweis und keine konkrete Hilfe.

In diesem Fall stehen **pädiatrische Therapiehandbücher, empirische Dosistabellen** und **Datenbanken** oder **Arzneimittelinformationsdienste** zur Verfügung. Nicht selten haben Fachkreise auch Dosierungen etabliert, die von den zugelassenen Dosierungen und den Angaben in den Fachinformationen abweichen.

In all diesen Fällen ist die Definition der Dosis schwierig. Abweichungen von Fachinformationen sollten aber gut begründet sein und sich ggf. auf entsprechend fachkompetente Beratung stützen.

Neben dem eigentlichen Wirkstoff müssten theoretisch auch noch aktive Metabolite und Wechselwirkungen berücksichtigt werden. Vor diesem Hintergrund ist klar, dass die Festlegung der Dosis und des Applikationsschemas für jedes Kind höchster Sorgfalt bedarf, eigene Erfahrungen und fachliche Empfehlungen berücksichtigen muss und **letztlich für den Einzelfall des zu behandelnden Kindes nur eine möglichst gute Hypothese** darstellt!

Daher kommt der Verifizierung durch nachfolgende Beobachtung eine wichtige Rolle zu.

57.4. Applikationsweg, Arzneiform, Präparat

Die praktische Verabreichung von Arzneimitteln an Kinder stellt eine weitere Herausforderung dar.

Bei Säuglingen und Kleinkindern ist nach pulmonalen und perkutanen Anwendungen mit höherer Exposition zu rechnen. Suppositorien sind zwar relativ einfach zu verabreichen, werfen aber jeweils Fragen der Resorption ggf. noch verschärft durch vorzeitige partielle Ausscheidung auf.

Für Tabletten und Kapseln ist eine generelle Regel nicht aufzustellen, sie gelten aber vor allem bei Kleinkindern wegen Schwierigkeiten der Kooperation und damit erhöhter Aspirationsgefahr als ungünstig. Auch bei Schulkindern und Jugendlichen ergeben sich häufig Dosierungsprobleme, wenn keine Kindertabletten verfügbar sind. Die Teilung von Tabletten muss galenische Vorgaben berücksichtigen. Nur wenn eine Rille wirklich eine Bruchrille und nicht eine reine Zierde darstellt, ergibt sich eine abschätzbare Arzneistoffmenge in den Teilen. Andernfalls ist mit größeren Verlusten und Dosierungsungenauigkeiten zu rechnen. Auch vergrößert die Teilung durch die dann scharfen Kanten die Probleme der Einnahme. Besonders kritisch ist die Teilung von Retardtabletten zu betrachten. Es muss sichergestellt sein, dass das retardierende Prinzip der Tablette dabei nicht zerstört wird, und hierzu finden sich oft keine Angaben in der Fachinformation. Wenn Tabletten zu teilen sind, empfiehlt sich die Verordnung eines Tablettenteilers. Dadurch lässt sich die Dosiergenauigkeit erhöhen und die Kontamination der Umgebung reduzieren. Tropfen und Suspensionen lassen sich meist einfach dosieren. Der Preis dafür sind oft größere Volumina und die damit verbundene Notwendigkeit, geschmacksbedingte Abwehr von Kindern durch Korrigentien zu überwinden, was gerade bei salzigen oder bitteren Stoffen eine Herausforderung darstellt.

Müssen Tropfen für Erwachsene für kleine Kinder noch verdünnt werden, so ändert sich evtl. die Dosierungsgenauigkeit. Veränderungen der Oberflächenspannung führen zu veränderten Tropfengrößen und bilden dann eine Quelle für Fehldosierungen, die bis zu 100 % betragen können.

Die häufig praktizierte Verwendung von Spritzen für die orale Gabe von Säften an kleine Kinder beinhaltet das Risiko, dass diese dann akzidentell in venöse Zugänge injiziert werden. Auch hier sind spezielle Oral-Spritzen oder Applikatoren verfügbar und zu verwenden.

Auswahlkriterien für ein spezielles Präparat:
- percutan, rectal, oral, i.v.?
- Kind für Tabletten reif genug?
- Tabletten teilbar?
- Saft verfügbar?
- Tropfenkonzentration richtig?
- Geschmack vertretbar?
- Infusionsvolumina praktikabel?
- Hilfsstoffe unbedenklich?

Bei der Auswahl von Arzneimitteln für Kinder, besonders wenn sie außerhalb des Zulassungsrahmens eingesetzt werden, ist zudem auch ein Blick auf die verwendeten pharmazeutischen Hilfsstoffe sinnvoll, da viele Hilfsstoffe mit altersabhängigen Problemen verbunden sind. In diesem Zusammenhang kann die individuelle Vorgeschichte und ggf. auch Familienanamnese von Bedeutung sein.

57

Probleme von Hilfsstoffen:
  Ethanol
   - Wirkung, Sucht?
  Propylenglycol (< 4 Jahre)
   - Lebertox, Krämpfe, Arrhythmie …?
  Benzylalkohol (< 2 Jahre)
   - Enzephalopathie, Tod!
  Cremophor
   - Anaphylaxie?
  Lactose
   - Lactoseintoleranz?
  Sorbitol
   - Hypererosmolar, Fruktoseintoleranz?

Sofern unterschiedliche Handelspräparate sich in den Hilfsstoffen für den Patienten relevant unterscheiden, sollte unabhängig von Verordnungszwängen, Rabattverträgen oder Bonus-Malus-Regelungen ein „aut simile"-Austausch ausgeschlossen und das gewählte Präparat begründet werden.

Selbst wenn aber eine intravenöse Verabreichung vorgesehen ist, kann es bei Kindern, vor allem bei Säuglingen, zu unerwarteten Fehldosierungen kommen. So stellt die Zubereitung sehr kleiner Mengen oft ein schon rein messtechnisches Problem dar und erfordert fehleranfällige Verdünnungsschritte. Niedrige Arzneistoffmengen können von Schlauchsystemen absorbiert werden und die relativ großen Totraumvolumina von Infusionssystemen führen nicht selten zu anderen als den verordneten Infusionszeiten, die durchaus auch mit spezifischen Nebenwirkungen verbunden sein können. Langsame Infusionszeiten und Injektion von Injektabilia weit vom venösen Zugang entfernt können bei Säuglingen und Frühgeborenen dazu führen, dass das Medikament erst lange Zeit nach der vermeintlichen Anwendung (Gabezeitpunkt) das Kind erreicht. Zu Fragen der sicheren Anwendung von Medikamenten bei Kindern bezieht auch die WHO ausführlich mit Beispielen Stellung.[1]

57.5. Aufklärung, Einverständnis, Einweisung

Nicht nur aus formal-juristischen Gründen, sondern vor allem zur Sicherstellung der richtigen Anwendung der Medikamente ist gerade in der Pädiatrie eine zielorientierte Aufklärung mit Einverständnis der Sorgeberechtigten und, soweit möglich, Zustimmung/Mitarbeit des Kindes essenziell. Für die Off-Label-Anwendung kommt der Aufklärung noch größere Bedeutung zu, da wichtige Informationen nicht mehr in der Packungsinformation zu finden sind und die Haftung des Herstellers eingeschränkt ist.

Kriterien für „Off-Label-Verordnung":
 - Indikation nicht zugelassen
 - Altersgruppe nicht zugelassen
 - Dosierung anders als zugelassen
 - Applikationsweg anders als zugelassen
 - Darreichungsform/Galenik verändert
In der Fachinformation:
 - kontraindiziert
 - Warnhinweise zu Kindern
 - fehlende Angaben?

Checkliste für die Aufklärung:
- Medikament Off-Label?
- Verständnis des Kindes
- Verständnis der Sorgeberechtigten
- Behandlungsziel
- Erfolgsparameter
- mögliche unerwünschte Wirkungen
- Applikationsweg praktikabel
- Versorgung und Beobachtung sicher?
- andere verordnete Arzneien?
- Selbstmedikation relevant?
- alternative Therapieansätze?
- Rücksprache vereinbart?
- Blutspiegelmessungen anzusprechen?
- Aufklärung dokumentiert?

Neben dem Verständnis des WARUM der Medikation muss vor allem das WANN und WIE eindeutig und unmissverständlich vermittelt werden. Eltern und Kinder wissen in der Regel nicht, wie man am einfachsten Tabletten schluckt oder richtig Nasentropfen appliziert. Es lohnt sich, die familieninternen Problemlösungen zu hinterfragen. Das Untermischen in Nahrung ist z.B. eine oft kritische, nicht abgestimmte Hilfe. Nicht nur erhöht die Einbringung in Säfte das Risiko für Fehleinnahmen durch Geschwisterkinder, es können auch ph-abhängige oder sogar enzymatische Prozesse die Stabilität beeinträchtigen. Milch kann z.B. Mercaptopurin in Glas und Magen in Minuten fast vollständig abbauen. Auch die Frage der Dosierungsungenauigkeit durch inhomogene Mischung, fehlende Auflösung, verbleibende Reste muss geklärt werden, wenn pragmatische Kompromisslösungen im Einzelfall nicht zu vermeiden sind.

Am Ende des Gesprächs sollte sicher sein, dass die beteiligten Familienmitglieder oder Helfer die nötige Kompetenz für die Verabreichung haben.

Ein weiterer Teil des Gesprächs kann **der erweiterten Arzneimittelanamnese** gewidmet werden. Bei über 100 Fertigarzneimitteln mit Paracetamol kommt es immer wieder vor, dass im Rahmen der Selbstmedikation andere Arzneimittel mit einer in den Augen der Betroffenen anderen Indikation als Selbstmedikation zusätzlich verabreicht werden. Senkt der Arzt aber das Fieber mit einem Paracetamol-Generikum wird es **gefährlich, wenn die Eltern noch andere Handelspräparate mit demselben Wirkstoff evtl. gegen „Unruhe" und „Schnupfen" selbst aus der Hausapotheke hinzufügen.** Gerade wenn Eltern nicht mit einem Arzt des Vertrauens ein gemeinsam besprochenes Konzept verfolgen und evtl. in einer Erkrankungsperiode mehrere Ärzte und ggf. auch Fachärzte (Hausarzt, Kinderarzt, HNO-Arzt bei Otitis) aufsuchen, können auch parallele Verordnungen zum Problem werden, wenn sie nicht als solche identifiziert werden.

An diesen Beispielen lässt sich auch ableiten, dass eine Vorstellung von zeitlichen Abläufen und erwarteten Effekten zum Aufklärungsgespräch gehört. Wenn schon 30 Minuten nach einer oralen Paracetamol-Gabe bei nicht ausreichender Fiebersenkung mit zusätzlichen Suppositorien reagiert wird, so muss mit kumulativer Toxizität gerechnet werden. Zu engmaschige Dosiseskalation auf dieser Basis – Ungeduld, unzureichender Effekt und Präparatevielfalt – haben zu schweren Nebenwirkungen inkl. Todesfällen geführt.

Natürlich kommt in diesem Zusammenhang auch der Komedikation und ergänzender Alternativtherapie eine entsprechende Rolle zu, für die dieselben Überlegungen gelten.

Da ein Aufklärungsgespräch gerade in der angstbelasteten Situation beim Arzt oft die Grenzen dessen übersteigt, was Eltern und Kinder wirklich in der kurzen Zeit verstehen und umsetzen können, macht es bei komplexeren Fragen Sinn, ein offenes und praktikables System für Rückfragen anzubieten und Erreichbarkeit zu organisieren.

Dies erlaubt auch, die zeitaufwändig erscheinenden obigen Forderungen im Normalfall in relativ kurzer Zeit und ggf. parallel zu Untersuchung und anderen Arbeitsprozessen zu erfüllen und die medikamentöse Therapie als Teil eines gemeinsamen Behandlungsvorganges mit den Patienten/Eltern zu verankern.

57

57.6. Therapieüberwachung und Qualitätssicherung

In vielen Situationen ergibt es sich automatisch, in anderen bietet es sich an, mit Kindern oder Eltern auch eine Rückmeldung über den Verlauf der Behandlung zu vereinbaren. Mit Kindern lassen sich auch kindgerechte, individuelle Dokumentations- und Anreizsysteme aufstellen.

Bei Ausbleiben der Wirkung und auch bei Auftreten unerwünschter Wirkungen bieten die o.g. Überlegungen Grund genug, zunächst die Dosierung kritisch zu hinterfragen und ggf. anzupassen.

Zudem sollte besonders bei Substanzen mit geringer therapeutischer Breite geprüft werden, ob Bestimmungen der Arzneistoffkonzentrationen zur Kontrolle der richtigen Dosierung im Sinne einer Qualitäts- und Therapiesicherung verfügbar sind (Therapeutic Drug Monitoring = TDM).

Selbstverständlich sind ggf. bekannte Zielorgane für Nebenwirkungen gezielt klinisch oder laborchemisch zu kontrollieren.

Weiterhin ist zu bedenken, dass Fehlanwendungen oder Anwendungsfehler häufig sind und oft auf falscher Dosierung, Zubereitungsfehlern oder falscher Anwendung beruhen. Diese zu identifizieren und ggf. die Folgen zu begrenzen und die Ursachen zu beseitigen, gehört ebenso zur Überwachung der Behandlung wie die Kontrolle sämtlicher Arbeitsschritte der Zubereitung.

Für die Therapiesicherheit ist auch entscheidend, dass gerade die negativen Erfahrungen – unabhängig davon, ob sie auf fehlerhafter Anwendung beruhen oder nicht – erfasst und damit allgemein verfügbar werden. Eine gesteigerte Melderate unerwünschter Ereignisse bei Kindern ist daher Ziel aller mit Arzneimittelsicherheit bei Kindern befassten Gremien[2]. In dieses Meldeverfahren gehören explizit auch Ereignisse aus Off-Label-Behandlungen.

---

2 Arzneimittelkommission der deutschen Ärzteschaft: Leitfaden zur Meldung unerwünschter Arzneimittelwirkungen bei Kindern.
  Dtsch Arztebl 2007; 104: A-1533, B-1361, C-1301

58. Arzneitherapie im Alter

Fazit für die Praxis

Gemäß der Berliner Altersstudie leidet jeder dritte über 70-jährige Deutsche an 5–6 mittel- bis schwergradigen chronischen Erkrankungen. Die Gruppe der über 65-Jährigen – derzeit 15 % der bundesdeutschen Bevölkerung – ist mit 40 bis 50 % am Gesamtarzneiverbrauch in Deutschland beteiligt. 70 % aller Deutschen über 60 Jahre nehmen regelmäßig Medikamente ein. Die über 70-Jährigen nehmen im Durchschnitt 6 verschiedene Arzneimittel täglich ein. Um trotz Multimorbidität und oft unumgänglicher Multimedikation die Arzneitherapie im Alter so sicher und wirksam wie möglich zu gestalten, sind folgende 5 Aspekte stets zu berücksichtigen:

1. **Multimorbidität**: Im Alter treten inter- und intraindividuell sehr verschiedene Beschwerden und Krankheiten auf. Nicht jede Störung muss medikamentös gelindert oder behoben werden.
2. **Priorisierung der Therapie**: Die Medikamentenauswahl ist auf das Notwendige einzuschränken, damit unerwünschte Arzneimittelwirkungen, Kumulation und Interaktionen nicht neue Schädigungen hinzufügen. Deswegen ist unbedingt eine Priorisierung der Therapiemaßnahmen – inkl. der Selbstmedikation – erforderlich. Dabei handelt es sich primär nicht um „Sparmaßnahmen", sondern um die praktische Umsetzung geriatrischer Erkenntnisse im Interesse der Patienten.
3. **„Start low and go slow"**: Wenn irgend möglich, sollten geriatrische Patienten nicht mehr als 3, maximal 5 verschriebene Medikamente einnehmen. Die Arzneidosierung im Alter sollte niedrig gestartet werden (bei einem Drittel bis zur Hälfte der normalen Erwachsenendosis) und nach Erfolgskontrolle nur langsam geändert werden. Nach ungefähr 5 Halbwertszeiten eines Arzneistoffes ist erst der Steady State erreicht, also kann u. U. erst nach mehreren Tagen, mitunter auch Wochen, durch gewissenhaftes Monitoring von Wirksamkeit und UAW eine sichere Dauerdosis ermittelt werden.
4. **Sorgfältige Beobachtung der Therapiewirkung im Verlauf**: Da nach wie vor kaum Studien zur Arzneiwirkung an multimorbiden älteren und hochbetagten Menschen mit vergleichenden Untersuchungen durchgeführt werden, sind die Therapiemöglichkeiten von gewissenhaften Verlaufsbeobachtungen abhängig. Dabei ist die häufig anzunehmende Verlängerung der Halbwertszeiten im Alter zu beachten. Dies betrifft insbesondere die renale Clearance vieler Wirkstoffe.
5. **Nichtmedikamentöse Maßnahmen**: Sie sollten vorrangig angewendet werden (Bewegungsförderung, Erhöhung der Trinkmenge (soweit kardial möglich), Verbesserung der Ernährungsgewohnheiten und des Lebensstils).

58.1. Normales Altern und krankmachende Zustände im Alter

Normales Altern sollte von krankmachenden Zuständen unterschieden werden, wenn auch die Übergänge oftmals fließend sind. Da wir beim einzelnen Patienten nicht wissen, welche speziellen Faktoren für ihn eine Lebensverlängerung bewirken können, sollte versucht werden, alle Möglichkeiten der Lebensführung hierzu auszuschöpfen:

- geistige Aktivierung (innere Präsenz der sozialen Umwelt, Selbstverantwortung statt Resignation, Förderung mitmenschlicher Kontakte, Anteilnahme und Anerkennung, Aufhellung der Stimmung usw.)
- körperliche Aktivierung (Förderung der Mobilisierung in allen Formen statt Hinnahme zunehmender Immobilität)
- richtige Ernährung (Vermeidung einseitiger Kost, Vollwertkost statt Ernährung als „Puddingvegetarier", ausreichende Flüssigkeitszufuhr)
- Vermeidung übermäßiger Aufnahme der sogenannten „Genussgifte" wie Alkohol, Kaffee, Zigaretten

Die Aktivierung verloren geglaubter geistiger und körperlicher Ressourcen durch nichtmedikamentöse Maßnahmen ist in der Altersmedizin von besonderer Bedeutung und sollte allen medikamentösen Therapien vorangehen.

Die häufigsten Erkrankungen betagter und hoch betagter Patienten sind:

- Arterielle Hypertonie
- Chronische Herzinsuffizienz
- Stabile koronare Herzkrankheit
- Vorhofflimmern
- Hypercholesterinämie
- Diabetes mellitus
- Polyarthrose/Osteoarthritis

- Chronisch obstruktive Lungenerkrankungen (COPD)
- Osteoporose
- Depression
- Demenz
- Schlafstörungen
- Urininkontinenz, Stuhlinkontinenz
- Chronische Obstipation
- Chronische Gastritis (ASS/NSAR-induziert).

Die vielfältigen Beschwerden des normalen Alterns sind ein Grund für übermäßige Medikamentenanwendungen im Alter. Hier entsteht schnell eine oft vom Patienten und vom Arzt gleichermaßen gewollte symptomorientierte Altersmedizin, die das Risiko iatrogener Schädigung des Patienten impliziert.

Das Alter ist gekennzeichnet durch eine große inter- und intraindividuelle Variationsbreite der Pharmakodynamik und -kinetik von Arzneimitteln (s.u.). Entsprechend schwer vorhersehbar sind die Effekte einer Arzneimittelanwendung. In der Regel sollten geringere Dosen angewendet werden mit sorgfältiger Überwachung der beabsichtigten Wirkung und jeweils langsamer Anpassung an den Bedarf zur Vermeidung von Überdosierungen und Unverträglichkeiten, die besonders bei Multimedikation drohen.

58.2. Pharmakotherapie

58.2.1. Unerwünschte Arzneimittelwirkungen

Vielfach erfordert die im Alter zunehmende Multimorbidität der Patienten eine parallele Behandlung mit mehreren Wirkstoffen. Im Durchschnitt wird jeder gesetzlich Versicherte über 60 Jahre mit 2–3 Arzneimitteln täglich als Dauertherapie behandelt, die Gruppe der über 70-Jährigen mit durchschnittlich 6 Arzneimitteln. **Der typische Patient in der allgemeinmedizinischen Praxis ist in der Regel älter und multimorbid und damit ein pharmakologischer Risikopatient.** Bei der Multimedikation wird das Risiko von Arzneimittelwechselwirkungen allgemein erhöht. Erschwerend kommt bei Alterspatienten hinzu, dass auf physiologischer Ebene altersabhängige Funktionseinschränkungen sowohl das Auftreten von UAW als auch die Schwere nachteilig beeinflussen. Hinzu kommt das Risiko von Einnahmefehlern und Non-Compliance. Bei über 65-jährigen Patienten, die täglich 4–9 Medikamente einnehmen, ist die Compliance mit 32 % wesentlich geringer als bei Patienten, die nur 1–3 Medikamente erhalten. Hier liegt sie bei 69 %

Ungefähr 70 % aller UAW betreffen über 70-Jährige! Ca. 10 % aller stationären Einweisungen geriatrischer Patienten sind die Folge von UAW. Die häufigsten UAW im Alter sind Verwirrtheitszustände, Schwindel und Stürze, Müdigkeit, Antriebslosigkeit und Depression, Obstipation und andere gastrointestinale Symptome, Harninkontinenz, Arthralgien und Myalgien, Bewegungsstörungen und Blutungen.

Nach verschiedenen Studien werden etwa 40 % der Arzneimittel ungerechtfertigt und etwa 25 % in nicht korrekter Dosierung verordnet. Hinzu kommt die (teilweise unkritische) Selbstmedikation, die ihrerseits zu Wechselwirkungen mit vom Arzt verordneten Arzneimitteln führen kann. Diese Zusammenhänge bleiben sehr häufig unaufgeklärt, wenn der Arzt eine gezielte Befragung unterlässt.

58.2.2. Besonderheiten der Pharmakodynamik im Alter

Altersprozesse bewirken veränderte pharmakodynamische Reaktionen, z.B. bei Pharmako-Rezeptor-Interaktionen. So nimmt altersabhängig die Response auf Diazepam zu. Bekannt ist auch die Blutdruck senkende Wirksamkeit von Verapamil durch eine abgeschwächte adrenerge Gegenregulation im Alter. Die Rezeptoren-Dichte unterliegt einer „Up-and-down"-Regulation, was zu verstärkter oder verminderter Wirkung eines Pharmakons führt. Beispiele dafür sind:
- zunehmende Empfindlichkeit des Herzens auf Atropin (Acetylcholin-Rezeptoren)
- schlechteres Ansprechen älterer Herzen auf Isoprenalin und Propranolol (verminderte Dichte der Beta-1-Rezeptoren im Myocard, Entkoppelung von Rezeptor- und Effektoreinheit)
- Abnahme der Dopamin-Rezeptoren (insbesondere der D_1-Rezeptoren) und damit unter anderem der Bindungseigenschaften für Butyrophenone.

58

Die Reaktion auf ein Arzneimittel kann sich auch aus anderen Gründen im Alter verändern. Warfarin wirkt z.B. im Alter stärker, weil die Gerinnungsfaktoren durch die Hepatozyten nicht mehr im sonst üblichen Maße synthetisiert werden. Ebenso ändern sich die Kompensationsmöglichkeiten zur Erhaltung der Homöostase; dadurch kommt es häufig zu einer verminderten therapeutischen Breite der Arzneimittel (vgl. Tab. 58.1).

Tabelle 58.1: Altersbedingte Änderungen der Pharmakodynamik

Wirkstoff(gruppe)	Im Alter zu erwartender Effekt
Aminoglykosid-Antibiotika	verstärkte Oto- und Nephrotoxizität
Digitalisglykoside	Abnahme der Membran-ATPase-Rezeptoren pro Myocardzelle
antihypertensiv wirkende Vasodilatantien	geringere Reflextachykardie
Diuretika	Thrombosegefahr, Dehydratation, evtl. mit komatösen Zuständen, Hypokaliämie, verminderte Glukosetoleranz
Phenprocoumon	stärkere Antikoagulation (Vitamin K-Defizit?)
Anticholinergika (z.B. Parasympatikolytika, Spasmolytika, Anti-Parkinson-Mittel, Neuroleptika, NSMRI, Antihistaminika, Antiarrhythmika)	gehäuftes Auftreten von UAW, z.B. anticholinerges Delir (**möglichst keine Kombination mehrerer anticholinerg wirkender Substanzen!**)
Neuroleptika, Antidepressiva	vagale und kardiotoxische UAW, EPS-Störungen, Wirkungen der AM beider Systeme verstärkt

58.2.3. Besonderheiten der Pharmakokinetik im Alter

Die altersbedingten Änderungen der Pharmakokinetik sind insbesondere auf die **reduzierte renale Elimination** vieler Arzneimittel zurückzuführen.

Resorption:
Im Vergleich zu jüngeren Menschen ergibt sich keine generell gestörte Arzneimittelresorption im Alter. Resorptionsvorgänge können beeinflusst werden durch Atrophie der Magenschleimhaut, verminderte Säureproduktion und eine dadurch beschleunigte Magenentleerung. Unter Steady-State-Bedingungen sind diese Veränderungen jedoch von untergeordneter Bedeutung.

Verteilung:
Das Gesamtkörperwasser und die intrazelluläre Flüssigkeit nehmen im Alter ab, die Muskelmasse vermindert sich, während sich der relative Fettanteil verdoppelt. Daher werden lipophile Pharmaka vermehrt außerhalb des Blutes im Fettgewebe gebunden und ein größeres Verteilungsvolumen vorgetäuscht (z.B. für Lidocain, Benzodiazepine). Der verstärkte Hangover nach Gabe von Hypnotika wird mit diesem Speichereffekt in Zusammenhang gebracht. Arzneimittel werden bei verringerter Herzleistung (Abströmen in die Muskulatur und das Fettgewebe) verzögert verteilt.

Plasmaproteinbindung:
Die Plasmaalbuminkonzentration nimmt um etwa 0,1 g/100 ml pro Dezennium ab und damit für einige Arzneimittel der Anteil der proteingebundenen Form (s. Tab. 58.2). Daraus ergibt sich ein erhöhter freier Anteil des Arzneimittels mit verstärkter Wirkung und zunehmenden UAW, andererseits aber auch ein vergrößertes Verteilungsvolumen, eine beschleunigte Metabolisierung mit verkürzter Eliminationshalbwertszeit und Abnahme der Arzneimittelgesamtmenge im Blut. Klinisch nachgewiesen sind erforderliche Dosisminderungen jedoch nur für Phenytoin und Phenprocoumon. Die Plasmakonzentration von Globulinen und Alpha-1-sauren Glykoproteinen nimmt mit dem Alter zu, sodass kationische Arzneimittel stärker gebunden werden als bei jüngeren Patienten (z.B. Lidocain).

Stoffwechsel (hepatische Elimination):

Das Lebergewicht ist im Vergleich zur Körpermasse im Alter herabgesetzt, die Durchblutung um etwa 50 % vermindert. Das kann zu einer herabgesetzten Leber-Clearance mit verminderter Biotransformation führen. So ist bei täglicher Einnahme von Diazepam wegen der Zunahme der Eliminationshalbwertszeit mit höheren Plasmaspiegeln zu rechnen und eine Dosisreduktion erforderlich. Wenn die Leberdurchblutung reduziert ist, ist auch die hepatische Clearance, insbesondere bei perfusionslimitierten Stoffen, herabgesetzt (z.B. für Propranolol). Fremdstoff metabolisierende Enzyme sind im Alter schwerer induzierbar, jedoch sind trotz zahlreicher Befunde bisher keine zu verallgemeinernden Aussagen möglich. Es wird angenommen, dass Phase-1-, nicht aber Phase-2-Reaktionen im Alter beeinträchtigt sind. Deshalb hat ggf. der Plasmaspiegel als Richtschnur der Dosierung zu gelten. Bei Stoffen mit hoher Plasmaproteinbindung (z.B. Diazepam, Phenprocoumon) liegt eine restriktive Elimination vor, weil nicht genügend freier Anteil verfügbar ist. Besonders betroffen sind arzneimittelabbauende Reaktionen durch die Cytochrom-P450-Unterformen CYP1A2, CYP2C, CYP2D6 und CYP3A (s. Kap. Tabellen zum Metabolismus von Arzneimitteln durch Cythochrom-P450-Enzyme). Eine im Alter verminderte hepatische Elimination findet sich bei Pethidin, Phenytoin, Phenylbutazon und Lidocain.

Renale Elimination:

Im Alter wird die renale Exkretion zahlreicher Arzneimittel vermindert, weil Kreatinin- und Inulin-Clearance, die Parameter für eine Abnahme der Funktionstüchtigkeit der Nieren, absinken. Es kommt zur deutlichen Zunahme der Variabilität der Elimination (z.B. für Lithium, Gentamycin, Digoxin), weswegen die Dosen reduziert werden müssen.

Mit Hilfe der **Cockgroft-Gault-Formel** (s. Kap. Arzneimitteldosierung bei Niereninsuffizienz) müssen insbesondere bei älteren Patienten (> 65. Lebensjahr) die erforderlichen Dosiskorrekturen über die Kreatinin-Clearance abgeschätzt werden, wenn es sich um renal ausgeschiedene Arzneimittel handelt (z.B. mit Hilfe eines GFR-Rechenschiebers).

Als Beispiel sei für einen 90-jährigen Patienten mit einem Körpergewicht von 44 kg und einem Serumkreatininspiegel von 1,1 mmol/l die glomeruläre Filtrationsrate (GFR) errechnet. Da Plasmakreatinin von der altersbedingt verringerten Muskulatur vermindert gebildet wird und durch die Niere im Alter vermindert ausgeschieden wird, **ist der Kreatininspiegel alleine für die Abschätzung der GFR nicht aussagekräftig**. Die reale Kreatinin-Clearance errechnet sich in diesem Beispiel nach der Formel von Cockgroft und Gault auf 27,8 ml/Min.

Dieser Patient besitzt also tatsächlich nur noch etwa ein Drittel der glomerulären Filtrationsrate eines jüngeren Erwachsenen (Alter: 20 Jahre, Körpergewicht: 70 kg, Serumkreatinin: 0,9 mmol/l, Kreatinin-Clearance: 129,6 ml/Min.).

> **Faustregel: Die GFR nimmt ab dem 30. Lebensjahr jährlich um 1 ml/Min. ab.**

 Cave: Renal eliminierte Wirkstoffe sollen bei älteren Patienten nicht ohne Kenntnis der geschätzten renalen Clearance verordnet werden!

Tabelle 58.2: Altersbedingte Änderungen der Pharmakokinetik

verzögert oder vermindert resorbierte Arzneimittel	Baclofen, Digoxin, Flurazepam, Nitrazepam, Prazepam, L-Dopa, Prazosin
Abnahme des Verteilungsvolumens	Enalapril, Propicillin, Lorazepam, Metronidazol, Thyroxin
Zunahme des Verteilungsvolumens	Amoxicillin, Diazepam, Nitrazepam, Oxazepam, Prazosin, Furosemid
Abnahme der Plasmaproteinbindung	Phenytoin, Phenprocoumon, Clobazam, Tolbutamid, Temazepam, Desipramin, (Acetyl-)Salicylsäure
Abnahme der renalen Clearance	Ampicillin, Benzylpenicillin, Captopril, Cefotaxim, Cefuroxim, Chinidin, Digoxin, Furosemid, Gentamycin, Kanamycin, Lithiumsalze, Metronidazol, Sulfamethiazol, Theophyllin, Triamteren

58

58.2.4. Hausärztliche Grundsätze einer altengerechten Pharmakotherapie

Die Aufgaben des Hausarztes in der Pharmakotherapie betagter Patienten sind umfangreich:
- Aufklärung über alltägliche Altersbeschwerden vs. echte Krankheit oder „nicht jedes Symptom bedarf einer Therapie" oder „Behandlung von Grundleiden statt von Symptomen"
- Diskussion: Ist eine Therapie wirklich erforderlich?
- Basiert die Therapie auf Evidenz/Erfahrung oder auf „Eminenz"?
- Medikamentenverordnung: Geduld und Zeit für verständliche Aufklärung
- Überzeugung des Patienten von der Notwendigkeit einer Therapie („illness representation")
- gezielte Frage nach Verträglichkeit/möglichen Nebenwirkungen („monitoring")
- Dauertherapie: regelmäßige kritische Überprüfung, ob eine Fortführung der Therapie angezeigt ist
- einfache, gut lesbare und erklärende Einnahmepläne
- regelmäßige Kontrolle der Einnahmepläne und der Einnahmetreue mit Integration von Facharztmedikation und Eigenmedikation
- Einbeziehung von Bezugspersonen bei kognitiv gestörten Patienten
- Dosierung im Alter: „start low and go slow"
- Einmaldosierung besser als Mehrfachdosierung
- bei Abenddosierung **!Cave Sturzgefährdung (Hypnotika, Antihypertensiva)**
- bei Generika möglichst kein Wechsel des Herstellers (Wiedererkennung Packung, Name, Tablette)
- **„Fünfer-Regel" der Geriatrie: Maximal 5 Wirkstoffe, für jedes weitere Medikament Absetzen eines bisherigen.**

Alte Menschen nehmen gehäuft sogenannte OTC-Präparate ein, die dem Arzt nicht mitgeteilt werden. Die „Selbstverordnung" von Johanniskrautpräparaten kann z.B. bei der Kombination mit vom Arzt verordneten antidepressiv wirkenden SSRI (s. Kap. Depressionen) im Sinne eines additiven Effektes zu gehäuft auftretenden UAW und zu vielfältigen Interaktionen (s. Kap. Tabellen zum Metabolismus von Arzneimitteln durch Cytochrom-P450-Enzyme) führen. Auch auf Gingko-Präparate, die auf die Blutgerinnungsvorgänge wirken, sollte im Alter verzichtet werden, da sie ohnehin nicht die beanspruchten Gedächtnis verbessernden Eigenschaften besitzen.

58.2.4.1. „Geriatrika"

Unter „Geriatrika" werden Mittel verstanden, die das Alter verzögern und entsprechende Beschwerden erleichtern sollen. Wirksame Mittel solcher Art gibt es nicht. Die Gabe von Frischzellenextrakt, Organextrakten, Weiselfuttersaft, Trephon-Eiern, Knoblauch, Vitaminen, Procain, Glutaminsäure, Spurenelementen usw. als „Geroprophylaktika" hat niemals einen stichhaltigen Beleg erhalten. Bei der Anwendung von Frischzellenextrakten ist die mögliche Gefährdung durch immunologische Prozesse gesichert, sofern es sich um Proteine handelt. Auch Phytopharmaka sind für diese Indikationen unwirksam.

58.2.5. Wirkstoffe mit erhöhtem UAW-Risiko bei betagten und hochbetagten Patienten

Die drei wichtigsten Grundsätze für eine sichere Arzneitherapie im Alter seien noch einmal wiederholt:
- **„Weniger ist mehr": Man setze Prioritäten in der Therapie bei alten Patienten und versuche, mit nicht mehr als 3, maximal 5 Arzneistoffen auszukommen. Das wird nicht immer möglich sein. Doch mit zunehmender Zahl der Wirkstoffe wächst unweigerlich die Gefahr von Fehldosierungen und Interaktionen.**
- **„Start low and go slow": Im Alter müssen Arzneimittel insgesamt niedriger dosiert werden. Der Blutspiegel eines Arzneimittels braucht bis zum Erreichen des Steady State etwa 4–5 Halbwertszeiten, die im Alter oft verlängert sind. Erst danach ist feststellbar, ob die Dosierung richtig ist oder ob die Dosis vorsichtig verändert werden sollte.**
- **Monitoring: Die fortlaufende Überwachung der beabsichtigten Arzneimittelwirkung ist unerlässlich, da schon geringe Veränderungen (z.B. bei Non-Compliance, bei zusätzlicher OTC-Mittel-Einnahme) der eingenommenen Stoffe, aber auch der Ernährung (z.B. Grapefruitsaft, Flüssigkeitsmangel) oder des Allgemeinzustandes (z.B. Erschöpfung, Traumen, Infekte, Fieber) zu schwerwiegenden Veränderungen der Arzneiwirkungen führen können.**

Darüber hinaus sollte die Verordnung der nachfolgend tabellarisch gelisteten Wirkstoffe nur mit besonderer Vorsicht oder möglichst gar nicht erfolgen.

Tabelle 58.3: Medikamente, die im Alter zu akuter Verwirrtheit führen können*

Arzneistoffe	Risiko	Bemerkungen
Analgetika, stark wirksame	++++	Morphin und Derivate
Antiarrhythmika	++	Risiko bei Lidocain am größten
Antidepressiva	+++	Risiko steigt mit sedativer Wirkstärke
Antihypertensiva	substanzabhängig	zentral wirksame Substanzen: hohes Risiko; Diuretika, Kalziumantagonisten, ACE-Hemmer: geringeres Risiko
Antiparkinsonmittel	++ bis +++	Risiko für anticholinerge Substanzen höher als für dopaminerge Stoffe
Antiphlogistika (nicht steroidal)	++	Risiko bei Paracetamol am geringsten
Benzodiazepine	+++	Benzodiazepin-Entzug kann ebenfalls delirante Bilder verursachen
Kortikosteroide	+++	besonders bei Dosen > 40 mg Prednison-Äquivalent täglich länger als eine Woche
H$_2$-Antagonisten	+ bis ++	Risiko bei Cimetidin am größten
Herzglykoside	++	
Neuroleptika	++ bis +++	Risiko steigt mit sedativer Stärke
SSRI	++	SIADH-Syndrom, Hyponatriämie

*teilweise bedingt durch eine zentrale anticholinerge Wirkung

Tabelle 58.4: Arzneimittel, die im Alter orthostatische Dysregulation, Blutdruckabfall, Schwindel und Synkopen verursachen können

Arzneistoffe	Pathophysiologie
Antihypertensiva	vermindertes Ansprechen der Barorezeptoren und reduzierter peripherer Venentonus im Alter
Digitalisglykoside	erhöhte Gefahr der Bradykardie wegen erniedrigter Reizschwelle des N. Vagus im Alter
Digitalisglykoside plus Diuretika	bei Hypokaliämie gesteigerte Herzglykosidempfindlichkeit und Rhythmusstörungen
Diuretika	verstärkter Flüssigkeitsverlust wegen verminderten Durstgefühls im Alter; durch Hypovolämie überschießender Blutdruckabfall wegen verminderter Ansprechbarkeit der Barorezeptoren im Alter; bei Hypokaliämie zusätzliche Rhythmusstörungen

Tabelle 58.5: Arzneimittel, die im Alter zu einem gesteigerten Sturzrisiko führen können

Arzneistoffe	Effekt	Sturzmechanismus
lang wirksame Benzodiazepine wie Diazepam, Temazepam, Flurazepam (→ Körperschwankungen beim ruhigen Stehen)	Einschränkung von Standsicherheit, Balance und Muskelrelaxation	Gleichgewichtsgefühl gestört, Fähigkeit zur Korrektur der Körperstellung im Raum eingeschränkt
lang wirksame Benzodiazepine (verlängerte Halbwertszeit führt zu Kumulation, Empfindlichkeit im Alter ist gesteigert); ebenso andere sedierende Psychopharmaka	Sedierung	Tagessedierung, verlängerte Reaktionszeit, Muskelrelaxation
Insulin, Sulfonylharnstoffe (besonders bei schlechter Compliance, interkurrenten Erkrankungen; Exsikkose-Warnsymptome können fehlen)	Hypoglykämie	Bewusstseinstrübung, Kollaps, Synkope
Antihypertensiva, Psychopharmaka, Nitrate (Risiko besonders erhöht bei Therapiebeginn, bei Exsikkose, bei interkurrenten Erkrankungen, bei zerobrovaskulärer Insuffizienz und lange bestehendem Hochdruck mit gestörter Autoregulation der zerebralen Durchblutung)	Hypotonie	orthostatische Hypotonie, postprandiale Hypotonie
Neuroleptika, Antiemetika, Kalziumantagonisten (Flunarizin), Valproinsäure, Antidepressiva, Lithiumsalze	arzneimittelinduzierte motorische Störung	Störung der Körperbalance, Bradykinese, Rigor (Tremor)
Aminoglykoside, Furosemid, Acetylsalicylsäure, Chinidin, übermäßiger Alkoholkonsum	Störung des Gleichgewichtssinns	Vestibularisschädigung, Vestibularisdysfunktion
Miotika zur Glaukombehandlung	Störung des Sehvermögens	Miosis

59. Arzneimittel-dosierung bei Niereninsuffizienz

Fazit für die Praxis

Viele Pharmaka werden überwiegend renal ausgeschieden. Im Falle einer Niereninsuffizienz muss ggf. ihre Dosierung reduziert werden. Aber auch bei extrarenaler Ausscheidung können unter Umständen toxische Metabolite entstehen, die renal eliminiert werden und somit bei verminderter renaler Clearance kumulieren. **Daher Cave bei allen neuen Substanzen, bei denen nur eine geringe Erfahrung mit ihrer Anwendung bei Nierenkranken besteht!** Kann die Wirkung eines Arzneimittels leicht beurteilt werden (z.B. Betablocker), ist die Dosis leicht anzupassen. Ebenso bereiten Pharmaka mit großer therapeutischer Breite in der Regel keine relevanten Probleme. Bei Arzneimitteln, die schon bei gering erhöhten Konzentrationen zu unerwünschten Arzneimittelwirkungen führen können, sind Blutspiegelbestimmungen oft unerlässlich (z.B. Aminoglykoside).

Das nachstehende Kapitel vermittelt für alle wichtigen renal ausgeschiedenen Wirkstoffe, die im Falle einer Niereninsuffizienz, d.h. verminderter renaler Clearance, vorzunehmenden Änderungen der Dosierung bzw. des Dosisintervalls.

Bestimmte Arzneimittel können bei Niereninsuffizienz gefährlich sein, indem sie Hyperkaliämien auslösen oder verstärken (ACE-hemmer, AT_1-Blocker, Reninhibitoren, Trimethoprim, kaliumsparende Diuretika usw.) oder den Säure-Basen-Haushalt beeinflussen (z.B. führt Azetazolamid zu einer Verstärkung der metabolischen Azidose). Beim akuten Nierenversagen ist der Kreatininwert im Serum kein Maß für die Nierenfunktion. **Bei chronischer Niereninsuffizienz ist die Formel von Cockcroft und Gault eine unverzichtbare Hilfe zur Einschätzung des Ausmaßes der Nierenfunktionsstörung.**

59.1. Grundlagen

59.1.1. Definition/Pathologie/Pathophysiologie

Die Nierenfunktion wird mit der glomerulären Filtrationsrate (GFR) quantifiziert. Als ungefähres Maß für die Nierenleistung verwendet man das Serumkreatinin. Es ist jedoch nicht nur von der Nierenfunktion, sondern auch von Alter, Geschlecht und Muskelmasse abhängig. Ein Serumkreatininwert von 1 mg/dl entspricht bei einem 20-jährigen, muskelkräftigen Mann von 70 kg einer GFR von 117 ml/min, während der gleiche Plasmakreatininwert bei einer 80-jährigen Frau mit 42 kg eine GFR von 30 ml/min anzeigt. Physiologischerweise nimmt mit dem Alter die GFR ab. Ab dem 30. Lebensjahr verliert die Niere ca. 1 ml GFR/Jahr, sodass Patienten über 70 Jahre in der Regel als niereninsuffizient anzusehen sind. Generell ist die Bioverfügbarkeit von überwiegend renal eliminierten Pharmaka bei hochgradiger Niereninsuffizienz erhöht. Ödeme und Aszites erhöhen das Verteilungsvolumen für gut wasserlösliche Substanzen, sodass normale Dosierungen zu niedrigen Wirkpiegeln führen können. Arzneimittel können durch sich anhäufende organische Säuren aus ihrer Eiweißbindung verdrängt werden. Dies kann sowohl zu erhöhten Wirkspiegeln der Arzneimittel, aber auch zu schnellerem Abbau führen (mehr freie Substanz kann verstoffwechselt werden). Schließlich können Arzneimittel renal und/oder extrarenal ausgeschieden werden. Meistens ist die extrarenale Clearance bei hochgradiger Nierenfunktion ebenfalls vermindert. Einzelne Substanzen (z.B. Morphine) werden zunächst extrarenal abgebaut, es entstehen jedoch aktive Metaboliten, die ihrerseits renal ausgeschieden werden und somit bei reduzierter renaler Clearance kumulieren können.

59.1.2. Diagnostik

Kreatinin i. S. kann als Maß für die GFR nur im Zusammenhang mit Alter, Gewicht und Geschlecht bewertet werden.

Schätzformel für die glomeruläre Filtrationsrate nach Cockcroft und Gault (Männer; für Frauen x 0,85):

$$\frac{(140-\text{Alter}) \times \text{Gewicht (kg)}}{72 \times \text{Krs (mg/dl)}}$$

Schätzformel für die glomeruläre Filtrationsrate nach MDRD[1]:

GFR (in ml/min/1.73 m²) = 186 x Serumkreatinin $(mg/dl)^{-1.154}$ x Alter $(Jahre)^{-0.203}$

Für Frauen: x 0,742
Für Afroamerikaner: x 1,21

Bei rasch progredienter oder sich zurückbildender Niereninsuffizienz sind einzelne aktuelle Serumkreatininwerte kein Maß für die Nierenfunktion. Die Kreatininclearance misst die Nierenfunktion bei hochgradiger Niereninsuffizienz „zu gut". Inulin und Cr-51-EDTA-Clearance sind sehr aufwändig und Spezialfällen vorbehalten.

Im Folgenden werden ausschließlich die Dosierungen wichtiger Gruppen von Arzneimitteln bei Niereninsuffizienz besprochen. Zu allen pharmakologischen Gesichtspunkten siehe die entsprechenden Kapitel. Die Dosierungsempfehlungen wurden nach bestem Wissen und ausführlichen Literaturrecherchen erstellt, sollten jedoch im Einzelfalle mit den Angaben der Fachinformation verglichen werden. In diesem Zusammenhang muss angemerkt werden, dass Herstellerangaben häufiger aus Haftungsgründen ein restriktiveres Vorgehen nahelegen, als es aufgrund der wissenschaftlichen Literatur abzuleiten ist. **In manchen Fällen werden deshalb Angaben in den nachfolgenden Tabellen mit solchen in den jeweiligen Fachinformationen nicht restlos übereinstimmen.**

59.1.3. Arzneimittel zur Therapie von Infektionen

Die Dosierung von Antibiotika richtet sich nach der Schwere des zugrunde liegenden Krankheitsbildes. Bei einer schweren Sepsis orientiert sich die Arzneimittelgabe nach den maximal zulässigen Dosierungen. Auf jeden Fall müssen zu niedrige Wirkstoffspiegel durch zu „vorsichtige" Dosierung bei Niereninsuffizienz aus Angst vor UAW vermieden werden. Besonders geeignet sind Betalaktamantibiotika (Penicilline, Cephalosporine und Carbapeneme) mit ihrer großen therapeutischen Breite. Bei vorwiegend renal ausgeschiedenen Antibiotika (z.B. Aminoglykoside, Vancomycin) muss die Dosis zum Teil erheblich reduziert werden. Zu achten ist auf folgende Toxizitäten: Neurologische Störungen, Niereninsuffizienz, Blutgerinnung, Hypoglykämie, hämatologische Störungen. In Einzelfällen können Blutspiegelbestimmungen indiziert sein (insbesondere bei rasch wechselnder Nierenfunktion). Nephrotoxizität kann durch direkte toxische Wirkungen auf die Niere ausgelöst sein (Aminoglykoside) oder auch durch eine allergisch interstitielle Nephritis. Gelegentlich macht die Unterscheidung zwischen Nephrotoxizität eines Arzneimittels und Nierenfunktionseinschränkung durch die Schwere einer Infektion Probleme (Hypovolämie, Schock). Dosierungsvorschläge s. Tabelle 59.1.

Tabelle 59.1a: Dosierung von Antiinfektiva – Aminoglykoside

GFR (ml/min)	120		45		18		< 8	
Wirkstoff	**DOS**	**DI**	**DOS**	**DI**	**DOS**	**DI**	**DOS**	**DI**
Amikacin ☠	1000	24	500	24	350	24	100–250	24–48
Gentamicin ☠	240	24	160	24	80	24	20–40	24
Netilmicin ☠	350	24	200	24	100	24	30–50	24
Tobramycin ☠	240	24	160	24	80	24	20–40	24

Ŧ Spiegelbestimmung; ☠ nephrotoxisch p.o., i.v.; ⊗ vermeiden; ! Cave!; DOS: Höchste empfohlene Dosis (in mg bzw. mg/kg), DI: Dosisintervall

---

1 Viele Labors können inzwischen die geschätzte GFR nach MDRD automatisch aus der Labor-EDV ausrechnen und auf den Routine-Laborbefund zusammen mit Serumkreatinin vermerken.

Tabelle 59.1b: Dosierung von Antiinfektiva – Antimykotika

GFR (ml/min)	120		45		18		< 8	
Wirkstoff	DOS	DI	DOS	DI	DOS	DI	DOS	DI
Amphotericin B	0,8 mg/kg	24	800	24	800	24	800	24
Liposomales Amphotericin B !	3–6 mg/kg	24	3–6 mg/kg	24	3–6 mg/kg	24	3–6 mg/kg	24
Fluconazol	800	24	400	24	200	24	200	24
Flucytosin	50 mg/kg	8	50 mg/kg	12	25 mg/kg	12	25 mg/kg	24
Griseofulvin	500	12	500	12	500	12	500	12
Itraconazol p.o.	200	12	200	12	200	12	100–200	12
Itraconazol i.v.	200	24	200	24	⊗		⊗	
Ketoconazol	400	24	400	24	400	24	400	24
Miconazol	1200	24	1200	24	1200	24	1200	24
Terbinafin	250	24	250	24	125	24	125	24
Voriconazol	0,2 oral 6mg/kg	12	0,2 oral 6mg/kg	12	200	12	200	12
	Ladedosis (2x) i.v. 4mg/kg	12	Ladedosis (2x) i.v. 4mg/kg	12	⊗		⊗	
	Erhaltung i.v.	12	Erhaltung i.v.	12				
Caspofungin	70 Ladedosis, dann 50	24	50	24	50	24	50	24

⊤ Spiegelbestimmung; ⚕ nephrotoxisch p.o., i.v.; ⊗ vermeiden; ! Cave!; DOS: Höchste empfohlene Dosis (in mg bzw. mg/kg), DI: Dosisintervall

Tabelle 59.1c: Dosierung von Antiinfektiva – Cephalosporine

GFR (ml/min)	120		45		18		< 8	
Wirkstoff	DOS	DI	DOS	DI	DOS	DI	DOS	DI
Cefazedon	2000	8	2000	12	2000	12	1000	12
Cefaclor	1000	8	1000	8	1000	8	1000	8
Cefadroxil	1000	12	500	12	500	24	500	36
Cefalexin	1000	6	500	8	500	12	500	24
Cefamandol	2000	8	2000	8	2000	12	1000	12–24
Cefazolin	1500	6	1500	8	1000	8	500–1000	12
Cefepim	2000	12	2000	12	1500	12	1000	12
Cefixim	400	24	400	24	400	24	200	24
Cefetamet-Pivoxil	500	12	250	12	125	12	125	24
Cefmenoxim	2000	8	2000	12	2000	12	1000	24
Cefodizim	2000	8	2000	8	2000	12	500–1500	12
Cefoperazon	2000	8	2000	12	2000	12	2000	12

⊤ Spiegelbestimmung; ⚕ nephrotoxisch p.o., i.v.; ⊗ vermeiden; ! Cave!; DOS: Höchste empfohlene Dosis (in mg bzw. mg/kg), DI: Dosisintervall

Tabelle 59.1c: Dosierung von Antiinfektiva – Cephalosporine (Fortsetzung)

GFR (ml/min)	120		45		18		< 8	
Cefpodoxim-Proxetil	200	12	200	12	200	24	200	24–48
Cefotaxim	2000	8	2000	8	2000	12	1000–2000	12
Cefotetan	2000	12	2000	24	2000	24	1000	24
Cefotiam	2000	12	2000	12	1500	12	500–1000	12
Cefoxitin	2000	8	2000	8	2000	12	1000	8–12
Cefpirom	2000	8	2000	12	2000	12	1000	12
Cefradin	1000	8	1000	8	1000	8	1000	12
Cefsulodin	1000	8	1000	12	1000	12	500	12
Ceftazidim	2000	8	1500	12	1500	24	500–1000	24
Ceftibuten	400	24	200	24	100	24	100	24
Ceftizoxim	2000	8	1000	12	1000	12	1000	24
Ceftriaxon	4000	24	4000	24	4000	24	2000–4000	24
Cefuroxim	1500	8	1500	8	1500	12	500–750	8
Latamoxef	2000	8	1000	12	1000	12	1000	24
Loracarbef	400	12	400	24	200	24	200–400	48–72

Ŧ Spiegelbestimmung; ⚕ nephrotoxisch p.o., i.v.; ⊗ vermeiden; ! Cave!; DOS: Höchste empfohlene Dosis (in mg bzw. mg/kg), DI: Dosisintervall

Tabelle 59.1d: Dosierung von Antiinfektiva – Chinolone

GFR (ml/min)	120		45		18		< 8	
Wirkstoff	**DOS**	**DI**	**DOS**	**DI**	**DOS**	**DI**	**DOS**	**DI**
Ciprofloxacin p.o.	500	12	500	12	250	12	250	24
Ciprofloxacin i.v.	400	12	400	12	200	12	200	24
Enoxacin	400	12	400	24	400	24	400	24
Fleroxacin	400	24	200	24	100–200	24	100	24–48
Levofloxacin	500	24	250	24	250	24	250	48
Moxifloxacin	400	24	400	24	400	24	400	24
Norfloxacin	400	12	400	12	400	24	400	24
Ofloxacin	400	24	200	24	100	24	50–100	24

Ŧ Spiegelbestimmung; ⚕ nephrotoxisch p.o., i.v.; ⊗ vermeiden; ! Cave!; DOS: Höchste empfohlene Dosis (in mg bzw. mg/kg), DI: Dosisintervall

Tabelle 59.1e: Dosierung von Antiinfektiva – Makrolide und Ketolide

GFR (ml/min)	120		45		18		< 8	
Wirkstoff	**DOS**	**DI**	**DOS**	**DI**	**DOS**	**DI**	**DOS**	**DI**
Azithromycin	250	24	250	24	250	24	250	24
Erythromycin	1000	12	1000	12	1000	12	1000	12
Clarithromycin	1000	12	1000	12	500	12	250–500	24
Roxithromycin	150	12	150	12	150	12	150	12
Telithromycin	400	24	400	24	200	24	200	24

Ŧ Spiegelbestimmung; ⚕ nephrotoxisch p.o., i.v.; ⊗ vermeiden; ! Cave!; DOS: Höchste empfohlene Dosis (in mg bzw. mg/kg), DI: Dosisintervall

Tabelle 59.1f: Dosierung von Antiinfektiva – Penicilline

GFR (ml/min)	120		45		18		< 8	
Wirkstoff	DOS	DI	DOS	DI	DOS	DI	DOS	DI
Amoxicillin	1000	8	1000	12	500	12	500	12
Amoxicillin/Clavulansäure	1200	8	1200	12	600	12	600	24–48
Ampicillin	2000–5000	8	2000	8	2000	12	2000	24
Ampicillin/Sulbactam	3000	6	3000	8	3000	12	3000	24–48
Azlocillin	2000–4000	6	2000–4000	8	2000–4000	12	2000–4000	24
Dicloxacillin	2000	6	2000	6	1500	6	1000	8
Flucloxacillin	2000	6	2000	8	1000	6	1000	8
Mezlocillin	5000	6	5000	8	4000	12	2000–4000	12–24
Oxacillin	2000	6	2000	6	1500	6	1000	8–12
Penicillin-G-Natrium	5000	6	5000	8	4000	8	5000	12
Piperacillin	5000	6	5000	8	4000	12	4000	12–24
Piperacillin/Tazobactam	4500	6	4500	12	4500	12	4500	24
Ticarcillin/Clavulansäure	5200	8	5200	8	5200	8	5200	12

⟊ Spiegelbestimmung; ⚕ nephrotoxisch p.o., i.v.; ⊗ vermeiden; ⚠ Cave!; DOS: Höchste empfohlene Dosis (in mg bzw. mg/kg), DI: Dosisintervall

Tabelle 59.1g: Dosierung von Antiinfektiva – Protozoenmittel

GFR (ml/min)	120		45		18		< 8	
Wirkstoff	DOS	DI	DOS	DI	DOS	DI	DOS	DI
Atovaquon	750	12	750	12	750	12	750	12
Chinindihydrochlorid*	10 mg/kg	8	10 mg/kg	8	5–10 mg/kg	12	5–10 mg/kg	24
Chloroquin	500	24	250	24	125	24	125	24
Dapson	100	24	100	24	100	24	50–100	24
Halofantrin	500	8	500	8	500	8	500	8
Mebendazol	500	24	500	24	500	24	500	24
Mefloquin	1500	24	1500	24	1500	24	1000	24
Metronidazol	500	8	500	8	500	8	500	12
Pentamidin	4 mg/kg	24	4 mg/kg	24	4 mg/kg	24	4 mg/kg	48
Praziquantel (1–3 x insgesamt)	20–40 mg/kg		20–40 mg/kg		20–40 mg/kg		10–20 mg/kg	
Proguanil	200	24	100	24	50	48	50	7 Tage
Pyrantel	20 mg/kg	12	20 mg/kg	12	20 mg/kg	12	20 mg/kg	12
Pyrimethamin	75	24	75	24	75	24	75	24
Pyrvinium	5 mg/kg	24	5 mg/kg	24	5 mg/kg	24	5 mg/kg	24
Tinidazol (Einmalgabe)	2000		2000		2000		2000	

⟊ Spiegelbestimmung; ⚕ nephrotoxisch p.o., i.v.; ⊗ vermeiden; ⚠ Cave!; DOS: Höchste empfohlene Dosis (in mg bzw. mg/kg), DI: Dosisintervall
* Monitor bei i.v. Gabe, EKG-Kontrollen.

Tabelle 59.1h: Dosierung von Antiinfektiva – Tuberkulostatika

GFR (ml/min)	120		45		18		< 8	
Wirkstoff	**DOS**	**DI**	**DOS**	**DI**	**DOS**	**DI**	**DOS**	**DI**
Capreomycin	1000 (20 mg/kg)	24	1000 (20 mg/kg)	24	1000 (20 mg/kg)	24	1000 (20 mg/kg)	48
Ethambutol * !	25 mg/kg	24	15 mg/kg	24	7,5 mg/kg	24	5–7,5 mg/kg	24
Ethionamid	250–500	12	250–500	12	250	12	250	24
Isoniazid	300	24	300	24	300	24	200	24
Pyrazinamid	1500–2000	24	1500–2000	24	1500–2000	24	1500	24
Rifabutin	600	24	600	24	300	24	300	24
Rifampicin	600	24	600	24	600	24	600	24
Streptomycin ☠	15 mg/kg	24	7,5 mg/kg	24	7,5 mg/kg	48	7,5 mg/kg	72–96

Ŧ Spiegelbestimmung; ☠ nephrotoxisch p.o., i.v.; ⊗ vermeiden; ! Cave!; DOS: Höchste empfohlene Dosis (in mg bzw. mg/kg), DI: Dosisintervall
* Kontrolle der Augen!

Tabelle 59.1i: Dosierung von Antiinfektiva – Verschiedene

GFR (ml/min)	120		45		18		< 8	
Wirkstoff	**DOS**	**DI**	**DOS**	**DI**	**DOS**	**DI**	**DOS**	**DI**
Aztreonam	2000	8	1500	12	1000	12	1000	24
Chloramphenicol	1000	12	1000	12	1000	12	1000	12
Clindamycin	600	8	600	8	600	8	600	8
Co-trimoxazol p.o.☠ !*	960	12	960	24	⊗		⊗	
Co-trimoxazol i.v.☠!* bei Pneumocystis	60 mg/kg	12	60 mg/kg	12	30 mg/kg	12	30 mg/kg**	24
Daptomycin	4–6 mg/kg	24	4 mg/kg	24	4 mg/kg	48	4 mg/kg	48
Doxycyclin	200	24	200	24	200	24	200	24
Ertapenem	1000	24	1000	24	?		?	
Fosfomycin	5000	8	3000	6	3000	8	3000	12–24
Imipenem/Cilastatin	1000	6	1000	8	1000	12	500	12
Linezolid	600	12	600	12	600	12	600	12
Meropenem	1000	8	1000	12	500	12	500	12–24
Metronidazol	500	8	500	8	500	8	500	12
Quinupristin/Dalfupristin	250–500	12	250–500	12	250–500	12	250–500	12
Teicoplanin	400	24	400	48	400	72	400	7 Tage
Vancomycin ☠	1000	12	500	24	500	48	500–1000	3–7 Tage

Ŧ Spiegelbestimmung; ☠ nephrotoxisch p.o., i.v.; ⊗ vermeiden; ! Cave!; DOS: Höchste empfohlene Dosis (in mg bzw. mg/kg), DI: Dosisintervall
* UAW: Hyperkaliämie, Hypoglykämie, ** nur falls Dialyse möglich

Tabelle 59.1j: Dosierung von Antiinfektiva – Virustatika

GFR (ml/min)	120		45		18		< 8	
Wirkstoff	DOS	DI	DOS	DI	DOS	DI	DOS	DI
Abacavir	600	12	600	12	600	12	600	12
Aciclovir	5mg/kg	8	5 mg/kg	12	5 mg/kg	24	5 –2,5 mg/kg	24
Amantadin	100	12	100	24	100	48	100	7 d
Amprenavir	1200	12	1200	12	1200	12	1200	12
Cidofovir* ☠	5 mg/kg	7 – 14d	⊗		⊗		⊗	
Didanosin	200	12	150–200	24	100–150	24	100–750	24
Efavirenz	600	24	600	24	600	24	600	24
Famciclovir	250	8	250	12	250	24	250	48
Foscarnet ** Ladedosis ☠	90 mg/kg	12	80 mg/kg	24	50 mg/kg	24	20 mg/kg	24
Foscarnet Erhaltungsdosis ☠	90 mg/kg	24	80 mg/kg	48	20 mg/kg	48	20 mg/kg	48
Ganciclovir Ladedosis	5 mg/kg	12	2,5 mg/kg	24	1,25 mg/kg	24	1,25 mg/kg	48–96
Ganciclovir Erhaltungsdosis i.v.	5 mg/kg	24	1,25 mg/kg	24	0,6 mg/kg	24	0,6 mg/kg	48–96
Ganciclovir Erhaltungsdosis oral	1000	8	500	12	500	24	500	48–96
Indinavir	800	8	800	8	800	8	800	8
Lamivudin	150	12	100–150	24	100–250	24	15–50	24
Nelfinavir	750	8	750	8	750	8	750	8
Nevirapin	200	24	200	24	200	24	200	24
Oseltamivir	75	12	75	12	75	24	?	
Ribavirin***	600	12	600	24	400	24	200	24–48
Ritonavir	600	12	600	12	600	12	600	12
Saquinavir	600	8	600	8	600	8	600	8
Stavudin	40	12	20	12	20	24	20	24
Valaciclovir	1000	8	1000	12	1000	12	500–1000	24
Valganciclovir Induktion (oral)	900	12	450	12–24	450	48	450	72
Valganciclovir Erhaltungsdosis (oral)	900	24	450	24	450	48	450	2x/W
Zalcitabin	750	8	750	8	750	12	750	24
Zidovudin (AZT)	200	8	200	8	100	8	100	8

Ŧ Spiegelbestimmung; ☠ nephrotoxisch p.o., i.v.; ⊗ vermeiden; ! Cave!; DOS: Höchste empfohlene Dosis (in mg bzw. mg/kg), DI: Dosisintervall

* ! Auf ausreichende Hydratation achten, Kombination mit Probenicid obligat.

** ! Wichtig: gute Hydratation zur Vermeidung von Nephrotoxizität

*** ! Cave: Verstärkung der renalen Anämie

59.1.4. Arzneimittel zur Therapie von Schmerz und Rheuma

Prostaglandine sind wichtig zur Erhaltung der Nierendurchblutung. Sie vermindern die Wirkung von ADH und die Chloridrückresorption im Tubulus. Nichtsteroidale Antirheumatika als Hemmstoffe der Prostaglandinsynthese können somit zur Nierenfunktionsverschlechterung, Wasserretention und Salzretention führen. COX-2-Hemmer haben dieselben Nachteile. Paracetamol und Acetylsalicylsäure sollen bei extremer Niereninsuffizienz in ihrer Dosis halbiert werden. Opioide werden meistens über die Leber metabolisiert. Es können jedoch bei Morphin, Codein, Levomethadon, Oxycodon, Tilidin, Tramadol und Pethidin aktive Metaboliten entstehen, die renal eliminiert werden und somit bei reduzierter renaler Clearance kumulieren. Insgesamt sind die Substanzen nach Wirkung (Analgesie) und nach UAW (Sedation, Verminderung des Atemantriebs) zu dosieren.

Tabelle 59.2: Dosierung von Wirkstoffen zur Therapie von Rheuma und Schmerz bei Niereninsuffizienz

Wirkstoff	DOS (mg)	DI (Std.)	DOS %	DOS %	Besonderheiten
GFR (ml/min)	> 50		50–10	< 10	
Acemetacin	30–60	8	100	⊗	☠
Acetylsalicylsäure	500–1000	6	75–50	⊗	☠
Auranofin	3	8–12	⊗	⊗	☠
Azathioprin	50	8–12	100–75	75–50	
Buprenorphin	0,2–0,4	6–8	100	100	
Celecoxib	200	12	100	⊗	☠
Chloroquin	250	24	100	50	
Ciclosporin	1,25 mg/kg KG	12	100	100	☠
Codein	60–90	6	75	50	
Cyclophosphamid	150	24	100–75	75–50	
Diclofenac	50–100	8–12	100	⊗	☠
Ergotamin	1–2	einmalig	100	⊗	
Fentanyl	25–400 µg/Std.	72	75	50	
Flupirtin	100–200	6–8	50	50–25	
Hydroxychloroquin	200–400	24	75–50	30	
Ibuprofen	400–600	6	100	⊗	☠
Indomethacin	25–50	8	100	⊗	☠
Ketoprofen	50–300	24	100	⊗	☠
Leflunomid	10–20	24	100	100	
Lonazolac	200	8	100	⊗	☠
Mefenaminsäure	500	8	100	100	☠
Meloxicam	7,5–15	24	100	⊗	
Metamizol	500–1000	6	100	100	
Methotrexat	7,5–15	7d	50	⊗	
Morphin	5–10	4	75	50	
Naproxen	250–500	6–12	100	⊗	☠
Oxycodon	10–120	8–12	100	100	
Paracetamol	1000	6	75	50	
Penicillamin	150–600	24	⊗	⊗	☠
Pentazocin	15–60	4	75	50	
Pethidin	25–100	6	50	⊗*	
Phenylbutazon	100	8–12	100	⊗	☠
Piritramid	7,5–15	4–6	100	100	

⊤ Spiegelbestimmung; ☠ nephrotoxisch p.o., i.v.; ⊗ vermeiden; ! Cave!; DOS: Höchste empfohlene Dosis (in mg bzw. mg/kg), DI: Dosisintervall

59

Wirkstoff	DOS (mg)	DI (Std.)	DOS %	DOS %	Besonderheiten
Piroxicam	20	24	100	⊗	☠
Rofecoxib	25	24	100	⊗	☠
Sulfasalazin	500–1000	8	100	⊗	
Sumatriptan	6 s.c., 50–100 p.o.	einmalig	100	100	
Tiaprofensäure	300	12	100	⊗	☠
Tilidin + Naloxon	50–100	6	100	100	
Tramadol	50–100	6	75–50	50	
Zolmitriptan	2,5–7,5	einmalig	100	100	

Ŧ Spiegelbestimmung; ☠ nephrotoxisch p.o., i.v.; ⊗ vermeiden; ! Cave!; DOS: Höchste empfohlene Dosis (in mg bzw. mg/kg), DI: Dosisintervall
*Aktive Metaboliten können kumulieren, vermeide längeren Gebrauch.

59.1.5. Arzneimittel zur Therapie von Erkrankungen des Nervensystems

Benzodiazepine können bei gering eingeschränkter Nierenfunktion normal dosiert werden. Bei schwerer Niereninsuffizienz kumulieren Midazolam, Flurazepam, Flunitrazepam bzw. deren aktive Metaboliten. Chloralhydrat ist bei schwerer Niereninsuffizienz ebenso wie Clomethiazol zu vermeiden. Antidepressiva können meist normal dosiert werden. Neuroleptika erfordern ebenfalls nur selten eine Dosisreduktion (Ausnahme: Sulpirid). Die wiederholte Gabe von Levomepromazin ist zu vermeiden. Bei Niereninsuffizienz kann eine Therapie mit Lithiumsalzen nur unter engmaschiger Blutspiegelkontrolle und ggf. Dosisreduktion erfolgen, ist aber prinzipiell möglich, sofern die vorgeschriebenen Blutspiegelkontrollen korrekt vorgenommen werden (s. Kap. Depression). Auf die Interaktion von Lithium mit Diuretika ist zu achten. Baclofen kann bei hochgradiger Niereninsuffizienz zu schwersten Bewusstseinsstörungen führen und muss deutlich dosisreduziert werden. Dies gilt ebenso für Tiaprid und Amantadin. Bei den Antikonvulsiva kumulieren Primidon, ein aktiver Metabolit der Valproinsäure und Phenobarbital. Gabapentin, Pregabalin und Pramipexol müssen wegen einer möglichen Kumulation stark reduziert werden. Phenytoin wird paradoxerweise gelegentlich bei hochgradiger Niereninsuffizienz etwas höher dosiert.

Tabelle 59.3: Dosierung von Wirkstoffen zur Therapie von Erkrankungen des Nervensystems (außer Antiinfektiva) bei Niereninsuffizienz

Wirkstoff	DOS (mg)	DI (Std.)	DOS %	DOS %	Besonderheiten
GFR (ml/min)	> 50		50–10	<10	
Alprazolam	0,5–2	8	100	100	
Amantadin	100–200	24–48	50	10	Verlängerung Dosisintervall
Amisulprid	50–300	8–24	50	30	
Amitryptilin	25	8	100	100	
Baclofen	5–25	8	75–30	20	
Biperiden	1–4	12–6	?	?	
Bromazepam	3–6	24	100	100	
Bromocriptin	1,25–2,5	8–24	100	100	
Brotizolam	0,125–0,25	24	100	100	
Cabergolin	0,5–6	24	100	100	
Carbamazepin	200–400	8	100	100	Ŧ ! Hyponatriämie
Citalopram	20–60	24	100	100	
Clomethiazol	200–400	8	100	100	! starke individuelle Schwankungen
Clomipramin	100–250	24	100	100	

Ŧ Spiegelbestimmung; ☠ nephrotoxisch p.o., i.v.; ⊗ vermeiden; ! Cave!; DOS: Höchste empfohlene Dosis (in mg bzw. mg/kg), DI: Dosisintervall
*Aktive Metaboliten können kumulieren, vermeide längeren Gebrauch.

Tabelle 59.3: Dosierung von Wirkstoffen zur Therapie von Erkrankungen des Nervensystems (außer Antiinfektiva) bei Niereninsuffizienz (Fortsetzung)

Wirkstoff	DOS (mg)	DI (Std.)	DOS %	DOS %	Besonderheiten
Clonazepam	2–4	12	100	100	
Clozapin	12,5–50	24	100	100	
Diazepam	2–10	8	100	100	
Dihydroergocryptin	5–20	8–12	100	?	
Dikaliumclorazepat	5–10	8–12	100	⊗	
Donepezil	5–10	24	100	100	
Doxepin	25	8	100	100	
Ethosuximid	250–750	12	100	100	
Fluoxetin	20	24	100	100	
Flupentixol	1–20	24	100	100	
Fluphenazin	0,2–10	12	100	50	
Gabapentin	100–600	8	50–25	25–10	
Galantamin		4–8	12	100	⊗
Imipramin	25	8	100	100	
Haloperidol	1–2	8–12	100	⊗	
Lamotrigin	100–400	24	100	100	
Levodopa	62,5–125	6	100	100	
Levomepromazin	25–100	8	?	⊗	
Lisurid	0,75–3	24	100	100	
Lithium	900–1200	24	75–50	50–25	☠ ⊤
Lorazepam	1–2	8–12	100	100	
Lormetazepam	0,25–2	einmalig	100	100	
Maprotilin	50–150	24	100	100	
Melperon	25–100	8	100	100	
Memantin	5–10	12	50	⊗	
Midazolam	2,5–15	einmalig	100	50	
Mirtazapin	15–45	24	100	100	
Moclobemid	300–600	24	100	100	
Nitrazepam	2,5–10	24	100	100	
Nortriptylin	25	6–8	100	100	
Olanzapin	2,5–10	24	100	100	
Oxazepam	5–50	8	100	75	
Oxcarbazepin	4–5 mg/kg KG	12	75–50	50	! Hyponatriämie
Paroxetin	20–50	24	75–50	50	! Hyponatriämie
Perazin	25–100	8	100	100	
Pergolid	0,05–1	24	?	?	

⊤ Spiegelbestimmung; ☠ nephrotoxisch p.o., i.v.; ⊗ vermeiden; ! Cave!; DOS: Höchste empfohlene Dosis (in mg bzw. mg/kg), DI: Dosisintervall
*Aktive Metaboliten können kumulieren, vermeide längeren Gebrauch.

Tabelle 59.3: Dosierung von Wirkstoffen zur Therapie von Erkrankungen des Nervensystems (außer Antiinfektiva) bei Niereninsuffizienz (Fortsetzung)

Wirkstoff	DOS (mg)	DI (Std.)	DOS %	DOS %	Besonderheiten
Phenobarbital	2–3 mg/kg KG	24	100	75–50	⊤
Phenytoin	5–6 mg/kg KG	24	100	100	
Pipamperon	40–120	8	100	100	
Pramipexol	0,088–0,35	8	50	30	
Primidon	3–5 mg/kg KG	8	100–75	50–33	⊤
Promethazin	20–100	24	100	100	
Reboxetin	8–10	24	50	50	
Risperidon	1–6	12	50	50	
Rivastigmin	3–6	12	100	100	
Ropinirol	0,25–24	24	100	100	
Selegilin	2,5–10	24	?	?	
Sertralin	50–200	24	100	100	
Sulpirid	200	6–12	50	20–30	
Sultiam	1–2	8	⊗	⊗	! Metabolische Azidose
Temazepam	7,5–20	einmalig	100	100	
Tizanidin	2–8	8–12	75–50	33	
Triazolam	0,125	einmalig	100	100	
Trimipramin	50–150	24	100	100	
Valproinsäure	600–100	12–24	100	100	⊤
Venlafaxin	75–150	24	75–50	50	
Vigabatrin	1000	12–24	50	25	
Zolpidem	10	einmalig	100	100	
Zopiclon	7,5	einmalig	100	100	
Zuclopenthixol	10–25	8	?	?	

⊤ Spiegelbestimmung; ⚕ nephrotoxisch p.o., i.v.; ⊗ vermeiden; ! Cave!; DOS: Höchste empfohlene Dosis (in mg bzw. mg/kg), DI: Dosisintervall
*Aktive Metaboliten können kumulieren, vermeide längeren Gebrauch.

59.1.6. Arzneimittel zur Therapie von Herz und Kreislauf

Wegen des leicht messbaren Effektes können Über- und Unterdosierungen von Antihypertensiva weitgehend vermieden werden. Unabhängig von der Art des Antihypertensivums kann eine effektive Blutdrucksenkung bei fortgeschrittener Niereninsuffizienz zu einem passageren Abfall der GFR führen. Dies ist als Zeichen der erfolgreichen Blutdrucksenkung zu werten, muss aber anhand des Kreatinins i.S. kontrolliert werden. Kalziumantagonisten, Alphablocker, Alpha$_2$-Agonisten können in aller Regel normal dosiert werden. Von den ACE-Hemmern werden bis auf Fosinopril alle in erheblichem Maße renal eliminiert und können in der Dosis reduziert werden (Hälfte bis ein Viertel der Normdosis etwa ab 50 ml/min GFR). Die AT$_1$-Antagonisten („Sartane") werden zum größten Teil hepatisch eliminiert, können also normal dosiert werden. Ein Therapieeinstieg mit niedriger Dosis unter engen Blutdruckkontrollen ist empfehlenswert. Bei höhergradiger Niereninsuffizienz sind nach Therapiebeginn mit ACE-Hemmern und AT$_1$-Antagonisten akute Nierenversagen beschrieben. Die Indikation für Digitalisglykoside ist seltener geworden, bei Niereninsuffizienz wird Digitoxin empfohlen, da es überwiegend hepatisch eliminiert wird. Die Ladedosis ist wegen des geringeren Verteilungsvolumens bei niereninsuffizienten Patienten um ein Viertel vermindert. Bei Überdosierung kann der enterohepatische Kreislauf durch Colestyramin unterbrochen und damit die Halbwertszeit erheblich verkürzt werden. Bei den Betablockern kumulieren insbesondere Sotalol und Atenolol und müssen teilweise auf ein Viertel bis ein Fünftel der Ausgangsdosis vermindert werden. Amiodaron wird vorwiegend extrarenal eliminiert. Unterhalb einer Nierenfunktion von 30 ml/min sollten Thiazide nicht mehr angewandt werden. Eine Ausnahme kann die Kombination mit Schleifendiuretika („sequentielle Nephronblockade") bilden. Diese Therapie ist jedoch sehr engmaschig in Bezug auf Flüssigkeits- und Elektrolythaushalt zu überwachen. Kontraindiziert sind bei höhergradiger Niereninsuffizienz kaliumsparende Diuretika, insbesondere Spironolacton. Schleifendiuretika (Furosemid, Torasemid) müssen bei Niereninsuffizienz teilweise bis zehnfach höher dosiert werden, um noch eine Wirkung zu erzielen (s. Tabelle 59.4).

Tabelle 59.4: Dosierung von Wirkstoffen zur Therapie von Herz und Kreislauf bei Niereninsuffizienz

Wirkstoff	DOS (mg)	DI (Std.)	DOS %	DOS %	Besonderheiten
GFR (ml/min)	> 50		50–10	<10	
Acebutolol	400–600	12–24	50	30–50	
Acetazolamid	250	6–12	50	⊗	! Metabolische Azidose
Adenosin	3–6	einmalig	100	100	
Amiodaron	200–600	24	100	100	
Amlodipin	5–10	24	100	100	
Atenolol	50–100	24	50	30–50	
Benazepril	10	24	50–75	25–50	
Betaxolol	20	24	100	50	
Bisoprolol	10	24	75	50	
Bumetanid	1–2	8–12	100	100	Dosiserhöhung bei Niereninsuff.
Bunazosin	3–12	24	50	⊗	
Candesartan	4–16	24	75	50	
Captopril	25	8	75	50	
Carteolol	5–10	24	50	25	
Carvedilol	25	12–24	100	100	
Celiprolol	200	24	100	75	
Chinidin	200–400	4–6	100	75	
Cilazapril	1,25	24	50	10–25	
Clonidin	0,1–0,6	12	100	100	
Digitoxin	0,1–0,2	24	100	50–75	Ladedosis vermindern
Digoxin	0,25–0,5	24	75–25/36h	25–10/48h	Ladedosis vermindern
Diltiazem	60–120	8–12	100	100	
Disopyramid	100–200	6	50–25	25–10	
Doxazosin	4(8)	12	100	100	
Enalapril	10	12	75–100	50	
Esmolol	s. Fachinformation		100	100	*
Felodipin	10	24	100	100	
Flecainid	100	12	100	75–50	
Fosinopril	10	24	100	75–100	
Furosemid	40	8	100	100	Dosiserhöhung bei Niereninsuff.
Gallopamil	100	12	100	100	
Hydralazin	25–50	8	100	75	
Hydrochlorothiazid	25–50	24	100	⊗	
Indapamid	2,5	24	100	100	
Irbesartan	150–300	24	100	100	

☖ Spiegelbestimmung; ⚕ nephrotoxisch p.o., i.v.; ⊗ vermeiden; ! Cave!; DOS: Höchste empfohlene Dosis (in mg bzw. mg/kg), DI: Dosisintervall
*Aktive Metaboliten können kumulieren, vermeide längeren Gebrauch.

Tabelle 59.4: Dosierung von Wirkstoffen zur Therapie von Herz und Kreislauf bei Niereninsuffizienz (Fortsetzung)

Wirkstoff	DOS (mg)	DI (Std.)	DOS %	DOS %	Besonderheiten
Isradipin	5–10	24	100	100	
Lidocain	1–4	/min	100	100	
Lisinopril	10	24	50–75	25–50	
Losartan	50–100	24	100	100	
Methyldopa	125–250	8	75	50	
Metolazon	5–10	24	100	100	
Metoprolol	50–100	12	100	100	
Mexiletin	100–300	6–12	100	50–75	
Minoxidil	5–20	12	100	100	
Moxonidin	0,2–0,6	24	75	50	
Nadolol	80–120	24	50	25	
Nebivolol	5	24	100	100	
Nicardipin	20–30	8	100	75	
Nifedipin	10–20	6–8	100	100	
Nimodipin	30	8	100	100	
Nisoldipin	10	12	100	100	
Nitroprussid	0,25–0,8µg/kg/min		100	100	
Olmesartan	10–40	24	50	?	
Penbutolol	10–40	24	100	100	
Perindopril	2	24	75	50	
Piretanid	3–6	12	100	100	Dosiserhöhung bei Niereninsuff.
Prazosin	0,5–5	8–12	100	75–50	
Propafenon	150–300	8	100	100	
Propranolol	80–160	12	100	100	
Quinapril	10–20	24	75–100	75–50	
Ramipril	10–20	24	50–75	25–50	
Reserpin	0,05–0,25	24	100	⊗	
Sotalol	80–160	12	30	15–30	! QT-Verlängerung
Spironolacton	25–200	24	50–25	⊗	! Hyperkaliämie
Telmisartan	40–80	24	100	100	
Terazosin	1–20	24	100	100	
Tocainid	200–400	4–6	100	50	
Torasemid	5–10	12	100	100	Dosiserhöhung bei Niereninsuff.
Trandolapril	1–4	24	100	50	
Valsartan	40–160	12	100	75	
Verapamil	80	8	100	100	
Xipamid	10–20	24	100	100	Dosiserhöhung bei Niereninsuff.

Ŧ Spiegelbestimmung; ⚕ nephrotoxisch p.o., i.v.; ⊗ vermeiden; ! Cave!; DOS: Höchste empfohlene Dosis (in mg bzw. mg/kg), DI: Dosisintervall
*Aktive Metaboliten können kumulieren, vermeide längeren Gebrauch.

59.1.7. Arzneimittel zur Therapie von Erkrankungen des Blutes

Heparin zeigt bei Niereninsuffizienz keine verlängerte Halbwertszeit, obwohl es bei Nierengesunden zu ca. 25 % in aktiver Form eliminiert wird. Niedermolekulare Heparine müssen in der Dosis reduziert werden (etwa auf 75–50 % der Dosis). Dabei sollte der Anti-Xa-Blutspiegel kontrolliert werden. Bei schwerer Niereninsuffizienz sind vermehrt fatale Blutungen beschrieben. Enoxiparin und Tinzaparin scheinen am wenigsten zu kumulieren. Dies spielt jedoch bei prophylaktischer Dosierung keine Rolle. Phenprocoumon hat bei Niereninsuffizienz keine verstärkte Wirkung, sollte aber im Hinblick auf die urämische Blutungsneigung vorsichtig gehandhabt werden. Bei nephrotischem Syndrom und dadurch vermindertem Albuminspiegel liegt mehr freie Substanz des Arzneimittels vor. Die Aufsättigung sollte deshalb sehr vorsichtig erfolgen (z.B. zwei Tabletten am ersten Tag, eine Tablette am zweiten Tag und dann Kontrolle der INR). Clopidogrel, Streptokinase, Urokinase und Tissue Plasminogen Activator (t-PA; Alteplase) können normal dosiert werden. Tirofiban, Eptifibatid, Danaparoid kumulieren bei Niereninsuffizienz. Bei Hirudin kann die Halbwertszeit bis auf das 30-fache verlängert sein.

Tabelle 59.5: Dosierung von Wirkstoffen zur Therapie von Erkrankungen des Blutes bei Niereninsuffizienz

Wirkstoff	DOS (mg)	DI (Std.)	DOS %	DOS %	Besonderheiten
GFR (ml/min)	> 50		50–10	<10	
Abciximab	0,25 mg/kg KG Bolus, dann 0125 g/kg/min		100	⊗	
Acetylsalicylsäure	100–300	24	100	100	! in analgetischen Dosen s. Tab. Schmerzmittel
Alteplase	100	einmalig n. Schema über 90 min	100	100	
Anistreplase	30 E	einmalig	100	100	
Certoparin	8000 IE	12	100	⊗	! anti-Faktor Xa-Spiegel
Clopidogrel	75	24	100	100	
Danaparoid	je nach Indikation		75	⊗	
Dalteparin	200 IU/kg KG	24	100	⊗	! anti-Faktor Xa-Spiegel
Desirudin	15	12	?	⊗	wird zu 40–50% renal ausgeschieden
Enoxiparin	1 mg/kg KG	12	100	**50?**	! anti-Faktor Xa-Spiegel
Eptifibatid	180 µg/kg als Bolus, dann 2 µg/kg/min		100	?	
Fondaparinux-Natrium	2,5	24	60	⊗	
Heparin	5000–10.000 IE als Bolus, dann 800–1200 IE/Std.		100	100	
Lepirudin	0,4 mg/kg initial, dann 0,15 mg/kg/Std.		50–15	10	
Nadroparin	0,4–0,9 ml	12	100	⊗	! anti-Faktor Xa-Spiegel
Phenprocoumon	1,5–3	24	100	100	! bei vermindertem Serumalbumin-spiegel verminderte Ladedosis
Phytomenadion	1–10	einmalig	100	100	
Protamin	s. Fachinformation		100	100	

Ŧ Spiegelbestimmung; ⚕ nephrotoxisch p.o., i.v.; ⊗ vermeiden; ! Cave!; DOS: Höchste empfohlene Dosis (in mg bzw. mg/kg), DI: Dosisintervall
*Aktive Metaboliten können kumulieren, vermeide längeren Gebrauch.

Tabelle 59.5: Dosierung von Wirkstoffen zur Therapie von Erkrankungen des Blutes bei Niereninsuffizienz (Fortsetzung)

Wirkstoff	DOS (mg)	DI (Std.)	DOS %	DOS %	Besonderheiten
Reteplase	2 x 10 E im Abstand von 30 min	einmalig	100	?	
Streptokinase	s. Fachinformation		100	100	
Tenecteplase	30–40	einmalig	100	100	
Ticlopidin	250	12	100	100	
Tinzaparin	175 IU/kg KG	24	100	X	! anti-Faktor Xa-Spiegel
Tirofiban	0,4 µg/kg/min für 30 min, dann 0,1 µg/kg/min		75–50	50	
Tranexamsäure	500–2000	24	25	10	
Urokinase	Je nach Indikation		100	100	
Warfarin	2,5–10	24	100	100	! bei vermindertem Serumalbumin-spiegel verminderte Ladedosis

Ŧ Spiegelbestimmung; ⚕ nephrotoxisch p.o., i.v.; ⊗ vermeiden; ! Cave!; DOS: Höchste empfohlene Dosis (in mg bzw. mg/kg), DI: Dosisintervall
*Aktive Metaboliten können kumulieren, vermeide längeren Gebrauch.

59.1.8. Arzneimittel zur Therapie von Malignomen

Die Kenntnis der Pharmakokinetik von Zytostatika ist unerlässlich, da bei Überdosierung starke Toxizitäten zu erwarten sind. Alkylierende Substanzen, aber auch Antimetabolite und Topoisomeraseinhibitoren werden teilweise in erheblichem Maße über die Nieren ausgeschieden. Anthrazykline werden hauptsächlich metabolisch eliminiert. Sehr nephrotoxisch können Cisplatin, in geringerem Maße Carboplatin, aber auch Gemcitabin, Carmustin und Cladribin sein.

Tabelle 59.6: Dosierung von Wirkstoffen zur Therapie von Malignomen bei Niereninsuffizienz

Die Dosierungen variieren je nach Indikation und Therapieschema stark. Daher werden nur Prozent der Normdosierung angegeben.

	DOS (% der Normdosis)	DI (h)	DOS %	DOS %	Besonderheiten
GFR (ml/min)	> 50		50–10	< 10	
Adriamycin	100		100	100	
Amsacrin	100		100	100?	
Asparaginase	100		100	100	
Azathioprin	100		100–75	75–50	
Bendamustin	100		100	50	
Bleomycin	100		75	50	
Busulfan	100		100	100	
Carboplatin	100		100	100	☠
Carmustin	100		100	100	☠
Chlorambucil	100		100	100	
Cisplatin	100–75		75–25	25	☠ ❗ Clearancebestimmung vor Therapiebeginn
Cladribin	?		?	?	☠
Cyclophosphamid	100		100–75	75–50	
Cytarabin	100		100	100	❗ Ausnahme Hochdosistherapie
Dacarbazin	100		75	?	
Daunorubicin	100		100	100	
Docetaxel	100		100	100	
Doxorubicin	100		100	100	
Epirubicin	100		100	100–50	
Estramustin	100		100?	100?	
Etoposid	100		75	50	
Fludarabin	100		75	50	
Fluoruracil	100		100	100	
Gemcitabin	100		100–75	⊗	☠
Hydroxacarbamid	100–75		50	20	
Hydroxyurea	100–75		50	20	
Idarubicin	100		100	100	
Ifosfamid	100		100	75	☠
Imatinib	100		100	100	
Irinotecan	100		100	100	
Lomustin	100		75	50–25	☠

🜍 Spiegelbestimmung; ☠ nephrotoxisch p.o., i.v.; ⊗ vermeiden; ❗ Cave!; DOS: Höchste empfohlene Dosis (in mg bzw. mg/kg), DI: Dosisintervall
*Aktive Metaboliten können kumulieren, vermeide längeren Gebrauch.

Tabelle 59.6: Dosierung von Wirkstoffen zur Therapie von Malignomen bei Niereninsuffizienz (Fortsetzung)

Die Dosierungen variieren je nach Indikation und Therapieschema stark. Daher werden nur Prozent der Normdosierung angegeben.

Wirkstoff	DOS (% der Normdosis)	DI (h)	DOS %	DOS %	Besonderheiten
Melphalan	100		75	50	bei Hochdosistherapie
Mercaptopurin	100		100	100	
Methotrexat	100		50	⊗	☠
Mitomycin	100		100	75	
Mitoxantron	100		100	100	
Nimustin	100		75	50–25	
Oxaliplatin	100		100	?	
Paclitaxel	100		100	100	
Pentostatin	100		⊗	⊗	☠
Rituximab	100		100	100	
Teniposid	100		100	100	
Topotecan	100–75		50	25	☠
Treosulfan	100		↓	↓	
Trofosfamid	100		↓	↓	
Vinblastin	100		100	100	
Vincristin	100		100	100	
Vindesin	100		100	100	
Vinorelbin	100		100	100	

☥ Spiegelbestimmung; ☠ nephrotoxisch p.o., i.v.; ⊗ vermeiden; ! Cave!; DOS: Höchste empfohlene Dosis (in mg bzw. mg/kg), DI: Dosisintervall
*Aktive Metaboliten können kumulieren, vermeide längeren Gebrauch.

59.1.9. Arzneimittel zur Therapie von Störungen des Immunsystems

Die Elimination von den Immunsuppressiva Azathioprin, Ciclosporin, Mycophenolatmofetil, Tacrolimus, Sirolimus und Everolimus wird nicht wesentlich durch die Nierenfunktion beeinflusst. Ciclosporin selbst kann in nicht unerheblichem Maße nephrotoxisch sein und spielt insbesondere nach Herztransplantation eine wichtige Rolle bei der Entstehung einer Niereninsuffizienz. Interferon alfa ist bei stark eingeschränkter Niereninsuffizienz in der Clearance ungefähr halbiert, pegyliertes Interferon kumuliert erheblich und sollte bei stärkerer Niereninsuffizienz nicht gegeben werden.

Tabelle 59.7: Dosierung von Wirkstoffen zur Therapie von Störungen des Immunsystems bei Niereninsuffizienz

Wirkstoff	DOS (mg)	DI (Std.)	DOS %	DOS %	Besonderheiten
GFR (ml/min)	> 50		50–10	< 10	
Immunsystem					
Azelastin	2	12	50	?	
Cetirizin	10	24	100	50	
Ciclosporin	1–3 mg/kg KG	12	100	100	⛏ Spiegelbestimmung, ☠
Clemastin	1	12	100	100	
Cromoglicinsäure	s. Fachinformation		100	100	
Desloratadin	5	24	100	50	
Dexamethason	0,5–10	24	100	100	
Etanercept	25	2 x /Woche	100	100	
Everolimus	0,75	12	100	100	⛏ Spiegelbestimmung
Fexofenadin	120–180	24	75	50	
Loratadin	10	24	100	100	
Methylprednisolon	4–48	24	100	100	
Mizolastin	10	24	100	100	
Mycophenolatmofetil	500–1500	12	100	66	⛏ Spiegelbestimmung
Nedocromil	4	6	100	100	
Prednisolon	5–100	24	100	100	
Sirolimus	2	24	100	100	⛏ Spiegelbestimmung
Tacrolimus	5–10	12	100	100	⛏ Spiegelbestimmung,
Triamcinolon	4–48	24	100	100	

⛏ Spiegelbestimmung; ☠ nephrotoxisch p.o., i.v.; ⊗ vermeiden; ! Cave!; DOS: Höchste empfohlene Dosis (in mg bzw. mg/kg), DI: Dosisintervall
*Aktive Metaboliten können kumulieren, vermeide längeren Gebrauch.

59.1.10. Arzneimittel zur Therapie von Erkrankungen der Atemwege und Lunge

Theophyllin und seine Derivate werden zu teils wirksamen Metaboliten abgebaut und können daher bei herabgesetzter Nierenfunktion eine verstärkte oder verlängerte Wirkung haben. Salbutamol und Terbutalin kumulieren ebenfalls. Acetylcystein und Fenoterol scheinen unproblematisch zu sein.

Tabelle 59.8: Dosierung von Wirkstoffen zur Therapie von Erkrankungen der Atemwege und Lunge bei Niereninsuffizienz

Wirkstoff	DOS (mg)	DI (Std.)	DOS %	DOS %	Besonderheiten
GFR (ml/min)	> 50		50–10	< 10	
Acetylcystein	300	8–12	100	100	
Bosentan	62,5–300	12	100	100	
Codein	10–30	6–8	75	50	
Dihydrocodein	10–30	8	100	⊗	
Fenoterol	0,2	6	100	100	
Formoterol	6–24µg	12	100	100	
Ipratropiumbromid	0,04	6	100	100	
Montelukast	10	24	100	100	
Oxitropiumbromid	0,1–0,2	8	100	100	
Reproterol	0,5–1	6	100	100	
Salbutamol	0,1–0,2	6–8	100	100	
Salmeterol	0,05–0,1	12	100	100	
Terbutalin	0,1	6	50	⊗	
Theophyllin	150–450	12	100	100	! bei Intoxikation Hämodialyse möglich
Tiotropium	18µg	24	100	100	

Ŧ Spiegelbestimmung; ⚕ nephrotoxisch p.o., i.v.; ⊗ vermeiden; ! Cave!; DOS: Höchste empfohlene Dosis (in mg bzw. mg/kg), DI: Dosisintervall
*Aktive Metaboliten können kumulieren, vermeide längeren Gebrauch.

59.1.11. Arzneimittel zur Therapie der Erkrankungen von Magen, Darm, Leber, Pankreas

Die Dosis der H$_2$-Antagonisten Cimetidin, Famotidin und Ranitidin sollte bei Niereninsuffizienz halbiert werden. Omeprazol und andere Protonenpumpeninhibitoren können normal dosiert werden. Metoclopramid muss bei extremer Niereninsuffizienz auf die Hälfte reduziert werden. Aluminiumhaltige Antazida sollten wegen der Gefahr der Kumulation von Aluminium vermieden werden. Fibrate können bei Niereninsuffizienz nicht empfohlen werden. Die modernen Cholesterinsynthesehemmer („Statine") werden normal dosiert. Allopurinol kumuliert mit wirksamen Metaboliten und muss im Allgemeinen auf 30–50 % der Normdosis reduziert werden.

Tabelle 59.9: Dosierung von Wirkstoffen zur Therapie der Erkrankungen von Magen, Darm, Leber, Pankreas bei Niereninsuffizienz

Wirkstoff	DOS (mg)	DI (Std.)	DOS %	DOS %	Besonderheiten
GFR (ml/min)	> 50		50–10	< 10	
Alizaprid	50–100	8	100	100	
Bisacodyl	5–10	24	100	100	
Desferoxamin	s. Fachinformation		100	50	
Dimenhydrinat	50–100	6–8	100	100	
Dolasetron	100–200	24	100	100	! Aktiver Metabolit wird renal eliminiert
Domperidon	10–20	8	100	100	
Esomeprazol	20–40	24	100	100	
Famotidin	20–40	24	50–25	10	
Granisetron	3	24	100	100	
Lansoprazol	15–30	24	100	100	
Loperamid	2–12	24	100	100	
Meclozin	25–50	24	100	100	
Mesalazin	500	8	100	100	! Metabolit kann kumulieren
Metoclopramid	10–20	8	100–75	75–50	
Misoprostol	200µg	6	100	100	
Nizatidin	300	24	50	25	
Omeprazol	20–40	24	100	100	
Ondansetron	4–8	12	100	100	
Pantoprazol	20–40	24	100	100	
Penicillamin	s. Fachinformation		⊗	⊗	
Rabeprazol	10–20	24	100	100	
Ranitidin	150–300	24	100	50	
Roxatidin	150–300	24	50	⊗	
Scopolamin	0,5	72	100	100	
Sucralfat	1000	6	100	⊗	
Sulfasalazin	1000	8	100	⊗	
Terlipressin	1–2	4–6	100	100	
Tropisetron	5	24	100	100	

Ŧ Spiegelbestimmung; ☘ nephrotoxisch p.o., i.v.; ⊗ vermeiden; ! Cave!; DOS: Höchste empfohlene Dosis (in mg bzw. mg/kg), DI: Dosisintervall
*Aktive Metaboliten können kumulieren, vermeide längeren Gebrauch.

59.1.12. Arzneimittel zur Therapie von Erkrankungen der Niere und Harnwege

Alphablockierende Substanzen können normal dosiert werden. Die mögliche blutdrucksenkende Wirkung muss jedoch bedacht werden. Bis auf Tolterodin und Trospiumchlorid scheinen die meisten Urologika in ihrer Handhabung bei Niereninsuffizienz unproblematisch zu sein.

Tabelle 59.10: Dosierung von Wirkstoffen zur Therapie von Erkrankungen der Niere und Harnwege bei Niereninsuffizienz

Wirkstoff	DOS (mg)	DI (Std.)	DOS %	DOS %	Besonderheiten
GFR (ml/min)	> 50		50–10	< 10	
Alfuzosin	2,5	6–8	100	100	
Doxazosin	1–4	24	100	100	
Finasterid	1	24	100	100	
Oxybutynin	2,5–5	8–12	100	100	
Tamsulosin	0,4	24	100	100	
Terazosin	1–5	24	100	100	
Tolterodin	1–2	12	100	75	
Trospiumchlorid	10–20	12	50	25	

Ŧ Spiegelbestimmung; ⚕ nephrotoxisch p.o., i.v.; ⊗ vermeiden; ! Cave!; DOS: Höchste empfohlene Dosis (in mg bzw. mg/kg), DI: Dosisintervall
*Aktive Metaboliten können kumulieren, vermeide längeren Gebrauch.

59.1.13. Arzneimittel zur Therapie von Erkrankungen des Wasser- und Elektrolythaushaltes

Generell sollte man bei der Substitution von Elektrolyten bei Niereninsuffizienz vorsichtig sein, da diese renal eliminiert werden und so eine Überdosierung (z.B. Hyperkaliämie, Hypermagnesiämie) schneller eintreten kann. Bei Gabe von Natrium (z.B. Natriumbicarbonat) muss ebenso die verminderte Fähigkeit, Natrium auszuscheiden, berücksichtigt werden.

59.1.14. Arzneimittel zur Therapie von Erkrankungen des Stoffwechsels und Endokriniums

Hormone können generell normal dosiert werden. Die Neigung zur Flüssigkeitsretention bei Glukokortikosteroiden ist zu beachten. Unproblematisch sind auch Thyreostatika. Wasserlösliche Vitamine (z.B. Vitamine B und C) werden über die Nieren ausgeschieden und können, wo indiziert, vorsichtig substituiert werden. Eine Vitamin-D-Intoxikation kann zum Nierenversagen führen. Bisphosphonate werden zum großen Teil über die Nieren ausgeschieden. Bei zwingender Indikation können sie aber in reduzierter Dosis gegeben werden. Insulin wird zum großen Teil in der Niere metabolisiert. Zudem scheint im urämischen Serum ein Peptid enthalten zu sein, das den Abbau von Insulin verzögert. So ist dessen HWZ-Verlängerung bei Niereninsuffizienz aus doppelter Ursache erklärt und verständlich, sodass mit Fortschreiten der Niereninsuffizienz der Insulinbedarf sinkt. Der Urämiker hat eine verminderte Glykogenreserve der Leber und ist daher durch hypoglykämisierende Einflüsse besonders gefährdet. Metformin darf schon bei leichter Niereninsuffizienz (GFR < 60 ml/min) wegen der Gefahr der Laktatazidose nicht verwendet werden. Acarbose zeigt bei Niereninsuffizienz erhöhte Blutplasmaspiegel. Genaue Untersuchungen fehlen. Die Substanz sollte also nicht oder nur unter sehr genauen Kontrollen des Blutzuckers eingesetzt werden. Gliquidon wurde gut untersucht und kann in Normdosis empfohlen werden. Glibenclamid dagegen kumuliert bei Niereninsuffizienz, die Therapie erscheint deshalb nicht unproblematisch und sollte besser unterbleiben.

 Cave: Mit fortschreitender Niereninsuffizienz wächst aufgrund des sinkenden Insulinbedarfs die Gefahr hypoglykämischer Zustände.

Tabelle 59.11: Dosierung von Wirkstoffen zur Therapie von Stoffwechsel und Endokrinium bei Niereninsuffizienz

Wirkstoff	DOS (mg)	DI (Std.)	DOS %	DOS %	Besonderheiten
GFR (ml/min)	> 50		50–10	< 10	
Acarbose	50–200	8	100	⊗	
Alfacalcidol	0,5–1µg	24	100	100	
Allopurinol	300	24	50	33	
Atorvastatin	10–80	24	100	100	
Benzbromaron	50–100	24	100–50	⊗	! keine Wirkung bei GFR < 25 ml/min
Bezafibrat	400	24	50–25	⊗	
Calcitonin	s. Fachinformation		100	100	
Calcitriol	0,25–2µg	24	100	100	
Carbimazol	5–40	24	100	100	
Clodronsäure	s. Fachinformation		50–25	25	
Colchizin	1	8	100	50	! bei verminderter Nieren-funktion nicht zur Behand-lung des Gichtanfalls
Colecalciferol	0,5–2,5g	24	100	100	
Colestyramin	4000	8	100	100	
Dihydrotachysterol	0,5–1,5	24	100	100	
Etidronsäure	400	24	75	75	
Exenatide	5–10	12	100	?	
Ezetemibe	10	24	100	100	
Fenofibrat	250	24	50	⊗	
Fluvastatin	20–80	24	100	100	
Gemfibrozil	600	12	50	25	
Glibenclamid	1,75–3	12	⊗	⊗	
Glibornurid	12,5–25	8	100	⊗	
Gliclazid	80–160	12	100	⊗	
Glimepirid	1–6	24	100	⊗	
Gliquidon	15–30	8	100	100	
Glisoxepid	2–8	12	100	⊗	
Ibandronsäure	6 mg/kg KG	3–4 Wochen	100	33	
Insulin	s. Fachinformation		↓	↓	
Levothyroxin	25–150µg	24	100	100	
Lovastatin	10–80	24	100	100	
Metformin	850	8–12	⊗	⊗	
Nateglinid	60–120	8	100	75 ?	
Nikotinsäureamid	1–2	12	50	25	
Pamidronat	s. Fachinformation		100	66–33	
Pioglitazon	15–30	24	100	100	! Ödembildung
Pravastatin	10–40	24	100	100	

Ŧ Spiegelbestimmung; ♨ nephrotoxisch p.o., i.v.; ⊗ vermeiden; ! Cave!; DOS: Höchste empfohlene Dosis (in mg bzw. mg/kg), DI: Dosisintervall; ↓ Dosis vermindern
*Aktive Metaboliten können kumulieren, vermeide längeren Gebrauch.

60. Arzneitherapie bei Leber- erkrankungen

Fazit für die Praxis

Der Einfluss einer (stark) beeinträchtigten Leberfunktion auf Arzneimittelwirkungen ist sehr variabel und im Einzelfall nicht vorhersagbar.

Bei Patienten mit stark eingeschränkter Leberfunktion muss mit erhöhten UAW-Raten gerechnet werden.

Bei der Dosierung ist der allgemeine Leitsatz „start low – go slow" zu berücksichtigen (Titration nach Effekt).

Eine Klassifizierung nach Child-Pugh (Score von 5–15 Punkten) kann Funktion und Prognose von Lebererkrankungen klinisch gut charakterisieren.

60.1. Klinische Grundlagen

Patienten mit Lebererkrankungen weisen bei medikamentöser Behandlung vergleichsweise wesentlich höhere UAW-Häufigkeiten (27–38 %) auf als Patienten mit Nierenfunktionsstörungen (23 %) oder Patienten mit normaler Leber- und Nierenfunktion (11 %). Bei Lebererkrankungen ist der Abbau von zu verstoffwechselnden Substanzen beeinträchtigt. Dies führt zu einer langsameren hepatischen Elimination von Arzneimitteln, die bei mehrmaliger Gabe eine stärkere Kumulation nach sich zieht.

Schweregrad der chronischen Lebererkrankung, Rauchgewohnheiten, Ernährungszustand, Komedikation, Begleiterkrankungen (z.B. Herzinsuffizienz), Alter und Geschlecht des Patienten sind einflussreiche Determinanten der Pharmakokinetik. Von der Arzneimittelseite spielen das Ausmaß der Proteinbindung (bei Leberkrankheiten oft erniedrigt) und die pharmakokinetische Charakteristik (Metabolismus durch oxidative Abbaureaktionen, Konjugation, leberblutflussabhängiger Eliminationstyp) eine wichtige Rolle für die evtl. Änderung der Dosierung.

Den **Schweregrad** der Lebererkrankung versucht man durch klinische Charakterisierung (z.B. Aszites, hepatische Enzephalopathie), histologische Befundbeschreibung, laborchemische Größen (z.B. Albumin, Prothrombinzeit, Bilirubin, Transaminasen), kombinierte Parameter (z.B. Child-Pugh-Klassifikation) oder Funktionstests (Aminopyrin-, Koffein- und Erythromycin-Atemtests, Bestimmung der Sorbitol-, Midazolam- und Antipyrinclearance, Monoethylglycinxylidin-(MEGX-)Test) semiquantitativ zu erfassen.

Die Leberfunktion wird zusätzlich wesentlich durch exogene Faktoren beeinflusst. Dabei kann durch bestimmte enzyminduzierende Einflussfaktoren, wie eiweißreiche Ernährung, Rauchen, chronischen Alkoholkonsum und Medikamente (z.B. Phenobarbital, Phenytoin, Rifampicin, Carbamazepin, Johanniskrautextrakt), die Verstoffwechselung von Arzneimitteln beschleunigt, durch enzymhemmende Wirkstoffe (z.B. Ketoconazol, Fluvoxamin, Ritonavir) bzw. Nahrungsbestandteile (z.B. in Grapefruitsaft) hingegen vermindert werden (s.a. Tab. 60.1).

 Cave: Schwere Lebererkrankungen können über verschiedene Pathomechanismen (s.o.) zu einem verminderten Arzneimittelabbau, verzögerter Elimination und damit insbesondere bei Arzneimitteln mit geringer therapeutischer Breite zur Verstärkung von Arzneimittelwirkung und -toxizität führen.

Tabelle 60.1: Beispiele für Wirkstoffe, die Enzyme des Arzneimittelstoffwechsels beeinflussen können

Enzyminduktoren	Enzyminhibitoren	
Barbiturate	Allopurinol	Imipramin
Carbamazepin	Amiodaron	Indinavir
Ethanol (chronisch)	Azapropazon	Isoniazid
Griseofulvin	Chinidin	Itraconazol
Isoniazid	Chloramphenicol	Ketoconazol
Johanniskrautextrakte	Ciclosporin	Metoprolol
Omeprazol	Cimetidin	Metronidazol
Phenytoin	Clarithromycin	Nortriptylin
Rauchen	Clotrimazol	Omeprazol
Rifabutin	Danazol	Perphenazin
Rifampicin	Diltiazem	Phenylbutazon
Sulfinpyrazon	Disulfiram	Primaquin
	Enoxacin	Ritonavir
	Erythromycin	Roxithromycin
	Ethanol (akut)	Saquinavir
	Etomidat	Sulfonamide
	Fluconazol	Thioridazin
	Fluoxetin	Trimethoprim
	Fluvoxamin	Verapamil
	Grapefruitsaft	

Arzneimittel mit hoher hepatischer Clearance, deren Metabolisierung und Elimination im Wesentlichen von der Leberdurchblutung abhängen (Beispiele s. Tab. 60.2), erreichen durch eine shuntbedingte Umgehung der Leber und/oder eine verminderte metabolisch aktive Leberzellmasse besonders bei oraler Gabe eine zum Teil um das Mehrfache erhöhte systemische Bioverfügbarkeit (hepatischer First-Pass-Effekt wird vermindert) und bergen daher bei schweren Lebererkrankungen das größte Risiko einer relativen Überdosierung in sich. Diese Arzneistoffe sollten daher in Initial- und Erhaltungsdosis reduziert werden.

Bei Arzneistoffen mit geringem hepatischen First-Pass-Effekt (Beispiele s. Tab. 60.3), welche weitgehend unabhängig vom Ausmaß der Leberdurchblutung metabolisiert werden, sollte zur Verhinderung einer Akkumulation die Erhaltungsdosis herabgesetzt werden. Arzneimittel, die durch direkte Glukuronidierung hepatisch eliminiert werden (z.B. Oxazepam, Temazepam), werden bei Lebererkrankungen – im Gegensatz zu Arzneimitteln, die primär durch oxidative Abbauwege metabolisiert werden – weniger stark beeinträchtigt.

Tabelle 60.2: Beispiele für Arzneistoffe mit hoher hepatischer Extraktion (ausgeprägter First-Pass-Effekt)

• Acebutolol	• Metoprolol
• Alprenolol	• Naloxon
• Clomethiazol	• Nifedipin
• Desipramin	• Nitrate
• Diclofenac	• Nortriptylin
• Diltiazem	• Oxprenolol
• Domperidon	• Pentazocin
• Ergotamin	• Pethidin
• Fentanyl	• Prazosin
• Flumazenil	• Propranolol
• Glyceroltrinitrat	• Pyridostimin
• Imipramin	• Salicylamid
• Ketotifen	

Tabelle 60.3: Beispiele für Arzneistoffe mit niedriger hepatischer Extraktion (geringer First-Pass-Effekt)

• Amobarbital	• Koffein
• Carbamazepin	• Metildigoxin
• Cefoperazon	• Metoclopramid
• Chinidin	• Nitrazepam
• Chloramphenicol	• Paracetamol
• Chlordiazepoxid	• Phenobarbital
• Cimetidin	• Phenprocoumon
• Clindamycin	• Phenytoin
• Diazepam	• Procainamid
• Digitoxin	• Rifampicin
• Erythromycin	• Theophyllin
• Flunitrazepam	• Tolbutamid
• Glibenclamid	• Triazolam
• Hexobarbital	• Valproat

60

Eine weitergehende differenzialtherapeutische Berücksichtigung der involvierten Pathomechanismen, wie z.B. der Veränderung der Leberdurchblutung, der metabolischen Kapazität, der Plasmaproteinbindung etc., erscheint für die Praxis meist ohne Belang, da ihre Teilbeiträge am Zustandekommen der potenziell erhöhten Arzneimitteltoxizität bei Lebererkrankungen diagnostisch nicht ausreichend differenziert werden können. Zudem fehlen für viele Medikamente gut belegte pharmakokinetische und pharmakodynamische Untersuchungen bei den verschiedenen Lebererkrankungen.

Die meisten Daten liegen für Patienten mit Leberzirrhose vor, bei denen der Abbau für viele Medikamente mindestens 50 % langsamer abläuft. Bei akuter Hepatitis deuten die dürftigen Daten auf eine weniger stark eingeschränkte hepatische Elimination von Arzneimitteln hin, die nach klinischer „recovery" reversibel (normalisiert) ist.

! **Cave: Es sollte beachtet werden, dass bei Lebererkrankungen außer Veränderungen der Pharmakokinetik infolge sekundärer Schädigung anderer Organe auch Veränderungen des pharmakodynamischen Verhaltens einzelner Arzneimittel auftreten können. So wurde bei hepatischer Enzephalopathie eine Empfindlichkeitssteigerung für zentral aktive Stoffe, wie z.B. Barbiturate, Benzodiazepine und Chlorpromazin, beschrieben (die sich auch für andere zentral wirksame Stoffe vermuten lässt). Dies erfordert eine Dosisreduktion um ca. 50 %.**

60.2. Leitsätze für die klinische Praxis

- Aufgrund funktioneller Restkapazität findet man eine klinisch relevante Beeinträchtigung der Metabolisierung in der Regel erst bei schwereren Lebererkrankungen (z.B. dekompensierter Leberzirrhose).
- Die üblichen Laborparameter lassen nur ungenaue Rückschlüsse auf die Metabolisierungskapazität zu. Verminderung des Serumalbumins und/oder Verlängerung der Prothrombinzeit können am ehesten als Indikatoren gelten.
- Arzneistoffe mit hoher hepatischer Extraktion (s. Tab. 60.2) beinhalten bei schweren Lebererkrankungen ein besonders hohes Risiko hinsichtlich Akkumulation und erhöhter Toxizität.
- Bei schweren Lebererkrankungen sollten Arzneimittel mit extrahepatischer Elimination bevorzugt werden.
- Vermieden werden sollten auch Arzneistoffe mit bekannter Hepatotoxizität oder Pharmaka, welche erst durch den Leberstoffwechsel ihre Aktivierung zur wirksamen Form erhalten (Prodrugs).

Da sich im Einzelfall die Wechselwirkung zwischen Lebererkrankung und Arzneimittel nicht vollständig beschreiben lässt, ist – neben der Beachtung o.g. Prinzipien – die Beobachtung des Patienten, insbesondere hinsichtlich Zeichen einer relativen Überdosierung, umso wichtiger.

60.2 Leitsätze für die klinische Praxis

61. Arzneitherapie in Schwangerschaft und Stillzeit

Fazit für die Praxis

Viele Schwangerschaften entstehen ungeplant, daher sollte jede Therapie im reproduktionsfähigen Alter primär von einer möglichen Gravidität ausgehen und Arzneimittel mit ausreichender Dokumentation ihrer Wirksamkeit und ihrer Verträglichkeit für das Ungeborene bevorzugen. Für die meisten Erkrankungen gibt es Therapeutika, die zwar in vielen Fällen mit einer „Gegenanzeige Schwangerschaft" versehen sind, bei denen aber die klinischen Erfahrungen gegen nennenswerte entwicklungstoxische Risiken sprechen. Hinreichend erprobte Arzneimittel gibt es zum Beispiel für die Behandlung von Allergien, Asthma, bakteriellen Infektionen, chronisch entzündlichen Darmerkrankungen, Diabetes mellitus, Gastritis, Glaukomen, Hyperemesis, Hypertonus, psychiatrischen Erkrankungen, Refluxösophagitis und Schmerzen. Bei anderen Indikationen wie Epilepsie, rheumatischen Erkrankungen und Malignomen kann man oft jedoch nicht auf unzureichend erprobte Medikamente oder sogar solche mit nachgewiesenem embryotoxischem Risiko verzichten, weil andere nicht zur Verfügung stehen.

61.1. Vorbemerkungen zum Arzneimittelrisiko in der Schwangerschaft

61.1.1. Arzneimittelsicherheit in der Schwangerschaft

Nach heutigem Wissen sind nur wenige Prozent aller bei der Geburt sichtbaren morphologischen Entwicklungsstörungen (Fehlbildungen) durch einen einzelnen äußeren Faktor verursacht.

> **Merke: Regelmäßiger Alkoholabusus ist vor Medikamenten und harten Drogen die häufigste teratogene Ursache beim Menschen.**

Das erste Trimenon, die Embryonalphase, ist gegenüber äußeren Einflüssen besonders empfindlich. Innerhalb dieser ersten 3 Monate gelten die Tage 15–60 nach der Befruchtung als sensibelster Abschnitt. Aber auch danach sind Schädigungen möglich. Auf der anderen Seite können Substanzen mit langer Halbwertszeit trotz länger (bereits vor der Schwangerschaft) zurückliegender Exposition noch während der Embryogenese in relevanter Konzentration vorliegen.

Von den zahlreichen neuen Arzneisubstanzen in den vergangenen Jahrzehnten haben sich nur wenige Mittel als tatsächlich entwicklungstoxisch beim Menschen erwiesen, und allein die Retinoide haben als „starke Teratogene" eine dem Thalidomid vergleichbare schädigende Potenz. Dies mag beruhigen, darf aber andererseits nicht vergessen lassen, dass die Mehrzahl der heute angebotenen Substanzen formal völlig unzureichend hinsichtlich ihrer Verträglichkeit für den Embryo untersucht ist. Man kann nicht ausschließen, dass zahlreiche „schwache" Teratogene noch nicht entdeckt sind: Arzneimittel, die nur bei einer kleinen Untergruppe Schwangerer mit einer (noch nicht definierten) genetisch determinierten Prädisposition ihr teratogenes Potenzial entfalten, in der Gesamtgruppe aller Schwangeren jedoch nur schwer nachweisbar sind.

Als Konsequenz des lückenhaften Wissensstandes gilt immer noch: Schwangere: besser noch, alle Frauen im reproduktionsfähigen Alter dürfen nur mit länger eingeführten, erprobten Mitteln behandelt werden. Neue Arzneisubstanzen sind nur dann in Betracht zu ziehen, wenn ältere unverträglich oder erwiesenermaßen unwirksam sind.

61.1.2. Bewertung von Risikoinformationen

Informationen, die der Arzt über Arzneimittelrisiken in der Schwangerschaft anhand von Packungsbeilagen, Firmenmitteilungen und Roter Liste erhält, sind meist zu allgemein gehalten und manchmal irreführend. So kann der Hinweis „in der Schwangerschaft kontraindiziert" in einem Fall eine ernst zu nehmende Warnung vor einem entwicklungstoxischen Risiko darstellen und in einem anderen Fall nur bedeuten, dass keine ausreichenden Erfahrungen vorliegen.

Hintergrund dieses Sachverhalts ist die haftungsrechtliche Perspektive des Herstellers. Diese kann aber nicht pauschal und unkritisch vom behandelnden Arzt übernommen werden, weil dann in vielen Fällen jegliche Behandlung einer Schwangeren unterbleiben müsste. Die Pflicht des Arztes, eine Schwangere zu behandeln und damit auch krankheitsbedingte direkte oder mittelbare

Auswirkungen auf den Embryo zu verhindern, zwingt ihn gegebenenfalls, die formelhaften Warnhinweise im Einzelfall zu übergehen und weiterführende, einschlägige Literatur zur Arzneiverordnung in Schwangerschaft und Stillzeit zu konsultieren oder ein embryonaltoxikologisches Zentrum zurate zu ziehen. Daraus resultiert nicht selten eine Verschreibung von Arzneimitteln, die mit einer Gegenanzeige für Schwangerschaft oder Stillzeit versehen sind, also eine spezielle Art des „Off-Label-use".

Zu besonders tragischen Fehlentscheidungen kommt es, wenn kurz gefasste Warnhinweise oder Risikoklassifizierungen eines Medikamentes zum Anlass genommen werden, eine gewünschte und intakte Schwangerschaft abzubrechen. Bei kritischer Bewertung der Situation zeigt sich in den meisten Fällen, dass auch nach Einnahme zu meidender oder kontraindizierter Medikamente keineswegs zwangsläufig ein Risiko vorliegt, das in der Konsequenz zum Abbruch einer Schwangerschaft führen muss. Zusätzliche nicht invasive Vorsorgeuntersuchungen, wie z.B. Ultraschallfeindiagnostik, können aber sinnvoll sein.

> **Insofern ist auch die folgende Abhandlung so zu verstehen, dass aus einer bereits erfolgten Behandlung mit einem der nicht empfohlenen Arzneimittel keineswegs automatisch eine Risikosituation für den Embryo abgeleitet werden kann, die eine Intervention oder gar die Erörterung eines Schwangerschaftsabbruchs erfordert!**

61.2. Risikobewertung spezieller Arzneimittel in Schwangerschaft und Stillzeit

61.2.1. Analgetika, Antirheumatika, Migränemittel, Gichttherapeutika

Paracetamol: Keine Bedenken in der gesamten Schwangerschaft und Stillzeit. **Analgetikum** der ersten Wahl.

Acetylsalicylsäure (ASS): Low-Dose-ASS (indiziert z.B. zur Prävention der Präeklampsie) in der gesamten Schwangerschaft und in der Stillzeit akzeptabel. Analgetische Einzeldosen bis zur 30. Woche und in der Stillzeit nicht als riskant erwiesen, jedoch Analgetikum der zweiten Wahl. Als Antirheumatikum/Antiphlogistikum nicht geeignet. Ab 30. Woche kann eine Therapie oberhalb Low-Dose zum vorzeitigen Verschluss des fetalen Ductus botalli mit pulmonaler Hypertension führen. Die ebenfalls durch den Prostaglandinantagonismus induzierbare Herabsetzung der fetalen Nierenfunktion im 3. Trimenon mit resultierendem Oligohydramnion und eine Wehenhemmung sind nach analgetischen Einzeldosen nicht zu erwarten. Unter der Geburt können jedoch auch analgetische Dosen die Blutungsbereitschaft erhöhen, was insbesondere Frühgeborene mit dem Risiko intrakranieller Blutungen betrifft.

Ibuprofen ist Antirheumatikum/Analgetikum der ersten Wahl bis zur 30. Woche und in der Stillzeit. Diclofenac und Indometacin sind für diesen Zeitraum ebenfalls ausreichend dokumentiert und akzeptabel. Die anderen **nicht steroidalen Antiphlogistika** sind weniger gut untersucht, allerdings gibt es zu keinem substanzielle Hinweise auf Teratogenität. Ab 30. Woche bis zur Geburt sind alle **nicht steroidalen Antiphlogistika** mit prostaglandinantagonistischer Wirkung zu meiden, u.a. weil sie den fetalen Ductus arteriosus vorzeitig verschließen können.

Zu den selektiven **Cyclooxygenase(COX)-2-Inhibitoren** liegen nur wenige Dutzend dokumentierte Schwangerschaftsverläufe durch die Hersteller und aus eigener Beobachtung vor, die bislang nicht auf spezifische teratogene Effekte hindeuten. Allerdings reichen diese Zahlen keineswegs für eine Risikobeurteilung aus. Auch Tierversuche erbrachten bisher keine spezifischen teratogenen Wirkungen.

> **!** **Cave: Die bei den klassischen NSAR und ASS beschriebenen fetotoxischen Effekte in der Spätschwangerschaft sind auch bei den COX-2-Inhibitoren zu erwarten. Für Vorteile dieser Mittel bei Schwangeren gegenüber den klassischen NSAR gibt es keinerlei Hinweise.**

Opiate/Opioide: Strenge Indikation. Atemdepression, Entzugssymptome post partum bei Neugeborenen. Keine Hinweise auf Teratogenität. In der Stillzeit Wirkstoffe mit geringerer oraler Verfügbarkeit (z.B. Fentanyl i.v. oder als Pflaster) oder, wenn möglich, die NSAR Ibuprofen/Diclofenac vorziehen. Bei wiederholter Opioidgabe auf Sedierungssymptome beim gestillten Kind achten.

Metamizol und Propyphenazon besitzen prostaglandinantagonistische Eigenschaften, die zu den unter ASS und anderen NSAR beschriebenen Effekten führen können (s.o.). Teratogene Effekte wurden beim Menschen bisher nicht beobachtet.

Phenylbutazon wirkt im Tierversuch teratogen. Zur Beurteilung embryotoxischer Effekte beim Menschen liegen keine ausreichenden Daten vor, ein erhebliches teratogenes Potenzial erscheint unwahrscheinlich. Prostaglandinantagonismus (s.o.).

Leflunomid hat tierexperimentell bei Ratten zu Anophthalmie/Mikrophthalmie und Hydrozephalus bei Serumkonzentrationen geführt, die z.T. unter den therapeutischen Werten beim Menschen lagen. Allerdings zeigten sich gleichzeitig toxische Effekte bei den Muttertieren, sodass der teratogene Charakter der Schädigungen kontrovers diskutiert wird. Halbwertszeit des aktiven Metaboliten 2 Wochen und länger. Ausreichende Erfahrungen beim Menschen liegen nicht vor. Eine mehrtägige Behandlung mit 3 x 8 g Colestyramin zur Verkürzung der Eliminationshalbwertszeit auf etwa einen Tag wird vorgeschlagen, wenn der empfohlene zeitliche Abstand zu einer geplanten Schwangerschaft nicht eingehalten werden kann. Die dokumentierten Erfahrungen beim Menschen sind für eine differenzierte Risikobewertung unzureichend. Bisher keine Fallberichte, die einen teratogenen Effekt belegen.

Orale Goldpräparate (z.B. Auranofin): Antirheumatikum der zweiten Wahl in der gesamten Schwangerschaft und Stillzeit. Übergang zum Feten nachgewiesen, jedoch keine Hinweise auf Teratogenität beim Menschen.

Sulfasalazin als antirheumatische Basistherapie in Schwangerschaft und Stillzeit akzeptabel.

Penicillamin in Schwangerschaft und Stillzeit als **Antirheumatikum** meiden, Erfahrungen bei Morbus Wilson (Kupfervergiftung) deuten nicht auf erhebliches Risiko in beiden Phasen hin. Kasuistische Beschreibungen einer angeborenen Bindegewebsschwäche der Haut (Cutis laxa) durch Einfluss auf die fetale Kollagensynthese haben sich weder bestätigen noch völlig ausschließen lassen, offenbar geringes Risiko.

Methotrexat (MTX) ist teratogen; bei einer Reihe von Schwangerschaften wurden Entwicklungsanomalien beobachtet, die im Wesentlichen aus einer pränatal beginnenden Wachstumsretardierung, einem schweren Ossifikationsdefekt des Calvariums, fazialen Dysmorphien, ZNS-Störungen mit oder ohne Intelligenzminderung und Extremitätendefekten bestehen. Eine unbedenkliche Dosis kann nicht angegeben werden, allerdings gibt es bisher keine Hinweise auf teratogene Effekte unterhalb einer Wochendosis von 10 mg. Eine (versehentlich) ins 1. Trimenon hinein weitergeführte antirheumatische „Low-Dose"-Therapie scheint nur ein gering erhöhtes Fehlbildungsrisiko zu besitzen. Dass Kinderwunschpatientinnen nach einer (antirheumatischen) Methotrexat-Therapie mindestens 3 Monate Pause bis zur Konzeption einhalten, kann mit den jetzt vorliegenden Daten nicht begründet werden. Jeder Schwangeren, die im 1. Trimenon versehentlich MTX exponiert war, sollte eine hochauflösende Ultraschalldiagnostik zur Bestätigung einer normalen Entwicklung des Fetus angeboten werden.

Ergotaminderivate: In der gesamten Schwangerschaft wegen möglicher Perfusionsstörungen und Uteruskontraktionen meiden. In der Stillzeit kann die Milchproduktion reduziert werden.

Dihydroergotaminpräparate: Parenterale Anwendung in der Gravidität kontraindiziert. Orale Anwendung unter Vorbehalt akzeptabel, solange keine Wehenbereitschaft besteht. Aufgrund nicht völlig ausgeräumten Verdachts disruptiver Anomalien kein unkritischer Gebrauch zur Hypotoniebehandlung im 1. Trimenon. In der Stillzeit bei entsprechender Disposition Reduktion der Milchproduktion möglich, keine Schädigung des gestillten Kindes.

Triptane: Über 1.000 prospektiv erfasste Schwangerschaften mit Sumatriptan-Exposition vorwiegend im 1. Trimenon ergaben keine Hinweise auf ein teratogenes Potenzial beim Menschen. Zu Naratriptan, Rizatriptan und Zolmitriptan wurden bisher nur einige Dutzend im 1. Trimenon exponierte Schwangerschaften dokumentiert, auch hier ergaben sich bislang keine Auffälligkeiten bei den Kindern. Tierexperimentell wurden bei Naratriptan Skelett- und Gefäßanomalien bei Serumkonzentrationen beobachtet, die nur um das 2,5-Fache über den therapeutisch empfohlenen lagen. Die zu Almotriptan, Eletriptan, Frovatriptan, Naratriptan, Rizatriptan und Zolmitriptan vorliegenden Daten sind für eine Risikobeurteilung unzureichend. Bei Versagen besser erprobter Schmerzmittel darf Sumatriptan als am besten dokumentierter Vertreter dieser Wirkstoffgruppe in Schwangerschaft und Stillzeit verordnet werden. Angesichts der üblichen Einzeldosen sind in der Stillzeit auch bei den anderen Triptanen ernsthafte Symptome beim gestillten Kind nicht wahrscheinlich.

Colchicin: Nur zur Behandlung des Familiären Mittelmeerfiebers (FMF) in Schwangerschaft und Stillzeit akzeptabel; mutagen, Verdacht auf Induktion von Chromosomenaberrationen nicht völlig ausgeräumt, jedoch wenig wahrscheinlich.

Allopurinol: Kontraindiziert in der gesamten Schwangerschaft. Alternative: Probenecid. Ausgedehnte Erfahrungen fehlen, da Gicht im reproduktionsfähigen Alter selten ist.

61.2.2. Anästhetika, Narkosemittel

Die heute üblicherweise bei einer Narkose zur Einleitung und Muskelrelaxation eingesetzten Mittel, inhalative und injizierbare Narkotika sowie Lokalanästhetika (mit oder ohne Adrenalinzusatz), stehen nicht im Verdacht, teratogen zu wirken. Bei einer Narkose unter der Geburt können Atemdepression und andere ZNS-Symptome beim Neugeborenen auftreten. Prilocain als stärkster Methämoglobinbildner kann – unter der Geburt appliziert – eine Methämoglobinämie beim Kind verursachen. Narkose und Lokalanästhetika erfordern keine Stillpause!

61.2.3. Antihistaminika

In Schwangerschaft und Stillzeit entweder die bewährten älteren, sedierenden Mittel wie Clemastin oder Dimetinden oder von den neueren Mitteln die am besten untersuchten Wirkstoffe Loratadin oder Cetirizin bevorzugen. Keines der Antihistaminika hat sich bisher beim Menschen als teratogen erwiesen. Allerdings sind die anderen, nicht sedierenden Mittel unzureichend dokumentiert. Loratadin ist besonders gut untersucht, weil zwischenzeitlich ein geringer, inzwischen widerlegter Verdacht bestand, dass es Hypospadien (leichter Ausprägung) bei männlichen Feten verursachen könne.

61.2.4. Antiasthmatika

Cromoglicinsäure: In der gesamten Schwangerschaft und Stillzeit erlaubt.

Beta2-Sympathikomimetika gehören in der Schwangerschaft und Stillzeit zu den Asthmamitteln der Wahl. Die länger erprobten und bewährten Vertreter dieser Gruppe Salbutamol, Reproterol und Terbutalin sollten bevorzugt werden. Ist ein lang wirksames Beta$_2$-Sympathikomimetikum, Formoterol oder Salmeterol, indiziert, erscheint auch dieses akzeptabel. Am Ende der Schwangerschaft müssen ggf. Wehenhemmung und beta$_2$-spezifische Effekte beim Feten (Tachykardie, neonatale Hypoglykämie) bedacht werden.

Theophyllin: In der gesamten Schwangerschaft und Stillzeit erlaubt.

Glukokortikoide zur Inhalation oder systemisch dürfen ebenfalls indikationsgerecht verordnet werden.

61.2.5. Abschwellende Nasentropfen, Sekretolytika und Antitussiva

Nasentropfen, die Xylometazolin enthalten, können während der Gravidität und in der Stillzeit verabreicht werden. Falls **Sekretolytika** tatsächlich indiziert sind, dürfen Acetylcystein und Ambroxol in Schwangerschaft und Stillzeit eingesetzt werden. Die **Antitussiva** Codein und Pentoxyverin dürfen für einige Tage bei entsprechender Indikation, also bei unproduktivem Husten, in Schwangerschaft und Stillzeit verwendet werden.

61.2.6. Antibiotika

Penicilline: Antibiotika der ersten Wahl in Schwangerschaft und Stillzeit.

Cephalosporine: Antibiotika der ersten Wahl in der gesamten Schwangerschaft und Stillzeit. Beim Menschen keine Hinweise auf Entwicklungsstörungen. Länger erprobte Substanzen (z.B. Cephalexin) vorziehen.

Co-trimoxazol und Trimethoprim: Teratogenität beim Menschen nicht erwiesen. Im 1. Trimenon Reserveantibiotikum, danach und in der Stillzeit indikationsgerecht anzuwenden.

Erythromycin und andere **Makrolide** (Spiramycin Mittel der Wahl bei Toxoplasmose im 1. Trimenon, Azithromycin, Clarithromycin, Roxithromycin) Reserveantibiotika. Vor einigen Jahren geäußerter Verdacht auf geringes Risiko für Herzfehlbildungen (nach Therapie im 1. Trimenon) und Pylorusstenose (nach Therapie in Schwangerschaft oder Stillzeit) bisher unbestätigt.

Fluorchinolone (Ciprofloxacin, Enoxacin, Levofloxacin, Moxifloxacin, Norfloxacin, Ofloxacin): Keine Hinweise auf substanzielle Embryo-/Fetotoxizität beim Menschen soweit untersucht. Anwendung in Schwangerschaft und Stillzeit nur, falls empfohlene Antibiotika wirkungslos, dann Ciprofloxacin oder Norfloxacin als die am besten untersuchten Substanzen vorziehen.

Metronidazol: Keine Hinweise auf Embryo-/Fetotoxizität beim Menschen. Bei zwingender Indikation in Schwangerschaft und Stillzeit lokale oder systemische Anwendung akzeptabel.

Nitrofurantoin: In Schwangerschaft und Stillzeit akzeptabel.

Streptomycin, Gentamicin und alle anderen **Aminoglykoside**: Lokale Anwendung bei entsprechender Indikation akzeptabel. Bei systemischer bzw. parenteraler Applikation Ototoxizität auch beim Feten bzw. gestilltem Kind nicht auszuschließen.

Sulfonamide: In Schwangerschaft und Stillzeit akzeptabel.

Tetrazykline: Reserveantibiotikum bei zwingender Indikation in der Schwangerschaft bis 15. Woche und in der Stillzeit. Nach 15. Schwangerschaftswoche Gelbfärbung der Milchzähne möglich.

Chloramphenicol: Wegen der maternalen aplastischen Anämie und des Grey-Syndroms in Schwangerschaft und Stillzeit kontraindiziert.

61.2.7. Antimalariamittel

Die Indikation zur Chemoprophylaxe der Malaria und die Auswahl der Medikation hängen von verschiedenen Faktoren ab. Hierzu gehören u.a. Zielland bzw. geographische Anamnese, Dauer der Exposition und aktuelle Resistenzlage der Malariaerreger gegenüber den einzelnen Präparaten. Die Reiseplanung sollte in Zusammenarbeit mit einem Gynäkologen unter Hinzuziehung eines tropenmedizinisch erfahrenen Arztes und unter Berücksichtigung anderer relevanter Aspekte wie Impfungen, Hygiene im Reiseland, unspezifische Infektionen, Transportmittel (Langzeitflüge: Thromboserisiko) etc. erfolgen. Frauen mit Abortneigung sollten belastende Fernreisen in der Schwangerschaft meiden.

Chloroquin zur Prophylaxe sowie bei akuten Malaria-Fieberanfällen in Schwangerschaft und Stillzeit anwendbar. Reservemittel zur Behandlung chronisch-entzündlicher Erkrankungen in der Schwangerschaft.

Proguanil: Kann in Schwangerschaft und Stillzeit gegeben werden.

Artemisin-Derivate und Mefloquin: Keine Hinweise auf Embryo-/Fetotoxizität beim Menschen. Falls eindeutig indiziert, akzeptabel in Schwangerschaft und Stillzeit.

Chinin: Da Chinin nur für den Notfall der bedrohlichen Malaria tropica in Betracht kommt, fallen in der Literatur aufgeführte Kontraindikationen nicht ins Gewicht. Wehenauslösung in therapeutischer Dosis unwahrscheinlich. Selten beim Fetus Schädigung des I. und VIII. Hirnnervs, Augendefekte.

Halofantrin u.a. Malariamittel: Unzureichende Erfahrungen, bisher keine substanziellen Hinweise auf Teratogenität beim Menschen.

61.2.8. Antimykotika

Lokale Anwendung: Nystatin und Clotrimazol sind **(Candida-)Antimykotika** der Wahl in Schwangerschaft und Stillzeit. Andere **Azol-Antimykotika** sind Reservemittel. Amorolfin, Ciclopirox, Naftifin, Terbinafin, Tolciclat, Tolnaftat sind unzureichend untersucht und sollten daher gemieden werden.

Amphotericin B: Lokale Behandlung in Schwangerschaft und Stillzeit unbedenklich. Systemische parenterale Applikation nur bei lebensbedrohlicher generalisierter Mykose, da vorliegende Erfahrungen eine Schädigung nicht ausschließen.

Fluconazol: Systemisch verwendetes Azol-Antimykotikum mit dem breitesten Erprobungsgrad in der Schwangerschaft. Einige Fallberichte mit multiplen Fehlbildungen unter hochdosierter, langfristiger Therapie wegen Meningitis stehen mehreren Hundert dokumentierten Schwangerschaften ohne teratogene Hinweise nach kurz dauernder Therapie wegen (Vaginal-)Mykose gegenüber. Risiko üblicher Kurztherapie – falls überhaupt vorhanden – offenbar gering. Kritische Indikationsstellung im 1. Trimenon, danach einschließlich Stillzeit kein Risiko erkennbar.

Griseofulvin: Teratogenes Potenzial im Tierversuch, in Schwangerschaft und Stillzeit meiden.

Ketoconazol: Bislang keine substanziellen Hinweise auf Teratogenität beim Menschen. Kritische Indikationsstellung insbesondere im 1. Trimenon.

Miconazol: Wenig dokumentierte Erfahrungen. Bislang keine substanziellen Hinweise auf Teratogenität beim Menschen. Kritische Indikationsstellung insbesondere im 1. Trimenon.

61.2.9. Tuberkulostatika

Isoniazid (plus Vitamin B_6), Ethambutol, Rifampicin und als Reservemittel Pyrazinamid sind Tuberkulostatika der Wahl in Schwangerschaft und Stillzeit.

61.2.10. Virustatika

Aciclovir: Bei zwingender Indikation auch systemische Anwendung in Schwangerschaft und Stillzeit akzeptabel. Keine Hinweise auf teratogene Effekte beim Menschen.
Die anderen **Virustatika** sind unzureichend untersucht. Substanzielle Hinweise auf teratogene Effekte beim Menschen liegen jedoch bisher zu keinem Mittel vor.

61.2.11. Anthelmintika

Pyrvinium bei Oxyuriasis im 1. Trimenon, später und in der Stillzeit auch Mebendazol. Bei anderen Wurmerkrankungen je nach Indikation Mebendazol oder Niclosamid. Keine Hinweise auf Teratogenität beim Menschen bei üblicher Dosierung für hier vorkommende Wurmerkrankungen.

61.2.12. Krätze- und Läusemittel

Krätze sollte in Schwangerschaft und Stillzeit bevorzugt mit Crotamiton oder Benzylbenzoat und Läusebefall mit Pyrethrumextrakt, ggf. auch mit Kokosöl behandelt werden. Alternativ kann auch 2,5 %ige Essiglösung (Speiseessig 1:1 verdünnt) bei Läusen versucht werden. **Synthetische Pyrethroide** sind in Schwangerschaft und Stillzeit Mittel der zweiten Wahl. Lindan ist nicht mehr akzeptabel.

61.2.13. Antiemetika

Meclozin ist **Antiemetikum** der 1. Wahl in Schwangerschaft und Stillzeit, allerdings ist kein deutsches Präparat mehr verfügbar (Auslandsbezug!). Ebenfalls akzeptabel: Dimenhydrinat, Metoclopramid (auch zur Anregung der Milchproduktion in ausgewählten Fällen; 3 x 10 mg/Tag) und Phenothiazine (bei schweren Fällen von Hyperemesis gravidarum), notfalls auch Ondansetron.

61.2.14. Magen-Darm-Mittel

Laxantien: In Schwangerschaft und Stillzeit sollten Laxantien nur nach strenger Indikation und aus akutem Anlass (z.B. schmerzhafte Stuhlentleerung) verordnet werden. Bei chronischer Obstipation, Meteorismus: Änderung der Lebens- und Essgewohnheiten anstreben. Mittel der Wahl: Füll- und Quellstoffe (Agar, Carboxymethylcellulose, Leinsamen), Lactulose-Präparate Bisacodyl.

Spasmolytika: Butylscopolamin in Schwangerschaft und Stillzeit einsetzbar.

Antidiarrhoika: Loperamid ist weder im Tierversuch noch beim Menschen teratogen. Bei zwingender Indikation in Schwangerschaft und Stillzeit akzeptabel. Kohle(-Tabletten): Kein Hinweis auf nachteilige Effekte in Schwangerschaft und Stillzeit.

Ulkusmittel: H_2-Antagonisten: Cimetidin, Ranitidin als am besten in der Schwangerschaft dokumentierte Substanzen in der Gruppe der H_2-Antagonisten können bei Magengeschwüren und schweren Formen der Refluxösophagitis und Versagen anderer therapeutischer Konzepte (Magaldrat, Aluminiumhydroxid und Magnesiumhydroxid, Calciumcarbonat) Anwendung finden. In der Stillzeit auch Famotidin und Nizatidin.

Omeprazol: Am besten untersuchter Protonenpumpenblocker, keine Hinweise auf teratogene Effekte beim Menschen. Bei entsprechender Indikation (Refluxösophagitis) in Schwangerschaft und Stillzeit akzeptabel.

Enzympräparate: Kein Hinweis auf nachteilige Effekte in Schwangerschaft und Stillzeit.

61.2.15. Antidiabetika

Insulin: Normoglykämie sollte auch zur Vermeidung von Fehlbildungen angestrebt werden. Indikation auch bei Gestationsdiabetes, wenn diätetische Einstellung nicht ausreicht. Kein Insulintyp hat sich bisher als entwicklungstoxisch beim Menschen oder problematisch in der Stillzeit (oral nicht verfügbar) gezeigt. Da der Umfang an Erfahrungen zu den Insulinanaloga, z.B. Insulin glargin, noch vergleichsweise gering ist und Vorbehalte bestehen wegen der potenziell kanzerogenen Risiken, sollte Humaninsulin in der Schwangerschaft bevorzugt werden.

Orale Antidiabetika: Keine Hinweise auf Teratogenität beim Menschen, ältere diesbezügliche Fallberichte eher als stoffwechselbedingte Entwicklungsschäden zu interpretieren. Generell Insulin wegen zuverlässigerer Einstellung vorziehen, am Ende der Schwangerschaft bzw. beim Neugeborenen Hypoglykämie durch orale Antidiabetika möglich. Bei Polycystischem Ovar-Syndrom (PCOS) ggf. Metformin indiziert. Metformin und Glibenclamid nicht problematisch in der Stillzeit, andere orale Antidiabetika unzureichend untersucht.

61.2.16. Antihypertensiva

ACE-Hemmer (Captopril, Enalapril, Benazepril, Cilazapril, Fosinopril, Imidapril, Lisinopril, Moexipril, Perindopril, Quinapril, Ramipril, Spirapril und Trandolapril: Möglichst schon bei Planung einer Schwangerschaft umsetzen. Bisher – soweit untersucht – jedoch keine teratogene Wirkung beim Menschen. Kürzlich geäußerter Verdacht auf Herz- und ZNS-Fehlbildungen nicht bestätigt. In der 2. Schwangerschaftshälfte allerdings Nierenschädigung beim Feten möglich. Oligohydramnion, Kontrakturen, Schädelkalottenhypoplasie, Lungenhypoplasie und neonatale Dialysepflichtigkeit können resultieren. Daher spätestens nach Feststellung einer Schwangerschaft umstellen auf andere Mittel. In der Stillzeit Reservemittel, wenn Kind älter als 2 Monate.

AT1-Antagonisten (Candesartan, Eprosartan, Irbesartan, Losartan, Olmesartan, Telmisartan, Valsartan): Gleiches Risiko wie ACE-Hemmer. Keine Anwendung in Schwangerschaft und Stillzeit. Da bisher keine Hinweise auf Teratogenität: Kein Schwangerschaftsabbruch wegen versehentlicher Exposition in der Frühschwangerschaft.

Beta-Rezeptorenblocker: Keine Hinweise auf Teratogenität. Gelegentlich beobachtete intrauterine Wachstumsverzögerung durch zugrunde liegenden Hypertonus mit Perfusionsstörung oder hypoglykämische Wirkung der Betablocker. Jedoch keine bleibenden Effekte. Relative Bradykardie beim Feten bzw. Neugeborenen möglich, insbesondere bei Frühgeborenen auch Hypoglykämien und selten Atemstörungen. Geburtshelfer sollte über Medikation informiert sein, Absetzen vor Geburt nicht generell erforderlich. Metoprolol gehört zu den Reserve-Antihypertensiva in gesamter Schwangerschaft und Stillzeit und ist der am besten erprobte Betablocker für diese Phasen. In der Stillzeit insbesondere Atenolol und Acebutolol wegen höherer Konzentrationen in der Milch meiden.

Clonidin: Reservemittel.

Dihydralazin: Gehört zu den **Antihypertensiva** der Wahl in Schwangerschaft und Stillzeit.

Calciumantagonisten (Amlodipin, Diltiazem, Gallopamil, Felodipin, Isradipin, Nicardipin, Nifedipin, Nimodipin, Nilvadipin, Nisoldipin, Nitrendipin, Verapamil): Tierexperimentell z.T. teratogen, beim Menschen – soweit untersucht – keine diesbezüglichen Hinweise. Lange eingeführte Substanzen (Nifedipin, Nitrendipin, Verapamil) Reservemittel insbesondere nach 1. Trimenon und geeignet in der Stillzeit.

Methyldopa: Gehört zu den Antihypertensiva der Wahl in Schwangerschaft und Stillzeit.

Prazosin: Reservemittel, keine ausreichenden Erfahrungen.

Urapidil: Zur Behandlung der Hypertonie insbesondere in der 2. Schwangerschaftshälfte einsetzbar.

Reserpin: Reserpinhaltige Präparate haben bei Behandlung der Hypertonie in der Schwangerschaft bzw. der Gestose keine Bedeutung mehr.

61.2.17. Diuretika

Diuretika sind für die routinemäßige Therapie der Hypertonie in der Schwangerschaft und Stillzeit nicht geeignet.

Falls zwingend bei erheblichen Ödemen, bei Herz- oder Niereninsuffizienz erforderlich: Einschränkungen der uteroplazentaren Durchblutung, Oligohydramnion ausschließen, Hämatokrit und Elektrolyte überwachen. In Stillzeit Reduktion der Milchproduktion möglich.

Aldosteronantagonisten: Während Schwangerschaft und Stillzeit aufgrund unzureichender Datenlage und antiandrogener Wirkung meiden.
Etacrynsäure: Aufgrund unzureichender Datenlage in Schwangerschaft und Stillzeit meiden.

Furosemid: Akzeptabel aufgrund breiter Erprobung, falls Diuretikum während Schwangerschaft oder Stillzeit zwingend erforderlich (s.o.).

Mannitol: Nach vorliegenden Erfahrungen keine negativen Auswirkungen. (**!Cave: Schnell einsetzende Hypervolämie**).

Thiazide: Diuretika der Wahl aufgrund breiter Erprobung, falls Diuretikum während Schwangerschaft oder Stillzeit zwingend erforderlich (s.o.).

Andere Diuretika aufgrund unzureichender Datenlage meiden.

61.2.18. Digitalispräparate

Digoxin, Digitoxin: Keine teratogenen Effekte bekannt. In Schwangerschaft und Stillzeit akzeptabel.

61.2.19. Antikoagulantien

Cumarinderivate (Phenprocoumon, Acenocoumarol, Warfarin): Embryo-/fetotoxisch; Gefahr von Fehlgeburt, Skelettanomalien, Augenentwicklungsstörungen, verzögerter geistiger Entwicklung, Hämorrhagien. Jedoch mit ca. 5 % Fehlbildungsrate geringeres Risiko als früher angenommen. Bei Umsetzen vor 8. Woche nach letzter Regel offenbar kein substanzielles Cumarinembryopathie-Risiko, also kein Abbruch erwünschter und intakter Schwangerschaften erforderlich. Wenn für die Mutter therapeutisch vertretbar, bereits bei Planung einer Schwangerschaft umsetzen. Manche Indikationen erfordern jedoch auch heute noch durchgehende Cumarinbehandlung in Absprache mit Kardiologen. In Stillzeit akzeptabel, sicherheitshalber zusätzlich zweimal wöchentlich Vitamin K für den Säugling in den ersten beiden Lebenswochen, Erstdosis Vitamin K nach Geburt möglichst i.m.

Niedermolekulares und unfraktioniertes Heparin: In gesamter Schwangerschaft und Stillzeit akzeptabel.

61.2.20. Antiepileptika

Klassische Antiepileptika: Das Fehlbildungsrisiko (Herzfehlbildungen, Lippen-Kiefer-Gaumenspalte, Harnwegsanomalien wie Hypospadie, Extremitätenfehlbildungen wie Klumpfuß) ist bei Kindern, deren Mütter mit klassischen Antiepileptika (Valproinsäure, Carbamazepin, Phenytoin, Phenobarbital, Primidon) behandelt wurden, bis zum Doppelten erhöht gegenüber der übrigen Bevölkerung. Mentale Auswirkungen insbesondere bei Valproinsäure nicht auszuschließen. Daher vor Planung einer Schwangerschaft optimale Einstellung, ggf. bei jahrelanger Anfallsfreiheit Absetzen des Antiepileptikums erörtern.

Valproinsäure ist für den Embryo der riskanteste Wirkstoff, Umsetzen vor der Schwangerschaft unbedingt prüfen. Bei Valproinsäure und Carbamazepin: Zusätzlich 20- bzw. 10-fach erhöhtes Risiko für Neuralrohrdefekte (Meningomyelozele, Spina bifida) bei Exposition im 1. Trimenon (hochauflösende Ultraschalluntersuchung durchführen).
Bei Unvermeidbarkeit von klassischen Antiepileptika Folsäureprophylaxe mit 4–5 mg/Tag ab Planung der Schwangerschaft bis 9. Schwangerschaftswoche. Insbesondere bei Valproinsäure im 1. Trimenon sollte die antikonvulsive Dosis so niedrig wie möglich sein, Aufteilung in 3–4 Einzeldosen und Retardpräparate. Monotherapie anstreben. Therapie nur in enger Kooperation mit dem Epileptologen. Serumspiegelbestimmung des nicht proteingebundenen Anteils in der Schwangerschaft ggf. monatlich erforderlich.

> **!** **Cave: Mit Ausnahme von Lamotrigin keine Antikonvulsiva für psychiatrische Indikationen in der Schwangerschaft, da teratogenes Potenzial größer als bei Psychopharmaka.**

Zur Vermeidung von Blutungskomplikationen beim Neugeborenen durch Carbamazepin, Phenytoin, Phenobarbital, Primidon wird eine zusätzliche prophylaktische Gabe von Vitamin K_1 (Phytomenadion) an das Neugeborene in den ersten beiden Lebenswochen angeraten, post partum erste Dosis am besten i.m. applizieren. Stillen unter Monotherapie mit klassischen Antiepileptika akzeptabel.

Diazepam und andere Benzodiazepine: Strenge Indikation während Schwangerschaft; Gefahr des Floppy-Infant-Syndroms (Apnoe, Hypotonie und Hypothermie) bei wochenlanger Anwendung bis zur Geburt. Sedierung, Atemdepression und Trinkschwäche beim Neugeborenen dann ebenfalls möglich. Soweit Untersuchungen vorliegen, keine substanziellen Hinweise auf Teratogenität beim Menschen. In der Stillzeit ebenfalls kritische Indikationsstellung, möglichst nur vorübergehend in geringer Dosis.

Neuere Antiepileptika (Felbamat, Gabapentin, Lamotrigin, Levetiracetam, Oxcarbazepin, Tiagabin, Topiramat, Vigabatrin): Außer für Lamotrigin, gefolgt von Gabapentin und Oxcarbazepin, keine ausreichenden Kenntnisse für differenzierte Risikoabschätzung in Schwangerschaft und Stillzeit. Im Gegensatz zu klassischen Antiepileptika sind einige neue Mittel im Tierversuch nicht teratogen und haben keine Antifolatwirkung. Beim Menschen – soweit untersucht – bisher keine erheblichen teratogenen Effekte bei Monotherapie. Bei Lamotrigin mit Abstand beste Datenlage (über 2.000 Schwangerschaften unter Monotherapie ausgewertet). Verdacht auf erhöhtes Fehlbildungsrisiko bei Tagesdosen > 200 mg und geringes Risiko für Lippen-Gaumenspalte bislang nicht bestätigt. Bei Vigabatrin erweiterte Vitamin K-Prophylaxe (s.o.).

> Von den neuen Antiepileptika sollte insbesondere das gut erprobte Lamotrigin bei Planung einer Schwangerschaft als weniger teratogene Alternative zur riskanten Valproinsäure bedacht werden.

Bei Lamotrigin starke Clearance-Steigerung in Schwangerschaft bis 300 %, erfordert Spiegelbestimmungen und Dosisanpassung während Schwangerschaft und post partum. Neuere Antiepileptika, insbesondere Lamotrigin, weisen wegen geringerer Eiweißbindung möglicherweise höhere Konzentrationen in der Milch auf, jedoch in Monotherapie ggf. akzeptabel (auf Symptome wie Sedierung achten!).

61.2.21. Psychopharmaka

> **!** **Cave: Kein unkritischer Einsatz von Psychopharmaka in Schwangerschaft und Stillzeit, ggf. psychiatrischen Kollegen einbeziehen. Mit Ausnahme von Lamotrigin keine Antikonvulsiva für psychiatrische Indikationen in der Schwangerschaft, da teratogenes Potenzial größer als bei Psychopharmaka. Bei mehreren ZNS-aktiven Arzneimitteln (Psychopharmaka oder Antikonvulsiva) in der Stillzeit immer individuelles Abwägen, ggf. embryonaltoxikologisches Zentrum und einschlägige Literatur konsultieren. Bei psychopharmakologischer Behandlung bis Geburt Anpassungssymptome beim Neugeborenen möglich, Entbindung in Klinik mit Neonatologie.**

NSMRI-Antidepressiva: Mittel der Wahl zur Behandlung von medikamentös behandlungsbedürftigen Depressionen in Schwangerschaft und Stillzeit. Eine Monotherapie mit lange eingeführten Präparaten wie Amitriptylin, Clomipramin, Desipramin, Imipramin und Nortriptylin ist anzustreben.

Selektive Serotonin-Rückaufnahme-Hemmer (SSRI): In Schwangerschaft und Stillzeit ebenfalls akzeptabel. Am besten erprobt sind Sertralin und Citalopram. Die in einzelnen SSRI-Studien gefundenen Assoziationen mit speziellen Fehlbildungen (z.B. Paroxetin und Herzfehlbildungen) konnten bisher nicht sicher bestätigt werden, ebenso der Zusammenhang einer SSRI-Therapie vor der Geburt mit persistierendem pulmonalem Hypertonus beim Neugeborenen. Etwa jedes 3. bis 4. bis zur Geburt exponierte Neugeborene weist (serotonerge) Anpassungsstörungen auf, meist leicht und selbst limitierend. Jedoch Entbindung in Klinik mit Neonatologie empfohlen. In Schwangerschaft und Stillzeit sollte Fluoxetin wegen seiner langen Halbwertszeit und schlechter Steuerbarkeit gemieden werden, auch in Stillzeit Sertralin und Citalopram vorziehen. Jedoch bei schwierig einzustellender Patientin mit anderen SSRI weder in Schwangerschaft noch Stillzeit Medikation absetzen oder ändern.

Klassische Neuroleptika: Phenothiazine und Thioxanthene sind Antipsychotika der ersten Wahl zur Behandlung einer psychotischen Symptomatik in Schwangerschaft und Stillzeit. Auch bei Haloperidol wurden keine substanziellen Hinweise auf ein teratogenes Potenzial gefunden. Falls wegen extrapyramidaler Nebenwirkungen erforderlich, ist auch eine Kombinationstherapie mit Biperiden möglich. Zu den Phenothiazinderivaten Fluphenazin, Levomepromazin, Promazin, Thioridazin liegen die meisten Erfahrungen in der Schwangerschaft vor. Bei Medikation bis zur Geburt Entbindung in Klinik mit Neonatologie empfohlen, Ausschluss von Extrapyramidal- oder Entzugssymptomatik.

Atypische Neuroleptika: Auch hier haben sich bislang keine substanziellen Hinweise auf teratogene Effekte beim Menschen ergeben. Jedoch ist der Umfang dokumentierter Erfahrungen noch unzureichend und liegt bestenfalls bei 100–200 prospektiv ausgewertete Schwangerschaften. Risperidon und Quetiapin am besten geeignet. Höherer Übergang in Muttermilch als bei Phenothiazinen möglich, Monotherapie bei guter Beobachtung des Säuglings u.U. akzeptabel, ggf. embryonaltoxikologisches Zentrum und einschlägige Literatur konsultieren.

Lithium: Geringeres teratogenes Potenzial als früher angenommen, insbesondere Herzfehlbildungen nicht auszuschließen (Epstein-Anomalie). Daher hochauflösender Ultraschall und Echokardiographie des fetalen Kreislaufs nach Exposition im 1. Trimenon. Ist eine Lithiumtherapie in der Schwangerschaft zwingend erforderlich, sollten gleichbleibend niedrige Serumkonzentrationen insbesondere im 1. Trimenon angestrebt werden. Die Tagesdosis sollte auf mehrere (kleine) Einzeldosen verteilt werden. In der Woche vor der Geburt sollte, wenn möglich, die Dosis um 30–50 % herabgesetzt werden, um sofort nach der Entbindung das vor der Schwangerschaft bestehende Therapieregime wieder aufzunehmen. Post partal muss insbesondere in den ersten beiden Lebenstagen auf toxische Symptome beim Kind geachtet und eine Hypothyreose ausgeschlossen werden, Entbindung in Klinik mit Neonatologie empfohlen. Stillen akzeptabel, wenn keine zusätzlichen psychotropen Medikamente und gute Beobachtung des Säuglings.

61.2.22. Hormone

Androgene, Anabolika: Streng kontraindiziert in Schwangerschaft und Stillzeit; Virilisierung weiblicher Feten nach länger dauernder Therapie möglich.

Hormonale Kontrazeption: Falls in Unkenntnis der Schwangerschaft eingenommen, Absetzen; keine weiteren Maßnahmen ergreifen, da kein substanzielles Risiko vorliegt. Während der Stillperiode möglichst nur niedrigdosierte Kombinationspräparate, besser sind aber Gestagen-Monopräparate, da bei mangelnder Milchproduktion der Östrogenanteil diesen Trend verstärken kann. Kein erkennbares Risiko für Schwangerschaft auch bei der „Pille danach", bei versehentlicher Applikation der Dreimonatsspritze und noch liegenden hormonhaltigen Implantaten und Spiralen. Gleiches gilt für Stillzeit.

Glukokortikoide: Strenge Indikationsstellung insbesondere während des 1. Trimenon, da minimales Risiko für Gaumenspalten zumindest bei Tagesdosen über 10–15 mg (Prednisolon) nicht auszuschließen. Antirheumatische Erhaltungsdosis bei Gelenkerkrankungen, Kolitis etc. akzeptabel. Bei entsprechender Indikation (Asthmaanfall, Multiple Sklerose, Anaphylaxie) selbstverständlich auch hohe Dosen im 1. Trimenon indiziert. In der Stillzeit keine Dosisbegrenzung.

Östrogene: Keine Indikation außer „Pille" in Stillzeit (s.o.).
Progesteron: In entsprechender Indikation bei „drohendem Abort" möglich, obwohl der Nutzen fraglich ist.

Prolaktinhemmer: Bromocriptin und andere **Dopaminagonisten** werden bei Hyperprolaktinämie (mit resultierender weiblicher Infertilität) und bei primärem und sekundärem Abstillen eingesetzt. Die meisten Erfahrungen zur Schwangerschaft liegen zu Bromocriptin, gefolgt von Cabergolin und Quinagolid, vor. Substanzielle Hinweise auf teratogene Effekte beim Menschen nach Exposition in der Schwangerschaft nicht erkennbar. Je nach Prolaktinombefund muss ggf. auch während der gesamten Schwangerschaft behandelt werden. Die Indikation „Abstillen" für Bromocriptin muss kritisch gestellt werden, da kardiovaskuläre Nebenwirkungen die Mutter gefährden können. Physikalische Maßnahmen sind ebenfalls einzubeziehen, ggf. mit Unterstützung einer Stillberaterin. Eine Stillpause bei Anwendung dieser Mittel ist nicht erforderlich.

(Levo-)Thyroxin: Zur Therapie der Hypothyreose in Schwangerschaft und Stillzeit indiziert.

61.2.23. Thyreostatika

Propylthiouracil: Thyreostatikum der Wahl in Schwangerschaft und Stillzeit.
Thiamazol und Carbimazol sollten in Schwangerschaft und Stillzeit gemieden werden, zumindest bei Erhaltungsdosen von 10 mg und mehr pro Tag. Ein teratogenes Risiko ist nicht völlig ausgeschlossen. Der Übergang in die Milch ist höher als bei Propylthiouracil, bei niedriger Dosis scheint dies aber kein Problem zu sein. Keine zusätzliche Gabe von Schilddrüsenhormonen bei thyreostatischer Therapie. Bei hoher thyreostatischer Tagesdosis während Schwangerschaft (z.B. > 10 mg Carbimazol), Schilddrüsenparameter beim Neugeborenen kontrollieren.

Iodid: Als Prophylaxe in Schwangerschaft und Stillzeit indiziert (bis zu 300 µg/Tag).
Radiojod: Therapeutische Dosen können zu bleibenden Schäden an der fetalen Schilddrüse bis hin zur Athyreose führen.

61.2.24. Immunsuppressiva

Azathioprin: Mutagener Metabolit Mercaptopurin. Bisherige Erfahrungen deuten jedoch nicht auf teratogene Effekte beim Menschen hin. Strenge Indikationsstellung in Schwangerschaft und Stillzeit. Blutbildveränderungen im letzten Schwangerschaftsdrittel ggf. prädiktiv für diesbezügliche Effekte beim Feten (Kontrolle mütterlicher Werte in ca. 30. Schwangerschaftswoche!).
Ciclosporin: Bisherige Erfahrungen deuten nicht auf teratogene Effekte beim Menschen hin. Strenge Indikationsstellung in Schwangerschaft und Stillzeit.

Mycofenolatmofetil ist kürzlich in Verdacht geraten, auch beim Menschen teratogen zu wirken (z.B. Ohrfehlbildungen, Lippen-Gaumen-Spalten). Daher bei offener Familienplanung möglichst nicht verordnen, bei versehentlicher Exposition in Frühschwangerschaft hochauflösender Ultraschall zur Bestätigung der normalen Entwicklung des Feten.

61.2.25. Retinoide

❗ Cave: Isotretinoin zur Therapie der zystischen Akne gehört zu den „stärksten" heute bekannten Teratogenen.

Das fetale Isotretinoin-Syndrom umfasst Mikrotie, Anotie, Mikrognathie, Gaumendefekte, Herzfehlbildungen inkl. Fallot-Tetralogie, Transposition der großen Arterien sowie Anomalien der Augen, des Thymus und des ZNS mit schwerer mentaler Retardierung. Die mehrtägige Halbwertszeit erfordert eine mindestens 4-wöchige Frist nach Absetzen der Therapie und vor Beginn einer Schwangerschaft. Ein anderes Retinoid ist Acitretin bzw. Etretinat zur Behandlung der Psoriasis, welches noch viele Monate nach Therapieende im Serum nachweisbar sein kann. Daher muss noch 2 Jahre (!) lang nach Absetzen der Therapie effektiv verhütet werden.
Die lokale Anwendung von Tretinoin oder Isotretinoin in Salben bei Akne wurde auch in Zusammenhang mit typischen Fehlbildungen gebracht. Den 4 publizierten Kasuistiken stehen jedoch Hunderte normaler Schwangerschaftsverläufe gegenüber, sodass das teratogene Risiko einer äußerlichen Anwendung eher als gering, wenn überhaupt als existent, angesehen wird. Dennoch sollen (potenziell) Schwangere auch die Salbendarreichung nicht anwenden.

61.2.26. Impfungen

Es gibt keinen Impfstoff, der sich beim Menschen als teratogen oder anderweitig schädigend für den Feten oder das gestillte Kind erwiesen hat. Allerdings ist der Umfang an dokumentierten Erfahrungen bei manchen Impfstoffen unzureichend.

Röteln-Impfung: Obwohl sich bei über 2.000 nachverfolgten Schwangerschaften nach Impfung in der Frühschwangerschaft oder kurz davor kein Hinweis auf eine Embryopathie ergeben hat, sollte nicht vorsätzlich mit Röteln in eine Schwangerschaft hinein geimpft werden.

Bei vorliegender Indikation sind im Übrigen alle Impfungen auch Schwangeren und Stillenden zu geben, dies schließt sowohl die Gelbfieberimpfung ein als auch die Tollwutimpfung (insbesondere postexpositionell simultan). Generell ist natürlich die Notwendigkeit einer Reise in tropische Regionen während einer Schwangerschaft oder mit einem Säugling kritisch zu hinterfragen.

Routineimpfungen wie Tetanus/Diphtherie sind ggf. auch in der Schwangerschaft aufzufrischen, um auch das Neugeborene durch mütterliche Antikörper zu schützen (z.B. Schutz vor Tetanus neonatorum!). Aus generellen Erwägungen sollten jedoch Durchimpfungen, die nicht aufgrund spezieller Risikokonstellationen erfolgen (z.B. gegen Hepatitis), erst nach der Schwangerschaft vorgenommen werden.

Immunglobuline und Hyperimmunseren dürfen bei entsprechender Indikation in Schwangerschaft und Stillzeit gegeben werden.

62. Impfungen

Fazit für die Praxis

Die Schutzwirkung von Impfungen ist unbestritten. Durch Grundimmunisierung und Wiederholungsimpfungen können alle Kinder und Jugendliche vor 12 Infektionen geschützt, werden, nämlich vor Diphtherie, Tetanus, Pertussis, Poliomyelitis, Haemophilus influenzae Typ b-Infektion, Hepatitis B, Pneumokokken-Infektion, Meningokokken C-Infektion, Masern, Mumps, Röteln und Varizellen. Mädchen bzw. jungen Frauen zwischen 12 und 17 Jahren wird seitens der Ständigen Impfkommission (STIKO) empfohlen, sich gegen HPV(Humane Papillomviren)-Infektion impfen zu lassen. Erwachsene sollten die Auffrischimpfungen alle 10 Jahre gegen Diphtherie, Tetanus und Pertussis nicht vergessen. Älteren Personen (> 60 Jahre) wird zusätzlich ein Impfschutz vor Influenza und Pneumokokken-Infektion empfohlen.

Bei hinreichend hoher Impfrate kann die Zirkulation einiger Krankheitserreger unterbrochen und dadurch ein Schutz auch nicht geimpfter Risikopersonen erzielt werden.

Neben diesen empfohlenen Standard- bzw. Regelimpfungen erhalten Personen in infektionsgefährdenden Situationen die Empfehlung für Indikationsimpfungen beispielsweise zum Schutz vor Hepatitis A, Frühsommer-Meningo-Enzephalitis oder Typhus.

Neue Impfstoffe sind 2006 für Säuglinge gegen Rotavirusinfektion zugelassen worden. Für Ältere ab 60 Jahre befindet sich ein Impfstoff gegen Zoster in Vorbereitung.

Sämtliche Impfstoffe müssen vor ihrer Zulassung auf Verträglichkeit und Wirksamkeit geprüft werden. Die kontinuierliche Impfsicherheit soll dadurch gewährleistet werden, dass jeder Verdacht auf eine über das übliche Ausmaß hinausgehende Impfreaktion einer gesetzlichen Meldepflicht unterliegt. Diese Verdachtsmeldungen werden zentral im Paul-Ehrlich-Institut registriert und publiziert sowie mit dem Robert Koch-Institut kritisch ausgewertet. Anerkannte Gesundheitsschäden durch öffentlich empfohlene Impfungen werden entschädigt.

62.1. Impfstoffe, Anwendungen und Nebenwirkungen

62.1.1. Einführung

Schutzimpfungen haben sich neben hygienischen Standardvornahmen, wie z.B. sauberes Trinkwasser, als wirksame Maßnahme der Infektionsprävention bewährt.

Infektionsprävention ist das erklärte Ziel der Gesundheitspolitik. Hierbei geht es nicht nur um den Schutz des einzelnen Impflings vor einer gefürchteten Infektionskrankheit, sondern auch um den Schutz der Gemeinschaft vor dieser Krankheit. Bei einer hinreichend hohen Impfrate kann damit nach dem Vorbild der Pocken die Beseitigung bestimmter Infektionskrankheiten – Poliomyelitis, Masern – in Aussicht gestellt werden.

62.1.2. Handelsübliche Impfstoffe und Kombinationsimpfstoffe

Tabelle 62.1: In der Bundesrepublik Deutschland zugelassene Impfstoffe mit Kurzcharakteristik (Stand 2009)

Erkrankung/ Erreger	Impfstoff	Impfmodus	Applikation	Schutz	Schutz- dauer	Präparate in Deutschland
Cholera	Totimpfstoff	Ki 2–6 J 3 Dosen 0 > 1 Wo, < 6 Wo Pers < 6 J 2 Dosen > 1 < 6 Wo	Oral	ca. 80 % Kreuzprotek- tivität (70%) vor ETEC	ca. 3 Jahre	Dukoral
Diphtherie	Toxoidimpfstoff	3 Dosen: 0, 1–2 Mo, 6–12 Mo	0,5 ml i.m.	> 95 %	ca. 10 Jahre	Diphtherietoxoid (Erw) (d)
FSME	Totimpfstoff	2–3 Dosen: 0, 1 Mo, 9–12 Mo	0,5 ml i.m.	> 90 %	ca. 5 Jahre	Encepur (Erw), Encepur (Ki) FSME Immun Erw, FSME Immun Junior
Gelbfieber	Abgeschwächter Lebendvirus- Impfstoff	1 Dosis	0,5 ml s.c. od. i.m.	> 95 %	ca. 10 Jahre	STAMARIL
Hepatitis A	Totimpfstoff	2 Dosen: 0, 6–12 Mo	Kinder ab 2. Lj 0,5 ml i.m. Erwachsene 1,0 ml i.m.	> 95 %	> 10 Jahre	HAV pur, Havrix 720, Havrix 1440, VAQTA Kinder, VAQTA
Hepatitis B	gentechno- logisch herge- stellte Virus- Oberflächenanti- gene (HBs-Ag)	3 Dosen: 0, 1, 6 Mo 4 Dosen: 0, 1, 2, 12 Mo	nach Her- steller 0,5– 1,0 ml i.m.	> 95 %	> 10 Jahre	Engerix-B Erwachsene, Engerix-B Kinder, HBVAXPRO 5µg (Ki.), HBVAXPRO 10µg (Erw.), HBVAXPRO 40 µg (Dialyse)
Humane Papillom- virus-Infekti- on	gentechnolo- gisch herge- stellte Virus- ähnliche Hüllen (virus like parti- cles VLP L 1 Protein)	3 Dosen 0,2,6 Mo (Garda- sil) 3 Dosen 0,1,6 Mo (Cerva- rix)	0,5 ml i.m.	typenspezi- fisch bis zu 100%	> 5 Jahre	Gardasil (HPV-6,-11,-16,-18) Cervarix (HPV-16,-18)
Influenza	Totimpfstoff (Spaltimpfstoffe, Subunitimpf- stoffe, Subunitimpf- stoffe adjuvantiert/ virosomal/ Zell- kultur)	bis 3. Lj 2 Dosen: 0, 1–2 Mo ab 4. Lj 1 Dosis	6. Lm –3. Lj 0,25 ml ab 4. Lj 0,5 ml i.m.	> 90 %	1 Jahr	ADDIGRIPTM (>65), Afluria, Begrivac, Fluad (>65), Fluarix, Flu-Vaccinol, Grippe-Impfstoff beta, Grippeimpfstoff N Hexal, Grippeimpfstoff ratiopharm, Infectovac Flu, Inflexal V, Influsplit SSW, Influvac, Invivac, MUTAGRIP, Mutagrip Kinder, Optaflu, Vacciflu vgl. a. S. 1359

32

Erkrankung/ Erreger	Impfstoff	Impfmodus	Applikation	Schutz	Schutz- dauer	Präparate in Deutschland
Masern	Abgeschwächter Lebendvirus-Impfstoff	2 Dosen: (Mindestabstand 4 Wo)	0,5 ml s.c. od. i.m.	95 %	> 10 Jahre	Masern-Impfstoff Mérieux
Meningo-kokken	Polysaccharid-Impfstoff (Sero-gruppen A,C,W135,Y), Konjugat-Impf-stoff (Serogrup-pe C)	> 2 Jahre 1 Dosis < 2 Jahre je nach Alter 3 , 2 Dosen oder 1 Dosis vgl. Fachinformation	0,5 ml s.c.	ca. 90 %	3-5 Jahre	Meningokokken-Impfstoff A+C, Mencevax ACWY Meningitec, Menjugate, Neis Vac-CTM
Pneumo-kokken	Polysacharid-Impfstoff (mit 23 von ca. 90 Serotypen) Konjugat-Impf-stoff (mit 7 bzw. 10 von ca. 90 Serotypen)	> 2 Jahre 1 Dosis < 2 Jahre nach Alter 3x, 2x oder 1x	0,5 ml i.m. od. sc. 0,5 ml i.m. od. s.c.	ca. 90 % ca. 70 %	ca. 6 Jahre ca. 3 Jahre	Pneumovax 23 Prevenar Synflorix
Poliomyelitis	Totimpfstoff (Inaktivierte Polio-Vakzine IPV)	2 Dosen: 0, 2 Mo 3 Dosen: 0, 1, 6–12 Mo	1,0 ml s.c. od. i.m.	> 90 %	ca. 10 Jahre	IPV Mérieux, IPV Virelon
Röteln	Abgeschwächter Lebendvirus-Impfstoff	Je nach Alter 1–2 Dosen (Mindestabstand 4 Wo)	0,5 ml s.c. od. i.m.	95 %	> 10 Jahre	Röteln-Impfstoff HDC Mérieux
Rotavirus-Gastro-enteritis	Lebendvirus-Impfstoffe (attenuiertt bzw. reassortiert)	2 Dosen ab vollend. 6. Wo (Rotarix) 3 Dosen ab vollend. 6. Wo (RotaTeq) Abstand jeweils mind. 4 Wo	1,0 bzw. 2,0 ml oral	98–100% vor schwerem, 74–85 % vor jeglichem Rotavirus-Brechdurchfall	mind. 2 (Rotarix) bzw. 3 Jahre (RotaTeq)	Rotarix (Pulver + Lösungsmittel) RotaTeq (gebrauchsfertige Lösung)
Tetanus	Toxoidimpfstoff	3 Dosen 0, 1–2 Mo, 6–12 Mo	0,5 ml i.m.	99 %	ca. 10 Jahre	Tetanol pur, Tetanus-Impfstoff Mérieux
Tollwut	Totimpfstoff entweder aus humanen diploi-den Zellkulturen (HDC) oder aus Hühnerfibro-blast-Zellkultu-ren (PCEC)	3(–6) Dosen: Impfschema siehe Fachinformation	1,0 ml i.m.	> 95 %	ca. 3–5 Jahre	Rabipur, Tollwut-Impfstoff (HDC) inaktiviert

Erkrankung/ Erreger	Impfstoff	Impfmodus	Applikation	Schutz	Schutz-dauer	Präparate in Deutschland
Typhus	2 Impfstoffe: 1.Totimpfstoff 2.Lebendimpf-stoff	ab 2. Lj 1 Dosis 3 Dosen: 0, 2. Tag, 4. Tag	i.m. oral als Kapsel	ca. 95 % ca. 90 %	3 Jahre 1–3 Jahre	Typherix, TYPHIM Vi, Typhoral L
Varicella	Abgeschwächter Lebendvirus-Impfstoff	2 Dosen für alle Altersgruppen, um einen optimalen Schutz zu gewährleisten	0,5 ml s.c. od. i.m.	nach 2 Dosen 98 %	> 10 Jahre	Varilrix (ab vollendeten 9. Lm), Varivax (ab vollendeten 12. Lm)
Zoster	Abgeschwächter Lebendvirus-Impfstoff	1 Dosis (14fache Menge Plaque-forming units des Varicellaimpf-stoffs) ab 50 J	0,5 ml s.c. od. i.m.	66% Schutz vor post-zosterischer Neuralgie, 50% Schutz vor Zoster	> 10 Jahre	Zostavax

Tabelle 62.2: In der Bundesrepublik Deutschland zugelassene Kombinationsimpfstoffe (Stand 2009)

Handelsname	Impfantigene	Indikationen
Boostrix®	d T aP	Auffrischimpfung ab vollendetem 4..Lj
Boostrix Polio®	d T aP IPV	Auffrischimpfung ab vollendetem 4. Lj
COVAXIS®	d T aP	Auffrischimpfung ab vollendetem 4. Lj
Hepatyrix®	HA + Ty	Reiseimpfung ab vollendetem 15. Lj
HEXAVAC®	D T aP IPV Hib HBs	Grundimmunisierung bis Ende 5. Lj (ruht zurzeit)
Infanrix®	D T aP	Grundimmunisierung bis Ende 6. Lj
Infanrix hexa®	D T aP IPV Hib HBs	Grundimmunisierung bis Ende 3. Lj
Infanrix-IPV+Hib®	D T aP IPV Hib	Grundimmunisierung bis Ende 3. Lj
MMRvaxPro®	MMR	aktive Immunisierung ab einem Alter von 12 Lm
PENTAVAC®	D T aP IPV Hib	Grundimmunisierung bis Ende 5. Lj
Priorix®	MMR	aktive Immunisierung ab vollendetem 11. (9.) Lm
Priorix Tetra®	MMRV	aktive Immunisierung ab vollendetem 11. (9.) Lm bis vollendetem 13. Lj
ProQuad®	MMRV	aktive Immunisierung ab vollendetem 12. Lm (in Deutschland zugelassen, aber nicht vermarktet)
REPEVAX®	d T aP IPV	Auffrischimpfung ab vollendentem 3. Lj
REVAXIS®	d T IPV	Auffrischimpfung ab vollendetem 6. Lj
Td-Impfstoff Mérieux®	d T	Grund- und Auffrischimpfung ab 6. Lj
Td-pur®	d T	Grund- und Auffrischimpfung ab 6. Lj
Td-Rix®	d T	Grund- und Auffrischimpfung ab 6. Lj
Td-Virelon®	d T IPV	Auffrischimpfung ab 6. Lj
Twinrix Erwachsene®	HA + HBs	ab 16. Lj
Twinrix Kinder®	HA + HBs	ab 2. Lj bis Ende 15. Lj
Viatim®	HA + Ty	Reiseimpfung ab vollendetem 16. Lj

32

Typische Impfstellen sind der Deltamuskel (musculus deltoideus) oder (bei Säuglingen) der laterale Anteil des Oberschenkelmuskels (musculus quadriceps femoris). Intraglutäale Impfinjektionen sind abzulehnen, da in dieser Körperregion das schwach durchblutete Fettgewebe die Resorption des Impfstoffs und damit die Immunantwort herabmindert.

62.1.3. Impfsicherheit

Die heutige Impfstoffproduktion unterliegt strengen gesetzlichen Vorgaben und Zulassungsverfahren. Auch die gesetzliche Meldepflicht für jeden Verdachtsfall einer Impfkomplikation dient der Impfsicherheit. Diese ist damit abhängig vom Meldeverhalten der deutschen Ärzteschaft.

62.1.4. Typische Nebenwirkungen von Impfstoffen

Tabelle 62.3 stellt typische Impfreaktionen dar:

Tabelle 62.3: Übersicht über typische Impfreaktionen (nach STIKO)

Symptome	Häufigkeit	Zeitfenster nach Impfung	Ursache	Besonderheiten
Lokalreaktionen				
Rötung, Schwellung, Schmerz	Prozentbereich	4–72 Std.	Typ III-Allergie auf Impfantigen	weiter impfen
Steriles subkutanes Granulom	Promillebereich	ab 2. Tag über Jahre	Aluminiumzyste nach Adsorbatimpfstoff	tiefer i.m. injizieren
Rötung, Schwellung, Juckreiz	Einzelfälle	1–7 Tage	Typ IV-Allergie auf Hg-haltiges Konservierungsmittel	Hg-freien Impfstoff benutzen
Allgemeinreaktionen				
Fieber nach Totimpfstoff	Prozentbereich	4–72 Std.	Zytokine	bisweilen auch Krankheitsgefühl; Antipyretika bei > 39° C
Fieber nach Lebendimpfstoff	Prozentbereich	7–14 Tage	Zytokine	bisweilen auch Krankheitsgefühl; Antipyretika bei > 39° C

62.1.4.1. Umgang mit Lokalreaktionen

An der Injektionsstelle können Entzündungszeichen – Rötung, Schwellung, Schmerz – auftreten, die in aller Regel nach wenigen Stunden verschwinden. Bisweilen werden sie durch Impfstoffbestandteile im Sinne einer allergischen Reaktion – Typ-III- oder Typ-IV-Reaktion nach Gell und Coombs – ausgelöst. Die Beschwerden können durch Kühlung gelindert werden. Bei starken Schmerzen sind Analgetika (Paracetamol 10–15 mg/kg als Einzeldosis, bei Bedarf alle 6 Stunden; Ibuprofen 20–30 mg/kg/Tag) angezeigt. Eine über 2 Tage andauernde verstärkte Entzündungsreaktion ist am ehesten auf so genannte Aluminiumzysten zurückzuführen. Sie lassen sich durch tief intramuskuläre Injektion eines aluminiumhaltigen Adsorbat-Impfstoffs vermeiden und erfordern keine Behandlung.

62.1.4.2. Umgang mit Allgemeinreaktionen

Leichte fieberhafte Reaktionen bis 38,5° C innerhalb von 48 Stunden nach einer Impfung mit Totimpfstoff sind kein Grund zur Beunruhigung. Erst höhere Körpertemperaturen erfordern eine antipyretische Behandlung, ebenfalls mit Paracetamol (10–15 mg/kg als Einzeldosis, bei Bedarf alle 6 Stunden) oder Ibuprofen (20–30 mg/kg/Tag).
Nach Lebendvirusimpfstoffen (Masern, Mumps, Röteln, Varizellen) kann es in etwa 5 % zu einer leicht verlaufenden „Impfkrankheit" kommen. Das bedeutet, nach einer etwas verkürzten Inkubationszeit – Masern 7 Tage, Mumps 14 Tage, Röteln 10 Tage, Varizellen 12 Tage – kommt es zu gering ausgebildeten Symptomen, auch mit leichtem Fieberanstieg, die nach wenigen Tagen spontan abklingen. Eine Therapie ist in aller Regel nicht notwendig.

62.1.5. Nebenwirkungen, die das übliche Ausmaß überschreiten

62.1.5.1. Anaphylaxie

Eine Anaphylaxie - ausgelöst durch eine Typ I-Reaktion auf eine Begleitsubstanz im Impfstoff – tritt extrem selten innerhalb von 30 Minuten nach Impfung plötzlich auf, führt zu Schwellungen im Gesichtsbereich, juckendem Hautauschlag und Atemnot. Um einen anaphylaktischen Schock abzuwenden, ist folgendes Vorgehen zu empfehlen (Tab. 62.4).

Tabelle 62.4: Vorgehen bei Verdacht auf anaphylaktische Reaktion nach Impfung

Die vitale Bedrohung resultiert aus dem Bronchospasmus und der arteriellen Hypotension. Dementsprechend stehen Kreislaufstabilisierung und Spasmolyse im Vordergrund:	
Adrenalin	- Inhalation von Adrenalin hat einen prompten bronchospasmolytischen Effekt und ist zu favorisieren - parenteral 10 µg/kg KG i.m. oder 0,1-1 µg/kg KG/Min. i.v.
i.v.-Tropfinfusion	- 20 ml/kg KG kristalline Lösung oder 10-20 ml/kg KG kolloidale Lösung, ggf. mehrfach
Methylprednisolon	- mindestens 10 mg/kg KG - danach 2 mg/kg KG alle 4 Stunden

Tabelle 62.5: Übersicht über weitere Impfreaktionen, die das übliche Ausmaß überschreiten und auf Impfkomplikation bzw. Impfschaden verdächtig sind (nach STIKO)

Symptome	Häufigkeit	Zeitfenster nach Impfung	Ursache	Besonderheiten
Fieberkrampf	Promillbereich	4 – 48 Std. (Tot-) 10–14 Tage (Lebendimpfstoff)	Temperaturempfindlichkeit des kindlichen ZNS	bei Kindern im Alter zwischen 4. Lm und 4. Lj
Anaphylaxie (Schock)	extrem selten	Minuten - 2 Std	Typ I-Allergie auf Begleitsubstanzen	Notfallbehandlung (+ Tab. 62.4)
Anaphylaktoide Reaktion (Schock)	extrem selten	Minuten	Versehentliche intravasale Injektion mit Mediatorfreisetzung	Notfallbehandlung (+ Tab. 62.4)
Hypotone hyporesponsive Episode HHE (schlaffe Ohnmacht)	Promillbereich	Min - Std	Pertussistoxin	nur Säuglinge und Kleinkinder; keine bleibenden Schäden
Arthralgie	Promillbereich	7–30 Tage	Immunkomplexe nach Röteln- od. Hepatitis B-Impfung	spontan reversibel nach Tagen bis Wochen
Thrombozytopenie	Einzelfälle	7–30 Tage	Thrombozyten-Antikörper nach Röteln- oder Varizellen-Impfung	spontan reversibel nach Wochen bis Monaten
Liquorpleozytose ("abakterielle-Meningitis")	1:1 Mio	7–30 Tage	Mumps-Impfviren des Urabe-Stamms	spontan reversibel nach Tagen
Neuritis	Einzelfälle	7–30 Tage	Immunkomplexe nach Di-Toxoid und Hepatitis B-Impfung	spontan reversibel nach Wochen
Polyneuritis, Polyradikulitis (Guillain-Barré-Syndrom GBS)	Einzelfälle	7–30 Tage	Zytokin-induzierte Entzündung nach Hepatitis B-, Influenza- oder Toxoid-Impfungen	spontan reversibel nach Wochen
Impfpoliomyelitis (s. auch folgende Seite)	1:1 Mio bei Erstimpflingen 1:10 Mio bei Wiederholungs-impflingen	7–30 Tage	Rückmutation des Impfvirus, meist bei Empfänglichen (fehlende oder schwache Immunität)	anerkannter Impfschaden
Impfkontaktpoliomyelitis	1:15 Mio	7–60 Tage	Übertragung auf empfängliche Kontaktperson	anerkannter Impfschaden

32

62.1.5.2. Umgang mit Verdacht auf Impfkomplikationen/Impfschaden

Tritt eine Erkrankung im zeitlichen Zusammenhang mit einer Impfung auf, muss sich der Arzt sorgfältig um die Diagnose und Therapie seines Patienten kümmern.

 Cave: Jede therapiebedürftige Erkrankung, die im zeitlichen Zusammenhang mit einer Impfung auftritt, ist nach § 6 Abs. 1 Nr. 3 IfSG (Infektionsschutzgesetz) als Verdacht auf einen „Impfschaden" meldepflichtig. Wörtlich heißt es im Gesetz dazu: „Der Verdacht eines über das übliche Ausmaß einer Impfreaktion hinausgehenden Gesundheitsschadens ist dem Gesundheitsamt namentlich zu melden". Gemeldet wird unverzüglich, d.h. innerhalb von 24 Stunden mit einem vorgedruckten Formular, erhältlich unter (http://www.pei.de/nn_158134/DE/infos/fachkreise/pharmakovigilanz/pharmakovigilanz-node.html?__nnn=true).

Entsprechend § 6 IfSG ist jede akute schlaffe Lähmung – außer wenn sie traumatisch bedingt ist – meldepflichtig.
Im Rahmen des Eradikationsprogramms der Weltgesundheitsorganisation wurde in Deutschland unter Federführung des Niedersächsischen Landesgesundheitsamtes Hannover eine gesonderte Meldepflicht für akute schlaffe Lähmungen bis zum 15. Lebensjahr mit einem Netz von Speziallabors eingeführt, die für die exakte virologische Abklärung dieser Lähmungen verantwortlich sind.
Um Schäden durch lebende Impfviren zu vermeiden, wird die Impfprophylaxe gegen Poliomyelitis seit 1998 in Deutschland nur noch mit inaktivierter Polio-Vakzine (IPV) empfohlen.
Die Meldepflicht des Verdachts auf Impfkomplikation und die Möglichkeit einer Entschädigung im Fall eines Gesundheitsschadens infolge öffentlich empfohlener Impfung nach § 60 IfSG unterstreichen die hohe Sicherheitsgarantie, die der Staat für den Impfling bei einer allgemein empfohlenen Impfung übernimmt.

62.2. Standardimpfungen – Impfungen für alle Personengruppen

Standardimpfungen bzw. Regelimpfungen sind allgemein, d.h. für alle – Kinder und Erwachsene – empfohlene Impfungen. Sie verfolgen das Ziel, vor Infektionen und ihren Komplikationen zu schützen, die in Mitteleuropa bedeutungsvoll sind. Hierbei spielt nicht so sehr deren Häufigkeit, sondern die oft fehlende optimale Behandlungsmöglichkeit eine tragende Rolle. Sie sind im Impfplan (Impfkalender) übersichtlich dargestellt (Tab. 32.6).

Tabelle 62.6: Impfkalender 2007 – Standardimpfungen für alle Kinder und Erwachsene

Impfstoff	Alter in vollendeten Monaten						Alter in vollendeten Jahren				
	Geburt	2	3	4	11–14	15–23	5–6	9–11	12–17	ab 18	> 60
T		✔	✔	✔	✔		✔		✔	✔…✔…✔	
D/d		✔	✔	✔	✔		✔		✔	✔…✔…✔	
aP		✔	✔	✔	✔		✔		✔	…✔…	
Hib		✔	(✔)	✔	✔						
IPV		✔	(✔)	✔	✔			✔			
HB	(✔)	✔	(✔)	✔	✔						
Pneumokokken		✔	✔	✔	✔						✔
Meningokokken					✔						
MMR					✔	✔					
Varizellen					✔	✔					
Influenza											✔
HPV									✔♀		

Legende: aP=Pertussis azellulär; D/d=Diphtherietoxoid; HB=Hepatitis B; Hib=Haemophilus influenzae Typ B; HPV=humane Papillomviren; IPV=inaktivierte Polio-Vakzine; MMR=Masern-Mumps-Röteln

Erläuterung zum Impfkalender: Um die Zahl der Injektionen möglichst gering zu halten, sollten vorzugsweise Kombinationsimpfstoffe verwendet werden. Impfstoffe mit unterschiedlichen Antigenkombinationen von D/d, T, aP, HB, Hib, IPV sind bereits verfügbar. Bei Verwendung von Kombinationsimpfstoffen und bei gleichzeitiger Gabe von Impfstoffen sind die Angaben des Herstellers zu den Impfabständen zu beachten.
Regelmäßig soll der Impfstatus überprüft und gegebenenfalls vervollständigt werden.
Die in Klammern gesetzten Impftermine sind fakultativ, d.h. HB-Impfung bei Neugeborenen nur bei HBs+ Mutter und Hib-, IPV- und HB-Impfung im vollendeten 3. Monat bei Anwendung eines 6-fach-Impfstoffs. Ab einem Alter von 5 bzw. 6 Jahren wird zur Auffrischimpfung ein Impfstoff mit reduziertem Diphtherietoxoid-Gehalt (d) verwendet. Die HPV-Impfung ist eine Standardimpfung für Mädchen im Alter zwischen 12 und 17 Jahren. Für Erwachsene werden Auffrischimpfungen mit Td in 10-jährigem Abstand empfohlen, wobei die als nächste ausstehende Impfung mit dem Kombinationsimpfstoff TdaP vorzunehmen ist.

62.2.1. Impfungen für alle Kinder

Die Impfungen aller Kinder sind übersichtlich aus dem Impfkalender zu entnehmen. Die Gefährlichkeit und/oder fehlende kausale Behandlungsmöglichkeit der Infektionskrankheiten sind die wesentlichen Begründungen dafür, dass diese Grundimmunisierungen rechtzeitig und vollständig bei allen Kindern durchgeführt werden sollten. Unterlassene Impfungen sind möglichst umgehend nachzuholen (Nachholimpfungen), wenn keine Kontraindikationen vorliegen.

Rechtzeitig impfen bedeutet:
Die Impfungen im Alter von vollendeten 2 Monaten, also in der 9. Lebenswoche, beginnen.

Vollständig impfen bedeutet:
Die Grundimmunisierungen bis zum vollendeten 14. Lebensmonat abschließen.

62.2.2. Impfungen für alle Jugendlichen

Alle jugendlichen 9-17-Jährigen sollten (spätestens bis zum 18. Geburtstag) folgende Impfungen erhalten.

Tabelle 62.7: Empfohlene Impfungen für alle Jugendlichen (vollendetes 9. bis vollendetes 17. Lebensjahr)

Tetanus (T)	1 x Auffrischimpfung
Diphtherie (d)	1 x Auffrischimpfung (mit Td)
Azelluläre Pertussis (aP)	1 x Auffrischimpfung (bei vollständiger Grundimmunisierung)
Inaktivierte Poliovakzine (IPV)	1 x bei vollständiger Grundimmunisierung
Masern/Mumps/ Röteln (MMR)	2. Impfung – falls noch nicht erfolgt
Hepatitis B (HBs)	Grundimmunisierung - falls noch nicht erfolgt.
Varizellen	bei leerer Erkrankungs- oder Impfanamnese
Humane Papillomviren (HPV) Typ 16+18 (HPV)	Grundimmunisierung mit 3 Impfungen für alle Mädchen zwischen 12–17 Jahren

Tetanus, Diphtherie: Im Rahmen der 10-jährigen Wiederholungsimpfungen, die für eine lebenslange Immunität erforderlich sind.
Pertussis: Die derzeitige epidemiologische Situation in Deutschland ist durch eine Erregerzirkulation – Bordetella pertussis – besonders bei Jugendlichen und jungen Erwachsenen mit unzureichendem Impfschutz charakterisiert. Diese Generation gefährdet als junge Väter oder Mütter ihre Säuglinge, die dann erfahrungsgemäß meist besonders schwer erkranken. Deshalb ist die Vervollständigung des Impfschutzes gegen Pertussis im Jugendalter besonders wichtig. Für bereits 4-mal gegen Pertussis geimpfte Kinder bzw. Jugendliche wird im Alter von 9 bis 17 Jahren eine weitere Dosis aP empfohlen. Dementsprechend erhalten Jugendliche zeitgleich mit einem Kombinationsimpfstoff gegen Tetanus, Diphtherie, Polimyelitis und Pertussis (Td IPV aP) eine Auffrischung. Ungeimpfte Jugendliche können ebenfalls durch eine einzige Injektion eines Kombinationsimpfstoffs mit einem azellulären Pertussisanteil mit einer guten Immunogenität versorgt werden.
Poliomyelitis: Die epidemiologische Lage der Poliomyelitis in Deutschland ist günstig, Polio-Wildvirusinfektionen sind seit 1992 nicht mehr aufgetreten. Die Europa-Region wurde von der WHO im Sommer 2002 für poliomyelitisfrei erklärt. Solange aber im internationalen Maßstab immer noch endemische Poliomyelitis-Herde, z.B. in Afrika und Asien existieren, sind für Reisende in Endemiegebiete eine Auffrischimpfung und zur Verhütung einer Einschleppung von Polioviren eine ausreichende Herdenimmunität – auch als Herd- oder Populationsimmunität bezeichnet – in der deutschen Bevölkerung erforderlich. Grundimmunisierungen sind zu vervollständigen. Viermalige Impfungen garantieren einen kompletten Impfschutz. Die Meldungen über plötzlich auftretende schlaffe Lähmungen sind ernst zu nehmen.

Masern, Mumps, Röteln: Das Bekämpfungsprogramm gegen Masern, Mumps, Röteln steht und fällt mit der konsequenten 2-maligen Impfung einer jeden Person. Nur mit einer hinreichend hohen Durchimpfungsrate (Erstimpfung > 95 %, Zweitimpfung > 95 %) kann eine verlässliche Herdenimmunität erzielt werden, die für eine Unterbrechung der Erregerzirkulation erforderlich ist. Da besonders die Durchimpfungsrate bei der Zweitimpfung in Deutschland noch unbefriedigend ist, ist bei jedem Jugendlichen im Impfpass nachzuschauen, ob er bereits 2-mal gegen MMR geimpft ist. Anderenfalls sollte er sich umgehend die 2. Impfung abholen. Das gilt in besonderer Weise für Mädchen und junge Frauen im gebärfähigen Alter, damit sie eine sicher schützende Immunität gegen Röteln bekommen. Für die Impfung besteht übrigens keine Altersbegrenzung. Eine entsprechende Empfehlung gibt die STIKO für alle ungeimpften bzw. empfänglichen Personen im Gesundheitsdienst, bei der Betreuung von Immundefizienten sowie in Gemeinschaftseinrichtungen und Kinderheimen. Auch gegen Masern, Mumps, Röteln ist ein Eradikationsprogramm der WHO angelaufen.

Varizellen: Mindestens 5 % aller Jugendlichen haben keine Windpockenerkrankung durchgemacht und sind dementsprechend als empfänglich einzuschätzen. Die Immunität gegen Varizellen ist in dieser Altersgruppe aus 2 Gründen besonders wichtig. Einerseits verläuft die Erkrankung mit zunehmendem Lebensalter schwerer und komplizierter, andererseits brauchen junge Frauen im gebärfähigen Alter eine Immunität, um im Falle einer Schwangerschaft das werdende Kind vor einer Embryofetopathie zu bewahren. Demnach erscheint die von der STIKO im Jahr 2001 gegebene Empfehlung sinnvoll, Jugendliche ab dem vollendeten 9. Lebensjahr mit einer leeren Varizellenanamnese gegen Varizellen zu impfen. Der monovalente Varizellen-Impfstoff wird – wie der MMRV-Kombinationsimpfstoff – 2-mal im Abstand von mindestens 6 Wochen verabfolgt.

Hepatitis B: Jugendliche sind durch Hepatitis B überdurchschnittlich gefährdet. Sie nehmen erste sexuelle Kontakte auf, oft ohne die Infektionsgefährdungen sexuell übertragbarer Erkrankungen hinreichend zu kennen und sich davor zu schützen. Die Rate der Neuinfektionen an Hepatitis B ist im Jugend- und jugendlichen Erwachsenenalter denn auch am höchsten. Außerdem geraten Jugendliche beim Piercen oder Tätowieren in engen Kontakt mit unkalkulierbaren kontagiösen Materialien. Deshalb ist ein vollständiger Impfschutz gegen Hepatitis B – 3 Impfdosen -, wenn sie nicht schon im Kindesalter verabfolgt worden sind, in dieser Altersgruppe besonders dringend.

humane Papillomviren: Im März 2007 hat die STIKO eine Empfehlung zur generellen Impfung aller Mädchen im Alter von 12 bis 17 Jahren gegen humane Papillomviren Typ 16, 18 gegeben. Mit der Verhütung der Krebsvorstadien soll die Krankheitslast durch Gebärmutterhalskrebs reduziert werden. Die Impfung wirkt typenspezifisch und zuverlässig nur, wenn die Impflinge nicht HPV-infiziert sind, also vor Aufnahme sexueller Kontakte. Eine ausführliche Begründung für die STIKO-Empfehlung zur HPV-Impfung ist im Epidemiol Bull 12/2007 veröffentlicht. Kontroverse Diskussionen entfachen sich an den geringen Schutzraten HPV-infizierter Frauen (44 %) und gegenüber nicht impfstoffkonformen HPV-Typen (17 %). Der Gemeinsame Bundesausschuss hat Anfang 2009 die STIKO zu einer kritischen Neubewertung ihrer bisherigen Empfehlung aufgefordert. Die STIKO hat jedoch zwischenzeitlich ihre Empfehlung bekräftigt.

62.2.3. Impfungen für alle Erwachsenen

Alle Erwachsenen sollten ihren Impfschutz gegen Tetanus und Diphtherie nach jeweils 10 Jahren durch eine einmalige Impfdosis auffrischen. Einmal soll die Pertussiskomponente enthalten sein (TdaP). Auch nach über 15 bis 20 Jahren ist nach vollständiger Grundimmunisierung eine einmalige Impfinjektion als Booster ausreichend. „Jede Impfung zählt" und „Das Immunsystem vergisst nicht" sind Schlagwörter, die die heutige Lehrmeinung in dieser Frage wiedergeben.

Vielen Erwachsenen fehlt ein vollständiger Schutz gegen Poliomyelitis, der nach 4-maliger Polio-Impfung angenommen wird. In diesen Fällen empfiehlt sich die Gabe eines 4-fach-Kombinationsimpfstoffs TdaP-IPV.

Für ältere Personen im Alter von 60+ gibt es spezielle Impfempfehlungen. Im Rahmen von Vorsorgeuntersuchungen sollte der Arzt auch über sinnvolle Schutzimpfungen beraten. Bekanntlich lässt die Funktion des Immunsystems mit zunehmendem Alter allmählich nach, so dass bei betagten und hoch betagten Personen folgende impfpräventable Krankheiten überdurchschnittlich häufig vorkommen und meist schwer, nicht selten sogar tödlich verlaufen: Influenza mit ihren Komplikationen an Herz-Kreislauf sowie Pneumokokkeninfektionen mit ihren Lungenkomplikationen.

Die **Influenza** gehört neben der Hepatitis B zu den verbreitetsten und gefährlichsten Virusinfektionen weltweit. Im Abstand von 3-5 Jahren breitet sie sich epidemisch, mit einem Intervall von 20-30 Jahren pandemisch aus.

Die Übersterblichkeit betrifft ältere Personen > 60 Jahre und chronisch Kranke, die eine schwere Komplikation der Influenza-Infektion erleiden. Mitarbeiter(innen) in medizinischen Arbeitsbereichen, aber auch Vertreter aus Berufen mit hohem Publikumsverkehr sind als besonders gefährdet einzustufen. Sie bedürfen eines Impfschutzes, um sich selbst vor Infektion, aber auch ihre Patienten bzw. Kontaktpersonen vor Erregerübertragung zu schützen. Die Impfung bietet keinen absoluten Schutz vor einer Infektion, mildert jedoch den Krankheitsverlauf.

Die Impfung mit dem heute üblichen Impfstoff ist gut verträglich und jährlich zu wiederholen, um die Immunität gegen das jeweils in der Bevölkerung erwartete Influenzavirus aufzufrischen.

Seit Ausbreitung des Vogelgrippevirus A H5N1 und neuerdings des Schweinegrippevirus A H1N1 laufen im Rahmen einer Pandemie-planung Arbeiten zur Herstellung wirksamer Impfstoffe. Die folgenden 3 Impfstoffe wurden im Herbst 2009 von der europäischen Zulassungsbehörde EMEA gegen die Influenza A H1N1 zugelassen: Celvapan® ist ein inaktivierter Ganzkeimimpfstoff ohne Adju-vans, Focetria® und Pandemrix® enthalten inaktivierte Virusbestandteile mit Adjuvans. Diese Impfstoffe sind nach Einschätzung des Paul-Ehrlich-Instituts nach üblichen Standards auf Wirksamkeit und Verträglichkeit geprüft worden. Die STIKO hat die Empfehlung gegeben, zunächst medizinisches Personal mit Patientenkontakt, chronische Kranke und Schwangere ab dem 2. Trimenon zu impfen. Die AkdÄ und andere Institutionen haben sich zur Notwendigkeit und Sicherheit dieser Impfung kritisch geäußert.

Pneumokokken gehören zu den wichtigsten Erregern der außerhalb des Krankenhauses erworbenen bakteriellen Pneumonie. Sie verläuft bei Schulkindern und jugendlichen Erwachsenen oft als Lobärpneumonie, bei kleinen Kindern und älteren Menschen als Bronchopneumonie. Schwere Verläufe und Komplikationen wie Pleuraempyem, Lungenabszesse und Sepsis sind bei älteren (> 60 Jahre), immunschwachen Patienten (HIV-Infektion, Asplenie, Down-Syndrom) und chronisch Kranken (Diabetes mellitus) keine Sel-tenheit. Zu beachten ist eine zunehmende Penicillinresistenz der Erreger, die in einigen europäischen Ländern wie Spanien, Frank-reich, Ungarn und Rumänien bereits 50 % und mehr erreicht hat. Eine Impfung gegen Pneumokokken ist deshalb bei allen genann-ten Risikopersonen mit erhöhter Morbidität und Letalität zu empfehlen. Sie ist bei Risikopersonen in mehrjährigen (alle 6–10 Jahre) Abständen zu wiederholen, auch wenn generelle Aussagen zur tatsächlichen präventiven Wirksamkeit im Hinblick auf die Zahl der Pneumonien bzw. Pneumonie-assoziierten Mortalität derzeit nicht gemacht werden können. Für Kinder bis zu 5 Jahren stehen Kon-jugat-Impfstoffe und für ältere Personen ein polyvalenter Polysaccharid-Impfstoff zur Verfügung. Entscheidend für die Wirksamkeit des Pneumokokken-Impfstoffs ist die typenspezifische Antikörperbildung gegen die Kapseltypen, die bei pathogenen Pneumokok-ken zu finden sind. Dies ist regional unterschiedlich und wird laufend vom Nationalen Referenzzentrum in Aachen überwacht.

Mit den regelmäßigen Wiederholungsimpfungen gegen Tetanus, Diphtherie und (einmal) Pertussis gelten demnach für ältere Personen ab dem 60. Lebensjahr folgende Impfempfehlungen (Tab. 62.8).

Tabelle 62.8: Empfehlungen von Impfungen für alle Erwachsenen im Alter von 60+

Tetatoxoid/Diphtherietoxoid, einmal gegen Pertussis (TdaP)	1x alle 10 Jahre
Pneumokokken (Polysaccharid-Impfstoff)	1x
Influenza-Impfstoff	1x jährlich im Herbst

62.3. Indikationsimpfungen – Impfungen von Risikopersonen und aus besonderen Anlässen

Indikationsimpfungen werden zum Schutz vor speziellen Infektionsgefährdungen (bei überdurchschnittlicher Exposition) oder bei erhöhter Empfänglichkeit (überdurchschnittlicher Disposition) eingesetzt. Der Einsatz bestimmter Impfungen ist demnach für die besonderen Anlässe mit erhöhter Infektionsexposition oder –disposition vorgesehen.

62.3.1. Indikationsimpfungen bei überdurchschnittlicher Exposition

a) vor Auslandsreisen
Nähere Informationen:
- Centrum für Reisemedizin www.crm.de
- www.fit-for-travel.de
- www.cdc.de
- Deutsche Tropenmedizinische Gesellschaft www.dtg.mwn.de

b) bei bestimmten Berufsgruppen
Nähere Informationen:
- Biostoffverordnung www.gesetze-im-internet.de/biostoffv/index.html

c) nach Unfall
Nadelstichverletzung mit Verdacht auf Hepatitis B-Infektion, Verletzung mit Verdacht auf Tetanus- oder Tollwutinfektion
Nähere Informationen:
- Robert Koch-Institut www.rki.de

d) bei infektionsexponierender Lebensweise
Impfungen wegen infektionsgefährdendem „Lifestyle" (z.B. bei Personen mit häufig wechselndem Sexualpartner, insbesondere auch Homosexuelle und Sadomasochisten, sowie Drogenabhängige, die von parenteralen Applikationen abhängig sind, und Gefängnisinsassen) bedürfen dringend und rechtzeitig eines Impfschutzes gegen Hepatitis B.

62.3.2. Indikationsimpfungen bei überdurchschnittlicher Disposition

a) Frauen im gebärfähigen Alter
Eine Frau im gebärfähigen Alter sollte bezüglich des eigenen Impfschutzes ärztlich sorgfältig beraten werden. Sie gibt nämlich damit gleichzeitig dem werdenden Kind eine Leihimmunität – den so genannten Nestschutz - vor vielen prä- und perinatalen Infektionen bis in die ersten Lebensmonate mit auf den Weg. Deshalb sollte der Frauenarzt seine jungen Patientinnen dahingehend beraten, sich bei Kinderwunsch folgende (Nachhol)Impfungen geben zu lassen (Tab. 62.9).

Tabelle 62.9: Impfungen, die eine Frau im gebärfähigen Alter bekommen sollte

Standardimpfungen	• dT (im Abstand von 10 Jahren) • MMR (1x bei einmal Geimpften; 2x im Abstand von mind. 4 Wochen bei Ungeimpften) • IPV (bei unvollständigem Impfschutz)
Indikationsimpfungen	• Influenza (bei erhöhtem Infektionsdruck) • Varicella (bei Seronegativität) • Pertussis (bei unvollständigem Impfschutz)

Um eine postnatale Gefährdung des neugeborenen Kindes durch Keuchhusten zu vermeiden, ist allen zukünftigen Eltern (und regelmäßigen Kontaktpersonen) ein wirksamer Impfschutz gegen Pertussis zu empfehlen.

b) Chronisch Kranke

Patienten mit chronischen Erkrankungen sollten grundsätzlich nicht von einer Impfung zurückgestellt werden, weil sie in aller Regel durch eine Infektionskrankheit mehr gefährdet sind als durch die entsprechende Impfung. Spezielle Impfempfehlungen gibt es für chronische Organerkrankungen (Herz, Lunge, Leber, Niere) sowie andere Systemerkrankungen (Diabetes mellitus, multiple Sklerose, rheumatische Erkrankungen). Alle Patienten mit den genannten Erkrankungen sollten sich durch Impfung vor Influenza- und Pneumokokken-Infektionen schützen. Chronischen Leberpatienten wird zusätzlich ein Impfschutz vor Hepatitis A und B empfohlen. Häufige Fragen werden im Zusammenhang mit rheumatischen Erkrankungen (juvenile idiopathische Arthritis, Lupus erythematodes visceralis u.a.) gestellt. Impfungen sollten bei diesen Patienten nicht während einer hoch dosierten Kortikoid- bzw. immunsuppressiven Therapie vorgenommen werden, weil Erkrankungen durch Lebendimpfstoffe möglich sind. Die Patienten können einen Impfschutz mit Totimpfstoffen gegen wichtige Infektionen wie Tetanus, Diphtherie, Pertussis, Influenza, Pneumokokken, Hepatitis A und B erhalten. Lebendimpfstoffe (MMRV) werden nach individueller Nutzen-Risiko-Abwägung verabfolgt.

c) Immunschwäche

Impfungen mit Totimpfstoffen sind erlaubt, Impfungen mit Lebendimpfstoffen sind potentiell gefährlich. Wegen des unterschiedlichen Vorgehens bei den verschiedenen Formen eines Immundefektes ist vor einer Impfung mit einem Lebendimpfstoff stets eine exakte Diagnose notwendig.

Immunsuppression: Jede immunsuppressive Therapie beeinträchtigt die Immunantwort, hebt sie aber nicht auf. Es ist schwierig, im Einzelfall die Grenze zur Immunsuppression festzustellen; deshalb gelten empirische Regeln. 3–6 Monate nach Absetzen einer immunsuppressiven Therapie kann mit einer normalen Impfreaktion und Antikörperantwort gerechnet werden. Ein Mindestabstand von 4 Wochen und eine Mindestzahl von 1000 Lymphozyten/µl im Blut sind Minimalforderungen. Totimpfstoffe dürfen auch während einer immunsuppressiven Therapie verabfolgt werden; ihre Wirkung ist aber durch Titerkontrollen nachzuweisen. Impfungen mit Lebendimpfstoffen sollten möglichst bis zum Ende der Therapie oder bis zum Eintritt einer Remission verschoben werden. Patienten unter einer systemischen Kortikoidtherapie dürfen unter bestimmten Bedingungen (Kurzzeittherapie < 2 Wochen, niedrige Dosen < 2 mg Prednisolon/kg/Tag) Lebendimpfungen erhalten. Eine topische (dermale und inhalative) Kortikoidtherapie stellt keine Kontraindikation gegen Impfungen, auch mit Lebendimpfstoffen dar. Lediglich eine hoch dosierte systemische Prednisonbehandlung (> 2 mg/kg/Tag über > 2 Wochen) sollte mindestens 14 Tage abgesetzt sein, bevor ein Lebendimpfstoff verabfolgt wird.

62.4. Neue Impfungen

Die Entwicklung neuer Impfstoffe ist in vollem Gang. Dies gilt nicht nur für neue bzw. erweiterte Kombinationen bekannter Impfstoffe, wie sie in der Tabelle 2 aufgeführt sind. Im Folgenden sollen die Innovationen der Impfstoffentwicklung besprochen werden, sofern es sich um neu zugelassene bzw. unmittelbar vor einer Zulassung stehende Impfstoffe handelt.

62.4.1. Impfung gegen Rotavirus-Infektion

Rotaviren sind weltweit die Hauptursache schwerer Durchfallerkrankungen im frühen Kindesalter. Nahezu jedes Kind infiziert sich mindestens einmal mit Rotaviren. Für ein unterernährtes Kind in einem Entwicklungsland ist eine Durchfallerkrankung infolge Rotavirus-Infektion lebensbedrohlich. Es hat dem plötzlich einsetzenden fieberhaften Brechdurchfall keine Reserven entgegen zu setzen und gerät über den dramatischen Flüssigkeitsverlust rasch in einen Schockzustand. Man schätzt, dass in tropischen und subtropischen Ländern jährlich etwa 500 Millionen Kinder an Rotavirus-Infektionen erkranken und davon mindestens 500.000 sterben. Der großzügigen Verteilung von Impfstoffen für diese Kinder steht der hohe Preis des Impfstoffs entgegen.

Auch in den Industrieländern Europas hat die Gastroenteritis infolge Rotavirusinfektion eine große Bedeutung. Die jährlich in Deutschland gemeldeten Rotavirus-Erkrankungen schwanken zwischen 50.000 und 60.000. Man darf die reale Prävalenz der Rotavirus-Erkrankungen auf die 10-fache Menge hochrechnen und die stationären Behandlungsfälle jährlich auf etwa 25.000 schätzen.

Die wesentlichen Merkmale und Anwendungsformen der beiden zugelassenen Impfstoffe sind in der folgenden Tabelle 10 gegenübergestellt. Sie sind als gleichwertig zu betrachten.

Tabelle 62.10: Zugelassene orale Impfstoffe gegen Rotavirus-Infektionen

	Rotarix®	RotaTeq®
Zusammensetzung	Monovalenter humaner, attenuierter Lebendimpfstoff	Pentavalenter human-boviner reassortierter Lebendimpfstoff
Darreichungsform	Pulver und Lösungsmittel zur Herstellung einer Suspension	Gebrauchsfertige Lösung zum Einnehmen
Impfmodus	2 Dosen à 1 ml innerhalb der ersten 6 Monate	3 Dosen à 2 ml innerhalb der ersten 6 Monate
Schutzwirkung vor jeglicher Rotavirus-Erkrankung	87,1 % (79,6 %; 92,1 %)	74 % (66,8 %;79,9 %)
Schutzwirkung vor schwerer Rotavirus-Erkrankung	95,8 % (89,6 %; 98,7 %)	98 % (88,3 %; 100 %)
Schutzwirkung vor Hospitalisierung	100 % (81,8 %; 100 %) Beobachtungszeitraum bis zu 1 Jahr nach Immunisierung	96 % (91,2 %; 96,6 %) Beobachtungszeitraum bis zu 2 Jahren nach Immunisierung
Schutzwirkung vor Rotavirus-Typen	G1P[8], G3P[8], G9)[8]	G1P [8], G2P[4], G3P[8], G4P[8], G9P[8]

Die STIKO hält eine generelle Impfempfehlung derzeit für noch nicht gerechtfertigt.

62.4.2. Impfung gegen HPV-Infektion

Mit Aufnahme sexueller Kontakte ist grundsätzlich mit einer HPV-Infektion zu rechnen. Man schätzt, dass mindestens 70 % aller Menschen mit HPV infiziert sind bzw. waren und dies meist (> 80 %) gar nicht merken, weil die Infektion inapparent – ohne eine entzündliche Reaktion - verläuft und spontan ausheilt. Die HPV können aber auch das Differenzierungsprogramm der Epithelzellen stören und zytopathische Effekte (Zellkern- und zytoplasmatische Veränderungen) ohne Entzündungsreiz hervorrufen, die zu einer Tumorbildung führen können. In Zellatypien und in der zervikalen intraepithelialen Neoplasie (CIN) 1 und 2 findet man vorwiegend die HPV-Typen 6 und 11. Hingegen lassen sich im Stadium 3 und im metastasierenden Zervix-Karzinom bei 99,8 % aller Fälle humane Papillom-DNA nachweisen, wobei mit über 70 % die Typen 16 und 18 maßgeblich beteiligt sind. Man schätzt die „Inkubationsperiode" von der Infektion bis zur Manifestation eines Karzinoms auf 10 bis 20 Jahre.

Es stehen jetzt 2 Impfstoffe zur Verfügung, die eine insgesamt gute Verträglichkeit und eine typenspezifische Immunogenität und Protektivität vor einer HPV-Infektion zeigen. Die wirksamen Bestandteile der beiden Impfstoffe sind gentechnologisch hergestellte leere Virushüllen („virus-like-particles" VLP ohne DNA), die nicht vermehrungsfähig sind. Die beiden Impfstoffe unterscheiden sich durch die Zahl der Impfantigene und durch verschiedenartige Adjuvantien.

Aus klinischen Studien mit jeweils mehr als 30.000 Probandinnen für jeden Impfstoff lassen sich seine Merkmale (z.B. typenspezifische Protektivität) und Anwendungsform in der Tabelle 11 gegenüberstellen. Bemerkenswert ist die starke Immunogenität der Impfstoffe, die zu sehr hohen Antikörpertitern führen. Die Antikörper blieben nach der bisherigen Beobachtungszeit von 4–5 Jahren praktisch unverändert hoch. Kinder und Jugendliche sind bessere Antikörperbildner als Erwachsene. Eine weitere Steigerung der Anfangstiter ist mit dem lipidhaltigen Adjuvanssystem AS04 in Cervarix® zu erzielen.

Tabelle 62.11: Übersicht über die beiden Impfstoffe gegen HPV-Infektionen

	Gardasil®	Cervarix®
Zusammensetzung	L1 Protein (Typen 6,11,16,18) Aluminiumhydroxid	L1 Protein (Typen 16,18) Aluminiumhydroxid Monophosphoryl-Lipid A
Applikation und Impfmodus	0,5 ml i.m. 0–2– 6 Monate	0,5 ml i.m. 0–1– 6 Monate
Protektivitätsstudien	Frauen von 16 – 26 Jahren	Frauen von 15–25 Jahren
Immunogenitätsstudien	Mädchen und Jungen von 9–15 Jahren	Mädchen/Frauen von 10–55 Jahren
Nebenwirkungen	lokale Rötung, schmerzhafte Schwellung; Kopfschmerzen, leichte Temperaturerhöhung (beobachtete Todesfälle stehen aus Sicht der Bundesoberbehörde nicht in ursächlichem Zusammenhang mit der Impfung)	
Typenspezifische Schutzwirkung vor Infektion während 12 Monaten	nahe 100 %	nahe 100 %
Typenspezifische Schutzwirkung vor Genitalwarzen	nahe 100 %	kein Studienziel
Typenspezifische Schutzwirkung vor CIN2+ bei nicht HPV-Infizierten	nahe 100 %	nahe 100 %
Kreuzprotektion verwandter HPV-Typen	vorhanden	vorhanden
Zulassung	seit September 2006 für Frauen von 16–26 Jahren sowie für Kinder und Jugendliche von 9–15 Jahren	seit Oktober 2007 für Mädchen und Frauen von 10–25 Jahren

Die STIKO hat im Februar 2007 eine generelle Impfung gegen HPV-Typen 16, 18 für Mädchen im Alter von (vollendeten) 12–17 Jahren empfohlen.

Die deutsche und europäische Gesundheitspolitik hat bei der Diskussion einer allgemeinen HPV-Impfempfehlung eine sorgfältige Nutzen-Risiko-Abwägung vorzunehmen. Sie schließt kritische Fragen ein, deren Beantwortung von der aktuellen Studienlage abhängt, wie beispielsweise

- Impfschutz HPV-infizierter Frauen ist mit 44 % relativ gering,
- Impfschutz sexuell aktiver Frauen kann noch nicht eingeschätzt werden,
- Impfschutz ohne Rücksicht auf Serotypen ist mit 17 % sehr gering,
- Impfschutz Immundefizienter, z.B. HIV.Infizierter ist noch nicht einzuschätzen,
- Wiederholungsimpfung und wenn ja, nach welcher Zeit, kann noch nicht entschieden werden.

Der heutige Kenntnisstand der HPV-Impfung kann folgendermaßen formuliert werden: Die HPV-Impfung schützt typenspezifisch vor einer HPV-Infektion und vor den Vorstadien (CIN2, 3) eines Zervix-Karzinoms. Am meisten profitieren von einer HPV-Impfung diejenigen Mädchen bzw. jungen Frauen, die nicht durch HPV infiziert sind, beispielsweise vor Aufnahme des ersten Geschlechtsverkehrs. Krebsvorsorgeuntersuchungen werden durch die HPV-Impfung nicht überflüssig, sondern sind auch von Geimpften wahrzunehmen.

62.4.3. Impfung gegen Zoster

Nach jeder Windpockenerkrankung verbleiben die Varicella-Zoster-Viren (VZV) lebenslang latent in den Neuronen der hinteren Wurzeln der Spinalganglien und der Hirnnervenganglien. Nimmt die zelluläre Immunität ab – wie dies mit zunehmendem Alter die Regel ist – kann es zu einer Aktivierung der VZV und zu einem Zoster kommen. In jedem Fall eines Zosters handelt es sich um eine endogene Infektion durch VZV.

Das individuelle Erkrankungsrisiko an Zoster hängt wesentlich vom Lebensalter und dem Immunstatus ab. Bei immungesunden Personen unter 20 Jahren kommt es jährlich zu etwa einer Zostererkrankung pro 1.000 Personen, während bei 80-jährigen und älteren Menschen mit etwa 10 Erkrankungen pro 1.000 Personen zu rechnen ist. Man kann davon ausgehen, dass in Deutschland jährlich etwa 350.000 Menschen an Zoster erkranken.

Der akute Zoster ist eine entzündliche Erkrankung der Spinalganglien. Diese ruft den akuten Zosterschmerz hervor, der wenige Tage vor Auftreten der Hauteffloreszenzen beginnt und 2 bis 4 Wochen andauert. Die Entzündung geht mit Zellinfiltrationen, in schweren Fällen mit Nekrosen einher. Der nekrotische Zelluntergang ist die Ursache für die postzosterische Neuralgie (PZN), die bisweilen nach einem schmerzfreien Intervall auftritt und häufig länger als 3 Monate andauert. Das Risiko, an einer PZN zu leiden, steigt mit zunehmendem Lebensalter. Während Kinder und junge Erwachsene im Rahmen eines Zosters sehr selten eine PZN bekommen, leiden 50 % der über 60-jährigen und 70 % der über 70-jährigen Zosterpatienten unter einer PZN. Die Schmerzsymptomatik kann Jahre dauern und die Lebensqualität der Betroffenen erheblich beeinträchtigen.

Es gibt keine Garantie für eine erfolgreiche Schmerztherapie der PZN und schon gar nicht für eine Heilung. Häufigkeit und Leidensdruck der PZN rechtfertigen die intensiven Bemühungen um eine Erfolg versprechende Zoster-Impfung, wie sie kürzlich aus den USA berichtet worden sind.

In einer umfangreichen Multizenter-Studie wurde in den USA die Verträglichkeit und Wirksamkeit eines Zoster-Impfstoffs an älteren Personen, die Träger des latenten VZV waren, geprüft. Die Studie wurde an > 38.000 Probanden im Alter über 60 Jahre randomisiert und placebo-kontrolliert durchgeführt und die Ergebnisse 2005 publiziert (Oxman et al.). Der Impfstoff ist eine attenuierte Lebendvakzine auf der Grundlage des VZV-Impfstammes OKA mit einem hohen Virusgehalt (> 18.000 plaque-forming units PFU). Die Verträglichkeit des Impfstoffs erwies sich als gut und zeigte im Vergleich zur Placebo-Gruppe keine nennenswerten Reaktionen. Der Schutzeffekt des Impfstoffes reduzierte die Zosterinzidenz um etwa 50 % und die Inzidenz der postzosterischen Neuralgie (PZN) um etwa 66 %, wie der folgenden Tabelle 12 zu entnehmen ist.

Tabelle 62.12: Ergebnis der Wirksamkeitsstudie eines Zoster-Impfstoffs in den USA (nach Oxman et al.)

Wirksamkeitsstudie eines Zoster-Impfstoffs					
Primärer Endpunkt: Erkrankungen an Zoster					
Sekundärer Endpunkt: postzosterische Neuralgie PZN					
Ergebnis der Studie					
Ereignis	Placebo (n=19.270) %	Vakzine (n= 19.276) %	ARR %	NNT n	NTN n	RRR %
Zoster	3,3	1,6	1,7	59	58	51,5
PZN	0,42	0,14	0,28	357	356	66,6

ARR absolute Risikoreduktion (= Ereignisreduktion); errechnet: % Placebo minus % Vakzine; NNT=number needed to treat; errechnet: 100 dividiert durch ARR;NTN=number treated needlessly; errechnet: NNT minus 1; RRR=relative Risikoreduktion; errechnet: ARR multipliziert mit 100 und dividiert durch % Placebo

62.5. Impfempfehlungen der Ständigen Impfkommission (STIKO)

In der Bundesrepublik Deutschland besteht keine Impfpflicht. Impfungen von besonderer Bedeutung für die Gesundheit der Bevölkerung und andere Maßnahmen der spezifischen Prophylaxe werden von den obersten Gesundheitsbehörden der Bundesländer auf der Grundlage der STIKO-Empfehlungen entsprechend § 20 Abs. 3 IfSG „öffentlich empfohlen". Sie werden in kurzen Zeitabständen aktualisiert. Zuletzt wurden die aktuellen Impfempfehlungen im Juli 2009 veröffentlicht. Sie sind jeweils im Internet auf den Seiten des Robert Koch-Instituts (www.rki.de) nachzulesen.

63. Tabellen zum Metabolismus von Arzneimitteln durch Cytochrom-P450-Enzyme

Für eine optimierte sichere Arzneimitteltherapie sind Basiskenntnisse sowohl zum Arzneistoffmetabolismus und -transport als auch zu individuellen Variationen des Arzneimittelmetabolismus unabdingbar. Arzneistoffe werden anhand ihrer physikochemischen Eigenschaften in **lipophile** (fettlösliche) und **hydrophile** (wasserlösliche) Arzneimittel eingeteilt. Hydrophile Substanzen werden überwiegend in unveränderter Form über die Nieren ausgeschieden. Ihre Pharmakokinetik und ihr Kumulationsverhalten werden von der Nierenfunktion bestimmt. Lipophile Arzneimittel werden renal schlecht eliminiert und müssen deshalb chemisch so modifiziert werden, dass sie besser wasserlöslich (polarer) werden und damit über die Nieren ausgeschieden werden können. Diese chemische Modifikation wird durch Proteine katalysiert, die man als arzneimittelabbauende Enzyme bezeichnet. Bei den durch diese Enzyme katalysierten Biotransformationsreaktionen unterscheidet man zwischen Phase-I- und Phase-II-Reaktionen. Bei **Phase-I-Reaktionen** werden funktionelle Gruppen (z.B. OH-Gruppen) in das unpolare Molekül eingeführt oder bereits vorhandene funktionelle Gruppen umgewandelt. Wichtige Phase-I-Reaktionen sind Oxidations- und Reduktionsreaktionen, die durch Cytochrom-P450-Enzyme (CYP450) katalysiert werden. **Phase-II-Reaktionen** sind Konjugationsreaktionen, die durch Transferasen katalysiert werden. Sie koppeln die Substrate an sehr polare, negativ geladene endogene Moleküle. Die durch CYP450 katalysierte Einführung funktioneller Gruppen bedingt häufig, dass die entstehenden Stoffwechselprodukte Substrate für Phase-II-Reaktionen sind. Im Rahmen dieser Phase-II-Reaktionen werden funktionelle Gruppen z.B. mit Glucuronsäure, Schwefelsäure oder bestimmten Aminosäuren konjugiert. Die entstehenden Konjugate sind in der Regel sehr polar, damit gut wasserlöslich, und können so schneller renal ausgeschieden werden. Besitzt das Arzneimittel für die Konjugation geeignete funktionelle Gruppen, kann auch ohne vorgeschaltete Phase-I-Reaktion eine direkte Konjugation erfolgen. Die wichtigste Phase-II-Reaktion ist die Konjugation mit Glucuronsäure, die durch Glucuronosyltransferasen katalysiert wird. Für die interindividuellen Unterschiede in den Plasmakonzentrationen eines Arzneimittels und damit seiner Wirkung und auch seiner UAW, sind interindividuelle Unterschiede in der Aktivität der durch Cytochrom-P450-Enzyme katalysierten Biotransformationsprozesse der entscheidende Faktor.

> **Merke:** Die Mehrzahl aller Interaktionen, die auf einer Änderung des Arzneimittelmetabolismus beruhen, betreffen Wechselwirkungen mit Cytochrom-P450-Enzymen.

Die für den Arzneimittelstoffwechsel des Menschen wichtigsten Cytochrom-P450-Enzyme und typische Substrate für diese CYP-Enzyme sind in Tabelle 63.1 dargestellt. In Tabelle 63.2 und Tabelle 63.3 sind Arzneimittel aufgeführt, die als Hemmstoffe oder Induktoren Interaktionen mit diesen CYP-Enzymen hervorrufen können, die also die Plasmakonzentration eines gleichzeitig gegebenen anderen Arzneimittels erhöhen oder vermindern können.

> **Merke:** Häufig ist ein Arzneimittel Substrat für mehrere P450-Enzyme, und unterschiedliche Metaboliten eines Arzneimittels werden durch unterschiedliche P450-Enzyme gebildet.

Aufgrund der breiten Substratspezifität der Cytochrom-P450-Enzyme werden Arzneimittel unterschiedlicher Struktur durch ein P450-Enzym verstoffwechselt. Viele häufig eingesetzte Arzneimittel (z.B. Nifedipin, Verapamil, Ciclosporin, Rifampicin) werden durch Cytochrom 3A4/5 abgebaut. Es existiert ein erheblich interindividueller Unterschied in der Expression der einzelnen P450-Enzyme. Interindividuelle Unterschiede in der Eliminationsgeschwindigkeit von Arzneimitteln sind durch Unterschiede in der Enzymmenge bedingt, die im Wesentlichen die Geschwindigkeit bestimmt, mit der ein Arzneimittel abgebaut wird. Die Kenntnis der am Abbau von Arzneimitteln beteiligten Enzyme erlaubt darüber hinaus eine Aussage, mit welchen Interaktionen zu rechnen ist. Diese Vorhersage eines **Interaktionspotenzials** kann sowohl die Hemmung als auch die Induktion des Arzneimittelstoffwechsels betreffen. Bestimmte CYP-Formen sind durch Arzneimittel oder sonstige Fremdstoffe induzierbar, andere CYP-Formen können nicht induziert werden. So können z.B. CYP1A1 und CYP1A2 durch Tabak rauchen induziert werden. Auch Theophyllin wird durch dieses Enzym abgebaut, sodass der Theophyllinmetabolismus bei Rauchern beschleunigt ist. Andererseits induzieren die Inhaltsstoffe des Tabakrauches nicht das Enzym CYP3A4, sodass Rauchen den Abbau z.B. von Nifedipin nicht induzieren wird. Rifampicin induziert CYP3A4 und führt somit zum beschleunigten Abbau von z.B. Nifedipin, Verapamil und Ciclosporin.

Die Multiplizität dieser Enzyme erklärt, warum ein Hemmstoff nicht den Metabolismus aller Arzneimittel hemmt. Im Falle der Fluorchinolone (z.B. Enoxacin) weiß man, dass sie CYP1A2 hemmen; klinisch relevante Interaktionen sind mit dem CYP1A2-Substrat Theophyllin beobachtet worden. Im Falle von Verapamil, das Substrat für CYP1A2, CYP2C8, CYP2C9 und CYP3A4 ist, sind Interaktionen mit Carbamazepin, Ciclosporin, Warfarin und Theophyllin, die durch diese Enzyme verstoffwechselt werden, berichtet worden. So hemmt auch Verapamil z.B. den Abbau von Carbamazepin.

Ein für die Therapie wichtiger Aspekt ergibt sich aus der Tatsache, dass für mehrere P450-Enzyme – CYP2B6, CYP2C9, CYP2C19 und CYP2D6 – **genetische Polymorphismen** existieren. Ein genetischer Polymorphismus manifestiert sich als ein monogen vererbtes Merkmal, das in der Bevölkerung in mindestens zwei Phäno- bzw. Genotypen auftritt und mit einer Allelhäufigkeit > 1 % vorkommt. Bei einer Allelfrequenz < 1 % spricht man von seltenen genetischen Varianten. Verschiedene molekulare Mechanismen können zu einer veränderten Proteinexpression dieser Cytochrom-P450-Enzyme führen. Merkmalsträger dieser Enzymdefekte werden als **langsame** oder **defiziente Metabolisierer** bezeichnet.

> **Merke: Für Cytochrom-2D6 beträgt die Häufigkeit dieses Defektes in der deutschen Bevölkerung 7–10 %. Erhalten solche Defektträger die Standarddosis eines Arzneimittels, das durch dieses P450-Enzym abgebaut wird, kann es zu gravierenden UAW kommen. Dies betrifft die meisten NSMRI-Antidepressiva, einige Antipsychotika, einige Betablocker, viele Antiarrhythmika, Opioide und den HT3-Antagonisten Tropisetron. Ist das Cytochrom-2D6 für die Bioaktivierung eines Arzneistoffes verantwortlich, wie z.B. im Falle von Tamoxifen, ist die Wirksamkeit des Arzneimittels vom Genotyp des Patienten abhängig.**

Im Falle des Cytochrom-2C19 sind 3–4 % der deutschen Bevölkerung Defektträger. Therapeutisch häufig eingesetzte Arzneimittel, deren Stoffwechsel diesem Polymorphismus unterliegt, sind u.a. Citalopram, Diazepam, Mephenytoin, Proguanil, Omeprazol, Lansoprazol und Pantoprazol. Für einige Arzneimittel (z.B. Ciclosporin, Midazolam) konnte gezeigt werden, dass neben einer hepatischen Metabolisierung bei der ersten Passage des Pharmakons durch die Leber (hepatischer First-Pass-Effekt) auch ein intestinaler First-Pass-Effekt von Bedeutung ist. Auch hierfür ist u.a. das Vorkommen von Cytochrom-P450-Enzymen in der Darmwand verantwortlich. Einzelne Arzneimittel (z.B. Rifampicin, Johanniskraut) können so in der Darmwand zur Induktion bestimmter CYP führen oder wie Grapefruitsaft eine Hemmung (Hemmstoff für CYP3A4) bewirken, was zu unterschiedlichen Arzneimittelwirkungen führen kann.

Neben Cytochrom-P450, dem wichtigsten arzneimittelmetabolisierenden Enzymsystem, sind weitere Enzyme bekannt, die einem genetischen Polymorphismus unterliegen und an der Metabolisierung klinisch relevanter Arzneimittel beteiligt sind. Bei der katabolen Metabolisierung von Arzneimitteln aus der Gruppe der Thiopurine (Azathioprin, 6-Mercaptopurin und Thioguanin) spielt die Thiopurin-S-Methyltransferase (TPMT) eine entscheidende Rolle, welche ebenfalls einem genetischen Polymorphismus (1:200) unterliegt. Komplette Defizienz für die TPMT führt bei Standarddosierung von Thiopurinen zu schwerster Myelosuppression. Auch bei partieller Defizienz besteht unter Standarddosierung ein erhöhtes Risiko für Leukopenien. Vor Einleitung der Therapie mit diesen Arzneimitteln sollte daher eine entsprechende Diagnostik durchgeführt werden. Im Falle einer kompletten Defizienz ist die Dosis auf 10–20 % der Standarddosis zu reduzieren. Im Falle der Therapie mit Irinotecan konnte gezeigt werden, dass Polymorphismen der UDP-Glucuronosyltransferase 1A1 (UGT1A1) ursächlich mit dem Auftreten von schweren Nebenwirkungen, wie z.B. Diarrhoe bzw. Neutropenien, assoziiert sind, da der aktive Metabolit von Irinotecan (SN-38) durch UGT1A1 konjugiert wird. Arzneistoffe werden nicht nur metabolisiert, sondern können selbst bzw. deren Metabolite aktiv mittels sogenannter Membranproteine transportiert werden. Hiervon betroffen sind die gastrointestinale Resorption, der Transport in verschiedene Körpergewebe (z.B. Gehirn, Tumorgewebe) und die biliäre und renale Exkretion. Der **Transporter-P-Glykoprotein** (Pgp) beeinflusst die Resorption von Arzneimitteln aus dem Gastrointestinaltrakt und leistet einen wichtigen Beitrag zu der Barrierefunktion der Blut-Hirn-Schranke. Zahlreiche Arzneistoffe sind Pgp-Substrate, wie z.B. Digoxin, HIV-Protease-Inhibitoren (Indinavir, Nelfinavir, Ritonavir), Paclitaxel, Ciclosporin und Celiprolol. Erhöhte Plasmakonzentrationen und eine dadurch veränderte Bioverfügbarkeit von Digoxin sind z.B. bei gleichzeitiger Gabe von Chinidin, einem Pgp-Hemmstoff, beobachtet worden, der zu einer verstärkten Resorption bzw. verminderten renalen Elimination von Digoxin führt. Die unter Einnahme von Johanniskrautpräparaten beobachtete Abnahme der Bioverfügbarkeit von Digoxin ist auf die Induktion von P-Glykoprotein in der Darmwand zurückzuführen.

Tabelle 63.1: Cytochrom-P450-Enzyme und ihre typischen Substrate. CYP2C9, CYP2C19 und CYP2D6 weisen einen genetischen Polymorphismus auf. Mutationen dieser CYP führen zum Funktionsverlust des Enzyms.

Wirkstoff	CYP1A2	CYP2C9	CYP2C19	CYP2D6	CYP2E1	CYP3A4
Acenocoumarol	■	■	■			
Alfentanil						■
Almotriptan				■		■
Alprazolam						■
Amiodaron				■		■
Amitriptylin	■		■	■		■
Amlodipin						■
Astemizol						■
Atorvastatin						■
Azithromizin						■
Bromocriptin						■
Bupivacain						■
Carbamazepin	■					■
Carmustin		■				
Carvedilol				■		■
Celecoxcib		■				
Chinidin						■
Chlorambucil						■
Chlordiazepoxid						■
Chlorpromazin	■			■		
Ciclosporin						■
Ciprofloxacin	■					
Citalopram			■			■
Clarithromycin						■
Clomipramin	■		■	■		
Clonazepam						■
Clonidin (CYP-Eigenschaften unklar)						■
Clozapin	■		■			■
Cocain						■
Codein				■		
Coffein	■					■
Cortisol						■
Cyclophosphamid		■				■
Dapson		■	■		■	■
Desipramin				■		■
Desogestrel		■				■

Tabelle 63.1: Cytochrom-P450-Enzyme und ihre typischen Substrate. CYP2C9, CYP2C19 und CYP2D6 weisen einen genetischen Polymorphismus auf. Mutationen dieser CYP führen zum Funktionsverlust des Enzyms (Fortsetzung).

Wirkstoff	CYP1A2	CYP2C9	CYP2C19	CYP2D6	CYP2E1	CYP3A4
Dexamethason						■
Dextromethorphan				■		■
Diazepam			■			■
Diclofenac		■				
Dihydrocodein				■		
Dihydroergotamin						■
Diltiazem		■				■
Disopyramid						■
Doxepin		■		■		
Efavirenz						■
Enfluran					■	■
Ergotamin						■
Erythromycin						■
Ethanol					■	
Ethinylestradiol	■		■			■
Ethylmorphin				■		
Etoposid						■
Felodipin						■
Fentanyl						■
Finasterid						■
Flecainid	■			■		
Fluconazol						■
Fluoxetin		■		■		
Flurbiprofen		■				
Fluvastatin (CYP2C8 Hauptweg)		■				
Fluvoxamin	■					
Gestoden						■
Glibenclamid		■				
Glimepirid		■				
Glipizid		■				
Granisetron						■
Haloperidol				■		
Halothan					■	
Hydrocodon				■		
Ibuprofen		■				
Ifosfamid		■	■			■
Imipramin	■		■	■		■

Tabelle 63.1: Cytochrom-P450-Enzyme und ihre typischen Substrate. CYP2C9, CYP2C19 und CYP2D6 weisen einen genetischen Polymorphismus auf. Mutationen dieser CYP führen zum Funktionsverlust des Enzyms (Fortsetzung).

Wirkstoff	CYP1A2	CYP2C9	CYP2C19	CYP2D6	CYP2E1	CYP3A4
Indinavir						■
Irbesartan		■				
Isofluran					■	
Isradipin						■
Itraconazol						■
Ketoconazol						■
Lansoprazol			■			■
Levomepromazin	■			■		
Lidocain	■					■
Lomustin						■
Lopinavir						■
Loratadin				■		■
Losartan		■				■
Maprotilin						■
Medroxyprogesteron						■
Mefenaminsäure		■				
Meloxicam		■				■
Methadon (+ CYP2B6)			■			■
Methoxyfluran					■	
Methylprednisolon						■
Metoprolol				■		
Metronidazol		■				
Mianserin	■			■		■
Midazolam						■
Mifepriston						■
Mirtazapin	■			■		■
Moclobemid			■			
Montelukast		■				■
Naproxen	■	■				■
Nelfinavir						■
Nifedipin						■
Nimodipin						■
Nisoldipin						■
Nitrendipin						■
Norethisteron						■
Nortriptylin				■		

63

Tabelle 63.1: Cytochrom-P450-Enzyme und ihre typischen Substrate. CYP2C9, CYP2C19 und CYP2D6 weisen einen genetischen Polymorphismus auf. Mutationen dieser CYP führen zum Funktionsverlust des Enzyms (Fortsetzung).

Wirkstoff	CYP1A2	CYP2C9	CYP2C19	CYP2D6	CYP2E1	CYP3A4
Olanzapin	■					
Omeprazol			■			■
Ondansetron	■					
Oxycodon						
Paclitaxel (Hauptweg CYP2C8)						■
Pantoprazol			■			
Paracetamol					■	
Paroxetin				■		
Perphenazin				■		
Phenprocoumon		■				
Phenytoin						
Piroxicam		■				
Pravastatin						
Prazosin						
Prednisolon						
Primidon			■			
Proguanil	■		■			
Promethazin				■		
Propafenon	■			■		
Propranolol	■			■		
Rabeprazol			■			■
Risperidon				■		
Ritonavir						■
Ropivacain	■					
Saquinavir						■
Sertralin (Hauptenzym CYP2B6)		■	■			
Sevofluran					■	
Sibutramin						■
Sildenafil		■				■
Simvastatin						■
Sirolimus						■
Sufentanil						■
Sulfamethoxazol		■				
Tacrin	■					
Tacrolimus						■
Tamoxifen		■		■		■

63

Tabelle 63.1: Cytochrom-P450-Enzyme und ihre typischen Substrate. CYP2C9, CYP2C19 und CYP2D6 weisen einen genetischen Polymorphismus auf. Mutationen dieser CYP führen zum Funktionsverlust des Enzyms (Fortsetzung).

Wirkstoff	CYP1A2	CYP2C9	CYP2C19	CYP2D6	CYP2E1	CYP3A4
Taxol						■
Tenoxicam		■				
Terbinafin	■	■	■			■
Terfenadin						■
Testosteron						■
Theophyllin	■					
Thioridazin				■		■
Timolol				■		
Tolbutamid		■	■			
Torasemid		■				
Tramadol				■		■
Trazodon				■		
Triazolam						■
Trimipramin			■			
Tropisetron				■		
Valsartan		■				
Venlafaxin				■		
Verapamil	■					■
Vinblastin						■
Vincristin						■
Vindesin						■
Warfarin		■	■			
Zolmitriptan	■					
Zolpidem	■					■
Zopiclon (+ CYP2C8)						■

■ = mittel bis geringfügig

Tabelle 63.2: Hemmstoffe für Cytochrom-P450-Enzyme*

Wirkstoff	CYP1A2	CYP2C9	CYP2C19	CYP2D6	CYP2E1	CYP3A4
Amiodaron				■		■
Chinidin				■		
Cimetidin	■		■			
Ciprofloxacin	■					
Clarithromycin						■
Diltiazem						■
Disulfiram		■			■	
Efavirenz						
Erythromycin						■
Ethinylestradiol	■					
Fluconazol		■	■			
Fluoxetin				■		
Fluvastatin		■				
Fluvoxamin	■					
Gestoden						■
Indinavir						■
Isoniazid			■			
Itraconazol						■
Josamycin						■
Ketoconazol	■					■
Levomepromazin				■		▨
Methadon				■		
Metronidazol		■				■
Miconazol		■				■
Moclobemid	■					
Nicardipin		■				■
Nifedipin						■
Norfloxacin	■					
Omeprazol			■			
Paroxetin				■		
Phenylbutazon		■				
Promethazin				■		
Ritonavir		■		■		■
Saquinavir						■
Simvastatin						■
Terbinafin				■		
Thioridazin				■		
Ticlopidin				■		
Valproinsäure		▨				■
Verapamil						■

▨ = mittel bis geringfügig

*(praktische Bedeutung: Amiodaron hemmt u.a. CYP2D6 und CYP3A4, kann also ggf. den Plasmaspiegel von z.B. gleichzeitig verabreichtem Clomipramin, Clozapin, Naproxen, Ondansetron oder Propafenon – s. Tab. 63.1. – erhöhen)

Tabelle 63.3: Induktoren für Cytochrom-P-450-Enzyme*

Wirkstoff	CYP1A2	CYP2C9	CYP2C19	CYP2D6	CYP2E1	CYP3A4
Aminoglutethimid	■		■			■
Carbamazepin	■					■
Glukokortikosteroide		■				■
Omeprazol	■					■
Oxcarbamazepin						■
Phenobarbital	■	■				■
Phenytoin						■
Primidon		■				■
Rifabutin						■
Ritonavir						■
Rifampicin	■	■				■
Teerstoffe im Tabakrauch	■					

*(praktische Bedeutung: Lansoprazol und Omeprazol sind Induktoren von u.a. CYP3A4, können also ggf. die Gesamtkonzentration von gleichzeitig verabreichtem Terfenadin, Theophyllin etc. – s. Tab. 63.1 – reduzieren)

Quelle: modifiziert nach „Service d'information sur les médicaments et centre romand de pharmacovigilance", Division de pharmacologie clinique, Hôpital Cantonal, 1211 Genève 14 und Cozza KL, Armstrong SC, Oesterheld JR: Drug interaction principles for medical practice. 2nd edition, American Psychiatric Publishing, Washington 2003.

Liste wichtiger Wirkstoffe für die hausärztliche Verordnung

Liste wichtiger Wirkstoffe für die hausärztliche Verordnung

Die nachfolgenden Wirkstoffe werden für die primäre Arzneitherapie in der hausärztlichen Praxis vorgeschlagen bzw. den Nutzern dieses Buches zur Diskussion gestellt. Es handelt sich um einen unverbindlichen Vorschlag der AkdÄ für ein rationales hausärztliches Arzneimittelsortiment. Die vorgeschlagenen Substanzen wurden in 2 Gruppen A und B unterteilt. Die Kerngruppe A umfasst 77 aus Sicht der AkdÄ essentielle Substanzen. Weitere 76 Wirkstoffe, die als Alternativen z.B. bei Nichtansprechen auf das primär ausgewählte Medikament oder für spezielle Patienten in Frage kommen, sind in der Gruppe B zusammengefasst.

Für die Auswahl waren sowohl der in der wissenschaftlichen Literatur und in der hausärztlichen Erfahrung belegte Nutzen-Risiko-Quotient wie auch wirtschaftliche Aspekte und die Umstände der vertragsärztlichen Praxis maßgeblich. Im Allgemeinen wurde versucht, bei mehreren verfügbaren, mehr oder minder gleichwertigen, analogen Substanzen einer Wirkstoffklasse eine Festlegung auf einen oder zwei bewährte Wirkstoffe vorzunehmen. Der Hausarzt sollte nach Auffassung der AkdÄ die Eigenschaften dieser Substanzen besonders gut kennen und sie nicht ohne stichhaltige Begründung durch Analogpräparate oder gerade neu auf den Markt gekommene Präparate ersetzen.

Dermatologika, Ophthalmologika, Gynäkologika (außer Tamoxifen und Levonorgestrel zur postkoitalen Antikonzeption), Phytopharmaka und Wirkstoffe für in der hausärztlichen Praxis nur sehr selten primär behandelte Krankheitszustände sind nicht berücksichtigt.

Teilweise wurden auch nicht verschreibungspflichtige Wirkstoffe entsprechend ihrer therapeutischen Bedeutung in die Liste aufgenommen. Jeder hausärztliche Kommentar zu diesem Vorschlag eines rationalen Arzneimittelsortiments, sei er zustimmend oder kritisch, ist dem Vorstand der AkdÄ willkommen.

Der Leser sei auch auf ähnliche Versuche deutschsprachiger Autoren hingewiesen: Etzel Gysling „Hundert wichtige Medikamente", Infomed-Verlag bzw. Michael M. Kochen (Hrsg.): „Göttinger Individualliste", Göttingen, Eigenverlag, 1992–2009.

Wirkstoff	Bedeutung
Acetylsalicylsäure	A
Aciclovir	A
Alendronsäure	A
Allopurinol	A
Amitriptylin	A
Amlodipin	A
Amoxicillin	A
Azathioprin	A
Bisoprolol	A
Budesonid	A
Calciumcarbonat und Colecalciferol	A
Cefuroximaxetil	A
Cetirizin	A
Chlortalidon	A
Ciprofloxacin	A
Citalopram	A
Clarithromycin	A
Clopidogrel	A
Codein	A
Cotrimoxazol (Sulfamethoxazol und Trimethoprim)	A
Diclofenac	A
Diphenhydramin	A
Doxazosin	A
Doxycyclin	A
Eisen(II)sulfat	A
Enoxaparin	A
Formoterol und Budesonid	A
Furosemid	A
Gabapentin	A
Glibenclamid	A
Glyceroltrinitrat	A
Haloperidol	A
Hydrochlorothiazid	A
Hydrochlorothiazid und Triamteren	A
Ibuprofen	A
Insulin (human)	A
Isosorbiddinitrat	A
Kaliumchlorid	A
Kaliumiodid	A

Wirkstoff	Bedeutung
Lactulose	A
Lamotrigin	A
Levodopa in Kombination mit Benserazid	A
Levodopa in Kombination mit Carbidopa	A
Levothyroxin	A
Loperamid	A
Lorazepam	A
Lormetazepam	A
Losartan	A
Macrogol, Kombinationen	A
Melperon	A
Mesalazin	A
Metformin	A
Methotrexat	A
Metoclopramid	A
Metoprolol	A
Metronidazol	A
Morphin	A
Omeprazol	A
Paracetamol	A
Phenoxymethylpenicillin	A
Phenprocoumon	A
Prednisolon	A
Promethazin	A
Ramipril	A
Ranitidin	A
Salbutamol	A
Simvastatin	A
Spironolacton	A
Sumatriptan	A
Thiamazol	A
Tilidin, Kombinationen	A
Tramadol	A
Trimethoprim	A
Trimipramin	A
Valproinsäure	A
Verapamil	A
Zolpidem	A

Wirkstoff	Bedeutung
Amiodaron	B
Amoxicillin und Clavulansäure	B
Azithromycin	B
Baclofen	B
Beclomethason	B
Biperiden	B
Bisacodyl	B
Butylscopolamin	B
Carbamazepin	B
Carvedilol	B
Cefaclor	B
Clindamycin	B
Clonidin	B
Codein in Kombination mit Paracetamol	B
Colchicin	B
Colecalciferol	B
Colecalciferol, Kombinationen mit Natriumfluorid	B
Dexamethason	B
Diazepam	B
Digitoxin	B
Digoxin	B
Diltiazem	B
Dimenhydrinat	B
Domperidon	B
Donepezil	B
Doxepin	B
Eisen(II)glycinsulfat	B
Elektrolyte zur oralen Rehydrierung, Kombinationen	B
Enalapril	B
Fenoterol in Kombination mit anderen Substanzen bei obstruktiven Atemwegserkrankungen	B
Fentanyl	B
Fluconazol	B
Folsäure	B
Formoterol	B
Gemfibrocil	B
Hydrochlorothiazid und Amilorid	B
Hydroxocobalamin	B
Ibandronsäure, parenteral	B

Wirkstoff	Bedeutung
Ipratropiumbromid	B
Levomepromazin	B
Levonorgestrel	B
Lithiumcarbonat	B
Loratadin	B
Magnesium-Aluminium-Hydroxid	B
Mebendazol	B
Metamizol	B
Methylphenidat	B
Mirtazapin	B
Moxifloxacin	B
Moxonidin	B
Naproxen	B
Nitrendipin	B
Nitrofurantoin	B
Nortriptylin	B
Oxybutinin	B
Pankreasenzym	B
Pantoprazol	B
Pipamperon	B
Prasugrel	B
Pravastatin	B
Quetiapin	B
Risperidon	B
Roxithromycin	B
Salmeterol und Glucocorticoid	B
Sertralin	B
Sulfasalazin	B
Tamoxifen	B
Tamsulosin	B
Theophyllin	B
Thiamin	B
Tinzaparin	B
Tiotropiumbromid	B
Torasemid	B
Triamcinolon	B
Ursodeoxycholsäure	B
Valsartan	B

Pharmakologische Kurzcharakteristika

Die nachstehenden pharmakologischen Kurzcharakteristika beziehen sich auf Substanzen, die aus verschiedenen Gründen (z.B. gerade erst auf den Markt gekommen, nicht für die hausärztliche Primärtherapie seitens der AkdÄ empfohlen, etc.) in den indikationsbezogenen Kapiteln nicht ausführlich beschrieben werden. Die jeweiligen Angaben in den Kurzcharakteristika wurden in einem automatisierten redaktionellen Prozess auf Grundlage marktüblicher Datenbanken unter wesentlicher Einbeziehung der Fachinformation nach § 11a AMG recherchiert und verarbeitet. Die Verantwortung für die Vollständigkeit und Richtigkeit der entsprechenden Angaben über ein Arzneimittel liegt ausschließlich beim pharmazeutischen Unternehmer. Konkrete Therapieentscheidungen sollten nur auf Basis der Fachinformation eines Arzneimittels (Arzneimittelgesetz § 11a) getroffen werden. Für die Richtigkeit in jedem Falle kann keine Gewähr übernommen werden. Der Benutzer selbst bleibt verantwortlich für jede diagnostische und therapeutische Applikation, Medikation und Dosierung. Der Benutzer ist aufgefordert, zur Auswahl sowie Dosierung von Medikamenten die Beipackzettel und Fachinformationen der Hersteller zur Kontrolle heranzuziehen und im Zweifelsfall einen Spezialisten zu konsultieren. Erläuterung der Piktogramme siehe hintere Buchklappe.

Abatacept [2007; A]

Wirkstoffgruppe: Immunsuppressiva

Indikationen:
Mäßige bis schwere Rheumatoide Arthritis in Kombination mit Methotrexat, zur Verbesserung der körperlichen Funktionsfähigkeit und Reduktion der Progression der Gelenkschäden, wenn das Ansprechen auf krankheitsmodifizierende Präparate, einschl. mindestens eines TNF-Inhibitors, nicht ausreichend ist oder wenn diese nicht vertragen werden.

Kontraindikation:
Schwere und unkontrollierte Infektionen wie Sepsis und opportunistische Infektionen.

Wechselwirkungen:
Interleukin-1-Antagonisten, TNF-Alpha-Blocker

Dosierung:
Komplexes Dosierungsschema. Siehe Fachinformation!

Acemetacin

Wirkstoffgruppe: NSAR

Indikationen:
Akute Arthritis; Arthrose; Entzündlich-rheumatisches Wirbelsäulenleiden; Gichtanfall; Rheumatoide Arthritis; Spondylarthrose; Spondylitis ankylosans; Weichteilrheumatismus; Weichteilverletzung

Kontraindikation:
Ungeklärte Blutbildstörungen; Magen-Darmblutung oder Hinweise auf Magenu. Zwölffingerdarmgeschwüre; allgemeine Blutungsneigung; eingeschränkte Nierenund Leberfunktion; Asthma; Heuschnupfen; Schleimhautschwellungen oder Atemwegserkrankungen; Bluthochdruck und/oder Herzinsuffizienz

Wechselwirkungen:
Abciximab, ACE-Hemmer, Alendronat, Alkohol (Ethanol), Alpha-Blocker, Aminoglykoside, Angiotensin-II-Antagonisten, orale Antikoagulantien (Vitamin K-Antagonisten), Betablocker, Ciclosporin, Clopidrogrel, COX-2-Hemmer, Eplerenon, Epoprostenol, Eptifibatid, Fluorchinolone, Glucocorticoide, Heparin und verwandte Stoffe, Herzglykoside, Hydralazin und ähnliche Stoffe, Ionenaustauscher, Kaliumsalze, kaliumsparende Diuretika, Lithium, Methotrexat, Misoprostol, Nitrate, Pemetrexed, Probenecid, Salicylate, Schleifendiuretika, selektive Serotonin-Reuptake-Inhibitoren, Sulfonamide, Sulfonylharnstoffe, Tacrolimus, Thiazide und verwandte Diuretika, Thrombolytika, Ticlopidin, Vasopressin und Analoga, Zidovudin

Dosierung:
Regeldosierung: 30 bis 180 mg/d in 1 bis 3 Einzeldosen

Acetylcystein

Wirkstoffgruppe: Mukolytika

Indikationen:
Zur Verflüssigung des Schleims und Erleichterung des Abhustens bei erkältungsbedingter Bronchitis

Kontraindikation:
Kleinkinder unter 2 Jahren

Wechselwirkungen:
Antitussiva (Gefahr des Sekretstatus)

Dosierung:
Regeldosierung: 400 bis 600 mg täglich

Agomelatin [2009; A/D]

Wirkstoffgruppe: Antidepressiva

Indikationen:
Episoden einer Major Depression bei Erwachsenen

Kontraindikation:
Altersdemenz; eingeschränkte Leberfunktion; Manie; Suizidgefahr; gleichzeitige Anwendung von starken CYP1A2-Inhibitoren (z.B. Fluvoxamin, Ciprofloxacin)

Wechselwirkungen:
Erhöhte Konzentration des Wirkstoffes bei gleichzeitiger Anwendung von CYP1A2-Inhibitoren, z.B. Fluvoxamin (Kontraindikation), Ciprofloxacin (Kontraindikation), Propranolol, Grepafloxacin, Enoxacin, Östrogenen

Dosierung:
Regeldosierung 25 mg/d. Maximaldosierung: 50 mg/d. Weitere Angaben siehe Fachinformation!

Albendazol

Wirkstoffgruppe: Antiparasitäre Mittel

Indikationen:
Zystische oder alveoläre Echinokokkose, Trichinose, Zwergfadenwurmbefall (Strongyloidiasis)

Kontraindikation:
Schwangerschaft; Vorsicht bei abnormer Leberfunktion

Wechselwirkungen:
Carbamazepin, Cimetidin, Dexamethason, Phenobarbital, Phenytoin und verwandte Verbindungen, Praziquantel

Dosierung:
Bei zystischer oder alveolärer Echinokokkose 2x400 mg/d für 28 Tage mit anschließender 14-tägiger Pause. Es sollten mindestens zwei, jedoch nicht mehr als drei Behandlungszyklen aufeinander folgen. Einzelheiten s. Fachinformation

Aliskiren [2007; A/C]

Wirkstoffgruppe: Antihypertonika

Indikationen:
Essentielle Hypertonie

Kontraindikation:
Überempfindlichkeit gegen den Wirkstoff oder einen der sonstigen Bestandteile; Angioödem unter Aliskiren in der Vorgeschichte; zweites und drittes Schwangerschaftstrimester; gleichzeitige Anwendung von Ciclosporin, einem hochpotenten P-gp-Inhibitor, und anderen potenten P-gp-Inhibitoren (Chinidin, Verapamil)

Wechselwirkungen:
Furosemid, Ketoconazol, NSAIDs, Kalium und kaliumsparende Diuretika, Ciclosporin (kontraindiziert), Verapamil (kontraindiziert), Chinidin (kontraindiziert)

Dosierung:
Regeldosierung 150 mg/d, Maximaldosierung 300 mg/d

Ambroxol

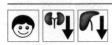

Wirkstoffgruppe: Mukolytika

Indikationen:
Dysmukorrhoe

Kontraindikation:
Eingeschränkte Nierenfunktion; Hereditäre Fruktoseintoleranz; Lebererkrankung; malignes Zilien-Syndrom; Niereninsuffizienz

Wechselwirkungen:
Antitussiva

Dosierung:
Regeldosierung 3x30 mg/d (Erwachsene und Jugendliche) für die ers-

ten 2-3 Tage (Maximaldosierung 120 mg/d), dann 2x30 mg/d. Vorsicht bzw. Dosisreduktion bei eingeschränkter Nierenfunktion bzw. schwerer Lebererkrankung

Ampicillin/Sulbactam

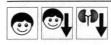

Wirkstoffgruppe: Antibiotika

Indikationen:
Atemwegsinfektion; Augeninfektion; Gallenblaseninfektion; Gallengangsinfektion; Gastrointestinale Infektion; Halsinfektion; Hautinfektion; Infektion der Harnorgane; Infektion der männlichen Genitalorgane; Infektion der weiblichen Genitalorgane; Listeriose; Naseninfektion; Ohrinfektion; Osteomyelitis; Pertussis; Salmonellen-Dauerausscheider; Weichteilinfektion

Kontraindikation:
Lymphatische Leukämie; Sonstige Viruskrankheiten

Wechselwirkungen:
Allopurinol, Antikoagulantien, oral (Vitamin K-Antagonisten), Chloramphenicol und Derivate, Chloroquin (und Salze), Heparin und verwandte Stoffe, Ionenaustauscher, Mefloquin, Methotrexat, Östrogene, Tetracycline, Typhus-Vakkzine

Dosierung:
Regeldosierung: 0,75 bis 3g dreimal täglich

Anakinra

Wirkstoffgruppe: Immunsuppressiva

Indikationen:
Zur Behandlung der Symptome der rheumatoiden Arthritis in Kombination mit Methotrexat bei Patienten, die nur unzureichend auf Methotrexat allein ansprechen.

Kontraindikation:
Überempfindlich. gegen aus E. coli gewonnenen Proteinen; schwere Nierenfunktionsstörörungen (Kreatinin-Clearance

Wechselwirkungen:
Abatacept, Attenuierte Lebendimpfstoffe, TNF-Alpha-Blocker

Dosierung:
Komplexes Dosierungsschema. Siehe Fachinformation!

Apomorphin

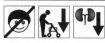

Wirkstoffgruppe: Dopamin-Agonisten

Indikationen:
Zur Behandlung von motorischen Fluktuationen („ON-OFF"-Phänomen) bei Patienten mit Parkinson'scher Krankheit, die durch orale Antiparkinsonmittel nicht ausreichend behandelbar sind

Kontraindikation:
Atemdepression, Demenz, Psychosen oder hepatische Insuffizienz. Kinder und Jugendliche unter 18 Jahren

Wechselwirkungen:
Potenzielle Wechselwirkung mit Neuroleptika und Clozapin

Dosierung:
Vor Therapie mit Apomorphin Behandlung mit Domperidon. Subkutane Anwendung von Apomorphin entsprechend der Angaben in der Fachinformation!

Argatroban   [2005; A]

Wirkstoffgruppe: Antithrombotische Mittel

Indikationen:
Antikoagulation bei erwachsenen Patienten mit heparininduzierter Thrombozytopenie Typ II (HIT-II), die einer parenteralen antithrombotischen Therapie bedürfen

Kontraindikation:
Unkontrollierbare Blutungen; schwere Leberfunktionsstörungen

Wechselwirkungen:
Erhöhung des Blutungsrisikos bei gleichzeitiger Anwendung mit Thrombozytenaggregationshemmern, Thrombolytika, oder anderen Antikoagulantien

Dosierung:
Initialdosierung: 2µg/kg/min als Dauerinfusion. Weitere Angaben siehe Fachinformation!

Atomoxetin   [2005; A/D]

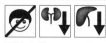

Wirkstoffgruppe: Psychopharmaka

Indikationen:
Aufmerksamkeitsdefizitund Hyperaktivitätsstörung [ADHS]

Kontraindikation:
Angststörung, Bluthochdruck, Engwinkelglaukom, Feindseligkeit, Hypotonie, Krampfanfall, Majore depressive Episode, sonstige Formen der Herzkrankheit, Tachykardie, zerebrovaskuläre Krankheit

Wechselwirkungen:
Alpha-Sympathomimetika, Beta-2-Sympathomimetika, Chinidin (und Salze), Fluoxetin (und Salze), MAO-Hemmer, Paroxetin, Serotonin und Noradrenalin-Reuptake-Inhibitoren

Dosierung:
Tägliche jeweilige Gesamtdosis als Einzeldosis oder in zwei Dosen. Körpergewichtsabhängige Dosierung: Initial- und Erhaltungsdosis siehe Fachinformation!

Azelastin

Wirkstoffgruppe: Antiallergika

Indikationen:
Saisonale allergische Rhinitis

Kontraindikation:
Überempfindlichkeit gegen den Wirkstoff oder einen der sonstigen Bestandteile

Wechselwirkungen:
Alkohol (Ethanol), Aminoglykoside, Anticholinergika, Barbiturate, Benzodiazepine, MAO-Hemmer, Opioid Agonisten, Psychopharmaka, Trizyklische Antidepressiva und verwandte Substanzen, ZNS-dämpfende Stoffe, Zolpidem

Dosierung:
Bis 4 Tropfen in Auge oder Nase

Azithromycin

Wirkstoffgruppe: Antibiotika

Indikationen:
Infektionen durch Azithromycin-empfindliche Erreger: Infektionen der oberen Atemwege, inklusive Sinusitis, Pharyngitis, Tonsillitis, Infektionen der unteren Atemwege, inklusive Bronchitis und Pneumonie, Otitis media, Haut- und Weichteilinfektionen, unkomplizierte Genitalinfektionen durch Chlamydia trachomatis oder Neisseria gonorrhoeae

Kontraindikation:
Akutes rheumatisches Fieber; Bradykardie; Chronische Niereninsuffizienz; Stadium V; Infektion durch Treponema pallidum; Lebererkrankung; Neurologische Störung; Psychiatrische Erkrankung; Stoffwechselstörungen

Wechselwirkungen:
Amiodaron, Cabergolin, Ciclosporin, Digoxin, Disopyramid, Nelfinavir, Östrogene, Theophyllin (und Salze), Typhus-Vakkzine, Warfarin (und Salze)

Dosierung:
Gesamtdosierung 1500 mg über 3 aufeinanderfolgende Tage mit 500 mg/Tag, bzw. über 5 Tage (500 mg am 1. Tag u. je 250 mg an d. Tagen 2 bis 5). Weitere Angaben siehe Fachinformaion!

Aztreonam

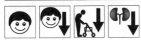

Wirkstoffgruppe: Antibiotika

Indikationen:
Infektionen durch gramnegative aerobe Bakterien. Weitere Angaben siehe Fachinformation!

Kontraindikation:
Anamnestisch bekannte akute Überempfindlichkeitsreaktion (Anaphylaxie und/oder Urtikaria) gegen Penicilline oder Cephalosporine; Vorsicht bei anamnestisch bekannter ausgeprägter Allergie oder Asthma

Wechselwirkungen:
Antikoagulantien, Vitamin K-Antagonisten

Dosierung:
Regeldosierung: 0,5 bis 2g täglich je nach Infektionsart. Maximaldosierung: 8g täglich. Applikationsart intravenös oder intramuskulär

Beta-Acetyldigoxin

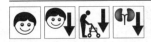

Wirkstoffgruppe: Herzglykoside

Indikationen:
Manifeste chronische Herzinsuffizienz (aufgrund systolischer Dysfunktion), Tachyarrhythmia absoluta bei Vorhofflimmern/Vorhofflattern, Paroxysmales Vorhofflimmern/Vorhofflattern

Kontraindikation:
Verdacht auf Digitalisintoxikation, Kammertachykardie oder Kammerflimmern; AV-Block II. oder III. Grades; pathologische Sinusknotenfunktion (ausgenommen bei Schrittmacher-Therapie); akzessorische atrioventrikuläre Leitungsbahnen (z. B. WPW-Syndrom); Hypokaliämie; Hypercalcämie; Hypomagnesiämie; hypertrophe Kardiomyopathie mit Obstruktion; thorakales Aortenaneurysma; gleichzeitige intravenöser Gabe von Calciumsalzen

Wechselwirkungen:
Calcium, Diuretika, Laxanzien (Abusus), Benzylpenicillin, Amphotericin B, Carbenoxolon, Korticosteroide, ACTH, Salicylate, Lithiumsalze, medikamentös bedingte Hypokaliämie bzw. Hypomagnesiämie, Calcium-

antagonisten, Captopril, Spironolacton, Itraconazol, Chinin, Atropin, Antiarrhythmika, (z. B. Chinidin, Amiodaron, Flecainid, Propafenon), Indomethacin, Alprazolam, Prazosin, Tetracycline, Erythromycin, Gentamicin, Trimethoprim, Reserpin, trizyklische Antidepressiva, Sympathomimetika, Phosphodiesterasehemmer, Diphenoxylat, Spironolacton, Kaliumcanrenoat, Amilorid, Triamteren, Kaliumsalze, Aktivkohle, Colestyramin, Colestipol, Antazida, Kaolin-Pektin, Neomycin, PAS, Rifampicin, Zytostatika, Sulfasalazin, Metoclopramid, Adrenalin, Salbutamol, Phenytoin, Acarbose, Penicillamin, Johanniskraut

Dosierung:
Regeldosierung 0,2-0,3 mg/d, bei Niereninsuffizienz auch weniger

Baldrianwurzel

Wirkstoffgruppe: Hypnotika und Sedativa, pflanzlich

Indikationen:
Nichtorganische Insomnie; Unruhezustand

Kontraindikation:
Überempfindlichkeit gegen den Wirkstoff Baldrianwurzeltrockenextrakt oder einen der sonstigen Bestandteile

Wechselwirkungen:
Barbiturate, Benzodiazepine, Loperamid (und Salze), Thiopental (und Salze)

Dosierung:
Dosierung zwischen 450 und 1350mg täglich in mehren Einzeldosen

Benzylbenzoat

Wirkstoffgruppe: Antiparasitäre Mittel

Indikationen:
Scabies

Kontraindikation:
Überempfindlichkeit gegen Benzylbenzoat, Benzoesäure, Benzylalkohol, Propylenglycol oder einen der sonstigen Bestandteile des Arzneimittel; Stillzeit; stark irritierte Haut

Wechselwirkungen:
Keine bekannt

Dosierung:
1 mal täglich zur Anwendung auf der Haut an drei aufeinanderfolgenden Tagen bestimmt

Benzylpenicillin-Benzathin

Wirkstoffgruppe: Antibiotika

Indikationen:
Langzeitbehandlung von chronischen Streptokokkeninfektionen (z. B. rheumatisches Fieber) als Rezidivprophylaxe, Frühsyphilis (primäre, sekundäre oder latente Syphilis

Kontraindikation:
Schwere Überleitungsstörungen (z. B. AV-Block II. und III. Grades); akute dekompensierte Herzinsuffizienz

Wechselwirkungen:
Antikoagulantien, oral (Vitamin K-Antagonisten), Chloramphenicol und Derivate, Heparin und verwandte Stoffe, Ionenaustauscher, Methotrexat, Östrogene, Tetracycline, Typhus-Vakkzine

Dosierung:
Regeldosierung: 1 bis 2 mal 1.2 Millionen Einheiten monatlich

Betaxolol

Wirkstoffgruppe: Antihypertonika

Indikationen:
Bluthochdruck

Kontraindikation:
Bradykardie; Chronische Krankheiten der unteren Atemwege; Diabetes mellitus; Hypotonie; Kardiogener Schock; Krankheiten der Arterien, Arteriolen und Kapillaren; Nierenfunktionsstörung; Phäochromozytom; Prinzmetal-Angina; Psoriasis; Stoffwechselstörungen

Wechselwirkungen:
Amiodaron; Reserpin; Alpha-Methyldopa; Clonidin; Herzglykoside; Guanfacin; Narkotika; periphere Muskelrelaxanzien; Calciumkanalblocker; Antiarrhythmika; Baclofen; Insulin; orale Antidiabetika; Jodhaltige Kontrastmittel

Dosierung:
Regeldosierung 10-20 mg/d

Bezafibrat

Wirkstoffgruppe: Lipidsenkende Mittel

Indikationen:
Hyperlipoproteinämie

Kontraindikation:
Krankheiten der Gallenblase, der Gallenwege und des Pankreas; Lebererkrankung; Nephrotisches Syndrom; Niereninsuffizienz; Stoffwechselstörungen

Wechselwirkungen:
Antikoagulantien, oral (Vitamin K-Antagonisten), Ciclosporin, Ezetimib, Schleifendiuretika, Sulfonylharnstoffe

Dosierung:
Regeldosierung: 3 mal 200mg täglich

Bifonazol

Wirkstoffgruppe: Antimykotika

Indikationen:
Mykosen der Haut, verursacht durch Dermatophyten, Hefen, Schimmelpilze und andere Pilze (z. B. Malassezia furfur), wie z. B. Tinea pedum, Tinea manuum, Tinea corporis, Tinea inguinalis, Pityriasis versicolor, oberflächliche Candidosen

Kontraindikation:
Bekannte Überempfindlichkeit gegen den Wirkstoff oder einen der sonstigen Bestandteile

Wechselwirkungen:
Keine bekannt

Dosierung:
1 x täglich. Behandlungsdauer je nach Erkrankungsart 2 bis 4 Wochen

Bivalirudin

Wirkstoffgruppe: Antithrombotische Mittel

Indikationen:
Akutes Koronarsyndromen (instabile Angina/Nicht-ST-Hebungsinfarkt (IA/NSTEMI), bei einem Notfalleingriff oder wenn eine frühzeitige Intervention vorgesehen ist. Kombination mit Acetylsalicylsäure und Clopidogrel, Antikoagulans bei perkutaner Koronarintervention

Kontraindikation:
Bekannter Überempfindlichkeit gegen den Wirkstoff oder einen der sonstigen Bestandteile oder gegen Hirudine; aktive Blutungen oder erhöhtem Blutungsrisiko; schwere unkontrollierte Hypertonie und subakuter bakterieller Endokarditis; schwerer Nierenschädigung (GFR < 30ml/min) und bei dialysepflichtigen Patienten

Wechselwirkungen:
Abciximab, Antikoagulantien, oral (Vitamin K-Antagonisten), Clopidogrel (und Salze), Eptifibatid, Heparin und verwandte Stoffe, Salicylate, Thrombolytika, Ticlopidin, Tirofiban

Dosierung:
Initialdosierung: intravenöse Bolusgabe von 0,1mg/kg gefolgt von einer Infusion von 0,25mg/kg/h. Bei Patienten, die medizinisch behandelt werden müssen, kann die Infusion mit 0,25mg/kg/h bis zu 72 Stunden fortgesetzt werden. Weitere Angaben siehe Fachinformation!

Bornaprin

Wirkstoffgruppe: Anticholinergika

Indikationen:
Neuroleptika-Akathisie; Neuroleptikainduzierte Dyskinesie; Neuroleptisches Parkinsonoid; Parkinson-Tremor; Hyperhidrosis

Kontraindikation:
Degenerative zerebrovaskuläre Schädigung; Engwinkelglaukom; Gedächtnisstörung; Hirnorganisches Syndrom; Krampfbereitschaft; Magenstenose; Restharnbildung bei Prostataadenom; Stoffwechselstörungen; Tachykardie

Wechselwirkungen:
Amantadin, Anticholinergika, inhalativ, Chinidin (und Salze), Cholinergika, Cisaprid, Clozapin, Dexamethason (topisch), Disopyramid, Galantamin, Levodopa, MAO-Hemmer, Nefopam, Opioid Agonisten, Phenothiazine, Sedierende Antihistaminika, Thioxanthene, Trizyklische Antidepressiva und verwandte Substanzen

Dosierung:
Initialdosierung 2mg täglich. Regeldosierung: 3 bis 6mg täglich. Hyperhidrosis: 2 bis 4mg täglich. Maximaldosierung 8mg täglich

Bosentan

Wirkstoffgruppe: Antihypertonika

Indikationen:
Pulmonal arterielle Hypertonie, systemische Sklerose mit digitalen Ulzerationen

Kontraindikation:
Überempfindlichkeit gegenüber dem Wirkstoff oder einem der sonstigen Bestandteile; mittlere bis schwere Leberfunktionsstörungen; gleichzeitige Anwendung von Cyclosporin; Frauen im gebärfähigen Alter, die keine zuverlässigen Verhütungsmethoden annehmen

Wechselwirkungen:
Ciclosporin, Gestagene, Glibenclamid, durch CYP3A4 metabolisierte HMG-CoA-Reduktase-Hemmer, Ketoconazol, Östrogene, Sildenafil, Warfarin. Bosentan ist Substrat und Induktor von CYP3A4 und CYP2C9.

Dosierung:
Initialdosierung 2x62,5 mg/d über einen Zeitraum von 4 Wochen. Anschließend Erhöhung auf eine Erhaltungsdosis 2x125 mg/d. Weitere Informationen siehe Fachinformation!

Brivudin

Wirkstoffgruppe: Antivirale Mittel

Indikationen:
Herpes zoster

Kontraindikation:
Immunschwäche; Krankheiten der Leber; Stoffwechselstörungen

Wechselwirkungen:
Capecitabin, Fluorouracil und Derivate

Dosierung:
125mg täglich über 7 Tage

Brotizolam

Wirkstoffgruppe: Hypnotika und Sedativa

Indikationen:
Durchschlafstörung

Kontraindikation:
Depression; Depressiver Angstzustand; Leberinsuffizienz; Myasthenia gravis; Psychische und Verhaltensstörungen durch psychotrope Substanzen; Psychotische Krankheit; Respiratorische Insuffizienz; Schlafapnoesyndrom; Stoffwechselstörungen

Wechselwirkungen:
Alkohol (Ethanol), Anästhetische Barbiturate, Baclofen, Baldrian (und Salze), Barbiturate, Buprenorphin, Chloralhydrat, Clonidin und verwandte Produkte, Dextropropoxyphen (und Salze), Herzglykoside, Imidazol-und Triazol-Antimykotika, Inhalationsanästhetika, Isoniazid, Lamotrigin, Meprobamat, Metoclopramid, Mianserin (und Salze), Mirtazapin, Nefazodon, Omeprazol, Opioid Agonisten, Phenytoin und verwandte Verbindungen, Pregabalin, Probenecid, Psychopharmaka, Sedierende Antihistaminika, Stabilisierende Muskelrelaxantien, Streptogramin-Antibiotika, Theophyllin und Derivate, Tramadol, Trizyklische Antidepressiva und verwandte Substanzen, Tryptophan, Verapamil, Voriconazol, ZNS-dämpfende Stoffe, Zolpidem

Dosierung:
Initialdosierung 0,125mg. Regeldosierung: 0,125 - 0,25mg. Halbe Dosierung bei älteren Patienten

Budesonid

Wirkstoffgruppe: Kortikosteroide

Indikationen:
Asthma bronchiale; chronisch obstruktiver Bronchitis

Kontraindikation:
Bluthochdruck; Darmmykose; Diabetes mellitus; Glaukom Infektion; Infektiöse Darmkrankheiten; Katarakt Leberstörung; Osteoporose; Ulcus pepticum; Virusinfektionen, die durch Haut- und Schleimhautläsionen gekennzeichnet sind

Wechselwirkungen:
Aldesleukin, Alpha-Glucosidase-Hemmer, Amphotericin B, Antikoagulantien, oral (Vitamin K-Antagonisten), Antithymocytäres Immunglobulin (Pferd), Attenuierte Lebendimpfstoffe, BCG (kein Impfstoff), Biguanide, Carbamazepin, Ciclosporin, Glinide, Herzglykoside, Imidazol-und Triazol-Antimykotika, Insulin, Interferon, Isoniazid, Isoprenalin (und Salze), Methotrexat, Neostigmin, Nichtdepolarisierende Muskelrelaxantien, NSAR, Phenytoin und verwandte Verbindungen, Pyridostigmin, Rifamycin, Ritonavir, Salicylate, Schleifendiuretika, Sulfonylharnstoffe, Synthetische Thyreostatika, Tacrolimus, Theophyllin (und Salze), Thiazide und verwandte Diuretika, Tuberkuline, Verschiedene Impfstoffe, Wachstumshormone und Derivate

Dosierung:
Regeldosierung: 2 x 2 Hübe pro Tag.

Budipin

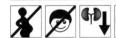

Wirkstoffgruppe: Parkinsonmittel

Indikationen:
Kombinationstherapie des Morbus Parkinson bei Patienten ohne Fluktuationen im Krankheitsbild

Kontraindikation:
Abnormes Elektrokardiogramm; Anorexie; Bradykardie; Durchfall mit Erbrechen; Engwinkelglaukom; Erbrechen; Leberschaden; Myasthenia gravis; Neurologische Störung; Nierenerkrankung; Stoffwechselstörungen; Symptome, die das Erkennungsund Wahrnehmungsvermögen, die Stimmung und das Verhalten betreffen

Wechselwirkungen:
Metoprolol, andere Antiparkisonmittel, Antiarrhythmika der Klasse IA, Thioridazin, Chlorpromazin, Haloperidol, Pimozid, Amitriptylin, Astemizol, Terfenadin, Erythromycin, Clarithromycin, Sparfloxacin, Azol-Antimykotika, Amantadin, Halofantrin, Cotrimoxazol, Pentamidin, Cisaprid, Bepridil., Domperidon

Dosierung:
Initialdosierung: 3 x 10mg täglich. Steigerung auf 3 x 20mg oder 2 x 30mg täglich möglich.

Buflomedil

Wirkstoffgruppe: Vasodilatatoren

Indikationen:
Periphere arterielle Verschlusskrankheit Stadium IIb (Fontaine)

Kontraindikation:
Überempfindlichkeit gegenüber Wirkstoff oder einem der sonstigen Bestandteile; dekompensierter Herzinsuffizienz; akuter Herzinfarkt; arterielle Blutungen; Schwangerschaft und Stillzeit; unmittelbar nach der Entbindung; Hypotonie: frischem hämorrhagischer Insult; Kinder

Wechselwirkungen:
Vasodilatatoren, Calcium-Antagonisten, Antihypertensiva, Alkohol

Dosierung:
Regeldosierung: 450 bis 600mg täglich in mehreren Dosen

Bumetanid

Wirkstoffgruppe: Diuretika

Indikationen:
Kardiales peripheres Ödem

Kontraindikation:
Hypotonie; Harnabflußbehinderung (z. B. Prostatahypertrophie, Hydronephrose, Ureterstenose); Leberzirrhose und gleichzeitiger Nierenfunktionseinschränkung; zerebrale Durchblutungsstörungen; koronare Herzkrankheit; manifester oder latentem Diabetes mellitus; Gicht

Wechselwirkungen:
ACE-Hemmer, Acetylsalicylsäure, Alpha-Blocker, Aminoglykoside, Amiodaron, Amphotericin B, Arsentrioxid, Astemizol, Azimilid, Beta-2-Sympathomimetika, Chinidin (und Salze), Chinin, Chloroquin (und Salze), Chlorpromazine, Ciclosporin, Cisaprid, Cisplatin und Derivate, Clarithromycin (und Salze), COX-2-Hemmer, Disopyramid, Dofetilide, Domperidon, Droperidol, Erythromycin (und Salze), Fibrate, Ginseng (und Salze), Glucocorticoide, Halofantrin-Malariamittel, Haloperidol (und Salze), Herzglykoside, Ibutilid, Ketanserin, Levacetylmethadol, Lithium, Methadon, Nichtdepolarisierende Muskelrelaxantien, NSAR, Pentamidin, Pimozid, Polypeptidantibiotika, Probenecid, Probucol, Procainamid (und Metaboliten), Reboxetin (und Salze), Sotalol, Terfenadin, Tetracycline, Thioridazin (und Metaboliten)

Dosierung:
Initialdosierung: 0,5 bis 2mg täglich als Einzelgabe. Erhaltungsdosis: 0,5 bis 1 mg täglich. Maximaldosierung: 15mg täglich

Bupropion

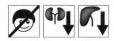

Wirkstoffgruppe: Antidepressiva

Indikationen:
Depressive Episode

Kontraindikation:
Bulimie; Diabetes mellitus; Eingeschränkte Nierenfunktion; Epileptischer Anfall; Herz-Kreislauf-Krankheit; Krampfanfall; Krampfbereitschaft; Krankheiten der Leber; Psychische und Verhaltensstörungen durch psychotrope Substanzen; Suizidalität; Unsichere Neubildung des Zentralnervensystems

Wechselwirkungen:
Alkohol (Ethanol), Amantadin, Carbamazepin, Chlorpromazine, Clopidogrel (und Salze), Efavirenz, Fluoxetin (und Salze), Fluphenazin (und Salze), Levodopa, MAO-Hemmer, Metoprolol, Nelfinavir, Paroxetin, Phenobarbital (und Salze), Phenytoin und verwandte Verbindungen, Promethazin (und Salze), Rifamycin, Risperidon, Ritonavir, Selegilin (und Salze), Sertralin, Thioridazin, Ticlopidin, Trizyklische Antidepressiva und verwandte Substanzen

Dosierung:
Anfangsdosierung 150mg). Steigerung auf 300mg möglich. Wirkungseintritt ca.14 Tage nach Therapiebeginn.

Buspiron

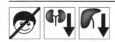

Wirkstoffgruppe: Anxiolytika

Indikationen:
Angstzustand

Kontraindikation:
Akutes Engwinkelglaukom; Leberstörung; Myasthenia gravis; Nierenfunktionsstörung

Wechselwirkungen:
Alkohol (Ethanol), Carbamazepin, Clarithromycin (und Salze), Dexamethason (und Salze), Diltiazem, Erythromycin (und Salze), Haloperidol (und Salze), Imidazol-und Triazol-Antimykotika, Johanniskraut, MAO-Hemmer, Nefazodon, Phenytoin und verwandte Verbindungen, Proteasehemmer, Rifamycin, Selegilin (und Salze), Spezielle Serotonin-Reuptake-Inhibitoren, Troleandomycin, Verapamil

Dosierung:
Initialdosierung: 3 x 5mg täglich. Maximale Einzeldosierung 30mg täglich. Maximale Gesamtdosierung 60mg täglich.

Calciumcarbonat

Wirkstoffgruppe: Mineralstoffe

Indikationen:
Vorbeugung und Behandlung von Calcium-Mangelzuständen

Kontraindikation:
Krankheitszustände, die Hypercalcämie oder Hypercalcurie zur Folge haben; Nierensteine

Wechselwirkungen:
Atenolol, Biphosphonate, Ciprofloxacin, Eisen, Gatifloxacin, Gemifloxacin, Herzglykoside, Kaliumphosphat, Levofloxacin, Levothyroxin (und Salze), Natriumphosphat, Natriumpolystyrensulfonat, Nichtdepolarisierende Muskelrelaxantien, Norfloxacin, Phenytoin und verwandte Verbindungen, Pyrimethamin, Strontiumranelat, Tetracycline, Thiazide und verwandte Diuretika, Tocainid, Verapamil

Dosierung:
Regeldosierung. 500 - 1500 mg täglich

Carbachol

Wirkstoffgruppe: Cholinergika

Indikationen:
Senkung des Augeninnendrucks bei chronischem Offenwinkelglaukom

Kontraindikation:
Malignes Glaukom; alle linsenbedingten Sekundärglaukome; akute Entzündungen der Regenbogenhaut; Uveitisglaukom; Neovaskularisationsglaukom; Hornhautverletzungen

Wechselwirkungen:
Anticholinergika

Dosierung:
3 mal 1 Tropfen täglich bzw. individuelle entsprechende Druckeinstellung

Carbimazol

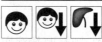

Wirkstoffgruppe: Thyreostatika

Indikationen:
Hyperthyreose

Kontraindikation:
Blutbildschäden; Granulozytopenie; Retrosternale Struma mit Tracheaeinengung

Pharmakologische Kurzcharakteristika

Wechselwirkungen:
Vitamin-K-Antagonisten (orale Antikoagulanzien), Digoxin und Derivate, Erythromycin, Glucocorticoide, Metoprolol, Phenothiazine, Propranolol

Dosierung:
Initialdosierung 40-60 mg/d. Erhaltungsdosierung 2,5-20 mg/d. Weitere Angaben siehe Fachinformation!

Caspofungin

Wirkstoffgruppe: Antimykotika

Indikationen:
Invasive Candidiasis und invasiver Aspergillose, die auf Therapien m. Amphotericin B, Lipidformulierungen v. Amphotericin B und/oder Itraconazol nicht ansprechen oder diese nicht vertragen.

Kontraindikation:
Überempfindlichkeit gegen den Wirkstoff

Wechselwirkungen:
Carbamazepin, Ciclosporin, Dexamethason (und Salze), Efavirenz, Nevirapin (und Salze), Phenytoin und verwandte Verbindungen, Rifamycin, Tacrolimus

Dosierung:
Komplexes Dosierungsschema. Siehe Fachinformation!

Celecoxib

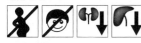

Wirkstoffgruppe: NSAR

Indikationen:
Chronische Polyarthritis; Degenerative Gelenkerkrankung; Spondylitis ankylosans

Kontraindikation:
Akutes Ulcus pepticum; Analgetika-Asthma; Bluthochdruck; Chronische Niereninsuffizienz, Stadium IV; Darmentzündung; Diabetes mellitus; Gastrointestinale Blutung; Koronare Herzkrankheit; Leberstörung; Linksherzinsuffizienz, NYHA-Stadium II; Ödem; Periphere arterielle Verschlusskrankheit; Rauchen; Stoffwechselstörungen; Zerebrovaskuläre Krankheit

Wechselwirkungen:
ACE-Hemmer, Angiotensin-II-Antagonisten, Ciclosporin, Fluconazol, Lithium, Methotrexat (und Salze), Metoprolol, NSAR, Phenytoin und verwandte Verbindungen, Rifampicin, Salicylate, Schleifendiuretika, Tacrolimus, Thiazide und verwandte Diuretika, Warfarin (und Salze)

Dosierung:
Regeldosierung: 200mg täglich. Maximaldosierung: 2 x 200mg täglich.

Chenodeoxycholsäure

Wirkstoffgruppe: Gallentherapeutika

Indikationen:
Gallenstein in der Gallenblase

Kontraindikation:
Akute und chronische Leberentzündungen; Gallengangsentzündungen; Gallenkoliken; ulceröse Magen-Darm-Erkrankungen

Wechselwirkungen:
Aluminium (Antazidum), Ionenaustauscher, Magnesium (Antacidum)

Dosierung:
Gewichtsabhängige Dosierung zwischen 750mg und 1500mg täglich. Weitere Anagben siehe Fachinformation!

Chinidin/Verapamil

Wirkstoffgruppe: Antiarrhythmika

Indikationen:
Rezidivprophylaxe bei Patienten mit persistierendem (chronischem) Vorhofflimmern nach erfolgreicher elektrischer Kardioversion Rezidivprophylaxe bei Patienten mit symptomatischem, paroxysmalem Vorhofflimmern

Kontraindikation:
Alter Myokardinfarkt, 29 Tage bis unter 4 Monate zurückliegend; Bradykardie; Gastrointestinale Obstruktion; Hypotonie; Kaliummangel; Kardiogener Schock; Ösophaguskonstriktion; Thrombozytopenie

Wechselwirkungen:
Acetazolamid, Ajmalin, Aluminiumhydroxid, Amantadin, Ambenonium, Amilorid (und Salze), Amiodaron, Anticholinergika, Antikoagulantien, oral (Vitamin K-Antagonisten), Aripiprazol, Arsentrioxid, Atomoxetin, Barbiturate, Bepridil, Calciumkanalblocker vom Phenylalkylamin-Typ, Chloroquin (und Salze), Chlorpromazine, Cimetidin (und Salze), Cisaprid, Clarithromycin (und Salze), Codein (und Salze), Delavirdin, Dextromethorphan (und Salze), Dihydrocodein (und Salze), Diltiazem, Disopyramid, Distigmin, Dofetilide, Dolasetron (und Salze), Domperidon, Droperidol, Encainid, Ephedrin (und Salze), Erythromycin (und Salze), Fentanyl, Flecainid (und Salze), Fluorochinolone (QT-verlängerend), Fluvoxamin, Galantamin, Halofantrin-Malariamittel, Haloperidol (und Salze), Harn-alkalisierende Arzneistoffe, Herzglykoside, Hydrocodon, Ibutilid, Itraconazol, Ketoconazol, Levacetylmethadol, Loperamid (und Salze), Magnesium (Antacidum), Mefloquin, Methadon, Metoclopramid, Metoprolol, Metronidazol, Neostigmin, Nifedipin, Pentamidin, Phenytoin und verwandte Verbindungen, Pimozid, Posaconazol, Procainamid (und Metaboliten), Propranolol, Proteasehemmer, Pyridostigmin, Rifampicin, Risperidon, Salicylate, Schleifendiuretika, Simeticon, Sotalol, Stabilisierende Muskelrelaxantien, Streptogramin-Antibiotika, Sucralfat, Tacrolimus, Thiazide und verwandte Diuretika, Thioridazin

(und Metaboliten), Timolol, Timolol (topisch), Tramadol, Trizyklische Antidepressiva und verwandte Substanzen, Voriconazol

Dosierung:
Regeldosierung: 3 x 480mg Chinidin + 240mg Verapamilhydrochlorid täglich. Einschleichende Dosierungsanpassung

Chloralhydrat

Wirkstoffgruppe: Hypnotika und Sedativa

Indikationen:
Kurzzeitbehandlung von Durchschlafstörungen ohne Einschlafstörungen

Kontraindikation:
Schwere Leberund Nierenschäden; schwere Herzund Kreislaufschwäche; Schwangerschaft und Stillzeit; Behandlung mit Antikoagulantien vom Cumarin-Typ; Kindern und Jugendlichen unter 18 Jahren

Wechselwirkungen:
Auf das Zentralnervensystem wirkende Pharmaka und Alkohol, Antiarrhythmika Klasse IA oder III, Antibiotika, Malaria-Mittel, Antihistaminika, Neuroleptika, bestimmte Diuretika

Dosierung:
Regeldosierung: 250 bis 500mg täglich. Maximaldosierung: 1500mg täglich

Chloramphenicol

Wirkstoffgruppe: Antibiotika

Indikationen:
Akne, Impetigo, impetiginisierte Dermatosen, Follikulitis

Kontraindikation:
Aplastische Anämie; Panmyelopathien; hämolytischer Ikterus; intermittierender Porphyrie; schwere Leberfunktionsstörungen; Schwangerschaft; Stillzeit

Wechselwirkungen:
Alfentanil, Antikoagulantien, oral (Vitamin K-Antagonisten), Ciclosporin, Cimetidin (und Salze), Clozapin, Eisen, Folsäure und Folsäurederivate, Ganciclovir und verwandte Stoffe, Hydantoin-Antiepileptika, Levamisol, Östrogene, Penicilline, Phenobarbital (und Salze), Rifamycin, Sulfonylharnstoffe, Tacrolimus, Tetanus Toxoid, Typhus-Vakkzine, Vitamin B$_{12}$, Zidovudin, Zytostatika

Dosierung:
Je nach Applikationsart unterschiedliche Dosierungsschemata. Weitere Angabe siehe Fachinformation!

Chloroquin

Wirkstoffgruppe: Malariamittel

Indikationen:
Malaria, chronische Polyarthritis (rheumatoide Arthritis) einschließlich juveniler chronischer Arthritis, systemischer Lupus erythematodes

Kontraindikation:
Retinopathie und Gesichtsfeldeinschränkungen; Erkrankungen des blutbildenden Systems; Glukose-6-Phosphat-Dehydrogenase-Mangel (hämolytische Anämie, Favismus); Myasthenia gravis; Schwangerschaft und Stillzeit

Wechselwirkungen:
Antazida, Kaolin, Phenylbutazon Probenecid Kortikosteroid-Derivate, Medikamenten mit hepatotoxischem Potential (z. B. Isoniazid, Amiodaron, Carbamazepin, Phenytoin, Phenothiazine, und Ketoconazol) und MAO-Hemmstoffen, (z. B. Tranylcypromin und Selegilin), Cimetidin, Mefloquin, Bupropion, Pyrimethamin, Sulfadoxin, Neostigmin, Pyridostigminbromid, Ciclosporin, Ampicillin

Dosierung:
Regeldosierung: 16mg/kg KG täglich. Maximale Gesamtdosis: 40 bis 50mg/kg KG

Ciclesonid [2005; B]

Wirkstoffgruppe: Kortikosteroide

Indikationen:
Persistierendes Asthma bronchiale

Kontraindikation:
Überempfindlichkeit gegenüber dem Wirkstoff oder einem der sonstigen Bestandteile

Wechselwirkungen:
Ketoconazol, Itraconazol, Ritonavir, Nelfinavir

Dosierung:
Regeldosierung: 80 bis 160mg täglich.

Cidofovir

Wirkstoffgruppe: Antivirale Mittel

Indikationen:
Behandlung der Cytomegalie-Retinitis (CMV-Retinitis) bei Patienten mit

erworbenem Immundefekt-Syndrom (AIDS) und ohne renale Dysfunktion

Kontraindikation:
Überempfindlichkeit gegen den Wirkstoff oder einen der sonstigen Bestandteile; Kontraindikation bei Patienten, denen Probenecid oder andere Arzneimittel auf Sulfonamid-Basis nicht gegeben werden können; potenziell nephrotoxischen Wirkstoffe

Wechselwirkungen:
Aminoglykoside, Amphotericin B, Foscarnet, Glykopeptidantibiotika, nephrotoxisches Potenzial, Pentamidin, Tenofovir

Dosierung:
Initialdosierung: 5mg/kg KG (als intravenöse Infusion über einen Zeitraum von einer Stunde) einmal wöchentlich über 2 Wochen. Erhaltungstherapie: 5mg/kg KG (als intravenöse Infusion über einen Zeitraum von einer Stunde alle 2 Wochen

Cimetidin

Wirkstoffgruppe: H_2-Rezeptorenblocker

Indikationen:
Ulcus duodeni, Ulcus ventriculi, Rezidivulcera nach Operationen (z. B. Ulcus pepticum jejuni), Zollinger-Ellison-Syndrom

Kontraindikation:
Überempfindlichkeit gegen den Wirkstoff oder einen der sonstigen Bestandteile

Wechselwirkungen:
Aciclovir und verwandte Virustatika, Albendazol, Alfentanil, Alprazolam, Aluminium (Antazidum), Amiodaron, Amprenavir (und Prodrugs), Aripiprazol, Astemizol, Atazanavir, Biguanide, Bromazepam, Calciumkanalblocker vom Phenylalkylamin-Typ, Carbamazepin, Carmustin und Derivate, Cefpodoxim, Chinidin (und Salze), Chinin, Chloramphenicol (und Salze), Chlordiazepoxid (und Salze), Chloroquin (und Salze), Cibenzolin, Ciclosporin, Cisaprid, Citalopram und Enantiomere, Clomethiazol (und Salze), Clozapin, Delavirdin, Diazepam, Diltiazem, Disopyramid, Dofetilide, Eisen, Epirubicin, Erythromycin (und Salze), Everolimus, Fentanyl, Flecainid (und Salze), Fluorouracil und Derivate, Flurazepam, Fluvoxamin, Gefitinib, Glibenclamid, Gliclazid, Glipizid, Hydantoin-Antiepileptika, Itraconazol, Ketoconazol, Labetalol, Lidocain und Salze, Magnesium (Antacidum), Mebendazol, Mefloquin, Melphalan, Mercaptopurin und verwandte Produkte, Methadon, Metoclopramid, Metoprolol, Midazolam, Mirtazapin, Moclobemid, Moracizine, Morphin (und Salze), Nifedipin, Paroxetin, Pentoxifyllin, Pethidin, Phenindion, Posaconazol, Pramipexol (und Salze), Praziquantel, Procainamid (und Metaboliten), Proguanil, Propafenon (und Salze), Propranolol, Ropinirol, Saquinavir, Sertindol, Sertralin, Sildenafil, Simeticon, Sirolimus, Suxamethonium, Tacrin, Tacrolimus, Tamsulosin, Terbinafin, Terfenadin, Theophyllin und Derivate, Thioridazin, Tiotixen, Triazolam, Trizyklische Antidepressiva und verwandte Substanzen, Valproinsäure und Derivate, Vareniclin, Vasopressin und Analoga, Vecuronium, Venlafaxin, Vitamin B_{12}, Warfarin (und Salze), Zalcitabin, Zolmitriptan

Dosierung:
Regeldosierung: 800 bis 1600mg täglich je nach Indikation

Cinacalcet [2004; A]

Wirkstoffgruppe: Schilddrüsentherapeutika

Indikationen:
Sekundärer renaler Hyperparathyreoidismus

Kontraindikation:
Überempfindlichkeit gegenüber Wirkstoff oder einem der sonstigen Bestandteile

Wechselwirkungen:
Flecainid (und Salze), Ketoconazol, Thioridazin, Trizyklische Antidepressiva und verwandte Substanzen

Dosierung:
Komplexes Dosierungsschema. Siehe Fachinformation!

Clodronsäure

Wirkstoffgruppe: Biphosphonate

Indikationen:
Hyperkalzämie; Osteolyse

Kontraindikation:
Akute Magen-Darm-Entzündung; Eingeschränkte Nierenfunktion; Niereninsuffizienz

Wechselwirkungen:
Aluminium (und Salze), Aminoglykoside, Bismutverbindungen, Calcium (und Salze), Eisen, Magnesium (und Salze), Natriumphosphat

Dosierung:
Regeldosierung 1600mg täglich, Maximaldosierung: 3200mg täglich

Cromoglicinsäure

Wirkstoffgruppe: Antiallergika

Indikationen:
Allergie gegen Nahrungsmittel; Asthma; Ekzem; Enteritis durch Nahrungsmittelallergie; Pruritus; Rhinitis; Urticaria

Kontraindikation:
Frühgeborenes; Fruktoseintoleranz

Wechselwirkungen:
Keine bekannt

Dosierung:
Je nach Applikationsart unterschiedliche Dosierungsschemata. Weitere Angaben siehe Fachinformation!

Crotamiton

Wirkstoffgruppe: Antipruriginosa

Indikationen:
Skabies

Kontraindikation:
Überempfindlichkeit gegen den Wirkstoff oder einen der sonstigen Bestandteile

Wechselwirkungen:
Keine bekannt

Dosierung:
1 x täglich dünn auftragen. Die Anwendung an 3 bis 5 aufeinanderfolgenden Tagen wiederholen bis Beschwerden abklingen.

Dabigatranetexilat [2008; B]

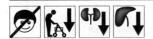

Wirkstoffgruppe: Thrombininhibitoren

Indikationen:
Primärprävemtion von venösen thromboembolischen Ereignissen

Kontraindikation:
Akute klinische Blutung; Organschäden, die das Blutungsrisiko erhöhen; Leberfunktionsstörungen; Gleichzeitige Behandlung mit Chinidin

Wechselwirkungen:
Antikoagulanzien; Thrombozytenaggregationshemmer; Amiodaron; P-Glykoproteininhibitoren, z.B. Verapamil und Clarythromycin; P-Glykoproteininduktoren, z.B. Rifampicin und Johanniskraut; Magensaft-pH Veränderungen durch z.B. Protenpumpeneinhibitoren

Dosierung:
Regeldosierung: 220mg täglich in 2 Einzeldosen.

Dantrolen

Wirkstoffgruppe: Muskelrelaxanzien

Indikationen:
Spastische Syndrome mit krankhaft gesteigerter Muskelspannung unterschiedlicher Ätiologie

Kontraindikation:
Lebererkrankungen; eingeschränkte Lungenfunktion; schwere Herzmuskelschäden; Schwangerschaft und Stillzeit; kinder < 5 Jahre

Wechselwirkungen:
Metoclopramid, Vecuronium, Verapamil

Dosierung:
Initialdosierung: 2 mal 25mg täglich. Wöchentliche Steigerung. Maximaldosierung: 200mg täglich

Daptomycin [2006; A]

Wirkstoffgruppe: Antibiotika

Indikationen:
Komplizierte Haut- und Weichteilinfektionen, rechtsseitige infektiöse Endokarditis aufgrund von Staphylococcus aureus. Staphylococcus aureus Bakteriämie

Kontraindikation:
Überempfindlichkeit gegen den Wirkstoff oder einen der sonstigen Bestandteile

Wechselwirkungen:
Mit Myopathie assoziierte Medikamenten, NSAIDs und COX-2-Hemmer

Dosierung:
Regeldosierung: 4 bis 6mg/kg KG über 24 Stunden über 7 bis 14 Tage

Darifenacin [2005; C]

Wirkstoffgruppe: Spasmolytika

Indikationen:
Überaktive Harnblase

Kontraindikation:
Autonome Neuropathie; Colitis ulcerosa; Engwinkelglaukom; Harnver-

haltung; Harnwegsinfektion; Harnwegsobstruktion; Hiatushernie; Krankheiten des Ösophagus, des Magens und des Duodenums; Leberstörung; Myasthenia gravis

Wechselwirkungen:
Erythromycin (und Salze), Imipramin (und Salze), Ketoconazol

Dosierung:
Regeldosierung: 7,5mg täglich. Maximaldosierung: 15mg täglich

Desipramin

Wirkstoffgruppe: Antidepressiva

Indikationen:
Depression

Kontraindikation:
Akuter Myokardinfarkt; Bradykardie; Delirium; Engwinkelglaukom; Harnretention; Krampfbereitschaft; Leberschaden; Nierenschaden; Paralytischer Ileus; Pylorusstenose; Restharnbildung bei Prostataadenom; Stoffwechselstörungen; Störung der Blutbildung; Suizidgefahr

Wechselwirkungen:
Verstärkung der Wirkung von Alkohol anderer zentral wirksamer Pharmaka (Barbiturate, Schmerzmittel, Antihistaminika, Antipsychotika) durch Desipramin. Abschwächung der Wirkung Antihypertensiva (z. B. Clonidin, Methyldopa) durch Desipramin. Abschwächung der Wirkung von Desipramin durch Barbiturate, Carbamazepin oder Phenytoin. Erhöhung der Wirkung von Desipramin durch Serotonin-Rückaufnahmehemmstoffen. Weitere Angaben siehe Fachinformation!

Dosierung:
Initialdosierung: 25 bis 50mg täglich. Maximaldosierung 150mg täglich, stationär unter Kontrolle bis 250mg täglich. Keine Anwendung bei Kindern.

Desloratadin

Wirkstoffgruppe: Antiallergika

Indikationen:
Allergische Rhinitis; Urtikaria

Kontraindikation:
Fruktoseintoleranz; Niereninsuffizienz

Wechselwirkungen:
Amiodaron, Nefazodon

Dosierung:
Regeldosierung: 2 x 2,5mg täglich

Desogestrel

Wirkstoffgruppe: Kontrazeptiva

Indikationen:
Kontrazeption

Kontraindikation:
Chloasma; Diabetes mellitus; Leberkrebs; Thromboembolie; Tumor; Vaginalblutung; Venöse thromboembolische Ereignisse

Wechselwirkungen:
Alpha-Glucosidase-Hemmer, Aminoglutethimid, Amprenavir (und Prodrugs), Antikoagulantien, oral (Vitamin K-Antagonisten), Aprepitant, Atorvastatin (und Salze), Barbiturate, Biguanide, Bosentan (und Salze), Carbamazepin, Ciclosporin, Clofibrinsäure und Salze, Danazol, Doxorubicin und Derivate, Felbamat, Griseofulvin, Imidazol-und Triazol-Antimykotika, Insulin, Johanniskraut, Lamotrigin, Lopinavir, Methylprednisolon (und Salze), Nelfinavir, Nevirapin (und Salze), Oxcarbazepin, Phenytoin und verwandte Verbindungen, Prednisolon (und Salze), Prednison, Rifamycin, Ritonavir, Selegilin (und Salze), Sulfonamide, Sulfonylharnstoffe, Tetracycline, Theophyllin (und Salze), Tizanidin (und Salze), Trimethoprim, Troglitazon, Valproinsäure und Derivate

Dosierung:
75μg am 1. Tag der Regelblutung, anschließend tägliche Einnahme von 75μg

Dexibuprofen

Wirkstoffgruppe: NSAR

Indikationen:
Degenerative Gelenkerkrankung; Primäre Dysmenorrhoe; Reizzuständen mit chronischen Schmerzen und Entzündungen am Stützund Bewegungsapparat; Zahnschmerzen

Kontraindikation:
Bekannte bronchospastische Reaktionen auf ASS und andere nichtsteroidale entzündungshemmende Mittel; Durch Herpes simplex verursachte dendritische Keratitis; Mit Vorsicht bei Pat. mit Blutungsneigung, MagenDarm-Geschwüren oder solchen, die blutverdünnende Mittel oder andere nichtsteroidale Antiphlogistika/Antirheumatika erhalten; bestehender Morbus Crohn oder bestehende Colitis ulcerosa; schwere Herzinsuffizienz; schwere Nierenod. Leberfunktionsstörung

Wechselwirkungen:
Abciximab, ACE-Hemmer, Aledronat (und Salze), Alkohol (Ethanol), Alpha-Blocker, Aminoglykoside, Angiotensin-II-Antagonisten, Antikoagulantien, oral (Vitamin K-Antagonisten), Betablocker, Ciclosporin, Clopidrogrel (und Salze), COX-2-Hemmer, Eplerenon, Epoprostenol, Eptifibatid, Fluorchinolone, Glucocorticoide, Heparin und verwandte Stoffe,

Herzglykoside, Hydralazin und ähnliche Stoffe, Ionenaustauscher, Kalium (und Salze), Kaliumsparende Diuretika, Lithium, Methotrexat (und Salze), Misoprostol, Nitrate, Pemetrexed, Probenecid, Salicylate, Schleifendiuretika, Spezielle Serotonin-Reuptake-Inhibitoren, Sulfonamide, Sulfonylharnstoffe, Tacrolimus, Thiazide und verwandte Diuretika, Thrombolytika, Ticlopidin, Vasopressin und Analoga, Zidovudin

Dosierung:
Einzeldosierung: beträgt 400mg täglich, maximale Dosierung 1200mg täglich, Verteilung auf bis zu drei Einzeldosierungen

Dihydrocodein

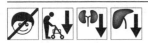

Wirkstoffgruppe: Opioide

Indikationen:
Mäßige bis starke Schmerzen

Kontraindikation:
Chronische Krankheiten der unteren Atemwege; Chronische Obstipation; Hypothyreose; Krankheiten der Gallenblase, der Gallenwege und des Pankreas; Lebererkrankung; Niereninsuffizienz; Normale Geburt; Prostatahypertrophie; Psychische und Verhaltensstörungen durch psychotrope Substanzen; Versagen des Atmungszentrums

Wechselwirkungen:
Alkohol (Ethanol), Anticholinergika, Atovaquon, Barbiturate, Benzodiazepine, Chinidin (und Salze), Chloralhydrat, Ciprofloxacin, Clozapin, Glutethimid, Levomepromazin (und Salze), Lidocain und Salze, Monoaminoxidase-B-Hemmer, Naltrexon, Opioid Antagonisten, Partielle Opiod-Agonisten/Antagonisten, Phosphodiesterase-Hemmer, Pregabalin, Promazin, Rifamycin, Sedierende Antihistaminika, Stabilisierende Muskelrelaxantien, Trizyklische Antidepressiva und verwandte Substanzen, Verschiedene Allgemeinanästhetika, ZNS-dämpfende Stoffe

Dosierung:
Regeldosierung: 60 bis 120mg täglich. Maximaldosierung: 240mg täglich

Dihydroergocryptin

Wirkstoffgruppe: Dopamin-Agonisten

Indikationen:
Idiopathischer Morbus Parkinson ohne Fluktuationen als Monotherapie oder in Kombination mit Levodopa (mit oder ohne Decarboxylasehemmer)

Kontraindikation:
Hypotonie; Leberinsuffizienz; Nichtorganische Psychose; Stoffwechselstörungen

Wechselwirkungen:
Erhöhung der Konzentration durch Erythromycin und anderen Makrolidantibiotika

Dosierung:
Monotherapie: 2 x 5mg täglich. Stufenweise Anhebung Tagesdosis zweiwöchigem Abstand um jeweils 20mg. Erhaltungsdosis: 30 bis 120mg täglich

Diltiazem

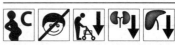

Wirkstoffgruppe: Calciumantagonisten

Indikationen:
Chronisch stabile Angina pectoris (Belastungs-Angina), instabile Angina pectoris (Crescendo-Angina, Ruhe-Angina), vasospastische Angina pectoris(Prinzmetal-Angina, Variant-Angina), Hypertonie

Kontraindikation:
AV-Block II. oder III. Grades; Sinusknotensyndrom; SA-Block II. oder III. Grades; Schock; akuter Herzinfarkt mit Komplikationen (Bradykardie, ausgeprägte Hypotonie, Linksherzinsuffizienz); manifeste Herzinsuffizienz; Vorhofflimmern/-flattern und gleichzeitigem Vorliegen eines WPW-Syndroms; Bradykardie; Schwangerschaft und Stillzeit

Wechselwirkungen:
Alfentanil, Alpha-Blocker, Alprazolam, Amiodaron, Aprepitant, Betablocker, Buspiron, Carbamazepin, Chinidin (und Salze), Ciclosporin, Cimetidin (und Salze), Cisaprid, Delavirdin, Diazepam, Digoxin, Erythromycin (und Salze), Everolimus, Fentanyl, HMG-CoA-Reduktase-Hemmer, metabolisiert durch CYP3A4, Imipramin (und Salze), Inhalationsanästhetika, Ivabradin, Lithium, Magnesiumsulfat, Mefloquin, Methylprednisolon (und Salze), Midazolam, Nifedipin, Nortriptylin, Phenytoin und verwandte Verbindungen, Proteasehemmer, Rifampicin, Salicylate, Sertindol, Sirolimus, Tacrolimus, Theophyllin und Derivate, Triazolam, Trimipramin, Vecuronium, Verteporfin, Warfarin (und Salze)

Dosierung:
Regeldosierung: 3 mal 60mg täglich. Maximaldosierung: 360mg täglich

Diphenhydramin

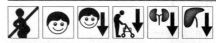

Wirkstoffgruppe: Antihistaminika, Antiemetika

Indikationen:
Schlafstörung, Prophylaxe und symptomatischer Therapie von Übelkeit und Erbrechen unterschiedlicher Genese, insbesondere von Kinetosen

Kontraindikation:
Überempfindlichkeit gegen andere Antihistaminika; Akutes Asthma bronchiale; Engwinkelglaukom; Phäochromocytom; Prostatahyperplasie m. Restharnbild.; Epilepsie; Hypokaliämie; Hypomagnesiämie; Bra-

dykardie; angeborene. langes QT-Syndrom; klinisch signifikant. Kardiale Störung (insbesondere koronare Herzkrankheit, Erregungsleitungsstörungen, Arrhythmien); Weitere Angaben siehe Fachinformation!

Wechselwirkungen:
Alkohol (Ethanol), Aminoglykoside, Anticholinergika, Barbiturate, Benzodiazepine, MAO-Hemmer, Metoprolol, Opioid Agonisten, Psychopharmaka, Trizyklische Antidepressiva und verwandte Substanzen, ZNS-dämpfende Stoffe, Zolpidem

Dosierung:
Einzeldosierung: 50mg täglich. Maximale Dosierung 150mg täglich

Dipyridamol

Wirkstoffgruppe: Thrombozytenaggregationshemmer

Indikationen:
Sekundärprävention von ischämischen Schlaganfällen und transitorischen ischämischen Attacken

Kontraindikation:
Überempfindlichkeit gegen den Wirkstoff oder einen der sonstigen Bestandteile

Wechselwirkungen:
Abciximab, Adenosin, Antikoagulantien, oral (Vitamin K-Antagonisten), Dobutamin (und Salze), Epoprostenol, Eptifibatid, Heparin und verwandte Stoffe, Indometacin, Theophyllin und Derivate

Dosierung:
Regeldosierung: 2 mal 200mg täglich

Disopyramid

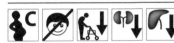

Wirkstoffgruppe: Antiarrhythmika

Indikationen:
Paroxysmales Vorhofflimmern; Supraventrikuläre Tachykardie; Ventrikuläre Arrhythmie

Kontraindikation:
Andere Antiarrhythmika, Beta-Blocker oder Kalzium-Antagonisten, Schlafund Beruhigungsmittel und Alkohol

Wechselwirkungen:
Amiodaron, Amrinon (und Salze), Anticholinergika, Arsentrioxid, Astemizol, Azithromycin, Barbiturate, Bepridil, Betablocker, Calciumkanalblocker vom Phenylalkylamin-Typ, Chinidin (und Salze), Chloroquin (und Salze), Chlorpromazine, Cimetidin (und Salze), Cisaprid, Clarithromycin (und Salze), Dofetilide, Domperidon, Droperidol, Erythromycin (und Salze), Fluorochinolone (QT-verlängernd), Halofantrin-Malariamittel, Haloperidol (und Salze), Ibutilid, Insulin, Itraconazol, Ketoconazol, Klasse-IC-Antiarrhythmika, Levacetylmethadol, Lidocain und Salze,

Methadon, Orale Antidiabetika, Pentamidin, Phenytoin und verwandte Verbindungen, Pimozid, Procainamid (und Metaboliten), Proteasehemmer, Rifampicin, Schleifendiuretika, Streptogramin-Antibiotika, Telithromycin, Terfenadin, Thiazide und verwandte Diuretika, Thioridazin (und Metaboliten), Trizyklische Antidepressiva und verwandte Substanzen, Troleandomycin, Warfarin (und Salze)

Dosierung:
Initialdosierung: 600mg täglich verteilt auf auf 3 bis 4 Einzeldosen. Erhaltungsdosis: 400 bis 600mg täglich verteilt auf 2 bis 4 Einzeldosen
Maximaldosierung: 800mg täglich verteilt auf mehrere Einzeldosen

Disulfiram

Wirkstoffgruppe: Mittel zur Alkoholentwöhnung

Indikationen:
Alkoholmissbrauch und Alkoholabhängigkeit

Kontraindikation:
Arteriosklerose; Arzneimittelabusus; Asthma bronchiale; Dekompensierte Leberzirrhose; Depression; Hyperthyreose; Hypotonie; Koronare Herzkrankheit; Ösophagusvarizen; Polyneuropathie; Psychose; Zerebrale Durchblutungsstörung; Zerebrales Anfallsleiden

Wechselwirkungen:
Alkohol (Ethanol), Amprenavir (und Prodrugs), Coffein, Cyclophosphamid und verwandte Verbindungen, Diazepam, Hydantoin-Antiepileptika, Isoniazid, Metronidazol, Omeprazol, Paraldehyd, Ritonavir, Theophyllin und Derivate, Tranylcypromin (und Salze), Trizyklische Antidepressiva und verwandte Substanzen, Warfarin (und Salze)

Dosierung:
Regeldosierung: 200 bis 500mg täglich. Maximaldosierung: 500mg täglich

Dithranol

Wirkstoffgruppe: Antipsoriatika

Indikationen:
Psoriasis vulgaris

Kontraindikation:
Akute pustulöse Psoriasis; Follikulitis; Erythrodermie

Wechselwirkungen:
Wirkungsverminderung durch Kohleteer-, Stärkeund Zinkoxid-haltige Medikamente. Wirkungsverstärkung durch Salicylsäure und Harnstoff

Dosierung:
Täglich einmalige cutane Anwendung

Doxepin

Wirkstoffgruppe: Antidepressiva

Indikationen:

Depressive Erkrankungen, Angstsyndrome, leichte Entzugssyndrome bei Alkohol-, Arzneimittel oder Drogenabhängigkeit, Unruhe, Angst oder Schlafstörungen im Zusammenhang mit depressiven Erkrankungen oder leichten Entzugssyndromen

Kontraindikation:

Akute Vergiftungen mit Alkohol, Hypnotika, Analgetika und Psychopharmaka; bei akuten Delirien; unbehandeltes Engwinkelglaukom; akuter Harnverhalt; Prostatahyperplasie mit Restharnbildung; paralytischem Ileus; Stillzeit; Kindern < 12 Jahren

Wechselwirkungen:

Adrenalin (und Salze) und Noradrenalin (und Salze), Alkohol (Ethanol), Altretamin, Amprenavir (und Prodrugs), Anticholinergika, Antikoagulantien, oral (Vitamin K-Antagonisten), Atazanavir, Barbiturate, Benzodiazepine, Bupropion, Carbamazepin, Chinidin und Derivate, Chloralhydrat, Cimetidin (und Salze), Cinacalcet, Clonidin und verwandte Produkte, Clozapin, Dextropropoxyphen (und Salze), Disopyramid, Disulfiram, Guanethidin (und Salze), Haloperidol (und Salze), Inhalationsanästhetika, Insulin, Ionenaustauscher, Isoprenalin (und Salze), Jodhaltige Röntgenkontrastmittel, Ketoconazol, Levodopa, Lithium, Lumefantrin, MAO-Hemmer, Methyldopa, Methylphenidat (und Salze), Moclobemid, Monoaminoxidase-B-Hemmer, Nefopam, Opioid Agonisten, Östrogene, Phenothiazine, Phenytoin und verwandte Verbindungen, Ritonavir, Schilddrüsenhormone, Sedierende Antihistaminika, Serotonin- und Noradrenalin-Reuptake-Inhibitoren, Spezielle Serotonin-Reuptake-Inhibitoren, Sulfonylharnstoffe, Tamoxifen, Terbinafin, Tramadol, Valproinsäure und Derivate, Verschiedene Allgemeinanästhetika, ZNS-dämpfende Stoffe, Zolpidem

Dosierung:

Initialdosierung: 50mg täglich. Langsame Steigerung bis auf maximal 150mg täglich. 600mg täglich im stationärem Bereich

Duloxetin   [2004; A/D]

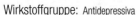

Wirkstoffgruppe: Antidepressiva

Indikationen:

Depressive Erkrankungen, Major Depression, Schmerzen bei diabetischer Polyneuropathie bei Erwachsenen generalisierten Angststörung

Kontraindikation:

Nichtselektive, irreversiblen Monoaminoxidase-Hemmern (MAO-Hemmern); Leberfunktionsstörungen; Fluvoxamin; Ciprofloxacin; Enoxacin; schwere Nierenfunktionseinschränkung

Wechselwirkungen:

Aripiprazol, Ciprofloxacin, Desipramin (und Salze), Fluvoxamin, Johanniskraut, MAO-Hemmer, Metoprolol, Paroxetin

Dosierung:

Regeldosierung: 60mg täglich. Maximaldosierung: 120mg täglich. Ein therapeutisches Ansprechen wird normalerweise nach einer Behandlungsdauer von 2-4 Wochen beobachtet

Ebastin

Wirkstoffgruppe: Antihistaminika

Indikationen:

Allergische Bindehautentzündung; Ganzjährig bestehende allergische Rhinitis; Urtikaria

Kontraindikation:

Leberinsuffizienz; Stillzeit

Wechselwirkungen:

Itraconazol, Ketoconazol

Dosierung:

Regeldosierung: 10mg täglich. Maximaldosierung: 20mg täglich

Econazol

Wirkstoffgruppe: Antimykotika

Indikationen:

Mykosen der Haut und Hautfalten, z. B. Tinea pedis, Pityriasis versicolor

Kontraindikation:

Überempfindlichkeit gegen den Wirkstoff oder einen der sonstigen Bestandteile

Wechselwirkungen:

Orale Antikoagulantien, latexhaltiger Diaphragmen oder Kondome

Dosierung:

Morgens und abends nach dem Waschen und Abtrocknen kräftig in d.ie infizierten Stellen und ca. 1 bis 2cm darum herum einreiben. Behandlungsdauer: Tage bis Wochen.

Enoximon

Wirkstoffgruppe: Phosphodiesterasehemmer

Indikationen:

Kurzzeittherapie (bis zu 48 Stunden) der schweren Herzinsuffizienz, die mit üblichen Behandlungsprinzipien (Herzglykosiden und/oder Diuretika und/oder Vasodilatatoren) nicht befriedigend behandelbar ist; auch bei akuter Herzinsuffizienz nach Herzchirurgie

Kontraindikation:
Bekannte Überempfindlichkeit gegen den Wirkstoff oder einen der sonstigen Bestandteile; schwere obstruktive Kardiomyopathie; schwere obstruktive Klappenerkrankung; schwere Hypovolämie; supraventrikuläre Tachyarrhythmie oder Ventrikelaneurysma; akuter Herzinfarkt; Schwangerschaft

Wechselwirkungen:
Verapamil Phenoxybenzamin, Hydralazin, Herzglykoside

Dosierung:
Komplexes Dosierungsschema, siehe Fachinformation!

Eptifibatid

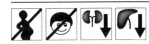

Wirkstoffgruppe: Thrombozytenaggregationshemmer

Indikationen:
In Kombination mit Acetylsalicylsäure und unfraktioniertem Heparin bestimmt zur Prävention eines drohenden Myokardinfarkts bei Patienten mit instabiler Angina pectoris oder Non-Q-wave-Myokardinfarkt

Kontraindikation:
Überempfindlichkeit gegen den Wirkstoff oder einen der sonstigen Bestandteile; gastrointestinale Blutung; makroskopisch sichtbarer Urogenitalblutung oder sonstigen anormalen aktiven; Blutungen in den letzten 30 Tagen vor der Behandlung; anamnestischem Hinweis auf Schlaganfall in den letzten 30 Tagen oder irgendeinem Hinweis auf hämorrhagischen Schlaganfall; anamnestisch bekannter intrakranieller Erkrankung (Neoplasma, arteriovenöse Malformation, Aneurysma); größerer Operation oder schwerer Verletzung in den letzten 6 Wochen; hämorrhagische Diathese in der Anamnese; Thrombozytopenie; Thromboplastinzeit 1,2fache des Kontrollwertes INR > 2,0; schwere Hypertonie; schwerwiegender Niereninsuffizienz; klinisch bedeutsamer Leberfunktionsstörung; andere parenteralen GP IIb/IIIa-Inhibitoren

Wechselwirkungen:
Bivalrudin, Clopidrogrel (und Salze), Dipyridamol, Epoprostenol, NSAR, Salicylate, Streptokinase, Ticlopidin

Dosierung:
Regeldosierung: 180µg/kg als intravenöser Bolus so bald wie möglich nach der Diagnosestellung, gefolgt von einer Dauerinfusion von 2,0 Mikrogramm/kg/min bis zu 72 Stunden, oder bis zur Einleitung einer aortokoronaren Bypass(CABG)-Operation oder anderen perkutanen kardialer Interventionen. Weitere Angaben siehe Fachinformation!

Ergotamin

Wirkstoffgruppe: Migränemittel

Indikationen:
Cluster-Kopfschmerzen; Migräneanfall

Kontraindikation:
Abhängigkeit von Analgetika; Bluthochdruck; Familiär-hemiplegische Migräne; Koronare Herzkrankheit; Krankheiten der Leber; Nierenfunktionsstörung; Periphere arterielle Verschlusskrankheit; Phäochromozytom; Sepsis; Stoffwechselstörungen; Thyreotoxikose; Zerebrale Durchblutungsstörung

Wechselwirkungen:
Verstärkte Nebenwirkungen durch Makrolidantibiotika, Gefäßverengender Medikamente (mutterkornalkaloidhaltige Präparate, Ergotalkaloide, Sumatriptan und andere 5-HT1-Rezeptor-Agonisten), Nikotin Ritonavir, Bromocriptin. Wirkungsverstärkung durch Nitro-Präparate

Dosierung:
Regeldosierung: 2 mal 2mg täglich. Maximaldosierung: 2 mal 4mg täglich

Ertapenem

Wirkstoffgruppe: Antibiotika

Indikationen:
Verursachung von sicher oder wahrscheinlichen Ertapenem-empfindliche Bakterien und Erforderniss von parenteraler Therapie: intraabdominelle Infekione, ambulant erworbene Pneumonie, akute gynäkolog. Infektionen der Haut und Weichteile beim diabet. Fuß. Prophylaxe postoperativer Infektionen des Bauchraums nach elektiven kolorektalen Eingriffen bei Erwachsenen.

Kontraindikation:
Überempfindlichkeit gegenüber and. Antibiotika vom Carbapenem-Typ, und ß-Laktam-Antibiotika (z. B. Penicilline, Cephalosporine)

Wechselwirkungen:
Probenecid, Typhus-Vakkzine, Valproinsäure und Derivate

Dosierung:
Komplexes Dosierungsschema. Siehe Fachinformation!

Erythromycin

Wirkstoffgruppe: Antibiotika

Indikationen:
Bronchitis; Diphtherie; Einschlusskörperchenkonjunktivitis; Enteritis durch Campylobacter; Erysipel; Gonorrhoe; Halsinfektion; Hautinfektion; Infektion der unteren Atemwege; Infektion durch Actinomyces israelii; Infizierte schwere Formen der Akne vulgaris; Keimträger von Diphtherie; Keuchhusten; Laryngitis; Naseninfektion; Ohrinfektion; Pneumonie; Rheumatisches Fieber; Scharlach; Sinusitis; Syphilis im Primärstadium; Tonsillitis; Trachom; Urethritis

Kontraindikation:
Bradykardie; Eingeschränkte Nierenfunktion; Leberstörung; Stoffwechselstörungen; Syndrom der langen QT-Zeit

Wechselwirkungen:
Alfentanil, Alprazolam, Amiodaron, Aripiprazol, Arsentrioxid, Astemizol, Atorvastatin (und Salze), Bepridil, Bromocriptin, Buspiron, Cabergolin, Carbamazepin, Carbimazol, Chinidin (und Salze), Chloroquin (und Salze), Chlorpromazine, Chlorpropamid, Ciclosporin, Cilostazol, Cimetidin (und Salze), Cinacalcet, Cisaprid, Clozapin, Colchicin, CoumarinAntikoagulantien, Darifenacin, Digoxin, Diltiazem, Disopyramid, Docetaxel, Dofetilide, Droperidol, Eplerenon, Ergotalkaloide, Everolimus, Felodipin, Galantamin, Halofantrin-Malariamittel, Haloperidol (und Salze), Ibutilid, Itraconazol, Levacetylmethadol, Lovastatin, Methadon, Methylprednisolon (und Salze), Midazolam, Mirtazapin, Mizolastin, Nefazodon, Östrogene, Pentamidin, Phosphodiesterase-Hemmer, Pimozid, Procainamid (und Metaboliten), Quetiapin, Reboxetin (und Salze), Reboxetin (und Salze), Schleifendiuretika, Sertralin, Simvastatin, Sirolimus, Sotalol, Sparfloxacin, Tacrolimus, Talinolol, Terfenadin, Thiazide und verwandte Diuretika, Thioridazin (und Metaboliten), Tolterodin, Toremifen, Triazolam, Typhus-Vakkzine, Valproinsäure und Derivate, Verapamil, Vinblastin, Zafirlukast, Zopiclon

Dosierung:
Regeldosierung: 2000mg täglich verteilt über 2 bis 4 Einzeldosen. Maximaldosierung: 4000mg täglich verteilt über 2 bis 4 Einzeldosen

Escitalopram [2009; C]

Wirkstoffgruppe: Antidepressiva

Indikationen:
Major Depression, Panikstörung, soziale Angststörung (sozialer Phobie), generalisierte Angststörung, Zwangsstörung

Kontraindikation:
Nicht selektive irreversiblen Monoaminoxidase-Hemmer; reversible MAO-A Hemmer (z. B. Moclobemid); der reversible nicht selektive MAO-Hemmer Linezolid

Wechselwirkungen:
Acetylsalicylsäure, Amphetamine, Astemizol, Buspiron, Carbamazepin, Cimetidin (und Salze), Clozapin, Cyproheptadin, Dextromethorphan (und Salze), Dextropropoxyphen (und Salze), Esomeprazol, Fentanyl, Fluconazol, Galantamin, Jodhaltige Röntgenkontrastmittel, Johanniskraut, Levodopa, Linezolid, Lithium, MAO-Hemmer, Migränespezifische Serotonin (5-HT) Rezeptoragonisten, Mirtazapin, Nefazodon, NSAR, Omeprazol, Oxycodon, Perhexilin, Pethidin, Phenothiazine, Phentermin (und Salze), Phenytoin und verwandte Verbindungen, Pimozid, Quetiapin, Rifamycin, Risperidon, Ritonavir, Selegilin (und Salze), Serotoninund Noradrenalin-Reuptake-Inhibitoren, Sibutramin (und seine Salze), Terbinafin, Tramadol, Trizyklische Antidepressiva und verwandte Substanzen, Tryptophan, Vasopressin und Analoga, Zolpidem

Dosierung:
Regeldosierung: 10mg täglich. Maximaldisierung 20mg täglich

Estradiol

Wirkstoffgruppe: Weibliche Sexualhormone

Indikationen:
Klimakterisches Hormonmangelsyndrom

Kontraindikation:
Adipositas permagna; Arterienthromboembolie; Asthma; Brustkrebs; Cholelithiasis; Diabetes mellitus; Endometriumkarzinom; Episodische und paroxysmale Krankheiten des Nervensystems; Gutartige Neubildungen; Hypertonie; Ikterus; Ischämische Herzkrankheiten; Kardialer Schaden; Kopfschmerzen; Krankheiten der Venen, der Lymphgefäße und der Lymphknoten; anderenorts nicht klassifiziert Lebererkrankung; Lungenembolie; Maligner; Tumor; Nichtentzündliche Krankheiten des weiblichen Genitaltraktes; Nierenfunktionsstörung; Otosklerose; Spontanabort; Spontanaborte in der Anamnese; Stoffwechselstörungen; Systemischer Lupus erythematodes [SLE]; Terminale Niereninsuffizienz; Tumor

Wechselwirkungen:
Antikoagulantien, oral (Vitamin K-Antagonisten), Aprepitant, Aromatasehemmer, Atorvastatin (und Salze), Barbiturate, Benzodiazepine, Bosentan (und Salze), Bromocriptin, Carbamazepin, Cephalosporine und ähnliche Verbindungen, Chloramphenicol (und Salze), Chlorpromazine, Ciclosporin, Clofibrinsäure und Salze, Danazol, Didanosin, Efavirenz, Etoricoxib, Felbamat, Griseofulvin, Guanethidin (und Salze), Imidazol- und Triazol-Antimykotika, Insulin, Johanniskraut, Lamotrigin, Lidocain und verwandte Produkte, Makrolide, Methylprednisolon (und Salze), Modafinil, Neomycin, Nevirapin (und Salze), Nitrofurantoin (und Salze), Orale Antidiabetika, Oxcarbazepin, Paracetamol und verwandte Verbindungen, Penicilline, Phenylbutazon, Phenytoin und verwandte Verbindungen, Prednisolon (und Salze), Prednison, Proteasehemmer, Rifamycin, Ropinirol, Schilddrüsenhormone, Selegilin (und Salze), Sulfonamide, Tacrolimus, Terbinafin, Tetracycline, Theophyllin (und Salze), Topiramat, Trimethoprim, Trizyklische Antidepressiva und verwandte Substanzen, Troglitazon, Valproinsäure und Derivate

Dosierung:
Anfangsdosis 10mg über 2 Wochen; Erhaltungsdosierung 2 mal wöchentlich.

Pharmakologische Kurzcharakteristika

Etanercept

Wirkstoffgruppe: Immunsuppressiva

Indikationen:
In Kombination mit Methotrexat zur Behandlung der mittelschweren bis schweren aktiven rheumatoiden Arthritis bei Erwachsenen indiziert, wenn das Ansprechen auf Basistherapeutika, einschließlich Methotrexat (sofern nicht kontraindiziert), unzureichend ist

Kontraindikation:
Überempfindlichkeit gegen den Wirkstoff oder einen der sonstigen Bestandteile; Sepsis oder Risiko einer Sepsis; Eine Behandlung mit Enbrel sollte bei Patienten mit aktiven Infektionen, einschließlich chronischer oder lokalisierter Infektionen, nicht begonnen werden

Wechselwirkungen:
Abatacept, Attenuierte Lebendimpfstoffe, BCG (kein Impfstoff), Cyclophoshamid und verwandte Verbindungen, Interleukin-1-Antagonisten, Tuberkuline, Verschiedene Impfstoffe

Dosierung:
Komplexes Dosierungsschema. Siehe Fachinformation!

Ethinylestradiol/Drospirenon

Wirkstoffgruppe: Orale Kontrazeptiva

Indikationen:
Orale Kontrazeption

Kontraindikation:
Bestehende oder vorausgegangene venöse Thrombosen (tiefe Venenthrombose, Lungenembolie), bestehende oder vorausgegangene arterielle Thrombosen (z. B. Myokardinfarkt) oder deren Prodromalstadien (z. B. Angina pectoris und transitorische ischämische Attacke), bestehender oder vorausgegangener zerebrovaskulärer Insult; Vorliegen eines schwerwiegenden Risikofaktors oder mehrerer Risikofaktoren für eine arterielle Thrombose; APC-Resistenz; Antithrombin-III-Mangel; Protein-C-Mangel; Protein-S-Mangel; Hyperhomozysteinämie und Antiphospholipid-Antikörper (Antikardiolipin-Antikörper); Lupusantikoagulans; bestehende oder vorausgegangene schwere Lebererkrankung; schwere Niereninsuffizienz oder akutes Nierenversagen; bestehende oder vorausgegangene Lebertumoren (benigne oder maligne); bekannte oder vermutete sexualhormonabhängige maligne Tumore; diagnostisch nicht abgeklärte vaginale Blutungen; Migräne mit fokalen neurologischen Symptomen in der Anamnese

Wechselwirkungen:
Hydantoine, Barbiturate, Primidon, Carbamazepin, Rifampicin, Oxcarbazepin, Topiramat, Felbamat, Ritonavir, Griseofulvin, Johanniskraut, Rifampicin, Ciclosporin, Lamotrigin

Dosierung:
1 mal täglich über 24 Tage. Anschließend 6 Tage Pause

Etidronsäure

Wirkstoffgruppe: Biphosphonate

Indikationen:
Morbus Paget des Knochens; Postmenopausale Osteoporose

Kontraindikation:
Nierenfunktionsstörung; Nierenstein; Osteomalazie

Wechselwirkungen:
Aluminium (und Salze), Aminoglykoside, Bismutverbindungen, Calcium (und Salze), Eisen, Magnesium (und Salze), Natriumphosphat

Dosierung:
Osteoporose: 400mg täglich über 14 Tage, gefolgt v. 500mg Calcium über 76 Tage; Morbus PAGET: 5 bis max. 20mg/kg KG täglich über maximal 3 Monate

Etofibrat

Wirkstoffgruppe: Lipidsenkende Mittel

Indikationen:
Schwere Hypertriglyceridämie, gemischte Hyperlipidämie

Kontraindikation:
Akuter Herzinfarkt; Blutung; Dekompensierte Herzinsuffizienz; Leberstörung; Niereninsuffizienz

Wechselwirkungen:
Antikoagulantien, oral (Vitamin K-Antagonisten), Ciclosporin, Ezetimib, Schleifendiuretika, Sulfonylharnstoffe

Dosierung:
Regeldosierung: 500 bis 1000mg täglich

Etomidat

Wirkstoffgruppe: Anästhetika

Indikationen:
Kurzhypnotikum

Kontraindikation:
Überempfindlichkeit gegen den Wirkstoff oder einen der sonstigen Bestandteile; Kinder unter 6 Jahren

Wechselwirkungen:
Amiodaron, Opioid Agonisten, Psychopharmaka, Spezielle periphere Vasodilatatoren (Deserpidin, Raubasin, Rauwolfiawurzel, Rauwolfia serpentina, Reserpin, Reserpin), Trizyklische Antidepressiva und verwandte Substanzen, Verapamil

Dosierung:
Die effektive hypnotische Dosis liegt zwischen 0,15 mg/kg KG und 0,30 mg/kg KG

Etoricoxib   [2004; C]

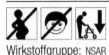

Wirkstoffgruppe: NSAR

Indikationen:
Degenerative Gelenkerkrankung; Gichtarthritis; Rheumatoide Arthritis

Kontraindikation:
Abnormes Funktionsprüfungsergebnis der Leber; Akutes Ulcus pepticum; Analgetika-Asthma; Chronische Niereninsuffizienz, Stadium IV; Darmentzündung; Diabetes mellitus; Eingeschränkte Nierenfunktion; Gastrointestinale Blutung; Koronare Herzkrankheit; Krankheiten der Leber; Ödem; Periphere arterielle Verschlusskrankheit; Rauchen; Schwer einstellbarer Bluthochdruck; Stoffwechselstörungen; Zerebrovaskuläre Krankheit

Wechselwirkungen:
ACE-Hemmer, Angiotensin-II-Antagonisten, Ciclosporin, Lithium, Methotrexat (und Salze), NSAR, Östrogene, Rifampicin, Salicylate, Schleifendiuretika, Tacrolimus, Thiazide und verwandte Diuretika, Warfarin (und Salze)

Dosierung:
Je nach Indikation zwischen 30 und 120mg täglich

Exenatid   [2007; A/C]

Wirkstoffgruppe: Antidiabetika

Indikationen:
Typ-2-Diabetes mellitus

Kontraindikation:
Überempfindlichkeit gegen den Wirkstoff oder einen der sonstigen Bestandteile

Wechselwirkungen:
Paracetamol und verwandte Verbindungen

Dosierung:
Initialdosierung 2 x 5µg s.c. täglich 60 Minuten vor der Mahlzeit. Maximaldosierung: 2 x 10µg s.c. täglich.

Ezetimib

Wirkstoffgruppe: Lipidsenkende Mittel

Indikationen:
Heterozygote Hyperlipoproteinämie Typ IIa

Kontraindikation:
Lebererkrankungen; Myopathie; Stoffwechselstörungen; Unklare Transaminasenerhöhung

Wechselwirkungen:
Ciclosporin, Fibrate, Ionenaustauscher, Rifampicin, Warfarin (und Salze)

Dosierung:
Regeldosierung: 10mg täglich

Famotidin

Wirkstoffgruppe: H_2-Rezeptorenblocker

Indikationen:
Duodenalulkus; Magenulkus; Zollinger-Ellison-Syndrom

Kontraindikation:
Überempfindlichkeit gegen den Wirkstoff oder einen sonstigen Bestandteil

Wechselwirkungen:
Aluminiumhydroxid, Atazanavir, Cefpodoxim, Dasatinib, Delavirdin, Gefitinib, Glipizid, Itraconazol, Ketoconazol, Magnesium (Antacidum), Probenecid, Simeticon, Vitamin B_{12}, Warfarin (und Salze)

Dosierung:
Regeldosierung: 20mg täglich alle 6 Stunden. Maximaldosierung 800mg täglich verteilt auf mehrere Einzeldosen

Felbamat

Wirkstoffgruppe: Antiepileptika

Indikationen:
Lennox-Gastaut-Syndrom

Kontraindikation:
Blutkrankheit; Leberstörung; Stoffwechselstörungen

Wechselwirkungen:
Carbamazepin, Gestagene, Östrogene, Phenytoin und verwandte Verbindungen, Valproinsäure und Derivate

Dosierung:
Nur unter Aufsicht eines Neurologen oder eines Kinderarztes mit Fachkenntnis in der Epilepsiebehandlung. Weitere Angaben siehe Fachinformation!

Fenofibrat

Wirkstoffgruppe: Lipidsenkende Mittel

Indikationen:
Schwere Hypertriglyceridämie, gemischte Hyperlipidämie

Kontraindikation:
Leberstörung; Niereninsuffizienz

Wechselwirkungen:
Antikoagulantien, oral (Vitamin K-Antagonisten), Ciclosporin, Ezetimib, Pravastatin, Schleifendiuretika, Simvastatin, Sulfonylharnstoffe

Dosierung:
Regeldosierung: 300mg täglich. Initialdosierung 300 bis 400mg täglich bis Stabilisierung der Blutfette

Finasterid

Wirkstoffgruppe: Mittel bei benigner Prostatahyperplasie

Indikationen:
Benigne Prostata-Hyperplasie

Kontraindikation:
Frauen und Kindern

Wechselwirkungen:
Ritonavir

Dosierung:
Regeldosierung: 5mg täglich

Flufenaminsäure

Wirkstoffgruppe: NSAR

Indikationen:
Symptomatische. Behandlung von Schmerzen ei entzündlichen weichteilrheumatischen. Erkrankungen wie Tendinitis und Tendosynovitis

Kontraindikation:
Andere NSAR oder Sorbinsäure; offene Verletzungen, Entzündungen oder Infektionen der Haut sowie Ekzeme, Schleimhäute oder an den Augen; Kinder und Jugendliche.

Wechselwirkungen:
Abciximab, ACE-Hemmer, Aledronat (und Salze), Alkohol (Ethanol), Alpha-Blocker, Aminoglykoside, Angiotensin-II-Antagonisten, Antikoagulantien, oral (Vitamin K-Antagonisten), Betablocker, Ciclosporin, Clopidrogrel (und Salze), COX-2-Hemmer, Eplerenon, Epoprostenol, Eptifibatid, Fluorchinolone, Glucocorticoide, Heparin und verwandte Stoffe, Herzglykoside, Hydralazin und ähnliche Stoffe, Ionenaustauscher, Kalium (und Salze), Kaliumsparende Diuretika, Lithium, Methotrexat (und Salze), Misoprostol, Nitrate, Pemetrexed, Probenecid, Salicylate, Schleifendiuretika, Spezielle Serotonin-Reuptake-Inhibitoren, Sulfonamide, Sulfonylharnstoffe, Tacrolimus, Thiazide und verwandte Diuretika, Thrombolytika, Ticlopidin, Vasopressin und Analoga, Zidovudin

Dosierung:
Maximale Tagesdosierung: 270 mg Flufenaminsäure

Flunitrazepam

Wirkstoffgruppe: Hypnotika und Sedativa

Indikationen:
Kurzzeitbehandlung von Schlafstörungen

Kontraindikation:
Ateminsuffizienz; Depression; Depressiver Angstzustand; Eingeschränkte Nierenfunktion; Krankheiten der Leber; Myasthenia gravis; Psychische und Verhaltensstörungen durch psychotrope Substanzen; Psychose; Schlafapnoesyndrom; Stoffwechselstörungen

Wechselwirkungen:
Alkohol (Ethanol), Anästhetische Barbiturate, Baclofen, Baldrian (und Salze), Barbiturate, Buprenorphin, Chloralhydrat, Clonidin und verwandte Produkte, Dextropropoxyphen (und Salze), Herzglykoside, Imi-

dazol-und Triazol-Antimykotika, Inhalationsanästhetika, Isoniazid, Lamotrigin, Meprobamat, Metoclopramid, Mianserin (und Salze), Mirtazapin, Nefazodon, Omeprazol, Opioid Agonisten, Östrogene, Phenytoin und verwandte Verbindungen, Pregabalin, Probenecid, Psychopharmaka, Sedierende Antihistaminika, Stabilisierende Muskelrelaxantien, Streptogramin-Antibiotika, Theophyllin und Derivate, Tramadol, Trizyklische Antidepressiva und verwandte Substanzen, Tryptophan, Verapamil, Voriconazol, ZNS-dämpfende Stoffe, Zolpidem

Dosierung:
Regeldosierung 0,5mg. Maximale Dosierung 2mg ambulant und 4mg stationär unmittelbar vor dem Schlafengehen.

Flupirtin

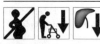

Wirkstoffgruppe: Andere Analgetika

Indikationen:
Muskuloskeletales Schmerzsyndrom

Kontraindikation:
Alkoholabusus; Cholestase; Eingeschränkte Nierenfunktion; Hypoalbuminämie; Krankheiten der Leber; Myasthenia gravis

Wechselwirkungen:
Wirkungsverstärkung von Alkohol umd Arzneimitteln mit sedierenden und muskelrelaxierenden. Eigenschaften. Empfehlung: häufigere INR/Quick-Kontrollen bei gleichzeitiger Phenprocoumongabe. Kombination mit Paracetamol und Carbamazepin-haltigen Arzneimittel vermeiden, Kontrolle von Leberenzymwerte

Dosierung:
Regeldosierung: 3 bis 4 x 100mg täglich. Maximaldosierung: 600mg täglich.

Flurazepam

Wirkstoffgruppe: Hypnotika und Sedativa

Indikationen:
Kurzzeitbehandlung von Schlafstörungen

Kontraindikation:
Verstärkung der Wirkung durch Sedativa, Hypnotika, Narkotika, Analgetika, Neuroleptika, Antiepileptika, Anxiolytika, Antihistaminika, Antidepressiva, Lithium, H2-Blocker wie Cimetidin, Protonenpumpenhemmer wie Omeprazol Antikonzeptiva und Makrolidantibiotika wie Erythromycin

Wechselwirkungen:
Alkohol (Ethanol), Anästhetische Barbiturate, Baclofen, Baldrian (und Salze), Barbiturate, Buprenorphin, Chloralhydrat, Cimetidin (und Salze),

Clonidin und verwandte Produkte, Dextropropoxyphen (und Salze), Herzglykoside, Imidazol-und Triazol-Antimykotika, Inhalationsanästhetika, Isoniazid, Lamotrigin, Meprobamat, Metoclopramid, Mianserin (und Salze), Mirtazapin, Nefazodon, Omeprazol, Opioid Agonisten, Östrogene, Phenytoin und verwandte Verbindungen, Pregabalin, Probenecid, Psychopharmaka, Sedierende Antihistaminika, Stabilisierende Muskelrelaxantien, Streptogramin-Antibiotika, Theophyllin und Derivate, Tramadol, Trizyklische Antidepressiva und verwandte Substanzen, Tryptophan, Verapamil, Voriconazol, ZNS-dämpfende Stoffe, Zolpidem

Dosierung:
10 bis 20mg unmittelbar vor dem Schlafengehen.

Flurbiprofen

Wirkstoffgruppe: NSAR

Indikationen:
Entzündung des vorderen Augenabschnittes nach Augenoperationen. Entzündung nach Lasertrabekuloplastik. Zur Vermeidung einer Miosis während operativer Eingriffe

Kontraindikation:
Bekannte bronchospastische Reaktionen auf ASS und andere nichtsteroidale entzündungshemmende Mittel; Durch Herpes simplex verursachte dendritische Keratitis; Mit Vorsicht bei Pat. mit Blutungsneigung, MagenDarm-Geschwüren oder solchen, die blutverdünnende Mittel oder andere nichtsteroidale Antiphlogistika/Antirheumatika erhalten

Wechselwirkungen:
Abciximab, ACE-Hemmer, Aledronat (und Salze), Alkohol (Ethanol), Alpha-Blocker, Aminoglykoside, Angiotensin-II-Antagonisten, Antikoagulantien, oral (Vitamin K-Antagonisten), Betablocker, Ciclosporin, Clopidrogrel (und Salze), COX-2-Hemmer, Eplerenon, Epoprostenol, Eptifibatid, Fluorchinolone, Glucocorticoide, Heparin und verwandte Stoffe, Herzglykoside, Hydralazin und ähnliche Stoffe, Ionenaustauscher, Kalium (und Salze), Kaliumsparende Diuretika, Lithium, Magnesium (Antacidum), Methotrexat (und Salze), Misoprostol, Nitrate, Pemetrexed, Probenecid, Salicylate, Schleifendiuretika, Spezielle Serotonin-Reuptake-Inhibitoren, Sulfonamide, Sulfonylharnstoffe, Tacrolimus, Thiazide und verwandte Diuretika, Thrombolytika, Ticlopidin, Vasopressin und Analoga, Zidovudin

Dosierung:
Zur Vermeidung der intraoperativen Miosis insgesamt 4 Tropfen innerhalb v. 2 Std. (je 1 Tropf. etwa jede halbe Std.) vor der Operation einträufeln. Nach chirurg. Eingriffen je 1 Tropf. 4x tgl. 2 Wo. lang (mind. 1 Wo.) einträufeln.

Flutamid

Wirkstoffgruppe: Antiandrogene

Indikationen:
Prostatakarzinom

Kontraindikation:
Überempfindlichkeit gegen den Wirkstoff oder einen anderen Bestandteil; erheblich eingeschränkte Leberfunktion

Wechselwirkungen:
Ritonavir, Warfarin (und Salze)

Dosierung:
Regeldosierung: 750mg täglich in drei Einzeldosen

Fluvoxamin

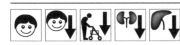

Wirkstoffgruppe: Antidepressiva

Indikationen:
Majore depressive Episode; Zwangskrankheit

Kontraindikation:
Epilepsie; Gerinnungsstörung; Krampfbereitschaft; Leberstörung; Manie; Myokardinfarkt; Nierenfunktionsstörung

Wechselwirkungen:
Acetylsalicylsäure, Alosetron (und Salze), Alprazolam, Amphetamine, Astemizol, Bromazepam, Buspiron, Carbamazepin, Chinidin (und Salze), Ciclosporin, Cimetidin (und Salze), Cisaprid, Clozapin, Coffein und verwandte Verbindungen, Cyproheptadin, Dextromethorphan (und Salze), Dextropropoxyphen (und Salze), Diazepam, Ergotalkaloide, Fentanyl, Galantamin, Haloperidol (und Salze), Jodhaltige Röntgenkontrastmittel, Johanniskraut, Lidocain und Salze, Linezolid, Lithium, MAO-Hemmer, Methadon, Metoclopramid, Midazolam, Migränespezifische Serotonin (5-HT) Rezeptoragonisten, Mirtazapin, Monoaminoxidase-B-Hemmer, Nefazodon, NSAR, Oxycodon, Pethidin, Phenothiazine, Phentermin (und Salze), Phenytoin und verwandte Verbindungen, Pimozid, Proguanil, Propranolol, Quetiapin, Ramelteon, Reboxetin (und Salze), Risperidon, Ritonavir, Ropinirol, Ropivacain (und Salze), Serotoninund Noradrenalin-Reuptake-Inhibitoren, Sibutramin (und seine Salze), Sulfonylharnstoffe, Tabak, Tacrin, Terbinafin, Terfenadin, Theophyllin und Derivate, Tizanidin (und Salze), Tramadol, Trizyklische Antidepressiva und verwandte Substanzen, Tryptophan, Vasopressin und Analoga, Warfarin (und Salze), Zolpidem

Dosierung:
Anfangsdosisierung: 50mg täglich., Maximaldosierung: 300mg täglich bei schrittweiser Steigerung. Weitere Angaben siehe Fachinformation!

Fondaparinux-Na

Wirkstoffgruppe: Antithrombotische Mittel

Indikationen:
Tiefe Beinvenenthrombiosen, Lungenembolie

Kontraindikation:
Akute bakterielle Endokarditis; schwere Niereninsuffizienz

Wechselwirkungen:
Medikamnete mit gerinnungshemmender Wirkung

Dosierung:
7,5mg täglich subcutan

Foscarnet

Wirkstoffgruppe: Antivirale Mittel

Indikationen:
Lebens- bzw. augenlichtbedrohende Erkrankung durch Cytomegalovirus (CMV), alle mukokutane Infektionen, die durch aciclovirresistente Herpesviren (HSV) verursacht wurden

Kontraindikation:
Überempfindlichkeit gegen den Wirkstoff oder einen sonstigen Bestandteil

Wechselwirkungen:
Trimethoprim-Sulfamethoxazol; Pentamidin; Ciclospori; Amphotericin B; Cisplatin; Aciclovir

Dosierung:
Initialdosierung: 180mg in 2 oder 3 Einzeldosen als Kurzinfusion. Erhaltungsdosierung: 90 bis 120mg täglich als Kurzinfusion. Weitere Angaben siehe Fachinformation!

Fosfomycin

Wirkstoffgruppe: Antibiotika

Indikationen:
Fosfomycinempfindliche Erreger: Infektionen der Harnwege, Infektionen der Atemwege, Lungenabszess, perioperativen Infektionen, Infektionen der Haut und Weichteile, Infektionen nach Verbrennungen, Infektionen der Gallenwege, Sepsis, Endocarditis, oto-, rhino-, laryngologischen Infektionen, ophthalmologischen Infektionen

Kontraindikation:
Überempfindlichkeit gegen den Wirkstoff oder einen der sonstigen Bestandteile; Kinder unter 6 Jahren

Wechselwirkungen:
Additive Wirkung mit anderen Antibiotika

Dosierung:

Regeldosierung: 6 bis 16g täglich. Weiter Angaben siehe Fachinformation!

Frovatriptan

Wirkstoffgruppe: Migränemittel

Indikationen:

Migräne ohne Aura

Kontraindikation:

Hypertonie 2. Grades; Ischämische Herzkrankheiten; Leberinsuffizienz; Neurologische Störung; Ophthalmoplegische Migräne; Periphere Gefäßkrankheit; Postmenopause; Rauchen; Stoffwechselstörungen

Wechselwirkungen:

Ergotalkaloide, Johanniskraut, MAO-Hemmer, Serotonin und Noradrenalin-Reuptake-Inhibitoren, Sibutramin (und seine Salze), Spezielle Serotonin-Reuptake-Inhibitoren

Dosierung:

Einzeldosierung: 2,5mg. Bei Wiederauftreten nach initialer Besserung zweite Dosis möglich. Einnahmeabstand mindestens 2 Stunden. Maximaldosierung: 5mg täglich.

Gallopamil

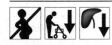

Wirkstoffgruppe: Antihypertonika

Indikationen:

Essentielle Hypertonie; Herzschlagstörung; Koronare Herzkrankheit; Stabile Angina pectoris; Supraventrikuläre paroxysmale Tachykardie; Vorhofflimmern

Kontraindikation:

Bradykardie; Hypotonie; Kardiale Komplikation nach akutem Myokardinfarkt; Krankheiten im Bereich der neuromuskulären Synapse und des Muskels; Lambert-Eaton-Syndrom; Lebererkrankung; Nierenerkrankung; Schock; Stoffwechselstörungen

Wechselwirkungen:

Alkohol (Ethanol), Alpha-Blocker, Amiodaron, Betablocker, Carbamazepin, Chinidin und Derivate, Ciclosporin, Cimetidin (und Salze), Delavirdin, Disopyramid, Doxorubicin und Derivate, Fentanyl, Inhalationsanästhetika, Lithium, Magnesiumsulfat, Mefloquin, Mexiletin, Rifamycin, Salicylate, Theophyllin und Derivate, Verteporfin,

Dosierung:

Regeldosierung:100mg täglich in 2 Einzeldosen. Maximaldosierung: 200mg täglich in 3 bis 4 Einzeldosen

Gemfibrozil

Wirkstoffgruppe: Lipidsenkende Mittel

Indikationen:

Hyperlipoproteinämie; Koronare Herzkrankheit

Kontraindikation:

Schwere Niereninsuffizienz, Leberfunftionsstörungen, bekannte Gallenblasen- oder Gallenwegserkrankung mit Cholelithiasis, auch in der Anamnese, gleichzeitige Gabe von Repaglinid, Photoallergischen oder phototoxischen Reaktionen unter Behandlung mit Fibraten in der Anamnese

Wechselwirkungen:

Aluminium (Antazidum), Antikoagulantien, oral (Vitamin K-Antagonisten), Atorvastatin (und Salze), Carbamazepin, Ciclosporin, Colestipol, Ezetimib, Lovastatin, Magnesium (Antacidum), Pioglitazon, Pravastatin, Repaglinid, Rosiglitazon, Rosuvastatin, Schleifendiuretika, Simvastatin, Sulfonylharnstoffe, Tiagabin (und Salze)

Dosierung:

Regeldosierung: 900 bis 1200mg täglich

Ginkgo-biloba-Trockenextr.

Wirkstoffgruppe: Antidementiva, pflanzlich

Indikationen:

Hirnorganisch bedingte Leistungsstörungen bei dementiellen Syndromen mit der Leitsymptomatik: Gedächtnisstörungen, Konzentrationsstörungen, depressive Verstimmung, Schwindel, Ohrensausen, Kopfschmerzen

Kontraindikation:

Überempfindlichkeit gegenüber Wirkstoff oder einem der sonstigen Bestandteile

Wechselwirkungen:

Arzneimitteln, die die Blutgerinnung hemmen

Dosierung:

Regeldosierung: 3 mal 40 bis 80mg täglich

Glucagon

Wirkstoffgruppe: Pankreashormone

Indikationen:

Behandlung schwerer hypoglykämischer Reaktionen, die bei der Insulintherapie diabetischer Patienten auftreten

Kontraindikation:
Überempfindlichkeit gegenüber Wirkstoff oder einem der sonstigen Bestandteile

Wechselwirkungen:
Insulin, Indometacin, Warfarin

Dosierung:
Unter Blutzuckerkontrolle 1mg täglich

Goserelin

Wirkstoffgruppe: Hormone

Indikationen:
Fortgeschrittenes Prostatakarzinom, bei denen eine endokrine Behandlung angezeigt ist

Kontraindikation:
Überempfindlichkeit gegen den Wirkstoff oder einen der sonstigen Bestandteile; Kinder; Frauen

Wechselwirkungen:
Wechselwirkungen mit anderen Mitteln sind bisher nicht bekannt

Dosierung:
Ein Implantat (10,8mg) s.c. unter die Bauchhaut alle 28 Tage

Griseofulvin

Wirkstoffgruppe: Antimykotika

Indikationen:
Erkrankungen der Haut und Haare, die nur durch Dermatophyten (Fadenpilze) verursacht werden und auf eine lokale Therapie alleine nicht ansprechen

Kontraindikation:
Porphyrin-Stoffwechselstörungen; schwere Leberinsuffizienz; aktueller Kinderwunsch; Schwangerschaft und Stillzeit

Wechselwirkungen:
Alkohol (Ethanol), Antikoagulantien, oral (Vitamin K-Antagonisten), Bromocriptin, Ciclosporin, Gestagene, Imidazol-und Triazol-Antimykotika, Östrogene, Phenobarbital (und Salze), Photosensibilisierende Stoffe

Dosierung:
Erwachsene und Jugendliche über 50 kg KG: 4-mal täglich 125 bis 250mg bzw.1 bis 2-mal täglich 500mg, Maximaldosierung: 2g täglich. Kinder: 10 m/kg KG täglich

Hydrocodon

Wirkstoffgruppe: Antitussiva

Indikationen:
Starker und schmerzhafter Husten

Kontraindikation:
Asthmaanfall; Hypotonie; Hypovolämie; Mukorrhoe; Obstipation; Psychische und Verhaltensstörungen durch psychotrope Substanzen; Schlafapnoesyndrom

Wechselwirkungen:
Sekretolytika, MAO-Hemmern, sedierende und atemdepressiv wirkende Medikamente Alkohol

Dosierung:
Regeldosierung: 10 bis 15mg täglich in 2 bis 3 Einzeldosen. Maximaldosierung: 20 bis 30mg täglich

Hydromorphon

    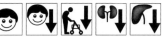

Wirkstoffgruppe: Opioide

Indikationen:
Behandlung von starken Schmerzen

Kontraindikation:
Chronisch-obstruktive Lungenerkrankung; Darmentzündung; Darmstenose; Epilepsie; Hypotonie; Insuffizienz der Nebennierenrinde; Intrakranielle Drucksteigerung; Krankheiten der Gallenblase, der Gallenwege und des Pankreas; Leberstörung; Myxödem; Nierenfunktionsstörung; Nierenkolik; Normale Geburt; Prostatahypertrophie; Psychische und Verhaltensstörungen durch psychotrope Substanzen; Schwächezustand; Stoffwechselstörungen; Symptome, die das Erkennungs- und Wahrnehmungsvermögen, die Stimmung und das Verhalten betreffen; toxische Psychose; Unklare Bauchschmerzen; Verminderte Atemreserve

Wechselwirkungen:
Alkohol (Ethanol), Anticholinergika, Atovaquon, Barbiturate, Benzodiazepine, Chloralhydrat, Ciprofloxacin, Clozapin, Glutethimid, Levomepromazin (und Salze), Lidocain und Salze, Monoaminoxidase-B-Hemmer, Naltrexon, Opioid Antagonisten, Partielle Opiod-Agonisten/Antagonisten, Pregabalin, Promazin, Rifamycin, Sedierende Antihistaminika, Stabilisierende Muskelrelaxantien, Trizyklische Antidepressiva und verwandte Substanzen, Verschiedene Allgemeinanästhetika, ZNS-dämpfende Stoffe

Dosierung:
Initialdosierung 8mg, je nach Grad der Schmerzen Dosiserhöhung. Die Dosierungsabstände sollten 12 Std. nicht unterschreiten. Weitere Angaben siehe Fachinformation!

Hydroxyzin

Wirkstoffgruppe: Antihistaminika, Sedativa

Indikationen:
Angstzustand; Durchschlafstörung; Ekzem; Juckreiz; Nesselsucht; Neurodermitis; Spannungszustand; Unruhezustand

Kontraindikation:
Engwinkelglaukom; Hirnschaden; Kardiale Arrhythmie; Krampfanfall; Leberstörung; Normale Geburt; Phäochromozytom; Restharnbildung bei Prostataadenom

Wechselwirkungen:
Alkohol (Ethanol), Aminoglykoside, Anticholinergika, Barbiturate, Benzodiazepine, MAO-Hemmer, Opioid Agonisten, Psychopharmaka, Trizyklische Antidepressiva und verwandte Substanzen, ZNS-dämpfende Stoffe, Zolpidem

Dosierung:
Regeldosierung in 1 bis 3 mal 25mg täglich

Hymecromon

Wirkstoffgruppe: Gallentherapeutika

Indikationen:
Beschwerden nach Gallenblasenexstirpation; Oberbauchbeschwerden

Kontraindikation:
Darmentzündung; Darmtumor; Darmverschluss; Krankheiten der Gallenblase, der Gallenwege und des Pankreas; Leberstörung; Niereninsuffizienz

Wechselwirkungen:
Metoclopramid, Morphin

Dosierung:
Regeldosierung: 1200mg in drei Dosen

Imipramin

Wirkstoffgruppe: Antidepressiva

Indikationen:
Depressives Syndrom; Enuresis; Pavor nocturnus

Kontraindikation:
Akutes Delirium; Eingeschränkte Nierenfunktion; Engwinkelglaukom; Harnverhaltung; Hormonproduzierender Tumor des Nebennierenmarks; Krampfbereitschaft; Leberstörung; Neuroblastom; Paralytischer Ileus; Phäochromozytom; Pylorusstenose; Restharnbildung bei Prostataadenom; Störung der Blutbildung; Suizidgefahr; Zustand nach Myokardinfarkt

Wechselwirkungen:
Adrenalin (und Salze) und Noradrenalin (und Salze), Alkohol (Ethanol), Altretamin, Amprenavir (und Prodrugs), Anticholinergika, Antikoagulantien, oral (Vitamin K-Antagonisten), Atazanavir, Barbiturate, Benzodiazepine, Bupropion, Carbamazepin, Chinidin und Derivate, Chloralhydrat, Cimetidin (und Salze), Cinacalcet, Clonidin und verwandte Produkte, Clozapin, Darifenacin, Dextropropoxyphen (und Salze), Diltiazem, Disopyramid, Disulfiram, Flupentixol, Gatifloxacin, Guanethidin (und Salze), Haloperidol (und Salze), Inhalationsanästhetika, Insulin, Ionenaustauscher, Isoprenalin (und Salze), Jodhaltige Röntgenkontrastmittel, Ketoconazol, Labetalol, Levodopa, Levofloxacin, Lithium, Lumefantrin, MAO-Hemmer, Methyldopa, Methylphenidat (und Salze), Monoaminoxidase-B-Hemmer, Nefopam, Opioid Agonisten, Östrogene, Phenothiazine, Phenytoin und verwandte Verbindungen, Ritonavir, Schilddrüsenhormone, Sedierende Antihistaminika, Serotonin und Noradrenalin-Reuptake-Inhibitoren, Sotalol, Spezielle Serotonin-Reuptake-Inhibitoren, Sulfonylharnstoffe, Terbinafin, Tramadol, Valproinsäure und Derivate, Verapamil, Verschiedene Allgemeinanästhetika, ZNS-dämpfende Stoffe, Zolpidem

Dosierung:
Mittlere Dosierung 50 bis 150mg täglich. Weitere Angaben siehe Fachinformation!

Indometacin

Wirkstoffgruppe: NSAR

Indikationen:
Akute Arthritis; Degenerative Gelenkerkrankung; Degenerative Wirbelsäulenerkrankung; Entzündlich-rheumatisches Wirbelsäulenleiden; Gichtanfall; Rheumatoide Arthritis; Spondylitis ankylosans; Weichteilrheumatismus; Weichteilverletzung

Kontraindikation:
Chronisch-obstruktive Atemwegskrankheit; Colitis ulcerosa; Gastrointestinale Beschwerden; Gerinnungsstörung; Herzinsuffizienz; Hypertonie; Leberstörung; Nierenschaden; Porphyrie; Störung der Blutbildung; Ulkus des Magen-Darm-Traktes

Wechselwirkungen:
Abciximab, ACE-Hemmer, Aledronat (und Salze), Alkohol (Ethanol), Alpha-Blocker, Aluminiumhydroxid, Aminoglykoside, Angiotensin-II-Antagonisten, Antikoagulantien, oral (Vitamin K-Antagonisten), Betablocker, Ciclosporin, Clopidogrel (und Salze), COX-2-Hemmer, Dipyridamol, Eplerenon, Epoprostenol, Eptifibatid, Fluorchinolone, Glucocorticoide, Glyceroltrinitrat, Haloperidol (und Salze), Heparin und verwandte Stoffe, Herzglykoside, Hydralazin und ähnliche Stoffe, Ionenaustauscher, Kalium (und Salze), Kaliumsparende Diuretika, Lithium, Magnesium (Antacidum), Mercaptopurin und verwandte Produkte, Methotrexat, Misoprostol, Muromonab-CD3, Natriumbicarbonat, Pemetrexed, Penicillamin, Phenylpropanolamin, Probenecid, Salicylate, Schleifendiuretika, Spezielle Serotonin-Reuptake-Inhibitoren, Sulfonamide, Sulfonylharn-

stoffe, Tacrolimus, Thiazide und verwandte Diuretika, Thrombolytika, Ticlopidin, Tiludronat (und Salze); Vasopressin und Analoga

Dosierung:
Regeldosierung: 3 x 50mg täglich. Maximaldosierung: 200mg täglich

Insulin aspart

Wirkstoffgruppe: Insuline

Indikationen:
Insulinpflichtiger Diabetes mellitus

Kontraindikation:
Hypoglykämie

Wechselwirkungen:
Orale Antibdiabetika, ACE-Hemmer; Disopyramid; Fibrate; Fluoxetin; MAO-Hemmer, Pentoxifyllin; Salizylate, Sulfonamide, Kortikosteroide. Danazol, Diazoxid, Diuretika, Glukagon, Isoniazid, Phenthiazine, Somatropin, Sympathometika, Schilddrüsenhormone, Estrogene, Gestagene, Olazapin, Clozapin

Dosierung:
Dosierung nach Schema subcutan. Verabreichung unmittelbar vor den jeweiligen Mahlzeiten

Insulin detemir   [2004; C]

Wirkstoffgruppe: Insuline

Indikationen:
Insulinpflichtiger Diabetes mellitus

Kontraindikation:
Hypoglykämie

Wechselwirkungen:
Orale Antibdiabetika, ACE-Hemmr; Disopyramid; Fibrate; Fluoxetin; MAO-Hemmer, Pentoxifyllin; Salizylate, Sulfonamide, Kortikosteroide. Danazol, Diazoxid, Diuretika, Glukagon, Isoniazid, Phenthiazine, Somatropin, Sympathometika, Schilddrüsenhormone, Estrogene, Gestagene, Olazapin, Clozapin

Dosierung:
1 mal täglich s.c. zu einer beliebigen Zeit, jedoch jeden Tag zur gleichen Zeit. Individuelle Festlegung von Dosierung und Zeitpunkt der Verabreichung

Insulin glargin

Wirkstoffgruppe: Insuline

Indikationen:
Diabetes mellitus

Kontraindikation:
Überempfindlichkeit gegen den Wirkstoff oder einen der sonstigen Bestandteile

Wechselwirkungen:
ACE-Hemmer, Alkohol (Ethanol), Alpha-Glucosidase-Hemmer, Anabole Steroide, Betablocker, Beta-2-Sympathomimetika, Chlordiazepoxid (und Salze), Clonidin (und Salze), Corticotrope Hypophysenhormone, Cyclophoshamid und verwandte Verbindungen, Danazol, Dextropropoxyphen (und Salze), Disopyramid, Fenfluramin, Fluoxetin (und Salze), Furosemid (und Salze), Gestagene, Glucocorticoide, Guanethidin (und Salze), Interferon, Isoniazid, Lithium, MAO-Hemmer, Mebendazol, Nicotinsäure (und Salze), Nifedipin, Östrogene, Pentamidin, Pentoxifyllin, Perhexilin, Phenothiazine, Proteasehemmer, Salicylate, Schilddrüsenhormone, Somatostatin und -analoga, Spezielle periphere Vasodilatatoren (Deserpidin, Raubasin, Rauwolfiawurzel, Rauwolfia serpentina, Reserpin, Reserpin), Sulfonamide, Sympathomimetika, Thiazide und verwandte Diuretika, Thiazolidindione, Trizyklische Antidepressiva und verwandte Substanzen, Wachstumshormone und Derivate

Dosierung:
1 mal täglich s.c. zu einer beliebigen Zeit, jedoch jeden Tag zur gleichen Zeit. Individuelle Festlegung von Dosierung und Zeitpunkt der Verabreichung

Insulin glulisin   [2004; C]

Wirkstoffgruppe: Insuline

Indikationen:
Insulinpflichtiger Diabetes mellitus

Kontraindikation:
Hypoglykämie

Wechselwirkungen:
Orale Antibdiabetika, ACE-Hemmer; Disopyramid; Fibrate; Fluoxetin; MAO-Hemmer, Pentoxifyllin; Salizylate, Sulfonamide, Kortikosteroide. Danazol, Diazoxid, Diuretika, Glukagon, Isoniazid, Phenthiazine, Somatropin, Sympathometika, Schilddrüsenhormone, Estrogene, Gestagene, Olazapin, Clozapin

Dosierung:
Dosierung nach Schema s.c

Insulin lispro

Wirkstoffgruppe: Insuline

Indikationen:
Diabetes mellitus

Kontraindikation:
Überempfindlichkeit gegen den Wirkstoff oder einen sonstigen Bestandteil, Hypoglykämie

Wechselwirkungen:
ACE-Hemmer, Alkohol (Ethanol), Alpha-Glucosidase-Hemmer, Anabole Steroide, Betablocker, Beta-2-Sympathomimetika, Chlordiazepoxid (und Salze), Clonidin (und Salze), Corticotrope Hypophysenhormone, Cyclophoshamid und verwandte Verbindungen, Danazol, Dextropropoxyphen (und Salze), Disopyramid, Fenfluramin, Fluoxetin (und Salze), Furosemid (und Salze), Gestagene, Glucocorticoide, Guanethidin (und Salze), Interferon, Isoniazid, Lithium, MAO-Hemmer, Mebendazol, Nicotinsäure (und Salze), Nifedipin, Östrogene, Pentamidin, Pentoxifyllin, Perhexilin, Phenothiazine, Proteasehemmer, Salicylate, Schilddrüsenhormone, Somatostatin und -analoga, Spezielle periphere Vasodilatatoren (Deserpidin, Raubasin, Rauwolfiawurzel, Rauwolfia serpentina, Reserpin, Reserpin), Sulfonamide, Sympathomimetika, Thiazide und verwandte Diuretika, Thiazolidindione, Trizyklische Antidepressiva und verwandte Substanzen, Wachstumshormone und Derivate

Dosierung:
Nach Blutzuckerprofil s.c unmittelbar vor oder nach den Mahlzeiten. i.v. Anwendung möglich.

Interferon alfa-2a

Wirkstoffgruppe: Immunstimulanzien

Indikationen:
Haarzell-Leukämie, progressive, asymptomatisches Kaposi-Sarkom bei AIDS-Patienten, die eine CD4-Zellzahl _250/mm³ aufweisen, Philadelphia-Chromosom-positive, chronisch-myeloische Leukämie, kutanes T-Zell-Lymphom, histologisch nachgewiesene chronische Hepatitis B und C follikuläres Non-Hodgkin-Lymphom, fortgeschrittenes Nierenzell-Karzinom, malignes Melanom

Kontraindikation:
Schwerwiegende Herzerkrankungen; schwere Nierenoder Leberinsuffizienz; unbehandelte Anfallsleiden; chronische Hepatitis mit fortgeschrittener dekompensierter Lebererkrankung oder Leberzirrhose

Wechselwirkungen:
ACE-Hemmer, Alkohol (Ethanol), Antikoagulantien, oral (Vitamin K-Antagonisten), Capecitabin, Fluorouracil und Derivate, Glucocorticoide, Insulin, Melphalan, Methadon, Ribavirin, Theophyllin und Derivate, Zidovudin

Dosierung:
Je nach Indikation unterschiedliche Dosierungsschemata. Siehe Fachinformation!

Interferon alfa-2b

Wirkstoffgruppe: Immunstimulanzien

Indikationen:
Haarzell-Leukämie, progressive, asymptomatisches Kaposi-Sarkom bei AIDS-Patienten, die eine CD4-Zellzahl _250/mm³ aufweisen, Philadelphia-Chromosom-positive, chronisch-myeloische Leukämie, kutanes T-Zell-Lymphom, histologisch nachgewiesene chronische Hepatitis B und C follikuläres Non-Hodgkin-Lymphom, fortgeschrittenes Nierenzell-Karzinom, malignes Melanom

Kontraindikation:
Schwerwiegende Herzerkrankungen; schwere Nierenoder Leberinsuffizienz; unbehandelte Anfallsleiden; chronische Hepatitis mit fortgeschrittener dekompensierter Lebererkrankung oder Leberzirrhose

Wechselwirkungen:
ACE-Hemmer, Alkohol (Ethanol), Antikoagulantien, oral (Vitamin K-Antagonisten), Capecitabin, Fluorouracil und Derivate, Glucocorticoide, Insulin, Melphalan, Methadon, Ribavirin, Theophyllin und Derivate, Zidovudin

Dosierung:
Je nach Indikation unterschiedliche Dosierungsschemata. Siehe Fachinformation!

Isosorbidmononitrat

Wirkstoffgruppe: Vasodilatatoren

Indikationen:
Angina pectoris

Kontraindikation:
Akute Kreislaufinsuffizienz; Akuter Herzinfarkt; Arteriosklerotische Aortenstenose; Chronische rheumatische Herzkrankheiten; Hypotonie; Intrakranielle Drucksteigerung; Niedrige Füllungsdrücke

Wechselwirkungen:
Acetylcystein, Alkohol (Ethanol), Anticholinergika, inhalativ, Epoprostenol, Ergotalkaloide, Levosimendan, Methionin, Phenothiazine, Phosphodiesterase-Hemmer

Dosierung:
Regeldosierung: 2 x 40mg täglich. Maximaldosierung: 2 x 40mg täglich

Ivabradin [2006; A]

Wirkstoffgruppe: Andere Herzmittel

Indikationen:
Stabile Angina pectoris

Kontraindikation:
Überempfindlichkeit gegen den Wirkstoff oder einen der sonstigen Bestandteile, Herzfrequenz im Ruhezustand unter 60, Schlägen pro Minute vor der Behandlung; kardiogener Schock; akuter Myokardinfarkt; schwere Hypotonie; schwere Leberinsuffizienz; Herzrhythmussörungen; Anwendung von starken Cytochrom P450 3A4-Hemmern wie Antimykotika vom Azoltyp (Ketoconazol, Itraconazol), Makrolidantibiotika, HIV, Proteaseinhibitoren (Nelfinavir, Ritonavir) und Nefazodon; Schwangerschaft und Stillzei

Wechselwirkungen:
Diltiazem, Johanniskraut, Ketoconazol, Verapamil

Dosierung:
Initialdosierung: 2 x 5mg. Maximaldosierung: 2 x 7,5mg täglich.

Johanniskraut

Wirkstoffgruppe: Antidepressiva, pflanzlich

Indikationen:
Depressive Störung

Kontraindikation:
Immunsuppressiva; Ciclosporin; Tacrolimus zur innerlichen Anwendung; Sirolimus- Anti-HIV-Arzneimittel; Proteinase-Inhibitoren wie Indinavir; Non-Nucleosid-Reverse-Transcriptase-Inhibitoren wie Nevirapin; Zytostatika wie Imatinib und Irinotecan

Wechselwirkungen:
Alprazolam, Amitriptylin, Amsacrin, Antikoagulantien, oral (Vitamin K-Antagonisten), Barbiturate, Buspiron, Ciclosporin, Citalopram und Enantiomere, Dasatinib, Digoxin, Duloxetin, Eplerenon, Etoposid, Fexofenadin, Fluoxetin (und Salze), Fluvoxamin, Gefitinib, Gestagene, Imatinib, Irinotecan, Lapatinib, Loperamid (und Salze), Methadon, Midazolam, Migränespezifische Serotonin (5-HT) Rezeptoragonisten, Nefazodon, Nifedipin, Nortriptylin, Omeprazol, Ondansetron (und Salze), Östrogene, Paroxetin, Phenytoin und verwandte Verbindungen, Proteasehemmer, Quazepam, Reverse-Transscriptase Hemmer, exkl. Nucleoside, Sertralin, Sevofluran, Simvastatin, Sirolimus, Sunitinib, Tacrolimus, Theophyllin und Derivate, Venlafaxin, Verapamil, Voriconazol

Dosierung:
Regeldosierung 300 bis 600mg täglich

Kalium-Natrium-Hydrogencitrat

Wirkstoffgruppe: Mineralstoffe

Indikationen:
Harnsäurestein; Kalziumnephrolithiasis

Kontraindikation:
Adynamia episodica hereditaria; Harnwegsinfekt; Leberstörung; Metabolische Alkalose

Wechselwirkungen:
Alpha-Sympathomimetika, Aluminium (und Salze), Amphetamine, Chinidin und Derivate, Chlorpropamid, Flecainid (und Salze), Fluorchinolone, Lithium, Methenamin, Methotrexat (und Salze), Phenobarbital (und Salze), Salicylate, Tetracycline

Dosierung:
Täglich 4 mal. Weitere Angaben siehe Fachinformation!

Ketamin

Wirkstoffgruppe: Anästhetika

Indikationen:
Zur Einleitung und Durchführung einer Allgemeinanästhesie ggf. in Kombination mit Hypnotika, zur Supplementierung bei Regionalanästhesien, zur Anästhesie und Analgesie in der Notfallmedizin, zur Behandlung des therapieresistenten Status asthmaticus, zur Analgesie intubierter Patienten

Kontraindikation:
Schlecht eingestellte oder nicht behandelte arterielle Hypertonie (systolischer/ diastolischer Blutdruck über 180/100 mg Hg in Ruhe); Präeklampsie und Eklampsie; nicht oder ungenügend behandelte Hyperthyreose; Situationen, die einen muskelentspannten Uterus erfordern, z. B. drohende Uterusruptur, Nabelschnurvorfall; Instabile Angina pectoris oder Myokardinfarkt in den letzten sechs Monaten; gesteigerter Hirndruck, außer unter adäquater Beatmung; Glaukom und perforierende Augenverletzungen; Eingriffe im Bereich der oberen Atemwege

Wechselwirkungen:
Amiodaron, Inhalationsanästhetika, Memantin (und Salze), Nichtdepolarisierende Muskelrelaxantien, Opioid Agonisten, Psychopharmaka, Schilddrüsenhormone, Spezielle periphere Vasodilatatoren (Deserpidin, Raubasin, Rauwolfiawurzel, Rauwolfia serpentina, Reserpin, Reserpin), Theophyllin (und Salze), Thiopental (und Salze), Trizyklische Antidepressiva und verwandte Substanzen

Dosierung:
Intravenös. 1,0 bis 2,0 mg Ketamin/kg KG, intramuskulär 4 bis 8 mg Ketamin/kg KG. Weitere Angaben siehe Fachinformation!

Ketoconazol

Wirkstoffgruppe: Antimykotika

Indikationen:
Dermatomykosen, Mikrosporien, Soormykosen, systemische Pilzinfektion

Kontraindikation:
Akute und chronische Lebererkrankung; CYP-3A4 Substrate; Domperidom; Eplerenon; Midazolam; Mutterkornalkaloide; Nisoldipin; Triazolam

Wechselwirkungen:
Alfentanil, Alkohol (Ethanol), Aluminium (Antazidum), Amphotericin, Antikoagulantien, oral (Vitamin K-Antagonisten), Aprepitant, Aripiprazol, Artemether, Astemizol, Atorvastatin (und Salze), Barbiturate, Benzodiazepine, Bosentan (und Salze), Buspiron, Calciumkanalblocker vom Dihydropyridintyp, Carbamazepin, Chinidin (und Salze), Ciclosporin, Cilostazol, Cimetidin (und Salze), Cinacalcet, Cisaprid, Darifenacin, Dasatinib, Didanosin, Disopyramid, Dofetilide, Domperidon, Ebastin, Eletriptan, Eplerenon, Ergotalkaloide, Erlotinib, Everolimus, Fentanyl, Galantamin, Gefitinib, Gestagene, Glinide, Glucocorticoide, Granisetron (und Salze), Griseofulvin, Halofantrin-Malariamittel, Herzglykoside, H2-Rezeptor-Antagonisten, Imatinib, Irinotecan, Isoniazid, Ivermectin, Lapatinib, Levacetylmethadol, Lovastatin, Magnesium (Antacidum), Meloxicam, Methadon, Mirtazapin, Mizolastin, Natriumbicarbonat, Nevirapin (und Salze), Östrogene, Phenytoin und verwandte Verbindungen, Phosphodiesterase-Hemmer, Pimozid, Pioglitazon, Praziquantel, Proteasehemmer, Protonenpumpenhemmer, Quetiapin, Ramelteon, Reboxetin (und Salze), Rifabutin, Rifampicin, Ropivacain (und Salze), Rosuvastatin, Sibutramin (und seine Salze), Simvastatin, Sirolimus, Solifenacin, Sucralfat, Sulfonylharnstoffe, Sunitinib, Tacrolimus, Telithromycin, Terfenadin, Theophyllin (und Salze), Tirilazad, Tolterodin, Toremifen, Trimetrexat, Trizyklische Antidepressiva und verwandte Substanzen, Venlafaxin, Zolpidem, Zopiclon, Zytostatika antimicrotubulär, Zytostatika Vinca-Alkaloide

Dosierung:
Regeldosierung: 200mg täglich. Weitere anderen Dosierungsschemata je nach Applikationsart. Siehe Fachinformation!

Ketoprofen

Wirkstoffgruppe: NSAR

Indikationen:
Akute Arthritis; Degenerative Gelenkerkrankung; Degenerative Wirbelsäulenerkrankung; Entzündlich-rheumatisches Wirbelsäulenleiden; Gichtanfall; Rheumatoide Arthritis; Spondylitis ankylosans; Weichteilrheumatismus; Weichteilverletzung

Kontraindikation:
Überempfindlichkeit gegen den Wirkstoff oder einen sonstigen Bestandteil

Wechselwirkungen:
Abciximab, ACE-Hemmer, Aledronat (und Salze), Alkohol (Ethanol), Alpha-Blocker, Aluminium (Antazidum), Aminoglykoside, Angiotensin-II-Antagonisten, Antikoagulantien, oral (Vitamin K-Antagonisten), Betablocker, Ciclosporin, Clopidrogrel (und Salze), COX-2-Hemmer, Eplerenon, Epoprostenol, Eptifibatid, Fluorchinolone, Glucocorticoide, Heparin und verwandte Stoffe, Herzglykoside, Hydralazin und ähnliche Stoffe, Ionenaustauscher, Kalium (und Salze), Kaliumsparende Diuretika, Lithium, Methotrexat (und Salze), Misoprostol, Nitrate, Pemetrexed, Probenecid, Salicylate, Schleifendiuretika, Spezielle Serotonin-Reuptake-Inhibitoren, Sulfonamide, Sulfonylharnstoffe, Tacrolimus, Thiazide und verwandte Diuretika, Thrombolytika, Ticlopidin, Vasopressin und Analoga, Zidovudin

Dosierung:
Kutane Anwendung

Ketotifen

Wirkstoffgruppe: Antihistaminika

Indikationen:
Allergie; Allergischer Schnupfen; Asthmatische Beschwerden; Hautallergie

Kontraindikation:
Überempfindlichkeit gegen den Wirkstoff oder einen der sonstigen Bestandteile des Arzneimittels

Wechselwirkungen:
Alkohol (Ethanol), Aminoglykoside, Anticholinergika, Barbiturate, Benzodiazepine, MAO-Hemmer, Opioid Agonisten, Psychopharmaka, Trizyklische Antidepressiva und verwandte Substanzen, ZNS-dämpfende Stoffe, Zolpidem

Dosierung:
Initialdosierung: 1mg täglich. Maximaldosierung: 4mg täglich

Lansoprazol

Wirkstoffgruppe: Ulcustherapeutika, Protonenpumpenhemmer

Indikationen:
Refluxösophagitis; Ulcus duodeni; Ulcus gastroduodenale; Ulcus ventriculi; Zollinger-Ellison-Syndrom

Kontraindikation:
Atazanavir

Wechselwirkungen:
Aluminium (Antazidum), Antikoagulantien, oral (Vitamin K-Antagonisten), Atazanavir, Carbamazepin, Clopidrogrel (und Salze), Erlotinib, Flu-

voxamin, Gefitinib, Itraconazol, Ketoconazol, Magnesium (Antacidum), Tacrolimus, Vitamin B_{12}

Dosierung:
Regeldosierung: 30mg täglich. Maximaldosierung: 180mg täglich bei Zollinger-Ellison-Syndrom

Lanthan(III)-carbonat-Hydrat [2006; A]

Wirkstoffgruppe: Mittel zur Behandlung der Hyperkaliämie und Hyperphosphatämie

Indikationen:
Hyperphosphatämie, z.B. im Rahmen einer Niereninsuffizienz

Kontraindikation:
Überempfindlichkeit gegen den Wirkstoff oder einen sonstigen Bestandteil

Wechselwirkungen:
Keine bekannt

Dosierung:
Regeldosierung: 1500 bis 3000mg täglich in mehreren Einzeldosen peroral

Leflunomid

Wirkstoffgruppe: Immunsuppressiva

Indikationen:
Psoriasis-Arthritis Rheumatoide Arthritis

Kontraindikation:
Abnormes Ergebnis der Tuberkulinprobe; AIDS; Aplastische und sonstige Anämien; Immundefekt; Infektion; Leberstörung; Nephrotisches Syndrom; Niereninsuffizienz; Stoffwechselstörungen; Thrombozytopenie

Wechselwirkungen:
Attenuierte Lebendimpfstoffe, BCG (kein Impfstoff), Methotrexat (und Salze), Rifamycin, Tolbutamid, Tuberkuline, Verschiedene Impfstoffe, Warfarin (und Salze)

Dosierung:
Initialdosierung: 100mg täglich über 3 Tage. Erhaltungsdosierung: 10 bis 20mg

Lercanidipin

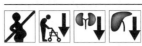

Wirkstoffgruppe: Calciumantagonisten

Indikationen:
Leichte Hypertonie

Kontraindikation:
Arteriosklerotische Aortenstenose; Chronische Niereninsuffizienz, Stadium IV; Ischämische Herzkrankheiten; Leberstörung; Nierenfunktionsstörung; Stoffwechselstörungen

Wechselwirkungen:
Alkohol (Ethanol), Alpha-Blocker, Carbamazepin, Ciclosporin, Clopidrogrel (und Salze), Delavirdin, Digoxin, Fentanyl, Imatinib, Imidazol-und Triazol-Antimykotika, Magnesiumsulfat, Mefloquin, Metoprolol, Orlistat, Phenytoin und verwandte Verbindungen, Proteasehemmer, Rifamycin, Salicylate, Streptogramin-Antibiotika, Verteporfin, Grapefruit-Saft

Dosierung:
Regeldosierung: 10mg täglich. Maximaldisierung 20mg täglich

Levetiracetam

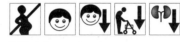

Wirkstoffgruppe: Antiepileptika

Indikationen:
Partielle Epilepsie

Kontraindikation:
Eingeschränkte Nierenfunktion; Leberstörung

Wechselwirkungen:
Carbamazepin, Phenytoin und verwandte Verbindungen

Dosierung:
Initialdosierung: 2 x 250mg täglich. Maximaldosierung: 2 x 500mg täglich. Weitere Angaben siehe Fachinformation!

Levocetirizin

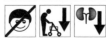

Wirkstoffgruppe: Antihistaminika

Indikationen:
Allergische Rhinitis; Chronische Urtikaria

Kontraindikation:
Chronische Niereninsuffizienz, Stadium V; Kongenitale Galaktoseunverträglichkeit

Wechselwirkungen:
Theophyllin, Alkohol

Dosierung:
Regeldosierung: 5mg täglich

Lidocain

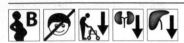

Wirkstoffgruppe: Anästhetika

Indikationen:
Lokale und regionale Nervenblockade

Kontraindikation:
Bekannter Überempfindlichkeit gegen Lokalanästhetika vom Säureamid-Typ; schwere Störungen des Herz-Reizleitungssystems; akut dekompensierter Herzinsuffizienz; kardiogener oder hypovolämischer Schock; Spinal- und die Periduralanästhesie; nicht korrigierter Mangel an Blutvolumen; erhebliche Störungen der Blutgerinnung; erhöhter Hirndruck

Wechselwirkungen:
Amiodaron, Amprenavir (und Prodrugs), Anästhetische Barbiturate, Atazanavir, Barbiturate, Betablocker, Betablocker, Cimetidin (und Salze), Ciprofloxacin, Dapson, Darunavir, Delavirdin, Disopyramid, Fluvoxamin, Lachgas, Mexiletin, Opioid Agonisten, Östrogene, Phenytoin und verwandte Verbindungen, Procainamide, Propafenon (und Salze), Rifamycin, Ritonavir, Saquinavir, Stabilisierende Muskelrelaxantien, Streptogramin-Antibiotika, Sulfonamide

Dosierung:
Komplexes Dosierungsschema, siehe Fachinformation!

Linezolid

Wirkstoffgruppe: Antibiotika

Indikationen:
Hautinfektion; nosokomiale Pneumonie; Weichteilinfektion

Kontraindikation:
Akuter Verwirrtheitszustand; Anämie; Bipolare Störung; Dekubitus; Diabetischer Fuß; Granulozytopenie; Ischämische Nekrose; Karzinoid; Leberinsuffizienz; Niereninsuffizienz; Phäochromozytom; Schizoaffektive Psychose; Schwer einstellbarer Bluthochdruck; Thrombozytopenie; Thyreotoxikose

Wechselwirkungen:
Pethidin, Reboxetin (und Salze), Rifampicin, Serotonin- und Noradrenalin-Reuptake-Inhibitoren, Spezielle Serotonin-Reuptake-Inhibitoren, Sympathomimetische Amine

Dosierung:
Dosierung 2 x 600mg täglich. Maximale Behandlungsdauer: 28 Tage. Weitere Angaben siehe Fachinformation!

Liothyronin-Natrium

Wirkstoffgruppe: Schilddrüsentherapeutika

Indikationen:
Hypothyreote Stoffwechsellage bei gleichzeitig nachgewiesener oder vermuteter T4/T3-Konversionsschwäche, Schilddrüsensuppressionstest

Kontraindikation:
Unbehandelte Hyperthyreose; unbehandelte adrenale Insuffizienz; unbehandelte hypophysäre Insuffizienz; akute Myokardinfarkt; akute Myokarditis; akute Pankarditis; Schwangerschaft

Wechselwirkungen:
Antidiabetika; Cumarinderivate; Ionenaustauscherharz; Aluminiumhaltige magensäurebindende Arzneimittel; eisenhaltige Arzneimittel; Calciumcarbonate; Salicylate; Dicumarol; Furosemid; Clofibrat; Phenytoin; Sertralin; Chloroquin/Proguanil; Protease-Inhibitoren

Dosierung:
Mittlere Dosierung: 50µg täglich. Anpassung an Schilddrüsenstoffwechsellage

Lisurid

Wirkstoffgruppe: Prolaktinhemmer

Indikationen:
Dopaminagonist beim Parkinson-Syndrom

Kontraindikation:
Dialysepflichtige Niereninsuffizienz; Eingeschränkte Nierenfunktion; Koronarinsuffizienz; Leberstörung; Orthostatische Hypotonie; Periphere arterielle Durchblutungsstörung; Psychose; Stoffwechselstörungen

Wechselwirkungen:
Butyrophenone, Phenothiazine

Dosierung:
Komplexe Dosierung. Siehe Fachinformation!

Lornoxicam

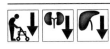

Wirkstoffgruppe: NSAR

Indikationen:
Osteoarthritis; Rheumatoide Arthritis

Kontraindikation:
Überempfindlichkeitsreaktionen (Asthma, Rhinitis, Angioödem, Urtikaria) auf andere NSAR, einschließlich ASS; Gastrointestinale Blutungen; zerebrovaskuläre Blutungen oder andere Blutgerinnungsstörungen; drittes Trimenon; Schwangerschaft

Wechselwirkungen:
Abciximab, ACE-Hemmer, Aledronat (und Salze), Alkohol (Ethanol), Alpha-Blocker, Aminoglykoside, Angiotensin-II-Antagonisten, Antikoagulantien, oral (Vitamin K-Antagonisten), Betablocker, Ciclosporin, Clopidogrel (und Salze), COX-2-Hemmer, Eplerenon, Epoprostenol, Eptifibatid, Fluorchinolone, Glucocorticoide, Heparin und verwandte Stoffe, Herzglykoside, Hydralazin und ähnliche Stoffe, Ionenaustauscher, Kalium (und Salze), Kaliumsparende Diuretika, Lithium, Methotrexat (und Salze), Misoprostol, Nitrate, Pemetrexed, Probenecid, Salicylate, Schleifendiuretika, Spezielle Serotonin-Reuptake-Inhibitoren, Sulfonamide, Sulfonylharnstoffe, Tacrolimus, Thiazide und verwandte Diuretika, Thrombolytika, Ticlopidin, Vasopressin und Analoga, Zidovudin

Dosierung:
Regeldosierung: 8 bis 16mg täglich in 2 oder 3 Einzeldosen. Maximaldosierung:16mg täglich. Weitere Angaben siehe Fachinformation!

Magaldrat

Wirkstoffgruppe: Antacida

Indikationen:
Symptomatische Behandlung von Sodbrennen,säurebedingte Magenbeschwerden, Magen- und Duodenalgeschwüre

Kontraindikation:
Überempfindlichkeit gegen den Wirkstoff oder einen der sonstigen Bestandteile des Arzneimittels

Wechselwirkungen:
Biphosphonate, Harnalkalisierende Substanzen Citrate, Mycophenolat mofetil

Dosierung:
Regeldosierung: bis 6400mg täglich in bis zu 8 Einzeldosen

Magnesiumhydroxid/Aluminiumhydroxid

Wirkstoffgruppe: Antacida

Indikationen:
Symptomatische Behandlung von Sodbrennen,säurebedingte Magenbeschwerden, Magen- und Duodenalgeschwüre

Kontraindikation:
Überempfindlichkeit gegen den Wirkstoff oder einen der sonstigen Bestandteile des Arzneimittels

Wechselwirkungen:
Aminoglykoside, Amprenavir (und Prodrugs), Atazanavir, Atenolol, Biphosphonate, Calcitriol, Cefaclor, Cefpodoxim, Cetefloxacin, Chinidin (und Salze), Chloroquin (und Salze), Chlorpromazine, Chlorpropamid, Cimetidin (und Salze), Cinoxacin, Ciprofloxacin, Clinafloxacin, Delavirdin, Deoxycholsäuren, Dexamethason (und Salze), Diflunisal, Digoxin, Eisen, Enoxacin, Ethambutol, Famotidin, Fexofenadin, Fluphenazin (oral), Flurbiprofen, Gabapentin, Gatifloxacin, Gemfibrozil, Gemifloxacin, Glibenclamid, Glipizid, Grepafloxacin, Halofantrin-Malariamittel, Ibuprofen, Indometacin, Isoniazid, Itraconazol, Kaliumphosphat, Ketoconazol, Ketorolac, Lansoprazol, Levodopa, Levofloxacin, Levothyroxin (und Salze), Lomefloxacin, Mefenaminsäure, Metoprolol, Misoprostol, Moxifloxacin, Mycophenolat mofetil, Naproxen, Natriumphosphat, Natriumpolystyrensulfonat, Nitrofurantoin (und Salze), Norfloxacin, Ofloxacin, Pefloxacin, Penicillamin, Perphenazin (oral), Phenytoin und verwandte Verbindungen, Prednisolon (und Salze), Prednison, Proguanil, Propranolol, Pyrimethamin, Ranitidin, Rifampicin, Rosoxacin, Rosuvastatin, Rufloxacin, Sitafloxacin, Sotalol, Sparfloxacin, Strontiumranelat, Sulpirid, Tacrolimus, Temafloxacin, Tetracycline, Thioridazin, Ticlopidin, Tocainid, Tolbutamid, Tolfenaminsäure, Tosufloxacin, Trifluoperazin, Trovafloxacin, Valproinsäure und Derivate, Zalcitabin

Dosierung:
Regeldosierung: 4 bis 8 mal 400 / 200mg Magnesiumhydroxid / Aluminiumhydroxid/ täglich über mehrere Einzeldosen

Mebeverin

Wirkstoffgruppe: Anticholinergika

Indikationen:
Reizdarmsyndrom

Kontraindikation:
Überempfindlichkeit gegen den Wirkstoff oder einen sonstigen Bestandteil

Wechselwirkungen:
Magnesiumtrisilikat

Dosierung:
Regeldosierung 2 × 200mg täglich

Medroxyprogesteron

Wirkstoffgruppe: Sexualhormone

Indikationen:
Testung der Ovarialfunktion (Gestagentest), Ergänzung einer Östrogen-behandlung in den Wechseljahren, Endometriose

Kontraindikation:
Vaginalblutung; Venenentzündungen; Thromboembolie; schweren Le-berfunktionsstörungen; bekannte oder vermutete Schwangerschaft; bestehendem oder Verdacht Brustkrebs; akuten Sehstörungen jeder Art; Wiederauftreten von Depressionen

Wechselwirkungen:
Alpha-Glucosidase-Hemmer, Aminoglutethimid, Amprenavir (und Pro-drugs), Antikoagulantien, oral (Vitamin K-Antagonisten), Aprepitant, Atorvastatin (und Salze), Barbiturate, Biguanide, Bosentan (und Salze), Carbamazepin, Ciclosporin, Clofibrinsäure und Salze, Danazol, Doxo-rubicin und Derivate, Felbamat, Griseofulvin, Imidazol-und Triazol-Anti-mykotika, Insulin, Johanniskraut, Lamotrigin, Lopinavir, Methylpredni-solon (und Salze), Nelfinavir, Nevirapin (und Salze), Oxcarbazepin, Phe-nytoin und verwandte Verbindungen, Prednisolon (und Salze), Predni-son, Rifamycin, Ritonavir, Selegilin (und Salze), Sulfonamide, Sulfonyl-harnstoffe, Tetracycline, Theophyllin (und Salze), Tizanidin (und Salze), Trimethoprim, Troglitazon, Valproinsäure und Derivate

Dosierung:
Je nach Indikation unterschiedliche Dosierungsschemata. Weitere An-gaben siehe Fachinformation!

Melatonin [2008; A/C]

Wirkstoffgruppe: Hypnotika und Sedativa

Indikationen:
Monotherapie für die kurzzeitige Behandlung der primären, durch schlechte Schlafqualität gekennzeichneten Insomnie bei Patienten ab 55 Jahren

Kontraindikation:
Autoimmunkrankheit; Stoffwechselstörungen

Wechselwirkungen:
Erhöhung der Konzentration von Melatonin durch Cytochrom P450 In-hibitoren wie Fluvoxamin, Östrogene (z. B. Kontrazeptiva)und . behan-delt werden. Reduktion der Konzentration von Melatonin durch CYP1A2-Induktoren wie Carbamazepin und Rifampicin. Weitere Anga-ben siehe Fachinformation

Dosierung:
2mg täglich vor dem Schlafengehen über mindestens 3 Wochen

Metildigoxin

Wirkstoffgruppe: Herzglykoside

Indikationen:
Absolute Arrhythmie bei Vorhofflimmern; Chronische Herzinsuffizienz

Kontraindikation:
Akuter Myokardinfarkt; Atemwegskrankheit; Cor pulmonale; Hypoxä-mie; Krankheiten der Schilddrüse; Malabsorption; Nierenfunktionsstö-rung; Stoffwechselstörungen; Thorakales Aneurysma dissecans aortae Typ A

Wechselwirkungen:
Adrenalin (und Salze) und Noradrenalin (und Salze), Amphotericin B, Beta-2-Sympathomimetika, Calcium (und Salze), Chinidin und Deri-vate, Glucocorticoide, Imidazol-und Triazol-Antimykotika, Kalium (und Salze), NSAR, Pancuronium, Propafenon (und Salze), Schleifendiureti-ka, Suxamethonium, Thiazide und verwandte Diuretika, Vitamin D und Analoga

Dosierung:
Langsame Aufsättigung bis zur Wirkstoffkonzentration im Serum von 0,8 bis 2ng/ml. Körpergewicht abhängige Dosierung. Weitere Anga-ben siehe Fachinformation!

Metixen

Wirkstoffgruppe: Parkinsonmittel

Indikationen:
Extrapyramidale Bewegungsstörung; Neuroleptikainduzierte Dyskine-sie; Neuroleptisches Parkinsonoid; Parkinson-Tremor

Kontraindikation:
Alkoholintoxikation; Demenz; Schlafmittel; Analgetika; trizyklische; An-tidepressiva; Spasmolytika; Antihistaminika

Wechselwirkungen:
Amantadin, Anticholinergika, inhalativ, Chinidin (und Salze), Choliner-gika, Cisaprid, Clozapin, Dexamethason (topisch), Disopyramid, Gal-antamin, Levodopa, MAO-Hemmer, Nefopam, Opioid Agonisten, Phe-nothiazine, Sedierende Antihistaminika, Thioxanthene, Trizyklische An-tidepressiva und verwandte Substanzen

Dosierung:
Regeldosierung: 3 mal 2,5 bis 5mg täglich. Tremor bei Parkinson-Syn-drom: 20 bis 30mg, andere Tremorformen: 15 bis 25mg

Mexiletin

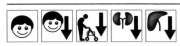

Wirkstoffgruppe: Antiarrhythmika

Indikationen:
Ventrikuläre Arrhythmie

Kontraindikation:
Bradykardie; Epilepsie; Hypotonie; ischämische Herzkrankheiten; Kardiogener Schock; Krankheiten der Leber; Morbus Parkinson; Nierenfunktionsstörung; Pathologischer Harnbefund

Wechselwirkungen:
Betablocker, Calciumkanalblocker vom Phenylalkylamin-Typ, Harn-ansäuernde Stoffe, Lidocain und Salze, Östrogene, Phenytoin und verwandte Verbindungen, Rifamycin, Ritonavir, Stabilisierende Muskelrelaxantien, Theophyllin (und Salze)

Dosierung:
Regeldosierung: 600mg täglich. Maximaldosierung: 1200mg täglich. Beachtung der Wirkstoffserumkonmzentration (0,75 bis 2,0µg/ml)

Micafungin [2009; C]

Wirkstoffgruppe: Antimykotika

Indikationen:
Invasive Candidose

Kontraindikation:
Siehe Fachinformation!

Wechselwirkungen:
Micafungin hat ein geringes Potenzial von Wechselwirkungen mit Arzneimitteln, die über CYP3A-vermittelte Bahnen metabolisiert werden

Dosierung:
Komplexes Dosierungsschema. Siehe Fachinformation!

Miconazol

Wirkstoffgruppe: Antimykotika

Indikationen:
Oberflächliche Pilzerkrankungen der Haut und durch grampositive Bakterien infizierte Hauterkrankungen, die durch Miconazol-empfindliche Erreger hervorgerufen sind

Kontraindikation:
Überempfindlichkeit (Allergie) gegen den Wirkstoff oder einen der sonstigen Bestandteile

Wechselwirkungen:
Alfentanil, Amphotericin, Antikoagulantien, oral (Vitamin K-Antagonisten), Astemizol, Atorvastatin (und Salze), Barbiturate, Benzodiazepine, Buspiron, Calciumkanalblocker vom Dihydropyridintyp, Carbamazepin, Ciclosporin, Cilostazol, Eletriptan, Ergotalkaloide, Fentanyl, Galantamin, Gestagene, Glinide, Glucocorticoide, Griseofulvin, Herzglykoside, Lovastatin, Östrogene, Phenytoin und verwandte Verbindungen, Pimozid, Reboxetin (und Salze), Rosuvastatin, Simvastatin, Sirolimus, Sulfonylharnstoffe, Tacrolimus, Tolterodin, Toremifen, Trimetrexat, Zytostatika Vinca-Alkaloide

Dosierung:
Auf entzündete Fläche dünn auftragen und verteilen. Orale Applikation Regeldosierung: 50mg täglich

Miglitol

Wirkstoffgruppe: Antidiabetika

Indikationen:
NIDDM [Non-insulin-dependent diabetes mellitus]

Kontraindikation:
Darmentzündung; Hernie; Niereninsuffizienz

Wechselwirkungen:
Betablocker, Biguanide, Bortezomib, Cyclophoshamid und verwandte Verbindungen, Cyproteronacetat, Disopyramid, Gestagene, Glucocorticoide, Guanethidin (und Salze), Insulin, Nicotinsäure (und Salze), Östrogene, Pentoxifyllin, Proteasehemmer, Ranitidin, Salicylate, Schilddrüsenhormone, Somatostatin und -analoga, Sulfonylharnstoffe, Sympathomimetika, Thiazide und verwandte Diuretika, Wachstumshormone und Derivate

Dosierung:
Regeldosierung: 3 mal 50mg täglich. Maximaldosierung 3 mal 100mg täglich. Weitere Informationen siehe Fachinformation!

Milrinon

Wirkstoffgruppe: Aknemittel

Indikationen:
Kurzzeitbehandlung der schweren Herzinsuffizienz, die mit den üblichen Behandlungsprinzipien (Herzglykoside, Diuretika und Vasodilatatoren) nicht befriedigend behandelbar ist

Kontraindikation:
Schwere obstruktive Aortenoder Pulmonalklappenerkrankung; hypertrophe obstruktive Kardiomyopathie; ventrikuläres Aneurysma; schwere, bislang unbehandelter Hypovolämie; akuter Myokardinfarkt; Kinder unter 12 Jahren

Wechselwirkungen:
Diuretika, Dobutamin

Dosierung:
Nach Aufsättigung (siehe Fachinformation: kontinuierliche Erhaltungsinfusion zwischen 0,375 und 0.75 µg pro kg KG/min. Maximale Gesamtdosis 1,13 mg Wirkstoff/kg KG/Tag

Minocyclin

Wirkstoffgruppe: Antibiotika

Indikationen:
Akne

Kontraindikation:
Schwere Leberfunktionsstörungen

Wechselwirkungen:
Aluminium (Antazidum), Antikoagulantien, oral (Vitamin K-Antagonisten), Bismutverbindungen, Calcium (und Salze), Didanosin, Digoxin, Eisen, Gestagene, Harn-alkalisierende Arzneistoffe, Ionenaustauscher, Magnesium (und Salze), Mefloquin, Methoxyfluran, Östrogene, Penicilline, Photosensibilisierende Stoffe, Retinoide, Schleifendiuretika, Strontiumranelat, Sucralfat, Sulfonylharnstoffe, Vitamin A, Zink

Dosierung:
Regeldosierung: 2 mal 50mg täglich.

Misoprostol

Wirkstoffgruppe: Prostaglandine

Indikationen:
Ulcus duodeni und ventriculi; Vorbeugung von Magenschleimhautdefekten und Ulcus gastroduodenale bei NSAR-Therapie

Kontraindikation:
Dehydratation; Hirngefäßkrankheit; Koronare Herzkrankheit

Wechselwirkungen:
Aluminium (Antazidum), Magnesium (Antacidum)

Dosierung:
Regeldosierung: 400 bis 800mg täglich

Mizolastin

Wirkstoffgruppe: Antihistaminika

Indikationen:
Heuschnupfen; Rhinoconjunctivitis allergica saisonalis; Urtikaria

Kontraindikation:
Bradykardie; Leberstörung; Störung des Elektrolythaushaltes

Wechselwirkungen:
Schwere Leberfunktionsstörungen, klinisch manifeste Herzerkrankungen oder oder symptomatische Herzrhythmusstörungen, QT-Verlängerung oder Störungen des Elektrolythaushaltes, klinisch relevante Bradykardie, Klasse-Iund Klasse-III-Antiarrhythmika

Dosierung:
Regeldosierung. 10mg täglich

Moclobemid

Wirkstoffgruppe: Antidepressiva

Indikationen:
Majore depressive Episode

Kontraindikation:
Agitierte Depression; Akuter Verwirrtheitszustand; Hypertonie; Leberstörung; Phäochromozytom; Schizophrenie; schizotype und wahnhafte Störungen; Stoffwechselstörungen; Suizidgefahr; Thyreotoxikose

Wechselwirkungen:
Adrenalin (und Salze) und Noradrenalin (und Salze), Alkohol (Ethanol), Almotriptan, Altretamin, Amphetamin und zentrale Stimulantien, Anticholinergika, Apraclonidin, Atomoxetin, Barbiturate, Betablocker, Beta-2-Sympathomimetika, Brimonidin, Bupropion, Buspiron, Carbamazepin, Cimetidin (und Salze), Coffein und verwandte Verbindungen, Dextromethorphan (und Salze), Dextropropoxyphen (und Salze), Dopamin (und Salze), Eletriptan, Entacapon, Ephedrin (und Salze), Frovatriptan, Ginseng (und Salze), Glinide, Guanethidin (und Salze), Inhalationsanästhetika, Insulin, Isomethepten, Isoprenalin (und Salze), Jodhaltige Röntgenkontrastmittel, Levodopa, Lithium, Mephentermin, Metaraminol, Methoxamin, Methyldopa, Methylphenidat (und Salze), Metoclopramid, Mianserin (und Salze), Mirtazapin, Monoaminoxidase-B-Hemmer, Naphazolin, Naratriptan, Nefazodon, Nefopam, Oxymetazolin, Pethidin, Phenylephrin, Phenylpropanolamin, Pseudoephedrin, Reboxetin (und Salze), Rizatriptan, Sedierende Antihistaminika, Serotonin- und Noradrenalin-Reuptake-Inhibitoren, Sibutramin (und seine Salze), Spezielle periphere Vasodilatatoren (Deserpidin, Raubasin, Rauwolfiawurzel, Rauwolfia serpentina, Reserpin, Reserpin), Spezielle Serotonin-Reuptake-Inhibitoren, Sulfonylharnstoffe, Sumatriptan, Tetryzolin, Tramadol, Tramazolin, Trizyklische Antidepressiva und verwandte Substanzen, Tryptophan, Xylometazolin, ZNS-dämpfende Stoffe, Zolmitriptan

Dosierung:
Anfangsdosisierungs 300mg täglich. Maximale Dosierung 600mg täglich. Behandlung mindestens 4 bis 6 Wochen. Beim Absetzen Dosierung ausschleichend reduzieren.

Molsidomin

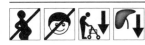

Wirkstoffgruppe: Vasodilatatoren

Indikationen:
Angina pectoris

Kontraindikation:
Akute Kreislaufinsuffizienz; Akuter Herzinfarkt; Arteriosklerotische Aortenstenose; Chronische rheumatische Herzkrankheiten; Hypotonie

Wechselwirkungen:
Acetylcystein, Alkohol (Ethanol), Anticholinergika, inhalativ, Epoprostenol, Ergotalkaloide, Levosimendan, Methionin, Phenothiazine, Phosphodiesterase-Hemmer

Dosierung:
Regeldosierung 2 x 2mg täglich: Maximaldosierung: bis 3 x 4mg täglich

Montelukast

Wirkstoffgruppe: Leukotrienrezeptor-Antagonisten

Indikationen:
Zusatzmedikation bei chronischem Asthma bronchiale und saisonaler allergische Rhinitis

Kontraindikation:
Stoffwechselstörungen

Wechselwirkungen:
Phenobarbital (und Salze)

Dosierung:
Regeldosierung: 10mg täglich

Mycophenolatmofetil

Wirkstoffgruppe: Immunsuppressiva

Indikationen:
Prophylaxe von Transplantatabstoßungen in Kombination mit Cyclosporin und Cortisosteroide

Kontraindikation:
Überempfindlichkeit gegenüber Wirkstoff oder einem der sonstigen Bestandteile

Wechselwirkungen:
Aciclovir; Antazida; Cholestyramin; Ganciclovir; Valganciclovir; Rifampicin

Dosierung:
Komplexes Dosierungsschema. Siehe Fachinformation!

Nafarelin

Wirkstoffgruppe: Hormone

Indikationen:
Endometriose, in-vitro-Fertilisation

Kontraindikation:
Überempfindlichkeit gegen Wirkstoff oder gegen einen der sonstigen Bestandteile; bei ungeklärten vaginalen Blutungen; bei jungen Erwachsenen (jünger als 18 Jahre); während der Schwangerschaft oder während der Stillzeit; Patienten mit OsteoporoseRisiko

Wechselwirkungen:
Die gleichzeitige Anwendung abschwellender Nasentropfen oder -sprays kann die Absorption des Wirkstoffes verringern

Dosierung:
Regeldosierung bei Endometriose: 0,4mg in 2 Sprühdosen. Regeldosierung bei in-vitro-Fertilisation: 0,8mg in 2 Spühdosen. Weitere Angaben siehe Fachinformation!

Naltrexon

Wirkstoffgruppe: Mittel zur Behandlung der Alkoholabhängigkeit

Indikationen:
Abhängigkeit von Opiaten; Arzneimittel- und Drogenmissbrauch in der Anamnese

Kontraindikation:
Lebererkrankungen; Psychische und Verhaltensstörungen durch psychotrope Substanzen; Stoffwechselstörungen

Wechselwirkungen:
Dextropropoxyphen (und Salze), Opioid Agonisten, Thioridazin

Dosierung:
Initialdosierung: 25mg täglich. Regeldosierung: 250mg pro Woche in 3 Einzeldosen im Abstand vom 24 Stunden. Weitere Angaben siehe Fachinformation!

Naphazolin

Wirkstoffgruppe: Rhinologika

Indikationen:
Nichtinfektiösen und allergischen Formen der Bindehautentzündung, Abschwellung der Nasenschleimhaut bei Schnupfen, zur Erleichterung des Sekretabflusses bei Nasennebenhöhlenentzündungen

Kontraindikation:
1. Schwangerschaftsdrittel; Engwinkelglaukom; Zustand nach transsphenoidaler Hypophysektomie oder anderen operativen Eingriffen; die die Dura Mater

Wechselwirkungen:
Atomoxetin, Betablocker, Ergotalkaloide, Harn-alkalisierende Arzneistoffe, Linezolid, MAO-Hemmer, Methyldopa, Midodrine (und Salze), Sibutramin (und seine Salze), Spezielle periphere Vasodilatatoren (Deserpidin, Raubasin, Rauwolfiawurzel, Rauwolfia serpentina, Reserpin, Reserpin)

Dosierung:
Je nach Indikation und Schwere 1 bis mehrere Tropfen Applikation in die Nase oder Augen

Naratriptan

Wirkstoffgruppe: Migränemittel

Indikationen:
Migräne mit Aura

Kontraindikation:
Chronische Niereninsuffizienz, Stadium V; Herzkrankheit; Hypertonie; Ischämische Herzkrankheiten; Leberstörung; Neurologische Störung; Ophthalmoplegische Migräne; Periphere Gefäßkrankheit; Postmenopause; Rauchen; Schlaganfall

Wechselwirkungen:
Ergotalkaloide, Johanniskraut, MAO-Hemmer, Serotoninund Noradrenalin-Reuptake-Inhibitoren, Sibutramin (und seine Salze), Spezielle Serotonin-Reuptake-Inhibitoren

Dosierung:
Einzeldosierung: 2,5mg. Bei Wiederauftreten n. initialer Besserung zweite Dosis möglich. Einnahmeabstand mindstens 4 Stunden. Maximaldosierung: 5mg täglich.

Natalizumab [2006; A/D]

Wirkstoffgruppe: Immunsuppressiva

Indikationen:
Multiple Sklerose

Kontraindikation:
Progressive multifokale Leukoenzephalopathie; Immunschwäche; Malignome (Ausnahme Basaliom)

Wechselwirkungen:
Immunsuppressiva, Interferon beta, Glatirameracetat

Dosierung:
Regeldosierung: 300mg 1 mal vierwöchentlich als i.v.-Infusion.

Natamycin

Wirkstoffgruppe: Antibiotika

Indikationen:
Durch Pilze verursachte Infektionen des Auges, der Augenlider un der Tränenwege

Kontraindikation:
Überempfindlichkeit gegen den Wirkstoff oder einen der sonstigen Bestandteile

Wechselwirkungen:
Keine bekannt

Dosierung:
Tagsüber alle 2 Std. und vor der Nachtruhe einen Salbenstrang von etwa 1cm Länge in den unteren Bindehautsack geben. Häufigere Anwendung möglich

Nateglinid

Wirkstoffgruppe: Antidiabetika

Indikationen:
Typ-2-Diabetes mellitus

Kontraindikation:
Diabetes mellitus; Lebererkrankung; Stoffwechselstörungen

Wechselwirkungen:
ACE-Hemmer, Barbiturate, Betablocker, Bortezomib, Carbamazepin, Cyclophoshamid und verwandte Verbindungen, Cyproteronacetat, Disopyramid, Glucocorticoide, Guanethidin (und Salze), Imidazol-und Triazol-Antimykotika, MAO-Hemmer, Nicotinsäure (und Salze), Östrogene, Pentoxifyllin, Probenecid, Proteasehemmer, Rifamycin, Salicylate, Schilddrüsenhormone, Somatostatin und -analoga, Sulfonamide, Sympathomimetika, Thiazide und verwandte Diuretika, Wachstumshormone und Derivate

Dosierung:
Initialdosierung: 3x60mg, Regeldosierung: 3x120mg täglich 30 Minuten vor der Mahlzeit. Maximaldosierung: 3x180mg

Natriumpentosanpolysulfat

Wirkstoffgruppe: Antithrombotische Mittel

Indikationen:
Peripheren arterielle Durchblutungsstörungen im Stadium IIb nach Fontaine

Kontraindikation:
Aktuelle oder aus der Anamnese bekannter allergisch bedingter Thrombozytopenie (Typ II) auf Heparin oder Pentosanpolysulfat-Natrium; bestehende Blutungen; hämorrhagische Diathese; hämophile Zuständen; blutende Magen-, Darmgeschwüren; frische Hirnblutungen; Operationen am Gehirn, Rückenmark und an den Augen; Lumbalanästhesie; Verdacht auf Tumoren mit Blutungsgefahr; schwere Leber-, Nierenund Bauchspeicheldrüsenerkrankungen; Endocarditis lenta; Aortus imminens; habitueller Abortusneigung; Verdacht auf placenta praevia; Gefahr vorzeitiger Placentalösung

Wechselwirkungen:
Wirkungsverstärkung bei gleichzeitiger Verabreichung von Heparin oder anderen gerinnungshemmenden Substanzen

Dosierung:
Regeldosierung: 2 x 100mg subcutan täglich bzw. 300mg in 3 Einzeldosen peroral. 200 bis 300mg täglich in 24 Stunden-Infusion. Weitere Angaben siehe Fachinformation!

Natriumselenat

Wirkstoffgruppe: Mineralstoffe

Indikationen:
Selenmangel

Kontraindikation:
Selenintoxikationen; Alkoholkrankheit; Kinder unter 12 Jahren

Wechselwirkungen:
Vitamin C

Dosierung:
Täglich 1 Dosis. Die langfristige Einnahme wird empfohlen.

Natriumselenit

Wirkstoffgruppe: Mineralstoffe

Indikationen:
Selenmangel

Kontraindikation:
Selenintoxikationen; Alkoholkrankheit; Kinder unter 12 Jahren

Wechselwirkungen:
Vitamin C

Dosierung:
Komplexes Dosierungsschema. Siehe Fachinformation!

Nedocromil

Wirkstoffgruppe: Antiallergika

Indikationen:
Saisonale und perenniale allergische Konjunktivitis, (Kerato-)Konjunktivitis vernalis

Kontraindikation:
Überempfindlichkeit gegen den Wirkstoff oder einen der sonstigen Bestandteile

Wechselwirkungen:
Silberhaltige Arzneimittel mit der derselben Applikationsart

Dosierung:
Verschiedene Applikationsarten je nach Indikation. Siehe Fachinformation!

Nitrazepam

Wirkstoffgruppe: Hypnotika und Sedativa

Indikationen:
Kurzzeitbehandlung von Schlafstörungen

Kontraindikation:
Ataxie; Ateminsuffizienz; Depression; Depressiver Angstzustand; Eingeschränkte Nierenfunktion; Krankheiten der Leber; Myasthenia gravis; Psychische und Verhaltensstörungen durch psychotrope Substanzen; Psychose; Schlafapnoesyndrom; Stoffwechselstörungen; Zerebrale Ataxie

Wechselwirkungen:
Alkohol (Ethanol), Anästhetische Barbiturate, Baclofen, Baldrian (und Salze), Barbiturate, Buprenorphin, Chloralhydrat, Clonidin und verwandte Produkte, Dextropropoxyphen (und Salze), Herzglykoside, Imidazol-und Triazol-Antimykotika, Inhalationsanästhetika, Isoniazid, Lamotrigin, Meprobamat, Metoclopramid, Mianserin (und Salze), Mirtazapin, Nefazodon, Omeprazol, Opioid Agonisten, Östrogene, Phenytoin und verwandte Verbindungen, Pregabalin, Probenecid, Psychopharmaka, Rifampicin, Sedierende Antihistaminika, Stabilisierende Muskelrelaxantien, Streptogramin-Antibiotika, Theophyllin und Derivate, Tramadol, Trizyklische Antidepressiva und verwandte Substanzen, Tryptophan, Verapamil, Voriconazol, ZNS-dämpfende Stoffe, Zolpidem

Dosierung:
Regeldosierung 2,5 bis 5mg. Maximale Dosierung: 10mg. Halbe Dosierung bei älteren Patienten

Nitrofurantoin

Wirkstoffgruppe: Antibiotika

Indikationen:
Chronische Harnwegsinfektion

Kontraindikation:
Abnormer Leberwert; Anurie; Cholestase; Chronische Hepatitis; Chronische Lungenfibrose; Eingeschränkte Nierenfunktion; Frühgeborenes; Hämolytische Anämien; Neuritis; Niereninsuffizienz; Polyneuropathien und sonstige Krankheiten des peripheren Nervensystems; Stoffwechselstörungen

Wechselwirkungen:
Didanosin, Fluorchinolone, Magnesium (Antacidum), Östrogene, Phenytoin und verwandte Verbindungen, Probenecid, Typhus-Vakkzine

Dosierung:
Regeldosierung: 100 bis 200mg täglich

Nitroprussidnatrium

Wirkstoffgruppe: Vasodilatatoren

Indikationen:
Hypertone Krisen; kontrollioerte Hypotonie bei Operationen

Kontraindikation:
Überempfindlichkeit gegenüber Wirkstoff oder einem der sonstigen Bestandteile

Wechselwirkungen:
Sildenafil; Vasodilatatore; Antihypertensiva

Dosierung:
Komplexes Dosierungsschema. Siehe Fachinformation!

Norethisteronacetat

Wirkstoffgruppe: Hormone

Indikationen:
Gestagenmangel; Gestagentest; Klimakterisches Hormonmangelsyndrom; Mastopathia cystica; Menstruationsbeschwerden; Prämenstruelle Schmierblutung; Primäre Amenorrhoe; Unregelmäßiger Menstruationszyklus

Kontraindikation:
Schwangerschaft; Stillzeit; ungeklärte vaginale Blutungen; myokardinfarkt; Apoplexie; Diabetes mellitus mit Gefäßverämderungen; schwere Leberfunktionsstörungen; sexualhormon sensible Tumoren

Wechselwirkungen:
Phenytoin, Carbamazepin; Barbiturate; Primidon; Oxcarbazepin; Johanniskraut, Griseofulvin

Dosierung:
Regeldosierung: 3 mal 5mg täglich über 10 Tage

Noscapin

Wirkstoffgruppe: Antitussiva

Indikationen:
Unproduktiver Reizhusten

Kontraindikation:
Überempfindlichkeit gegenüber Wirkstoff oder einem der sonstigen Bestandteile

Wechselwirkungen:
Warfarin (und Salze)

Dosierung:
Regeldosierung 150mg täglich in 3 Einzeldosen

Octreotid

Wirkstoffgruppe: Hormone

Indikationen:
Hormonbildende Tumoren des Magen-Darm-Traktes

Kontraindikation:
Überempfindlichkeit gegen den Wirkstoff oder einen der sonstigen Bestandteile

Wechselwirkungen:
Ciclosporin, Insulin, Methadon, Morphin (und Salze), Orale Antidiabetika

Dosierung:
Hormonbildende Tumoren des Magen-Darm-Traktes: Initialdosis 50µg. Steigerung bis auf 3 mal 100 bis 200µg. Weitere Angaben siehe Fachinformation!

Olsalazin

Wirkstoffgruppe: Antiphlogistika, intestinal

Indikationen:
Therapie und Rezidivprophylaxe der Colitis ulcerosa

Kontraindikation:
Erhöhte Blutungsneigung; Leberstörung; Nierenfunktionsstörung; Ulcus gastroduodenale

Wechselwirkungen:
Folsäure, Mercaptopurin und verwandte Produkte, Warfarin (und Salze)

Dosierung:
Regeldosierung: 1,5 bis 3g täglich in Einzeldosen. Einschleichende Hochdosierung. Maximale Einzeldosierung: 1g

Omalizumab [2005; A]

Wirkstoffgruppe: Monoklonale Antikörper, Mittel gegen Asthmaerkrankungen

Indikationen:
Zusatztherapie zur verbesserten Asthmakontrolle mit schwerem persistierendem allergischem Asthma bronchiale

Kontraindikation:
Überempfindlichkeit gegen den Wirkstoff oder einen der sonstigen Bestandteile

Wechselwirkungen:
Keine bekannt

Dosierung:
Regeldosierung: 75-375 mg in Injektionsform. Die Dosis wird auf Grundlage des IgE-Titers und des Körpergewichtes bestimmt

Orlistat

Wirkstoffgruppe: Mittel zur Gewichtsabnahme

Indikationen:
Zur Behandlung der Adipositas und des Übergewichts (BMI > 28kg/m²) mit begleitenden Risikofaktoren in Verbindung mit einer leicht hypokalorischen Kost.

Kontraindikation:
Cholestase; Malabsorptionssyndrom; Typ-2-Diabetes mellitus

Wechselwirkungen:
Amiodaron, Calciumkanalblocker vom Dihydropyridintyp, Carotinoide, Ciclosporin, Vitamin D und Analoga, Vitamin E, Warfarin (und Salze)

Dosierung:
120mg zu jeder Hauptmahlzeit

Oxazepam

Wirkstoffgruppe: Anxiolytika

Indikationen:
Angstzustand; Durchschlafstörung; Erregungszustand; Spannungszustand

Kontraindikation:
Ataxie; Chronische Ateminsuffizienz; Chronisch-obstruktive Lungenerkrankung; Depression; Depressiver Angstzustand; Eingeschränkte Nierenfunktion; Herzinsuffizienz; Hirnorganisches Syndrom; Hypotonie; Myasthenia gravis; Psychische und Verhaltensstörungen durch psychotrope Substanzen; Schlafapnoesyndrom; Schwächezustand; Stoffwechselstörungen; Zerebellare Ataxie

Wechselwirkungen:
Alkohol (Ethanol), Anästhetische Barbiturate, Baclofen, Baldrian (und Salze), Barbiturate, Buprenorphin, Chloralhydrat, Clonidin und verwandte Produkte, Dextropropoxyphen (und Salze), Herzglykoside, Imidazol-und Triazol-Antimykotika, Inhalationsanästhetika, Isoniazid, Lamotrigin, Meprobamat, Metoclopramid, Mianserin (und Salze), Mirtazapin, Nefazodon, Omeprazol, Opioid Agonisten, Östrogene, Phenytoin und verwandte Verbindungen, Pregabalin, Probenecid, Psychopharmaka, Sedierende Antihistaminika, Stabilisierende Muskelrelaxantien, Streptogramin-Antibiotika, Theophyllin und Derivate, Tramadol, Tri-

zyklische Antidepressiva und verwandte Substanzen, Tryptophan, Verapamil, Voriconazol, ZNS-dämpfende Stoffe, Zolpidem

Dosierung:
Durchschlafstörungen: 10 bis 30mg täglich. Stationäre Behandlng schwerer Angst-, Spannungsund Erregungszustände: Anfangsdosis: 25 bis 50mg täglich. Maximaldosierung: 150mg täglich

Oxycodon

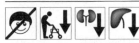

Wirkstoffgruppe: Opioide

Indikationen:
Starke Schmerzen, die nur mit Opiat-Analgetika behandelt werden können

Kontraindikation:
Abnormer Lungenfunktionsbefund; Addison-Krankheit; Akutes Abdomen; Allgemeinsymptome; Chronische Krankheiten der unteren Atemwege; Cor pulmonale; Darmentzündung; Depression des Atemzentrums; Epilepsie; Harnleiterkolik; Hereditäre Fruktoseintoleranz; Krankheiten der Gallenblase, der Gallenwege und des Pankreas; Kreislaufstörung; Leberstörung; Magenhypomotilität; Myxödem; Nierenfunktionsstörung; Paralytischer Ileus; Prostatahypertrophie; Psychische und Verhaltensstörungen durch psychotrope Substanzen; Symptome, die das Kreislaufsystem und das Atmungssystem betreffen

Wechselwirkungen:
Alkohol (Ethanol), Anticholinergika, Atovaquon, Barbiturate, Benzodiazepine, Carisoprodol, Chloralhydrat, Ciprofloxacin, Clozapin, Glutethimid, Levomepromazin (und Salze), Lidocain und Salze, Monoaminoxidase-B-Hemmer, Naltrexon, Opioid Antagonisten, Partielle Opiod-Agonisten/Antagonisten, Pregabalin, Promazin, Rifamycin, Ritonavir, Sedierende Antihistaminika, Spezielle Serotonin-Reuptake-Inhibitoren, Stabilisierende Muskelrelaxantien, Trizyklische Antidepressiva und verwandte Substanzen, Verschiedene Allgemeinanästhetika, ZNS-dämpfende Stoffe

Dosierung:
Initialdosierung: 2 x 10mg täglich. Steigerung der Dosis je nach Schmerzzustand. Maximaldosierung: 400mg täglich

Pamidronsäure

Wirkstoffgruppe: Biphosphonate

Indikationen:
Tumorinduzierte Hyperkalzämie, Osteolytische Knochenmetastasen, Multiples Myelom

Kontraindikation:
Überempfindlichkeit gegen andere Bisphosphonate

Wechselwirkungen:
Aluminium (und Salze), Aminoglykoside, Bismutverbindungen, Calcium (und Salze), Eisen, Magnesium (und Salze), Natriumphosphat

Dosierung:
Komplexes Dosierungsschema. Siehe Fachinformation!

Pantoprazol

Wirkstoffgruppe: Protonenpumpeninhibitoren

Indikationen:
NSAR-induziertes Ulcus gastroduodenale; Refluxösophagitis; Zwölffingerdarmgeschwür; Zollinger-Ellison-Syndroms

Kontraindikation:
Hereditäre Fruktoseintoleranz; Leberstörung

Wechselwirkungen:
Antikoagulantien, oral (Vitamin K-Antagonisten), Atazanavir, Erlotinib, Gefitinib, Itraconazol, Ketoconazol, Methotrexat, Vitamin B_{12}

Dosierung:
Regeldosierung: 40mg täglich. Maximaldosierung: bis 160mg täglich (z. B. Zollinger-Ellison-Syndrom)

Parecoxib

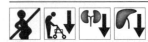

Wirkstoffgruppe: NSAR

Indikationen:
Kurzzeitbehandlung postoperativer Schmerzen

Kontraindikation:
Schwerwiegende allergische Arzneimittelreaktionen jeder Art in der Anamnese (besonders Hautreaktionen) oder bekannte Überempfindlichkeit gegen Sulfonamide; aktive peptische Ulzera; gastrointest.inale Blutungen; bekannte bronchospastische Reaktionen auf ASS und andere nichtsteroidale entzündungshemmende Mittel; schwere Leberfunktionsund Nierenfunktionseinschränkungen; Thrombozytopenie; schwere Herzinsuffizienz

Wechselwirkungen:
ACE-Hemmer, Angiotensin-II-Antagonisten, Ciclosporin, Fluconazol, Lithium, Methotrexat (und Salze), NSAR, Salicylate, Schleifendiuretika, Tacrolimus, Thiazide und verwandte Diuretika, Warfarin (und Salze)

Dosierung:
Regeldosierung 40mg täglich, maximale Dosierung 80mg täglich.

Paricalcitol [2005; C]

Wirkstoffgruppe: Vitamine

Indikationen:
Dialysepflichtige chronische Niereninsuffizienz

Kontraindikation:
Hyperkalzämie; Vitamin-D-Intoxikation

Wechselwirkungen:
Aluminiumhydroxid, Barbiturate, Carbamazepin, Colestyramin, Herzglykoside, Kaliumphosphat, Mineralöl, Natriumphosphat, Orlistat, Phenytoin und verwandte Verbindungen, Thiazide und verwandte Diuretika

Dosierung:
Komplexes Dosierungsschema. Siehe Fachinformation!

Paromomycin

Wirkstoffgruppe: Antibiotika

Indikationen:
Enteritis durch Amöben; Portokavale Enzephalopathie

Kontraindikation:
Eingeschränkte Nierenfunktion; Frühgeborenes; Krankheiten des Innenohres; Myasthenia gravis; Ulkus des Magen-Darm-Traktes

Wechselwirkungen:
Aciclovir und verwandte Virustatika, Adefovir, Aldesleukin, Amphotericin B, Biphosphonate, Botulismus Toxin Typ A, Capreomycin, Carbenicillin, Cefalothin, Ciclosporin, Cidofovir, Cisplatin und Derivate, Cyclophoshamid und verwandte Verbindungen, Foscarnet, Glykopeptidantibiotika, nephrotoxisches Potenzial, Gold, Inhalationsanästhetika, Lincosamide, Magnesium (und Salze), Neostigmin, NSAR, Piperacillin, Polygelin, Polypeptidantibiotika, Schleifendiuretika, Sedierende Antihistaminika, Stabilisierende Muskelrelaxantien, Ticarcillin, Typhus-Vakkzine, Zalcitabin

Dosierung:
Regeldosierung: 1000 bis 2000mg täglich

Penicillamin

Wirkstoffgruppe: Antirheumatika

Indikationen:
Bleivergiftung; Chronische Polyarthritis; Morbus Wilson; Sklerodermie; Zystinurie

Kontraindikation:
Anstieg antinukleärer Antikörper [ANA]; Knochenmarkschädigung; Leberparenchymschaden; Nierenschaden; Systemischer Lupus erythematodes [SLE]

Wechselwirkungen:
Aluminium (Antazidum), Amphotericin, Chloroquin (und Salze), Digoxin und Derivate, Eisen, Levodopa, Magnesium (Antacidum), Mercaptopurin und verwandte Produkte, Probenecid

Dosierung:
Chronische Polyarthritis: 150mg täglich über 1 bis 2 Wochen. 300mg täglich über 3 bis 4 Wochen. 450mg täglich über 5 bis 6 Wochen. 600mg täglich über 7 bis 16. Wochen. Bei Wirkungseintritt langsame Reduzierung auf die indiviuelle Erhaltungsdosis von 300 bis 600mg täglich. Dosierung bei anderen Indikationen siehe Fachinformation!

Pentaerythrityltetranitrat

Wirkstoffgruppe: Vasodilatatoren

Indikationen:
Angina pectoris

Kontraindikation:
Akute Kreislaufinsuffizienz; Akuter Myokardinfarkt; Arteriosklerotische Aortenstenose; Chronische rheumatische Herzkrankheiten; Hypotonie; Intrakranielle Drucksteigerung

Wechselwirkungen:
Vasodilatatoren, Antihypertensiva, Diuretika, Kalziumantagonisten, ACE-Hemmer, Neuroleptika, trizyklische Antidepressiva, Alkohol, Sildenafil

Dosierung:
Regeldosierung 3 mal 50mg täglich. Maximaldosierung bis 240mg täglich in 2 bis 3 Einzeldosen

Pentoxifyllin

Wirkstoffgruppe: Vasodilatatoren

Indikationen:
Periphere arterielle Verschlusskrankheit Stadium IIb (Fontaine)

Kontraindikation:
Arterielle Hypotonie; Blutung; Chronische Niereninsuffizienz, Stadium IV; Hämorrhagische Diathese; Herzrhythmusstörung; Intrazerebrale Blutung; Ischämische Herzkrankheiten; Leberstörung; Netzhautblutung; Ulkus des Magen-Darm-Traktes

Wechselwirkungen:
Antikoagulantien, oral (Vitamin K-Antagonisten), Cimetidin (und Salze), Insulin, Orale Antidiabetika, Theophyllin und Derivate

Dosierung:
Regeldosierung 2 x 1200mg. Weitere Angaben siehe Fachinformation!

Pergolid

Wirkstoffgruppe: Parkinsonmittel

Indikationen:
Therapie der zweiten Wahl zur Behandlung des Morbus Parkinson oder als Zusatztherapie zusammen mit Levodopa/Decarboxylasehemmern

Kontraindikation:
Überempfindlichkeit gegen Pergolid, andere Ergot-Derivate oder einen der sonstigen Bestandteile; fibrotische Erkrankungen; Herzklappenveränderungen

Wechselwirkungen:
Verminderung der Wirkung durch Dopamin-Antagonisten, wie z. B. Neuroleptika (Phenothiazin-Derivate, Butyrophenone,Thioxanthene) oder Metoclopramid

Dosierung:
Komplexe Dosierung. Siehe Fachinformation!

Pestwurzwurzelstock-Dickextr.

Wirkstoffgruppe: Migränemittel, pflanzlich

Indikationen:
Migräne; Spannungskopfschmerz; Nacken- und Rückenschmerzen

Kontraindikation:
Schwangerschaft und Stillzeit

Wechselwirkungen:
Keine bekannt

Dosierung:
Regeldosierung bis 150mg täglich

Pfefferminzöl

Wirkstoffgruppe: Pflanzliche Mittel zur Gallentherapie

Indikationen:
Gallenkolik; gastrointestinale Krämpfe

Kontraindikation:
Krankheiten der Gallenblase, der Gallenwege und des Pankreas; Leberschaden

Wechselwirkungen:
Keine bekannt

Dosierung:
Regeldosierung: 100 bis 200mg täglich

Phenylbutazon

Wirkstoffgruppe: NSAR

Indikationen:
Akute Schübe der chronischen Polyarthritis, Gichtanfall, akute Schübe der Bechterew-Krankheit.

Kontraindikation:
Überempfindlichkeit gegenüber über Pyrazolon-Verbindungen; ungeklärte Blutbildstörungen; Magen-Darmblutung, oder Hinweise auf Magenu. Zwölffingerdarmgeschwüre; allgemeine Blutungsneigung; eingeschränkte Nierenund Leberfunktion; Asthma; Heuschnupfen; Schleimhautschwellungen oder Atemwegserkrankungen; Bluthochdruck und/oder Herzinsuffizienz; Schwangerschaft

Wechselwirkungen:
Abciximab, ACE-Hemmer, Aledronat (und Salze), Alkohol (Ethanol), Alpha-Blocker, Aminoglykoside, Angiotensin-II-Antagonisten, Antikoagulantien, oral (Vitamin K-Antagonisten), Betablocker, Ciclosporin, Clopidrogrel (und Salze), COX-2-Hemmer, Eplerenon, Epoprostenol, Eptifibatid, Fluorchinolone, Glucocorticoide, Heparin und verwandte Stoffe, Herzglykoside, Hydralazin und ähnliche Stoffe, Ionenaustauscher, Kalium (und Salze), Kaliumsparende Diuretika, Lithium, Methotrexat (und Salze), Misoprostol, Nitrate, Östrogene, Pemetrexed, Phenytoin und verwandte Verbindungen, Probenecid, Salicylate, Schleifendiuretika, Spezielle Serotonin-Reuptake-Inhibitoren, Sulfonamide, Sulfonylharnstoffe, Tacrolimus, Thiazide und verwandte Diuretika, Thrombolytika, Ticlopidin, Vasopressin und Analoga, Zidovudin

Dosierung:
Regeldosierung parenteral: 400mg. Regeldosierung peroral: 400 bis 600mg täglich in 2 bis 3 Einzeldosen

Phenytoin

Wirkstoffgruppe: Antiepileptika

Indikationen:
Grand Mal; Neuropathische Beschwerden; Tic douloureux

Kontraindikation:
Alter Myokardinfarkt, 29 Tage bis unter 4 Monate zurückliegend; Bradykardie; Hypotonie; Krankheit der blutbildenden Organe; Pulmonale Insuffizienz

Wechselwirkungen:
Aciclovir, Albendazol, Alkohol (Ethanol), Allopurinol, Aluminium (Antazidum), Amiodaron, Antikoagulantien, oral (Vitamin K-Antagonisten), Aprepitant, Atorvastatin (und Salze), Azapropazon, Barbiturate, Benzodiazepine, Bleomycin (und Salze), Buprenorphin, Bupropion, Buspiron, Busulfan, Calcium (und Salze), Calciumkanalblocker vom Dihydropyridintyp, Capecitabin, Carbamazepin, Carboanhydratasehemmer, Carmustin, Caspofungin, Celecoxib, Chinidin und Derivate, Chloramphenicol (und Salze), Chlorphenamin, Chlorpromazine, Ciclosporin, Cimetidin (und Salze), Ciprofloxacin, Cisatracurium, Cisplatin und Derivate, Clarithromycin (und Salze), Clinafloxacin, Clofazimin, Clozapin, Cyclophoshamid und verwandte Verbindungen, Dacarbazin, Dasatinib, Delavirdin, Dextropropoxyphen (und Salze), Diazoxid, Digoxin und Derivate, Diltiazem, Disopyramid, Disulfiram, Dopamin (und Salze), Doxacurium, Doxorubicin und Derivate, Doxycyclin (und Salze), Efavirenz, Esomeprazol, Etoposid, Everolimus, Felbamat, Fentanyl, Fenyramidol, Fluconazol, Flunarizin, Fluorouracil und Derivate, Fluvastatin (und Salze), Folsäure und Folsäurederivate, Furosemid (und Salze), Gabapentin, Gefitinib, Gestagene, Ginkgo biloba, Glucocorticoide, Grippeimpfstoffe, Haloperidol (und Salze), Ibuprofen, Imatinib, Immunglobuline, human, Irinotecan, Isoniazid, Itraconazol, Johanniskraut, Ketoconazol, Lamotrigin, Lapatinib, Levetiracetam, Levodopa, Lidocain und Salze, Losartan, Magnesium (Antacidum), Mebendazol, Mefloquin, Mesoridazin (und Salze), Methadon, Methotrexat (und Salze), Methoxsalen, Methylphenidat (und Salze), Metronidazol, Metyrapon, Mexiletin, Mianserin (und Salze), Miconazol, Mirtazapin, Nevirapin (und Salze), Nilutamid, Nitrofurantoin (und Salze), Norfloxacin, Omeprazol, Ondansetron (und Salze), Östrogene, Oxcarbazepin, Oxyphenbutazon, Paclitaxel, Pancuronium, Paracetamol und verwandte Verbindungen, Pethidin, Pheneturid, Phenylbutazon, Phosphodiesterase-Hemmer, Pipecuronium, Posaconazol, Praziquantel, Procarbazin, Progabid, Proteasehemmer, Pyridoxin, Pyrimethamin, Quetiapin, Rapacuronium, Remacemid, Retigabin, Rifamycin, Rocuronium, Salicylate, Schilddrüsenhormone, Sertindol, Simvastatin, Sirolimus, Spezielle Serotonin-Reuptake-Inhibitoren, Stiripentol, Streptozocin, Succinimide, Sucralfat, Sulfonamide, Sultiam, Sunitinib, Tacrolimus, Tamoxifen, Teniposid, Theophyllin und Derivate, Thioridazin, Thiotepa, Tiagabin (und Salze), Ticlopidin, Tiotixen, Tirilazad, Tolbutamid, Topiramat, Topotecan, Toremifen, Trazodon, Trimethoprim, Trizyklische Antidepressiva und verwandte Substanzen, Valproinsäure und Derivate, Vecuronium, Verapamil, Vigabatrin, Viloxazin, Vitamin D und Analoga, Voriconazol, Zidovudin, Zonisamid, Zytostatika Vinca-Alkaloide, 9-Aminocamptothecin

Dosierung:
Prophylaxe u. Therapie von Krampfanfällen: 100 bis 300mg täglich. Idiopathatische Trigeminusneuralgie: 300mg täglich. Weitere Angaben siehe Fachinformation!

Pimozid

Wirkstoffgruppe: Antipsychotika

Indikationen:
Schizophrene Psychose

Kontraindikation:
Bradykardie; Endogene Depression; Koma; Krampfanfall; Krampfbereitschaft; Lebererkrankung; Morbus Parkinson; Stoffwechselstörungen

Wechselwirkungen:
Amiodaron, Arsentrioxid, Benzodiazepine, Bepridil, Chinidin (und Salze), Chloralhydrat, Chloroquin (und Salze), Chlorpromazine, Cisaprid, Citalopram und Enantiomere, Clarithromycin (und Salze), Clozapin, Darunavir, Delavirdin, Disopyramid, Dofetilide, Domperidon, Droperidol, Efavirenz, Erythromycin (und Salze), Fluoxetin (und Salze), Fluvoxamin, Halofantrin-Malariamittel, Haloperidol (und Salze), Ibutilid, Imatinib, Imidazol-und Triazol-Antimykotika, Indinavir (und Salze), Inhalationsanästhetika, Jodhaltige Röntgenkontrastmittel, Levacetylmethadol, Methadon, Midodrine (und Salze), Nefazodon, Nelfinavir, Paroxetin, Pentamidin, Posaconazol, Procainamid (und Metaboliten), Proteasehemmer, Schleifendiuretika, Sedierende Antihistaminika, Sertralin, Sotalol, Sparfloxacin, Telithromycin, Thiazide und verwandte Diuretika, Thioridazin (und Metaboliten), Tramadol, Troleandomycin, Verschiedene Allgemeinanästhetika, Voriconazol, ZNS-dämpfende Stoffe, Zolpidem

Dosierung:
Initialdosierung 2 bis 4mg täglich. Erhaltungsdosierung: 6mg täglich. Maximale Dosierung 16mg täglich.

Pindolol

Wirkstoffgruppe: Betablocker

Indikationen:
Arterielle Hypertonie; Hyperkinetisches Herzsyndrom; Koronare Herzkrankheit

Kontraindikation:
Akuter Herzinfarkt; Asthma bronchiale; Azidose; Bradykardie; Bronchiale Hyperreagibilität [Übererregbarkeit]; Cor pulmonale; Dysregulativer Diabetes mellitus; Hypoalimentation; Hypotonie; Leberstörung; Nierenfunktionsstörung; Periphere Durchblutungsstörung; Phäochromozytom; Psoriasis; Schock; Tumor des Nebennierenmarks

Wechselwirkungen:

Adrenalin (und Salze) und Noradrenalin (und Salze), Alkohol (Ethanol), Alpha-Blocker, Alpha-Glucosidase-Hemmer, Ambenonium, Atazanavir, Biguanide, Calciumkanalblocker vom Phenylalkylamin-Typ, Clonidin (und Salze), Digoxin, Diltiazem, Disopyramid, Distigmin, Edrophonium, Ergotalkaloide, Flecainid (und Salze), Gadolinium (kontrastmittelhaltig), Glinide, Glucagon, Insulin, Isoprenalin (und Salze), Jodhaltige Röntgenkontrastmittel, Kalium (und Salze), Lidocain und Salze, Lidocain und verwandte Produkte, MAO-Hemmer, Mefloquin, Methyldopa, Midodrine (und Salze), Neostigmin, Nicotinsäure (und Salze), Nizatidin, NSAR, Phenazon, Physostigmin, Pyridostigmin, Ritonavir, Salicylate, Spezielle periphere Vasodilatatoren (Deserpidin, Raubasin, Rauwolfiawurzel, Rauwolfia serpentina, Reserpin, Reserpin), Sulfonylharnstoffe, Sympathomimetische Amine, Theophyllin und Derivate, Thioridazin

Dosierung:

Je nach Indikation zwischen 5 und 15mg täglich

Pioglitazon

Wirkstoffgruppe: Antidiabetika

Indikationen:
Diabetes mellitus Typ 2

Kontraindikation:
Herzinsuffizienz oder Herzinsuffizienz in der Vorgeschichte (NYHA Klassen I bis IV); Leberfunktionsstörungen; diabetische Ketoazidose

Wechselwirkungen:
Bortezomib, Cyclophosphamid und verwandte Verbindungen, Cyproteronacetat, Disopyramid, Gemfibrozil, Guanethidin, Insulin, Ketoconazol, Nicotinsäure, Östrogene, Pentoxifyllin, Proteasehemmer, Rifampicin, Salicylate, Somatostatin und -analoga, Sympathomimetika, Thiazide und verwandte Diuretika, Wachstumshormone und Derivate

Dosierung:
Initialdosierung 1x15 oder 30 mg/d. Maximale Dosierung 1x45 mg/d

Piracetam

Wirkstoffgruppe: Nootropika

Indikationen:
Demenz; Hirnorganisches Syndrom; Multiinfarktdemenz

Kontraindikation:
Blutung; Hämostasestörung; Niereninsuffizienz; Psychomotorische Unruhe; Zerebrale Blutung

Wechselwirkungen:
Warfarin (und Salze)

Dosierung:

Regeldosierung: 2400mg täglich in zwei Einzeldosen. Maximaldosierung: 4800mg täglich in mehreren Einzeldosen

Piretanid

Wirkstoffgruppe: Diuretika

Indikationen:
Herzinsuffizienz mit peripherem Ödem; Leichte Hypertonie

Kontraindikation:
Diabetes mellitus; Eingeschränkte Nierenfunktion; Gicht; Harnabflussbehinderung; Hypotonie; Koronarsklerose; Krankheiten der Leber; Latenter Diabetes mellitus; Miktionsstörung; Nephrotisches Syndrom; Nierenversagen; Prostatahyperplasie; Stoffwechselstörungen; Zerebralsklerose

Wechselwirkungen:
ACE-Hemmer, Acetylsalicylsäure, Alpha-Blocker, Aminoglykoside, Amiodaron, Amphotericin B, Arsentrioxid, Astemizol, Azimilid, Beta-2-Sympathomimetika, Chinidin (und Salze), Chinin, Chloroquin (und Salze), Chlorpromazine, Ciclosporin, Cisaprid, Cisplatin und Derivate, Clarithromycin (und Salze), COX-2-Hemmer, Disopyramid, Dofetilide, Domperidon, Droperidol, Erythromycin (und Salze), Fibrate, Ginseng (und Salze), Glucocorticoide, Halofantrin-Malariamittel, Haloperidol (und Salze), Herzglykoside, Ibutilid, Ketanserin, Levacetylmethadol, Lithium, Methadon, Nichtdepolarisierende Muskelrelaxantien, NSAR, Pentamidin, Pimozid, Polypeptidantibiotika, Probenecid, Probucol, Procainamid (und Metaboliten), Reboxetin (und Salze), Sotalol, Terfenadin, Tetracycline, Thioridazin (und Metaboliten)

Dosierung:
Regeldosierung: 3 bis 6mg täglich. Maximaldosierung: 12mg täglich

Piribedil

Wirkstoffgruppe: Dopamin-Agonisten

Indikationen:
Parkinson-Krankheit

Kontraindikation:
Hereditäre Fruktoseintoleranz; Herzinfarkt; Kardiovaskulärer Schock

Wechselwirkungen:
Wechselseitiger Antagonismus zwischen dopaminergen Antiparkinson-Mitteln und Neuroleptika

Dosierung:
Regeldosierung: 150 bis 250mg täglich.

Piritramid

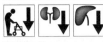

Wirkstoffgruppe: Opioide

Indikationen:
Starke und stärkste Schmerzen

Kontraindikation:
Abhängigkeit von Opioiden; Koma und Bewusstseinsstörungen; Störungen des Atemzentrums und der Atemfunktion; Zuständen mit erhöhtem Hirndruck; Hypotension bei Hypovolämie; Prostatahypertrophie mit Restharnbildung; Gallenwegserkrankungen; obstruktiven und entzündlichen Darmerkrankungen; Phäochromozytom; Pankreatitis; Hypothyreose; Nebennierenrindeninsuffizienz; Kindern unter 1 Jahr

Wechselwirkungen:
Verstärkung der Nebenwirkung durch andere zentraldämpfende wirksame Pharmaka, z. B. Barbiturate, Benzodiazepine, Phenothiazine, Inhalationsanästhetika, andere nicht selektiven Hypnotika, sowie Alkohol. Wirkungsverstärkung von Pankuronium und Vecuronium, Absetzen von MAO-Hemmstoffen mindestens 10 Tage vor Piritramid-Gabe. Wirkungsabschwächung durch Pentazocin

Dosierung:
Regeldosierung: 15 bis 30mg. Dosierungsintervall 6 bis 8 Stunden

Piroxicam

Wirkstoffgruppe: NSAR

Indikationen:
Aktivierte Arthrose; Akute Arthritis; Entzündlich-rheumatisches Wirbelsäulenleiden; Gichtanfall; Morbus von Bechterew; Rheumatoide Arthritis; Spondylarthrose; Weichteilrheumatismus

Kontraindikation:
Bluthochdruck; Blutungsneigung; Chronisch-obstruktive Atemwegskrankheit; Herzinsuffizienz; Leberstörung; Magen-Darm-Blutung; Nichtinfektiöse Enteritis und Kolitis; Nierenschaden; Porphyrie; Ulkus des Magen-Darm-Traktes

Wechselwirkungen:
Abciximab, ACE-Hemmer, Aledronat (und Salze), Alkohol (Ethanol), Alpha-Blocker, Aminoglykoside, Angiotensin-II-Antagonisten, Antikoagulantien, oral (Vitamin K-Antagonisten), Betablocker, Ciclosporin, Clopidogrel (und Salze), COX-2-Hemmer, Eplerenon, Epoprostenol, Eptifibatid, Fluorchinolone, Glucocorticoide, Heparin und verwandte Stoffe, Herzglykoside, Hydralazin und ähnliche Stoffe, Ionenaustauscher, Kalium (und Salze), Kaliumsparende Diuretika, Lithium, Methotrexat (und Salze), Misoprostol, Nitrate, Pemetrexed, Probenecid, Ritonavir, Salicylate, Schleifendiuretika, Spezielle Serotonin-Reuptake-Inhibitoren, Sulfonamide, Sulfonylharnstoffe, Tacrolimus, Thiazide und verwandte Diuretika, Thrombolytika, Ticlopidin, Vasopressin und Analoga, Zidovudin

Dosierung:
Empfohlene Dosierung: 10 bis 20mg täglich

Posaconazol [2005; B]

Wirkstoffgruppe: Antimykotika

Indikationen:
Candida-Pharyngitis; Chromoblastomykose; Fusarium-Infektion; Invasive Aspergillose; Kokzidioidomykose; Mykose; Myzetom

Kontraindikation:
Mutterkornalkaloiden; CYP3A4-Substraten Terfenadin; Astemizol; Cisaprid; Pimozid; Halofantrin od. Chinidin (u.U. Erhöh. d. Plasmakonz. dieser AM u. dadurch QTc-Verlängerung u. in seltenen Fällen Auftreten v. Torsade de pointes); HMG-CoA-Reduktase-Inhibitoren Simvastatin; Lovastatin u. Atorvastatin

Wechselwirkungen:
Astemizol, Calciumkanalblocker vom Dihydropyridintyp, Chinidin (und Salze), Ciclosporin, Cimetidin (und Salze), Cisaprid, Ergotalkaloide, HMG-CoA-Reduktase-Hemmer, metabolisiert durch CYP3A4, Midazolam, Phenytoin und verwandte Verbindungen, Pimozid, Rifabutin, Sirolimus, Tacrolimus, Terfenadin, Zytostatika Vinca-Alkaloide

Dosierung:
Regeldosierung 200mg täglich. Therapieresistente Mykosen: 400mg täglich

Prajmaliumbitartrat

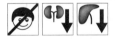

Wirkstoffgruppe: Antiarrhythmika

Indikationen:
Symptomatische und behandlungsbedürftige tachykarde supraventrikuläre Rhythmusstörungen (z.B. AV-junktinale Tachykardien, supraventrikuläre Tachykardien bei WPW-Syndrom oder paroxysmales Vorhofflimmern)

Kontraindikation:
AV-Block 2. und 3. Grades; vorbestehende intraventrikuläre Erregungsleitungsstörungen; manifeste Herzinsuffizienz; Bradykardie; Myasthenie gravis; schwere Niereninsuffizienz; medikamentös induzierte Cholestase

Wechselwirkungen:
Antiarrhythmisch wirkende Arzneimittel, Chinidin, Rifampicin, Phenobarbital, Phenytoin, Carbamazepin

Dosierung:
Regeldosierung zu Beginn 60-80 mg/d, bei Dauerbehandlung 20-40 mg/d

Prasugrel [2009; B]

Wirkstoffgruppe: Thrombozytenaggregationshemmer

Indikationen:
In Kombination mit Acetylsalicylsäure zur Prävention atherothrombotischer Ereignisse bei Patienten mit akutem Koronarsyndrom

Kontraindikation:
Aktive pathologische Blutung; Schlaganfall oder transitorische ischämische Attacke (TIA) in der Anamnese; Schwere Leberfunktionsstörung (Child Pugh Class C)

Wechselwirkungen:
Warfarin, NSAR, Heparin. Ausschließlich über CYP2B6 metabolisierte Arzneimittel mit gleichzeitig enger therapeutischer Breite (z.B. Cyclophosphamid, Efavirenz)

Dosierung:
Aufsättigungsdosierung 60 mg. Erhaltungsdosis 10 mg/d

Prazosin

Wirkstoffgruppe: Antihypertonika

Indikationen:
Hypertonie

Kontraindikation:
Kardiopulmonale Herzinsuffizienz; Leberstörung; Mitralklappenstenose; Stoffwechselstörungen

Wechselwirkungen:
ACE-Hemmer, Alkohol (Ethanol), Betablocker, Calciumkanalblocker, Digoxin, Kaliumsparende Diuretika, Midodrine (und Salze), Nicotinsäure (und Salze), NSAR, Schleifendiuretika, Sildenafil, Tadalafil, Thiazide und verwandte Diuretika, Vardenafil (und Salze)

Dosierung:
Initialdosierung: 3 mal 0,5 bis 1mg täglich. Maximaldosierung: 20mg täglich in mehrere Einzeldosen

Pridinol

Wirkstoffgruppe: Muskelrelaxantien

Indikationen:
Zentrale und periphere Muskelspasmen bei Erkrankungen aus dem rheumatischesn Formenkreis. Prophylaxe nächtlicher Beinkrämpfe, zur Vorbereitung physiotherapeutischer Maßnahmen

Kontraindikation:
Kinder uner 12 Jahren; therapiebedürftige Hypotonie; Schwangerschaft und Stillzeit

Wechselwirkungen:
Amantadin, Chinidin, tri- und tetrazyklischen Antidepressiva, Neuroleptika

Dosierung:
Regeldosierung: bis 18mg täglich (akute Behandlung). Dosierung bei Dauerbehandlung: 3 bis 6mg täglich

Probenecid

Wirkstoffgruppe: Urikosurika

Indikationen:
Hyperurikämie

Kontraindikation:
Akuter Gichtanfall; Kinder unter 2 Jahre; Nierenfunktionsstörung

Wechselwirkungen:
Captopril; Clofibrat; Entecapon; NSAR; Cephalosporine; Famotidin; Lorazepam; Methotrexat; Penicillin; Sulfonylharnstoff; Thiopental; Virustatika

Dosierung:
Initialdosierung: 2 x 250mg täglich über eine Woche. Anschließend 2 x 500mg täglich

Procyclidin

Wirkstoffgruppe: Parkinsonmittel

Indikationen:
Neuroleptika-Akathisie; Neuroleptikainduzierte Dyskinesie; Neuroleptisches Parkinsonoid; Parkinson-Tremor

Kontraindikation:
Überempfindlichkeit gegen den Wirkstoff oder einen der sonstigen Bestandteile; Demenzerkrankung; unbehandeltem Engwinkelglaukom; mechanischen Stenosen im Bereich des Gastrointestinaltrakts; Megakolon; Darmatonie; Intoxikationen mit Alkohol; Schlafmitteln; trizyklischen Antidepressiva; Antikonvulsiva; Antihistaminika und Tranquilizern

Wechselwirkungen:

Verstärkung der zentralen und peripheren Nebenwirkungen durch Monoaminooxidasehemmern oder anderen anticholinerg wirkenden Arzneimitteln, wie trizyklischen Antidepressiva, Phenothiazinen, Amantadin, Antihistaminika, Antiparkinson-Mitteln und Spasmolytika Abschwächung der Wirkung durch cholinerg wirkende Arzneimittel wie Tacrin. Erhöhung der Wirkstoffkonzentration durch Paroxetin. Weitere Informationen siehe Fachinformation!

Dosierung:

Initialdosierung: 3 mal 2,5mg täglich. Steigerung bis zur Erhaltungsdosis von 10 bis 20mg täglich. Maximale Dosierung: 60mg täglich

Promethazin

Wirkstoffgruppe: Hypnotika und Sedativa

Indikationen:

Unruhe u. Erregungszustände im Rahmen psychiatr. Grunderkrankungen. Übelkeit und Erbrechen, Schlafstörungen bei Erwachsenen; Akute allergische Reaktionen vom Soforttyp, wenn gleichzeitig eine Sedierung indiziert ist.

Kontraindikation:

Überempfindlichkeit gegen andere Phenothiazine; akute Intoxikation mit zentraldämpf. AM (z. B. Opiaten, Hypnotika, Antidepressiva, Neuroleptika, Tranquilizern) oder Alkohol; schwere Blutzell- od. Knochenmarkschädigung; Kreislaufschock oder Koma; anamnestisch bekanntes malignes Neuroleptika-Syndrom nach Promethazin

Wechselwirkungen:

ACE-Hemmer, Alkohol (Ethanol), Alkohol (Ethanol), Aminoglykoside, Amphetamin und zentrale Stimulantien, Anticholinergika, Anticholinergika, Barbiturate, Benzodiazepine, Bromocriptin und andere Dopaminergika, Bupropion, Butyrophenone, Guanethidin (und Salze), Insulin, Iohexol, Levodopa, Linolsäure, Lithium, MAO-Hemmer, Methyldopa, Metoclopramid, Metrizamid, Nitrate, Opioid Agonisten, Photosensibilisierende Stoffe, Psychopharmaka, Ropinirol, Spezielle Serotonin-Reuptake-Inhibitoren, Sulfonylharnstoffe, Suxamethonium, Synthetische Thyreostatika, Tetrabenazin, Tramadol, Trazodon, Trizyklische Antidepressiva und verwandte Substanzen, Trizyklische Antidepressiva und verwandte Substanzen, Tryptophan, ZNS-dämpfende Stoffe, Zolpidem

Dosierung:

Regeldosierung: 20 bis 50mg täglich

Propicillin

Wirkstoffgruppe: Antibiotika

Indikationen:

Atemwegsinfektion; Bronchitis; Bronchopneumonie; Endokarditisprophylaxe; Erysipel; Halsinfektion; Hautinfektion; Mundinfektion; Naseninfektion; Oberkieferinfektion; Ohrinfektion; Phlegmone; Scharlach; Sinusitis; Tonsillitis

Kontraindikation:

Überempfindlichkeit gegen den Wirkstoff, anderen Penicillinen oder einen der Hilfsstoffe; Überempfindlichkeit gegen andere Lactam-Antibiotika (z. B. Cephalosporine Kreuzallergie)

Wechselwirkungen:

Indometacin, Phenylbutazon, Salizylaten, Sulfinpyrazon, Probenecid

Dosierung:

Regeldosierung: 3 mal 1.000.000 i.E (entsprechend 3 x 700mg) täglich. Maximaldosierung 3 mal 2.000.000 i.E. (entsprechend 3 mal 1400mg) täglich

Propiverin

Wirkstoffgruppe: Spasmolytika

Indikationen:

Detrusorhyperaktivität; Harnblasenfunktionsstörung mit Detrusorinstabilität bei autonomer Neuropathie

Kontraindikation:

Harnverhaltung; Retention des Mageninhaltes; Engwinkelglaukom; Myasthenia gravis; schwere Leberfunktionsstörung; schwere Colitis ulcerosa; toxisches Megakolon; gleichzeitige Behandlung mit starken CYP3A4-Hemmstoffen

Wechselwirkungen:

Trizyklische Antidepressiva, Tranquilizern, Anticholinergika, Amantadin, Neuroleptika, Beta-Adrenozeptor-Agonisten, Cholinergika, Isoniazid, Metoclopramid, Ketoconazol, Methimazol

Dosierung:

Regeldosierung: 3 x 15mg täglich

Protaminsulfat

Wirkstoffgruppe: Antidote

Indikationen:

Überdosierung von Heparin oder niedermolekularem Heparin, von Blutungen nach Gabe von Heparin, zur Neutralisierung der gerinnungshemmenden Wirkung von Heparin oder NMH vor Notfalloperationen, Aufhebung der gerinnungshemmenden Wirkung von Heparin bei kardiopulmonalen Bypass-Operationen

Kontraindikation:

Überempfindlichkeit gegen den Wirkstoff oder einen der sonstigen Bestandteile

Wechselwirkungen:

Keine bekannt

Dosierung:
Komplexes Dosierungsschema. Siehe Fachinformation!

Protionamid

Wirkstoffgruppe: Mittel zur Behandlung der Tuberkulose

Indikationen:
Infektion durch Mykobakterien; Lepra; Meningentuberkulose; Tuberkulose

Kontraindikation:
akute Hepatitis, eingeschränkte Leberfunktion

Wechselwirkungen:
Alkohol (Ethanol), Cycloserin, Isoniazid, Rifamycin

Dosierung:
Erwachsene 0,75g bis 1g pro Tag, Kinder: 7,5 bis (15)mg/kg KG täglich. Weitere Angaben siehe Fachinformation!

Quinupristin/Dalfopristin

Wirkstoffgruppe: Antibiotika

Indikationen:
Nosokomiale Infektionen; Haut- und Weichteilinfektionen; Klinisch relevante Infektionen mit vancomycinrestistenen E. Faecium

Kontraindikation:
Schwere Leberinsuffizienz; gleichzeitige Therapie mit CYP 3A4 metabolisiernede Arzneimitteln; Ergotamin; Dihydroergotamin; Terfenadin; Astimazol; Cisaprod; Chinidin; Lidocain

Wechselwirkungen:
Ciclosporin A, Midazolam, Nifedipin, Rifampicin, Paracetamol

Dosierung:
Regeldosierung: 7,5mg/kg KG

Rabeprazol

Wirkstoffgruppe: Protonenpumpeninhibitoren

Indikationen:
Akutes Ulcus duodeni; Akutes Ulcus ventriculi; Refluxösophagitis; Zollinger-Ellison-Syndrom

Kontraindikation:
Leberfunktionsstörung

Wechselwirkungen:
Antikoagulantien, oral (Vitamin K-Antagonisten), Atazanavir, Clopidrogrel (und Salze), Digoxin, Erlotinib, Gefitinib, Itraconazol, Ketoconazol, Vitamin B_{12}

Dosierung:
Regeldosierung: 20mg täglich. Maximaldosierung: 40mg täglich

Ranitidin

Wirkstoffgruppe: H_2-Blocker

Indikationen:
Duodenalulkus; Magenulkus; Refluxösophagitis; Zollinger-Ellison-Syndrom

Kontraindikation:
Nierenfunktionsstörung; Vorgeschichte der akuten Porphyrie

Wechselwirkungen:
Aluminium (Antazidum), Amprenavir (und Prodrugs), Atazanavir, Cefpodoxim, Delavirdin, Gefitinib, Glipizid, Itraconazol, Ketoconazol, Magnesium (Antacidum), Midazolam, Miglitol, Phenytoin und verwandte Verbindungen, Procainamid, Saquinavir, Simeticon, Vitamin B_{12}, Warfarin

Dosierung:
Regeldosierung 300 mg/d. Maximaldosierung bis 900 mg/d (Zollinger-Ellison-Syndrom)

Rasagilin   [2005; C]

Wirkstoffgruppe: Monoaminoxidase-B-Hemmer

Indikationen:
Parkinson-Krankheit

Kontraindikation:
Gleichzeitige Behandlung mit anderen Monoaminoxidase-(MAO)-Hemmern oder Pethidin oder Johanniskrautextrakt oder Fluvoxamin oder Fluoxetin; schwere Leberinsuffizienz

Wechselwirkungen:
Wirkungsverstärkung bzw. -verlängerung: Gemfibrozil, Clarithromycin, Itraconazol, Ketoconazol, Trimethoprim, andere Antidiabetika, Ciclosporin, MAO-Hemmer, nichtselektive Betarezeptorenblocker, ACEHemmer, Salicylate, NSAIDs, Octreotid, Alkohol, anabole Steroide. Wirkungsverminderung: orale Kontrazeptiva, Thiazide, Kortikoide, Dana-

zol, Rifampicin, Barbiturate, Carbamazepin, Phenytoin, Schilddrüsen-hormone, Sympathomimetika

Dosierung:
Regeldosierung 1 mg/d

Repaglinid

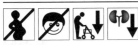

Wirkstoffgruppe: Antidiabetika

Indikationen:
Typ 2 Diabetes (NIDDM, nicht insulinabhängiger Diabetes mellitus)

Kontraindikation:
Typ 1 Diabetes (insulinabhängiger Diabetes mellitus: IDDM); C-Peptid-negativ; diabetische Ketoazidose mit oder ohne Koma; schwere Leber-funktionsstörungen; gleichzeitige Anwendung von Gemfibrozil

Wechselwirkungen:
Ciclosporin, Gemfibrozil. Clarithromycin, Itraconazol, Ketoconazol, Tri-methoprim, andere Antidiabetika, MAO-Hemmer, ACE-Hemmer, Sali-cylate und NSAIDs, Octreotid, Alkohol, anabole Steroide, Rifampicin, Betablocker

Dosierung:
Anfangsdosierung: 0,5mg bis 1mg täglich. Regeldosierung: 4mg täg-lich. Maximaldosierung: 16mg täglich

Reserpin

Wirkstoffgruppe: Antihypertonika

Indikationen:
Essenzielle Hypertonie

Kontraindikation:
Überempfindlichkeit (Allergie) gegenüber Wirkstoff oder einem der sonstigen Bestandteile des Arzneimittels; Niereninsuffizienz mit stark eingeschränkter Harnproduktion und akuter Glomerulonephritis; schwere Leberfunktionsstörungen (Leberversagen, mit Bewusstseins-störungen); frischer Herzinfarkt; Depressionen in der Vorgeschichte; therapieresistente Hypokaliämie; Hyponatriämie; Hyperkalzämie; Ulcus pepticum; Colitis ulcerosa; Anwendung während einer Elektroschock-therapie; Vorbehandlung oder gleichzeitige Gabe von MAO-Hemmern

Wechselwirkungen:
Alpha-Sympathomimetika, Betablocker, Insulin, MAO-Hemmer, Ver-schiedene Allgemeinanästhetika

Dosierung:
Initialdosierung 0,1mg täglich. Maximaldosierung: 0,3mg täglich in drei Einzeldosen

Rifampicin

 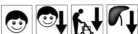

Wirkstoffgruppe: Mittel zur Behandlung der Tuberkulose

Indikationen:
Alle Formen der Tuberkulose mit Erregerempfindlichkeit gegen Rifam-picin, vorbeugende Behandlung von Meningokokkenträgern

Kontraindikation:
Alkoholismus; Hepatische Porphyrie; Kinder unter 12 Jahren; Leber-erkrankungen; Unterernährung; Verschlussikterus

Wechselwirkungen:
Aluminiumhydroxid, Amiodaron, Amitriptylin, Antikoagulantien, oral (Vitamin K-Antagonisten), Aprepitant, Atovaquon, Barbiturate, Bunazo-sin, Bupropion, Buspiron, Calciumkanalblocker vom Dihydropyridintyp, Calciumkanalblocker vom Phenylalkylamin-Typ, Carbamazepin, Ca-spofungin, Celecoxib, Chinidin (und Salze), Chinin, Chloramphenicol (und Salze), Ciclosporin, Ciprofloxacin, Citalopram und Enantiomere, Clarithromycin (und Salze), Clofibrinsäure und Salze, Clopidrogrel (und Salze), Clozapin, Corticotrope Hypophysenhormone, Cyclophoshamid und verwandte Verbindungen, Dapson, Dasatinib, Delavirdin, Dia-zepam, Digitoxin, Digoxin, Diltiazem, Disopyramid, Doxycyclin (und Salze), Efavirenz, Enalapril (und Salze), Erlotinib, Etoricoxib, Everoli-mus, Exemestan, Ezetimib, Fentanyl, Fexofenadin, Fluconazol, Fluva-statin (und Salze), Gefitinib, Gestagene, Glinide, Glucocorticoide, Hal-operidol (und Salze), Halothan, HMG-CoA-Reduktase-Hemmer, meta-bolisiert durch CYP3A4, Hydantoin-Antiepileptika, Hydroxychloroquin, Imatinib, Irinotecan, Isoniazid, Itraconazol, Ketoconazol, Lamotrigin, Lapatinib, Leflunomid, Lidocain und Salze, Linezolid, Losartan, Mag-nesium (Antacidum), Maraviroc, Mefloquin, Mexiletin, Midazolam, Mir-tazapin, Mycophenolat mofetil, Nevirapin (und Salze), Nitrazepam, Nor-triptylin, Ondansetron (und Salze), Opioid Agonisten, Östrogene, Para-cetamol und verwandte Verbindungen, Phosphodiesterase-Hemmer, Pioglitazon, Pirmenol, Praziquantel, Probenecid, Propafenon (und Sal-ze), Proteasehemmer, Quetiapin, Raltegravir, Ramelteon, Riluzol, Rofe-coxib, Rosiglitazon, Schilddrüsenhormone, Sertralin, Sirolimus, Sorafe-nib, Sulfasalazin, Sulfonylharnstoffe, Sunitinib, Tacrolimus, Tamoxifen, Telithromycin, Temsirolimus, Terbinafin, Theophyllin (und Salze), Thioamide, Tizanidin (und Salze), Tocainid, Toremifen, Triazolam, Tri-methoprim, Troleandomycin, Typhus-Vakkzine, Voriconazol, Zaleplon, Zidovudin, Zolpidem, Zopiclon

Dosierung:
Regeldosierung 10mg/kg KG täglich

Rituximab

Wirkstoffgruppe: Andere antineoplastische Mittel

Indikationen:
In Kombination mit einer Chemotherapie als primäre sowie rezidive In-duktionstherapie des follikulären Non-Hodgkin-Lymphoms.

Kontraindikation:
Überempfindlichkeit gegen den Wirkstoff oder einen der sonstigen Be-standteile oder gegen Maus-Proteine; Non-Hodgkin-Lymphom; chro-

nischen lymphatischen Leukämie; Aktive, schwere Infektionen; rheumatoider Arthritis; schwere Herzinsuffizienz NYHA IV oder schwere, unkontrollierte Herzerkrankungen

Wechselwirkungen:
Attenuierte Lebendimpfstoffe, BCG (kein Impfstoff), Cisplatin und Derivate

Dosierung:
Komplexes Dosierungsschema. Siehe Fachinformation!

Rivaroxaban [2008; A]

Wirkstoffgruppe: Antithrombotische Mittel

Indikationen:
Zur Prophylaxe venöser Thromboembolien (VTE) bei erwachsenen Patienten nach elektiven Hüftoder Kniegelenksersatzoperationen

Kontraindikation:
Klinisch relevante akute Blutungen; Lebererkrankungen; die mit einer Koagulopathie und einem klinisch relevanten Blutungsrisiko; Schwangerschaft und Stillzeit

Wechselwirkungen:
CYP3A4und P-gp-Inhibitoren, Antikoagulanzien, NSARs / Thrombozytenaggregationshemmer, CYP3A4 Induktoren. Weitere Angaben siehe Fachinformation!

Dosierung:
Regeldosierung 10 mg/d. Weitere Angaben siehe Fachinformation!

Romiplostim [2009; A]

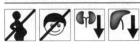

Wirkstoffgruppe: Thrombopoetin-Agonisten

Indikationen:
Behandlung erwachsener, splenektomierter Patienten mit chronischer immun-(idiopathischer)thrombozytopenischer Purpura (ITP) indiziert, die gegenüber anderen Therapien refraktär sind (z. B. Kortikosteroide oder Immunglobuline)

Kontraindikation:
Überempfindlichkeit gegenüber Wirkstoff oder einem der sonstigen Bestandteile

Wechselwirkungen:
Danazol; Azathioprin

Dosierung:
Initialdosierung: 1µg/kg KG. Weitere Dosierungsangaben siehe Fachinformation!

Rosiglitazon

Wirkstoffgruppe: Antidiabetika

Indikationen:
Typ-2-Diabetes mellitus

Kontraindikation:
Bekannte Überempfindlichkeit gegen den Wirkstoff oder einen der sonstigen Bestandteile; Herzinsuffizienz oder Herzinsuffizienz in der Vorgeschichte (NYHA Klassen I bis IV); akutem Koronarsyndrom (instabiler Angina pectoris, Myokardinfarkt mit bzw. ohne ST-Strecken-Hebung); Leberfunktionsstörungen; diabetischer Ketoazidose oder diabetischem

Wechselwirkungen:
Bortezomib, Cyclophoshamid und verwandte Verbindungen, Cyproteronacetat, Disopyramid, Fluvoxamin, Gemfibrozil, Guanethidin (und Salze), Insulin, Ketoconazol, Mycophenolat mofetil, Nevirapin (und Salze), Nicotinsäure (und Salze), Östrogene, Pentoxifyllin, Proteasehemmer, Rifamycin, Salicylate, Somatostatin und -analoga, Sympathomimetika, Thiazide und verwandte Diuretika, Trimethoprim, Wachstumshormone und Derivate

Dosierung:
Initialdosierung: 4mg täglich plus 2000mg täglich plus Metformin in zwei Einzeldosen. Maximaldosierung: 8mg täglich plus 2000mg täglich plus Metformin in 2 Einzeldosen. Weitere Angaben siehe Fachinformation!

Rosuvastatin [2009; C]

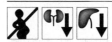

Wirkstoffgruppe: Lipidsenkende Mittel

Indikationen:
Primäre Hypercholesterinämie (Typ IIa einschließlich heterozygoter familiärer Hypercholesterinämie) oder gemischte Dyslipidämie (Typ IIb) zusätzlich zu einer Diät, homozygote familiäre Hypercholesterinämie zusätzlich zu einer Diät

Kontraindikation:
Aktive Lebererkrankung, einschließlich einer ungeklärten und dauerhaften Erhöhung der Serumtransaminasen sowie jeglicher Erhöhung der Serumtransaminase-Konzentration auf mehr als das 3-fache des oberen Normwertes; schwere Nierenfunktionsstörung; gleichzeitiger Behandlung mit Ciclosporin; Schwangerschaft und Stillzeit

Wechselwirkungen:
Ciclosporin, Vitamin K-Antagonisten, Gemfibrozil und andere lipidsenkende Arzneimittel, Ezetimib, Proteasehemmer, Antazida, Erythromycin

Dosierung:
Regeldosierung: 10mg . Maximaldosierung: 40mg

Rotigotin [2006; C]

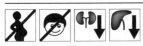

Wirkstoffgruppe: Parkinsonmittel

Indikationen:
Symptomatische Behandlung des mittelschweren bis schweren idiopathitischen Restless-Legs-Syndroms (RLS). Behandlung bei idiopathischer Parkinson-Erkrankung im Frühstadium oder in Kombination mit Levodopa im Krankheitsverlauf und im Spätstadium

Kontraindikation:
Überempfindlichkeit gegenüber Wirkstoff oder einem der sonstigen Bestandteile

Wechselwirkungen:
Abschwächung der Wirkung durch Dopaminantagonisten wie Neuroleptika (z.B. Phenothiazine, Butyrophenone, Thioxanthene) oder Metoclopramid. Wirkunhsverstärkung durch Sedativa, andere das ZNS dämpfende Substanzen (z.B. Benzodiazepine, Antipsychotika, Antidepressiva) sowie Alkohol.

Dosierung:
Restless-Leg-Syndrom: Initialdosierung 2mg täglich. Maximaldosierung: 8mg täglich. Fortgeschrittener Parkinson-Erkrankung mit Fluktuationen: Initialdosierung: 4mg täglich. Maximaldosierung: 16mg täglich.

Rutosid

Wirkstoffgruppe: Venenmittel, pflanzlich

Indikationen:
Besserung von Beinbeschwerden (z.B. Schweregefühl in den Beinen)

Kontraindikation:
Überempfindlichkeit gegenüber Wirkstoff oder einem der sonstigen Bestandteile

Wechselwirkungen:
Keine bekannt

Dosierung:
Regeldosierung: 300mg täglich in drei Einzeldosen

Selen

Wirkstoffgruppe: Mineralstoffe

Indikationen:
Nachgewiesener Selenmangel, der ernährungsmäßig nicht behoben werden kann

Kontraindikation:
Selenintoxikationen

Wechselwirkungen:
Vitamin C

Dosierung:
Regeldosierung: 50µg täglich

Sertaconazolnitrat

Wirkstoffgruppe: Antimykotika

Indikationen:
Pilzinfektionen der Haut, verursacht durch Hefen oder Dermatophyten

Kontraindikation:
Überempfindlichkeit gegenüber Wirkstoff oder einem der sonstigen Bestandteile

Wechselwirkungen:
Gleichzeitige Anwendung von Latexprodukten (z. B. Kondome, Diaphragmen) kann es wegen der enthaltenen Hilfsstoffe (Stearate, Paraffin) zur Verminderung der Funktionsfähigkeit und damit zur Beeinträchtigung der Sicherheit dieser Produkte kommen

Dosierung:
Auftragung auf die betroffenen Hautpartien. Therapiedauer mindestens 14 Tage

Sevelamer

Wirkstoffgruppe: Mittel zur Behandlung der Hyperkaliämie und Hyperphosphatämie

Indikationen:
Behandlung von Hyperphosphatämie bei erwachsenen Patienten, die eine Hämodialyse oder eine Peritonealdialyse erhalten

Kontraindikation:
Hypophosphatämie; Darmverschluss

Wechselwirkungen:
Fluorchinolone, Mycophenolat mofetil

Dosierung:
800 bis 4000mg täglich. Weitere Angaben siehe Fachinformation

Sibutramin

Wirkstoffgruppe: Mittel zur Gewichtsabnahme

Indikationen:
Unterstützende Therapie im Rahmen eines Gewichtsmanagements bei Patienten mit einer ernährungsbedingten Adipositas und einem Körpermassenindex (BMI) > 30kg/m^2 und Patienten mit ernährungsbedingten Übergewicht u. einem BMI > 27kg/m^2, bei denen adipositasbedingte Risikofaktoren wie Diabetes mellitus Typ 2 oder Dyslipidämie vorliegen.

Kontraindikation:
Anorexia nervosa; Blutungsneigung; Depression; Dialysepflichtige terminale Niereninsuffizienz; Engwinkelglaukom; Episodische und paroxysmale Krankheiten des Nervensystems; Gilles de la Tourette-Syndrom; Hyperthyreose; Hypertonie; Koronare Herzkrankheit; Leberstörung; Nichtendokrine Adipositas; Nierenfunktionsstörung; Periphere arterielle Verschlusskrankheit; Phäochromozytom; Psychiatrische Erkrankung; Psychische und Verhaltensstörungen durch psychotrope Substanzen; Restharnbildung bei Prostataadenom; Schlaganfall; Stoffwechselstörungen; Tachykardie

Wechselwirkungen:
Ciclosporin, Cisaprid, CYP3A4-Hemmer, Dextromethorphan (und Salze), Diethylpropion, Ergotalkaloide, Fentanyl, Lithium, MAO-Hemmer, Migränespezifische Serotonin (5-HT) Rezeptoragonisten, Monoaminoxidase-B-Hemmer, Nefazodon, Pentazocin, Pethidin, Phentermin (und Salze), Reboxetin (und Salze), Spezielle Serotonin-Reuptake-Inhibitoren, Sympathomimetische Amine, Tramadol, Tryptophan, Venlafaxin

Dosierung:
Anfangsdosis 10mg, Erhöhung auf 15mg möglich. Die Einnahmedauer sollte ein Jahr nicht überschreiten.

Simeticon

Wirkstoffgruppe: Carminativa

Indikationen:
Symptomatische Behandlung von dasbedingten Magen-Darmbeschwerden (z.B. Meteorismus, Säuglingskoliken)

Kontraindikation:
Überempfindlichkeit gegen den Wirkstoff oder einen der sonstigen Bestandteile,

Wechselwirkungen:
Keine bekannt

Dosierung:
Regeldosierung: 240 bis 400mg täglich in mehreren Einzeldosen

Sitagliptin   [2007; A/C]

Wirkstoffgruppe: Antidiabetika

Indikationen:
Diabetes mellitus Typ 2

Kontraindikation:
Niereninsuffizienz

Wechselwirkungen:
Metformin:, Cyclosporin, Ketoconazol, Itraconazol, Ritonavir, Clarithromycin) Digoxin

Dosierung:
Regeldosierung: 100 mg einmal täglich unabhängig von der Nahrungsaufnahme.

Sitaxentan   [2006; B]

Wirkstoffgruppe: Antihypertonika

Indikationen:
Primäre pulmonale Hypertonie

Kontraindikation:
Überempfindlichkeit gegen den Wirkstoff oder einen der sonstigen Bestandteile; leichte bis schwere Leberfunktionsstörungen, (Child-Pugh-Klasse A- C); gleichzeitige Gabe von Cyclosporin A; Stillzeit

Wechselwirkungen:
Ciclosporin, Fluconazol, Ketoconazol, Warfarin, Acenocoumarol, Phenprocoumon, Sildenafil, Nifedipin

Dosierung:
Regeldosierung: 100mg täglich. Therapiedauer maximal 24 Wochen

Solifenacin   [2004; C]

Wirkstoffgruppe: Spasmolytika

Indikationen:
Überaktive Harnblase

Kontraindikation:
Harnverhaltung, schwere gastrointestinale Erkrankung (einschließlich eines toxischen Megakolon), Myasthenia gravis, Engwinkelglaukom, Hämodialyse- stark eingeschränkten Leberfunktion, schwere Niereninsuffizienz

Wechselwirkungen:
Ketoconazol

Dosierung:
Regeldosierung: 1 x 5mg täglich. Maximaldosierung: 2 x 5mg täglich.

Sotalol

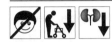

Wirkstoffgruppe: Antiarrhythmika

Indikationen:
Chronisches Vorhofflimmern; Supraventrikuläre Tachykardie; Ventrikuläre Arrhythmie

Kontraindikation:
Atemwegsobstruktion; Bradykardie; Durchfall über 1 Woche; Dysregulativer Diabetes mellitus; Eingeschränkte Nierenfunktion; Hyperthyreose; Hypoalimentation; Hypotonie; Ischämische Herzkrankheiten; Periphere Durchblutungsstörung; Phäochromozytom; Psoriasis; Schock; Stoffwechselstörungen

Wechselwirkungen:
Adrenalin (und Salze) und Noradrenalin (und Salze), Alkohol (Ethanol), Alpha-Blocker, Alpha-Glucosidase-Hemmer, Aluminium (Antazidum), Ambenonium, Amiodaron, Amitriptylin, Arsentrioxid, Atazanavir, Bepridil, Biguanide, Calciumkanalblocker vom Phenylalkylamin-Typ, Chinidin (und Salze), Chloroquin (und Salze), Chlorpromazine, Cisaprid, Clarithromycin (und Salze), Clonidin (und Salze), Digoxin, Diltiazem, Disopyramid, Distigmin, Dofetilide, Domperidon, Droperidol, Edrophonium, Ergotalkaloide, Erythromycin (und Salze), Flecainid (und Salze), Fluorochinolone (QT-verlängernd), Gadolinium (kontrastmittelhaltig), Glinide, Glucagon, Halofantrin-Malariamittel, Haloperidol (und Salze), Hydroxychloroquin, Ibutilid, Imipramin (und Salze), Insulin, Isoprenalin (und Salze), Jodhaltige Röntgenkontrastmittel, Kalium (und Salze), Levacetylmethadol, Lidocain und Salze, Lidocain und verwandte Produkte, Magnesium (Antacidum), MAO-Hemmer, Mefloquin, Methadon, Methyldopa, Midodrine (und Salze), Neostigmin, Nicotinsäure (und Salze), Nizatidin, NSAR, Pentamidin, Phenazon, Physostigmin, Pimozid, Procainamid (und Metaboliten), Pyridostigmin, Ritonavir, Salicylate, Schleifendiuretika, Sevofluran, Spezielle periphere Vasodilatatoren (Deserpidin, Raubasin, Rauwolfiawurzel, Rauwolfia serpentina, Reserpin, Reserpin), Sulfonylharnstoffe, Sympathomimetische Amine, Terfenadin, Theophyllin und Derivate, Thiazide und verwandte Diuretika, Thioridazin (und Metaboliten), Ziprasidone (und Salze)

Dosierung:
Initialdosierung: 2 x 80mg täglich. Maximaldosierung: 2 x 160mg.

Strontiumranelat [2004; A]

Wirkstoffgruppe: Osteoporosemittel

Indikationen:
Postmenopausale Osteoporose

Kontraindikation:
Schwere Niereninsuffizienz (Kreatininclearance < 30ml/min). Erhöhtes Risiko für venöse Thromboembolien

Wechselwirkungen:
Aluminium (Antazidum), Calcium (und Salze), Fluorchinolone, Magnesium (Antacidum), Tetracycline

Dosierung:
Regeldosierung 2g täglich

Sucralfat

Wirkstoffgruppe: Ulcustherapeutika

Indikationen:
Refluxösophagitis; Ulcus gastroduodenale

Kontraindikation:
Eingeschränkte Nierenfunktion; Urämie

Wechselwirkungen:
Amphotericin B, Antikoagulantien, oral (Vitamin K-Antagonisten), Chinidin (und Salze), Colistin (und Salze), Digoxin, Fluorchinolone, Ketoconazol, Levothyroxin (und Salze), Phenytoin und verwandte Verbindungen, Sulpirid, Tetracycline

Dosierung:
4 mal 1000mg pro Tag

Sulpirid

Wirkstoffgruppe: Antipsychotika

Indikationen:
Akute Schizophrenie; Chronische Schizophrenie; Depressive Störung; Peripherer Schwindel

Kontraindikation:
Angina pectoris; Bluthochdruck; Bradykardie; Epilepsie; Extrapyramidale Krankheiten und Bewegungsstörungen; Glaukom; Harnverhaltung; Hyperprolaktinämie; Krampfanfall; Leberschaden; Manische Psychose; Menstruationsstörung; Neubildungen unsicheren oder unbekannten Verhaltens; Niereninsuffizienz; Nierenschaden; Organische,

einschließlich symptomatischer psychischer Störungen; Phäochromozytom; Prostatahypertrophie; Pylorusstenose; Schizophrene Psychose mit Erregtheit und Aggressivität; Sonstige und nicht näher bezeichnete Krankheiten des Kreislaufsystems; Stoffwechselstörungen; Thrombose

Wechselwirkungen:

Aluminiumhydroxid, Benzodiazepine, Chloralhydrat, Inhalationsanästhetika, Jodhaltige Röntgenkontrastmittel, Lithium, Magnesium (Antacidum), Midodrine (und Salze), Ropinirol, Sedierende Antihistaminika, Sucralfat, Tramadol, Verschiedene Allgemeinanästhetika, ZNS-dämpfende Stoffe, Zolpidem

Dosierung:

Schizophrenie: Initialdosierung: 300mg täglich. Erhaltungsdosierung: 400 bis 800mg täglich. Depressive Erkrankungen und Schwindelzustände:150mg täglich. Erhaltungsdodierung: 150 bis 300 mg täglich.

Sultamicillin

Wirkstoffgruppe: Antibiotika

Indikationen:

Akute Gonorrhoe; Angina tonsillaris; Bronchitis; Harnwegsinfektion; Hautinfektion; Infektion der oberen Atemwege; Infektion der unteren Atemwege; Niereninfektion; Otitis media; Pneumonie; Sinusitis; Weichteilinfektion

Kontraindikation:

Durchfall mit Erbrechen; Gastrointestinale Störung; Lymphatische Leukämie; Pfeiffer-Drüsenfieber

Wechselwirkungen:

Antikoagulantien, oral (Vitamin K-Antagonisten), Chloramphenicol und Derivate, Heparin und verwandte Stoffe, Ionenaustauscher, Methotrexat, Östrogene, Tetracycline, Typhus-Vakkzine

Dosierung:

Regdosierung für Erwachsene und Kinder mit einem Körpergewicht über 30 kg 375 bis 750 mg täglich in zwei Dosen. Weitere Angaben siehe Fachinformation!

Sultiam

Wirkstoffgruppe: Antiepileptika

Indikationen:
Partielle Epilepsie

Kontraindikation:

Akute intermittierende Porphyrie; Arterielle Hypertonie; Hyperthyreose; Nierenfunktionsstörung; Psychiatrische Erkrankung

Wechselwirkungen:
Phenytoin und verwandte Verbindungen

Dosierung:

Erhaltungsdosierung: ca. 5 bis 10mg/kg KG täglich in drei Einzeldosen. Stufenweise Erhöhung

Tacrolimus

Wirkstoffgruppe: Immunsuppressiva

Indikationen:

Prophylaxe der Transplantatabstoßung bei Leber-, Nieren- oder Herztransplantatempfängern

Kontraindikation:

Überempfindlichkeit gegen den Wirkstoff oder einen der sonstigen Bestandteile,

Wechselwirkungen:

Adefovir, Alkohol (Ethanol), Aluminium (Antazidum), Amiodaron, Amphotericin B, Amprenavir (und Prodrugs), Atazanavir, Attenuierte Lebendimpfstoffe, Basiliximab, BCG (kein Impfstoff), Carbamazepin, Caspofungin, Chinidin (und Salze), Chloramphenicol (und Salze), Ciclosporin, Cimetidin (und Salze), Cinacalcet, Clarithromycin (und Salze), Clotrimazol, COX-2-Hemmer, Danazol, Darunavir, Delavirdin, Diltiazem, Erythromycin (und Salze), Glucocorticoide, Imatinib, Imidazol-und Triazol-Antimykotika, Indinavir (und Salze), Johanniskraut, Josamycin, Kaliumsparende Diuretika, Lansoprazol, Levofloxacin, Magnesium (Antacidum), Metoclopramid, Mycophenolat mofetil, Natriumbicarbonat, Nefazodon, Nelfinavir, Nicardipin (und Salze), Nifedipin, Nitroimidazole, NSAR, Omeprazol, Östrogene, Phenobarbital (und Salze), Phenytoin und verwandte Verbindungen, Rifamycin, Ritonavir, Saquinavir, Streptogramin-Antibiotika, Telithromycin, Troleandomycin, Tuberkuline, Verapamil, Verschiedene Impfstoffe

Dosierung:
Komplexes Dosierungsschema. Siehe Fachinformation!

Telithromycin

Wirkstoffgruppe: Antibiotika

Indikationen:

Akute Sinusitis; Chronisch-obstruktive Bronchitis mit akuter Exazerbation; Pharyngitis; Pneumonie; Tonsillitis

Kontraindikation:

Bradykardie; Eingeschränkte Nierenfunktion; Koronare Herzkrankheit; Leberstörung; Myasthenia gravis; Stoffwechselstörungen

Wechselwirkungen:
Alfuzosin, Aprepitant, Buprenorphin, Carbamazepin, Ciclosporin, Cisaprid, Coumarin, Antikoagulantien, Dasatinib, Digoxin, Disopyramid, Eplerenon, Ergotalkaloide, Erlotinib, Everolimus, Gefitinib, HMG-CoA-Reduktase-Hemmer, metabolisiert durch CYP3A4, Imatinib, Itraconazol, Ketoconazol, Lapatinib, Midazolam, Mifepriston, Paricalcitol, Pimozid, Repaglinid, Rifampicin, Sibutramin (und seine Salze), Sirolimus, Sunitinib, Tacrolimus, Toremifen, Triazolam, Verapamil

Dosierung:
Regeldosierung: 800mg in 1 oder 2 Einzeldosenm

Terbutalin

Wirkstoffgruppe: Selektive Beta$_2$-Adrenorezeptor-Agonisten

Indikationen:
Akutbehandlung von Atemnotzuständen (Status asthmaticus, schwere bronchospastische Anfälle) oder obstruktiver Atemwegserkrankungen, wenn die Gabe von kurz wirksamen Beta-2-Sympathomimetika zur Inhalation nicht möglich ist

Kontraindikation:
Hyperthyreose/Thyreotoxikose; Tachykardie; Tachyarrhythmie; idiopathische hypertropher subvalvulärer Aortenstenose; Phäochromozytom

Wechselwirkungen:
Atomoxetin, Halothan, Herzglykoside, Insulin, MAO-Hemmer, Metoprolol, Schleifendiuretika, Suxamethonium, Theophyllin und Derivate, Thiazide und verwandte Diuretika

Dosierung:
Einzeldosisierung: 0,5ml subkutan. Wiederholung nach 15 bis 20 Minuten. Bis 4-mal täglich

Terfenadin

Wirkstoffgruppe: Antihistaminika

Indikationen:
Allergische Hautreaktion; Allergische Konjunktivitis; Allergische Rhinitis

Kontraindikation:
Deutlich eingeschränkte Leberfunktion, antimykotisch/antimikrobiell wirkenden Azol-Abkömmlinge, Makrolid-Antibiotika, Mibefradildihydrochlorid, Grapefruitsaft, bekannte QT-Verlängerung, angeborenes QT-Syndrom, klinisch relevanten Herzerkrankungen, Antiarrhythmika der Klassen I und III, Elektrolytstörungen, insbesondere Hypokaliämie oder Hypomagnesiämie

Wechselwirkungen:
Amiodaron, Carbamazepin, Cimetidin (und Salze), Clarithromycin (und Salze), Delavirdin, Disopyramid, Docetaxel, Efavirenz, Erythromycin (und Salze), Fluorochinolone (QT-verlängerend), Fluoxetin (und Salze), Fluvoxamin, Itraconazol, Ketoconazol, Nefazodon, Oxiconazol (topisch), Paroxetin, Posaconazol, Proteasehemmer, Schleifendiuretika, Sertralin, Sotalol, Streptogramin-Antibiotika, Thiazide und verwandte Diuretika, Troleandomycin, Voriconazol, Zafirlukast, Zytostatika Anthrazykline

Dosierung:
Regeldosierung: 60mg täglich. Maximaldosierung: 120mg täglich

Teriparatid

Wirkstoffgruppe: Hormone

Indikationen:
Osteoporose bei postmenopausalen Frauen und Männern mit hohem Frakturrisiko

Kontraindikation:
Hypercalcämie; schwere Niereninsuffizienz; Hyperparathyreoidismus

Wechselwirkungen:
Digoxin

Dosierung:
Regeldosierung 20µg s.c.

Terizidon

Wirkstoffgruppe: Mittel zur Behandlung der Tuberkulose

Indikationen:
Tuberkulose

Kontraindikation:
Erwiesener Überempfindlichkeit gegen Terizidon bzw. Cycloserin; Niereninsuffizienz; hochgradiger Zerebralsklerose; Alkoholismus; psychischen Störungen (vor allem Depressionen, und anderen psychotischen Erkrankungen); Epilepsie; Gravidität

Wechselwirkungen:
Isoniazid, Alkohol, Protionamid

Dosierung:
Regeldosierung 750 - 1000 mg täglich bei Erwachsene und Jugendliche ab 14 Jahren in 3 - 4 Einzeldosen

Testosteron

Wirkstoffgruppe: Hormone

Indikationen:
Hodenunterfunktion; Hypophysenunterfunktion; Impotenz; Klimakterium beim Mann; Osteoporose bei endokriner Krankheit

Kontraindikation:
Benigne Prostatahyperplasie; Karzinom der männlichen Brust; Prostatakarzinom; Tumoröse Kalzinose

Wechselwirkungen:
Antikoagulantien, oral (Vitamin K-Antagonisten), Ciclosporin, Insulin, Oxyphenbutazon, Ritonavir, Schilddrüsenhormone, Suxamethonium, Vecuronium

Dosierung:
Initialdosierung: 120 bis 160mg täglich. Erhaltungsdosis beträgt 40 bis 120mg. Maximaldosierung: 160mg täglich

Theophyllin

Wirkstoffgruppe: Mittel bei obstruktiven Atemwegserkrankungen zur systemischen Anwendung

Indikationen:
Atemwegsobstruktion; Chronische Bronchitis; Chronisches Asthma; Lungenemphysem

Kontraindikation:
Epileptisches Anfallsleiden; Hyperthyreose; Hypertonie 3. Grades; Ischämische Herzkrankheiten; Leberstörung; Nierenfunktionsstörung; Porphyrie; Ulcus gastroduodenale

Wechselwirkungen:
Aciclovir und verwandte Virustatika, Adenosin, Allopurinol, Aminoglutethimid, Amiodaron, Barbiturate, BCG-Impfstoffe, Benzodiazepine, Betablocker, Beta-1-Sympathomimetika, Beta-2-Sympathomimetika, Calciumkanalblocker vom Phenylalkylamin-Typ, Carbamazepin, Cetirizin, Cimetidin (und Salze), Coffein und verwandte Verbindungen, Diltiazem, Dipyridamol, Disulfiram, Ephedrin (und Salze), Fluconazol, Fluorchinolone, Fluvoxamin, Gestagene, Glucocorticoide, Grippeimpfstoffe, Halothan, Idrocilamid, Imipenem (und Salze), Interferon alfa, Isoniazid, Isoprenalin (und Salze), Johanniskraut, Ketamin, Ketoconazol, Lithium, Methotrexat, Mexiletin, Nifedipin, Nilutamid, Östrogene, Pentoxifyllin, Phenytoin und verwandte Verbindungen, Propafenon (und Salze), Rifampicin, Ritonavir, Rofecoxib, Tabak, Tacrin, Terbinafin, Tiabendazol, Ticlopidin, Zafirlukast

Dosierung:
Empfohlene Plasmakonzentration 28- 84µmol/l(5 - 15 mg/l). Erhöhung der Wirkstoffkonzentration bis zu 110µmol/l (20 mg/l) möglich

Thioridazin

Wirkstoffgruppe: Antipsychotika

Indikationen:
Chronische Formen schizophrener und anderer Psychosen, bei denen psychomotorische

Kontraindikation:
Schwere Herzkrankheiten; besonders klinisch relevante Herzrhythmusstörungen; Fluoxetin; Paroxetin; trizyklische Antidepressiva; ß-Blocker

Wechselwirkungen:
ACE-Hemmer, Alkohol (Ethanol), Aluminiumhydroxid, Amiodaron, Amphetamin und zentrale Stimulantien, Anticholinergika, Arsentrioxid, Benzodiazepine, Bepridil, Bismutverbindungen, Bromocriptin und andere Dopaminergika, Bupropion, Bupropion, Butyrophenone, Chinidin (und Salze), Chloralhydrat, Chloroquin (und Salze), Chlorpromazine, Cimetidin (und Salze), Cinacalcet, Cisaprid, Clarithromycin (und Salze), Clonidin (und Salze), Clozapin, Dextromethorphan (und Salze), Disopyramid, Dofetilide, Domperidon, Erythromycin (und Salze), Guanethidin (und Salze), Halofantrin-Malariamittel, Ibutilid, Inhalationsanästhetika, Insulin, Iohexol, Jodhaltige Röntgenkontrastmittel, Levacetylmethadol, Levodopa, Linolsäure, Lithium, Magnesium (Antacidum), Methadon, Methyldopa, Metoclopramid, Metrizamid, Midodrine (und Salze), Naltrexon, Nitrate, Pentamidin, Phenobarbital (und Salze), Phenylpropanolamin, Phenytoin und verwandte Verbindungen, Photosensibilisierende Stoffe, Pimozid, Pindolol, Procainamid (und Metaboliten), Propranolol, Quetiapin, Risperidon, Ropinirol, Schleifendiuretika, Sedierende Antihistaminika, Sotalol, Sparfloxacin, Spezielle Serotonin-Reuptake-Inhibitoren, Sulfonylharnstoffe, Suxamethonium, Synthetische Thyreostatika, Tetrabenazin, Thiazide und verwandte Diuretika, Tramadol, Trazodon, Trizyklische Antidepressiva und verwandte Substanzen, Tryptophan, Verschiedene Allgemeinanästhetika, ZNS-dämpfende Stoffe, Zolpidem

Dosierung:
Regeldosierung im ambulanten Bereich: bis 200mg täglich in mehreren Einzeldosen. Maximaldosierung: 600mg täglich (stationärer Bereich)

Thyrotropin alfa

Wirkstoffgruppe: Hormone

Indikationen:
Siehe Fachinformation!

Kontraindikation:
Überempfindlichkeit gegen den Wirkstoff oder einen sonstigen Bestandteil

Wechselwirkungen:
Schilddrüsenhormone

Dosierung:
Regeldosierung 0,9mg 2 x täglich intramuskulär unter ärztlicher Kontrolle

Tiagabin

Wirkstoffgruppe: Antiepileptika

Indikationen:
Partielle Epilepsie

Kontraindikation:
Angstzustand; Depression; Generalisierte Epilepsie; Leberstörung; Stoffwechselstörungen; Verhaltensstörung

Wechselwirkungen:
Carbamazepin, Phenobarbital (und Salze), Phenytoin und verwandte Verbindungen, Primidon

Dosierung:
Initialdosierung 5 bis 10mg. Wöchentliche Steigerung 5 bis 10mg täglich. Maximaldosierung: bis 70mg täglich. Weitere Angaben siehe Fachinformation!

Tiaprofensäure

Wirkstoffgruppe: NSAR

Indikationen:
Akute Arthritis; Degenerative Gelenkerkrankung; Degenerative Wirbelsäulenerkrankung; Entzündlich-rheumatisches Wirbelsäulenleiden; Gichtanfall; Rheumatoide Arthritis; Spondylitis ankylosans; Weichteilrheumatismus; Weichteilverletzung

Kontraindikation:
Blutgerinnungsstörung; Blutung; Chronische Atemwegsinfektion; Chronische Krankheiten der unteren Atemwege; Darmgeschwür; Diabetes mellitus; Gastrointestinale Blutung; Hautveränderung; Hochdruck; Ischämische Herzkrankheit; Juckreiz; Krankheiten der männlichen Genitalorgane; Leberstörung; Nesselfieber; Nichtinfektiöse Enteritis und Kolitis; Nierenfunktionsstörung; Periphere arterielle Verschlusskrankheit; Rauchen; Sonstige Formen der Herzkrankheit; Sonstige Krankheiten der oberen Atemwege; Stoffwechselstörungen; Störung der Blutbildung; Ulkusperforation des Magen-Darm-Traktes; Zerebrovaskuläre Krankheiten

Wechselwirkungen:
Abciximab, ACE-Hemmer, Aledronat (und Salze), Alkohol (Ethanol), Alpha-Blocker, Aminoglykoside, Angiotensin-II-Antagonisten, Antikoagulantien, oral (Vitamin K-Antagonisten), Betablocker, Ciclosporin, Clopidrogrel (und Salze), COX-2-Hemmer, Eplerenon, Epoprostenol, Eptifibatid, Fluorchinolone, Glucocorticoide, Heparin und verwandte Stoffe, Herzglykoside, Hydralazin und ähnliche Stoffe, Ionenaustauscher, Kalium (und Salze), Kaliumsparende Diuretika, Lithium, Methotrexat, Misoprostol, Pemetrexed, Probenecid, Salicylate, Schleifendiuretika, Spezielle Serotonin-Reuptake-Inhibitoren, Sulfonamide, Sulfonylharnstoffe, Tacrolimus, Thiazide und verwandte Diuretika, Thrombolytika, Ticlopidin, Vasopressin und Analoga

Dosierung:
Regeldosierung: 600mg in 2 Einzeldosen

Ticlopidin

Wirkstoffgruppe: Thrombozytenaggregationshemmer

Indikationen:
Komplikation durch Shunt; Prolongiertes reversibles ischämisches neurologisches Defizit; TIA [Transitorische ischämische Attacke]

Kontraindikation:
Bekannter Überempfindlichkeit gegenüber dem Wirkstoff oder gegen einen der sonstigen Bestandteile; hämorrhagischen Diathesen; Erkrankungen mit Verlängerung der Blutungszeit sowie Organläsionen mit Blutungsneigung; Blutbildveränderungen

Wechselwirkungen:
Abciximab, Aluminium (Antazidum), Antikoagulantien, oral (Vitamin K-Antagonisten), Bivalirudin, Bupropion, Carbamazepin, Ciclosporin, Epoprostenol, Eptifibatid, Ergotalkaloide, Ginkgo biloba, Heparin und verwandte Stoffe, Hydantoin-Antiepileptika, Magnesium (Antacidum), NSAR, Phenazon, Salicylate, Theophyllin und Derivate, Tirofiban

Dosierung:
Regeldosierung: 2x 250mg täglich

Tigecyclin   [2006; B]

Wirkstoffgruppe: Antibiotika

Indikationen:
Komplizierte Hautund Weichgewebsinfektionen, komplizierte intraabdominelle Infektionen

Kontraindikation:
Überempfindlichkeit gegenüber Wirkstoff oder einem der sonstigen Bestandteile

Wechselwirkungen:
Warfarin (und Salze)

Dosierung:
Initialdosierung: 100mg. Anschließend 2 x 50mg täglich über über einen Zeitraum von 5 bis 14 Tagen

Tiludronsäure

Wirkstoffgruppe: Biphosphonate

Indikationen:
Morbus Paget des Knochens

Kontraindikation:
Schwere Niereninsuffizienz; juveniler Morbus Paget; Schwangerschaft und Stillzeit

Wechselwirkungen:
Aluminium (und Salze), Aminoglykoside, Bismutverbindungen, Calcium (und Salze), Eisen, Indometacin, Magnesium (und Salze), Natriumphosphat, Salicylate

Dosierung:
Regeldosierung: 400mg täglich über einen Zeitraum von 3 bis 4 Monaten

Tobramycin

Wirkstoffgruppe: Antibiotika

Indikationen:
Unruhe und Erregungszustände im Vordergrund stehen

Kontraindikation:
Bei Niereninsuffizienz und Innenohrschwerhörigkeit nur bei vitaler Indikation, nichtdepolarisierende Muskelrelaxanzien, nephro- und ototoxische Pharmaka

Wechselwirkungen:
Aciclovir und verwandte Virustatika, Adefovir, Aldesleukin, Alpha-Glucosidase-Hemmer, Amphotericin, Biphosphonate, Botulismus Toxin Typ A, Capreomycin, Carbenicillin, Cefalothin, Ciclosporin, Cidofovir, Cisplatin und Derivate, Cyclophoshamid und verwandte Verbindungen, Foscarnet, Glykopeptidantibiotika, nephrotoxisches Potenzial, Gold, Inhalationsanästhetika, Lincosamide, Magnesium (und Salze), Neostigmin, NSAR, Piperacillin, Polygelin, Polypeptidantibiotika, Schleifendiuretika, Sedierende Antihistaminika, Stabilisierende Muskelrelaxantien, Ticarcillin, Typhus-Vakkzine, Zalcitabin

Dosierung:
Mittlerer Dosierung Erwachsene (i.m., i.v.) 3 bis 6mg/kg/KG/täglich;. Schulu. Kleinkdinder: 4,5 bis 6mg/kg/KG/d; Sgl.: 4,5 bis 7,5/kg/täglich, jeweils in 2bis 3 ED alle 8 bis 12 Std. Weitere Angaben siehe Fachinformation!

Tocilizumab [2009; A/C]

Wirkstoffgruppe: Immunsuppressiva

Indikationen:
Behandlung in Kombination mit Methotrexat der mäßigen bis schweren aktiven rheumatoiden Arthritis

Kontraindikation:
Aktive, schwere Infektionen

Wechselwirkungen:
Atorvastatin, Calciumkanalblocker, Theophyllin, Warfarin, Phenytoin

Dosierung:
Regeldosierung: 8mg/kg KG alle vier Wochen. Eines Dosis von 480mg sollte nicht unterschritten werden.

Tolcapon

Wirkstoffgruppe: COMT-Inhibitoren, Parkinsonmittel

Indikationen:
In Kombination mit Levodopa/Benserazid oder Levodopa/Carbidopa bei Patienten mit idiopathischem Morbus Parkinson, der auf Levodopa anspricht, und Fluktuationen in der Beweglichkeit angewendet, die auf andere COMT-Inhibitoren nicht ansprechen bzw. diese nicht vertragen

Kontraindikation:
Lebererkrankung oder erhöhten Leberenzymwerten; schwere Dyskinesie; neuroleptischem Malignes Syndrom; Symptomenkomplex (NMS) und/oder nicht-traumatische Rhabdomyolyse oder Hyperthermie in der Vorgeschicht; Phaeochromozytom

Wechselwirkungen:
Komplexe Wechselwirkungen, siehe Fachinformation!

Dosierung:
Regeldosierung: 3 x 100mg täglich.Maximale Dosierung 3 x 200mg täglich.

Tolnaftat

Wirkstoffgruppe: Antimykotika

Indikationen:
Äußerliche Behandlung von Pilzerkrankungen der unbehaarten und der behaarten Haut,; die durch Hautpilze der Gattungen Trichophyton, Mikrosporumoder Epidermophyton hervorgerufen werden, wie z. B. bei Hautpilzerkrankungen an Händen, Füßen und am Körper; (Tinea

manuum, T. pedis, T. inguinalis und T. corporis) sowie bei Kleienflechte (Pityriasis versicolor)

Kontraindikation:
Überempfindlichkeit gegenüber Tolnaftat, Chlorocresol, einen der sonstigen Bestandteile sowie gegenüber anderen Antimykotika

Wechselwirkungen:
Bei der im Genitaloder Analbereich kann es wegender Hilfsstoffe weißes Vaselin und dickflüssigesParaffin bei gleichzeitiger Anwendung von Kondomen aus Latex zu einer Verminderung der Reißfestigkeit und damit zur Beeinträchtigung der Sicherheit von Kondomen kommen

Dosierung:
2 x täglich auf die erkrankten Stellen aufgetragen und leicht eingerieben. Im Allgemeinen führt eine Behandlungsdauervon 2 bis 4 Wochen zum Erfolg. In einzelnen Fällen Behandlungsdauer über 4 - 6 Wochenerstrecken

Tolterodin

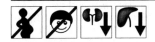

Wirkstoffgruppe: Urologika

Indikationen:
Drang-Inkontinenz und/oder Pollakisurie und imperativer Harndrang bei überaktiver Harnblase

Kontraindikation:
Autonome Neuropathie; Bradykardie; Colitis ulcerosa; Eingeschränkte Nierenfunktion; Engwinkelglaukom; Harnretention; Harnwegsobstruktion; Hiatushernie; Ischämische Herzkrankheit; Lebererkrankung; Myasthenia gravis; Pylorusstenose; Stoffwechselstörungen

Wechselwirkungen:
Amantadin, Anticholinergika, inhalativ, Chinidin (und Salze), Cholinergika, Cisaprid, Clarithromycin (und Salze), Clozapin, Dexamethason (topisch), Disopyramid, Erythromycin (und Salze), Galantamin, Imidazol-und Triazol-Antimykotika, Levodopa, MAO-Hemmer, Nefopam, Opioid Agonisten, Phenothiazine, Proteasehemmer, Sedierende Antihistaminika, Thioxanthene, Trizyklische Antidepressiva und verwandte Substanzen, Warfarin (und Salze)

Dosierung:
Regeldosierung: 4mg täglich

Tolvaptan [2009; A]

Wirkstoffgruppe: Vasopressinrezeptorantagonisten

Indikationen:
Hyponatriämie als sekundäre Folge des Syndroms der inadäquaten Sekretion des antidiuretischen Hormons (SIADH)

Kontraindikation:
Anurie; Volumendepletion; Hypovolämische Hyponatriämie; Hypernatriämie; Patienten ohne Durstgefühl; Schwangerschaft; Stillzeit

Wechselwirkungen:
CYP3A4-Hemmer, CYP3A4-Induktoren, Grapefruitsaft, Digoxin

Dosierung:
Initialdosierung: 15mg täglich. Maximaldosierung: 60mg täglich

Tramazolin

Wirkstoffgruppe: Rhinologika

Indikationen:
Nichtinfektiösen und allergischen Formen der Bindehautentzündung, Abschwellung der Nasenschleimhaut bei Schnupfen, zur Erleichterung des Sekretabflusses bei Nasennebenhöhlenentzündungen

Kontraindikation:
Engwinkelglaukom; schwere Herz-Kreislauf-Erkrankungen; Phäochromozytom; Stoffwechselstörungen (z. B. Hyperthyreose oder Diabetes mellitus); Rhinitis sicca; Keratokonjunktivitis sicca; gleichzeitige Behandlung mit MAO-Hemmern und weiteren potentiell blutdrucksteigernden Medikamenten

Wechselwirkungen:
MAO-Hemmer

Dosierung:
Je nach Indikation und Schwere 1 bis mehrere Tropfen Applikation in die Nase oder Augen

Trandolapril

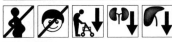

Wirkstoffgruppe: ACE-Hemmer

Indikationen:
Essentielle Hypertonie Linksventrikuläre Dysfunktion nach Myokardinfarkt bei klinisch stabilen Patienten mit Ejektionsfraktion < 35%

Kontraindikation:
Anamnestisch bekannte angioneurotischem Ödem (z. B. infolge einer

früheren ACE-Hemmer-Therapie); hereditäres oder idiopathisches angioneurotisches Ödem; Nierenarterienstenose (beidseitig bzw. einseitig bei Einzelniere); Zustand nach Nierentransplantation; schwer Leberfunktionsstörung und/oder Leberzirrhose mit Aszites; hämodynamisch relevante Aorten oder Mitralklappenstenose bzw. hypertrophe Kardiomyopathie; Schock; instabile Angina Pectoris; unbehandelte dekompensierter Herzinsuffizienz; primärer Hyperaldosteronismus; Schwangerschaft und Stillzeit

Wechselwirkungen:
Alkohol (Ethanol), Allopurinol, Alpha-Blocker, Alteplase, Azathioprin, Ciclosporin, Clozapin, COX-2-Hemmer, Eisensalze (parenteral), Glinide, Gold, Heparin und verwandte Stoffe, Insektengift (Hautflügler), Insulin, Interferon, Interleukin-3, Kalium (und Salze), Kaliumsparende Diuretika, Lithium, Metformin, NSAR, Phenothiazine, Salicylate, Schleifendiuretika, Sirolimus, Sulfonylharnstoffe, Thiazide und verwandte Diuretika, Trimethoprim

Dosierung:
Initialdosierung: 0,5mg täglich. Regeldosierung 1bis 2mg täglich. Maximaldosierung: 4mg täglich

Triamcinolon

Wirkstoffgruppe: Kortikosteroide

Indikationen:
Akute allergische Dermatosen; Akute Urtikaria; Allergische Rhinitis; Arthropathie bei Crohn-Krankheit; Arzneimittelexanthem; Asthma bronchiale; Atopisches Ekzem; Chronische Polyarthritis mit Viszeralbeteiligung; COPD [Chronic obstructive pulmonal disease] mit Exazerbation; Juvenile Arthritis bei Colitis ulcerosa; -Juvenile chronische Arthritis, systemisch beginnende Form; Kontaktdermatitis; Minimal-change-Glomerulonephritis; Nässendes Ekzem; Panarteriitis nodosa; Pemphigus vulgaris; Polymyalgia rheumatica; Polymyositis; Rheumatoide Arthritis; Riesenzellarteriitis bei Polymyalgia rheumatica; Systemischer Lupus erythematodes [SLE]; Vaskulitis

Kontraindikation:
Chronische Hepatitis B; Colitis ulcerosa; Diabetes mellitus; Divertikulitis; Infektion; Leberstörung; Linksherzinsuffizienz, NYHA-Stadium IV; Osteoporose; Parasitose; Poliomyelitis; Psychiatrische Erkrankung; Schwer einstellbarer Bluthochdruck; Systemmykose; Tuberkulose; Ulkus des Magen-Darm-Traktes; Virusinfektion; Virusinfektionen, die durch Hautund Schleimhautläsionen gekennzeichnet sind; Weitwinkelglaukom

Wechselwirkungen:
Aldesleukin, Alpha-Glucosidase-Hemmer, Amphotericin B, Antikoagulantien, oral (Vitamin K-Antagonisten), Antithymocytäres Immunglobulin (Pferd), Attenuierte Lebendimpfstoffe, BCG (kein Impfstoff), Biguanide, Carbamazepin, Ciclosporin, Glinide, Herzglykoside, Imidazol-und Triazol-Antimykotika, Insulin, Interferon, Isoniazid, Isoprenalin (und Salze), Methotrexat, Neostigmin, Nichtdepolarisierende Muskelrelaxantien, NSAR, Phenytoin und verwandte Verbindungen, Pyridostigmin, Rifamycin, Salicylate, Schleifendiuretika, Sulfonylharnstoffe, Synthetische Thyreostatika, Tacrolimus, Theophyllin (und Salze), Thiazide und

verwandte Diuretika, Tuberkuline, Verschiedene Impfstoffe, Wachstumshormone und Derivate

Dosierung:
Erwachsene: 4 bis 48mg täglich. Kinder 4 bis 16mg täglich. Individuelle Erhaltungsdosis. Weitere Angaben siehe Fachinformation!

Triamcinolonacetonid

Wirkstoffgruppe: Kortikosteroide

Indikationen:
Aktive Phasen von Systemvaskulitiden, aktive Phasen von rheumatischen Systemerkrankungen (z.B. systemischer Lupus), Asthma bronchiale, Chronisch obstruktive Lungenerkrankung, allergische Dermatosen (z. B. akute Urtikaria, Kontaktdermatitis, Arzneimittelexanthem), atopisches Ekzem (akute Exazerbationen bzw. großflächige nässende Ekzeme), Pemphigus vulgaris, Minimal change Glomerulonephritis, extrakapillär-proliferative Glomerulonephritis

Kontraindikation:
Überempfindlichkeit gegenüber Wirkstoff oder einem der sonstigen Bestandteile

Wechselwirkungen:
CYP3A4 inhibieren ; Ephedrin, ACE-Hemmstoffe, Herzglykoside, Saluretika/Laxanzien, Antidiabetika, Cumarin-Derivate, nicht-steroidale Antiphlogistika/Antirheumatika, Salicylate und Indometacin, nicht-depolarisierende Muskelrelaxanzien, Atropin, andere Anticholinergika, Chloroquin, Hydroxychloroquin, Mefloquin, Somatropin, Protirelin, Ciclosporin, Glucokokortikoide

Dosierung:
Je nach Indikation zwischen 8 und 100mg. Weitere Angaben siehe Fachinformation!

Triazolam

Wirkstoffgruppe: Hypnotika und Sedativa

Indikationen:
Kurzzeitbehandlung von Schlafstörungen

Kontraindikation:
Ataxie; Depression; Depressiver Angstzustand; Hirnorganisches Syndrom; Krankheiten der Leber; Kreislaufschwäche; Myasthenia gravis; Nierenfunktionsstörung; Psychiatrische Erkrankung; Psychische und Verhaltensstörungen durch psychotrope Substanzen; Psychose; Schlafapnoesyndrom; Schwächezustand; Stoffwechselstörungen; Suizidneigung; Zerebellare Ataxie

Wechselwirkungen:
Alkohol (Ethanol), Anästhetische Barbiturate, Aprepitant, Baclofen, Baldrian (und Salze), Barbiturate, Buprenorphin, Carbamazepin, Chloralhydrat, Cimetidin (und Salze), Clarithromycin (und Salze), Clonidin und

verwandte Produkte, Delavirdin, Dextropropoxyphen (und Salze), Diltiazem, Efavirenz, Erythromycin (und Salze), Herzglykoside, Imidazol-und Triazol-Antimykotika, Inhalationsanästhetika, Isoniazid, Lamotrigin, Meprobamat, Metoclopramid, Mianserin (und Salze), Mirtazapin, Modafinil, Nefazodon, Omeprazol, Opioid Agonisten, Östrogene, Phenytoin und verwandte Verbindungen, Pregabalin, Probenecid, Proteasehemmer, Psychopharmaka, Rifampicin, Sedierende Antihistaminika, Stabilisierende Muskelrelaxantien, Streptogramin-Antibiotika, Telithromycin, Theophyllin und Derivate, Tramadol, Trizyklische Antidepressiva und verwandte Substanzen, Troleandomycin, Tryptophan, Verapamil, Voriconazol, ZNS-dämpfende Stoffe, Zolpidem

Dosierung:
Initialdosierung 0,125mg. Regeldosierung: 0,125 - 0,25mg. Halbe Dosierung bei älteren Patienten

Trifluridin

Wirkstoffgruppe: Antivirale Mittel

Indikationen:
Durch Herpes-simplex-Viren ausgelöste Keratitiden

Kontraindikation:
Metaherpetischer Keratopathie; Schwangerschaft

Wechselwirkungen:
Kortikoide

Dosierung:
Ein Tropfen (ca. 0,5mg Wirkstoff) jede 3 Stunden. Maximaldosierung 3mg täglich. Weitere Angaben siehe Fachinformation!

Trihexyphenidyl

Wirkstoffgruppe: Anticholinergika

Indikationen:
Neuroleptika-Akathisie; Neuroleptikainduzierte Dyskinesie; Neuroleptisches Parkinsonoid; Parkinson-Syndrom

Kontraindikation:
Eingeschränkte Nierenfunktion; Engwinkelglaukom; Harnverhaltung; Leberstörung; Manie; Myasthenia gravis; Organische, einschließlich symptomatischer psychischer Störungen; Pylorusstenose; Restharnbildung bei Prostataadenom; Schwächezustand

Wechselwirkungen:
Anticholinerg wirkende Psychopharmaka; Alkohol; Chinidin; Metoclopramid

Dosierung:
Erhaltungssdosierung 6 bis 16mg täglich bei einschleichendender Dosierung. Maximaldosierug: 50 bis 80mg täglich

Tryptophan

Wirkstoffgruppe: Antidepressiva

Indikationen:
Schlafstörung

Kontraindikation:
Schwere Leberinsuffizienz; hepatische Enzephalopathie; schwere Nierenerkrankung; Niereninsuffizienz; Dünndarmkarzinoid mit Herzschädigung (Hedinger-Syndrom); Keine Verabreichung mit Antidepressiva aus der Gruppe der Monoaminooxidasehemmer und Serotonin-Wiederaufnahmehemmer

Wechselwirkungen:
Benzodiazepine, Levodopa, MAO-Hemmer, Phenothiazine, Sibutramin (und seine Salze), Spezielle Serotonin-Reuptake-Inhibitoren

Dosierung:
Jeweilge Tryptophanmenge in 90ml Wasser lösen.

Vareniclin   [2007; A/C]

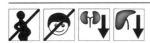

Wirkstoffgruppe: Mittel zur Raucherentwöhnung

Indikationen:
Raucherentwöhnung

Kontraindikation:
Überempfindlichkeit gegen den Wirkstoff oder einen der sonstigen Bestandteile

Wechselwirkungen:
Cimetidin (und Salze), Nicotin

Dosierung:
Dosierungsschema: Tag 1 bis 3: 1 mal täglich 0,5mg; Tag 4 bis 7: 2 mal täglich 0,5mg; Tag 8 bis Behandlungsende: 2 mal täglich 1mg. Weitere Angaben siehe Fachinformation!

Vigabatrin

Wirkstoffgruppe: Antiepileptika

Indikationen:
Sekundär generalisierte partielle Epilepsie

Kontraindikation:
Depression; Gesichtsfeldeinschränkung; Niereninsuffizienz; Psychose; Verhaltensstörung

Wechselwirkungen:
Carbamazepin, Phenytoin und verwandte Verbindungen

Dosierung:
Behandlung durch einen Spezialisten auf dem Gebiet der Epilepsie, der Neurologie oder der Neuropädiatrie

Vildagliptin   [2008; C]

Wirkstoffgruppe: Antidiabetika

Indikationen:
Diabetes mellitus Typ 2 in Zweierkombination mit Metformin oder Sulfonylharnstoff oder Thiazolidindion

Kontraindikation:
Leberfunktionstörungen; Nierenfunktionsstörungen

Wechselwirkungen:
Keine bekannt

Dosierung:
Regeldosierung: 2 mal 50mg täglich. Eine höhere Dosierung wird nicht empfohlen.

Warfarin

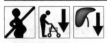

Wirkstoffgruppe: Antithrombotische Mittel

Indikationen:
Thromboembolie; Zustand nach Herzinfarkt

Kontraindikation:
Abortus imminens; Alkoholismus; Behandlungsrefraktäre Hypertonie; Blutdyskrasie; Blutung der Atemwege; Diabetes mellitus; Epilepsie; Koagulopathien, Purpura und sonstige hämorrhagische Diathesen; Krankheiten der Arterien, Arteriolen und Kapillaren; Leberparenchym-

schaden; Lungentuberkulose; Magen-Darm-Blutung; Makrohämaturie; Nephrolithiasis; Niereninsuffizienz; Placenta praevia; Retinopathie; Senilität; Stoffwechselstörungen; Ulkus des Magen-Darm-Traktes; Zerebrovaskuläre Krankheiten

Wechselwirkungen:
Antihypertensive Arzneimittel mit Wirkung auf arterielle Gefäßmuskulatur, Zentral wirkende adrenerge Stimulanzien, Vasodilatoren, ß-Blocker, Diuretika, Amiodaron, Antikoagulanzien, Thrombolytika, Plasminogenaktivatoren, Thrombozytenfunktionshemmer, Hämorrheologika, Dextran, Insuline, orale Antidiabetika, Glucagon, Antibiotika, Arzneimittel gegen Pilzerkrankungen, antimikrobielle Mittel, Tuberkulosemittel, Antimalariamittel, Antacida und Ulkustherapeutika, Mittel gegen gastrointestinale ulzerative Kolitis, intestinale Antiphlogistika, gastrointestinal prokinetisch wirksame Mittel, Allopurinol, Lipidsenker, Fibrate, HMG-CoA-Reduktase-Inhibitoren, Nichtsteroidale Anti-Inflammatorische Mittel und Opioide, Disulfiram, Phenytoin, Valproinsäure, Antidepressiva, Barbiturate/Hypnotika, MAO-Hemmer, langwirkende Narkotika, Methylphenidat, selektive Serotonin-Wiederaufnahmehemmer, Tumortherapeutika, Thyreostatika, Glucocorticoide, Schilddrüsenhormone, Nichtsteroidale Antiandrogene, Impfstoffe Influenza Virus Impfstoff, Vitamine, Phytopharmaka

Dosierung:
Dosierung nach INR bzw. Quickwert

Yohimbin

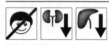

Wirkstoffgruppe: Mittel bei erektiler Dysfunktion

Indikationen:
Erektile Dysfunktion, insbesondere bei Psychogenese; Klimakterium beim Mann

Kontraindikation:
Koronare Herzkankheit; Herzrhythmusstörungen; Hypertonie; Ulkuserkrankungen des Magens oder Darms; Glaukom; affektiven Störungen und Angstzuständen

Wechselwirkungen:
Antidepressiva; Clonidin

Dosierung:
Regeldosierung: 30mg täglich in 3 Einzeldosen

Zaleplon

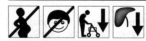

Wirkstoffgruppe: Hypnotika und Sedativa

Indikationen:
Einschlafstörungen,wenn die Störungen schwerwiegend und beeinträchtigend sind und für die Person eine unzumutbare Belastung darstellen

Kontraindikation:
Schwere Leberinsuffizienz; Überempfindlichkeit gegenüber dem Wirkstoff oder einem der sonstigen Bestandteile, einschließlich Indigokarmin (E 132); Schlaf-Apnoe-Syndrom; Myasthenia gravis; Schwere Ateminsuffizienz; Kinder (unter 18 Jahre)

Wechselwirkungen:
Verstärkung der zentralen Sedierung durch Alkohol, Antipsychotika (Neuroleptika), Schlafmitteln, Anxiolytika/Sedativa, antidepressiven Wirkstoffen, narkotischen Analgetika, Antiepileptika, Anästhetika und sedativ wirkenden Antihistaminika auftreten. Abschwächung der Wirkung Induktoren von CYP3A4, wie Rifampicin, Carbamazepin und Phenobarbital, können zu einer Abnahme der Wirksamkeit

Dosierung:
Regeldosierung: 5mg täglich. Maximaldosierung 10mg täglich. Maximale Einnahmedauer: 2 Wochen.

Zonisamid [2005; C]

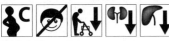

Wirkstoffgruppe: Antiepileptika

Indikationen:
Partielle Epilepsie

Kontraindikation:
Hyperkalziurie; Nephrolithiasis; Untergewicht

Wechselwirkungen:
Carbamazepin, Phenytoin und verwandte Verbindungen

Dosierung:
Initialdosierung 50mg täglich in zwei Einzeldosen. Steigerung nach einer Woche auf 100mg täglich möglich. Weitere Steigerung möglich. Weitere Angaben siehe Fachinformation!

Zotepin

Wirkstoffgruppe: Antipsychotika

Indikationen:
Schizophrene Psychose

Kontraindikation:
Anfallsleiden; Asthma bronchiale Arrhythmien; Blasenentleerungsstörungen; Darmstenose; Diabetes mellitus; Engwinkelglaukom; Harnblasenentleerungsstörung; Hirnorganisches Syndrom; Hirnstammerkrankung; Hyperprolaktinämie; Hypertonie 3. Grades; Hypotonie; Hypokaliämie; Koronare Herzkrankheit

Wechselwirkungen:
Benzodiazepine, Bupropion, Chloralhydrat, Inhalationsanästhetika, Jodhaltige Röntgenkontrastmittel, Midodrine (und Salze), Sedierende Antihistaminika, Verschiedene Allgemeinanästhetika, ZNS-dämpfende Stoffe, Zolpidem

Dosierung:
Regeldosierung: 75 bis 150mg täglich in mehreren Einzeldosen. Maximaldosierung 450mg täglich (im stationären Bereich)

Verzeichnisse

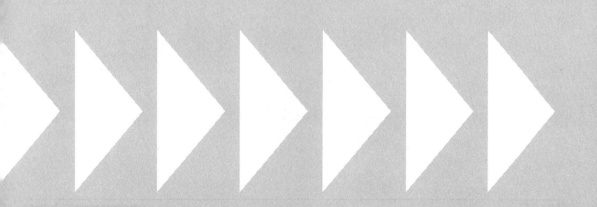

Wirkstoffverzeichnis

Wirkstoffe, die für mindestens eine der im Buch besprochenen Indikationen von der AkdÄ empfohlen werden, sind fett gedruckt.

Wirkstoff	Seite	Wirkstoff	Seite
Ciclopirox	130 ff., 1232 ff., 1268, 1338	Clonazepam	356 ff., 512, 1313, 1370
Ciclosporin	97 ff., 136 ff., 151 ff., 167 ff., 206, 238, 285 ff., 415, 534 ff., 585 ff., 613, 690 ff., 842, 885 ff., 914 ff., 943 ff., 1053, 1063 ff., 1119 ff., 1139 ff., 1196, 1272 ff., 1311 ff., 1329, 1344, 1368 ff.	**Clonidin**	253 ff., 276, 386, 411 ff., 472 ff., 502 ff., 534, 568, 599 ff., 1014 ff., 1182, 1217, 1260, 1316, 1340, 1370, 1382
		Clopidogrel	26, 62, 550 ff., 632 ff., 659 ff., 842, 1318, 1380
		Clorazepat	502 ff.
Cidofovir	164 ff., 1310	**Clotrimazol**	130 ff., 1232 ff., 1268, 1329, 1338
Cilostazol	138, 632 ff.	**Clozapin**	117, 323 ff., 402, 419 ff., 447, 452 ff., 531, 595, 1014 ff., 1370 ff.
Cimetidin	152, 167 ff., 269, 402 ff., 411 ff., 568 ff., 585, 610 ff., 637, 754 ff., 790, 838 ff., 963 ff., 1301 ff., 1329 ff., 1339, 1375	**Codein**	69, 72, 225 ff., 428, 502 ff., 775 ff., 930 ff., 1311 ff., 1337, 1370, 1380 ff.
Cinacalcet	941 ff., 1072 ff.	**Colchicin**	119, 290 ff., 814, 1059 ff., 1336, 1382
Ciprofloxacin	87 ff., 148 ff., 269, 309, 333, 466, 736, 790, 804 ff., 845, 872, 899, 914 ff., 930 ff., 952 ff., 1076, 1233 ff., 1307, 1337, 1370 ff., 1380	**Colecalciferol**	1072 ff., 1098 ff., 1326, 1380 ff.
		Colestipol	541, 906, 1044, 1107
Cisplatin	537, 717 ff., 1320	**Colestyramin**	123, 207, 541, 694, 906, 914 ff., 1019, 1044, 1078 ff., 1107, 1168, 1315 ff., 1336
Citalopram	334, 396 ff., 408 ff., 440 ff., 850 ff., 1312, 1342 ff., 1369 ff., 1380	Conivaptan	983 ff., 1116 ff.
Clarithromycin	87 ff., 137, 148 ff., 179 ff., 595, 674, 804 ff., 838 ff., 918, 947, 1063, 1124, 1237 ff., 1307, 1329, 1337, 1370 ff., 1380	Continuous Erythropoietin Receptor Activator (CERA)	943
		Cotrimoxazol	86 ff., 152, 200 ff., 309, 587, 598 ff., 712 ff., 885, 952 ff., 1022, 1232 ff., 1309, 1337, 1380
Clindamycin	85 ff., 200 ff., 595, 1233 ff., 1270 ff., 1309, 1330, 1382	Cromoglicinsäure	752 ff., 775 ff., 1238, 1250 ff., 1281, 1322, 1337
Clobazam	45, 356 ff., 512, 1299		
Clodronsäure	1072 ff., 1326	Crotamidon	200 ff.
Clofazimine	148 ff.	**Cyanocobalamin**	690 ff., 1098 ff.
Clomethiazol	377 ff., 502 ff., 1312, 1330	Cyclandelat	263 ff.
		Cyclophosphamid	285 ff., 344 ff., 690 ff., 721 ff., 943 ff., 1014 ff., 1370
Clomifen	1174 ff., 1192 ff., 1202, 1218		
Clomipramin	276, 379 ff., 396 ff., 408 ff., 440 ff., 466, 472 ff., 595, 712, 930 ff., 947, 1312, 1342, 1370 ff.	Cycloserin	148 ff.
		Cyproteron	725, 1116 ff., 1136 ff., 1174 ff., 1192 ff., 1270

Wirkstoff	Seite	Wirkstoff	Seite

D

			924, 976, 1019, 1042, 1052, 1299, 1316, 1341, 1369, 1382
Dabigatran	550, 561, 659 ff.		
Dacarbazin	719 ff., 1284, 1320	Dihydralazin	151, 298 ff., 599 ff., 1340
Dalteparin	560, 650, 660 ff., 1318		
Danaparoid	298, 633 ff., 660 ff., 1318	Dihydrocodein	69 ff., 225 ff., 502 ff., 775 ff., 1323, 1371
Danazol	660, 1193	Dihydroergocriptin	324 ff.
Dantrolen	344 ff., 459	**Dihydrogesteron**	1209
Daptomycin	85 ff., 1309	**Dihydrotachysterol**	1072 ff., 1326
Darbepoetin	690 ff., 706ff., 719 ff., 943 ff.	**Dikaliumclorazepat**	396 ff., 512 ff., 719 ff., 842, 1313
Darifenacin	958, 962 ff.	**Diltiazem**	309, 333, 402, 534,
Darunavir	164 ff.		550 ff., 578 ff., 598 ff.,
Daunorubicin	719 ff., 1320		632 ff., 790, 824 ff.,
Deferoxamin	872 ff.		918, 975, 1052, 1272,
Dehydroepiandrosteron (DHEA)	1136 ff., 1220 ff.		1316, 1329 ff., 1340,
Demeclocyclin	1116 ff.		1371 ff., 1382
Desipramin	402, 408 ff., 585 ff.,	Dimethylethylamin	379 ff.
	947, 1299 ff., 1342,	Diphenhydramin	378 ff., 595, 1380
	1370	Dipyridamol	550 ff., 588, 633 ff.,
Desloratadin	752 ff., 1281 ff., 1322		659 ff., 968
Deslorelin	1116 ff.	Disopyramid	119, 578 ff., 1022, 1316,
Desmopressin	659 ff., 986 ff., 1116 ff.		1371
Desogestrel	1192 ff., 1270, 1370	**Distigmin**	958 ff.
Dexamethason	138, 311, 690 ff.,	Disulfiram	155, 403, 411, 502 ff.,
	719 ff., 752, 758,		790, 842, 1329, 1375
	1136 ff., 1244, 1256,	**d-l-Amphetamin**	472 ff.
	1322, 1371, 1382	**Dobutamin**	335, 525 ff., 763
Dexibuprofen	286 ff.	**Dolasetron**	719 ff., 1324
Dexrazoxan	719 ff.	**Domperidon**	263 ff., 330 ff., 419,
Diazepam	45, 98 ff., 356 ff.,		719 ff., 850 ff., 1124,
	396 ff., 468, 502 ff.,		1236, 1324, 1330, 1382
	719 ff., 842, 966, 1103,	**Donepezil**	492 ff., 1313, 1382
	1297 ff., 1313, 1330,	**Dopamin**	271, 323 ff., 377 ff.,
	1342, 1369 ff., 1382		424 ff., 453 ff., 479,
Diazoxid	600 ff., 1022		489, 498, 503, 525 ff.,
Diclofenac	225 ff., 263 ff., 286 ff.,		740, 763, 853 ff.,
	648, 659 ff., 700, 872,		900 ff., 942 ff., 1115 ff.,
	903, 973, 1060 ff., 1250,		1184, 1189, ff., 1236,
	1251 ff., 1311, 1330,		1297, 1343
	1335, 1371, 1380	**Dopergin**	324 ff.
Dicloxacillin	87 ff., 1233 ff., 1308	Dosulepin	408 ff.
Dicumarol	123, 633	**Doxazosin**	599 ff., 958 ff., 1185,
Didanosin	115 ff., 164 ff., 1310		1316 ff., 1380
Digitoxin	333, 524, 525 ff.,	**Doxepin**	378 ff., 408 ff., 447,
	578 ff., 1315 ff., 1330,		502 ff., 595, 752 ff.,
	1341, 1382		1280, 1313, 1371, 1382
Digoxin	101 ff., 138, 204 ff.,	**Doxorubicin**	173, 719 ff., 1320
	235, 298 ff., 524 ff.,		
	578 ff., 612 ff., 845,		

Wirkstoff	Seite	Wirkstoff	Seite

F

Famciclovir	166 ff., 824 ff., 1235, 1265, 1310
Famotidin	790, 824 ff., 838 ff., 1324, 1339
Febuxostat	1064
Felbamat	254, 356 ff., 1196, 1342
Felodipin	309, 524 ff., 600 ff., 790, 1316, 1340, 1371
Fenofibrat	1044 ff., 1326
Fenoterol	763 ff., 785 ff., 1323, 1382
Fentanyl	69 ff., 138 ff., 225 ff., 515, 1041, 1311, 1330, 1335, 1371, 1382
Fexofenadin	138, 752 ff., 845, 1281 ff., 1322
Filgrastim	690, 719 ff.
Finasterid	958 ff., 1220 ff., 1325, 1371
Flecainid	184, 578 ff., 947, 1316, 1371
Flucloxacillin	87 ff., 1233 ff., 1257, 1308
Fluconazol	130 ff., 171, 186, 297, 612, 736 ff., 754, 824 ff., 1233 ff., 1257, 1306, 1329, 1338, 1371 ff., 1382
Fludrocortison	1116, 1136 ff., 1233
Flufenanimsäure	286
Flunarizin	262 ff., 1302
Flunisolid	752 ff.
Flunitrazepam	379 ff., 512, 1312, 1330
Fluor	85, ff., 142, 149 ff., 326, 595, 722 ff., 774 ff., 801 ff., 843 ff., 931, 952 ff., 1076, 1080, 1092, 1098 ff., 1140, 1203, 1232 ff., 1253 ff., 1265 ff., 1320, 1337, 1368
Fluoxetin	293, 334, 396 ff., 408 ff., 440 ff., 464 ff., 472 ff., 595, 850 ff., 1014 ff., 1041, 1217, 1313, 1329, 1343, 1371 ff.
Flupentixol	452 ff., 1313
Fluphenazin	444, 452 ff., 595, 1313, 1343

Flupirtin	223 ff., 1311
Flurazepam	45, 379 ff., 512, 1299 ff., 1312
Flurbiprofen	286 ff., 1250 ff., 1371
Flutamid	725, 1146, 1174 ff.
Fluticason	138, 752 ff., 775, 783 ff., 824 ff., 1238, 1279
Fluvastatin	842, 1044 ff., 1326, 1371 ff.
Fluvoxamin	269, 309, 333 ff., 396 ff., 408 ff., 440 ff., 466 ff., 790, 1328 ff., 1371 ff.
Folinsäure	200 ff., 312, 717 ff., 1105
Folsäure	125, 213 ff., 312, 374, 687 ff., 722 ff., 924, 1098 ff., 1342, 1382
Fondaparinux	633 ff., 658 ff., 1318
Formoterol	775 ff., 1323, 1337, 1380 ff.
Formoterol + Glukokortikoid	775
Fos-Amprenavir	164 ff.
Foscarnet	164 ff., 596, 824 ff., 1240, 1265, 1310
Fosfomycin	804 ff., 1309
Fosinopril	525 ff., 600 ff., 1315 ff., 1340
Fosphenytoin	356
Frovatriptan	263 ff., 1336
Furosemid	92, 235, 524 ff., 598 ff., 744, 872 ff., 930 ff., 943, 973, 1072 ff., 1101, 1299 ff., 1315 ff., 1341, 1380

G

Gabapentin	225 ff., 344 ff., 356 ff., 1217, 1265 ff., 1312 ff., 1342, 1380
Galantamin	492 ff., 1313
Galexat-Mesilat	930
Gallopamil	600 ff., 1316, 1340
Gammaglobulin	872, 1241
Ganciclovir	109, 164 ff., 824 ff., 1310
Gatifloxacin	148, 595
Gemfibrozil	1044, ff., 1326
Gentamicin	85 ff., 804 ff., 1233 ff.,

Wirkstoff	Seite	Wirkstoff	Seite
Metronidazol	91 ff., 200 ff., 737, 807, 838 ff., 850 ff., 914 ff., 930 ff., 1271, 1299, 1308 ff., 1329, 1338, 1372 ff., 1381	**N**	
Metyrapon	1136	Nadroparin	633 ff., 670 ff., 1318
Mexiletin	578 ff., 790, 1317	Nafarelinacetat	1116 ff.
Mezlocillin	87 ff., 872 ff., 930 ff., 1308	**Naftidrofuryl**	63, 632 ff.
		Naftifin	130 ff., 1268, 1338
Mianserin	408 ff., 712, 1372	**Naloxon**	61, 225 ff., 244 ff., 502 ff., 1312, 1330
Micafungin	129 ff.	Naltrexon	225 ff., 502 ff., 1280
Miconazol	130 ff., 1022, 1232 ff., 1257, 1268, 1306, 1339, 1375	Na-Nitroprussid	525 ff.
		Naphazolin	752 ff., 1250 ff.
Miglitol	1007 ff.	**Naproxen**	225, ff., 263 ff., 286 ff., 845, 1311, 1372 ff., 1383
Milrinon	525 ff.	Naratriptan	263 ff., 595, 1336
Miltefosine	200 ff.	Natalizumab	344 ff.
Minocyclin	87 ff., 1270 ff.	Natamycin	130 ff., 1233, 1268
Minoxidil	599 ff., 1220 ff., 1317	Nateglinid	1007, 1024 ff., 1326
Mirtazapin	378 ff., 408 ff., 447, 482, 1313, 1372, 1383	**Natriumaurothiomalat**	286 ff.
		Natriumbicarbonat	700, 943, 986, 989, 990, 995, 1000
Mischinsuline	1007 ff.	**Natriumchlorid**	740 ff., 986, 1188
Misoprostol	286 ff., 633 ff., 837 ff., 1324	**Natriumcitrat**	850 ff.
		Natriumhydrogencarbonat	234, 850 ff., 1000 ff.
Mitomycin	719 ff., 1321	Natriumoxybat	377 ff.
Mitotan	1136 ff.	**Nebivolol**	524 ff., 550 ff., 600 ff., 1317
Mitoxantron	344 ff., 723 ff., 1321	Nedocromil	752 ff., 775 ff., 1322
Mizolastin	138, 752 ff., 767, 1281 ff., 1322	**Nelfinavir**	164 ff., 309, 612, 1196, 1310, 1369 ff.
Moclobemid	334, 396 ff., 408 ff., 1041, 1313, 1372 ff.	**Neomycin**	85 ff., 697, 881, 1107, 1253 ff., 1267
Modafinil	69, 377 ff.	**NETA**	1209 ff.
Molsidomin	525 ff., 550 ff.	**Netilmicin**	85 ff., 1305
Mometason	752 ff., 775 ff., 1276 ff.	**Nevirapin**	118, 139, 164 ff., 466, 1196, 1310
Montelukast	276, 752 ff., 774 ff., 1281, 1323, 1372	**Niacinamid**	s. **Nicotinamid**
Morphin	69 ff., 138, 152, 225 ff., 309, 525 ff., 550 ff., 794 ff., 905, 930 ff., 1301 ff., 1381	**Nicardipin**	309, 550 ff., 600 ff., 1317, 1340, 1375
		Nicotinamid	1098 ff.
Moxifloxacin	87 ff., 148 ff., 595, 804 ff., 1253 ff., 1307, 1337, 1383	**Nifedipin**	292 ff., 550 ff., 600 ff., 632 ff., 752 ff., 824 ff., 973, 1042, 1317, 1330, 1340, 1368 ff.
Moxonidin	599 ff., 1317, 1383	**Nikotin**	382, 429, 458, 496, 501 ff., 550 ff., 602, 635, 774 ff., 933, 945, 1035, 1044 ff., 1073 ff., 1103, 1157 ff., 1182, 1245, 1261, 1326
MPA	273, 1209 ff.		
Mutterkraut	263 ff.		
Mycophenolat	167, 286 ff., 845, 914 ff., 944 ff., 1322		
		Nilvadipin	600 ff., 1340

Wirkstoff	Seite	Wirkstoff	Seite
Propafenon	184, 309, 578, ff., 947, 1317, 1373 ff.	**Rifampicin**	118 ff., 136 ff., 148 ff., 171 ff., 205 ff., 239 ff.,
Propicillin	87 ff., 1234 ff., 1299		309, 387, 418 ff.,
Propiverin	958 ff.		461 ff., 495, 568 ff.,
			583 ff., 612 ff., 700,
Propranolol	151, 262 ff., 411 ff.,		790, 804 ff., 918, 947,
	585, 600 ff., 872 ff.,		1022, 1139 ff., 1168,
	1014 ff., 1164, 1297 ff.,		1196v, 1199 ff., 1272,
	1317, 1330, 1373		1309, 1328 ff., 1339,
Propylthiouracil	1156 ff., 1344		1368 ff.
Protaminsulfat	660 ff.	**Risedronsäure**	1072 ff.
Protionamid	148 ff.	**Risperidon**	452 ff., 472 ff., 595,
Prucalopride	850 ff.		1314, 1343, 1373, 1383
Pyrazinamid	148 ff., 171, 1309, 1339	**Ritonavir**	119, 137 ff., 165 ff.,
Pyridoxin (Vitamin B 6)	1103		206, 270, 309, 387, 403,
Pyrimethamin	200 ff., 303, 698, 1308		431, 612, 759, 790,
			843 ff., 947, 975, 1185,
Q			1196, ff., 1283, 1310,
			1328, 1329, 1369 ff.
Quetiapin	340, 408 ff., 452 ff.,	**Rituximab**	285, 287, 289, 290, 291,
	1343, 1383		292 ff., 690 ff., 718 ff.,
Quinagolid	1116 ff., 1343		943 ff., 1321
Quinapril	525 ff., 1317, 1340	Rivaroxaban	550 ff., 660
Quinupristin/Dalfopristin	87 ff., 309	**Rivastigmin**	340, 492 ff., 1314
		Rizatriptan	263 ff., 1336
R		Romiplostim	690 ff.
		Ropinirol	324 ff., 379 ff., 1314
Rabeprazol	302, 824 ff., 838 ff.,	Rosiglitazon	1007 ff.
	1324, 1373	Rosuvastatin	1044 ff.
Raloxifen	1072 ff.	Rotigotin	324 ff.
Ramipril	525 ff., 598, 600 ff.,	**Roxithromycin**	87 ff., 403, 595, 804 ff.,
	1317, 1340, 1381		1234 ff., 1307, 1329,
Ranitidin	187, 302, 333, 569,		1337, 1383
	754 ff., 824 ff., 838 ff.,	**rtPA**	632 ff.
	1324, 1339, 1381	Rutoside	633 ff.
Rasagilin	324 ff.		
Rasburicase	719 ff.	**S**	
Reboxetin	138, 335, 408 ff., 1314		
Regitin	1182 ff.	**Salbutamol**	482, 763, 775 ff., 973,
Rekombinantes humanes TSH	1156		995, 1014, 1323, 1337,
Repaglinid	1007, 1024 ff.		1381
Reserpin	329 ff., 597 ff., 1022,	**Salmeterol + Glukokortikoid**	775
	1182, 1317, 1341	**Saquinavir**	138, 165 ff., 206, 309,
Resochin	204 ff., 804 ff.		612, 1185, 1310, 1329,
Resveratrol	1220 ff.		1373 ff.
Reteplase	550 ff., 660 ff., 1319	Satavaptan	983 ff., 1116, 1131
Retinol (Vitamin A)	1098 ff.	Saxagliptin	1007 ff.
Reviparin	660 ff.	Selen	1098, 1113, 1155 ff.
Ribavirin	164 ff., 293, 872 ff.,	**Seligilin**	324 ff.
	1310	Sennaglykoside	850 ff.
		Sertaconazol	130 ff., 1268

Sachverzeichnis

A

Abhängigkeitssyndrom   503 ff.
ADHS   64, 391, 471 ff., 513
Adipositas   5, 236, 445 ff., 550 ff., 1003 ff., 1033 ff., 1119, 1142, 1182, 1221 ff.
Agranulozytose   114, 151 ff., 214, 237 ff., 300 ff., 338, 418, 459 ff., 558, 689, 712 ff., 734, 889, 1062, 1164
Akne   88, 151, 1105 ff., 1130, 1160, 1179, 1192 ff., 1263 ff., 1344
Akrozyanose   629 ff.
Alkoholabhängigkeit   501 ff.
Alzheimer   492 ff., 645, 1217
Anaphylaxie   98, 557, 681, 730, 751 ff., 798, 1292, 1343, 1347, 1353 ff.
Amenorrhoe   447, 460, 731, 1073, 1144, 1195 ff.
Amöbenruhr   200 ff.
Amöbiasis   197 ff.
Anfallsleiden   3, 113, 273, 321 ff., 355 ff., 433, 468, 480 ff., 506
Angina pectoris   62, 178, 269, 479, 524 ff., 550, ff., 606 ff., 636 ff., 1168, 1215
Angioödem   253, 533, 598 ff., 751 ff., 1245, 1260, 1281
Angststörung   254, 385, 396 ff., 427 ff., 441 ff., 475 ff., 566, 1036
Anorexia nervosa   445 ff., 712, 995, 1046, 1100
Anti-Aging   5, 1003, 1141, 1219 ff.
Antibiotika in der Schwangerschaft   93
Antibiotikaprophylaxe   86, 89
Antidiabetika, orale   235, 531 ff., 1005 ff., 1139, 1199, 1340
Anwendungsbeobachtungen   15, 22, 81
Anämie   114, 142, 151 ff., 167 ff., 202 ff., 238, 292 ff., 446, 526 ff., 593, 608, 621 ff., 665, 687 ff., 728 ff., 812, 826, 884 ff., 924, 942 ff., 1063, 1101 ff., 1148, 1164, 1178, 1202 ff., 1272, 1310, 1338
APC-Resistenz   658 ff.
Aplastische Anämie   689 ff.
Arthritis, reaktive   289
Arthritis, rheumatoide   207, 286 ff., 513, 544, 641, 712, 722, 813, 890
Arthrose   234, 287 ff.
Ascaris lumbricoides   216
Aspergillose   130 ff., 766, 798
Aspirations- und Beatmungspneumonie   91
Aspirationspneumonie   113, 813
Asthma, allergisches   751 ff., 798
Asthma bronchiale   3, 234 ff., 296, 408, 495 ff., 507 ff., 524 ff., 557 ff., 588, 598 ff., 752 ff., 771 ff., 814,

966 ff., 1236 ff., 1251 ff., 1281
Asthmaanfall   763, 773 ff., 1343
Asthmaanfall, akuter   794
Aszites   527, 538 ff., 816, 854, 869 ff., 1144, 1304, 1328
Aufmerksamkeits-Defizit-/Hyperaktivitätsstörung   3, 321
Auge, trockenes   1247 ff.
Autoimmunhepatitis   869 ff.
AV-Knoten-Reentry-Tachykardie   577 ff., 613

B

Bandwürmer   215
Beatmungspneumonie   91
Betalaktame   91 ff., 801 ff.
Binge-Eating-Disorder   445 ff.
Bisphosphonate   230 ff., 845, 997, 1069 ff., 1325
Blasenentleerungsstörungen   347, 495 ff., 959 ff., 1151
Blepharitis   1247 ff., 1272
Bronchitis, akute   771 ff.
Bronchitis, chronische   117 ff., 776
Bronchitis, chronisch obstruktiven   774 ff.
BtM-Rezept   67 ff., 519
Buerger-Syndrom   632 ff.
Bulimia nervosa   445 ff.

C

Candida-Balanitis   1268
Candida-Vulvovaginitis   136
Candidose   130 ff.
Candidämie   130 ff.
Cestoden   215 ff.
Chalazion   1247 ff.
Cheilitis diffusa   1231 ff.
Child-Pugh-Klassifikation   1328
Cholangitis, primär sklerosierende   871, 911 ff.
Cholelithiasis   871 ff.
Cholesterinresorptionshemmer   1043 ff.
Cholezystitis   871 ff.
Chondrokalzinose   287 ff.
Churg-Strauss-Vaskulitis   290 ff.
Claudicatio intermittens   62, 622, 632 ff., 665
Clusterkopfschmerz   261 ff.
Colitis ulcerosa   63, 142, 289 ff., 623, 695, 813, 864 ff., 884, 911, 913 ff.
COMT-Hemmer   323 ff.
Conn-Syndrom   1144
COPD   408, 519, 526, 567, 598, 609, 774 ff., 807 ff., 921, 1297

Cor pulmonale   535 ff., 776 ff., 816
Cushing-Syndrom   759, 918, 1121 ff., 1133 ff.
Cytochrom-P450-Enzyme   7, 117, 135, 179, 754, 965, 1281, 1285, 1300, 1368 ff.

D

Darmerkrankungen, chronisch entzündliche   913 ff.
Demenz   323 ff., 453, 491 ff., 645, 1217, 1297
Demenzsyndrom   492 ff.
Depot-Neuroleptika   451 ff.
Depression   3, 45, 178, 190, 243 ff., 272 ff., 321 ff., 348 ff., 369, 382 ff., 396 ff., 407 ff., 441 ff., 453 ff., 478 ff., 494, 510 ff., 566 ff., 591, 622 ff., 645, 698, 731, 854 ff., 966, 1036, 1105 ff., 1139, 1195 ff., 1260, 1272, 1297, 1312, 1342
Dermatomykose   131 ff.
Dermatomyositis   292 ff., 813, 884
Detrusor-Sphinkter-Dyskoordination   959
Diabetes in der Schwangerschaft   1005 ff.
Diabetes insipidus   990 ff., 1115 ff.,
Diabetes mellitus   24 ff., 63,100 ff. 236, 310, ff., 408, 448, 460 ff., 539 ff., 549 ff., 598 ff., 634 ff., 774 ff., 918, 1003 ff., 1036, 1044 ff., 1109, 1119, 1139, 1182, 1195 ff., 1241 ff., 1272, 1296, 1334, 1359 ff.
Diarrhoe   101 ff., 205 ff., 254, 302 ff., 335 ff., 495 ff., 619, 695, 717 ff., 842 ff., 847 ff., 924 ff., 967 ff., 987 ff., 1063, 1103 ff., 1144 ff., 1369
Disease Modifying Antirheumatic Drugs   285 ff.
Divertikulitis   91 ff.
DMARD   285 ff., 884, 920 ff.
Dopaminagonist   323 ff., 377 ff., 498, 900, 1115 ff., 1189 ff., 1343
Dopaminantagonist   329 ff., 904, 1121 ff., 1236
Durchblutungsstörung, akute zerebrale   631 ff.
Dyslipoproteinämie   886, 1008, 1045 ff.
Dyspepsie   136, 176 ff., 254, 302, 442, 841, 847 ff., 1124, 1185
Dyspepsie, funktionelle   847 ff.
Dysthymie   409

E

Echinococcus multilocularis   215
Echinococcus granulosus   215
Echinokokkose   215 ff.
EDSS   345
Eisenmangelanämie   691 ff., 826 ff., 889, 1211
Ektoparasiten   199 ff.
Ektope Vorhoftachykardie   577 ff.
Ekzem   167, 1233, 1263 ff.
Elektrokrampftherapie   455
Endangiitis obliterans   629 ff.

Endokarditis   89 ff., 154, 555, 639, 663, 805
Endophthalmitis   1247 ff.
Endophthalmitis, bakterielle   1247, 1257
Endophthalmitis, mykotische   1247 ff.
Enterobius vermicularis   216
Enuresis nocturna   422, 964, 1120
Enzephalopathie   139, 210, 305 ff., 325 ff., 356 ff., 729, 871, 887 ff., 1292, 1331
Enzephalopathie, hepatische   902
Epiglottitis   1231 ff.
Epiglottitis, akute   1231 ff.
Epilepsie   204, 247 ff., 272 ff., 303, 352, 356 ff., 400 ff., 453 ff., 480 ff., 498, 789, 853, 925, 967 ff., 1334
Episode, depressive   409 ff., 475, 504
Eradikationstherapie   838 ff.
erektile Dysfunktion   565, 591, 1181 ff.
Erregungszustände, nichtpsychotische   388, 451 ff., 488, 506, 740
Erysipel der Ohrmuschel   1229 ff.
Erythromelalgie   629 ff.
Ess-Störung   3, 321, 413 ff., 441 ff., 832, 1036 ff.
Expanded Disability Status Scale   345

F

Fadenwürmer   215
Fazialisparese, idiopathische   1229 ff.
Felty-Syndrom   289 ff., 712
Fibrate   1014, 1042, 1043 ff., 1324
Fibromyalgie   224 ff., 290 ff., 443
Fieberkrämpfe   355 ff.
Fieber, rheumatisches   289
Fischbandwurm   216, 697
Fluorchinolone   85 ff., 150 ff., 595, 774 ff., 801 ff., 845, 931, 952 ff., 1076, 1232 ff., 1284, 1337
Funktionsstörungen   5, 233 ff., 287, 307, 325 ff., 440 ff., 459, 539, 608, 741, 753, 783, 823 ff., 888 ff., 960, ff., 1003, 1115 ff., 1133 ff., 1156, 1192 ff., 1221 ff., 1237
Funktionsstörungen, hypermotile   823 ff.
Funktionsstörungen, ovarielle   1202
Funktionsstörungen, somatoforme autonome   442

G

Gallenkolik   552 ff., 871 ff.
Gerinnung, disseminierte intravaskuläre   657 ff.
Gestagene   152, 276, 724, 1022, 1069, 1081, 1140, 1179, 1189 ff., 1272
Gestationsdiabetes   1006 ff., 1340
Gicht   5, 63, 153, 234 ff., 287 ff., 536, 697, 743, 1003, 1059 ff., 1326, 1333 ff.
Gichtarthritis   1064

Minussymptomatik 465 ff.
Mischkollagenose 289 ff.
Mononukleose, infektiöse 1231 ff.
Monozytenangina 1231 ff.
Morbus Basedow 1156 ff.
Morbus Bechterew 287 ff.
Morbus Crohn 289, ff., 697, 813, 864, 884, 913 ff.
Morbus Kawasaki 290 ff.
Morbus Menière 1236
Morbus Paget 1071 ff.
Morbus Wilson 869 ff., 1336
Multiple Sklerose 321, 343 ff., 884, 969, 1343
Muskelrelaxantien 64, 97 ff., 134, 154, 262 ff., 308 ff.,
    343 ff., 386, 402, 434, 495 ff., 596, 853, 885, 918,
    968, 998, 1074, 1182
Mykose 106, 130 ff., 317, 737, 1229 ff.

N

Nagelmykose 130 ff.
Narkolepsie 64, 321, 359, 377 ff., 399, 422, 480
Nebennierenrindeninsuffizienz 919, 1133 ff.
Nebennierenrindenkarzinom 1135, ff., 1147
Necator americanus 216
Nematoden 215 ff.
Nephropathie 154, 293, 598 ff., 743, 942 ff., 1006 ff.,
    1062
Neuroleptika 22, 247 ff., 276, 325 ff., 367, 377 ff., 413 ff.,
    444, 451 ff., 480 ff., 498, 506, 587 ff., 623 ff., 659 ff.,
    703, 960, 1035 ff., 1182, 1265 ff., 1298 ff., 1312,
    1343
Neuropathia vestibularis 1229 ff.
Neuropathische Schmerzen 226 ff.
Neutropenien 558 ff., 665, 689, 712, 1369
Niereninsuffizienz 30, 32, 58, 63, 96 ff., 135 ff., 153 ff.,
    166 ff., 202 ff., 233 ff., 269 ff., 292 ff., 332 ff., 353,
    404, 422 ff., 465, 483, 498, 508, 524 ff., 553 ff.,
    583 ff., 598 ff., 659 ff., 691 ff., 717 ff., 755 ff., 795,
    843 ff., 854, 905, 920 ff., 941 ff., 954 ff., 988 ff.,
    1020 ff., 1047 ff., 1061 ff., 1076 ff., 1108 ff., 1120 ff.,
    1144 ff., 1165, 1185 ff., 1259, 1265 ff., 1285, 1299,
    1303 ff., 1341
Niereninsuffizienz, chronische 691, 941 ff., 972
Nierenversagen 99, 134, 152 ff., 167 ff., 201 ff., 254, 297,
    446 ff., 531 ff., 557, 700, 743, 896, 931 ff., 941 ff.,
    971 ff., 1020, 1052, 1108, 1144, 1304 ff.
Nukleos(t)id-Analoga 875
Nussknacker-Ösophagus 823 ff.

O

Obstipation 210, 224 ff., 310, 325 ff., 363 ff., 417 ff., 459,
    569, 598 ff., 694, 742, 794, 845, 847 ff., 901, ff.,
    1041, 1297, 1339
Ödeme 63, 296 ff., 334, 418, 524 ff., 607 ff., 637 ff., 729,
    816, 894, 946, 975, 1025, 1081, 1119 ff., 1141 ff.,
    1177, 1187, 1198, 1214 ff., 1304, 1341
Offenwinkelglaukom, chronisches 1247 ff.
Ohrekzem 1229 ff.
Onychomykose 130 ff., 1268
Opioidabhängigkeit 501 ff.
Ösophagitis, eosinophile 832
Ösophagusspasmus 823 ff.
Osteomyelitis 91 ff.
Osteopathie 363 ff., 944, 1071 ff., 1107 ff.
Osteopenie 1073 ff.
Osteoporose 231, 307 ff., 446, 671, 747, 918, 996 ff.,
    1003, 1069 ff., 1108 ff., 1117 ff., 1139 ff., 1191 ff.,
    1297
Östrogene 118, 152, 419, 886, 1022, 1069 ff., 1106,
    1141 ff., 1177 ff., 1189 ff., 1221, 1272, 1343
Otitis externa 1229 ff.
Otitis media, akute 1229, 1234
Ovarialinsuffizienz 1118, 1192 ff., 1195

P

Panarteriitis nodosa 290
Panikstörung 396 ff., 417 ff.
Pankreasinsuffizienz 63, 819, 864, 929 ff.
Pankreatitis 106 ff., 139, 171 ff., 252 ff., 274, 304 ff.,
    531 ff., 552, 663, 810, 819, 885 ff., 920 ff., 929 ff.,
    995, 1042, 1047 ff., 1139, 1195 ff., 1272
Papilloma 192, 1265
Papillomaviren, humane 1265
Parasitosen 83, 124, 197 ff., 303, 317, 1269
Parkinson-Syndrom 180, 321 ff., 390, 459 ff., 497,
    1123 ff.
Paroxysmale nächtliche Hämoglobinurie 687 ff.
pAVK, chronische 62 ff., 566, 619, 629 ff., 659 ff.
Pedikulose 1263 ff.
Perichondritis 1229 ff.
Peritonitis 89 ff., 894, 967
Perniziöse Anämie (M. Biermer) 687 ff.
Pfeiffer-Drüsenfieber 98, 1231 ff.
Pharyngitis 118, 191, 637, 825, 1231 ff.
Pharyngitis, akute 1231 ff.
Phlegmasia coerulea dolens 631 ff.
Phobie, soziale 404 ff.
Phosphodiesterase-Inhibitoren 1184
Pilzinfektionen 58, 83, 129 ff., 208, 652, 737, 830,
    1233 ff., 1257, 1263 ff.

T

Tachykardie, supraventrikulärer   582 ff., 613
Takayasu-Arteriitis   290 ff., 644
Tetracycline   85 ff., 154
Thionamide   1163
Thrombangiitis obliterans   629 ff., 648
Thrombophlebitis, oberflächliche   631 ff.
Thrombosen   566, 645 ff., 657 ff., 729, 1081, 1207
Tic-Störung   471 ff.
Tinnitus   118, 154, 206, 234, 420, 557, 1229 ff., 1259
Tonsillitis   118, 238, 1231 ff.
Tonsillitis, akute   1231 ff.
Torsade de pointes   138 ff., 251, 419, 460
Toxoplasma gondii   125, 211
Trematoden   191, 215 ff.
Trichuris trichiura   216
Trigeminusneuralgie   348
Triple-Therapie   838 ff.
Tubenmittelohrkatarrh   1229 ff.
Tuberkulose   83, 96 ff., 147 ff., 305 ff., 658 ff., 803 ff.,
   921, 1116, 1136 ff.
Tubulusnekrose   238, 948
Tumore   234 ff., 309 ff., 351, 447, 454 ff., 489, 552 ff.,
   641 ff., 692 ff., 715 ff., 803, 841, 853 ff., 900, 925,
   961, 1083, 1116 ff., 1147 ff., 1214, 1221 ff.
Tumorlysesyndrom   717, 743
Tumorschmerzen   237 ff., 720

U

Ulcus duodeni   839 ff.
Ulcus ventriculi   352, 838, 839, 840, 844, 968
Ulkuskrankheit   295, 838 ff., 967
Ulzera, peptische   236, 294, 819, 837 ff.
Unruhe, innere   400, 418 ff., 474, 507
Uratnephrolithiasis   1061 ff.
Urikostatika   290 ff., 1059 ff.
Urikosurika   293, 1059 ff.
Urtikaria   143, 210, 234 ff., 607, 671, 695, 752, ff., 854,
   880 ff., 1101, 1164, 1187, 1245, 1263, 1281 ff.
Uveitis   136 ff., 309 ff., 1247 ff.

V

Vakuumtherapie   1182 ff.
Varizenblutung   871, 898 ff.
Venenthrombose, akute tiefe   631 ff.
Verbrauchskoagulopathie   657 ff.
Virus-Hepatitis   869 ff.
Virusgrippe   191 ff.
Virusinfektionen   83, 163 ff., 253, 317, 703, 805, 830 ff.,
   879, 1106, 1240 ff., 1255, 1265, 1358

Vitamine   503 ff., 550 ff., 681, 698, 890, 926, 936, 946,
   1003, 1042, 1078 ff., 1097 ff., 1159 ff., 1220, 1250,
   1274, 1300, 1325
Vitaminmangel   493, 687, 696, 1098, 1100, 1114
Vorhofflattern   541, 577 ff., 613
Vorhofflimmern   524 ff., 577 ff., 606 ff., 639 ff., 658 ff.,
   1296

W

Wachstumshormon   446, 900, 1115 ff., 1220 ff.
Wahn   447 ff., 905
Wahrnehmungsstörungen   45
Warzen   190, 1263 ff.
Wegener-Granulomatose   290 ff., 813
Winiwarter-Buerger-Krankheit   629 ff., 643
Winkelblockglaukom, akutes   1247 ff.
WPW-Tachykardie   577 ff.

Z

Zirrhose, primär biliäre   813, 871, 906 ff.
Zollinger-Ellison-Syndrom   838 ff.
Zoster   167 ff., 552, 1263 ff., 1347 ff.
Zulassungsverfahren   37, 79 ff., 1221, 1352
Zwangsstörung   321, 395 ff., 417 ff., 443, 468, 484 ff.,
   506 ff., 741
Zwergbandwurm   216
Zygomykose   130 ff.
Zystitis   310 ff., 728, 743, 951 ff., 1036
Zystizerkose   215 ff.
Zytomegalie   192

Notizen